儿童机械通气

主　编　陆国平　陈　超
副主编　钱素云　刘春峰　许　峰　王　莹

人民卫生出版社
·北 京·

图书在版编目（CIP）数据

儿童机械通气 / 陆国平，陈超主编 . —北京：人
民卫生出版社，2023.3
ISBN 978-7-117-34270-4

I. ①儿⋯ Ⅱ. ①陆⋯②陈⋯ Ⅲ. ①小儿疾病 —险
症 —急救 —呼吸器 —基本知识 Ⅳ. ①R720.597

中国版本图书馆 CIP 数据核字（2022）第 244317 号

人卫智网	www.ipmph.com	医学教育、学术、考试、健康，购书智慧智能综合服务平台
人卫官网	www.pmph.com	人卫官方资讯发布平台

儿童机械通气
Ertong Jixie Tongqi

主　　编：陆国平　陈　超
出版发行：人民卫生出版社（中继线 010-59780011）
地　　址：北京市朝阳区潘家园南里 19 号
邮　　编：100021
E - mail：pmph @ pmph.com
购书热线：010-59787592　010-59787584　010-65264830
印　　刷：人卫印务（北京）有限公司
经　　销：新华书店
开　　本：889×1194　1/16　印张：60
字　　数：1774 千字
版　　次：2023 年 3 月第 1 版
印　　次：2023 年 4 月第 1 次印刷
标准书号：ISBN 978-7-117-34270-4
定　　价：388.00 元
打击盗版举报电话：010-59787491　E-mail：WQ @ pmph.com
质量问题联系电话：010-59787234　E-mail：zhiliang @ pmph.com
数字融合服务电话：4001118166　E-mail：zengzhi @ pmph.com

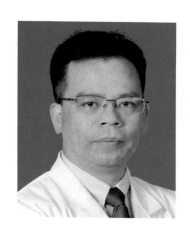

陆国平　教授

主任医师,博士研究生导师。国家儿童医学中心复旦大学附属儿科医院重症医学科与急诊科主任。

担任世界儿童危重病协会(World Federation of Pediatric Intensive and Critical Care Societies,WFPICCS)理事,中华医学会儿科学分会急救学组副组长,中国医师协会儿童重症医师分会副会长,中国医师协会体外生命支持专家委员会常务委员,上海市医学会儿科学分会委员,吴阶平基金会模拟医学部儿科专业委员会副主任委员,*Pediatric Critical Care Medicine*杂志编委。

长期致力于儿童脓毒症临床研究、脓毒症微循环障碍基础研究,以及多器官功能支持系统的临床研究。同时致力于儿童呼吸支持和机械通气技术领域,在氧疗、无创和有创呼吸机、高频通气等方面均有较深的造诣;2017年建立了儿童呼吸支持技术的模拟培训项目,引进了模拟肺培训、体外膜氧合(extracorporeal membrane oxygenation,ECMO)模拟培训等项目;2019年在国内率先引进儿童呼吸治疗师,并于2020年在全国启动"中国儿童呼吸治疗师"培训项目,大力推进儿童呼吸治疗师和重症呼吸康复的普及;2020年启动由全国11家大型儿童三甲专科医院参加的儿童长期机械通气(prolonged mechanical ventilation,PMV)多中心协作项目,探索儿童撤机困难、家庭机械通气管理(home mechanical ventilation,HMV)等;至2021年,复旦大学附属儿科医院完成了"儿童急性呼吸窘迫综合征(acute respiratory distress syndrome,ARDS)-机械通气-呼吸治疗-长期机械通气管理的呼吸重症"链式模式的探索。

以第一作者或通信作者在 *Clinical Microbiology and Infection*、*Pediatric Critical Care Medicine*、*Frontiers in Pharmacology*、*Frontiers in Cellular and Infection Microbiology*、*Mitochondrion* 等国际期刊及国内核心期刊发表论文 100 余篇;主编著作 4 部,参编著作 7 部。主持科技部"十四五"国家重点研发计划、上海市科学技术委员会重点专项等。

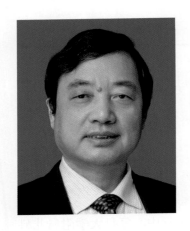

陈 超 教授

主任医师,博士研究生导师。国家儿童医学中心复旦大学附属儿科医院新生儿科原主任,复旦大学附属儿科医院安徽医院(安徽省儿童医院)院长。

担任国家卫生健康委员会新生儿疾病重点实验室副主任、中国新生儿协作网主席、上海市医师协会理事。曾担任中华医学会围产医学分会副主任委员、中国医师协会新生儿科医师分会副会长、中华医学会儿科学分会新生儿学组副组长、上海市医学会围产医学分会主任委员、上海市医学会儿科学分会副主任委员等。

长期从事新生儿重症监护、新生儿呼吸系统疾病和呼吸管理、肺表面活性物质治疗新生儿呼吸窘迫综合征、支气管肺发育不良防治、早产儿发育与疾病等临床及研究工作。

先后主持国家自然科学基金项目 6 项,以第一作者或通信作者发表论文 300 余篇。主编《儿科诊疗技术操作规范》《新生儿保健学》、国家卫生健康委员会"十三五"规划教材《新生儿学》和双语教材《Pediatrics》等。曾获第二届"国之名医·卓越建树"奖、中国医师协会"优秀新生儿科医师"奖、"仁心医者·上海市杰出专科医师奖"、上海市科学技术进步奖二等奖等。

序

    自 1928 年在与脊髓灰质炎斗争中发明了"铁肺"开始，呼吸机就成为了人类历史上第一个替代人体器官功能的机器，揭开了器官功能支持和替代的篇章。近 100 年来，机械通气技术挽救了大量的危重病患者的生命，成为了重症医学的支柱性技术，在历次流感大流行、严重急性呼吸综合征（SARS）、新型冠状病毒肺炎流行期间，以及在危重症救治中，呼吸支持技术均发挥了关键的作用，功不可没。

    关于机械通气技术的书籍有很多，如何从读者或应用者的角度进行思考和撰写是关键，而儿童呼吸病理生理与成人有很多相同之处，更有许多不同之处，需要区别对待。不同于既往其他书籍"大理论、大系统"的阐述模式，本书从儿童呼吸支持的病理生理和呼吸机的结构功能入手，结合临床应用要点、病例实践，层层剥开，讲解儿童呼吸支持技术的应用，为临床医生提供理论与实践相结合的有效学习途径。本书也嵌入了大量呼吸支持技术的新进展，阐述了许多书籍涉及较少的细节问题，如儿童呼吸治疗管理、呼吸机结构与耗材、呼吸功能评估等，为临床医生呼吸支持和机械通气应用提供了扎实的知识保障。

    一本优秀的医学专著，需要撰写者有扎实的理论和专业基础。本书二位主编来自国家儿童医学中心复旦大学附属儿科医院重症医学科和新生儿科，都有三十余年的从事儿童重症医学和管理呼吸支持技术的丰富经验；本书编者为全国各大儿童医院急重症领域从事重症呼吸支持的中青年骨干专家，呼吸支持理论扎实、经验丰富，为本书的撰写提供了坚实的基础。

    本书的出版，填补了国内儿童呼吸支持方面专著出版的不足，必将有助于推动儿童机械通气领域的发展。

黄国英

2023 年 2 月

前　言

　　机械通气是儿童危重症呼吸支持的关键技术。机械通气临床应用所涉及的知识十分广泛,包括儿童呼吸中枢、呼吸肌和肺发育特点、呼吸系统病理生理、氧疗技术、无创和有创通气技术、呼吸管理、呼吸康复,以及相关并发症的治疗与预防等,是一门呼吸支持的艺术。

　　短时间内让临床医生熟练掌握机械通气技术是困难的,相关书籍很多,但有效结合相关理论、呼吸评估、呼吸支持和呼吸管理,便于临床学习、查阅和应用的书籍,目前仍然缺少。现有书籍主要有两类:一类是以理论性和系统性为主的大型书籍;另一类是简明的操作手册。客观来讲,危重病例往往在进行呼吸支持的同时需要上述两方面结合,以达到对呼吸病理生理快速有效地理解掌握、对呼吸支持技术熟悉和对临床疗效准确地评估,这也需要经过反复训练才能实现。基于上述目的,本书从儿童呼吸理论概述、适应证和禁忌证,设备设施介绍,呼吸技术特点入手,再结合病例应用、临床问题、专家点评等撰写思路逐步展开,简洁明了且重点突出地阐述了呼吸支持技术,例如呼吸机的构造与原理、呼吸机的功能特点比较、机械通气模式、机械通气撤机、儿童呼吸治疗管理等,许多知识点也是其他书籍较少涉及,而临床医生又必须掌握的。总的来说,是希望能够为儿童临床呼吸支持同行提供一本基础和临床结合、重点突出,而且查阅方便的书籍。

　　感谢主编陈超教授在编写过程中给予的指导,在立题、撰写思路等方面均倾注了大量的精力;感谢钱素云教授、刘春峰教授、许峰教授和王莹教授给予的大力协助。感谢本书编写团队成员,他们都是我国儿童急危重症领域有着丰富的呼吸支持治疗经验的中青年骨干专家,长期从事儿童呼吸支持技术和管理相关工作。本书的编写工作历时 2 年,并反复讨论修改,最后定稿。希望为儿科临床医生提供有益的参考。

　　本书出版之际,恳切希望广大读者在阅读过程中不吝赐教,欢迎发送邮件至邮箱 renweifuer@pmph.com,或扫描封底二维码,关注"人卫儿科学",对我们的工作予以批评指正,以期再版修订时进一步完善,更好地为大家服务。

陆国平

2023 年 3 月

目　录

第一章　呼吸系统解剖

第一节　呼吸系统发育

一、呼吸系统胚胎发育

呼吸系统胚胎发育（embryonic development）始于内胚层和间胚层。胎儿的呼吸是肺发育的重要因素，是生后顺利呼吸的基础。胚胎孕3周时出现气管憩室，孕4周在前肠的食管部与气管憩室间出现一条纵行浅沟，此沟逐渐加深形成的喉气管憩室，称为喉、气管、支气管和肺的原基，即呼吸憩室。胚胎孕5周时，食管处的底壁内胚层向腹部突出一个囊，此囊为喉-气管-肺的原基，称为肺芽。肺芽继续生长形成树枝状分支，左侧肺芽分为两支，右侧肺芽分为3支，分别形成左、右肺的肺叶支气管，其末端为盲端。孕8~9周时，左右肺叶支气管再次分支发育形成肺段支气管，左侧8~9支，右侧10支，孕早期支气管已形成分支。孕24周形成次级气管分支，分支达17级左右，最终形成了终末细支气管及具有气体交换功能的呼吸细支气管、肺泡管和肺泡囊。孕25周以后形成了原始气体交换单位肺泡，是由毛细支气管盲端扩张而成。孕28周大量肺泡生长，肺泡上皮除了含有Ⅰ型细胞外，还出现了有分泌功能的Ⅱ型细胞，并开始分泌肺泡表面活性物质（pulmonary surfactant，PS），能进行气体交换。肺泡期（胎龄36周~生后3岁）形成完整的毛细血管结构的肺泡，肺泡表面积扩大，为肺泡能进行气体交换奠定形态学基础。

胚胎发育37周左右，肺叶气道形成，右侧3支气道，左侧2支气道，肺动脉出现，肺静脉结构随之出现。胚胎14周左右，肺部主要动脉形成，肺动脉和气道一起生长，随之肺静脉逐步发育。原始肺泡逐渐形成，支气管进一步延伸、扩张，形成囊泡，逐渐微血管、弹力纤维、次级隔逐渐形成，肺泡数目逐渐增多。胚胎32周开始，肺泡数目增加最快。

胎儿12周时已有微小的呼吸运动，这是肺、呼吸肌等正常发育所必需，并是生后呼吸的根本。肺发育的过程中，随着孕周的增加，肺组织会分泌肺液，约40ml/kg。正常的肺组织发育需要足够的肺液，有利于呼吸的建立，充盈后肺泡半径增大，有利于肺部扩张，也可以防止肺不张。

二、呼吸系统出生后发育

胎儿肺循环（fetal pulmonary circulation）是以高阻力低流量为特点，出生后，脐带结扎，胎盘循环停止，肺循环以低阻力高流量为特点。出生后卵圆孔（生后2h）和动脉导管（生后6~12h）出现功能性关闭。

分娩时胎儿经过产道挤压，肺液被压出约1/3，肺内残余液体于生后数小时内逐渐被吸收。本体感受器（肺、肌肉、肌腱、关节等的牵张）作用于脊髓到脑干水平，空气、温度、光照、代谢等变化，为皮肤、黏膜的感受器或下丘脑神经元所感受，通过脊束或中央束传到脑干，颈动脉体和主动脉体则感受O_2或CO_2张力的变化，经颈动脉窦神经和主动脉窦神经传到脑干，脐带结扎以及头部娩出母体等则兴奋交感神经，加速经过颈动脉体的血流，使感受器敏感性提高，在多种因素冲动经中枢神经的整合协调下，新生儿出现第1次吸气。新生儿第1次吸入气量约50ml，其中20~30ml留在肺内组成功能残气量。经过多次的呼吸后，肺部进一步膨胀，吸气负压逐渐下降，功能残气达到正常水平。

肺表面活性物质在胎龄18~20周产生，随胎龄的增加而增多，35~36周迅速增至肺成熟水平。妊娠34周以前出生的早产儿，肺表面活性物质合成不足，补充肺表面活性剂治疗可以获得良好的效果。

分娩时,尤其在第二产程以后,由于母亲屏气、子宫收缩、胎盘血流减少等因素,胎儿娩出前均有"生理性"窒息。新生儿出生 12h 内均有不同程度的代谢性酸中毒和呼吸性酸中毒且伴有低氧血症。

(凌　萍　陈建丽)

第二节　呼吸系统结构解剖

呼吸道(respiratory tract)包括鼻、咽、喉、气管及支气管,以环状软骨为界将其分为上呼吸道、下呼吸道两部分。支气管由肺门进入肺逐级分支形成支气管树,直径<1mm、壁内无软骨及黏膜下腺体者称为细支气管,细支气管的末段称为终末细支气管,当管壁上有肺泡开口时,则称为呼吸细支气管。呼吸细支气管继续分支为肺泡管和肺泡囊。3~5 个终末细支气管连同它的各级分支及分支末端的肺泡组成肺小叶,肺小叶呈大小不等的锥体形。Ⅰ级呼吸细支气管及其远端所属的肺组织称为肺腺泡。

一、上呼吸道

上呼吸道(the upper respiratory tract)指环状软骨以上的部分,包括鼻部、咽部以及喉部。鼻在解剖上分为外鼻、鼻腔、鼻窦 3 部分(图 1-2-1)。新生儿的鼻较成人短、扁,相对较宽,鼻根低,鼻孔为斜卵圆形。幼儿期 2 岁时鼻软骨迅速发育,儿童期 7~8 岁时接近于成人。鼻腔被鼻中隔分为左右两侧,每侧鼻腔包括鼻前庭和固有鼻腔,鼻中隔外侧由小至大分成上鼻甲、中鼻甲、下鼻甲,同时形成上鼻道、中鼻道、下鼻道;鼻腔一方面通过黏膜下大量的血管分布而对经过的气体进行加温加湿,同时鼻腔结构有助于气流形成涡流、加强碰撞而使大分子(直径 10μm 以上)沉降,并排出;另一方面,形成一个储气容积(成人约 50ml,儿童约 1ml/kg),吸氧时起到非常重要的氧浓度调节作用。

新生儿时鼻窦只有始基,到青春期后才逐渐发育完善。鼻窦共有 4 对,呈左右对称排列,分别为额窦、筛窦、蝶窦、上颌窦。筛窦的前中小房、额窦及上颌窦开口于中鼻道,筛窦的后小房开口于上鼻道,蝶窦开口于碟筛隐窝;长期经鼻插管可能引起鼻窦感染而发生副鼻窦炎。经鼻气管插管,气管导管从鼻腔进入,经过鼻腔,到达咽鼓管咽口,被咽鼓管圆枕阻挡后沿鼻咽腔、口咽腔进入喉咽腔;婴幼儿鼻黏膜柔弱同时富于血管,感染时鼻黏膜充血肿胀,婴幼儿狭长的鼻腔,经鼻气管插管的过程中需要术者动作轻柔,容易损伤鼻前庭血管或咽鼓管圆枕而出血。

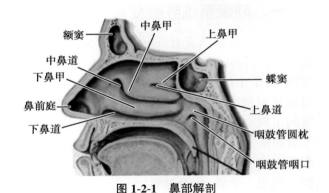

图 1-2-1　鼻部解剖

二、咽部

咽部分为鼻咽、口咽和喉咽 3 部分(图 1-2-2)。咽顶部是颅底,咽底端在环状软骨水平与食管口连接,气管插管时,用力过猛容易出现插管损伤及出血。咽前端连接鼻后孔,鼻后孔闭锁时鼻后孔与咽部完全隔绝,有单侧性或双侧性、完全性或不完全性闭锁,病变多为膜性,少数为骨性或混合性。双侧闭锁者出生后多因不会张口呼吸而出现呼吸困难,伴严重缺氧,甚至窒息死亡。膜性闭锁可做穿刺治疗,骨性闭锁则需行鼻后孔手术治疗。咽顶两侧有腺样体,与两侧扁桃体一起起到抵抗病原进入肺部的第一道门户作用,肿大时可堵塞鼻咽通气而张口呼吸。由悬雍垂、软腭游离缘、舌背、腭舌弓及腭咽弓形成咽颊。悬雍垂悬于软腭,以悬雍垂为标记有助于喉镜及气管镜的顺利插入,插管时通过悬雍垂、舌背部和声门进行判断是否为困难气道。腭咽弓与前方腭舌弓之间构成扁桃体窝,容纳扁桃体。喉咽部位于喉部后方,向前通喉腔,上连口咽,下接食管,是由软骨及韧带肌肉等组成的肌肉组织管,上宽下窄,形似漏斗。甲状软骨在喉咽部的前方,环状软骨在喉咽部的后方,环状软骨上缘连接食管处是咽部最狭窄处,并有上声带,气管插管或支气管镜检查通过此部位时避免损伤黏膜和声带。

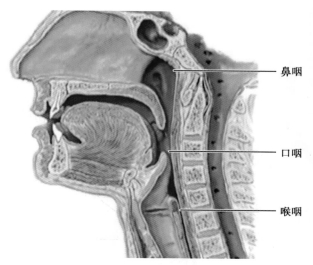

图 1-2-2　咽部解剖

三、喉部

喉部为咽部下段,包括会厌、喉腔、声壁、前庭壁以及喉室(图 1-2-3)。喉部上连口咽,下连食管,与气管相通,为呼吸道的门户。喉部由不成对的甲状软骨、环状软骨、会厌软骨、小角软骨及楔状软骨共 9 块喉软骨和喉肌构成。喉软骨由关节、韧带和纤维膜连接,构成支架,防止喉部塌陷,利于气流通过。喉口的下方称作喉腔,喉腔借声门裂和前庭裂分为上部的喉前庭、下部的喉下腔、中间部的喉中间腔。喉中间腔向两侧突出的

间隙称为喉室,喉室内有声带、声门、声门裂。喉腔声门入口处为三角形,婴幼儿及儿童喉腔呈漏斗形,声门以下至环状软骨以上是小儿呼吸道最狭窄处。新生儿喉口的位置较高,声门相当于颈椎 3~4 水平。婴儿喉的位置相当于第 1、2 胸椎交界处至第 4 颈椎下缘之间。6 岁时声门降至第 5 颈椎。婴幼儿气管插管时,动作要轻柔,避免暴力损伤,多次插管及插管压迫声门造成声门水肿,喉部狭窄甚至溃疡形成,后期形成瘢痕、增生,造成拔管后喉部狭窄,严重时需要气管切开,后期可能需要喉部重建。气管插管时常因镜片顶端刺激、导管刺激咽喉部,反射性引起迷走神经或三叉神经兴奋,反射性引起心跳呼吸骤停。气管插管时喉返神经损伤可能出现声带麻痹,即可出现声带外展、内收或肌张力松弛 3 种类型麻痹。

小儿喉部组织娇嫩,软骨柔软,黏膜下组织疏松,血管和淋巴组织丰富,炎症后容易发生后头水肿,黏膜肿胀 1mm,面积减少 35%,导致上气道梗阻,尤其存在喉软骨发育不全时,即可严重阻塞喉腔而出现吸气性呼吸困难。儿童也常发生喉返神经损伤及息肉、肿瘤、咽后壁脓肿等。

四、下呼吸道

下呼吸道(the lower respiratory tract)以环状软骨为界,向下走行气管、隆突,隆突向下分支为左右总支气管、肺叶支气管、肺段支气管、亚段支气管等,支气管分支越分越细,总共 23 级分支,常称为支气管树(图 1-2-4)。支气管树分为传导性

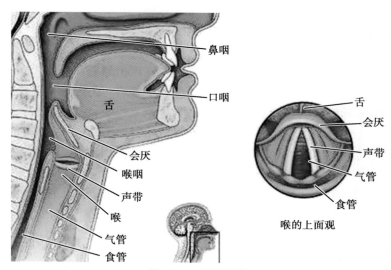

图 1-2-3　喉的结构

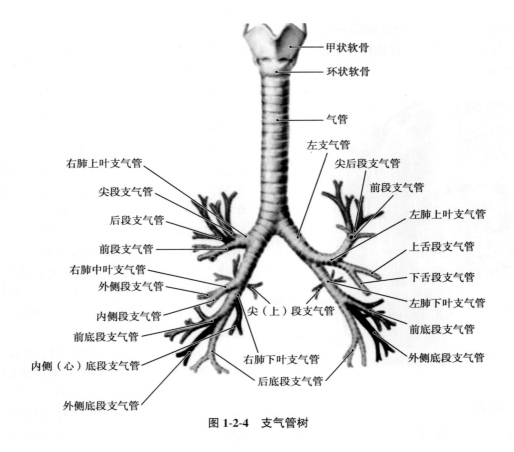

甲状软骨

环状软骨

气管

左支气管

尖后段支气管

前段支气管

左肺上叶支气管

上舌段支气管

下舌段支气管

左肺下叶支气管

前底段支气管

外侧底段支气管

右肺上叶支气管

尖段支气管

后段支气管

前段支气管

右肺中叶支气管

外侧段支气管

内侧段支气管

前底段支气管

内侧（心）底段支气管

外侧底段支气管

尖（上）段支气管

右肺下叶支气管

后底段支气管

图 1-2-4 支气管树

气道（0~16 级气管、支气管）和呼吸性细支气管。传导性气道从总气管到终末细支气管（14~16 级细支气管）的气管、支气管树的分支；呼吸性细支气管既与肺泡相通，又与侧通管相通，每个呼吸性细支气管有 4~11 个侧通管。气管体表位置相当于第 6 颈椎水平至第 4~5 胸椎上缘。儿童气管是上端平第 6 颈椎体下缘与喉相连，下端至胸骨角平面的解剖结构。气管的长度和口径因年龄、性别、呼吸状态的不同而异，成人气管的左右直径为 2~2.5cm（1.5~2cm），前后直径为 1.5~2cm；生后气管直径为 4mm（<4mm 常被认为是气管狭窄的可能）；2 岁以前的小儿气管横径为 0.5~0.9cm；2~10 岁为 0.7~1.5cm。从新生儿到成人，气管长度增加 3 倍，直径增加 4 倍，临床纤维支气管镜一般能够达到 2~3 级支气管。

主支气管（1 级支气管）是位于气管杈与肺门之间的管道，主支气管左右各一。右支气管有 3~4 个软骨环，较粗短，约在第 5 胸椎处经右肺门入肺，分为上、中、下叶支气管（2 级支气管），与气管夹角小，约 25°，异物容易进入有右侧支气管。右主支气管进入右肺门后，由外后侧壁发出短的右肺上叶支气管，于肺动脉右支的上方进入上

叶。右主支气管发出上叶支气管后经过叶间干形成右肺中叶支气管，再向前下外方进入右肺下叶，形成右肺下叶支气管。右肺的段端支气管分为 10 个段支气管，上叶分成 3 段，中叶分成 2 段，下叶分成 5 段。

左主支气管有 7~8 个软骨环，较右支气管细长且与主支气管夹角大，约 50°~60°；左支气管由气管杈起向左下外方约在第 6 胸椎处经左肺门入左肺，分为上、下叶支气管，再分为肺段支气管（3 级支气管），左侧肺段分为 8 个或 10 个肺段支气管。

临床上通常将直径<2mm 的小、细支气管统称为小气道。小气道具有管腔纤细、管壁薄、无软骨组织支撑、纤毛细胞减少、克拉拉细胞增多、平滑肌相对增多、总横截面积大等解剖学特点，故小气道病变易引起管腔狭窄、气道变形、扭曲、分泌物堵塞等改变。儿童气道软骨形成不完全，随气道半径减少，气道阻力较大增加；气道阻力与管腔半径的 4 次方成反比（湍流时 5 次方），小气道阻力虽仅占气道总阻力的 20% 以下，但若小气道管腔狭窄，气道阻力将成倍增加，外周气道阻力增高是小气道病变的重要病理生理学特征。小气道

病变通气不均较为明显,通气不均将导致通气血流比例失调而出现低氧血症。小气道在2~3岁以下时仅有肌块,尚未形成螺旋形肌束,不容易发生痉挛,对平滑肌扩张剂效果差。小儿小气道黏膜血管丰富,富含黏液腺,炎症状态下气道阻力大,临床上所谓婴幼儿气道痉挛主要是由于黏膜水肿、气道分泌物堵塞所致。

五、肺

生后肺发育(lung development)分为两期。第一期从出生到生后18个月,在此期间,肺气体参与交换部分的面积和体积随着年龄的逐渐增大不成比例地快速增长,毛细血管的容积更是快速增长,包括新肺泡间隔的出现、生长、肺泡结构的逐步完善化,在3岁以前肺泡的发育逐渐完成。第二期肺均匀生长,不断有新肺泡生成,伴随着肺泡体积的逐渐增大。肺泡面积在刚出生的新生儿时为$2.8m^2$,8岁时为$32m^2$,到成人期为$75m^2$。

肺位于胸腔内,纵隔两侧,分为左肺和右肺,是呼吸系统最重要的器官。肺是有弹性的海绵状器官。左肺为两叶,右肺为三叶。每个肺叶由肺小叶组成,各肺小叶之间有小叶间隔,小叶间隔中

含有血管、淋巴管和神经纤维等。肺泡是气体交换的场所,人肺泡直径为0.1~0.2mm,成人有肺泡3~4亿个。肺泡含有上皮细胞和肺巨噬细胞。肺泡上皮细胞由肺泡I型细胞和肺泡II型细胞共同构成。气体交换所透过的气血屏障为含表面活性物质的液体分子层、上皮细胞、肺泡上皮细胞基膜、组织间隙、毛细血管基膜、毛细血管内皮细胞、血浆;红细胞经过肺的时间是0.75s,而氧分子穿越呼吸膜与血红蛋白结合的时间为0.3s,所以时间充足。肺结构见图1-2-5。

肺泡表面活性物质(pulmonary surfactant,PS)分布于肺泡表面,肺泡上皮细胞中。肺泡上皮细胞主要分为I型和II型两种。I型细胞直径50~60μm,基本覆盖于肺泡表面。II型细胞直径10μm,在多面形肺泡成角处,主要为磷脂,属于表面活性物质的储存处。肺泡表面活性物质由肺泡II型上皮细胞合成,是磷脂蛋白复合物,其中磷脂约为80%,主要为二棕榈酰卵磷脂占磷脂的70%~80%,是降低肺泡表面张力的重要成分。肺表面活性物质中蛋白约占10%,有A、B、C、D 4种蛋白。肺泡表面活性物质主要有降低肺泡表面张力、保持肺泡稳定性、减少液体自毛细血管向肺泡渗出,以及增强肺部防御等功能。

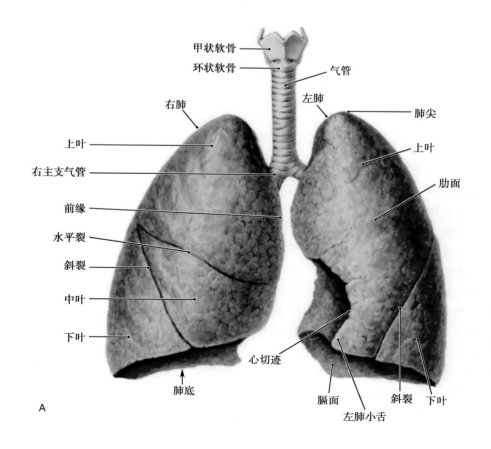

A

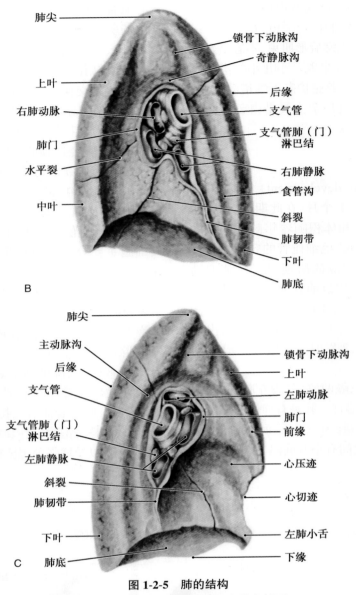

图 1-2-5　肺的结构
A. 肺前面观；B. 右肺内侧面；C. 左肺内侧面。

肺泡巨噬细胞吞噬吸入的灰尘颗粒和异物，在支气管借助纤毛的摆动，经过肺内各级细支气管，进入主支气管，经咽部随痰液排出体外（图1-2-6）。纤毛上皮具有多种不同的功能，可帮助局部黏液纤毛防御。纤毛上皮细胞能够调节气道表面衬液并产生抗微生物肽类物质，是一个效率极高的废物处理系统，该过程的完成既需要单个纤毛间的高度协调性，也需要纤毛具有针对不同刺激后增加纤毛摆动频率的能力。活动的纤毛区域，摆动的纤毛之间存在一个不同的相位，产生一种波称之为"节奏波"，它允许大量的单个纤毛同时进行推进，但并不干扰其他纤毛的运动。纤毛摆动清除黏液是一个循环往复的消耗能量的过程，纤毛呈连续的波浪状有规律地向咽侧摆动，将表面的黏液、尘埃、细菌等推向咽部排出。纤毛摆动受表面黏液的黏度、温度、湿度、酸碱度及呼吸频率等影响。纤毛传输的效率摆动频率呈线性依赖，传输效率的增加依赖于纤毛摆动频率的增加。接近 90% 的吸入颗粒，包括呼吸病毒靠黏液 - 纤毛系统从细支气管传输到气管。黏液不断地由上皮内杯状细胞和黏液下腺的黏液细胞产生。呼吸道黏液的主要成分是黏蛋白类，具有抗病毒和抗炎成分并能与其他黏液成分相互作用，如 IgA、胶原凝素和防御素类。气道黏蛋白的产生可被许多呼吸道病毒所诱导,包括鼻病毒和流行性感冒病毒。黏液增加的产生对病毒的清除非常有利;黏蛋白过度产生能导致气道阻塞和原有气道疾病的恶化,使体内固有的免疫清除系统转变为损伤性机制。炎症、镇静麻醉药物、刺激性气体等均会损伤纤毛系统,或影响其功能,导致黏液不能排出、微生物滋长、气道堵塞等,气道雾化和湿化起到了重要的分解和稀释痰液的作用。

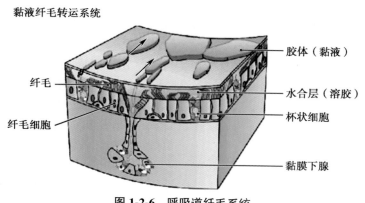

图 1-2-6　呼吸道纤毛系统

肺小叶(pulmonary lobule)是组成肺的结构单位,每一个细支气管连同它的分支和肺泡,包括细支气管、终末细支气管、呼吸性支气管、肺泡管、肺泡囊和肺泡,是每个细支气管及其所属的肺组织构成的结构单位(图 1-2-7)。肺小叶间由 2~3 个肺泡组成,结缔组织分隔。肺小叶结构包括小叶间隔(肺小叶周围包以纤维结缔组织间隔,内含肺静脉和淋巴管)、小叶核心(小叶动脉、细支气管及间质成分)和小叶实质。每一个肺小叶含 3~5 支终末细支气管,这些细支气管及其远端的支气管肺泡结构称为呼吸小叶即腺泡,大小为 7~8mm。每一支终末细支气管又分出 1、2、3 级呼吸性细支气管及肺泡管、肺泡囊及肺泡。次级肺小叶和腺泡是肺野计算机断层扫描(computer tomography,CT)能见到的最小单位。肺部出现炎症时,肺组织充血水肿,炎症细胞浸润,肺泡内有大量的巨噬细胞、中性粒细胞、淋巴细胞和嗜酸性粒细胞的浸活性氧,润及活化,并产生大量的细胞因子、蛋白酶和这些细胞因子之间、细胞因子和炎症细胞及肺组织细胞间形成复杂的网络,经肺泡壁通道向周围组织蔓延,呈点片状炎症病灶。当病变融合成片,可累及多个肺小叶或更广泛。

肺实质之间的结构称之为肺间质(pulmonary interstitium)。肺间质包括肺泡上皮基底膜与毛细血管内皮基底膜之间的潜在间隙,充填着弹力纤维、胶原纤维、基质和少量细胞,肺间质是肺的重要支撑组织(图 1-2-8)。临床上间质性肺炎,主要累及肺间质,同时也累及肺泡腔、肺泡上皮、外周气道、小血管及其内皮细胞,可以导致肺纤维化。在各种原因引起肺损伤后,间质会分泌胶原蛋白进行修补,如果过度修复,即成纤维细胞过度增殖和细胞外基质大量聚集,就会形成肺纤维化。呼吸困难是肺纤维化的最常见症状。轻度肺纤维化时,呼吸困难常在剧烈活动时出现,因此常常被忽视或误诊为其他疾病。当肺纤维化进展时,在静息时也发生呼吸困难,严重的肺纤维化患者可出现进行性呼吸困难。其他症状有干咳、乏力。部分患者有杵状指和发绀。肺组织纤维化的严重后果,导致正常肺组织结构改变,功能丧失。当大量没有气体交换功能的纤维化组织代替肺泡,导致氧不能进入血液。

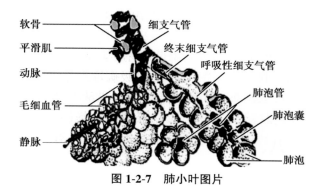

图 1-2-7　肺小叶图片

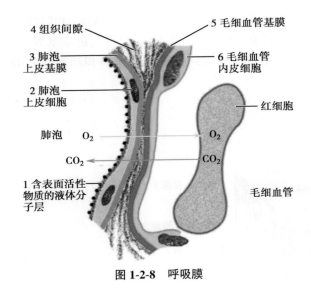

图 1-2-8 呼吸膜

标注：
4 组织间隙
5 毛细血管基膜
3 肺泡上皮基膜
6 毛细血管内皮细胞
2 肺泡上皮细胞
肺泡 O_2 → O_2 红细胞
CO_2 ← CO_2
1 含表面活性物质的液体分子层
毛细血管

六、肺血管

肺随着出生后的第一声啼哭出现膨胀，开始自主呼吸，肺循环阻力大幅下降。由于肺泡扩张与氧分压的增加使肺小动脉管腔扩大，管壁基层变薄，肺动脉压及阻力下降，至出生后 6 周达成人水平。随着肺血管阻力下降，肺血流量明显增加。生后脐带离断后，下腔静脉入右心房血量减少，右心房压力下降，肺膨胀后肺循环血量增加，经肺静脉回流至左心房血量增加，左心房压力增高超过右心房，卵圆孔发生功能性关闭，大约 5~7 个月形成解剖上的关闭，留下卵圆窝。出生后胎盘循环终止，体循环阻力增高，静脉导管很快闭合，以后形成静脉韧带。10 岁以前肺动脉的直径较主动脉宽，青春期主动脉的直径开始超过肺动脉。正常足月儿动脉导管在生后 24h 内发生功能性关闭，体循环血氧分压升高直接促进动脉导管壁平滑肌收缩，维持动脉导管开放的前列腺素 E2 水平下降等因素均与动脉导管功能关闭有关。早产儿或缺氧可使动脉导管关闭延迟。

严重缺氧和混合型酸中毒使肺动脉痉挛或其肌层增厚，使肺动脉阻力增高，右心压力增加，导致卵圆孔水平的右向左分流；同时可使处于功能性关闭或未闭的动脉导管重新激活保持开放，导致导管水平的右向左分流。使低氧血症和混合型酸中毒进一步加重，形成恶性循环，即新生儿持续肺动脉高压。肺动脉高压在婴幼儿及儿童常见于先天性心脏病，缺氧性疾病（如支气管哮喘、婴幼儿肺炎、高原性心脏病及支气管发育不良等）和特

发性肺动脉高压。

七、胸腔

胸廓（chest）是胸腔壁的骨性基础和支架。由胸椎、肋骨及胸骨构成，它是保护内脏、完成呼吸动作和间接地支持前肢运动的重要器官。构成胸廓的胸椎共 12 块、肋骨 12 对和 1 个胸骨：第 1~7 对为真肋；第 8~10 对为假肋；第 11~12 对肋骨前端游离于腹壁肌层中的浮肋。胸廓横径较长，前后径较短，上部狭小，下部宽阔。胸廓下口宽大，前高后低，由第 12 胸椎，第 11、12 肋前端及肋弓、剑突组成。胸廓下口有膈封闭。儿童胸廓较短且呈桶状，肋骨呈水平位；胸腔较小而肺相对较大，胸廓骨化不全，胸壁顺应性高。

胸膜（pleura）有两层，即紧贴于肺表面的脏层和紧贴于胸廓内壁的壁层。两层胸膜形成一个密闭的潜在的腔隙，为胸膜腔。胸膜腔内仅有少量浆液，没有气体，这一薄层浆液有两方面的作用。一是在两层胸膜之间起润滑作用，减小摩擦。二是浆液分子的内聚力使两层胸膜贴附在一起，不易分开，所以肺就可以随胸廓的运动而运动。因此，胸膜腔的密闭性和两层胸膜间浆液分子的内聚力有重要的生理意义。胸膜腔内的压力为胸膜腔内压（intrapleural pressure），胸膜腔内压比大气压低，为负压，平静吸气末时为 -8~-4cmH₂O，呼气末时为 -4~-2cmH₂O。胸膜腔内负压不但作用于肺，牵引其扩张，也作用于胸腔内其他器官，特别是壁薄而扩张性大的腔静脉和胸导管等，影响静脉血和淋巴液的回流。

如果胸膜腔破裂，与大气相通，空气将立即进入胸膜腔，形成气胸，两层胸膜彼此分开，肺将因其本身的回缩力而塌陷。这时，尽管呼吸运动仍在进行，肺减小或失去了随胸廓运动而运动的能力，其程度视气胸的程度和类型而异。气胸时，肺的通气功能受到损害，肺压缩，小容积的气胸，如气胸占胸腔容积不到 20%，不需治疗，经过 1~2 个月空气即自行吸收。大容积气胸可吸纯氧 1~2h，造成胸膜腔及血液的氧梯度差增大，有利于气胸吸收。闭合性气胸量较大，尤其张力性气胸引起呼吸困难和循环障碍时，应立即行胸腔穿刺抽气急救，然后采用闭式引流。

八、纵隔

纵隔（mediastinal）是指左右纵隔胸膜间的全

部组织器官,呈矢状位。右侧纵隔顶高于左侧 1 肋间,右肺顶(肺尖)突出到胸廓口,高出锁骨内侧 1/3 上方 2~3cm,高于左侧,此为肺上界的体表投影。以胸骨角平面(第 4 胸椎下缘)为界,可分为上纵隔、下纵隔;下纵隔以心包为界可分为前、中、后纵隔。上纵隔内自前向后有胸腺、左和右头臂静脉、上腔静脉、膈神经、迷走神经、喉返神经、主动脉弓及其 3 大分支及其后方的气管、食管、胸导管等。前纵隔位于胸骨体与心包之间,有胸腺、纵隔前淋巴结、胸廓内动脉纵隔支、疏松结缔组织及胸骨心包韧带等,是胸腺瘤、皮样囊肿和淋巴瘤的好发部位。中纵隔位于前、后纵隔之间,容纳心脏及出入心的大血管,如升主动脉,肺动脉干,上腔静脉根部,肺动脉及其分支,左、右肺静脉,奇静脉末端及心包,心包膈动脉,膈神经和淋巴结等,是心包囊肿的多发部位。后纵隔位于心包与脊柱胸部之间,容纳气管权及左、右主支气管,食管,胸主动脉及奇静脉,半奇静脉,胸导管,交感干胸段和淋巴结等,是支气管囊肿、神经瘤、主动脉瘤与膈疝等的多发部位。纵隔内结缔组织及其间隙向上经胸廓上口、向下经主动脉裂孔及食管裂孔,分别与颈部和腹部的结缔组织及其间隙相互延伸,因此纵隔气肿可向上蔓延达颈部,向下蔓延至腹膜后间隙。纵隔相对较大,周围组织松软,富于弹性,胸腔积液或积气时易致纵隔移位。纵隔肿瘤是儿童胸部最常见的肿瘤,可发生于儿童各年龄组(表 1-2-1)。

表 1-2-1 儿童纵隔常见肿瘤

常见肿瘤	类型
前纵隔肿瘤	胸腺瘤
	畸胎瘤
	淋巴瘤
中纵隔肿瘤	支气管囊肿
	心包囊肿
后纵隔肿瘤	神经源性肿瘤
	神经母细胞瘤
	神经节细胞瘤
	神经节母细胞瘤
	神经纤维瘤
	肠源性肿瘤

纵隔积气(mediastinal pneumatosis)是指在纵隔组织里出现气体,气体可沿筋膜面向上延伸,可导致颈部和前胸部皮下气肿。偶尔气体可沿支气管血管周间质组织进入叶间胸膜。由来自叶间胸膜或直接来自纵隔胸膜破裂的气体可发生气胸。纵隔内气体也可直接延伸到腹部或经腹膜后间隙到腹部。机械通气、Valsalva 动作引起的活动,如干呕或呕吐、咳嗽、喷嚏、提重物等,是纵隔气肿的诱因。哮喘和间质纤维化也是纵隔气肿发生的诱发因素。

九、呼吸肌

呼吸肌(respiratory muscle)的舒缩运动是呼吸完成肺通气的动力基础。呼吸肌主要包括膈肌、肋间肌;辅助呼吸肌,如颈部和胸部的肌肉。胸小肌固定时,可提高肋骨吸气运动。肋间外肌参与吸气运动,使胸廓扩张;肋间内肌参与呼气运动,胸横肌使肋骨向下移位,帮助呼气运动;吸气时膈肌收缩使胸廓上下径增大,呼气时膈肌松弛,胸廓的上下径缩小。膈肌的收缩舒张引起腹壁的起伏,我们称为腹式呼吸。肋间外肌收缩时,胸廓上抬,胸廓的前后径和横径均增大,肋间外肌舒张时,胸廓复位,胸廓的前后径和横径缩小,我们称为胸式呼吸。用力吸气时,胸锁乳突肌及斜角肌收缩;用力呼气时,肋间内肌及腹壁肌收缩。

膈肌(diaphragm)是圆顶状的纤维肌肉结构,由周围包绕肌肉纤维、中央为肌腱的结构组成(图 1-2-9)。膈肌分为左右两部分,每部分由同侧膈神经(C3~C5 神经根)支配。膈肌功能约占呼吸肌功能的 60%~80%,肋间内外肌约占 10%~15%,其他肌约占 5%~10%。呼吸代偿时,膈肌首先代偿,严重时肋间内外肌、其他肌也参与;膈肌代偿时表现为强烈腹式呼吸,甚至剑突下凹陷;肋间内外肌代偿时表现为肋间吸气性凹陷和胸骨上吸气性凹陷;斜方肌极度呼吸代偿是斜方肌运动加剧,呈现耸肩样呼吸;胸锁乳突肌剧烈代偿时表现为点头样呼吸,故重症病例一旦出现点头样、耸肩样呼吸表示代偿已经到极限,即将失代偿,这时患儿需要机械通气支持(患者呼吸生理及呼吸衰竭过程如图 1-2-10 所示)。机械通气(控制通气和支持通气)下可导致膈肌失用性萎缩变薄,肌肉变薄,收缩功能下降,即呼吸机所致膈肌功能障碍(diaphragmatic dysfunction,DD),导致撤机困难。撤机中准确评估膈肌功能,利用膈肌功能障碍相关撤机指标能指导撤机,临床应尽量缩短机械通气时间,扶持自主呼吸。膈肌功能障碍时可尝试膈肌起搏锻炼膈肌功能,膈肌起搏器基本原理是功能性电刺激膈神经,运动神经转导,引起膈肌收缩,从而改善呼吸功能并有助于撤机;目前膈肌超声作为一种膈肌功能评估手段越来越受到重视,膈肌超声评估可作为一种预测撤机指数(图 1-2-11)。膈肌电信号采用膈肌肌电位(electrical activity of diaphragm,Edi)评估,跨膈压采用食管压进行评估(有关膈肌功能评估及膈肌功能障碍的内容详见第二十二章第五节)。

　　小儿呼吸肌为横纹肌,横纹肌本身无自律性,依靠呼吸中枢的神经支配和调节。新生儿和小婴儿呼吸中枢发育不完善,交感神经有较高的兴奋性,呼吸节律不稳定,容易出现呼吸节律不齐,加之婴幼儿期代谢旺盛,肺活量小,需氧量较大,新生儿和小婴幼儿呼吸频率较快,且小婴儿的呼吸调节能力和储备能力均不足,容易发生呼吸衰竭。婴儿膈肌呈横位,倾斜度小、肋骨柔软,收缩时易将下部肋骨向内拉,胸廓内陷,呼吸做功下降(儿童呼吸系统解剖学特点见表 1-2-2)。小儿肺活量约为 50~70ml/kg。安静状态下,年长儿仅用肺活量的 12.5% 来进行呼吸运动,婴幼儿则用肺活量的 30% 来进行呼吸运动,呼吸功能储备量比较小;新生儿和小婴儿呼吸频率快,肺活量小,是成人肺活量的 1/3(按体表面积算),潮气量也小,无效腔/潮气量比值大于成人,气体弥散量小,气道阻力大。

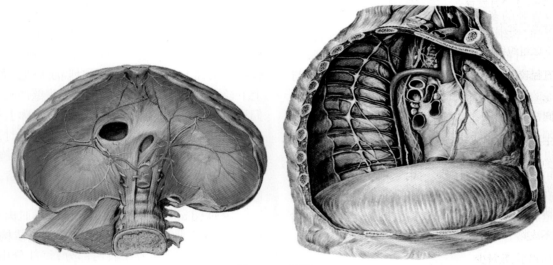

图 1-2-9　膈肌

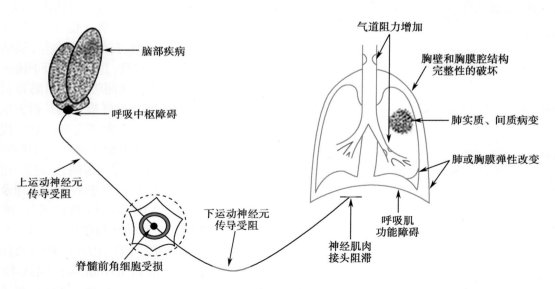

图 1-2-10　呼吸生理及呼吸衰竭过程

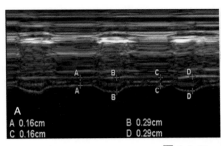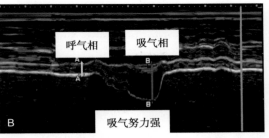

图 1-2-11 膈肌超声评估膈肌功能

A. 正常膈肌在吸气和呼气相下的超声图；B. 呼吸衰竭时吸气努力增强的异常膈肌超声图。

表 1-2-2 儿童呼吸系统解剖学特点

解剖方面差异	影响
婴幼儿无鼻毛	易感染，黏膜充血肿胀，使鼻腔更加狭窄或闭塞引起呼吸困难
舌头及扁桃体相对成人大	鼻式呼吸为主
腺样体 6~12 个月发育	严重的腺样体肥大为小儿阻塞性呼吸睡眠暂停的重要原因
气道最狭窄处不在声带，而是声门下区	使用双腔管困难
声门下区组织结构疏松	炎症时容易发生水肿，引起喉梗阻
气道直径较小	气道阻力增加，容易发生气道梗阻
肋骨多呈水平排列，横膈角更接近水平，胸部横截面多为圆柱形	无法增加呼吸深度
肋骨主要由软骨组成	胸廓稳定差，顺应性增加
心肺的比例相对较大，可能达到 1:1	肺所占空间小，容易被压缩
膈肌等呼吸肌所含 I 型肌纤维少	呼吸肌易疲劳
肋间肌未完全发育，协调性差	胸廓稳定性差
纤毛不成熟	容易感染和造成分泌物滞留
肺泡体积小、数量少	气体交换面积减少
II 型肺泡细胞在妊娠 23~24 周开始合成和分泌表面活性物质	早产儿表面活性物质的缺乏是新生儿呼吸窘迫综合征发生的主要原因
侧支通气： ①肺泡孔：连接相邻肺泡，2 岁开始发育 ②马丁通道：连接呼吸细支气管，3 岁以后开始发育 ③兰伯特通道：将呼吸及终末细支气管与肺泡和肺泡管相连接，在 5 岁后开始发育	所以大约 5 岁前无有效旁路通气，不能通过肺泡旁路通气使塌陷的肺复张

先天性膈膨升（congenital diaphragm distension）是因膈肌发育不良发生膈膨升。多见于男孩左侧。出生后因肠道充气腹压升高，患侧膈肌被推向胸腔，肺受压致肺活量减少。纵隔被推移，出现呼吸困难、发绀。胃固定不良突入胸腔甚至扭转，食管与贲门的角度变钝，产生胃食管反流，反复发生吸入性肺炎。膈膨升为全膈膨升，中间膈肌无中断，可与膈疝鉴别。X 线立位胸腹摄影显示膈肌完整位置升高而确诊。新生儿、婴幼儿期患者出现呼吸困难者需紧急手术，较大儿童有严重胃食管反流，反复发生肺炎者也需择期行膈肌折叠手术。膈膨升手术需注意保护膈神经。修补手术后呼吸功能恢复，反复发生的肺炎可治愈，消化道症状可改善。

（凌 萍 陈建丽）

参考文献 ....

1. 王天有, 申昆玲, 沈颖. 诸福棠实用儿科学. 9 版. 北京: 人民卫生出版社, 2022.
2. 闫承先. 小儿耳鼻喉科学. 天津: 天津科学技术出版社, 2000.
3. 丁文龙, 刘学政. 系统解剖学. 北京: 人民卫生出版社, 2018.
4. 王庭槐. 生理学. 3 版. 北京: 人民卫生出版社, 2015.
5. BARRETT KE, BARMAN SM, BOITANO S, et al. Ganong's review of medical physiology. 23rd ed. New York: McGrawHill, 2010.
6. MULKEY DK, WENKER IC, KRENEISZ O. Current ideas on central chemoreception by neurons and glial cells in the retrotrapezoid nucleus. J Appl Physiol, 2010, 108 (5): 1433-1439.
7. HONG J, BAO Y, CHEN A, et al. Chinese guidelines for childhood asthma 2016: Major updates, recommendations and key regional data. J Asthma, 2017, 11: 1-9.
8. JUTEL M, AGACHE I, BONINI S, et al. International consensus on allergy immunotherapy. J Allergy Chin Immunol, 2015, 136 (3): 556-568.

第二章　呼吸生理

第一节　呼吸的发生与调节

一、概述

呼吸的发生控制和调节机制复杂。呼吸运动的特点：一是节律性；二是其频率和深度随机体代谢水平而改变。呼吸肌属于骨骼肌，本身没有自动节律性。呼吸肌的节律性活动是来自中枢神经系统。呼吸运动的深度和频率随机体活动（运动、劳动）水平改变以适应机体代谢的需要。如运动时，肺通气量增加供给机体更多的 O_2，同时排出 CO_2，维持了内环境的相对稳定，即维持血液中 O_2 分压、CO_2 分压及 H^+ 浓度相对稳定。这些是通过神经和体液调节而实现的。

二、呼吸中枢与呼吸节律

呼吸中枢（respiratory center）分布在大脑皮层、间脑、脑桥、延髓、脊髓等部位（图 2-1-1），延髓是基础中枢。脑的各级部位对呼吸调节作用不同，正常呼吸运动有赖于它们之间相互协调，以及对各种传入冲动的整合。

目前研究发现，延髓为喘息中枢，产生最基本的呼吸节律（respiratory rhythm），接受肺牵张感受器、外周化学感受器等处的传入冲动。脑桥下部为长吸中枢，对吸气活动产生紧张性易化作用，使吸气延长。脑桥上部为呼吸调整中枢，它对长吸中枢产生抑制作用。呼吸运动还受脑桥以上中枢的影响，大脑皮层分别通过皮层脊髓束和皮层脑干束随意控制脊髓和低位脑干呼吸神经元的活动，以保证说话、唱歌、哭笑、咳嗽、吞咽和排便等其他与呼吸相关的活动的完成。呼吸运动受大脑皮层随意性和低位脑干自主性的双重调节，大脑皮层的随意性和低位脑干自主性这两个系统通路自行分开，临床上可以出现自主呼吸和随意呼吸分离的现象。脊髓前角运动神经元起到呼吸运动的最后通路的作用，损伤后呼吸肌运动停止。婴

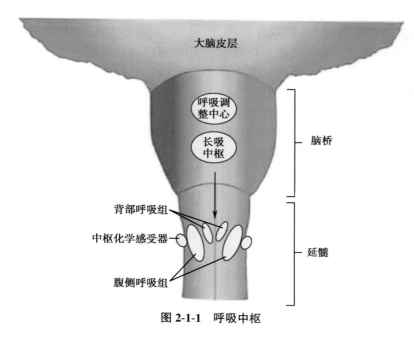

图 2-1-1　呼吸中枢

幼儿尤其早产儿呼吸中枢未发育成熟,易出现呼吸节律不齐,呼吸暂停。

三、呼吸运动过程

气体进出肺必须在肺泡气与外界大气之间存在一定的压力差(驱动力)。呼吸肌的收缩和舒张所引起的节律性呼吸肌运动是实现肺通气的原动力。呼吸运动(respiratory movement)是这样发生的:首先,延髓呼吸中枢发放冲动,电信号通过膈神经传导至膈肌,膈肌发生收缩,膈穹窿向下拉(向腹侧),使胸腔扩大,从而促使胸腔负压加大(正常平静吸气末为 $-8\sim-4cmH_2O$,呼气末为 $-4\sim-2cmH_2O$),导致跨肺压增大,肺扩张,肺扩张造成肺内相对于大气压负压加大,气流进入肺部。故而,呼吸运动涉及呼吸中枢、膈神经、膈肌、胸腔、肺间隔、气道的完整和功能,并协调良好。呼气期膈肌舒张时,膈穹窿上升恢复原位,膈肌和肋间外肌舒张,肺依其自身的回缩力回位,胸腔径的上下径、前后径、左右径缩小,引起胸腔和肺的容量减小,肺内压高于大气压时,气体由肺流出,呼气运动完成,系被动运动。平静吸气时,吸气肌收缩;呼气时,呼气肌不参与运动。用力吸气时,吸气肌加强收缩,辅助吸气肌也参与收缩;用力呼气时,吸气肌舒张,呼气肌参与收缩。

肺通气(pulmonary ventilation)过程中遇到的阻力为肺通气阻力,分为弹性阻力和非弹性阻力。弹性阻力包括非弹性阻力和胸廓弹性阻力;非弹性阻力包括气道阻力、惯性阻力和组织的黏滞阻力。弹性阻力的大小可以用顺应性的高低来衡量。肺顺应性越大,弹性阻力越小;肺顺应性越小,弹性阻力越大,可以通过定容通气波形计算。肺在被扩张时产生的弹性回缩力,是吸气的阻力,呼气的动力。肺通气阻力增大是临床上肺通气障碍最常见的原因。由于气道狭窄或阻塞所引起的阻塞通气不足,阻塞位于胸内,表现为呼气性呼吸困难,阻塞位于胸外,表现为吸气性呼吸困难。

四、呼吸的反射性调节

机体的多种感受器的传入冲动可以通过反射影响呼吸运动;血液中 CO_2、O_2 的分压,H^+ 浓度能影响呼吸运动,以供应机体的需要。机体的呼吸反射性调节中重要的有肺牵张反射(lung stretch reflex)和化学性调节(chemoreceptor refelx)。

(一)肺牵张反射

肺牵张反射(lung stretch reflex)又称黑-伯反射,由肺扩张或缩小所引起的反射性呼吸变化。肺牵张反射的感受器主要分布在支气管和细支气管的平滑肌层中,称为肺牵张感受器。吸气时,当肺扩张到一定程度时,肺牵张感受器兴奋,发放冲动增加,经走行在迷走神经中的传入纤维到达延髓,使吸气切断机制兴奋,抑制吸气,从而抑制吸气肌的收缩而发生呼气。呼气时,肺缩小,对牵张感受器的刺激减弱,传入冲动减少,解除了抑制吸气中枢的活动,吸气中枢再次兴奋,通过吸气肌的收缩又产生吸气。这个反射起着负反馈作用,使吸气不至于过长,它和脑桥的调整中枢共同调节呼吸的频率和深度。正常人体平静呼吸时,这种反射不明显,在潮气量增加至 800ml 以上时,才能引起肺牵张反射;病理情况下,肺顺应性降低,也可以引起该反射,使呼吸变浅变快。

(二)化学性调节

1. 动脉血液中 CO_2 分压及氢离子浓度对呼吸的影响 动脉血液中必须保持一定的 CO_2 分压,呼吸中枢才能保持正常的兴奋性。人如在过度通气后,可发生呼吸暂停,这是由于过度通气能排出过多的 CO_2,动脉血中 PCO_2 下降,低于 5.3kPa,对呼吸中枢的刺激减弱。正常人动脉血中 PCO_2 兴奋呼吸中枢的阈值大约为 5.3kPa。

吸入气中 CO_2 浓度适量增加,使动脉血中 PCO_2 增加,使呼吸加深加快。吸入气中 CO_2 含量增加到 4% 时,肺通气量加倍;增加到 10% 时,肺通气量可增加 8~10 倍,但颅内血管扩张而出现头痛、头昏等症状;再增加到 40% 时,则引起呼吸中枢麻痹,抑制呼吸。

CO_2 对呼吸的刺激作用是通过两条途径实现的:一条是通过刺激外周化学感受器(颈动脉体和主动脉体),冲动分别由窦神经和迷走神经传入延髓呼吸神经元,使其兴奋,导致呼吸加深加快。另一条是刺激延髓腹侧面的中枢化学感受区,再引起延髓呼吸神经元兴奋。两条途径中,后一条是主要的。因为切断动物外周化学感受器的传入神经后,吸入高 CO_2 后出现的呼吸加强反应,与未切断神经前相似。血液中 CO_2 分压升高时,CO_2 分子易透过血脑屏障进入脑脊液,形成 H_2CO_3,解离出 H^+,使脑脊液 H^+ 升高,刺激中枢化学感受器,故 H^+ 是化学感受器的刺激物。再通过神经联系到达呼吸中枢,使呼吸加强加快。

血液中 H^+ 增加促使呼吸加强加快的作用,主要是通过外周化学感受器,因为 H^+ 不能通过血脑屏障。

2. 缺氧对呼吸的影响 吸入气中 O_2 分压稍降低时,对呼吸没有明显的影响。只有当吸入气中 O_2 的含量下降到10%左右,使动脉血 O_2 分压下降到8kPa以下时,则通过外周化学感受器反射性地加强呼吸运动。损毁或切断外周化学感受器的传入神经,则动脉血缺 O_2 不再引起呼吸加强反射,因缺 O_2 对中枢的直接作用是抑制呼吸,甚至可以使呼吸停止。低氧血症合并严重高二氧化碳血症(Ⅱ型呼吸衰竭)时,呼吸中枢感受器被高二氧化碳抑制,其兴奋依靠低氧血症对外周化学感受器的刺激,如果给予高吸入氧分压呼吸,可造成外周化学感受器兴奋被"阻断"而发生呼吸减慢甚至停止(图2-1-2)。

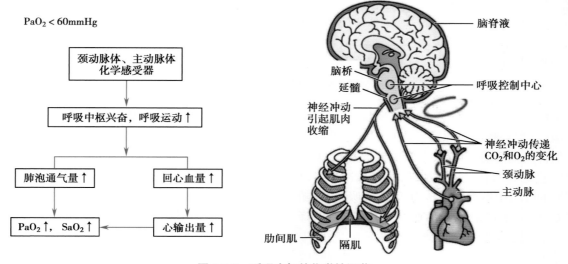

PaO₂ < 60mmHg 的流程图:

颈动脉体、主动脉体化学感受器 → 呼吸中枢兴奋,呼吸运动↑ → 肺泡通气量↑ / 回心血量↑ → PaO₂↑,SaO₂↑ ← 心输出量↑

图 2-1-2 呼吸中枢的化学性调节

总之,动脉血 CO_2 分压和 H^+ 的升高,以及 O_2 分压降低,均能刺激呼吸。要注意的是它们之间存在着相互影响。因此必须全面分析,综合考虑。例如:在缺 O_2 引起呼吸加强的过程中,排出过多的 CO_2,动脉血中 CO_2 的分压下降,而减弱了缺 O_2 引起的呼吸加强作用,使呼吸加强效应明显减弱。另外,慢性呼吸衰竭患者学 CO_2 增高,刺激中枢化感器,但超过10.6kPa时,呼吸便抑制了,这个时候如果采用高氧通气,外周化感器的低氧兴奋作用消除,总体作用就是呼吸抑制。

五、咳嗽反射

咳嗽(cough)是最重要的呼吸系统保护性反射之一,可清除较大气道中过多的黏液和异物,有助于正常黏液纤毛转运清除,确保气道通畅。

咳嗽反射(cough reflex)分为4个阶段(图2-1-3)。咳嗽感受器分布在中央气道;受到刺激后反射自主咳嗽。异物(如炎症、机械、化学、热)刺激感受器,沿迷走神经传向大脑的延髓;延髓的咳嗽中枢发放冲动到达呼吸肌,吸气肌收缩(正常成年人的平均吸气量为1~2L),随后声门关闭,同时呼气肌收缩,压缩肺内气体(此阶段一般持续0.2s),胸膜和肺泡压力迅速升高(通常大于100mmHg);最后声门打开,伴随着呼气肌肉的持续收缩,形成高速气流,产生巨大的剪切力,将黏液从气道壁卷入气道,并随气流排出。咳嗽的有效性取决于深呼吸的能力、肺弹性回缩力、呼气肌强度和气道阻力的大小。

六、异常呼吸

异常呼吸(abnormal breathing)主要是呼吸中枢损伤或被抑制的表现,包括直接损伤、炎症损伤,和高二氧化碳抑制等,表现为节律异常,如明显减慢、不齐、停顿等;而呼吸频率改变(增快)主要是外周呼吸问题而代偿。周期性呼吸是异常呼吸形式的一种、最常见的有陈-施呼吸和比奥呼吸;陈-施呼吸又是最常见的周期性呼吸之一。特点是呼吸缓缓加强达到最强以后,又缓缓减弱后突然停止,一段时间后,又再出现上述呼吸,往

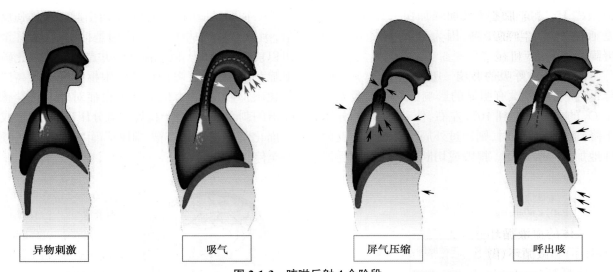

| 异物刺激 | 吸气 | 屏气压缩 | 呼出咳 |

图 2-1-3　咳嗽反射 4 个阶段

往是中枢性窒息的征象,严重者出现叹息样、点头样呼吸,这均是呼吸停止前的表现。脑干的呼吸中枢的神经元活动受抑制,要发展到低 O_2 和 CO_2 对化学感受器的刺激极度加强,其传入冲动足以使抑制的呼吸中枢神经元转为活动,呼吸复苏,随着缺 O_2 情况逐渐解除,动脉血 PO_2 升高,PCO_2 降低,它们对化学感受器的刺激不再存在,呼吸中枢神经元活动又减弱到停止活动,再度出现呼吸停止。

七、机械通气与自主呼吸发生的异同

机械通气(mechanical ventilation)是通过呼吸机,采用正压方式,将一定容量的气体压入肺部;而自主呼吸(spontaneous breath)是中枢驱动,通过膈神经将信号传导至膈肌,引起膈肌收缩,造成胸腔负压,而跨肺压力增加,推动肺泡扩张而表现相对大气压的肺泡低压,从而推动气体进入肺泡(图 2-1-4)。故机械通气是通过正压推动,而自主呼吸是通过容量扩张而负压驱动。

机械通气与自主呼吸主要不同是机械通气时胸膜腔内压力,呼吸道内压力及肺泡内压力均为正压,而自主呼吸时均为负压(图 2-1-5)。呼气时,二者都是胸廓自然回缩将气体排出。机械通气近中央部分肺组织扩张好,通气交换好;自然呼吸时,由于膈肌前部下移明显,吸入气体在肺外周及近膈肌处分布较多;吸气气流波形为渐增、缓降的正弦波,气体不易形成涡流,且对肺泡的剪切力损伤最低;自主呼吸时吸入气体更多分布于健康肺泡,而病变肺泡分布不均,机械通气由于正压通气,吸气时间可延长,使病变组织通气增加,有利于气体交换;使用呼气末正压(positive end-expiratory pressure,PEEP)时,会使功能残气量明显增加。由于气管插管或切开使解剖无效腔减少,同时机械通气改善 V/Q 比例使呼吸无效腔减少,这样使肺泡通气气量增加,有利于改善通气不足。

机械通气时替代自身呼吸做功,故呼吸肌得到休息,减少了做功、氧耗。但如使用不当可发生自主呼吸与呼吸机对抗,则会增加呼吸肌做功和氧耗。

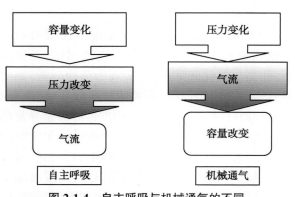

图 2-1-4　自主呼吸与机械通气的不同

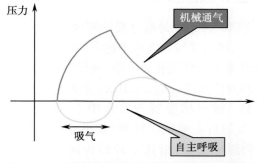

图 2-1-5　自主呼吸与机械通气压力区别示意图

机体存在心肺交互机制(具体内容见二十一章第二节),自主呼吸时胸内为负压有利于静脉回流到右心房,而机械通气时胸内为正压不利于静脉回流。在呼气、吸气时附加压力的通气方式对静脉回流影响更大,尤其是PEEP。机械通气对心输出量影响取决于平均气道压高低,原发病对心血管影响及病人心功能代偿程度。

(潘国权)

第二节 肺 循 环

一、概述

人体的血液循环分体循环(大循环)、肺循环(小循环)和微循环(图2-2-1)。

体循环(systemic circulation)由左心室射出的动脉血入主动脉,流向全身各器官的毛细血管,借助组织液与组织细胞进行物质和气体交换。经过交换后,动脉血变成了静脉血,再经过小静脉、中静脉,最后经过上、下腔静脉流回右心房。体循环主要特点是路程长,流经范围广泛,以动脉血滋养全身各部位,并将其代谢产物经静脉运回心。

肺循环(pulmonary circulation)从右心室射出的静脉血入肺动脉(70%~75%),经过肺动脉在肺内的各级分支,流至肺泡周围的毛细血管网,进行气体交换,使静脉血变成含氧丰富的动脉血,经肺内各级肺静脉属支,再经肺静脉注入左心房循环。

时间为0.75s,氧分子穿过呼吸膜与血红蛋白结合的时间为0.3s,故有足够的时间氧合还原血红蛋白。肺循环的特点是路程短,只通过肺,主要功能是完成气体交换。

肺循环发育和生后改变:肺血管发育与呼吸道和肺的发育一致。肺血管发育是否充分是肺发育是否完善的一个重要部分。肺血管肌层是从近端到远端,胎儿时期肌性肺动脉只到终末毛细支气管水平,新生儿时期到呼吸毛细支气管,儿童时期到达肺泡管水平。先天性疾病如先天性膈疝不仅影响肺泡发育,还影响肺血管的发育,结果导致肺动脉高压。

肺循环与体循环的最显著差异之一是对缺氧的不同反应,缺氧时脑、心、肾部位血管扩张,肺循环缺氧时引起血管收缩,这可减少肺通气障碍区域的血流量,改变通气血流比例,改善缺氧状态。

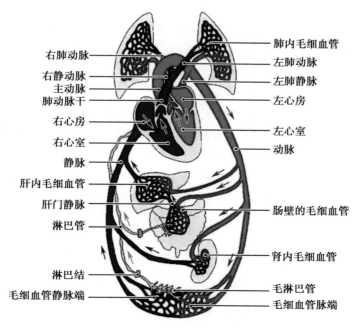

图 2-2-1 体循环和肺循环示意图

二、肺循环的主要特点

（一）血流阻力小、血压低

肺动脉分支短而管径较大，管壁较薄而扩张性较大，故肺循环阻力（pulmonary vascular resistance）小，血压低。肺循环血压明显低于体循环系统。经测定，正常成人肺动脉收缩压平均约2.93kPa（22mmHg），舒张压约1.07kPa（8mmHg），肺毛细血管平均压为0.93kPa（7mmHg）。由于肺毛细血管血压远低于血浆胶体渗透压，故肺无组织液生成。但在某些病理情况下，如左心衰竭时，因左室射血量减少，室内压力增大，造成肺静脉回流受阻，肺静脉压升高，肺毛细血管血压也随之升高，导致肺泡、肺组织间隙中液体积聚，形成肺水肿。通常在功能残气量位置肺循环阻力最小（图2-2-2）。

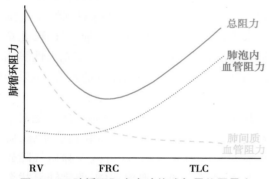

图 2-2-2 肺循环阻力在功能残气量位置最小

（二）血容量较大，变动范围大

正常成人肺血容量绝大部分血液集中在静脉系统内，约占全身血量的9%，故肺循环血管起着贮血库的作用。当机体失血时，肺血管收缩，血管容积减小，将部分血液送入体循环，以补充循环血量。由于肺组织和肺血管的可扩张性大，故肺血容量的变动范围也大。成人用力呼气时，肺血容量可减至200ml左右，用力吸气时可增到1 000ml；人体卧位时的肺血容量比立位和坐位要多400ml。

三、通气与血流灌注比值

肺内正常的气体交换依赖于在单位时间内肺泡的通气量与流经肺泡的血流量有适当的比例。理想的关系应该是每个肺泡的通气量恰好能满足流经该肺泡的血液气体交换的要求，两者比例1:1，但实际上几亿个肺泡都要做到如此是不可能的，肺尖的肺泡静息体积较大，能产生的扩张容量小，即通气（ventilation, V）下降；血流呈重力依赖分布，肺尖区域血流量少；肺底的肺泡静息体积较小，能产生较大的扩张容量，而肺底区域血流量较多，因此肺尖通气/血流比值（ventilation/perfusion ratio, V/Q）>肺底 V/Q。正常人总的通气/血流比值（V/Q）为0.84，这是肺的不同区域、不均匀的V/Q比值的综合结果（图2-2-3）。

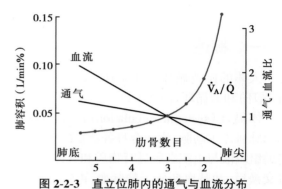

图 2-2-3 直立位肺内的通气与血流分布

（引自：West JB.Ventilation/Blood Flow and Gas Exchange. 5th ed.Oxford, UK：Blackwell, 1990.）

机械通气时尤其是控制通气时，因为抑制了患者的自主呼吸，腹侧肺区域V增加，Q下降，背侧肺区域V下降，Q增加，加剧了V/Q比值失衡。

病理情况下最普遍的换气功能障碍的原因就是V/Q失调。V/Q比值低，系因该区通气不足而血流偏高，流经该区的血得不到充分的气体交换，成分仍接近于静脉血，流经此区的PO_2明显下降，氧含量明显低于正常，PCO_2仅稍有增高；V/Q比值高，系因流经该区的血流量不足，其作用相当于无效腔通气，若这类改变累及较多肺泡单位，将导致PCO_2上升，PO_2下降。表2-2-1列出常见的V/Q失调原因。需要高参数维持氧合时，可考虑改变体位，实施俯卧位通气来改善V/Q比值，改善气体交换。

表 2-2-1 常见 V/Q 失调原因

低 V/Q 原因	高 V/Q 原因
肺炎	肺栓塞
ARDS	DIC
肺纤维化	肺动脉炎
肺不张、肺实变	肺动静脉瘘
肺脓肿	肺内动静脉短路
	过高的正压通气压力

四、肺动脉高压

肺高压指各种原因导致的肺动脉压力升高，包括毛细血管前性肺高血压、毛细血管后性肺高血压和混合性肺高血压（肺动脉和肺静脉压力均升高）。肺高血压的血流动力学诊断标准为：海平面状态下、静息时、右心导管测量肺动脉平均压（mean pulmonary artery pressure，mPAP）≥25mmHg（1mmHg=0.133kPa）。正常人mPAP为（14±3）mmHg，上限为20mmHg。

肺动脉高压（pulmonary arterial hypertension，PAH）指孤立性肺动脉压力升高，而左心房与肺静脉压力正常，主要由肺小动脉本身病变导致肺血管阻力增加，且不合并慢性呼吸系统疾病、慢性血栓栓塞性疾病及其他未知因素等导致的肺高血压，为单纯的毛细血管前肺动脉高压。PAH的血流动力学诊断标准为右心导管测量mPAP≥25mmHg，同时肺小动脉楔压（pulmonary artery wedge pressure，PAWP）≤15mmHg及肺血管阻力>3Wood单位。

根据血流动力学改变，肺动脉高压分以下4类：①高动力性肺动脉高压，由肺血流量增多所致，主要见于左向右分流的先天性心脏；②被动性肺动脉高压，左心功能不全时，左房、肺静脉及毛细血管压依次增高，肺动脉压被动地增高；③血管收缩性肺动脉高压，缺氧、酸中毒或其他神经化学因素可引起肺动脉收缩；④血管闭塞性肺动脉高压，肺栓塞、肺发育不良、肺血管床面积减少（如膈疝）或肺纤维化等可有不同程度的肺血管闭塞或减少，肺血管阻力与肺动脉压明显增高。其他原因的肺动脉高压若长期不能解决，也会有血管内皮增生，平滑肌肥大，胶原纤维堆积，管腔狭窄，使肺动脉高压更加严重。

肺动脉高压是急性呼吸系统疾病，包括急性呼吸窘迫综合征（acute respiratory distress syndrome，ARDS）并发症之一，肺动脉高压的程度可以反映肺损伤的严重程度，也可以提示预后。当ARDS患者发生肺动脉高压时，右心室做功和需氧是增加的，若超出代偿范围，则会出现心功能不全的表现，即出现急性肺心病。

新生儿持续肺动脉高压（persistent pulmonary hypertension of the newborn，PPHN）是指新生儿出生后肺血管阻力持续性增高，导致胎儿型循环过渡至正常"成人"型循环发生障碍，从而使心房和/或动脉导管水平血液的右向左分流，临床出现严重低氧血症等症状（详见三十七章第三节）。

肺动脉压计算方法较多，一般根据三尖瓣瓣口反流估测肺动脉压：①根据简化的伯努利（Bernoulli）微分方程计算跨瓣压差，$\Delta P=4V^2TR=RVSP-RAP$；②无肺动脉及右心室流出道狭窄时，$PASP=RVSP=\Delta P+RAP$；③有肺动脉及右心室流出道狭窄时，$PASP=RVSP-\Delta P=\Delta P+RAP-\Delta P^2$。其中，$\Delta P$为右心房、右心室间的压差；RVSP为右心室收缩压；ΔP^2为收缩期右心室、肺动脉间的压差。

五、低氧血症与高碳酸血症对肺循环的影响

（一）低氧血症对肺循环的影响

肺循环对低氧血症（hypoxemia）有特殊而强烈的反应，急性或慢性低氧都能引起肺循环血管收缩，血流阻力增大，这种变化可以是局限性的，也可以全肺的，主要取决于肺泡氧分压过低所涉及的区域。肺泡气低氧引起的局部缩血管反应有重要的生理意义，肺循环中某处血管因通气不足而导致氧分压降低，该处血管收缩，血流量减少，可以使较多血液转移到通气充足、肺泡气氧分压高的肺泡，以保证肺换气效率，实现合理V/Q。但是当吸入气体氧分压过低时，会导致大范围的持续肺泡气氧分压降低，此时可引起肺小血管广泛收缩，肺动脉压显著升高，导致肺动脉高压的发生。

（二）高碳酸血症对肺循环的影响

肺泡通气障碍导致的高碳酸血症（hypercapnia）主要表现为CO_2潴留，CO_2潴留引起的H^+增高使肺血管平滑肌细胞兴奋性和收缩性增强，血管收缩甚至痉挛，肺动脉压升高。

低氧血症和高碳酸血症对肺循环的影响类似，两者具有协同作用，并可引起颅内高压、脑水肿等中枢神经系统疾病，可抑制呼吸中枢，使通气量降低，进一步加重缺氧和呼吸性酸中毒，形成一个恶性循环。还会引起循环障碍、肾功能不全等全身各系统脏器功能障碍。

（潘国权）

第三节 肺 容 量

一、概念

肺容量反映外呼吸的空间,是呼吸道与肺泡的总容量。按呼吸运动的特点,肺容量可分为下列组成部分(图 2-3-1):

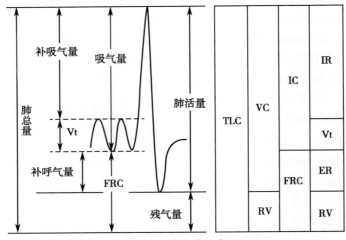

图 2-3-1 肺容量示意图

(一) 静态肺容量

1. **潮气量**(tidal volume,Vt) 是静息状态每次吸入或呼出的气量称 Vt。成人一般为 400~500ml。严格地说,Vt 的吸入量和呼出量并不相等,因 O_2 摄入量大于 CO_2 排出量,故吸入 Vt 稍大于呼出 Vt,但差别有限,一般用肺量计测定时可忽略不计。Vt 与年龄、性别、体表面积、呼吸习惯、机体新陈代谢率有关。

在计算机械通气患者的潮气量时,通常成年患者为 5~8ml/kg(标准体重),婴幼儿为 4~8ml/kg(标准体重)。较低的潮气量(如 4ml/kg)已成功应用于 ARDS 成年患者的肺通气,这种小潮气量通气被称为保护性通气策略,可减少由于肺泡过度膨胀相关的损伤效应。适合中国人标准体重的计算公式:男性,标准体重(kg)= 身高(cm)−105 ;女性,标准体重(kg)= 身高(cm)−100。

2. **补气量**(inspiratory reserve volume,IRV) 是平静吸气后再吸入的气量。它反映肺的吸气储备功能、胸廓弹性及气道通畅情况。

3. **吸气量**(inspiratory capacity,IC) 是平静呼气后能吸入的最大气量。IC=Vt+IRV。

4. **补呼气量**(expiratory reserve volume,ERV) 是平静呼气后所能呼出的最大气量。ERV 反映了肺的气储备功能。在仰卧、肥胖、妊娠、腹水、肠胀气时 ERV 减少。

5. **肺残气量**(residual capacity,RC) 是最大呼气后肺内残留的气量。

6. **功能残气量**(functional residual capacity,FRC) 是平静呼气后肺内残留的气量。FRC=RC+ERV。FRC 在生理上起着稳定肺泡气体分压的缓冲作用,减少了通气间歇时对肺泡内气体交换的影响。如果没有 FRC,呼气末期肺泡将完全陷闭,流经肺泡的血液在陷闭的瞬时,将失去与肺泡进行气体交换的机会,就会产生静-动脉分流。FRC 增加提示肺泡扩张,FRC 减少说明肺泡缩小或陷闭。机械通气加用 PEEP 时,FRC 明显增加,其增加的程度与 PEEP 值大小、胸肺顺应性及气道阻力高低有关。PEEP 相同,顺应性越低,FRC 增加越小。动态肺过度充气(dynamic pulmonary hyperinflation,DPH)时,潮气呼气末肺容量超过了由肺和胸壁的弹性回缩力所决定的 FRC,存在内源性呼气末正压(intrinsic positive end-expiratory pressure,intrinsic PEEP,PEEPi)。它常见于气流阻塞或呼气用力增加导致的气体陷闭,充分放松呼气肌或延长呼气时间后,气体仍能呼出,主要见于支气管哮喘和COPD急性发作期。

7. **肺活量**(vital capacity,VC) 是最大吸气后能呼出的最大气量。VC=IRV+Vt+ERV。VC反映了肺的呼吸代偿功能。VC受呼吸肌强弱、肺组织和胸廓弹性及气道通畅程度的影响。

8. **肺总容量**(total lung capacity,TLC) 是深吸气后肺内所含的气量。TLC=VC+RC。肺气肿时TLC增加;肺不张、肺纤维化、胸腔积液、气胸、气腹等情况下TLC减少。

9. **无效腔** 生理无效腔(physiological dead space)指未参与气体交换的呼吸道和肺泡容量,是解剖无效腔(anatomic dead space)和肺泡无效腔(alveolar dead space)之和。

(1)解剖无效腔:是指从口鼻至细支气管的呼吸道容积(传导气道),该部分既无肺泡上皮,又无肺循环血液供应,不能参与肺泡与血液之间的气体交换。

(2)肺泡无效腔:是指通气良好但血液灌注不良的肺泡,进入肺泡的气体可能因血流分布不均而未能与血液进行气体交换。

(3)器械无效腔:机械通气时由于机械通气的使用需要建立人机连接界面(气管插管、气管切开套管或鼻塞面罩),会产生部分的器械无效腔,这属于潮气量的一部分,在CO_2潴留时,减少器械无效腔是一种处理方法。

（二）动态肺容量

动态肺容量(dynamic lung volume)指最大程度用力情况下,一次呼气过程中肺的容量的变化。它主要反映一次用力呼气过程中,不同肺容量水平呼气的气流变化。包括时间肺活量(timed vital capacity,TVC)、用力肺活量(forced vital capacity,FVC)、最大呼气中期流速(maximal mid-expiratory flow,MMEF)、流速-容量曲线(flow-volume curve,F-V curve)、最大吸气流速(maximal inspiratory flow rate,MIFR)、最大吸气压(maximal inspiratory pressure,MIP)、最大呼气压(maximal expiratory pressure,MEP)等。

（三）通气功能的评价

通气功能障碍(ventilatory dysfunction)有限制性、阻塞性和混合性通气功能障碍。

限制性通气功能障碍主要表现为肺扩张受限,肺活量、深吸气量和肺总量减少,残气量可正常或由于肺纤维性收缩而减少,余气量(reserve volume,RV)/TLC可以正常、增加或减少。阻塞性通气功能障碍主要表现为用力呼气量、最大通气量和用力呼气中期流速的减低,吸入气体分布不均,RV、FRC和TLC增加,VC在早期变化不明显,只有在中等程度以上的肺泡组织损害时才可能出现肺活量的减低。机械通气时低水平的PEEPi对机体影响不大,不需要处理;但在某些患儿如哮喘患儿、慢性支气管肺发育不良(broncho-pulmonary dysplasia,BPD)患儿,可以发生严重动态肺过度充气(dynamic pulmonary hyperinflation,DPH)和高水平PEEPi,因而损害心功能,增加气压伤危险,降低吸气肌收缩效率和异常增加无效呼吸功耗,因此,必须给予及时治疗。有4种降低PEEPi的基本方法:改变呼吸机参数;降低患儿的通气需要;给予支气管舒张剂;加用适当的外源性PEEP(一般小于PEEPi)。这些方法可以单独或联合应用。

二、儿童肺容量与通气特点

儿童肺容量相对较小,潮气量的绝对值也小于成人,按体表面积计算肺容量约为成人的1/6~1/4,潮气量也较小。而代谢水平及氧气的需要则相对较高,呼吸功能不全时,易于出现氧供应不足。

肺泡通气量(alveolar ventilation)指每分钟吸入肺泡的新鲜空气量,计算公式为肺泡通气量=(潮气量－无效腔气量)×呼吸频率。由于无效腔的存在,每次吸入的新鲜空气不能全部到达肺泡与血液进行气体交换,所以肺通气量不能全面反映气体交换状况,因而引入肺泡通气量这一概念来计算真正有效的气体交换量。若潮气量减少或者无效腔容积增加,均可使肺泡通气量下降,不利于肺换气。潮气量和呼吸频率的变化对肺通气量和肺泡通气量有不同的影响,潮气量减半、呼吸频率加倍与潮气量加倍、呼吸频率减半时相比,肺通气量不变,但是肺泡通气量却不同。

潮气量(tidal volume,Vt)是呼吸机最主要的参数,代表患者单次吸入或呼出气体的体积,一般分为吸气潮气容量(inspiratory tidal volume,Vti)和呼气潮气容量(expiratory tidal volume,Vte),分别代表呼吸机传输到病人肺内的实际潮气量和从病人肺内呼出气潮气量。Vti和Vte是根据近端流量传感器的测量而计算出来的。欲使Vti=Vte必须得满足4个条件:呼吸机按预设值精确传输气体;气体的总量尽可能传到病人的肺内;病人肺内呼出气体全部呼出;吸入呼出气体被精确测量。常规机械通气策略(Vt 10~15ml/kg)可导致 ARDS 正常肺组织过度牵张,炎症介质释放增加,引起或加重肺泡上皮细胞和血管内皮细胞损伤,导致机械通气相关性肺损伤。从 2012 年 ARDS

柏林标准可以看出,不管 ARDS 的严重程度如何,小潮气量(Vt 6~8ml/kg)通气应贯穿于 ARDS 治疗始终。

(潘国权)

第四节　氧运输与代谢

一、概念

人类细胞的能量代谢是以有氧代谢为基础的。人类所需的氧供为具有一定压力的气体形式。人体内的有氧代谢相当于将营养物质作为燃料进行有氧燃烧,在燃烧过程中释放能量供细胞利用。人体细胞内的氧代谢过程缓慢而持续,在消耗氧及产能的同时会产生 CO_2 及水。体内组织细胞代谢所需的氧气均来自体外,人体细胞并不直接与外界接触,其代谢的氧都需要通过特殊途径传输才能获取。传统上将人体与外界之间的氧及 CO_2 气体交换称为呼吸。呼吸一般分为肺呼吸(外呼吸)与组织呼吸(内呼吸)。肺呼吸是指肺内吸入气体与血液之间的交换,而组织呼吸则是指细胞水平的氧与二氧化碳交换。因为肺呼吸与组织呼吸不在一处,两处之间需要有传输系统将肺呼吸后得到的氧气输送至终末组织及细胞,同时将代谢产物 CO_2 从组织细胞中带出。该传输过程由人体循环系统的血流来完成。人体的整个氧供给、呼吸、传输及利用之间都需要达到某种平衡才能维持正常的氧代谢。影响氧传输及利用的主要因素有:①血中的氧含量;②动脉氧输送率;③组织从毛细血管摄取氧的速率;④毛细血管中被组织摄取氧的比例。本节就氧运输及氧代谢进行论述。

二、血氧含量与氧输送

肺在气体交换过程中将氧送入肺泡毛细血管,载氧后的血流进入体循环动脉系统。氧的传输量取决于两个因素:血液中的氧含量及每分钟提供的血流量。由于氧的水溶性很低,其血液中的氧溶解量远不能满足整体氧代谢的要求,因此,人体血液中另有一套独立的氧载体系统来完成血流的载氧量。

(一)氧分压

健康人在海平面呼吸空气时的氧分压(partial pressure of oxygen, PO_2)正常值为 80~100mmHg。PO_2 随着年龄增大、海拔升高或有肺部疾病而下降,当肺不能充分氧合动脉血时就发生低氧血症和 PO_2 降低,PO_2 反映的是肺功能而不是缺氧本身。缺氧可以发生在无低氧血症时,反之亦然。目前没有机械通气时患者最佳的 PO_2,目标 PO_2 在 55~80mmHg(海平面)通常是可接受的。PO_2 必须与吸入气氧浓度(fractional concentration of inspired oxygen, FiO_2)的潜在毒性作用和肺泡扩张压相权衡,对于有严重肺部疾病的机械通气患儿,允许性低氧血症或是一个较好的选择,这可避免为保持 PaO_2 正常而应用有潜在肺损伤的呼吸机设置。

(二)肺泡 - 动脉血氧分压差

肺泡 - 动脉血氧分压差(alveolar-artery oxygen partial pressure gradient, $P_{A-a}O_2$)是常用的评价肺内气体交换的指标,为肺泡氧分压和动脉血氧分压之间的差值。此值可作为临床判断肺换气功能。$P_{A-a}O_2=$ 肺泡氧分压 – 动脉血氧分压,是评价换气功能的指标。在呼吸空气的情况下,儿童为 5mmHg。$P_{A-a}O_2$ 增加,主要有 3 个重要因素:解剖分流(肺动脉内一部分静脉血经支气管静脉和极少的肺内动 - 静脉交通支直接流入肺静脉,不发生气体交换)、通气 / 灌注比例失调及"肺泡 - 毛细血管屏障"的弥散障碍。

(三)动脉血氧含量

血液能达到的最大含氧量称为氧容量,即在氧分压为 150mmHg(此时氧饱和度近似于100%),二氧化碳分压为 40mmHg,及温度为 38℃时,每 100ml 血液内血红蛋白所结合的氧及溶解氧容量的总和。血氧含量则是指单位血液中的实际氧容量,是血液中氧浓度的指标,由血红蛋白结合氧与血浆溶解氧两部分组成,具体用每 100ml 血液中所含的氧毫升数表示。因为血氧主要通过动脉系统输送到器官组织,在一般情况下,血氧含量是指动脉血氧含量(oxygen content in arterial blood,CaO₂)。CaO₂ 的组成可用下列公式表示:

$$CaO_2= 动脉结合氧 + 动脉溶解氧$$

血浆溶解氧为气体通过气液界面直接溶解于血浆的氧;正常人体血浆中的溶解氧很少,与结合氧相比几乎可以忽略。根据亨利定律(Henry's law),在平衡大气压条件下,可以根据气体的溶解度和温度,将单位血液中的气体分压换算成气体容量。血浆内的氧溶解取决于(血浆)氧溶解度及氧分压(PO₂)。在正常体温下(37℃),每 1mmHg 氧分压在 100ml 水中的氧溶解量为 0.003ml[0.03ml O₂/(L·mmHg)、37℃],故血浆溶解氧(dissolved oxygen,DsO₂)可以通过以下公式计算:

$$DsO_2=0.003 \times PO_2$$

从公式中可以看出,当动脉血 PO₂ 为 100mmHg 时,每 100ml 血液中的溶解氧仅为 0.3ml(只占 CaO₂ 的 1.5%)。如果给予 100% 纯氧吸入,理论上血浆中也只有 2ml O₂/dl 左右。即使这些氧全部利用,也只够人体基础氧消耗量的 40%。

氧合血红蛋白(oxyhemoglobin,HbO₂)是指血液中结合氧的血红蛋白,是血液载氧的主要成分。血液中结合氧的含量与血红蛋白的含量及血红蛋白结合氧的比率有关。该比率也称为血氧饱和度(saturation of blood oxygen,SO₂)。结合氧的含量可以用以下公式表示:

$$HbO_2=1.34 \times Hb \times SO_2$$

公式中 Hb 为血液中的血红蛋白含量,单位是 g/dl;当全部血红蛋白都与氧结合,即达到氧饱和时,每克血红蛋白可结合的氧量为 1.34ml[1g Hb 原可以结合 1.39ml 氧,但由于其中有 3%~5% 以高铁血红蛋白(methemoglobin,Met-Hb)或碳氧血红蛋白(carboxyhemoglobin,CO-Hb)形式存在,这 2 种血红蛋白的氧结合能力较低,其结果导致血红蛋白平均氧结合能力为 1.34ml/g];SO₂ 是血液中氧合血红蛋白与总血红蛋白的百分比。

正常人体动脉血氧分压(PO₂)在 100mmHg 左右,相应血氧含量为 21ml O₂/dl,此时动脉血中的氧几乎全部为结合氧形式。动脉血氧饱和度(oxygen saturation in arterial blood,SaO₂)已很接近于饱和。此时如果继续提高血氧分压,由于血液中血红蛋白的氧结合能力已基本饱和,不能继续提供大量氧接受位点,其结果为血红蛋白结合氧仅有小幅增加或不再增加。尽管血液的溶解氧会随着氧分压提高而有所增加,但溶解氧在血氧含量中所占的比例很低,无法改变总体血氧含量的变化趋势。血氧含量与血红蛋白的关系见图 2-4-1。

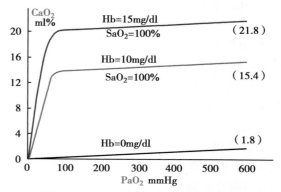

图 2-4-1 血氧含量与血红蛋白的关系

根据溶解氧及血红蛋白结合氧的算式,CaO₂ 的计算公式可以进一步改写为:$CaO_2=0.003 \times PaO_2+1.34 \times Hb \times SaO_2$。

静脉血氧含量(oxygen content in venous blood,CvO₂)的计算与 CaO₂ 相似,其中静脉氧分压及静脉氧饱和度与动脉血不同。静脉血氧参数检测需要采集混合静脉血或肺动脉血(经肺动脉导管采血)。正常情况下静脉血氧饱和度(oxygen saturation in venous blood,SvO₂)在 73%~75%,静脉血氧分压(partial pressure of oxygen in venous blood,PvO₂)在 40mmHg 左右,所得出的 CvO₂ 为 15ml O₂/dl。由此可以看出,从组织回流的静脉血中仍有 50% 以上的 Hb 仍然处于氧结合状态,提示循环血中几乎有一半的 Hb 在携氧到达器官组织时,没有被代谢利用。正常生理情况下的一些血氧指标及参考值见表 2-4-1。

表 2-4-1 正常动脉及静脉的血氧水平

指标	动脉血	静脉血
氧分压 PO₂/mmHg	90	40
血氧饱和度 SO₂/%	98	73
氧合血红蛋白 HbO₂/(ml O₂·dl⁻¹)	19.7	147
溶解氧/(ml O₂·dl⁻¹)	0.27	0.12
总氧含量/(ml O₂·dl⁻¹)	20	14.8
血容量/(L·50kg⁻¹)	1.25(0.25×TBV)	3.75(0.75×TBV)
氧容量/(ml O₂·50kg⁻¹)*	250	555

注:* 在 37℃ 及 Hb 15g/dl 条件下;TBV,total blood volume,总血容量预测值,小儿 100ml/kg,成人 5L。

在吸入大气条件下时,也可将动脉氧含量公式中的溶解氧一项略去(但在吸入高浓度氧或高压氧时不宜使用),相应简化公式为:$CaO_2 = 1.34 \times Hb \times SaO_2$。

由于血氧含量组成中主要是血红蛋白结合氧,当出现贫血时血氧含量也会受到明显影响。临床一般采用 PaO_2 来评定血氧水平,但从 CaO_2 公式及图 2-4-1 可以看出,血液中血红蛋白含量也是决定血氧含量的主要因素。在满足较高 PaO_2 或 SaO_2 的条件下,Hb 下降会导致 CaO_2 成比例地降低;当 PaO_2 大于 100mmHg 后。氧分压不再是影响血氧含量的主要因素。因此,虽然 PaO_2 可以作为肺气体交换的评价指标,但在评价氧代谢时还需注意血红蛋白含量的因素。在病理性低氧情况下,适度输血来提高血红蛋白水平也是氧疗以外的另一项纠正缺氧的有效措施。

除贫血以外,血红蛋白因病变而出现功能异常也可导致 CaO_2 下降。因血红蛋白携氧减少或障碍引起的缺氧也称为血液性缺氧。高铁血红蛋白血症可导致血液性缺氧,常见于亚硝酸盐中毒。由于血红蛋白中血红素的铁原子被氧化后变为 3 价铁,使正常血红蛋白变为 Met-Hb。后者会因血红蛋白结构改变而其导致携氧能力下降,如果 Met-Hb 大量形成,会引起血氧含量下降。当血液中 Met-Hb 升高并达到血红蛋白总量的 10% 时,患者临床上会出现发绀,如继续升高达到 20%~30% 时,会出现明显致死性缺氧表现。

另一个常见的血液性缺氧是一氧化碳(carbon monoxide,CO)中毒。与氧气一样,CO 能够可逆性地与血红蛋白结合,形成碳氧血红蛋白(CO-Hb),因 CO-Hb 与血红蛋白的亲和力是氧的 200 余倍,在吸入大量一氧化碳后会导致大量血红蛋白被 CO 侵占形成 CO-Hb,同时,形成的 CO-Hb 在解离前不再具备携氧功能,其结果会导致 CaO_2 急剧下降而使人体缺氧。此外,由于血红蛋白四聚体在结合 CO 后剩余的氧结合点与氧的亲和力发生改变,导致氧不易释放到组织,加重了组织缺氧。由于 CO 与血红蛋白结合是可逆的,给予纯氧及高压氧方法可以逆转 CO 所结合的血红蛋白。

(四)动脉氧输送

氧输送(oxygen delivery,DO_2)般是指体循环通过动脉系统血流向末梢毛细血管及组织细胞的供氧速率,以每分钟向全身各系统提供的总氧量表示。DO_2 的可用下列公式表示:

$$DO_2 = Q \times CaO_2$$

公式中 Q 为心脏向主动脉输出的血流或心输出量 [L/min 或 ml/min,儿童用 ml/(kg·min) 及 ml/(min·m^2)]。DO_2 的单位用 mlO_2/min 或 mlO_2/(kg·min) 表示。DO_2 是反映体内供氧状态的重要指标。在正常情况下,DO_2 是氧消耗(VO_2)的数倍,并会随着氧需求的增加增高。如果出现 DO_2 下降,提示存在肺气体交换障碍,动脉血流不足,或血液氧加载异常。成人安静时的 DO_2 为 900~1 000ml/min,或 500~600ml/(min·m^2),儿童为 20~25ml/(kg·min)。

除 CaO_2 外,氧输送的另一个重要参数是动脉血流量。在急性缺氧情况下,氧输送的上调主要通过提高心输出量,心输出量的调节可以通过自身的心率、前负荷、心肌收缩力,以及后负荷等因素的变化,也会有一些心血管反射的参与。心输出量会始终达到一种动态平衡,并会随着器官组织氧需求的改变而发生相应变化。运动及疾病等因素是导致氧消耗增加及心输出量增加的常见原因。当心力衰竭、休克等疾病导致血流动力学出现异常时,患者的氧输送很可能会因为血流量问题而受到影响,最终导致缺氧。因体循环血流量不足而导致组织缺氧称为瘀滞性缺氧。临床常用于观察组织灌注的指标有心率、血压、中心静脉压、毛细血管再充盈时间、代谢性酸中毒、静脉血氧含量等。

三、氧摄取及有氧代谢

(一)氧消耗

氧消耗(oxygen consumption,VO_2)是指全身器官及组织每分钟因代谢而消耗的总氧量,以 ml O_2/min 表示。VO_2 参考值一般是指人体安静条件下的总氧耗值,体内各器官之间因代谢不同其氧消耗特点也存在差别。

当血流到达毛细血管时,氧分子从血红蛋白解离出来进入到组织内。其解离并到达组织的速度称为氧摄取。由于氧不能被组织存储,故氧摄取量可以代表组织的氧代谢消耗量。VO_2(ml/min) 可以用 Fick 公式进行估算:

$$VO_2 = Q \times (CaO_2 - CvO_2)$$

公式中 Q 为心输出量,需要专用设备测定。应用中还会受到设备条件,个体因素,以及测量误差的影响。在没有检测技术的情况下,该项也可采用正常生理值代入进行估算。公式中 CaO_2 与

CvO_2 两项指标展开后两者内部均包含 "$1.34 \times Hb$"，而各自的 SO_2 不同。由此，原公式可以改写为：

$$VO_2(mlO_2/min) = Q(lpm) \times 1.34 \times Hb(g/dl) \times (SaO_2 - SvO_2)(\%)$$

公式中 VO_2 仅代表体循环支配的所有组织器官的氧消耗量总和，但不能作为某个器官的实际耗氧量。正常成人安静时的 VO_2 为 200～300ml/min 或 110～160ml/(min·m²)，新生儿为 4～6ml/(kg·min)。正常成人氧代谢的各项指标见表 2-4-2。

表 2-4-2 O_2 与 CO_2 传输的正常值

指标	成人参考值	不同年龄的参考值
心输出量（Q）	5～6L/min	2.4～4.0L/(min·m²)
氧输送量（DO_2）	900～1 100ml/min	520～600ml/(min·m²)
氧摄取量（VO_2）	200～270ml/min	110～160ml/(min·m²)
氧摄取率（O_2 ER）	0.20～0.30	
CO_2 清除量（VCO_2）	160～220ml/min	90～130ml/(min·m²)
呼吸商（RQ）*	0.75～0.85	

注：* RQ，respiratory quotient。

VO_2 由组织代谢状态决定。在休息、麻醉、低温等状态下，组织氧消耗较低；在肌腱运动、感染、发热等状态下，氧消耗则会增高。此外，体内儿茶酚胺、甲状腺素水平增高也会导致氧消耗增加。在脓毒症、低氧血症、创伤应激等严重病理情况下，VO_2 可增加 10～12 倍或更高。临床可以用降温、镇静，以及控制感染等措施来降低 VO_2 和缓解贫氧状态。此外，Fick 定律中的 VO_2 与全身实际 VO_2 并不等同，原因为前者并不包含肺的氧耗。正常情况下肺 VO_2 一般低于总 VO_2 的 5%，只有在肺部炎症等病理情况下，肺的 VO_2 可增高至 20%（常见于 ICU 病人）。实际应用中采用直接测量 VO_2 可以更精确地反映机体氧耗水平。

（二）组织中的氧弥散

人体中大约有 500 亿个毛细血管，其截面积是主动脉口径的 1 000 多倍。该比值导致了血流达到毛细血管时血流已很慢，保证了毛细血管与组织细胞之间有充分的时间进行气体交换。在正常生理情况下，组织中毛细血管仅有 20% 保持开放。当处于剧烈运动、高代谢，或疾病（脓毒症）等状态时，氧消耗的增加可使毛细血管开放率相应提高，以满足氧供给的需求。

组织中的气体交换完全通过被动弥散方式进行。毛细血管到达组织及细胞内的气体交换距离虽然比肺泡的 0.5μm 要大得多，但后者需提供全身代谢的气体交换，其气体交换效率必须很高。

毛细血管与细胞及线粒体之间根据氧浓度差进行氧的交换。Fick 定律认为组织中的气体传输速率（V_{gas}）与距离（T）呈反比，与组织面积（A）、分压差（ΔP），以及弥散系数（D）呈正比，Fick 弥散公式为：

$$V_{gas} = A/T \times D(P_1 - P_2)$$

公式中 D 为气体及组织的弥散系数；P_1 及 P_2 分别为气体交换两端的气体分压，差值即为 ΔP。

当氧弥散量需求增加时，体循环会通过增加毛细血管的开放量及血流量来提高及保证末梢毛细血管的氧弥散梯度（P_1）；增加毛细血管开放的数量，可以增加毛细血管向组织进行氧弥散的面积（A），并缩小气体弥散的平均距离或厚度（T）。气体的补充及消除过程一直持续进行，终末小动脉通过调节阻力的变化来满足毛细血管血流的变化。血液中 PO_2 下降，PCO_2 增高，或 pH 下降均会引起毛细血管血流增加。体内不同脏器之间的氧供调节方式存在一些差别，表现在毛细血管的增量，以及对一些刺激信号的反应等方面。脑部对 CO_2 张力变化非常敏感，无论是静止还是运动状态，毛细血管内 PCO_2 的微量变化就会发生相应调节反应；心肌组织则对冠脉血流低氧很敏感；肾脏等内脏在运动时灌注血流会出现反应性下降；肌肉组织血流则平时变化不大，在肌肉运动时，局部血管主要通过内皮细胞对 O_2、CO_2，以及 pH 变化的局部反应来控制血流，运动时毛细血管大量开放,局部血流增多。

(三)细胞氧利用

哺乳动物细胞大约有 95% 的氧代谢途径是在线粒体内细胞色素酶作用下进行氧化,同时产生高能三磷酸腺苷(adenosine triphosphate,ATP),该氧化代谢过程也称为氧化磷酸化。该氧化过程对人体的能量来源而言是必不可少的。体内三磷酸腺苷(ATP)产生途径有两种:一种是氧化磷酸化途径,另一种是无氧代谢,后者也称为酵解。有氧代谢途径是人类维持生命活动的主要代谢途径。当丙酮酸到达线粒体后,在有氧条件下通过三羧酸循环进行氧化磷酸化,最终产生 36 个高能 ATP 分子,同时有 CO_2 及水等代谢产物生成。CO_2 被很快排出体外,水则作为动物体内水代谢的来源之一。无氧代谢的反应在胞质内进行。葡萄糖最初被分解为丙酮酸,在无氧情况下,丙酮酸最终被转化成乳酸。该途径产能很少,每个葡萄糖分子只产生 2 个高能 ATP。酵解的产物为乳酸,其需要经肾脏排出体外。人体组织在缺氧时无氧代谢会产生大量乳酸,其产生量远远超过了肾脏的排泄能力,最终会导致组织及血浆内乳酸水平增高,或引起乳酸性酸中毒。此外,糖酵解途径只能利用糖及碳水化合物,无法对脂肪及氨基酸进行产能代谢。

线粒体内电子传递系统连接很紧密,在分解氧过程中氧自由基不会释放到胞质内。细胞内线粒体氧代谢所需的氧分压在 3mmHg 左右,高于此水平时氧代谢不会受影响。当能量代谢需求增加时,线粒体不是通过增加活性方式来增能,而是以增加线粒体数量来满足增能要求。代谢率较低的小淋巴细胞内只有少量线粒体,而代谢旺盛的肝细胞内有 1 000 个左右线粒体。红细胞的代谢较为特殊,由于红细胞在成熟过程中失去了细胞核和线粒体,细胞内只有无氧代谢,细胞完全通过酵解途径产能来满足其很低的代谢需求。

在氧化代谢中,CO_2 产量与相应消耗 O_2 存在一定的比例,其比值称为呼吸交换率(respiratory rate)或呼吸商(respiration quotient,RQ)。碳水化合物代谢的 RQ 为 1.0,脂肪及氨基酸代谢产生的 CO_2 较少,RQ 在 0.7 左右。由于食物通常为这 3 类物质的混合物,其平均 RQ 为 0.8~0.85。

细胞色素氧化酶是氧化磷酸化的主要酶系。如果该酶的活性受到抑制或发生中毒时,会导致细胞无法利用已输送到细胞的氧气而出现缺氧性改变,该类因素导致的缺氧也称为组织中毒性缺氧。组织中毒性缺氧常见于毒物中毒和多脏器功能衰竭。氰化物是一种公认的中毒性缺氧毒素,其作用是直接结合并抑制细胞色素氧化酶,最终导致该酶失活。一氧化碳中毒的过程主要是血液性缺氧。由于一氧化碳在低氧状态下还会与细胞色素 C 氧化酶竞争并获取氧,因此还具有组织中毒性缺氧的特征。组织中毒性缺氧的临床特点是在器官组织出现缺氧损害时,患者的动脉氧分压在正常范围,皮肤黏膜没有发绀表现。

(四)氧摄取率

氧被输送到毛细血管后,进入组织氧量称为摄取氧量。氧摄取量与氧输送量的比值(VO_2/DO_2)称为氧摄取率(oxygen extraction ratio,O_2ER)。氧摄取率也是氧传输效率的一个指标。可用下列公式表示:$O_2 ER=VO_2/DO_2$。

由于 VO_2 及 DO_2 内的共有项为($Q \times 1.34 \times Hb$),简化后可改写为:$O_2 ER=(SaO_2-SvO_2)/SaO_2$。

当 SaO_2 接近 100% 时,$O_2 ER$ 公式可进一步简化为:$O_2 ER \approx SaO_2-SvO_2$。

一般情况下 $O_2 ER$ 在 0.25 左右(范围 0.2~0.3)。这提示在生理常态下,只有 25% 左右的 DO_2 进入组织内。在 DO_2 下降时会出现 $O_2 ER$ 代偿性升高。氧摄取的调节能力是控制组织氧合的一个重要因素。

氧摄取控制是指在 DO_2 出现变化时,氧摄取仍能继续维持一个稳定的组织氧流量来满足 VO_2。该过程是通过调节氧摄取率的来实现的,因为 $VO_2=DO_2 \times O_2 ER$。如果要维持 VO_2 为一个常数,则在 DO_2 变化时需要有等量的氧摄取率变化。但如果氧摄取率机制失控,则 DO_2 变化时会引起 VO_2 的相应变化。

(五)DO_2-VO_2 的关系

正常 DO_2 与 VO_2 的关系见图 2-4-2。在 DO_2 降低初期(曲线 a 段),VO_2 保持不变,说明在 DO_2 下降时氧摄取率有相应增高。当 DO_2 继续下降并到达某一点,或氧摄取率达到 50%~60% 以上之后,VO_2 会随着 DO_2 的降低出现下降,VO_2 也从一个常数转变为一个变量。由于 $O_2 ER$ 无法再增高,DO_2 的继续下降会引起 VO_2 的显著下降(曲线 b 段),有氧代谢也会因氧供不足而受到限制。这种 VO_2 对 DO_2 的依赖状态称为贫氧状态,出现病理性氧债(图 2-4-3)。有氧代谢(VO_2)不足后,氧化代谢产生的高能磷酸盐(ATP)也随之下降,最终结果会导致细胞功能损伤,甚至细胞死亡。贫氧在脓毒症休克及进展性多脏器衰竭中很常见。

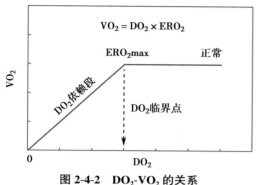

图 2-4-2　DO_2-VO_2 的关系

VO_2,氧耗量;DO_2,氧输送;ERO_2,氧摄取率。

图中:$VO_2 = DO_2 \times ERO_2$;ERO_2max;正常;DO_2依赖段;DO_2临界点

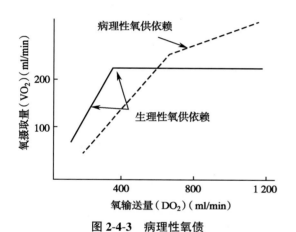

图 2-4-3　病理性氧债

图中:病理性氧供依赖;生理性氧供依赖;氧摄取量(VO_2)(ml/min);氧输送量(DO_2)(ml/min)

当 DO_2 下降至某点,VO_2 出现氧供依赖状态时,该点称为 DO_2 临界点(critical DO_2)。该点是满足有氧代谢的最低 DO_2 值。尽管 DO_2-VO_2 曲线的拐点或无氧代谢的阈值可以确定,但临床上应用很少,原因为在危重症患者中该拐点的个体差异很大,病情评估中无法对每个患者的 DO_2 拐点进行预测;其次,DO_2-VO_2 是一条曲线(不像模式图中有一个明确的点来划分 VO_2 是否进入变化段),对 DO_2 临界点的确定没有统一标准。目前,DO_2/VO_2 比值仍然被作为评价氧供是否充分的常用指标。维持 DO_2/VO_2 比值在 4:1 或更高是危重症患者处理中避免发生无氧代谢的推荐方法。当 DO_2/VO_2 比值在 2~5 的区间范围,DO_2 的下降对 VO_2 的影响不大;但如果 DO_2/VO_2<2,VO_2 进入氧依赖状态,很可能会出现氧代谢障碍,无氧酵解增加,以及产生氧债(oxygen debt)。理论上在 DO_2/VO_2<1 时才出现氧债,但实际上在 DO_2/VO_2 <2 时就会出现相应变化(可能机制为皮肤/脂肪/肌腱等部分组织 VO_2 很低,回流血氧含量较高,影响了整体 DO_2/VO_2 比值)。“氧债”多见于肌肉高强度运动,因肌肉组织的 DO_2/VO_2 下降,导致部分肌糖原转为无氧代谢。在运动停止后,无氧代谢产物乳酸部分经有氧代谢清除,其余大部分再次转变为肌糖原。

四、氧解离曲线的形成及意义

血红蛋白有特定的四聚体分布结构,能够在范围不大的分压变化下实现快速结合及释放氧分子。单体形式(如肌红蛋白)虽然具有很高的氧亲和力,但要在氧分压很低时才会释放氧。四聚体结构的血红蛋白则在一个单体结合氧分子后,会提高剩余单体的氧亲和力,使其在较高的氧分压下迅速大量地结合氧分子,四聚体在氧分压较低以及 PCO_2,pH 等因素作用下能够加速氧的释放。该特性可以从氧解离曲线(oxygen dissociation curve)(图 2-4-4)中得到充分体现。

氧解离曲线的 S 形形态具有正面的生理学意义。曲线上段平坦部分,当 PO_2 从 100mmHg 下降 30~40mmHg 后,血氧饱和度仅降低 7%,提示肺泡内氧加载效率较高,即使在氧分压有较大波动时,红细胞氧加载不会受到的显著影响。曲线中部 PO_2 在 20~60mmHg 阶段的曲线斜率增大,提示在毛细血管氧分压达到静脉血氧 40~45mmHg 水平时已有较多氧得到释放,并会随着 PO_2 的进一步下降继续快速释放氧。线粒体内所需的氧分压在 0.5~3mmHg 范围。其与毛细血管之间的氧分压梯度足以推动氧在组织内的弥散。

正常血红蛋白氧解离曲线轨迹的位置会受到温度,PCO_2,氢离子浓度,以及 2,3-二磷酸甘油酸(2,3-diphosphoglyceric acid,2,3-DPG)等因素的影响,其中 2,3-DPG 是红细胞的代谢产物,慢性缺氧时含量会增高。这些因素的增加都会导致氧解离曲线右移而更有利于氧释放。氧解离曲线的位置一般用 P_{50} 表示,后者定义为血氧饱和度为 50% 时的氧分压值,正常一般在 27mmHg 左右。如果 P_{50} 升高提示氧离曲线右移,血红蛋白的氧释放能力增加,但氧释放起始点的提前同时也会使氧储备能力降低。CO_2 对氧解离曲线的效应称为波尔效应,其中有 pH 因素的参与。

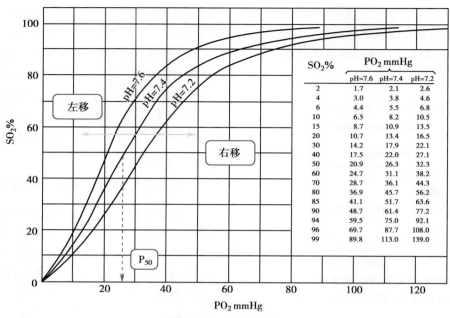

SO$_2$%	PO$_2$ mmHg		
	pH=7.6	pH=7.4	pH=7.2
2	1.7	2.1	2.6
4	3.0	3.8	4.6
6	4.4	5.5	6.8
10	6.5	8.2	10.5
15	8.7	10.9	13.5
20	10.7	13.4	16.5
30	14.2	17.9	22.1
40	17.5	22.0	27.1
50	20.9	26.3	32.3
60	24.7	31.1	38.2
70	28.7	36.1	44.3
80	36.9	45.7	56.2
85	41.1	51.7	63.6
90	48.7	61.4	77.2
94	59.5	75.0	92.1
96	69.7	87.7	108.0
99	89.8	113.0	139.0

图 2-4-4 氧解离曲线

除运动状态及慢性缺氧外,还有其他一些影响因素会引起氧解离曲线变化。慢性贫血会使氧离曲线右移。高铁血红蛋白血症(Met-Hb),一氧化碳中毒(CO-Hb)等均会引起氧解离曲线左移。氧解离曲线左移虽然不影响氧的加载及转运,但血红蛋白的氧释放能力会降低。氧离曲线变化的一些影响因素见表 2-4-3。

表 2-4-3 氧离曲线变化影响因素

氧离曲线左移	氧离曲线右移
pH 升高	pH 降低
CO$_2$ 下降	CO$_2$ 升高
体温下降	体温升高
2,3-DPG 下降	2,3-DPG 升高
碳氧血红蛋白	异常血红蛋白
高铁血红蛋白	
异常血红蛋白	

成人在静息情况下,循环血流中氧释放量约

为 5ml/dl,静脉氧分压(PvO$_2$)在 40~50mmHg 水平,SvO$_2$ 在 75% 左右。这意味着经组织氧摄取后的静脉血仍有一定的氧含量,后者为一旦出现的氧需求增加提供了储备。以 60kg 成人为例,假设安静时的心输出量为 5L/min,其预计的总氧耗量为 250ml O$_2$/min。如果变为中等运动量代谢,人体的氧耗量可提升 10 倍或更高,此时仅依靠提升心输出量无法满足 DO$_2$ 增量的要求,DO$_2$ 的不足部分需要通过提高血红蛋白的释放,以及降低 SvO$_2$ 来补偿。

心脏组织的氧释放具有自身特殊性。即使在静息状态下,心脏氧消耗为 12ml O$_2$/dl。因为心脏需要持续工作,冠状静脉的血氧水平相对较低。提高心输出量及心率引起的心脏氧耗量增加,其 DO$_2$ 增加的途径主要是舒张冠脉,通过增加冠脉血流来满足氧供。心室冠脉的血流灌注增量会受到一定限制,因为心室壁组织只有在舒张期才有血流灌注。运动引起的心动过速会降低冠脉对心脏的灌注时间,因而会限制心脏的继续提升其承载能力。

(陆铸今)

第五节　二氧化碳交换与代谢

一、概念

人体气体交换中的二氧化碳（CO_2）交换是仅次于氧交换的另一个重要交换气体。CO_2 的交换与运输方向与氧交换正好相反。CO_2 在细胞有氧代谢过程中产生，经弥散及转运后最终由肺排出体外。如前所述，在有氧代谢下，CO_2 产生量与氧消耗之间存在一定比例，随着代谢率增高或氧消耗的增加，CO_2 生成也会相应增加。整个组织内 CO_2 排出及肺泡内交换均为被动弥散过程，CO_2 顺着浓度差方向进行弥散。虽然 CO_2 分压差梯度不如氧分压差大，在弥散过程中，细胞内 CO_2 很容易透过细胞膜排出至间质或毛细血管内。在肺内，由于气体交换面积很大，CO_2 的弥散能力又是 O_2 的 20 余倍，因此在大多数情况下，除肺通气障碍外，肺内 CO_2 弥散不会成为气体交换中的限制因素。从组织到肺之间的 CO_2 传输也需要依赖循环系统的血流。血流中 CO_2 的加载及转运过程较为复杂，有多个中间环节参与，并受到多种因素的制约及调节。这些环节中的一些因素对 CO_2 的传输效率起着重要作用。此外，CO_2 也是参与体内酸碱平衡的重要物质，对内环境的稳定起着重要作用。

二、CO_2 及转运形式

由于血液中 CO_2 的溶解度远高于 O_2，其 37℃ 时溶解度为 0.697ml CO_2/（L·mmHg）。尽管如此，血浆溶解的 CO_2 量仍低于 CO_2 运输总量的 10%，溶解 CO_2 仅作为 CO_2 传输的一种形式。与氧输送一样，CO_2 在血液中也与其他成分发生化学反应，生成 HCO_3^-，其反应产物量约占 CO_2 运输量的 65%~70%。此外 CO_2 还有氨基甲酸复合物形式的转运载体，占 CO_2 运输量的 25% 左右。

碳酸酐酶在血液中能催化 CO_2 与水发生反应并生成碳酸，后者之后又解离成氢离子（H^+）及碳酸氢盐（HCO_3^-）。因为血浆内没有碳酸酐酶，所以大多数 HCO_3^- 在红细胞内生成。氨基甲酸血红蛋白复合物是由红细胞内 CO_2 与血红蛋白的游离氨基产生反应后形成，后者又进一步解离为氨基甲酸根（$HbNHCOO^-$）和氢离子。氨基甲酸复合物的血液 CO_2 加载方式也具有 CO_2 缓冲作用。在带走 CO_2 的同时又降低了红细胞内的溶解 CO_2 浓度，进一步促进 CO_2 进入红细胞。该反应所需的血红蛋白是生成氨基甲酸复合物的重要底物，还原型血红蛋白会加速这一反应。

三、血液 CO_2 含量

血液 CO_2 与氧的气体特性类似，也以溶解形式存在于血中。CO_2 溶解量会受到 PCO_2 及 CO_2 溶解度等因素的影响。动静脉血中 CO_2 的各项参数见表 2-5-1。血液中的 CO_2 含量主要由下列几部分组成：血浆及红细胞内溶解的 CO_2、血浆及红细胞内溶解的碳酸氢盐及红细胞内的氨基甲酸复合物。这些数值相加后的 CO_2 总量在 23mmol/L 左右，其中血浆中为 17mmol/L，红细胞内为 6mmol/L。血浆中 CO_2 含量占优势是一种假象，因为血浆中 CO_2 的主要成分是碳酸氢盐形式，后者由红细胞产生并释放。由于上述机制，血液内运载的 CO_2 是其溶解量的近 20 倍。

表 2-5-1　成人血 CO_2 的各项参考值（37℃时）

指标	动脉血	静脉血
CO_2 分压（PCO_2）	40mmHg	45mmHg
溶解 CO_2	27ml/L （1.2mEq/L）	29ml/L （1.3mEq/L）
CO_2 含量（TCO_2）	490ml/L （21.8mEq/L）	530ml/L （23.7mEq/L）
血容量*（TBV）	1.25L	3.75L
CO_2 容量**	613ml	1 988ml

注：* TBV 以 5L 为参照，动脉血容量 0.25×TBV，静脉血容量 0.75×TBV；** 1mol CO_2 的容量是 22.3L，即 CO_2（ml/L）=CO_2（mEq/L×22.3）。

由于 CO_2 在水中形成碳酸后解离为离子（H^+ 及 HCO_3^-），CO_2 浓度通常以离子当量（mEq/L）表示（图 2-5-1）。两者可以通过计算在容量单位（ml/L 或 ml/dl）与摩尔单位之间进行转换，其中 1mol CO_2 的气体容量是 22.3L，即 CO_2（ml/L）=CO_2（mEq/L×22.3）。表 2-5-1 涵盖了 CO_2 含量的两种单位，其中血液 CO_2 的总容量（约 2.6L）是血氧容量（805ml）的 3 倍。

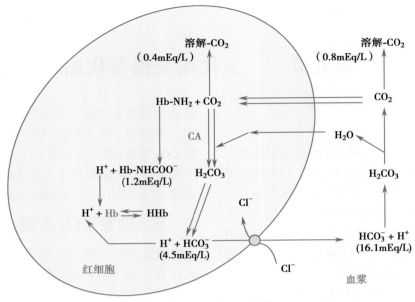

图 2-5-1　血液 CO_2 传输

血红蛋白能够通过缓冲碳酸来促进 CO_2 的传输。红细胞内的血红蛋白具备大量结合氢离子的能力(也称为缓冲),后者在 CO_2 转化为 HCO_3^- 时大量产生。氢离子被缓冲的意义在于:氢离子的降低会促进红细胞内 CO_2 继续转变为 H^+ 及 HCO_3^-,间接地促进了组织内 CO_2 的排出。血红蛋白缓冲氢离子能力是血浆蛋白缓冲系统的 6 倍(表 2-5-2)。血红蛋白的强大缓冲作用来自其咪唑基团的 38 个组氨酸分子残基及血红蛋白含量。这些咪唑基团的解离常数(pK)为 7.0,在 pH 6~8 之间具有良好的缓冲能力(缓冲作用一般在 pK 所处 pH 两侧正负 1 范围内作用最佳)。与此相比,碳酸氢盐缓冲系统 pK=6.1,其缓冲作用的 pH 范围是 5.1~7.1。而血红蛋白的有效缓冲作用的 pH 范围比碳酸氢盐更接近人体内环境(pH=7~8)。

表 2-5-2　血红蛋白与血浆蛋白的缓冲能力

	血红蛋白	血浆蛋白
固有缓冲能力	0.18mEq H^+/g	0.11mEq H^+/g
血中含量	150g/L	38.5g/L
总缓冲力	27.5mEq H^+/g	4.2mEq H^+/g

血红蛋白在脱氧状态下具有很强的 CO_2 缓冲能力,完全脱氧的血液每升可以增加 60ml CO_2 结合量。氧合血红蛋白脱氧后可以导致 CO_2 含量增高的现象称为霍尔登效应。图 2-5-2 中的 CO_2 溶解曲线显示霍尔登效应在静脉血获取 CO_2

过程中起着重要作用。静脉血 CO_2 含量高于动脉血的 CO_2 含量,其中纵向虚线部分提示静脉血 CO_2 含量上升值中约 60% 是因为 PCO_2 升高,40% 是氧合血红蛋白脱氧所致(即霍尔登效应)。

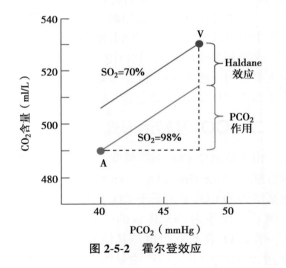

图 2-5-2　霍尔登效应

四、CO_2 的传输

CO_2 的传输是指将体循环毛细血管中的 CO_2 经循环血流传输至肺循环毛细血管的过程,具体见图 2-5-1。CO_2 传输首先从组织内开始。代谢产生的 CO_2 不断地从组织细胞排出并通过弥散进入末梢毛细血管。到达血液后的 CO_2 需要与水反应生成碳酸,因为仅凭溶解的 CO_2 只占血液 CO_2 总含量的 5% 左右,CO_2 传输还需要其他途径。在水中或血浆内，CO_2转变成碳酸的过程非常缓慢，该反应一般需要40s才能完成。但如果在碳酸酐酶（carbonic anhydrase，CA）的催化下，该反应会变得非常迅速，整个反应只需10ms。因为碳酸酐酶仅存在于红细胞内，该反应只有在红细胞内进行才会加速。因此，CO_2在进入毛细血管后，需要进一步弥散入红细胞内，才会迅速转变为碳酸。由于CO_2的脂溶性特征，很容易透过红细胞膜进入红细胞内。进入红细胞的CO_2在碳酸酐酶作用下迅速并产生大量碳酸，溶解的碳酸会继续解离生成H^+及HCO_3^-。红细胞内生成的大量HCO_3^-作为与Cl^-的离子交换被泵入血浆。而红细胞内剩余的H^+与未结合氧的血红蛋白（还原型血红蛋白）结合形成缓冲。后者是一种高效的质子受体，与H^+有很高的亲和力。上述这些反应又促进了红细胞内HCO_3^-的生成及CO_2的消散。结果，红细胞内外形成并保持了一定的CO_2浓度阶差，该阶差是推动血浆CO_2继续进入红细胞的动力。上述过程周而复始，持续进行，将组织内产生的CO_2不断地加载至血流中，从而起到平衡和降低组织内CO_2分压的作用。此外，毛细血管内同时进行的氧交换使还原型血红蛋白比例增加，后者对加载CO_2及形成氨基甲酸复合物等方面更为有利。最终，在毛细血管中加载的CO_2，连同溶解的CO_2一起，随静脉血流运送到达肺部，通过肺呼吸排出体外。

五、血液CO_2的清除

血液中的CO_2需要通过肺进行清除。血液中的CO_2随血流到达肺泡毛细血管进行气血交换。由于肺泡一侧的CO_2浓度较低，血流与肺泡之间的CO_2弥散方向，以及加载后CO_2的化学转变过程出现逆转，其变化方向与组织毛细血管中的变化正好相反。肺泡内溶解的CO_2顺着CO_2浓度差直接弥散至肺泡间质，最终进入肺泡后随呼吸排出体外。血流中原先被加载的非溶解CO_2成分中，红细胞内CO_2顺着浓度差梯度排出至细胞外，而细胞内碳酸又随之向CO_2方向转变。由于肺内CO_2不断被排出，红细胞内新形成的CO_2也不断地被移出红细胞，促进了碳酸继续转变成CO_2，形成了CO_2的卸载或清除过程。此外，由于红细胞内HCO_3^-重新与H^+结合变为碳酸也被加速，血浆HCO_3^-又被交换进入红细胞。与此同时，血红蛋白氨基甲酸复合物也因CO_2浓度下降

而发生逆向反应，将加载的CO_2释放，连同其他CO_2一起向肺泡方向弥散。

CO_2的清除量（VCO_2）也可以通过进行计算，计算原理及算式与VO_2有相似之处，具体如下：$VCO_2 = Q \times (CvCO_2 - CaCO_2)$。

Q为心输出量值，$CvCO_2$和$CaCO_2$分别代表静脉及动脉血的CO_2含量（注意公式中的动静脉参数位置与VO_2公式相反）。然而，血中的CO_2含量没有简化计算公式。此外，VCO_2也可通过直接测量法来进行测定。

图2-5-3显示了正常成人的VCO_2在肺内的清除量。安静条件下VCO_2一般在160~220ml/min范围[或90~130ml/（min·m²）]。VCO_2一般是VO_2的80%左右，即VCO_2/VO_2的正常比值为0.8。

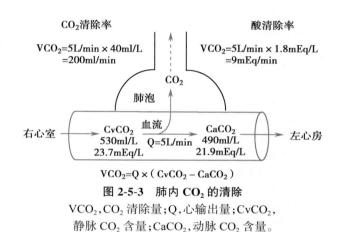

图2-5-3 肺内CO_2的清除
VCO_2，CO_2清除量；Q，心输出量；$CvCO_2$，静脉CO_2含量；$CaCO_2$，动脉CO_2含量。

如果将VCO_2以排酸方式表达，则将CO_2作为一种完全溶解的碳酸形式。依此将CO_2含量用离子当量（mEq/L）计算后，得出的VCO_2（mEq/min）可反映肺的排酸速率。如图2-5-3所示，肺的正常排酸速度是9mEq/min或12 960mEq/24h。与肾脏相比，后者24h的排酸量仅为40~80mEq。由此可以看出，肺是人体的主要的排酸器官，其清除的酸均为碳酸（CO_2）。

静脉-动脉CO_2分压差值（$Pv\text{-}aCO_2$）或静脉与动脉CO_2分压比值。（$PaCO_2/PvCO_2$）能在一定程度上反映微循环灌注状态。根据改良Fick定律，静脉-动脉CO_2差值与CO_2产生（VCO_2）量相关，并与CO呈反比。即：

$$Q = VCO_2/(CvCO_2 - CaCO_2)$$

公式中Q为心输出量（ml/min），VCO_2为CO_2清除量，$CvCO_2$及$CaCO_2$分别为静脉及动脉血CO_2含量（ml/100ml）。

有研究发现，正常时 CO_2-Gap ≤ 6mmHg，$PaCO_2/PvCO_2$ 比值约为 0.8。如 CO_2-Gap 增高或 $PaCO_2/PvCO_2$ 比值降低提示可能存在组织灌注下降。目前 CO_2-Gap 已被列入脓毒症休克、外科危重症患者，以及心外科患者的血流动力学观察指标。当脓毒症患者的 CO_2-Gap 超过 8mmHg，提示需要进行扩容。此外，也有学者认为在 SvO_2 尚未有变化时，CO_2-Gap 可以作为血容量不足的一项敏感观察指标。

（陆铸今）

参考文献

1. 王天有，申昆玲，沈颖. 诸福棠实用儿科学. 9 版. 北京：人民卫生出版社，2022.

2. 闫承先. 小儿耳鼻喉科学. 天津：天津科学技术出版社，2000.

3. 丁文龙，刘学政. 系统解剖学. 9 版. 北京. 人民卫生出版社，2018.

4. BARRETT KE, BARMAN SM, BOITANO S, et al. Ganong's Review of medical Physiology. 23rd ed. New York: McGrawHill, 2010.

5. MULKEY DK, WENKER IC, KRENEISZ O. Current ideas on central chemoreception by neurons and glial cells in the retrotrapezoid nucleus. J Appl Physiol, 2010, 108 (5): 1433-1439.

6. HONG J, BAO Y, CHEN A, et al. Chinese guidelines for childhood asthma 2016: Major updates, recommendations and key regional data. J Asthma, 2017, 11: 1-9.

7. JUTEL M, AGACHE I, BONINI S, et al. International consensus on allergy immunotherapy. J Allergy Chin Immunol, 2015, 136 (3): 556-568.

8. 刘大为. 实用重症医学. 北京：人民卫生出版社，2011.

9. 中华医学会心血管病学分会肺血管病学组，《中华心血管病杂志》编辑委员会. 中国肺高血压诊断和治疗指南 2018. 中华心血管病杂志，2018, 46 (12): 933-964.

10. 周爱卿，傅立军，沈捷，等. 儿童肺高血压诊断与治疗专家共识. 中华儿科杂志，2015, 53 (01): 6-16.

11. GALIÈ N, HUMBERT M, VACHIERY JL, et al. 2015 ESC/ERS Guidelines for the diagnosis and treatment of pulmonary hypertension. Eur Heart J, 2016.

12. 皮科克. 肺动脉高压治疗学. 张石江，主译. 南京：江苏科学技术出版社，2007.

13. PRICE LC, MCAULEY DF, MARINO PS, et al. Pathophysiology of pulmonary hypertension in acute lung injury. Am J Physiol Lung Cell Mol Physiol, 2012, 302 (9): 803-815.

14. BRONICKI RA. Venous oximetry and the assessment of oxygen transport balance. Pediatr Crit Care Med, 2011, 12 (4 Suppl): S21-26.

15. DYSON A, SINGER M. Tissue oxygen tension monitoring: will it fill the void? Curr Opin Crit Care, 2011, 17 (3): 281-289.

16. RAMPAL T, JHANJI S, PEARSE RM. Using oxygen delivery targets to optimize resuscitation in critically ill patients. Curr Opin Crit Care, 2010, 16 (3): 244-249.

17. Fleisher, Gary R. Textbook of Pediatric Emergency Medicine. 6th Edition. New York: Lippincott Williams & Wilkins, 2010: 551-563.

18. INDIRA G. Comparison of nitroglycerine and sodiumn itroprusside on serum lactate, mixed venous oxygen saturation and mixed venous and arterial PCO_2 difference during cardiopulmonary bypass. J NTR Univ Health Sci, 2017, 6: 210-216.

19. GAZIT AZ, COOPER DS. Emerging technologies. Pediatr Crit Care Med, 2011, 12 (4 Suppl): S55-61.

第三章　呼吸系统影像学

第一节　概　　述

肺部常用的影像学方法包括 X 线和计算机断层扫描术（computer tomo-graphy，CT），目前认为超短回波时间（ultrashort echo time，UTE）的磁共振成像（magnetic resonance imaging，MRI）可显示肺部病变，等同于 CT 的效果。超声检查在肺部检查也有一定的价值，不过相比来说，超声更适合于胸腔积液等病变的观察。近年数字 X 线摄影（digital radiography，DR）技术发展，胸部 X 线摄片的图像质量显著提高。传统高分辨率 CT（high resolution CT，HRCT）技术已经逐渐被容积 CT 扫描薄层高分辨率重建取代。但是传统 HRCT 在弥漫性肺间质病变诊断中仍然不可取代。容积 CT 扫描薄层高分辨率重建更多用于肺小结节筛查。必要时靶扫描对于肺结节的定性具有重要价值。

胸部病变常常包括支气管、细支气管、肺泡、小叶间隔（包括微血管和淋巴管）、心脏和大血管、胸膜腔和纵隔等病变。不同的影像学技术对这些病变的显示能力不同，在临床应用选择上要有一定的原则（表 3-1-1）。

表 3-1-1　常见胸部病变评估的影像学选择原则

病变类型	病理基础	常见疾病	影像技术	选择原则和主要表现
支气管炎	支气管壁炎症	病毒或细菌导致的支气管炎症	X 线	X 线可能表现为肺纹理增粗或阴性，可选或可不选
细支气管炎	细支气管壁炎症、坏死或栓塞	病毒或细菌导致的细支气管炎症	X 线或 CT	首选 X 线，CT 备选。X 线表现为肺纹理增粗，伴有局限性肺气肿。CT 可显示以上病变细节
肺泡	肺泡渗出、实变、不张，或肺气肿	感染或其他原因导致的肺泡炎症或肺泡气肿	X 线或 CT；超声、MRI 也可以显示肺泡病变	首选 X 线，表现为淡斑片状密度增高影。CT 可以显示为毛玻璃影或融合的斑片状渗出影，肺泡实变不张肺组织密度会更高。肺气肿表现为密度减低
小叶间隔	炎症、肿瘤、水肿或者特异性病变导致的小叶间隔增厚	病原体感染、肿瘤浸润淋巴管、心源性肺水肿导致的静脉扩张等	X 线和 CT；超声、超短 TE 的 MRI 也可以显示小叶间隔病变	首选 X 线，但是 CT，特别是 HRCT 是最佳方法。小叶间隔增厚 HRCT 表现为短条状或者网格状高密度影。伴随肺泡渗出病变时可表现为铺路石征
心脏大血管	心脏增大、肺充血、肺淤血、肺动脉高压、肺静脉梗阻	先天性畸形、急性或慢性心功能不全、心肌病、肺静脉畸形	X 线、CT、MRI、心脏超声	X 线平片可观察心脏大小和肺血多少；CTA 可以观察心外大血管情况，特别是肺静脉病变，准确性比其他影像技术高。心脏 MRI 可选。心脏超声是重要检查技术
胸膜腔病变	胸膜腔积液或积血、气胸、胸膜肿瘤	感染或肿瘤性病变导致的胸膜腔积液、积血；感染或外伤导致的气胸。胸膜肺母细胞瘤	X 线平片、超声、CT、MRI。选择 CT 或 MRI 一般应该给予增强检查	X 线为首选，可以观察胸腔积液、气胸或胸膜病变。超声对于胸腔积液和胸膜病变敏感性和特异性比较强，对气胸无效。CT 和 MRI 可以作为评价胸膜病变的补充手段
纵隔病变	纵隔肿瘤、纵隔炎	肿瘤或者炎症性病变	X 线、增强 CT 或 MRI	X 线仅可观察纵隔轮廓。增强 CT 和 MRI 为必选检查

本章节依次叙述胸部 X 线、肺部 CT 和 MRI 的技术要点和临床应用。基于 CT 能够显示更多肺部细节的技术特点,本章节在 CT 内容上更为详细地讲述了一些肺部的正常影像解剖、各种基本的肺部病理学改变和相应的 CT 表现。

（乔中伟）

第二节　X 线技术和应用

一、概述

X 线摄影常用于肺部疾病的检查。胸部正位 X 线检查可以对肺部疾病做出基本的放射诊断。当由于心脏、纵隔或膈肌与肝脏遮蔽一些病灶,例如儿童常见的心后区炎症或后肋膈角病变,仅仅采用胸部正位 X 线检查不足以确定时,根据需要给予侧位摄片,一般采用左侧位摄片,但是明确是右侧肺部病变时,需采用右侧位摄片。

重症监护病房(intensive care unit,ICU)患者常常采用床旁胸部 X 线检查评估肺部病变和各种插管的位置。但是床旁胸部 X 线片的影像质量一直是一个很难解决的问题,以至于通常有近 1/4 的患者的图像质量会影响诊断。另外一个普遍存在的问题是 ICU 床旁摄片的及时性。虽然重症患者几乎每天都要进行床旁胸部 X 线检查,但是并不是每一个患者的检查都是需要即刻完成的。关于这两个问题,应进行相应的质量控制,来保障图像质量的可靠性和急需检查的及时性。当然,在 ICU 患者的放射学检查完成以后,放射科医生应确保提供及时的检查报告,发现危急值,需要及时按照流程告诉相关的临床医生。

阅读 X 线胸片除了观察肺内的病变以外,也需要观察肺外的病变,肺外病变可以遵循“ABCDE”的原则(图 3-2-1):

A,airway:主要观察气道位置是否居中,左右支气管形态是否正常。气管分叉和隆突的位置是否正常。

B,bones:认识胸片上骨骼系统包括肋骨和胸椎,对于正确阅读一张 X 线摄片非常重要。例如正确识别胸椎的序列,对于定位各种置管就非常重要。肋骨可以用于定位胸椎序列。

C,cardiac/mediastinum:心脏和纵隔位于胸腔的中部,一般心脏左侧凸向左侧胸腔。由于胸腺的阴影,纵隔的宽度在婴幼儿时期,变化比较大。巨大胸腺还可以遮蔽心脏外形,影响心脏大小的判断。

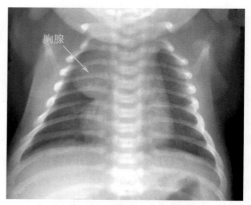

图 3-2-1　胸部正位 X 线平片

充气肺组织呈低密度(黑色);骨骼系统呈高密度(白色);纵隔、心脏、肝脏和胸壁软组织呈中等密度(灰色);左侧上腹部可见充气胃泡(黑色);注意右上纵隔凸向右侧胸腔内的软组织密度结构是婴儿正常胸腺。

D,diaphragm:判断一张胸部 X 线摄片时吸气是否足够,可以通过右侧横膈面位于肋骨水平面来判断。一般认为右侧横膈面在第 9~10 后肋水平是吸气比较好的状态。左侧横膈面活动度较大,特别是婴幼儿在哭闹声,胃泡内大量充气,左侧横膈面会明显抬高。

E,everything else:其他需要观察的包括腹部肝脏外形、胃泡位置等。也有一说认为 E 是指“effusion”(胸腔积液)。

二、临床应用

(一)大叶性肺炎

大叶性肺炎(lobar pneumonia)是一种常见于肺炎球菌等病原体感染所致的肺部急性炎症。大叶性肺炎病理上分为充血水肿期、红色肝样变期、灰色肝样变期、溶解消散期。在胸部 X 线片上表现为呈大叶性分布的肺部渗出、实变或不张(图 3-2-2),在吸收期病变逐渐吸收消散。X 线摄片上肺部炎症吸收要比临床症状好转要慢。

(二)小叶性肺炎

小叶性肺炎(lobular pneumonia)常见于年幼

儿童,是由病毒或细菌感染导致的以肺小叶分布(相对于大叶性肺炎)为特征的肺部炎症。病变往往以细支气管为中心,散在分布于两肺各叶。胸

部 X 线片上常以两肺中内带分布为多(图 3-2-3),表现为大小不等的淡斑片状渗出病变,可以夹杂小叶性实变和不张,病变可以进展而累及肺大叶。

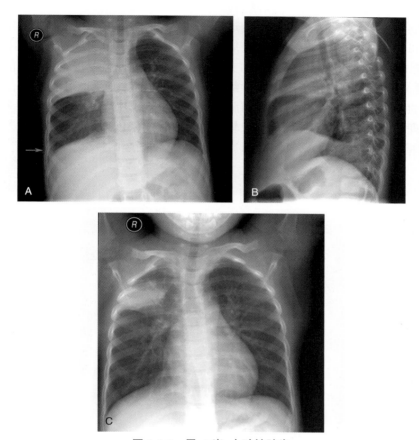

图 3-2-2　男,5 岁,大叶性肺炎
A. 胸部正位片;B.胸部侧位片;C.治疗 4 周后胸部正位片。右上肺大片密实的渗出实变影,病变内可见
支气管充气征。注意右侧肋膈角模糊,说明病变累及胸膜(箭头)。治疗 4 周后随访,病变明显吸收。

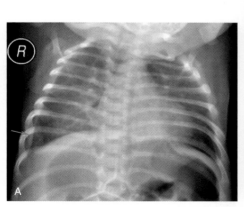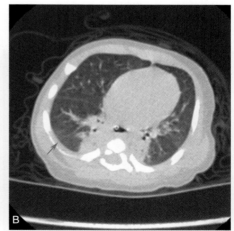

图 3-2-3　女,2 个月,小叶性肺炎
A. 胸部正位片;B. 胸部 CT 平扫。胸部 X 线片观察到两肺中带和内带斑片状渗出病变。胸部 CT
显示在两下肺内带小叶性肺实变不张,可见到支气管充气征。请注意在胸部 X 线片上右侧胸膜增
宽(箭头),代表少量的胸腔积液,在 CT 图像上得以证实(箭头)。

（三）间质性肺炎

间质性肺炎（interstitial pneumonia）是指以肺间质病变为主的肺部感染病变，和间质性肺病不同。大多数间质性肺炎是由于病毒感染所致，包括腺病毒、呼吸道合胞病毒、流感病毒等，但是这些病毒感染同时可以形成小叶性肺炎，甚至进展成大叶性肺炎。腺病毒急性期可形成坏死性细支气管炎，病程迁延易演变为慢性肺炎或阻塞性细支气管炎。间质性肺炎胸部 X 线片表现为两肺广泛分布的肺纹理增粗，可见"袖口征"和"双轨征"，代表支气管壁炎症（图3-2-4）。双侧肺门影常常增大，可能是肺门淋巴结增大或者肺门血管充血导致。病变进展可以出现小叶性肺炎、大叶性肺炎和胸腔积液等征象。

（四）重症肺炎

放射学上关于重症肺炎的定义实际上并不严格，往往把两肺广泛分布的大片状炎症认为是重症肺炎。这种患者在症状上可能会出现呼吸困难或低氧血症，但是也可能还没有出现严重的临床症状。X 线片上可以见到两肺多发的大片状不规则形状的密度增高阴影，可能会伴有胸腔积液等并发症（图3-2-5）。

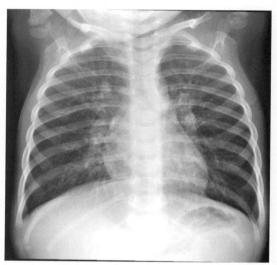

图 3-2-4　男，19 个月，间质性肺炎
两肺中内带肺纹理增粗，可以见到典型的袖口征（箭头），代表支气管壁炎症。双侧肺门影密实，代表肺门血管充血扩张。

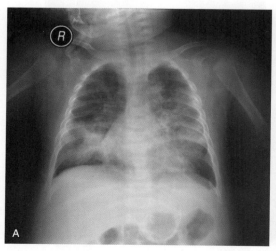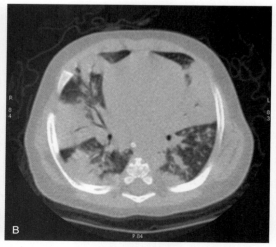

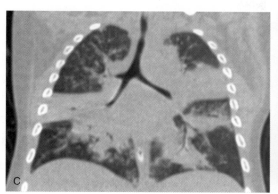
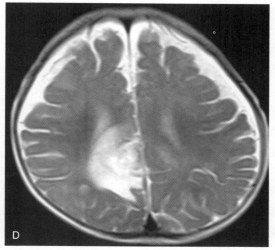

图 3-2-5　男,6 个月,重症肺炎

A. 胸部正位片;B. 胸部 CT 平扫;C. 胸部 CT 平扫三维重建;D. 脑 MRI。胸部 X 线片上两肺多发的大片状密度增高阴影,CT 上可以看到两肺上叶、中叶和下叶多发的肺部实变和不张。此患儿脑 MRI 检查显示脑部脓肿形成。

（五）置管观察

对每一个床旁胸部 X 线片都需要仔细观察是否有气管插管、胸腔引流管、深静脉置管或胃管。这些置管如果出现意外,也是危急值需要紧急处理的事件。气管插管比较合理的位置常常认为是在第 4 胸椎椎体水平,但是要注意单纯根据胸椎的位置判断可能会出现偏差,需要临床医生仔细评估患者情况,而给予合理调整（图 3-2-6）。胸腔引流管位置是否合理,更多依赖于临床医生观察引流物是否通畅、引流量是否合理,不可依赖于 X 线上观察到的引流管末端位置。深静脉置管的位置至关重要,必须依赖胸部 X 线片所见给予合理调整。胃管常常会观察到置管过浅（在胸段食管内）,或者过深（在胃内卷曲过多）,这两种情况都不利于胃管引流的效果。

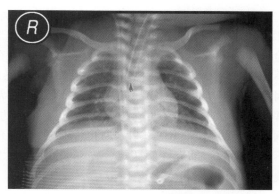

图 3-2-6　胸部 X 线片胃管置管位置的观察

气管插管末端位置在第 3 胸椎（T_3）水平,可以看到在气管隆嵴上方（蓝色箭头）。上腔静脉置管位置过深（黄色箭头,显示末端位置在第 7 胸椎水平）,需要调整。一般希望上腔静脉置管位于上腔静脉进入右心房的位置,大约在右侧胸腔高度的一半水平。

（乔中伟）

第三节　CT 技术和应用

一、概述

基于辐射防护的"ALARA"原则,我们要时刻牢记儿科肺部病变的首选检查方法是胸部 X 线检查,而不是 CT。但是在某些情况下,儿科临床医生也常常会选择胸部 CT 作为 X 线片的进一步检查手段,例如,偶然发现的脊柱旁的局限性病变,可能是炎症性病变、肺隔离症或者神经源性肿瘤等,这时儿科医生和病人家属都倾向于选择 CT 进一步检查明确。对于儿科 CT 检查,一定要牢记辐射损伤的危害,要尽量选择最低剂量扫描和最恰当的辐射防护措施。这种情况下,也可以选择 MRI 作为补充检查手段。MRI 的优势是没有辐射损伤,对于脊柱破坏（常见于结核和嗜酸性肉芽肿)和椎管内病变(常见于神经母细胞瘤侵犯椎管)比较敏感。

如果儿童患者出现肺部反复感染,要考虑可能存在先天性病变,如肺隔离症或支气管扩张症等,当肺部 X 线检查不足以明确诊断时,需要进一步进行 CT 检查,特别是增强 CT 检查是非常必要的。如果在 CT 上观察到急性感染,尚不能确定有无潜在的基础病变,需要在抗感染后进行 CT 随访。例如,感染伴支气管扩张时,在急性感染期即使是 CT 检查,也难以确定支气管扩张的程度和范围。对于肺部感染有严重并发症时,进行 CT 检查也是非常必要的。CT 可以观察到 X 线片所不能确定的脓气胸、心包积液等。对于怀疑有纵隔和肺门淋巴结肿大的肺部感染,例如结核、真菌感染等,需要进行增强 CT 检查辅助诊断。

需要强调的是,对于大多数新生儿肺部疾病,X 线片足够给出恰当的诊断,一般不必选择 CT 检查作为补充检查。之所以在此强调,是因为在不少的医院(不乏一些大型的三甲综合性医院),因为对于新生儿肺部疾病的 X 线诊断不熟悉,常常会选择 CT 检查来明确一些不太熟悉的疾病,例如肺透明膜病、纵隔气肿、早期的支气管肺发育不良出现的肺部囊性病变等。要牢记 CT 相比 X 线来说,辐射量要大得多。

二、正常 CT 表现

(一)气管、肺叶、肺段、肺小叶

儿童肺段级的支气管和气管在 CT 上可清晰显示,高分辨率 CT(HRCT)可以显示亚节段支气管,甚至小叶细支气管。CT 三维重建可立体显示至肺段级支气管,分辨左右侧支气管非常重要,右侧主支气管较左侧短而粗(图 3-3-1、图 3-3-2)。

肺叶由叶间胸膜分隔而成,左肺分为上下 2 个肺叶,右肺分为上、中、下,3 个肺叶。肺小叶可以在高分辨率 CT(HRCT)上显示,由小叶核心、实质和间质构成,呈不规则的多边形或锥体形,尖端指向肺门,底朝向胸膜。小叶核心主要是小叶肺动脉和细支气管,宽约 1mm。小叶实质为肺泡结构。小叶间质由小叶间隔构成,小叶间隔在高分辨率 CT 上可显示,表现为垂直于胸膜的均匀线状致密影,长度一般约为 10~25mm(图 3-3-3)。

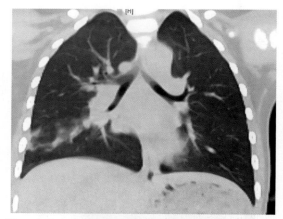

图 3-3-1 MPR 三维重建示双侧主支气管及段级分支
MPR,multiplanar reconstruction,多平面重建。

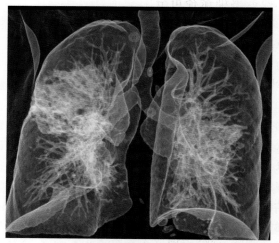

图 3-3-2 高分辨率 CT MIP 重建显示双侧主支气管及分支
MIP,maximum intensity projection,最大密度投影。

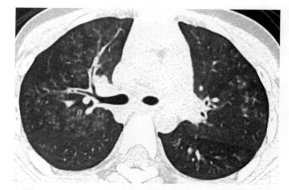

图 3-3-3 HRCT 示肺野近胸膜处小叶间隔增厚

(二)肺门、纵隔、胸膜、横膈

肺门由肺动脉、肺静脉、支气管及淋巴组织组成,通常左侧肺门较右侧肺门高出 1~2cm。左肺门上部由左肺动脉弓构成,下部由左下肺动脉构成;右肺门上部由上肺静脉干、上肺动脉及下肺动脉干后回支构成,下部由右下肺动脉干构成。CT 上纵隔间隙可分为:胸骨后间隙、血管前间隙、气管前间隙、气管隆嵴下间隙、食管后间隙。

正常胸腔脏、壁胸膜在 CT 上不显示,双肺叶间裂胸膜在 CT 上表现为无肺纹理的区域,HRCT 上显示为高密度的线状影。

三、临床应用

(一)炎症

肺部炎症是儿科常见呼吸系统疾病,是指远端肺泡包括终末气道、肺泡腔和间质的炎症。肺炎的分类方法很多:①根据炎症发生的部位、范围可分为大叶性肺炎、小叶性肺炎、间质性肺炎;②根据感染途径可分为支气管源性和血源性;③根据致病菌可分为细菌性、病毒性、支原体、衣原体、原虫等。胸部 X 线片是首选检查,CT 主要用于对重症肺炎、肺炎合并症和肺部遗留改变的诊断和评估。

1. 大叶性肺炎　大叶性肺炎(lobar pneumonia)在儿童期多见,是指肺部炎症累及肺段、一个肺叶或多个肺叶,大多由肺炎双球菌引起,临床上多有突发高热、寒战、呼吸急促、胸痛等。按照病变进程病理上可分为充血水肿期、红色肝样变期、灰色肝样变期、溶解消散期。

CT 表现与病理学进程有关,影像学表现晚于临床症状。CT 表现:①充血水肿期,表现为双肺纹理增重,透光度减低。②实变期(红色肝样变期和灰色肝样变期),由于肺叶、肺段的实变,表现为大叶性或节段性大片状致密影,由于实变的病变和充气支气管并存,可在病灶中出现空气支气管征或支气管气象。实变的范围与正常肺段体积相等。叶间胸膜平直,可合并有少量胸腔积液。近年来,由于抗生素的不规范使用,导致大叶性肺炎失去典型临床及 X 线表现,病变范围较多局限于肺段内(图 3-3-4、图 3-3-5)。③溶解消散期:主要表现为实变区的密度减低,范围减小,实变区内可见多发的透光度升高区,渐变呈散在的斑片状不规则影,到后期仅表现为双肺纹理增重,双肺透光度逐步恢复正常。少数病例吸收不完全可演变为机化性肺炎。

2. 支气管肺炎　支气管肺炎(bronchopneumonia)又称小叶性肺炎(lobular pneumonia),常见于婴幼儿、身体极度衰竭的老年病人、术后长期卧床病人。常见致病菌为链球菌、肺炎链球菌、葡萄球菌等。病变主要累及小叶支气管,炎症渗出物在小叶支气管和肺泡内,也可融合成大片状。临床表现以发热为主,可有咳嗽、咳痰、胸痛、呼吸困难等。

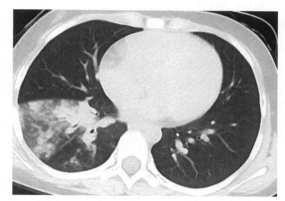

图 3-3-4　右肺下叶大叶性肺炎(实变期)

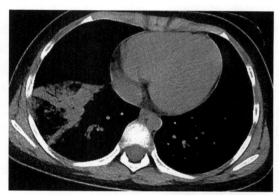

图 3-3-5　右肺下叶大叶性肺炎(实变期),可见支气管充气征

CT 表现:双肺中下部可见支气管血管束增粗,可见多发的结节状、斑片状影沿支气管分布,伴发有小叶支气管阻塞时,可伴有小叶性肺气肿或肺不张。伴有液化坏死时可形成小的空洞。经治疗后可以完全吸收,如果未完全吸收可以残留少许纤维条索灶(图 3-3-6)。

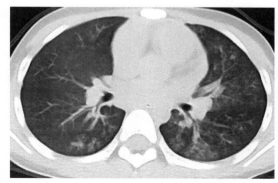

图 3-3-6　双肺多发小片状致密影,沿支气管分布

3. **间质性肺炎** 间质性肺炎(interstitial pne-umonia)是以间质为主的肺炎。主要为支气管壁及肺间质的炎症细胞浸润,可沿淋巴管扩张。

CT 表现:早期或轻症病例可以见到毛玻璃样密度影。进展期可见双肺弥漫分布的网格状影,以下肺野为主。HRCT 可显示增厚的小叶间隔和胸膜。可见到双肺多发弥漫分布的小片状或结节状影,病灶融合时可见到局限性肺气肿和肺不张等征象。

4. **肺结核** 肺结核(pulmonary tuberculosis)是人型或牛型结核杆菌引起的肺部慢性感染性疾病。2004 年实施了新的分型,分为 5 型。

(1)Ⅰ型:原发性肺结核(primary pulmonary tuberculosis)包括原发综合征和胸内淋巴结核。原发综合征典型呈"哑铃状"表现,包括:①肺部原发病灶,多位于中上肺野,呈圆形、类圆形影;②淋巴管炎:原发病灶沿淋巴管走行的索条影;③肺门或纵隔内增大淋巴结,突向肺门。胸内淋巴结结核仅表现为肺门或纵隔内增大淋巴结,肺部原发结核灶及淋巴管炎已吸收。CT 较 X 线片更能清晰显示肺门或纵隔内的淋巴结,增强 CT 扫描时,增大淋巴结内中心常不强化,为干酪样坏死物质,周边可以强化。

(2)Ⅱ型:血性播散型肺结核(hemo-disseminated pulmonary tuberculosis),分为急性粟粒性、亚急性或慢性血性播散性肺结核 3 种:①急性粟粒性肺结核(acute miliary pulmonary tuberculosis),CT 显示双肺弥漫性分布的粟粒样结节灶,表现为"三均匀",即病灶分布均匀、大小均匀、密度均匀,直径在 1~2mm 之间;②亚急性或慢性血性播散性肺结核(subacute or chronic hematogenous disseminated pulmonary tuberculosis),CT 表现为双肺多发大小不一、密度不一、分布不均的多发病灶,直径可达到 1cm,密度不均,可有渗出及钙化灶,即有"三不均"表现的少数病例可出现坏死空洞和干酪性肺炎。

(3)Ⅲ型:继发性肺结核(secondary pulmonary tuberculosis),包括浸润性肺结核、结核球、纤维空洞性肺结核等。是最常见的类型。

CT 表现:①渗出浸润为主型,表现为多发结节或不规则斑片状影,边缘模糊,增殖性病变密度较高,边缘较清晰,常呈梅花瓣样或"树芽征",周边可见钙化灶。浸润性病灶常与纤维化病灶并存,可伴发有肺气肿。②干酪为主型,干酪性肺炎

常表现为大叶性或节段性肺炎改变,内可见充气支气管征、小空洞。结核球呈类圆形,周边常伴有多发卫星病灶,常见不规则形钙化灶,CT 增强扫描不强化或轻度强化(图 3-3-7)。③空洞为主型:病灶周围有较多的纤维条索灶,常伴有钙化,病灶周围邻近胸膜可有增厚和肺组织的萎陷。

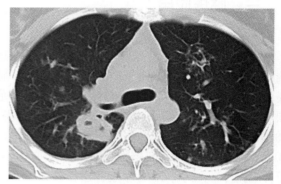

图 3-3-7 右肺下叶背段结核球,胸膜增厚、粘连

(4)Ⅳ型:结核性胸膜炎(tuberculosis pleuritis),包括结核性干性、渗出性胸膜炎、结核性脓胸。CT 表现主要为胸腔积液和增厚胸膜,CT 可清晰显示少量的游离性胸腔积液、肺底积液、叶间积液和包裹性积液。

(5)Ⅴ型:其他肺外结核。CT 可以更精确地发现其他部位的结核病变。

(二)实变

肺实变指终末细支气管远端的含气腔隙被病理性液体、细胞或组织所替代,可以累及肺泡、小叶、肺段或肺叶,常见于大叶性肺炎、支气管肺炎等,也可见与肺梗死、真菌、肺出血等疾病。CT 表现为均匀高密度影,呈小片、大片、肺段性、肺叶或多个肺叶性,内可见支气管充气征。早期肺部实变可表现为毛玻璃样密度影,实变后密度高于肺组织,靠近胸膜的边缘清楚,可伴有支气管充气征象(图 3-3-8)

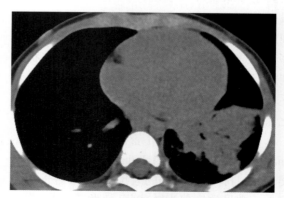

图 3-3-8 支气管充气征象

（三）肿块

肺部发现结节或肿块样的病灶时，其中直径≤3cm者称为结节，≥3cm者称为肿块，肺内小结节指1cm以下的病灶，5mm以下多发时称为粟粒样病变。单发常见于肺癌、良性肿瘤、结核球，多发见于转移瘤、结节病等。

CT可清晰显示肿块和结节的形态、密度、与周围毗邻组织关系。①形态：分叶征，病灶边缘可见多发突起；肿块周围毛刺征常见于周围性肺癌。②密度：空泡征为病灶内可见1~3mm的气体密度影，多见于肺癌。CT可发现肿块内的钙化，有助于结核等的发现。还可以发现脂肪成分（CT值-90~-40HU），有助于错构瘤的诊断。③与周围毗邻组织关系：肿块邻近胸膜受牵拉可形成胸膜凹陷征，常见于周围型肺癌。

HRCT可清晰显示肺内小结节，根据小结节的分布特点常分为4种：①小叶中心结节，常见于肺部感染、过敏性肺炎；②淋巴管周围结节，主要分布在淋巴管周围，常见于结节病；③血源性结节，分布无倾向性，多见于转移瘤和急性粟粒性肺结核（图3-3-9）；④小气道结节，常见于细支气管炎等。

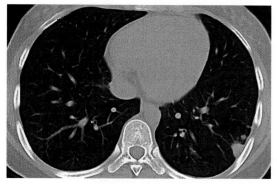

图3-3-9 左肺下叶背段结核结节，肺结核病史

孤立性肺结节（solitary pulmonary nodule，SPN）是肺内单发且直径≤3cm的类圆形结节，往往缺乏特征性影像学表现，很难做出良恶性判断，肺部活检穿刺是最好的方法，HRCT、PETCT的检查有助于定性分析。SPN还要仔细分析结节的形态、密度、边缘，结合临床表现，采取相应的临床措施。

（四）肺不张

阻塞性肺不张指支气管完全阻塞所致肺叶不能膨胀的一种状态。CT表现与阻塞时间、部位、阻塞原因有关，可以发生在细支气管、段、叶、主支气管。分为：①小叶不张：CT显示小片状致密影；②肺段不张：与相应的肺段解剖形态近似，常见于右肺中叶；③肺叶不张：双肺各叶均可发生肺不张，一般肺不张均表现为近三角形的致密影，体积小于正常肺叶，邻近胸膜呈现内陷和牵拉征象（图3-3-10）；④一侧性肺不张：指阻塞位置位于主支气管，呈大片状致密影，伴有纵隔向患侧的移位。

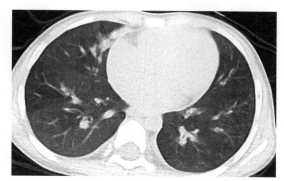

图3-3-10 右肺中叶内侧段肺不张

（五）肺气肿

阻塞性肺气肿（obstructive emphysema）指终末细支气管以远的含气腔隙过度充气伴膨胀扩大而形成的状态，一般分为局限性和弥漫性：①局限性肺气肿，CT上变现为局部肺野透光度增加，肺纹理稀疏（图3-3-11）；②弥漫性肺气肿，CT上肺野透光度范围广泛，胸廓前后径及横径增大，肋间隙增宽，膈肌低平。CT扫描可清晰显示阻塞的部位、累及范围，也可以发现阻塞原因（如支气管异物等）。

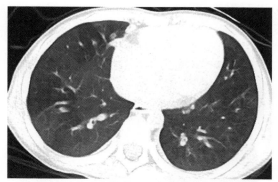

图3-3-11 双肺多发局限性小叶性肺气肿

（六）气胸

气胸（pneumothorax）指脏层或壁层胸膜破裂，空气进入胸膜腔内。主要临床表现为突发性呼吸困难及胸痛。可分为自发性气胸和张力性气

胸。自发性气胸常见于严重肺气肿、胸膜下肺大疱等。当胸膜裂口具活瓣作用时,气体只进不出时或进多出少时可形成张力性气胸,常见于外伤、穿刺等。

CT 可显示气胸线,可以发现少量气体及液体。CT 对于内侧气胸的显示及肺组织的受压程度比胸片显示得更清楚,心缘旁的游离气体,可使胸腺受压上抬(图 3-3-12)。

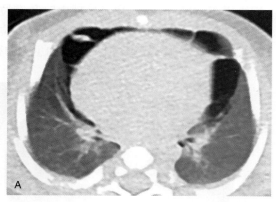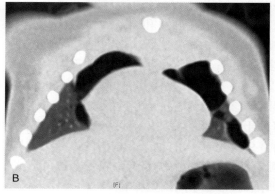

图 3-3-12　气胸

A.纵隔旁及左侧前胸壁少量气胸;B.心缘旁可见气体影,胸腺受压上抬。

(七) 积液

胸腔积液(pleural effusion)可分为 2 大类型:①游离性胸腔积液,又可分为大量积液、中量积液、大量积液;②局限性胸腔积液,积液聚集于局部胸腔内,多常见于结核。分为 3 种:①包裹性积液,常见于胸膜炎,局限分布于脏壁层胸膜之间,常表现为自胸壁突向肺野的液体密度影,呈宽基底于附着于胸壁,于胸壁间呈钝角,邻近胸膜多有肥厚粘连(图 3-3-13)。②叶间积液:CT 上显示为居于叶间胸膜间的水样密度影,可呈条状分布,常伴有叶间胸膜的肥厚粘连(图 3-3-14)。③肺下积液,积液位于肺底与膈肌间时,膈肌下移。

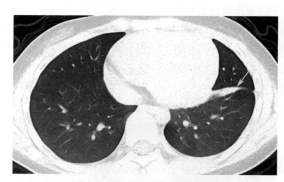

图 3-3-14　左侧叶间积液

(八) 急性呼吸窘迫综合征

急性呼吸窘迫综合征(acute respiratory distress syndrome,ARDS),是临床常见危重症之一,以进行性呼吸困难加重、顽固性低氧血症、肺水肿为主要表现,病情复杂,死亡率高达 35%~45%。儿科常见发病原因为急性感染、心脏手术、弥散性血管内凝血(disseminated intravascular coagulation,DIC),或继发于弥漫性肺部疾病重度缺氧的患儿,如流感病毒肺炎、肺孢子菌肺炎等,病理改变肺毛细血管内皮细胞和肺泡上皮细胞损伤,伴有肺泡水肿、出血、萎陷、透明膜形成,关于 ARDS 的治疗手段较多,而机械通气是其中基本治疗手段之一,旨在维护患者呼吸功能、促进肺通气氧合改善。

CT 表现为:①早期,出现呼吸窘迫 12~24h 后,CT 上显示正常或双肺纹理增重、紊乱,可以伴有散在小片状影;②中期,发病后 1~2 天,双肺透

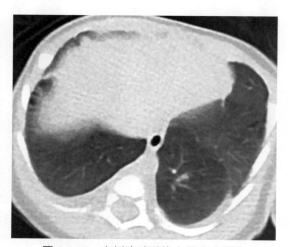

图 3-3-13　左侧胸壁后缘少量胸腔积液

光度减低,呈毛玻璃样改变,主要分布在中下肺野和肺门附近;③晚期,发病2~3天以后,病变持续进展,肺泡内出现大量水肿液、出血和透明膜,呈大片状融合实变,期内可见支气管充气征象,多为双侧性,累及大部分肺叶,累及全肺时呈现白肺改变。如果合并细菌及真菌感染,肺内可见空洞和脓肿(图3-3-15、图3-3-16);④恢复期,发病7天以后,病变大部吸收消失,部分病人会出现肺部纤维化改变。

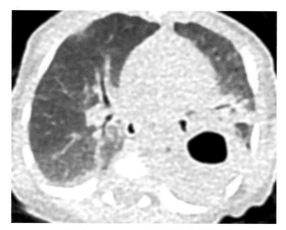

图3-3-15　左肺下叶背段脓肿

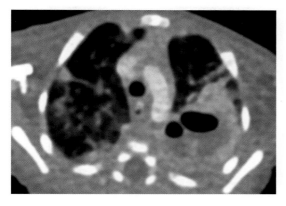

图3-3-16　CT增强扫描脓肿壁强化,内含液-液平面

(九)神经源性肺水肿

神经源性肺水肿(neurogenic pulmonary edema,NPE),是继发于重型颅脑创伤、自发性颅内出血或颅脑术后的严重并发症,具有起病急、进展快、预后差、病死率高的特点。

NPE的CT表现特点是:①疾病早期为毛玻璃样密度增高影,多出现在下叶背段及后基底段,且右肺早于左肺;随着病情的进一步发展而出现间质性肺水肿的CT表现。②若未及时治疗,病变密度逐渐增高则形成云絮状密度增高影,进一

步发展而出现间质性肺水肿并存在肺泡性肺水肿的CT表现。③晚期病变可发展到双肺上叶,可见受累肺段支气管充气。CT成像分辨率高,对肺水肿可以做出早期诊断,患者能得以及时准确的治疗,因此CT是神经源性肺水肿的理想检查手段。

(十)纤维化

肺纤维化由纤维组织构成,多由增殖性病变发展而来,局限性分布的多以纤维条索状影常见,大范围可形成不规则形状,弥漫性纤维化时HRCT可表现为:①小叶间隔增厚,可见垂直与胸膜的线状影,长约2cm;②胸膜下线,可见与膜平行的线状影;③蜂窝状影,为多发的环状,似蜂窝状,正常的肺结构消失(图3-3-17);④小叶核心增大,位于小叶中心点状或分枝状的致密影。

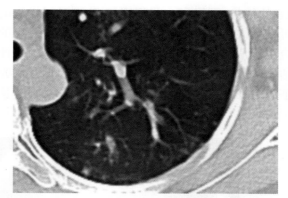

图3-3-17　左肺近胸膜下多发增厚的小叶间隔

(十一)肺出血

新生儿肺出血(pulmonary hemorrhage of newborn,NPH)指肺内大量出血。多见于早产儿及低出生体重儿。可以是肺泡出血、肺间质出血,或两者同时存在。本症常是新生儿多种疾病的一个严重的并发症。

NPH分3期:①早期:表现为透光度略低,间质出血时两肺纹理增深、模糊或呈网粒状,而伴有肺泡出血时,则表现为两肺或一侧肺斑片影为主,有时可见支气管充气征和两肺底局限性肺气肿。由于有原发病的X线表现掩盖了NPH的X线征象,早期仍以原发病的X线征象为主,在原发病的基础上突然出现斑片影或进行性增多,结合临床病情变化及表现则应考虑NPH的发生。②演变期:随着出血肺泡数目的增多,两肺透光度突发性、广泛、均匀、无结构的进行性降低,是肺出血演变过程中极为重要的X线征象,心影可进

行性增大,肺容量增加,肋间隙增宽,膈肌位于第9后肋水平以下。局限性肺气肿范围缩小。③终末期:患儿口鼻溢出大量血性液体,呈"白肺"表现,两肺呈均匀致密,纵隔、横膈、心影模糊不清,为广泛的肺出血所致。

(朱大林)

第四节 MRI 技术和应用

一、概述

由于肺组织低质子密度、肺泡-空气界面以及呼吸、心脏运动的影响,常规 MRI 在肺部的应用价值极其有限。常规 MRI 上观察到的肺部病变,不管是图像质量还是诊断定性,并没有比 X 线片和 CT 带来更多的价值。近年来,超短回波时间序列(ultra-short time echo,UTE)利用其超短 TE 的优势,可提高一些超短 T_2 弛豫时间组织的可见性,在肺部疾病检出和诊断中的具有一定的应用价值。虽然一般情况下不主张采用 MRI 评估一般性肺炎或其他急性的肺部病变,但是研究证明 UTE 序列在显示肺感染性疾病、肺功能定量方面具有一定的临床价值,显示毛玻璃病变、实变不张及混合病变与 CT 相比具有一致性。

二、临床应用

(一)肺泡病变

目前研究较多的是,对于肺部结节性病变的定期随访,考虑反复 CT 检查增加了病人的辐射暴露,研究采用 UTE MRI 的价值和可行性。研究认为 3D UTE MRI 可清晰显示肺结节形态特征,如分叶征、毛刺征、胸膜牵拉征、肺气肿/肺大疱、支气管扩张、网格影、蜂窝征等(图 3-4-1)。自由呼吸下 UTE 序列检出肺结节的敏感度优于屏气序列和传统的 VIBE 序列图像。

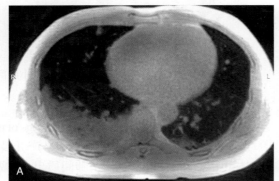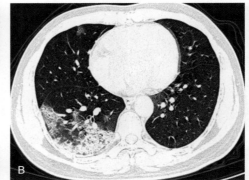

图 3-4-1 肺泡多发病变

A. 肺部 MRI;B. 肺部 CT。患者的肺部 MRI 显示右肺中叶小结节性病变、右肺下叶大片密实病变。同一患者 CT 显示右肺中叶毛玻璃结节和右肺下叶节段性肺泡渗出和间质性病变。

(二)小叶间隔病变

UTE MRI 显示小叶间隔病变尚在探索中。研究证明 UTE MRI 显示严重的小叶间隔病变导致的肺纤维化与 CT 相比有一致性(图 3-4-2)。

(三)胸腔积液

如前所述,胸腔积液的首选检查方法是 B 超,但 CT 或者 MRI 可以作为必要可行的补充手段。MRI 可以显示胸腔积液及可能夹杂其中的胸膜占位。MRI 还可以显示邻近的胸壁结构(图 3-4-3)。

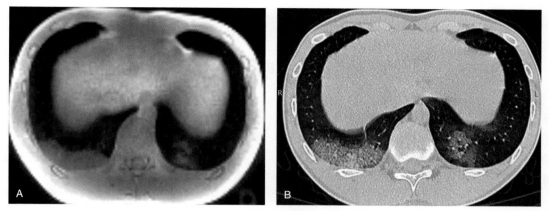

图 3-4-2　小叶间隔病变
A. MRI 显示右肺下叶的铺路石征；B. 同一患者的 HRCT。

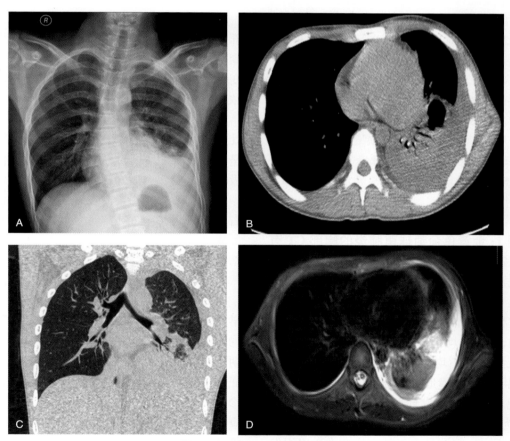

图 3-4-3　男,14 岁,胸腔积液
A. 胸部正位片显示左下肺炎症,左侧肋膈角模糊、侧胸膜增宽考虑有胸腔积液,脊柱侧弯代表左侧胸壁炎症导致体位
异常；B 和 C. CT 显示左下肺炎症和左侧胸腔积液；D. MRI T_2W_1 显示胸腔积液呈高信号,左下肺炎症呈中等信号。

（单　飞）

第五节　影像学检查在呼吸系统疾病中的临床应用

呼吸系统影像学包括 X 线、CT、MRI 等，广泛应用于气道、肺部、胸腔、骨骼和心脏疾病的临床辅助诊断和鉴别诊断。下面以常见呼吸系统疾病来讨论影像学的临床应用。

病例 1：患儿年龄 10 岁，反复高热 10 天，伴呼吸困难 1 天就诊。自诉淋雨后出现发热，体温波动在 39~40℃，高热时伴寒战，咳嗽剧烈，有黄痰，无喘憋、咯血等，既往体健。5 天前外院就诊，血常规：WBC 20.3×10^9/L，Hb 9.0g/L，N 90.6%，Plt 123×10^9/L，CRP 160mg/L。PCT 42.2ng/ml。胸片：右下肺炎，予头孢曲松 + 阿奇霉素静脉滴注 5 天，体温仍有反复，并出现呼吸困难，来我院就诊。完善胸部 CT：肺部感染伴多发气囊形成，右下肺实变、空洞。给予高流量吸氧支持下，完善纤维支气管镜检查。肺泡灌洗液培养、金黄色葡萄球菌、耐药性培养，显示耐甲氧西林金黄色葡萄球菌（MRSA）阳性。给予万古霉素治疗后体温下降。

问题 1：金黄色葡萄球菌肺炎的胸部 CT 有哪些特点？

肺浸润、肺脓肿、肺气囊肿、脓胸或脓气胸是儿童金黄色葡萄球菌肺炎的四大影像征象，在病程发展过程中以不同方式表现。炎症浸润表现为多发性的，两肺不均匀分布的斑片状渗出影，病灶可以相互融合成不均匀的大片状高密度影，X 线片也表现明显。气囊形成是金黄色葡萄球菌的特征性表现。小囊呈多发环形，靠近肺边缘部分多见，表现为薄壁空洞，大小、数目、位置可随时间不同而表现不同。空洞是由于肺部病变中心组织发生液化、坏死，坏死物经支气管排出后，空气进入其内而形成，空洞早期可为高密度的病灶，金黄色葡萄球菌感染侵犯胸膜，可产生脓胸、气胸、脓气胸等。

问题 2：该患儿的胸部 CT 是否支持金黄色葡萄球菌感染？如何鉴别？

该患儿双侧肺野内见散在、多发斑片状渗出，右下肺高密度影中见多发大小不等的空洞性病变，洞壁厚薄不均，以薄壁气囊为主，部分病变内可见液气平面。结合临床及实验室检查结果，考虑为金黄色葡萄球菌肺炎。

鉴别诊断：

（1）血源性葡萄球菌肺炎：早期在双肺的周边部出现大小不一的斑片状或团块状阴影，边缘模糊，直径为 1~3cm，有时类似于转移性肺癌，随病变发展，病灶周围出现肺气囊肿，并迅速发展成肺脓肿。

（2）大叶性肺炎：为链球菌感染，CT 实变的病灶呈大叶性或肺段性分布，可见支气管充气征，呈树枝样直达胸膜下，抗感染治疗后病灶很快吸收。

（3）肺结核：儿童原发性肺结核多见，表现为右上肺哑铃形，空洞表现为虫蚀样，并可有钙化形成。

【专家点评】

此案例为金黄色葡萄球菌感染导致的肺炎。早期临床症状与 X 线片表现不一致（图 3-5-1），胸部 X 线片缺乏特异性。但随着病情发展，后期胸部 CT 呈现典型的金黄色葡萄球菌感染特征。可见影像学的动态变化随访对诊断与鉴别诊断有重要价值。金黄色葡萄球菌感染的治疗应考虑到耐甲氧西林金黄色葡萄球菌，除对甲氧西林耐药外，对其他所有与甲氧西林相同结构的 β- 内酰胺类抗生素均耐药，而对万古霉素敏感。

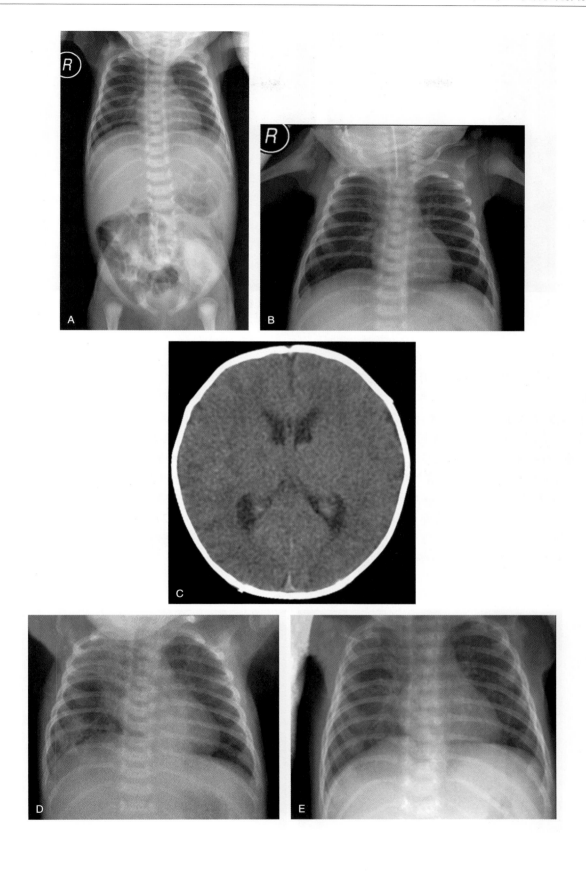

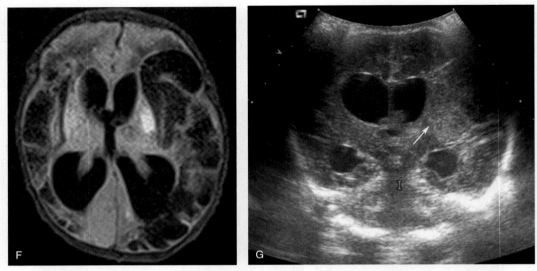

图 3-5-1　病例 1 X 线片

病例 2：患儿男，10 个月。主诉：反复咳嗽 7 天，加重伴发绀半天。患儿入院前 7 天，无明显诱因出现咳喘，阵发性发作，伴鼻塞、流涕，无发热，无呼吸困难，无腹泻，面色红润，无口唇发绀。自行予以雾化治疗，咳喘症状无改善，5 天前至当地医院就诊，行胸部 X 线检查，考虑急性喘息性支气管肺炎，予以头孢唑肟、甲强龙 2mg/(kg·d)、雾化药物等对症治疗 3 天，患儿咳喘明显好转，但仍反复咳嗽，有痰不易咳出，后使用泼尼松 5mg 口服，头孢克肟及咳喘灵对症治疗 2 天。入院前 1 天，咳喘加重，伴发热，最高 40℃，有气促，吃奶差，无面色发绀，至我院就诊，予以鼻导管吸氧，头孢曲松＋阿奇霉素抗感染，甲强龙 2mg/(kg·d)，半天前患儿咳喘明显加重，伴唇周发绀，经皮氧不能维持，予以气管插管，机械通气，查胸部 X 线片及 CT：两肺广泛渗出实变（图 3-5-2）。完善纤维支气管镜检查，肺泡灌洗液培养为肺炎克雷伯菌，予以注射用美罗培南＋异帕米星抗感染治疗 2 周后撤离呼吸机，1 周后转入呼吸科，复查胸部 CT（图 3-5-3）。

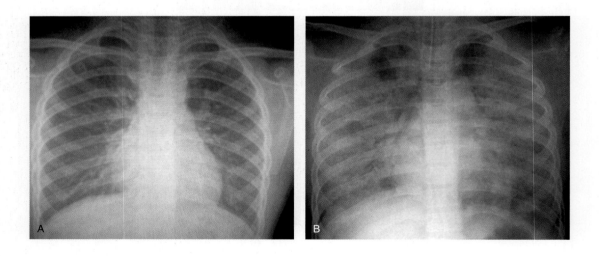

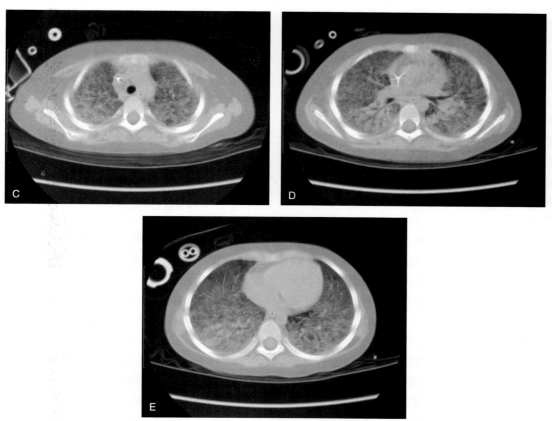

图 3-5-2　入院时胸部 X 线片及胸部 CT
示两肺透亮度减低,见弥漫性渗出、实变,部分小叶间隔增厚,少量纵隔积气。

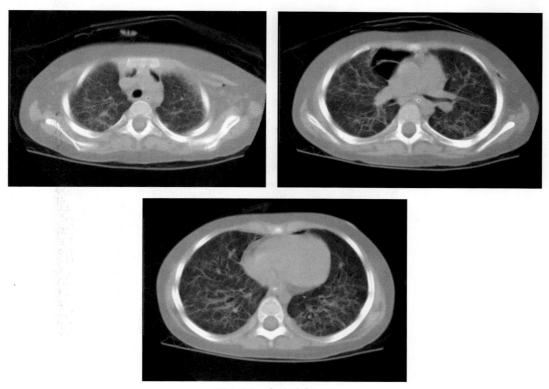

图 3-5-3　复查胸部 CT
示两肺广泛纤维条索影,为肺纤维化改变,少量纵隔积气。

问题1:ARDS典型的影像学特征有哪些?

早期,发病12~24h,病理改变为间质性肺水肿,影像显示上肺纹理增多、增粗、模糊,有小斑片影,少数可见间隔线,部分病例X线片表现可正常。中期,发病1~3天,病理改变为肺泡性肺水肿,影像表现为肺内斑片或大片状密度增高影,边缘模糊,部分病例表现为肺透亮度减低呈毛玻璃样改变,不伴有心影增大和大血管改变提示为非心源性肺水肿。后期,发病2~3天后,两肺密度普遍增高,呈"白肺",纵隔心影轮廓消失,合并感染时出现团块影或肺叶实变,甚至出现空洞或胸腔积液。恢复期:发病1周后,肺内病变吸收消散,部分病变不能完全吸收,形成肺间质纤维化。该患儿的X线片图3-5-2A为早期,肺纹理增多、增粗,伴小斑片渗出;图3-5-2B为中后期ARDS,胸部X线检查示两肺透亮度减低,见广泛渗出、实变影。CT图3-5-2示两肺透亮度减低,见弥漫性渗出、实变,部分小叶间隔增厚,少量纵隔积气。恢复期复查胸部CT图3-5-3示两肺广泛纤维条索影示肺纤维化改变,少量纵隔积气。

问题2:影像学在ARDS诊断中的价值是什么?

虽然ARDS的影像表现无特征性,但影像学对ARDS的诊断有重要价值,尤其是动态随访,结合临床和分期分析可提示病变的可能。另外,影像学能大致区别肺内和肺外疾病引起的ARDS。肺部疾病引起的ARDS实变和毛玻璃影同样明显,病变分布常不对称。而肺外疾病引起的ARDS以毛玻璃影多见且分布均匀,实变往往分布于背侧和下方。

> 病例3:患儿女,1岁,7kg。主诉:肝移植术后2月余,皮疹20余天,发热3天。2021年10月26日在复旦大学附属华山医院行亲体肝移植手术(母亲供肝)。原发病为:先天性胆汁酸合成障碍,本次面颊、躯干可见弥漫性粟粒样丘疹,使用他克莫司、泼尼松龙抗排异。入院前3天,患儿出现发热,体温39.2℃,伴阵发性咳嗽,食欲不佳,大便稀薄。炎症指标:CRP 15mg/L。胸部X线片:两肺渗出性病变,予以头孢曲松抗感染,同时完善血培养等病原学检查。出现呼吸急促,伴喘息,头罩吸氧下SpO_2 70%,予以气管插管,机械通气,FiO_2 95%,MAP 16cmH_2O。胸部CT:两肺广泛毛玻璃影伴支气管扩张,两肺感染,间质为主(图3-5-4)。

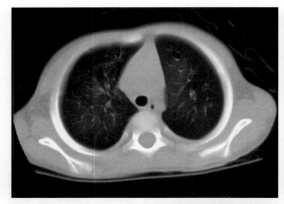
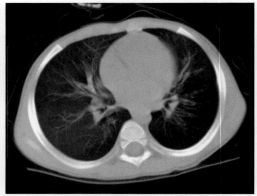
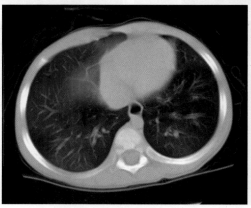

图3-5-4 病例3胸部CT

示两肺透亮度不均呈马赛克灌注,透亮度增高区内肺血管稀疏示肺气肿。

问题1：胸部CT有间质改变就是间质性肺炎吗？

首先，"肺间质改变"是影像的描述，不能作为"肺炎"的诊断。间质性改变不仅见于炎症，还可见于过敏、药物、毒物等。间质性肺炎是指以各种不同程度的肺部炎症及纤维化为特征的弥漫性肺部疾病。故CT表现取决于炎症或纤维化的程度，以炎症为主的病例主要表现为毛玻璃影和/或实变，以纤维化为主的表现为不规则的网状影，牵拉支气管扩张和/或蜂窝征。

问题2：急性呼吸窘迫综合征导致的间质性肺炎和特发性肺纤维化如何在影像学上区分？

结合这个患儿来说，该患儿有感染表现，炎症指标高，临床有急性呼吸窘迫综合征的症状，肺部CT可见炎症渗出，与特发性肺纤维化不同，特发性肺纤维化多见于结缔组织病，蜂窝征见于70%的病例，且蜂窝征在肺基底最为严重，网状影分布在胸膜下及肺后区基底部。网状牵拉形成支气管扩张。

> 病例4：患儿男，2岁，12kg。主诉：咳喘3天，呼吸困难半天。患儿3天前受凉后出现咳嗽，阵发性干咳，以夜间和清晨为著，伴鼻塞流涕，无发热，在家自行口服止咳糖浆，效果不佳，咳嗽进行性加重伴喘憋，呼吸困难，至我院就诊，呼吸窘迫，喘憋，查 SpO_2 90%，予以鼻导管吸氧 2L/min，SpO_2 96%~98%。普米克雾化，甲强龙 2mg/kg 静脉滴注后，呼吸困难较前好转，胸部X线片检查：两肺纹理增粗，肺气肿，纵隔积气（图3-5-5）。

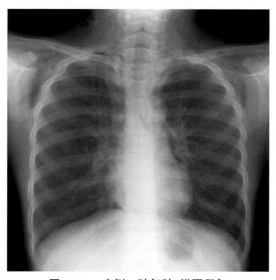

图3-5-5　病例4肺气肿、纵隔积气

问题1：纵隔气肿和气胸在影像学上如何诊断？

纵隔气肿是肺泡或支气管破裂，呼吸做功增加时，尤其是小气道痉挛，导致气体陷闭，肺泡内压力升高，与肺血管间压力差增大，导致肺泡破裂，沿血管周围间隙经过肺门进入纵隔，如果沿纵隔上行至颈部、胸部软组织，产生皮下气肿，可触到捻发感，如果胀破肺表面脏层胸膜或纵隔胸膜就形成气胸。纵隔气肿在胸片上特征：①线样、条状与左心缘平行的透亮线，条状的气体透亮影勾勒出大血管轮廓（主动脉、上腔静脉、颈动脉），儿童还可勾勒出胸腺影；②膈肌连续征，气体通过纵隔延伸至另一侧膈肌上。

问题2：对于纵隔积气CT有优势吗？

纵隔内的少量气体CT也可以清晰显示，CT值极低，同时可以看到是否有少量气胸的表现。CT分辨率高，除了显示积气的部位外，还能鉴别积气的原因及其他合并症。

> 病例5：患儿男，3岁，12kg。主诉：反复气促2年，加重伴咳嗽1周。2016年7月患儿在无明显诱因下出现发热，体温最高39℃，伴阵发性咳嗽，不剧烈，无规律性，有痰，不易咳出，稍伴气促，无明显发绀、胸痛、咯血，无惊厥、皮疹等。先后至多家医院就诊。查肺炎支原体（+）。胸部CT显示为肺炎，予以积极抗感染治疗，热退，但气促进行性加重。复查支原体-IgM 1:320，流感病毒B型-IgM（+），胸部CT仍提示肺炎，予以积极抗感染及静脉注射丙种球蛋白、雾化、平喘等对症治疗，气促喘息逐渐好转。出院后居家氧疗，夜间入睡需吸氧约半小时，无监护设备。哭闹、运动后气促明显，伴口唇青紫。近1周气急加重，伴咳嗽，少痰。咳剧时口唇青紫，食欲欠佳，无发热、流涕、咯血、腹痛、腹泻等。至我院就诊，发现口唇发绀，查 SpO_2 76%，予鼻导管吸氧 2L/min，SpO_2 96%~98%。胸部HRCT：闭塞性细支气管炎（图3-5-6）。

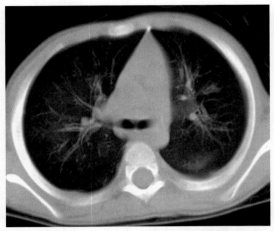
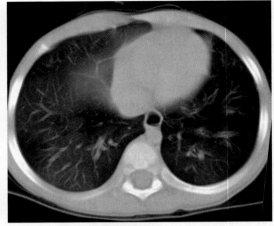
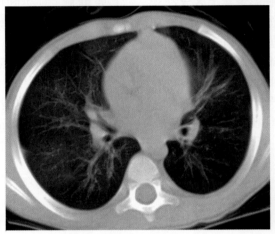

图 3-5-6　病例 5 胸部 HRCT

问题 1：闭塞性细支气管炎典型的影像学特征有哪些？

闭塞性细支气管炎典型的影像学表现为马赛克灌注，即细支气管闭塞导致相应节段的肺组织气体潴留，透亮度增高。透亮度增高区与透亮度正常的肺组织相间，类似马赛克。有时还可见到扩张的细支气管。合并感染时可见肺部渗出、实变等。

问题 2：闭塞性细支气管炎、肺栓塞、肺实质浸润性病变影像学上均可表现为马赛克样改变，三者如何鉴别？

闭塞性细支气管炎和肺栓塞的透亮度增高区为病变区，其内肺血管分布稀疏，无网织、结节影等改变。肺水肿、感染、朗格汉斯细胞组织细胞增生症（Langerhans cell histiocytosis，LCH）等肺实质浸润性病变透亮度减低区为病变区，有时在病变区内可见结节、网织影，肺血管均匀分布于病变区与正常肺组织。肺栓塞病例患侧肺动脉扩张伴血栓形成，闭塞性细支气管炎无此表现。

（乔中伟）

参考文献

1. Alexandra TG, John JP, Michael CM, et al. Trends in Chest Radiographs for Pneumonia in Emergency Departments. Pediatrics, 2020, 145 (3): e20192816.

2. Susan CL, Michael CM, Richard GB, et al. Negative Chest Radiography and Risk of Pneumonia. Pediatrics, 2018, 142 (3): e20180236.

3. Christian JK, Jovan L, Thomas S, et al. Neonatal cardio-respiratory imaging—a multimodality state-of-the-art review. Pediatr Radiol, 2022, Sep 23. doi: 10. 1007/s00247-022-05504-6.

4. Akosua S-D, Harris LC. Fetal imaging of congenital lung lesions with postnatal correlation. Pediatr Radiol, 2022 Sep, 52 (10): 1921-1934.

5. Arthur R. Interpretation of the paediatric chest X-ray. Paediatric respiratory reviews, 2000, 1 (1): 41-50.

6. Duminda S, Jeyasingam J, Wanninayake WMNMB, Pallewatte AS, et al. Patient size as a parameter for determining Diagnostic Reference Levels for paediatric

Computed Tomography (CT) procedures. Phys Med, 2022 Oct, 102: 55-65.

7. Rapp JB, Biko DM, White AM, et al. Spectral imaging in the pediatric chest: past, present and future. Pediatr Radiol, 2022 Sep, 52 (10): 1910-1920.

8. Georgia P, Carolyn Y, Catherine MO. Multidetector row CT for imaging the paediatric tracheobronchial tree. Pediatr Radiol, 2007 Jun, 37 (6): 515-29; quiz 612-613.

9. Frederick RL. Imaging evolution of airway disorders in children. Radiol Clin North Am, 2005 Mar, 43 (2): 371-389.

10. Camilo D, Juan MFA, Rafaelle MV, et al. Imaging findings of pulmonary contusions on multidetector CT: A retrospective study comparing adults and children. Medicine (Baltimore), 2022 Sep 9, 101 (36): e30498.

11. Engwall-Gill AJ, Chan SS, Boyd KP, et al. Midwest Pediatric Surgery Consortium. Accuracy of Chest Computed Tomography in Distinguishing Cystic Pleuropulmonary Blastoma From Benign Congenital Lung Malformations in Children. JAMA Netw Open, 2022 Jun 1, 5 (6): e2219814.

12. Alistair DC, Andrew B, Alan SB, et al. Scoring of chest CT in children with cystic fibrosis: state of the art. Pediatr Radiol, 2014 Dec, 44 (12): 1496-1506.

13. Tomà P. Lung ultrasound in pediatric radiology. Cons Pediatr Radiol, 2020, 50: 314-320.

14. Musolino AM, Tomà P, Supino MC, et al. Lung ultrasound features of children with complicated and non-complicated community acquired pneumonia: A prospective study. Pediatr. Pulmonol, 2019, 54: 1479-1486.

15. Buonsenso D, Curatola A, Valentini P, et al. Chest ultrasound findings in children with confirmed pulmonary tuberculosis in low tuberculosis incidence country. Pediatr Pulmonol, 2019, 54: 1348-1350.

16. Munaza BR, Joni ER. Pediatric Point-of-Care Lung Ultrasonography: A Narrative Review. West J Emerg Med, 2022 Jun 5, 23 (4): 497-504.

17. Guillaume C, Charlotte M, Wadie BH, et al. High-resolution lung MRI with Ultrashort-TE: 1. 5 or 3 Tesla？ Magn Reson Imaging, 2019 Sep, 61: 97-103.

18. Franz WH, Ina S, Jens V-C, et al. The current status and further prospects for lung magnetic resonance imaging in pediatric radiology. Pediatr Radiol, 2020 May, 50 (5): 734-749.

19. David EM. Magnetic resonance imaging of the mediastinum, chest wall and pleura in children. Pediatr Radiol, 2016 May, 46 (6): 902-915.

20. Mark CL, Pierluigi C, Abbey JW, et al. Lung and large airway imaging: magnetic resonance imaging versus computed tomography. Pediatr Radiol, 2022 Sep, 52 (10): 1814-1825.

第四章　呼吸衰竭

第一节　呼吸急促和呼吸困难的评估

一、概述

呼吸急促（tachypnea）指呼吸频率异常增快，常是呼吸困难（dyspnea）最早的表现（频率代偿）。呼吸困难指主观呼吸不适感，包括多种性质不同、强度不一的感觉，可能引起继发性生理和行为反应；客观表现为呼吸费力及辅助呼吸肌参与的体征，如三凹征（肌肉代偿），并可伴呼吸频率、节律及深度的异常。呼吸窘迫（respiratory distress）则一般用来描述严重呼吸困难。

儿童呼吸困难最常见的表现为呼吸急促及鼻翼扇动、三凹征等辅助呼吸肌参与的体征，但也可表现为呼吸力量减弱、频率减慢或节律不规整。后者见于呼吸肌疲劳、神经肌肉疾病和呼吸控制紊乱的患者，是呼吸骤停的前驱表现，提示病情极端危重。严重时发生低氧血症，出现发绀、意识改变等。

呼吸困难（dyspnea）是儿童急诊最常见的就诊原因之一。尽管呼吸困难最常见的病因是呼吸系统疾病，但许多其他系统或全身性疾病也可以呼吸困难为主要表现；同理，严重呼吸困难导致的呼吸功能障碍也可引起其他系统功能障碍或全身症状或体征。

与成人相比，儿童的气道相对狭窄，代谢需求相对较高，呼吸储备少，代偿机制不健全，更容易发生呼吸功能损害，且发生的速度更快，甚至导致呼吸衰竭、心肺衰竭和心搏呼吸骤停。因此，对儿童呼吸困难必须迅速识别、评估并积极治疗。

二、呼吸急促和呼吸困难的评估

呼吸困难（dyspnea）的评估包括两个方面：①确定病情严重程度；②导致呼吸困难的病因。应遵循儿童高级生命支持的评估步骤和方法，即

通过初始印象、初级评估快速发现可能立即或很快威胁生命的危急情况，并立刻予以处理。评估和处理应同时进行，对于危及生命的问题，随发现随处理，完成处理后再进行下一项目的评估。在对危急情况处理后，通过二级评估，判断呼吸困难的病因，并及时针对病因采取治疗措施。实际工作中，严重程度的评估和病因评估常同时进行，某些特殊的症状或体征常能提示病因。

（一）初始印象

接触儿童的第一时间，通过视觉和听觉对患儿的病情做出快速判断，最常用的工具是儿童评估三角（pediatric assessment triangle，PAT）（图 4-1-1）。PAT 的方法和内容可简单记为"ABC"。

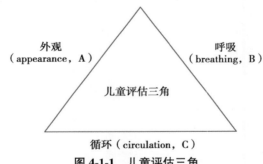

外观（appearance，A）　　　　　呼吸（breathing，B）

儿童评估三角

循环（circulation，C）

图 4-1-1　儿童评估三角

1. **外观**（appearance，A）　或称一般状况，指观察患儿姿势和体位、肌张力、意识状态及其与周围的互动、是否可安慰、玩耍或激惹情况、眼球活动及是否凝视。语言或哭声是否正常、嘶哑或微弱。外观异常提示患儿病情严重，若呼吸困难伴外观差，进一步评估前应先改善氧合和灌注。

2. **呼吸**（breathing，B）　观察呼吸频率是否增快、减慢或停止；呼吸节律是否规则；呼吸做功是否增加；是否有辅助呼吸肌参与及异常呼吸声音。若患儿外观良好、呼吸做功增加，提示代

偿性呼吸困难；若外观异常伴呼吸做功增加，提示急性呼吸衰竭；若外观异常伴呼吸频率减慢或节律不规则，往往是呼吸骤停的前驱表现；若吸气性喘鸣伴青紫、外观差，提示为严重上气道梗阻。

3. 循环（circulation，C） 主要是观察皮肤颜色及有无出血和创伤表现。皮肤苍白或呈花纹状是休克的早期表现；发绀则是呼吸衰竭或晚期休克的表现。呼吸困难伴有休克表现，特别是晚期休克表现提示心肺功能衰竭。

PAT评估的主要目的是发现可能立刻危及生命的危急情况，包括心搏骤停、心肺衰竭、失代偿性休克、深度昏迷、严重喘鸣是可能立即危及生命的紧急情况，必须立刻予以处理：心搏骤停者立刻开始心肺复苏；心肺衰竭者立刻予以100%浓度的氧气吸入、维持气道开放，必要时正压通气，并同时评估、治疗休克；呼吸困难伴深度昏迷者在维持气道通畅和通气的同时，积极查找并治疗昏迷的可逆性病因；严重喘鸣者立刻采取措施维持气道开放，必要时建立人工气道。完成上述抢救治疗或经处理病情稳定后再进行初级评估。

（二）初级评估

完成PAT评估并对危及生命的情况进行紧急处理后，或对于PAT评估后不存在立刻危及生命紧急情况的患者，开始初级评估。为避免遗漏重要项目，初级评估常用儿童评估五角（pediatric assessment pentagon）（图4-1-2）。儿童评估五角的方法和内容可简单记为"ABCDE"。

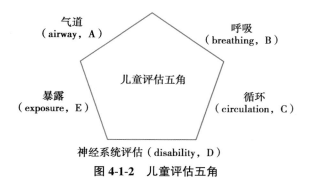

图 4-1-2　儿童评估五角

1. 气道（airway，A） 通过查看胸廓起伏情况、听呼吸音和气道的异常声音、感觉鼻部和口部的气流运动情况，评估是否可通过简单的手法维持气道通畅，以及采取进一步措施的必要性。

2. 呼吸（breathing，B） 包括呼吸频率、节律、呼吸功、胸廓是否对称及呼吸时运动幅度、肺部呼吸音和经皮氧饱和度。

3. 循环（circulation，C） 包括心率、心律、血压、周围和中央动脉搏动、毛细血管再充盈时间、皮肤颜色和温度。

4. 神经系统评估（disability，D） 主要是快速评估大脑皮层和脑干的功能，包括意识状态、有无惊厥、瞳孔大小及对光反射、姿势和运动情况（不对称/异常）。

5. 暴露（exposure，E） 对患儿进行充分暴露躯体，从头到脚详细检查，仔细检查全身有无创伤、出血、皮疹，并测量体温。暴露可以发现肋骨骨折的连枷胸、气胸所致呼吸困难。

初级评估主要是及时发现可能很快危及生命、需要在短时间内处理的紧急情况。对呼吸困难患者的评估重点应放在有无气道梗阻、呼吸困难的程度和特点、呼吸模式和呼吸功改变方面，同时应注意其他系统，特别是心脏和神经系统有无异常。对初级评估发现的问题，应尽快予以相应处理，原则是根据呼吸困难的严重程度和可能的病因，采取适当治疗措施。如：呼吸困难伴苍白、青紫等提示严重呼吸功能障碍，应立即予100%浓度的氧气吸入，仍不缓解者，应考虑无创或有创正压通气；上气道梗阻者应尽快解除梗阻，简单手法不能解除者，尽快建立人工气道，保障气道通畅等。

（三）二级评估

对初级评估发现的问题进行处理的同时，开始二级评估。二级评估的内容主要是指导进行病史采集的原则，可简单记忆为"SAMPLE"。

1. 症状和体征（symptoms and signs，S） 在处理紧急情况后，应详细询问病史并进行全面详细的查体。

（1）病史：近期创伤史、是否有声音改变、症状的发作和持续时间、伴随症状、旅行史和特殊暴露史。创伤史提示创伤相关性气胸、肺挫伤、连枷胸、心包填塞、神经系统创伤等；声音改变常提示上气道病变；突然发生常提示气道异物或过敏性疾病；逐渐发生则常见于呼吸道感染、慢性气道梗阻或慢性肺疾病、气胸、心力衰竭等；伴随发热提示感染性病因；伴随腹痛可能提示胃肠道病、肺部疾病或代谢异常（如糖尿病酮症酸中毒）；旅行史对某些传染性疾病的诊断具有提示意义；暴露于特定毒性物质或过敏原提示中毒、过敏等特定病因。

（2）查体：躁动提示早期缺氧，嗜睡、昏睡是严重低氧血症或高碳酸血症的表现；上气道梗阻患儿可能端坐并采取"嗅物位"（图 4-1-3），下气道疾病患儿可能采取"三脚架体位"（图 4-1-4）；发绀通常是低氧血症患儿的晚期表现，但严重贫血患儿（血红蛋白<5g/dl）即使存在严重低氧血症也可能不表现出发绀；流涎、吞咽困难是口咽或喉气管阻塞的征象；呼吸暂停和呼吸过缓通常是呼吸肌疲劳的结果，也可是毛细支气管炎或百日咳

的最初表现；心动过缓在低氧血症患儿中是一个晚期征象，经常提示即将发生心肺骤停；奇脉是严重呼吸窘迫和/或心输出量下降的重要指标，吸气时收缩压较呼气时低 10mmHg 以上，反映了左心室射血量减少，临床上多见于心包缩窄或心脏压塞患者；血氧饱和度 ≤90% 提示严重组织缺氧，呼吸过速且血氧饱和度为 90%~95% 的患者也可能存在低氧血症，但须注意除外各种原因造成的假性血氧饱和度监测值偏低。

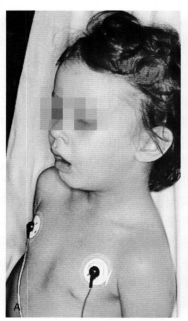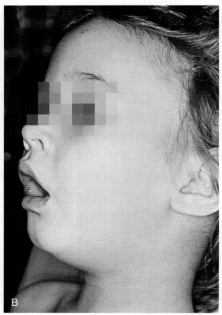

图 4-1-3　上气道梗阻"嗅物位"

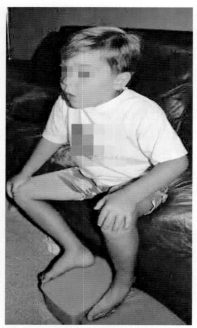

图 4-1-4　上气道梗阻"三脚架体位"

对呼吸的评估是呼吸困难评估的重点内容。视诊发现呼吸模式的改变往往可提供重要的病因线索，如浅而快的呼吸常见于哮喘或毛细支气管炎；深大呼吸提示代谢性酸中毒，尤其是糖尿病酮症酸中毒；陈-施呼吸是中枢神经系统病变的重要表现；胸腹矛盾则提示呼吸疲劳或肌无力；鼻翼扇动、点头呼吸提示呼吸功增加，辅助呼吸肌参与；触诊发现气管偏移提示一侧气胸、胸腔积液、肺气肿或肿物，触摸皮肤有"握雪感"提示皮下气肿。叩诊出现鼓音提示同侧气胸，浊音或实音则提示胸腔积液或占位病变。异常呼吸音同样具有病因提示意义：痰鸣声（呼噜声）可能出现在吸气相和/或呼气相，是口咽后部、气管和/或支气管的分泌物引起；吸气性喘鸣、声音改变提示上气道梗阻；失声由完全性上气道梗阻或声带功能障碍导致；犬吠样咳嗽提示声门下气管梗阻，最常由喉炎导致；呼气呻吟通常是中至重度呼吸困难的表现，见于下

气道疾病，或因疼痛和/或腹部膨隆限制了呼吸的腹部病变患儿；弥漫性呼气相哮鸣音是胸内下气道梗阻的体征，通常由哮喘或细支气管炎导致；无论是否伴有哮鸣音，呼气相延长是下气道梗阻的一个可靠体征；局部肺野的呼吸音减弱提示下气道病变；吸气相啰音提示细支气管炎、肺炎或肺水肿；胸膜摩擦音可能与肺炎或肺脓肿有关；心包摩擦音提示心包炎或心包积液。

呼吸困难（dyspnea）时的肌肉代偿表现具有重要的提示价值，主要表现为三凹征（three concave sign）（图 4-1-5）：出现剑突下凹提示膈肌代偿呼吸（膈肌做功占呼吸肌做功的 60%~80%）；肋间内外肌代偿提示中度呼吸困难（占呼吸肌做功的 15%）；胸锁乳突肌（点头样呼吸）、斜角肌和斜方肌（耸肩样呼吸）代表呼吸肌全部启动代偿，提示代偿已经极限，接下来就是失代偿，机械辅助呼吸应该及时给予。

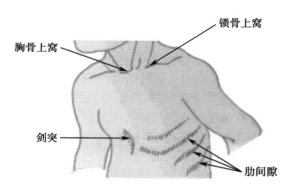

图 4-1-5 吸气三凹征

除呼吸系统外，发现其他器官系统的异常症状或体征可提示呼吸困难的非呼吸系统原因，如精神状态改变以及呼吸频率和/或模式异常可能提示严重的中枢神经系统疾病；心功能损害体征（如奔马律、颈静脉怒张）提示呼吸困难可能是心力衰竭或心源性休克所致；腹部压痛和/或膨隆提示的腹内病变；无明显肺部病变的儿童出现深快呼吸可能是因为各种原因导致的严重的代谢性酸中毒；荨麻疹、面部肿胀和/或口咽水肿提示全身性过敏反应。

2. 过敏史（allergy，A） 明确过敏史，特别是发病前过敏原接触史对过敏性疾病的诊断至关重要，同时有助于避免使用过敏药物。

3. 用药史（medication，M） 详细了解患儿的用药史及疗效对病因诊断、后续治疗方案的确定有重要参考意义。

4. 既往史（past medical history，P） 了解既往健康情况、基础病、家族史对病因诊断有很大帮助，如既往反复发作且支气管扩张剂有效提示哮喘，既往有特定慢性病提示可能是该慢性病的并发症；阳性家族史则提示遗传疾病等。

5. 最后一次进食（last meal） 了解最后一次进食的时间和食物种类对是否适合某些操作有重要参考意义，且对病因可能有提示作用。

6. 与本次发病密切相关的事件（events，E） 特别是对创伤、中毒的患者明确病情、判断严重程度、预估可能出现的问题有重大参考意义。

经过详细的二级评估，多数病人能够明确呼吸困难的病因及严重程度，随即应根据评估获得的资料，分析呼吸困难的可能病因并进行必要的相关辅助检查，制订全面、合理的治疗方案。

需要说明的是，在实际工作中，呼吸困难严重程度和病因的评估是同时进行的，在评估过程中，必须及时处理发现的可能危及生命的严重问题，再继续后面的评估，不可因评估延误关键抢救治疗措施的实施。且上述评估方法适用于新就诊的呼吸困难患者。对于机械通气过程中的患者发生新的呼吸困难或原有的呼吸困难加重时，应采用在机械通气过程中病情恶化的评估程序。

三、临床应用

对于呼吸困难儿童的具体评估和处理方法的实际应用，我们举例说明如下：

病例：患儿男，6个月。因"发热、咳嗽3天，气促1天"就诊。接诊时发现患儿反应差，面部青紫，呼吸急促，三凹征阳性。立刻启动应急反应系统、给予心电监护，非重复呼吸面罩吸入高浓度氧气，氧流量10L/min。患儿吸氧后青紫略有减轻，经皮氧饱和度为90%。无吸气性喉鸣，吸气性三凹征阳性，呼吸频率（respiratory rate，RR）68次/min，呼气延长，胸廓起伏可，两肺叩诊清音，呼吸音对称，可闻及哮鸣音及少量水泡音。脉率170次/min，脉搏有力，四肢暖，CRT 2s。立即给予氧驱动支气管扩张剂雾化吸入，建立静脉通路，准备甲强龙等药物。患儿无异物吸入、吃奶呛咳等病史。患儿面罩吸氧效果不明显，遂予以经鼻气道正压通气（NCPAP），压力 5cmH$_2$O、氧浓度 100%、流速 6L/min。NCPAP 吸氧后青紫缓解，呼吸困难明显减轻，氧饱和度升至 98%。准备收入 PICU 治疗。

问题 1：该病例出现的问题是什么？

患儿入急诊表现为反应差、气促、青紫，经 PAT 评估初步印象为呼吸急症，循环问题不排除，立即启动应急系统。在初级评估中患儿存在气促、呼吸做功增强、高流量吸氧下（10L/min），SpO$_2$ 90%，临床判断存在急性呼吸衰竭，根据患儿无吸气性喉鸣，呼气延长，可闻及哮鸣音及少量水泡音的情况，考虑存在下呼吸道梗阻。根据二级评估 "SAMPLE" 和详细查体，考虑毛细支气管炎或喘息性肺炎。

问题 2：评估中要注意哪些问题？

在初级评估过程中需按 "ABCDE" 流程，除呼吸外，不要疏忽气道、循环、神经和体温等检查，

与上呼吸道梗阻、心源性肺水肿、中枢性呼吸衰竭等鉴别。通过二级评估 "SAMPLE" 和详细查体，与吸入性肺炎、哮喘、支气管肺发育不良等疾病相鉴别。

各级评估同时应同步进行辅助检查评估，该儿在初步评估时即可完善血常规、血气分析和快速呼吸道病原学检查，根据病情进展情况决定是否床旁胸片，或在再次评估中完善胸片等检查。

【专家点评】

患儿出现呼吸衰竭、呼吸困难，应该及时、客观评价，并根据评价给予相应的干预。细致的评估包括 PAT、"ABCDE" "SAMPLE"，是有效的评价流程工具。该患儿由于按流程进行了快速评估，并遵循"评估—识别—干预—再评估"的评估三角流程，对发现的问题立刻进行了处理，使患儿的缺氧在短时间内得到缓解，避免了病情恶化。

（高恒妙）

第二节　常见呼吸困难的原因与鉴别

一、概述

呼吸困难（dyspnea）是儿科常见的主要症状，也是导致儿童心搏骤停的主要原因。导致呼吸困难的原因众多，以呼吸系统疾病最常见，其他原因包括循环系统疾病、神经系统疾病等。尽快确定呼吸困难的原因也常是临床医生面临的难题之一。为能快速评估和确定呼吸困难的原因，不同的学者提出了多种呼吸困难分类方法，儿童高级生命支持（pediatric advanced life support，PALS）课程将其分为四类，并提供了规范的评估和鉴别流程，制订针对病因的治疗策略，对呼吸困难和呼吸衰竭进行早期干预，避免发展为心肺衰竭或心搏骤停，是目前实用性强、应用最广的呼吸困难评估和分类方法。本节即以 PALS 课程中的呼吸衰竭的管理课程为基础，对呼吸困难的原因和鉴别进行介绍。

二、呼吸困难的四种原因

PALS 课程中的呼吸窘迫和呼吸衰竭的管理课程将呼吸困难的病因分为四类：上气道梗阻（upper airway obstruction，UAO）、下气道梗阻（lower airway obstruction，LAO）、肺部病变和呼吸节律紊乱。

（一）上气道梗阻

上气道梗阻是指胸腔外（声门以上）大气道发生的梗阻，吸气时气体流经过梗阻病灶引起压力降低，可使气道内压明显低于大气压，导致气道狭窄加重，呼气时则因气道内压大于大气压而使阻塞减轻，表现为吸气性呼吸困难（图 4-2-1）。梗阻的严重程度不一，轻者可仅有轻微症状，重者可表现为严重或完全气道梗阻。常见病因包括气道肿胀、异物、感染，其他原因包括扁桃体或腺样体肥大、气道内肿物或气道外肿物压迫气道、分泌物增多或黏稠、上呼吸道先天狭窄或意识水平下降导致的上呼吸道控制能力下降。

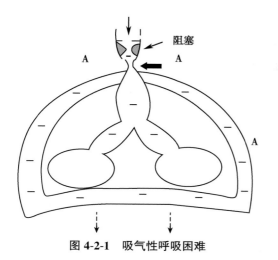

图 4-2-1　吸气性呼吸困难

（二）下气道梗阻

指胸内（声门以下）气道、较小支气管或毛细支气管的梗阻。阻塞位于中央气道胸内部位，吸气时由于胸膜腔内压降低使气道内压大于胸膜腔内压，使阻塞减轻；用力呼气时由于胸膜腔内压升高而压迫气道，使气道狭窄加重，表现为呼气性呼吸困难。内径<2mm 的小支气管柔软，吸气时随着肺泡的扩张，细支气管受周围弹性组织牵拉，其口径变大、管道伸长，呼气时则小气道缩短变窄。主要表现为呼气性呼吸困难（图 4-2-2），病因以哮喘、毛细支气管炎最常见，其他包括累及小气道的其他肺部或支气管病变，如闭塞性细支气管炎、支气管扩张、支气管肺发育不良等导致的小气道损伤等，表现为梗阻性通气功能障碍。

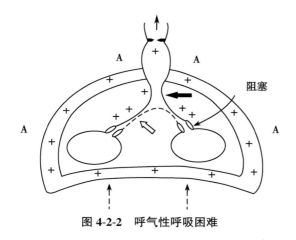

图 4-2-2　呼气性呼吸困难

（三）肺组织疾病

常见原因包括各种原因导致的肺炎、心源性肺水肿、急性呼吸窘迫综合征、创伤性肺挫伤及过敏、血管疾病、炎症、环境因素等引起的肺部病变。包括肺泡性、肺间质性、肺血管性疾病。主要出现

限制性通气功能障碍。

（四）呼吸节律紊乱

常见原因为神经系统疾病。其他原因包括导致患者意识水平下降的因素，如深度镇静、惊厥发作、严重代谢紊乱、中毒及药物过量等。由于呼吸节律紊乱导致呼吸模式异常，通气量不足。

三、四种呼吸困难原因的鉴别和治疗

按照本章第一节呼吸困难的评估方法，初步的评估干预应主要评估呼吸功能，确定呼吸问题的类型和严重程度。一旦氧合和通气状况稳定，尽快确定准确病因，采取针对性治疗策略，并在整个过程中，采用"评估—识别—干预—再评估"程序，对病情进展和治疗反应进行监测、分析和处理。确定病因和治疗的过程往往是同时进行的。

呼吸困难（dyspnea）的初步处理包括：①保持气道开放，具体措施包括采用适当体位，根据需求清理呼吸道分泌物或异物，根据情况决定使用口咽通气道还是气管插管、喉罩等措施；②维持通气和氧合，供氧以维持脉搏血氧饱和度的正常水平，必要时使用高浓度吸氧装置，或建立人工气道后给予正压通气，根据病情需要给予药物治疗（如支气管扩张剂等）；③监测循环情况，并尽快建立血管通路。

（一）上气道梗阻

上气道梗阻（upper airway obstruction，UAO）的典型表现是吸气性呼吸困难，吸气性喉鸣，可伴有声音改变。导致上气道梗阻的病因以喉炎、过敏反应、先天畸形和上气道异物梗阻最常见。对上气道梗阻的管理主要包括：保持适当体位，采用气道开放手法，清除异物，使用药物如吸入肾上腺素、布地奈德缓解上气道水肿，适度镇静降低焦虑，必要时建立人工气道。根据病情评估具体病因，并采取有针对性的治疗，例如过敏反应导致的上气道梗阻按严重过敏反应分级给予相应措施：停用过敏原、肾上腺素肌内注射、糖皮质激素及抗组胺药物等处理；急性喉炎给予糖皮质激素、肾上腺素雾化等治疗；咽后壁脓肿给予抗感染、手术治疗等。

（二）下气道梗阻

下气道梗阻（lower airway obstruction，LAO）典型的表现是以呼气延长、呼气性呼吸困难为主，肺部常可听到哮鸣音。但需要特别注意，严重下气道梗阻可能听不到哮鸣音，甚至呼吸音严重降低，形成所谓"静息肺"，但仍会有呼气延长等下气道梗阻表现，严重时出现三凹征，点头样、耸肩

样呼吸。常见病因是毛细支气管炎和哮喘。对下气道梗阻的患者,多数经使用支气管扩张剂、糖皮质激素雾化吸入、全身使用激素、硫酸镁等治疗后可缓解部分症状。

(三)肺组织疾病

典型表现为混合性呼吸困难,有呼吸频率增快、呼吸肌做功增强,肺部可闻及啰音或有肺实变体征,常见原因为感染、吸入等原因导致的肺炎、心源性肺水肿和急性呼吸窘迫综合征。治疗主要是在呼吸支持的同时进行对病因的治疗,肺部感染根据病原体给予及时、适当的抗感染治疗;心源性肺水肿,应积极控制心力衰竭;急性呼吸窘迫综合征,应在以"肺保护性通气策略"为核心的呼吸及综合支持治疗下,尽快治疗原发病。

(四)呼吸节律紊乱

特征性表现是呼吸节律的改变、呼吸无力、陈-施呼吸、间歇性呼吸等。常见原因为神经系统疾病、中毒、创伤等,治疗的重点是针对原发病采取不同的治疗措施和频率呼吸支持技术。严重高颅压者应立即降低颅内压,避免发生脑疝、中毒;药物过量者则应给予包括使用特效解毒剂在内的综合治疗措施。临床上自主呼吸频度和强度的判断,尤其机械通气时,不能用管道内雾气产生、监护仪测得频率、呼吸器促发次数来判断,而应该通过断开呼吸机、观察胸式呼吸、手掌放置在腹部等进行有效腹式呼吸感知等方式,更可以采用膈肌电位 Edi 感知,而判断是否有中枢呼吸、是否有有效呼吸。

综上简述了四类呼吸困难的临床特征(表 4-2-1)和处理要点。使用此分类方法时必须注意的是,该分类方法只是将常见病因进行了分类,但并未将一些少见的原因纳入该分类中,如张力性气胸、大量胸腔积液等,对于经评估后不能归入上述四类病因的患者,必须警惕其他病因的可能,并再次进行相关评估。

表 4-2-1 呼吸困难的初步评估

	临床特征	上气道梗阻	下气道梗阻	肺组织疾病	呼吸控制异常
A	气道	气道可维持通畅/不可维持通畅			
B	呼吸频率	增加			不定
	呼吸做功	增加			不定
	呼吸音	吸气性喉鸣、声嘶、犬吠样咳嗽	呼气相延长、哮鸣音	中细湿啰音、呼吸音减低	正常
C	心率	心动过速(早期);心动过缓(晚期)			
	皮肤	苍白、皮肤冷(早期);青紫(晚期)			
D	意识	焦虑、烦躁不安(早期);嗜睡、昏迷(晚期)			
E	体温	不定			

四、临床应用

应用前述方法常可快速判断导致呼吸困难的病变的定位和定性,有助于对患者及时开始有针对性的检查和治疗。举例如下:

病例:患儿男,6 岁。因"咳嗽、喘息 5天"就诊。反应尚可,口唇红润,呼吸略促,三四征阳性。初始印象为呼吸困难,但暂时无呼吸衰竭,给予鼻导管吸氧。

初级评估:患儿无吸气性喉鸣;吸气性三四征轻度,RR 35 次/min,呼气延长,胸廓起伏可,两肺叩诊清音,呼吸音对称,可闻及哮鸣音,经皮氧饱和度 97%(2L/min 鼻导管吸氧),P 130 次/min,脉搏有力,四肢暖,CRT 2s。双瞳孔大小正常,对光反射好。全身皮肤未见异常。

二级评估:询问病史得知患儿近 3 天咳嗽、喘息,无发热,再次详细查体未见其他异常;既往有花粉过敏史;发病后曾口服咳喘灵及阿奇霉素无效;既往有 2 次类似发作;3h前最后 1 次进餐;无异物吸入、吃奶呛咳等病史。诊断为支气管哮喘所致的下气道梗阻。予以支气管扩张剂及皮质激素雾化吸入,拍胸片,查血气分析、血常规,观察治疗效果。

问题1：该患儿出现的主要问题是什么？

接诊医师对患儿进行评估，发现患儿虽然呼吸困难，但暂时无明显缺氧表现，一般情况基本稳定。经过初级评估发现患儿以呼气延长、肺部哮鸣音为主要异常体征，判断存在下气道梗阻。在二次评估中患儿无发热等感染表现，既往有明确花粉过敏史和反复喘息史，初步判断为支气管哮喘导致的下气道梗阻，因而在最短时间内给予了针对病因的治疗。

问题2：此类患儿评估过程中强调什么？

该患儿经二级评估发现为支气管哮喘引起下气道梗阻，哮喘若不能快速有效控制，易进展为哮喘持续状态，故评估过程中强调快速救治、快速呼吸支持、快速给予支气管扩张剂及糖皮质激素雾化吸入，并完善相关检查。若不缓解则准备收入院治疗。

【专家点评】

通过初步印象、初步评估和二次评估，识别为呼吸窘迫，下呼吸道梗阻，支气管哮喘。评估过程中可考虑建立静脉通路，并完善诊断性评估，如血气分析、胸部 X 线等，进一步明确诊断。观察呼吸频率、体位、讲话方式、精神意识、呼吸做功、哮鸣音、脉率、肺功能、脉氧饱和度等情况，进一步判断哮喘急性发作的程度，根据患儿对气管扩张剂和糖皮质激素雾化的疗效进一步评判是否存在哮喘持续状态。根据评估决定雾化的频次、是否需要静脉用药、呼吸支持的方式等。

（高恒妙）

第三节　急性呼吸衰竭

一、概述

呼吸衰竭（respiratory failure，RF）是指将 O_2 输送到组织或从组织中去除 CO_2 的过程发生障碍，引起低氧血症和 / 或 CO_2 潴留，导致一系列代谢紊乱和生理功能失调的综合征。根据 RF 发生的特点及病程，可分为急性、慢性呼吸衰竭和慢性呼吸衰竭急性加重。急性呼吸衰竭（acute respiratory failure，ARF）一般指从数小时到数天内发生的呼吸衰竭。

二、ARF 的病理生理

气体交换异常是 ARF 的病理生理学特征，以氧合障碍更为常见，所有 ARF 患者几乎均有明显低氧血症，部分伴有 CO_2 潴留。严重低氧血症伴或不伴 CO_2 潴留可能危及生命。

肺部正常的气体交换需要两个基本条件：正常的肺泡通气量和与肺泡通气量相适应的毛细血管灌注，即通气血流比例（V/Q）。ARF 由严重肺泡通气不足或 V/Q 比例失调引起，或两者兼而有之。

肺泡通气量不足的结果是发生低氧血症和高碳酸血症，导致呼吸性酸中毒。由于神经、肌肉、胸廓、胸膜的病变和 / 或肺间质病变引起胸廓、肺的顺应性降低，导致肺容量和通气量减少，属于限制性通气功能障碍。由于气道狭窄或阻塞导致气道阻力增加，引起肺泡通气不足，属于阻塞性通气障碍。V/Q 比例失调可由局限性或弥漫性肺部病变引起，导致肺泡通气量严重降低，而肺泡周围的毛细血管血流灌注正常，引起功能性肺内分流，即该部分肺泡周围的毛细血管内的血流不经气体交换就进入肺静脉，是引起低氧血症的主要原因。若肺内分流 >30%，吸氧不能明显改善动脉血氧分压。在肺栓塞、休克、肺泡过度扩张毛细血管受压等情况下，该部分肺泡血流量减少，通气相对正常，V_A/Q 增大，肺泡有通气但换气不足，即无效腔样通气。换气功能障碍也可能是由于氧气在肺泡 - 毛细血管膜上的弥散障碍所致。ARDS、肺纤维化时弥散距离增大，肺实变、肺不张时弥散面积减少，均可导致弥散障碍。由于 CO_2 的弥散能力远远超过氧气，V/Q 比例失调导致的呼吸衰竭一般很少有高碳酸血症或仅有轻微的高碳酸血症。

三、ARF 的诊断和治疗

（一）ARF 的诊断

ARF 的诊断依靠临床表现和血气分析。

1. 临床表现

（1）临床特征：低氧血症的临床表现包括呼吸

急促、呼吸困难、烦躁或意识障碍、心率增快或心律失常及青紫。高碳酸血症的表现包括头痛、行为改变、意识障碍等。

（2）体征：呼吸做功增加表现为三凹征、呻吟、点头样呼吸、鼻翼扇动或胸腹矛盾呼吸。神经肌肉无力或中枢神经功能障碍患儿可不表现出呼吸做功增加的典型征象，呼气延长或闻及哮鸣音提示下呼吸道阻塞；呼吸音消失可能是由于气胸、胸腔积液或肺部实变肺不张所致；两肺固定的湿啰音通常是由于肺水肿或弥漫性间质性水肿引起的；喉喘鸣是上呼吸道变窄之后产生的湍流气流产生的，常见于喉炎、外部气道受压和异物吸入。

2. 血气分析 除临床表现外，血气分析是重要的诊断依据，在海平面、吸入空气的情况下，儿童动脉血氧分压（PaO_2）<60mmHg 和／或动脉二氧化碳分压（$PaCO_2$）>50mmHg 可诊断为呼吸衰竭。临床将呼吸衰竭分为两型：

Ⅰ型呼吸衰竭（type Ⅰ respiratory failure）：也称低氧血症型呼吸衰竭，血气分析的特点是 PaO_2<60mmHg，但 $PaCO_2$ 正常。Ⅰ型呼吸衰竭的气体交换障碍发生在肺泡-毛细血管膜水平，常见于心源性或非心源性肺水肿、严重肺炎。

Ⅱ型呼吸衰竭（type Ⅱ respiratory failure）：也称高碳酸血症型呼吸衰竭，血气分析的特点是 $PaCO_2$>50mmHg，常伴有低氧血症。

对于已经吸氧的病人，目前尚缺乏明确的诊断标准，多数采用 PaO_2 与吸入氧浓度（FiO_2）的比值（P/F）<300 作为诊断呼吸衰竭的依据。婴幼儿 PaO_2、$PaCO_2$ 和碱剩余数值较儿童低，尤其 4 个月以下小婴儿，PaO_2 下降更明显。临床表现和血气分析都是诊断呼吸衰竭不可或缺的证据。2015 年小儿急性肺损伤共识会议提出，采血困难时，将无创通气时 SpO_2 ≤97%、SpO_2/FiO_2 ≤264 作为 ARDS 的氧合指标之一。

（二）ARF 的治疗

ARF 的治疗包括适当的呼吸支持治疗和原发病的治疗。

1. 呼吸支持治疗 呼吸支持治疗的目的是纠正低氧血症和高碳酸血症、降低呼吸功，方法适当的气道管理和维持足够的通气，目标是纠正血气异常。

（1）保持气道通畅：是最基本、最重要的治疗措施，主要方法包括维持适当的体位、及时清除呼吸道分泌物及异物。若上述措施不能维持气道开放，应及时建立人工气道，其中气管插管是最常用的方法。

（2）氧疗：目标是维持足够的组织氧合，使 PaO_2 达到 60mmHg 或动脉血氧饱和度（SaO_2）达到 90% 左右。需注意的是，慢性肺功能不全患儿氧浓度过高可导致氧中毒及由于失去低氧刺激后的呼吸抑制引起的二氧化碳潴留，甚至出现二氧化碳麻醉。因此，应将吸入氧浓度调整到能满足组织氧合所需要的最低水平。根据临床情况，可以通过以下几种途径吸氧：鼻导管、普通面罩或非再呼吸面罩、高流量鼻导管。普通吸氧不能缓解者，应及时采取无创或有创通气。

（3）增加通气量，纠正高碳酸血症：纠正高碳酸血症的关键是增加肺泡通气量，可通过保持气道通畅、无创或有创通气等实现。呼吸兴奋剂仅适用于麻醉药物过量或中毒导致的呼吸抑制，且使用过程中必须保持气道通畅。

（4）机械通气：究竟选择无创通气还是有创通气取决于多种因素，包括 ARF 的病因、进展速度和严重程度。一般来说，如果没有有创通气的绝对适应证，也没有无创通气的禁忌证时，应优先选择无创通气，若无创通气不能纠正或病情进展快时，则应及时改用有创通气。常规机械通气仍不能缓解者，可考虑应用体外膜氧合（extracorporeal membrane oxygenation，ECMO）支持治疗。

2. 病因治疗 在治疗 ARF 的同时，尽快确定并治疗导致 ARF 的原发病因是治疗的根本。

3. 综合治疗 对 ARF 的患者，在治疗 ARF 和原发病的同时，必须采取积极措施，纠正内环境紊乱，维持内环境稳定，避免液量过多或不足，维持血红蛋白处于适当水平，并提供适当的营养支持。严密监测其他脏器功能，有异常者根据病情予以适当的支持治疗措施，特别注意防治多器官功能障碍综合征。

四、临床应用

急性呼吸衰竭的治疗主要包括两部分：针对呼吸衰竭采取适当的呼吸支持策略纠正低氧血症和高碳酸血症；尽快明确病因并采取有效的针对病因的治疗。举例如下：

病例：患儿男，10岁，体重35kg。因发热、咳嗽、呼吸困难4天入住呼吸科。诊断支原体肺炎。使用阿奇霉素、甲强龙、NCPAP治疗2天，呼吸困难进行性加重。在吸入氧浓度100%情况下，氧饱和度降低至92%，转入PICU。转入后查体：反应差，口周轻度发绀，RR 60次/min，三凹征阳性，两肺可闻及细湿啰音，HR 158次/min，心律齐，心音有力。血气分析：pH 7.29，PaO_2 66mmHg，$PaCO_2$ 38mmHg，BE −10.7mmol/L。胸部X线片显示两肺毛玻璃改变，多发斑片影（图4-3-1）。诊断重症难治性支原体肺炎、ARDS。立即进行气管插管、机械通气。通气方式为PRVC，呼吸机参数初调为：FiO_2 100%，RR 20次/min，Vt 200ml，PEEP 14cmH$_2$O，PIP 26cmH$_2$O，I/E 1:1.5。半小时后患儿氧饱和度逐渐升至99%~100%，复查血气PaO_2 170mmHg。逐渐调节呼吸机参数，6h后FiO_2降至55%，氧饱和度维持在95%~98%。其他参数同前。考虑为大环内酯类耐药肺炎支原体感染，更换抗菌药物为莫西沙星，转入后第2天发热明显减轻，支原体核酸检测证实为大环内酯类耐药肺炎支原体。继续治疗，病情逐渐好转，6天后拔管、撤离呼吸机。

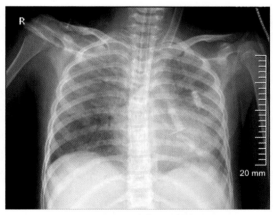

图4-3-1 胸部X线片

问题1：如何看待转入PICU前的呼吸治疗策略？

患儿为重症支原体感染导致的ARDS，表现为Ⅰ型呼吸衰竭，转入ICU后即给予气管插管有创通气，表明PICU前无创通气治疗失败。对于Ⅰ型呼吸衰竭，成人研究显示，无创治疗2h时观察是否有临床症状和体征改善，是无创治疗成功与否的阈值。目前儿童没有相关研究数据，但该患儿CPAP治疗2天，且氧浓度为100%，在插管时机或者转入PICU时机上可能存在问题。轻度ARDS的儿科患儿，尤其有免疫缺陷者建议采用无创通气，最好使用口鼻或全面罩方式，但不应因无创通气延误气管插管的时机，中重度ARDS建议进行有创机械通气。

问题2：该患儿有创通气有什么注意点？

患儿为ARDS病例，机械通气采用肺保护性通气策略，在尽可能改善氧合的同时，减轻呼吸机相关肺损伤。肺保护性通气策略核心为：小潮气量通气、肺顺应性差的患儿，潮气量3~6ml/kg。肺顺应性较好的患儿，潮气量设置接近生理范围5~8ml/kg，同时注意低平台压，平台压限制在28cmH$_2$O以下；当胸壁顺应性降低时，允许稍高的平台压力，29~32cmH$_2$O。儿童常用PCV模式，常用最大吸气压力（peak inspiratory pressure，PIP）代替平台压。合理设置最佳呼气末正压（positive end-expiratory pressure，PEEP）可采用PEEP/FiO_2滴定法、P-V曲线法等。对于严重ARDS患儿可根据氧合和血流动力学滴定PEEP在中至高度（10~15cmH$_2$O）。由于采用小潮气量和低平台压通气，尽管频率设置较常规提高20%~30%，患儿仍可出现高碳酸血症。因此，中重度ARDS可实施允许性高碳酸血症，控制pH在7.15~7.30。

【专家点评】

本例患儿为难治性支原体肺炎导致的ARDS，临床表现为Ⅰ型呼吸衰竭，经阿奇霉素、激素治疗病情仍进行性加重，原因为患儿所感染的是大环内酯类耐药的肺炎支原体。因此，转入PICU后治疗的调整主要有2点：一是立刻予以有创通气并采取肺保护性通气策略，使用低潮气量、高PEEP，尽快降低吸入氧浓度，在尽快改善氧合的同时，尽量减轻呼吸机相关性肺损伤；二是更换有效抗感染药物。更改治疗方案后患儿病情逐渐好转，最终于第6天撤离呼吸机，说明治疗方案调整得适当。

（高恒妙）

第四节 慢性呼吸衰竭

一、概述

慢性呼吸衰竭（chronic respiratory failure，CRF）是慢性疾病进展、肺功能逐渐降低所致。与 ARF 不同，由于发生过程缓慢，早期虽有低氧血症和高碳酸血症，但机体通过代偿适应机制，生理功能障碍较轻，血气分析的 pH 也仍能维持在正常水平。慢性呼吸衰竭在合并感染等应激因素的作用下，短时间内低氧血症和高碳酸血症快速加重，称为慢性呼吸衰竭急性加重。儿童慢性呼吸衰竭较少见，但近年随早产儿存活率的增加、儿童慢性肺疾病有所增加等，慢性呼吸衰竭的患儿也逐渐增多。

二、慢性呼吸衰竭的病因和病理生理

慢性呼吸衰竭的发病机制与 ARF 类似，但病因有很大不同，主要见于各种原因导致的气道阻塞性病变、慢性肺组织病变、肺血管及心脏疾病、神经肌肉疾病等慢性病。

慢性呼吸衰竭的病理生理和发病机制与 ARF 相似，主要包括肺通气不足、弥散障碍、V/Q 比例失调、肺内动静脉解剖分流增加及氧耗量增加。限制性或阻塞性通气障碍导致通气不足。前者常见于呼吸肌、胸廓、呼吸中枢病变，常称为呼吸泵衰竭，如脑瘫、脊髓性肌萎缩等；肺顺应性减低者也可导致限制性通气功能障碍。后者常见于气道狭窄或阻力增高的疾病，如支气管肺发育不良、重症哮喘、闭塞性细支气管炎等儿童慢性肺疾病。弥散障碍则是通过肺泡膜进行交换的过程发生障碍，由于氧的弥散能力仅为二氧化碳的 1/20，故弥散障碍所致者以低氧血症为主要表现，如慢性肺间质病变、肺纤维化等。V/Q 比例失调则由肺泡通气不足或血流减少引起，同样以低氧血症为主要表现，前者为功能性分流；后者为无效腔通气。肺内动静脉解剖分流是 V/Q 比例失调的特例，常见于肺动静脉瘘。

慢性呼吸衰竭的早期，各系统器官发生一系列代偿反应，以适应低氧血症和高碳酸血症。当慢性呼吸衰竭加重，将出现代偿不全或失代偿，并且出现多脏器系统的功能紊乱甚至衰竭。神经系统对缺氧最为敏感，早期可出现注意力不集中、定向力和记忆力减退等，随病情加重可有嗜睡、精神错乱甚至昏迷。严重的高碳酸血症可导致头痛、意识障碍、扑翼样震颤、抽搐、呼吸抑制等表现，称为肺性脑病。循环系统早期心率增快、心输出量增加，改善组织供氧；严重者出现心血管中枢抑制，长期慢性低氧血症可引起心肌纤维化等改变。随呼吸衰竭持续时间延长，会导致肺动脉高压而引起肺源性心脏病。其他脏器如肾脏、消化系统也会随呼吸衰竭时间延长和病情加重出现严重功能障碍。内环境紊乱，特别是呼吸性酸中毒和电解质紊乱也是慢性呼吸衰竭常见的表现。

三、慢性呼吸衰竭的诊断和治疗

慢性呼吸衰竭的诊断主要依据具有导致呼吸衰竭的原发疾病、有慢性呼吸衰竭的临床表现和血气分析，血气诊断标准同急性呼吸衰竭。

慢性呼吸衰竭的治疗包括：治疗原发病、去除诱因、保持气道通畅、适当的氧疗和呼吸支持以纠正低氧血症和解除二氧化碳潴留，并积极防治缺氧和二氧化碳潴留导致的器官功能障碍和其他症状。

1. **氧疗** 慢性呼吸衰竭的氧疗需注意保持低浓度吸氧，避免血氧含量过高，以免因动脉血氧分压过高导致呼吸抑制，加重二氧化碳潴留。慢性呼吸衰竭往往表现为慢性呼吸性酸中毒。中枢化学感受器不感受低氧刺激，对 H^+ 的敏感性比外周化学感受器高。但 CO_2 对呼吸运动的慢性刺激作用则较弱。外周化学感受器主要是在机体低氧气的情况下维持对呼吸的驱动。因此强调低浓度吸氧。

2. **呼吸支持** 呼吸支持的目的不是使血气分析结果完全恢复正常，而是恢复到患儿能够适应和耐受的稳定状态。根据病情选择无创或有创机械通气，早期使用无创通气可防止呼吸功能不全加重，缓解呼吸肌疲劳，有助于降低对有创通气的需求。设置呼吸机参数时要避免二氧化碳分压降低过快，否则可能导致呼吸动力不足和代谢性碱中毒。

3. 积极治疗诱因 感染是慢性呼吸衰竭加重最常见的诱因，非感染因素导致的呼吸衰竭也容易继发感染，因此对存在感染的患者，应根据感染的部位和可能的致病菌选择适当的抗菌药物。

4. 重要脏器的监测和支持治疗 慢性呼吸衰竭往往累及其他脏器，因此应对其他重要脏器功能进行监测与支持。预防和治疗肺动脉高压、肺源性心脏病、肺性脑病及肾功能不全、消化道功能障碍等疾病。

5. 其他综合性治疗措施 包括维持内环境稳定、适当的营养支持等。

四、临床应用

慢性呼吸衰竭的处理与急性呼吸衰竭有所不同。急性呼吸衰竭时应尽快纠正低氧血症和/或高碳酸血症，慢性呼吸衰竭时则应逐渐纠正，并且不追求血气分析完全正常，只要纠正至患儿能够耐受、没有明显的低氧血症和/或高碳酸血症症状即可。举例如下：

病例：患儿男，3个月，体重4.5kg。因发热、咳嗽、呼吸困难2天入院。患儿为孕29周早产，生后诊断新生儿呼吸窘迫综合征，使用肺表面活性物质气管插管注入2次、有创机械通气7天，拔管后NCPAP呼吸支持26天，带鼻导管吸氧出院，出院前血气分析$PaCO_2$ 58mmHg，PaO_2 78mmHg。出院后呼吸急促，需间断鼻导管吸氧。入院后查体：反应差，口周轻度发绀，RR 70次/min，经皮氧饱和度90%。三凹征阳性，两肺可闻及散在细湿啰音，HR 158次/min，律齐，心音有力。血气分析：pH 7.25，PaO_2 56mmHg，$PaCO_2$ 78mmHg，BE −8.7mmol/L。肺部CT扫描符合支气管肺发育不良表现。诊断支气管肺发育不良合并肺炎、Ⅱ型呼吸衰竭。立即给予NCPAP呼吸支持，吸入氧浓度60%，压力5cmH₂O，流速6L/min。30min后患儿氧饱和度逐渐升至99%~100%，但反应变差，复查血气 pH 7.15，PaO_2 170mmHg，$PaCO_2$ 96mmHg。降低吸入氧浓度为35%，其他参数未变，30min后复查血气 pH升至7.30，$PaCO_2$降至66mmHg，PaO_2降至95mmHg，反应好转。继续NCPAP呼吸支持，吸入氧浓度逐渐降至

25%。同时给予抗感染治疗。6天后撤离NCPAP，鼻导管吸氧流速在1~2L/min情况下经皮氧饱和度维持在95%~97%，复查血气分析PaO_2维持在75mmHg左右，$PaCO_2$维持在60mmHg左右，pH正常，患儿反应好，体温恢复正常，肺部啰音消失，好转出院。

问题1：该患儿治疗过程中出现反应差，调整吸入氧浓度后好转的原因是什么？

原因是患儿支气管肺发育不良（bronchopulmonary dysplasia，BPD）、慢性呼吸衰竭，基础$PaCO_2$高于正常水平，在反应差前吸入氧浓度过高导致呼吸抑制，降低吸入氧浓度后呼吸兴奋增强，反应好转，$PaCO_2$下降。

问题2：这类患儿若无创治疗失败，有创通气策略有哪些？

对于无创通气失败的患儿，需要气管插管通气，模式及参数应依据患儿肺部病理生理及呼吸力学情况进行选择，在保证足够呼吸支持的同时尽量避免或减少机械通气相关肺损伤。容量保证通气（volume guarantee，VG）与压力限制通气相比，可显著缩短机械通气时间，参数设置建议小潮气量（4~6ml/kg）、短吸气时间（0.3~0.4s）、快通气频率（30~60次/min），并提供足够的PEEP（5~8cmH₂O），同时注意避免肺过度膨胀。

【专家点评】

本患儿为早产儿，生后有重度新生儿呼吸窘迫综合征，经治疗后遗留支气管肺发育不良、慢性呼吸衰竭，本次因感染致使呼吸衰竭加重。入院后第一时间采取NCPAP呼吸支持，由于吸入氧浓度偏高，导致二氧化碳蓄积加重，酸中毒加重，反应变差。及时发现，降低吸入氧浓度后反而反应好转，提示在慢性Ⅱ型呼吸衰竭时需注意低浓度吸氧。注意指导家长对患儿进行肺功能锻炼康复，制订长期家庭呼吸支持随访计划。

（高恒妙）

参考文献

1. CAMPBELL ML. Dyspnea. Crit Care Nurs Clin North Am, 2017, 29 (4): 461-470.
2. CAMPBELL ML. Dyspnea. AACN Adv Crit Care, 2011,

22 (3): 257-264.

3. LAVIOLETTE L, LAVENEZIANA P, ERS Research Seminar Faculty. Dyspnoea: a multidimensional and multidisciplinary approach. Eur Respir J, 2014, 43 (6): 1750-1762.

4. WAHLS SA. Causes and evaluation of chronic dyspnea. Am Fam Physician, 2012, 86 (2): 173-182.

5. BANZETT RB, O'DONNELL CR, GUILFOYLE TE, et al. Multidimensional Dyspnea Profile: an instrument for clinical and laboratory research. Eur Respir J, 2015, 45 (6): 1681-1691.

6. FRIEDMAN ML, NITU ME. Acute Respiratory Failure in Children. Pediatr Ann, 2018, 47 (7): e268-e273.

7. PIRAINO T. Noninvasive Respiratory Support in Acute Hypoxemic Respiratory Failure. Respir Care, 2019, 64 (6): 638-646.

8. SINGH LT, SHARARA RS, LEAP J, et al. Management of Respiratory Failure. Crit Care Nurs Q, 2016, 39 (2): 94-109.

9. ROUSSOS C, KOUTSOUKOU A. Respiratory failure. Eur Respir J Suppl, 2003, 47: 3s-14s.

10. RANDERATH WJ, BLOCH KE. Noninvasive Ventilation for Chronic Hypercapnic Respiratory Failure. Respiration, 2019, 97 (1): 1-2.

第五章 氧 疗

第一节 低氧血症、缺氧的病理生理和氧疗概念

一、低氧血症、缺氧的原因和病理生理

低氧血症和缺氧临床上往往会混淆，实际上二者是有区别的。低氧血症（hypoxemia）是指循环系统中的氧分压低于正常，动脉血氧分压（arterial partial pressure of oxygen，PaO_2）是判断有无低氧血症的唯一指标；而缺氧是指氧供不足以满足氧需求的病理生理状态，缺氧的诊断比较复杂。

（一）低氧血症

大多数的学者将标准大气压下，PaO_2<60mmHg、经皮血氧饱和度（peripheral oxygen saturation，SpO_2）<90%，作为低氧血症的标准。低氧血症可由通气不足、通气与血流（ventilation-perfusion，V/Q）比例失调、分流、弥散障碍或吸入氧分压减低等心肺因素引起低张性低氧血症。①通气不足时动脉二氧化碳分压（arterial partial pressure of carbon dioxide，$PaCO_2$）和肺泡二氧化碳分压（alveolar partial pressure of carbon dioxide，P_ACO_2）均增加，从而导致肺泡氧分压（alveolar partial pressure of oxygen，P_AO_2）降低。当 P_AO_2 降低，氧气从肺泡至肺毛细血管的弥散减少，最终产生低氧血症。② V/Q 比例失调是指血流和通气的不平衡。由 V/Q 比例失调引起低氧血症的常见原因包括阻塞性肺部疾病、肺血管疾病和肺间质疾病。③分流是指血流不经过肺泡（如心内右向左分流、肺动静脉畸形等）或正常灌注情况下肺泡无通气（如肺不张和肺泡渗出性疾病）所导致 V/Q 比例降低。分流可引起极端的 V/Q 比例失调，使得一些肺部区域中 V/Q 比值为 0，从而产生顽固的低氧血症，难以通过辅助供氧纠正。④弥散受限是指氧气从肺泡进入肺毛细血管的过程受损，其通常由肺泡和 / 或肺间质炎症和纤维化所致（如间质性肺疾

病）。⑤吸入氧分压减少最常见于高海拔情况下，通过降低肺泡动脉血氧梯度使氧弥散受损，降低 P_AO_2，从而产生低氧血症。

低氧血症的分级分为轻度、中度、重度：轻度，PaO_2>50mmHg，动脉血氧饱和度（arterial oxygen saturation，SaO_2）>80%；中度，PaO_2 30~50mmHg，SaO_2 60%~80%；重度，PaO_2<30mmHg，SaO_2<60%。

危重病患者的低氧血症的管理是有挑战性的，过去的观念建议尽可能地使用氧气纠正低氧状态。然而氧分压增高会导致血管收缩，甚至减少微循环灌注。在心衰、卒中的患者中，越来越多的证据支持高氧血症可能增加病死率。"允许性低氧血症"概念也越发被重视。2021 年欧洲复苏委员会儿童生命支持指南中指出：在高 PEEP（>10cmH_2O）和标准优化措施下，仍有低氧血症的儿童，应考虑允许性低氧血症（氧合目标降低到 SpO_2 88%~92%）。

（二）缺氧

按照其原因可分为四类：低张性缺氧、血液性缺氧、循环性缺氧、组织性缺氧。①低张性缺氧是指由于肺泡氧分压降低或静脉血分流入动脉，血液从肺摄取的氧减少，以致动脉血氧含量减少，PaO_2 降低。常见原因有吸入气体氧分压低、外呼吸功能障碍、静脉血分流入动脉等。②血液性缺氧是指由于血红蛋白含量减少或性质发生改变，导致血液携带的氧减少，血氧含量降低，或血红蛋白结合的氧不易释放而引起的缺氧；常见于贫血、高铁血红蛋白血症、碳氧血红蛋白血症。③循环性缺氧是指由于血液循环障碍，供给组织的血液减少而引起的缺氧；常见于血管的狭窄或阻塞、心力衰竭、休克等。④由组织细胞利用氧异常所引起的缺氧称为组织性缺氧；常见原因有组织中毒（如氰化物、硫化氢、磷等可引起组织中毒性

缺氧)、组织水肿、组织间液和细胞内液的异常增多、组织需氧增多和线粒体功能损伤等。

缺氧时机体的功能代谢变化包括机体对缺氧的代偿性反应和由缺氧引起的代谢与功能障碍。轻度缺氧主要引起机体代偿性反应;严重缺氧而机体代偿不全时,出现的变化以代谢功能障碍为主。机体在急性缺氧时与慢性缺氧时的代偿性反应也有区别,急性缺氧是由于机体来不及代偿而较易发生代谢的功能障碍。

PaO_2 降低(低于 8kPa)可刺激颈动脉体和主动脉体化学感受器,反射性地引起呼吸加深加快,从而使肺泡通气量增加,肺泡气体氧分压升高,PaO_2 也随之升高。胸廓呼吸运动的增强使胸内负压增大,还可促进静脉回流,增加心输出量和肺血流量,有利于氧的摄取和运输。肺通气量增加是对急性低张性缺氧最重要的代偿性反应。血液性缺氧和组织性缺氧因 PaO_2 不低,故呼吸一般不增强。循环性缺氧如累及肺循环(如心力衰竭引起肺淤血、水肿时)可使呼吸加快。低张性缺氧引起的代偿性心血管反应,主要表现为心输出量增加、血流分布改变、肺血管收缩与毛细血管增生。

缺氧时,一方面交感神经兴奋引起血管收缩,另一方面局部组织因缺氧产生的乳酸、腺苷等代谢产物使血管扩张。这两种作用的平衡关系决定器官的血管是收缩还是扩张,以及血流量是减少还是增多。急性缺氧时,皮肤、腹腔内脏交感神经兴奋,缩血管作用占优势,故血管收缩,而心、脑血管以局部组织代谢产物的扩血管作用为主,故血管扩张,血流增加。这种血流分布的改变显然对于保证重要生命器官供氧是有利的。肺血管对缺氧的反应与体血管相反。肺泡缺氧及混合静脉血的氧分压降低均引起肺小动脉收缩,从而使缺氧的肺泡血流量减少。如果由肺泡通气量减少而引起的肺泡缺氧,则肺血管的收缩反应有利于维持肺泡通气与血流的适当比例,使流经这部分肺泡的血液仍能获得较充分的氧,从而维持较高的 PaO_2。此外,正常情况下由于重力作用,通过肺尖部的肺泡通气量与血流量的比值过大,肺泡气中氧不能充分地被血液运走。当缺氧引起较广泛的肺血管收缩,导致肺动脉压升高时,肺上部的血流增加,使肺上部的肺泡通气能得到更充分的利用。缺氧可使骨髓造血增强及氧合血红蛋白解离曲线右移,从而增加氧的运输和释放。在供氧不足的情况下,组织细胞可通过增强利用氧的能力和增强无氧酵解以获取维持生命活动所必需的能量。急性缺氧时以呼吸系统和循环系统的代偿反应为主;慢性缺氧者,主要靠增加组织利用氧和血液运送氧的能力以适应慢性缺氧。

严重缺氧,如低张性缺氧者 PaO_2 低于 4kPa(30mmHg)时,组织细胞可发生严重的缺氧性损伤,器官可发生功能障碍甚而功能衰竭。缺氧性细胞损伤主要为细胞膜、线粒体、溶酶体的变化。脑对缺氧十分敏感,急性缺氧可引起头痛、情绪激动、思维力、记忆力、判断力降低或丧失以及运动不协调等。慢性缺氧者则易出现疲劳、思睡、注意力不集中及精神抑郁等症状。严重缺氧可导致烦躁不安、惊厥、昏迷甚至死亡。缺氧引起脑组织的形态学变化主要是脑细胞变性、坏死,脑细胞肿胀及脑水肿。急性低张性缺氧表现为呼吸困难、咳嗽、咳出血性泡沫痰、肺部有湿性啰音、皮肤黏膜发绀等。PaO_2 过低可直接抑制呼吸中枢,使呼吸抑制,肺通气量减少,导致中枢性呼吸衰竭。严重的全身性缺氧时,心脏可受累,出现肺动脉高压、心力衰竭、心律失常。除了神经、呼吸与循环系统功能障碍外,肝、肾、消化道、内分泌系统等的功能均可因严重缺氧而受损害。

二、氧疗概念和应用

(一)概述

从吸入空气中摄取氧气并将其用于维持整个身体细胞有氧代谢的过程,可概括为三个步骤:氧气从肺泡至肺毛细血管被动弥散(即氧合过程);氧在肺毛细血管中与红细胞中的血红蛋白结合;溶解于血浆中。红细胞从肺部携带氧气至组织,在组织需要氧气参与氧化磷酸化时,氧气从结合氧血红蛋白中顺着浓度梯度释放,参与组织的代谢活动,线粒体消耗了大部分细胞内氧。氧疗是急诊常用的治疗手段之一,合理氧疗能使患者获益,而不恰当的氧疗,非但不能使患者获益,甚至会有害。有自主呼吸的患者的供氧方式有很多,主要包括低流量氧疗和高流量氧疗,如何根据实际情况合理地选择氧疗设备,主要着眼于患者需要的氧流量以及能否耐受供氧的设备。对于需要辅助通气的患者,可以通过自动充气式气囊或者气流充气式气囊供氧,作为机械通气前的准备。

氧疗(oxygen therapy),即氧气治疗,是使用高于空气氧体积分数的气体对低氧血症或缺氧患者进行治疗。

（二）氧疗的作用

氧疗对低张性缺氧的效果最好，吸氧可提高 P_AO_2，使 PaO_2 及 SaO_2 增高，血氧含量增多，因而对组织的供氧增加。由静脉血分流入动脉引起的低张性缺氧，因分流的血液未经肺泡直接流入动脉血，故吸氧对改善缺氧的作用不大。血液性缺氧、循环性缺氧和组织性缺氧者 PaO_2 及 SaO_2 正常，因为可结合氧的血红蛋白已达 95% 左右的饱和度，故吸氧虽然可明显提高 PaO_2，而 SaO_2 的增加却很有限，但吸氧可增加血浆内溶解的氧。吸入高浓度氧或高压氧使血浆中溶解的氧含量增加，可改善组织的供氧。组织性缺氧时，供氧一般无障碍，而是组织利用氧的能力降低。通过氧疗提高血浆与组织之间的氧分压梯度，可以促进氧的弥散，也可能有一定治疗作用。一氧化碳（carbonic oxide，CO）中毒者吸入纯氧，使血液的氧分压升高，氧可与 CO 竞争与血红蛋白结合，从而加速 CO 结合血红蛋白的解离，促进 CO 的排出，故氧疗效果较好。氧疗后的血流动力学效应是调节组织氧输送。氧疗可以使全身血管阻力增加，迷走神经感受器兴奋性提高，心率下降。氧疗可引起肺血管舒张，通气血流比例达到最佳状态。线粒体是氧感受器，氧疗刺激线粒体开启氧化还原反应，产生氧自由基，活化钙通道，进一步调节血管张力。但是氧过多会产生过多氧自由基，引起一系列副反应，详见本章第六节。

（三）氧疗的分度

1. **低浓度吸氧** $FiO_2 < 40\%$，通过鼻导管、面罩给氧等方式给氧。适用于轻度低氧血症；依赖低氧兴奋呼吸中枢和/或伴慢性二氧化碳潴留，需控制性吸氧的疾病，如 COPD、BPD 等；以及各类呼吸衰竭的稳定恢复期。注意 $FiO_2 < 25\%$ 一般认为无治疗价值。

2. **中等浓度吸氧** FiO_2 40%~60%，主要通过面罩、头罩给氧等方式给氧。常用于有明显通气/血流比例失调，或有弥散障碍又无二氧化碳潴留的低氧血症。

3. **高浓度吸氧** >60%，通过使用储气囊面罩、头罩、充气球囊给氧等方式给氧。常用于严重通气/血流比例失调患者，如 ARDS；还有呼吸衰竭、休克、重度贫血、心脏病、中毒等严重缺氧患者的抢救。心跳、呼吸骤停患者采用 100% 氧气球囊加压给氧。

可精确控制氧浓度的无创呼吸机支持（包括 CPAP、BiPAP 等）、有创呼吸机支持均可提供低、中、高浓度吸氧。

（四）氧疗装置

氧疗装置按送气流速高低分为两类（图 5-1-1）。表 5-1-1 为常见氧疗装置特点。

蓝色曲线表示的是患者的呼吸流速，上面是吸气流速，下面是呼气流速，虚线 A 和 B 表示氧疗系统提供的供氧流速，A 指低流量氧疗装置，装置提供的氧流量低于患者吸气峰流量，患者吸气流量越大，呼吸的空气就越多，FiO_2 越低；B 指高流量氧疗装置，装置提供氧流量总是高于患者吸气峰流量，并提供固定 FiO_2。

（1）低流量氧疗装置（low flow oxygen therapy，LFO）：所用装置提供的空气氧气混合气体流速低于自主吸气时的气体流速，吸气时有外源性空气补充。（常见低流量装置见图 5-1-2）

特点为：FiO_2 可变，在患者用力吸气时，同时会吸入部分空气，所以即便给氧条件一致，患者 FiO_2 会因人而异。

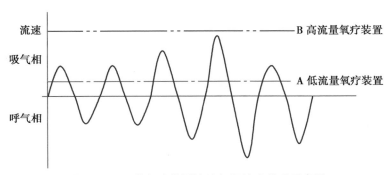

图 5-1-1 两种氧疗装置流速与氧浓度关系示意图

表 5-1-1 各种氧疗方式特点

氧疗方式	氧流量	氧浓度	适应证	注意事项
鼻导管吸氧	1~4L/min	25%~40%	为有自主呼吸的患儿提供低流量低浓度氧气	氧浓度受呼吸频率、潮气量及经口呼吸的程度影响。婴儿流量低于2L/min
简易面罩	5~12L/min	35%~50%	为有自主呼吸的患儿提供低、中浓度氧气	氧浓度受面罩的贴合度和呼吸频率影响。文丘里面罩可控制氧浓度,不使用湿化瓶
部分再呼吸面罩	10~12L/min	50%~60%	有储氧功能,为有自主呼吸的患儿提供中等浓度氧气	注意调整氧流量以避免储气囊塌陷
非再呼吸面罩	10~15L/min	65%~95%	为有自主呼吸的患儿提供高浓度氧气	面罩贴合度好的可提供高浓度氧;储气囊必须保持充满状态,确保单向活瓣工作正常;不使用湿化瓶
头罩	6~8L/min	40%~70%	为小于1岁不耐受面罩吸氧的婴儿提供中、高浓度氧	环境温度较高时会导致患者出汗及不适;国外报道氧流量≥10~15L/min时,氧浓度可达80%~90%
氧帐	10~20L/min	25%~50%	儿童氧浓度需求低于30%	有雾气影响观察
自充气式球囊	10L/min	95%~100%	提供高浓度氧气进行加压给氧	用于辅助通气,不用于常压吸氧;接储气囊可提供高浓度氧
气流充气式球囊	10L/min	100%	提供高浓度氧气和辅助通气	可提供患者吸氧和辅助通气,需要培训后有经验的医护人员使用

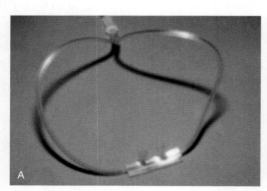 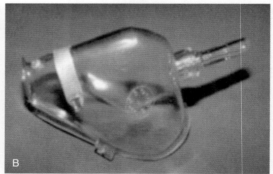

图 5-1-2 常见低流量氧疗装置
A. 鼻导管;B. 简单面罩。

（2）高流量氧疗装置（high flow oxygen therapy, HFO）：所用装置提供的空气氧气混合气体流速高于自主吸气时的峰流速,吸气时没有外源性空气补充。

特点为：提供气流峰流速大于患者吸气峰流速,而FiO_2固定（常见高流量氧疗装置见图5-1-3；儿童高流量推荐设置见表5-1-2）。

表 5-1-2 不同年龄段高流量设置推荐

年龄段	推荐设置
婴儿	1L/(kg·min),最大2L/(kg·min)
儿童	1L/(kg·min),最大2L/(kg·min)
青少年	1~2L/(kg·min)(上限不超过成人50~60L/min)

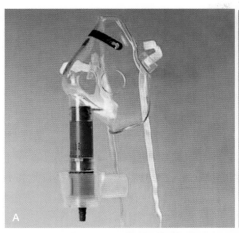
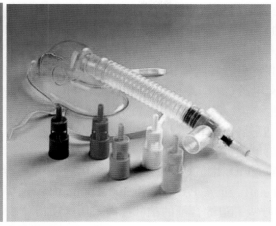
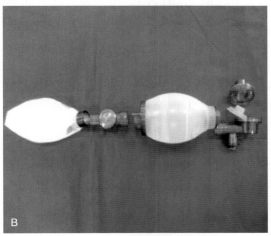

图 5-1-3 常见高流量氧疗装置
A. 文丘里面罩;B. 自充气式球囊。

三、氧疗监测

氧疗的目的是满足机体(线粒体)的氧需求。有许多方法用于监测氧合作用是否受损以及是否正处于不能满足全身组织代谢需求的风险。主要包括以下几种:

1. **动脉血氧饱和度**(oxygen saturation in arterial blood,SaO_2) 大部分从肺泡弥散至肺毛细血管的氧与红细胞中的血红蛋白结合。SaO_2 是血红蛋白与氧结合的红细胞比例。它可通过动脉血气测量,但最常采用脉搏血氧定量法进行无创性测量。通常 SaO_2<80% 时需引起重视,反映组织缺氧,但不应该仅孤立地以这个数值来评判。比如贫血时,SaO_2 正常,但是输送至组织的氧气不足。氧疗目标 SaO_2 通常为 94%~98%,危重症患者可降低至 88%~92%。

2. **动脉血氧分压** 为物理溶解于血液的氧所产生的张力。PaO_2 是溶于血浆中的氧量,可采用动脉血气检测。通常认为 PaO_2<45mmHg 提示组织缺氧,但也不应孤立地仅以该数值为判断标准。

3. **肺泡动脉血氧梯度**(alveolar-arterial gradient,A-a gradient) 是氧合作用的一种常用测定指标("A"代表肺泡,"a"代表动脉氧合作用)。它实际上是指肺泡中的氧量[即肺泡氧分压(P_AO_2)]和溶解于血浆的氧量(PaO_2)之差:A-a 血氧梯度 $=P_AO_2-PaO_2$。PaO_2 通过动脉血气进行测量,而 P_AO_2 采用肺泡气公式计算:P_AO_2=[FiO_2×(Patm−PH_2O)]−($PaCO_2$÷R),其中 FiO_2 是吸入氧浓度(fraction of inspired oxygen,在室内空气为 0.21),Patm 是大气压(在海平面为 760mmHg),PH_2O 是水分压(在 37℃ 时为 47mmHg),$PaCO_2$ 是动脉二氧化碳分压,R 是呼吸商。在一般情况下,呼吸商约为 0.8,但随着机体对摄入碳水化合物、蛋白和脂肪相对利用量的变化而变化。采用该肺泡气方程计算的 A-a 血氧梯度值,可能与真实数值存在高达 10mmHg 的偏差。这反映了该公式是从更加复杂的计算方法简化而来,其中的几种独立变量(如 FiO_2 和 R)并不精确。正常 A-a 血氧梯度随年龄而变化,可根据下述公式估算,这里假定患者呼吸室内空气:A-a 血氧梯度 = $2.5+0.21\times$ 年龄(岁)。A-a 血氧梯度随着 FiO_2 升高而增加。当患者接受较高的 FiO_2,P_AO_2 和 PaO_2 均增加。但是,P_AO_2 的增加不成比例,从而引起 A-a 血氧梯度增加。

4. **PaO_2/FiO_2 比值(P/F)** 是氧合作用的另一个常见测量值。正常 P/F 比值为 300~500mmHg,诊断急性呼吸窘迫综合征的柏林标准采用这项指标对疾病严重程度进行分级,在 $PEEP>5cmH_2O$ 时,P/F<100mmHg 提示重度 ARDS。

5. **氧合指数(oxygenation index,OI)** 最常用于新生儿持续肺动脉高压和急性呼吸窘迫综合征患者的氧合状态的评估。OI 计算如下:OI= ($MAP\times FiO_2\div PaO_2$)×100。较高的 OI(如 ≥25)提示重度低氧血症性呼吸衰竭。

6. **动脉肺泡(a-A)氧比值(arterial/alveolar oxygen tension ratio)** 由 PaO_2 除以 P_AO_2 确定("A"表示肺泡,"a"表示动脉氧合作用):a-A 氧比值 = $PaO_2\div P_AO_2$。a-A 氧比值常用于预测当 FiO_2 变化时 PaO_2 将产生的改变。其正常下限为 0.77~0.82;当 FiO_2 小于 0.55(即 55%)时,该值最可靠。

7. **混合静脉血氧饱和度(mixed venous oxygen saturation,$SmvO_2$)和中心静脉血氧饱和度(central venous oxygen saturation,$ScvO_2$)** 是组织灌注和氧合较为敏感的指标。$SmvO_2$ 和 $ScvO_2$ 所收集的都是全身静脉血液,但前者混合充分,测量结果较为准确;后者受上腔静脉引流区域器官代谢的影响较大。两者具有较好的相关性,鉴于中心静脉血更容易获得,临床更常用 $ScvO_2$。$ScvO_2$ 可作为指导循环治疗和改善预后的良好指标,一项

儿童随机对照试验(randomized controlled trial,RCT)研究建议儿童脓毒症休克 $ScvO_2$ 目标值大于 70%。强调低静脉血氧饱和度不良意义的同时,必须强调高静脉血氧饱和度未必是好事,如果高静脉血氧饱和度伴有进行性代谢性中毒,则提示外周细胞氧利用障碍。

8. **血乳酸及乳酸清除率** 是反映组织低灌注和组织缺氧的指标。组织细胞灌注不足所致的细胞缺氧导致患者乳酸升高,乳酸水平和乳酸清除率可判断休克患者血流动力学是否稳定,是液体复苏有效性的指标。

血乳酸升高是诊断组织低灌注的必要条件。在临床化验室之间,血乳酸水平的正常值下限是一致的为 0.5mmol/L;而正常值上限是相差很大,从 1.0mmol/L 到 2.2mmol/L 不等。因此,各个实验室之间血乳酸异常的临界值是不同的。

乳酸清除率 =Lac(初始)−Lac(液体复苏后)/Lac(初始)×100%

既往认为乳酸清除率>30% 可作为实现液体复苏目标,目前存在争议。

氧疗的目的是改善患者低氧血症和缺氧,氧疗开始后应当每 5~10min 评估患者 SpO_2 变化情况,若 SpO_2 未能上升至目标范围,应当积极寻找原因并行血气分析检查全面评估患者情况。若 SpO_2 上升至目标范围内,且患者心率、呼吸频率稳定则提示氧疗有效。

稳定的恢复期患者,SpO_2 稳定于目标区间高限一段时间后(通常 4~8h)可逐渐降低吸入氧气浓度。若心率、呼吸频率、SpO_2 稳定,可酌情复查血气,逐渐降低 FiO_2 直至停止氧疗。若停止氧疗后出现低氧,则应当寻找恶化的原因;若氧合仍不能维持,应当再次给予重新评估并选择合理的氧疗方法。

(奚悦玲 王 莹)

第二节 低流量氧疗

一、概述

快速有效的氧疗是重症患者治疗必要的组成部分,有自主呼吸的患者供氧方式有很多,合理地选择氧疗方式和设备,主要取决于供给的氧

流量是否满足患者生理或病理生理的需要及患者能否耐受供氧的设备。临床上,按供氧设备能否输出足够的氧流量为患者提供稳定的吸入氧浓度(FiO_2),将供氧装置分为低流量氧疗(low flow oxygen,LFO)与高流量氧疗(high-flow oxygen therapy,HFO)两类。低流量氧疗指患者吸气的流量通常超过装置提供的流量,吸入气体中混有空气,吸入氧浓度低。低流量供氧系统所提供的氧气流量通常小于 4L/min,常见设备有吹氧、鼻导管吸氧、面罩吸氧等,下面依次介绍。

二、设备和特点

1. **吹氧** 通过患者的面部进行吹氧,不是一个可靠的供氧方式,不适用于成人,但对于因为烦躁等原因不能接受其他供氧方式的婴幼儿,可以作为一个暂时的供氧方式,尤其对于一些可逆性的呼吸窘迫,如喉炎、支气管痉挛。吹氧装置主要包括氧气管、螺纹管或者简易面罩。患儿父母或护理人员可将供氧设备近距离置于患者面部提供氧疗。有限的数据表明,此种方式供氧仅提供低浓度的氧气。

2. **鼻导管吸氧** 通常所称的鼻导管吸氧是低流量吸氧。采用单管或双管输氧管,氧气源输出处可接一湿化瓶,起到鼻腔湿化作用,供氧途径包括:①鼻咽导管法(图 5-2-1):单侧鼻导管插入至软腭处,深度约为鼻尖至耳垂距离的 2/3 或 7~9cm,以鼻咽腔作为储氧腔,氧流量为 2~3L/min,FiO_2 在 30% 以下,该法已经淘汰;②鼻前庭导管法:导管置于鼻前庭,儿童约 2cm,氧流量可达 6~8L/min,FiO_2 可达 35%~50%;③双鼻导管吸氧:吸氧管前端有两个软短管(双鼻塞)(图 5-2-2),置入鼻前庭内 0.5~1cm,氧流量 1~2L/min(一般 ≤4L/min),氧浓度 25%~40%;④气管切开者吸氧单管可放入气管切口内 1~2cm,导管口径应选择小于气管切开套管直径的 50% 左右(图 5-2-3)。

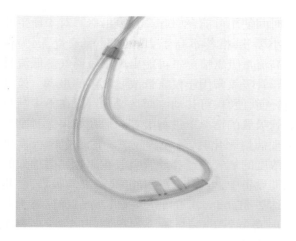

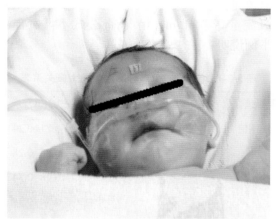

图 5-2-2 双鼻导管吸氧

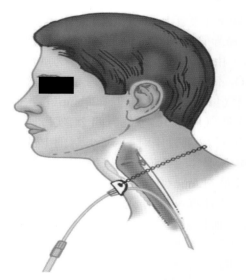

图 5-2-3 气管切开吸氧管

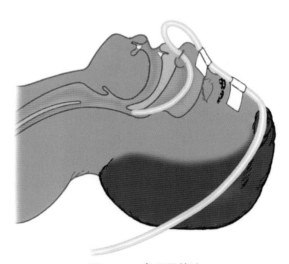

图 5-2-1 鼻咽导管法

上述吸氧方式,吸入氧气的同时混有空气,因此患者的 FiO_2 受储气腔容量、呼吸频率、潮气量、氧流量以及经口呼吸等因素影响。当氧流量超过 2L/min 时,未经加温加湿的氧气对鼻腔刺激大,长时间使用可能会引起鼻黏膜出血。对于新生儿和小婴儿,推荐不高于 2L/min 的氧流量,因为在更高流量吸氧情况下可能出现正压通气。低流量鼻导管吸氧常用于仅需低浓度氧供的患者。该设备轻便、便宜、可移动。而且婴儿可以在不中断鼻导管吸氧的情况下进行喂养。但是如果患者突然出现病情恶化时,鼻导管吸氧无法稳定地提供更高浓度的氧气。经鼻导管吸氧在通过加温加湿的辅助设备中,可提供高流量和高浓度的吸氧,婴儿可达 2~8L/min,儿童可达 4~60L/min(详见第十六章)。鼻导管 FiO_2 与氧流量有关(表 5-2-1)。FiO_2 与氧流量关系公式适用于氧流量低于 6L/min,对于氧流量高于 6L/min 情况,此公式不再适合,下面举例说明:

表 5-2-1 鼻导管 FiO_2 与氧流量的大概关系表

吸氧装置	储氧部分容量	氧流量	FiO_2
鼻导管	50ml	1	0.21~0.24
		2	0.24~0.28
		3	0.28~0.34
		4	0.34~0.38
		5	0.38~0.42
		6	0.42~0.46

鼻导管吸氧 1L/min 时,$FiO_2=21\%+4×1\%=25\%$;同理,鼻导管吸氧 10L/min 时,$FiO_2=21\%+4×10\%=101\%$。由此可见此公式有局限。为解释鼻导管的 FiO_2 不固定,我们来假设一种理想的呼吸模式:潮气量 500ml,呼吸频率 20bmp(每次呼吸周期 3s),吸气时间 1s,呼气时间 2s,实际呼气时间为 1.5s(呼气末暂停时间 0.5s),解剖上的储氧结构(鼻、鼻咽、口咽)50ml(解剖无效腔的 1/3),鼻导管氧流量 6L/min(100ml/s)。

上述计算可得出 6L/min 鼻导管吸氧下 FiO_2 为 44%,而代入公式:$FiO_2=21\%+4×6\%=45\%$。估算值和实际值非常接近。当氧流量超过 6L/min 时,上述公式不再适用,感兴趣读者可带入 8L/min 进行计算(理想呼吸模式吸入氧浓度见图 5-2-4)。

FiO_2 与吸入氧流量关系公式:

鼻导管时每次呼吸吸入的纯氧容量 = 无效腔容量 + 吸入氧流速 × 吸气时间 +(潮气量 - 无效腔容量 - 吸入氧流速 × 吸气时间)×21%;故 $FiO_2=$ 吸入的纯氧容量 / 吸入潮气量,一般鼻导管

吸入氧浓度浓度为 24%~42%;但该公式计算儿童往往存在误差。

临床上常用的公式 $FiO_2=21+4×$ 吸入氧流量(L/min),仅为简易计算,鼻导管 FiO_2 一般不会大于 42%。

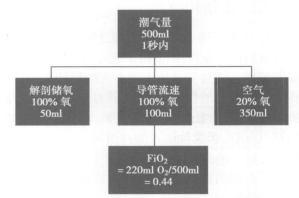

图 5-2-4 理想呼吸模式吸入氧浓度

鼻导管会将储氧结构内空气排走,50ml 为 100% 纯氧,鼻导管在吸气 1s 内提供 100ml 纯氧,空气的氧含量为 21%,为便于计算简化为 20%。

3. **简易面罩吸氧** 面罩吸氧是有自主呼吸患者氧疗最常见的方式(图 5-2-5)。要求面罩能完全紧密覆盖患者口鼻,用松紧带环绕头部,塑料面罩本身也相当于储氧器,连接一根细管道供氧,通过面罩上的小孔呼出气体,空气也从这些小孔中进入,与氧气混合,因此降低了患者的 FiO_2。固定氧流量在 6~10L/min,可以提供 FiO_2 40%~60%,但受呼吸频率和面罩贴合度影响。面罩的特征、面罩的密封程度以及有无额外储氧装置决定了面罩吸氧所能达到的 FiO_2。普通面罩可提供 FiO_2 40%~60%,适用于低氧血症且不

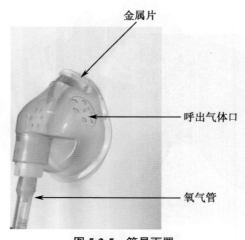

图 5-2-5 简易面罩

伴高碳酸血症风险的患者。氧气流速小于5L/min时,面罩内的二氧化碳将难以被完全冲刷导致复吸,因此普通面罩吸氧流速不应低于5L/min。简易面罩适用于中等程度需氧的患者,FiO_2高于鼻导管吸氧,但无法精确计算出FiO_2。不适用于带上面罩焦虑或不配合的患者。对于呕吐和昏迷患者,易致误吸、窒息等风险,因此面罩必须透明,便于观察,但一般不推荐使用于面部外伤者。表5-2-2为面罩FiO_2与氧流量的大概关系。

表 5-2-2 面罩 FiO_2 与氧流量的大概关系表

吸入装置	储氧部分容量 /ml	氧流量 /（L·min^{-1}）	FiO_2
普通面罩	150~250	5~6	0.4
		6~7	0.5
		7~8	0.6

4. **部分重复呼吸面罩氧疗** 由一个简易面罩和一个附加的储气囊构成(图5-2-6),氧流量10~12L/min可达FiO_2 50%~60%。通过这个设备,吸入气体主要是新鲜氧气和储气囊中氧气,通过出气孔中带入的空气极少。虽然贮气囊中混有部分呼出气体,但其中氧浓度仍非常高,因为早期进入储气囊的呼出气体主要是口腔和上气道无效腔中的气体,这部分气体氧浓度高,二氧化碳含量极少。为了保证储气囊中的氧浓度,减少二氧化碳的重复吸入,氧流量必须保证储气囊充气,不至于塌陷。虽然部分重复呼吸面罩提供的氧浓度高于简易面罩,但空气仍可以通过呼气的小孔进入。同样,此给氧方式不建议用于易呕吐和昏迷病例。表5-2-3为部分重复吸入面罩FiO_2与氧流量的大概关系。

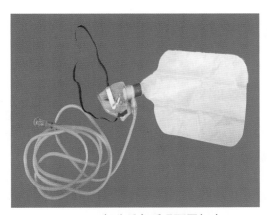

图 5-2-6 部分重复呼吸面罩氧疗

表 5-2-3 部分重复吸入面罩 FiO_2 与氧流量的大概关系表

吸入装置	储氧部分容量 /ml	氧流量 /（L·min^{-1}）	FiO_2
部分重复吸入面罩	750~1 250	5	0.35~0.5
		7	0.35~0.7
		10	0.5~0.9

5. **非重复呼吸面罩氧疗** 由一个面罩和储气囊及两个单向阀门构成(图5-2-7),单向阀门的作用是限制呼出气体及空气混入吸入的氧气中。在面罩密封的情况下,氧流量10~15L/min的非重复呼吸面罩可提供FiO_2 95%左右。一个单向阀位于面罩的呼气小孔上,在呼气时可使气体通过小孔呼出,并限制吸气时空气进入面罩。另一个单向阀在面罩和贮气囊之间,这个单向阀可以防止呼出气体进入储气囊中。作为一个安全措施,面罩上只有一个呼气孔有单向阀,当发生意外,没有供氧的情况下,患者仍然可通过另一个呼气孔吸入空气。另外,进入面罩的氧流量需使储气囊不塌陷。非重复呼吸面罩氧疗是为有自主呼吸患者提供高浓度吸氧的可靠选择。

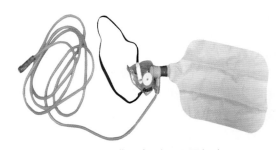

图 5-2-7 非重复呼吸面罩氧疗

三、适应证

低氧血症是临床应用氧疗最常见的适应证,低流量氧疗适用于一般情况稳定,生命体征正常或需长期家庭氧疗的患者。

四、临床应用

病例:患儿男,2岁,因"发热伴咳嗽3天入院"。入院后查体:T 38℃,RR 35次/min,HR 122次/min,SpO_2 90%(室内空气下)。神志清,精神反应尚好;三凹征(−),两肺呼吸音粗,可及中细湿啰音;心音有力,心律齐,未及心脏杂音;腹软,肝脾肋下未及;颈软,脑膜刺激征(-)。入院后胸片提示:两肺感染。血常规:CRP 30mg/L、WBC 8.79×10^9/L、N 59.8%、Hb 123.0g/L、Plt 293×10^9/L。动脉血气分析:pH 7.351、$PaCO_2$ 40.80mmHg、PaO_2 56.40mmHg、HCO_3^- 27.70mmHg。血电解质:K^+ 4.3mmol/L、Na^+ 134mmol/L、Ca^{2+} 1.06mmol/L;GLU 4.6mmol/L;Lac 2.40mmol/L。

问题 1:该患儿入院诊断为肺炎,是否需要氧疗?应选择何种氧疗装置?

该患儿入院时有呼吸急促,室内空气下 SpO_2 90%,动脉血气 PaO_2 56.40mmHg,低氧血症诊断明确,需要氧疗。该患儿无明显呼吸费力,可选用低流量氧疗装置,如鼻导管吸氧或面罩吸氧,观察患儿呼吸情况及 SpO_2 或监测动脉血气分析,评估吸氧后患儿气促和低氧血症是否纠正。

问题 2:操作低流量氧疗装置时有哪些注意事项?

注意事项如下:

(1)呼吸窘迫的患者在氧疗时可能产生恐惧或烦躁,造成呼吸困难加重。因此,需要护理者将氧疗设备摆放合适的位置并帮助患者保持舒适的体位。

(2)虽然氧气本身不是易燃物,但可使有些实物更易燃烧。因此患者接受氧疗或氧气钢瓶时应远离明火或吸烟者。

(3)氧气需要湿化,以防分泌物干燥阻塞小气道。

(4)为防止污染和导管堵塞,应随时检查吸氧导管有无分泌物堵塞,并及时更换。

(5)低流量氧疗简单便捷,但存在一定局限性,如吸气峰流量不足;没有足够的加温和湿化;患者耐受性差;患者实际吸入的氧流量和氧浓度不恒定、不精确等问题。

问题 3:使用中要注意哪些问题?

注意以下问题:

(1)面罩不适合用于易呕吐、昏迷病例。

(2)注意储气容量(鼻腔、面罩内容量)是影响 FiO_2 的重要因素。面罩的特征、面罩的密封程度及有无额外储氧装置决定了面罩吸氧所能达到的 FiO_2。

(3)注意面罩的压迫损伤。

(4)注意鼻导管的脱落和面罩氧气连接管的脱落。

(5)注意开放气道。

(6)最大氧流量设置与使用方式有关,过高的氧流量不会增加 FiO_2,反而增加不适感;过低的氧浓度达不到足够的供氧,但是带面罩装置的 FiO_2 需要在 5L/min 以上。鼻导管氧疗时儿童流量一般小于 5L/min,若 $\geq$ 5L/min,由于湿化不足,易使患儿出现鼻腔黏膜干燥甚至出血等不适感。

【专家点评】

根据患者不同的需求选择不同的氧疗装置,不同的氧流量装置达到的治疗目标不一致,同时要注意选择适合于不同年龄儿童使用的装置。氧疗设施容易引起局部并发症,高氧吸入还有全身性影响。

（奚悦玲　王　莹）

第三节　高流量氧疗

一、概述

高流量氧疗(high-flow oxygen therapy,HFO)是指提供的空气氧气混合气体流速高于自主吸气时的气体流速,吸气时没有外源性空气补充。高流量氧疗设备常见的有带储气囊的头罩、氧帐、充气囊、经鼻高流量氧疗等装置。当低流量氧疗设备无法满足患者对氧气的需求时常需要高流量氧疗。

设备和特点:

1. **头罩、氧帐氧疗**　适用于需要连续吸氧但又不能耐受鼻导管或面罩的婴儿、儿童,可以提供加温加湿。

(1)头罩(图 5-3-1):是透明的塑料圆柱体,包围着婴儿的头部,氧气通过一个进气口(图 5-3-2)进入,呼出的气体通过位于颈部的开口排出。

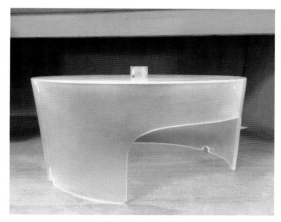

图 5-3-1　头罩

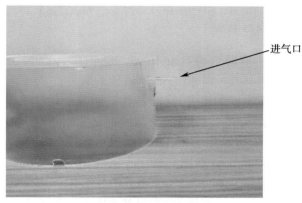

进气口

图 5-3-2　头罩进气口

1）头罩氧疗特点：

A. 简便、无刺激，可根据病情调节氧浓度，长时间吸氧也不会发生氧中毒，便于观察病情。

B. 适用于面罩吸氧依从性较差的年幼儿；尤其不能接受鼻导管、面罩及需要相对较高浓度吸氧的自主呼吸良好的患儿。

C. 通常设置 7~10L/min 的氧流量可以提供 FiO_2 22%~80%。

2）头罩氧疗使用注意事项：

A. 环境温度较高时会导致病人出汗及不适。

B. 头罩内氧浓度变化易受到各种因素影响，如病人与头罩之间缝隙不宜太大，会引起头罩内氧浓度降低。

C. 由于 CO_2 重于 O_2，头罩吸氧时 O_2 位于上方、CO_2 位于下方，故头罩下部的出气孔不能堵住，以免头罩内 CO_2 积聚。

D. 输氧管顶部插入，大流量气流（湿化但未加热）直接吹向患儿面部，不仅是一个很大的刺激，并且可导致体温降低。

（2）氧帐：是围绕儿童头部及上身的透明塑料外壳，虽然高流量吸氧的情况下，氧帐内 FiO_2 可以达到 50%，但是氧帐开放，持续混入空气，因此需要高浓度吸氧时氧帐往往不能满足。此外，湿化的气体会形成雾，妨碍对患者的观察，不能尽早发现患者的变化，如青紫或反应迟钝等。目前临床已基本淘汰此种氧疗方式。

2. **充气囊氧疗**　充气囊主要用于需要辅助呼吸的患者，可以连接面罩或者人工气道。自动充气式气囊及其构造（图 5-3-3）：由面罩、单向压力安全阀、复苏皮囊、储气袋构成，通过反弹机制再膨胀，不需要气源保持其膨胀状态。在氧气进入气囊的过程中，空气可夹带进入，稀释了患者的吸入氧浓度。只连接氧气未连接储气袋的自动充气式球囊只能输送 40% 氧气，连接储气袋的自动充气式球囊可以提供 90%~100% 氧气，为了保证持续有高浓度氧，复苏时记住连接一个储气袋。为了避免过高的氧气流量和过低的压缩次数而造成球体和气囊内压太高，设置了单向压力安全阀，自动调节进气压力在安全范围。气流充气式气囊及其构造（图 5-3-4）：需要气源保持气囊膨胀（在不用时气囊是瘪的），可以提供 100% 纯氧，相比自动充气式气囊，气流充气式气囊使用更为复杂，氧流量和出气阀必须保证安全有效的通气，因此气流充气式气囊必须是经过训练的专业临床人员使用。

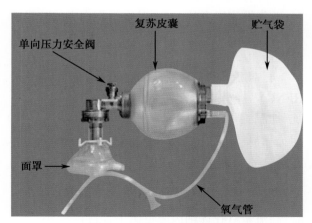

单向压力安全阀　　复苏皮囊　　贮气袋

面罩　　氧气管

图 5-3-3　自动充气式气囊

3. **可调式通气面罩氧疗**　是可调节的高流量精确给氧装置（图 5-3-5）。FiO_2 设定 <40% 时与实测值误差 <2%；FiO_2 设定为 40% 以上时与实测值相差 10% 左右。可调式通气面罩的作用原理为氧气经狭窄孔道进入面罩，此狭窄孔道称为文丘里阀，文丘里阀有侧孔，从文丘里阀进入的

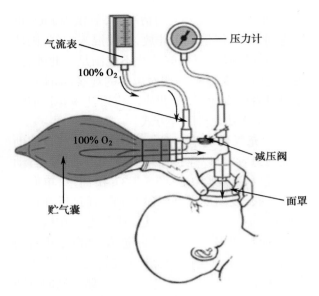

图 5-3-4　气流充气式气囊

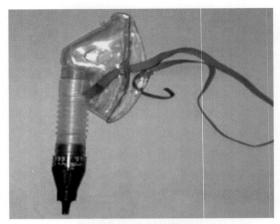

图 5-3-5　可调式通气面罩

引自：CORSONELLO A，PEDONE C，SCARLATA S，et al.The oxygen therapy.Curr Med Chem，2013，20（9）：1103-1126.

氧气产生喷射气流使面罩周围产生负压,与大气压力差促使一定量的空气从侧孔流入面罩。随着供氧流速的增加,进入面罩内的空气流速也相应增加,且喷射入面罩的气流通常大于患者吸气时的最高流速要求,因此 FiO_2 恒定。此外,高流速的气体不断冲刷面罩内部,呼出气中的二氧化碳难以在面罩潴留,故无重复呼吸。文丘里面罩可提供 24%、28%、31%、35%、40% 和 60% 浓度的氧气。因文丘里面罩可以实现高流量低浓度给氧,适合伴高碳酸血症的低氧患者。使用文丘里面罩时,首先设定患者的 FiO_2,其次根据患者的呼吸情况决定面罩提供的气体流量,最后调节氧源的给氧流量。

4. 高流量鼻导管氧疗(high flow nasal cannula, HFNC)　经鼻高流量氧疗装置包括鼻导管吸氧系统(加温湿化器、封闭式呼吸管路、双短鼻塞导管)和空气氧气混合器。能输送流速最高达 60L/min 的空气氧气混合气体,FiO_2、氧流量可调,具有主动加温加湿功能。主要应用在急性呼吸衰竭、拔管后的序贯吸氧治疗、支气管镜等其他有创操作时(高流量氧疗详细内容见第十六章)。

5. 麻醉气囊(bag-mask-valve,BMV)　麻醉气囊通气是一个核心的气道管理程序。对于需要通气支持的患者,院前急救提供者最有可能在院外复苏期间使用 BMV 技术提供初始通气。然而,这种技术也有缺陷,包括技术困难和面罩漏气。面部与面罩之间的密封是 BMV 通气成功与否的重要因素。与面罩密闭性有关的因素包括:患者年龄和性别、面部解剖结构、救援者手大小以及面罩使用技术。研究表明,在单人施救 BMV 通气过程中,面罩密封的紧密性往往难以达到和维持。ResMed 面罩是一种连续正压通气面罩,设计用于无创通气治疗,通常用于医院环境中。使用 ResMed 面罩的麻醉气囊通气步骤如下:①将面罩放置于口鼻上,并将头套戴在头上;②夹紧;③拧紧头套;④将气囊与面罩连接(图 5-3-6)。

二、适应证

1. 低氧血症,经低流量吸氧不能满足患者需要。

2. 代偿性休克。

3. 气管插管前预吸氧(面罩球囊给氧)。

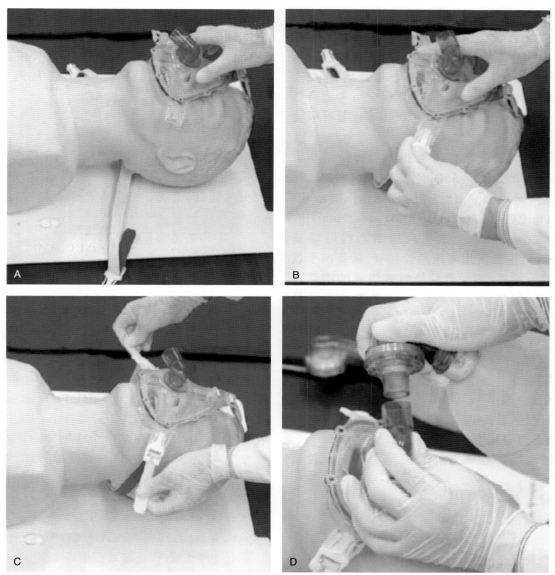

图 5-3-6　麻醉气囊通气步骤
A. 将面罩放置于口鼻上,并将头套戴在头上;B. 夹紧;C. 拧紧头套;D. 将气囊与面罩连接。

三、临床应用

病例1:患儿男,13岁,因"腹痛2天,精神差1天"入院。该患儿1个月前诊断急性淋巴细胞白血病,开始按方案化疗。2天前患儿出现腹痛,无发热、呕吐、腹泻、血便等,1天前患儿出现精神差,至急诊就诊,急诊查血淀粉酶和脂肪酶升高,以急性胰腺炎收住血液科病房。患儿入院后发现精神萎靡,反应差,查体:T 36.1℃,RR 28次/min,HR 160次/min,BP 65/39mmHg,SpO₂ 89%(室内空气下),神志清,心音稍低钝,心律齐,腹胀,上腹部明显压痛,有腹肌紧张,外周搏动弱,四肢凉,CRT 4s。即刻给予床边心电监护,鼻导管吸氧2L/min,开放静脉,生理盐水500ml快速静脉滴注扩容,20min后复测血压104/75mmHg,外周搏动较前好转,CRT 2s,继以5%白蛋白扩容,转入PICU进一步治疗。

问题1:血液科医生对该患者采用鼻导管吸氧是否合适?
有证据表明早期纠正休克患者的低氧可改

善预后。对于休克患者的血氧饱和度目标值仍有争议,大多数指南提出休克患者的 SaO_2 不应低于90%,建议将 SaO_2 94%~98% 作为理想目标。可首先使用带贮气囊面罩 15L/min 开始氧疗,连续监测动脉血气变化。若循环稳定可考虑降低 FiO_2。因此,该患者入院时可采用非重复呼吸面罩氧疗提高 FiO_2,增加氧供。

问题2: 若该患者转入 PICU 后,采用非重复呼吸面罩吸氧下 SaO_2 维持在 88%~92%,行床边胸片示双肺弥漫性渗出,动脉血气提示 pH 7.351、$PaCO_2$ 28.80mmHg、PaO_2 46.20mmHg、HCO_3^- 17.70mmol/L。该患儿诊断急性呼吸窘迫综合征,主治医生考虑急诊插管,插管前予以球囊加压给氧,请问自动充气式气囊的构造是怎样的? 如何连接? 操作步骤及注意事项是什么?

自动充气式气囊由面罩、单向阀、压力安全阀、呼气阀、球囊、进气阀、储气阀、氧气连接管、储气袋组成。

操作步骤:

(1)根据患者年龄选择合适大小的复苏球囊,连接复苏球囊并检查部件。

(2)连接氧气,调节氧气流量至 10L/min,使储气袋充盈。

(3)患者取仰卧位,床头摇平、去枕、头后仰、暴露胸廓、清理口腔。

(4)抢救者位于患者头部后方,将患者头部向后仰,保持气道通畅。

(5)面罩扣住患者口鼻,采用 E-C 手法(图5-3-7),左手拇指示指紧紧按住面罩,其他手指按住下颌。

(6)右手挤压球囊,将气体送入肺部。

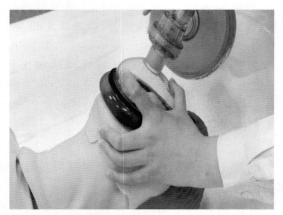

图 5-3-7　E-C 手法

注意选择合适大小的面罩,面罩需紧贴口鼻,保持密封,婴儿及小年龄儿童选择的球囊容量在 400~500ml,大年龄儿童容量 1 000ml;注意开放气道,按压球囊注意观察胸廓是否起伏,避免过度通气。

【专家点评】

自动充气式气囊需根据患儿的年龄选择不同的面罩,使用时注意面罩紧贴面部,避免漏气。同时开放气道是治疗的一个重点。

> 病例2:患儿男,8个月。肝移植术后2周,因"发热、咳嗽5天,气促2天"入住 PICU。入院后查体:T 36.5℃,RR 60 次/min,HR 180 次/min,BP 96/52mmHg,SpO_2 89%(室内空气下)。神志清,精神萎靡,口唇发绀,三四征(+),两肺可闻及密集细湿啰音,心音有力,心律齐,未闻及杂音,腹部稍胀,未及包块,肝脏右肋下 2cm,脾脏左肋下未及,四肢暖,CRT<2s。辅助检查:动脉血气分析 pH 7.31、PaO_2 55mmHg、$PaCO_2$ 66mmHg、HCO_3^- 27mmol/L;Lac 3.3mmol/L。入院后立即予以气管插管,常频呼吸机辅助通气,A/C 模式,FiO_2 50%,PEEP 5cmH$_2$O,PIP 22cmH$_2$O,RR set 25 次/min;抗感染等治疗措施。治疗10天后,患儿肺部体征好转,动态监测血气分析正常,逐步下调呼吸机参数,更改通气模式为 SIMV,并采用 T管自主呼吸试验,成功后撤除呼吸机。

问题1: 撤机后 2h,查看患者 RR 40 次/min,轻度三凹征,复查动脉血气分析 pH 7.4、PaO_2 60mmHg、$PaCO_2$ 52mmHg、HCO_3^- 29mmol/L;Lac 0.9mmol/L,如果你是主治医师应如何处理? 可选用哪些氧疗设备?

该患儿撤机后 2h 出现呼吸窘迫,轻度二氧化碳潴留,应该给予呼吸支持,改善其通气功能,可以选用可调式通气面罩、经鼻高流量湿化氧疗或者无创呼吸机。

问题2: 针对该患儿呼吸窘迫的情况,采用可调式通气面罩支持呼吸,请问可调式通气面罩有何优缺点?

可调式通气面罩装置是利用氧射流产生的负压,从侧孔带入一定量的空气,以稀释氧气达到精确控制氧浓度,并能冲刷面罩内呼出的二氧化碳,减少重复呼吸,防止二氧化碳潴留。其加热湿化器可设定恒温,保证了气体进入气道时温度为37℃、相对湿度为100%、绝对湿度为44mg/L,使气道分泌物保持了较好的黏稠度,充分保护了气道黏膜纤毛的功能,更有利于痰液的主动排出。但是近年来,有报道称经鼻高流量湿化氧疗(high-flow nasal cannula oxygen therapy,HFNC)对于拔管后患者的干预效果明显优于可调式通气面罩面罩氧疗法,HFNC能够明显改善患者的氧合指数(PaO_2/FiO_2)。HFNC的湿化效果优于可调式通气面罩,且可以形成一个气道正压。

【专家点评】

可调式通气面罩作为撤机后呼吸支持的一种选择,优于普通面罩,对于轻度呼吸窘迫的患者可以选用。

(奚悦玲　王　莹)

第四节　高　压　氧

一、概述

高压氧(hyperbaric oxygen,HBO)可作为多种躯体疾病的一线治疗或辅助治疗方法。高压氧是指在3个标准大气压下血浆溶解氧浓度可达6ml/dl,这一水平的氧气足够满足静息组织氧摄取需求,可用于治疗氧输送受损的情况,如严重贫血、一氧化碳中毒、急慢性缺血等。在3个标准大气压下,氮气的体积约减少2/3,当发生气体栓塞时,氧气交换这些惰性气体,使血管内气泡体积进一步减少,可用于治疗空气栓塞。高压氧在组织内会产生活性氧和活性氮,这些物质可调节创伤、缺血及炎症的局部或全身反应,减少创伤后的血管源性水肿,增加中性粒细胞的杀菌活性、限制艰难梭菌属外毒素和芽孢的产生、杀灭厌氧菌以及抑制其他细菌性病原体生长,可促进创伤愈合。

高压氧通常在高压氧舱治疗,可以一个房间单个患者(图5-4-1)或一个房间容纳多个需要相同压力治疗的患者(图5-4-2)。单个患者的高压氧舱更小,更容易安装,改造成现有的医疗空间更便宜。多个患者的治疗是在充满压缩空气的工程房间中进行,患者戴上头罩或面罩接受100%氧气治疗。患者可以坐在椅子上或躺在病床上接受治疗,作为一个小组,按照患者共同的压力和治疗时间进行治疗。

如果有ICU患者需要进行高压氧治疗,可直接带着呼吸机及静脉输液泵转入多人舱。重症患者的静脉通路需要改变适应新的环境。呼吸机支持也是一大挑战,呼吸机的性能受到限制,并需要对患者进行深度镇静,可能给患者带来风险。

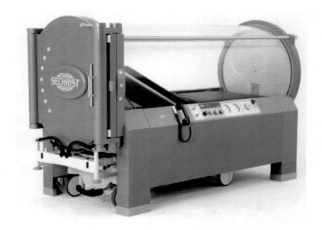

图 5-4-1　同一时间单个患者使用的高压氧舱

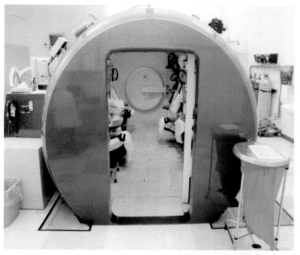

图 5-4-2　一个房间同一压力容纳多个患者的高压氧舱

二、适应证

1. 一氧化碳或氰化物中毒。

2. 减压病和空气栓塞。

3. 气性坏疽、坏死性软组织感染。

4. 难治性骨髓炎。

5. 放射性软组织和骨坏死。

6. 皮瓣移植术。

7. 严重贫血。

8. 放线菌性脑脓肿。

9. 特殊伤口的强化治疗，如糖尿病患者伤口。

10. 颅脑损伤。

11. 新生儿缺氧缺血性疾病、病毒性脑炎、脑膜炎。

三、禁忌证

1. **绝对禁忌证** 气胸。

2. **相对禁忌证** 阻塞性肺疾病、肺大疱、近期耳部或胸腔手术、幽闭恐惧症。

四、临床应用

高压氧临床主要用于一氧化碳或氰化物中毒、减压病、空气栓塞、急性创伤性损伤或热烧伤等。

> 病例：患儿女，15 岁，在自家卫生间密闭空间内使用燃气热水器加热洗澡，30min 后家人发现患者晕倒在地，处于昏迷状态，立即呼叫 120 接诊。查体：BP 140/90mmHg，HR 100 次/min。双侧瞳孔等大等圆，口吐白沫，四肢强直性痉挛。救护车上给予面罩吸氧 6L/min，痉挛渐缓解。5min 后送至某基层医院，诊断为"一氧化碳中毒"，给予简易面罩给氧 9L/min，就诊期间患儿出现烦躁，予安定静脉推注、甘露醇静脉滴注后患者烦躁缓解，因无高压氧设备转上级医院，行高压氧治疗。

问题 1：急性一氧化碳中毒的患者，和普通吸氧治疗相比，高压氧治疗是否会提高患者的长期神经认知结果？

长期神经认知缺陷是急性一氧化碳中毒让人忧虑的后遗症。高压氧治疗可以显著地减少碳氧血红蛋白的半衰期，改善严重一氧化碳中毒引起的神经损害。高压氧可以减少脂质过氧化，减少氧自由基形成，延缓细胞凋亡。2002 年一项设计严谨的双盲 RCT 研究，观察了 152 例不同意识状态的急性一氧化碳中毒患者，随机分成高压氧治疗组和常压氧治疗组，高压氧治疗组在 1 天内进行 3 次高压氧治疗，常压氧治疗组在 1 天内进行 1 次常压吸氧和 2 次吸空气。分别在 6 周、12 周后观察其认知后遗症发生率，结果显示，高压氧组发生率为 19/76，常压氧组发生率为 35/76。但是对于高压氧改善一氧化碳致神经损害的预后仍然存在争议。有研究将 191 名急性一氧化碳中毒的患者，分为高压氧治疗组和常规氧疗组，随访 1 个月的时间，发现两组患者神经系统后遗症发生率无明显差异。

问题 2：哪些情况下的一氧化碳中毒建议高压氧治疗？高压氧治疗的压力、时间和疗程是怎样的？

国外文献推荐一氧化碳中毒后，以下情况可使用高压氧治疗：一氧化碳水平>25%；妊娠患者一氧化碳水平>20%；意识丧失；严重代谢性酸中毒（pH<7.1）；有终末器官缺血的证据（如心电图改变或神志改变）。

高压氧治疗的压力和次数：国内大多采用 0.20~0.25MPa，舱内吸氧时间 60~90min。治疗压力和吸氧时间对预后影响的报道尚少。国外治疗压力多采用 0.24~0.30MPa，治疗时间没有明确推荐。有研究称高压氧治疗时间过长，可造成耳痛、气胸、气体栓塞等不良后果，120min 以内属安全范围。目前在高压氧治疗时间、疗程、总治疗次数等方面各个医疗单位随意性强。

问题 3：高压氧治疗急性颅脑损伤（缺血缺氧性、CO 中毒、脑外伤）的疗效如何？

疾病早期进行高压氧治疗可提高治疗效果，激活惰性脑细胞（自身原位脑干细胞），缩短平均住院日，减少住院费用及抗生素的使用，减少多重耐药菌的出现，促进患儿吸吮、吞咽功能恢复，提高食欲，改善睡眠，调节机体免疫力，对并发的皮肤感染及湿疹有显著改善效果。高压氧联合康复治疗可加快神经功能重建，促进神经功能恢复。同时，疾病早期接受高压氧治疗可减轻痉挛状态，并带来 6 个月以上平衡功能的改善，粗大及精细运动功能提高，认知功能提高，学习模仿能力提高，癫痫惊厥发作减轻，支气管炎发作减轻。此外，高压氧治疗还可改善睡眠及食欲。

【专家点评】

在一氧化碳中毒急性期应尽早送到有高压氧舱的医院行高压氧治疗。理想的治疗时间是中毒后 6h 内,此时进行高压氧治疗可以尽早排出体内 CO,有益于患者尽快清醒,减轻机体缺氧性损伤,降低一氧化碳中毒迟发性脑病发生率。高压氧治疗压力 0.20~0.25MPa。舱内吸氧时间 60min。治疗次数根据患者病情决定,但连续治疗次数不超过 30 次。高压氧治疗间期是否吸氧应根据血气分析的结果。不能纠正的顽固低氧血症患者,生命体征不稳定时暂缓高压氧治疗,应考虑机械通气。高压氧治疗急性一氧化碳中毒并预防迟发性脑病尚需设计严谨的前瞻、随机、对照和大样本的临床研究。

五、临床操作

(一)多人氧舱的操作

1. 系统检查 每次加压治疗前均需按规定将各系统检查一遍。包括管道是否通畅,舱门气密性是否良好,阀门的开关是否灵活,各种仪表、供氧装置、空调设备、递物筒、照明及通信设备的情况是否正常,观察窗有无损坏迹象和电视监视系统工作是否正常等。

2. 检查舱内治疗、抢救设备 急救药品、器械、供氧面罩、吸引装置及其他必要的物品是否完好。

3. 加压 开始加压前应先通知舱内"开始加压",以便舱内人员及时做好张开咽鼓管的动作。对危重或昏迷的患者应向鼻腔内滴入黏膜血管收缩剂或进行鼓膜穿刺等措施。

4. 加压速度在开始时宜慢,逐渐适当加快 如舱内表压在 0.03MPa(1.3ATA)以下时,可以 0.003~0.006MPa/min 速率加压;舱内表压在 0.03~0.06MPa(1.3~1.6ATA)时,可以 0.006~0.008MPa/min 速率加压;舱内表压超过 0.06MPa(1.6ATA)以后,加压速度可适当加快,但最快不得超过 0.015MPa/min。

5. 加压过程中应密切观察舱内人员的反应 经常询问有无异常感觉,如有耳痛发生,则应暂停加压并嘱患者做使咽鼓管张开的动作(捏鼻闭口鼓气或做连续吞咽动作)以调节中耳内气压,使之与舱内压力平衡,若仍无效果,可适当开启排气阀做短暂地减压,同时嘱患者捏鼻鼓气,待耳痛消失后再继续加压。若患者仍不能成功地进行中耳调压,则应终止治疗,经过渡舱减压出舱。

6. 稳压和吸氧 当舱压升到预定的治疗压力后即关闭加压阀门使舱压稳定,然后打开供氧阀门,并通知舱内患者带上吸氧面罩,开始吸氧治疗,同时开启废氧排出管道的阀门。向舱内输入的氧气压力应比舱压高出 0.4MPa。当舱内全部患者同时吸氧时,供氧压力表的指针摆动量不应大于 0.1MPa。

7. 减压 高压氧治疗减压方式有 2 种。第一种为等速减压法:是以均匀的速度进行缓慢减压,其减压速率以 0.01~0.015MPa/min 为宜。第二种为阶段减压法:目前还没有一个公认的高压氧治疗阶段减压表,可参照空气减压表的减压时间,并相应延长。减压操作时必须严格遵照医师制订的减压方案进行,不得任意缩短减压时间,如因病情变化需要更改减压方案时,须经制订治疗方案的医师准许。

(二)单、双人氧舱的操作

1. 系统检查 加压前须将全系统按规定仔细检查,要求与多人舱相同。

2. 注意事项 患者须穿纯棉织品的衣物,不得携带任何化纤、丝毛织品及火种进舱。患者先平卧于拉出舱外约 2/3 的担架床上,然后推入舱内,锁紧舱门,通知患者"开始加压",并嘱其及时做好张开咽鼓管的动作调节中耳气压。加压过程中,操作人员要密切观察患者的反应,如有异常情况应及时处理,方法与多人舱相同。

3. 加压 加压用的气体(氧气或压缩空气)均需经 2 级减压器调压到 0.6~0.8MPa 后,方可输入舱内。加压时必须控制气体流量,开始时流量宜小,待舱压升到 0.6MPa 后,可适当加快,但最快不应大于 0.015MPa/min。

4. 治疗 采用压缩空气加压时,待舱压升到治疗要求的压力后,关闭加压阀使压力稳定,同时嘱患者带上吸氧面罩开始治疗。如使用氧气加压时,为提高舱内的氧浓度,需用氧"洗舱",其方法是,待舱压升到 0.02MPa(表压)时打开排气阀,在向舱内输氧加压的同时排出舱内的气体,并保持舱压不变约 2~3min,然后关闭排气阀,继续加压。在稳压治疗过程中,每隔 20min 左右"通风"一次,方法与"洗舱"相同。

5. 减压 治疗完毕,先嘱患者摘下吸氧面罩,并告知患者"开始减压"。应严格按照减压方案减压,待压力表指示舱压为"0"后,才准打开舱门。严禁舱压尚未完全解除时开启舱门。

六、不良反应及处理

高压氧治疗的主要副作用是气压性创伤和幽闭恐惧症。幽闭恐惧症可能发生于清醒患者,可适量使用镇静剂。气压性创伤并不少见,易发生在中耳、牙齿、鼻窦和肺部,是一个值得关注的问题。中耳气压性创伤的发生取决于多种因素,如压缩速度等。接受高压氧治疗的患者可能出现肺泡水肿、出血。肺部损伤的严重程度与高压氧的剂量、持续时间相关。长时间的高压氧治疗可能导致耳痛、气胸、空气栓塞,最严重的并发症是肺血管破裂,此并发症较少见。在压力下吸入高浓度氧气可能导致癫痫发作(脑氧中毒)。高压氧治疗下氧过多会产生氧中毒,其产生的活性氧可导致蛋白、脂质、糖类、脱氧核糖核酸结构改变,过氧化反应也可导致细胞膜损伤。研究发现高压氧在2ATA时可产生氧自由基和氧化应激,进一步发展可导致细胞凋亡。

如何将高压氧的不良反应降到最低?主要的方法是控制治疗持续时间从短时间逐步增加达到目标时间,随时随地地监测不良反应,一旦达到治疗目标,高压氧治疗应立即终止。

(奚悦玲 王 莹)

第五节 其他氧疗技术

一、概述

除了前面介绍的一些常见的氧疗设备,还有一些比较少见的氧疗技术,本节简单介绍气管内导管氧疗、静脉内氧疗、气管造口面罩氧疗。

二、设备和特点

1. 气管内导管氧疗(endotracheal tube oxygen therapy) 是用纤维支气管镜或经环甲膜穿刺套管将供氧导管导入气管内距隆突 3~5cm 处,进行气管内低流量供氧,耗氧量可减少 50% 以上,且具有良好的氧疗效果,但并不适宜长期应用(图5-5-1)。建立气道内给氧的途径主要有 3 种,可经鼻、经口或者经环甲膜插入气管中。氧气流量一般在 0.5~2L/min,气流过大可对气道黏膜造成刺激,影响患者对治疗的耐受。此外,还应注意氧气的湿化和温化,防止支气管分泌物黏稠造成堵塞以及气道痉挛。与传统氧疗法相比,具有疗效高、耗氧量少的特点,适用于慢性阻塞性肺疾病、弥漫性肺间质纤维化。在慢性呼吸衰竭患者进行纤维支气管镜检查时,使用经纤维支气管镜气管内置管供氧技术,同时行吸痰和支气管肺灌洗,具有良好的效果,可以延长治疗时间,灌洗更彻底,术后呼吸困难明显缓解。但是气管内给氧具有侵入性,可并发皮肤感染或黏液堵塞导管,还可产生慢性咳嗽。

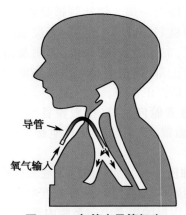

图 5-5-1 气管内导管氧疗
引自:O'DRISCOLL BR,HOWARD LS,EARIS J,et al. BTS guideline for oxygen use in adults in healthcare and emergency settings.Thorax,2017,72(Suppl 1):ii1-ii90.

2. 静脉内氧疗 临床上改善患者缺氧的途径仍多采用经呼吸道给氧的方法,但在呼吸道病变等原因难以迅速纠正缺氧状态时有学者提出静脉内氧疗。一种不依赖呼吸道供氧的新给氧方法,临床上通常在常温、常压下利用设备将纯氧物理溶解于生理盐水或葡萄糖溶液中,制备出 PaO_2 在 80~100kPa 之间的溶液,因其压力符合亨利定律,故在同一液相中,气体不会逸出造成空气栓塞。高氧液通过静脉注射向人体组织细胞供氧,适用于常规给氧疗效不佳的各种病因所致肺功能障碍而引起的全身性低氧血症患者、缺氧缺血性脑血管疾病的局部缺氧组织的供给等。

3. **气管造口面罩氧疗** 此种设备(图 5-5-2)适用于气管切开术后的患者氧疗。这种方式氧疗需要持续的湿化,患者需要吸痰保持气道通畅。氧流量的选择根据氧疗目标而定。

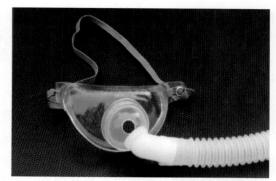

图 5-5-2 气管造口面罩

(奚悦玲 王 莹)

第六节 氧疗的并发症

一、概述

氧疗作为重症监护病房最常规的治疗手段,广泛用于低氧血症、休克、重度贫血等患者的治疗。研究发现,氧气除了能挽救生命之外,不合理地使用也会产生临床危害。越来越多的临床医护人员开始关注高氧的危害。

高氧血症指体内过高的氧状态,特指 PaO_2 超120mmHg。有研究将 FiO_2 高于50%定义为高氧治疗。高氧血症也可见于 FiO_2 不太高的时候(30%~50%),此时常被忽视。氧中毒是指机体吸入高于一定压力的氧气,在一定时间后发生某些系统或器官的功能与结构发生病理性变化并表现相应病症。高氧的危害主要是对中枢神经系统、肺部以及眼部的影响。

二、氧中毒的机制及氧疗并发症

高氧血症对机体的影响取决于氧暴露的类型,短期的高压氧治疗主要是对中枢神经系统的影响,肺部和眼部的危害主要是由长期吸氧治疗导致。氧化性损伤影响全身细胞,主要见于肺、中枢、眼三个易损器官,也见于红细胞、肝脏、心脏、肾脏、内分泌腺等组织和细胞。2016年Girardis M 等在《美国医学会杂志》(*Journal of the American Medical Association*,*JAMA*)发表临床研究报道,将重症监护病房需要氧疗的危重症患者分为保守性氧疗组(PaO_2 70~100mmHg 或 SpO_2 94%~98%)和传统氧疗组(PaO_2 >150mmHg

或 SpO_2 97%~100%)进行目标氧疗,结果发现保守性氧疗组 ICU 病死率显著低于传统氧疗组(11.6% *vs.* 20.2%,*P*=0.01);而且两组比较,保守性氧疗组休克、肝衰竭和菌血症的发生率均低于传统氧疗组。研究结果显示两组差异主要表现在传统氧疗组给予高氧治疗,维持高水平的氧分压和高氧血症,其结果导致危重症患者病死率升高。

氧中毒的生化基础是活性氧形成。过多的活性氧(包括超氧阴离子、氧自由基、过氧化氢等)引起细胞损伤,随着活性氧的进一步增加,细胞自身的抗氧化防御功能耗尽,活性氧与细胞内重要大分子发生相互作用,使大分子的功能遭到破坏,最终导致细胞死亡。

如果呼吸道长时间暴露在高浓度的氧气下,使肺泡和气道内皮细胞发生细胞毒性的风险增高。氧过多可通过损伤气道黏液纤毛的清除能力和免疫细胞的杀菌能力,导致机体气道黏液堵塞、肺不张和继发性感染的易感性增加。FiO_2 过高可引起吸收性肺不张,因高氧时,氮气被清除,导致肺泡闭合,影响肺组织气体交换。有研究表明许多健康志愿者吸入纯氧 24h 后会出现胸骨后沉重不适、胸膜炎性胸痛、咳嗽和呼吸困难等症状,这些症状可能是由气管支气管炎合并吸收性肺不张引起。吸入纯氧 48h 后肺泡会发生弥漫性损伤,进展为急性呼吸窘迫综合征。使用 FiO_2 90% 治疗 6h,支气管镜下可见大部分患者的大气道出现红斑和水肿。另外,无论患者是否存在肺部基础疾病,FiO_2 28% 治疗仅 1h,呼出气体中活性氧的浓度即增加。氧中毒也是支气管肺发育不良的一个危险因素。早产儿抗氧化酶防御系统发育不完善，吸入高浓度氧更易造成肺损伤，吸入高浓度氧持续多长时间会产生危害尚不清楚。

中枢神经系统氧中毒表现为视力变化、耳鸣、恶心、抽搐、行为改变（易怒、焦虑、混乱）、头晕等。高氧导致上述表现的发生取决于吸入氧分压和持续时间。

长期暴露于高氧环境也会对视网膜造成伤害。早产儿视网膜病变（retinopathy of prematurity，ROP）发生的危险因素之一是动脉血氧分压升高。一项纳入了 101 例婴儿的队列研究显示，患儿 ROP 的发生率和严重程度与其经皮测得 $PaO_2 > 80mmHg$ 的持续时间存在着显著相关性。

在氧合不足的区域（有足够的灌注），肺泡主要是由氮气而不是氧气保持开放。由于体内氮饱和，混合静脉（肺动脉）血液和肺泡之间没有有效的氮梯度。因此，氮仍然留在肺泡中，防止肺泡崩溃。当氧气被输送给病人时，它取代了肺泡中的氮气，这样氧气的体积就成为维持肺泡开放的主要因素。现在，当混合静脉血流经相同的肺泡时，氧气迅速沿浓度梯度扩散并进入血液，留下的气体量不足以维持肺泡的开放，肺泡就会崩溃。因此，一个灌注充分但通气不良的肺单元在给氧后既通气不良又灌注不良。这种情况称为失氮性肺不张。因此需要严格控制 FiO_2，FiO_2 大于 60% 不超过 24h，鼓励患者咳痰。如有必要，使用 PEEP 来帮助减少 FiO_2，在低 FiO_2 水平下使用 PEEP 可使 PaO_2 最大化。

在慢性呼吸系统疾病和慢性二氧化碳滞留患者中，低氧血症成为通气的主要刺激因素，因为中枢化学受体失去了敏感性。氧疗可能抑制患者的呼吸驱动。这些患者需要正压通气而不仅仅是补充氧气。

氧中毒的临床症状包括呼吸急促、呼吸困难、鼻塞和由气管支气管炎引起的咳嗽。在早期，人类患者会经历胸痛、感觉异常和厌食症。诊断氧中毒是困难的，大部分是依据水肿或肺浸润的 X 线片提示恶化的气体交换，作为 PaO_2 的逐渐减少和 V/Q 不匹配的证据。

三、氧中毒的预防

避免氧中毒发生的根本措施是避免高氧暴露，尚没有单一的 FiO_2 阈值可用来定义预防氧中毒的安全上限值。临床经验表明，FiO_2 低于 60% 很少引起氧中毒，故临床上应尽快降低氧浓度至 60% 以下。FiO_2-吸氧时间曲线下面积可能是较好的预测指标。一些难以被量化的因素，如个体抗氧化能力，可能也发挥了一定作用。

四、临床应用

病例：患儿女，胎龄 31 周 [+3]，出生体重 1 350g，产前因胎儿窘迫行臀牵引术娩出。出生后全身青紫，呼吸浅表，反应差，肌张力低，立即置暖箱，使用面罩吸氧，氧流速 1L/min，持续 1 周，改为间断吸氧。但停氧时，出现呼吸不规则，屏气和三四征，又改为持续吸氧，经皮氧饱和度维持在 98%~100%，至第 9 天间断吸氧，第 12 天停吸氧。期间未监测动脉血气分析。第 45 天出暖箱，第 50 天出院时体重为 1 900g。出院 2 个半月后因"发现双眼对眼前物体无反应"来院就诊。查体：发育正常，体重 2 200g。眼科检查：双眼球外观无畸形，角膜透明，前房深浅正常，虹膜纹理清楚，双侧瞳孔等大等圆，直径约 2mm，对光反射不明显。裂隙灯检查：双眼自晶体后囊伸向后方可见灰白色混浊，部分呈瓷白色混浊占据整个瞳孔。眼底检查：双眼均为白色反光，眼底窥不见，周边部隐约可见有新生血管伸向混浊的肌化膜内。B 超检查：双眼球较正常小，双眼晶体后赘生性汇集光团呈蒂状。诊断：双眼早产儿视网膜病变。

问题 1：该患儿考虑早产儿视网膜病变，主要的诊断依据是什么？

结合病史，该患儿为早产儿，低出生体重，生后有吸氧史，吸氧过程中没有监测动脉血氧分压情况；生后 2 个月出现视物无反应的表现，眼科检查发现晶体后囊及后方灰白色混浊，双眼均为白色反光，眼底窥不见，故诊断早产儿视网膜病变。

问题 2：早产儿氧疗的注意事项有哪些？

注意以下方面：

（1）严格掌握氧气治疗指征，对临床上无发绀、无呼吸窘迫、PaO_2 或 SpO_2 正常者不必吸氧。对早产儿呼吸暂停主要针对病因治疗，必要时间断吸氧。

（2）在氧疗过程中,应密切监测 FiO_2、PaO_2 或 SpO_2,在不同的呼吸支持水平,都应以最低的氧浓度维持 PaO_2 在 50~80mmHg,SpO_2 在 90%~95%。在机械通气时,当患儿病情好转、血气改善后,即降低 FiO_2。调整 FiO_2 应逐步进行,以免波动过大。

（3）如患儿对氧浓度需求高,应积极查找病因,调整治疗方案,给予相应治疗。

（4）对早产儿尤其是极低出生体重儿用氧时,一定要告知家长早产儿血管不成熟的特点、早产儿用氧的必要性和可能的危害。

（5）凡是经过氧疗,符合眼科筛查标准的早产儿,应在出生后 4~6 周或矫正胎龄 32~34 周时进行眼科 ROP 筛查,以早期发现早期治疗。

（6）进行早产儿氧疗必须具备相应的检测条件,如氧浓度测定仪、血气分析仪或经皮氧饱和度测定仪等,如不具备氧疗检测条件,应转到具备条件的医院治疗。

【专家点评】

氧疗时必须注意氧疗的并发症,高氧浓度可导致严重氧中毒,尤其结合高压时更加明显;氧疗对不成熟肺的损伤更明显,早产儿氧疗时需要注意监测氧疗的副作用,及时进行眼科 ROP 筛查。

（奚悦玲 王 莹）

参考文献

1. 金魁,孙峰,余姗姗.急诊氧气治疗专家共识.中华急诊医学杂志,2018,27 (4): 355-360.

2. O'DRISCOLL BR, HOWARD LS, EARIS J, et al. BTS guideline for oxygen use in adults in healthcare and emergency settings. Thorax, 2017, 72 (Suppl 1): ii1-ii90.

3. CORSONELLO A, PEDONE C, SCARLATA S, et al. The oxygen therapy. Curr Med Chem, 2013, 20 (9): 1103-1126.

4. WALSH BK, SMALLWOOD CD. Pediatric Oxygen Therapy: A Review and Update. Respir Care, 2017, 62 (6): 645-661.

5. ISCHAKI E, PANTAZOPOULOS I, ZAKYNTHINOS S. Nasal high flow therapy: a novel treatment rather than a more expensive oxygen device. Eur Respir Rev, 2017, 26 (145): 170028.

6. FRAT JP, THILLE AW, MERCAT A, et al. High-flow oxygen through nasal cannula in acute hypoxemic respiratory failure. N Engl J Med, 2015, 372 (23): 2185-2196.

7. LEE HY, JEUNG KW, LEE BK, et al. The performances of standard and ResMed masks during bag-valve-mask ventilation. Prehosp Emerg Care, 2013, 17 (2): 235-240.

8. ORUÇ M, ESEN B, TAYLAN M, et al. The Role of Duration of Hyperbaric Oxygen Therapy on Lung Injury: An Experimental Study Lung Injury and Hyperbaric Oxygen Therapy. Turk Thorac J, 2018, 19 (2): 61-65.

9. MATHIEU D, MARRONI A, KOT J. Tenth European Consensus Conference on Hyperbaric Medicine: recommendations for accepted and non-accepted clinical indications and practice of hyperbaric oxygen treatment. Diving Hyperb Med, 2017, 47: 24.

10. CAMPORESI EM, BOSCO G. Mechanisms of action of hyperbaric oxygen therapy. Undersea Hyperb Med, 2014, 41 (3): 247-252.

11. THOM SR. Hyperbaric oxygen: its mechanisms and efficacy. Plast Reconstr Surg, 2011, 127 (Suppl 1): 131S-141S.

12. KIRBY JP, SNYDER J, SCHUERER DJE, et al. Essentials of hyperbaric oxygen therapy: 2019 review. Mo Med, 2019, 116 (3): 176-179.

13. ASFAR P, SINGER M, RADERMACHER P. Understanding the benefits and harms of oxygen therapy. Intensive Care Med, 2015, 41 (6): 1118-1121.

14. 曹洁,董丽霞,陈宝元.规避高氧危害规范目标氧疗.中华结核和呼吸杂志,2015, 38 (8): 629-631.

15. GIRARDIS M, BUSANI S, DAMIANI E, et al. Effect of conservative vs conventional oxygen therapy on mortality among patients in an intensive care unit: the oxygen-icu randomized clinical trial. JAMA, 2016, 316 (15): 1583-1589.

16. BRUGNIAUX JV, COOMBS GB, BARAK OF, et al. Highs and lows of hyperoxia: physiological, performance, and clinical aspects. Am J Physiol Regul Integr Comp Physiol, 2018, 315 (1): R1-R27.

17. WINSLOW RM. Oxygen: the poison is in the dose. Transfusion, 2013, 53 (2): 424-437.

18. HELMERHORST HJ, ROOS-BLOM MJ, VAN WESTERLOO DJ, et al. Association between arterial hyperoxia and outcome in subsets of critical illness: a systematic review, meta-analysis, and meta-regression of cohort studies. Crit Care Med, 2015, 43 (7): 1508-1519.

19. CUNNINGHAM S, RODRIGUEZ A, ADAMS T, et al. Oxygen saturation targets in infants with bronchiolitis (BIDS): a double-blind, randomised, equivalence trial. Lancet, 2015, 386 (9998): 1041-1048.

20. FONNES S, GÖGENUR I, SØNDERGAARD ES, et al. Perioperative hyperoxia-long-term impact on cardiovascular complications after abdominal surgery, a post hoc analysis of the PROXI trial. Int J Cardiol,

2016, 215: 238-243.

21. HUANG X, LI J, DORTA-ESTREMERA S, et al. Neutrophils regulate humoral autoimmunity by restricting interferon-γ production via the generation of reactive oxygen species. Cell Rep, 2015, 12 (7): 1120-1132.

22. MANNING AM. Oxygen therapy and toxicity. Vet Clin North Am Small Anim Pract, 2002, 32 (5): 1005-1020.

第六章　人工气道建立与连接

第一节　气道开放（手法／体位）

一、概述

呼吸困难是儿童常见危急重症之一,而保持气道开放又是缓解呼吸困难的先决条件。①保持气道开放,可以解除小下颌畸形、舌根后坠等上气道梗阻原因所致的呼吸困难;②开放气道同时清理呼吸道分泌物、异物,有助于保持呼吸道通畅,减少窒息、减轻呼吸做功及缓解呼吸肌疲劳,从而减少继发性呼吸困难;③开放气道有助于皮囊加压时提高肺部通气量而改善氧合。儿童因其自身生理特点,开放气道体位与成人有一定差异,而开放气道手法与成人基本相同。

二、开放气道体位

对小婴儿而言,因其头部占身体比例相对较成人大,且枕部突起明显,开放气道时需要肩部垫一小枕头,同时头部适度后仰(避免过度后仰,否则易导致气道塌陷)(图6-1-1);而儿童及青少年需要头部垫一小枕头,且头部适度后仰呈嗅物位,即口腔轴线(O)、咽腔轴线(P)、喉腔轴线(T)在一条线上(图6-1-2)。不同年龄患儿头后仰的角度有差异,以下颌角和外耳道连线与平面的夹角计算,婴儿约30°、儿童约60°、成人约90°。

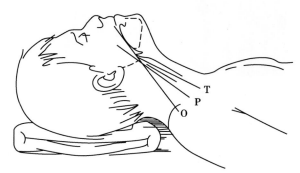

图 6-1-2　儿童开放气道体位

三、开放气道手法

常用的开放气道的手法有两种:

1. **仰头抬颏法(head tilt-chin lift)**　一手掌按住病人的额头,另一手示指和中指抬起病人的下颏,使头后仰以开放气道。小婴儿应防止头过度后仰,以免气管塌陷造成气道阻塞。当怀疑有颈椎损伤时,避免应用此法(图6-1-3)。

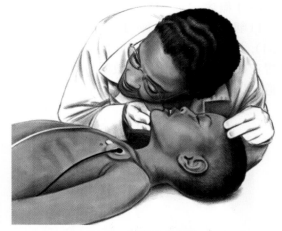

图 6-1-3　仰头抬颏法

2. **托下颌法(Jaw-thrust maneuver)**　如怀疑患者颈部受伤,可采用托下颌法开放气道,双手

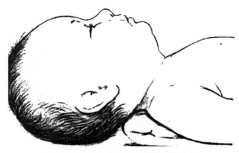

图 6-1-1　小婴儿开放气道体位

89

置于患儿头部两侧面部,双肘部支撑于患儿头侧的平台,其拇指置于患儿口角或下唇部,如患儿紧闭双唇,可用拇指把口唇分开,余指紧握其下颌向前向上推(图6-1-4)。操作过程中要注意颈部应处于中立位,不能移动。如果托颌法不能使气道开放,则仍须采用仰头抬颌法。

此外,当使用复苏球囊加压给氧面罩通气时,常采用双人开放气道加压辅助通气:在嗅物位下由双人四手,用力托下颌扣面罩并加压通气。(图6-1-5)

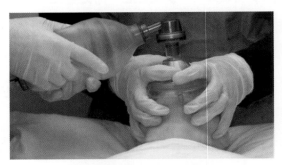

图 6-1-5　双人球囊 - 面罩通气

（白 科　刘成军）

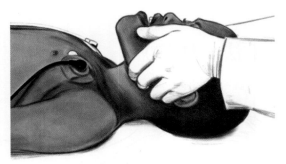

图 6-1-4　托下颌法

第二节　气道开放工具

临床工作中,有时仅给予体位调节及气道开放手法仍无法保持气道持续开放,这时需要借助气道开放工具缓解患儿呼吸困难。临床常用的气道开放工具包括口咽通气道(oropharyngeal airway,OPA)、鼻咽通气道(nasopharyngeal airway,NPA)、喉罩(laryngeal mask)等。

一、口咽通气道

(一)概述

口咽通气道是一种"J"形的塑料装置(图6-2-1),主要用于昏迷、无呕吐反射的患儿。只要放置正确,口咽通气道可有效防止舌根后坠阻塞气道,保障从口唇到咽部的气道通畅。

(二)适应证

1. 小下颌或舌根后坠的患儿维持气道开放。

2. 无反应但又无须插管的患儿维持气道开放。

3. 无反应亦无呕吐反射患儿用球囊面罩通气有困难时。

4. 口不能张、无法在喉镜直视下插管的患儿维持气道开放。

(三)禁忌证

1. 有呕吐反射的患儿。

2. 意识清醒的患儿。

(四)临床应用

目前有各种大小及内径的口咽通气道。具体

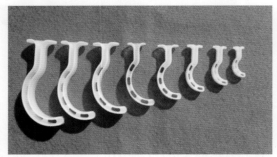

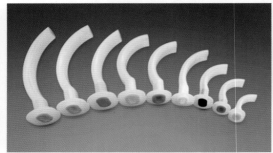

图 6-2-1　不同型号的口咽通气道

型号选择方法为：将口咽通气道贴住患儿一侧面颊，其长度刚好等于口角到下颌角的距离。若口咽通气道过长，会压住会厌、盖住气道入口而堵塞

气道；若口咽通气道太短，舌体被口咽通气道尖端压住后推，舌根更贴近咽后壁，易导致气道阻塞（图6-2-2）。

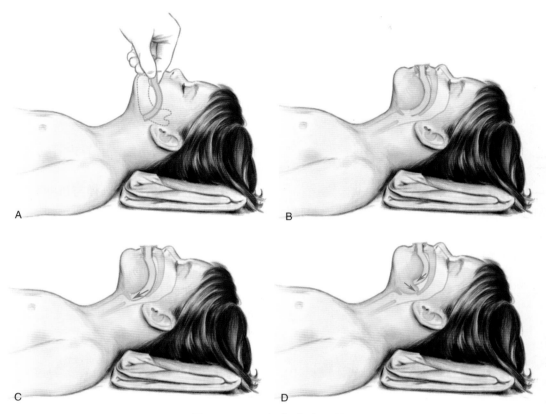

图 6-2-2　口咽通气道型号选择

A. 型号选择：长度刚好为口角到下颌角的距离；B. 口咽通气道大小合适；C. 口咽通气道太长；D. 口咽通气道太短。

常用置入方法有两种：

1. 直接置入法　用开口器开口，压舌板经门齿压住舌，口咽通气道凹面向下对准咽喉部迅速置入，使前端置于舌根之后位于上咽部固定（图6-2-3）。具体步骤如下：①选择合适型号的口咽通气道，患儿平卧、头后仰；②打开患儿口腔，开放并清理气道，确保口咽部无分泌物、血液及呕吐物；③在舌根部放置一个压舌板，用压舌板将舌推向前，从而使舌抬离咽后壁；④置入口咽通气道，直至其末端突出门齿1~2cm；⑤双手托起下颌，将双手的拇指放置在口咽通气道的翼缘上，向下推送，直至口咽通气道的翼缘到达患儿唇部上方；⑥用胶布交叉固定于面颊两侧，或用胶布绕过患儿颈部将口咽通气道系牢。

2. 反向置入法　把口咽通气道的凹面朝向腭部插入口腔，当通过舌部以后，反转180°使其

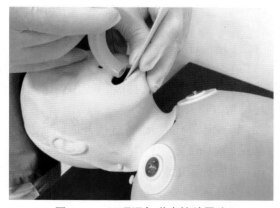

图 6-2-3　口咽通气道直接放置法

前端向尾部继续前进直达咽部（图6-2-4）。

注意事项：尽管用了口咽通气道，患儿仍需保持在气道开放体位，若口咽通气道放置不正确，反而会堵塞气道。

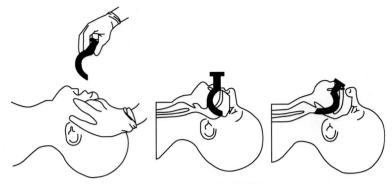

图 6-2-4　口咽通气道反向置入法

二、鼻咽通气道

（一）概述

鼻咽通气道为无套囊橡胶或塑料软管，与口咽通气道一样，其目的在于将舌根与咽后壁分开以保持气道通畅（图 6-2-5）。

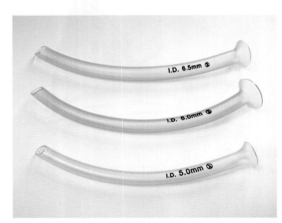

图 6-2-5　鼻咽通气道

（二）适应证

1. 在禁忌应用或无法应用口咽通气道的情况下，如清醒、牙关紧闭、抽搐、下颌关节活动受限等时，维持气道开放。

2. 口或牙外伤时，维持气道开放。

（三）禁忌证

1. 鼻腔梗阻的患儿。

2. 存在颅底骨折或脑脊液漏的患儿。

3. 明显面中部、鼻部受伤的患儿。

4. 不能耐受鼻咽通气道的患儿。

（四）临床应用

鼻咽通气道的优点是不需张口即可使气道开放，引起呕吐反射发生概率较口咽通气道小，对口咽通气道有反应的患儿亦能耐受。缺点是应用不恰当可导致出血，不能防止胃内容物反流及异物吸入下气道。

鼻咽通气道的型号选择与口咽通气道类似，将鼻咽通气道贴住患儿一侧面颊，其长度恰好等于鼻孔到耳垂的距离（图 6-2-6）。鼻咽通气道太长容易刺激诱发呕吐反射或插入食管，可导致胃扩张及低通气。鼻咽通气道太短可致插入深度不够，达不到将舌根后部与咽后壁分开以通畅气道的目的。

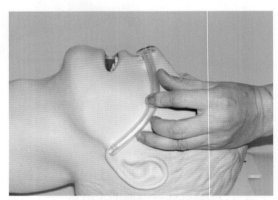

图 6-2-6　鼻咽通气道大小选择

具体操作步骤如下：

（1）插入鼻咽通气道之前，做好个人防护，打开气道。同时注意评估有无鼻中隔弯曲、是否损伤鼻咽部位。

（2）用水溶性润滑剂涂抹通气道尖端，以减轻对鼻道的刺激。

（3）选择好合适的鼻咽通气道后，手持鼻咽通气道，以执笔姿势缓慢插入患儿鼻孔，插入时尖部斜面对着鼻中隔。

（4）沿着鼻腔坡面插入鼻咽通气道，顺着鼻道自然插入，直至翼缘恰好在鼻孔外进不去为止。鼻腔富含血管，插管时不要强行插入以避免导致鼻黏膜损伤出血,如遇阻力可来回旋转鼻咽通气道或退出重新润滑,换另一侧鼻孔插入。

注意事项:应用鼻咽通气道,仍需要保持气道开放;小管径鼻咽通气道容易堵管;需要定时吸引,以保持鼻咽通气道通畅;多数患儿对鼻咽通气道能耐受,但仍有部分患儿可诱发咳嗽反射或呕吐。约30%可引起出血。

三、喉罩

(一)概述

喉罩是由一根导管及一副椭圆形罩组成,罩的边缘可充气,导管开口在椭圆形罩的中央,开口处有几个垂直的裂口保证会厌尖掉入导管开口时不会堵塞管腔(图6-2-7)。喉罩是功能上介于口咽通气道和气管插管之间的装置(图6-2-8),但喉罩无需喉镜直视即可插入。

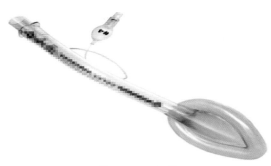

图 6-2-7　喉罩

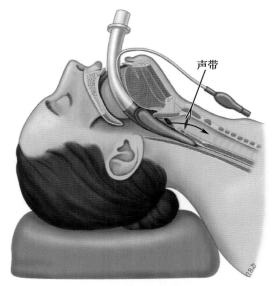

图 6-2-8　喉罩置入剖面图

(二)适应证

1. 需要气道保护而又不能行气管内插管的病人,尤其急救时。

2. 需要快速控制气道,尤其是在麻醉快速诱导期,而插管又有困难时。

3. 面部或颈椎病的病人。

4. 门诊手术的全麻病人。

5. 不稳定颈椎病人的全麻。

6. 当气管插管有困难、有风险或不成功时,可以用作紧急通道救援。

7. 可用于清醒或熟睡病人的支气管镜检,危重病人的 MRI、CT 检查和介入治疗的呼吸道管理。

(三)禁忌证

1. 未禁食者。

2. 病态的肥胖患儿或异常性口咽病变。

3. 张口受限,难于通过喉罩的患儿。

4. 需要高呼吸机参数支持的患儿。

(四)临床应用

喉罩的优点:①使用方便、迅速、气道维持更容易;②无需喉镜,与气管插管比较,初学人员放置喉罩的难度小、成功率高;③对不需肌松的长时间手术,喉罩取代了面罩的作用;④喉罩的位置即使不很理想,也多能维持气道通畅;⑤可避免气管内黏膜损伤;⑥浅麻醉状态下也能耐受,喉罩比气管内插管麻醉时所需的麻醉药量减少;⑦麻醉诱导和恢复期血流动力学稳定性提高,置管时眼压增高程度降低、麻醉恢复期咳嗽减少、手术后咽痛发生率也降低。

缺点:①密封效果不好、胃胀气发生率高、正压通气时会导致胃胀气;②喉罩比面罩更易出现食管反流,对未禁食的病人不能完全防止误吸;③标准的喉罩不宜进行过强的正压通气;④口腔分泌物增加,但可应用阿托品类药物减少分泌物。

目前喉罩有新生儿、婴儿、小龄儿童、大龄儿童等各种型号。可根据外包装上的参考体重范围选择合适的喉罩。

具体操作步骤如下:①抽尽罩囊内的气体,涂抹润滑剂;②操作时左手打开下颌、右手持喉罩,罩口向下颌,从嘴插入喉罩至咽部。手持喉罩往里插,至感觉到阻力时停下,注意用右手示指将喉罩推过硬颚;③罩内充气后,再稍后退,将环绕喉周及舌根部的面罩密封;④检查喉罩的密闭性,要求复苏囊通气时胸廓起伏良好。

注意事项:注意喉罩不能确保密封,不能防止误吸,且放置不恰当可致胃胀气。小婴儿用喉罩时出现并发症的概率明显高于大龄儿童。罩内充气时应注意听诊器听颈部是否漏气。若存在漏气,尽量以最小囊压保证密闭。

（白 科 刘成军）

第三节 小儿程序性气管插管

一、概述

程序性气管插管(rapid sequence intubation, RSI),RSI 也可翻译成"快速气管插管",是应用镇静剂及肌松剂诱导的气管插管。其优点在于:足够的镇静、肌松利于改善插管时视野;降低肺误吸危险;减轻血流动力学及气管压力改变造成的危害;提高气管内插管成功率。

二、适应证

1. 因严重低氧血症和 / 或高碳酸血症,或其他原因需要较长时间机械通气,而又不考虑进行气管切开的患儿。

2. 患儿自主呼吸突然停止,紧急建立人工气道行机械通气者。

3. 外科手术和麻醉,如需要长时间麻醉的手术、低温麻醉及控制性低血压手术;部分口腔内手术预防血性分泌物阻塞气道、特殊体位的手术等。

4. 不能自行清除上呼吸道分泌物、胃内反流物和出血,随时有误吸危险的患儿。

5. 下呼吸道分泌物过多或出血需要反复吸引的患儿。

6. 上呼吸道损伤、狭窄、阻塞、气管食管瘘等影响正常通气的患儿。

7. 因诊断和治疗需要,在短时间内要反复插入支气管镜,为了减少患儿的痛苦和操作方便,也可以事先行气管插管。

8. 对于额面部严重损伤、气道烧烫伤等,虽无明确气管插管指征,但可根据病情进行保护性气管插管。

三、相对禁忌证

气管内插管无绝对禁忌证,有气管插管指征时,应尽早插管。但有以下情况者,气管内插管需谨慎:

1. 喉头严重水肿者,经喉气管插管,可能加重喉头水肿或损伤,故需选择小号气管导管且避免暴力插管或选择气管切开。

2. 严重凝血功能障碍,条件允许时可待凝血功能纠正后再插管。

3. 巨大动脉瘤,尤其位于主动脉弓部位的主动脉瘤,插管有可能使动脉瘤破裂,宜慎重。如需插管,则操作要轻柔、熟练,患者要安静,避免咳嗽和躁动。

4. 如果有鼻息肉、鼻咽部血管瘤,不宜行经鼻气管插管。

四、气管插管相关材料设备和药物

简单记忆法"SOAP-ME",主要包括以下内容:

(1)吸引设备(S,suction):用于清除口腔、咽部分泌物及呕吐物,便于暴露声门。

(2)氧气(O,oxygen):氧气瓶或氧气袋。

(3)气道设备(A,airway):包括气管插管 3 根、插片、手柄、电池、钳子、复苏球囊、复苏面罩等。

(4)药物(P,pharmacological agents):包括肾上腺素、阿托品、利多卡因、咪达唑仑、丙泊酚、维库溴铵等。

(5)监护设备(monitoring equipment):心电监护仪、呼气末二氧化碳测定仪等。

(一)复苏囊及面罩

复苏囊又称简易呼吸器,一般分为大、中、小三号,分别对应最大压缩容量 1 350ml(8 岁以上适用)、350ml(1~8 岁适用)及 100ml(1 岁以下适用)(图 6-3-1),注意使用前检查复苏囊的密闭性及有效性。

面罩的形状有圆形、椭圆形及三角形等,注意合适的面罩选择以上至盖住鼻梁根部、下至下颏上缘、可完全包住口鼻但又不盖住眼睛为宜(图 6-3-2)。固定面罩的方法采用"E-C"法,面罩与脸部密封,保持气道开放位,每次通气的时间大约 1s,所用的力量和潮气量能使胸部明显地抬起即可,要避免过度通气,同时要防止胃胀气。若单人操作困难,可改为双人操作(图 6-3-3)。

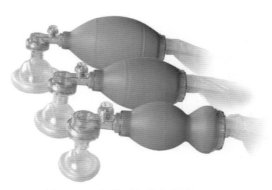

图 6-3-1　各种型号的复苏囊及面罩

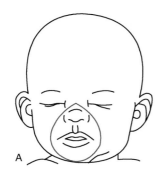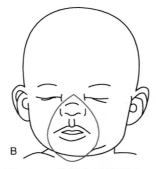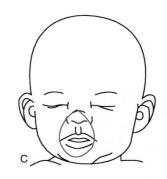

图 6-3-2　选择合适的面罩

A. 正常型号：刚好覆盖嘴、鼻及下巴；B. 太大：覆盖了眼部，超出下巴以外；C. 太小：未完全覆盖鼻、嘴。

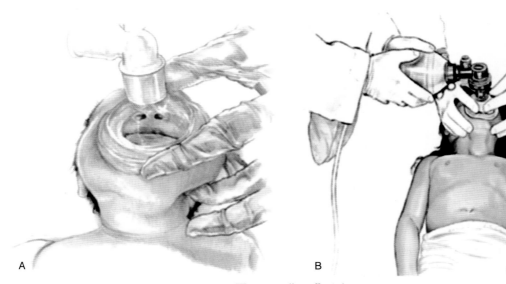

图 6-3-3　"E-C"手法

A. 单人手法；B. 双人手法。

（二）喉镜镜片

喉镜分为镜柄、镜片两部分（图 6-3-4）。镜片有直、弯两种，直镜片直接挑起会厌，弯镜片顶端抵在会厌谷。婴幼儿由于会厌柔软、喉头位置较高、舌体占口腔比例大、弯镜片相对较直镜片大等因素，采用直镜片较弯镜片能更好地显露声门。对于年长儿弯镜片或直镜片均可选择。常用镜片的选择可参考表 6-3-1，而镜片大小又可以口角至下颌角的长度为参考选取相应长度的镜片。图 6-3-5 为喉镜安装图示。

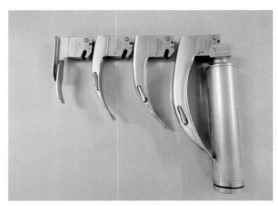

图 6-3-4 喉镜镜柄及镜片

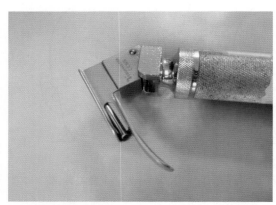

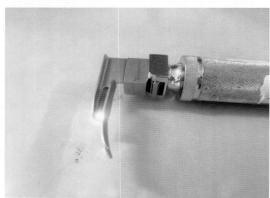

图 6-3-5 喉镜安装图示

表 6-3-1 儿童喉镜镜片型号选择

年龄	体重	镜片大小	镜片直/弯
0~3 个月	3~5kg	0~1 号	直
3 个月 ~1.5 岁	6~11kg	1 号	直/弯
1.5~7 岁	11~24kg	2 号	直/弯
7~12 岁	24~30kg	3 号	直/弯
>12 岁	>30kg	4 号	直/弯

1. 气管导管应具备的条件 ①导管材料应对喉头、气管无毒性,无刺激性,不引起过敏反应;②导管内外壁光滑,以保证不损伤声带和气管黏膜,不增加气道阻力;③导管质地柔软,有良好的弹性和硬度,管壁薄、内径大,能维持一定弯度,又有可塑性,不易被折屈或压扁。

2. 导管的材料 现常用的有聚乙烯、聚氯乙烯;还有以金属丝、粗丝线或尼龙线构成螺旋形支架的乳胶管。管壁中含金属螺旋丝的乳胶或塑料气管导管,具有较强弹性,弯曲受压时管腔不易变窄,特别适用于气管受压或需使导管过度弯曲时应用,但插管时多需管芯协助。

3. 导管分类 导管有带套囊和无套囊之分,有囊导管可减少漏气、防止呼吸机相关性肺炎等。套囊分高压低容型和高容低压型。目前认为婴幼儿及儿童均可使用带囊套管,目前最小型号导管(内径 = 2.5mm)也带有套囊。在手术室,带囊导管可降低重插管率,且不会增加手术期间并发症的风险性;在重症监护病房,对于婴幼儿及儿童采用套囊导管与无囊导管发生并发症的风险并没有明显不同。但带囊导管能降低误吸的风险,且在肺顺应性差、高气道阻力或严重声门漏气等情况下,有囊导管比无囊导管更好。

4. 导管大小 目前多采用两种标号:

(1)导管内径(ID)标号,每号相差 0.5mm。

(2)法制(F)标号:F = 导管内径(mm)×3.14,即为导管的外周径值,每号相差 2F(14、16、18……)。

5. 小儿气管导管的选择 导管大小的选择见表 6-3-2 和表 6-3-3。带囊导管大小比无囊导管小 0.5mm。亦可以小指粗细作为导管内径大小的选择依据。插管前选择好导管后,再准备 ±0.5mm 的导管各一根。

6. 插管钳(Magil 钳) 用于经鼻插管时将气管导管送入声门。

表 6-3-2 新生儿气管导管大小选择

导管内径 /mm	体重 /kg	胎龄 / 周
2.5	<1	<28
3.0	1~2	28~34
3.5	2~3	>34~38
3.5~4.0	>3	>38

注:导管内径(mm)= 体重(kg)/2+2。

表 6-3-3　婴幼儿及儿童气管导管大小选择

年龄	导管大小（ID）
1~6 个月	3.0~3.5
6 个月 ~1 岁	3.5~4.0
1~2 岁	4.0~4.5
>2 岁	无囊导管：年龄 /4+4 有囊导管：年龄 /4+3.5

7. **牙垫**　用于经口气管插管时防止牙齿咬瘪气管导管，常用较硬的塑料制成。

五、气管插管的方法

（一）经口可视气管插管

1. **优点**　操作简便、迅速，常用于急救复苏及不适于经鼻插管的患儿。

2. **缺点**　导管活动度大、不易固定，易脱管；对喉、气管的压迫及摩擦较大；清醒患儿较难耐受；易咬合导管，影响通气；影响吞咽及口腔护理，口咽分泌物较多。

3. **操作步骤**

（1）摆体位：根据气道开放手法摆放体位，使呼吸道三轴线合一（口轴线、咽轴线和喉轴线），以便更好地显露声门。体位是否合适将直接影响声门暴露。创伤病例怀疑颈椎损伤时应注意保护颈部（图 6-3-6）。

（2）吸引 + 预充氧：插管前，充分清理口、咽、鼻呼吸道后予以复苏囊面罩纯氧通气数分钟（氧流量 >10L/min），尽量达到 SpO_2 94% 以上，增加功能残气量中氧含量，以提高机体对插管时缺氧的耐受能力。

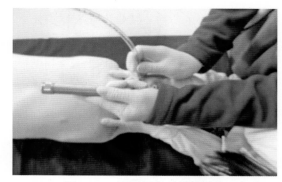

图 6-3-6　颈椎损伤时气管插管

（3）张口：用右手打开口腔，方法有两种：①双指交叉法：用右手拇指与示指从右嘴角交叉分开患儿的上下齿列；②推下颌法：右手掌固定在患儿前额部，用中、小指向下推开下颌，主要用于婴幼儿。

（4）暴露声门：张口后，左手持喉镜沿口角右侧置入口腔，将舌体向左推开，使喉镜片移至正中位，此时可见到悬雍垂（此为显露声门的第一标志）。继续缓慢推进喉镜片，使其顶端抵达舌根，稍上提喉镜，可见到会厌的边缘（此为显露声门的第二标志）。继续推进喉镜片，使其顶端抵达舌根与会厌交界处，然后上提喉镜，以挑起会厌而显露声门。如果用直型喉镜片，应使喉镜片沿舌体表面推进直至见到悬雍垂，中间步骤同弯镜片。见到会厌后，使镜片顶端越过会厌的喉侧面，然后上提喉镜，挑起会厌显露声门（图 6-3-7、图 6-3-8）。

注意：暴露声门时切忌以上门齿为支点撬开口腔（图 6-3-9），切记是"上提"，而不是"上翘"；声门暴露困难的患儿，可考虑轻压患儿环状软骨及调整气道开放体位来改善声门暴露。但不推荐常规环状软骨加压。

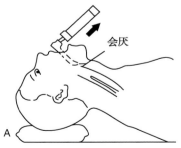
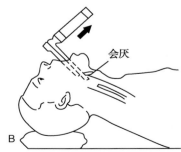

图 6-3-7　喉镜的放置位置
A. 弯镜片；B. 直镜片。

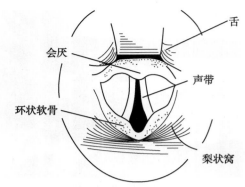

图 6-3-8　暴露声门

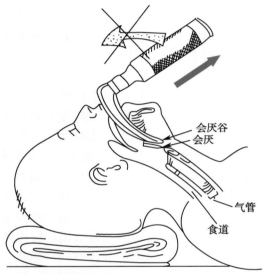

图 6-3-9　暴露声门时切忌以上门齿为支点撬开口腔

（5）插入气管导管：右手以执笔式持气管导管，斜口端对准声门裂，轻柔地插过声门，进入气

管。若遇有阻力，不要强行插入，应换小一号气管导管插入。如果患儿自主呼吸未消失，应在患儿吸气末（声门外展最大位）顺势将导管插入。如果患儿声门不自主张开，可轻压胸骨下 1/3，待声门张开后再插入导管。

（6）确认导管位置：插入导管后需立即确认导管是否在气管内，再调节导管深度。

1）确认导管是否在气管内的方法：①观察双侧胸廓起伏是否对称；②观察气管导管是否有雾气；③听诊双侧呼吸音是否对称，且胃部没有气过水声。采用 5 点听诊法（左右肺尖部、左右肺底部、胃部）；④复苏气囊加压通气后面色、SpO_2、心率有无好转；⑤呼气末 CO_2 监测仪或比色法呼气末 CO_2 检测仪检测（图 6-3-10、图 6-3-11）。

2）确认气管导管插入的深度：①直视气管导管前端黑色标志线位于声带处，若为有囊导管，则气囊刚好完全通过声带；②以门齿为起点（新生儿以上牙槽起点），根据年龄（新生儿为体重）估算插管深度（表 6-3-4、表 6-3-5）；③根据气管导管内径估算：插管深度（cm）＝气管导管内径 ×3；④床旁胸片，以导管尖端在气管隆嵴上方 1~2cm 或胸椎 2~3 椎体为合适。

在确定导管位置及深度时，需要同时确定导管大小是否合适。当使用不带套囊的气管导管时，气道内压达 15~20cmH$_2$O 有轻微漏气为适宜，若不漏气则太粗，而气道内压<10cmH$_2$O 还漏气为太细，必要时更换导管；当使用带套囊的气管导管时，气囊内压 15~20cmH$_2$O 轻微漏气为适宜。

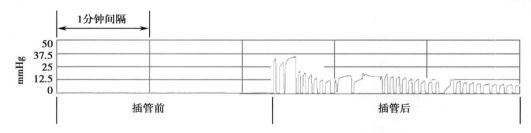

图 6-3-10　呼气末 CO_2 波形图确认气管插管位置

二氧化碳波形图竖轴上显示呼气末二氧化碳分压（partial pressure of end-tidal carbon dioxide，PetCO$_2$），单位是 mmHg。气管插管前，不能描记二氧化碳波形，插管后就会描记二氧化碳波形，说明导管在气管内。呼吸期间的 PetCO$_2$ 会不断变化，并在呼气末达到最高值。

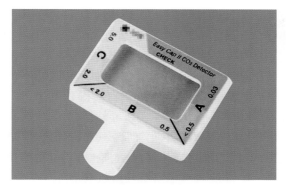

图 6-3-11　比色法呼气末 CO_2 检测仪

将其接于气管导管末端,复苏气囊加压通气,如呈黄色提示气管导管位于气道内;如呈紫色提示气管导管位于食管。

表 6-3-4　新生儿气管插管深度

体重 /kg	深度 /cm
1	7
2	8
3	9
4	10

注:插入深度(cm) = 体重(kg) + 6。

表 6-3-5　婴幼儿及儿童经口气管插管深度

年龄	深度 /cm
1~6 个月	10
>6 个月 ~1 岁	11
>1~2 岁	12
>2 岁	年龄 /2+12

(7)固定导管:目前没有推荐的气管导管固定方式。对已出牙的患儿放置牙垫后再取出喉镜,固定导管及牙垫于面颊,注意皮肤保护(图 6-3-12)。固定好导管后注意保持患儿头部处于中立位,避免颈部过曲(导管易插深)或过伸(导管易滑出)。

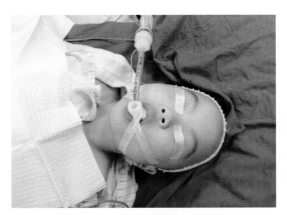

图 6-3-12　气管导管及牙垫固定

（二）经鼻气管插管

1. **优点**　导管弯度较大,固定牢固,活动度小,不易扭折,对喉、气管的压迫减少,摩擦损伤及意外脱管的发生率低,可避免咬扁导管所致的气道阻塞。尤其适用于需长期人工呼吸的患儿。清醒患儿较易耐受,吞咽动作好,不影响口腔护理。

2. **缺点**　操作相对复杂,需时较长,操作不当易致鼻道及咽后壁损伤、出血。怀疑颅底骨折患儿禁用。

3. **方法**　基本上与经口插管过程相同,另有以下几点区别:

(1)清除口、咽、鼻腔分泌物后,选择鼻腔通畅一侧鼻孔,滴入几滴麻黄素或导管表面涂抹利多卡因凝胶润滑。

(2)导管以与面部垂直的方向进鼻,继而导管头向额头偏外侧倾斜,再向咽腔方向缓慢推进导管,注意动作轻柔,切忌导管尖端向头顶方向推进,否则极易引起严重出血。

(3)喉镜经口腔显露声门,使用 Magil 钳夹持导管前端至声门口再轻柔旋转导管尾端并推进送入声门,或直接用 Magil 钳夹持导管前端送入声门。

（三）可视喉镜气管插管

可视喉镜见图 6-3-13。

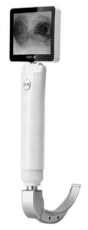

图 6-3-13　可视喉镜

1. **优点**　①声门暴露更好、更容易;②插管时间短;③气道损伤小;④容易学,方便示教。

2. **缺点**　价格相对贵。

3. **方法**　基本步骤如下:

(1)看口腔:将喉镜从口腔中线插入,并轻柔向前推进至舌根部。

（2）看屏幕：看到悬雍垂后轻柔地向前推进至看到会厌，然后轻提喉镜，暴露声门，将喉镜定位在满意位置。

（3）看口腔：将带有导芯的气管导管轻柔无阻力地插入口腔内，并将其尽可能地放置在靠近喉镜片前段的位置。

（4）看屏幕：将气管导管对向声门并插入两侧声带之间，拔出导芯后将气管导管向下送入气管。

（四）气管插管常见并发症及防治

1. **喉头水肿** 是小儿气管拔管后上呼吸道梗阻的重要原因，尤其多见于新生儿与婴儿，主要表现为声音嘶哑、吸气性呼吸困难，严重者可出现缺氧，多于拔管后 3 天逐渐恢复。喉头水肿主要与插管动作粗暴、导管过粗、患儿躁动、导管活动度大、感染等有关，因此临床上要避免粗暴插管、适度镇静、导管大小合适。喉头水肿发生后可给予肾上腺素、吸入用布地奈德混悬液、丙酸氟替卡松吸入气雾剂雾化或喷喉；地塞米松和氢化可的松静脉给药。严重时选用小一号导管重新插管。对于气囊漏气试验失败，怀疑可能存在上气道梗阻但又准备好拔管的患儿，可以参考成人 2016 年机械通气撤机临床实践指南，于拔管前至少 4h 全身使用静脉激素。

2. **声带损伤和麻痹** 困难插管和急诊插管容易损伤声门和声带。声带麻痹时多为单侧，机制不清，可能为套囊压迫喉返神经分支于甲状软骨上。主要表现为声音嘶哑及呼吸困难。插管时动作应轻柔、准确，气管套囊压力适度。

3. **牙齿脱落和口腔软组织损伤** 主要与操作不当有关，包括：上提喉镜力量不够、以牙齿为支撑点、喉镜置入过深过猛等。

4. **气管损伤** 轻者黏膜充血水肿和糜烂，重者溃疡、出血和坏死而导致瘘、狭窄或气管软化。与导管过粗、套囊压力过高、导管活动度大、置管时间过长、细菌感染等有关。

5. **出血** 多发生于插管时的机械性损伤，多因插管时操作不当，出血部位可见于气道各部位。喉镜片挤压口、舌、牙、咽喉壁可致血肿、裂口出血、牙齿碎裂松动或脱落、咽壁擦伤、腺样体组织脱落；经鼻插管时易损伤鼻黏膜导致鼻出血；暴力插管时可导致咽下组织裂伤等。故插管时应轻柔操作，对于凝血功能异常的患者应避免经鼻气管插管。

6. **堵管** 是较为严重的并发症，常威胁患者生命。原因包括：痰栓、血块或异物阻塞管道；牙垫固定不牢，导管被咬；导管扭曲等。一旦发生气道梗阻，应试验性插入吸痰管、调整人工气道位置。如气道梗阻仍不缓解，则应立即拔除气管插管，重新插管。加强气道管理、湿化气道、拍背吸痰。

7. **导管脱落** 小儿气管较短，若固定不牢固或插入过浅，加之患儿易躁动、呛咳，可导致滑出。防治：导管插入气管不能过浅、鼻插管、妥善固定、镇痛镇静，抑制呛咳。

8. **其他** 导管插入过深，进入右主支气管，继发肺部感染、肺不张等。

（五）气管插管注意事项

1. 气管插管宜团队配合，助手负责清理气道、送器械，观察患儿面色、心电图及氧饱和度变化等。

2. 插管前应先用复苏球囊加压预充氧，改善患儿缺氧状态，以提高机体对插管时缺氧的耐受能力。

3. 声门暴露困难的患儿，可轻压患儿环状软骨或调整患儿头后仰程度。

4. 声门活跃的患儿，可予 2% 利多卡因喷雾局部麻醉；若声带紧闭，可按压胸骨下 1/3，促使呼气而声门开放。

5. 小儿环状软骨处是上气道最窄的地方，导管进声门后若阻力较大，不可硬性推进，否则可造成声门下气管损伤，应换小一号导管。

6. 导管插入后要迅速复苏球囊给氧，以改善氧合并判断导管位置。

7. 插管过程中若出现缺氧、心率减慢等，应立即暂停操作，给予复苏球囊加压给氧，待心率及缺氧改善后快速插管。

六、程序性气管插管流程

（一）程序性气管插管

程序性气管插管可分为七个步骤，流程图见图 6-3-14。

1. **术前准备**

（1）知情同意：插管前应签署气管插管知情同意书，包括插管的必要性及插管的可能风险。

（2）插管前评估：主要是评估患儿是否为困难气道（详见第六章第六节）。判定病人是否可以成功插管，同时要准备气管插管失败后的替代方案，保证有效通气。另外，要评估患儿是否适合麻醉或肌松。常用"SAMPLE"法进行评估。

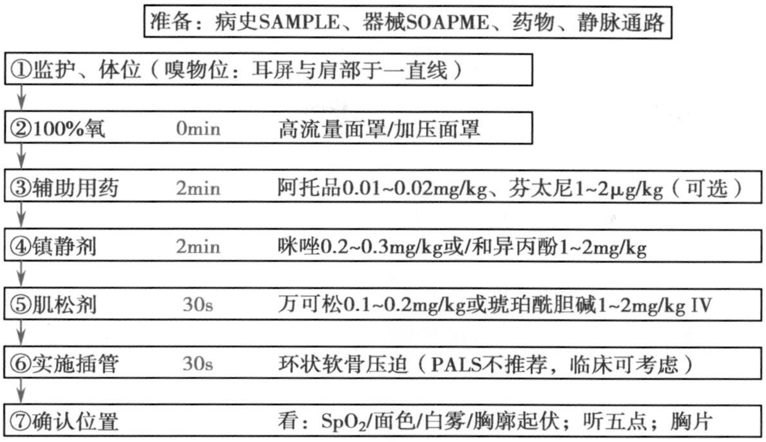

准备：病史SAMPLE、器械SOAPME、药物、静脉通路

①监护、体位（嗅物位：耳屏与肩部于一直线）

②100%氧　　　0min　　　高流量面罩/加压面罩

③辅助用药　　2min　　　阿托品0.01~0.02mg/kg、芬太尼1~2μg/kg（可选）

④镇静剂　　　2min　　　咪唑0.2~0.3mg/kg或/和异丙酚1~2mg/kg

⑤肌松剂　　　30s　　　万可松0.1~0.2mg/kg或琥珀酰胆碱1~2mg/kg IV

⑥实施插管　　30s　　　环状软骨压迫（PALS不推荐，临床可考虑）

⑦确认位置　　　　　　看：SpO₂/面色/白雾/胸廓起伏；听五点；胸片

图 6-3-14　程序性气管插管流程图

S，症状及体征（signs and symptoms）：安静/躁动，是否呼吸抑制等。

A，过敏史（allergies）：有无麻醉过敏史？

M，药物治疗（medication）：近期用药史，尤其有无影响麻醉药物代谢的药物。

P，既往病史（past medical history）：既往是否有麻醉史。

L，末餐（last meal）：何时进食，流质还是固体？

E，导致插管的事件或疾病（event）：评估患儿是否为困难气道，询问患儿既往有无气管插管病史或拔管失败病史等。

（3）插管物品准备：气管插管物品种类与成人一致，包括喉镜、牙垫、开口器、气管导管三根（除选择型号的插管外，需要准备大一号和小一号各一根）、导丝、胶布、吸引器、吸痰管、注射器、简易呼吸器、听诊器、监护仪、抢救及麻醉药品等。但不同年龄儿童选择复苏囊、面罩、喉镜镜片及气管导管有差异。

（4）相关人员准备：插管人员必须经过专业气管插管培训或有相关专业人员指导。且至少需要助手1~2名协助（完成静脉给药、清理气道、复苏囊面罩给氧及监护等）。

2. **预吸氧**　高浓度面罩给氧（氧流量至少10L/min），约2min，尽可能SpO₂94%以上。

3. **预处理**　预处理是给予药物来减轻插管带来的不良反应，约2min。

阿片类药物：缓解气管插管和喉镜检查伴随的交感兴奋和高颅内压（如芬太尼，建议剂量1~2μg/kg）。

阿托品：目前不主张常规术前应用来预防心动过缓，仅当心动过缓高风险或发生心动过缓时

使用（0.02mg/kg）。

4. **诱导麻醉**　给予一定剂量的快速作用镇静药物诱导麻醉，约30s，然后应用神经肌肉阻滞剂，约30s。

5. **气道保护和体位**　使病人处于气道开放位，同时要注意防止患儿呕吐和误吸。现不主张常规压迫环状软骨来防止胃内容物反流。

6. **气管内插管并确认位置**　评估颌部肌肉松弛度，30s内实施气管插管，并确定插管位置正确。评估插管位置是否正确的方法有：①听诊双肺，呼吸音对称；②监测呼吸末二氧化碳；③连接呼吸机，呼吸机波形正常；④气管插管管壁内可见白雾等。

7. **插管后处理**

（1）首先选择装置来固定气管内导管，用绷带或胶带都可。

（2）插管后心动过缓：确认是否为气管内插管所致。

（3）插管后高血压：可能是镇静不充分。

（4）插管后低血压：可能由于药物反应，例如硫喷妥钠、咪达唑仑；间歇性正压换气减少回心血量的病人。注意如果病人出现低血压，药物的剂量要减少。

（5）插入口咽导管或牙垫，以防止病人受插管的损伤或者通气阻塞。

（6）适当镇静（例如咪达唑仑、地西泮等）。

（7）适当的神经阻滞剂（例如罗库溴铵、维库溴铵）。

（8）加阿片类药物可能会使病人舒服。

（9）继续监测SpO₂和PetCO₂。

（10）对病人颈部在床上的位置要注意。如果

病人颈部过分伸直,那导管顶端会移向远心端而且移出。如果病人颈部过分屈曲则导管顶端会移向近心端而且会进入右侧支气管。

(二)常用药物

RSI常用药物见表6-3-6。用什么药、哪几种药是最佳组合并不绝对,操作者应根据自己的经验及患儿的状况选择用药。并非每个患儿都必须麻醉才插管,但绝大多数患儿都需要不同程度的镇静来方便插管,同时降低其对插管及肌松的反应度。气管插管及RSI药物又可诱发心动过缓,因而RSI时又涉及阿托品药物的使用。

表 6-3-6　程序性气管插管用药及剂量

药物	剂量及途径	作用时间	评价
心血管药物			
阿托品	i.v.:0.01~0.02mg/kg,无最小剂量	30min	阻止低氧或迷走神经刺激所致心动过缓;可致心动过速;可致瞳孔扩大。目前不主张常规术前应用来预防心动过缓,仅当心动过缓高风险或发生心动过缓时使用
镇静、镇痛药			
地西泮	i.v.:0.1~0.2mg/kg,最大4mg	30~90min	可导致呼吸抑制,可增强巴比妥类及麻醉药的抑制作用
咪达唑仑	i.v.:0.1~0.3mg/kg,最大4mg	1~2h	可致低血压,轻微的心脏抑制,偶尔的呼吸抑制,不具备止痛效果
芬太尼	i.v. 或 i.m.:2~4μg/kg	i.v.:30~60min i.m.:1~2h	可致呼吸抑制、低血压,大剂量时(>5μg/kg)可致胸壁僵硬及颅内压增高
麻醉药			
利多卡因	i.v.:1~2mg/kg	30min	大剂量可致心肌及神经系统抑制,可降低颅内压,低血压不常见
氯胺酮	i.v.:1~2mg/kg i.m.:3~5mg/kg	30~60min	可升高血压、心率及心排血量,可致分泌物增多、喉痉挛,可致一定程度的呼吸抑制
异丙酚	i.v.:1~2mg/kg	3~5min	可致低血压(尤其血容量不足的患儿),注射痛,高度脂溶性,气道反应性较巴比妥类轻
神经肌肉阻滞剂			
维库溴胺	i.v.:0.1~0.2mg/kg	30~60min	几乎无心血管副作用
罗库溴胺	i.v.:0.6~1.2mg/kg	30~60min	几乎无心血管副作用
阿曲库胺	i.v.:0.5mg/kg	30~40min	通过血浆水解代谢,可致组胺释放

(白　科　刘成军)

第四节　气管插管护理

气管内插管的有效护理对于气管插管患儿的安全非常重要,其护理内容主要包括以下方面:

1. 气管插管位置的确定和固定　初始插入时以理想导管深度计算,同时应听诊两肺呼吸音是否对称(5个部位),测量并记录导管外置管长度,即插管顶端至门齿/鼻孔的距离。插管完成后应做床边X线摄片以帮助确定位置;注意摄片时,应有专人扶持病人头顶部,以免插管移位(头屈曲与伸直可能导致插管移位1.0~1.5cm)。气管插管的最佳位置是导管的尖端应在气管隆嵴上1~2cm(导管尖端在 T_2~T_3 为宜),插管过浅易于脱出,过深则顶在气管隆嵴而影响通气,刺激病人咳嗽出现人机对抗,甚至插入一侧支气管(往往进入右支气管)引起肺不张。导管滑出与滑入均需要紧急处理。护士应每班评估插管深度刻度,避免导管位置移动,要注意的是儿童仰头和屈曲头部均会导致插管深度改变,有报道可达1.5cm之多,应尽量保持头位;保持患儿安静,避免患儿苏醒,躯体扭动而导管脱出,或滑入食管。

应用3M胶布固定导管,透气性较好,可防止患儿面部皮肤过敏和破溃。取2条长约15cm、宽2cm的3M胶布,每条胶布从一端2cm中部剪开10cm长,将2条胶布未剪开部分分别固定于患儿双侧颊部,将剪开部分一端固定在患儿上唇处,另一端固定气管导管和牙垫(已出牙的患儿尽量用牙垫),将导管与牙垫一起牢固固定,记录导管到门齿处的长度,并每班测量长度并记录。

2. 气管插管气囊充气应适度 气管插管气囊充气要适中,以免压力过高,阻断局部黏膜的血液供应,导致黏膜坏死气管狭窄、变形,甚至导致气管食管瘘等并发症。通常采用少量充气的方法:在给气囊充气时,通常以注入气体刚好能封闭气道,听不到漏气声后,再注入0.3~0.5ml为宜。有条件者推荐使用专用气囊测压仪测压,多以20cmH$_2$O左右(15~25cmH$_2$O)为宜。

3. 气管内吸痰的正确实施 按需吸痰,掌握好吸痰的指征:①患者咳嗽频繁或有憋气时;②在患者胸部或者床旁可听及痰鸣音时;③呼吸机压力控制模式下潮气量降低或容量控制模式下峰压升高,PaO$_2$及SpO$_2$明显下降时;④PaO$_2$或SpO$_2$突然降低时;⑤根据上次吸痰的痰液量及时间判断;⑥神志清醒的患者主动要求吸痰。吸引技术包含开放式吸引和密闭式吸引两种,开放式吸引需断开呼吸机与人工气道的连接。密闭式吸引技术包含一个无菌辅助装置,内置式吸引管进行气道吸引,无须断开呼吸机连接。

经气管插管吸痰时,应严格执行无菌操作,吸痰管要及时更换。口腔和气道同时吸痰时,应先气管后口腔的顺序。吸痰前行高浓度吸氧1~2min。吸痰时动作要迅速轻柔,只能回撤过程中吸引,禁忌将吸痰管上下提插。压力调节为0.012~0.02MPa,将吸引管插入,插入吸痰管时不带负压。遇到阻力稍许上提0.5cm,每次吸引时间不超过15s,之后再次行高浓度吸氧1~2min,待氧饱和度恢复后必要时考虑下一次操作。吸痰管的直径小于气管插管内径的50%~66%,婴儿吸痰管直径不超过气管插管内径的70%。每次吸引应在监测心率、呼吸、SpO$_2$下进行。如吸引过程中,

出现心率增快或减慢、心律失常、SpO$_2$大幅度下降和病人面色发绀等情况,应立即停止,给予复苏球囊加压给氧,待病人缺氧状态改善后,再连接呼吸机,进行辅助呼吸。对于急性肺损伤患者因气道吸引导致肺萎陷者,避免断开呼吸机,采用开放或密闭式吸痰后建议进行肺复张(详见第十八章第三节)。每次吸引后,应进行肺部听诊,评价吸痰效果。

4. 加强呼吸道温湿化 气管插管后,气体未经过鼻腔正常温化和湿化作用直接进入呼吸道,故必须加温湿化(详见第三十九章第一、二节)。湿化器内液体应使用灭菌注射用水,每24h更换并清洁湿化器。

5. 加强口腔护理 对于保留气管插管12h以上的病人,每6h进行1次口腔护理,用生理盐水或其他漱口液棉球擦拭口腔、牙齿,必要时用无菌生理盐水冲洗口腔,冲洗必须在气囊充气,确定气囊与气管壁密封的前提下进行。每24h应更换牙垫,并将气管插管位置从口腔的一侧移至另一侧防止长时间压迫引起局部溃疡,更换胶布后牢固固定。在进行上述操作时,应注意防止气管插管的深度移位,通常由2名护士配合操作,一人手扶插管,另一人进行具体的操作。

6. 心理护理不容忽视 清醒患儿气管插管后,因不适并且无法讲话,常产生恐惧和急躁等情绪,可导致心跳及呼吸加快、血压升高、烦躁不安、吐管,甚至造成气管插管脱出或自行拔管等严重不良后果。因此,护理人员应做好耐心细致的解释工作,理解患儿因插管所承受的痛苦和不适。护理人员应教会病人采用会话卡、写字、打手势或点头等交流方式与医护人员进行交流。对于烦躁不安的患儿遵医嘱使用镇静镇痛药物,如芬太尼、咪达唑仑、丙泊酚、右美托咪定等,同时注意观察血压和呼吸的变化;对于疼痛患者,及时与医生联系,按医嘱使用镇痛药,同时做好心理护理。

7. 防止意外情况的发生

(1)自行拔管和气管插管意外脱出:对于不能合作,极度烦躁,未用镇静镇痛药物的患儿,应使用约束带适当固定双上肢。插管应固定牢固,一旦胶布被口腔分泌物浸湿应及时更换,以免插管滑脱。

(2)气管插管被痰堵塞:长时间气管插管机械通气的患儿若分泌物黏稠、湿化不够或吸痰不及时,可发生气管插管被痰堵塞。为防止发生堵管

现象,最好使用带有加温湿化装置的呼吸机,必须加强气管内的湿化和吸引,痰液黏稠者,应加强湿化雾化或使用化痰药物。

8. 拔管前后的护理　拔管前减停镇静、镇痛及肌松药物,对长时间插管患儿可于拔管前4h静脉推注地塞米松等药物以预防喉头水肿。拔管时先吸净气管内及咽喉部的分泌物,再松开固定插

管的胶布,将气囊气体抽出,拔出气管导管。拔管后将患儿头偏向一侧,再次吸净口腔内分泌物,给予吸氧,并做口腔护理,同时常规给予布地奈德雾化减轻喉头水肿。拔气管导管时,必须做好气管插管抢救的准备工作,一旦拔管失败,立即再行气管插管。

(白　科　胡　静)

第五节　气管插管气囊测压

一、概述

带气囊的气管导管或气管切开套管在儿科机械通气中使用越来越多,气囊最基本的作用是防止漏气和误吸。给气囊注入一定量的气体后封闭气管导管与患儿气道之间的间隙,可以减少漏气,保证正常的吸入潮气量,并减少误吸,减少呼吸机相关性肺炎的发生。但当气囊充气过多,压力高于气道黏膜毛细血管灌注压时,可阻断局部黏膜的血液供应,导致黏膜坏死及气管狭窄、变形,溃疡与炎症,甚至气管食管瘘等并发症。因此,气管插管气囊压力监测具有很大意义。

(一) 气管套囊分类

1. 低容量高压套囊　套囊容量小且顺应性差,注入气体后囊内压可达180~250mmHg,防漏气性较好,但对气道壁局部产生较大的压迫,易造成黏膜坏死,故现已弃用(图6-5-1)。

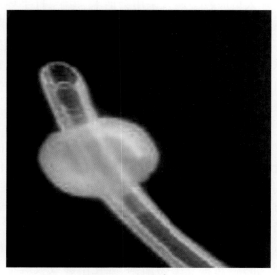

图 6-5-1　低容高压型

2. 高容量低压套囊　套囊顺应性好,充气后呈椭圆形,气囊与气道壁接触面积大,可有效降低气管壁压力,一般仅能耐受30mmHg左右的囊内压,对黏膜压力低,故较为安全,应用较广泛(图6-5-2)。

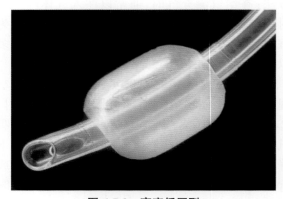

图 6-5-2　高容低压型

3. 内、外双气囊　患者用力咳嗽导致气道收缩,气道压力增大时,气体通过双气囊之间的连接管由内气囊至外气囊,以缓冲气道收缩对气道内壁产生的压力(图6-5-3)。

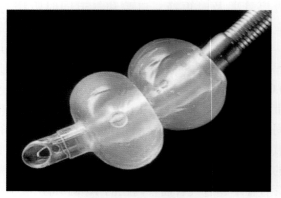

图 6-5-3　内、外双气囊

（二）气囊压力

理想的气囊压力既能有效地封闭气管导管与气管壁之间的间隙不引起漏气，又不会因压力过高而造成气管局部黏膜的缺血和损伤，即保持有效封闭气囊与气管间隙的最小压力。正常成年人气管黏膜毛细血管压为 $26\sim39cmH_2O$（$20\sim30mmHg$），气囊压力超过 $30cmH_2O$ 时气管黏膜毛细血管血流开始减少；气囊压力超过 $50cmH_2O$ 时黏膜毛细血管血流完全阻断；气囊压力 $<20cmH_2O$ 时导致误吸率明显上升，呼吸机相关性肺炎的危险度大大增加。中华医学会呼吸病学分会呼吸治疗学组在《人工气道气囊的管理专家共识（草案）》中推荐气囊充气后压力维持在 $25\sim30cmH_2O$。目前并没有儿童气囊压力的标准，一般情况下儿童气囊压力水平应略低于成人，可将气囊压力维持于 $20cmH_2O$ 左右（$15\sim25cmH_2O$）。

二、适应证

带气囊人工气道（带囊气管导管或气管切开套管）并且接受机械通气的患儿。

三、临床应用

气囊最基本的作用是防止漏气和误吸，既往对儿科特别是低出生体重患儿使用带囊气管插管存在顾虑。目前发现在重症监护病房，对婴幼儿及儿童采用气囊导管与无气囊导管进行治疗发生并发症的风险并无显著差异。2015 年小儿急性肺损伤共识会议专家共识强烈推荐对 ARDS 患儿采用带气囊气管插管。目前，气囊充气方法主要有以下 3 种：

（一）最小阻塞容量法

气囊充气时，应使用 10ml 注射器按 $0.2\sim0.3ml$ 为递进单位逐渐充气，把听诊器放到病人的甲状软骨下监听气体泄漏的情况（在正压通气时更为明显）。必须在病程记录中记录气囊充气的量和压力情况。当听不到气体泄漏音时，回抽 $0.5\sim1.0ml$ 气体，直到听到气体泄漏音，然后再缓慢充气，直到气体泄漏音消失。此量作为记录的基准量。如气囊放气后再充气注入原基准量后，而需要加量时，应引起注意有气管软化、扩张的可能，应将气管导管提起或深入 $1\sim2cm$，以减轻气囊对局部气管黏膜长时间的压迫。

（二）最小漏气法

气囊充气后，吸气时允许有少量气体漏出。

方法：将听诊器置于病人气管处，听漏气音，向气囊内缓慢注气直到听不到漏气声为止，然后从 $0.1ml$ 开始抽出气体，直到吸气时能听到少量漏气声为止。该方法可预防气囊对气管壁的损伤，但由于有少量漏气，口鼻腔内的分泌物可通过气囊流入肺内，进食时易发生误吸，增加肺内感染的机会，对潮气量有影响。

（三）最小闭合技术

气囊充气后，吸气时恰好无气体漏出。方法：将听诊器置于病人气管处，边向气囊内注气边听漏气声，直到听不到漏气声为止，然后抽出 $0.5ml$ 气体时，又可听到少量漏气声，再注气，直到吸气时听不到漏气声为止。此方法可在一定程度上减少气囊对气管壁的损伤、不易发生误吸，不影响潮气量。

目前认为不宜常规采用最小闭合技术，在无法测量气囊压情况下，可临时采用最小闭合技术充气。气囊压力合适时无须定时放气，其主要依据是：①气囊放气后，1h 内气囊压迫区的黏膜毛细血管血流难以恢复，放气 5min 就更不可能恢复局部血流；②对于机械通气条件较高的危重病人，气囊放气将导致肺泡通气不足；③常规的定期气囊放气充气，往往使医护人员忽视充气容量或压力的调整，反而易出现充气过多或压力过高的情况。目前临床使用的是高容量低压气囊，对气管内壁压迫不大、压力不高、对气管黏膜不会造成损伤，不需要定时放气。

四、临床操作

测量气囊压力的方法在临床上主要有 3 种：①凭个人经验（手指捏感法）来确定囊内压的高低；②使用专用气囊压力监测表（图 6-5-4），准确可靠，但价格较贵；③部分医院采用普通血压计测量气囊压力。

1. **手指捏感法**　由操作者按个人经验给气囊充气，充气过程中用手指捏气囊来评估压力（指尖的感觉）。此方法简单方便，临床上使用较多，但准确性和科学性不佳。

2. **专用气囊测压计法**　关闭测压计的注气开关，将与测压计相连的一次性测压管快速连接气囊外注气口，测得压力值（图 6-5-5）。为避免第 1 次测压过程中囊内气体外逸影响第 2 次测压结果，需在第 2 次测压前抽尽囊内气体，再次注入与第 1 次相同的气体量后采用测压计进行测压。此方法较为简便,准确性高,并有明确的警戒范围,可操作性好。每隔6~8h重新手动测量气囊压,每次测量时充气压力宜高于理想值2cmH₂O。但用于已注气气囊压力监测时常不准确,因为打开开关必然有少量气体漏出,故主要用于注气时测量囊内压达到的水平。

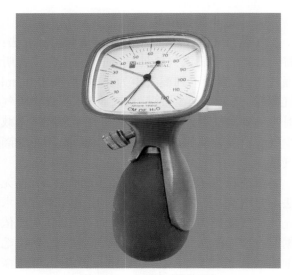

图 6-5-4 专用气囊测压计

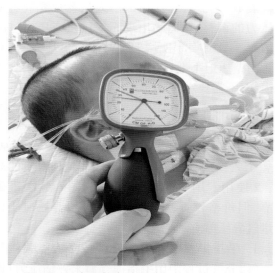

图 6-5-5 专用气囊计测定气管导管气囊压力

3. 血压计测压方法 采用水银血压计、三通管和注射器。将三通管(关闭位)一端插入气囊充气管,另两端分别与注射器、血压计连接;将三通管与注射器连通,将气囊内气体全部抽入注射器并记录气量,再把气体全部注回气囊,随后将三通转到气囊与测压计相通位,此时测压计上显示的压力数比气囊内实际压力略低;将三通管再转到气囊与注射器相通,吸出囊内气体,这次吸出的气量可低于第1次吸出气量,将注射器内气量补充至第1次吸出气量后重新注入气囊;将三通管转到测压位,此时血压计上显示的压力数值即是气囊压力数值(图6-5-6)。此方法操作相对繁琐,应由经过培训的两位人员配合完成。

为避免患儿烦躁、咳嗽、呼吸急促等影响测定结果,必要时应用药物控制以确保患儿在安静、呼吸平稳状态下进行;并且需要在吸气期测压,避免不同的呼吸周期所造成的误差。

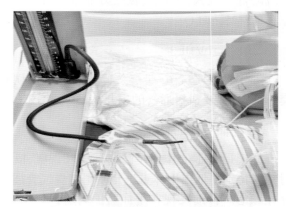

图 6-5-6 血压计测压法测定气囊压力

五、不良反应和处理

1. **呛咳** 充气或放气过程中患儿易呛咳。充气或放气前清理气道分泌物,充放气速度不应过快,必要时适当使用镇静药物。

2. **漏气或误吸** 气囊压力不足易导致漏气或误吸。定时监测气囊压力,并使压力处于合理范围中。

3. **气囊压力过高** 易导致黏膜坏死、溃疡及气管狭窄,甚至气管食管瘘等。定时监测气囊压力,并使压力处于合理范围中。

4. **滞留物** 气囊上分泌物、血液或胃反流物滞留。为预防呼吸机相关性肺炎,应定期清除气囊上滞留物,尤其是气囊放气前。

(符跃强 刘成军)

第六节　困难气道的气管插管

一、概述

困难气道（difficult airway）是指在气管插管前发现气道具有某些特性,难于像在正常气道那样进行喉镜、气管插管、面罩通气和对气道进行外科处理。临床实践中,困难气道主要包括4个方面:困难面罩通气、困难喉镜检查、困难气管插管以及困难气道外科处理。

面罩通气十分重要,是气道管理的基础和核心,特别在插管失败后更是尤为重要的一种挽救工具。如果气道操作者不能确定快速程序插管能否成功,就必须对面罩通气抱有信心,面罩通气至少能保证气道外科处理的进行。困难面罩通气是指有经验的麻醉科医师在无他人帮助下,经过多次或超过1min的努力仍不能获得有效的面罩通气。

（一）困难气管插管

1. **困难喉镜显露**　直接喉镜经过三次以上努力仍不能看到声带的任何部分。

2. **困难气管插管**（difficult intubation,DI）　无论存在或不存在气管病理改变,气管插管需要三次以上努力。

3. **气管插管失败**　经过多人多次努力仍然无法完成气管插管。

二、困难气道的预测和评估

（一）病史

详细询问气道方面的病史是气道管理的首要工作,如打鼾或睡眠呼吸暂停综合征病史、气道手术病史、头颈部放疗病史等。必要时还应查阅相关的麻醉记录,了解困难气道处理的经历。

（二）影像学检查

X线、CT和MRI等影像学检查有助于评估困难气道,并可明确困难气道的病因、特征与困难程度。

（三）体检评估

1. **喉镜显露分级**　Cormack-Lehane喉镜显露分级为直接喉镜显露下的声门分级（图6-6-1）:Ⅰ级声门完全暴露、Ⅱ级仅见声门后半部、Ⅲ级仅见会厌、Ⅳ级未见会厌。Ⅲ~Ⅳ级提示插管困难。

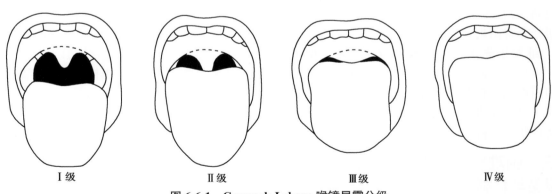

图 6-6-1　Cormack-Lehane 喉镜显露分级

2. 咽部结构分级　即改良的Mallampati分级,年龄较大可配合的儿童坐于床边,尽可能地张大口腔,尽可能地前伸自己舌,但不要发音。Ⅰ级,可见软腭、悬雍垂、咽门和腭弓;Ⅱ级,可见软腭、悬雍垂和咽门;Ⅲ级,可见软腭和悬雍垂的根部;Ⅳ级,仅有硬颚可见（图6-6-2）。Ⅰ和Ⅱ级的插管失败率很低;Ⅲ~Ⅳ级提示困难气道,尤其是在Ⅳ级中使用中枢肌肉阻断剂时必须谨慎地加以

考虑,因为Ⅳ级的插管失败率可达10%以上。虽然采取仰卧位体位并不正规,但所获得结果不会比正规的坐位逊色。

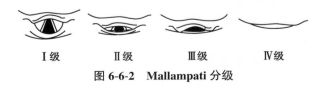

图 6-6-2　Mallampati 分级

3. 参考成人评估方法 根据患儿情况，可进行张口度、甲颏距离、下颌前伸幅度和头颈运动幅度等检查。

4. 熟悉儿科困难气道的常见病因有助于儿科医生对困难气道的处理。

（四）儿科困难气道常见病因

1. **急性感染疾病** 会厌炎、喉炎、咽后壁脓肿和细菌性支气管炎等。感染可引起组织肿胀使正常解剖结构改变，而导致不同程度气道梗阻。儿科患者对因肿胀而产生气道梗阻是非常敏感的。

2. **急性非感染性疾病** 异物、烧伤、过敏反应、腐蚀性物质摄入、创伤、类风湿关节炎致头颈部僵化、其他肿胀和病态肥胖等。异物吸入是最可怕的儿科气道问题，在气道全部梗阻时，可迅速导致呼吸心搏骤停。

3. **病态肥胖** 胸壁重量的增加，面部周长增加，多余的咽部组织使面罩通气困难，通常需要两人配合使口腔和鼻咽通气道就位。但在特别严重的肥胖患者，面罩通气几乎不能应用。脂肪组织在咽部的沉积使咽部空间狭小，Mallampati 评分增高，快速诱导插管过程时上气道肌肉的放松程度使悬雍垂和会厌之间的柔软咽部组织塌陷，使气管插管和面罩通气更加困难。由于颈部周长的增加，皮下组织增厚，解剖畸形和脂肪组织使体表标志模糊，通常需要更长和更深的切口，从而使环甲膜切开非常困难。

4. **继发于先天异常的气道异常** 皮 - 罗综合征、小口畸形、血管环致气道狭窄等继发于先天异常的困难气道在儿科困难气道的讨论中最受重视。对于此类患儿气道紧急处理有困难时，最好的办法是获得专科医师的帮助，越早越好。

三、困难气道分类及气道管理的方法、设备与耗材

（一）困难气道分类

根据有无困难面罩通气将困难气道又分为非紧急气道和紧急气道。

1. **非紧急气道** 仅有困难气管插管而无困难面罩通气的情况。患者能够维持满意的通气和氧合，允许有充分的时间考虑其他建立气道的方法。

2. **紧急气道** 只要存在困难面罩通气，无论是否合并困难气管插管，均属紧急气道。患者极易陷入缺氧状态，必须紧急建立气道。其中少数患者"既不能插管也不能通气"，可导致气管切开、脑损伤和死亡的严重后果。

（二）困难气道管理的方法、设备及耗材

随着气道管理技术的发展和创新，目前用于儿科困难气道的工具和方法很多，这里简要介绍最常用和公认的几种。将这些工具和方法分为处理非紧急气道和紧急气道的工具和方法。处理非紧急气道的目标是无创，而处理紧急气道的目的是挽救生命。麻醉医师应遵循先无创后有创的原则建立气道。2013 年中华医学会麻醉学分会《困难气道管理指南》推荐的管理工具如下：

1. **非紧急气道**

（1）非紧急无创方法：①喉镜类有：A. 直接喉镜，包括弯型镜片（Macintosh）和直型镜片（Miller）；B. 可视喉镜。②经气管导管类包括管芯类、光棒、可视管芯、纤维支气管镜四类。③声门上工具：包括引流型喉罩、插管型喉罩以及其他方法。

（2）非紧急有创方法：①逆行气管插管，适用于普通喉镜、喉罩、纤维支气管镜等插管失败，颈椎不稳、颌面外伤或解剖异常者可根据情况选择使用；②气管切开术。

2. **紧急气道**

（1）紧急无创方法：①双人加压辅助通气，为在嗅物位下置入口咽或鼻咽通气道，由双人四手，用力托下颌扣面罩并加压通气的方法。②可再试一次气管插管。喉镜显露分级 Ⅰ～Ⅱ 级的患者，采用直接喉镜再试一次气管插管有较好的成功率。③紧急情况下，应选择操作者最容易置入的喉罩，如 Supreme 喉罩。④食管 - 气管联合导管（esophageal-tracheal combitube）是一种双套囊和双管腔的导管，无论导管插入食管还是气管均可通气，儿童尚没有使用经验。食管 - 气道联合导管介绍见本节后"附"。

（2）紧急有创方法：①环甲膜穿刺置管和经气管喷射通气，可用于声门上途径无法建立气道的紧急情况；②环甲膜切开术是紧急气道处理流程中的最终解决方案。

四、困难气道插管处理流程

由于病情急骤且危重及患儿配合度不佳，一般均属于未预料的困难气道，其处理流程如下：

1. 及时与家属沟通，告其气管插管抢救过程中存在的风险、困难及原因，签署抢救知情同

意书。

2. 危重困难气道患儿气管插管时，需要有对困难气道管理有经验的高年资医师主持气管插管抢救。

3. 熟悉困难气道管理流程，确定首先方案和至少一个备选方案，尽量采用操作者熟悉的技术和设备。

4. 预防紧急气道的发生，适当镇静，但需保留自主呼吸；若不能有效进行面罩通气，应慎用肌松剂，并按紧急气道流程抢救。

5. 能通气但插管困难的患儿，可选择非紧急气道方法和工具，注意要达到充分通气和最佳氧合后才能插管。

6. 遇到紧急气道立刻寻求帮助，呼叫上级医师帮助，必要时及时请麻醉科和耳鼻喉科医师等相关科室医师协助。

五、注意事项

1. 处理困难插管时要选择操作者最熟悉和有经验的气道管理技术。

2. 插管失败后避免同一个人采用同一种方法反复操作，应及时寻求帮助、及时分析，更换思路及方法，要有微创意识。

3. 每次插管时间原则上<1min 或 SpO_2>92%，转换插管方法过程中维持患儿通气和氧合稳定。

4. 气道建立后需要尽快对气道的有效性做出评判。

六、临床应用

病例：患儿男，2 个月，4.0kg，因气促 15 天、呼吸困难 3 天入院，收入 PICU。患儿下颌小、有腭裂、舌下垂，RR 60 次 /min，唇色发绀，吸气性三凹征明显，双肺可闻及细湿啰音，心率 160 次 /min，心音有力，心律齐，未及杂音，肝脾无肿大，SpO_2 85%，BP 60/40mmHg。收入 PICU 予以清理呼吸道、BiPAP 无创呼吸支持，PEEP 5cmH$_2$O，FiO_2 60%。血液检查 WBC $18.5×10^9$/L，动脉血气 PaO_2 50mmHg，$PaCO_2$ 65mmHg，胸片两肺渗出性表现。诊断：皮 - 罗综合征，肺炎，呼吸衰竭。经无创呼吸支持，患儿仍有严重吸气性三凹征，SpO_2 88%，血气 PaO_2 56mmHg，$PaCO_2$ 58mmHg。

问题 1：病例 1 患儿经无创通气呼吸支持，SpO_2 88%，动脉血气 PaO_2 56mmHg，$PaCO_2$ 58mmHg 较入院时稍有改善，但仍有严重吸气性三凹征，是否需要进行气管插管，改用有创机械通气？

患儿入院后经清理呼吸道，无创呼吸支持，但呼吸困难无明显缓解，动脉血气指标提示 Ⅱ 型呼吸衰竭，应采取气管插管，进行有创呼吸机机械通气，以改善患儿呼吸困难，纠正通气和氧合。

问题 2：如何进行摆放体位、开放气道？如何选择气管导管？

患儿取仰卧位，肩部垫一小枕头、同时头部适度后仰（避免过度后仰，否则易导致气道塌陷），咪达唑仑镇静，选择适宜复苏囊及面罩加压给氧，"E-C" 手法扣压面罩并开放气道，使呼吸道三轴线合一（口轴线、咽轴线和喉轴线）。患儿为 2 月龄婴儿，选择内径为 3.5mm 的无囊气管导管，同时准备内径 3.0mm 和 4.0mm 的无囊气管导管备用。如果选择带囊气管导管，导管内径大小应比无囊气管导管小 0.5mm。

问题 3：如何判定困难气道及采取何种应对措施？如何判断气管插管成功？

预氧合后，以普通喉镜沿口角右侧置入口腔，仅能见会厌，尝试暴露声门失败，该患儿 Cormack-Lehane 分级为 Ⅲ 级，结合皮埃尔·罗班综合征诊断，判断为困难气道。遂弃用普通喉镜，使用复苏囊面罩加压给氧，保证患儿氧合和通气安全，并改用可视喉镜，在视频指引下暴露声门，成功完成气管插管，插入深度为 10cm。复苏囊加压给氧下双侧胸廓起伏对称，听诊双肺呼吸音对称，患儿面色、SpO_2、心率好转，判断气管导管插管成功后，连接呼吸机管路进行有创机械通气。气管插管过程中注意 SpO_2 和心率变化，如出现缺氧和心率持续下降应立即暂停操作，予以复苏囊加压给氧，待心率及缺氧改善后快速插管。气管插管后需拍摄胸片进一步确定气管导管位置（以导管尖端在 T_2~T_3 为合适）及肺部病情。

【专家点评】

婴儿及儿童困难气道并不罕见，当遇到困难气道时，切勿暴力盲目插管。此类患儿气管插管应由对气道管理有丰富经验的医师负责。进行气管插管前应考虑好预案，做好充分准备。复苏囊面罩通气十分重要，是气道管理的基础和核心，应熟练掌握。

（符跃强　刘成军）

附：食管 - 气道联合导管

一、概述

食管 - 气管联合导管是一个同时具备食管阻塞式通气和传统气管导管功能的紧急插管装置。该联合导管是一个双套囊和双管腔的导管（图6-6-3）。口咽囊套位于导管的中部，而食管气管套囊则位于远端，两套囊之间有 8 个侧孔。气管管腔和食管管腔之间独立隔开。两个管腔的近端是开放的，经通用接头与通气装置连接进行通气。食管管腔的远端是阻塞的，而气管管腔远端是开放的。该设计使联合导管不论是插入气管还是食管均可以通气，当插入食管时可通过食管管腔的侧孔进行通气，而插入气管时可通过气管管腔的远端进行通气。气管咽部的套囊充气后可密封口腔和鼻腔。近端口咽套囊的环形标记用以指示插入深度的限制。

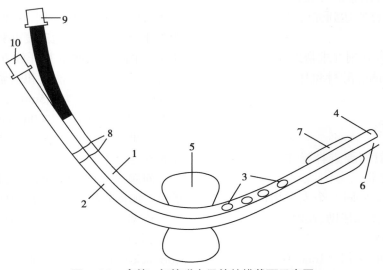

图 6-6-3　食管 - 气管联合导管的横截面示意图
1."食管"管腔（长管远端封闭）；2."气管"管腔（短管远端开放）；3. 1 号食管管腔位于咽部的侧孔；4. 食管管腔远端封闭；5. 口咽套囊；6. 2 号气管管腔远端开放；7. 远端套囊封闭食管或气管；8. 显示插入牙齿或牙槽峰之间深度的环形标记；9. 1 号食管管腔的接头（蓝色）；10. 2 号气管管腔的接头（透明）。

食管 - 气管联合导管在院前急救、心肺复苏和困难气管插管等紧急情况下能迅速有效开放气道，限制反流、误吸和胃扩张，具有供氧高，操作技术简单而不需要培训特点。1993 年被美国麻醉医师协会列为困难气管插管的解救措施之一。食管气管联合导管依据直径有 37F（28mm）和 41F（31mm）2 种型号。

二、适应证

联合导管适用于紧急插管，尤其当气管内插管不能立刻进行时。它可用于下列情况：

1. 插管失败，特别是除外在喉水平上气道阻塞所致的不能插管、不能通气，并积极准备实施环甲膜切开的患儿。

2. 在一些艰苦条件下，如空间狭小时应用（例如，当患者躺在狭小房间的地板上，医务人员难以靠近患者的头部；或患者被困在一辆发生意外的汽车里等情况下）。

3. 上消化道和上气道出血影响气道开放的患儿。

4. 在心肺复苏时当气管内插管无法实施时。

5. 面部严重烧伤及口腔开合严重受限以至于不能使用喉罩时。

三、禁忌证

1. 存在强烈的恶心反射（无论其意识水平如何）、频繁呕吐的患者。

2. 病理性喉部疾病以及喉部异物导致上气

道梗阻。

3. 摄入腐蚀性物质。

4. 已知食管疾病和食管静脉曲张。

5. 16 岁以下、身高<1.5m 的患儿尽量不要使用。

四、操作方法

1. **根据身高选择联合导管型号**　身高为 1.2~1.8m 时，选用 37F；身高>1.5m 时，选用 41F。

2. **检查气管插管套囊（ETC）确保无损坏**　向套囊内注气，检查有无漏气，确定无漏气后抽尽囊内气体。喷涂生理盐水或水溶性润滑剂，充分润滑导管。

3. **盲插技术**　使用食管 - 气管联合导管时为盲插技术，有时也可借助喉镜在直视下插管。使患者仰卧（各种体位均可插管），头颈于中线位呈一条直线。

4. **插入导管**　从中线位插入导管，使联合导管的弯曲度适合气道的自然生理弯曲。插入此装置至牙槽位于黑色标记带之间，平稳用力直至装置通过喉部括约肌到达食管，遇到阻力时可抽回再放入。通过 1 号蓝色领航气囊近端，向较大口咽气囊注入约 100ml 空气（37F，约 85ml）。

5. **注入空气**　通过 2 号白色领航气囊向远端白色气囊注入空气 5~15ml（37F，5~12ml）。

6. **通气**　使用较长的蓝色连接管开始通气，若在听诊时发现有气体进入肺而无气体进入胃，证明联合导管已放入食管。可用吸引管经透明的连接管通到胃，行胃内容物抽吸及胃肠减压。偶有插入气管，其概率小于 5%。

7. **听诊**　听诊时发现肺内无呼吸音，而胃内有气体通过声，表明联合导管位于气管内（小概率事件）。通气时使用短的透明的连接管。

8. **判断是否存在有效通气**　若听诊时无任何声音证明插管太深，需放掉近端两个气囊中的气体，向外拔 2~3cm，重新定位并判断是否存在有效通气。

9. **确定存在气体交换**　呼气末二氧化碳监测能证明是否存在气体交换。若仍失败则用基本气道技术维持气道通气和继续通气。

10. **拔管**　当患儿意识完全恢复，能够维持自己的气道或更换为气管插管时可拔管。步骤：准备吸引—患儿转向左侧—两个气囊放气—拔出导管—必要时吸引。

五、并发症

常见并发症有：①食管裂孔；②食管破裂；③咽损伤；④声带损伤；⑤气胸；⑥窒息死亡；⑦颈动脉破裂。

六、注意事项

1. 食管 - 气管联合导管插管插入食管中的可能>95%，经管道可吸引胃内容物，但不能吸引气道分泌物，气道分泌物多的患儿不易使用。

2. 长期留置或气囊充气过度易压迫咽喉部黏膜导致充血水肿，甚至坏死。因此联合导管仅限于紧急情况下短时间使用，一般 8h 以内根据病情及时更换为气管插管或气管切开。

（符跃强　刘成军）

第七节　环甲膜穿刺术

一、概述

环甲膜穿刺术（cricothyroid membrane puncture）可在难以进行气管插管，不能通气的紧急情况下，特别是儿童，用来作为一种暂时维持气道通畅的方法。虽然其在急诊情况下很少使用，但它确实是一种简单，较有效的供氧方法。在有关小儿气道开放知识的图书或文献中，几乎每篇每章都提及环甲膜穿刺，并把它推荐为最后的救治措施，但是关于其应用和安全性的文献很少。

二、适应证

环甲膜穿刺术的适应证为已经处于或即将进展为不能插管也不能通气，且气道梗阻位于近声门处以下的患者。

1. 急性严重上呼吸道梗阻。

2. 喉源性呼吸困难（白喉、喉头水肿等）。

3. 头面部外伤。

4. 气管插管有禁忌,而需紧急开放气道时。

三、禁忌证

1. 喉部、环甲膜水平以下的气道梗阻。
2. 出血倾向(非绝对禁忌证)。

四、临床应用

环甲膜穿刺术的经典指征是由会厌炎引起气道梗阻,并判定面罩球囊通气和气管插管都已失败的患者。发生会厌炎时真正的面罩球囊通气失败的案例极为少见,失败的原因通常是因为技术操作失误,而不是气道有无法克服的真正的梗阻。其他的适应证有:面部创伤、血管性水肿及其他有些无法从前方到达声门开放的病情。

值得注意的是当患儿吸入异物时,如果直接喉镜看不到异物,则很可能阻塞在环甲膜以下,此时应用经皮环甲膜穿刺术多无效。在哮吼性喉炎,因用小号气管插管常能插过声门下狭窄部位,此时应用经皮环甲膜穿刺术效果多不显著。

此外,作为一种应急措施,穿刺针留置一般不超过24h。

五、临床操作

(一)器材

1. 便携式环甲膜穿刺针 包括手柄、穿刺针和便携扣。穿刺针包括穿刺针管和穿刺针芯两个部分,穿刺针管和针芯通过螺旋接口连接(图 6-7-1),穿刺针芯尖端穿过穿刺针管与穿刺针管尖端紧密衔接,接口处平滑,形成一个实心针头。也可采用环甲膜穿刺管。

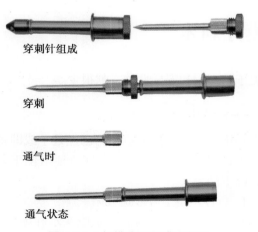

穿刺针组成

穿刺

通气时

通气状态

图 6-7-1 便携式环甲膜穿刺针

2. 如无专业便携式环甲膜穿刺针,可用7~10号穿刺针直接穿刺,或至少14号静脉穿刺套管、直径为3.0mm的气管插管接头、3ml/5ml注射器。

(二)操作步骤

1. 向家属说明紧急环甲膜穿刺的必要性及风险,签署知情同意书。

2. 患儿仰卧位,以毛巾垫于肩部以促使颈过伸,使得气管前倾,易于用手指触摸及固定,局部消毒。如时间允许,可用1%利多卡因加肾上腺素进行麻醉。

3. 使用左手的大拇指和中指固定喉和环状软骨,同时用示指触诊环甲膜。与成人不同,实际上很难摸到婴儿的环甲膜(图 6-7-2),而且也没必要。精确定位患儿环甲膜的确很难,因此只要摸到气管的近端即可,在整个操作过程中,保持喉部固定十分重要。

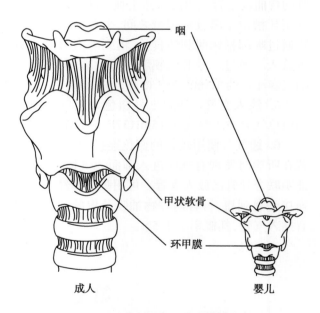

咽

甲状软骨

环甲膜

成人   婴儿

图 6-7-2 成人与婴儿的环甲膜差异

4. 右手持便携式穿刺针或注射针垂直刺入环甲膜,一旦有落空感提示进入气管,拔出针芯,立即回抽。如有空气抽出,则穿刺成功,呼吸道梗阻的症状即可缓解。注意患儿可有咳嗽等刺激症状。

5. 可通过穿刺针局部滴入0.1%丁卡因,固定穿刺针。

6. 可通过胸廓抬举、听呼吸音来判断导管是否在位。该方法因导管太细判断有点困难,也可以通过呼气末二氧化碳监测来判断操作是否成功。

7. 若上呼吸道完全阻塞难以呼吸时,将金属手柄与穿刺针连接,并接上气囊加压给氧或呼吸机或射频通气给氧,并固定好穿刺针。

此外,如无便携式穿刺针,在确定环甲膜的位置后(图 6-7-3A)也可采用以下方法:用连着注射器的小号针头(20 号)经皮下刺入,然后抽吸,如针管内有气体说明位置正确;接着换上大号静脉套管(至少 14 号)刺入环甲膜,套管对着中线保持后倾 30°~45° 插入气管,能抽出气体说明进入气管(图 6-7-3B)。再向前推进套管,移去针头,再次

抽吸空气确定套管在气管内,静脉套管连接 3mm 内径的气管插管接头(图 6-7-3C),连接各种通气装置。

因为穿刺针或套管的管径小,使用皮囊通气时须按住压力阀才能使气流进入气管(图 6-7-4)。5 岁或 6 岁以上的儿童可使用射频通气,但必须极度谨慎,以免造成气压性创伤,甚至气胸。如果气囊通气的方法能保持足够的氧饱和度,就可不用射频通气。如果使用了射频通气,通气装置必须装有压力控制阀,开始低压通气(20 PSI),然后一边观察胸廓的起伏和氧饱和度,一边逐渐增大压力到要求为止。吸气时间 0.5~1s,随后的呼气时间为 3~4s。

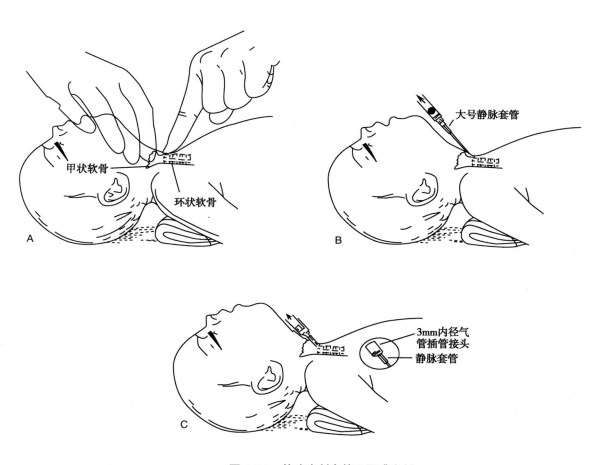

图 6-7-3　静脉穿刺套管环甲膜穿刺
A. 确定环甲膜位置;B. 静脉穿刺套管穿刺环甲膜;
C. 套管前推,3mm 内径气管插管接头与静脉套管连接。

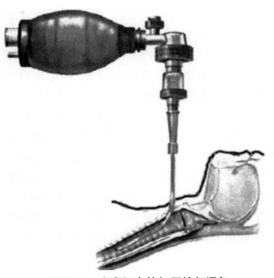

图 6-7-4 皮囊经套管加压给氧通气
引自：喻文亮,钱素云,陶建平.小儿机械通气.
上海：上海科学技术出版社,2011.

六、不良反应

1. **出血** 操作要规范,对于凝血功能障碍的患儿宜慎重考虑。

2. **食管穿孔** 穿刺时进针不要过深,用力不能过猛。

3. 皮下积气或纵隔气肿。

4. 少数可形成假道。

（符跃强 刘成军）

第八节 气管切开术

一、概述

气管切开术（tracheotomy）是指切开颈段气管前壁（第 2~4 气管环）,经切口将适当大小的金属气管套管或硅胶套管插入气管,使患者通过导管进行自主呼吸或呼吸机机械通气,是解除喉源性呼吸困难、呼吸功能失常或下呼吸道分泌物潴留等因素所致呼吸困难的常见手术。气管切开后也有助于减少呼吸阻力和无效腔,避免长期气管插管导致口腔和声门损伤。

气管切开的套管分为塑料材质和金属材质,带套囊和不带套囊等类型。金属套管壁薄、有内套管,阻塞时可取出清洗,不含 15mm 的连接头。用于儿童的塑料套管有内置的 15mm 连接头,可连接各种氧气输送装置,不含内套管,如发生阻塞,只能更换新套管。

二、适应证

1. **喉梗阻** 先天性疾病如喉蹼、喉部炎症（喉炎、白喉和会厌炎等）、肿瘤、外伤、异物和喉邻近组织的病变等导致咽腔、喉腔变窄发生呼吸困难者。

2. **下呼吸道分泌物潴留** 各种原因（颅脑外伤、高位颈部脊髓损伤、胸腹联合外伤、脊髓灰质炎样综合征和吉兰 - 巴雷综合征等）所致下呼吸道分泌物潴留,为了吸痰和保持气道通畅,可考虑气管切开。

3. **气管插管短期内不能拔管** 各种原因行气管插管的患者如估计短期内不能拔管,为避免长期气管插管造成患者极度不适、导管相关感染、导管堵塞、咳痰障碍和声门损伤等情况,需行气管切开。

4. **预防性气管切开** 咽部肿瘤、脓肿伴呼吸困难；对某些口腔、鼻咽、颌面、咽和喉部大手术,为了进行全麻,防止术中及术后血液流入下呼吸道,保持术后呼吸道通畅；防止术后术区出血或局部组织肿胀阻碍呼吸,可施行气管切开。

5. **喉部或呼吸道异物** 取异物条件受限,病情危重时应紧急行气管切开。

三、禁忌证

（一）绝对禁忌证

1. 气管切开部位以下呼吸道病变所致呼吸道阻塞。

2. 气管切开部位存在感染。

3. 气管切开部位存在恶性肿瘤。

4. 解剖标志难以辨别。

（二）相对禁忌证

1. 出凝血功能障碍。

2. 甲状腺增生肥大。

3. 气管切开部位曾行手术（如甲状腺切除术）。

四、设备与耗材

1. **金属气管套管（银质）**　具有外套管、内套管和管芯（图6-8-1）。外套管固定在切口边缘的皮肤，并用固定带进行固定。内套管平时置入外套管内，进行通气。由于没有呼吸机连接口，金属套管不能用于机械通气。

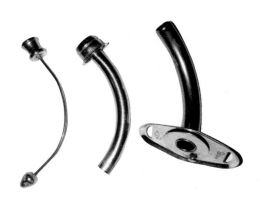

图6-8-1　金属材质气管切开套管

2. **掺硅聚乙烯气管套管**　质地柔软、易弯曲、易清洗维护，并有各种不同的管径和长度可供选择，应由气管切开适应证而定（不同型号的套管及适用患儿年龄见表6-8-1），具有气囊和卡扣装置，可连接呼吸机进行机械通气（图6-8-2）。

表6-8-1　各号套管的号别、管径大小和患儿适用的年龄

型号	直径 × 长度 / mm×mm	管径大小 / mm	适用年龄
00	4.0 × 4.0	4	1~5 个月
0	4.5 × 4.5	4.5	1 岁
1	5.5 × 5.5	5.5	2 岁
2	6.0 × 6.0	6	3~5 岁
3	7.0 × 6.5	7	6~12 岁
4	8.0 × 7.0	8	13~18 岁

其他包括手术刀、剪刀、切口拉钩、甲状腺拉钩、止血钳、针线、镊子、敷料、吸引器、注射器、氧气、抢救药品、气管导管及气管插管相关物品等。

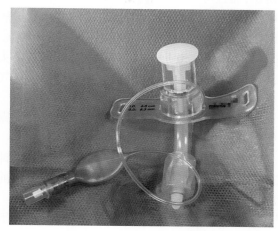

图6-8-2　硅胶气管切开套管

五、气管切开部位

一般在第2~4气管环切开气管，避免切开第1环，亦不能低于第5环（图6-8-3）。

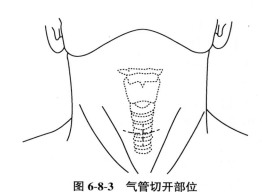

图6-8-3　气管切开部位

六、麻醉

一般选择在气管插管下全麻或局麻下行气管切开术。用利多卡因或普鲁卡因作局部麻醉；对于十分危急的患儿，亦可在无全麻下进行手术。

七、手术种类与方法

按病情危急的程度和切开方法，可分常规气管切开术、紧急气管切开术、环甲膜切开术、经皮穿刺气管造口术及气管插管下气管切开术5种。术前与患者及家属充分沟通，解释操作的必要性，简要操作过程，相关并发症及处理，签署手术知情同意书。

(一) 气管插管下气管切开术

气管插管机械通气下进行手术,不但气管易于辨认,而且可经管通气、吸痰输氧、麻醉等,保持呼吸道通畅,减少危险。目前在儿科重症监护病房内多采用此法进行床旁气管切开术(图6-8-4)。

1. **摆体位**　患儿气管插管下取仰卧位,使头颈部保持在正中位,肩下垫高,头略后仰以暴露气管(图6-8-4A)。

2. **皮肤切口**　直切口为颈部正中切口,暴露气管较好,较多采用(图6-8-4B)。

3. **切开气管前筋膜**　沿白线正中切开,钝性分离两侧胸骨舌骨肌,胸骨甲状肌,注意颈前静脉。

4. **暴露气管**　于甲状腺峡部下缘分离组织,向上牵拉暴露第2~4气管环。若峡部较宽可将其切断、封扎、充分暴露气管前壁。暴露过程中,两个拉钩用力应均匀,并经常以手指探查环状软骨级气管,确定手术视野保持在正中位置(图6-8-4C)。气管侧壁不要分离,易伤及胸膜顶或纵隔。

5. **切开气管**　在第2~4气管环之间,切开时首先将手术刀插入气管内,勿插入过深,再自内向外挑开气管前壁(图6-8-4D),以避免伤及气管后壁,并发气管食管瘘。儿童避免切除软骨环或伤及环状软骨,以免术后产生气管狭窄。小儿右侧胸膜顶较高,注意防止损伤。应避免在患儿咳嗽时切开。

6. **插入气管套管**　切开气管后气管内可见气管导管,应拔出气管导管后用气管扩张器扩开切口,再插入气管切开套管(图6-8-4E)。插入大小适宜的气管套管。插入套管时患者可出现强烈咳嗽反应。如为硅胶套管,插入套管后拔出管芯即可。如为金属套管,插入外套管后,立即拔出管芯,再插入内套管。

7. **确定插入套管成功**　经套管吸尽呼吸道内分泌物,判断套管位于气管内(判断方法包括观察套管口气雾、经套管人工通气时双肺听诊、监测套管呼气末二氧化碳值等)。确定套管已插入气管内后,将两侧拉钩取出;如无气体进出,应拔出气管套管,重新放置。

8. **切口多不需缝合**　如切口过长,可于创口上下端适当缝合1~2针,缝合不能太紧,以免发生皮下或纵隔气肿。应彻底止血,最后用纱布垫围好伤口,以防感染。套管插入后应用固定带绕过颈后,将其牢缚于颈部,在颈部侧面打结,固定带松紧适宜,以免套管脱出,套管接头与呼吸机管路连接。如应用带气囊的套管时,则从注气管注入3~5ml空气,测定气囊压力。

(二) 常规气管切开术

操作步骤同气管镜或气管插管下气管切开术。但操作时注意麻醉深度、气道分泌物吸引及监测患儿生命体征变化。

(三) 紧急气管切开术

紧急情况下不必消毒及麻醉。术者坐于患儿右侧,将患儿头部后仰并固定;右手持刀,在左手指引下寻找颈前中线分离至气管前壁,切开气管,旋转刀柄分开切口,待管内分泌物咳出后插入套管,转送医院做进一步处理。

(四) 环甲膜切开术

仅用于紧急情况下抢救患儿,插管放置时间不宜超过24h,否则可引起永久性喉狭窄。手术体位与常规气管切开术相同。于甲状软骨和环状软骨之间作一长3~4cm切口,切开皮肤,用手指摸清甲状软骨和环状软骨间隙后,将环甲膜横形切开,直至喉腔完全切通。用血管钳撑开切口,顺势插入橡皮管或塑料管,术中应避免损伤环状软骨,同时不宜使用金属套管,因其易磨损环状软骨而引起永久性喉狭窄。

(五) 经皮穿刺气管造口术

此种手术方法无须切开气管软骨环,操作简便、创伤小、相对安全。但目前儿科开展较少。

1. **禁忌证**　婴幼儿、气管移位、颈内动脉或静脉畸形、颈部巨大肿块及颈部外科手术史或过多瘢痕组织等。

2. **方法**　环状软骨下第2~4软骨环,切开气管软骨前皮肤1.0~1.5cm,于切口处插入12G套管针,插入相当于第1~2或第2~3气管环间隙,有落空感、回抽有空气证实在气管中后,将钢丝通过穿刺针插入气管内约10cm,退出穿刺针。插入扩张器扩张钳等,做软骨环间横向扩张。经钢丝导入带有管芯的气管切开导管,拔出导管芯和导丝并固定。

八、气管切开后管理

1. **防止摩擦引起皮肤破损**　气管套管下置气管垫或纱布,防止摩擦引起皮肤破损,气管垫带子要打活结,以便与外套固定带区分。气管垫或纱布每日更换1次,有污染时则随时更换。

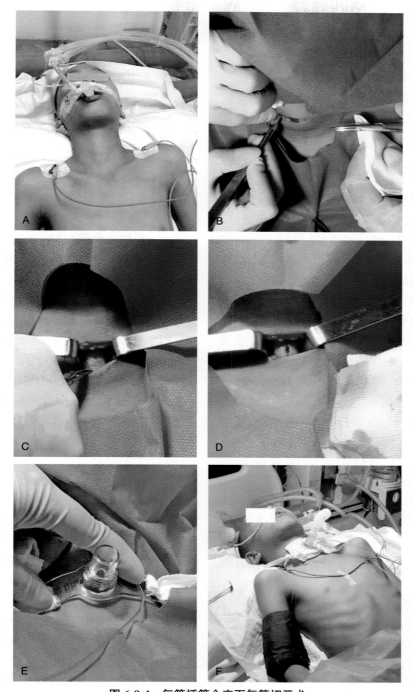

图 6-8-4　气管插管全麻下气管切开术
A. 摆体位;B. 颈部正中切口;C. 暴露气管,确定手术视野保持在正中位置;
D. 在第 2~4 气管环之间切开气管;E. 插入气管套管;F. 固定套管,连接呼吸机通气。

2. **气切套管清洁及消毒**　保持套管通畅,目前常用的气切套管有金属套管和硅胶套管两大类。金属套管一般由外套管和内套管两部分组成,内套管需定时更换消毒,常用的消毒方法有两种,一种是煮沸消毒法,另一种是浸泡消毒法。硅胶套管一般为一次性套管,需定期进行更换,具

体更换时间目前无明确要求,但一般建议每 3 个月更换 1 次。术后 1 周内不宜更换外管,以免因气管前软组织尚未形成窦道,使插管困难而造成意外。

3. **保持下呼吸道通畅**　室内保持适当温度(22℃左右)和湿度(相对湿度 90% 以上),必要时

雾化吸入 0.05% 糜蛋白酶等,以稀释痰液便于咳出。金属内套管太细使吸痰管难以伸入时,则应在吸痰前将内套管取出,由外套管管腔吸引。

4. 每天 1 次气管切开处皮肤护理 松解开气管垫带子活结,取下气管垫或纱布,如伤口无感染迹象,用生理盐水棉球处理伤口及颈部皮肤即可。如气管切开伤口出现红肿或脓性分泌物,则生理盐水棉球清洁伤口后予莫匹罗星等抗炎药膏外涂,如出现蜂窝织炎时予以抗生素治疗。

5. 防止外管脱出 要经常注意套管是否在气管内,若套管脱出,又未及时发现,可引起窒息。套管太短,固定带子过松,气管切口过低,颈部肿胀或开口纱布过厚等,均可导致外管脱出。

6. 防止食物碎末或其他异物落入气管切开口 必要时予以薄纱布覆盖。

7. 评估气道分泌物 根据情况取出金属内套管清洗,每天 2~3 次消毒,防止痰液阻塞。金属内套管取出消毒步骤如下:

(1)旋转内套管,将内套管缺口对至外套管圆点。

(2)轻轻旋转内套管,将套管取出,清洗套管外痰痂等污物。

(3)将钢丝头端包裹棉球伸入内套管清洗,将套管内淤积的痰液冲洗干净,由内套管头端注水至尾端流出的水柱应呈一直线。

(4)将清洗后的内套管煮沸 5min 后再次清洗。

(5)再次煮沸 20min 后去水待干备用。

(6)将另一根备用内套管轻轻转入外套管管腔内,卡紧卡口。

8. 拔管 待喉梗阻或下呼吸道分泌物解除,病情好转后,即可考虑拔管。拔管前先堵管 1~2 昼夜,如病人在活动、睡眠时无呼吸困难,可在上午时间拔管。创口一般不必缝合,只须用蝶形胶布拉拢创缘,数天可自行愈合。

九、不良反应和处理

1. 心跳呼吸骤停 术中发生呼吸心搏骤停是致命性并发症,原因可能是迷走神经反射,也可因不能迅速建立起通畅的气道、张力性气胸、负压性肺水肿引起。给慢性二氧化碳潴留的病人吸氧或气管插管被插到软组织或主支气管内也可引起呼吸心搏骤停。

处理:心肺复苏抢救治疗。迅速查找导致心肺复苏的原因,并积极处理。

2. 皮下气肿 是术后最常见的并发症,与气管前软组织分离过多,气管切口外短内长或皮肤切口缝合过紧有关。自气管套管周围逸出的气体可沿切口进入皮下组织间隙,沿皮下组织蔓延,气肿可达头面、胸腹,但一般多限于颈部。表现为局部肿胀,触之有捻发感,穿刺软组织可抽出气体。

处理:大多数于数日后可自行吸收,一般不需作特殊处理。严重皮下气肿可行局部软组织切开减压;伤口缝线太紧可适度拆除,开放部分伤口。

3. 气胸及纵隔气肿 在暴露气管时,向下分离过多、过深,损伤胸膜后,可引起气胸。右侧胸膜顶位置较高,儿童尤甚,故损伤机会较左侧多。轻者无明显症状,严重者可引起窒息。此外,手术中过多分离气管前筋膜,气体沿气管前筋膜进入纵隔,形成纵隔气肿。

处理:如发现患者气管切开后,呼吸困难缓解或消失,不久再次出现呼吸困难时,则应考虑气胸,超声检查或 X 线摄片可确诊。此时应行胸膜腔穿刺,抽除气体,严重者可行闭式引流术。对纵隔积气严重者,可于胸骨上凹处行切开减压,使空气向上逸出。

4. 出血 术中高位无名动脉受到损伤,可致术中大出血。大血管损伤,止血不充分或出凝血功能障碍可导致术后短期发生严重出血。而伤口感染,肉芽组织增生,套管压迫气管前壁及动脉感染致动脉壁破溃可导致术后远期出血。

处理:严格掌握手术禁忌证,术中注意保护血管。术中如见甲状腺最下动脉或甲状腺下静脉破裂出血应结扎止血。术后伤口少量出血,可严密观察或适当压迫止血,大量出血应重新打开伤口止血。纠正出凝血功能障碍。

5. 气管狭窄导致拔管困难 手术时,若切开部位过高,损伤环状软骨,术后可引起声门下狭窄。气管切口太小,置入气管套管时将管壁压入气管;术后感染,肉芽组织增生均可造成气管狭窄,造成拔管困难。此外,插入的气管套管型号偏大,亦不能顺利拔管。有个别带管时间较长的患者,害怕拔管后出现呼吸困难,当堵管时可能自觉呼吸不畅,应逐步更换小号套管,最后堵管无呼吸困难时再行拔管。

处理:对拔管困难者,应认真分析原因,行 X 线摄片或 CT 检查、喉镜、气管镜或纤维气管镜检查,根据不同原因酌情处理。

6. **气管食管瘘**　在喉源性呼吸困难时,由于气管内呈负压状态,气管后壁及食管前壁向气管腔内突出,切开气管前壁时可损伤到后壁。表现为进食后呛咳,气管内可吸出胃内容物。因此,手术刀刺入气管深度以刺破气管前壁为限,切开气管采用反挑方式;插入切口扩张器和套管时动作轻柔。

处理:较小的、时间不长的瘘口,有时可自行愈合;瘘口较大或时间较长,上皮已长入瘘口者,只能手术修补。

7. **伤口感染**　气管切开是一个相对污染的清洁切口。伤口感染的常见原因为:术中无菌原则执行不严、术后伤口护理不佳。

处理:术中严格执行无菌原则,术后伤口严格消毒更换敷料,预防伤口感染。真正发生感染概率较低,而且只需局部治疗。加强换药,必要时拆除缝线,行感染创面的清创引流。当出现伤口周围蜂窝织炎时需要抗生素治疗。

8. **套管移位或脱出**　术后早期套管脱出或过早更换插管有引起通气障碍的危险。多层浅筋膜、肌肉束以及气管前筋膜彼此重叠,很容易使新形成的通道消失。气管切开后短期内气管切口与皮肤软组织之间尚未形成窦道,气管切开套管脱出可迅速导致窒息。

处理:如果不能立即重新找到插管的通道,应马上经口气管插管。将气管插管两侧的胸骨板缝于皮肤上可防止插管移位。气管切开处两端气管软骨环上留置的缝线在术后早期可以保留,一旦发生插管移位时,可帮助迅速找回插管通道。术后5~7天各层筋膜可以愈合在一起形成窦道,此时更换气管插管是安全的。

9. **吞咽障碍**　气管切开所致吞咽障碍的不良后果是误吸。机械因素和神经生理学因素都可以造成吞咽障碍。机械因素包括:①喉提升能力减弱;②气管插管套囊压迫并阻塞食管,使食管内容物溢到气道中。神经生理学因素包括:①喉的敏感性下降导致保护性反射消失;②慢性上呼吸道气体分流引起喉关闭失调。

10. **气管套管堵塞**　套管内分泌物或结痂堵塞。

处理:加强吸痰护理,使用药物减少呼吸道炎症分泌物,及时清洗更换气管套管。

11. **气管皮肤瘘**　拔管后切口长期不愈合,

或皮肤长入气管壁形成瘘管。

处理:消除感染因素,行创面清创促进肉芽组织生长,蝶形胶布拉拢伤口或缝合。

（符跃强　刘成军）

参考文献

1. SAYRE MR, KOSTER RW, BOTHA M, et al. 2010 International Consensus on cardiopulmonary resuscitation and emergency cardiovascular care science with treatment recommendations. Circulation, 2010, 122 (16suppl2): S298.

2. KIM DK, JHANG WK, AHN JY, et al. 2015 Korean guidelines for cardiopulmonary resuscitation. Clinical and Experimental Emergency Medicine, 2016, 3 (S): S48-S61.

3. PARK C, BAHK JH, AHN WS, et al. The laryngeal mask airway in infants and children. Can J Anaesth, 2001, 48 (4): 413-417.

4. RODRIGUEZ W, SELEN A, AVANT D, et al. Improving pediatric dosing through pediatric initiatives: what we have learned. Pediatrics, 2008, 121 (3): 530-539.

5. JONES P, DAUGER S, DENJOY I, et al. The effect of atropine on rhythm and conduction disturbances during 322 critical care intubations. Pediatr Critic Care Med, 2013, 14 (6): e289-e297.

6. JONES P, PETERS MJ, COSTA N, et al. Altropine for critical care intubation in a cohort of 264 children and reduced mortality unrelated to effects on bradycardia. Plos One, 2013, 8 (2): e57478.

7. American Association for Respiratory Care. AARC Clinical Practice Guidelines. Endotracheal suctioning of mechanically ventilated patients with artificial airways 2010. Respir Care, 2010, 55 (6): 758-764.

8. DAVIES K, MONTEROSSO L, LESLIE G. Determining standard criteria for endotracheal suctioning in the paediatric intensive care patient: an exploratory study. Intensive Crit Care Nurs, 2011, 27 (2): 85-93.

9. TAYLOR C, SUBAIYA L, CORSINO D. Pediatric cuffed endotracheal tubes: an evolution of care. Oschner J, 2011, 11 (1): 52-56.

10. LITMAN RS, MAXWELL LG. Cuffed versus uncuffedendotracheal tubes in pediatric anesthesia: the debate should finally end. Anesthesiology, 2013, 118 (3): 500-501.

11. 中华医学会重症医学分会. 机械通气临床应用指南 (2006). 中国危重病急救医学 , 2007, 19 (2): 65-72.

12. 中华医学会呼吸病学分会呼吸治疗学组 . 人工气道气囊的管理专家共识 (草案). 中华结核和呼吸杂志 , 2014, 37 (11): 816-819.

13. DEMICHELE JC, VAJARIA N, WANG H, et al. Cuffed endotracheal tubes in neonates and infants undergoing

cardiac surgery are not associated with airway complications. J Clin Anesth, 2016, 33: 422-427.

14. KLEINMAN ME, CHAMEIDES L, SCHEXNAYDER SM, et al. Guidelines for cardiopulmonary resuscitation and emergency cardiovascular. Circulation, 2010, 122 (18 Suppl 3): 876-908.

15. NEWTH CJ, RACHMAN B, PATEL N, et al. The use of cuffed versus uncuffed endotracheal tubes in pediatric intensive care. J Pediatr, 2004, 144 (3): 333-337.

16. RIMENSBERGER PC, CHEIFETZ IM, Pediatric Acute Lung Injury Consensus Conference Group. Ventilatory Support in Children With PediatricAcute Respiratory Distress Syndrome: Proceedings From the Pediatric Acute Lung Injury Consensus Conference. Pediatr Crit Care Med, 2015, 16 (5 Suppl 1): 51-60.

17. APFELBAUM JL, HAGBERG CA, CAPLAN RA, et al. Practice guidelines for management of the difficult airway: an updated report by the American Society of Anesthesiologists Task Force on Management of the Difficult Airway. Anesthesiology, 2013, 118 (2): 251-704.

18. 于布为，吴新民，左明章，等. 困难气道管理指南，临床麻醉学杂志，2013, 29 (1): 93-98.

19. 陆国平. 儿童急诊与重症医学临床技术. 上海：复旦大学出版社，2016: 87-114.

20. 喻文亮，钱素云，陶建平. 小儿机械通气. 上海：上海科学技术出版社，2011: 67-68.

21. 胡秀英. 临床技能培训丛书——医护技实践技能操作手册. 北京：人民卫生出版社，2017: 140-152.

第七章 常频呼吸机结构和原理

第一节 呼吸机基本原理

一、概述

呼吸机是常用的抢救和治疗设备之一。对于无自主呼吸的患者,它可以完全替代人体的通气功能,对呼吸功能不全的患者起到辅助呼吸的作用,为延长患者生命,争取进一步治疗的重要工具。

二、基本工作原理

现代呼吸机在吸气相时产生正压,将气体压入患者肺内。当压力或容量达到一定水平,呼吸机会停止供气。同时,呼气阀会相继打开,患者的胸廓和肺就会产生被动性的萎陷,产生呼气。

三、基本治疗原理

(一)改善通气功能

常频通气时,由呼吸机在吸气过程输送正压,产生对流,可达到足够的潮气量。

(二)改善换气功能

由呼吸机送气产生气道内正压,可使部分萎陷肺泡扩张,增加气体交换面积,改善通气。同时运用一些特殊的通气方式,如呼气末延长、呼气末屏气、呼气末正压通气(PEEP)等,改变通气与血流灌注比值,减少分流。

(三)减少呼吸功

呼吸机替代呼吸肌做功,减少了呼吸肌的负荷,降低氧耗量,有利于呼吸肌疲劳的恢复。

(程 晔)

第二节 常频呼吸机的基本结构与特点

一、概述

常频呼吸机的基本结构包括动力系统、控制系统、通气源、输出气路及气路部件4个基本单元。

呼吸机的气路指气体的输送部分,包括动力部分(气源:空气、氧气气源)、气体混合装置、各类阀门(吸气、呼气阀)、传感器(压力、流量、温度传感器)、湿化器、雾化器、呼吸回路和电子控制部分(图7-2-1)。

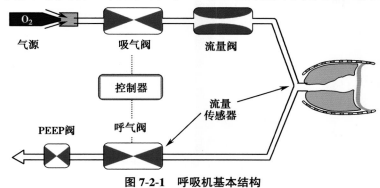

图7-2-1 呼吸机基本结构

121

二、基本结构

(一)气源

包括高压氧气和高压空气。

1. 氧气源 主流来自中心供气系统,压力稳定,气量充足。输出气体压力控制在 0.3~0.5MPa〔44.1~73.5PSI,1 兆帕(MPa)=145.037 743 897 磅力 / 平方英寸(PSI)〕;尚无中心供气系统的单位或医院区域,可用氧气钢筒(压力最大控制在 14.5MPa 左右,通过连接减压阀可将压力减至 0.4MPa 左右)。

2. 高压空气源 可来自中心供气系统,也可使用医用空气压缩机。

3. 呼吸机匹配的高压气体压力

(1)中心供气系统:主要是由气源、切换装置、调压装置、终端用气点、监控及报警装置组成。简而言之,中心供气系统将中央储气设备中的气体经切换装置并调压后通过管路系统输送到各个分散的终端用气点。根据《医用中心供氧系统通用技术条件》(YY/T0187-94)(下面简称为《条件》)规定:呼吸机的中心供氧压力应不低于 0.4MPa;医疗器械氧气终端流量 ≥30L/min。根据《条件》的标准及医院的要求,中心供氧选用紫铜管。中心供氧主管道选用 φ16×1 紫铜管("φ"代表直径);走廊干管选用 φ12×1 紫铜管;病房支管选用 φ8×1 紫铜管。供气终端采用自封闭式快速插座,经过 0.4MPa 压力 24h 无泄漏为合格,使用寿命可达 20 000 次。气体终端及插头有 4 种型号,分别为:国标、英标、美标和德标(图 7-2-2)。根据《条件》规定,系统泄漏率应每小时不大于0.5%。氧气经中心供气站 1 级减压后,输送管道将压力减为 0.4~0.5MPa(可调)氧气输送到各楼层内,可满足启动国内外各型呼吸机。

(2)氧气钢瓶:氧气在常温和常压下是无色、无臭的气体,标准状态下密度为 1.43kg/m³。标准氧气瓶的容量是 40L,装氧气约 6 000L,压力是135kPa,质量是 6 个标准立方米氧气。氧气瓶压

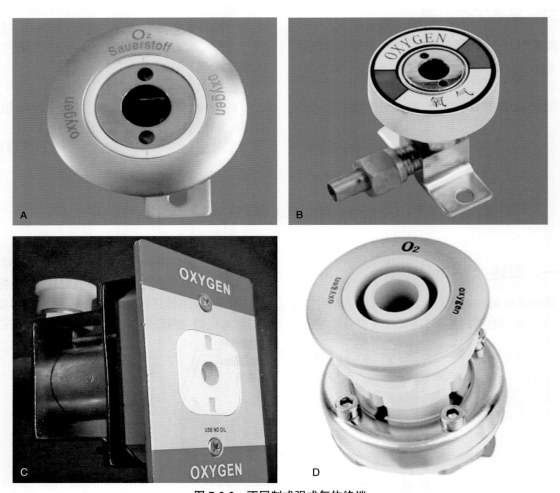

图 7-2-2　不同制式强式气体终端

A. 国标氧气终端;B. 德标氧气终端;C. 美标氧气终端;D. 英标氧气终端。

力表上显示 15,表示瓶内压力与瓶外大气压的差值;如果到 0,则无法释放气体。小氧气瓶主要作为急救车、转运病人的转运呼吸机及转运病人中途吸氧的气源。现在市场上流通的医用小氧气瓶最常用的有 2L 到 10L 几种规格。氧气钢瓶的氧气容量粗略计算方式为:氧气容量(L)= 钢瓶储存的氧气压力(MPa)× 10 × 氧气钢瓶规格(L)(1MPa 等于 10 个标准大气压)。例如钢瓶储存的氧气压力为 14MPa,8L 规格的氧气钢瓶含有氧气量:14×10×8=1 120L。但这氧气容量并不是实际可以释放的氧气量,需要扣除氧气钢瓶的无效腔容量,以及氧气瓶操作规范及减压阀的存在,不允许其压力低至 1 个大气压以下。装满氧气的钢瓶压力为 135~150 个大气压,钢瓶上匹配的压力表的指针显示在 13.5~15MPa 之间(图 7-2-3)。氧气钢瓶需要固定安放,使用时不要倾倒及禁止剧烈的冲击,不要在高于室温 50℃ 的地方使用、避免阳光直射、不要靠近火源或接近油脂。低于 3MPa 及时更换备用钢瓶。氧气钢瓶通常用于转运呼吸机(主要为气动气控型和气动电控型),满瓶氧气钢瓶使用时间 = 氧气容量 ÷(分钟通气量 × 吸入氧浓度)。

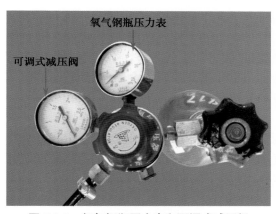

图 7-2-3　氧气钢瓶压力表和可调式减压阀

例如钢瓶储存的氧气压力为 14MPa,8L 规格的氧气钢瓶含有氧气量:14×10×8=1 120L;如果剩下 7MPa,则为 560L;那么使用时间[按使用流速计算,如潮气量为 6ml/(kg·次),FiO_2 为 100%,RR 30 次/min,体重为 10kg]:每分钟 1.8L,每小时 108L,则 560L 的氧气可使用 4h(扣除 80L 容量)。

氧气钢瓶的减压阀由主阀和导阀两部分组成。主阀主要由阀座、主阀盘、活塞、弹簧等零件组成。导阀主要由阀座、阀瓣、膜片、弹簧、调节弹簧等零件组成。通过调节弹簧压力设定出口压力、利用膜片传感出口压力变化,通过导阀启闭驱动活塞调节主阀节流部位过流面积的大小,实现减压稳压功能。即减压阀是通过启闭件的节流,将进口压力减至某一需要的出口压力,并使出口压力保持稳定。一般都要求进出口压差必须 ≥0.2MPa,最低进口压力不小于出口压力的 2.5 倍(图 7-2-3)。减压阀的种类很多,常见的有:先导活塞式减压阀、薄膜式减压阀、波纹管式减压阀、比例式减压阀、自力式减压阀、直接作用活塞式减压阀、背压调节阀等。

钢瓶接头采用管螺纹接头,用来进行管道的连接,其内、外螺纹的配合紧密,有直管与锥管两种,分为公制、美制和英制螺纹三种标准。公制螺纹用螺距来表示,美英制螺纹用每英寸内的螺纹牙数来表示,这是它们最大的区别。装减压阀时应确定其连接规格是否与钢瓶和使用系统的接头相一致。减压阀与钢瓶采用半球面连接,靠旋紧螺母使二者完全吻合(图 7-2-4)。

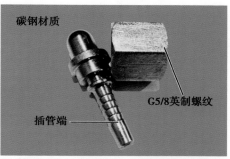

碳钢材质
G5/8英制螺纹
插管端

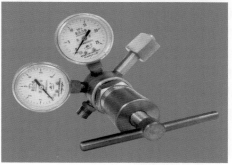

图 7-2-4　钢瓶英制螺纹管接头

(3)空气压缩机:医用空气压缩机主要是为需要气源的医疗保健设备提供充足、洁净、干燥的空气(图 7-2-5)。医用空气压缩机在结构上主要分为活塞式、涡轮式、螺杆式 3 种类型。其中,螺杆式空气压缩机体积较大,主要应用在中心供气系统中;涡轮式空气压缩机内置在呼吸机内部,转运呼吸机中使用较多。临床使用的空气压缩机大部分采用活塞式设计。活塞式空气压缩机相比涡轮式空气压缩机出气压力更大、流量更足,而且出气压力波动性更平稳。输出压力0.35~0.45MPa@5L/min,当输出压力为0.35MPa时,空压机输出流量不小于40L/min。有的空气压缩机还具备连接中心供气系统待机模式功能。当中心供气系统低于300kPa(3.0Bar)时自动切换,几秒钟内中断中心供气,采取压缩机供气,确保输入压力达350~450kPa(3.5~4.5Bar)。有的空气压缩机仅利用自身的干燥油水分离系统,墙壁中心供气系统再次进行气体净化,确保气体干燥纯净,但不具备待机模式。

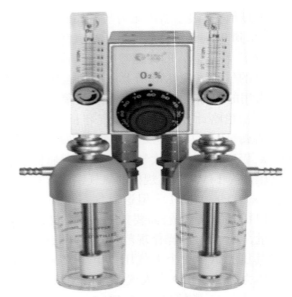

图 7-2-6　空氧混合器

吸机。现代高端呼吸机大多采用比例电磁控制式(图 7-2-7)。

1. 原理　比例电磁控制式一般采用与呼吸机流量阀一体化设计。该组件分别有空气模块和氧气模块。高压空气、氧气分别进入不同模块,由流量传感器检测气体流量。根据预设的氧浓度,自行调节不同气体模块中的比例电磁阀,从而达到所需比例的空氧混合气。这种一体化的混合器同时具有监测和控制功能,还可控制呼吸机吸气峰流量、频率和潮气量等参数。通过伺服流量阀结合流量传感器控制混合器,达到较高的整体响应和灵敏度。

2. 优点　由比例电磁阀直接控制阀杆带动调节膜片,可在开机时和通气过程中自动进行空气和氧气流量定标校准,氧浓度控制的稳定性和线性均较高,与设置值偏离小。

3. 故障检测　常见故障类型及处理方法如下:

(1)呼吸机经常报警"流量监测失灵":流量传感器本身损坏或接触不良。选择氧浓度为21%和100%,观察潮气量的监测值和设置值,相差过大需考虑空氧混合器故障。

(2)呼吸机的氧浓度监测失灵:重新标定氧电池。若氧电池失效,更换新的氧电池重新进行标定。如果依然出现上述情况,需考虑空氧混合器故障。

(3)空氧混合器相关模块漏气:关闭呼吸机主机和空气进气,O_2 管接通中心供氧,将连接吸气

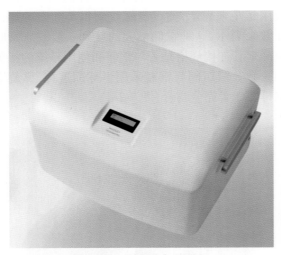

图 7-2-5　医用空气压缩机

(二)空氧混合器

空氧混合器是一种用于控制吸入氧浓度和流量的装置,可作为临床氧疗的独立设备,也可作为呼吸机配件。

临床用的空氧混合器把吸入氧浓度控制在安全范围内,既能满足临床治疗需求,又可以避免纯氧吸入造成的副作用,多用于新生儿。空氧混合器可与鼻导管、吸氧鼻塞、吸氧头罩、暖箱、体外循环机、呼吸机或麻醉剂等配合使用(图 7-2-6)。设备由气动气控,持续气流、流量调节输出。氧浓度和流量分开调节互不影响。

空氧混合器作为呼吸机的呼吸配件,提供氧浓度可控的混合气体。空氧混合器从构造上有不同分类,包括机械气动均衡式、电磁阀组合控制式、氧流量调节式、比例电磁控制式、步进电动机控制调节式混合器,应用于不同类型和档次的呼

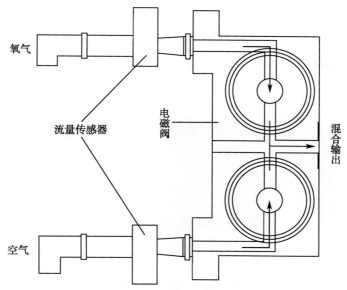

图 7-2-7　比例电磁阀控制式混合器

端口的螺纹管插入水中,发现有气泡不间断冒出,由此判断氧气模块问题,空氧混合器氧气模块漏气。空气模块漏气检测方法基本相同。

4. 注意事项　①确保中心供气系统的清洁、干燥,每隔一段时间更换相关过滤器并进行保养;②医护人员及技术人员在更换或拆卸呼吸管路时,必须先将机器置于待机状态。

（三）氧电池

具体见本章第七节。

（四）安全阀

安全阀,也称为压力释放阀。呼吸机正常工作时,安全阀处于关闭状态(图 7-2-8)。呼吸机在自检过程中、关闭和待机状态,安全阀打开。应急通气失败的情况下,失去气源或电源或呼吸机故障无法提供气源时,随病人吸气造成的管道负压推动阀板,使室内空气进行管道系统,保证供气。若是呼吸机送气压力超过设定最高限的一定额度,安全阀也会打开,以保障设备和患者安全。各款呼吸机的压力限度不尽相同,以 Servo-i 呼吸机为例,管路中压力超过 (117 ± 7) cmH₂O 或是超过设定压力上限 5cmH₂O 时,安全阀打开放气。安全阀测试方法简单,人为关掉空气或氧气时,呼吸机会发出安全阀打开的"咔嗒"声。

（五）各类阀门

见本章第六节。

（六）传感器

见本章第五节。

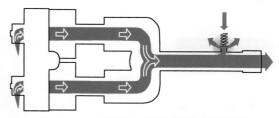

图 7-2-8　安全阀在呼吸机管路中的位置

（七）湿化器和雾化器

见本章第三节。

（八）呼吸回路

见本章第四节。

（九）电子控制部分

由各种芯片、电路板和人工界面组成。通过人机界面接收各种临床预设参数,并从各传感器反馈信息,通过控制气路组件周期性送气、呼气而使患者完成通气的过程。同时把各种患者的通气信息通过人机界面显示,并提醒、警示危险值。

（十）呼吸机界面

呼吸机界面显示内容主要包括呼吸机状态、呼吸机参数以及患者信息(图 7-2-9、图 7-2-10)。

1. 呼吸机状态　主要是各种报警显示,其他还包括电池使用情况等。

2. 呼吸机参数设置　包括纯氧键、手动吸气键、呼气暂停键、吸气暂停键、各类模式选择(主要模式包括 A/C、SIMV、PSV 等)、各类模式相应的参数(主要包括呼吸频率、PEEP、PIP、潮气量、触发灵敏度、FiO₂ 等)。

3. 患者信息　根据不同模式可以得到包括平均气道压、吸气峰压、吸气平台压、呼吸频率、吸　呼比、呼出气量、分钟通气量等。

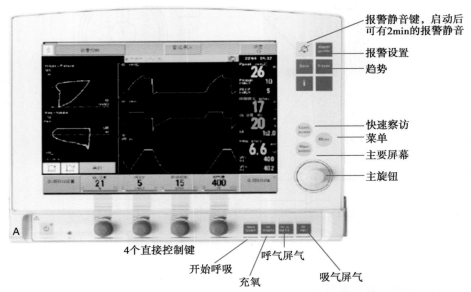

報警静音键，启动后可有2min的报警静音
報警设置
趋势

快速察访
菜单
主要屏幕
主旋钮

4个直接控制键
开始呼吸
充氧
呼气屏气
吸气屏气

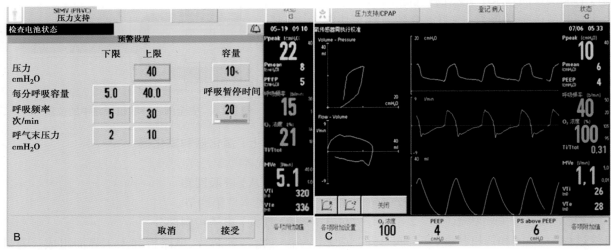

图 7-2-9　Servo-i 呼吸机界面
A. 面板；B. 参数设置界面；C. 监测界面。

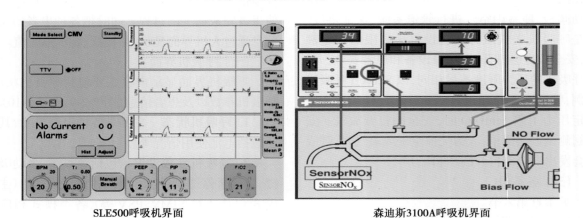

SLE500呼吸机界面　　　　　　森迪斯3100A呼吸机界面

图 7-2-10　其他呼吸机界面

（程　晔）

第三节 呼吸机湿化系统

一、概述

呼吸机湿化器是与大型呼吸机上相匹配的加温加湿系统,主要用于替代上呼吸道提供温化湿化气体,同时需要最大限度地减少冷凝生成,即所谓的"主流式"加热湿化方法。患者吸入的全部气体均通过湿化器湿化,是呼吸机使用的主要人工气道湿化方法。

1969年,新西兰奥克兰的Dr Matt Spence发明了第一台主动湿化器。1970年,费雪派克生产了第一代加热过水式湿化器MR328。MR328使用非加热的管路,没有温度探头。通过旋钮盘调整加热盘的挡位,以输送合适的湿化水平。1975年,费雪派克生产了第一代加热呼吸管路,配合MR328。MR485是第一台伺服控制湿化器,带有温度探头,放置在Y形件处,控制加热盘功率。之后,费雪派克生产了MR500、MR600、MR700系列双伺服湿化器。20世纪90年代,费雪派克的临床团队提出"最佳湿化"的概念,MR850问世。

二、结构与分类

(一)呼吸机湿化系统结构

呼吸机湿化系统结构分为湿化器和湿化水罐。

目前高端呼吸机湿化器主要的结构包括控制电路板、电源电路、变压器、加热盘、加热丝连接线、温度探头共6部分(图7-3-1)。

加热盘上有两个热敏电阻,与单片机相连,通过单片机来控制加热电路上的继电器,控制加热盘温度。同时热敏电阻会对加热盘的温度进行实时监测,并反馈给单片机来控制继电器的通断,以此达到加热盘所需的设定温度。图7-3-2为湿化罐和加热盘。

(二)分类

加热湿化器按结构分为两类;一类是加热装置和湿化水罐合为一体的,采用在水容器中直接放置加热盘或加热杆的方式加热,通过的气流要潜入水下,然后再出来,带走水蒸气和热量,多用于无创呼吸机;另一类是加热装置与湿化水罐分开,主要用于有创呼吸机,也可用于无创呼吸机。

根据是否具有加热导丝分类两类:①单伺服加热,即只有1个加热元件对湿化器的湿化水罐加热;②双伺服加热,即不仅对湿化器的湿化水罐加热,而且在呼吸机管道的吸气支路及呼气支路中均放置加热丝进行加热(图7-3-2)。呼吸机管道内水蒸气会因环境温度下降产生大量冷凝水,其输送到患者的气体温度普遍都低于30~33℃,这就造成了相对湿度低的气体被输送到患者肺部,从而使分泌物黏度增加,甚至气道痰痂形成。双伺服加热方式不仅能为患者提供37℃、相对湿度100%的最佳湿化气体,而且能最大限度地减少呼吸机管道的冷凝水量,有效防止了因分泌物变稠、积聚引起的细支气管阻塞,降低了气道压力及阻力;同时也降低呼吸机相关性肺炎的发生。

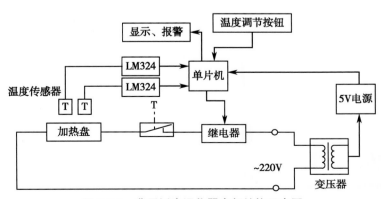

图 7-3-1 费雪派克湿化器内部结构示意图

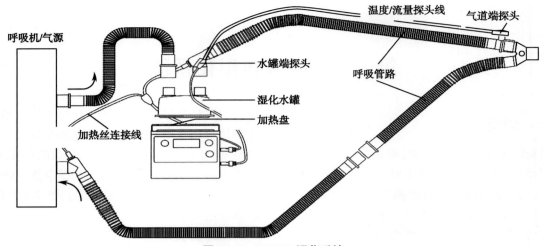

图 7-3-2　MR850 湿化系统

按流量(阈值 10L/min)分为低流量湿化器(无加热、效能差)和高流量湿化器(加热式、效能好)。

湿化水罐分为可重复使用型和一次性使用型。可重复使用湿化水罐,包括费雪派克 MR370(成人用)和 MR340(婴儿用)两款。使用后可以给予高温高压、环氧乙烷、巴氏消毒、化学浸泡等消毒。避免使用以下溶剂:酮、甲醛、氯化碳氢化合物、次氯酸盐、无机酸、芳香烃、苯酚(>5%)。清洁前,确保将水罐所有零部件,包括进水口塞子拆下。

一次性自动加水式湿化水罐:MR290。

(三)常用型号

1. MR410(图 7-3-3)　一款较为经典的湿化器,只能使用非加热管道,没有温度监控,需温度计来监测气体温度。加热盘挡位分为 0~9 挡,对应不同加热盘温度,但并不等于输出气体温度。

2. MR810(图 7-3-4)　非自动控制温度湿化器。按照设置控制湿化器,加热功率恒定,吸入气温度受多种因素影响而不恒定。提供 3 个挡位加热选择,分为高、中、低 3 挡;但不具备呼吸管路温度传感器及呼吸管路加热控制器。温度的调节需根据临床情况手动调节,提供不同挡位到达 Y 形连接口(近端)气体温湿度(表 7-3-1)。MR810 匹配两种呼吸机管路:RT307 无加热导丝环路,RT308 有加热导丝环路。MR810 不能提供达到体温饱和的气体。建议工作环境温度 18~28℃。气体流量<5L/min 时不能使用。预热时间少于 60min。

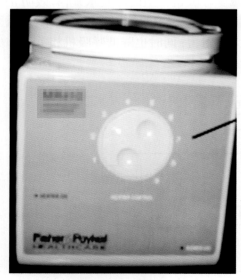

图 7-3-3　MR410

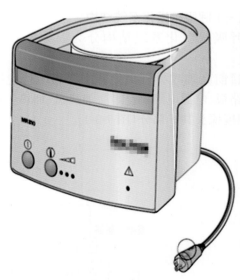

图 7-3-4　MR810

使用说明(图 7-3-5):将湿化罐(b)装在湿化器机座(a)上,连接呼吸回路(f),将水袋挂在水袋支架(e)上。将氧气管与空氧混合器(d)和氧气流量计连接起来,连接患者界面(g)。RT308 管路:将加热丝连接线与管路连接起来(图 A 中 c),观察"加热丝模式指示灯",把铝质增湿内芯从铝质增湿内芯的湿化罐中拿走。RT307 管路:将加热丝连接线缠绕在电源线(图 B 中 c)上。工作界面包括(图 7-3-6):电源按钮、温度和湿度控制按钮和指示灯、故障指示灯和加热丝模式指示灯。开机时默认状态为高湿度挡。使用非加热和加热管道不同挡位加热效果见表 7-3-1 和图 7-3-7。

表 7-3-1　MR810 不同管路不同设置所提供的病人界面温度

	设置	持续气流流量范围 /(L·min⁻¹)	病人界面温度 /℃
RT308	低	5~60	26~29
	中	5~60	30~33
	高	5~60	33~36
RT307	低	5~60	23~25
	中	5~60	25~27
	高	5~60	28~32

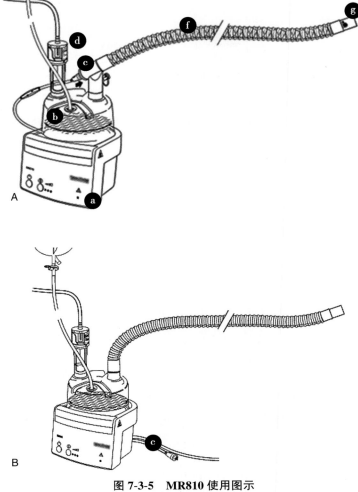

图 7-3-5　MR810 使用图示

图 A 为 MR810 使用加热管道连接示意图,管路为 RT308;图 B 为 MR810 使用非加热管路连接图,管路为 RT307。
a. 湿化器底座;b. 湿化灌;c. 管路连接端(图 A)/加热丝连接线(图 B);d. 空氧混合器;e. 水袋支架;f. 呼吸回路;g. 患者端。

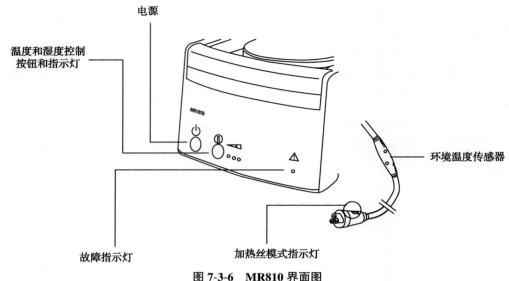

图 7-3-6 MR810 界面图

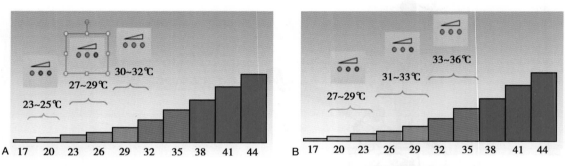

图 7-3-7 MR810 使用非加热和加热管路不同挡位加热效果示意图(热输出 mg/L)
A. 非加热型回路;B. 加热型回路。

3. MR850 自动控制温度湿化器,加热盘可设定温度。湿化罐按照设置自动调节加温装置功率,使吸入气体温度保持恒定,并在一定范围内不受气体流量或环境温度等因素影响。提供气管插管和面罩两种模式。两种不同模式都只能应用加热丝管道;无创模式温湿度输出低于有创模式。其工作模式如图显示(图 7-3-8)。建议工作环境温度18~26℃。气体流量在有创模式需达到 60L/min,无创模式 120L/min。预热时间少于 30min。

MR850 相较于 MR810,其湿化罐的双浮子设计结构使得其拥有自动加水功能,水罐的螺旋式的加热丝能够更加均匀地传导热量,充分扩散至水中。MR850 的呼吸管路中配有螺旋状的加热导丝,能够充分保证管路内的恒定温度,使得管路中冷凝水的产生大大减少。罐体配有的文丘里空氧混合阀,能够利用氧射流产生的负压,从侧孔带入一定量的空气,得到充分湿化的混合气体。湿化器自动湿度补偿模式能够计算流经罐体的气体充分湿润所需的能量。如果最小能量水平无法满足湿度要求,则罐体设定温度将自动每次增加 0.5℃,直到最小能量能够达到要求。最大的补偿温度可以达到 3~5℃（表 7-3-2)。如果设定湿化温度条件太高,MR850 将自动降低罐体设定温度。自动湿度补偿模式将导致产生更多的冷凝水。因此,如果发现冷凝水过多的情况,可以尝试关闭该模式。MR810 相比 MR850 操作更加简单,临床上出现的因为使用所带来的报警的频率也更低。需要注意的是 MR810 仅用于无创通气或持续气流气体的患者,临床大多用于有创通气的做法是不恰当的。

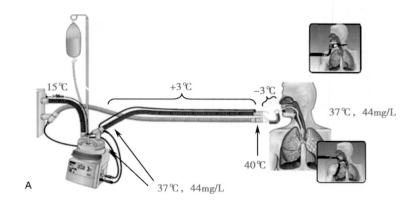

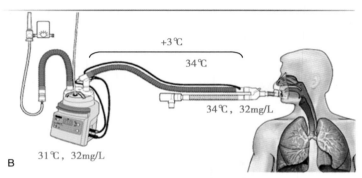

图 7-3-8 MR850 工作模式
A. 有创模式；B. 无创模式。

表 7-3-2 MR850 不同通气模式下水罐
出气口温度和气道端温度

模式	水罐出气口温度 /℃	气道端温度 /℃
有创通气	35.5~42	35~40
无创通气	31~36	28~34

使用说明（图 7-3-9）：把湿化罐（A）滑入湿化器机座并与呼吸管道（B）连接。把温度探头插销（C）连接到湿化器机座上的蓝色插座上，直到听到"咔嗒"声。把水罐端探头（D）和气道端探头（E）推入呼吸管道相应的探头连接槽。确保水罐端探头正确定位在槽内并使两个探头固定在适当位置。把加热丝连接线插销（F）连接到湿化器机座上的黄色插座上，直到听到"咔嗒"声。把加热丝链接线的另一端插销连接到呼吸管道插座上（G）和（H）。接通电源后，湿化器默认为有创模式。工作界面（图 7-3-10）包括电源按钮、设定指示标志、湿度报警、模式选择、消音按钮。

（四）使用注意事项

1. 湿化器进出口有明显标记，若接反会造成

罐内的水反流到患者回路内，或大大降低湿化效果。湿化器输出管道尽可能低于使用者，防止管道内出现的冷凝水倒灌。

2. 湿化器水盒中一般加入注射用水或灭菌蒸馏水，不要随意加入自来水或矿泉水，也不用生理盐水，这类水质含有矿物质，容易在水盒内形成水垢，长期如此会影响湿化器的加温湿化功能。

3. 严禁在无水的情况下，开启湿化器。

4. 确保湿化器总是安置在低于患者气道的位置。

（五）报警及故障

1. MR810 如果面板上红灯点亮，应立即拆下湿化器及其所有附件并送交维修。

（1）故障一：开启湿化器电源后，听到继电器的频繁动作声音，底盘不加热，温度湿度指示灯不亮，红灯闪烁。可能原因有：①继电器接点老化导致不能接通电源；②加热管损坏；③加热丝断开；④温度传感器故障；⑤电路元件故障；⑥微处理器故障或程序丢失。

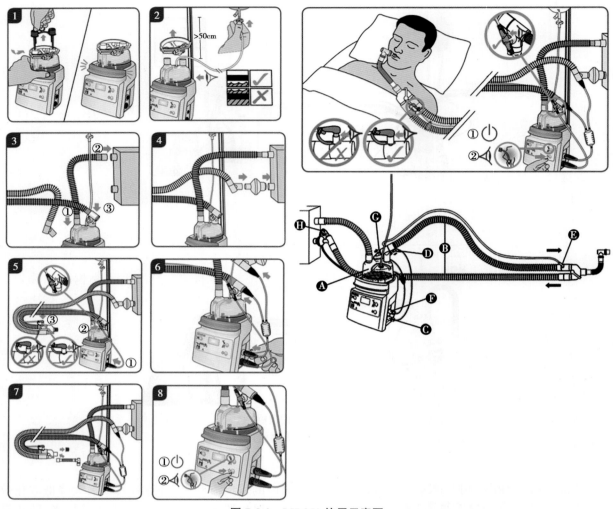

图 7-3-9 MR850 使用示意图

A. 湿化灌;B. 呼吸管路;C. 温度探头;D. 湿化罐端探头;E. 人工气道端探头;
F. 加热丝连接线插销;G. 呼吸管道插座;H. 呼吸管道插座。

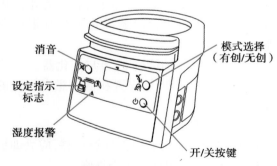

图 7-3-10 MR850 界面示意图

（2）故障二:开机后,报 LED 红灯不断闪烁且伴有蜂鸣声。可能原因有:①在日常使用时不小心将湿化水滴进电路。可用无水乙醇清洗电路板,洗去水印、吹干。②元器件损坏(热敏电阻、加热管、电路板等)。

2. MR850

（1）水罐和气道温度探头指示灯亮:水罐温度探头或气道温度探头未正确地插入呼吸机管道上。

（2）加热丝连接线指示灯亮:加热丝连接线或呼吸管道未连接或受到损坏。

（3）温度探头指示灯亮:温度探头未正确连接到湿化器。

（4）水罐灯亮:水罐内水量不够。

（5）高湿度报警:显示温度为 41℃或更高或气道端温度超过 43℃。

（6）低湿度报警:显示温度为 29.5℃时,每隔 10min 报警 1 次;显示温度 35℃或更低(有创通气下),每隔 60min 报警 1 次。

（程 昹）

第四节　呼吸机管道

一、概述

呼吸机管道是呼吸机和人工气道或面罩等连接装置之间的气体通道,保障呼吸机送气入肺和气体由肺排出体外。呼吸机管道一般是由硅胶或塑料所制成的螺纹管。整套管路系统一般由 Y 形接头、盖帽、管路、积水杯、接头、加热导丝、三通接头、测压管、湿化罐、单管、吸痰接头、直角连接器等组件构成。螺纹管采用螺纹折叠结构的设计,可以防止管腔扭曲引起管腔狭窄或阻塞。硅胶制品虽有不易阻塞的优点,但内壁不平,增加气流阻力,且随气压变化而伸缩,增加呼吸机的无效腔效应,多为重复使用管路。现在管道多为软塑料导管(聚氯乙烯),管壁内有螺旋弹性钢丝,较好地克服了上述缺点,多为一次性使用呼吸机管路。注塑成型的 L 形接头和三通接头,外表光洁,带有 Φ15mm 和 Φ22mm 的接口。

二、分类

呼吸机管道有较多类型。根据吸气和呼气回路是否分开可分为:①双支呼吸回路,由吸气和呼气支组成;其近端分别连接到呼吸机的吸气和呼气端口(吸气和呼气非呼吸阀所在的位置),而远端部分则连接到所谓的 Y 形件,其终止于患者接口双管路(图 7-4-1),即吸气管道和呼气管道

各自分开,呈单向气流,无效腔通气量较小。②单支呼吸回路,为麻醉机或呼吸机与面罩或气管插管之间建立一个单向气体通道。将麻醉机或呼吸机输出的气体通过呼吸阀输送到面罩中或患者气道内(图 7-4-2),用于无创或转运型呼吸机。无创通气时患者呼出的气体经面罩排出体外。有创通气时,患者吸气和呼气均通过同一管道,必然会产生重复呼吸(即呼出气又被吸入,易使 CO_2 蓄积)。根据临床需要呼吸机管路结构和材质会有所不同,常见的还有双管路加强筋型(图 7-4-3)、双管路可伸缩型(图 7-4-4)、双管路加强筋积水杯型(图 7-4-5)、双管路可伸缩积水杯型(图 7-4-6)(单管有 40cm、60cm、80cm、120cm 不同规格)。双管路加强筋型管体柔韧性比较好,不易打折、气流阻力较小。双管路可伸缩型可随意调节麻醉机或呼吸机与病人之间的距离,减少呼吸管路缠绕带来的麻烦。双管路含积水杯型中的积水杯是用于处理管路内的结露,并保持管路正常通气,降低液体再通过管路进入呼吸机内部或病人呼吸道的风险。根据是否能够重复使用分为可抛弃式和重复式呼吸机管路。根据是否能加热分为含加热导丝式和不含加热导丝式呼吸机管路。含加热导丝式呼吸机管路(图 7-4-7)由于能使其保持设置的温度和相应的湿度,管路内冷凝水产生少,可以不含积水杯。

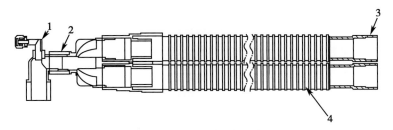

图 7-4-1　双支呼吸回路
1. 转换接头;2. Y 形件;3. 机器端接头;4. 管路。

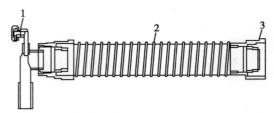

图 7-4-2　单支呼吸回路
1. 转换接头;2. 管路;3. 机器端接头。

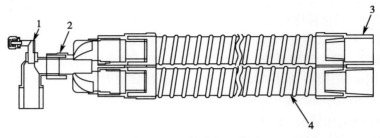

图 7-4-3　双管路加强筋型
1. 转换接头;2. Y 形件;3. 机器端接头;4. 加强筋管路。

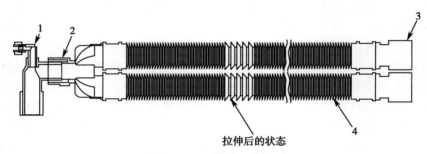

拉伸后的状态

图 7-4-4　双管路可伸缩型
1. 转换接头;2. Y 形件;3. 机器端接头;4. 可伸缩管路。

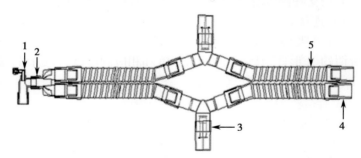

图 7-4-5　双管路加强筋积水杯型
1. 转换接头;2. Y 形件;3. 积水杯;4. 机器端接头;5. 加强筋管路。

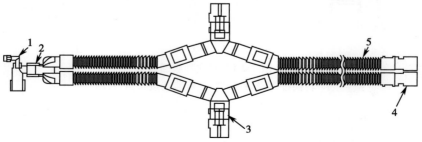

图 7-4-6　双管路可伸缩积水杯型
1. 转换接头;2. Y 形件;3. 积水杯;4. 机器端接头;5. 可伸缩管路。

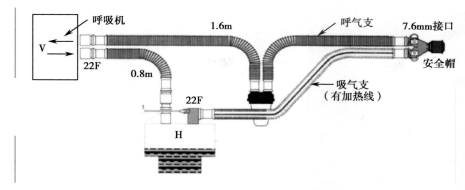

图 7-4-7　含加热导丝呼吸机管路，无积水杯

呼吸机管路的选择与患者年龄和体重有关（表 7-4-1）。

表 7-4-1　呼吸机管路之直径与患者年龄、体重关系

患者体重 /kg	患者年龄	呼吸机管路直径 /mm
≤ 10	婴幼儿	10
10~30	儿童	15
30~200	较大儿童 / 成人	22

三、呼吸机管路的性能

（一）外观

呼吸机管路及连接件外表应光洁、无毛刺，无明显的气泡、杂质、裂痕等缺陷。

（二）长度

呼吸机管路及连接件的尺寸应符合表 7-4-2 要求，公差在 10% 以内。

（三）连接接口

当连接件与呼吸机管路一体供应时，在 <40N 力值下，连接件不应有管路分离。

（四）气体泄漏

与 Y 形件连接成对供应或与转化接头连接成对供应的管路泄漏率不超过 50ml/min。

（五）气体阻力

成人型的额定流量为 30L/min，儿童型为 15L/min。以标称的额定流量对备用呼吸机管路试验时，压力增量不应超过 0.2kPa。

（六）弯曲气流阻力增加

悬放在金属柱上的呼吸管路在 100L/min 的气体流量下的压力应不超过伸直管路测量值的 150%。

（七）顺应性

6kPa 压力下的呼吸机管路的顺应性应不超过每米长度管路 10ml/kPa。

（八）环氧乙烷残留量

呼吸管路及连接件灭菌处理后环氧乙烷残留量不大于 10μg/g。

（九）无菌

呼吸管路及连接件经环氧乙烷灭菌后应无菌。

表 7-4-2　不同型号呼吸机管路长度与允许公差

型号	长度 /m	公差
儿童型	1.0	± 10%
	1.5	
	1.8	
成人型	1.0	
	1.5	
	1.8	

不含加热导丝的呼吸机管路都需要连接积水杯（图 7-4-8）用于处理管路内的结露，并保持管路正常通气，降低液体再通过管路进入呼吸机内部或患者呼吸道的风险。使用过程中，应保持积水杯处于低位直立状态，方便呼吸机管路中的冷凝水收集，防止其直接倒流入呼吸机管路。冷凝水超过积水杯 1/3 时应及时排空。冷凝水的形成速率与吸气时的气体温度和周围环境温度差值有关，可达 20~40ml/h。呼吸机管路越长，从加温器到患者气道经过的路径相对越长，温度下降越多，冷凝水产生越多，呼吸机管路长度选择为 150~170cm 为宜。

四、高频呼吸机管路

高频呼吸机管路材质为聚氯乙烯，接头材质为热塑性高分子结构材料，阀膜材质为橡胶，加热丝为铜镍合金。为避免振荡气体在管路内的能量损失，高频呼吸机管路材质通常较常频呼吸机管路硬（图 7-4-9）。

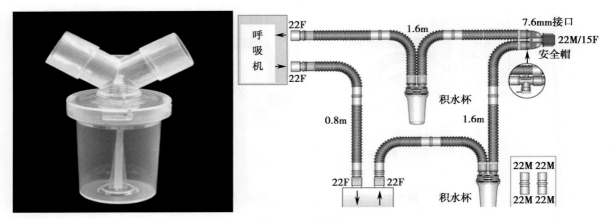

图 7-4-8 积水杯

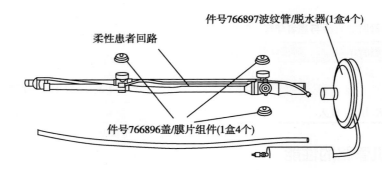

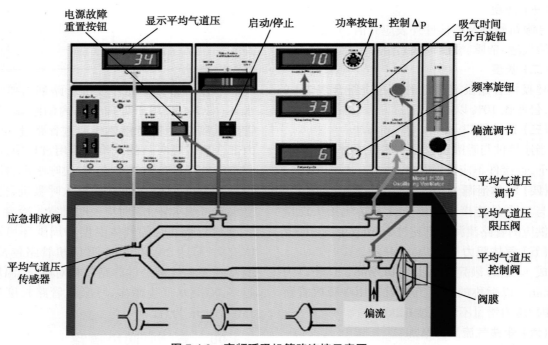

图 7-4-9 高频呼吸机管路连接示意图

（程 晔）

第五节　传感器与监测

一、概述

呼吸机的传感器为呼吸机信号感受装置,有呼吸参数传感器和温度传感器等。常用的参数传感装置有压力、流量传感器,用于感受自主呼吸和监测通气参数等变化,温度传感器可反映连接管内气体的温度。

二、传感器种类

(一) 压力传感器

压力传感器能将物理值(例如气道压力和流量)转换成电信号。空气和氧气流量传感器生成的信号能帮助微处理器调节电机,从而调整或维持病人吸气和呼气所需的气压,也即压力传感器时刻监测病人呼吸信号来控制呼吸器的动作,使之与人体呼吸同步。图 7-5-1 为压力传感器在呼吸机中的位置。

压力传感器有敏感元件、转换元件和处理电路三部分组成,共同完成"压力 - 位移量 - 电压变化"的测量过程。压力传感器可以分成三类:绝对压力传感器(以绝对真空为标准,测量压力源或环境的绝对压力)、差压力传感器(测量两个压力源之间的压力差)和表压力传感器(也是一种差压力转换器,其压力源一个为当地大气压力,另一个则为待测的压力源)。生物医学传感器的测量电路中,惠斯登电桥原理占有重要地位(图 7-5-2)。许多传感器如变阻器、变电感和变电容式传感器,都是用该电桥将生理量引起的电阻、电感和电容变化造成的电桥失衡转换成电压变化,然后放大、处理,再显示出来。

按照压力传感器所在位置可以分为气源压力传感器和气道压力传感器。气源压力传感器用来检测气源的压力(即空气和氧气的压力),然后将此压力信号提供给主机控制部分,以便控制部分根据气源压力调整吸气阀开放,从而精确地控制输出的氧浓度、潮气量等。气道压力传感器在呼吸机中用来测量吸入端和呼出端的压力。

压力传感器在呼吸机中用于测供气压力、流量、吸气压力、呼气压力、大气压力等。压力传感器为敏感元件,温度过高、过低、潮湿、电压尖峰、电磁辐射、冲击和振动都可能造成损坏。临床工作中,确保气源压力在合适的范围内,能防止气体模块中的压力传感器受损。病人呼出的气体,可以先经过一个过滤器再连接到呼气盒,可以有效保护呼气压力传感器和呼气盒内的流量传感器,从而降低机器故障率。

(二) 流量传感器

气体流量传感器是呼吸机中对气流速度参数监测关键部件。呼吸机的流量传感器主要位于呼气端,通过检测气体流速来监测呼出气的潮气量,用以判断机器的使用状态、机械的连接情况和病人的情况,并通过反馈,调整呼吸机送气。从应用和制造上来分,除安装在呼吸机内部的吸入压差式流量传感器外,外围有近端和远端两种形式。近端型一般采用有机材料制作,多为一人次使用,工艺简单,或采用没有感应片的设计。Babylog 8000、Bear750 和 HAMILTON GALILEO 等,采用近端型(图 7-5-3),将传感器安装在呼吸回路 Y 端口和患者的气管插管之间。在近端触发模式下,管道泄漏的影响很小,灵敏度提高了,可以直接测量患者的抽吸流量。但因安装检测位置在靠近患者插管或气切套管处,分泌物较多时容易受影响。远端型的安装在呼气管道回路的末端,制造上一般为耐用型的铝合金或有机材料。目前市场上的呼吸机都采用呼出末端进行流量检测。呼出末端触发方式是通过测量传感器送气端和呼气末端之间的流量差来获得触发信号,可以配置过滤器保护。

1. **特性**　①对流过传感器的空气、氧气或其他气体应能灵敏和快速的反应;②很小的流量下有较高的准确性;③大流量下很好的重复性和很低的滞后性。

2. **流量传感器的种类**　压差式、压力应变感应式、热丝式、热膜式、超声式。

(1)压差式流量传感器(图 7-5-4):它利用的是节流器(孔板)前后压力不同来测量流体流量的一种方法,也就是文丘里效应,它利用的传感器就是压力计,在一定流量范围内,通过孔板的流速与孔板前后的压差有线性关系,因此通过检测压差就可得到流体的流量。

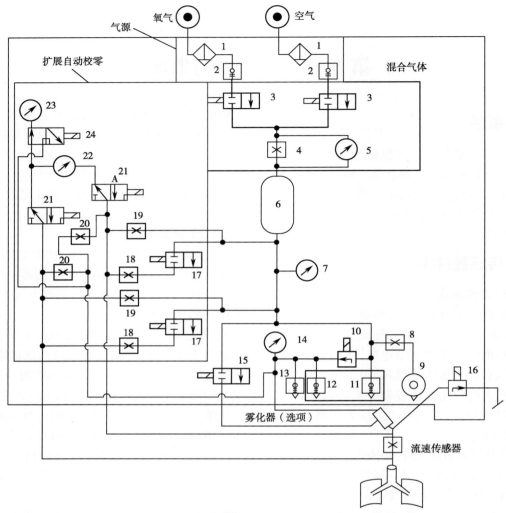

图 7-5-1 呼吸机压力传感器位置图

1. 配备有冷凝液排出管的微型颗粒过滤器;2. 单向阀;3. 气体混合阀;4. 节流孔;5. 压力传感器(压差);
6. 气罐,2L;7. 压力传感器(气体容器压力);8. 流速限制器,氧测量;9. 氧电池;10. 吸气阀;11. 过压阀,气罐;12. 过压阀,病人;13. 大气安全阀;14. 压力传感器(出口压力);15. 雾化器阀;16. 呼气阀;17. 传感器检测阀;18. 流速限制器,增强的冲洗流速;19. 流速限制器,基础冲洗流速;20. 流速限制器,过压保护(压差);21. 自动调零设备阀;22. 压力传感器(压差);23. 压力传感器(邻近阀压力);24. 阀(出口 - 零点压力)。

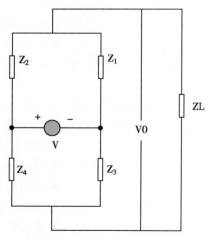

图 7-5-2 惠斯登电桥原理图

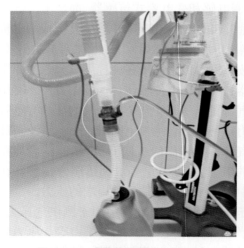

图 7-5-3 流量传感器近端采样点

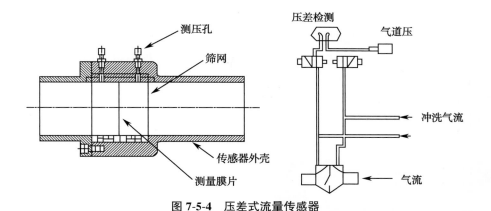

图 7-5-4　压差式流量传感器

（2）压力应变感应式流量传感器（图 7-5-5）：由电阻应变片、弹性体（弹性元件、敏感梁）和检测电路组成。工作原理是：弹性体（弹性元件、敏感梁）在外部气流作用下产生弹性变形，使粘贴在它表面的电阻应变片（转换元件）也随同产生变形，电阻应变片变形后，它的阻值将发生变化（增大或减小），再经相应的测量电路把这一电阻变化转换为电信号（电压或电流），从而完成了将气流变换为电信号的过程。利用应变片（转换元件）在压力作用下电阻值随压力变化而变化的原理，然后通过检测电路把电阻应变片的电阻变化转换成对应的电压输出。

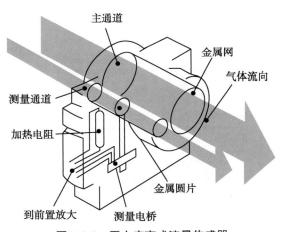

图 7-5-5　压力应变式流量传感器

（3）热丝式（图 7-5-6）：基本原理是将一根细的金属丝（在不同的温度下金属丝的电阻不同）放在被测气流中，通过电流加热金属丝，使其温度高于流体的温度，当被测气体流过热丝时，将带走热丝的一部分热量，使热丝温度下降。热丝在气体中的散热量与流速有关，散热量导致热丝温度变化引起电阻变化，流速信号即转变成电信号，经适当的信号变换和处理后测量出气体流量的大小。

单位横截面积中，流速越大，电热丝降温越快；电热丝就需要更大的电量维持稳定的温度（180℃），使热丝保持在 180℃所需的能量代表流过传感器并使热丝冷却的气流的流量。

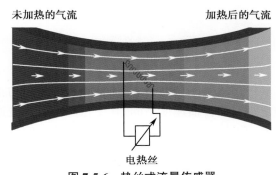

图 7-5-6　热丝式流量传感器

（4）热膜式（图 7-5-7）：热膜式流量传感器的工作原理与热丝式流量传感器基本相同，二者都是基于热平衡原理和惠斯登电桥进行检测的。它是将桥路电阻、驱动电路、运算放大和信号处理电路等制作在电路印制板上，与流量测量管组件一体组成流量传感器，输出同气体流量大小成比例的电信号；温度感应器对气体流量进行校正，使测量更精确。

（5）超声式：超声波是指频率高于 20kHz，人耳听不到的机械波。它的方向性好、穿透力强、遇到杂质或物体分界面会产生显著的反射。超声波在流动的流体中传播时就载上流体流速的信息。利用超声波这些物理性质可计算出流体的流速。

超声波传感器分为超声波发射器和超声波接收器。超声波发射器是利用压电材料的逆压电效应，即当对其通以超声电信号时，它会产生超声波；超声波接收器是利用压电材料的压电效应，即当外力作用在该材料上时，它会产生电荷输出。

因此,超声波发射器将电能转换为超声波能量,并将其发射到被测流体中;超声波接收器接收超声波信号,并转换为电信号输出。根据检测的方式,可分为传播速度声时差法、多普勒法、波束偏移法、噪声法等不同类型的超声波传感器。目前在呼吸机中使用的超声流量传感器主要有声时差法和多普勒法。

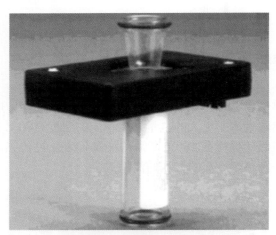

图 7-5-7 热膜式流量传感器

1)声时差法:超声波在流体中传播速度与在静止媒介中传播速度不同,其变化值与媒介流速有关,通过测量流动气体中超声传播速度的变化来测定流速和流量,通过逆流和顺流声时来计算(或附加压力温度传感器和过零检测电路进行修正)。使用过程中每分钟进行 2 000 次的采集,保证实时的检测结果(图 7-5-8)。

左边的转换器(作为发射器)发射超声信号,在呼出盒内部传播反射,右面的转换器(作为接收器)接受超声信号,载有流量信息的超声信号从发射到接受的时间被测量,记为 T_1(为顺流方向的传播时间)。右边的转换器(作为发射器,先前的接收器)发射超声信号,在呼出盒内部传播反射,左面的转换器(作为接收器,先前的发射器)接受超声信号,载有流量信息的超声信号从发射到接受的时间被测量,记为 T_2(为逆流方向的传播时间)。$T_2-T_1=T_{diff}$(图 7-5-9),逆流和顺流的时间差和气体流量成对应比例关系,同时内置温度探头进行温差校正。

2)多普勒法:多普勒法是通过电子振荡器驱动发射晶体产生约 150kHz 的超声波,此超声波横跨被检测气流的管道,由接收晶体拾取信号,内装支柱在检测区域产生旋转涡流,超声波被涡流调制与每毫升气流成比率,调制范围一般 80Hz~2.5KHz,接收晶体接收后由电路处理放大、检波、转换为流量信号。

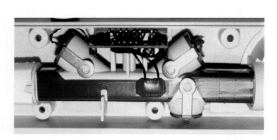

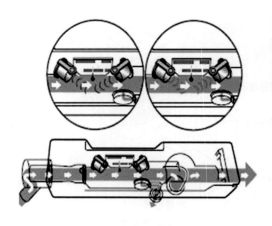

图 7-5-8 超声式流量传感器(声时差法)

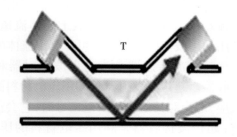

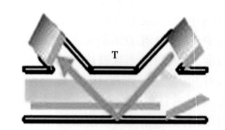

图 7-5-9 超声传播示意图

（三）各型流量传感器的优缺点（表7-5-1）

表7-5-1 各型流量传感器的优缺点

	测压式	热丝/热膜式	超声式
优点	结构简单，使用寿命长，适用性广	反应灵敏，精度高	响应速度较快，大/小气流和脉冲气流都能适用，耐用程度相对较高，不易受分泌物的影响，抗干扰性强，精度高
缺点	有压力损失	抗干扰性差	衰减校正需要一定的程序，呼吸气体的雾化药物等特殊介质会有一定影响

（四）不同呼吸机的流量传感器

1. **压差式** HAMILTON、GALILEO、BEAR1000等。

2. **压力应变感应式** SIEMENS 900C、300A等。

3. **热丝式** Dräger的Savina和Evita系列、BEAR、NPB、Taema等。

4. **热膜式** PB840、BEAR等。

5. **超声式** SIEMENS的Servo-i和Servo-s、BEAR等。

（五）流量传感器的清洁和消毒

流量传感器清洁消毒时务必要注意轻柔。大量流水冲洗、甩动、电吹风吹、擦拭等均可能损坏主要部件。

1. **酒精消毒** 流量传感器浸泡在75%的酒精溶液中30~60min，取出后自然晾干。

2. **适酶方法消毒** 适酶浸泡2~10min左右。若呼吸机使用时间较长流量传感器污染比较严重的则可浸泡24h。取出后用蒸馏水浸泡几秒后放入75%的酒精溶液，之后自然风干。

3. **有机溶剂浸泡** 吸入端流量传感器多因压缩空气的冷凝水污染所至，故使用有机溶剂（如汽油）浸泡30min，自然风干即可。

（六）注意事项

1. **压差式** 检测孔在上方，以免管道冷凝水进入。湿化过量限流片冷凝水过多会影响测量精度。液体清洁时不要用太大的水流冲洗内部，以免限流片变形。

2. **压力应变感应式** 测量通道较小，易受呼吸分泌物或杂质的影响，使用时尽量加上过滤器。定期用酒精浸泡清洁和消毒，并自然晾干。

3. **热丝式（晶体热膜式）** 安装在远端的最好使用细菌过滤器。清洁和消毒要轻轻浸泡，不要在液体中大力摇晃，以免热丝断掉。

4. **超声式** 可以气体和液体消毒。清洁时注意不要大力撞击，以免影响晶体。消毒清洁后注意电信号接口需干燥，以免短路。

（程 晔）

第六节 呼 吸 阀

一、概述

呼吸机的呼吸阀包括吸气阀和呼气阀，在控制单元的调控下，实现呼吸频率的调节。在吸气阶段，控制单元控制吸气阀的开合度，将气体送入患者的肺内，肺内压力增大使肺扩张。当肺内压力或容量达到预设值，关闭吸气阀，实现吸气功能。在呼气阶段，打开呼气阀，由于肺组织的弹性，将肺恢复到原来形状，将经过交换的一部分气体呼出体外后关闭呼气阀，实现呼气功能。相对而言呼气阀对呼吸机的意义更为重要，一定程度体现呼吸机的性能、质量以及影响临床机械通气治疗效果。图7-6-1为呼吸阀在气路的位置。

呼吸阀从工艺、设计方面经历从机械阀、按需阀到比例电磁阀的发展过程。从功能发展看，既往的呼吸机吸气阀仅有"开放"和"关闭"两种状态。而现代呼吸机的呼吸阀，除了这两种状态，还存在第三种状态，即"半开放"状态以实现高度的人机协调并可动态调整。在呼吸阀的发展过程中，经历了由机械到电子，由"被动工作"到"主动工作"的演变。

二、呼吸阀的原理与分类

（一）呼吸阀工作原理

基于力度平衡，以膜为介质，实现功能。膜的一侧为工作侧，与呼吸机管路呼气支相连，感受气道压力，排出气体。膜的另一侧为驱动侧，时刻感知驱动压力。当驱动压力大于呼吸道压力，膜向

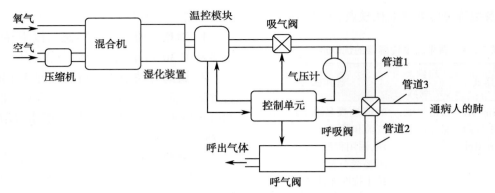

图 7-6-1 呼吸阀在气路中位置

呼吸道偏倚，增加呼气道阻力，直至关闭呼气道。反之，移向驱动侧，打开气道，允许呼气，直至呼气道关闭。

（二）分类

分为静态控制和动态控制两大类。静态控制式根据封闭呼吸阀的力量源不同分为水压式、球囊式、弹簧式、活瓣式和漏气阀式。动态控制式根据驱动力传送介质不同分为射流式和电磁式。水压式和球囊式一般不用于现代呼吸机设备。弹簧式利用弹簧压缩反弹力量，驱动呼吸膜片封闭气道，多用于急救呼吸机。活瓣式是弹簧式的简易版本，只能有开放和关闭两种状态，不能设置 PEEP。漏气阀式呼气阀利用内置硅胶膜片，控制吸气相和呼气相气流排出量，保持恒定漏气量，有效降低患者 CO_2 分压，避免重复吸入 CO_2，多用于无创呼吸机。射流式呼吸阀利用喷射形成压力，驱动膜片阻止呼出气体排出。当膜两边压力达到某种平衡时，呼吸阀呈现全关闭、全开放和半关闭 3 种状态。喷射气流的大小可以调节，以此调节 PEEP 大小。比例电磁阀（图 7-6-2）的工作原理为通电电磁线圈在磁场中产生电磁力，电磁力拉动阀芯，用线性马达来控制其提升阀，根据相应的电流比例控制其开启程度。线圈断电后阀芯依靠弹簧退回。整个过程由软件驱动。该阀与机械阀相比，响应速度非常快，可达毫秒级，机械行程控制精度高，可达 10μm 级，很适合高速反馈控制，可对气道进行瞬间调整，用于高端呼吸机。比例电磁阀的用途：①辅助控制通气模式，即呼吸阀在吸气阶段保持关闭，并根据设定压力报警上限，实现压力切换功能；②呼气相阶段，当患者端呼气排尽后，协同吸气阀，实现流量触发功能；③实现高级模式，如 BIPAP、Bi-Level 等。呼吸阀在吸气状态下进入第 3 状态，呼吸机能维持设定压力水平，支持患者自主呼吸，降低人机对抗。

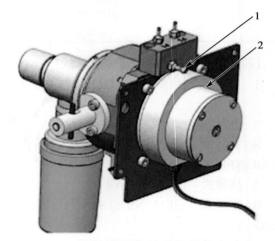

图 7-6-2 比例电磁阀
1. 气道压力采样孔；2. 电磁体。

三、呼气阀门

呼气部分主要有三种功能的阀组成，如呼气阀、PEEP 阀、呼气单向阀，也可由一个或两个阀完成上述三种功能。

（一）呼气阀

常见呼气阀有电磁阀、气鼓阀、鱼嘴活瓣（兼有吸气单向阀功能）、电磁比例阀、剪刀阀。

电磁阀有两种类型，常见的是动铁型电磁阀，通径一般小于 8mm，通常指的电磁阀就是动铁型阀，一般用于婴儿呼吸机中，因为电磁阀结构小、通径小、气阻较大，通过流量不可能很大。另一种是动圈型电磁阀，常称电磁比例阀，电磁部分输出的力与电流有关，与输出部分的位移无关。由于电磁比例阀动作部分重量比较轻，反应速度比较快，通径可设计得比较大，可作为压力限制阀和 PEEP 阀，其反应时间快，性能良好，可开环控制，故十分方便。

气鼓阀的形式很多，采用这种结构的呼吸机也很多。它可以由电磁阀控制，将电磁阀作为先导阀,此时控制气鼓阀的流量可很小;也可兼有PEEP阀功能。如呼气时使气鼓内压力不是"0",可使气道内维持PEEP。更为方便的是,可将吸气压力作为控制气鼓阀的气源,结构变得非常简单,但此时不能兼有PEEP阀功能。

鱼嘴活瓣常在简易型呼吸机中采用,因为它兼有吸气单向阀的功能。

电机机械控制-电机连动机械间接封闭(俗称剪刀阀)(图7-6-3)的结构如剪刀,故称剪刀阀。它除了作为开启或关闭的呼气阀以外,亦可控制其呼出流量,且比其他阀方便。

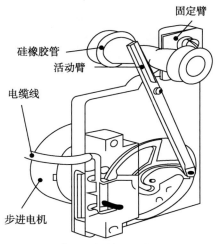

图7-6-3　电机机械控制-电机连动机械
间接封闭(俗称剪刀阀)

(二) PEEP 阀

PEEP 阀是临床上用于治疗急性呼吸窘迫综合征的重要手段,PEEP阀除了上述可由呼气阀兼有外,还有几种阀可以实施PEEP功能。如水封PEEP阀,把插入水中的深度作为PEEP值,早期的呼吸机是采用此法实施PEEP功能的。较多见的利用弹簧PEEP阀,作为单独的PEEP阀。磁钢式PEEP阀用磁钢吸引力代替弹簧。重锤PEEP阀是利用重锤来限制呼出气,但改变数值时较麻烦,需要垂直于地面。

(三) 呼气单向阀

为了防止重复吸入呼出气或自主吸气时产生同步压力触发,呼吸机都需要呼气单向阀,呼气单向阀大多数由PEEP阀和呼气阀兼任,但有时还必须要装一单向阀,以确保实现上述功能。可分为被动呼气阀和主动呼气阀。形式有气囊活瓣气控(图7-6-4)、电机机械控制、气流封闭限制(图7-6-5)、比例悬浮电磁控制和步进伺服控制(图7-6-6)方式。

四、吸气阀

吸气阀:为一单向阀,打开向病人提供吸入气体,阻止呼出气体进入比例电磁阀,而从呼气阀出去。高性能呼吸机一般采用可调节电磁阀(比例电磁阀)。

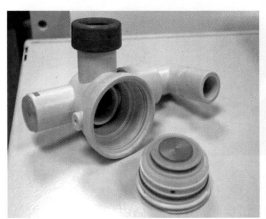
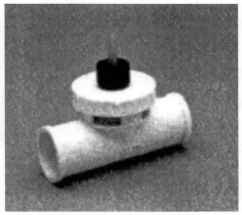
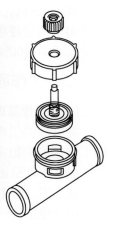

图7-6-4　气囊活瓣气控

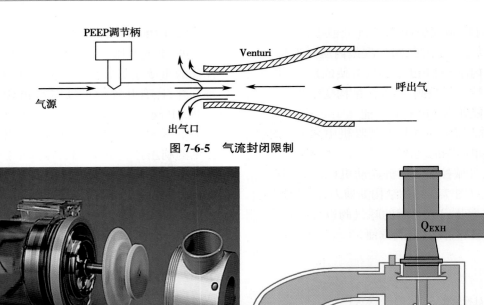

图 7-6-5　气流封闭限制

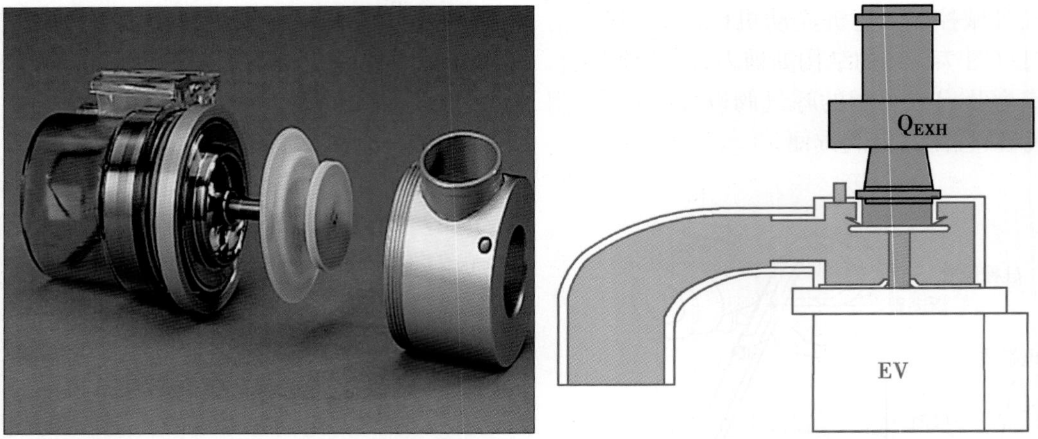

图 7-6-6　悬浮比例电磁控制和步进伺服控制

（程　晔）

第七节　氧　电　池

一、概述

氧电池（oxygen battery），又称为氧气传感器，主要用于测定呼吸机提供的混合气体的氧浓度。测量范围：0~100%。

二、工作原理和效能判定

（一）工作原理

氧电池的工作原理采用电化学原理，即在恒定工作压力和恒定温度条件下，氧电池产生的电压值与氧浓度呈正比关系。氧电池内含的化学成分为氧化银。每个氧电池的输出电压在整个寿命期内相对稳定。一旦实测的氧浓度与设置值相差较大，重新定标无效，表明内含的氧化银耗尽，需要更换氧电池。

氧电池位于空氧混合器和病人吸气端之间（图 7-7-1）。气体成分在空氧混合器内完成混合，经过氧电池监测后送出。所以，氧电池在呼吸管路中仅做终末浓度监测，并不决定氧浓度。

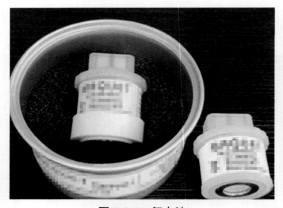

图 7-7-1　氧电池

（二）失效判定

如果氧浓度实测值与设置值偏差较大，先检查氧源，是否正常，空氧混合器是否存在故障。以下情况考虑氧电池失效：

1. 氧浓度测量值与设置值比较偏差超过 10%，持续超过 30s。

2. 分别在 21%、100% 氧浓度环境下测氧电池输出电压(假设分别为 X、YmV),X/21%、Y/100%,两者偏差不应超过 5% 的允许范围。

3. 在通气管道中接入氧浓度测定仪,观察氧浓度测定仪的测量值与呼吸机本身氧浓度设置值、测量值哪一项较一致,误差不应超过 5%。

(三)定标

如果氧浓度测量值与设置值比较偏差超过 2%,并且为第一次出现,可以尝试对氧电池进行定标。如果定标能通过,说明氧电池还没有完全失效,氧电池的寿命可维持 1~4 个月。

将输出氧浓度分别设定为 21% 和 100%,然后调节氧电池增益,使测量值和设置值保持一致。如此反复多次仍无法调到 21% 和 100%,通常说明氧电池失效。如果两点定标完成,在 21% 和 100% 输出范围内,多点比较氧浓度设置值与显示值,如果偏差在 5% 以内,说明氧电池控制和监测基本没有问题。

拉斐尔和伽利略呼吸机、PB840 可在患者联机状态下按下相应选项进行手动氧电池定标。Servo-s 在每次开机前自动定标。PB760+ 需要在待机状态下完成。Evita V300 呼吸机氧电池定标可在每次设备检查过程中校准,要求 3 个月内校准 1 次。

(四)寿命

一般氧电池的工作寿命通常只有 1~2 年,质量好的可以使用接近 3 年。高氧浓度或高温下使用会缩短氧电池的寿命。原厂氧电池价格偏高,兼容氧电池也是一种选择。Servo-i 为超声的永久性氧电池,利用超声原理,可永久使用,避免氧电池作为耗材经常更换。

(五)注意事项

氧电池是用来检测呼吸机所输送的氧气浓度是否达标的工具。进口呼吸机虽多采用比例电磁阀,供氧一般较为准确。若因费用问题不用氧电池,或关闭氧浓度监测功能,一旦空氧混合器故障,为患者输送了与预置吸氧浓度(FiO$_2$)不符的氧,可能会影响临床治疗,甚至危及患者。

三、新型氧电池

(一)顺磁氧电池

普通氧电池寿命较短,需要不定期校准,且传统技术氧电池废弃后对环境有影响。顺磁氧的出现解决了氧电池的不足。特点包括:

1. 利用氧的顺磁特性来检查氧浓度,不用

更换。

2. 使用中不用校准。

3. 对气体压力比较敏感,需要进行压力补偿。

(二)超声波氧电池

超声波氧电池(图 7-7-2)采用超声波检测技术,利用声速在氧气中传播慢于空气中传播,通过测量混合气体中的声速差值探测氧气浓度。超声波氧电池优于电化学及其他氧气传感器,具有数值显示、在线监控、状态报警等功能。特点包括:

1. 可同时测量气体浓度和氧气流量。

2. 体积小巧,反应快速,测量稳定,准确度高。

3. 出厂前校准,无需用户校准。

4. 寿命长(>5 年)。

5. 浓度检测范围 21%~95.6%;浓度分辨率 0.10%;浓度检测精度:± 1.8%FS@(10~45)℃。

6. 系统响应时间 0.5s。

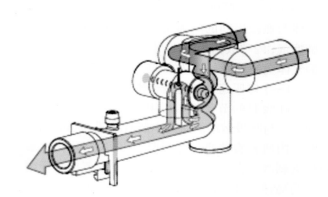

图 7-7-2 超声波氧电池

参考文献

1. 王式剖,陈观涛. 空氧混合器与氧电池的原理和评估. 医疗装备,2011,2:21-24.

2. 杨东,刘妙芳,董俊斌. 不同类型空氧混合器在呼吸机中的作用及研究分析. 医疗装备,2015,1:112-116.

3. 戴勇,陈观涛. 呼吸机传感器对人机同步影响之探讨. 中国医疗器械杂志,2009,33(6):458-459.

4. 南智懿. 呼吸机流量传感器原理分析. 中国医疗器械信息,2020,21:174-176.

5. 惠强,王权,王鹏. 呼吸机流量传感器的工作原理及故障分析. 医疗装备,2017,30(8):49-50.

6. 胡春海,施志毅,陈观涛. 呼吸机呼气阀的技术进展及其在通气模式中的应用. 中国医学装备,2019,16(7):175-180.

第八章　常频通气模式

第一节　模式特点

一、自主呼吸过程及特点

广义的呼吸是指机体同外界环境进行气体（主要为氧和二氧化碳）交换的整个过程，包括外呼吸、气体在血液中的运输和内呼吸三个过程（图 8-1-1）。外呼吸指外界气体进入肺泡以及肺泡气体与血液之间的气体交换过程，包括肺通气与肺换气；内呼吸指组织细胞与毛细血管血液之间的气体交换过程。狭义的呼吸仅指呼吸运动。

（一）呼吸运动的过程和作用

呼吸肌的节律性收缩和舒张构成了呼吸运动。参与呼吸运动的肌肉主要有膈肌、肋间外肌、肋间内肌和腹壁肌等呼吸肌。平静呼吸时，二氧化碳刺激中枢化学感受器，颈髓 3~5 节神经元组成的膈神经和控制肋间肌的胸髓 1~11 节神经元兴奋，启动膈肌向下与肋间外肌收缩，引起胸腔前后、左右及上下径均增大，胸腔内压下降，跨肺压（肺内压与胸腔内压压差）增加，肺随之扩大。肺内压下降与大气压形成压差，气体进入肺部，形成主动的吸气动作；当膈肌和肋间外肌松弛时，肋骨与胸骨因本身重力及弹性而回缩，胸廓缩小，肺随之回缩，形成被动的呼气动作。深呼吸时，吸气和呼气动作都是主动的，深和 / 或快速呼气由呼气肌肉群（肋间内肌，腹直肌和腹部肌肉群）主动完成。剧烈代偿时需要胸锁乳突肌、斜角肌、斜方肌等辅助呼吸肌来提供额外的呼吸力。

呼吸运动有胸式呼吸与腹式呼吸两种方式，前者以肋间肌活动为主，表现为胸壁的起伏；后者以膈肌活动为主，表现为腹壁的起伏。一般成年女子以胸式呼吸为主，婴儿及成年男子则多以腹式呼吸为主。

呼吸运动的调节主要由呼吸中枢、肺内感受器、外周和中枢化学感受器的反射来完成（详见第二章第一节）。

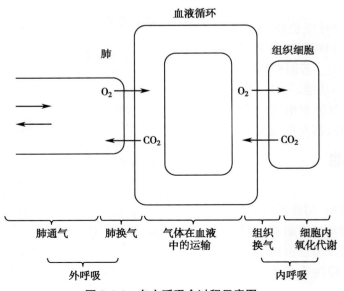

图 8-1-1　自主呼吸全过程示意图

（二）自主呼吸和人工呼吸

根据呼吸运动的原理,可用人工的方法让胸廓有节律地扩大和缩小,以帮助呼吸运动减弱或暂时呼吸停止的患者维持肺的通气功能,这就产生了人工呼吸、机械通气。

肺的通气可以自主呼吸(这里指非干预情况下),也可人工给予通气呼吸,两种通气的肺泡均引起胸腔内压的周期性变化,不同的是自主呼吸时吸气是由于胸部扩张所引起,肺泡内负压梯度上升,空气进入肺泡,呈现正弦波通气,这是最经济、做功最低的生理性呼吸;呼气时胸膜内压力同样是负压,有利于促进静脉血回流入心脏。人工通气时通常是使用正压通气,采用方波或递减波等送气,从而引起肺泡内压力梯度的改变,而胸腔内压亦随之发生改变(图 8-1-2)。与自主呼吸相反,人工呼吸气道和胸腔压力是被动变化的,在机械通气整个呼吸周期中其胸腔内压是增加的,因而减少了静脉血回流。而相同的是,两者的呼气完全是由肺和胸廓的弹性回缩所引起的被动过程。

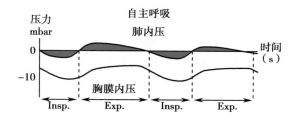

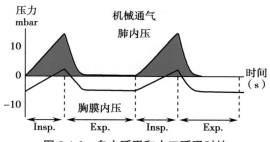

图 8-1-2　自主呼吸和人工呼吸时的肺内压和胸膜内压变化

二、机械通气发展过程

机械通气先后经历了早期探索阶段、负压通气(铁肺、胸甲式等)和正压通气阶段,目标是主动或被动的增加气体输送,来代替潮气量。实践证明正压通气比负压通气更安全、有效。现今正压通气式呼吸机处于主导地位,一般所说的呼吸机均指正压式呼吸机。

（一）机械通气基本模式

过去几十年,正压机械呼吸机由简单的高压气体调节装置发展成了能够控制呼吸输送(压力或者容量目标)、吸气/呼气时间(Ti/Te)、呼吸频率和呼气末压力等多种呼吸参数的高级微处理系统。机械通气模式也由常规通气向双重通气、闭环通气发展,出现了多种组合型模式、智能型模式和新型自主模式。但是总体来说,机械通气的基本模式可分为 4 类:控制通气(controlled ventilation,CV)、辅助通气(assisted ventilation,AV)、支持通气[压力支持通气(pressure support ventilation,PSV)或持续气道正压通气(continuous positive airway pressure,CPAP)]和自主呼吸模式。

1. 控制通气(CV)　是指患者的呼吸状态如潮气量、通气频率、气道压力等完全由机器来提供。

2. 辅助通气(AV)　是患者吸气用力时依靠气道压的降低(压力触发)或流量的改变(流速触发)来触发,触发后呼吸机即按预设的潮气量(或吸气压力)、频率、吸气/呼气时间将气体传送给患者。

3. 支持通气(如 PSV)　是患者吸气触发后,呼吸机提供一恒定的气道正压以克服吸气阻力和扩张肺泡,提供的气流方式可与患者的吸气流速需要相适应,可根据患者的病理生理及自主呼吸能力的改变来调整,提供适当的辅助呼吸功。

（二）机械通气时相

机械通气过程一个周期一般分为 4 个时相:吸气开始(触发)、吸气相(限制)、吸气向呼气转换(切换)及呼气相(呼气末正压)(图 8-1-3)。

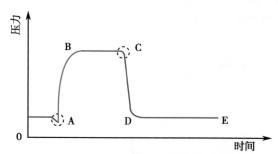

图 8-1-3　以压力-时间曲线为例显示机械通气 4 个时相

A. 吸气(触发);B~C. 吸气相(限制);
C. 吸气向呼气(切换);D~E. 呼气相。

1. 吸气开始(触发)　触发呼吸机开始通气可由机器定时(控制通气)或者由患者来启动(辅助、支持或自主通气)。传统的触发方式有时间触发、压力触发、流速触发三种。

（1）时间触发：是被动触发，就是到了某个时间点呼吸机便收到开始通气的指令并按指令开始送气（图 8-1-4）。比如呼吸频率设为 30 次 /min，1 个呼吸周期 2s。我们按"启动"键后呼吸机马上送气 1 次，接下来都是每 2s 送气 1 次。这种触发只管时间，无视患者的自主呼吸，不管患者是在吸气还是呼气，只要到了时间节点就送气 1 次。

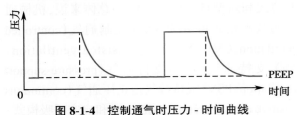

图 8-1-4　控制通气时压力 - 时间曲线
患者没有自主呼吸，每一个呼吸周期末呼吸机开始送气。

（2）压力触发：其工作原理是通过呼吸机内部的压力传感器检测患者自主吸气时气道压力的变化，如气道压力下降至所设定的触发灵敏度（trigger sensitivity）时则呼吸机开始送气。触发灵敏度就是触发呼吸机送气的参数临界值，越靠近基线水平，越容易触发，灵敏度高。

压力触发是如何进行的呢？如图 8-1-5 显示，吸气管路中有吸气阀门，呼气管路中有呼气阀门，两管路通过 Y 形管与患者相连。呼气末管道压力与大气压相等，为 0cmH$_2$O，吸气阀和呼气阀都处于关闭状态，气路呈密闭状态。患者做吸气动作时，管路内压力降低，降低到我们所设定的触发灵敏度时，比如 –3cmH$_2$O 时，呼吸机就会收到通气指令，开放吸气阀，开始送气。这个短暂的过程称为压力触发。

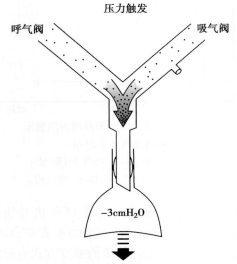

图 8-1-5　压力触发示意图（呼气末）

（3）流速触发（图 8-1-6）：呼气末，吸气阀和呼气阀并非完全关闭，管路中仍然存在基础气流（bias flow，偏流），从吸气阀经过呼吸管路后，再到呼气阀最终排出。患者吸气时，将吸出一部分气体，当吸气流量或吸气阀与呼气阀两端传感器测得的流量差值达到设定的触发灵敏度时，呼吸机送气，完全开放吸气阀的同时关闭呼气阀，这个短暂过程即为流速触发。这里，偏流的设置是流量触发灵敏的重要保障，偏流基础上发生流速变化比传统机械阀要灵敏得多。

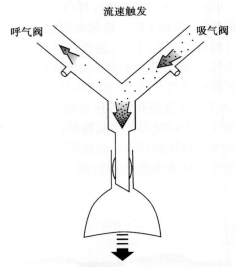

图 8-1-6　流速触发示意图（呼吸末）

压力触发方法简单，可防止误触发，但反应时间稍长、潮气量小不易触发。流速触发要容易一些，它的功耗要明显小于压力触发、比较灵敏。因此，新生儿、小婴幼儿机械通气常采用该触发方式。但需注意，当某些原因导致呼吸机输出的气流量与返回到呼吸机流量传感器的气流量不等时，可导致呼吸机误触发，而出现人机对抗。

当然，吸气触发的方式还有利用仪器设备感知患者腹部运动或者感知患者胸部阻抗变化的触发方式，由于临床应用较少，这里不做介绍；还有神经调节通气辅助（neurally adjusted ventilatory assist，NAVA），详见本章第十五节。

2. **吸气时相（限制）**　通气期间吸气流速由什么来"限制"呢？有两种方式：一种是容量限制，即以容量为目标导向；另一种是压力限制，即以压力为目标导向。相应通气模式而言，前者称为容量控制（定容型通气），后者称为压力控制（定压型通气）。

定压通气的优缺点:优点是定压通气采用递减波(图8-1-7),符合生理需要,初期气体进入肺泡较快,吸气峰压相对较低,定压通气还可以通过压力平衡使不同时间常数的肺泡都打开,可以进入气道相对阻塞的肺泡,有利于氧合;缺点是为保障压力,提供的潮气量根据气道阻力和肺顺应性而不恒定。

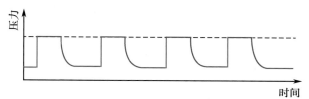

图8-1-7　定压通气时的递减波

定容通气的优点是潮气量有保证(图8-1-8),不会因肺功能改变而发生变化,但在阻力增高的情况下可能出现较高的气道峰压,容易发生气压伤。为避免气压伤,此时安全阀(压力释放阀,作用相当于设定压力安全上限)开放,气体释放,结果是导致潮气量不足,或发生漏气时潮气量不能满足;或设置的吸气流速可能满足不了患儿的需求,导致人机对抗,增加呼吸功耗。

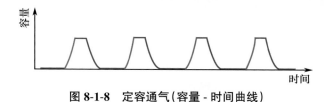

图8-1-8　定容通气(容量-时间曲线)

3. 吸气向呼气转换(切换)　从吸气相转换为呼气,称为"切换"。即预设一个吸气目标值,当达到目标值时呼吸机停止送气,开始呼气。预置的目标值可以是压力、容量、时间或者流量。

(1)时间切换:控制通气时设置吸气时间或吸呼比,呼吸机打开吸气阀送气,达到设定时间即停止送气,转入呼气相,这种吸气转换呼气的方式称为时间切换;控制性定容通气时注意存在平台时间,此时吸气阀和呼气阀同时关闭,气体从阻力低的区域分布到阻力高的区域,此时吸气相与吸气暂停相共同决定了吸气时间,达吸气时间后呼气阀开放,切换为呼气,故定容通气也存在时间切换。

(2)流速切换:吸气相刚开始是患者肺泡内部压力最低,此时送气流速最快,当吸气过程中内部压力逐渐升高,内外压力差减小,流速减慢。当气体流速低于预设值时,吸气相转为呼气相,即为流速切换。

压力支持通气(PSV)的切换就是流速切换。在流速-时间曲线(图8-1-9)中可以看到,吸气早期流速很快达到一个峰值,吸气中晚期开始下降。如设置呼气触发灵敏度为25%,吸气过程中当流速递减至峰流速值的25%时,呼气阀打开,开始呼气。呼气触发灵敏度确定之后,何时开始呼气取决于患者的吸气流速,也就是说流速切换是由患者自行决定吸气时间的长短。PSV之所以是自主通气,因为它是流速切换,吸气时间因患者吸气流速的变化而变化;而CV与AV之所以是控制通气,因为它们是时间切换,吸气时间由医生设置、由呼吸机执行,是相对固定的。

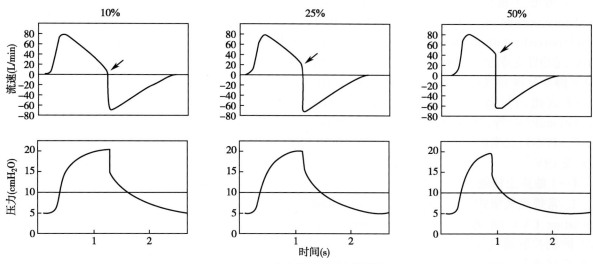

图8-1-9　压力支持为流量切换模式
箭头为吸气相转为呼呼相,此时吸气流速减慢至某一预定值(分别为峰值气流的10%、25%和50%)。

（3）压力切换：就是以气道内压为目标值，呼吸机向患者输送气流，当气道内压力逐渐上升到某一预定压力水平时，立即停止吸气、转向呼气过程。比如定容通气时可能发生压力切换（一种保护性的切换方式，压力限制），一旦气道内压力达到预先设置的高压报警上限，不管是否达到设定的吸气时间或送气容量，呼吸机强制发生切换，中止送气。

（4）容量切换：呼吸机向患者输送气体，达到预设的容量后停止送气从而转向呼气。容量切换通气的潮气量是恒定的，而气道压是可变量，当气道阻力增加、肺顺应性下降时则气道压增加，反之亦然。

（5）复合型切换：目前的呼吸机大多采用复合型切换，如压力 - 时间切换、容量 - 时间切换、压力 - 容量切换等。

依据上述 3 个阶段，由机械通气和患儿主导的情况，机械通气模式有表 8-1-1 中几种类型。

4. **呼气相**　呼气相肺泡靠胸廓的弹性回

表 8-1-1　由机器和患者控制时相的变化
特点定义呼吸类型

通气方式	触发	限制	切换
指令（控制）	机器	机器	机器
辅助	患者	机器	机器
支持	患者	机器	患者
自主	患者	患者	患者

缩力被动呼气，气道压力和肺泡压力从属此变化。机械通气中，呼气相一般设置有呼气末正压（PEEP），以维持肺泡在呼气末的开放状态、有利于气体交换和氧合。但是，呼气相时间设置如果不合理，会造成一系列问题。比如，呼气相时间过短，肺泡通气不足，引起二氧化碳潴留，出现呼吸性酸中毒，而且功能残气量增加，可能发生内源性 PEEP 的风险；如果呼气时间过长，肺泡过度通气，会造成呼吸性碱中毒。

（陈国兵）

第二节　机械通气模式分类及特点

常用的通气模式有：控制通气，包括完全性控制通气，比如常规机械通气（conventional mechanical ventilation，CMV）、压力调节容量控制通气（pressure-regulated volume control ventilation，PRVC）、压力放大（pressure augment，PA）等；部分性控制通气包括间歇指令通气（intermittent mandatory ventilation，IMV）、同步间歇指令通气（synchronized intermittent mandatory ventilation，SIMV）、适应性支持通气（adaptive support ventilation，ASV）、指令分钟通气（mandatory minute ventilation，MMV）、成比例辅助通气（proportional assistant ventilation，PAV）等；辅助或自主模式，包括 PSV、CPAP、SPONT；还有附加模式 PEEP、PAUSE、SIGH、HFV 及 IRV 等。

（一）临床上传统分类

1. **常规通气模式**　包括控制通气（controlled ventilation，CV）、辅助通气（assisted ventilation，AV）、辅助控制通气（assist-control ventilation，ACV）、压力控制通气（pressure controlled ventilation，PCV）、容量控制通气（volume controlled ventilation，VCV）；同步支持模式，包括间歇指令通气（IMV）、同步间歇指令通气（SIMV）。

2. **自主通气模式**　包括压力支持通气（PSV）、CPAP、双相气道正压（bi-level positive airway pressure，BiPAP）、气道压力释放通气（airway pressure release ventilation，APRV）等。

3. **双重控制通气**　包括 PRVC、PA、容量支持通气（volume support ventilation，VSV）、自动模式（Automode）等。

4. **闭环通气模式**　包括 MMV、ASV、PAV、智能护理（Smartcare）等；闭环和双重通气模式也成为了高级通气模式。

5. **其他通气模式**　包括高频通气、无效腔气体置换、部分液体通气、体外膜氧合技术等。

（二）根据患者有无自主呼吸

可以分为四类：控制通气、辅助通气、支持通气和自主通气。目前许多模式都可以是组合模式，比如新型呼吸机均有辅助通气 + 控制通气 = 辅助控制通气（ACV）、压力控制 + 压力支持通气等。机械通气模式实际上是控制、辅助、支持和自主通气的不同组合,这些组合可最大限度地满足患者需求,保证通气安全。

1. 控制通气(controlled ventilation,CV) 呼吸机完全代替患者的自主呼吸,如呼吸频率、潮气量、吸呼比、吸气流速,呼吸机提供全部的呼吸功。

CV 适用于严重呼吸抑制或伴呼吸暂停的患者,如麻醉、中枢神经系统功能障碍、神经肌肉疾病、药物过量等情况。在 CV 时可对患者呼吸力学进行监测时,如静态肺顺应性、内源性 PEEP、阻力、肺机械参数监测。

CV 参数设置不当,可造成通气不足或过度通气;应用镇静剂或肌松剂将导致分泌物清除障碍等;长时间应用 CV 将导致呼吸肌萎缩或呼吸机依赖。故应用 CV 时应明确治疗目标和治疗终点,对一般的急性或慢性呼吸衰竭,只要患者条件许可宜尽早采用"辅助通气支持"。

2. 辅助通气(assisted ventilation,AV) 依靠患者的吸气努力触发呼吸机吸气活瓣实现通气,当存在自主呼吸时,根据气道内压力降低(压力触发)或气流(流速触发)的变化触发呼吸机送气,按预设的潮气量(定容)或吸气压力(定压)输送气体,呼吸功由患者和呼吸机共同完成。

AV 适用于呼吸中枢驱动正常的患者,通气时可减少或避免应用镇静剂,保留自主呼吸以减轻呼吸肌萎缩,改善机械通气对血流动力学的影响,利于撤机过程。

3. 辅助控制通气(assist-control ventilation,ACV) 是辅助通气(AV)和控制通气(CV)两种模式的结合,当患者自主呼吸频率低于预设频率或患者吸气努力不能触发呼吸机送气时,呼吸机即以预置的潮气量及通气频率进行正压通气,即 CV;当患者的吸气能触发呼吸机时,以高于预置频率进行通气,即 AV(图 8-2-1)。目前绝大部分品牌呼吸机中控制通气模式实为 ACV。本书中无特殊提示,控制通气指辅助控制通气。

特点:ACV 为住 ICU 的患者机械通气的常用模式,通过设定的呼吸频率及潮气量(或压力),提供通气支持,使患者的呼吸肌得到休息,CV 确保最低的分钟通气量。随病情好转,逐步降低设置条件,允许患者自主呼吸,呼吸过程由呼吸机和患者共同完成,呼吸机可与自主呼吸同步。

4. 同步间歇指令通气(synchronized intermittent mandatory ventilation,SIMV) 是自主呼吸与控制通气相结合的复合通气模式,特点是设立了"触发窗",在触发窗内患者可触发和自主呼吸同步的指令正压通气,在两次指令通气之间触发窗外允许患者自主呼吸,指令呼吸是以预设容量(容量控制 SIMV)或预设压力(压力控制 SIMV)的形式送气(图 8-2-2)。

特点:SIMV 能与患者的自主呼吸同步,减少患者与呼吸机的对抗,减低正压通气的血流动力学影响;通过调整预设的 IMV 的频率改变呼吸支持的水平,即从完全支持到部分支持,减轻呼吸肌萎缩,用于长期带机的患者的撤机。但不适当的参数设置(如流速及 Vt 设定不当)可增加呼吸功,导致呼吸肌疲劳或过度通气。

5. 压力支持通气(pressure support ventilation,PSV) 属部分通气支持模式,是由患者触发、压力目标、流量切换的一种机械通气模式(图 8-2-3),即患者触发通气、呼吸频率、潮气量及吸呼比,当气道压力达预设的压力支持水平时,吸气流速降低至某一阈值水平以下时,由吸气切换到呼气。

6. 双重控制通气模式 是同时保留定压型和定容型模式优势的模式,它让呼吸机建立自动反馈功能,在患者的气道阻力和呼吸用力不断变化的情况下,对呼吸机的通气压力不断调整来达到预设的目标潮气量,从而使呼吸机的通气支持水平能适应患者的呼吸功能和通气需要,理念是将压力和容量组合,呼吸机控制一个、调节另一个(而不是控制另一个),避免高压损伤和高容量损伤。但实际上都是控制潮气量,调节压力水平。

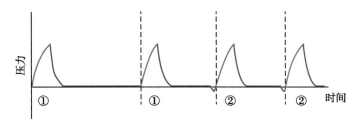

图 8-2-1　A-CV 时的压力 - 时间曲线
①控制通气,时间触发;②控制通气,患者触发。

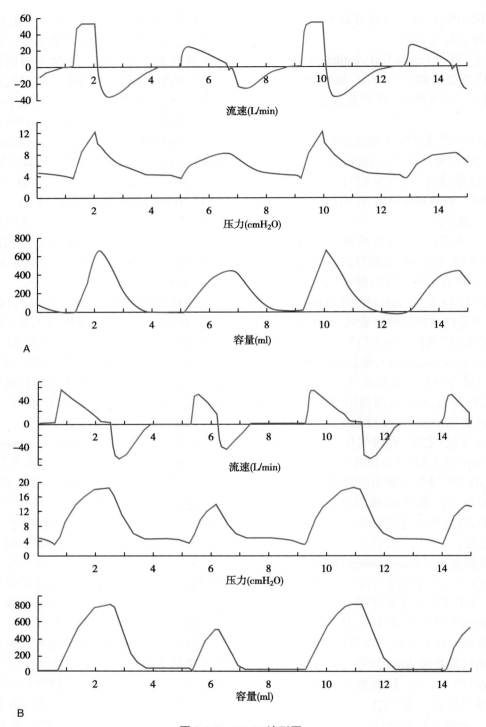

流速(L/min)

压力(cmH₂O)

容量(ml)

A

流速(L/min)

压力(cmH₂O)

容量(ml)

B

图 8-2-2 SIMV 波形图

A. VC-SIMV + PSV；B. PC-SIMV + PSV。

双重控制模式在临床中也越来越受到医务人员的喜爱。现代呼吸机大多具备这一功能，有些呼吸机是直接设定双重控制模式，如 PRVC、APVcmv 等；而有些呼吸机是 AVC 或 V-SIMV 模式下的一种高级功能设置，如 auto flow、Vsync 等；但无论是哪一种，临床中的应用都能达到类似的效果。

7. 闭环通气模式，亦称智能模式，是指呼吸机在送气过程中，自动地获取患儿一些生理目标指标（顺应性、阻力、血氧饱和度、二氧化碳分压等）作为输入变量，经过分析后，再自动地调整输出变量（呼吸频率、吸气压力、潮气量等）的大小，如此反复。闭环通气模式大体分两大类，一类是

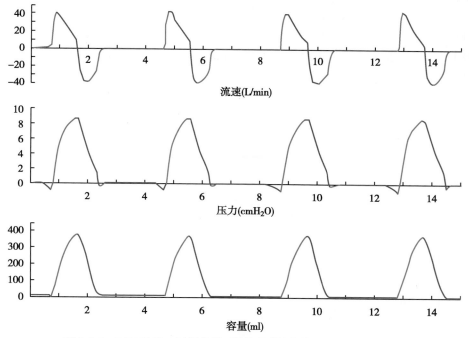

图 8-2-3 PSV 流速 - 时间曲线、压力 - 时间曲线和容量 - 时间曲线

以指令通气和辅助通气相互变换的模式,包括适应性支持通气 ASV 和成比例通气 PAV,另一类是采用知识库系统,为 Smartcare 模式。闭环通气模式能用于从控制通气到自主呼吸的全过程。

(三)机械通气模式的临床应用

2000 年 Esteban 等对全球 412 个 ICU 进行为期 1 天的机械通气临床应用横断面研究,发现机械通气 1 638 例所用机械通气模式中,上机时 ACV 模式占比 47%,PSV 占比 15%,SIMV 占6%,SIMV+PSV 占 25%;而撤机时 PSV 占 36%,SIMV+PSV 占 28%。此外,其对 2 226 位医师的调查发现,有 62% 的医师日常喜欢使用 ACV 模式,撤机时 34% 医师喜欢用 PSV 模式,35% 医师喜欢用 SIMV 或 SIMV+PSV 模式。Flori 等 1998 年的 PICU ALI 调查发现,96% 的患儿采用 ACV 模式,其中 76% 采用容量控制模式。数据说明,无论模式怎样变化,临床医师喜欢使用的仍然是最经典的那几种。

(陈国兵)

第三节 容量控制模式

容量控制通气(volume controlled ventilation,VCV),其实也是 ACV 模式中的一种,该模式下的潮气量(tidal volume,Vt)、呼吸频率(respiratory rate,RR)、吸呼气时间比(inspiratory to expiratory ratio,I/E)和吸气流速完全由呼吸机来控制,吸气流速固定,呼吸机提供全部呼吸功。其特点是:能保证潮气量和分钟通气量的供给,完全替代自主呼吸,有利于呼吸肌休息;但不利于呼吸肌锻炼。缺点是定容模式下可发生压力过高,同时人为设置、机器控制,容易发生人机对抗。

(一)设置参数

需要预设潮气量、呼吸频率、PPEP、吸呼气时间比、吸气上升时间、吸气流速、吸气末停顿时间、触发灵敏度和吸入氧浓度。潮气量是关键参数。

(二)呼吸机工作方式

VCV 模式下,吸气由时间(预设的呼吸周期时间)触发,或由患者吸气努力达到触发灵敏度预设值后触发,流速恒定。吸气启动后吸气阀门打开,持续输送的气流在呼吸机面板上形成一个方波流速 - 时间波形。完成吸气潮气量输送后,在吸气末停顿时,呼吸机吸气阀门关闭,直至停顿时间结束,呼气阀门打开,开始切换为被动呼气。压力-时间波形上,显示压力在吸气末上升到峰值,吸气末停顿时压力调整下降并维持在一个平台上,呼气时压力迅速下降到 PEEP 值或设定的基线压水平(图 8-3-1)。VCV 模式设置的吸气时间包括一段送气时间和屏气时间(又称平台时间),呼吸机送气末屏气时间前压力达峰值。

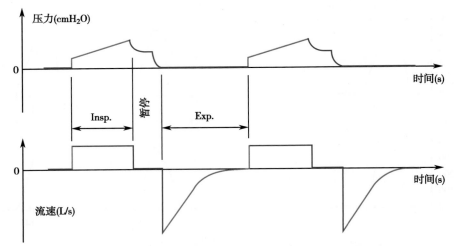

图 8-3-1　VCV 时的压力-时间曲线和流速-时间曲线

图 8-3-1 VCV 时的压力-时间曲线和流速-时间曲线 VCV 模式目前均为 A-CV 模式,由于自主呼吸触发的存在,我们监测到的频率一般大于预设的呼吸频率。每次呼吸动作,无论是患者触发还是呼吸机强制通气,其潮气量均为预设的恒定潮气量,但气道压力是变化的,这种变化与潮气量的大小、吸气时间、气道阻力和肺顺应性有关。若气道阻力增加或顺应性减低会导致气道压力增高,造成气压伤,因此需预设一个压力上限,以保证患者安全。

(三)VCV 通气中的压力问题

1. **阻力**　容量控制通气时,呼吸机需输送气流并产生正压以克服呼吸系统的阻力,包括:①气道、呼吸机管道和气管插管产生的非弹性阻力(黏性阻力),克服这些阻力产生的压力与气流直接相关;②呼吸系统顺应性或伸张力的弹性阻力;③还有呼气末部分气体可能滞留于肺泡内所产生的压力(内源性 PEEP)。相关压力可由如下公式计算:

动态顺应性 = 潮气量 /(气道峰压 - 基线压)= Vt/(PIP-PEEP)

静态顺应性 = 潮气量 /(平台压 - 基线压)= Vt/(Pplat-PEEP)

呼吸系统阻力 =(气道峰压 - 平台压)/ 流速 =(PIP-Pplat)/F

2. **内源性 PEEP**(auto PEEP 或 intrinsic PEEP,PEEPi)　具体测定方法见第十章第二节。临床上出现 PEEPi 的情况多见于气道阻力增加、顺应性增加、呼气时间过短等情形。VCV 时,潮气量越高,出现 PEEPi 的可能性越大;有时呼气时间稍有缩短,即可造成气道压的明显升高。与 VCV 不同,PCV 中 PEEPi 的出现会导致潮气量的下降。重要的是,外源性 PEEP 是均匀地分布于整个肺,但 PEEPi 不同,存在不一致性,表现为在高阻力 / 高顺应性肺单位中最高,而在低顺应性 / 低阻力肺单位中最低。通常认为总 PEEP 主要取决于设置的 PEEP,而需避免 PEEPi。

3. **平均气道压**　是整个呼吸周期中呼吸系统存在的平均压力,大多数情况下它测得的压力与平均肺泡压值近似,对气体交换及评估正压通气所致的血流动力学影响至关重要。

(四)容量控制通气的临床应用特点

VCV 能够保证潮气量及分钟通气量,但气道压力变化较大,易产生气压伤,对心血管系统影响大。而且出现高气道压超过压力上限,机器内部的压力释放阀就会开启,排出剩余的气体而导致通气量缺损。临床应用时要特别注意:①设置好限压水平;②如峰值流速不足、触发灵敏度低,患者额外将做功,自主呼吸过强的患者中尤为突出;③设置不当,易发生过度通气和呼吸性碱中毒;④当患者气道阻力增加、自主呼吸加强或人机对抗时,潮气量就难以保证。当肺顺应性较差或气道阻力增加时,为满足潮气量,过高的气道压,容易造成气压伤。

临床 VCV 有利于呼吸肌休息,减少患儿呼吸做功,可应用于各种不同病情程度的机械通气,尤其是气道阻塞性疾病的通气。临床上在何时、何情况下使用 VCV 及如何应用 VCV,我们举例说明:

> 病例:患儿女,8 岁,30kg,溺水后 2h 入院。溺脏水后心搏呼吸骤停,经心肺复苏抢救 10min 后恢复自主心率,无自主呼吸,气管插管连接复苏球囊加压给氧下送入 PICU。入院查体:神志不清,瞳孔等大等圆,对光反射迟钝,双肺密集细湿啰音,心率 130 次 /min,心音有力、律齐,未闻及杂音,肝脾无肿大,SpO$_2$ 90%,BP 95/60mmHg。动脉血气:PaO$_2$ 55mmHg,PaCO$_2$ 75mmHg,胸片示两肺弥漫性渗出,心脏超声无左心衰表现。诊断为:吸入性肺炎合并 II 型呼吸衰竭,脑水肿,溺水,心肺复苏术后。

问题 1:患儿入院昏迷,无自主呼吸,气道导管内未见血性分泌物(提示无肺出血情况),如果你是患儿的主治医师,患儿机械通气模式及参数如何选择?

考虑患儿目前神志不清,无自主呼吸,结合患儿溺水病史,存在吸入性肺炎可能。根据气道阻力高,血气分析提示二氧化碳潴留,结合患儿病史特点及年龄选择控制通气模式(这里选择了 VCV,实际上是 AC-VCV)。初设参数:

VCV 模式,FiO$_2$ 50%,Vt 180ml,PEEP 8cmH$_2$O,RR 25 次 /min,Ti 0.75s。机械通气下,患儿生命征渐趋稳定,监测心率下降至 100 次 /min,SpO$_2$ 96%。

问题 2:儿童 VCV 的选择要注意什么问题?

容量控制通气预先设定好潮气量,在固定呼吸频率内,每次供应特定的潮气量。这种模式下,吸气流速是方波供气,个别呼吸机也可以选择减速流速或者正弦波供气,同时需要设定吸气流速峰值和吸气时间。在时间 - 流速波形上,每次吸气,波形都是一样的,因此可以产生固定不变的潮气量以及分钟通气量。容量控制模式下,吸气压力会因为呼吸系统的阻力和顺应性而变化,需要注意供气压力过高引起气压伤。

问题 3:容量控制通气的一些概念

容量通气下,经常涉及几个概念性问题:①吸气时间,是吸气阀开放送气的全部时间,这里是快速吸气时间 + 平台时间。②压力峰值什么时候?由于吸气阀持续供气到平台结束,所以压力峰值是在平台期结束时出现。③计算顺应性和阻力。

【专家点评】

定容通气是一种控制性通气模式,主要是确保分钟通气量的满足,但是由于气道阻力与肺顺应性的动态改变,可能导致气道压力的波动,故设定压力限制非常重要。一般设定在 VCV 压力 +5mmHg 以上。由于 VCV 对高顺应性肺泡的通气量大于低顺应性的通气量,因此近几年,儿童 PCV 的使用多于 VCV。

(陈国兵)

第四节 压力控制模式

压力控制通气(pressure controlled ventilation,PCV),此模式是预置压力控制水平和吸气时间。吸气开始后,呼吸机提供的高速气流很快使气道压达到预置水平,之后送气速度递减,维持预置压力至吸气结束,之后转向呼气。其特点是:吸气峰压稳定且较低,可降低气压伤的发生,能改善气体分布和通气 / 血流比值(V/Q),有利于气体交换。但是需不断调节压力控制水平,以保证适当水平的潮气量。

目前绝大多数呼吸机上压力控制模式均为 ACV 模式,若患者无自主呼吸,则呼吸机均为机器控制,此时通气为 CV;若患者存在自主呼吸,且可触发机械通气工作,则为 AV,但是无论是 CV 还是 AV,每次都是完全按照预设的压力水平进行通气(图 8-4-1)。

(一)参数设置及模式特征

设置参数包括气道峰压(peak inspiratory pressure,PIP)、PEEP、呼吸频率、吸气时间 / 吸呼

比、吸气上升时间、触发灵敏度和吸入氧浓度。目标是设置合适的 PIP,实现理想的潮气量。

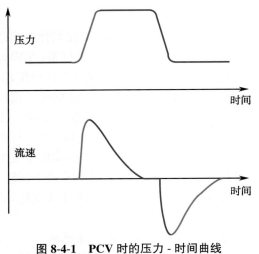

图 8-4-1 PCV 时的压力 - 时间曲线
和流速 - 时间曲线

PCV 能确保压力在整个吸气相维持在恒定水平,呼吸机按预设的频率、吸气时间及压力水平工作,以减速气流方式送气,故最终给予的容量有赖于设定的压力差和吸气时间,以及每次呼吸的肺力学特性等。

（二）工作方式

PCV 通气为压力切换及时间切换,潮气量不恒定。吸气相,气流迅速进入呼吸机管道,管道压力升高,达到所设定的压力水平并维持恒定在"平台"水平或方波波形,一直到吸气结束。

为避免压力过高,当管道内压力超过预设压力以下某个水平(一般设定为 3cmH$_2$O)时,呼吸机送气自动停止。这种保护机制可大大降低患者用力呼吸、气体陷闭或剧烈咳嗽时因压力过高产生气压伤的风险。

（三）PCV 常用参数设置的影响因素

压力控制通常是呼吸机以预设气道压力来管理通气,即呼吸机送气达预设压力且吸气相维持在该压力水平。

1. 控制压力的设置 压力控制通气的潮气量是由设置的压力、吸气时间及患者的气道阻力及胸肺顺应性决定的。压力调节根据目标潮气量进行手动调节(PRVC 是设定容量,计算机自动调整压力水平来实现目标潮气量并限制压力在一定范围内变动),儿童患者平台压 ≤ 28cmH$_2$O 可有效避免呼吸机相关肺损伤,故设置的压力通常在 10~20cmH$_2$O,一般不超过 30cmH$_2$O。严重低

氧患者急性期,如果从容量控制切换到压力控制,通常可以降低气道峰压。如 PC 选择与 VC 同样的参数,流速波形同为减速波,相同的潮气量和 PEEP,则 PC 对循环动力学的影响更小。

2. 流速和方式 流速是由压力水平、气道阻力、呼吸系统顺应性和呼吸机为达到压力目标所选择的系统共同决定的。PCV 中,呼吸机能提供足够的气体流量以便在预设的时间内达到预设的压力水平。预设压力越大,吸气峰流速越高。压力达到预定水平后,为维持压力的恒定,其吸气流速随着时间呈指数下降(递减波),速度同样取决于预设压力的水平、患者的气道阻力和顺应性。

3. 吸气时间与频率 PCV 中,预设的呼吸频率与吸气时间、吸气流速和设定的压力密切相关。使用 PCV 时,应结合患者的具体情况设置频率和吸气时间。当发生气体陷闭时,容量控制与压力控制的反应是不同的。VCV 时,因为潮气量(Vt)不变,气体陷闭和 PEEPi 的发生导致 PIP 和肺泡峰压增加;而 PCV 时,气体陷闭和 PEEPi 的发生,导致输送的潮气量减少,而肺泡峰压保持恒定。但无论哪种通气模式,PEEPi 的发生均损害气体的输送。

（四）临床应用

呼吸机可送气达预设压力且吸气相维持在该压力水平;而潮气量是由气道压力与 PEEP 之差及吸气时间决定,并受呼吸系统顺应性和气道阻力的影响。PCV 时潮气量随肺顺应性和气道阻力而改变;气道压力一般不会超过预置水平,利于限制过高的肺泡压和预防机械通气相关性肺损伤(ventilation-associated lung injury,VALI);流速多为减速波,肺泡在吸气早期即开始充盈,并有利于肺泡之间的平衡,有利于肺内气体交换。

那么,临床上哪些情况下,应该如何应用 PCV 呢? 我们举例说明:

> 病例:患儿男,2 岁,12kg,因咳嗽伴气促 2 天入院。查体:T 39℃,HR 180 次 /min,RR 60 次 /min,SpO$_2$ 65%,BP 80/48mmHg,精神萎靡、口周发绀、吸气凹陷明显;双肺呼吸音对称,可闻及密集细湿啰音;心音有力、律齐,未及杂音,肝脾无肿大。门诊肺部 CT 提示双肺弥漫性渗出。床旁血气分析提示:PaO$_2$ 45mmHg,PaCO$_2$ 45mmHg,P/F 值 98。Lac 1.8mmol/L。诊断:重症肺炎,低氧性呼吸衰竭,急性呼吸窘迫综合征。

问题 1：该病例在治疗上除了积极退热对症、抗感染、各脏器功能支持治疗外，机械通气模式及参数如何设置？

患儿入院后心肌酶学和心脏彩超检查正常，不支持心肌炎；入院虽高热，但血压正常，化验 Lac 正常，血流动力学无特殊异常，不支持脓毒症休克。患儿急性起病，高热，结合肺部影像，低氧血症，P/F 值<100，考虑存在社区获得性肺炎、急性呼吸窘迫综合征。患儿呼吸困难明显，需紧急行气管插管机械通气，因存在 ARDS，肺顺应性下降，初始选择 PCV 模式。设置参数：PCV 模式，FiO_2 55%、PIP 22cmH_2O、PEEP 8cmH_2O、RR 30 次/min、Ti 0.65s。机械通气下，患儿生命征逐渐平稳，监测心率下降至 130 次/min、SpO_2 94%。

问题 2：PCV 有哪些优缺点？

优点：①具有控制通气安全性的特点；②气流模式为减速气流，减少患者做功；③吸气早期流速较高，即可输送大部分潮气量，肺泡快速充盈，有助于使塌陷肺泡复张，改善气体分布，改善通气/血流比值和氧合，同时该气流模式也符合患者的生理需要。

缺点：①潮气量不稳定是应用 PCV 最需要注意的问题，潮气量不仅与 PCV 压力水平有关，还与肺的顺应性、气道阻力等因素有关；②有时需用镇静剂使患者与呼吸机协调同步；③同样易发生通气不足和呼吸性碱中毒等并发症。

【专家点评】

控制通气在现代呼吸机上均为辅助-控制通气模式，控制通气有助于实现压力或潮气量的稳定。压力控制通气更易在儿童中使用，优点在于压力稳定、潮气量相对平稳。因此，压力和容量对肺造成的损伤更少，且氧合良好，促进陷闭肺泡开放。

（陈国兵）

第五节　同步间歇指令通气

一、同步间歇指令通气

同步间歇指令通气（synchronized intermittent mandatory ventilation，SIMV）是对间歇指令通气（intermittent mandatory ventilation，IMV）的改进。而 IMV 改进于间歇正压通气（intermittent positive pressure ventilation，IPPV）。IPPV 时代使用机械阀，并不具备按需供气的条件，患者自主呼吸无效，即使有也不能与自主呼吸同步，人机不同步（对抗）明显，导致呼吸做功明显增加，血氧不稳定等。20 世纪 70 年代，推出了整合按需流量阀的 IMV 模式，允许患者在两次指令通气之间进行自主呼吸，解决了可以自主呼吸问题，即 IMV，被称为革命性改进；但是缺点仍然是患者需要额外吸气做功以打开按需阀，且由于呼出阀和按需阀分离，不能始终保证呼气末正压 PEEP 的维持。持续流量系统的出现避免了以上需要做功的缺点，比例电磁阀的出现，进一步实现了 IMV 的理想组合，实现了流量的"自动控制"。同时对于指令通气的输出与自主呼吸不同步，引入"触发时间窗"的设计，改善了同步性，成为目前我们使用的同步间歇指令通气 SIMV。

二、SIMV 模式组成和触发时间窗

SIMV 是指令通气和自主呼吸结合的一种混合通气模式，是在特定的触发窗内，呼吸机根据触发敏感度的设定探知患者的吸气努力并即刻按预设的潮气量或压力给予一次强制通气（触发窗内发生，相当于后备通气），让指令通气的输送与患者的吸气用力同步，如果始终没有吸气努力触发强制通气，在出发场结束前，呼吸机自动给予一次强制通气，如此避免了本次触发时间的通气缺失。

可见，SIMV 分为指令通气和自主呼吸两部分组成：①指令通气：每个 SIMV 通气周期中保证有一次指令通气，可以是患者触发（压力或流量），也可以是呼吸机触发（时间）；可以是定压也可以是定容方式，吸气相参数由呼吸机 IMV 控制。②自主呼吸：两次指令通气之间允许自主呼吸，自主呼吸可以是单纯自主呼吸（基线压力为大气压、PEEP 水平），也可以为持续气道正压（CPAP），还可以为自主呼吸提供 PSV。设定频率后 SIMV 周期也确定，分为两个部分：一是强制

期(包含触发时间窗);二是自主期。强制期呼吸次数,即 IMV 频率,加上自主呼吸频率,就是呼吸机显示的 SIMV 频率(图 8-5-1)。

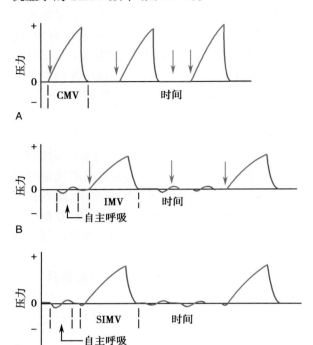

图 8-5-1　CMV、IMV、SIMV 波形异同
A. CMV 压力 - 时间曲线;B. IMV 压力 - 时间曲线;
C. SIMV 压力 - 时间曲线。

CMV 与 IMV 的区别在于两次强制通气间期是否可以自主呼吸;IMV 与 SIMV 的区别在于强制期(触发时间窗)内设置了触发(负向波)。强制期触发往往是患者触发呼吸,如果没有发生触发呼吸,呼吸机给予一次控制通气予以补偿,一个强制期内只有一次呼吸。

触发时间窗的理念解释:

(1) 设立强制通气期(包含触发时间窗):SIMV 控制通气的吸气相参数是由呼吸机 IMV 控制,吸气时间也是呼吸机控制;触发时间窗就是从一次控制通气的吸气相开始,把整个呼吸周期时间的前一部分时间定为触发时间窗。如呼吸频率为 20 次 /min,则呼吸周期时间为 3s,假定强

制期设定为 60%,也就是触发时间窗时间为 1.8s。窗内呼吸机设置触发(压力或流量),等待患者触发,如果呼吸机感受到患者触发的第 1 次吸气动作,即给予 1 次指令通气,指令通气参数与呼吸机控制通气 IMV 相同;若呼吸机在整个强制期内始终未检测到吸气动作,则在触发时间窗末给予 1 次指令通气来补偿该期内必需的一次 IMV 指令通气。这里,1.8s 时间内呼吸机等待患者能触发呼吸,如果不能,则等到 1.8s 给予 1 次呼吸机指令通气(理解上有些相当于后备通气),这时的指令通气为呼吸机触发(时间)。所以,患者如无自主呼吸 SIMV 就变成控制通气,确保强制期内有 1 次(而且只有 1 次)患者触发或呼吸机触发通气(理论上存在 2 次可能,实际上不会发生)。

(2) 自主呼吸期:指令通气结束后,允许患者自由呼吸,不再输送指令;由于强制期设定,以及触发水平的不同,强制期的 1 次通气可以在触发时间窗不同时间点发生,这样就导致留给自主期的时间长度不一致,从而导致 1 个自主期内容纳不同次数的自主呼吸(图 8-5-2,分别是 2 次、1 次、2 次、2 次、1 次和 2 次)。

(3) 触发时间窗占 SIMV 通气周期的比例随呼吸机型号不同而不同。但是,要避免产生"呼吸蓄积"效应,呼吸机自动监测患者的呼气流速,若呼气流速 ≥30% 呼气峰流速,呼吸机将不提供下一次指令通气,这是对触发窗设定的注意点。

(4) 总的呼吸频率 =SIMV 频率 + 自主呼吸频率。故 SIMV 的通气组合中每个 SIMV 通气周期中保证有 1 次指令通气,患者触发(压力或流量)或呼吸机触发(时间),定压或定容,吸气相参数为 IMV 机控。自主呼吸可单纯自主呼吸(基线压力为大气压),也可持续气道正压(CPAP)或叠加 PSV,次数决定于指令通气发生时间与触发时间窗设定。如果降低呼吸频率,需同时调整吸气时间,否则就会导致指令通气的吸呼气时间比变化(增大),呼吸频率设定越低越明显。解决方案

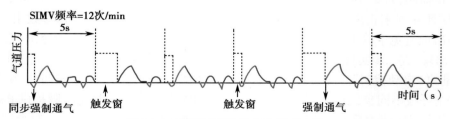

图 8-5-2　触发时间窗和自主呼吸次数

可采用：自主频率较快时，说明患者对通气支持需求得不到满足，可提高频率；自主频率减慢、分钟通气量下降时，应首先检查中枢驱动情况，排除了驱动力的情况下，说明患者情况好转，可过渡到T管或单纯PS实验性撤机。

三、SIMV模式的优点和缺点

SIMV最大的特点是修正了IPPV和IMV的持续流量系统和同步系统（触发时间窗）。

（一）优点

1. 自主呼吸（较弱）与机械通气相结合（SPONT+IPPV），降低呼吸做功。

2. 可一定程度预防患者与呼吸机发生拮抗，达到通气同步化，无需镇静、麻醉或肌肉松弛剂；增加患者舒适度。

3. 自主呼吸的存在有助于降低气道压力，减少因胸膜腔内压升高所致的并发症。

4. 可使气体均匀地分布到整个肺区（理论），改善V/Q。

5. 锻炼呼吸肌功能，避免呼吸肌萎缩，利于脱机。

6. 维持酸碱平衡，减少呼吸性碱中毒的发生。

7. 减少心血管系统副作用，适用于血流动力学受损患者。

（二）SIMV的缺点

参数设置不对，SIMV模式下也会发生人机对抗；如触发太高，导致误触发问题；应设置IMV频率和触发水平。

四、主要临床应用

我们以病例来说明SIMV的应用：

> 病例1：患儿男，3岁，因明确诊断急性脑干脑炎、中枢性呼吸衰竭来医院。来医院时已经插管并机械通气1周，入院时自主呼吸已经出现，16次/min，但尚无法脱机。血气分析提示pH 7.30、PO_2 140mmHg、PCO_2 48mmHg、BE −1mmol/L。呼吸机模式：PCV，PIP 20mmHg、PEEP 3mmHg，F为20次/min。

问题1：什么时候选择SIMV模式？如何计算频率？

患儿急性脑干脑炎的重要合并症是中枢性呼吸衰竭，呼吸节律异常，多数是呼吸频率减慢，

由于恢复时间比较长，导致撤机困难；而长时间机械通气，常合并呼吸机相关膈肌功能障碍（ventilator-induced diaphragm dysfunction，VIDD）而加重撤机困难。故应尽早使用自主呼吸锻炼，有助于撤机。

理论上SIMV可从全部替代（无自主呼吸）到少部分替代，但用于全部替代自主呼吸并不是合理的方案，主要用于辅助替代频率不足，可以加用PEEP、PSV、auto-flow等来进行压力辅助（图8-5-3）。SIMV作为撤机的方案，一般需要有较好（相对规则、相对有力）自主呼吸的基础上进行，包括撤机过程中。这样可以实现同步频率和压力辅助功能。但是呼吸频率太快患儿并不合适，早年由于传统机械阀的响应时间和反应灵敏度，基本上超过20次以上就无法用SIMV了。现在比例电磁阀和计算机发展，可以采用SIMV替代PCV，但是在太快的呼吸频率状态下，呼吸周期太短，留给自主呼吸的时间不足，这时等于不能自主呼吸，PCV（实际上都是A/C模式）更稳定、更协调。

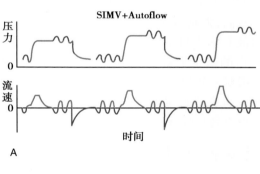

A

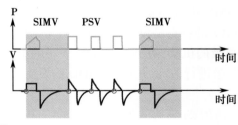

B

图8-5-3　SIMV+Auto-flow和SIMV（VC）+PSV的压力-时间曲线、流速-时间曲线
A. SIMV+Auto-flow；B. SIMV（VC）+PSV。

SIMV的频率有强制期呼吸和自主呼吸组成，故SIMV的频率＝强制期呼吸频率＋自主呼吸频率；强制期就是设定的IMV频率，只会在触发窗提供1次强制或触发呼吸，次数不会增加；故显示的SIMV就是IMV次数＋自主呼吸次数；

如果要调节频率,可以通过:①调节 IMV 设定参数,缩短呼吸周期;②调整 IMV 频率,把时间留给更多的自主呼吸。

问题 2:SIMV 与 A/C 模式的区别是什么? 如何选择?

没有自主呼吸时,SIMV 与 A/C 和 IMV 一样,不可能有触发,病人获得的都是呼吸机启动的强制通气(ventilator-initiated mandatory breath, VIMB);有自主呼吸时,如自主呼吸频率超过设定最低呼吸频率,也就是每一次自主呼吸都在 A/C 通气前面,从而每一次都触发成 A,这样 AMV 时都是病人触发的强制通气(Patient-initiated mandatory breath, PIMB),而 SIMV 是 PIMB+SPONT(图 8-5-4)。

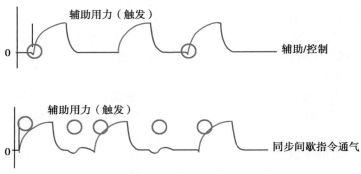

图 8-5-4 SIMV 与 A/C 的波形比较

问题 3:高频率下是选择 SIMV 还是 A/C?

实际上,根据波形可以发现:"高频率下 A/C 和 SIMV 差不多"。无论 A/C 还是 SIMV,如设定频率较高,强制通气的设定周期都比较短,有时甚至可能和病人自主触发的周期十分接近,那么病人获得的基本上就是 PIMB;同时在 SIMV 时由于呼吸频率较快,自主呼吸期也很短,就根本没什么时间再完成自主呼吸了。故从表现上看,呼吸频率设定较高的 A/C 和 SIMV 差不太多。

【专家点评】

SIMV 模式与 CV 模式是临床最常用模式之一,SIMV 的特点是设置了"触发窗",给患者触发自主呼吸的机会,有利于自主呼吸弱的患儿利用自主呼吸进行锻炼,并减少 VIDD 的发生。

> 病例 2:患儿 4 岁,男性,因 ARDS 入院。已经历了保护性通气策略、PS 滴注、NO 吸入、俯卧位治疗等,患儿病情好转,准备撤机。

问题 1:SIMV 与 A/C 患者的选择和做功哪个更少?

临床应用时,选择 A/C 还是 SIMV 是经常争论的话题。机械通气是为呼吸衰竭病人提供通气支持,即便换气功能衰竭最终也会合并通气功能衰竭(呼吸肌无力),机械通气作用之一让呼吸衰竭病人的呼吸肌得到充分休息。故刚上机的病人主要选择 A/C。只要参数设置合理,A/C 模式与病人同步完全没有问题,并不存在"只要病人有自主呼吸就要用 SIMV,用 A/C 就会发生人机对抗"的说法。要是参数设置不对,SIMV 模式下也会发生人机对抗。对呼吸能力强者,推荐 PSV;对呼吸能力弱者,推荐 ACV。

机械控制呼吸下,A/C 模式患者所做的呼吸功较少(30%)。A/C 模式允许患者控制呼吸频率,并且能保证释放出最低的通气量,维持最低的呼吸频率。也允许患者使用呼吸肌群做部分呼吸功。如适当设置流速率和灵敏度,所做的呼吸功可相当少。如果认为做大量呼吸功的机械通气对患者较适合,则 A/C 理想。

问题 2:SIMV 作为撤机方式是否是最佳方案?

撤机方案有多种,SIMV 可作为机械通气的主要手段,也常作为撤机方式,常常合并 PSV 模式,但已经有两项随机对照研究证实,SIMV 并非是最佳撤机方式。Brochard 研究证实 PSV 优于 T 管 SBT 和 SIMV;而 Esteban 研究则证明每日或隔日 T 管 SBT 明显优于 PSV 或 SIMV。结论是 SIMV 均不如 T 管或 PSV 模式。

问题 3:SIMV 和 PSV 哪个人机协调性更好?

SIMV 机控呼吸与自主呼吸波形不一致,病人感觉不均一,舒适性差,甚至人机对抗;PSV 波形一致,舒适性好。实际上,临床上常采用

SIMV+PSV+PEEP 的模式对自主呼吸较好的病例或准备撤机的病例进行治疗。根据波形对人机协调进行指导。SIMV 和 PSV 同为最常用的部分通气支持,前者是间歇性地为患者提供通气辅助功（频率辅助）；后者每次呼吸均提供通气辅助功（压力辅助），而且辅助功是在患者吸气用力的基础上提供的,因此更适合患者的吸气需要,人机协调性也更好。将二者合用更为合理（图 8-5-5）。

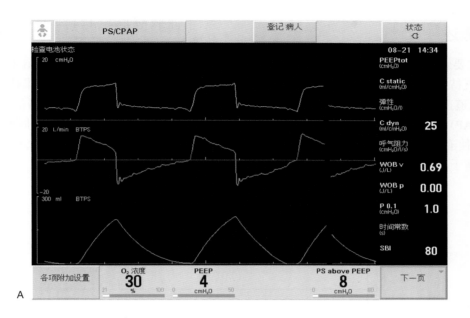

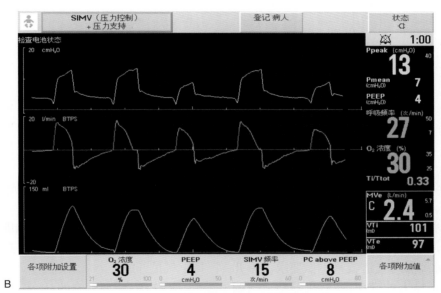

图 8-5-5　PSV 与 SIMV（+PSV）的模式异同
A. PSV；B. SIMV（+PSV）。

【专家点评】

SIMV 在临床广泛应用,常合并使用 PSV 和 PEEP,帮助更早、更好地撤离机械通气。注意 SIMV 与 A/C 的选择,以及对 IMV 参数的设置,尽量与患者自主呼吸协调良好。

（陆国平）

第六节　持续气道正压

一、概述

本节主要讨论有创呼吸机持续正压通气模式,无创通气持续正压通气模式见第十五章。

持续气道正压通气(continuous positive airway pressure,CPAP)是指采用特定装置给输氧管施加正压,使有自主呼吸的患儿在整个呼吸周期都接受高于大气压的气体,以增加功能残气量,防止肺泡萎陷,达到辅助呼吸及提高给氧效果。

呼吸机内部装有灵敏的气道压测量和调节系统,随时调整正压气流的流速,维持气道压力基本恒定(图 8-6-1)。患者通过按需活瓣或快速正压气流进行自主呼吸。整个呼吸周期内,呼气活瓣系统给呼出气流以一定的阻力,在整个呼吸周期中气道压力均大于大气压。

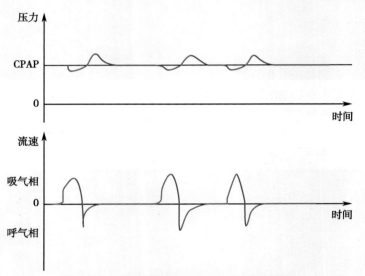

图 8-6-1　CPAP 气道压力和流速曲线示意图

CPAP 模式为自主呼吸模式,只能用于呼吸中枢功能正常、有自主呼吸的患儿,使用时只需设置 CPAP 压力水平即可。使用过程中,吸气阀和呼气阀均打开,机器对气道压力进行监控(保持在设定的 CPAP 水平),对气道流量不做要求。患儿呼吸会造成气道压力的变动,这时机器会适当调节供气阀以保证气道压力恒定。即当患儿吸气使气道压力低于 CPAP 水平时,通过反馈装置使进入气道的气流增加,以维持气道内压力恒定,反之亦然。

二、作用机制

CPAP 是一种正压通气呼吸机,它能在连续的气流上施加轻微的气压,使有自主呼吸的患儿在整个呼吸周期都能接受高于大气压的气体。

CPAP 可通过有创的气管插管施行,也可通过鼻塞、鼻咽导管等。

生理机制主要包括:①增加肺泡内压和功能残气量;②复张萎陷肺泡;③改善肺顺应性;④维持上气道开放。

副作用:需要注意的是,不合适的 CPAP 可导致呼气阻力过高,增加呼吸无效腔,导致二氧化碳的蓄积。CPAP 压力过高,还会降低肺静态顺应性,导致肺泡过度膨胀,甚至发生气胸;不合适的 CPAP 会明显增加胸腔内压,减少静脉回流到右心,肺血管阻力增加,在一定程度上,降低了心输出量。

三、适应证与禁忌证

CPAP 模式可用于肺复张(详见第十八章第

三节),撤机前的评估(详见第二十五章第二节),以及不需要辅助通气的呼吸衰竭患者。

CPAP 模式中呼吸机仅提供恒定的压力支持,维持气道和肺泡开放,防止或逆转小气道闭合,增加功能残气量,降低气道阻力,不提供辅助通气功能,患者的呼吸频率、潮气量等完全由患者自行控制。因此,无自主呼吸和呼吸力量不足的患者选择通气模式时都不应选用 CPAP 模式。

四、设置水平

当 CPAP 模式用于肺复张时压力一般维持 30cmH$_2$O 约 30s(详见第十八章第三节)。当 CPAP 用作有创通气模式时,压力一般不超过 8cmH$_2$O,超过时会影响呼气,可能造成二氧化碳潴留。

五、临床应用

常频呼吸机中常常将 CPAP 和 PS 放在同一个模式中:当设置 PS=0 时,即为 CPAP 模式;设置 PS>0mmH$_2$O,即为 PS 模式。临床医师常用 CPAP 模式完成自主呼吸试验(spontaneous breathing trial,SBT),以及使用低水平 PSV 降低呼吸机系统和气管插管所需额外做的呼吸功,使得这个模式临床有创通气支持不单独使用。单独时此模式是作为肺复张一种方法。

病例:患儿男,12 岁,发热 3 天,进行性呼吸困难伴面色发绀 1 天入院。患儿入院前 3 天有发热,最高体温 39.2℃,无畏寒、寒战,有轻咳,无咳痰,伴精神、食欲转差,近 1 日出现呼吸困难症状,伴面色发绀。入院心电监护:HR 156 次/min,RR 57 次/min,SpO$_2$ 70%~75%,BP 118/85mmHg。W 38kg。双侧鼻导管吸氧下(2L/min)、口唇发绀、鼻翼扇动、三四征(+)。肺部未闻及干湿性啰音。给予呼吸机辅助呼吸、PRVC 模式、FiO$_2$ 90%、PEEP 14cmH$_2$O、RR 22 次/min、Vt 220ml。目前 SpO$_2$ 85% 左右。胸片提示急性呼吸窘迫综合征,血气分析提示 I 型呼吸衰竭(pH 7.31、PO$_2$ 52mmHg、PCO$_2$ 47mmHg)。

问题:患儿初步诊断为重度急性呼吸窘迫综合征和重症肺炎,已采取小潮气量和高 PPEP 的呼吸机通气策略、俯卧位、镇痛镇静、液体负平衡等综合手段。采用肺复张方法(recruitment maneuver,RM)复张塌陷肺泡是 ARDS 常用的治疗手段之一,如果你是患者的主治医师,如何用 CPAP 模式完成肺复张呢?

控制性肺膨胀(sustained inflation,SI)是成人最常用的肺复张方式,采用持续气道正压 CPAP 模式,维持压力 30~45cmH$_2$O,持续 30~40s 后调整到原常规通气模式。此种方式迅速有效。

【专家点评】

用 CPAP 进行肺复张术是三种 RM 的经典方法之一。近年对儿童推荐 PEEP 递增法。CPAP 也是撤机过程中进行压力支持的自主呼吸模式,有助于顺利撤机。

六、CPAP 与 PEEP 的区别

1. CPAP 是呼吸机模式之一,患者的吸气相和呼气相持续给气道一个较低的压力,其潮气量与 CPAP 水平、患者吸气和呼吸力学状况有关;PEEP 是众多呼吸机参数中的一个,可以维持肺泡内功能残气量。CPAP 是一个独立的呼吸机模式,可以单独使用,PEEP 是一个呼吸机参数,从实现原理上,两者本质不同。理论上说,PEEP 越高,功能余气量(functional residual capacity,FRC)越多。

2. PEEP 和 CPAP 均能保持气道内正压,增加功能残气量,使陷闭的肺泡开放、减少分流、改善氧合,二者在功能上相似。CPAP 是通过对持续高速气流的调节而获得动态的、相对稳定的气道正压,吸气和呼气时气道压力均高于大气压;而 PEEP 是通过在呼气末使用附加阻力装置获得一个静态的、随自主呼吸强弱波动的呼气末正压。CPAP 模式本质是完全自主呼吸基础上合并 PEEP(表 8-6-1)。

表 8-6-1 CAPA 与 PEEP 的比较

类别	本质	原理	实现方式
CPAP	呼吸机模式之一	吸气和呼气时均予以正压气流产生持续正压	无创或有创呼吸机,动态正压
PEEP	呼吸机参数之一,附加于呼吸机模式中	利用呼气阀门产生呼气末正压	有创呼吸机,静态正压

七、CPAP 与 BiPAP 的异同

CPAP 和 BiPAP 都是常用的无创呼吸机模式。BIPAP 即"双水平气道正压"，通过设置吸气相压力（inspiratory positive airway pressure，IPAP）和呼气相压力（expiratory positive airway pressure，EPAP）两个参数，即 PSV 加上适当的 PEEP，当患者自主呼吸触发呼吸机时，呼吸机在呼气相正压 EPAP 的基础上给一个额外的 IPAP 压力支持，帮助患者吸气。此时 EPAP 的功能和 CPAP 类似，它可以通过增加功能残气量和减少肺内分流来改善氧合。当 IPAP 与 EPAP 接近时，BiPAP 相当于 CPAP（图 8-6-2）。

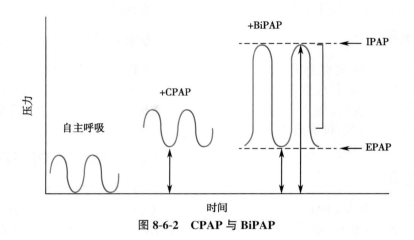

图 8-6-2　CPAP 与 BiPAP

（童文佳　金丹群）

第七节　压力支持通气

一、定义

压力支持通气（pressure support ventilation，PSV）模式下，患儿吸气触发后，呼吸机提供恒定的气道正压，给予一个压力辅助，减轻患者吸气做功。操作者可根据患儿的病理生理及自主呼吸能力调整 PS 水平，提供恰当的呼吸辅助可部分或完全抵消整个呼吸系统（包括呼吸机本身和通气管路）的阻力。PSV 模式必须患儿自主呼吸触发，同步性能良好，故用于有一定自主呼吸能力或准备脱机的患儿。SIMV 和 PSV 模式常联合应用，PSV 也可以和双相气道正压通气（BIPAP）、气道压力释放通气（APRV）等模式联合应用，可用于补偿气管插管阻力［如：自动导管补偿模式（automatic tube compensation，ATC）］，更是高级同期模式（双重通气模式和闭环通气模式）的基础。

二、参数设置及模式特征

设置参数包括吸入氧浓度（FiO_2）、支持压力、PEEP、吸气上升时间、触发灵敏度、呼气触发灵敏度（expiration trigger sensitivity，ETS）。吸气上升时间上可设定和 ETS 设置是 PSV 近年的进展。

近似于 PCV，PSV 能确保压力在整个吸气相维持在恒定水平，呼吸机以减速气流方式送气，故其最终给予的容量有赖于设定的压力差、吸气时间、患者努力，以及每次呼吸的力学特性等。PSV 与 PCV 不同的是每次启动通气由患者触发（图 8-7-1）。

PSV 通气为流速切换，潮气量不恒定。吸气相，气流按照设定的压力上升时间达到预设的管道压力并维持恒定，一直到吸气结束。当吸气流速降到预设流速值时，呼吸停止供气，吸气阀关闭、呼气阀开放。

三、PSV 常用参数设置

1. 支持压力设置　PSV 的潮气量是由设置的压力及患儿的吸气努力及肺的呼吸力学情况决定的。可先将呼吸机调整至容量控制模式（VCV），

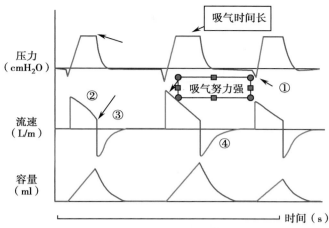

图 8-7-1　PSV 波形图

获得 PIP 和 P_{plat} 参数,再设置 PS（PS＝PIP－P_{plat}）。一般认为,当设置的 PS 使得潮气量达到 10~12ml/kg 时,呼吸机承担所有呼吸做功。

2. **吸气上升时间**　吸气上升时间为 0~200ms。近年来,吸气上升时间是定压模式（PSV、PCV、PRVC、APRV、P-SIMV 等）的一个参数,即指气道压力自 PEEP 水平上升到预设 PS 水平或压力控制水平所需的时间。理论上吸气驱动越强,吸气上升时间越短;吸气驱动越弱,吸气上升时间越长。该参数在不同的品牌呼吸机的称呼有所不同,如压力上升斜率、流速加速百分比等,尽管名称不一样,但是意义一致。

吸气上升时间过快意味着吸气开始须具有高流量,会导致压力上升过快,而在压力波形起始段出现超过目标压力的情况,此种情况称为压力过冲。而吸气上升时间过慢,意味着初始流速低,往往会使患儿得不到足够的压力支持。具有高呼吸驱动的患者需要短的上升时间,而驱动弱的患者需要相对长的上升时间更合适。临床在绝大部分情况下,此参数可以适用呼吸机默认值,不进行设置,出现图 8-7-2 所示情况时需要结合波形进行调整。患儿驱动变化幅度大时,固定的吸气上升时间可能存在人机对抗,为此一些呼吸机品牌可智能化地依据患儿呼吸驱动情况自动调整吸气上升时间。一般呼吸机范围为 50~200ms;治疗 ARDS 时设置较低的压力斜率上升时间（Pramp）可快速升高压力而产生较高流速,与病人较强的通气需求相协调。治疗气道高阻力性疾病时设置较高的 Pramp 气道压缓慢上升,而避免大多数顺应性好的肺组织快速膨胀而与顺应性差的组织产生应力。

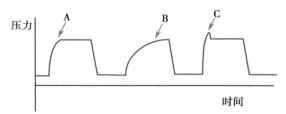

图 8-7-2　PSV 压力上升时间设置不当
A. 设置恰当;B. 设置过长;C. 设置过短。

3. **呼气触发灵敏度（ETS）**　PSV 模式的切换方式,当吸气流速降至峰流速的某一比值时,呼吸机停止供气而转为呼气,此切换流速值称为呼气触发灵敏度（ETS）,不同品牌命名存在差异,比如 Esens、Cycle off 等,名称不一样,但意义一致。

由于吸气峰流速是由设置的吸气压力和患者共同决定,所以 PSV 模式下的切换是由患者和呼吸机共同决定的,也就是说患者可以部分决定吸气流量的大小及吸气时间的长短。如果该参数设置的不合理会出现人机对抗,比如设置得过大就会造成吸气时间不足,压力 - 时间曲线吸呼切换前出现高于预设 PS 的水平的情况（图 8-7-3C）;而设置得过小会造成吸气时间过长,均会引起患者的不适,压力 - 时间曲线出现双触发或者切换不同步等情况（图 8-7-3A）。此外,还需要注意的是如果回路出现漏气时有可能造成流速无法下降至设定的百分比,造成吸气切换延迟,此时会出现 PSV 模式下的强制性时间切换,也就是说在 PSV 模式下机器允许最大的吸气时间（图 8-7-3B）。当然,此时最好的处理方式是找到漏气的原因并及时处理,如果无法处理（比如气管食管瘘）可以提高触发灵敏度或者切换为 PCV 模式。

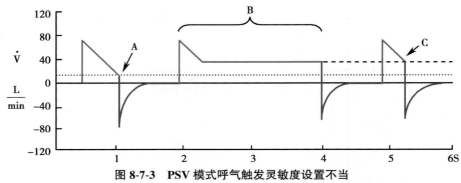

图 8-7-3　PSV 模式呼气触发灵敏度设置不当

A. 设置过低；B. 设置过低，回路存在漏气；C. 设置过高。

ETS 设置值（10%、15%、20%、25%、30%、40%）。降低 ETS 值将延长吸气时间，获得较大的潮气量，例如某病人需要更多的供气或较长的吸气时间，常规 ETS 设在 25% 可能会造成吸气时间提前结束，在这种情形下，较低的 ETS，如 15%，能使病人更舒适些；COPD 病人则相反，其 ETS 设定值可能要大于 25%，让病人较早开始呼气。

四、压力支持通气的临床应用特点

呼吸机送气达预设压力且吸气相维持在该压力水平，而潮气量是由支持压力与 PEEP 之差及患儿吸气努力决定，并受呼吸系统顺应性和气道阻力的影响。压力支持通气时潮气量随肺顺应性和气道阻力而改变；呼吸频率、吸气流速、吸气时间由患儿自己决定；流速多为减速波，肺泡在吸气早期即开始充盈，有利于肺内气体交换。

五、应用压力支持通气的优缺点

（一）优点

1. **良好的人机同步性**　患儿可获得较满意的舒适度。

2. **减少对镇静剂的需求**　缩短机械通气时间。

3. **减少呼吸氧耗**　缩短脱离呼吸机所需时间、提高呼吸肌耐力、加强锻炼自主呼吸。

（二）缺点

1. 当患儿肺顺应性降低或气道阻力增加时，原来的压力支持下潮气量不能保证，故呼吸力学不稳定或肺部病情反复变化时慎用 PSV。

2. 呼吸中枢受抑制或不稳定的患儿应避免应用 PSV。使用时须合理设置"后备通气"模式及参数。

六、临床应用

病例：患儿女，5 岁，20kg。既往体健，无基础肺疾病，因肠穿孔导致急性腹膜炎，行紧急手术。术后因痰液引流不畅、呼吸衰竭而行气管插管，给予呼吸机通气和综合治疗，情况逐渐好转。术后 3 日，腹部病情稳定，肺部感染得到控制，胸片提示肺部情况好转。临床判断应该能够撤机、拔管。呼吸机给予 PSV 模式，通气的参数为：流量触发 1L/min，PEEP 4cmH$_2$O，FiO$_2$ 30%，PS 8cmH$_2$O。实际 RR 为 45~30 次/min，入睡后大约为 35 次/min。心率 152 次/min，Vt 约为 150ml，SaO$_2$ 98%，动脉血 pH 和 PaCO$_2$ 正常。

问题 1：患儿 PSV 模式下，呼吸急促的原因是什么？

患儿呼吸中枢正常，但呼吸频率过快，首先排除发热等引起的呼吸增快；查看呼吸机其他参数：吸气时间 0.53~0.67s，即吸气过程中获得的压力支持时间偏短，同时，查体可见患儿鼻翼扇动，三凹征（+），因患儿可能存在疼痛或呼吸肌乏力，导致患儿吸气努力 + 设置的 PS，不足以克服人工气道、呼吸机及患儿呼吸系统的阻力，导致患儿出现"窒息样呼吸"，吸气流量极低，导致呼吸肌疲劳。

处理：

（1）上调 PS 至 12cmH$_2$O，患儿实际呼吸频率逐渐下降至 28 次/min，心率、呼吸趋于平稳，三凹征（-），呼出潮气量仍为 150ml 左右。

（2）适当镇静镇痛：合理的镇静镇痛方案，可降低呼吸机做功，减少氧消耗和氧需求。

问题 2：PSV 与 PCV 有什么区别呢？

PSV 和 PCV 同属于压力模式，PSV 属于支持模式，而 PCV 属于控制模式，两者在呼吸频率、触发及吸呼切换方面有显著不同（表 8-7-1 和图 8-7-4）。一般 PCV 最高设置 35cmH₂O，PSV 最高设置 30cmH₂O。

表 8-7-1　PSV 与 PCV 的比较

	潮气量	吸气流速	气道压	吸气时间	呼吸频率	触　发	吸呼切换
PCV	可变	可变	固定	可变	可变	呼吸机或患儿	时间切换
PSV	可变	可变	固定	可变	不设置	患儿	流速切换

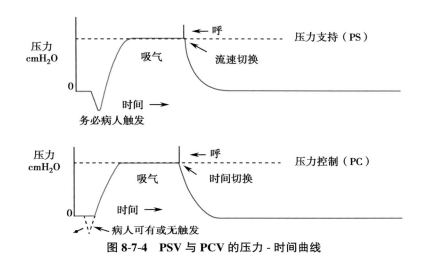

图 8-7-4　PSV 与 PCV 的压力 - 时间曲线

问题 3：使用 PSV 模式可作为脱机的过渡模式，如何进行 SBT 及判断是否成功？与 T 管试验相比有什么区别？

在 PSV 模式下完成自主呼吸试验（SBT），确定患儿能否拔管：

（1）符合以下标准的患儿可以进行 SBT 治疗：呼吸衰竭的原因有所改善，FiO₂ ≤ 40%，PEEP ≤ 8cmH₂O，血流动力学稳定，动脉血 pH > 7.25，并且自主呼吸能力活跃。理想情况下，患儿应神志清醒或仅轻度镇静状态，能配合指令。

（2）为了实现 SBT，PSV 的初始设置如下：PS 5~8cmH₂O、PEEP 5~8cmH₂O 和 FiO₂ ≤ 40%。然后直接观察患儿的病情，监测生命体征变化和分钟通气量变化。如果患儿在 PSV 模式下，能够舒适地呼吸 30~120min，同时有足够的潮气量和分钟通气量，则患儿适合拔管。

2019 年发表在 *JAMA* 的一项大型研究显示，分别在使用 PSV 模式 30min 和 T 管试验 2h 两组患者中进行脱机实验，前者脱机成功率为 82.3%，后者为 74%，从而认为 PSV 模式更适于脱机。T管属于静态的小直径人工气道，而自然气道是动态的，并在吸气时扩张。当患者自发呼吸而无压力补偿，人工静态气道可能会是脱机的不利因素。另外，当患儿发生脱机失败时，还须注意一些潜在问题，如：充血性心力衰竭、慢性肺疾病、液体超载、脱水、或电解质异常等。快速浅呼吸指数（rapid-shallow-breathing index，RSBI）和动脉血气（arterial blood gas，ABG）可以提供有关患儿拔管准备情况的其他信息。RSBI 是呼吸频率与潮气量（f/Vt）的比值，对于成人患者，如果数值大于 105，提示患者正在高频呼出小潮气量，表明存在呼吸窘迫，脱机失败可能性极大。PSV 模式 30~60min 后正常范围内的 ABG 值也是成功拔管的指标之一。

【专家点评】

在选用 PS 水平时，要注意监测潮气量和通气频率，调整 PS 水平后两指标的改变常在 1~2min 内观察到。开始时，通常调整 PS 使潮气量达 6~8ml/kg，呼吸频率接近患儿的生理呼吸频率,同时观察患儿是否有呼吸困难的症状,如吸气时有三凹征等。过高的 PS 可导致过度通气和/或呼吸暂停,过低的 PS 可致呼吸困难和呼吸肌疲劳,导致 CO_2 潴留或严重低氧血症,故应恰当地选用 PS 水平。

(童文佳 金丹群)

第八节 气道压力释放通气

一、概述

气道压力释放通气(airway pressure release ventilation,APRV)模式由 Stock 和 Downs 在 1987 年首次提出,该模式是一种压力限制、时间切换的通气方式,以持续呼吸道正压为工作基础,患者在通气过程中可保持自主呼吸。APRV 模式在儿科范围内应用较少,相关文献不多,但从极低出生体重早产儿到极危重儿童中均有使用报道。

二、作用机制

APRV 模式设置高气道压力(P_{high})的持续时间(T_{high})长,低气道压力(P_{low})的持续时间(T_{low})短,被认为是双相气道正压(BiPAP)通气的反比模式(图 8-8-1)。因 APRV 可提供持续时间较长的 P_{high},故可使肺泡有效复张并维持其开放,促进肺内气体均匀分布且充分交换,改善氧合。同时,也可在短暂时间内释放出一定的压力,由 P_{high} 转变为 P_{low},通过肺自然顺应性使气体被动排除,清除 CO_2。

三、APRV 的优缺点

(一)优点

1. APRV 基于压力释放产生呼气,可促进 CO_2 的排出,较高的平均气道压(P_{mean})有利于氧合,故曾被认为是预防呼吸机相关性肺损伤的一种肺保护性通气策略。APRV 稍高的气道压可渐进性复张萎陷的肺泡,并且其较小的 P_{peak}、较低的分钟通气量和仅需较少的镇静剂。

2. APRV 的气道压力虽稍高,但对循环系统几乎没有影响,一定程度上还可改善心功能,恢复或接近正常的通气/血流比例,增加全身器官血流。

(二)缺点

APRV 能一定程度上复张萎陷的肺泡,但与传统的低潮气量相比具有更高死亡率的趋势,可能加重呼吸机相关性肺损伤(ventilator-induced lung injury,VILI),并不推荐其在 ARDS 患者中的常规使用。

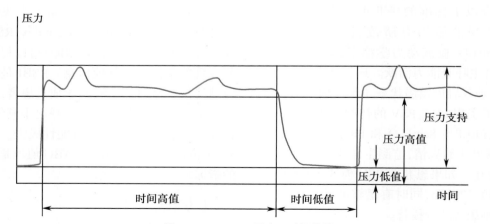

图 8-8-1 APRV 压力 - 时间曲线

APRV 压力 - 时间曲线由压力设置(P_{high} 和 P_{low})和时间设置(T_{high} 和 T_{low})构成,T_{high} 持续时间长,T_{low} 持续时间短;在两个水平压力下,患儿均可有自主呼吸及获得压力支持。

四、适应证

适用于有自主呼吸且病情轻中度危重的患者,如急性肺损伤(acute lung injury,ALI)、ARDS和手术后肺不张合并难治性低氧血症等患者。

目前,APRV做为ARDS患者的主要通气策略之一,但儿童经验不多,主要应用于ALI/ARDS、流行性感冒及脓毒症休克合并严重低氧血症等危重症。研究显示,APRV通气时,P_{mean}多高于常频其他模式和高频通气,故有助于改善难治性低氧血症的氧合。但在肺保护作用中,较常频通气气道峰压低的P_{mean}与比传统方式更高的P_{mean}相比,对患者来说,究竟谁的获益更大,有待进一步研究。

五、禁忌证

没有任何资料支持APRV用于阻塞性肺疾病。理论上讲,使用短释放时间对需要延长呼气时间的患者是不利的,为相对禁忌证。同样,缺少神经肌肉疾病的患者中APRV的证据。无自主呼吸的患者也不推荐该模式。

六、临床操作

(一)参数设置

APRV成人应用较多,参数设置已基本形成共识;儿科经验较少,且差异较大。APRV主要设置参数为P_{high}、P_{low}、T_{high}、T_{low}。目前推荐参数初始设置如下:P_{high}设置为常频通气时气道峰压或平台压,或为高频振荡通气(high frequency oscillation ventilation,HFOV)的P_{mean}加2~4cmH$_2$O(1cmH$_2$O=0.098kPa)。成人P_{high}出通常为20~35cmH$_2$O,一般不超过35cmH$_2$O;P_{low}通常设为0。儿童20~30cmH$_2$O、新生儿10~25cmH$_2$O。成人T_{high}为4~6s、儿童3~5s、新生儿1.5~2.0s;成人T_{low}为0.35~0.60s、儿童0.2~0.5s、新生儿0.2~0.3s(图8-8-2)。

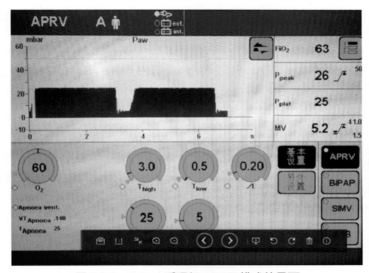

图8-8-2 Evita4呼吸机APRV模式的界面
APRV模式主要设置参数:FiO$_2$、P_{high}、P_{low}、T_{high}及T_{low}。

(二)APRV撤机

APRV撤机并无固定模式和方法。临床上常通过调节P_{high}和T_{high}来实现撤机,氧合改善的前提下,逐步下调P_{high},P_{low}保持不变,而T_{high}逐渐延长。通气条件较低时,可直接撤机或转为常规通气后再撤机。但目前儿科尚无共识。

七、不良反应及处理

APRV主要的不良反应有两方面,气压伤和对血流动力学负面的影响。

1. **气胸** 少量气胸,可继续观察、不必处理或单次胸腔穿刺抽气;大量气胸或张力性气胸,需紧急胸腔穿刺抽气,后行胸腔闭式引流(图8-8-3)。

2. **血流动力学改变** 可引起胸腔内压力增高,回心血量减少,继而影响心排血量及血压;可能增加右心负荷,恶化肺动脉高压。

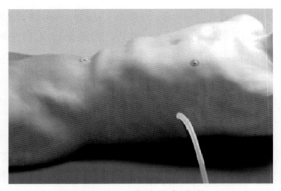

图 8-8-3 胸腔闭式引流

八、临床应用

APRV 对机体换气功能改善明显,同时整个通气过程能够保留自主呼吸形成自主通气量,也可减少镇静麻醉剂的用量。它具有定压通气模式肺保护作用、减少呼吸机相关性肺损伤的优点;对内脏各系统具有正面影响。临床上在何时、何种情况以及如何应用 APRV,我们举例说明:

> 病例:患儿男,3 岁,发热、咳嗽 3 天,气促发绀半天入院。入院查体:15kg,烦躁,未吸氧下 SpO_2 80%,面色青紫;RR 65 次 /min,HR 120 次 /min,BP 86/45mmHg,三四征阳性,肺部可及细湿啰音。入院后立即予以气管插管、机械通气,SIMV 模式:FiO_2 80%,Vt 100ml,PEEP 8cmH₂O,RR 35 次 /min,Ti 0.6s,SpO_2 75%~85%。胸片提示双肺大片浸润影,左肺少量积液,血气分析提示 I 型呼吸衰竭,PaO_2/FiO_2=74.33,OI=42.8。

问题 1:初步诊断为急性重症肺炎、ARDS,针对出现的难治性呼吸衰竭,如果你是患儿的主治医师,呼吸机参数需如何调整? 呼吸机模式需要更改吗?

SIMV 模式下,呼吸机参数已经较高,在呼吸机模式不变的前提下,可适当提高 FiO_2 和 PEEP,再复查动脉血气,根据血氧分压和二氧化碳分压,也可对 Vt、RR、Ti 这几个参数进行微调。如还不能改善患儿氧合情况,可更改呼吸机模式,如 BIPAP、APRV 或 HFOV 均可尝试。

问题 2:如果选择 APRV 模式,该模式与其他压力模式(如 BiPAP)有何区别? APRV 有何优点及缺点?

APRV 和 BiPAP 都是在两个 CPAP 水平上进行通气,为支持自主呼吸而设计的 2 种相关形式的压力通气。两者不同在于 BiPAP 中由压力设置(P_{high} 和 PEEP)和时间设置(Ti 和 RR)来决定通气时长(图 8-8-4);APRV 中由压力设置(P_{high} 和 P_{low})和时间设置(T_{high} 和 T_{low}),设置时 T_{high} 长而 T_{low} 短,相当于吸气时间长而呼气时间短,是 BiPAP 的反比模式。

APRV 通气时允许患者有自主呼吸,可减少肺泡过度扩张和医源性肺损伤的潜在危险。其平均气道压力不超过 CPAP 水平,PIP 也较低,限制气道峰压,因而降低了肺部气压伤的可能性,改善通气 / 血流比值,对循环系统的影响也较小。APRV 可增加肺容量和肺顺应性,促进二氧化碳排出。但是 APRV 须仔细监测分钟通气量。如果呼吸频率增至 30 次 /min,可产生过高的 PEEPi;如果 P_{high} 设置过高,T_{high} 设置过长,可导致气胸的

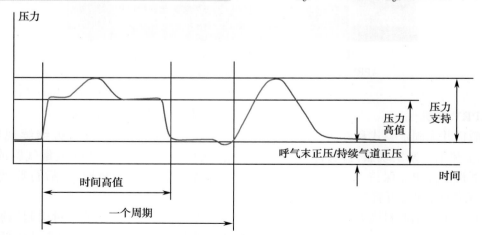

图 8-8-4 BIPAP 压力 - 时间曲线

BiPAP 压力 - 时间曲线由压力设置(P_{high} 和 P_{low})和时间设置(T_{high} 和 T_{low})构成,与 APRV 不同的是,T_{high} 持续时间短,T_{low} 持续时间长;在两个水平压力下,患儿也均可有自主呼吸及获得压力支持。

发生率增高。

问题 3：APRV 的并发症主要有哪些？

并发症方面，均与 APRV 时可产生较高的 P_{mean} 相关，主要是气压伤。2014 年，Kawaguchi 等报道的 13 例 ARDS 患儿实施 APRV 时，发生 1 例气胸；Yehya 等报道的 49 例难治性低氧血症应用 APRV 时，4 例出现新发气胸。虽有研究表明，APRV 对患者的血流动力学影响不大，但由于其较高的 P_{mean}，也可导致胸腔内压力增高，回心血量减少，继而影响心排血量及血压；此外，APRV 还可能增加右心负荷，恶化肺动脉高压。

【专家点评】

APRV 适用于 ALI/ARDS 等疾病所致的难治性低氧血症，当患儿在常用呼吸机模式较高的参数设置下仍出现难以纠正的低氧血症，应想到换用 APRV 模式，但设置参数时 P_{high} 不宜过高，T_{high} 不宜过长，以免气胸发生。

（张晨美　杨子浩）

第九节　容量目标通气与容量保障通气

一、容量目标通气

（一）概述

容量控制通气（volume controlled ventilation，VCV）是有创机械通气领域最早研发和临床应用的传统机械通气模式。1951 年瑞典 Engstrom 公司率先研制出容量切换的间歇正压通气的呼吸机。1955 年德国 Dragger 公司进一步完善了容量控制通气模式，增加了吸呼比和时间切换等防止长吸气的保护功能。1971 年德国西门子公司生产出世界上第一台第三代电控电动呼吸机（servo 900 series）。同年，应用于婴儿的具有容量控制通气模式的呼吸机（baby bird）诞生。1982 年，兼具容量控制通气和压力控制通气优势的容量控制压力限制通气模式研发成功。

容量控制模式，呼吸机通过恒定的气流、预设的呼吸频率及吸气时间输送预设的潮气量。优点是能够提供恒定的潮气量，但不足逐渐显现，如恒定流量常常不能满足患者的呼吸需求，导致患者呼吸努力和呼吸机不同步，发生人机对抗，增加镇静剂量；患者气道阻力及肺顺应性变化大时，相同容量产生的气道峰压差异大，易造成气压伤。

鉴于容量控制通气的局限性和先天不足，随着电子工程、计算机技术的不断发展和人类对呼吸生理认识的不断深入，机械通气模式不断更新，涌现出很多智能化和更加理想化的机械通气模式，新型容量目标通气（volume targeted ventilation，VTV）应运而生。

（二）机制

VTV 属于双重控制通气。操作者需要设置目标潮气量，呼吸机通过自动调节吸气压力达到预设潮气量，其本质是压力模式，容量只是目标。呼吸机通过流量传感器，监测每一次呼吸的潮气量，并反馈到呼吸机，利用微处理器技术和伺服控制装置，调整下一次送气压力或流量，使送气容量接近目标容量。常见的 VTV 模式包括压力调节的容量控制模式（PRVC）、容量保障压力支持（volume assured pressure support，VAPS）模式、容量保证通气（volume guarantee ventilation，VGV）模式、容量支持通气（VSV）等。

（三）VTV 的优、缺点

1. **优点**　确定目标潮气量，呼吸机自动、实时根据此潮气量目标调节通气压力，实现以最低通气压力达到目标潮气量，可减少容量伤和压力伤。患者获得的目标潮气量不随顺应性、气道阻力和自主呼吸的改变而变化。因为本质是压力通气，所以可以满足患者对吸气流速的需求，有较好的人机同步性，同时又兼具容量控质模式容量恒定的优点，适合于大多数患者的机械通气支持。

2. **缺点**　对于通气需求增加的患者（有强烈自主呼吸），当患者自主努力已达到目标潮气量时，呼吸机会降低支持压力，从而造成患者做功增强，得不到呼吸机足够的支持。

（四）常见 VTV 模式介绍

临床常见的容量目标通气根据不同呼吸机厂家及设计细节的差异，有不同的分类，包括 PRVC、VAPS、VGV 等。虽然各自具体参数设置有所差异,但基本参数大同小异,具体包括:吸入氧气浓度、目标潮气量、呼吸频率、吸气触发灵敏度、吸气流速(吸气上升时间)、吸气时间、吸气末暂停/屏气时间(pause time)以及呼气末正压等。

1. 压力调节容量控制通气(pressure regulated volume controlled ventilation,PRVC)　PRVC 是德国西门子公司在 20 世纪 80 年代研发出来的自动调节吸气气流保证潮气量的压力控制通气模式。PRVC 是一种压力限制的时间切换模式,根据前一次呼吸的潮气量调节吸气压力以达到预设的潮气量,属于辅助/控制(A/C)模式。每次通气间的压力的变化差值小于 3cmH$_2$O,低于预设的最高压力值 5cmH$_2$O 以内。

其特点:①能实时监测胸肺顺应性,保持较低的气道压,减少机械性肺损伤。同时可以保证患者吸入潮气量接近预设潮气量,保证患者的通气;②潮气量稳定可保证呼吸驱动力不稳定的患者安全通气,避免 PCV 时频繁调整吸气压力来获得理想的潮气量。

PRVC 模式的压力调节基于上一次呼吸,当患儿出现多变或间歇性吸气努力时会引起潮气量的波动。当 PRVC 模式所处的呼吸机没有近端流量传感器时,是通过呼气回路远端测量潮气量,而不是气道开口处。这对于年龄越小的患儿,特别是新生儿,是不利的,容易导致因潮气量监测的不准确而造成呼吸机支持力度过大或偏小(图 8-9-1,表 8-9-1)(详细内容见本章第十一节)。

2. 容量保障压力支持(volume assured pressure support,VAPS)**模式**　VAPS 是一种混合模式,旨在确保达到目标潮气量。其工作原理是将自主呼吸的压力支持通气(PSV)与容量辅助/控制通气相结合,以提供更好的吸气流速,有利于减少患者的呼吸负荷。通气由患者或呼吸机触发,触发后的吸气由 PSV 的无限制按需流速与容量预置型的恒定流速同时输送,呼吸机快速达到预定压力支持水平。此时,呼吸机内的微电脑快速测算出已输入的潮气量,并与预设潮气量比较,达到预设值时,即转换为呼气,这时呼吸机为 PSV 模式;若达预定压力水平后输入气量少于预设潮气量,呼吸机将由 PSV 模式转换到 VCV 模式通气,此时流量保持恒定,吸气时间增加直至达预设潮气量,切换为呼气(图 8-9-2)。VAPS 模式通过增加容量限制,利用压力支持方式送气,在每一次吸气内部进行精确监测和调整,可以有很好的人机协调性,同时可降低容

量伤和过度通气的风险,但患者不能自动调节吸气压力。年龄较小的婴儿在 VAPS 模式中获得稳定潮气量较为困难,该模式原来在 BEAR 1000 上使用,为 Augment 模式(参见本章第十二节)。

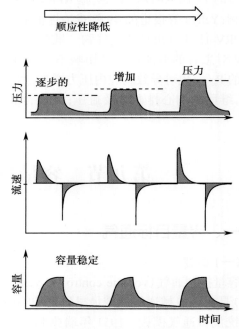

图 8-9-1　PRVC 模式波形图
以最小的压力输送目标潮气量,递减波,病人耐受性更好,改善了气体分布;每次呼吸均监测顺应性,压力每次最多可改变 3cmH$_2$O。

3. 容量支持通气(volume support ventilation,VSV)　VSV 也被称为闭环状态下的压力支持通气,其基本通气方式是 PSV(图 8-9-3)。与 PSV 的不同之处是操作者可设定目标潮气量作为调节压力支持水平的反馈目标,既具有 PSV 的特点,又保证潮气量恒定,可看作 PRVC 与 PSV 的结合模式。为了保证 PSV 时潮气量的稳定,呼吸机随患者顺应性和气道阻力的变化,微电脑测定肺胸顺应性的压力-容量关系,自动调整压力支持水平,以保证达到目标潮气量。如果实际通气频率低于预设频率,呼吸机会自动增加潮气量,以维持预设潮气量。但潮气量最大不超过预设潮气量的 150%。当患者的自主呼吸消失时或呼吸暂停时间超过 20s 时,VSV 自动转为 PRVC。VSV 主要用于自主呼吸功能良好的患者,对于通气需求增加的患儿,呼吸机反而会降低支持水平。另外,支持压力的调整取决于潮气量的测定,测定过程中的任何误差均会导致呼吸机自动调整失误。

表 8-9-1　容量控制和容量保证通气的机制

模式	机制
VCV	设置 Vt
	设定流量以提供连续吸气流量
	PIP 和最大吸气量在吸气期间增加,在吸气结束时达到峰值
	吸气时间取决于所设定的吸气量和流量
	PIP 根据肺顺应性自动变化
PRVC	设定吸气量和 PIP 限值
	吸气流量是可变的,由呼吸机决定
	减速波形,吸气流量峰值出现在吸气的早期
	初始 PIP=PEEP+10cmH$_2$O,计算达到设定的吸气量所需的压力,接着计算出 PIP 值的 75% 进行 3 次呼吸
	以每次 3cmH$_2$O 变化幅度调整 PIP 值
	最大实际 PIP= 设置 PIP 限值 –5cmH$_2$O
VAPS	由患者触发呼吸
	设置 Vt
	根据患者的努力和呼吸机变量输送加速和减速流量
	当流量减速到最小值时,测量实际潮气量
	实际潮气量超过预设的吸气量,终止吸气并开始呼气(类似 PSV)
	实际潮气量未达到预设的吸气量,增加吸气时间直至达到吸气量(类似于 VCV)
	呼吸机通过增加吸气压达到预设潮气量
VSV	设定 Vt、PS 水平、窒息时间
	当患者自主呼吸稳定,相当于 PSV 模式
	每次呼吸测定指标,自动调节 PS 水平,保证潮气量达预设值
	实际通气频率低于预设频率,自动增加潮气量,以维持预设潮气量。最大潮气量不超过预设潮气量的 150%
	当患者的自主呼吸消失时,转为 PRVC 模式
VG	设定 Vt、吸气时间和最大 PIP 限值
	吸气流量可变的,由呼吸机决定
	减速波形,吸气流量峰值出现在吸气的早期
	PIP 和最大潮气量在吸气早期达到峰值
	呼吸机根据呼出 Vt 调整 PIP,以达到设定的 Vt
	实际 PIP 不会超过设定的最大 PIP 限值

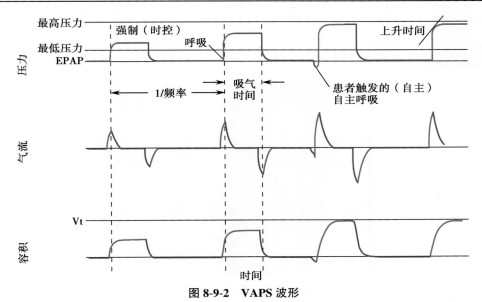

图 8-9-2　VAPS 波形

自动计算实现病人目标潮气量所需的压力,根据患者每次呼吸调节吸气压,改善治疗舒适性与同步性。

173

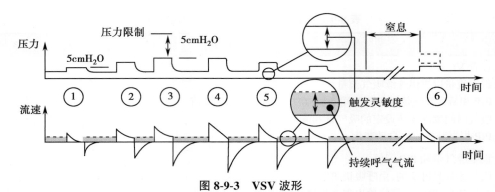

图 8-9-3　VSV 波形

①以 5cmH$_2$O 压力测试呼吸；②压力缓慢上升至达到目标潮气量；③最大吸气压为吸气压限值 −5cmH$_2$O；④实际潮气量大于预设潮气量，下调下次吸气压；⑤患者呼吸触发灵敏度；⑥20s 内无自主呼吸转为 PRVC 模式。

二、容量保证通气

(一) 概述

容量保证通气（volume guarantee ventilation，VGV）是将 PCV 与 VCV 的优点结合起来的智能通气模式。操作者需要设定目标潮气量，呼吸机将自动、实时根据设定的潮气量调节通气压力，实现以最低通气压力达到目标潮气量（图 8-9-4）。

它兼有定时、限压、持续气流和容量控制的特点。VGV 可以与多种呼吸机常见模式配合使用，如 A/C、SIMV、PSV 等（图 8-9-4）。患儿获得的目标潮气量不随顺应性、呼吸道阻力和自主呼吸的改变而变化。VGV 可降低气道压力，保持潮气量稳定。预防肺泡过度扩张和肺损伤。VGV 模式已越来越多地应用于新生儿，通过避免过大或过小的潮气量而提供了许多益处。

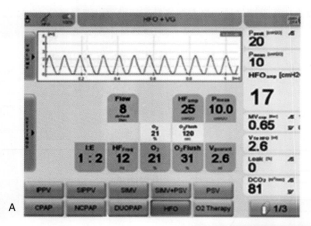
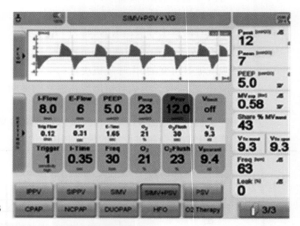
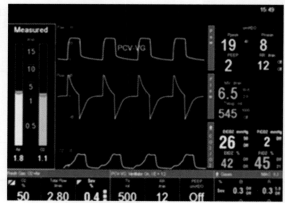

图 8-9-4　不同模式与 VG 联用

A. HFO + VG；B. SIMV（+ PSV）+ VG；C. PCV + VG。

（二）机制及优势

VGV 模式下，呼吸机根据患者肺的顺应性、呼吸频率和呼吸驱动力自动调节吸气压力，以达到设定的潮气量。临床医生设定目标潮气量并设定高于呼吸机可调性工作压力的上限压力。微电脑通过比较两次的呼出潮气量，最大限度地减少由于管路漏气而产生的可能影响。VGV 适合肺顺应性快速变化或通过数次吸气努力才能达到目标潮气量的患者。当发生潮气量过大时，微电脑通过打开呼气阀降低过高潮气量的发生；当潮气量超过预设值的130%，呼吸机终止额外的压力输送。

VGV 模式的优点在于可与多种呼吸机模式组合。VGV 模式下，吸气压力的自动调节是实时的，适用于低潮气量的缓慢调节，并能防止因呼吸机参数过快调节而导致潮气量剧烈变化的情况（图 8-9-5）。所以，VGV 目前被广泛应用于新生儿通气模式中，旨在帮助克服新生儿常规通气模式中所遇到的问题（图 8-9-6、图 8-9-7）。有研究认为，VG 模式能缩短撤机时间，被认为是"自主"撤机的理想模式。多项研究显示，常频通气联合 VG 模式能降低早产儿病死率或 BPD 及其他并发症，如低碳酸血症、气胸、3~4 级脑室内出血、早产儿脑室周围白质软化等的发生率。对于急性 RDS 患儿撤机期间，使用 SIMV 和 SIMV+VG 两组患儿中，SIMV+VG 组患儿使用较低气道峰值实现等效气体交换，发生过大的潮气量事件明显少于 SIMV 组。使用 PSV+VG 模式的患儿促炎细胞因子明显较单一模式组减低，考虑减少呼吸机所致的肺损伤减少有关。另外，关于 HFOV 联合 VG 通气策略可控制高频时的

潮气量大小，以防潮气量过大。高频下的 VG 功能类似于容量和顺应性的闭合控制系统，当肺顺应性变化时，能自动调节平均呼吸道压，从而控制可交换肺泡容量恒定，在保证容量下实现肺泡稳定性。由于容量恒定，随着呼吸运动，压力出现可变式调节，达到呼吸机与患者呼吸更好地协调。保持潮气量恒定，不会造成 CO_2 的大量呼出或潴留而影响脑血流，从而减少 PVL 的发生。对于早产儿，由于肺表面活性物质缺乏，恒定的潮气量可避免肺泡萎陷、通气不均，可变的压力能避免气压伤，减少或防止慢性肺部疾病的发生。故 HFOV+VG 通气模式能减少高频潮气量波动、减少超出目标动脉血二氧化碳分压值的次数、有着较少的低氧打击，从而减少肺损伤。

（三）VGV 参数设置

容量保证模式结合了压力限制，时间切换，持续流量的容量控制通气的优点，可与多种机械通气模式合用。在吸气阶段最大吸气峰值压力不超过预设最高值，呼吸机将在设定的 P_{max} 和 PEEP 之间调节吸气压保证输送足够潮气量，旨在稳定平均输送的潮气量。

VGV 的参数设置及调节（以 AC-PC 模式为例）。

1. 初始设置

（1）体重 ≥1kg 的新生儿。模式：AC-PC+VG；潮气量：4ml/kg；压力限制（P_{max}）：30cmH$_2$O；

PEEP：5cmH$_2$O；吸气时间：0.35s；后备呼吸频率：40 次 /min（BURR）。

（2）体重 <1kg 的新生儿。模式：AC-PC+VG；潮气量：5ml/kg；压力限制（P_{max}）：25cmH$_2$O；

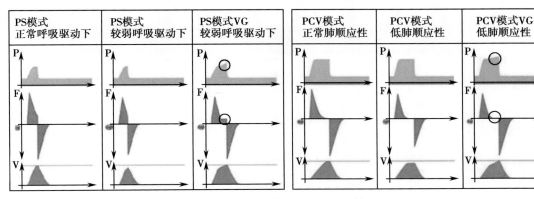

图 8-9-5　PCV 与 PC+VGV 比较

PC+VGV 模式下，分别在正常呼吸驱动力和弱呼吸驱动力（左图）、正常肺顺应性和低肺顺应性情况下（右图），当实际 Vt 小于预设 Vt（目标值），其吸气压力将逐渐增加，直到达到预设 Vt 或压力极限。

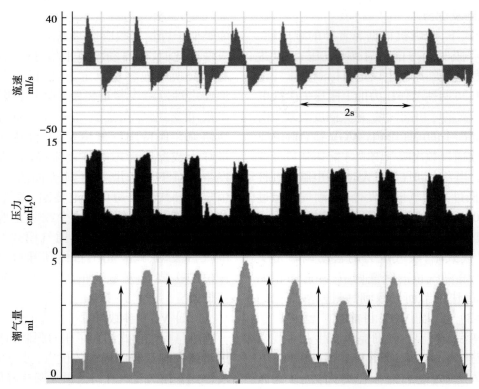

图 8-9-6　VGV 模式

VGV 模式下,呼吸机根据前一次呼气 Vt 调整下一次呼吸的 PIP。750g 早产儿使用 AC-VG 模式,设定 Vt 为 3.2ml(用垂直箭头表示),监测到实际 Vt 略大于设定的 Vt,随后呼吸机下调 PIP。

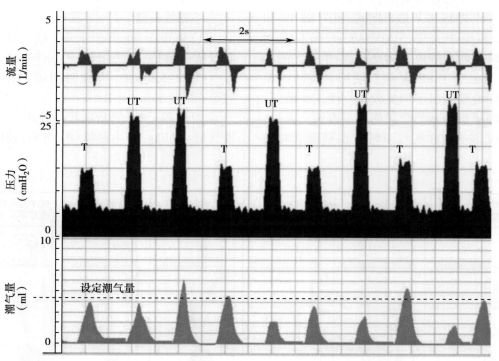

图 8-9-7　850g 新生儿,AC-VGV 模式,记录 10 次呼吸

呼吸机设置的备用呼吸频率接近自主呼吸频率。T 表示患者触发呼吸。UT 代表未触发呼吸。后一次的 PIP 取决于前一次的呼气 Vt。虽然 PIP 差异较大,但 Vt 差异相对较小(当由患者触发呼吸时,平均 PIP 比非触发性呼吸低 4cmH$_2$O)。

PEEP：5cmH$_2$O；吸气时间：0.3s；后备呼吸频率：40 次 /min（BURR）。

2. 参数调节

（1）当二氧化碳分压过低。

1）呼吸频率过快

A. 患者激动 / 痛苦？→镇静。

B. 自动触发？→降低触发灵敏度，检查管路内有无积水？

2）正常 / 低 RR →降低 Vt

（2）当二氧化碳分压过高。

1）Vt 和 BURR 是否足够？

2）是不是 Vt 过低？

A. 排除气道阻塞 / 漏气。

B. 设置的 P$_{max}$ 限值合适吗？

C. 设置的吸气时间够长吗，能达到 PIP 吗？

3）患儿需要拍摄胸片吗？

根据二氧化碳分压和呼吸情况，每次调整潮气量（0.5ml/kg）和后备呼吸频率（5~10 次 /min）；参数调整后，30~60min 内复查血气。调整 P$_{max}$ 限值接近实际 PIP，当 PIP>26cmH$_2$O，可考虑 HFOV。

（四）临床应用

病例：患儿女，出生 3h，因 "25 周$^{+4}$ 早产，气促 3h" 入院。患儿系孕母 "胎膜早破" 早产，出生时体重 467g，在当地予以肺表面活性物质应用及无创 CPAP 呼吸支持，但患儿仍有气促、呻吟症状，故转入专科医院。转运途中给予无创 CPAP 支持（FiO$_2$ 0.7，CPAP 8cmH$_2$O）。入院时 HR 159 次 /min，RR 66 次 /min，SpO$_2$ 88%，面色口唇微绀，三凹征（+），偶有呼吸暂停，双肺呼吸音稍粗，未闻及明显干湿性啰音。心音有力，心前区未闻及明显杂音。胸部 X 线表现为双侧弥漫性浸润和严重的充气不均，符合新生儿呼吸窘迫综合征（RDS）。入院后开放气道及使用无创呼吸机辅助通气，呼吸机模式及参数：NIV/PC-CMV，FiO$_2$ 60%、PEEP 6cmH$_2$O、Ti 0.4s、RR 25 次 /min、PIP 20cmH$_2$O。查动脉血气：pH 7.28、PO$_2$ 55mmHg、PCO$_2$ 55mmHg、HCO$_3^-$ 19mmol/L。患儿在 PC-CMV 模式下，呼吸不同步，予以调整通气频率匹配患儿的吸气努力（图 8-9-8）。

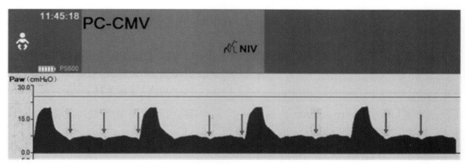

图 8-9-8　患儿 NIV 通气间压力 - 时间波形

箭头表示患儿吸气努力导致的吸气压力的下陷。

问题 1：患儿在 NIV 通气 10h 后出现频繁呼吸暂停、血氧饱和度降低和心动过缓，决定行气管插管（管径 2.0mm）及呼吸机辅助通气。复查胸部 X 线（图 8-9-9）显示双肺弥漫性浸润。此时，呼吸机参数应如何设置？

选择模式：PC-AC+VGV 模式。参数：Vt 4ml/kg，PEEP 8cmH$_2$O，Ti 0.3s，RR 50 次 /min，P$_{max}$ 25cmH$_2$O。患儿自主呼吸活跃，实际呼吸频率为 70 次 /min，复测 PaCO$_2$ 水平为 75mmHg，上调 Vt 至 5ml/kg，患儿呼吸趋于平稳，实际呼吸频率降至 52 次 /min，PCO$_2$ 47mmHg。加强呼吸道管理，防止堵管。

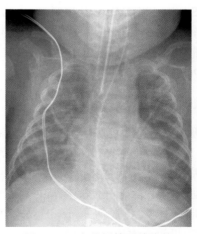

图 8-9-9　患儿插管后的胸片

问题2：经过处理后，患儿情况好转，但此时听见气管插管漏气声，以及发现吸入和呼出潮气量差值大，提示漏气（约50%），同时呼吸机上报警提示"潮气量低"。此时该如何处理？

考虑到VGV模式的通气特点，能有效补偿气管插管漏气。予以调整呼吸机参数 P_{max} 限值 $25 \rightarrow 30 \rightarrow 35cmH_2O$ 以提供足够的吸气压力，维持目标潮气量（5ml/kg）（图8-9-10）。24h后，患儿呼吸系统症状改善，PO_2 61mmHg，PCO_2 42mmHg。2周后，患儿一般情况好转，予以更换气管插管（2.5mm），漏气情况消失。入院4周后成功脱机，改为无创CPAP呼吸支持。

【专家点评】

目前我国新生儿重症监护病房治疗NRDS的主要通气方式仍然以辅助控制模式（A/C）或同步间歇指令通气（SIMV）模式通气为主。目前常规呼吸机模式叠加VGV模式正在被认识和广泛使用，其可以满足早产儿通气需求，通过监测呼气潮气量和调整PIP达到目标Vt。同时，可以降低

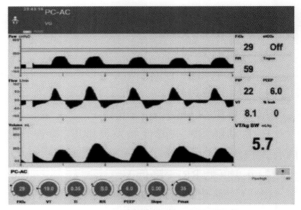

图8-9-10　患儿目前呼吸机参数（PC-AC+VG）

气管插管漏气对通气的影响，代偿50%~60%漏气。RDS呼吸机初始设置为潮气量4~5ml/kg，后期根据 $PaCO_2$ 值进行调整。对于插管漏气的患儿，可以上调最高限压（PIP_{max}），使其高于正常PIP，完成预设潮气量，解除低潮气量报警。待患儿肺顺应性和呼吸做功得到改善，VGV模式可自动解除。

（童文佳　金丹群）

第十节　压力调节容量控制

一、概述

压力调节容量控制（pressure regulated volume control，PRVC），属于双重控制通气模式，是一种基于满足恒定容量的压力控制模式，由自动调节送气压力的水平来完成容量控制。20世纪90年代首先在Servo 300呼吸机上使用，后来在Servo-i、Servo-s和AVEA也相继使用，其他呼吸机如Evita E-4的Autoflow和PB 840的VC+等模式功能也非常相似（表8-10-1）。PRVC近似于自动的PCV应用。

二、工作原理

呼吸机按照预设潮气量和呼吸频率输送气体，通过采集压力、流速、潮气量和时间等数据计算最小吸气压力，采用实时反馈下一个流速递减方式自动调节平台压并使其保持平稳，压力调节上限为报警压力上限值下 $5cmH_2O$。以Servo-i为例，呼吸机第一次以VCV（容量控制模式）按照

表 8-10-1　PRVC（压力调节容量控制）和VSV（容量支持）在不同呼吸机的名称

呼吸机型号	PRVC 对应名称	VSV 对应名称
G5、C3	APV	
AVEA	PRVC	
Evita 系列、Savina 系列	Autoflow	
V500		SPN-CPAP/VSV
Venturi	VPC	VPS
Servo-i	PRVC	VSV
PB 840	VC+	VSV

预设潮气量送气，测量气道动态顺应性（Cdyn）、阻力（Res）和时间常数（RCexp），计算下一次按照PCV模式送气所需最小压力，而后通过每一次通气实际所得Vt与预设Vt比较，调整控制压力水平，每次通气之间的压力变化 $\leq 3cmH_2O$；压力调节上限为报警压力上限以下 $5cmH_2O$，当

压力已经上调到报警压力上限下 5cmH$_2$O 仍无法达到预设 Vt，呼吸机将会报警"调节压力受限（regulation pressure limited）"（图 8-10-1、图 8-10-2）。这样，达到了在满足潮气量基础上，压力在一定范围内波动，修正了 PCV 过程中压力波动过大而造成压力上的不足。

三、参数设置

以 Servo-i 为例，PRVC 需要设置的参数有：Vt（潮气量）、RR（呼吸频率）、FiO$_2$（吸入氧浓度）、PEEP（cmH$_2$O）、I∶E（吸呼比）或者 T$_i$（吸气时间）、T$_{insp}$.rise（吸气上升时间，% 或 s）和 T$_{rigg}$.Flow（触发灵敏度）（图 8-10-3）。

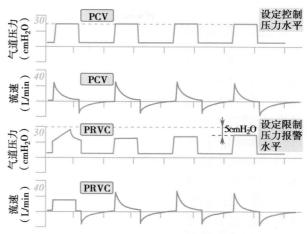

图 8-10-1　PRVC 模式压力反馈调节波形

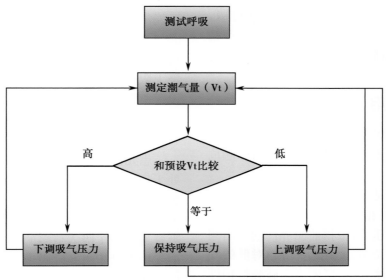

图 8-10-2　PRVC 模式压力反馈调节过程

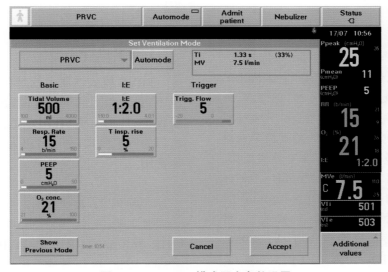

图 8-10-3　PRVC 模式压力参数设置

四、优点和缺点

PRVC 兼顾了 PCV 和 VCV 的优点。首先与 VCV 相似，PRVC 保持了相对恒定的潮气量，但是相比于 VCV 的方波流速送气，PRVC 采用了流速递减，维持气道压力的恒定，能够降低气道峰压 PIP（5~7cmH$_2$O），降低平均气道压（约 1cmH$_2$O），从而减少气压伤。有研究显示 PRVC 可优化气体肺内分布、减少肺内分流并改善氧合；递减波流速使病人更加舒适，提供更好的人机关系，可能减少镇静、镇痛水平。相对于 PCV，PRVC 更好地保证了恒定的潮气量，减少医务人员手工调节的需要，通气不足和通气过度的发生率也比 PCV 更少，可以认为 PRVC 近似于自动的 PCV 模式。

旧版本 PRVC 在吸气相无法进行自主呼吸，而现代智能呼吸机的电磁阀为主动式高灵敏高精度控制阀。因此，新版本的 PRVC 允许患者在吸气相进行自主呼吸。

五、临床应用

1. PRVC 的 C 代表控制模式，因此适用于无自主呼吸能力、重症肺炎、ARDS 和支气管哮喘危重症等疾病状态。

2. PRVC 本质是通过 PCV 方式来通气的，同时满足容量目标，相当于自动的 PCV（临床上 PCV 就是通过调节压力，根据监测界面的呼出潮气量进行压力水平调节）。因此获得相对低的气道压力和更好的气体分布，可作为实施肺保护性通气策略时控制模式的选择。

下面我们以病例说明：

> 病例 1：患儿男，7 岁 6 个月，35kg，发热、咳嗽 5 天，加重伴气促面色苍白 6h，收住 PICU。查体：HR 158/min，RR 55/min，BP 93/48mmHg，SaO$_2$ 78%，烦躁气促，呼吸困难，可见吸气性三凹征；两肺闻及干湿啰音，右下肺呼吸音低下；心律齐，心音强；胸部 X 线提示两肺纹理显著增粗，多发结节影，右下肺实变影。动脉血气分析：pH 7.19、PaO$_2$ 45mmHg、PaCO$_2$ 62mmHg、HCO$_3^-$ 16mmol/L、BE −11mmol/L。收入 PICU 给予紧急气管插管、机械通气。呼吸机 PRVC 模式，设置参数如下：Vt 280ml、RR 30 次/min、FiO$_2$ 60%、PEEP 5cmH$_2$O、

> Ti 0.85s。报警上、下限设置：压力上限 30cmH$_2$O，压力下限 3cmH$_2$O；MV 上限 10L/min，MV 下限 2L/min。通气下，患儿仍烦躁不安，自主呼吸强烈，吸气性三凹征（+）。HR 150/min，RR 50/min，SaO$_2$ 90%，监测 Vti 140ml，Vte 140ml，MVe 5.8L/min，RR 42 次/min。

问题 1：为什么 PRVC 模式下实际潮气量 Vt 始终无法达到预设 Vt，并且呼吸机反复报警"调节压力受限"？

PRVC 需要设定合适的压力报警上限，理由如下：①提供了 PRVC 压力调节的上限（调节压力不会超过设置的固定值，通常为压力报警上限之下 5cmH$_2$O）。如果压力报警上限设置过低，可能出现因压力调节上限受限而出现通气不足。②如果病人有咳嗽，或在吸气时相被迫呼气，呼吸机将会通过压力释放保证气道压力不超过压力报警上限值，从而避免气压伤。初始压力限制一般设置不高于 35~40cmH$_2$O。

问题 2：患儿目前疾病状态下，使用 PRVC 有什么注意点？

患儿自主呼吸活跃，呼吸窘迫明显，说明患儿处于疾病急性期，实施机械通气的目的在于缓解患儿呼吸做功。此种情况下，使用 PRVC 存在达不到缓解患儿呼吸做功的可能。原因在于患儿呼吸窘迫是为了吸入更多的气体，呼吸机给予更多的支持有助于患儿呼吸做功，而呼吸机送气的目标是达到预设潮气量，无法识别患儿呼吸窘迫与否，因此易导致患儿呼吸窘迫进一步加重。此种情况可能需要适当加深镇静，或者切换压力控制通气模式更合适。

【专家点评】

PRVC 模式本质上就是在容量得到控制的情况下，设定压力的调节范围，进行通气，也就是容量保证，压力可调（在限定范围内，避免肺损伤），所以为双重模式，是一种更为安全的通气模式，临床常用。

> 病例 2：患儿男，2 个月，4.5kg，发热、咳嗽 2 天，气促呻吟 3h，收入 PICU。查体：HR 168/min，RR 65/min，BP 73/43mmHg，SaO$_2$ 82%，烦躁气促，鼻翼扇动，可见吸气

性三凹征，两肺闻及细湿啰音，心律齐，心音强，胸部 X 线提示两肺透亮度下降，多发片状渗出影。动脉血气分析:pH 7.15、PaO_2 52mmHg、$PaCO_2$ 42mmHg、HCO_3^- 12mmol/L、BE −10mmol/L。于 PICU 内予以紧急气管插管，气管插管型号为 3.5 无囊;予以机械通气，PRVC 模式，设置参数如下:Vt 30ml、RR 35 次/min、FiO_2 50%、PEEP 4cmH_2O、Ti 0.6s。通气下，患儿仍有明显烦躁不安，自主呼吸强烈，鼻翼扇动，吸气性三凹征(+)。HR 165/min，RR 62/min，SaO_2 92%，监测 Vti 30ml，Vte 11ml，MVe 0.65L/min，RR 58 次/min。

问题 1:为什么患儿在机械通气下仍有强烈的自主呼吸努力并伴有鼻翼扇动和三凹征阳性?

值得注意的一点是:PRVC 将每一次 Vti(吸入潮气量)而非 Vte(呼出潮气量)与预设 Vt 比较，调节下一次送气压力，当 Vti 显著大于 Vte 时(呼吸通路漏气，最常见原因为无囊气管插管)可能会出现通气不足。因为，相比于 Vti，Vte 更加接近于肺泡实际通气量。因此，在漏气明显时候 PRVC 并不适用。

问题 2:漏气明显时如何处理?

首先明确漏气的原因，如管路密闭性问题(接口松动、不匹配等)、气管插管问题(无囊或过细气管插管)、病人问题(烦躁扭动、咳嗽和强烈的自主呼吸等)和设备问题(流速传感器故障等)，而后根据不同的原因做出处理，如检查、重新连接或更换管路、加强安抚、镇静和镇痛等，尽可能使用带囊气管插管，如气管插管漏气特别明显，造成通气不足或无法保障足够的 PEEP 时，可考虑更换大一号带囊气管插管。

【专家点评】

PRVC 本质上是通过 PCV 方式来通气，同时满足容量目标。PRVC 用于呼吸回路(经常发生在无囊气管插管周围)或者患者肺部(如气胸或者支气管胸膜瘘)有气漏现象时要注意容量反馈不准确的问题。使用初期调整合理呼吸机参数时需要调整恰当的压力报警范围，使用过程中若反复持续"调节压力受限"报警，需要及时寻找原因(气道分泌物、支气管痉挛、肺顺应性改变)并解除。

六、PRVC 的相似模式介绍

（一）适应性压力通气

G5、C3 的 APV 和 Servo 系列的 PRVC 基本相同，可以单独用于控制模式，也可以用于 SIMV 模式中。APV 的机制和 PRVC 基本一致，两者差别在 APV 的最大吸气压力限制在压力报警高限以下 10cmH_2O，而非 PRVC 的 5cmH_2O。

（二）Autoflow

Autoflow 广泛运用于 Evita、Savina 和 Babylog 系列呼吸机，相对于 PRVC 是一种独立的通气模式，Autoflow 更大程度上是一种模块，是定容通气的功能扩展，在有容量导向的模式中均可快速切换，如 VC-CMV、VC-AC、VC-SIMV、VC-SIMV/PS 模式中均可进行 Autoflow 模式的切换。特点是采用了递减模型进行定容通气，实现以最低的吸气压达到预设潮气量 Vt，整个通气周期中允许有自主呼吸(融入了 BiPAP 的优点)，依靠流速触发，能与病人的吸气努力相同步。图 8-10-4 为容量导向模式向 Autoflow 切换示意图。

流速-时间曲线

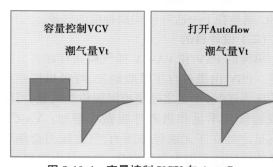

图 8-10-4　容量控制 VCV 向 Autoflow 模式切换示意图

工作原理:呼吸机通过采集每一次通气的压力、流速、潮气量和时间等数据，计算下一次送气压力，如果潮气量低于预设潮气量，下一次呼吸的平台压自动增加;如果潮气量高于于预设潮气量(自主吸气增多和顺应性改善)，下一次呼吸的吸气压自动下调。由顺应性改变而继发的压力调节梯度是 3cmH_2O，压力调节上限是低于高压报警 5cmH_2O。

设置:在容量导向的通气模式中，通过 Autoflow 的开/关按钮迅速切换。

优点:集合了 PRVC 和 BiPAP 的优势。与 PRVC 相似，采用流速递减波维持恒定的气道压力,能够降低气道峰压和平均气道压,从而减少气压伤,优化气体肺内分布,并使病人更加舒适,减少人机不同步的发生;另外融合了 BiPAP 的优点,在整个通气周期中允许有自主呼吸,保留完整的自主呼吸,减少膈肌萎缩和肺不张发生,人机配合好,但潮气量可能会因为自主呼吸的影响而有所波动。

(柏振江)

第十一节 其他双重控制模式

一、VAPS

(一)概述

容量保障压力支持(volume assured pressure support,VAPS),也是双重控制通气模式的代表之一,最早用于 Bird 8400 Sti 和 T Bird、Bear 呼吸机,称为压力扩增(pressure augmentation,PA)。该模式在新的呼吸机上已经不再使用。

VAPS 是 PSV(压力支持)和 VA-CV(容量辅助/控制)通气的有机结合,即可以用于指令通气,也可以用于自主呼吸模式,有创和无创通气中均可以应用,开始以 PSV 来实施通气,而后以 VA-CV 在同一呼吸周期内补充并保障潮气量,而 PRVC 则是在下一次呼吸周期补偿潮气量。

(二)设计目的

单纯的 PSV 和 VA-CV 通气模式存在各自的不足。PSV 由患者自主呼吸触发,呼吸机按照预设的压力送气,不足之处是难以保障潮气量,可能出现通气量不足和患者呼吸做功增加。VA-CV 的不足之处在于无法保障压力,气道压力会随着患者的顺应性和阻力发生变化,更容易出现容量-气压伤。而 VAPS 可在一个周期内进行双重控制,从而克服单纯 PSV 和 VA-CV 模式的不足。

(三)工作原理

VAPS 模式通气时,由呼吸机或者患者触发通气(控制或辅助通气),触发后呼吸机由预设的 PSV 的按需流速(递减流速)与 VA-CV 的恒定流速同时输送气体,快速达到预设的压力支持水平。此时,呼吸机即刻测算出已输送的潮气量 Vt1,并与预设的潮气量相比较,若 Vt1 ≥ 预设潮气量,则完成 PS 送气直接进入呼气(呼吸机只完成 PSV 而未启动 VA-CV);若 Vt1 < 预设潮气量,随着 PSV 的流速递减,呼吸机从 PSV 切换到 VA-CV,保持预设的峰流速通气,直到达到预设的潮气量,若吸气超过 3s 仍未达到预设潮气量,也将切换为呼气(图 8-11-1、图 8-11-2)。VAPS 是一个呼吸周期内随时监测,随时调整。

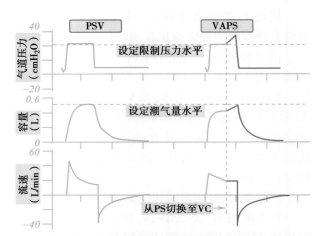

图 8-11-1 容量保证压力支持通气模式波形图

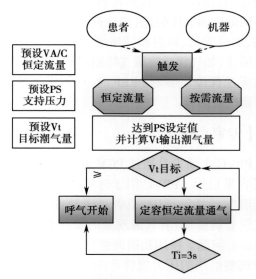

图 8-11-2 容量保证压力支持通气原理图

（四）临床应用

病例：患儿男，7岁6个月，35kg，发热、咳嗽5天，加重伴气促、面色苍白6h，收住PICU。查体：HR 158/min，RR 55/min，BP 93/48mmHg，SaO_2 78%；烦躁气促，呼吸困难，可见吸气性三凹征，两肺闻及干湿啰音，右下肺呼吸音低下；心律齐，心音强，胸部X线提示两肺纹理显著增粗，多发结节影，右下肺实变影。动脉血气分析：pH 7.19、PaO_2 45mmHg、$PaCO_2$ 62mmHg、HCO_3^- 16mmol/L、BE −11mmol/L。在PICU内予以紧急气管插管机械通气。呼吸机VAPS模式，设置参数如下：Vt 280ml、VCV 20L/min、RR 30次/min、FiO_2 60%、PS 26cmH_2O、PEEP 5cmH_2O、Ti 0.9s。机械通气半小时后，患儿胸廓起伏明显，HR 110/min、RR 30/min、SaO_2 99%，监测Vt 450ml、MVe 13.5L/min。动脉血气分析：pH 7.39、PaO_2 120mmHg、$PaCO_2$ 25mmHg。

问题1：VAPS模式需要设置哪些参数？

VAPS设置参数包括Vt（目标潮气量）、RR（最低呼吸频率）、FiO_2（吸入氧浓度）、PS（支持压力）、PEEP、VCV通气流量和触发灵敏度。

问题2：为什么机械通气半小时后，患儿出现实际监测Vt高于预设Vt，并出现过度通气导致$PaCO_2$过低？

VAPS模式的有效实施，设定合适的目标潮气量、定容通气流量和压力支持水平是关键因素。设置的PS水平一般等于用VCV通气获得目标潮气量时的平台压，设置吸气流量应使患者的吸气时间相对恰当。如果设置的压力太高或目标潮气量太小，那么整个呼吸周期将只有PSV，容量保障起不到作用，并可能出现实际输送潮气量大于预设潮气量；如果设置的VA-CV通气流量太高，所有的呼吸都将从PSV很快转换为VA-CV；如果支持压力设置太低，峰流量就会过低，PSV转化到VA-CV将发生于吸气的晚期，吸气时间可能延长，直至3s，将自动切换为呼气。

【专家点评】

VAPS结合了PSV和VA-CV两者的优点，与VA-CV比较，VAPS通气时不仅保障了预设潮气量，而且使患者的通气负荷、呼吸驱动显著降低。

这些对于呼吸窘迫者降低更明显，说明VAPS可改善自主呼吸和机械通气间的协调性，改善动态顺应性，降低呼吸功的隐性消耗，提高通气效率并减少呼吸机相关性肺损伤的发生。

二、VSV

（一）概述

容量支持通气（volume support ventilation，VSV），是PRVC和PSV通气的联合应用，最早应用于Servo系统呼吸机上，在Venturi心肺呼吸机（cardiopulmonary corp）中称为可变式压力支持（variable pressure support，VPS）。

VSV根据患者的吸气努力提供相应的支持水平，保证输送目标潮气量。随着患者自主呼吸能力的增强，呼吸机支持水平逐步减少，直至完全由患者自行呼吸完成目标潮气量，逐渐过渡至脱机。因此，一般定位为自主撤机模式。

（二）工作原理

开始的4次通气为初始调整，第1次以10cmH_2O的压力支持水平（PSV）通气，通气过程中呼吸机实时监测患者气道阻力和顺应性并自动调节压力支持水平（类似PRVC），保证输送目标潮气量，每次调节压力的幅度为1~3cmH_2O。而后3次通气压力支持水平最高为20cmH_2O，最多经过4次呼吸调整后达到预设目标潮气量。呼吸机所传送容量取决于支持压力、肺部顺应性和病人呼吸管路系统及气道的阻力，这意味着每一次潮气量都可能发生变化（图8-11-3、图8-11-4）。

（三）临床应用

病例：患儿男，2月龄，4.5kg，重症肺炎经过机械通气7天（从PCV至SIMV+PS），改VSV模式，设置参数如下：Vt 30ml、FiO_2 30%、PEEP 3cmH_2O。通气下，患儿烦躁不安，自主呼吸强烈，鼻翼扇动，吸气性三凹征（+）。HR 155/min、RR 52/min、SaO_2 92%。监测Vti 30ml、Vte 11ml、MVe 0.6L/min。

问题1：VSV需要设置哪些参数？

VSV模式通常需要设置Vt（潮气量）、FiO_2（吸入氧浓度）、PEEP、T_{insp}.rise（吸气上升时间）、T_{rigg}.Flow（触发灵敏度）和Insp Cycle off（吸气循环终止分数）等。

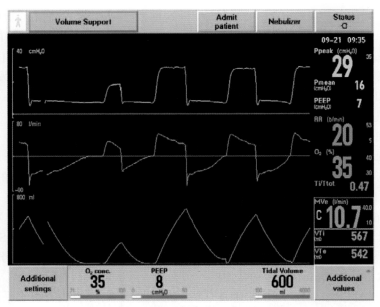

图 8-11-3　容量支持通气 VSV 波形界面

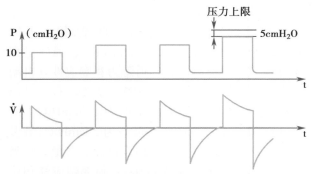

图 8-11-4　容量支持通气 VSV 通气原理

问题 2：为什么患儿在 VSV 下有强烈的自主呼吸努力并伴有鼻翼扇动和三凹征阳性?

VSV 的不足之处与 PRVC 相似，下一次送气的压力取决于容量的准确测定，当 Vti 显著大于 Vte 时（呼吸通路漏气，最常见原因为无囊气管插管）可能会出现通气不足，因此在呼吸通路漏气明显时 VSV 并不适用。

【专家点评】

VSV 模式结合 PRVC 和 PSV 两种模式的优点，可使气道峰压较低，对循环影响小。VSV 和 PSV 相似，患儿能自己控制吸气时间，自觉更为舒适。VSV 与 PRVC 相似，保证输送目标潮气量，保证通气效率，避免出现通气不足或者过度通气。VSV 主要用于脱机，确认患者具有规律的自主呼吸能力后，设置适合的潮气量，并根据患者

监测情况调整潮气量、PEEP、FiO_2 等，维持适合的呼吸频率；观察气道压力趋势，待气道压力降低至 8~10cmH₂O 时可考虑脱机。VSV 模式下整个脱机过程可自动调节支持力度，医务人员只需要设置合适的潮气量，无须过多干预，既减少了工作量，又使撤机过程更加流畅。

三、自主模式

（一）概述

自主模式（Automode）是 Servo 300A 呼吸机开始使用的一个模式，目的是让呼吸机及时调整模式适应患者呼吸状态的改变。"自动模式"是呼吸机的一项增强功能，可根据病人不断变化的呼吸能力和状态而自动切换控制模式和支持模式，从而综合使用呼吸机的多种模式组合（图 8-11-5）。

（二）工作原理

在 Servo 系列有三种模式组合，具体视已安装的模式而定。

呼吸机刚启动进入控制模式，如果病人由自主呼吸触发，则自动转为支持模式；当病人没有吸气努力，则自动转为控制模式。控制模式到支持模式：病人只要有一次自主呼吸的触发即由控制通气转发为支持通气。支持模式到控制模式：触发器超时，即控制通气被激活前，自动模式允许的最大呼吸暂停时间（表 8-11-1）。

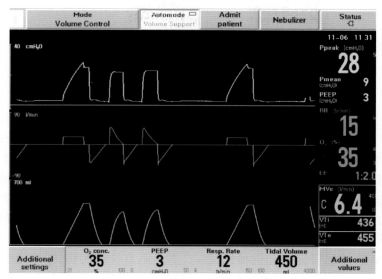

图 8-11-5　自动模式下 VCV 和 VSV 之间相互切换的波形图

表 8-11-1　自主模式相互切换对应关系

控制模式	支持模式
VCV 容量控制	VSV 容量支持
PRVC 压力调节容量控制	VSV 容量支持
PCV 压力控制	PSV 压力支持
切换条件：超过呼吸暂停时间（Servo 300A 操作手册：成人 12s，儿童 8s，新生儿 5s)	切换条件：一次有效触发呼吸

（三）临床应用

病例：患儿男，2 月龄，4.5kg，重症肺炎经过机械通气 3 天（PCV），肺部感染明显吸收，改为 PSV 模式。同时，点击 Automode 按键，设置参数如下：FiO$_2$ 30%，PS 15cmH$_2$O，PEEP 3cmH$_2$O。患儿持续镇静、镇痛中，无烦躁不安，无明显自主呼吸，呼吸机切换为 PCV 模式。当再次主动设置 PSV 模式后，因为无自主呼吸又切换回 PCV 模式。

问题 1：Automode 模式如何设置参数？

VCV 模式下开启 Automode，除了需要设置 VCV 所需的 Vt（潮气量）、RR（呼吸频率）、FiO$_2$（吸入氧浓度）、PEEP、Ti（吸气时间）、T$_{pause}$（吸气暂停时间）T$_{insp}$.rise（吸气上升时间，% 或）和触发灵敏度之外，还需设置吸气循环终止（Insp.Cycle off）和触发器超时。PCV 模式下开启 Automode，需

增加设置还需设置吸气循环终止、触发器超时和压力支持水平。

问题 2：为什么患儿 PSV 通气下反复自动切换回 PCV 模式？

该患儿持续镇静、镇痛中，存在过度镇静抑制患儿自主呼吸的情况，所以有反复自动切换回 PCV 模式的情况。因此使用此模式时需注意根据患儿镇静镇痛评估及时调整剂量，避免因为过度镇静而抑制了患儿的自主呼吸。

此外，触发灵敏度和触发器超时的初始设置要合适，并根据患者呼吸状态及时调整，触发灵敏度设置不当造成误触发或者有呼吸而未触发的现象均会造成 Autoflow 的不合理切换。触发器超时时间设置过短也可能出现无需病人足够尝试而保持控制通气，设置过长会造成切换控制模式前更长的无呼吸缺氧时间。

【专家点评】

自动模式在患者有自主呼吸时及时切换到支持模式（PSV 或 VSV），有利于患者撤机模式的及时开启。而患儿无足够自主呼吸努力时也能及时切换到控制模式保障安全。因此，在自动模式时，患者自主呼吸和机械通气能更好地协调，有利于肺部复张，患者舒适感增加从而减少镇静镇痛的使用剂量，有助于患者缩短撤机的时间。相对于 SIMV 模式，撤机过程中需要相对少的人为操作也是其优势。

（柏振江）

第十二节　适应性支持通气

一、概述

20 世纪 90 年代,哈美顿医疗公司首次给呼吸机装备了适应性支持通气(adaptive support ventilation,ASV)模式。ASV 又称为闭环通气模式,它是基于呼吸力学导向的通气模式,根据病人的气道阻力、肺顺应性及呼气时间常数,选择最佳通气策略。ASV 的使用贯穿患儿机械通气从插管到拔管全程,当患儿无自主呼吸时,为自动的压力控制通气(Auto-PC),以最低的压力来维持目标潮气量;当患儿有自主呼吸时,为自动的压力支持通气(Auto-PS),压力支持的水平会根据患儿的自主呼吸能力和通气需求自动调整,直至患儿达到撤机标准。与 ASV 类似的模式有适应性通气模式(adaptive ventilation mode,AMV)、自适应分钟通气量通气(adaptive minute volume ventilation,AMV)等。

二、原理

ASV 的基本原理是基于 Otis 公式和 Mead 公式,以往的研究表明,正压通气时,患儿需要克服气道阻力和肺弹性阻力,在呼吸功(work of breathing,WOB)方面 Otis 公式计算呼吸频率代价最低,而 Mead 公式是让患儿呼吸肌的力达到最小。临床上常见两种不同类型的呼吸衰竭:一类是限制性肺疾病,呼吸力学特征是肺顺应性降低,呼吸做功大部分来源于弹性阻力,Otis 公式是以快呼吸频率降低肺弹性阻力的呼吸做功;另一类是阻塞性肺疾病,呼吸力学特征是气道阻力增高,呼吸做功主要来源于气道阻力,Otis 公式以慢呼吸频率降低气道阻力的呼吸做功(图 8-12-1)。

最小呼吸功的最佳呼吸频率计算,根据 Otis 公式为:

$$f = \frac{\sqrt{1 + 2 \times 0.329 \times RC \times (V'e - f \times Vd)/Vd} - 1}{0.329 \times RC}$$

其中,f 最小做功频率,RC 为呼气时间常数,V'e 为肺泡通气量,Vd 为无效腔通气量。

1. ASV **通气参数**　身高、性别、标准体重(standard weight)、分钟通气量百分比(%MinVol),其中,应根据病人标准体重设置目标分钟通气量。100% MinVol 等于静息状态下生理基础通气量。

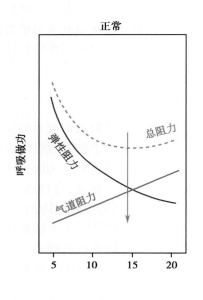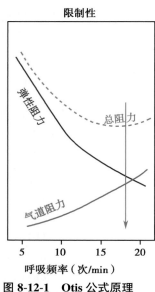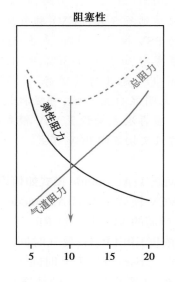

图 8-12-1　Otis 公式原理

成年(标准体重≥30kg),100% MinVol 设置等于 100ml/(min·kg);儿童(标准体重<30kg),100% MinVol 设置等于 100~200ml/(min·kg);婴儿(标准体重 3~5kg),100% Min Vol 设置等于 300ml/(min·kg)。

%MinVol 目标确定后,ASV 提供 3 次试验通气,计算出患者的气道阻力、肺顺应性和呼气时间常数。利用 Otis 公式确定最小呼吸做功最佳呼吸频率和目标潮气量,以呼吸力学参数为导向逐步优化呼吸机送气压力。而在控制通气时吸呼气时间比的调整是以呼气时间常数(RCexp)来确定呼气时间,3 倍以上的 RCexp 肺内气体达到 95% 的排空(图 8-12-2)。请注意呼气时间常数(RCexp)的评估仅用于被动通气设置,RCexp 在主动呼吸患者中不太准确。所以,ASV 模式下自主呼吸时,吸气切换呼气是根据呼气切换灵敏度(ETS%)切换。

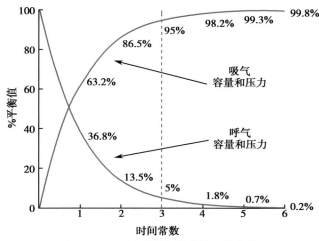

图 8-12-2　肺充盈和排空的时间常数

2. **ASV 调控原理**　利用微电脑系统计算和最小乘积拟合法(LSF),持续监测患儿的气道阻力、肺顺应性和呼气时间常数(RCexp),自动设置和调整呼吸机参数来适应患儿的自主呼吸能力和通气需求。是以最低气道压、最佳呼吸频率和吸呼气时间比,来达到和维持预设的分钟通气量。ASV 根据最佳目标靶点引导患儿的呼吸频率(RR)和潮气量(Vt)变化。当实际呼吸频率超过目标频率时,呼吸频率会相应减少,反之则增加;当实际潮气量高于目标潮气量时,压力控制(或支持)水平降低,反之则升高。一般通过 3~5 次测试调整,达到最佳的目标 Vt 和 RR(图 8-12-3)。

3. **ASV 通气安全**　患儿在机械通气时,驱动压力(ΔP)代表施加在呼吸系统上的动态应力,与 PICU 病死率有关,ASV 可以减轻患儿呼吸做功,同时可以降低驱动压。ASV 的肺保护策略可以确定参数的安全限制(表 8-12-1),并在 ASV 图表中显示安全窗。

4. **ASV 图表**　纵轴为潮气量,横轴为呼吸率,曲线为设置的分钟通气量,绿色"圆圈"为呼吸机根据病人当前呼吸力学,以最小呼吸做功计算出来的最佳潮气量与呼吸频率的组合,黄色"十字"为病人当前呼吸频率和潮气量(图 8-12-4)。

5. **ASV 安全窗**　a 线表示呼吸频率低限为 5 次 /min,防止窒息;b 线表示容量和压力的高限,b 线窗外表示可发生容量伤和气压伤;c 线表示呼吸频率的高限,c 线窗外表示有过度通气或动态肺充盈产生内源性 PEEP 可能;d 线表示潮气量低限是 2 倍生理无效腔量(4.4ml/kg),d 线窗外表示无效腔通气(图 8-12-5)。

不同儿童年龄段的呼吸力学差异性很大,随着年龄的增长,肺顺应性越来越好,气道阻力越来越低,安全窗形态也不一样。

三、优点

1. **减少医护人员重复劳动**　ASV 覆盖了控制通气到自主呼吸的整个阶段,从插管上机到拔管撤机,患儿没有自主呼吸,ASV 完全接管患儿的呼吸,相当于自动的压力控制(auto-PC)。患儿完全自主呼吸,ASV 配合其呼吸努力,同步支持,相当于自动的压力支持(auto-PS)。ASV 缩短了

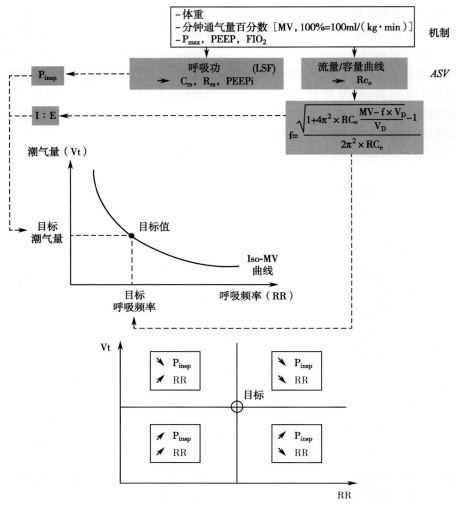

图 8-12-3　ASV 调控原理

表 8-12-1　ASV 的安全限制

参数	低限	高限
吸气压力	PEEP + 5cmH$_2$O	P$_{high\ limit}$ −10cmH$_2$O
潮气量	4.4ml/kg	15ml/kg（10 × Vd）
指令频率	5 次 /min	60 次 /min
标准体重 > 15kg		22 × %MV
标准体重 < 15kg		45 × %MV
吸气时间	RCexp 或 0.5s（取低值）	2 × RCexp 或 3s
呼气时间	2 × RCexp（常规 3 倍）	12s
I：E	1：4	1：1

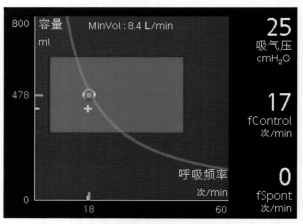

图 8-12-4　ASV 图表

总机械通气时间和撤机时间，减少医护人员频繁手动调整呼吸机模式及参数。

2. **提高机械通气安全**　ASV 全程监测呼吸力学参数（气道阻力 R、肺顺应性 C、呼气时间常数 RCexp），以最小呼吸做功提供适合患儿的呼吸形式。避免了大潮气量、高气道压、内源性 PEEP，与肺保护性通气策略一致的，减少呼吸机相关肺损伤。

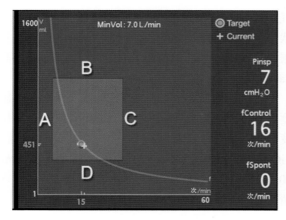

A：代表窒息

　　➤ 最低呼吸频率5次/min

B：代表气压伤或容积伤

　　➤ Pasvlimit−PEEP × C

C：浅快呼吸或无效通气

　　➤ 60/（3 × 呼气时间常数）

　　➤ 20/呼气时间常数

D：无效腔通气

　　➤ 2倍无效腔量

图 8-12-5　ASV 安全窗

3. **促进提早撤机**　ASV 通过监测患儿的呼吸力学和自主呼吸，简化机械通气管理，缩短撤机时间。当患儿恢复自主呼吸，就逐渐降低呼吸频率及压力支持水平，特别是心脏外科术后无并发症的患儿。而对于阻塞性肺疾病，ASV 在撤机中的效率高于压力支持通气，ASV 对撤机拔管患儿可进行早期识别，缩短撤机时间。

4. **减少人机对抗**　ASV 是一种压力型的闭环通气形式，压力控制通气模式送气最大的优势就是压力恒定流速可变。ASV 模式根据患儿的呼吸力学和自主呼吸努力程度，自动调整呼吸机送气流速。同时 ASV 降低中枢呼吸驱动和胸锁乳突肌的活动度，减轻患儿吸气负荷，改善患儿与呼吸机的人机同步性。

四、局限性

1. 新生儿、早产儿禁止使用 ASV。

2. ASV 采用的是近心端流量传感器，使用前应严格执行校对。

3. 使用过程中传感器有分泌物阻塞，影响监测数据的采集。

4. 当存在有严重漏气时，ASV 监测呼吸力学数据不准确。比如气胸、支气管胸膜瘘等情况。

5. 当呼吸节律异常时，如陈 - 施呼吸综合征（Cheyne-Stokes breathing syndrome，CSBS），呼吸由浅慢变为深快又由深快变为浅慢，随后出现一段呼吸暂停，如此周而复始。每个潮式呼吸周期可长达 30s~2min，呼吸暂停可持续 5~30s，ASV 调整反应时间较长，往往达不到预期目标。

6. 严重阻塞性肺疾病，气道阻力 30~50cmH$_2$O/（L·S），常规默认的 ASV 压力限制（Pasvlimit）30cmH$_2$O 会限制送气压力，呼吸机报警提示：ASV 压力受限同时伴有低潮气量。这时需要医生通过临床判断提高 ASV 压力限制（Pasvlimit），压力的提高更多的是克服病人气道阻力，而通过吸气阻断测量平台压（Pplat）往往较低，并不会产生肺损伤。

五、临床应用

ASV 用于不同年龄临床各种类型的患儿，包括各类呼吸衰竭。ASV 可以在机械通气的启动，维持或撤机阶段使用。有前瞻性研究发现与正常肺相比，限制性肺疾病应用 ASV 时潮气量 6ml/kg，呼吸频率更快；阻塞性肺疾病相反，潮气量 7~9ml/kg，呼吸频率更慢。ASV 根据患儿呼吸力学的特点，选择适合患儿的通气方式。有研究发现 ASV 模式通气对肺顺应性变化的患儿（例如 ARDS、COPD）提供了安全有效的通气（表 8-12-2）。在心脏术后患儿，ASV 的撤机速度快于对照组，并且在急性早期调整呼吸机参数的需求减少。

表 8-12-2　不同类型患儿在 ASV 模式下参数调整

n	正常肺	轻度 ARDS	中度 ARDS	重度 ARDS	COPD	P（ANOVA）
	49	17	32	13	9	
ΔP［cmH$_2$O］	9(8~10)	10(9~11)	10(8~13)	10(8~11)	11(6~12)	0.127
Vt/IBW［ml/kg］	7.5(6.6~8.1)	6.8(6.3~7.5)	6.6(6.1~7.0)	6.6(5.7~7.3)	9.3(6.9~11.1)	0.001
Pplat［cmH$_2$O］	16(14~18)	21(17~24)	22(20~24)	24(23~26)	20(18~22)	<0.001

六、临床参数设置和调节

（一）ASV 模式参数设置

ASV 模式需要设置的主要是分钟通气百分数、ASV 压力限制（Pasvlimit）和标准体重，另外常规参数包括 Trigger、ETS%、PEEP、FiO$_2$ 等参数设置。

1. 标准体重　在使用 ASV 模式，通气量目标或潮气量目标是以标准体重。成人 130~250cm，儿童 30~150cm。需要在呼吸机上设置性别和身高，呼吸机会按照标准体重的计算公式自动生成，公式如下：

男性：标准体重 = 50 + 0.9 × （身高 -150）

女性：标准体重 = 45.5 + 0.9 × （身高 -150）

2. 分钟通气量百分比（%MinVol）　分钟通气量百分比调节范围为 25%~300%，普通患儿静息状态下的分钟通气量百分比为 100%［成人 100ml/（min·kg）；儿童 100~200ml/（min·kg）］。对于慢性阻塞性肺疾病，分钟通气量百分比<90%；对于急性呼吸窘迫综合征患儿，分钟通气量百分比>120%。急性发病早期患儿表现为通气不足或低氧，初始设置 %MinVol 需要呼吸机支持力度一般在 100%~120%。需要注意的是越高的分钟通气量百分比，控制通气比例越高，可能引起过度通气。在患儿急性期呼吸做功增强的情况下，如呼吸性酸中毒、发热，体温每增高 1℃分钟通气百分数提高 10%。成人 ARDS 研究中，设置 FiO$_2$-PEEP 时将 PEEP 设置为 8cmH$_2$O、12cmH$_2$O 和 16cmH$_2$O，对应分钟通气百分数为 120%、150% 和 200%。有研究对于 110%MinVol 与 120%MinVol 两种设置比较机械通气时间和恢复期间的血流动力学改变及住院时间的差异，结果：120%MinVol 可能会使机械通气和住院时间减少，对患儿的血流动力学没有明显的副作用。当患儿出现呼吸做功进行性增高时，比如急性呼吸衰竭上机第 2 天分钟通气百分比较第 1 天增加者，预示预后不量。

3. ASV 压力限制（Pasvlimit）　ASV 输送的最大吸气压力是预设气道高压限值以下 10cmH$_2$O，在压力波形上以红色线条来显示。ASV 参数设置窗口中的 Pasvlimit 压力限值是控制 ASV 送气的最大压力。更改 Pasvlimit 数值也会改变气道高压限值。气道压报警上限常规默认 40cmH$_2$O，而 Pasvlimit 默认值是 30cmH$_2$O，为了保护性肺通气策略。对于阻塞性肺疾病，比如重症哮喘持续状态，呼吸机产生的气道峰压（Ppeak）更多是克服气道阻力，可以根据患儿的呼吸力学特征提高 Pasvlimit。

4. 其他参数　FiO$_2$、PEEP、吸气触发灵敏度（Trigger）、压力上升时间（Pramp）、呼气灵敏度（ETS）根据临床情况设置，比如初始设置：FiO$_2$ 40%、PEEP 5cmH$_2$O、Trigger 1L/min、Pramp 50ms、ETS 25%，根据患儿的疾病及程度、血气等情况进一步调节。

（二）参数调节

1. 氧合参数　ASV 氧合参数的调整和常规模式没有区别：氧浓度、FiO$_2$ 和呼气末正压（PEEP）。急性发作初期，严重低氧患儿，启动 ASV 模式时，可以临时设置 100% 氧浓度。根据血气分析氧分压（PaO$_2$）结合静态 PV 曲线、PEEP-FiO$_2$ 滴定，逐步调整合适的 FiO$_2$ 和最佳 PEEP。

2. 通气参数　%MinVol 是通气参数的主要设置，初始设置默认 100%，目标呼吸形式（潮气量和呼吸频率）由呼吸机根据呼吸力学参数和最小呼吸功 Otis 公式计算获得，并且在患儿没有呼吸努力时，呼吸机提供的吸气压力最低。表 8-12-3 可了解初始设置。动态调整根据血气分析二氧化碳分压（PaCO$_2$）、自主呼吸方式和 ASV 图标（包括实测值、目标值、安全框），增加或减少分钟通气百分数（表 8-12-4）。当病情缓解后，减少镇痛镇静，根据 ASV 图标监测数据和 PaCO$_2$，逐步降低分钟通气百分比。

表 8-12-3　适应性支持通气模式初始呼吸形式设置

标准体重 / kg	吸气压 / cmH$_2$O	吸气时间 /s	呼吸频率 / （次·min^{-1}）
3~5	15	0.4	30
6~8	15	0.6	25
9~11	15	0.6	25
12~14	15	0.7	20
15~20	15	0.8	20
21~23	15	0.9	20
24~29	15	1	20
>30	15	1	20

表 8-12-4 根据血气和呼吸做功调节分钟通气百分比

血气	自主呼吸	分钟通气百分比	分析和处理
正常	无	考虑逐步减少	根据临床,如好转逐步降参数
正常	可接受	不变	继续观察
正常	不可接受*	增加	查找原因,必要时镇静
$PaCO_2$ 增高	无	增加	注意吸气压
$PaCO_2$ 增高	可接受	pH<7.30,考虑增加	注意吸气压(根据病情,允许性高碳酸血症)
$PaCO_2$ 增高	不可接受*	增加	查找原因,注意吸气压
$PaCO_2$ 降低	无	减少	注意平均气道压和氧合
$PaCO_2$ 降低	可接受	考虑减少	注意平均气道压和氧合
$PaCO_2$ 降低	不可接受*	考虑减少	查找原因,必要时镇静
PaO_2 降低	无/可接受	不变	增加 FiO_2 和/或 PEEP
PaO_2 降低	不可接受*	考虑增加	增加 FiO_2 和/或 PEEP

注:* 不可接受呼吸方式是指:呼吸急促、三凹征等具有呼吸功增加的临床表现。

3. **撤机参数** ASV 模式下撤机根据哈美顿脱机指示窗进行评估。呼吸机脱机指示窗:氧合状态、二氧化碳清除状态和自主呼吸能力三块组成。其中,氧合状态是 FiO_2 和 PEEP,$FiO_2 \leqslant 40\%$、$PEEP \leqslant 8cmH_2O$;二氧化碳清除状态是吸气压力和分钟通气量,吸气压力<$10cmH_2O$,分钟通气量稳定在生理分钟通气量上下限 50%;自主呼吸能力是 0.1 秒口腔闭合压($P_{0.1}$)和自主呼吸百分比(%fSpont),$P_{0.1}<-1cmH_2O$、%fSpont>75%。以上所有参数全部进入浅色区域(图 8-12-6),并持续维持时间 30~120min,说明病人已经到达呼

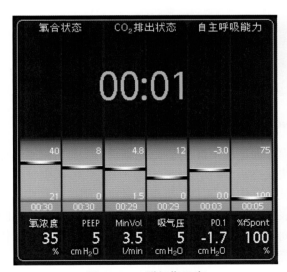

图 8-12-6 脱机指示窗

吸机撤机标准。可以复查血气分析,根据血气结果以及病人意识、循环、咳嗽能力等因素考虑是否撤机拔管。

适应性支持通气临床使用操作规范流程请参考适应性支持通气临床使用指南(图 8-12-7)。

(三)IntelliVent-ASV 全闭环智能通气

IntelliVent-ASV 是源于 ASV 的新型智能化闭环通气模式,不同于 ASV 模式下医生根据血气分析和手动调节分钟通气百分比(%MinVol),IntelliVent-ASV 通过呼吸机外接传感器监测脉搏氧饱和度(oxygen saturation from pulse oxymetry,SpO_2)、呼气末二氧化碳分压(partial pressure in end tidal CO_2,$PetCO_2$)。简单理解:通气目标是临床医生设置的 $PetCO_2$,氧合目标是 SpO_2(图 8-12-8)。

IntelliVent-ASV 使用前,和 ASV 上机前一样,需要设置患儿标准体重。进入 IntelliVent-ASV 控制面板,医生需要根据患儿病理生理特征,选择患儿类型:急性呼吸窘迫综合征(ARDS)、慢性高碳酸血症和脑创伤;正常术后患儿无需选择(图 8-12-9)。

不同的类型疾病,IntelliVent-ASV 通气目标和氧合目标初始值是不一样的。

IntelliVent-ASV 是根据 $PetCO_2$ 目标通过通气控制器调整吸气压和呼吸频率,$PetCO_2$ 是在 IntelliVent-ASV 模式下需要监测并输入的主要

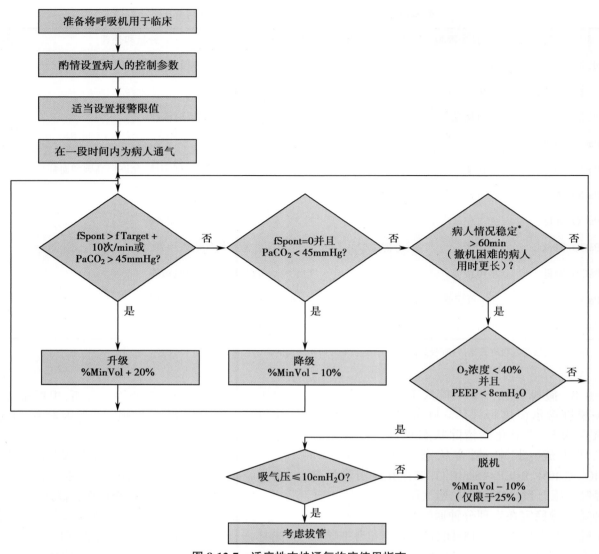

图 8-12-7　适应性支持通气临床使用指南

* 稳定是指控制呼吸频率 =0 次 /min 并且 $PaCO_2 \leqslant 45mmHg$ 及 fSpont~fTarget

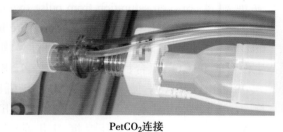

PetCO₂连接

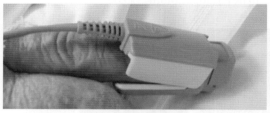

SPO₂监测

图 8-12-8　呼吸机连接 PetCO₂ 和 SpO₂ 监测

参数之一,使用前应校准传感器,并确认 PetCO₂ 与 PaCO₂ 差值,正常生理情况下:PetCO₂ 低于 PaCO₂ 3~5mmHg。根据 SpO₂ 目标通过氧控制器调整 FiO₂ 和 PEEP。IntelliVent-ASV 模式自动采用肺保护性策略,最大程度减少 AutoPEEP 和容量伤 / 气压伤等并发症;并预防窒息、呼吸急促、无效腔通气和过度通气。在肺保护性策略下,IntelliVent-ASV 模式促进患儿自主呼吸,还提供自动撤机策略进行快速撤机,特别是术后正常肺通气,可减少医务人员的工作量,而且不会延长撤机时间。前瞻性研究表明,在自主呼吸稳定的儿科患者撤机中,在短时间内使用 IntelliVent-ASV 通气和氧合方案优越于传统通气模式。在研究期间,体重>7kg 的儿童大部分时间都保持正常通气,并且没有报告安全问题。

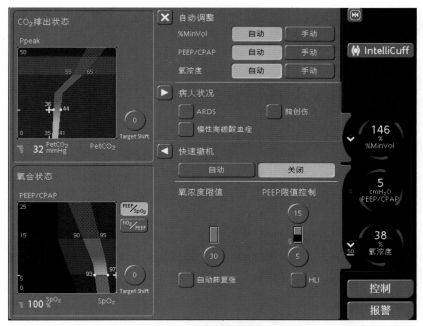

图 8-12-9　IntelliVent-ASV 控制面板选择患儿类型

病例：患儿女，8 岁，标准体重 26kg，因发热、咳嗽 5 天，加重伴气促 1 天入院，查体：神志清、烦躁、吸气四陷明显，双肺密集细湿啰音；HR 140 次 /min，心音有力，心律齐，未闻及杂音；肝脾无肿大，SpO₂ 85%，BP 80/40mmHg。收入 PICU。予以机械通气，PCV 模式：FiO₂ 50%、PIP 25cmH₂O、PEEP 8cmH₂O、RR 30 次 /min、Ti 0.5s、Vt 162ml（图 8-12-10）；监测 SpO₂ 95%，血气分析 PaO₂ 87mmHg；胸片示两肺广泛渗出，心影不大。诊断：重症肺炎，呼吸衰竭，急性呼吸窘迫综合征。

问题 1：该患儿可以选择 ASV 模式吗？

住院医生给患儿镇痛镇静后气管插管、机械通气，采用肺保护通气策略：小潮气量（6ml/kg）、快呼吸频率。主治医师查房提出上诉问题，ASV 贯穿控制通气和自主呼吸的整个过程，在疾病的各个阶段都可以使用。该患儿属于中度 ARDS，ARDS 通气的核心是肺保护通气策略。ASV 模式下吸气压是根据呼吸力学监测结果确保目标分钟通气量的前提下自动调节压力。有研究发现，ASV 模式下 PIP 在各个 PEEP 水平下较 IPPV 模式有显著下降；而 ASV 采用压力调控模式，其减速波也有利于降低气道压。Gokhan Ceylan 等发现针对于不同肺部状况的儿科患者，ASV 的驱动压（ΔP）低于医生设置的 PRVC 模式的驱动压（ΔP）。因此，ASV 的使用可能对于各种类型的儿科患者是持续且安全的。

问题 2：该患儿从 PCV 切换 ASV 差异性会很大吗？

田庆玲等报道 ASV 与传统指令通气治疗小儿呼吸衰竭的比较研究，发现 ASV 时吸气峰压、平均气道压、控制频率、浅快呼吸指数较控制通气模式明显下降，证实 ASV 能减轻呼吸衰竭患儿气压伤、减少人机对抗及实施肺保护策略。

该患儿切换 ASV 模式后，与 PCV 参数变化不明显。ASV 模式：140%MinVol、FiO₂ 50%、PIP 25cmH₂O、PEEP 8cmH₂O、RR 29 次 /min、Vt 166ml。ASV 图表监测数据：吸气压力 17cmH₂O、控制频率 29 次 /min、自主呼吸频率 0 次 /min，ASV 图表安全窗呈现横 "长方形"，典型的限制性病人的通气策略：小潮气量、快呼吸频率（图 8-12-11）。

问题 3：该患儿可以选择 ASV 模式撤机吗？

ASV 相当于 Auto-PC 和 Auto-PS，患儿无自主呼吸时，ASV 根据 Otis 公式自动选择了最佳的呼吸频率和潮气量组合，控制压力根据监测呼吸力学自动调节。一旦患儿出现自主呼吸，即转入 PSV，并根据患儿自主呼吸能力和呼吸力学参数逐步下调压力支持水平，自动进入脱机过程，避免了呼吸肌的萎缩和对呼吸机的依赖，减少撤机时间、通气时间和 PICU 入住时间。同时 ASV 模式

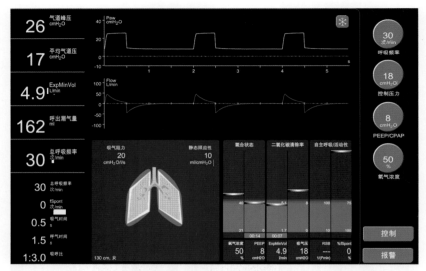

图 8-12-10　压力控制通气模式截图

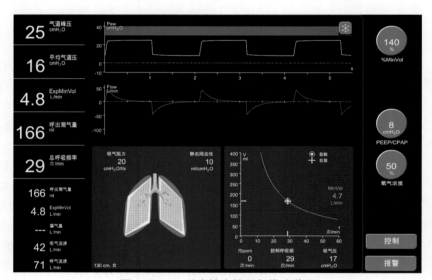

图 8-12-11　适应性支持通气模式截图

减少呼吸功耗、增加人机协调性、改善呼吸力学，因此，ASV 是一种好的脱机方式。美国胸科协会和美国危重病医学学会在对各种呼吸方式脱机的联合评价中，认为 ASV 根据呼吸力学反馈调节呼吸机的频率和压力，减少镇静剂的用量，有利于术后患儿早日脱机，但尚不能证实能改善预后和减少医疗费用。

患儿经过抗炎等治疗后，停用镇痛镇静药物，自主呼吸恢复，逐渐降低 ASV 支持力度：50% MinVol、FiO_2 30%、PIP 10cmH$_2$O、PEEP 5cmH$_2$O、RR 20 次 /min、Ti 0.7s、Vt 195ml。ASV 图表监测数据：吸气压力 5cmH$_2$O、控制频率 0 次 /min、自主呼吸频率 20 次 /min，安全窗呈现"正方形"，属于正常肺的安全窗形态（图 8-12-12）。

需注意 ASV 测定的是气管插管近端的压力和流量，它们受气管插管阻力的影响较大。气管插管的阻力是流速依赖型，流速越高插管阻力越大。为了减少由气管插管阻力引起的呼吸功的增加，有时产生低吸气流速、低呼吸频率、大潮气量的呼吸，导致肺牵张感受器受刺激，引起呼吸中枢兴奋性降低，不利于脱机目标。所以，临床医生需要床旁评估患儿的意识情况、呼吸力学及血气分析，需要"激发"患儿恢复自主呼吸，需要降低 %MinVol，设置到 70% 或更低，减少呼吸机支持力度。如果在较低 %MinVol，患儿能够维持半小时甚至数小时，说明患儿已经达到撤机条件。

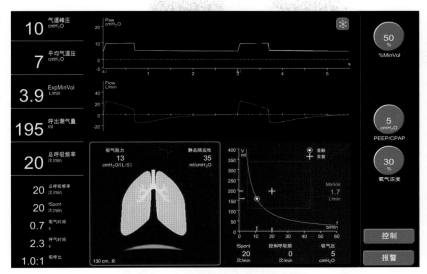

图 8-12-12　适应性支持通气模式撤机

【专家点评】

ASV 采用肺保护策略,以最大程度地减少内源性 PEEP、容积伤、气压伤等并发症。轻中度 ARDS 可以使用 ASV 模式通气,有助于肺保护策略,同时在肺保护性通气策略规则范围内,ASV 促进患儿自主呼吸,利于患儿早期撤机。重度 ARDS 患儿受严重感染、低氧等刺激,吸气努力过强,跨肺压增高,不推荐使用 ASV。

(陈　扬)

第十三节　成比例辅助通气

一、概述

成比例辅助通气(proportional assist ventilation,PAV)是 1992 年曼尼托巴大学(University of Manitoba)的 Younes 博士设计的一种创新的通气辅助技术,旨在用于呼吸驱动正常但因高阻力和或低顺应性不能维持正常呼吸功能的患者使用。在 Evita 4 推出成比例压力支持(PPS),接着 Vision 无创呼吸机推出 PAV 软件。在 PB840 推出 PAV+ 功能软件。

PAV 是指吸气时,呼吸机给患者提供与吸气压成比例的辅助压力,而不通过控制患者的呼吸方式如潮气量、吸呼气时间比及流速等方式,即自主呼吸决定通气过程,呼吸机对自主呼吸进行不同比例放大。PAV 1:1 指吸气压的 1/2 由呼吸肌收缩产生,1/2 由呼吸机给予,而 PAV 1:3 则是放大自主呼吸能力 3 倍。

自主呼吸中,吸气肌产生的压力(P_{mus})克服呼吸系统的弹性阻力(Ers)和气道黏性阻力(Rrs)。机械通气时,呼吸系统的总压力(P_{total})等于患者的 P_{mus} 加上呼吸机气道压(Paw),同样是克服总呼吸系统阻力的压力包括弹性阻力即容量(V)× Ers 及气道阻力即流量(F)× Rrs。PAV 模式中呼吸机通过容量辅助(volume assist,VA)和流量辅助(flow assist,FA)的组合来提供支持所需的总呼吸功(work of breathing,WOB)的百分比,患者承担剩余的 WOB 百分比。容量辅助为弹性阻力减负荷,压力支持水平随容量的增加成比例增加;流量辅助为气道阻力减负荷,压力支持水平随流量的增加而成比例增加。公式即为 Pmus=V ×(Ers−VA)+F ×(Rrs−FA)。PAV、PPS 均需人工设置 VA 和 FA。新一代的 PAV(即 PAV +)则可更好地连续测算呼吸系统的阻力和顺应性,根据患者需求,自动提供更灵活的支持设置。随病人吸气压的增减,Ptotal、V 和 F 发生相应的改变,Paw 随着发生成比例改变,即压力辅助水平相应增减(图 8-13-1)。与 PSV 相比同样患者吸气力所做的功由呼吸机辅助,但是 PAV 的压力支持是按比例放大吸气力所做的功,改善了人机协调性,PSV 的压力支持则是预设恒定的。

临床中常预设 PEEP,在压力曲线中 Paw 则为 VA 产生的压力、FA 产生的压力以及预设 PEEP 的总和(图 8-13-2)。

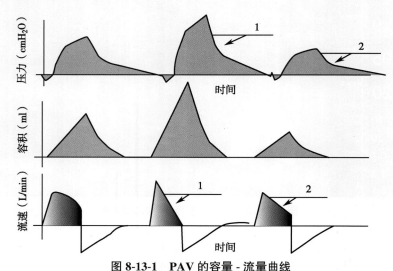

图 8-13-1　PAV 的容量 - 流量曲线

1. 与患者吸气压力的增加相关的输送压力增加;2. 与患者吸气压力的减少相关的输送压力减少。

(引自:Aliverti A,Pedott A. Mechanics of breathing:new insights from new technologies,2nd ed. Berlin:Springer-Verlag,2014.)

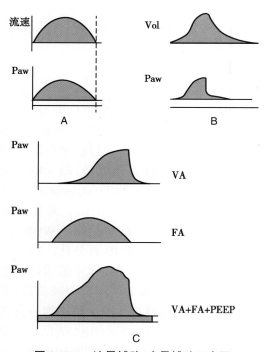

图 8-13-2　流量辅助、容量辅助示意图

A. 流量辅助;B. 容量辅助;C. 流量、容量联合辅助。

引自:Capra C. Proportional Pressure Support in Acute Lung Injury.Year book of Intensive Care and Emergency Medicine,2001.

联合 PPS 和自动导管补偿(automatic tube compensation,ATC)模式,PPS 提供了气管插管末端到肺泡的压力补偿,ATC 提供了呼吸机管路端至气管插管末端的压力补偿。因此临床需考虑到气管插管导致的气道阻力的增加,Pmus＝Ptotal－Paw+ATC,如果开启 ATC,则 Pmus＝Ptotal－Paw,患者所需吸气力降低。

二、优点

1. 人机协调性佳,减少或避免镇静等药物干预　PAV 辅助呼吸,由患者控制每一呼吸周期的形式,呼吸机支持与自主呼吸高度一致,减少了人机对抗,减少了镇静肌松药物的使用。同时病人舒适感好,睡眠好,有利于恢复。

2. 满足通气需求,避免通气过度　患者根据自身需求调节吸气压力(中枢调节),进而成比例增减呼吸机辅助支持压力,恢复吸气压与肺容量之间的正常变化关系,调整潮气量大小,满足通气需求,防止肺泡过度膨胀,防治容积伤,实现肺保护。

3. 气道峰压降低　PAV 模式是根据自主呼吸提供辅助通气,不同于吸气触发,吸气过程中吸气肌始终做功,存在肺内负压,使整个呼吸周期内,在潮气量相同情况下,气道峰压是降低的,避免气压伤。

4. 参数设置少,调节方便　除了根据病情设置 FiO_2 和 PEEP 外,仅需设置 VA 和 FA 两个参数。

三、局限性

1. PAV 需要患儿有自主呼吸，不适用于需深镇静的危重症和呼吸驱动障碍患儿，比如频繁呼吸暂停不适用。

2. PAV 不能改变不正常的呼吸形式，故严重呼吸窘迫不适用。

3. 呼吸回路和气管插管不能有明显的漏气。PAV 不能区分漏气量和有效通气量，存在中小量漏气时，会导致过度辅助，气道压增大；大量漏气时会导致通气失控，发生压力"脱逸"（run away），即通气压力超过气道阻力和胸肺弹性阻力之和，导致潮气量过大，有呼气肌运动。注意设置压力和容量的报警。

4. 设置参数需要获得气道阻力和呼吸系统弹性阻力，实施 PAV 前通过容量控制（VC）通气进行测量。严重限制性肺病压力-容量曲线有显著改变，功能残气量之上即出现低位平坦段，中间陡直段缩短，在较小的容量范围内呼吸系统弹性阻力和气道阻力可发生大幅度变化，导致 Pmus/Paw 不恒定；而严重阻塞性肺病，内源性 PEEP 的存在导致阻力测定和辅助强度的不准确。任何影响压力、流速和容量的测量不准确因素，使通气辅助和通气阻力的关系不恒定，导致通气不足，没有最低分钟通气量保证或"脱逸"现象。

5. 参数（VA 和 FA）设置不恰当，过低发生通气不足，过高发生"脱逸"现象。

四、临床应用

1. **撤机模式** 从理论上讲，PAV 可以减少呼吸肌做功，减少人机不协调，提高撤机成功率。Teixeira SN 等研究发现 PAV + 未能降低拔管失败、呼吸机时间、ICU 和住院时间，但可作为自主呼吸试验（SBT）的选择模式。Ou-Yang 等的荟萃分析提示就撤机成功而言，PAV（包括 PAV +）优于 PSV，再插管率低。

2. **在不同疾病中的应用研究** 比较 PAV 和 PSV 模式的研究比较多。PAV 模式也用于无创机械通气（non-invasive mechanical ventilation，NIV）。在 NIV 治疗急性呼吸衰竭（acute respiratory failure，ARF）研究中，PAV 与 PSV 模式比较发现，PAV 具有更高的耐受性，更好的舒适感，降低拒绝 NIV 使用率，但在改善通气及氧合状况，以及降低气管插管率及病死率无明显优势。在慢性阻塞性肺疾病（chronic obstructive pulmonary disease，COPD）急性发作患者接受 NIV 过程中，PAV 在改善舒适度上有明显优势，在降低患者呼吸做功、改善通气方面与 PSV 模式相当。在儿科 PPS 研究主要为小样本的新生儿研究。有研究表明 PPS 用于进展或确诊 BPD 的早产儿（18 例）与 A/C 比较，利于改善氧合，氧合指数（oxygenation index，OI）和平均气道压均降低。在极早早产儿（12 例）中 PPS 与 A/C 模式比较，能够降低呼吸功，更符合生理特点。

五、参数设置和调节

1. **初始设置** 主要参数设置为 VA 和 FA。

方法 1：阻断测定法。IPPV 定容模式下，吸气末阻断法测定 PIP、Pplat 计算 Rrs，Rrs＝（PIP－Pplat)/F，呼气末阻断法测定 PEEPtotal、Vt，计算 Ers，Ers＝（Pplat－PEEP)/Vt；预设 VA＝80%×Ers 或 Ers－2cmH$_2$O；FA＝80%×Rr 或计算 Rrs－2cmH$_2$O。

方法 2："脱逸"法。先将 VA 和 FA 设置在最小值［VA＝2cmH$_2$O/L，FA＝1cmH$_2$O/(L·s)］；逐步增加 VA，每次增加 2cmH$_2$O/L（<1 000g 婴儿每次增加 1cmH$_2$O/L)，直至发生"脱逸"现象（图 8-13-3），此时的阈值，相当于胸肺的实际弹性，将 VA 设置于此阈值的 80% 或阈值 －2cmH$_2$O/L。反之，将 VA 设置于最小值，逐步增加 FA，每次增加 1cmH$_2$O/(L·s)，直至出现"自动触发，改变流量触发灵敏度不能纠正，或出现压力"脱逸"现象，将 FA 设置在该阈值的 80% 或阈值 －2cmH$_2$O/(L·s)。

方法 3：根据病人舒适度调节，机体呼吸与中枢神经系统具有反馈机制，当气道阻力变化时可反馈压力-流速关系，当顺应性变化时反馈压力-容量关系，变化很小时机体调节不引起呼吸肌负荷改变，机体无不适感，反之会有明显不适感，床旁根据病人感受调节。在无创通气 PAV 时无法使用阻断法，以"脱逸"法常用。

2. **其他参数** 根据患儿年龄、病情和血气分析情况等设置 PaO$_2$ 和 PEEP，阻塞性肺疾病注意根据内源性 PEEP 设定，ARDS 注意根据 PEEP-PaO$_2$ 表或 P-V 曲线等方法设定。还有包括压力高限报警、潮气量高限报警、自主呼吸频率高限报警、窒息报警等设置，与其他模式设置类似。

3. **参数调节** 根据疾病的类型 VA 和 FA 可以设置不同。不同疾病 Rrs 和 Ers 升高比例不一样；可以用呼气阻断法测定 Ers，计算呼吸系统顺

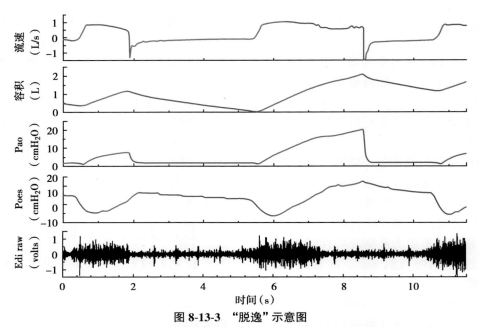

图 8-13-3 "脱逸"示意图

流量、容量、气道压力、食管压力和膈肌电位曲线图中可见第一次呼吸为 PAV 支持呼吸;第二次呼吸为"脱逸"现象,表现为吸气努力结束后膈肌电位进入呼气,但吸气正压仍持续,提示呼吸机支持的压力超过了胸肺弹性阻力。

应性 C(1/Ers),与正常顺应性比较,计算降低的顺应性比例由呼吸机做功完成;吸气阻断法测定气道阻力(Rrs),与正常气道阻力比较,计算升高的阻力比例由呼吸机做功完成。Rrs 和 Ers 正常的情况下应用 PAV,则应根据 Pmus 下降的程度设定辅助比例,使吸气压力恢复正常,维持正常肺泡通气量。叶俏等研究 COPD 急性发作期使用 PAV 辅助比例分别设为 80%、60% 和 40%;结果提示阻断法与"脱逸"法设定的参数有很好的相关性,不同的辅助比例只影响吸气峰压、呼吸机及

患者做功,对通气指标无显著影响。

在 PAV 过程中需要评估 VA 和 FA 辅助比例是否设置恰当,采用吸气末阻断法(竖线)观察压力 - 时间曲线(图 8-13-4):A 图提示辅助比例过高("脱逸"),吸气早期 Paw 即达到峰值,随即出现下降,提示 Pmus 偏小而辅助比例过高;B 图提示辅助比例恰当,吸气后 Paw 在吸气相呈方波,呼吸机辅助比例恰好抵消 Pmus;C 图和 H 图提示辅助比例低,吸气早期 Paw 峰值后继续升高,呼吸机辅助比例不足以抵消 Pmus。

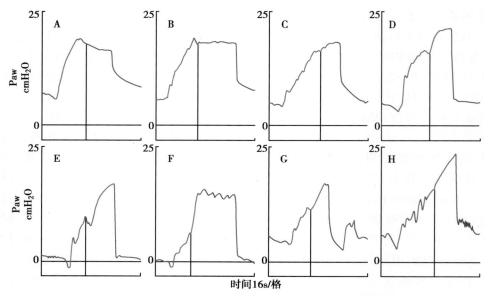

图 8-13-4 PAV 压力 - 时间曲线吸气末阻断法示意图

PAV 模式有了进一步更新为 PAV + 模式,该模式通过 PAV+ 软件每隔 4~10 次呼吸会随机进行短暂的吸气末暂停,来计算阻力和顺应性,并会监测瞬时流速和潮气量。通过力学公式计算出需要克服整个呼吸系统弹性阻力和气道阻力所需要的压力。在 PAV + 模式下进行通气期间,我们只需要调整呼吸机辅助水平(%supp),呼吸机仅提供一部分压力,这部分的比例由设置的辅助水平决定,如果临床医生设置为 75%,呼吸机将提供总压力的 75%,剩下 25% 的压力由病人自主呼吸完成。

放大比例公式如下:Paw/Pmus=%supp/(100%-%supp)。例如:辅助水平为 75% 时,呼吸机提供的压力为患者的吸气努力(Pmus)的 3 倍。患者通过压力或流量触发送气后,呼吸机递送的压力与 Pmus 成比例,在吸气结束时达到最大压力。在患者的吸气努力开始减少的那一刻,流量的递送也减少了,进入呼气。

PB840 PAV+ 在自主呼吸(SPONT)模式下有效,一般用于成人,设置性别、身高、标准体重(至少 25kg),气管内插管或气管切开(人工气道内径为 6~10mm),最大气道压力(40cmH₂O)。与其他模式一样,根据病情设置 PEEP 和 FiO₂。初设辅助比例 70%,如有呼吸窘迫表现,可逐步每次增加 5% 直至 90%,每次增加后观察 15~20 次呼吸,如有"脱逸"现象,恢复至原水平。

（陈　扬）

第十四节　指令分钟通气

一、概述

1977 年,Hewlett 等首先报道了指令性每分钟通气(mandatory minute volume,MMV)。MMV 是指根据患儿的年龄、体重、身高、病情等具体情况预设适当分钟通气量,呼吸机允许患儿在预设分钟通气量水平以上进行自主呼吸,每间隔相应内设时间(不同呼吸机内设不一样)给予计算实际分钟通气量,如果实际分钟通气量低于预设值,呼吸机则提供指令通气直至达到预设值,又称为最小分钟通气(minimum minute volume,MMV)。

不同厂家不同型号呼吸机的 MMV 设计也不相同。实现 MMV 的方式分以下两种:

1. 指令通气期间,通气支持通常是通过容量切换模式提供,设置一定潮气量,呼吸机通过增加呼吸频率,使分钟通气量达预设值,当患儿自主呼吸增强,分钟通气量超过预设值的一定内设范围,呼吸机降低通气辅助,直至转为自主呼吸,自主呼吸时大部分呼吸机提供 PSV 支持。与 VC-SIMV 类似,不同的是仅在自主呼吸不足且低于设定的分钟通气量时才进行强制指令呼吸,在 MMV 期间,指令通气的频率取决于患儿的需求,而不是预设的频率。

2. 有一些呼吸机通过压力切换模式提供通气支持来达到预设的通气量,当分钟通气量低于预设水平,则提高压力支持(PS)水平,增加潮气量,无通气时启动窒息报警,改为控制通气。

还有一些呼吸机采用整合双重控制模式,避免第一种方式在气道阻力增高时,气道压力增高,发生人机对抗;也避免第二种方式浅快呼吸引起呼吸做功增加,导致呼吸肌疲劳。MMV 模式还在不断改进整合,比如 Evita 呼吸机 VC-MMV 可以整合 Autoflow,通过监测顺应性反馈调节送气压力,以最小压力输送预设潮气量。VN500 采用 PC-MMV,基于 PC-SIMV 和容量保证(volume guarantee,VG)(即呼吸机根据顺应性、阻力和呼吸驱动力自动调节吸气压力,以达到设定的潮气量)的双重控制系统,通过调节 SIMV 的频率,设定最小分钟通气量,配置 VG。自主通气有 PS 或自动导管阻力补偿(ATC)支持,并整合窒息通气(图 8-14-1)。

二、优点

1. 保障最低分钟通气量,避免因呼吸暂停、疾病、镇静剂等引起自主呼吸能力不足导致的高碳酸血症和 / 或低氧血症。

2. 通过改变 SIMV 频率或 PSV 的压力支持水平,促进由控制通气向自主呼吸的平稳过渡,提高撤机成功率,减少呼吸机使用时间和呼吸机相关并发症。

3. 减少重症监护病房的人工监测和调节呼吸机的次数,且不危害病人安全,增加呼吸机的功效。

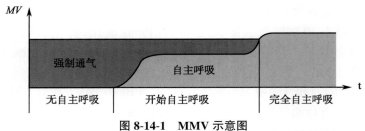

图 8-14-1　MMV 示意图

三、局限性

1. 因呼吸系统顺应性下降,如重症肺炎、肺间质性病变、肺水肿、腹腔间隔综合征、呼吸肌无力等,表现为呼吸浅快的患儿,无效腔通气比例大,肺泡通气量小,但分钟通气量可以维持,可出现肺泡萎陷、增加内源性 PEEP、呼吸做功增强、呼吸肌疲劳等后果。一些呼吸机通过频率过快报警,有一些通过潮气量报警或容量保证等方式克服这些缺陷。

2. 由呼吸急促发展为失代偿呼吸停止,可能分钟通气量尚未改变,强制控制通气未启动,有窒息风险,注意不同年龄的窒息报警设置。

四、临床应用

1. 适用于麻醉术后呼吸功能不全、中枢性呼吸衰竭恢复期、新生儿呼吸暂停和不规则呼吸驱动等。

2. 呼吸系统顺应性好转患儿的撤机模式。

五、参数设置和调节

MMV 参数设置与调节如下:

1. **初始设置**　通过患儿的年龄、性别、身高、体重、疾病和血气分析情况等设置分钟通气量的预设值。如用于撤机,原为控制通气模式,则 MMV 设在原分钟通气量的 80% 左右;原为 SIMV 模式的,则 MMV 设在原指令分钟通气量的 90% 左右。设置参数还包括潮气量、频率、吸气时间、压力支持、PEEP 和 FiO_2 等和报警参数。

2. **参数调节**　当发生过度通气,呼吸性碱中毒,则降低 MMV 预设值;当发生通气不足,呼吸性酸中毒,则应增加 MMV 预设值。如无自主呼吸触发,且无原发病问题,注意需降低 MMV 预设值。如频繁触发浅快呼吸,注意增加 MMV 预设值。

（陈　扬）

第十五节　神经调节辅助通气

一、概述

1999 年 Sinderby 等在 *Nature* 杂志上发表了关于呼吸衰竭时通过神经电信号来控制机械通气(图 8-15-1)的报道,标志着通过鼻胃管上的感知电极,监测膈肌电信号(diaphragm electrical activity,EAdi)来提供机械通气这一技术趋于成熟。这一技术为改变机械通气的现状提供了一种值得期待的前景。由该技术应运而生的神经调节辅助通气(neurally adjusted ventilatory assist,NAVA)是一种全新的机械通气模式,通过 EAdi 监测来感知患儿呼吸中枢的冲动,了解患儿的实际通气需要,并触发呼吸机,根据 EAdi 的强度,呼吸机按一定比例(NAVA 水平)为患儿提供合适

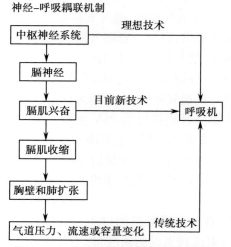

图 8-15-1　神经 - 呼吸耦联机制示意图

的通气支持,从而实现了由患儿的神经冲动直接控制和调节呼吸机工作的目标。

二、NAVA 的工作流程

NAVA 的工作流程可以描述为对 EAdi 的感知、传输和反馈的过程。如图 8-15-1 所示,传统机械通气技术通常使用压力下降或流量变化来触发呼吸机,在图所示的神经 - 通气耦联中是最后一个环节,这些气动依赖的信号很有可能被内源性呼气末正压、肺过度扩张或泄漏所干扰。NAVA 模式时,患儿的呼吸中枢冲动经膈神经传导,使膈肌纤维兴奋产生 EAdi,通过兴奋 - 收缩耦联机制,引起膈肌收缩,膈肌下移使胸腔扩大而产生胸腔内负压。同时,EAdi 信号触发并控制呼吸机,与膈肌收缩同步地为患儿提供一次辅助通气。整个机械通气周期的启动,是直接基于患儿的呼吸中枢兴奋和冲动的传出,也就是患儿本身实际的通气需求。NAVA 时呼吸机为患儿提供支持的水平高低与 EAdi 相关;患儿自身的呼吸驱动力决定的跨肺压,控制了呼吸机的潮气量,并通过自身反馈调节机制,维持通气支持水平与自身呼吸驱动相匹配。当患儿的 EAdi 下降至其峰值的一定百分数(通常为 70%,特殊情况依赖于软件设置值)时,吸气终止呼气阀打开,进入呼气相。NAVA 模式时,整个呼吸过程的启动、维持和吸气呼气转换均由患儿控制。从理论上讲,NAVA 可以保证呼吸机为患儿提供合理通气水平的支持,最大限度地提高人机协调性。

三、适应证

从一定意义上说,NAVA 可以适用于具备呼吸中枢兴奋性和有效神经信号转导通路的患儿。所以,很难明确地列出 NAVA 的适用人群(可以说是 NAVA 几乎可以适用于所有的机械通气患儿)。当然,在多位研究者的研究结果当中显示,NAVA 对于下列情况的患儿具有较传统机械通气更大的优势。

1. 明显的人机对抗。
2. 无法改善的触发延迟、触发失败、误触发等。
3. 存在内源性 PEEP 的患儿。
4. 呼吸机依赖撤机困难的患儿。

四、禁忌证

NAVA 是一种自主呼吸模式,所以其应用也有一定的限制,比如:

(1)呼吸中枢兴奋性消失或者被药物暂时性的阻断(如频繁发生的中枢性呼吸暂停)。

(2)神经兴奋传导通路异常(如各种原因导致的双侧膈神经损伤)。

(3)本身疾病的原因,不允许患儿保持自主呼吸。

另外,NAVA 的应用需要放置 EAdi 导管。所以,如果存在放置胃管的危险因素,则也可能因无法放置 EAdi 导管而不能适用 NAVA 通气模式。比如:

(1)近期的上消化道手术史。
(2)近期的上消化道出血史。
(3)食管狭窄放置导管困难。
(4)头面部严重损伤或手术。

需要注意的是,除了无法采集到有效的 EAdi 信号,其他的禁忌证都是相对的,各位使用者可以根据临床情况综合评判。

五、临床应用

NAVA 是一种新型的机械通气模式,有观点认为是机械通气近 20 年最杰出的变革,其主要应用没有严格的禁忌证,临床上可以用于解决一些具有代表性的机械通气问题或撤机问题,我们举例说明:

病例 1:患儿女,6 个月,体重 3.5kg,先天性心脏病、室间隔缺损修补术后,心功能恢复良好,术后发生肺部感染,严重呼吸衰竭,急性呼吸窘迫综合征。既往治疗:PCV 通气模式(PIP 17cmH$_2$O,PEEP 12cmH$_2$O,RR 50 次 /min,FiO$_2$ 0.6,潮气量勉强可达 5~6ml/kg),低氧血症和高碳酸血症缓解不明显,且出现左侧气胸。给予高频振荡通气,该策略逐步显效,HFOV 治疗 5 天后成功撤离高频,改为 PRVC 模式(目标潮气量 6ml/kg,PEEP 5cmH$_2$O,呼吸频率 30 次 /min,Ti 0.55s,FiO$_2$ 0.6)。出现明显人机不同步,频繁人机对抗。尝试使用 NAVA 通气,EAdi 导管放置后显示在原通气模式下气动与电活动明显不同步,故切换成 NAVA 模式,之后同步性明显改善,但是浅快呼吸,潮气量仅 2~3ml/kg;随着辅助时间的延长,呼吸力学改善,EAdi 逐步恢复至 5~10μV;NAVA 通气后 9 天成功撤离呼吸机(呼吸机屏幕等信息如图 8-15-2~ 图 8-15-5)。

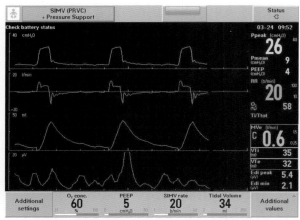

图 8-15-2 病例 1 患儿进行 EAdi 置管后所见

病例 1 患儿 HFOV 治疗 5 天后成功撤离高频，改为 PRVC 模式，同时置入 EAdi 导管，所示呼吸机参数、呼吸力学信息及 EAdi 情况，监测显示 EAdi 电信号和呼吸力学信号严重不同步。

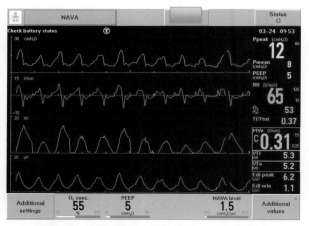

图 8-15-3 病例 1 患儿切换成 NAVA 所见

病例 1 患儿切换成 NAVA 模式后人机同步性明显改善，但是浅快呼吸，潮气量仅 2~3ml/kg。

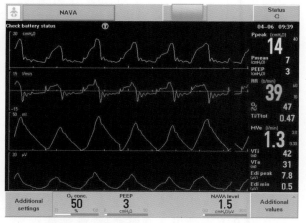

图 8-15-4 病例 1 NAVA 至撤机前所见

病例 1 患儿经过 13 天 NAVA 通气治疗，膈肌功能改善，肺通气功能改善。

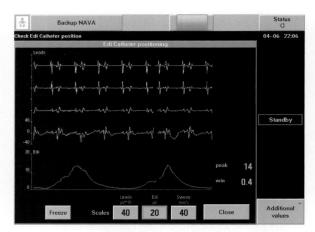

图 8-15-5 病例 1 患儿撤离呼吸机后 EAdi 监测

病例 1 患儿 NAVA 通气 13 天后成功撤离呼吸机，图示为撤机后 EAdi 导管继续留置，监测膈肌电位情况。

问题 1：该患儿在撤离高频通气后常频通气时表现人机不同步、舒适度差，应该如何处理？

患儿机械通气舒适度差，明显人机不同步，应加强气道护理、勤吸痰、及时清理气道分泌物。同时，使用合适的镇静药物，保持镇静，并合理调整呼吸机参数，减少机械通气中的触发异常和支持不恰当。

机械通气中维持良好的舒适度，减少人机对抗，是避免过度使用镇静剂，减少机械通气并发症，并且尽早撤机的充分必要条件。人机不同步是造成呼吸机撤离失败的危险因素之一。另外，由于儿童的个体差异，镇静剂的代谢情况差异大，多项研究显示，较多 PICU 中机械通气患儿存在镇静过度的问题，这也会使呼吸机的撤离问题更加显著。

问题 2：除传统处理方式以外还有何种解决方案？

传统治疗方法，比如加强镇静虽然可以减少人机不协调的发生，但是同样可能发现镇静过度，以及不适合长期使用镇静剂的情况。对于此类情况，可尝试使用 NAVA 模式，以改善通气舒适度。

2016 年大型的关于儿童 NAVA 的荟萃分析显示，NAVA 在儿童机械通气时在改善人机同步方面的优势值得肯定。诸多 NAVA 在婴幼儿和儿童中的研究证明，应用 NAVA 模式进行机械通气是安全并且可能是有效的，大部分的患儿以神经触发和切换为主，神经触发优先占 68%（中位数）神经切换优先占 88%（中位数）。Breatnach 等关于儿童当中应用 NAVA 的研究显示，65% ± 21% 的情况下为神经触发，35% 的呼吸为气动触发；85% ± 8% 为神经切换而 15% 为气动切换，人机同步性在 NAVA 时优于 PSV。以上两项研究均显示，NAVA 时气道压力明显较低，证实 NAVA 在保持良好的人机关系的同时，还具有减少机械通气相关的肺损伤的优势。

【专家点评】

机械通气中的人机对抗问题是一个治疗过程中的共性问题，解决这一问题需要从多方面入手。在保持"人机同步"时，临床上可能存在镇静过度、呼吸机支持过度等问题。严重时将可能导致呼吸机撤离延迟、增加机械通气相关的并发症发生率等问题。鉴于 NAVA 工作原理的变革，规避了气动触发在机械通气中的诸多弊端，大量研究证实了 NAVA 通气方式能够改善人机同步性，减少镇静剂的使用，为解决这一传统机械通气中的共性问题另辟蹊径，提供了新的解决思路。

病例 2：患儿男，31 周 $^{+1}$ 早产儿，生后 11 天，体重 1.1kg，复杂先心病、心下型完全性肺静脉异位引流术后 1 周，循环功能稳定，多普勒超声心动图显示解剖结构纠正满意，两肺渗出。患儿对 PEEP 要求高，反复表现呼吸暂停，以夜间为主。使用盐酸咖啡因后呼吸暂停有所好转，但是呼吸机撤离过程中后备通气频繁发生，撤离困难，故给予放置 EAdi 导管切换成 NAVA 模式。经 NAVA 通气 2 天后使用肺泡表面活性物质 1 次，并改成无创 NAVA 通气，成功撤离呼吸机，且成功脱离氧气（图 8-15-6～图 8-15-10）。

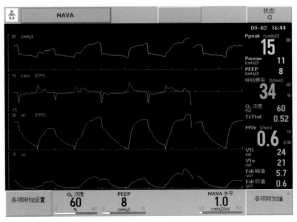

图 8-15-6　病例 2 患儿 NAVA 开始时

病例 2 患儿由传统通气模式更换为 NAVA 模式即刻所见，图示患儿人机同步性良好，但潮气量约 20ml/kg。

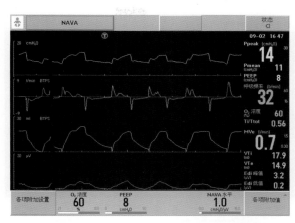

图 8-15-7　病例 2 患儿 NAVA 反馈调节后
（可见自身调节至潮气量下降）

病例 2 患儿更换成 NAVA 模式约 3min 后，未改变支持条件情况下，EAdi 降低，潮气量较前下降，表明 NAVA 模式时，通过自身反馈调节，降低膈肌兴奋性，使呼吸机支持幅度下降，从而实现肺保护。

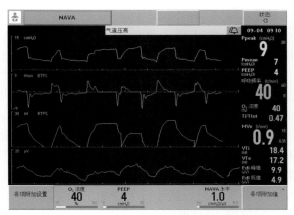

图 8-15-8　病例 2 患儿撤离呼吸机前所见

病例 2 患儿 NAVA 模式通气 2 天后逐步下降 PEEP 及 FiO_2，准备撤离呼吸机，图示患儿 EAdimini 较前增高，可能与 PEEP 降低时肺泡趋于萎陷，患儿在呼气相膈肌仍收缩，以维持肺泡开放。

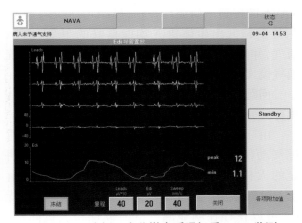

图 8-15-9　病例 2 患儿撤离呼吸机后 EAdi 监测

病例 2 患儿拔除气管插管后留置 EAdi 导管，监测膈肌电位情况。

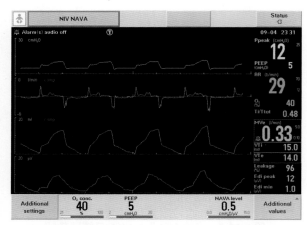

图 8-15-10　病例 2 患儿无创 NAVA 时所见

患儿拔除气管插管，改成 NIV-NAVA 通气时所见，显示在无创通气时，漏气 96%，但 NIV-NAVA 可以在大量漏气的情况下，克服漏气导致气动信号误触发干扰，顺利实施无创支持通气。

问题 1：早产儿中应用 NAVA 通气具有何种优越性？

该患儿为 31 周 [+1] 早产儿，合并复杂先心病，体重 1.1kg，手术后早期面临循环功能的挑战，这一阶段需要延迟关闭胸腔，使用较大剂量的血管活性药物等积极处理，机械通气在肺保护通气的前提下，以控制通气为主，目标是维持氧合需求，维持肺泡开放，降低肺血管阻力。术后一周循环功能恢复后撤离呼吸机被提上日程，此时早产儿的肺发育问题、呼吸中枢发育问题逐渐显现，NAVA 通气有利于监测呼吸中枢的活动，减少镇静剂的使用，并且可以在无创通气时显示优势。

早在 2009 年，Beck 等报道在低出生体重儿中成功应用 NAVA 进行通气并且过渡到无创 NAVA 通气的经验。近些年，有越来越多早产儿、低出生体重儿甚至超低出生体重儿成功应用 NAVA 的报道。研究均显示，早产儿、低出生体重儿甚至超低出生体重儿均能良好的耐受 NAVA 通气，并且随机对照研究显示 NAVA 相比于传统通气模式的耐受性更佳，更加安全有效。

问题 2：早产儿无创通气应用较广，NIV-NAVA 具有何种优势？

由于无创通气时存在不同程度的漏气，通过气动信号触发或者切换的模式，将会发生明显的人机不同步，可能导致无创通气失败。由于 NAVA 触发、辅助和切换均依赖于 EAdi 的特点，可以在存在明显漏气的时候保持人机同步。NAVA 的这一优势，似乎可以解决无创通气多年来一直无法解决的问题，将无创通气带入一个新

的领域。在极低出生体重儿的研究中显示，呼气切换延迟在有创 NAVA 通气和无创鼻塞 NAVA 通气时没有差异，即使是存在严重漏气的时候，NAVA 也可以改善低出生体重儿的人机关系。

【专家点评】

早产儿，特别是极低出生体重儿和超低出生体重儿的机械通气是儿科临床中的难点之一，NAVA 这一新的机械通气模式能够实时记录 EAdi 信号，并为临床医生提供回顾数据，在维持良好的人机同步性的同时，帮助临床医生监测患儿的呼吸中枢活动，有助于监测患儿呼吸暂停的情况。另外，无创 NAVA 的优势明显高于其他无创机械通气方式。国外一些中心，将无创 NAVA 通气作为早产儿无创通气的首选方案，关于这一点，需要我们更多的临床经验去验证。

病例 3：患儿男，2 岁，肺动脉闭锁合并室间隔缺损行右心室流出道重建术后 1 年。本次行二期根治术后，手术日因急性右心衰竭，心肺复苏后安置 ECMO。ECMO 运行 11 天后，成功撤离。使用小剂量血管活性药物，多巴酚丁胺 3μg/(kg·min)、肾上腺素 0.05μg/(kg·min) 静脉持续泵入，循环足以维持稳定。但是患儿表现全心增大，呼吸浅快，PEEP 5cmH_2O 情况下肺部渗出不多，但数次尝试撤离呼吸机后患儿即表现出肺部深处增多，两肺听诊湿啰音出现，尿量减少，大汗淋漓，撤机终不得成功（图 8-15-11～图 8-15-13）。

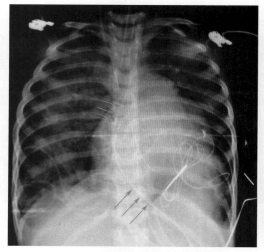

图 8-15-11　病例 3 患儿胸部 X 线片
图示可见 EAdi 导管 X 线显影。

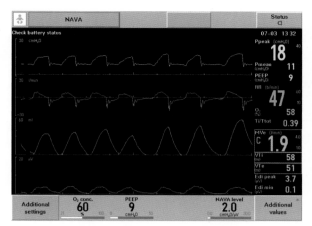

图 8-15-12　病例 3 患儿 NAVA 初期所见

病例 3 患儿、由传统机械通气模式切换成 NAVA 模式初期,图示所见患儿人机同步性良好,基本以膈肌电位触发为主,膈肌电位较传统通气模式时增高,但仍低于通常情况,可考虑降低镇静剂水平,继续观察。(自拍图)

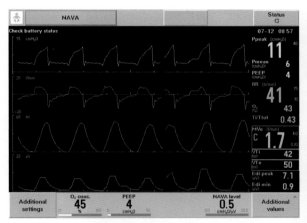

图 8-15-13　病例 3 患儿撤机前所见

病例 3 患儿 NAVA 模式通气 9 天时,NAVA level 降至低水平,患儿膈肌电位未见明显增高,呼吸频率未见明显增快,考虑患儿呼吸状态平稳,考虑撤离呼吸机。

问题:患儿每次撤离呼吸机均有类似表现,考虑原因和对策是什么? 对于不同程度的慢性心力衰竭,患儿表现为呼吸机依赖时,NAVA 有何优势?

该患儿先心病术后合并心衰、心肺复苏和 ECMO 术后。在急性心衰救治成功后,表现为呼吸机依赖,撤离呼吸机过程中出现肺部渗出增多、尿量减少等表现,分析原因为撤机相关性肺水肿。此类患儿考虑是由于急性心功能不全,向慢性心功能不全转化,导致左心室受累及,左心室舒张末压增加。此时,由于撤机过程中,胸腔内压力下降,导致左心室跨壁压及左心室后负荷增加,使肺毛细血管渗出增多。对此类患儿的治疗对策有两种:其一是"反向液体复苏",减轻全身容量负荷,减少室间隔左偏对左心室舒张末压的影响;其二是维持呼气末正压,可能需要较长时间的机械通气。此时考虑尝试 NAVA 通气,有助于维持良好的人机同步性、减少镇静剂的使用、减少呼吸机相关并发症发生,同时可以随时转换成 NAVA 无创模式,有望帮助患儿撤机。

NAVA 对于循环功能的优势最初在动物实验中有所证实。Brander 等在兔的急性肺损伤模型中通过 NAVA 与小潮气量、大潮气量的比较显示,NAVA 除了具有肺保护作用以外,对肺外器官的保护也具有优势。在通气 5.5h 后,相比大潮气量通气,NAVA 组动物心输出量和尿量优于对照组。2009 年,先心病手术后患儿应用 NAVA 的研究验证了体外循环手术后,应用 NAVA 模式,有利于维持良好的氧合状态。2014 年,一项关于 NAVA 用于儿童体外循环下冠状动脉搭桥术后的研究,论证了 NAVA 模式通气可以减少机械通气时对右心功能的限制,这一优势优于压力支持通气。一项单心室双向腔肺吻合术后患儿应用 NAVA 的研究显示,NAVA 模式可以通过呼吸中枢反馈调节机制,维持正常的二氧化碳水平,防止过度通气,从而使患儿肺血流量得以保证,为该术式患儿术后机械通气模式的选择提供一定的参考。

【专家点评】

慢性心功能不全的患儿可能需要长时间的机械通气,甚至需要家庭呼吸机维持使用。对于心源性原因表现出机械通气依赖的患儿,NAVA 可能具有一定的血流动力学稳定优势,这同样需要更多的经验积累。

病例 4:患儿男,3 个月,4kg,因重症肺炎入院。入院后机械通气,发现患儿明显呼气延长,急诊行胸部 CT 平扫,发现患儿近隆突处气管前后径相对狭窄。经治疗后患儿肺部情况有所好转,更换压力支持通气计划,逐步撤离。但是发现患儿需要高水平压力支持,方可勉强维持通气,急诊行纤维支气管镜检查发现患儿隆突处气管重度软化,呼气时几乎完全塌陷(图 8-15-14~图 8-15-20)。

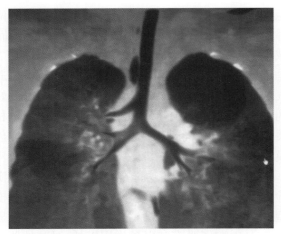

图 8-15-14　病例 4 患儿 CT 气道重建 -1

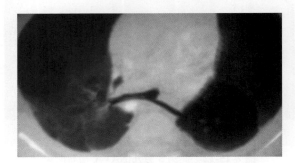

图 8-15-15　病例 4 患儿 CT 气道重建 -2

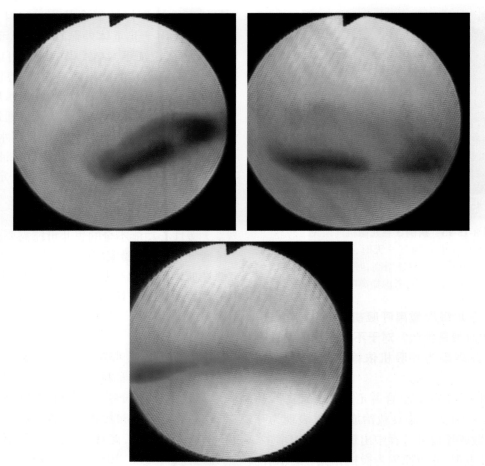

图 8-15-16　病例 4 患儿气管镜情况

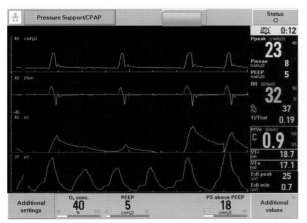

图 8-15-17　病例 4 常频通气时所见（频繁发生触发失败）
病例 4 患儿压力支持通气时置入 EAdi 导管，EAdi 监测显示，严重人机不同步，主要包括触发延迟，触发失败，所以虽然已经给予患儿高水平压力支持，但是没有为患儿的呼吸减负，患儿膈肌电位明显高于正常人群水平。

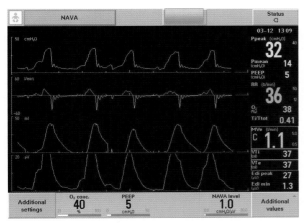

图 8-15-18　病例 4 患儿 NAVA 初期（减负不够，EAdi 高）
病例 4 患儿切换成 NAVA 通气模式初期，人机同步性明显好转（无触发失败，触发延迟明显改善），但是患儿仍表现呼吸负荷明显增加，膈肌电位明显增高，考虑增加支持水平，上调 NAVA level。

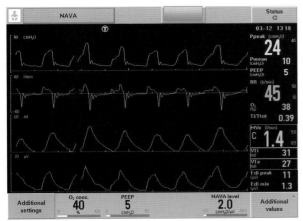

图 8-15-19　病例 4 患儿 NAVA 调整后（EAdi 下降）
病例 4 患儿增加 NAVA level 后 9 分钟，呼吸负荷明显降低，EAdi 下降，恢复至正常人群水平，膈肌电位触发有效，人机同步性好。

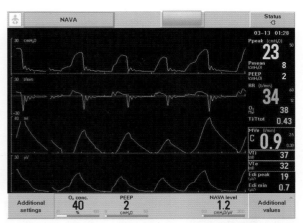

图 8-15-20　病例 4 患儿撤机前（NAVA level 下调）
病例 4 患儿 NAVA 模式通气约 12 小时后，呼吸费力现象明显好转，降低 NAVA level，为撤离呼吸机做准备。

问题：对于存在大气道异常的患儿，机械通气的要点是什么？该如何帮助患儿成功撤离呼吸机？

主治医师分析认为，大气道异常，尤其是气管支气管软化，在婴幼儿中有一定的发生率，有文献报道先心病患儿中大气道异常的发生率高达 30%。对于这样气管支气管重度软化的患儿，呼气时气管塌陷，使患儿呼出受限，产生内源性 PEEP，同时由于呼吸气流的干扰，使患儿吸气流量较难触发呼吸机，导致呼吸机触发失败。这可能使临床医生误认为患儿自主呼吸不活跃，导致过度的呼吸机支持。鉴于 NAVA 的整个通气过程不依赖流量、压力等气动信号，所以在这样的情况下存在无法替代的优势。患儿采取 NAVA 通气治疗 3 天后成功撤离有创呼吸机。

NAVA 在严重喘息患儿的机械通气中的优势不仅仅表现在改善吸气触发，也可以改善呼气切换，使患儿得以及时终止吸气，这在喘息性肺炎患儿的研究中均已得到证实。上海儿童医学中心将 NAVA 应用于先天性气管狭窄患儿的机械通气，也获得成功，不仅可以改善患儿的有创通气状态，还可使严重气管狭窄的患儿得以脱离气管插管，顺利实施无创 NAVA 通气。

【专家点评】

大气道异常如气管支气管软化，先天性或获得性气管狭窄患儿，由于呼吸流量的异常，造成通气困难，一旦发生肺部感染，机械通气将雪上加霜，此时 NAVA 的优势可以发挥，这一人群也是该模式主要适用的人群之一。

病例 5：患儿女，4 个月，5.5kg，TOF 根治术后 1 周，因 CMV 感染导致手术后重度 ARDS。给予颈动静脉置管 ECMO 支持 9 天治疗，ECMO 撤离前 4 天置入 EAdi 导管，给予 EAdi 监测，撤离后 PRVC 通气（呼吸频率 40 次/min、Vt 35ml、PEEP 12cmH$_2$O、Ti 0.42s、FiO$_2$ 60%）下，EAdi 显示点位低，甚至时有时无（图 8-15-21~ 图 8-15-22）。

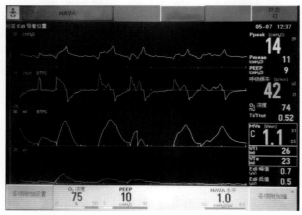

图 8-15-21　病例 5 患儿 NAVA 初期电位不稳定
病例 5 患儿 ECMO 撤离早期，放置 EAdi 导管，显示电位低，甚至时有时无。

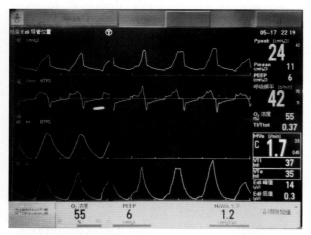

图 8-15-22　病例 5 患儿 NAVA 后期电位稳定
病例 5 患儿 NAVA 通气 10 天后，EAdi 稳定。

问题 1：该患儿撤离 ECMO 后机械通气时未发现良好 EAdi 信号，考虑什么原因？如何评价长时间机械通气后的膈肌功能状态？

主治医师查房发现患儿机械通气时有自主呼吸，且能够流量触发呼吸机，首先查看 EAdi 位置，显示位置基本正常。且患儿有意识，一般反应可，认为患儿镇静状态适度，考虑患儿 EAdi 无

规则信号的可能性有两种：其一，为手术时对双侧膈神经造成损伤，导致中枢神经系统的传出信号中断，无法兴奋膈肌；其二，考虑患儿长时间机械通气，呼吸机支持过度，导致膈肌功能下降，即机械通气相关的膈肌功能障碍（diaphragmatic dysfunction，DD）。对于此类情况的鉴别，主要看膈肌信号在支持力度下降后有无恢复。故主治医师逐步下调呼吸机频率，合理镇静、镇痛，加强营养支持，静观患儿 EAdi 变化。20h 后，患儿膈肌电活动恢复、信号稳定、切换成 NAVA 模式，机械通气 10 天，并最终成功撤机。

问题 2：EAdi 监测在机械通气患儿中具有何种意义？

EAdi 的强弱可以说是患儿在呼吸过程中呼吸中枢活动强弱的反映，健康人 EAdi 处于很低的状态，反映了正常有效的神经通气耦联仅须调动约为最大值的 5%。疾病状态时，因为呼吸肌无法如预期工作，所以，呼吸中枢的输出信号增强，以调动更多的膈肌细胞参与呼吸。在 COPD 的患儿和脊髓灰质炎的患儿中，可以监测到明显增强的 EAdi，提示大部分的膈肌已被使用。健康人安静呼吸时仅需最大能力的 5%~8%，而 COPD 患儿需要调动 40% 的能力，提示疾病状态呼吸储备能力的下降。

近年来，越来越多的学者认为，调整吸入潮气量和 EAdi 峰值之间的比值或其倒数，是 NAVA 过程中呼吸肌努力的程度。机械通气过程中，通过调整吸入潮气量和 EAdi 峰值之间的比值可以用来标准化呼吸机支持力度和防止过度辅助。

撤离呼吸机后，EAdi 导管可以继续用以监测膈肌电活动，反映呼吸负荷，一般情况下 EAdi 峰值不超过 10~20μV 或更低，反之则考虑患儿呼吸负荷增加，需要及时查明原因，积极处理。如果经处理 EAdi 峰值趋于下降，则认为治疗有效，否则可能需要再次插管机械通气。

【专家点评】

长时间机械通气后的 VIDD 问题，自大约十年前被报道并且在人类的研究中得到证实以来，越来越被临床医生重视。临床上高水平支持的机械通气，极有可能发生 VIDD；面对这样的情况，如果将 EAdi 信号作为一种监测信息并且以此指导治疗，可以尽可能减少临床上 VIDD 的发生。对于已经发生 VIDD 的患儿，由于 NAVA 每次呼

吸都需要 EAdi 的存在,所以会使患儿始终保持自主呼吸,同时又可通过神经 - 呼吸反馈调节,防止呼吸机发生过度辅助,可能是这些患儿良好的解决方案。

六、临床操作

(一)导管的选择

NAVA 实施的第一步是正确的放置膈肌电信号导管(EAdi 导管)。因为,不同型号的导管其电极间的距离不同,所以首先需要根据患儿的体重、身高(主要是身高)选择相应的导管,这样才能保证,采集到良好的 EAdi 信号,这也是 NAVA 能够成功、有效实施的首要问题(表 8-15-1)。

表 8-15-1　膈肌电信号导管(EAdi 导管)选择

EAdi 导管尺寸	导管电极间距离 /mm	病人体重 /kg	病人身高 /cm
16Fr 125cm	16		>140
12Fr 125cm	12		75~160
8Fr 125cm	16		>140
8Fr 100cm	8		45~85
6Fr 50cm	6	1.0~2.0	<55
6Fr 49cm	6	0.5~1.5	<55

(二)导管深度的测量方法

EAdi 导管头端有 9 个测量电极,一个定位电极,测量电极每 2 个成一组,收集肌电信号传输至 EAdi 模块,EAdi 模块将收集的肌电信号,通过 NAVA 分析软件的处理,过滤掉心电图及其他肌电图(如食管平滑肌)信号后,输出 EAdi 至呼吸机。导管选择完成后测量患儿的"鼻尖—耳垂—剑突"(nose to ear to xiphoid,NEX)距离(图 8-15-23),并由此推算 EAdi 导管置入的大致深度(表 8-15-2),可以选择经口或者经鼻置入。

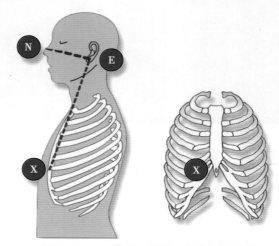

图 8-15-23　"鼻尖—耳垂—剑突"距离

表 8-15-2　不同导管置入深度计算方法

导管尺寸	距离计算公式(经鼻置入)	距离计算公式(经口置入)
16Fr 125cm	NEX cm × 0.9+18 = Y cm	NEX cm × 0.8+18 = Y cm
12Fr 125cm	NEX cm × 0.9+15 = Y cm	NEX cm × 0.8+15 = Y cm
8Fr 125cm	NEX cm × 0.9+18 = Y cm	NEX cm × 0.8+18 = Y cm
8Fr 100cm	NEX cm × 0.9+8 = Y cm	NEX cm × 0.8+8 = Y cm
6Fr 50cm	NEX cm × 0.9+3.5 = Y cm	NEX cm × 0.8+3.5 = Y cm
6Fr 49cm	NEX cm × 0.9+2.5 = Y cm	NEX cm × 0.8+2.5 = Y cm

(三)导管位置的判断

置入 EAdi 导管时,首先用灭菌蒸馏水湿润 EAdi 导管(导管外为特殊涂层,经湿润后便有润滑作用,不需要选择石蜡油或其他润滑剂),将导管置入到由公式推算的刻度上方约 5cm 处时,连接 EAdi 导线与 EAdi 模块,然后打开呼吸机专用的导管位置判断窗口,窗口将显示 4 道食管心电图,随着导管的逐渐置入,自窗口顶部至底

部各导联心电图 QRS 波逐渐减小,p 波逐渐减小,当底部导联之心电图 p 波完全消失或倒置时,认为是 EAdi 导管正确位置(图 8-15-24),此时监测取得的 EAdi 信号为准。在食管心电图下方出现类似正弦波的 EAdi 波形,同时显示数值,分别为 EAdi 峰值(EAdipeak)和 EAdi 谷值(EAdimini)。EAdipeak 为吸气时 EAdi 最大值,EAdimini 为呼气末 EAdi 最小值。而且,在每个

EAdi 波形出现时,会在食管心电图的第 2、3 导联出现蓝色加强信号,这是 EAdi 导管位置正确的另一个表示,如果加强信号出现在底部或顶部,则说明 EAdi 导管置入太深或太浅(图 8-15-25、图 8-15-26)。

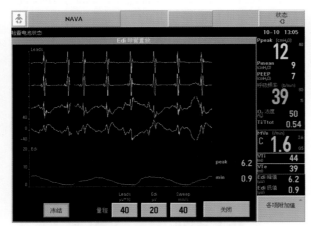

图 8-15-24　EAdi 导管正确位置

放置 EAdi 导管时,通过呼吸机专用的导管位置判断窗口,窗口将显示四道食管心电图,随着导管的逐渐置入,自窗口顶部至底部各导联心电图 QRS 波逐渐减小,p 波逐渐减小,当底部导联之心电图 p 波完全消失或倒置时,此时蓝色加强信号位于第二、第三道心电图上,认为是 EAdi 导管的正确位置。

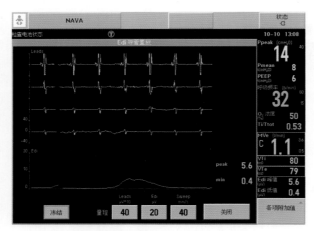

图 8-15-25　EAdi 导管置入太深

导管位置过深时,除第四道心电图 P 波消失外,其他导联也消失不见,且蓝色加强信号出现在顶部导联,提示导管位置过深。

(四)初始设置

待 EAdi 导管位置确认正确后,并确认患儿具有良好的 EAdi 以后,即可开始进行 NAVA 通气,NAVA 是一种自主呼吸模式,所以,设定时有几个参数是必需的,比如,NAVA 模式特有的参

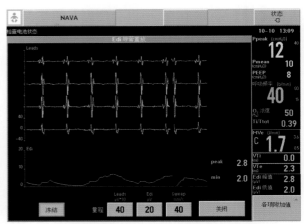

图 8-15-26　EAdi 导管置入太浅

导管位置过浅时,第四道心电图 P 波可能仍存在,且蓝色加强信号出现在底部导联,提示导管位置过浅。

数:NAVA 的触发敏感度和 NAVA 的支持水平(NAVA level),以及一般机械通气时的参数吸入氧浓度和 PEEP。我们还需要设置 NAVA 模式时的备选支持模式(压力支持通气)和后备通气模式(压力控制通气)(图 8-15-27)。

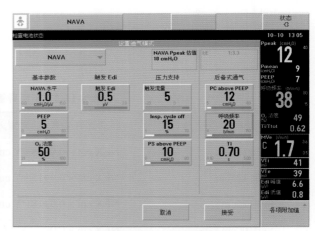

图 8-15-27　设置面板

至于初始参数的选择,对于一般通气模式共有的参数,我们不再加以赘述。对于 NAVA 模式特有参数的初始设置,触发敏感度一般建议 $0.5\mu V$(过高可能不敏感而使 NAVA 在触发方面的优势不得以发挥;过低则可能因为过于敏感而出现误触发,特别是患儿的 EAdi 信号整体偏低的时候)。NAVA level 的设置没有推荐值,因为不同的病人需求的最佳支持水平是不同的,我们只有在 NAVA 通气开始后才能了解。所以其水平的设置有两种推荐方法:其一,直接设定某一数值(如 1 或 1.5),待通气开始后,随即再根据监

测水平进行调整；其二，在 NAVA preview 窗口（图 8-15-28）预览功能的情况下，通过 NAVA level 的预设，了解需要维持与原通气模式相同的压力，所需要的 NAVA level 水平。近年的文献比较推荐，在 NAVA 通气过程中，将患儿 EAdi 峰值维持在 5~15μV。

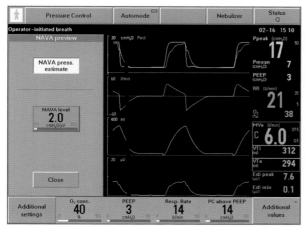

图 8-15-28　NAVA preview 窗口

NAVA preview 窗口是 NAVA 设置的预览功能，通过 NAVA level 的预设，了解该患者需要维持与原通气模式相同的压力，所需要的 NAVA level 水平。

NAVA 模式时，我们也需要设定备选支持模式——压力支持通气的参数以及后备通气模式——压力控制通气的参数，因为 NAVA 通气的病人有可能会在这三者之间相互转换。

必须强调的是，NAVA 时的通气效应与呼吸中枢的神经活动息息相关，相互影响，通气的效应会直接影响呼吸中枢的活动，随着 EAdi 的改变，呼吸机的支持强度也相应改变，从而起到自动调节的作用，所以在通气过程中也需要比较细致的监测和观察，这也就是 NAVA 的核心内容之一。

（五）通气

NAVA 通气时，使用者在做好密切监测和观察的同时，应充分发挥 NAVA 模式自动调节的优势，在当前通气效应的作用下，通过调整 EAdi 以起到自身调节。NAVA 应用的时候，使用者需要把自己从"决策者"的位置上解禁出来，更多地发挥病人的呼吸的反馈调节机制。从某种意义上说，使用者是病人的"协助者"。

NAVA level 的选择是 NAVA 模式使用时的重点，就是使用者在为病人减负的时候需要做的决策，呼吸机为病人提供的帮助为病人的呼吸肌减负了多少，病人将以 EAdi 的强弱反映出来。现在有越来越多的研究者，并不强调病人的 NAVA level 的设定，而是观察在此支持水平下是否实现了为病人减负。综合国内外儿童应用 NAVA 经验较为丰富的临床中心经验，建议在 NAVA 通气时通过 NAVA level 的调整，将 EAdi 峰值水平维持于 5~15μV，不建议超过 15μV。当然这个建议的电位水平并不是绝对的，临床使用者可以根据病情和经验，做相应的调整，目前缺少儿童在这方面的循证学依据。近期，一项成人中的研究显示，NAVA 通气的支持水平选择中，可在压力支持模式下进行自主呼吸实验测得膈肌电信号最大值，并以其 60% 作为目标来滴定 NAVA level，是可行的，可以被病人良好地耐受。这也为可使用者提供了一个长期使用 NAVA 通气如何选择 NAVA level 的信息，NAVA level 的滴定应该根据呼吸力学的改善和呼吸驱动是否增加来确定，或许可为我们提供一个"为病人提供合理支持水平"的判断方法。

因为 NAVA level 是一个将 EAdi 成比例地放大或者缩小成相应压力的参数（图 8-15-29），而病人的反馈调节可能在几个呼吸周期或者几分钟内完成，所以，在决定给予较高支持水平的时候，很重要的一点是对压力报警上限的设定，与 PRVC 模式时相同，呼吸机为病人提供的最大峰压为压力报警上限下 5cmH₂O。所以，只要做好压力上限的设定，并不需要担心在高 EAdi 的病人中出现压力明显增高，而导致肺损伤风险的增加。只要我们已经为病人提供了足够的支持水平，病人将自动下调 EAdi 水平，使呼吸机提供的压力支持减小。

当然，我们可能会碰到无论如何调整 NAVA level 也不能使患儿的呼吸肌很好地减负的情况，这往往提示患儿疾病状态严重。这时我们需要考虑患儿的疾病状态是否适合继续维持这样的通气方式，比如说是否需要高频振荡通气等特殊通气方法，或者说是否需要结合其他的治疗措施，如 ECMO。同样，成人中的报道关注了 PEEP 变化时对 EAdi 的影响，并提出，调整 PEEP 时监测 Vt/EAdi 有助于找到一个花费最低 EAdi 的个体化的 PEEP 水平。这一信息告诉我们，EAdi 的监测不仅仅可以帮助我们为病人提供最佳的 NAVA level，同样可以指导我们选择合适的 PEEP。这些结果需要在儿科病人中去验证和进行大样本研究。

病人努力-Edi信号强度
辅助比例因素-NAVA水平

NAVA水平 = 1.0

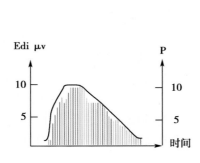

NAVA水平 = 2.0

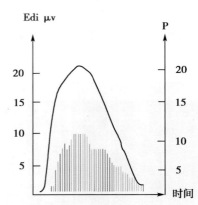

图 8-15-29 NAVA level

目前正在进行的研究已经显示,镇静、镇痛剂将会影响患儿的EAdi,所以在监测时需要考虑在内。也有小样本研究认为,可以在 NAVA 通气时,实现"零"镇静剂。但是,这一观点并未获得所有研究者的认可,所以,关于 NAVA 通气时的镇静,建议各位使用者结合有效的镇静量表进行评估。

（六）撤机与撤机后监测

NAVA 模式的撤机过程是通过 EAdi 监测,直至确认呼吸病理生理好转后的自然举措。首先,NAVA 模式是一个自主呼吸模式,在此模式的患儿都具备很好的呼吸中枢活动和神经传导,这是成功撤机的有力保证之一。

如果患儿在 NAVA 通气过程中,EAdi 驱动逐步减缓,是可成功撤机的另一个信息。有的儿科临床中心以低水平压力支持通气作为儿童的自主呼吸试验,并以此作为决定是否可以撤机的预示指标。其实,不管是用哪一种自主呼吸模式来撤机,最终呼吸肌为患儿提供的支持是压力,所以呼吸机在撤机前的驱动压,是患儿肺部情况好坏的直接反映,也是能否顺利撤机的真正指标。当然,NAVA 在此的优势在于,EAdi 的监测较其他指标更加直观,更加具体。

如在通气的过程中,NAVA level 的设定是不需要统一的。从理论上讲,患儿可以在任何 NAVA level 的情况下撤机。当然,我们并不首选在高水平的 NAVA level 时直接撤机。在撤机过程中,可以适当地下调 NAVA level 至较低水平,比如 1.0~1.5,然后根据驱动压观察结果决定是否撤机,其他的参数情况,比如 PEEP 也是撤机之前的考量指标。

另外,撤机时不能忽略镇静剂对儿童呼吸的影响,所以决定撤机时尚需对镇静剂的使用情况进行正确的评估。

撤离呼吸机后,EAdi 导管可以继续用以监测膈肌电活动,反映呼吸负荷,一般情况下 EAdi 峰值不超过 15~20μV,反之则考虑患儿呼吸负荷增加,需要及时查明原因,并积极处理,如果经处理 EAdi 峰值趋于下降,则认为治疗有效,否则可能需要再次插管机械通气。

（七）无创 NAVA 通气

NIV-NAVA 的使用基本和有创 NAVA 相同,但是连接方式不同,通常根据患儿的情况,选择鼻塞、鼻罩、面罩、头盔等建立人工气道。由于 NAVA 触发、辅助和切换均依赖于 EAdi 的特点,可以在存在明显漏气时保持人机同步性,NAVA 的这一优势,似乎可以解决无创通气多年来一直无法解决的问题。

其呼吸参数的设定基本参考有创 NAVA 模式,以达到呼吸减负的目的,值得强调的是,鉴于无创通气的特点,如果 NAVA level 超过 2.0 尚不能是 EAdi 峰值降至 20μV 以下,需考虑气管插管的可能。

总的来说,NAVA 作为一种新的机械通气模式,笔者所在上海交通大学医学院附属上海儿童医学中心 NAVA 通气流程如图 8-15-30。NAVA 模式通过呼吸自身调节,为患儿提供最佳机械通气,这一优势在有创和无创通气时都得以发挥,希望在各位儿科医师的努力下发挥更好的作用。

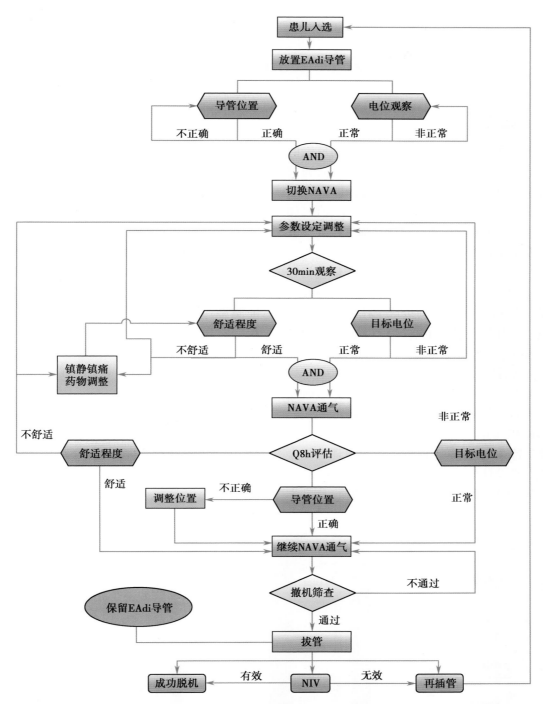

图 8-15-30　上海交通大学医学院附属上海儿童医学中心心脏重症监护室 NAVA 通气流程

（朱丽敏）

第十六节 Smartcare 通气

一、概述

闭环通路是自动控制学术语,有自动反馈的意思。闭环通气是指呼吸机在通气过程中,通过传感器等自动地获取患者的一些指标即输入变量,经过软件分析后,再自动地调整输出变量,如此反复进行以达到目标通气。闭环通气模式获取的输入变量包括顺应性、气道阻力、血氧饱和度、呼气末二氧化碳等;而呼吸机输出的变量包括呼吸频率、压力、潮气量、流量等。广义的闭环模式是伺服-控制通气模式,包括自主呼吸辅助通气(双相气道正压通气及衍生模式)、双重控制型通气和闭环通气(分钟通气量通气、适应性支持通气、成比例辅助通气等)。

利用人工智能"全自动"模式是呼吸机研究的发展方向,采用知识库体系(knowledge-based system,KBS)的闭环通气模式又称为知识库系统或决策支持系统,是基于模糊逻辑的原理模拟人类思维方式设计的,实质上模拟专家诊断和分析处理软件。KBS 整合在 Dräger 呼吸机上,称之为

Smartcare。Smartcare 的目标是将患者维持在呼吸舒适区内进行正常通气支持;软件依据患者情况自动下调呼吸机压力支持水平,压力支持水平降至最低后自动进入自主呼吸试验,基于临床知识库进行闭环脱机流程。

Smartcare 自动脱机软件以压力支持(PS)形式通气,以患者呼吸频率、潮气量及呼气末二氧化碳水平为参数,评估和判断患者所需的合适压力支持值。Smartcare/PS 每 5min 对患者呼吸类型做出 1 次诊断和分类,并将患者归为 8 个呼吸诊断类型,并逐渐降低通气支持水平(2~4cmH$_2$O),根据监测和软件分析,需要时将提高通气支持水平(图 8-16-1、表 8-16-1)。正常通气(呼吸舒适区)成人定义为自主呼吸频率 15~30 次/min,潮气量(Vt)>300ml,呼气末二氧化碳(etCO$_2$)<55mmHg。新版 Smartcare 2.0 可以根据病人情况自定义呼吸舒适区。处于正常舒适区或者软件定义的过度通气,可以准备撤机,其他状态均为不稳定状态,会给出提示。

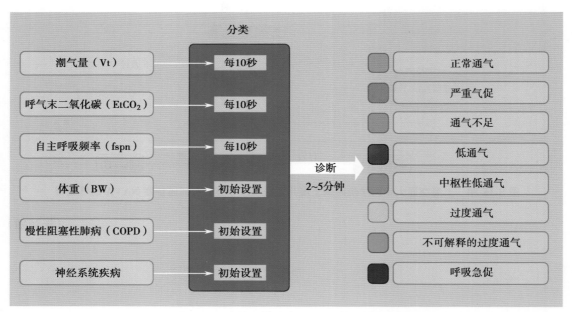

图 8-16-1 给予临床专业知识的六维模型
基于 6 个输入参数,每 2min 分类为 8 种不同诊断,改变支持压力后,将在 5min 后进行下一次分类。

表 8-16-1 基于不同诊断分类的 PS 管理

诊断	fspn	Vt	etCO$_2$	PS
低通气	fspn<fspn 低限	Vt 低限 ≤ Vt	etCO$_2$ 高限 ≤ etCO$_2$	增加
严重气促	fspn 最大值 ≤ fspn	Vt 低限 ≤ Vt	20mmHg ≤ etCO$_2$	增加
通气不足	fspn 低限 ≤ fspn<fspn 最大值	—	etCO$_2$ 高限 ≤ etCO$_2$	增加
	fspn 低限 ≤ fspn	Vt<Vt 低限	—	增加
气促	fspn 低限 ≤ fspn<fspn 最大值	Vt 低限 ≤ Vt	20mmHg ≤ etCO$_2$<etCO$_2$ 高限	增加
中枢性低通气	fspn<fspn 低限	Vt<Vt 低限	etCO$_2$ 高限 ≤ etCO$_2$	不变
不可解释的过度通气	fspn 高限 ≤ fspn	Vt 低限 ≤ Vt	20mmHg< etCO$_2$	不变
正常通气	fspn 低限 ≤ fspn<fspn 高限	Vt 低限 ≤ Vt	etCO$_2$<etCO$_2$ 高限	降低,撤机
过度通气	fspn<fspn 低限	—	etCO$_2$<etCO$_2$ 高限	降低

二、优点

1. 降低总体机械通气时间;降低脱机时间;病人脱机依从性高。

2. 新版自定义呼吸舒适区参数范围,增强应用灵活性。

3. 机械通气早期识别患者是否已具备撤机条件,自动变换压力支持水平,以满足患者的需要,减少了人工设置 PS 可能出现的压力支持不足或支持过度的现象。

4. 采用人工智能技术,脱机流程是持续的,无需其他辅助或不需要医生一直在场,为临床节省更多的时间、精力。

三、局限性

不适用于下列患者:

1. 无自主呼吸的患者。

2. 呼吸系统不稳定的患者。

3. 患者的实际体重低于 15kg 或高于 200kg。

4. 新生儿患者。

5. 通气血流不匹配,分流严重的患者。

6. 压力依赖性患者,高 PEEP>20cmH$_2$O。

四、临床应用

Smartcare/PS 模式专为体重在 15~200kg 患者撤机设计。有创通气(气管插管或气管切开),血流动力学稳定,镇静药水平足够低不抑制自主呼吸,没有严重的神经系统疾病影响自主呼吸,没有严重的慢性阻塞性肺疾病,临床判断达到撤机条件的患者适用。儿童适用于体重在 15~35kg 的气管插管患儿,由于热湿交换器或其他滤器会增加气道阻力,一般不用。加湿必须通过有源加湿器进行。

儿童患者常见气管插管漏气,泄漏补偿必须打开,并且 ATC 不能使用。

在 2~17 岁儿童撤机的单中心研究中发现 Smartcare 撤机组与常规撤机对照相比撤机过程时间中位数降低［21h(3~142h) vs. 90h(4~552h)］。Smartcare 撤机组的依从性高,两组的拔管失败率相似。另外还发现由于与患者呼吸状况无关的因素,PICU 中的许多拔管操作均被延迟。期待小于 2 岁的计算机协议软件的开发。

五、参数设置和调节

Smartcare/PS 模式需输入身高,自动获取标准体重、PaO$_2$、PEEP、输入气管插管型号、湿化类型、疾病有无神经系统疾病、COPD,夜晚休息,保持病人稳定不做撤机试验,是否进入撤机流程等参数设置(图 8-16-2)。而 Smartcare 2.0 新加了正常舒适区的调整(图 8-16-3)。正常舒适区或过度通气,可以准备撤机,其他状态均为不稳定状态,当出现中枢性低通气和不可解释的过度通气,Smartcare 的 PS 不变,需要医生对病因做出判断和处理。

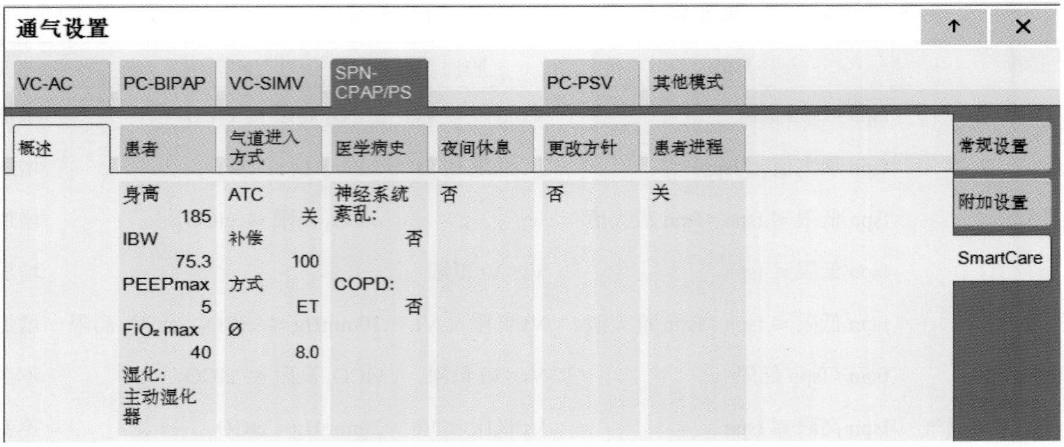

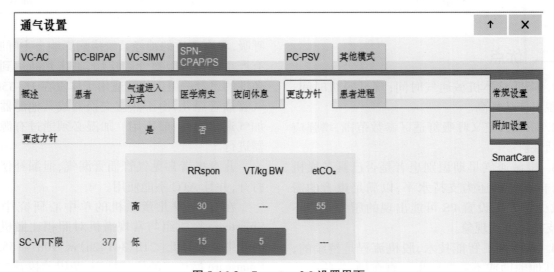

图 8-16-2　Smartcre1.1 设置界面

图 8-16-3　Smartcre2.0 设置界面

（陈　扬）

第十七节　通气模式比较和选择

选择呼吸机的通气模式及调节各种参数的基本原则是：①克服气道内阻力所需的最低吸气压力，使气体能达到肺泡，完成气体交换；②满足机体需要的通气量；③无人机对抗，尽量满足人机同步；④合理设置报警参数，保证通气过程安全；⑤合理设置模式参数，使患者逐渐脱机。

机械通气模式多种多样，但基本分类为两大类型：容量预置通气（volume preset ventilation，VPV）和压力预置通气（pressure preset ventilation，PPV）。VPV 代表模式为 VC-AC 等，通气时预先设定通气量，而气道压和肺泡内压是可变的，故应严格监测压力变化；PPV 代表模式有 PC-AC、PSV 等，预设压力值，通气过程中潮气量变化。将两种不同类型的通气模式的通气 / 血流比、人机协调性、气压伤的危险性和通气保障四个方面比较，PPV 在前三个方面优于 VPV，因此，目前 PPV 在临床更常使用。当然更为理想的方式是将两者结合，例如 VSV 等。总之，随着机械通气模式进展，已经能更好实现人机协调。临床上可以通过比较各个通气模式的适应证、禁忌证、优缺点，以及患儿的病情和治疗目标选择更适合的通气模式（一些常用通气模式的比较见表 8-17-1）。虽然目前机械通气的模式众多，但临床上最普遍应用的模式为 A/C、SIMV 和 PSV。

表 8-17-1 常用通气模式优缺点比较

通气模式	定义	优点	缺点
辅助/控制通气（A/C）	结合 AV 和 CV 的特点，通气可以是时间触发也可以是患者触发，以预设频率作为备用	当无吸气触发或触发频率低于预设频率时，呼吸机以预设频率通气，保证患儿通气量	预设条件不当，可能导致通气过度
同步间歇指令通气（SIMV）	在触发窗内患者可触发和自主呼吸同步的指令正压通气，在两次指令通气之间触发窗外允许患者自主呼吸	可以设置适当的 SIMV 频率以提供不同的呼吸支持力度	SIMV 机控呼吸与自主呼吸时通气方式不一致，患儿舒适性差，甚至发生人机对抗
压力支持通气（PSV）	患者吸气时会触发呼吸机提供一定的压力支持	配合患者吸气需要，减少呼吸做功，人机同步性较好	无自主呼吸患儿不可应用。压力支持水平预设不当，难以保证通气量；患儿自主呼吸频率慢时无法保证通气量
持续气道正压（CPAP）	自主呼吸、吸气或呼气期间均提供一定的气道正压	增加肺泡内压和功能残气量，改善通气/血流比失调	无自主呼吸患儿不可应用。在患儿吸气时不提供额外的支持压力
容量支持通气（VSV）	是 PRVC 和 PSV 的结合，通气时呼吸机顺应性和气道阻力的变化，自动调整压力以保证潮气量	既具有 PSV 的特点，又保证潮气量恒定，呼吸暂停超过 20s，自动转换为 PRVC	预设压力过低，不能达到预设潮气量
气道压力释放通气（APRV）	预设周期性的 PEEP 释放以提供部分通气支持	降低气压伤风险，增加潮气量	高气道阻力和有 PEEPi 的患儿应用 APRV 可能导致肺过度扩张，反而增加肺损伤
成比例辅助通气（PAV）	吸气时，呼吸机会提供与患儿吸气时气道压成比例的辅助压力	辅助通气与患者吸气努力同步，直接响应通气需求的变化	无自主呼吸患儿不可应用
压力调节容量保证通气（PRVC）	以压力调节的方式通气，呼吸机连续监测顺应性，自动调整压力水平以保证通气量	保证恒定潮气量，以流速递减波送气，有利于降低气道峰压	潮气量变化过大时呼吸机反复滴定通气压力，频繁的通气方式变化患儿舒适性差

临床中关于呼吸机模式选择和应用的问题很多，以下是一些有创机械通气模式常见临床问题：

问题 1：需要机械通气的患儿刚入 PICU 时，呼吸机模式应如何选择？

除了一些绝对禁忌证外，例如 PSV 不可用于无自主呼吸患者，未规定初始模式必须选择哪个，选择适合患者病情和机械通气目标的模式参数即可。临床最常见也是最常用的三种模式为 A/C、SIMV、PSV，以下仅从这三个模式进行分析。

对患者预设通气模式时，首先应选择按一定容量还是一定压力送气。若选择的是定容通气，呼吸机将始终按照恒定潮气量送气，可能产生高气道压，患者依从性差时，气道峰压会很高，气压伤可能性高。若选择定压通气，潮气量不定，可能导致通气量不足或通气量过度（表 8-17-2 比较了定压和定容两种方式的优缺点）。临床对于年长儿或成人应用定容通气更多，而由于定压通气较定容更少可能发生气压伤，对于新生儿、婴幼儿应用定压通气更多，例如 PC-AC、SIMV（PC）+PSV。在选择模式时，除了需要考虑容量预置还是压力预置时，还应根据患儿自主呼吸和需要呼吸机提供支持力度大小来选择完全通气支持或部分通气支持。前者以 PSV 为主要模式，后者则是以 A/C 和 SIMV 为代表，这三种模式也是临床应用最多的。A/C 模式中呼吸机控制每一次呼吸,自主呼吸不影响通气模式的运行或仅对触发阶段有影响,可适用于自主呼吸微弱或无自主呼吸的患者;SIMV 模式适用于较稳定自主呼吸的患者或将要脱机的患者;PSV 必须用于有较强自主呼吸能力的患者。

表 8-17-2 定容和定压通气的优缺点比较

	优点	缺点
定容	①潮气量恒定 ②保证最低通气量,不易发生二氧化碳潴留	①气道压力不恒定:依从性差的患者气道峰压高,气压伤可能性大 ②流速恒定,患者呼吸状态变化时吸气流速会变化,易发生人机不同步 ③气体容易进入顺应性好的肺泡,气体分布性较定压差
定压	①恒定压力,避免因高气道压力发生的肺损伤 ②流速波形为递减波,更符合呼吸生理 ③吸气努力越大,流速也越大,避免出现人机对抗	不能保证潮气量。容易发生通气量不足或通气过度

问题 2:麻醉中通气模式如何选择?

同样应从定压 / 定容、有自主呼吸 / 无自主呼吸考虑模式选择。通常选择定容,小儿和肺部手术选择定压,术中应监测患者的通气量、气道压力、血气、氧合等。可以使用定压加容量保证的模式,既保证术中患者通气量,又减少因气道压力过高导致的肺损伤,若术中选择该模式会更合理。术中需保留自主呼吸时选择 SIMV 或 PSV,若自主呼吸较弱或可能出现呼吸抑制的患者慎用 PSV。脱机时可选择 SIMV+PSV 或 PSV。

问题 3:对于自主呼吸强的患者使用 PSV 模式是否优于 A/C 模式?

由于定压模式中的递减流速,A/C 模式中 PC-AC 较 VC-AC 更不易发生人机对抗(具体原因见前文),但自主呼吸强的患者其吸气时间并不恒定,因此 A/C 模式中设定的吸气时间可能导致人机不同步的情况发生,因此低水平的 PSV 理论上更适合自主呼吸强的患者。但事实上应根据患

者病情和机械通气目标来选择模式以及是否保留患者自主呼吸。例如正处于休克代偿期的患儿,呼吸快、吸气努力强,机械通气时若采用 PSV 模式,则会发生通气过度,若通过减少支持压力的方式减少通气量,那么因支持力度不足反而增加患儿呼吸做功,该患儿机械通气目标应该是保持患儿基本通气及氧合,优先治疗患儿原发疾病,而不是降低参数尽快脱机,此时反而应打断自主呼吸,选择 A/C 模式,保持患儿氧合及通气量即可。自主呼吸强的患者不是一定要选择完全的支持模式,而是应该考虑患者病情,并结合不同治疗时期的不同机械通气目标选择不同的模式。

问题 4:心肺复苏时机械通气模式?

VC-AC 能保证患者有效的通气,但由于 CPR 胸外按压过程中患者胸腔压力变化大,会导致呼吸机送气时气道峰压增高,因此需要上调高压报警限。心肺复苏时需要保证充足的氧输送,氧浓度应设为 100%。对于已建立高级气道的患者,指南推荐 6~8s 进行一次通气(通气频率为 8~10 次 /min),且不用中断按压以送气。过度通气不利于此类患者的存活率,应尽量用小潮气量通气(6~8ml/kg)。

虽然 PC-AC 在临床应用广泛,但由于胸外按压时胸腔压力变化大,无法保证患者有效通气量,若通过增加吸气压力来保证潮气量,那么会增加气压伤的风险。

国内一家呼吸机厂家研发的 CPRV 模式,在 CPR 时启动该模式会以默认参数快速启动,自动调高报警上限,自动关闭触发,实时监测呼出 CO_2,快速评估复苏效果。

目前,在 CPR 过程中尚无最佳机械通气策略推荐。但初步建议可归纳为:定容通气,100% 氧浓度,小潮气量(6~8ml/kg),低频率(8~10 次 /min),关闭呼吸机触发功能,上调高压报警(至少上调至 $50cmH_2O$)。

问题 5:临床接诊患儿,无创通气和有创通气该如何选择?

首先把握疾病病理生理和无创通气及有创通气使用指征,能用无创通气,优先选择无创通气,需要有创通气支持者,及时行气管插管。使用无创通气过程中,密切观察患儿生命体征、呼吸做功及通气氧合指标,避免病情加重、无创通气失败,导致插管上有创通气延迟,尤其对于低氧性呼吸衰竭,临床呼吸窘迫明显的患儿,在病情加重时,

无创通气使用不当易出现气漏,对此成人研究显示,无创通气2h可作为判定无创通气能否成功的节点,儿童目前没有相关研究。

问题6:CPAP和BiPAP模式该如何选择?

持续气道正压(CPAP)和双水平正压通气(BiPAP)是最为常用的两种无创通气模式,两者都可用于呼吸中枢的驱动功能正常,呼吸衰竭的早期干预或撤机序贯。从支持力度来讲,BiPAP因用两个水平支持,其支持力度和改善通气方面优于CPAP,因此对于病情重而又符合无创通气指征和高碳酸血症患儿,优先选择BiPAP。对慢性神经肌肉疾病(进行性肌营养不良、脊肌萎缩症和重症肌无力等)患儿,首选BiPAP通气。此外需要注意的是目前适合各年龄儿童使用的设备装置相对较少、合适的连接界面少、婴幼儿主动配合能力较差和儿童依从性较低等原因所致目前PICU无创通气应用存在挑战。

问题7:CPAP和HFFNC该如何选择?

两者都是广义上的无创通气,都存在气流并产生一定的气道压力,临床适应证上存在重叠。但两者讲工作原理上存在一定差异,CPAP以压力恒定为工作目标,流量不断变化;HFFNC以流量恒大为工作目标,压力不断变化。通常认为HFFNC提供的压力没有CPAP提供的压力高,如果患儿对压力要求高,优先选择CPAP模式,如果压力要求不高,可优先选择HFFNC,因从儿科可供选择设备及工作原理来讲,HFFNC同步性和舒适性优于CPAP。

问题8:PARDS患儿常频和高频呼吸机该如何选择?

2013年成人关于高频通气两个RCT研究结果出来后,目前成人ARDS救治中高频通气基本被淘汰。2015年PARDS共识中,对于低氧性呼吸衰竭的患儿,如果没有胸壁顺应性降低的临床证据且气道平台压大于28cmH$_2$O,则可以考虑将高频通气作为机械通气模式的一种替代方案用于中重度ARDS。是气漏和非气道梗阻引起高碳酸血症患儿高频通气的不错选择。

问题9:如何看待智能通气模式?

从智能通气模式发展历程来看主要聚焦人机同步性和撤机两个方面,智能通气模式有助于减少医护工作负担、缩短机械通气时间等优点,会是大趋势。但是目前来讲绝大部分通气模式适用人群是成人,加之耗材成本等因素限制儿科患儿应用,相信随着智能通气模式以进一步研究优化和儿科循证学研究结果的证实,会有越来越多医护使用。

(杜俐佳　陶金好)

第十八节　机械通气模式的现状与展望

一、概述

机体生存的关键需求之一是O$_2$的供应和CO$_2$的排出,实现该目标的步骤有两个,即外呼吸和内呼吸;外呼吸是呼吸系统摄入O$_2$并交换至血液中;内呼吸是微循环和组织进行交换,并且线粒体进行氧代谢的过程。另外,需要依赖血液循环的重要桥梁作用——氧输送功能。正常人体肺进行的是负压通气,而在严重肺功能障碍情况下,即使强烈地动用机体代偿系统进行负压呼吸也已经不足以满足机体需求时,我们需要采用辅助、支持甚至替代呼吸技术。替代的方法主要是通过插管重建通气道;采用正压将气体压入肺部,即正压机械通气技术(负压技术已经不用)替代通气功能,同时适当辅助换气功能;严重的换气功能障碍,或难以改善的通气功能障碍时,使用ECMO替代换气/通气功能,可以直接把静脉血氧合,然后送到静脉系统(使静脉血提前氧化成氧合血),甚至送到动脉系统(图8-18-1)。

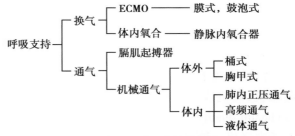

图8-18-1　呼吸支持的模式

二、机械通气的基本目标和问题

正压通气的目标就是把一定容量(通气量)

的含氧气体压入肺部,这里的关键是气体进入肺泡,即有效肺泡通气,气体在肺泡通过呼吸膜进行气体交换,O_2入血与血红蛋白结合,而CO_2入肺并排出,这样实现了以正压通气替代负压通气的通气目标。总体来说就是替代通气、辅助换气。

很明显,一定时间内容量气体进入肺部势必需要几个参数:气体容量、流速(×吸气时间=流量),以及频率;同时容量必然产生压力/压强;所以只有容量这个参数才实实在在地影响交换功能,而压强(跨肺压)是容量作用于肺泡壁产生的单位面积压力。一定容量下因为阻力和顺应性不同,可产生不同压力,但压力仅仅是容量对周围肺泡的压强动态变换,而过大容量的损伤更大程度上又是通过压力发生作用。可见,伴随产生容量过大(导致容积伤)和容量不足(通气量不足,萎陷伤)、压力过高(压力伤)或过低(通气不足)、肺泡反复牵拉(萎陷伤)伴随细胞因子产生(生物伤),最根本的还是容量问题。现有机械通气的设计本质上都是定容模式,定压只是呼吸机内部控制的一种手段或目标。没有容量气体(通气量),谈不上其他任何问题,只有合适的通气量才能保

证O_2和CO_2的目标管理,而过大的容量变化势必伴随导致高压力、萎陷伤和生物伤。所以,机械通气的管理首要是容量管理,同时管理流速、Ti、压力。当然,从气体交换角度,这里谈的容量主要是交换容量,或肺泡有效通气量,并不是肺通气量,需要减去呼吸机解剖无效腔(1~3ml/kg)和功能无效腔。

实现了容量、压力以及时间的足够保障(提高PaO_2和维持正常、降低$PaCO_2$),必然需要考虑在通气和换气、外呼吸和内呼吸供需平衡满足的情况下,是否困难造成不良反应。对肺的不良反应结局不外乎:①会不会导致肺损伤;②是否可能导致人机对抗。前者的研究就涉及了损伤机制:容量伤、压力伤、萎陷伤和生物伤,评价的参数逐渐深入到导致损伤的关键参数:压力参数,所以近年对肺泡损伤的压力关注了跨肺压(包括食管压)、应力应变等。对于人机对抗的研究涉及肺做功、循环做功,以及波环监测。肺损伤的管理、人机对抗和波环监测成为目前医生机械通气管理的高阶能力。在替代通气、辅助换气的基础上减少心肺做功,避免肺损伤(图8-18-2)。

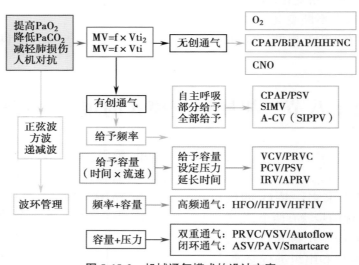

图8-18-2 机械通气模式的设计方案

机械通气上机不只是为了上机,更重要的是要撤机,撤机成功才能促进生存率,提高生活质量(health quality of life,HQoL)。所以,上机即要考虑撤机。这里涉及撤机的时机、中枢和肺功能的评价、撤机的方案、撤机的并发症等。机械通气时自主呼吸的存在不仅仅是让病人生存,还是为了锻炼中枢和肺功能,甚至具有重要的治疗价值。

三、呼吸机模式走向何方

现代机械通气的模式可以分为两类:一类为无创通气,另一类为有创通气。模式的进展总是在克服传统模式或机械工艺中存在的不足。

1. 无创通气 包括持续气道正压(CPAP)和双水平气道正压(BiPAP)两种,也可认为是加温加湿高流量吸氧(HFNC)一种。CPAP是一种传

统的模式,在呼气末期对气道施加一个阻力即PEEP(呼气端的限压水柱、弹簧或球囊活瓣),通过按需流量或恒流增加吸气动力,缺点是并不增加吸气流量支持,对于需要吸气支持的就不合适了;BiPAP为"双水平气道正压",相当于PSV加用适当的呼气末正压(PEEP),CPAP包含在其中;其改进的目标非常明确,是通过PSV增加自主呼吸的通气(量及由此产生的压力),提供CPAP不同的通气量支持;但BiPAP高压相和低压相均不能进行自主呼吸,很明显不能在一次自主吸气中间再吸另一次气。BiPAP为有创机械通气模式,其不同在于依赖比例电磁阀,在高压相和低压相

均能进行自主呼吸。HFNC可以说是一种新的尝试,虽然看上去是为了克服了CPAP和BiPAP需要特殊面罩的问题,实际上其PEEP发生的机制不同,是通过高流量而在临床能更好地应用。

2. **有创通气**　有创通气有常频通气和高频通气。虽然2013年有研究显示高频通气在成人中应用作用是否定的,儿童中疗效不明确,但对新生儿则普遍认为是有效的,但是否与现有设备机械能(扬声器或鼓膜能量)不足有关尚缺少答案。对于常频通气的发展颇有规律,根据对容量、压力的管理,常频通气可以分为常规通气、双重通气和高级通气(闭环通气),见表8-18-1。

表 8-18-1　通气模式的不同特征

模式	功能特征	模式
常规通气	控制1个参数,1个参数随机变化 所有呼吸机都具备	A-CV(PCV、VCV) IMV-SIMV CPAP-BIPAP-APRV-PSV-SPONT PEEP,PAUSE,SIGH HFV,HFV+CMV,IRV
双重通气	控制1个参数,调节另1个参数 所有呼吸机都具备	PRVC(自动的PCV)、VG VAPSV VSV Autoflow Automode
闭环通气	高级(闭环)模式: (目标管理,同时调节2个参数) 某些呼吸机具备	MMV ASV PAV,Smartcare

可见,常规通气也就是我们普遍应用的定压、定容通气,已知定压通气时容量不稳定,同样定容通气的压力变化不稳定(均与呼吸系统阻力、顺应性有关),分别可以造成容量伤和压力伤。双重模式的出现,就是希望解决这个问题,通过采用控制一个参数,调节一个参数的思路,避免发生容量伤或压力伤;但是调节还是不完美的,就出现高级通气,这需要计算机技术和阀门技术发展,就是通过计算机完美监控,同时监测、调节压力和容量水平,得到容量水平的理想实现,达到良好的氧和二氧化碳交换目标,比如ASV是以O_2为目标,采用最小功Otis公式,实现拟合;PAV通过PSV压力的调整(时机上是容量与流速的调节)实现支持力度的倍增,这就类似空调恒温系统的闭环模式(有

时候双重也纳入闭环,其实还是不够闭环)。三类模式的根本都是满足良好的容量通气,通过限制或调节压力等参数,避免造成损伤来完成的。一个典型的例子就是双重通气的压力调节用量控制PRVC模式,通过控制容量,计算机自动不断微调压力水平,避免压力过大波动,但始终以实现容量为目标;而常规通气的PCV模式表面上是设定压力,实际上是通过手动不断调节PIP水平,以实现Vte,故而PCV是手动的PRVC,PRVC是自动的PCV。而ASV、PAV等模式,都是在满足容量的基础上,计算机自动调节PIP,达到通气量平衡来实现的。Smartcare也是结合了容量、压力和频率f,进行不断调整(表8-18-2、表8-18-3、图8-18-3)。

表 8-18-2　双重控制通气的概念总结

通气模式	际工作模式	调控的参数	目的
VAPS	PSV（或 PCV）	VCV 补充	保证 Vt
PRVC	PCV	PC	保证 Vt 和 VE
VSV	PSV	PS	保证 Vt 和 VE
AutoMode	VSV 或 PSV	VCV、PCV 或 PRVC 备用	尽量多用支持模式，以控制模式保安全

表 8-18-3　闭合环路通气的概念总结

通气模式	实际工作模式	调控的参数	目的
ASV	PSV 或 PSIMV	PS 或 PC	保证 VE 和理想 Vt
PAV	PSV	PS 与自主呼吸吸气压成比例	高度人机协调
ATC	PSV	PS＝导管阻力	电子拔管

　　一些病例没有自主呼吸或自主呼吸频率不足，但是呼吸功足够，故仅需要频率的协助，我们可以称之为"频率辅助"，同样，由于肌肉功能不足或气道阻力增加导致的呼吸功能不足，我们可以通过一定的气体容量支持，产生了一定的压力，我们可以称之为"压力支持"（实际上也是容量支持）；如果病人自主呼吸和肌肉做功（包括克服气道阻力），我们就不需要机械辅助，而采用自主呼吸了。自主呼吸是一种生理的功能，不同于压力和容量通气，采用的是正弦波通气，呼吸系统做功最小，对呼吸系统甚至心血管系统的损伤也最小，因此，撤机过程中，尽可能的扶持自主呼吸。

　　可见，通气模式的发展取决于对通气目标的实现和不良反应的控制，当然这需要机械工艺的发展（例如从机械阀发展到比例电磁阀），采集系统（例如流量传感器的发展和计算机技术的发展）（图 8-18-3）。

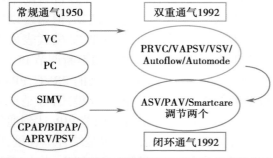

图 8-18-3　常规通气、双重通气和高级通气的发展史

（陆国平）

参考文献

1. 喻文亮，钱素云，陶建平. 小儿机械通气 [M]. 上海：上海科学技术出版社，2012.
2. ESTEBAN A, ANZUETO A, ALÍA I, et al. How is mechanical ventilation employed in the intensive care unit? An international utilization review [J]. Am J Respir Crit Care Med, 2000 May, 161 (5): 1450-1458.
3. 黎毅敏. 容量与压力控制通气模式的特点比较及其临床应用 [J]. 中华结核和呼吸杂志，2013, 36 (1): 69-71.
4. 中华医学会重症医学分会. 机械通气临床应用指南 [J]. 中国危重病急救医学，2007, 19 (2): 65-72.
5. 朱蕾. 机械通气 [M]. 4 版. 上海：上海科学技术出版社，2017.
6. 李峥，王荃，钱素云. 气道压力释放通气在儿童中的应用与研究进展 [J]. 中华儿科杂志，2016, 54 (1): 71-73.
7. 陆国平. 儿童急诊与重症医学临床技术 [M]. 上海：复旦大学出版社，2016.
8. KLINGENBERG C, WHEELER KI, MCCALLION N, et al. Volume-targeted versus pressure-limited ventilation in neonates [J]. Cochrane Database Syst Rev, 2017, 10: CD003666.
9. GRUBER PC, GOMERSALL CD, LEUNG P, et al. Randomized controlled trial comparing adaptive-support ventilation with pressure-regulated volume-controlled ventilation with automode in weaning patients after cardiac surgery [J]. Anesthesiology, 2008, 109 (1): 81-87.
10. SCHIRMER-MIKALSEN K, VIK A, SKOGVOLL E, et al. Neurocrit Care. Intracranial Pressure During Pressure Control and Pressure-Regulated Volume Control Ventilation in Patients with Traumatic Brain Injury: A Randomized Crossover trial [J]. Neurocrit Care, 2016, 24 (3):

332-341.

11. JOUVET P, EDDINGTON A, PAYEN V, et al. A pilot prospective study on closed loop controlled ventilation and oxygenation in ventilated children during the weaning phase [J]. Crit Care, 2012, 6 (3): R85.

12. FRANCOIS LELLOUCHE, LAURENT BROCHARd. Advanced closed loops during mechanical ventilation (PAV, NAVA, ASV, Smartcare)[J]. Best Pract Res Clin Anaesthesiol, 2009, 23 (1): 81-93.

13. 田庆玲, 陆铸今, 陆国平, 等. 适应性支持通气与传统指令通气治疗小儿呼吸衰竭的比较研究 [J]. 中国小儿急救医学, 2007, 14 (3): 215-217.

14. ALIVERTI A, PEDOTTI A. Mechanics of Breathing: New Insights from New Technologies [M]. 2nd Edition. Italia: Springer-Verlag, 2014.

15. GAY PC, HESS DR, HILL NS. Noninvasive proportional assist ventilation for acute respiratory insufficiency. Comparison with pressure support ventilation [J]. Am J Respir Crit Care Med, 2001, 164 (9): 1606-1611.

16. SUAREZ-SIPMANN F. New modes of assisted mechanical ventilation [J]. Medicina Intensiva (English Edition), 2014, 38 (4): 249-260.

17. BRANSON RD. Modes to facilitate ventilator weaning [J]. Respir Care, 2012, 57 (10): 1635-1648.

18. SINDERBY C, NAVALESI P, BECK J, et al. Neural control of mechanical ventilation in respiratory failure [J]. Nat Med, 1999, 5: 1433-1436.

19. SINDERBY C, BECK J. Proportional assist ventilation and neurally adjusted ventilatory assist—better approaches to patient ventilator synchrony [J]. Clin Chest Med, 2008, 29: 329-342.

20. SINDERBY C, BECK J, SPAHIJA J, et al. Inspiratory muscle unloading by neurally adjusted ventilatory assist during maximal inspiratory efforts in healthy subjects [J]. Chest, 2007, 131: 711-717.

21. BECK J, WEINBERG J, HAMNEGARDE CH, et al. Diaphragmatic function in advanced Duchenne muscular dystrophy [J]. Neurmascul Disord, 2006, 16: 161-167.

22. BECK J, BRANDER L, SLUTSKY AS, et al. Noninvasive neurally adjusted ventilatory assist in rabbits with acute lung injury [J]. Intensive Care Med, 2008, 34 (2): 316-323.

23. BECK J, EMERIAUD G, LIU Y, et al. Neurally-adjusted ventilatory assist (NAVA) in children: a systematic review [J]. Minerva Anestesiol, 2016, 82: 874-883.

24. ZHU L, XU Z, GONG X, et al. Mechanical Ventilation After Bidirectional Superior Cavopulmonary Anastomosis for Single-Ventricle Physiology: A Comparison of Pressure Support Ventilation and Neurally Adjusted Ventilatory Assist [J]. Pediatr Cardiol, 2016, 37: 1064-1071.

25. LIU L, LIU S, XIE J, et al. Assessment of patient-ventilator breath contribution during neurally adjusted ventilatory assist in patients with acute respiratory failure [J]. Crit Care, 2015, 19: 43.

26. BERGER D, BLOECHLINGER S, TAKALA J, et al. Heart-lung interactions during neurally adjusted ventilatory assist [J]. Crit Care, 2014, 18: 499.

27. JOUVET PA, PAYEN V, GAUVIN F, et al. Weaning children from mechanical ventilation with a computer-driven protocol: a pilot trial [J]. Intensive Care Med, 2013, 39 (5): 919-925.

28. BRANSON RD, JOHANNIGMAN JA, CAMPBELL RS, et al. Closed-loop mechanical ventilation [J]. Respir Care, 2002, 47 (4): 427-451.

第九章　呼吸机参数设置与调节

第一节　呼吸频率与吸气时间

对于机械通气患者进行呼吸支持和呼吸管理,是通过呼吸机参数的设置和调整来实现的。设置呼吸频率和吸气时间,在儿科,与儿童的生长发育阶段高度相关。

一、呼吸频率

机械通气呼吸频率(respiratory rate,RR)的设定,目的是在一个比较接近患者正常的生理值水平上,结合潮气量,获得一个理想分钟通气量,以供氧和排出二氧化碳。呼吸频率设定要同时考虑通气模式、患儿自主呼吸能力、潮气量大小、动脉血气二氧化碳分压水平等因素,进行频率辅助。

1. 呼吸频率初始设置　应接近该年龄阶段的正常呼吸频率,新生儿 30~40 次/min;婴幼儿 20~30 次/min;年长儿 15~20 次/min。辅助或支持模式:呼吸频率设置应根据患儿的自主呼吸能力的强弱进行调节,一般应低于生理频率,以便患儿可以自主触发更多的通气,更好地锻炼自主呼吸能力。

2. 病理状态　相同通气条件下潮气量的大小取决于肺的顺应性和气道阻力,对肺部正常的患儿,如药物过量、术后麻醉作用,给予的机械通气频率应接近或等于正常呼吸频率;对哮喘患儿及慢性阻塞性肺疾病患儿,气道存有梗阻,气道阻力大,呼吸频率根据相应年龄正常频率减少20%~30%;对慢性或急性限制性肺疾病,如肺纤维化或急性呼吸窘迫综合征,呼吸频率根据相应年龄正常频率增加 20%~30%。

3. 调节　进行机械通气半小时后,应进行动脉血气分析,根据动脉血二氧化碳的值调节呼吸频率。如 $PaCO_2$ 高于正常值,应增加呼吸频率以上调分钟通气量,反之应减小呼吸频率以下调分钟通气量。通常呼吸频率应较患儿实际呼吸频率少 2~3 次为宜,过高的呼吸频率会导致通气过度、人机对抗、产生气体陷闭和内源性 PEEP,反而影响通气;过慢的呼吸频率会导致通气不足和呼吸做功增加。呼吸频率需要根据病人的病情变化和动脉血气分析及时调整。

4. 高频通气的原理　与常频呼吸机原理不同,详见相关章节(第十四章)。

二、吸气时间

吸气时间(time of inspiratory,Ti)通常按照患儿的年龄初始设置。不同呼吸机的设置方法不同,有些呼吸机是直接设置吸气时间,有些呼吸机是通过调节呼吸周期、吸呼时间比来设置吸气时间。吸气时间应与患儿的生理值接近,新生儿 0.4~0.6s、婴幼儿 0.6~0.8s、年长儿 0.8~1.2s。吸呼气时间比是指 1 次自主呼吸或机械通气时,吸气时间和呼气时间的比值,吸呼时间比通常可以设置为(1:2)~(1:1.5)。该比值的调节,既要足够的吸气时间使气体在肺内分布均匀,又要足够的呼气时间使肺泡气充分排出。

时间常数(time constant,τ)是顺应性和阻力的乘积,反映肺泡充盈或排空所需时间。经过 3~5 倍时间常数,肺泡充盈或排空 95%~99%。因此时间常数是控制通气时调节呼吸频率和吸呼比的重要依据。

当低氧血症时延长 Ti 会增加气道平均压,增加氧的交换,改善氧合。但如果通气频率不变,必然减少呼出潮气量,引起气体陷闭、内源性 PEEP(PEEPi)增加。当延长吸气时间致 I:E ≥ 1 时,称之为反比通气,常用于 ARDS。应用反比通气时,虽然可以改善氧合,但亦会导致人机对抗增加、血流动力学影响及 PEEPi 增加。当二氧化碳潴留时延长呼气时间促进肺内二氧化碳排出,常用于哮喘患儿。

临床上呼吸频率的调节也会影响到呼吸时间相关参数，比如增快呼吸频率，会导致呼吸周期缩短，这个时候如果吸呼比参数不变时，吸气和呼气时间相应缩短，其中影响较大的是吸气时间，病人吸气时间不够，产生人机对抗，对呼气时间的影响主要表现为呼气不足，产生 CO_2 潴留和内源性 PEEP。

三、临床应用

实际临床工作中，关于如何结合具体病例设置呼吸频率与吸气时间参数，我们来举例说明：

病例：患儿男，6个月，体重8kg，咳嗽气促3天、加重伴反复青紫半天入院。入院查体面色发绀，呼吸急促，经鼻 CPAP 吸氧下仍有青紫；烦躁，呼吸困难，双肺湿啰音，胸片示支气管肺炎。入院诊断：重症肺炎、呼吸衰竭。

问题1：入院后首先应该进行哪项检查，如果需要机械通气，患儿初始机械通气的参数应该如何设置？

患儿目前最迫切的检查是血气分析，如果存在呼吸衰竭，需要进行机械通气。模式：压力控制下的同步间歇指令通气（PC-SIMV），FiO_2 60%、PIP $20cmH_2O$、PEEP $6cmH_2O$、RR 30 次/min。参数设置上，无论有没有肺部疾病，尽量使用低的潮气量，有利于减少肺损伤。呼吸频率调节时应与潮气量相结合，以保证一定的分钟通气量。SIMV通气时，可随着自主呼吸能力的不断加强而逐渐下调 SIMV 的辅助频率。吸呼气时间比（I/E）通常可以设置为（1:2）~（1:1.5）。初始吸气时间被设置为：Ti＝60s÷30÷（1+1.5）＝0.8s（30 是呼吸频率，60÷30 是每个呼吸周期2s，吸呼气时间比是 1:1.5，那么吸气时间就是 0.8s）。

问题2：通气30min后，行动脉血气分析示 pH 7.20，PO_2 78mmHg，PCO_2 65mmHg，BE −9.5mmol/L，Lac 1.9mmol/L，此时呼吸机应该怎么调整？

患儿诊断重症肺炎、呼吸衰竭，气管插管后，PCV 模式通气下，动脉血气分析示动脉血氧分压尚可，$PaCO_2$ 明显增高，存在呼吸性酸中毒，提示通气不足的可能。调节呼吸机应着重于增加分钟通气量，我们知道分钟通气量 MV＝f×Vt，我们可以上调通气频率或是潮气量。首先，我们看该患儿的潮气量，一般目标潮气量是 6~8ml/kg，PCV 模式下，潮气量和气道峰压有关，如果患儿的潮气量偏低，应该先通过上调 PIP，达到目标潮气量。还可以上调的参数是呼吸频率，该病例中，患儿6月龄，目前呼吸频率设置为 30 次/min，根据患儿所处的年龄段及所患基础疾病，我们可以上调呼吸频率至 35 次/min。如果该患儿没有自主呼吸，一个呼吸周期是 1.7s，PC 模式下吸气时间已被设置为 0.8s，那么实际的吸呼气时间比是 1:1.125（吸气时间 0.8s，呼气时间 0.9s），在呼吸频率增加的情况下，我们不要忘了适当缩短吸气时间。

【专家点评】

应根据不同的疾病采取不同的呼吸频率，在 ARDS 等限制性通气功能障碍疾病时，可采用较快的频率辅以小潮气量通气，有利于保护肺组织和减少心血管系统的不利影响；在 ARDS 时，可适当缩短 I/E，甚至采用反比通气，使吸气时间延长呼吸时间缩短，平均气道压升高，有利于改善氧合。但过高的平均气道压会对血流动力学产生影响，并且产生难以协调的人机对抗，可以使用镇静剂或肌松剂。而哮喘等阻塞性通气障碍，可以采用较慢的呼吸频率，适当延长呼气时间，减少气体陷闭和内源性 PEEP，促进二氧化碳的排出。呼吸机可以测量呼气时间常数，理想的呼气时间是 3~5 倍呼气时间常数。

（时 珺 李 灼）

第二节　压力相关参数

一、压力相关参数

主要用于压力辅助，常用压力相关的参数见表 9-2-1。

1. **吸气峰压（PIP）** 该参数是压力控制通气时根据气道阻力和肺顺应性进行设定。初设可根

表 9-2-1　常用压力相关的参数

	压力控制通气	容量控制通气	压力支持通气
设置	吸气峰压		压力支持水平
	呼气末正压	呼气末正压	呼气末正压
测量	吸气峰压	吸气峰压	吸气峰压
	平均气道压	平均气道压	平均气道压
	呼气末正压	呼气末正压	呼气末正压
	内源性呼气末正压	内源性呼气末正压	内源性呼气末正压
		平台压	

据临床设定,肺内轻度病变 15~25cmH$_2$O、中度病变 25~30cmH$_2$O、重度病变>30cmH$_2$O,并根据是否达到目标潮气量进行调节或设定为定容通气下的平台压。定容模式下的 PIP 取决于潮气量的设置、流速、气道阻力、肺顺应性等因素。定压模式下直接进行压力设置,以潮气量为目标,由低到高调节,每次调节以 1~2cmH$_2$O 为一个台阶,避免造成气压伤,一般不应超过 30cmH$_2$O。

2. **呼气末正压(PEEP)**　在呼气末给气道施加一定的压力,可以保持肺泡开放状态,防止肺泡萎陷,这就是我们通常所说的呼气末正压,即外源性 PEEP。理论上,PEEP 应选择最佳 PEEP,即能够获得最大的肺顺应性、最小的肺内分流、最低氧浓度时的最低 PEEP。一般认为 6cmH$_2$O 以下为低水平,6~15cmH$_2$O 为中水平,15cmH$_2$O 以上为高水平。不同疾病 PEEP 的选择不同。

3. **压力支持水平(PS)**　压力支持通气,可以在 SIMV+PSV 模式、PSV 模式中体现。压力支持通气预设的压力即为压力支持水平,目标是提供合适的辅助通气使自主呼吸潮气量达标,自主呼吸频率在合适范围［正常频率±(20%~30%)］。设置压力支持水平主要是对抗系统阻力,一般根据气管插管管径设定为 5~8cmH$_2$O,管径越细 PS 越高,也可以设置为容量控制通气时的峰压减去平台压。

4. **平均气道压(mean airway pressure,MAP)**　平均气道压是决定氧合作用的因素,提高 MAP 有利于改善氧合。该参数不需要设定,通常由呼吸机根据吸气流速、吸气峰压、吸呼气时间比和 PEEP 自动计算出。MAP=PEEP+(PIP−PEEP)×Ti/(Ti+Te),由公式来看 PIP、PEEP 和 Ti 的增高均

可使 MAP 增高。MAP 增高可使肺泡扩张,改善氧合。但 MAP 越高,发生气压伤的风险相对越高,并且过高的 MAP 增加胸腔内压,影响静脉回流,使心输出量降低。

5. **平台压(plateau pressure,P$_{plat}$)**　平台压代表肺泡内压,与肺损伤密切相关。定容模式下吸气后期,吸气阀和呼气阀保持关闭时相对恒定的管路压力,持续时间一般设置为呼吸周期 10%。平台压可使肺泡持续扩张,改善通气血流比例,改善氧合。在肺保护性通气策略中要求低平台压,限制在 30cmH$_2$O(28~32cmH$_2$O)。定压模式近似于 PIP。

6. **内源性 PEEP**　内源性 PEEP 源于分钟通气量过高、呼吸时间过短、气道阻力升高。当肺泡气体排空不完全,产生气体陷闭,呼气末期肺泡开口压力高于气道压力,此时的呼气末压称为内源性正压力的状态或内源性 PEEP。当患者的呼气时间比分配的呼气时间长时,就会发生这种情况(如阻塞性肺疾病)。内源性 PEEP 虽然可以降低左心负荷但却增加了呼吸做功,因为呼吸机上的病人必须产生更大幅度的呼吸才可以触发呼吸机产生呼吸支持;另外还易引起气压伤、压迫肺循环,此时可以采用延长呼气时间的方法来克服内源性 PEEP,也可以通过降低 RR 来实现,但这样会增加 CO$_2$ 潴留的风险。

7. **跨肺压**　是指肺内压与胸腔内压之差,是扩张和收缩肺的压力,主要与肺顺应性有关。正压通气时吸气末肺泡压为平台压,呼气末肺泡压为呼气末正压。临床常通过监测食管压来间接反映胸腔内压的变化,吸气末跨肺压即为平台压与吸气末胸腔内压之差,呼气末跨肺压为呼气末正压与呼气末胸腔内压之差。在 ARDS 患儿适宜的 PEEP 是使呼气末跨肺压在 0~10cmH$_2$O,吸气末跨肺压<25cmH$_2$O 的 PEEP,有效预防肺泡过度膨胀。详见第十一章。

8. **驱动压**　是指克服肺的弹性阻力和气道阻力,完成吸气和呼气所需压力,反映的是机械通气过程中跨呼吸系统静态压力的增加程度。当无自主呼吸时驱动压为 P$_{plat}$-PEEP,即 Vt/C$_{rs}$。在 ARDS 研究中发现驱动压控制在 15cmH$_2$O 以内和较好的临床预后相关。上述驱动压是气道驱动压是跨胸腔内压力的变化值,反映了整个呼吸系统顺应性的变化情况。而跨肺驱动压是吸气末跨肺压与呼气末跨肺压之差,与肺损伤更加密切相

关,详见第十一章。

9. **应力与应变** 应力是扩张肺组织的直接作用力,即跨肺压。应变是在应力作用下肺组织发生的形变,即呼吸过程中肺容量的改变量与参照肺容量的比值。一般采用功能残气量作为参照容量。小潮气量通气目的就是降低应变,减少非生理性应变(呼吸机)所致肺损伤。详见第十一章。

二、临床应用

病例:患儿男,6月龄,体重8kg,咳嗽气促3天、加重伴反复青紫半天入院。入院查体:面色发绀,呼吸急促,经鼻CPAP吸氧下仍有青紫,烦躁,呼吸困难,双肺湿啰音,给予气管插管、机械通气,使用PC模式:FiO_2 60%、PIP(=PC+PEEP)20cmH$_2$O、PEEP 4cmH$_2$O、呼吸频率35次/min、I:E(吸呼气时间比)为1:1.7。

问题1:压力控制模式需设置的主要参数有哪些?有什么特点?

压力控制通气(PCV)模式是预置压力控制水平:吸气开始后,呼吸机提供的气流很快使气道压达到预置水平,之后送气速度减慢以维持预置压力到吸气结束,呼气开始。需要调节的参数有:FiO_2、压力控制水平(PIP、PEEP)、RR、I/E。其特点是吸气流速特性(减速波)使峰压较低,能改善气体分布和V/Q,有利于气体交换。潮气量与预置压力水平和胸肺顺应性及气道阻力有关,需不断调节压力控制水平,以保证适当水平的潮气量。应用:通气功能差,气道压较高的患者;ARDS患儿;新生儿、婴幼儿;补偿漏气。

问题2:该患儿1h后胸片提示肺炎,右下肺实变,气管插管位置T$_2$下缘;动脉血气分析提示pH 7.20,PCO$_2$ 66mmHg,PO$_2$ 65mmHg;呼吸机监测潮气量40ml。这时我们应该如何调整呼吸机参数?

主治医师查看患儿后:患儿体重8kg,目前呼吸机检测潮气量示40ml,血气分析示CO_2潴留。我们知道分钟通气量由潮气量及通气频率决定,目前机械通气频率为35次/min,与该年龄段儿童生理值接近,可考虑通过增加潮气量来增加分钟通气量。压力控制模式下,潮气量由通气压力及患者的肺顺应性决定,我们以增加潮气量到6~8ml/kg为目标调高PC,每次上调2~3cmH$_2$O,观察潮气量(如逐步调节到PIP 25cmH$_2$O,呼吸机潮气量监测为50~60ml,达到我们的目标潮气量,注意限制PIP低于28~30cmH$_2$O)。我们还注意到,目前患者在FiO_2 60%的情况下,血氧分压偏低,为了改善氧合,在吸入氧浓度偏高的情况下,我们可以试着增加MAP。本例中PEEP 4cmH$_2$O,可以以每次1~2cmH$_2$O上调,注意氧合或呼吸系统顺应性,滴定适当PEEP。

【专家点评】

患儿处于疾病进展期,存在Ⅱ型呼吸衰竭,PaO_2/FiO_2低于200,中重度低氧血症,可以不保留自主呼吸,采用压力控制通气;在参数调节时需监测潮气量是否达到目标,限制PIP低于30cmH$_2$O,监测MAP,计算OI,决定是否需要更高级呼吸支持;监测内源性PEEP,避免气体陷闭加重二氧化碳潴留。当病情逐渐恢复,吸气压力支持(PS)和呼气末正压(PEEP)均可单独或与其他呼吸机模式一起联合应用。CPAP也被认为是一种撤机通气模式,因为患儿通常处于这种情况下,才可以确定他们是否有理由或有能力进行拔管。

(时珺 李灼)

第三节 容量相关参数

一、潮气量

机械通气容量控制通气时需要设置潮气量(tidal volume,Vt),由管路无效腔通气量、生理无效腔通气量和肺泡有效通气量组成。生理性无效腔包括解剖无效腔和肺泡无效腔,而机械无效腔包括连接管容积形成的静态无效腔和正压通气下气体被压缩和管路扩张停留在管路的动态无效腔。现代呼吸机有顺应性补偿功能,启动后可使患儿获得几乎全部设定容量。应注意的是潮气量

（或分钟通气量）不是肺泡通气量，是全肺通气量。

定容通气直接设置潮气量，定压通气则通过调节 PIP-PEEP 来达到目标潮气量，主要观察监测界面的潮气量进行 PIP 调节。机械通气时儿童常用的潮气量推荐剂量是 6~10ml/kg，过小可能导致通气不足，过大也容易引起呼吸机相关性肺损伤和气压伤。为了避免呼吸机相关性肺损伤，ARDS 多采用小潮气量肺保护性通气策略。ARDS 患儿中潮气量设置为 6~8ml/kg，如果在临床实践中出现漏气及机械无效腔增加时（无顺应性补偿），也可以根据血气情况将潮气量调整至 8~10ml/kg。设置潮气量时，一般控制平台压 ≤30cmH$_2$O（驱动压 ≤15cmH$_2$O），以避免产生气压伤。2015 年"儿童急性呼吸窘迫综合征：小儿急性肺损伤共识会议推荐"指出 ARDS 患儿目标潮气量设置在等于或低于生理潮气量范围内：呼吸系统顺应性好者为 5~8ml/kg；呼吸系统顺应性差者为 3~6ml/kg。而有专家提出"超"保护性肺通气策略中超小潮气量通气（≤4ml/kg，一般在 2~4ml/kg）。

潮气量大小还与以下因素有关：通气功能、氧合状态、气道阻力、肺顺应性及肺气漏等。呼吸机监测潮气量分为吸入潮气量（Vti）和呼出潮气量（Vte）。吸入潮气量是呼吸机传输到患儿肺内的潮气量，由吸气流量传感器测量计算得出；呼出潮气量是指从患儿肺内呼出的潮气量，由呼出流量传感器测得。临床工作中出现 Vte<Vti 时，常见原因为：①漏气，包括气管插管处漏气、管路漏气、气胸等。漏气可导致通气不足，且易引起误触发。临床通过带囊气管插管、检查管路连接、检查患儿等解决问题。②气体陷闭：由于气道阻力存在，当呼气时间太短，呼气不充分。临床注意调整呼吸频率、呼气时间。③流量传感器测量误差：吸气和呼气流量传感器等灵敏度不一，需注意自检与定标测试。机械通气时常参考 Vte。

二、分钟通气量

分钟通气量（minute volume，MV）是每分钟进或出肺的气体总量，与潮气量和呼吸频率有关，即 MV=Vt×RF，对机体整体来说，通气量更反映生理。临床工作中，通过设置潮气量和呼吸频率而不需要特殊设置分钟通气量。当机械通气时出现通气过度或不足时，可以通过调节分钟通气量来调节，使 PaCO$_2$ 维持在正常范围。PaCO$_2$ 偏高时提示通气不足，调高潮气量或 / 和呼吸频率，PaCO$_2$ 偏低时提示通气过度，降低潮气量或 / 和呼吸频率。注意分钟通气量不等于肺泡通气量，最终目的是实现有效的肺泡通气量。

值得关注的是在分钟通气量相同的条件下，浅快呼吸有效通气量小。举例：假定患儿无效腔量 50ml，当潮气量 100ml，呼吸频率 40 次 /min 时，有效通气量为（100-50）×40＝2 000（ml）；当潮气量 200ml，呼吸频率 20 次 /min 时，有效通气量为（200-50）×20＝3 000（ml）。

三、流量

流量可分为主供气流量和偏流（bias flow），主供气流量大小设置主要是保证通气压力和容量恒定。过大会导致吸气压力上升过快，患儿不舒适，产生人机对抗；过小会导致供气量不足，患儿主动补吸气，同样表现为人机不同步。为满足不同模式和患儿舒适度的需要，呼吸机供气流速设计成不同的波形（图 9-3-1）。偏流为呼气相给出的供气管道气流，以清除管道二氧化碳并为流量触发提供背景气流，一般设定在 5L/min 左右。

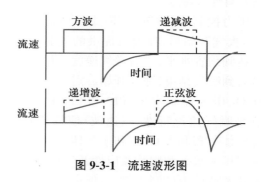

图 9-3-1　流速波形图

四、流速和流速波形特点

流速是指呼吸机在单位时间内在两点之间输送出气体的速度，单位是 cm/s 或 m/s。流量是指每单位时间内通过某一点的气体容量，单位是 L/min 或 L/s，而临床上流速、流量经常混用。流量 - 时间曲线是反映呼吸机送气气流流量随时间而变化的曲线，其中横坐标代表时间（t），单位为秒（s）；纵坐标代表流量，单位是 L/min。根据吸气相流量不同，可将流量波形分为方波、递减波、正弦波、减速波（图 9-3-1）。方波常见于容量控制通气，吸气流量恒定，吸气时气体进入肺内速度不变。递减波常见于压力控制通气，吸气流量在吸气初期达到最大值，随后在吸气过程中逐渐降低，相比于方波降低气道峰压，增加平均气道压，有助于气体分布更均匀，改善气体交换。正弦波常见于自主呼吸。

流量 - 时间曲线（flow-time curve）可以判断吸气和呼气时间设置是否合理：根据吸气末流量是否为 0 判断，若不为 0，则为吸气时间设置太短；根据呼气末流量是否为 0 判断，如未回到 0，则为存在气体陷闭所致内源性 PEEP，可通过延长呼气时间纠正。当呼吸机回路中存在漏气时，由于持续气流，导致流量基线高于正常位置（详见第二十章）。

五、临床应用

呼吸机应用中，与容量相关的通气模式有辅助控制通气（ACMV）或控制通气（CMV）：当设定最低潮气量（Vt）和呼吸频率后，每次呼吸时，呼吸机都会提供设定的潮气量，辅助控制通气目标是最大程度减少患者呼吸做功。但是，当患儿呼吸需求改变时，容易发生人机对抗。临床上容量参数也可以应用于同步间歇指令通气（synchronized intermittent mandatory ventilation，SIMV），其目的是让患儿在强制呼吸之间进行自主呼吸，该模式下呼吸机会创建一个"时间窗口"，这是呼吸机响应患者自发呼吸的时间。如果患者在此时间窗之外触发，则允许患者锻炼自主呼吸；如果患者在时间窗口未能启动自主呼吸，呼吸机会按照预设值提供呼吸支持，该呼吸模式是目前临床广泛应用的模式。

> 病例：患儿男，3 岁，高热，频繁抽搐 2 天，意识不清半天入院。外院 CSF：细胞数 $95×10^6/ml$，LN 92%；心电监护 SpO_2 89%；HR 150 次 /min；RR 13~35 次 /min；BP 143/89mmHg。入院时神志不清，面色差，呼吸节律欠规则，瞳孔等大等圆 1mm，对光反射不明显，颈稍抵抗，两肺可闻及喉鸣音及痰鸣音；腹软，肝脾肋下无肿大，膝腱反射亢进，巴宾斯基征阳性。入院后呼吸困难进行性加重，三凹征明显，RR 62 次 /min，头罩吸氧下经皮测血氧饱和度为 92%。常规处理：吸氧，建立静脉通路，镇静，脱水，补液支持，抗感染，治疗过程中患儿突然发生呼吸停止，予以插管机械通气。

问题 1：患儿的可能的诊断是什么？你比较担心的体征有哪些？抢救时呼吸机模式应该如何选择？

患儿发热抽搐，意识不清，查体瞳孔对光反射迟钝、颈抵抗、巴宾斯基征阳性，结合外院脑脊液检查结果，考虑病毒性脑炎。同时，患儿 SpO_2 89%，可能存在呼吸衰竭，结合患儿这次患病，中枢性呼吸衰竭可能性大。比较担心的体征是查体时发现患儿呼吸节律不规则，这是脑干受累的表现，随时可能发生呼吸停止。抢救时，患儿没有自主呼吸，所以应该选择的呼吸模式是容量控制通气，初始相关参数设置如下：潮气量 110ml（约 8ml/kg）、呼吸频率 25 次 /min、吸入氧浓度 40%、吸呼气时间比 1∶1.5、PEEP 4cmH$_2$O。患儿目前肺部正常，主要是呼吸节律改变，故给予常规呼吸支持即可，关键是频率支持。

问题 2：如果患儿经过有序治疗，出现自主呼吸，呼吸模式如何调整？不同呼吸模式的特点有什么不同？

当病人出现自主呼吸时，我们可以选择容量控制下的同步间歇指令通气（SIMV）。此时参数调整如下：潮气量 110ml、呼吸频率 15 次 /min（总频率目标 25 次 /min）、吸入氧浓度 40%、吸呼比 1∶1.5、PEEP 4cmH$_2$O。根据血气分析 O_2 和 CO_2 水平进行逐渐降低通气支持。

模式选择：容量控制通气能保证潮气量的供给，完全替代自主呼吸，有利于呼吸肌休息；但易发生人机对抗、通气不足或通气过度，不利于呼吸肌锻炼。控制通气主要用于中枢或外周驱动能力很差或心肺疾病严重的患儿，需要提供最大的呼吸支持，以减少氧耗量。而同步间歇指令通气特点是在提供机械呼吸支持的同时，允许患者发挥自主呼吸功能，这样既可以锻炼患者的自主呼吸又可以减少人机对抗的发生。

【专家点评】

在 PICU 中应该根据患儿的病情及时调整呼吸机参数，该患儿初始没有自主呼吸，所以选择控制通气，但是当患儿出现自主呼吸时，应该及时切换到 SIMV 模式，或 SIMV+PSV，再逐渐下调 SIMV 支持频率，切换至 PSV。其间避免出现人机对抗和过度通气。

（李 灼 肖 岳）

第四节　触发相关参数

一、概述

呼吸机是一种通过增加近端气道压力在一定时间内输送气流的机器,该过程最终达到所要输送的目标潮气量。触发参数通常以触发灵敏度(sensitivity)或触发水平(trigger)来表示,人工设置触发相关参数在某一水平,按照患者自主吸气尝试达到设定的触发灵敏度,通过压力或流量的改变触发呼吸机释放吸气流量称为压力触发或流量触发。

二、呼吸的剖析

呼吸是一个周期性事件,由吸气和呼气的反复循环组成(图 9-4-1)。每次呼吸定义为一个吸气开始到下一个吸气结束,可以分为四个部分,称为相位变量。各个阶段变量确定吸气开始的时间(触发)、吸气期间的流量(目标)、吸气结束的时间(周期)以及呼气期间的近端气道压力(基线)。

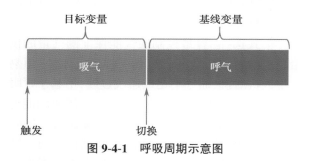

图 9-4-1　呼吸周期示意图

婴儿和儿童设置呼吸机触发可能是一项挑战。许多婴儿和小龄患儿由于呼吸肌相对较弱而难以触发呼吸机。因此,流量触发通常比压力触发更可取。在小龄患儿无法产生足够的压力来触发呼吸机的情况下,流量触发可以提高呼吸机的灵敏度。小部分虚弱的婴儿可能需要流量触发低于 0.5L/min。但是,自动触发或者说“误触发”可能会带来风险,尤其是在气管导管周围出现泄漏的情况下。尽管不常见,但无套囊的气管插管仍广泛用于各种临床情况中,这些导管周围的空气泄漏可能会变化很大。大量漏气的患儿可能需要更高的流量触发装置(最高 2.0L/min),才

能维持临床目标并实现气体交换目标而无须自动切换。

三、触发

触发变量确定何时启动吸气。呼吸可以通过呼吸机触发,也可以通过患者触发。呼吸机触发的呼吸将时间用作触发变量。病人触发的呼吸是通过病人的呼吸努力开始的,利用压力或流量作为触发变量。

(一)时间触发

通过触发时间,呼吸机会在自上一次呼吸开始以来经过一段设定的时间后开始呼吸。设置时间触发的最常见方式是设置呼吸频率(时间 = 1/ 频率)。例如,将呼吸机的呼吸频率设置为 12 次 /min 等同于将时间触发器设置为 5s,因为每 5s 呼吸 1 次将导致每分钟呼吸 12 次。当通过时间触发器启动呼吸时,该呼吸被归类为呼吸机触发或控制呼吸。

(二)患者触发

呼吸机可检测由于患者呼吸而导致的回路压力和流量变化,以压力变化为参照的触发为压力触发(pressure trigger),以流量变化为参照的触发为流量触发(flow-trigger)。当患者进行吸气时,膈肌和吸气肌收缩,降低胸膜压力,最终降低近端气道压力。降低的气道压力沿呼吸机管道传输并由呼吸机进行测量。如果设置了压力触发器,并且呼吸机测得的近端气道压力降低幅度大于设置的压力触发器,则呼吸机将开始送气(图 9-4-2)。病人开始吸气前吸气阀和呼气阀均关闭,呼吸回路中无气流;当病人出现自主呼吸尝试,呼吸回路内的压力下降,且患者的吸气尝试越强,气道内压力下降越明显,达到触发值,即触发呼吸机给予 1 次通气(图 9-4-2)。压力触发一般设置 $-3\sim-1cmH_2O$。但当加用呼气末正压(PEEP)或病人气道内存在内源性呼气末正压(PEEPi)时,应将触发灵敏度设于 PEEP(或 PEEPi)减去 $1.5cmH_2O$ 水平。

流量触发,在呼气(基线)阶段,连续量的气体从呼吸机的吸气支路流向呼吸机的呼气支路。

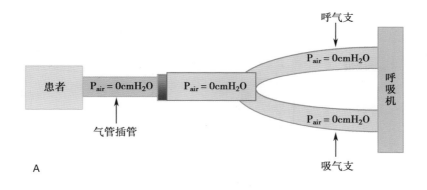

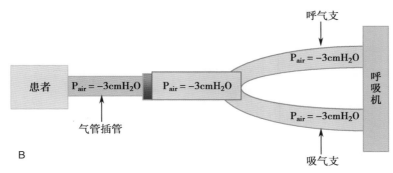

图 9-4-2　压力触发机制的呼吸回路
A. 假设未添加外部呼气末正压,则基线时呼吸回路中的压力为 $0cmH_2O$;
B. 患者的吸气努力会导致患者的近端气道压力降低,从而导致呼吸回路的气道压力降低,这可由呼吸机检测到。在此示例中,呼吸回路中的压力降低了 $3cmH_2O$;P_{air}= 近端气道压力。如果将压力触发阈值设置为 $3cmH_2O$ 或更低,则这种吸气努力将触发呼吸机进行呼吸。

此流量由呼吸机连续测量。没有任何患者的吸气努力的情况下,通过吸气支离开呼吸机的气流应等于通过呼气支返回呼吸机的气流。患者的吸气过程中,部分流量将进入患者体内而不是返回呼吸机,并且呼吸机将检测到进入呼气支的流量减少。如果返回呼吸机的流量减少量超过设定的流量触发条件,呼吸机将开始呼吸并进行呼吸(图 9-4-3)。流量触发中,呼吸机从吸气阀至呼气阀,始终输送一个慢而恒定的持续气流,称作偏流(bias flow)。呼吸回路入口和出口设有流速传感器,由计算机量两端的流速差值,若病人无自主呼吸,呼吸回路的入口和出口的气流(偏流)速度相等;当病人出现自主呼吸尝试,一部分气流将流向病人端,呼吸机回路的入口和出口出现气流量的差值,且该差值随着病人自主呼吸增强而增大,当差值达到预设水平,即触发呼吸机送气。流量触发一般设置 2~5L/min。流量触发灵敏度数值越大,越不容易触发呼吸机。

当通过压力或流量触发装置开始呼吸时,该呼吸被归类为患者触发或辅助的呼吸。患者只能在呼气(基线)阶段触发呼吸机。呼吸开始后,患者在吸气期间的呼吸努力不会触发另一次呼吸。

(三)辅助控制

现代呼吸机将患者触发(辅助)和呼吸机触发(控制)组合在一起,称为辅助控制(A/C)的混合触发模式。通过这种混合触发,既可以设置控制呼吸频率(时间触发),也可以设置压力或流量触发。如果在没有患者触发呼吸的情况下经过了时间触发设置的时间,呼吸机将启动"控制"呼吸。但是,如果患者在经过时间触发器之前通过压力或流量触发器触发了呼吸机,则呼吸机将启动"辅助"呼吸,并且时间触发时钟将重置。重要的是要注意,在时间触发的"控制"呼吸和患者触发的"辅助"呼吸之间,呼吸的其他特征(即目标,周期和基线)没有差异。"辅助"和"控制"分别描述了呼吸是由患者触发还是由呼吸机触发。

许多呼吸机会指示每一次交付的呼吸是"控

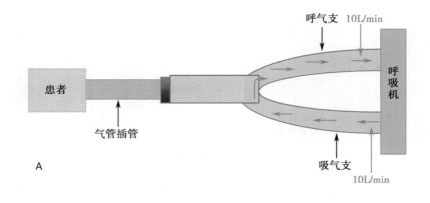

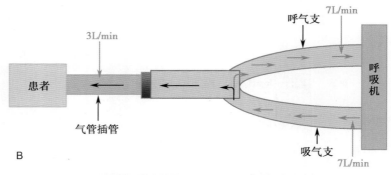

图 9-4-3 流量触发机制的呼吸回路
A. 持续不断的气体从呼吸机的吸气支路流向呼气支路。在此示例中,连续气流为 10L/min;B. 患者的吸气努力会导致部分气流进入患者体内,而不是返回呼吸机。在此示例中,有 3L/min 的流量进入患者体内,导致返回呼吸机的流量减少了 3L/min。如果流量触发阈值设置为 3L/min 或更小,则这种吸气努力将触发呼吸机进行呼吸。

制"呼吸还是"辅助"呼吸,通常在显示屏上闪烁"A"或"C"。此外,通过检查呼吸机屏幕上的压力曲线,也可以确定所交付的每一次呼吸是"控制"呼吸还是"辅助"呼吸。患者触发的"辅助"呼吸将在吸气之前在压力曲线上产生负偏斜,而时间触发的"控制"呼吸则不会。用于患者触发的呼吸的压力描记的向下偏移反映了患者的吸气努力,从而导致近端气道压力降低(图 9-4-4)。

呼吸机的实际呼吸频率将取决于时间触发的控制频率与患者的吸气努力之间的关系。假设患者的固有呼吸模式是规律的,则如果将时间触发设置为控制速率为 10 次 /min(每 6s 呼吸 1 次),并且患者吸气强度为 20 次 /min(每 3s 呼吸 1 次),则所有呼吸将为"辅助"呼吸,因为患者将在时间触发经过之前触发呼吸机。因此,实际呼吸频率将是 20 次 /min。在这种情况下,如果患者每 3s 继续触发呼吸机,则将呼吸机的控制呼吸频率从 10 次 /min 增加到 15 次 /min(将触发时间从 6s 减少到 4s)不会对呼吸频率产生影响。但是,

将设置的呼吸频率提高到 20 次 /min 以上(将触发时间减少到 3s 以下)将导致所有呼吸都是时间触发的控制呼吸。设定的时间触发呼吸频率本质上是"备用"频率,如果患者未以高于备用频率的频率触发呼吸机,则呼吸机将以设定的备用呼吸频率进行时间触发的控制呼吸。

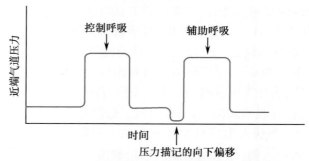

图 9-4-4 压力描记显示呼吸机触发的"控制"呼吸和患者触发的"辅助"呼吸
气道近端压力绘制在垂直(y)轴上,时间绘制在水平(x)轴上。请注意,在进行辅助呼吸之前,压力描记中的向下偏移,表明患者的吸气努力触发了呼吸机,向下偏移与病人吸气触发力量大小呈正比。

举例：假设呼吸机显示都是 20 次 /min，设定的最低频率都是 10 次 /min，A/C 模式下这 20 次都是病人触发的强制通气（patient-initiated mandatory breath，PIMB）。即 A，没有 C；20 次 /min 时呼吸周期是 3s，最低频率 10 次 /min 的周期是 6s，病人每次触发都在呼吸机启动的强制通气（ventilator-initiated mandatory breath，VIMB）之前发生，因此就都是 A（图 9-4-5）。需要补充的是：无论是 CV 还是 AV（不可调性辅助），控制或同步通气；患者均不能进行任何自主的负压呼吸（AMV 只能使呼吸同步化）；AV 节约做功的 70%，有利于呼吸肌休息。

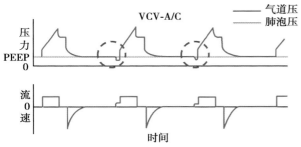

图 9-4-5　容量控制通气下辅助 / 控制通气的压力 - 时间曲线和流速 - 时间曲线

大多数呼吸机显示实际呼吸频率。如果实际呼吸频率高于时间触发的"控制"呼吸频率，则必须存在患者触发的"辅助"呼吸。对于呼吸方式不规则的患者（患者吸气之间的时间间隔不同），可以将患者触发的"辅助"呼吸与时间触发的"控制"呼吸结合起来使用。

四、两种触发方式的比较

目前流行的呼吸机多同时具有流量和压力两种触发方式。一般来说流量触发，同步性好，灵敏度高；压力触发，同步性差，灵敏度低。流量触发的性能要比压力触发要好，在临床上的应用也更加频繁，主要体现在两个方面：①触发延时更小，压力下降更小。由于流量触发有一个基础偏流，患者在想吸气时随时就有流量供患者吸入，因此相对压力触发其能够更快地提供气体流量。主要体现在触发延时更小，同时气道内压力下降也更小。②患者吸气触发呼吸功更小：由于流量触发能够更快地为患者提供流量，且气道压力下降较小，因此患者的呼吸功也比较小，这也表明流量触发模式下机械通气治疗效果更好。

五、呼气触发灵敏度

机械呼吸机呼吸可分为两部分：吸气阶段和呼气阶段。吸气结束时，气流停止，吸气转换为呼气。从吸气阶段到呼气阶段的过渡点称为"切换"。只是，当气流从机械呼吸机停止并开始呼气时，吸气阶段切换到呼气。机械呼吸机上的许多设置都会引起切换，例如预设的容量、时间和流量。切换也被称为"呼气触发"、"吸气终止标准"和"吸气终止"。换言之，呼吸机怎么知道患者在呼气呢？答案就是呼气触发。呼气触发灵敏度（expiratory trigger sensitivity，ETS）和吸气触发灵敏度一样，也是呼吸机的一个关键参数。所有机械呼吸机的呼吸类型均由切换变量控制。四个变量用于确定何时切换为呼气：压力、时间、容量和流量。目前，流量切换受到广泛关注，并且已成为众多临床研究的主题。归因于普遍采用自发呼吸模式，例如压力支持通气（PSV）。在 PSV 期间，患者既触发又切换呼吸。传统意义上，固定 PSV 呼吸切换在一定的峰值吸气流量百分比时，这意味着当患者的吸气流量降低到预定水平（历史吸气峰值流量的 25%）时，吸气将切换进入呼气（图 9-4-6）。

对于给定的潮气量，呼气流速的波形由患者的力学特性（即呼吸努力、阻力和顺应性）确定，因此，不同患者之间及每次呼吸之间的差异很大。峰值流量的固定切换阈值百分比将导致在切换时产生较大范围的流量变化，从而提供了一种"全能"的策略。由于该固定标准，并且缺乏调整以使切换适应可变的患者状况，此固定的切换标准（流量百分比）受多种因素影响，包括呼吸系统的时间常数、压力支持水平以及呼气结束时可能残留的吸气量等。比如呼气时间常数长的疾病如哮喘患者，ETS 应选用较高值。而呼气时间常数短的疾病如 ARDS 患者，ETS 应选用较低值。

PSV 流量切换阈值可调节，并且流量切换设置具有各种商标名称（表 9-4-1），各种呼吸机的流量切换标准不同，峰值流量的范围为 1%~80%。

目前，尚无循证指南来指导调整切换。现有证据表明，呼气触发灵敏度调节幅度为 ±5%，同时观察呼吸机波形、患者的呼吸努力和潮气量。建议的优化切换流程是：①切换到 PSV 模式；②在观察波形曲线和患者的同时，调整切换

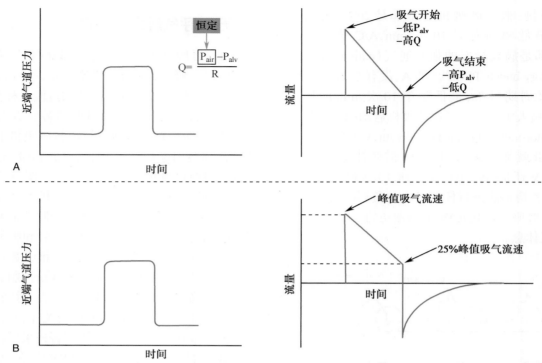

图 9-4-6　流量切换波形图

A. 压力目标模式下的压力 - 时间和流量 - 时间曲线,显示减速斜坡流量曲线。在以压力为目标的模式下,吸气阶段近端气道压力恒定。当空气充满肺泡时,肺泡压力升高。假设阻力没有明显变化,随着吸气的进行,流量减小,从而产生减速的斜坡流量波形。B. 以压力为目标的流量切换模式下的压力 - 时间和流量 - 时间曲线。在以压力为目标的模式下,吸气流量在吸气开始时最高,随着吸气持续而下降。通过流量切换,一旦流量下降到吸气峰值流量的设定百分比(本例中为 25%,ETS 呼气触发灵敏度),吸气就会终止。P_{air},近端气道压力;P_{alv},肺泡压力;Q,流量;R,阻力。

表 9-4-1　某些常见呼吸机机上的流量切换标准

呼吸机型号	流量切换范围 /%	临床名称
Engström	5~50	EndFlow
Newport E500	5~55	Expiratory Threshold
Puritan Bennett 840	1~45	Esens
Respironics V200	10~80	Ecycle
Servo-i	10~70	Inspiratory Cycle Off
G5	5~70	Expiratory Trigger Sensitivity
Evita XL	25	无
Avea	5~45	PSV Cycle

标准,以免在呼气和二次触发时出现压力峰值;③避免过早终止呼吸;④观察患者是否存在人机不同步的迹象。最佳的呼气触发灵敏度设置可能会在患者进行机械通气的过程中发生变化,因此必须经常评估,并随着患者状况的变化而不断评估。

六、临床应用

临床实践中,提高触发灵敏度,呼吸机相对容易被患者自主呼吸所触发,反之,降低触发灵敏度,呼吸机不易被患者自主呼吸所触发,患者需做出较大努力才能触发呼吸机。值得注意的是,如果触发灵敏度设置过于敏感，气道内微小的压力和流量改变即可引起自动触发，容易使患者呼吸频率过快，导致过度通气，引起患者不适。如果触发灵敏度设置过于不敏感，患者需更大的自主呼吸尝试，才能达到设置值触发呼吸机送气，显著地增加病人的呼吸做功。

> 病例：患儿女，2岁3个月，体重15kg。因"发热、咳嗽5天，呼吸困难半天"入院，诊断考虑"重症肺炎、呼吸衰竭"。入院时呼吸费力，面色发绀，血气分析提示 PaO_2 55mmHg，立即给予机械通气，模式为PCV，参数：FiO_2 40%、PIP 19cmH$_2$O、PEEP 4cmH$_2$O、RR 25次/min、I:E为1:2、流量触发0.5L/min，通气1h后血氧饱和度上升。复查血气分析提示：PaO_2 138mmHg、$PaCO_2$ 19mmHg。患者面色转红，但患儿表现出明显的不适感，呼吸急促，呼吸频率55次/min左右，呼吸机界面可见呼吸均为患儿自主触发。给予调节压力触发灵敏度为3L/min，下调 FiO_2 为35%，继续观察，呼吸频率渐下降，患儿逐渐舒适。

问题1：机械通气时，触发灵敏度调节不当对患儿有何影响？

触发参数的适当设置对于接受机械通气非常重要，触发灵敏度设置过于不敏感，即使患儿作出较大的吸气努力，呼吸机仍感受不到，不能触发呼吸机送气。反之，触发灵敏度设置过于敏感，即使气道内微小的压力或者流量变化也可触发呼吸机，导致呼吸增快，过度通气，患儿舒适度差。本病例中，初始流量触发灵敏度设置为0.5L/min，任何管道的晃动、管道内分泌物或者冷凝水的移动均有可能使气道内气流的变化达到此值，呼吸机即会被误触发，开始1次由此触发的机械送气过程，引起患儿呼吸频率过快，分钟通气量增加，导致过度通气，二氧化碳水平明显降低，患儿不适感明显。予以调整触发灵敏度后患儿呼吸频率渐下降，舒适度改善。当患儿不需要通气，但呼吸机却根据（误）触发给予通气，导致患儿与呼吸机之间的通气不协调，即人机对抗。人机对抗的结果，轻者表现为患儿呼吸做功增加，出现呼吸费力，呼吸

频率和心率显著增加；重者引起患儿烦躁、恐慌，氧及二氧化碳水平严重失衡，可进一步发展成严重心律失常、急性左心衰竭等。

问题2：设定触发灵敏度还应注意哪些要点？

首先，我们选定使用压力触发还是流量触发，初始设置时，可以根据推荐值设置触发灵敏度，患儿的体重越轻，自己做功相对越小，设置的灵敏度应该相对更灵敏。上机后，根据患儿反应，包括心率、呼吸频率的变化，血气指标的变化进一步调整。观察呼吸机，如果通气频率显著高于患儿的生理值，应结合患儿的潮气量、镇痛镇静情况、循环改善情况综合考虑，而不可以一味降低触发灵敏度，增加患儿触发所需呼吸做功，来减慢机械通气频率；如上机后，本来存在自主呼吸的患儿，始终无自主触发出现，也应充分评估潮气量设置、通气频率设置、镇痛镇静药物的使用情况，评估患者脑功能和循环的变化，不可一味降低触发阈值。

问题3：关于误触发的问题需要注意哪些？

当呼吸被不适当地触发并且不能反映患儿的固有呼吸频率时，就会发生额外的触发（误触发）。这种类型的不同步可以进一步分为自动触发或双重触发。自动触发发生在管路中存在过度凝结的情况下，该凝结导致水的振荡，回路中的小泄漏（图9-4-7A）或心脏的振荡——所有这些情况都会导致流量和压力的变化，从而触发呼吸机。较低的触发阈值会增加这些振荡触发呼吸的机会。确定最佳触发阈值可在自动触发风险与患者触发呼吸所要做的工作之间取得平衡。即最佳触发灵敏度足够低，以至于患儿以最小的努力触发每次呼吸，但又足够高以避免自动触发。双重触发常见于自主呼吸驱动力强，潮气量过低，吸气时间短，呼气切换过早等情况。双重触发可导致呼气不足，可引起肺泡过度扩张引起肺损伤，故临床需注意避免（图9-4-7B）。

【专家点评】

临床上，合适的触发灵敏度设置对于接受机械通气的患儿至关重要，敏感度过低导致患儿过度呼吸做功，敏感度过高导致频繁误触发，均不利于患儿。每个患儿有其病情的特殊性，临床医生需摸索出最合适的触发水平。

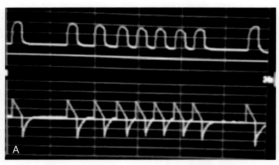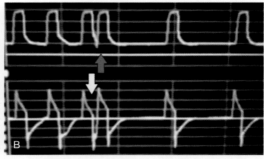

图 9-4-7　自动触发和双重触发

A. 管路漏气引起的自动触发；B. 呼气切换过早，吸气时间过短引起双重触发。

（引自：Daniel HA, Ivan IR（2017）Identifying Patient-Ventilator Asynchrony Using Waveform Analysis. Palliat Med Care 4（4）:1-6. DOI:10.15226/2374-8362/4/4/00147）

（陈　俊）

第五节　吸入氧浓度

一、设定吸入氧浓度原则

机械通气时，呼吸机吸入氧浓度（FiO_2）的设置一般取决于动脉氧分压（PaO_2）的目标水平、呼气末正压（PEEP）水平、平均气道压力和患者血流动力学状态。合适的 FiO_2 可以成功地改善低氧血症，又能避免引起 CO_2 的潴留和氧中毒等不良作用。总体上以 $PaO_2 \geqslant 60mmHg$ 或 $SaO_2 \geqslant 90\%$ 为原则，在此基础上尽量降低 FiO_2。一般在机械通气前会测定动脉血气，而此时常在吸氧情况下测得的。如果血气分析测得的氧分压偏低，机械通气后的 FiO_2 则按以下公式计算：

目标 $FiO_2 = [PaO_2（目标）\times FiO_2（测血气时）]/PaO_2（血气结果）$，一般能达到 92% 以上即可。

40%~60% 为轻度吸氧，60%~80% 为中度吸氧，80% 以上为高浓度吸氧。

二、吸入氧浓度的初始设定步骤

选择具体氧浓度的目标是使临床可接受的 PaO_2 维持在 60~100mmHg。机械通气开始时，一般先用高浓度氧（70%~100%）迅速纠正低氧血症，吸氧浓度甚至可选为 100%，以防止任何可能出现的低氧血症，这样就能在缺氧已严重到一定程度、氧债及乳酸堆积已发生时，及时获得氧以偿还氧债。机械通气过程中应根据 PaO_2 测定结果来调节吸氧浓度。

一般氧浓度调整为每次 5%~10%，每次观察 5~10min。基于高氧的副作用，尽量控制在 60% 以内或降至 60% 以内。

一般情况下无呼吸系统病变患儿吸氧浓度设置 <40%，呼吸系统病变患儿吸氧浓度设置 40%~80%，许多操作者开始时设定氧浓度为 100%，然后以尽可能快的速度减少，不推荐持续使用纯氧，因为纯氧中不含氮气，能快速导致吸收性肺不张，从长远看，可以导致氧中毒。

机械通气开始后需要根据经皮血氧饱和度调整氧浓度，血氧饱和度 >92%（$PaO_2 \geqslant 60mmHg$）是最普通可以接受的目标。在开始机械通气的 10~20min 内，收集动脉血样来评估通气和氧合是否妥当，正确的通气调整以血气结果为基础。

临床可通过脉搏血氧饱和度监测粗略估计血氧分压（"4-5-6-7-8-9" 规则，表 9-5-1）。也有人推荐采用 "3-6-9" 模式。

表 9-5-1　脉搏血氧饱和度与血氧分压

PaO_2/mmHg	SpO_2/%
40	70（75）
50	80（83）
60	90（89）

三、高浓度氧危害

由于吸入高浓度氧可产生氧中毒性肺损伤，一般要求吸入氧浓度低于 50%~60%。但是在吸入氧浓度的选择上，不但应考虑到高浓度氧的肺损伤作用，还应考虑气道和肺泡压力过高对肺的损伤作用。对于氧合严重障碍的患者，应在充分镇静肌松、采用适当水平PEEP 的前提下设置吸入氧浓度，使动脉氧饱和度 >88%~90%。

长期吸入高浓度氧对肺有毒性作用，因此通气治疗目的氧浓度应尽可能地低，氧浓度应设置使 PaO_2 为 60~90mmHg（新生儿），而婴幼儿为 98mmHg（最高限值）。PaO_2>98mmhg 在早产儿会引起眼晶体后纤维增生，通常 100% 吸氧浓

度不要超过 30min，高于 80% 吸氧浓度不要超过 12h，高于 60% 吸氧浓度不要超过 24h，根据血气结果尽快调整吸氧浓度到 60% 以下，低于 55% 可长期使用。

高浓度氧不能纠正低氧血症时，要考虑增加PEEP，既要防止氧中毒，也要防止气压伤。但如果患者患有严重的疾病，需要高浓度氧，纯氧不能被限制。如在吸痰的前后及支气管镜操作过程中给予纯氧是普通设置，任何可能对患者造成危险的操作都可以提供 100% 的氧浓度。

（刘　勇　赵劲懂）

第六节　呼吸报警范围设置与报警处理

报警提示我们患儿和呼吸机系统存在可能的危险，需要及时发现，正确处理。

一、报警设置

（一）压力限制

压力限制为呼吸机使用中第一道安全防线，如压力超过预设压力平台，多余气体漏出，但不从吸气向呼气转换，一般设定 30~40cmH_2O，也可根据患儿的气道峰压和 PEEP 调整。

1. 低压报警　一般设置在低于吸气峰压 5~10cmH_2O，用来检测患儿管道断开连接和漏气。

低 PEEP/CPAP 报警一般设在低于 PEEP 水平 2~5cmH_2O。报警一般说明 PEEP 或 CPAP 下降，一般由于漏气引起。

2. 高压报警　一般设在高于吸气峰压大约 10cmH_2O，通常在患者咳嗽、分泌物增多、顺应性下降或气管导管及呼吸机管道存在打折、扭曲等会出现高压报警。

（二）调节安全减压阀

除压力限制外，安全减压阀为呼吸机第二道安全防线，一般设定在 60~80cmH_2O。打开压缩机后氧气源压力为 3 500cmH_2O（0.35MPa，3.5kg/cm²或 50psi），空压机压力为 3 500cmH_2O，压力表指针指示绿色范围，表示可安全使用。

（三）窒息报警

窒息报警用来监控强制性和 / 或自主呼吸。呼吸机停机或患者无呼吸时报警，窒息报警常设定 >15s。许多情形下，窒息报警设置患者不会漏

掉两次连续的机械通气，当窒息发生时，窒息设置为患者提供了完全的通气支持。

（四）低潮气量、低（高）分钟通气量、低（高）呼吸频率报警

这些参数的设置没有预定的水平，当设置报警值来表明患者情况的变化时，操作者必须运用自己的判断。报警不能设置得太敏感以至于它们被连续触发，建议如下：

(1) 低呼气潮气量低于设置潮气量的 10%~15%。

(2) 低分钟通气量低于平均分钟通气量的 10%~15%。

(3) 低 / 高呼吸频率低于或高于设置频率的 10 次 /min。

（五）吸氧浓度报警

氧浓度低于或高于设置氧浓度的 5%~10%。

（六）其他呼吸机的报警。

包括低电压、呼吸机不工作、呼吸机回路发生故障、呼气阀漏气及设置参数不正确。例如设置的参数（例如潮气量）超出了呼吸机的范围，需要 ICU 医师和护理人员加强观察，及时对设备的报警和警告指示进行及时准确的处理。

二、常见报警的原因及处理

机械通气的报警根据可能危及生命的程度分三类：

(1) 一类：会立即危及生命，需立即处理，报警特点是重复性报警，报警指示器闪亮，并发出较响

亮的声音,报警声不能消除,常见问题有断电或供电不足、窒息、气源压力不足、气源压力过度、呼气阀和计时器失灵。

(2)二类:具有危及生命的潜在威胁,也需立即处理,报警特点为间断性、柔和的声光报警,可消除报警声音,常见原因有备用电池电压不足、管路漏气、空氧混合器失灵、气路部分阻塞、湿化温度过高或过低、湿化器失灵、PEEP过大或过小、自动切换、其他预防性措施超过预设值,总体上是各种通气参数,如压力、潮气量、通气量、频率、氧浓度等超出预设范围。

(3)三类:不会危及生命,仅有光报警,如中枢驱动能力的变化、呼吸动力的变化、内源性PEEP超过一定限度。大部分呼吸机无三类报警。

先进的呼吸机有多种电子声光报警系统,常见报警原因包括:压力报警、氧浓度报警、空氧气源压力报警、潮气量报警等。

(一)气道压力报警

1. 气道压下限报警　原因:①通气回路脱落;②气管导管套囊破裂或充气不足。处理:迅速接好脱接管道,套囊适量充气或更换导管。

2. 气道压上限报警　原因:①呼吸道分泌物增加;②通气回路、气管导管曲折;③肺顺应性降低;④人机对抗;⑤叹息通气时。处理:无菌吸痰;调整导管位置;调整报警上限;药物对症处理。

(二)通气量报警

通气量一般受潮气量和呼吸频率的影响较大。

1. 潮气量或分钟通气量低限报警　原因:①漏气;②机械辅助通气不足;③自主呼吸减弱。处理:对因处理;增加通气量。

2. 潮气量或分钟通气量高限报警　原因:①自主呼吸增强;②报警限调节不适当。处理:适当降低机械通气量;调整报警限。

(三)气源报警原因

压缩空气和氧气压力不对称(压缩泵不工作或氧气压力下降)。处理:对因处理。

(四)电源报警原因

外接电源故障或蓄电池电力不足。处理:对因处理。

(五)气道温度过高报警原因

1. 湿化器内液体过少　处理:对因处理。

2. 体温过高　处理:对症对因处理。

(六)吸入氧浓度过高或过低报警原因

1. 气源故障(压缩泵或氧气)。

2. 调整吸入氧浓度不当　处理:对因处理。

(七)呼吸暂停报警原因

1. 自主呼吸停止。

2. 触发灵敏度调节不当　处理:对因处理。

三、呼吸机报警后的检查步骤

呼吸机在临床使用过程中经常会遇到各种报警,临床遇到呼吸机报警后的检查步骤:

(1)按报警提示的问题进行检查。

(2)查电源,注意稳压器有无保护和故障,电源插座是否脱落。

(3)查气源,注意中心供氧压力或氧气瓶压力;注意空气压缩泵电源及空气源压力。两气源压力均应在4 000cmH$_2$O左右。

(4)观察各参数有无变化,分析发生的原因。

(5)查看各连接部位是否衔接紧密,尤其是呼吸管路与插管、湿化罐的连接处是否有漏气。

(刘　勇　赵劲懂)

第七节　呼吸机参数的调节

机械通气参数的调节是在有效防止呼吸机相关肺损伤和减轻对循环功能抑制的基础上进行设置。应按照"三正常两低"原则,即正常频率、正常潮气量、正常吸呼气时间比;低压力、低氧浓度。

为维持良好的人机关系、适当的动脉血气水平、适度的自主呼吸能力、较好的通气治疗作用、尽可能少的通气负效应,若出现人机对抗、过度通气或没有自主吸气触发,则应随时调整通气参数,使患者逐渐出现稳定的自主吸气触发和合适的动脉血气结果。在机械通气初期,以缓解呼吸肌疲劳和改善气体交换为原则,自主呼吸可适当出现或完全抑制;通气过程中应有一定的呼吸肌活动,撤机前应尽量发挥自主呼吸作用。

上机后可根据血气分析调节呼吸机参数,患儿上机后稳定通气 10~20min 后应常规进行血气分析,以后的每次参数有较大调整均应于 30min 后做动脉血气分析。动脉血 pH、PaO_2、$PaCO_2$ 和 $A-aDO_2$ 的水平是设置和调整参数的最主要指标,动脉血和静脉血 PCO_2 相差约 6mmHg,所以用静脉血或毛细血管血做血气分析时,其所测的 PCO_2 可作为临床参考。但动脉血和静脉血的 PO_2 相差较大,约 50mmHg,所以用静脉血或毛细血管血所做的血气中 PO_2 不能代表 PaO_2 做临床指导。

一、低氧血症时调节

病例:患儿 1 岁 3 个月,体重 13kg。入院诊断:"重症肺炎、呼吸衰竭、心功能不全",入院后予气管插管,呼吸机模式为 PCV,初始参数:FiO_2 75%、RR 25 次/min、PIP 18cmH_2O、PEEP 8cmH_2O。

问题:患儿上机 20min 后查血气:pH 7.47、$PaCO_2$ 38.4mmHg、PaO_2 48.2mmHg,此时应该如何调节呼吸机参数?

患儿氧分压偏低,给予上调 PIP 至 24cmH_2O,上调 FiO_2 至 85%,30min 后复查血气:pH 7.47、$PaCO_2$ 47.7mmHg、PaO_2 60.2mmHg,PaO_2 升高。

PaO_2 是反映动脉血氧合的指标,主要取决于平均气道压(MAP)和吸入氧浓度(FiO_2)。MAP 是一个呼吸周期中作用于气道及肺的平均压力,其计算值等于呼吸周期中压力曲线下面积除以该周期所用时间。公式为 $MAP=k(PIP) \times T_I/(T_I+T_E)+PEEP \times T_E/(T_I+T_E)$;K 为常数,正弦波为 0.5,方形波为 1.0,一般应用流速为 8~10L/min 时 K=1。MAP 应用一般范围为 5~15cmH_2O。可见提高 PIP、PEEP 及 T_I 其中的一项均可使 MAP 增大,或者适当提高吸氧浓度,可以提高 PaO_2。当采用肺保护性通气策略治疗 ARDS 氧合维持不佳时,可逐步上调 PEEP,最高根据年龄可调至 16~20cmH_2O。采用定压型通气模式时,延长吸气时间也可以改善低氧血症,但作用相对较弱、发生作用的时间较长。

危重儿童理想的目标 PaO_2 或脉搏血氧饱和度(SpO_2)目前尚无共识。2015 年美国心脏协会儿科高级生命支持指南建议在 FiO_2 水平为 1.0 的情况下开始复苏,复苏恢复自主循环后下调氧疗目标将 SpO_2 目标定为 94%~99%。2015 年儿科急性肺损伤共识会议提出的氧合目标:轻度儿童急性呼吸窘迫综合征(ARDS),当 PEEP<10cmH_2O 时,SpO_2 目标 92%~97%;中重度 ARDS,当 PEEP ≥ 10cmH_2O 时,滴定最佳 PEEP,SpO_2 目标 88%~92%;当 SpO_2 低于 92% 时注意监测中心静脉血氧饱和度等氧输送指标。2019 年全球哮喘防治创议(Global Initiative for Asthma,GINA)哮喘指南提出的吸氧的氧合目标 94%~98%。而对于慢性呼吸衰竭、COPD 等伴有高碳酸血症的呼吸衰竭则保持在 88%~92%。

二、高碳酸血症时调节

病例:患儿 2 个月 23 天,体重 3.2kg。入院诊断:重症肺炎、支气管肺发育不良、呼吸衰竭。呼吸机模式为 PCV,初始参数:FiO_2 70%、RR30 次/min、PIP 22cmH_2O、PEEP 8cmH_2O。

问题:患儿上机后 20min 查血气:pH 7.2、$PaCO_2$ 98mmHg、PaO_2 45.9mmHg,此时应该如何调节呼吸机参数?

患儿存在高碳酸血症,同时存在低氧血症,给予上调 FiO_2 至 80%,上调 PIP 至 25cmH_2O,PEEP 下调至 7cmH_2O,RR 增加至 40 次/min,30min 后复查血气:pH 7.59、$PaCO_2$ 47mmHg、PaO_2 43mmHg,$PaCO_2$ 明显下降,但 PaO_2 无改善,次日患儿复查血气 pH 7.28、$PaCO_2$ 121mmHg、PaO_2 45mmHg。呼吸机模式改为高频振荡通气,$PaCO_2$ 逐渐下降,PaO_2 逐渐上升。20 天后血气 pH 7.39、$PaCO_2$ 71.7mmHg、PaO_2 61.3mmHg。

$PaCO_2$ 是反映通气效果的指标,CO_2 极易从血液弥散到肺泡内,因此血中 CO_2 的排出主要取决于肺内气体总量,即静息分钟通气量,所以增加潮气量或呼吸频率均可增加每分钟肺泡通气量,从而降低 $PaCO_2$。

增加呼吸频率:可在呼吸机上直接调节,或可通过改变吸气时间和呼气时间的长短来调节呼吸频率,可缩短吸气时间,同时为保持吸呼气时间比而减少呼气时间。有人认为高 $PaCO_2$ 时应延长呼气时间以呼出更多的 CO_2,但人工呼吸机通气是以吸气为主动,呼吸为被动,呼气时间延长并不会增加呼气量,反而会降低呼吸频率导致 CO_2 潴留。

增加潮气量：定容呼吸机潮气量大多可直接调节，定压呼吸机潮气量与压力限制、流量、吸气时间及 PEEP 相关。在肺顺应性相对恒定的情况下，潮气量取决于 PIP 与 PEEP 的差值，为提高潮气量，可降低 PEEP，或提高压力限制，即提高压力峰值（PIP），也可通过提高流量使压力波形成方形波以增加潮气量，或延长吸气时间使吸气平台压持续时间延长，从而增加潮气量。

当自主呼吸过强时，适当应用镇静剂、肌松剂也可以减少 CO_2 的产生量。

血气分析是检测呼吸机治疗效果重要指标之一，通过血气分析可以判断血液的氧合情况，指导呼吸机的合理调节。肺保护性通气时采用允许性高碳酸血症策略，有利于减少呼吸机相关性肺损伤，允许 pH 维持在 7.15~7.30，颅内压增高、重度肺动脉高压、严重心功能不全等患者禁忌。颅内高压患者通气目标是 $PaCO_2$ 在正常偏低值，避免 $PaCO_2$ 增高加重颅内压增高和 $PaCO_2$ 过低引起脑血管痉挛。

【专家点评】

提高血氧分压可以通过增加氧浓度和 MAP 来实现，MAP 应用范围为 5~15cmH₂O。PIP、PEEP 及 T_I 其中的一项均可使 MAP 增大。血中 CO_2 分压的降低主要通过增加静息分钟通气量，所以增加潮气量或呼吸频率均可增加每分钟肺泡通气量，从而降低 $PaCO_2$。但在调节相关参数时应该结合患儿的病理特点，在改善血气结果时要兼顾呼吸机相关性肺损伤。

（吴金桓　缪红军）

第八节　危急事件处置

一、概述

呼吸机的临床应用中，由于患儿或机械的原因，有时会出现血氧饱和度突然下降、呼吸困难等危急事件，如果处理不当，可导致患儿的呼吸困难加重，病情恶化，甚至死亡。因此，正确处理好机械通气中的危急事件，是呼吸机使用中不可缺少的环节，临床医师必须及时发现，立即予以有效处理，并在机械通气中要有预见性，只有这样才能保证患儿的安全通气。

二、处理步骤

1. 首先断开呼吸机连接，予以气囊复苏。

2. 按照 DOPE 流程分析原因

（1）D（tube displacement），导管脱管或移位：导管移位是指导管位置发生改变，是机械通气的常见严重并发症，常见原因是患者躁动、肥胖颈短、肌肉松弛、咳嗽、机器管道牵拉、胶带固定不牢、胶带松动等造成。根据脱管位置可分三种：一种是移位于咽下部，表现为在送气时能听到漏气声，可用喉镜直接看到脱出的位置；第二种是移位于食管内，其症状是腹胀、胃部听到呼吸音，在呼气时插管内无气雾形成；第三种是脱出口腔外。已经确认脱管、病情严重者应重新插管，病情好转可按拔管处理。对机械通气治疗的患者进行镇静和充分的肌肉松弛是非常必要的。因翻身不当、系带未及时调整和操作不熟练造成的移位也不容忽视，对护理人员的培训及护理人员责任心的加强也是预防导管移位发生的关键。

（2）O（tube obstruction），插管阻塞：常见原因是痰液阻塞、导管折叠等，可造成窒息、缺氧。临床表现为呼吸困难、进行性发绀、患儿极度烦躁、吸气有严重的三凹征、双肺听诊呼吸音极低或无呼吸音、呼吸机高压和低通气量报警。处理：立即脱离呼吸机，用皮囊辅助呼吸，插入吸痰管吸痰并判断导管阻塞部位。应反复吸痰，吸痰前可予生理盐水 2~3ml 导管内注射，皮囊加压 2~3 次，在反复吸痰后仍不能缓解，可拔管重新建立人工呼吸道。

（3）P（pneumothorax），气胸：机械通气过程中突发严重的呼吸困难，患儿极度烦躁、人机对抗、进行性的气道峰压和平台压增高、血氧饱和度下降、低血压或循环衰竭、患侧呼吸音减低或叩诊呈鼓音等临床症状和体征均高度提示发生气胸，床边胸片或穿刺患侧有气体可确诊。机械通气中一旦出现气胸，30%~90% 迅速演化为张力性气胸。一些张力性气胸时可首先出现肺外表现，如气腹、意识障碍、心搏骤停等，更易引起误诊。紧急情况下可用一小针头注射器在锁骨前中线第 2 肋间行胸腔穿刺，这是快速确诊和缓解症状的手段，然后行胸腔闭式引流。在能保证血气分析基本正常情况下，尽量减少峰压（PIP）、呼气末正压（PEEP）、潮气量（Vt）和平均气道压（MAP）。预防机械通气并发气胸也很重要。如前所述，ARDS 接受机械通气时，一开始就要提高警惕，在保证有效通气的前提下尽量降低气道峰压，尽可能用低 PEEP 值，采用合适的机械通气模式外，最简单易行且行之有效的方法是减少潮气量。

（4）E（equipment failure），设备故障：呼吸机作为一种抢救及专为各种危重患者提供有效的氧疗急救设备，在治疗呼吸功能不全以及为患者提供生命支持等方面发挥着重要的作用，在现代医学中占有十分重要的位置。但是，在使用呼吸机的过程中，也会出现一些故障。一般故障 80% 以上的原因是呼吸机管道堵塞。可拆卸过滤器并清洁，重新自检，排除报警故障。呼吸机停机是呼吸机运行中应特别注意的一种故障。在呼吸机停机故障中，50% 以上的原因是受电源的影响，原因可能为电源接触不良、部件松动等。呼吸机使用前，着重检查连接管道，防止管道漏气，同时检查水罐、湿化器，及时在呼吸机内补充蒸馏水；一定时间内，清理蓄水罐，防止积水超量。另外，医务人员还要定期维护呼吸机，确保其在使用时处于性能稳定的状态。

DOPE 的关键：①设备故障；②插管移位；③气道堵塞；④肺部病变（如不张、气胸等）。需注意解决。

（缪红军）

参考文献

1. SLUTSKY AS, VILLAR J, PESENTI A. Happy 50th birthday ARDS! Intensive Care Med, 2016, 42 (3): 637-639.

2. FERNANDEZ ME, VAZQUEZ MG, CARDENAS A, et al. Ventilation with positive end-expiratory pressure reduces extravascular lung water and increases lymphatic flow in hydrostatic pulmonary edema. Crit Care Med, 1996, 24 (9): 1562-1567.

3. RETAMAL J, BORGES JB, BRUHN A, et al. Open lung approach ventilation abolishes the negative effects of respiratory rate in experimental lung injury. Acta Anaesthesiol Scand, 2016, 60 (8): 1131-1141.

4. PASSARO CP, SILVA PL, RZEZINSKI AF, et al. Pulmonary lesion induced by low and high positive end-expiratory pressure levels during protective ventilation in experimental acute lung injury. Crit Care Med, 2009, 37 (3): 1011-1017.

5. MORAIS CCA, KOYAMA Y, YOSHIDA T, et al. High Positive End-Expiratory Pressure Renders Spontaneous Effort Noninjurious. Am J Respir Crit Care Med, 2018, 197 (10): 1285-1296.

6. WALKEY AJ, DEL SORBO L, HODGSON CL, et al. Higher PEEP versus lower PEEP strategies for patients with acute respiratory distress syndrome. A Systematic Review and Meta-Analysis. Ann Am Thorac Soc, 2017, 14 (Supplement_4): S297-S303.

7. NEY L, KUEBLER WM. Ventilation with lower tidal volumes as compared with traditional tidal volumes for acute lung injury. New England Journal of Medicine, 2000, 343 (11): 813-814.

8. SAMARY CS, SILVA PL, GAMA DE ABREU M, et al. Ventilator induced lung injury: power to the mechanical power. Anesthesiology, 2016, 125 (5): 1070-1071.

9. CRESSONI M, GOTTI M, CHIURAZZI C, et al. Mechanical power and development of ventilator-induced lung injury. Anesthesiology, 2016, 124 (5): 1100-1108.

10. NETO AS, SIMONIS FD, BARBAS CS, et al. Lung-Protective ventilation with low tidal volumes and the occurrence of pulmonary complications in patients without acute respiratory distress syndrome: a systematic review and individual patient data analysis. Crit Care Med, 2015, 43 (10): 2155-2163.

11. NETO AS, BARBAS CSV, SIMONIS FD, et al. Epidemiological characteristics, practice of ventilation, and clinical outcome in patients at risk of acute respiratory distress syndrome in intensive care units from 16 countries (PRoVENT): an international, multicentre, prospective study. Lancet Respir Med, 2016, 4 (11): 882-893.

12. SIMONIS FD, BINNEKADE JM, BRABER A, et al. PReVENT-protective ventilation in patients without ARDS at start of ventilation: study protocol for a randomized controlled trial. Trials, 2015, 24 (16): 226.

13. MERCAT A, RICHARD JC, VIELLE B, et al. Positive end expiratory pressure setting in adults with acute lung injury and acute respiratory distress syndrome: a randomized controlled trial. JAMA, 2008, 299 (6): 646-655.

14. MEADE MO, COOK DJ, GUYATT GH, et al. Ventilation strategy using low tidal volumes, recruitment maneuvers, and high positive end-expiratory pressure for acute lung injury and acute respiratory distress syndrome: a randomized controlled trial. JAMA, 2008, 299 (6): 637-645.

15. GATTINONI L, MARINI JJ, PESENTI A, et al. The "baby lung" became an adult. Intensive Care Med,

2016, 42 (5): 663-673.

16. CHIUMELLO D, CARLESSO E, CADRINGHER P, et al. Lung stress and strain during mechanical ventilation for acute respiratory distress syndrome. Am J Respir Crit Care Med, 2008, 178 (5): 346-355.

17. RADKE O C, SCHNEIDER T, VOGEL E, et al. Effect of trigger sensitivity on redistribution of ventilation during pressure support ventilation detected by electrical impedance tomography. Anesthesiology & Pain Medicine, 2015, 5 (4): e27439.

18. MACINTYRE N. Design features of modern mechanical ventilators. Clin Chest Med, 2016, 37: 607-603.

第十章　呼气末正压(PEEP)

第一节　PEEP 生理效应与设置

一、概述

呼气末正压(positive end-expiratory pressure, PEEP)是在呼气末期将气道压力维持在高于大气压的水平。人在生理状态下呼气末声门关闭,由于肺内功能残气量(functional residual capacity, FRC)的作用,肺泡内可维持 1~3cmH₂O 的正压,即为生理状态下的 PEEP。机械通气模式下,包括有创和无创辅助通气,通过呼吸机设置或通过气流(高流量辅助通气)自动生成高于生理状态下的 PEEP。使肺泡功能残气量增加,呼气末肺容量增加,有助于降低肺泡 - 动脉血氧分压差,促进肺间质及肺泡水肿的消退,从而改善肺泡弥散功能和通气 / 血流比值。

二、PEEP 的发生机制

(一) PEEP 的发生机制

呼吸机的 PEEP 阀的不同也导致 PEEP 的发生机制有所不同,PEEP 的发生主要由偏流系统和呼气阀共同完成(图 10-1-1)。常见的 PEEP 装置有以下三种:①弹力或磁力 PEEP 阀,属阻力阀

(图 10-1-2),是呼吸机最常用的 PEEP 装置。利用弹簧或磁力的力量抵抗气道的压力,当弹簧或磁力的力低于气道的压力时,呼气活瓣开放,释放呼出气流;当二者平衡时,呼气活瓣关闭,以维持气道正压。调节弹簧的压力或磁矩就可以改变 PEEP 值的大小。②气压控制 PEEP 阀,包括射流 PEEP 装置和气压球囊 PEEP 装置,属压力阀(图 10-1-3)。射流 PEEP 装置利用喷射气流形成的压力来阻止呼出气体的排出,当两股气流的压力达到平衡时,即产生 PEEP 水平。调节喷射气流形成的大小,就可以改变 PEEP 水平。气压球囊 PEEP 装置是在呼气活瓣上安装了一个可充气的球形气囊,没有控制气流时,球囊回缩成原状,呼气活瓣不受影响,当给球囊输出控制气流时,球囊膨胀,压迫呼气活瓣,就形成 PEEP 效应。控制球囊的充气压力,就可以调节 PEEP 水平。③呼吸时间控制 PEEP 装置,其利用呼气相气道内压力呈指数函数下降的规律,控制呼气阀的开放时间,来调节气道内的压力(图 10-1-4)。使阀门可在呼气早期完全开放,减少呼气阻力,并在气道压力下降时候迅速启动阀门,维持 PEEP 于预设水平。属于较为理想 PEEP 阀门。

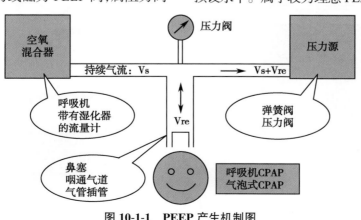

图 10-1-1　PEEP 产生机制图

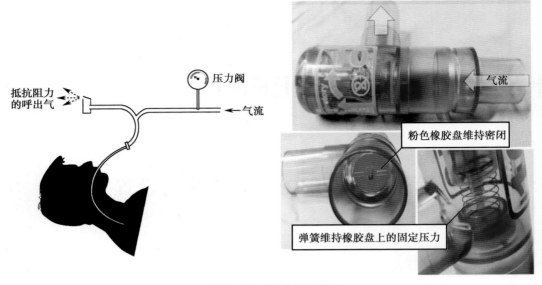

图 10-1-2　阻力阀示意图

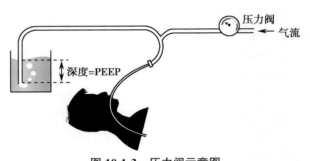

图 10-1-3　压力阀示意图

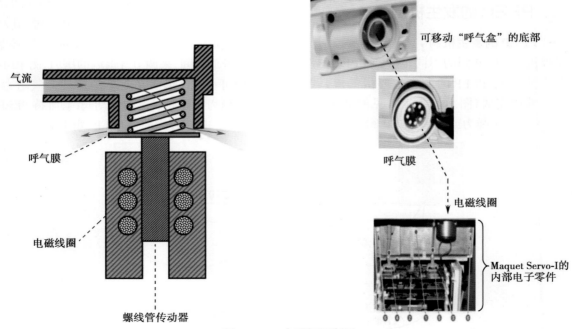

图 10-1-4　电磁阀示意图

持续气道正压通气（continuous positive airway pressure，CPAP）是一种完全自主呼吸模式，存在持续气流，吸气相和呼气相均有一个正压支持（PEEP 仅是呼气相支持），常用于轻度肺损伤或程序撤机阶段。分为有创及无创两种模式。有创模式下通过流量、压力控制装置及呼气阀的调节，持续维持气道于设定的正压水平。无创模式下常应用可变流量装置产生持续气道正压，压力维持稳定性不如有创模式。临床中有创 CPAP 模式中就通过设定 PEEP 值产生 CPAP。CPAP 及 PEEP 均有增加功能残气量，改善氧合。

（二）常用设置

PEEP 在多种不同通气方式和模式下都可以主动设置或被动生成，如：①几乎所有有创通气方式下均可以人工设置 PEEP 参数。②无创通气方式中的 CPAP 和 BiPAP/APRV 模式也可以设置 PEEP 值。③经鼻高流量氧疗（high-flow nasal cannula oxygen therapy，HFNC），通过将一定氧浓度的空氧混合高流量气体持续输送给患者，可以产生一定气道正压。有研究者发现 HFNC 平均可产生约 4cmH$_2$O 的压力，口腔闭合好的时候可达到 7cmH$_2$O 的压力。④高频振荡通气（high frequency oscillation ventilation，HFOV）通过设定一个高水平的平均气道压和通气频率，使肺内气体快速振荡，从而达到气体交换的目的；HFOV 并不存在明确的吸气相和呼气相，设定的平均气道压持续维持肺泡开放，其作用类似于 PEEP，在改善氧合同时，也能避免肺泡过度牵拉。

三、外源性 PEEP 的生理效应及不良反应

（一）PEEP 生理性效应

1. 外源性 PEEP 有利于改善氧合状态 外源性 PEEP 通过提高肺泡内气体的压力使氧气的溶解能力提高；同时氧气通过肺泡毛细血管膜的能力增强，促使血氧含量增加。此外，外源性 PEEP 有助于维持肺泡扩张，防止小气道塌陷，改善肺泡通气及通气/血流比值（V/Q）。在 ARDS 患者中，外源性 PEEP 通过增加 FRC 复张无通气区域达到增加气体交换能力的目的，同时也会过度扩张正常通气肺泡区域，增加气压伤的风险。

2. 外源性 PEEP 有利于肺复张 在一些肺部疾病，尤其是 ALI、ARDS 中，由于肺泡内容物的增多（包括渗出的液体或坏死物质），会将肺泡内气体挤出肺泡，进而导致小气道陷闭，使该部分肺组织将失去气体交换的功能。研究表明，ALI/ARDS 时通过间断高水平的外源性 PEEP 有助于萎陷的肺组织复张。

肺复张在吸气相时由于需要克服较大的阻力（表面张力、重力的叠加压力；相邻不张肺单位间相互作用的力；胸廓扩张的力），必须给予足够的压力，才能使萎陷的肺泡重新张开充气。通过压力-复张曲线及相关公式，ALI 及 ARDS 中吸气相复张压力需要 30~45cmH$_2$O，才能使大多数患者的肺组织完全复张（肺复张术）。在呼气相时由于不需要克服肺泡表面张力，维持肺泡扩张的压力则远远低于打开它的压力，大多数肺泡需要 10cmH$_2$O 压力即可维持开放（最佳 PEEP），少数需要 20~25cmH$_2$O（图 10-1-5）。

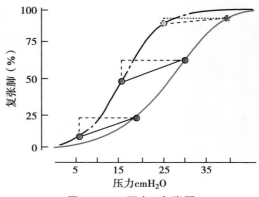

图 10-1-5 压力-复张图

吸气曲线（红色实线）上 30cmH$_2$O 和 18cmH$_2$O 的点，分别是从 5cmH$_2$O 和 15cmH$_2$O 的 PEEP 开始的平均吸气复张。呼气曲线（蓝色虚线）上 15cmH$_2$O 和 5cmH$_2$O 的点分别代表 PEEP 在此水平肺复张的水平。曲线所示，在吸气末和呼气末之间复张和未复张的肺组织总量在 5cmH$_2$O 和 15cmH$_2$O 时相似。

3. 外源性 PEEP 对气道影响 PEEP 对上气道不完全梗阻以及气道内分泌物增多的患者，可改善气道扩张状态，通过"气性夹板"作用，使咽部保持开放，用于呼吸睡眠障碍的患者，同时有利于气道分泌物的排出。

4. 外源性 PEEP 对心功能有影响 当左心室功能正常时，胸腔内压增高可导致静脉回流减少进而引起心排血量下降。外源性 PEEP 有利于改善左心功能。左心室功能不全时，当充盈压和左心室舒张容量升高时，心排血量对静脉回流降低变得相对迟钝。此时，胸腔内压增加的主要作

用是降低左心室跨壁压(即后负荷),这样可改善左心室的功能。同时 PEEP 可以挤压肺血管,促进肺静脉血液回流左房有助于左心充盈。严重心源性肺水肿时,应用 CPAP 可促进心脏生理功能改善和减少气管插管操作,并且可以促进肺液吸收、减少肺液渗出。但是过高和持久 PEEP 可以压迫肺血管而导致肺血流量减少,使右室压增高而室间隔左移,不利于左心功能。

对于右心,高 PEEP 可使右房压增高而回心血流减少,压迫肺血管而增加右心后负荷,同时影响右房压力而影响静脉血回流,对右心功能不利。合适的 PEEP 可保证 FRC 于正常范围,可达到理想 V/Q 比值,肺容量与肺血管之间的关系见图 10-1-6。

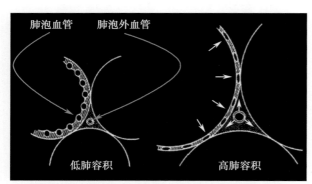

图 10-1-6　肺泡血管与肺容量关系示意图

当肺萎陷时,肺泡外血管被压缩;肺过度膨胀时,肺泡血管被压缩,均不能达到最佳 V/Q 比值。

四、如何合理设置 PEEP

虽然外源性 PEEP 有助于改善患者氧合和通气状态,也可用于复张萎陷肺泡,但长时间过高水平的 PEEP 会导致一系列肺内和肺外的副作用,包括增加生理性无效腔面积、恶化气体交换和组织灌注、降低心排血量、增加颅内压、引起肾功能不全及减少内脏灌注和氧合等。如何权衡 PEEP 的优点和危害,在不同疾病中设置最佳 PEEP 值,目前并没有统一方法。

儿童肺组织相较于成人有特殊性,2015 年小儿急性呼吸窘迫综合征专家共识中推荐 PARDS 时 PEEP 最好设置在 10~15cmH$_2$O。对于严重的 PARDS 患者,PEEP 可高于 15cmH$_2$O,在 PEEP 值增加时,应当密切监测给氧情况、呼吸道的顺应性和血流动力学(PEEP 水平小于成人)。建议对 PARDS 患者应谨慎行肺复张策略,推荐应用 PEEP 递增法来进行肺复张,而不推荐持续性的肺膨胀策略。临床常用确定最佳 PEEP 方法包括以下几种:

(一)直接评估

直接评估包括影像学方法(肺部 CT)、电阻抗断层摄影术(electrical impedance tomography,EIT)、床旁超声等。肺部 CT 虽可直观评估肺萎陷及复张情况,但由于床旁 CT 检查不能提供连续性信息及考虑其辐射性,临床未广泛开展。电阻抗断层摄影术(EIT)可以较好地反映不同水平 PEEP 下肺部整体通气状态,可以在床旁进行,对肺部萎陷及过度充气均能够很好地显示,在 ARDS 肺复张研究中也得到了很好应用,不过儿童特别是婴幼儿胸廓纬度较小,对设备技术需求更高。和 EIT 相似,床旁超声评估反映的是整体肺部通气在不同 PEEP 时的改变,但对判断之前无通气区域是否会在高 PEEP 下复张并不准确,其局限性在于区域定位差,穿透能力有限。近年来,已有研究表明经胸肺超声技术可以用来评价肺复张效果,通过不同通气水平的肺部超声征象为基础建立的超声再气化评分能够有效监测 PEEP 对萎陷肺泡的开放作用,但超声检查不能监测肺部过度扩张。

(二)间接评估

1. **最佳氧合/顺应性法**　应用 PEEP 递增法肺复张后,将 PEEP 设置在高水平(20~25cmH$_2$O)然后按每次 2cmH$_2$O 递减调节 PEEP,降低 PEEP 之后 5~15min 测定动脉血氧分压(PaO$_2$)或肺顺应性;PEEP 递减过程中当出现 PaO$_2$ 或顺应性下降时即可以确定最佳氧合或顺应性对应 PEEP。而最佳 PEEP 设定为最佳氧合或顺应性(PEEP + 2)cmH$_2$O,然后再次 RM 后逐步降低 PEEP 至最佳 PEEP。驱动压(driving pressure,Pplat-PEEP)是肺顺应性公式的分母,即肺顺应性(compliance)= 潮气量(Vt)/(Pplat-PEEP),因此最佳 PEEP 也可以理解为使驱动压降低的 PEEP。

2. **食管气囊导管测量食管压**　可估计胸膜腔内压,通过公式(跨肺压 = 气道压力 - 胸膜腔压力)计算跨肺压。因为气道压力与外源性 PEEP 相关,可通过滴定外源性 PEEP 来调整跨肺压。滴定外源性 PEEP 直至呼气末跨肺压在 0~10cmH$_2$O,这个水平就能减少周期性肺泡塌陷;维持吸气末跨肺压 ≤25cmH$_2$O 可减少肺泡过度膨胀。

3. PV 曲线法 ARDS 早期，压力 - 容量（PV）曲线（图 10-1-7）在低肺容量（低顺应性）时较为平缓，而在肺容量较高（较高顺应性）时则变得陡峭，在更高肺容量时再次平缓。下拐点是从低顺应性过渡至较高顺应性，而上拐点则是由较高顺应性过渡至低顺应性。一般根据 PV 曲线设定外源性 PEEP 水平比下拐点高 2cmH_2O。临床中部分患者的 PV 曲线下拐点无法确定以及为准确建立 PV 曲线通常需要神经肌肉阻断或镇静治疗，使 PV 曲线的使用存在一定的局限性。

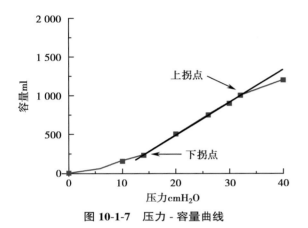

图 10-1-7　压力 - 容量曲线

4. PEEP-FiO_2 表格法（表 10-1-1） ARDS 临床 PEEP-FiO_2 表（ARDSnet）根据肺复张的可能性，提供了一份低水平 PEEP（肺复张可能性低）和高水平 PEEP（肺复张可能性高）下的吸入氧浓度（FiO_2）与 PEEP 设置的简易关联表，以供临床医生参考（表 10-1-1）。由于缺少高水平 PEEP 在 PARDS 中进行肺复张治疗的临床证据，故儿童参照低水平 PEEP 表格调节 FiO_2 与 PEEP。实际运用中，首先需要确定患儿的氧合目标，对于轻型 PARDS，当 PEEP 低于 10cmH_2O 时，血氧饱和度一般应保持在 92%~97%。对于 PEEP 高于 10cmH_2O 的重型 PARDS 患者，血氧饱和度可维持在 88%~92%。然后根据表格交替提高 FiO_2 与 PEEP 水平，以达到氧和目标的 PEEP 水平为适当的 PEEP。

ARDSnet 提出的 FiO_2-PEEP 关联表是一简单可行地选择 PEEP 的方法，方法是根据患者的目标动脉血氧分压（PaO_2 55~80mmHg）或脉搏血氧饱和度（SaO_2 88%~95%）来选择吸入氧浓度和 PEEP 水平。根据临床危重度先设定一个初步 FiO_2 和 PEEP，然后交替提高 PEEP 和 FiO_2 的水平，每次调整一个，进行观察，以达到氧合目标的

表 10-1-1　PEEP-FiO_2 关联表

设置方法	参数调节												
低水平 PEEP/cmH_2O													
FiO_2	0.3	0.4	0.4	0.5	0.5	0.6	0.7	0.7	0.7	0.8	0.9	0.9	0.9	1
PEEP	5	5	8	8	10	10	10	12	14	14	14	16	18	18~24
高水平 PEEP/cmH_2O													
FiO_2			0.3	0.3	0.4	0.4	0.5	0.5	0.5~0.8	0.8	0.9	1
PEEP			12	14	14	16	16	18	20	22	22	22~24

PEEP 水平为适当的 PEEP。此表分高 / 低水平 PEEP-FiO_2 两种对应关系。可根据肺顺应性和病情严重程度选择不同水平 PEEP。建议具有肺复张潜力的中重度 ARDS 应用表格中高水平 PEEP-FiO_2，而低水平 PEEP-FiO_2 常应用于轻度 ARDS。同理，正常肺顺应性患者推荐采取低水平 PEEP-FiO_2；低顺应性患者如合并有肥胖、水肿、腹腔高压者则采取高水平 PEEP-FiO_2。

（三）临床上 PEEP 常用调节范围

关于 PEEP 分层文献报道不统一。成人报道的水平为：轻度 ≤5cmH_2O；中度 6~15cmH_2O；重度 >15cmH_2O。因为一般认为 10cmH_2O 的 PEEP

将对右心回流包括脑静脉回流产生影响。

（1）低水平 PEEP：指 PEEP ≤5cmH_2O，一般为预防性应用 PEEP，维持肺泡膨胀，增加功能残气量，对正常循环功能基本无影响。

（2）中等水平 PEEP：指 PEEP 6~15cmH_2O，为常用范围，维持 FRC，增进氧合、顺应性，需注意对 CO_2 影响及气压伤。中等水平的 PEEP 可能产生血流动力学、颅内压的影响。

（3）高水平 PEEP：指 PEEP>15cmH_2O，适用于治疗严重低氧血症，注意对 CO_2 影响及气压 / 容积伤。对循环影响较大，可能危及生命，应注意使用时间。

(四) 如何下调或撤离 PEEP

从低水平开始,每次调节升高 2~5cmH$_2$O,稳定 15min 后判断是否合适。PEEP 值一般不超过 20cmH$_2$O,过高其生理效应不再继续增加。病情稳定后应逐渐下调 PEEP。但需注意的是过早过快下调 PEEP 除会引起低血压,还可能延长高水平 PEEP 使用时间。下调 PEEP 前需保证患者在低水平 FiO$_2$ 下氧合状态良好、循环稳定、无脓毒血症。然后逐渐降低 PEEP,每次递减 2~5cmH$_2$O,每次调整间隔 1~6h,直到降至 5cmH$_2$O 左右,不建议低于 2~3cmH$_2$O。其间需密切监测患者 SpO$_2$、PaO$_2$,降低 <20%,表示患者能耐受。

五、临床应用

病例 1:患儿男,11 岁,因"吞咽、构音困难 7 天,呼吸困难 6h"急诊入院。3 年前曾有眼睑下垂病史,每在午后及傍晚发作,未经治疗自愈。查体:T 37.0℃,P 112 次/min,RR 40 次/min,BP 120/86mmHg,W 42kg,未吸氧下经皮血氧饱和度85%。神志清,大汗,腹式呼吸,节律快,流涎;心率快、节律齐,未及杂音;肺部听诊闻及大量痰鸣音;膝反射正常,脑膜刺激征阴性。辅助检查:血气分析示 pH 7.21、PO$_2$ 50mmHg、PCO$_2$ 70mmHg;头颅 CT 及腰椎穿刺结果正常。考虑患儿系重症肌无力合并呼吸衰竭患者,给予患儿气管插管,机械通气辅助治疗,选择 CPAP 模式,参数为 Psup(压力支持)8cmH$_2$O,PEEP 2cmH$_2$O,FiO$_2$ 0.3,流量触发值 8L/min,呼吸机显示患儿自主呼吸约 15 次/min,Vt 0.23L,仍呈腹式呼吸。

问题 1:患儿机械通气后 1h 复查血气分析,血气分析:pH 7.30、氧分压 70mmHg、二氧化碳分压 65mmHg,该如何调整呼吸机参数?

重症肌无力合并呼吸衰竭患儿由于周围神经或肌肉的原因,虽有自主呼吸,但由于呼吸肌收缩力显著减弱,胸廓扩张困难,潮气量下降,最终诱发低氧血症和高碳酸血症。此类患儿气道和肺组织的阻力相对正常,故非常容易配合呼吸机通气。该患儿选择了有创 CPAP 通气模式,给了一定的

Psup 和 PEEP,另外,潮气量仅有 0.23L(<6ml/kg),这可能是患儿仍有呼吸困难和高碳酸血症的原因。建议首先排除呼吸道阻塞或管路的因素,然后通过调节呼吸机参数增大潮气量。一方面可提高 Psup 水平,给予患儿足够的压力支持;另一方面适当上调 PEEP 帮助患儿开放气道,促进痰液及分泌物排出。同时,可下调流量触发值,使患者能更多地触发呼吸机的压力支持。

问题 2:该患者如果需要长期呼吸机辅助通气治疗,建议采用何种通气方式和模式? 需要注意哪些问题?

部分重症肌无力患者原发病治疗困难,需要长时间使用呼吸机治疗,需要良好的呼吸道管理、气道湿化及拍背吸痰,避免并发症的发生。原则上,对于急性期患者,如果呼吸肌力量尚可,建议无创辅助通气治疗。首选 CPAP 模式,虽然此类患者没有肺过度充气和 PEEPi 的产生,但由于呼吸肌无力,患儿咳嗽咳痰能力多数偏弱。因此,在给予压力支持的基础上,要给予一定水平的 PEEP(3~5cmH$_2$O),其作用不仅能帮助患儿呼气时保持气道开放,也能促进痰液及分泌物排出,减轻咽部分泌物的反流。慢性期或终身治疗的患者应首选鼻/面罩或气管切开辅助通气治疗。该类患者常合并肌肉的神经营养不良性或失用性萎缩,有创辅助通气后随着呼吸肌疲劳的恢复,应及早改用无创辅助通气模式。

【专家点评】

重症肌无力患者由于呼吸肌收缩力下降,患者感到呼吸困难,可表现为呼吸运动幅度减弱、腹式呼吸、呼吸频率增快、潮气量下降,轻症或早期患者可通过呼吸频率的增快保持肺泡通气量的稳定而不发生呼吸衰竭;但重症或晚期患者多发生呼吸性酸中毒和低氧血症。该类患者气道及肺组织的结构和阻力正常,因呼吸浅快,容易发生低位肺组织的淤血和微小肺不张。因此,无创机械同期 CPAP 或 BiPAP 模式给予外源性 PEEP 保持气道开放,多数可以满足患儿气道通畅,气流足够冲刷 CO$_2$,并且满足肺泡扩张状态。对于大面积肺不张或肺实变患者,可考虑经鼻或者经口气管插管有创机械通气,高水平 PEEP 肺复张策略治疗或予以床旁纤维支气管镜冲洗治疗。

病例 2：患儿女，3 岁，因"持续发热伴咳嗽 2 周，喘息伴呼吸困难 1 天"急诊入院。呼吸急促，明显呼吸困难，口周发绀，鼻导管吸氧 2L/min，SpO$_2$ 维持在 90% 左右，遂转入 PICU 继续治疗。入院查体：T 39.0℃、P 180 次/min、RR 50 次/min、BP 90/50mmHg、W 15kg。面罩吸氧 6L/min 下，经皮 SpO$_2$ 88%，口周发绀、嗜睡、呼吸急促、鼻翼扇动及三凹征阳性；心率快，节律齐，未及杂音，双肺部听诊闻及密集细小湿啰音，腹软，脑膜刺激征阴性。血气示：pH 7.11、氧分压 55mmHg、二氧化碳分压 30mmHg，床旁胸片提示双肺透亮度明显减低，部分肺实变。给予患儿气管插管，机械通气辅助治疗，使用 BiPAP 模式。参数为：PIP 26cmH$_2$O、PEEP 8cmH$_2$O、Paw 16cmH$_2$O、FiO$_2$ 0.6，患儿 SpO$_2$ 维持在 92% 左右。

问题 1：患儿目前诊断考虑 ARDS 合并急性呼吸衰竭，结合患儿年龄和疾病特点，应采用何种机械通气方案较为合理？

2015 年国际儿童 ARDS 专家共识中尚无关于 PARDS 常频机械通气模式的推荐意见，临床中对于此类年龄体重偏小、气道阻力不是特别高、PEEPi 水平较低的患儿，常首选 PCV 模式。参数设置时，建议采用肺保护通气策略，以减轻肺组织的气压伤。对于肺顺应性较好的患者，潮气量应为 5~8ml/kg；而对于肺顺应性不好的患者，潮气量建议在 4~6ml/kg。没有跨肺压数值的情况下，吸气平台压力应不超过 28cmH$_2$O。在小潮气量通气的同时，可以允许一定范围内的高碳酸血症，pH 可维持在 7.15~7.30 之间。

问题 2：该患儿在 PCV 通气模式下，如何设定最佳 PEEP？

该患儿床旁胸片提示双肺透亮度明显减低，部分肺实变，现有呼吸机参数下，根据公式计算 OSI 10.4，提示属于中重度 ARDS 患者。对于此类患儿，需要设置较高水平的 PEEP。临床常用的方法为 PEEP-FiO$_2$ 关联表法及 PEEP 滴定法进行 PEEP 设置，对于中重度 PARDS 患者常选用高水平 PEEP-FiO$_2$ 关联表进行设置，目标氧合维持在 88%~92% 左右，可初始设置 PEEP 在 10cmH$_2$O，根据表格设置选择 FiO$_2$ 在 0.3，观察目标血氧是否维持在范围以内，交替提高 FiO$_2$

与 PEEP 水平，以达到氧和目标的 PEEP 水平为适当的 PEEP。根据高水平 PEEP-FiO$_2$ 关联表最终设置 PEEP 14cmH$_2$O，FiO$_2$ 在 0.4，此时患儿 SpO$_2$ 维持 93% 左右。临床也可根据 PEEP 滴定法进行设置 PEEP，应用 PEEP 滴定法之前先进行肺可复张性评价，根据患儿 PaO$_2$/FiO$_2$ < 100 及双肺透亮度均一性降低，临床判断具有肺可复张性。镇静肌松后应用 PEEP 递增法进行 RM（详见第十八章第三节 RM 相关内容）。RM 后暂时维持 PEEP 于高水平约 20cmH$_2$O，然后递减，每 5min 降低 PEEP 水平 2cmH$_2$O，维持 5min 后测定动脉血氧分压/肺顺应性，直至 PaO$_2$/FiO$_2$ 下降 > 5% 或肺顺应性突然下降，认为有肺泡开始塌陷，然后重新复张后 PEEP 设置为 PaO$_2$/FiO$_2$ 下降 > 5% 或肺顺应性下降时的 PEEP+2cmH$_2$O，即为最佳 PEEP。本病例 PEEP 滴定设置出 PEEP 也为 14cmH$_2$O。有条件单位还可应用静态 P-V 曲线法设定 PEEP（具体见第十八章第四节）。

问题 3：患者如果存在循环不稳定，应如何调整 PEEP 设定？

高 PEEP 及平均气道压通过心肺交互作用影响心功能。中度以上 PEEP（> 7cmH$_2$O）或平均气道压 > 10cmH$_2$O 对心功能产生影响。若出现循环不稳定，需要进行循环保护肺通气策略。滴定液体容量，适当应用强心药物，避免出现二氧化碳潴留（PaCO$_2$ < 60mmHg），改用低水平 PEEP-FiO$_2$ 关联表，适当提高吸入氧浓度降低 PEEP 水平。

我们在进行 ARDS 患者 PEEP 设定时，一定要监测患者的血流动力学情况。因为，正压通气增加胸腔内压，会减少静脉血液回流，回心血量减少，左心前负荷降低，心输出量减少。长时间高水平的 PEEP，会造成回心血量持续减少，心功能失代偿诱发低血压。此时，建议适当下调 PEEP 设定水平，同时上调 FiO$_2$，以保证患者氧合状态，不需要严格按照 FiO$_2$-PEEP 关联表进行设置。也可在下调 PEEP 的同时，尝试俯卧位通气方式治疗。

【专家点评】

外源性 PEEP 的使用有助于开放气道，防止肺泡陷闭。轻度 ARDS 患者中，PEEP（≥ 5cmH$_2$O）有助于改善氧合状态。中重度 ARDS 患者中，可滴定更高水平的 PEEP（≥ 10cmH$_2$O）进行治疗。

然而,持续高水平的 PEEP 可能导致一系列的副作用,最常见的是血流动力学不稳定(低血压、脑血流降低、胃肠道功能障碍)和肺气肿(气胸、气漏)。故在行高水平 PEEP 治疗前,首先需要评估患者的一般状态,包括有无明显的心功能不全、有无发生气胸的高危因素、有无脑组织低灌注等情况。

(许　巍)

第二节　动态肺充盈与 PEEPi

一、概述

动态肺充盈也叫动态肺过度充气(dynamic pulmonary hyperinflation,DPH),是指患者每次呼吸都未能完全呼出气体(不包括功能残气量),于是气体在肺内发生累积,此时监测肺容量会高于静息状态下的肺容量。逐渐累积的气体会使呼气末的肺泡压逐渐升高,诱发 PEEPi(intrinsic positive end-expiratory pressure)的产生。PEEPi 又被称为自发性呼气末正压(auto-positive end-expiratory pressure,auto-PEEP),病理状态下的非机械通气患者(如哮喘、支气管肺发育不良、COPD 等)和机械通气患者均会发生,PEEPi 的压力明显高于大气压和生理性的 $1\sim3cmH_2O$。

二、机械通气下 PEEPi 的产生原因

正常情况下,无论是自主呼吸还是机械通气的患者,气体能充分呼出体外。呼气末肺恢复至正常的功能残气量(functional residual capacity,FRC),肺的弹性回缩力和胸廓的弹性扩张力处于平衡状态,呼气流量降为 0,肺泡内力与大气压相等,故正常 FRC 也称为弹性平衡位,其容积大小称为弹性平衡容积。若患者不能恢复至弹性平衡容积,肺的弹性回缩力将大于胸廓的弹性扩张力,呼气末仍可能存在呼出气流,此时肺泡内压大于

0,称为内源性 PEEP(PEEPi)(图 10-2-1)。

呼气时,肺泡压降至最终呼气末正压,吸气呼气时无法直接测定 PEEPi,需使用呼气末阻断法来测定(图 10-2-2)。临床上出现 PEEPi 的情况多见于气道阻力增加、顺应性增加、呼气时间过短等情形。VCV 时,潮气量越高,出现 PEEPi 的可能性越大,这种情况下,有时呼气时间稍有缩短,即可造成气道压的明显升高。与 VCV 不同,PCV 中 PEEPi 的出现会导致潮气量的下降。重要的是,外源性 PEEP 均匀地分布于整个肺,但 PEEPi 存在不一致性,表现为在高阻力 / 高顺应性肺单位中最高,而在低顺应性 / 低阻力肺单位中最低。通常认为总 PEEP 主要取决于设置的 PEEP,而需避免 PEEPi。

(一)高分钟通气量

当潮气量大(超过患者功能残气量)、呼吸频率高或两者同时存在时,存在高分钟通气量通气。潮气量大会导致下一轮呼吸前必须呼出的气体量增加,高呼吸频率减少了呼气的持续时间,均可造成呼吸末气体潴留,诱发 PEEPi。

(二)呼气气流受限

当气道塌陷、支气管痉挛、炎症或重塑引起气道狭窄而减慢呼气流速时,增加了开始下轮呼吸前不能呼出全部潮气量的可能性,诱发 PEEPi。呼吸系统顺应性降低(如呼气肌无力、胸廓畸形、

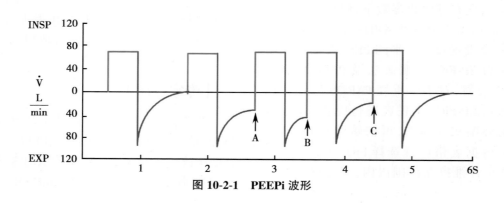

图 10-2-1　PEEPi 波形

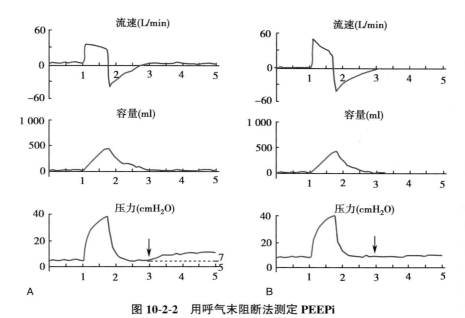

图 10-2-2　用呼气末阻断法测定 PEEPi
A. PEEP = 5cmH₂O 时测定 PEEPi = 7cmH₂O；B. 设定 PEEP = 8cmH₂O 时，测定 PEEPi = 2cmH₂O。

连枷胸）同样会阻碍呼气，也会诱发 PEEPi。

（三）呼气阻力

对气流的抵抗（如狭窄的气管内导管、呼吸机管道系统）可通过影响呼气而导致 PEEPi。呼气阻力在概念上类似于呼气气流受限，因为呼气阻力减慢了呼气，并且增加了下次呼吸开始前不能呼出全部潮气量的可能性。呼气阻力增加也可见于气管内导管直径狭小或弯折、浓缩的分泌物、呼气或 PEEP 阀，以及患者-呼吸机不同步。

（四）其他原因

呼吸频率过高或吸气时间延长但同时呼气时间减少，会导致呼气不完全和 PEEPi 的产生。时间常数不均等、肺单位排空不均一的患者（如存在阻塞性气道病变的患者）容易在正压通气期间发生 PEEPi（表 10-2-1）。

表 10-2-1　动态肺充盈和 PEEPi 的原因

内源性 （呼吸力学和呼吸模式）	外源性 （高阻力和呼吸机设置）
流动阻力高	气管插管细
呼气流量限制过低	管路和设备
呼吸系统顺应性下降	频率过快
呼吸频率过快	I：E 比值低
T_I/T_E 大	潮气量过大
潮气量过大	吸气末间歇短

注：T_I，吸气时间；T_E，呼气时间。

三、PEEPi 的不良作用和检测方法

（一）不良作用

1. 呼吸肌功能受损　正常吸气时吸气肌收缩，吸气动作与吸气气流表现为良好同步性。存在 PEEPi 时，吸气初期压力达到 PEEPi 后，肺泡内压力才降至 0 以下，吸气动作和吸气气流之间有较长时间差。期间只有呼吸动作，没有气流产生，相当于"窒息样呼吸"，患者会出现严重呼吸窘迫，胸腔负压显著增大导致吸气性三凹征。机械通气时，患者除需克服人工气道阻力、触发阻力和呼吸机本身延迟阻力外，还须克服 PEEPi 后才能产生吸气气流，即吸气动作和呼吸机产生气流之间有更长的时间差。若调节不当，将导致更严重的"窒息样呼吸"。

2. 增加呼吸机相关肺损伤的风险性　机械通气时 PEEPi 会增加平台压，且容易导致人机对抗，气压伤风险增加。由于患儿肺部病变不均匀和重力影响，PEEPi 肺内分布存在较大差异，PEEPi 高的肺泡，肺泡容量大，容易发生扩张性肺损伤；PEEPi 差异大的肺区扩张和回缩速度不同，易产生高切变力和发生切变力损伤。应用 PEEP 对抗 PEEPi，时间常数大的肺单位尚未对抗 PEEPi 时，时间常数小的肺单位已达到平衡，甚至出现过度充气，可能进一步增加气压伤的机会。

3. 影响病变肺组织的换气功能　ARDS 和急性肺水肿患者中，PEEPi 可改善或维持病变肺

泡呼气末的扩张状态，防止陷闭，从而改善氧合，这也是反比通气治疗 ARDS 的机制之一。但通过增加 PEEPi 的方式来改善氧合的效率较低，问题较多，且不易长时间应用。

4. 影响血流动力学 人肺组织正常呼气末 PEEPi 趋于 0，此时肺血管阻力（pulmonary vascular resistance，PVR）最小。PEEPi 会造成自主呼吸代偿性加强，吸气时胸腔负压显著增大，中心静脉压（central venous pressure，CVP）下降，促进体循环静脉回心血量增加；肺间质负压增大，降低肺泡外毛细血管及肺静脉阻力。因此，除非是 PEEPi 非常高的患者，循环功能多能维持稳定。机械通气时，若给予较强的通气辅助或应用较大剂量的镇静 - 肌松剂，自主呼吸的代偿性作用显著减弱或抑制，则容易发生回心血量下降，出现低血压。

（二）检测方法

PEEPi 是指平静呼气末呼吸系统的弹性回缩压，DPH 是指平静呼气末肺容量超过了由肺和胸壁弹性回缩力所决定的功能残气量。PEEPi 是 DPH 的必然结果。依据测定方法的不同，PEEPi 分为静态 PEEPi 和动态 PEEPi。其中静态 PEEPi 测定方法包括：呼气末气道闭合法、续断技术法、静态压力 - 容量曲线法、容量切换时吸气末平台压法、PEEP 替代法、陷闭气体释放法、呼吸感应体积描计器法。EEO 是最常用测定静态 PEEPi 的方法，适用于控制通气无自主呼吸情况下，保持气管插管气囊充气保证气管插管及呼吸管路密闭性。具体方法为在呼气相最后 0.5s 内通过呼吸机的呼气末保持按钮关闭气道口，闭合时间一般为 1~2s，呼吸机监测仪上即可显示此时的屏气压力，即为 PEEPi；如果流速 - 时间曲线上呼吸末流速为 0，则提示没有 PEEPi。当呼吸系统与气道开口压力平衡时这个压力平台水平就是呼吸系统总 PEEP 水平，而 PEEPi 等于测定所得总 PEEP 与呼吸机设定 PEEP 的差值。目前多数主流呼吸机都具备吸气及呼吸保持按钮，可以方便测定 PEEPi（图 10-2-3）。

动态 PEEPi 测定方法包括食管气囊法及气道开口连续记录流量和压力法（Δpao 法），其中以食管气囊法较为常用。其适用于自主呼吸、辅助通气或撤机时动态 PEEPi 的测定，需要插入食管

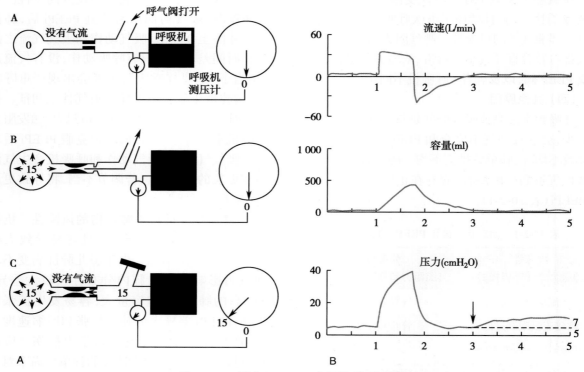

图 10-2-3　测定 PEEPi 示意图及呼吸机界面

A. 测 PEEPi［auto-PEEP 测定。如图在压力正常但存在严重动态气道阻塞（A）、压力 15、呼气阀开放（B）和压力 15、呼气阀关闭状态（C）下观察，只有在呼气阀关闭并维持一小段时间后，呼吸机显示 auto-PEEP 值，此为肺泡、中心气道和呼吸机管道三压力处于同一水平值］；B. 呼吸机界面［测量患者由于出现呼气相早期气管塌陷而产生的内源性 PEEP（设置 PEEP 为 5cmH₂O，内源性 PEEP 为 7cmH₂O，共计 12cmH₂O）］。

囊管检测食管压力变化。该方法以食管压力变化反映胸膜压力变化。其假定在呼气末启动吸气流速所需的胸腔压力负向变化（食管压力下降值）接近呼气末呼吸系统的弹性回缩力，即动态 PEEPi。但此法要求患者呼气末吸气及呼气肌处于放松状态，实测值往往大于真实值。有研究应用呼气末胃内压变化对食管压力变化测得的动态 PEEPi 进行校正，在此基础上提出以 Campbell 图计算的动态 PEEPi 作为参考的金标准。但在临床应用相对有限。应用呼吸末阻断法可以解决这个问题。让呼吸机工作时在呼气结束时屏住气，不切换至吸气，这时候陷闭在肺泡内的气体会产生压力。在气流流速为 0 时，肺泡压与气道压达到平衡（稳定 1~2s）。

四、干预措施

（一）调整呼吸机设置

当推测分钟潮气量较高是 PEEPi 的病因时，建议在允许性的高碳酸血症的范围内（pH 在 7.15~7.30 之间），通过降低潮气量或呼吸频率来减少每分钟静息通气量。对于成人，限制分钟通气量是避免动态肺过度充气的关键。儿童的推荐目标值是保持分钟通气量低于 15ml/kg。当考虑阻塞性气道疾病导致的呼气气流受限是 PEEPi 的病因时，可尝试通过延长呼气时间、增加吸气气流流量、降低潮气量或减慢呼吸频率来降低 PEEPi。

（二）降低气道阻力

当推测呼气阻力增加是 PEEPi 的病因时，需要识别原因并加以干预。如：加强气道护理防止痰液堵塞引起呼气不畅；镇痛镇静减轻气道痉挛；更换气管内插管或呼吸机管道减少机械性的呼气阻力；利用支气管扩张剂扩张气道；应用类固醇类药物减少渗出或抗菌药物减轻炎症，均可有效降低气道阻力。

（三）减少通气需求

通过减少患者碳水化合物摄入，减轻患者烦躁、焦虑、疼痛或发热症状，进而降低患者通气需求，降低 PEEPi 的水平。

（四）外源性 PEEP

外源性 PEEP 对抗 PEEPi 原理如图所示（图 10-2-4），由于气体和液体都是从高压流向低压，所以就把肺泡内比喻成瀑布上游，气道内比喻成下游。从肺泡到气道压力逐渐下降直至气道闭合，这个闭合的压力称为闭合压（critical pressure）。如果给予的外源性 PEEP 低于这个闭合压，那么不能使塌陷气道张开，内源性 PEEP 则不会下降；如果给予的 PEEP 大于闭合压，就可能把闭合的气道打开，使内源性 PEEP 下降。但是，如果给予的 PEEP 大于内源性 PEEP 则会使内源性 PEEP 增加，使肺泡压升高，患者发生气压伤或低血压等并发症的风险增加。这是我们治疗内源性 PEEP 的理论基础。鉴于 PEEPi 的测量值可能不准确，谨慎起见，外源性 PEEP 设定为测定为 PEEPi 的 50%~85% 水平（表 10-2-2）。

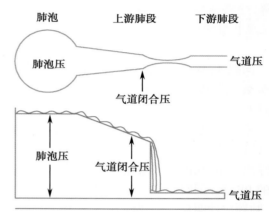

图 10-2-4　内源性 PEEP 瀑布理论
提供的外源性 PEEP 应大于气道闭合压
但是不应高于 PEEPi。

表 10-2-2　PEEPi 的干预措施

改变呼吸机设置	减少通气需求
增加呼气时间	减少碳水化合物摄入
降低呼吸频率	减少无效腔量
降低潮气量	减轻患者的疼痛、焦虑、发热、抽搐
降低气道阻力（大号气管插管、气道清理、气道扩张剂）	
应用低于 PEEPi 水平的外源性 PEEP	

五、临床应用

病例：患儿女，12 岁，"咳嗽喘息 2 天，呼吸困难 2h"入院，2 天前患儿食用芒果后出现荨麻疹并开始咳嗽，2h 前出现呼吸费力，不能说话，端坐呼吸。入院查体：T 37.3℃、P 102 次 / min（有奇脉）、RR 45 次 /min、BP 126/83mmHg，

W 54kg。未吸氧下，经皮血氧饱和度 62%，烦躁，一般状态差，端坐呼吸，大汗，口周发绀。呼吸急促，鼻翼及三四征（+），胸廓饱满，叩诊过清音，肺肝界下移，双肺呼吸音减弱，伴有广泛哮鸣音。心音低钝、律齐、未闻及杂音。入院前当天胸部 X 线片显示：双肺透过度增强，肺纹理清晰，胸廓饱满，纵隔变窄。入院后，吸入糖皮质激素和短效 β₂ 受体激动剂，静脉应用糖皮质激素、硫酸镁、氨茶碱治疗，同时给予高流量吸氧。患儿呼吸困难未见缓解，呼吸频率逐渐下降，意识不清，血气分析呈现 Ⅱ 型呼吸衰竭，给予机械通气辅助治疗。

问题 1：这个患者诊断"哮喘重度发作合并呼吸衰竭"，设定机械通气参数时需要注意哪些问题？

哮喘重度发作的患儿由于气道的高反应性，支气管和小气道广泛痉挛，气道阻力显著增高，气体呼出受阻，功能残气量显著增加，会产生较高水平的 PEEPi；同时由于小气道的痉挛，气道阻力增加，肺顺应性明显下降，肺的通换气功能均受到影响，机械通气时往往需要较高的参数才能开放气道，容易合并气胸和纵隔气肿。

因此，重症哮喘患儿机械通气时应尽量遵循以下原则：①肺保护策略，充分呼气。危重哮喘发作具有气道阻力和功能残气量显著增加、肺过度充气等特点，所以提倡肺保护通气策略，采用的策略包括低潮气量、低呼吸频率、高吸气流量、延长呼气时间。应尽量减少呼吸机相关性肺损伤的风险，建议在哮喘急性发作期采取小潮气量（6~8ml/kg）通气，并允许一定程度的高碳酸血症（维持 pH>7.20）。延长呼气时间，需要减慢呼吸频率，使每次呼气充分，才能最大程度减轻动态肺充盈。肺过度充气缓解、气道痉挛缓解后逐步更改通气策略。②低外源性 PEEP。哮喘危重症患儿自身可产生较高水平的 PEEPi，机械通气时外源性 PEEP 有助于扩张气道，降低吸气阻力，阻止了小气道过早关闭，使肺泡气体易于排出，并减低 PEEPi，从而减轻吸气负荷，降低呼吸功。然而，过高的外源性 PEEP 在对循环系统产生不良影响的同时也增加了气压伤的风险。建议施加的 PEEP 水平应为 PEEPi 的 50%~85%。由于 PEEPi 动态变化并不容易监测，外源性 PEEP 的调节会比较困难，建议外源性 PEEP 的初始值可设定为 5~10cmH₂O。

问题 2：该患儿现机械通气为 BiPAP 模式，参数为 PIP/PEEP 38/8cmH₂O，吸入氧浓度 0.8，设定呼吸频率 20 次 /min，吸气时间 0.8s，潮气量 0.4L，患儿自主呼吸约 20 次 /min，人机对抗明显。复查动脉血气 pH 7.23，氧分压 86mmHg，二氧化碳分压为 80mmHg；床旁胸片示双肺野透亮度明显降低。该患儿的治疗有什么改进之处？如何能减轻肺的过度充气状态？

该患儿在现有呼吸机参数下血气提示氧分压尚可，pH 和二氧化碳分压也在允许性高碳酸血症的范围内，但胸片提示双肺有明显过度充气，结合患儿病史，考虑与患儿小气道痉挛和 PEEPi 水平过高有关，极容易合并气胸和纵隔气肿，增加治疗难度。机械通气中，患儿无自主呼吸情况下，呼气末保持呼气 2~3s，显示 PEEPi 10cmH₂O，给予外源性 PEEP 8cmH₂O。患儿自主呼吸强烈，出现严重的人机对抗，应首先查明原因，必须排除插管位置不当、堵管、气胸、纵隔气肿，以及机械管路故障等原因，然后，再给予较深程度镇静或肌肉松弛治疗。应强化对危重哮喘的综合治疗，加强气道管理（翻身、拍背、体位引流、气道湿化、吸痰）；积极地控制感染，应用足量肾上腺皮质激素、支气管扩张剂、及时补液、纠正水电解质紊乱和酸碱失衡等。

减轻呼气末过度通气的方法有：减慢呼吸频率、延长吸气 / 呼气时间比、严格控制外源性 PEEP 水平、降低气道和连接管路阻力（如用内径较粗的气管插管和连接管）、选择呼气阀性能良好的呼吸机、避免持续气流、保障人机同步。减轻吸气末过度充气的方法有：在控制呼气末过度充气的基础上尽量降低潮气量。需要注意的是在肺组织过度充气的基础上，如果人机不同步，会导致过度充气进一步加重，肺泡破裂的机会显著增加，应适当应用镇静剂、麻醉剂或肌松剂抑制患者自主呼吸和降低气道高反应。

【专家点评】

儿童危重哮喘发作属于临床危重状态，病死率极高。机械通气是危重哮喘患儿有效的治疗方法，需把握适应证和上机时机，配合正确的通气策略，并采取及时有效的呼吸管理和综合治疗。应重视上机后的监护，密切观察患儿状态、病情、血气分析、其他各项理化指标、吸气末平台压及

PEEPi 的变化,重视胸廓起伏及饱满度的观察。呼吸机参数应依据患儿症状、体征、呼吸机工作力学参数、血气分析改变随时加以调整,防止呼吸机相关并发症的发生。此外,尽早脱机拔管也是治疗成功的关键。

（许　巍）

第三节　PEEP 临床应用

一、概述

临床应用 PEEP 多指外源性 PEEP,是机械通气时常设置的参数之一。通常情况下,在未明确患者外源性 PEEP 的理想水平时,可常规施加低水平的 PEEP(3~5cmH₂O)以维持气道开放和肺泡扩张。对于特定患者人群(如 ARDS),可增加 PEEP 水平($\geq$ 5cmH₂O)以维持适当的氧合,同时建议尽快利用本章第一节中提到的 PEEP 设置方法进行理想 PEEP 的调定。

二、PEEP 临床应用的疾病种类

（一）常规机械通气使用

大多数接受机械通气的患者,需要施加低水平的 PEEP(3~5cmH₂O)。PEEP 能减轻呼气末肺泡塌陷(机械通气时气管插管导致声门不能关闭的结果),且可能降低呼吸机相关肺炎和肺损伤的发生率,同时减轻咽部分泌物的反流。一般 PEEP 不设置为 0,因为生理情况下会厌关闭及 FRC 的存在会产生低水平 PEEP,呼吸机模拟正常生理条件一般 PEEP 设为 2~3cmH₂O。

（二）低氧血症性呼吸衰竭

大多数急性呼吸窘迫综合征(ARDS)和其他类型低氧血症性呼吸衰竭的患者均需要外源性 PEEP 支持,压力通常 $\geq$ 5cmH₂O,外源性 PEEP 在这类人群中的使用主要目的是改善氧合状态。ARDS 患者中不常规采用高 PEEP 作为初始治疗策略,但对于标准机械通气方法效果不佳的患者,建议采用高 PEEP 策略。同时应评估采用高 PEEP 后患者的氧合是否改善(即有无可复张的肺组织),以决定是继续还是弃用高 PEEP 策略。

（三）呼气气流梗阻

存在呼气气流受限(如哮喘和 COPD 的急性发作)的患者,外源性 PEEP 可减弱 PEEPi 对机体的影响,建议施加的 PEEP 水平应不大于 PEEPi 的 80%。由于 PEEPi 动态变化并不容易监测,外源性 PEEP 的调节会比较困难,建议对呼气气流梗阻患者,外源性 PEEP 的初始值可设定为 5~10cmH₂O,并依据病情作相应调整。或从 5cmH₂O 开始,当临床观察到患者有无效的触发呼吸用力时,可逐渐增加外源性 PEEP。

（四）其他

外源性 PEEP 也可用于以下疾病,但目前尚有争议:①用于心源性肺水肿患者改善心脏功能,其机制见本章第一节;②用于术后患者,目的是预防可能发生的肺不张和肺萎陷伤;③用于连枷胸患者以稳定患者胸壁;④用于气管支气管软化患者以维持呼气期间气道开放。

三、临床应用

> 病例:患儿男,2 岁,"咳嗽发热 5 天,呼吸困难 5h"入院。5h 前呼吸费力,伴口周青紫。入院查体:T 39℃、P 172 次/min、RR 45 次/min、BP 126/83mmHg、W 13.5kg。未吸氧下,经皮血氧饱和度 58%,烦躁,一般状态差,周身皮肤可见花纹,口周发绀。对光反射灵敏,球结膜水肿,巩膜无黄染,咽部充血。呼吸急促,鼻翼及三四征(+),双肺可闻及散在湿啰音和干鸣音,可触及颈部皮下气肿。入院前当天胸部 CT 显示:双肺广泛渗出、透过度不均,右肺上中叶实变,左肺下叶多段实变伴有不张,气管周围渗出多,纵隔和皮下积气,心脏形态正常,无移位。入院后,面罩 6L/min 吸氧仍有明显呼吸困难,发绀,经皮血氧饱和度 84%。给予气管插管,呼吸机辅助通气,BiPAP 模式,PIP/PEEP 28/10cmH₂O,吸入氧浓度 0.7,设定呼吸频率 25 次/min。病原 PCR 检测为:甲型流感病毒(+)。

问题 1:该患儿系甲型流感病毒感染后肺炎患者,合并呼吸衰竭,评估后诊断 ARDS,PEEP 设定时要考虑那些因素?

主治医师查房发现,患儿明显人机不同步,经皮血氧饱和度92%;皮下气肿面积变大;气道阻力46.94cmH₂O/(L·s),动态顺应性8.6ml/cmH₂O,潮气量0.085L。使用合适的镇静镇痛,达到中度以上镇静标准,减少人机对抗,做好气道护理,保持大气道通畅。按ARDSnet方案设定和调节,提高吸入氧浓度至0.85,但适当下降PEEP,相应下调PIP使潮气量维持在0.08L左右,降低气漏加重的风险。若出现CO_2潴留,可适当提高RR,以及延长吸气时间。患儿诊断ARDS,源于肺内感染,机械通气应遵循小潮气量肺保护性原则。具体实施时需要考虑患儿的个体特点,比如肺部病变不均匀,小气道病变相对明显,已经并发气漏等都是调整参数的重要参考。理论上在FiO_2达到0.7以上时,PEEP应该达到10cmH₂O或以上。不过,如果PEEP高于小气道堵塞后的PEEPi,会进一步影响通气和换气,加重气肿肺泡扩张进而导致气漏加重。如果能行皮下气肿切开并引流,可以适当提高PEEP以满足氧合。

问题2:如果患儿经皮血氧维持不理想或者气漏加重,还可以采取什么措施?

气漏加重会压迫气道和纵隔,需要切开引流,缓解气体集聚导致的压力增高。血氧维持不理想,机械通气参数平台压高于30cmH₂O,可以考虑俯卧位以及NO吸入治疗。如果气漏继续加重,可以尝试高频机械通气。若患儿经上述处理后氧合障碍仍无改善,或伴有CO_2潴留进行性加重,可推荐使用ECMO。不管是VV还是VA模式,都可以更好地实现肺保护性通气策略,降低机械通气平台压,减轻肺部压力损伤。

【专家点评】

由于临床缺少对V、Q分布的直接证据(如床旁机械通气中的CT、ETI和超声)时,利用氧合能力调整吸入氧浓度和PEEP是临床医生较多采用的PEEP设置方式。患者面罩吸氧流量达到6L/min,仍不能满足氧和,机械通气时给予PEEP可使肺泡持续开放,增加氧合肺泡面积,减少下一次呼吸周期所需要的呼吸肌肉(呼吸机)做功。PEEP增加肺泡内氧分压也有利于氧合。ARDS或其他原因导致的低氧性呼吸衰竭时,调节FiO_2以提高肺泡内气体氧浓度,同时可提高平均气道压及PEEP以增加肺泡内氧分压,这两个因素都有利于氧从肺泡向毛细血管弥散,增加氧合能力。肺内源性病变、肺部病变不均匀、间质肺损伤、小气道堵塞等均会导致机械通气参数特别是压力参数调整困难。不同区域肺泡产生不同水平的PEEPi,甚至出现陷闭,过低的PEEP会使部分肺泡小气道进一步陷闭,而过高的PEEP又会加重部分肺泡内PEEPi,增加气漏可能。由于该患儿已经合并有气漏并且有加重趋势,故不适合设置过高的PEEP,有可能使气漏进一步加重并引起纵隔内压迫等严重问题。

(许　巍)

第四节　PEEP的不良反应

一、概述

外源性PEEP的应用并没有绝对禁忌证。然而,对于以下疾病:颅脑病变、单侧或局灶性肺部疾病、低血压、低血容量、肺栓塞、无气流受限的动态过度充气或支气管胸膜瘘的患者,外源性PEEP可能导致不良后果(特别是高水平PEEP时),应该慎用。对于俯卧位通气的患者,也可能出现不良结局。

二、PEEP的不良反应

(一)减少脑血流

因外源性PEEP而升高的胸腔内压,理论上可减少脑静脉流出,导致颅内压增高或平均动脉压降低,或二者均发生。对急性脑卒中或急性蛛网膜下腔出血患者的观察性研究发现,施加的外源性PEEP逐渐升高时,脑灌注压会逐渐降低(由于降低了平均动脉压)。鉴于存在这种不确定性,当对有颅内异常的患者加用外源性PEEP时,谨慎的做法是监测平均动脉血压和颅内压(如果可行)。如果平均动脉血压降低或颅内压升高,应该考虑降低施加的PEEP水平。一般认为10cmH₂O的PEEP将对右心回流包括脑静脉回流产生影响,应尽量避免。但是脑损伤、颅内高压时常可达到15cmH₂O,一些观点认为脑损伤颅内高压时存在神经源性肺水肿，肺顺应性下降，故较高的 PEEP 不易传导到胸腔而改变腔静脉回流。

（二）导致气漏和加重低氧血症

过高的外源性 PEEP 会使肺泡内残气量增多，特别是有呼气气流受阻（哮喘、间质性肺炎等）患者，肺泡过度扩张、损害可引起间质性肺气肿或纵隔积气，甚至气胸。而对于没有呼气气流受限却存在 PEEPi 的患者，外源性 PEEP 可增加肺泡内压、损伤肺泡并可能导致其他并发症（如肺气压伤或低血压）；当肺部病变不均一时，施加的 PEEP 压迫未受累的肺泡内毛细血管，使血液转流向损伤的肺组织，从而增加了肺内分流，导致低氧血症加重。

（三）低血压

正压通气可增加胸腔内压，导致中心静脉压 CVP 提高，从而减少静脉回流、回心血量减少，左心前负荷降低，心输出量减少，对于心功能正常者影响不大；但对血容量不足、肺顺应性正常者影响明显，可能引起低血压。外源性 PEEP 可加重上述过程，尤其是低血容量的患者。

（四）其他

PEEP 还与内脏血流灌注减少有关。这种关联的潜在机制目前未知，但可能与心输出量减少有关。胃肠道并发症包括糜烂性食管炎、腹泻、非结石性胆囊炎和胃肠动力不足。肾脏功能衰竭也有报道，但机制尚不清楚。可能与炎症介质（如白细胞介素 -6）释放及肾血流受损有关。心输出量减少、交感神经张力升高或体液通路激活均可导致肾血流受损。全身肌无力常发生于长期接受机械通气的患者。高危因素包括卧床不动、长期使用镇静剂、使用神经肌肉阻滞剂及危重病。正压通气可能诱发炎症，可能对机体免疫系统造成不良影响。

（许　巍）

参考文献

1. SPADARO S, MAURI T, BÖHM SH, et al. Variation of poorly ventilated lung units (silent spaces) measured by electrical impedance tomography to dynamically assess recruitment. Crit Care, 2018, 31; 22 (1): 26.

2. HANOUZ JL, LAMMENS S, TASLE M, et al. Preoxygenation by spontaneous breathing or noninvasive positive pressure ventilation with and without positive end-expiratory pressure: A randomised controlled trial. Eur J Anaesthesiol, 2015, 32 (12): 881-887.

3. GATTINONI L, COLLINO F, MAIOLO G, et al. Positive end-expiratory pressure: how to set it at the individual level. Ann Transl Med, 2017, 5 (14): 288.

4. JOHNSON KG, RAPOPORT DM. Future of positive airway pressure technology. Sleep Med Clin, 2017, 12 (4): 617-622.

5. BLANCH L, BERNABÉ F, LUCANGELO U. Measurement of air trapping, intrinsic positive end-expiratory pressure, and dynamic hyperinflation in mechanically ventilated patients. Respir Care, 2005, 50 (1): 110-123.

6. ALENCAR R, D'ANGELO V, CARMONA R, et al. Patients with uninjured lungs may also benefit from lung-protective ventilator settings. F1000Res, 2017, 6: 2040.

7. VILLAR J, SUÁREZ-SIPMANN F, KACMAREK RM. Should the ART trial change our practice? J Thorac Dis, 2017, 9 (12): 4871-4877.

第十一章 呼吸力学

第一节 机械通气的原理

一、运动方程的概念

(一)概念

无论是自主呼吸还是机械通气,肺通气本质是呼吸动力对抗呼吸阻力驱动气体运动的力学过程,即运动方程(equation of motion)。

通气的动力是呼吸系统压力(pressure applied to the respiratory system,Prs),为气道压(airway pressure,Paw)与呼吸肌收缩产生的压力(pressure developed by the respiratory muscles,Pmus)之和。通气的阻力为气体流动时产生的摩擦力(pressure to overcome resistance,Pres)、呼吸系统弹性回缩力(pressure to overcome elastic forces,Pel)、呼气末气道正压(positive end expiratory pressure,PEEP)或内源性PEEP(intrinsic PEEP,PEEPi)。Prs与流速(Flow)和气道阻力(R)有关,Pel取决于气体容量的变化量(V)及呼吸系统顺应性(respiratory system compliance,C_{rs})。

机械通气时通气的动力克服阻力,即呼吸运动方程如下:

$Prs=Paw+Pmus=(Flow\times R)+(V/C_{rs})+PEEPtotal$
控制通气时Pmus=0。
$Paw=(Flow\times R)+(V/C_{rs})+PEEPtotal$
图11-1-1为呼吸系统力学模型。

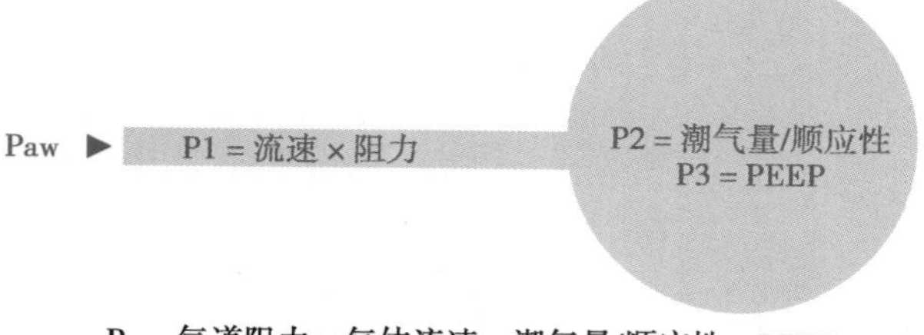

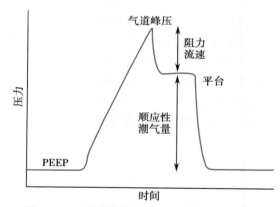

$P_{总}=$气道阻力×气体流速+潮气量/顺应性+PEEPtot

图11-1-1 呼吸系统力学模型

由此运动方程可以看出,每次呼吸都是涉及气道压、流速、容量3个要素,并与气道阻力、顺应性及PEEP等相关呼吸力学参数有关。当患者完全放松时,Pmus=0,呼吸机克服全部的通气阻力;完全自主呼吸时,Prs=Pmus,即呼吸肌克服全部的呼吸系统阻力。

(二)呼吸力学参数的测定

采用容量控制通气模式,选择流速恒定(方波),无自主呼吸或通过适度的镇静、肌松抑制自主呼吸时,在压力-时间曲线上测量。

1. **气道阻力** Raw=(PIP−Pplat)/Flow(图11-1-2)。

图11-1-2 容量控制模式下的压力-时间曲线

2. **弹性阻力(呼吸系统顺应性)** $C_{rs}=Vt/(Pplat−PEEP−PEEPi)$(图11-1-2)。

3. **平台压(Pplat)的测量** 吸气末阻断法:按上述条件进行机械通气,在吸气末按住"吸气屏气"键3s以上,使肺内压与气道压达到平衡,此时获得稳定的压力平台,对应的压力数值即是Pplat。

4. **内源性呼气末正压(PEEPi)的监测和测量** 呼气末阻断法:按上述条件进行机械通气,

将 PEEP 设置为 0,呼气末按住"呼气末屏气"键 3s 以上,此时呼气阀关闭,出现高于 0 的稳定的压力平台,其对应的压力即是 PEEPi(图 11-1-3)。

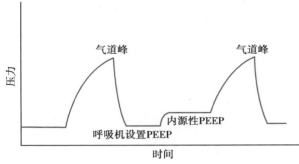

图 11-1-3　PEEPi 的测量

5. 临床快速评估　实时监测容量控制模式下压力 - 时间曲线,可以协助分析病情变化。

(1)当 PIP 升高而 Pplat 无升高时,提示患者气道阻力增高,注意患者有无痰栓、气道痉挛、人工气道有无打折(图 11-1-4)。

(2)当 PIP 升高而 Pplat 同时升高时,提示患者呼吸系统顺应性降低,注意肺病变进展、有无气胸、胸腔积液、有无 PEEPi 增加(图 11-1-5)。

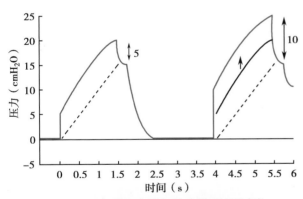

图 11-1-4　气道阻力增加导致压力波形变化

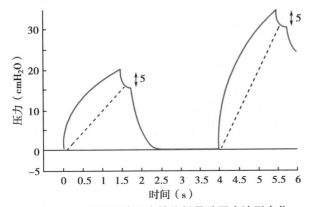

图 11-1-5　呼吸系统顺应性降低导致压力波形变化

二、运动方程在临床中的应用

不同肺部疾病所引起的肺部病理生理学改变不同,其对应的呼吸力学特征也明显不同。运动方程的深入理解可以进一步理解机械通气的本质。在临床工作中,机械通气策略的选择需要以不同疾病呼吸力学特征和运动方程为基础再联合呼吸机波形一起分析,帮助临床做出合理判断。

> 病例 1:患儿男,1 岁,体重 7kg。肠造瘘关闭术后出现发热、呼吸困难,转入 PICU 予以气管插管有创呼吸机辅助通气,容量控制模式(Vt 50ml、Ti 0.6s、f 30 次 /min、FiO₂ 30%、PEEP 6cmH₂O、限压设置 35cmH₂O),患儿仍有呼吸困难,血氧开始下降,呼吸机压力频繁报警,实际监测 Vt 仅 25ml 左右。给予充分镇静、提高吸入氧浓度后,患儿循环稳定,氧饱和度改善。检查患儿气管插管、管道无异常,清理呼吸道无痰栓,听诊双肺呼吸音略低。

问题:患儿为何出现高压报警?肺部病情有变化?

分析:通过呼吸力学分析寻找原因。第 1 步,回顾手术麻醉中呼吸机参数设置:压控模式,Ti 0.6s,f 30 次 /min,FiO₂ 40%,PIP 18cmH₂O,PEEP 6cmH₂O,Vt 45~50ml,默 认 Pplat 为 18cmH₂O 左右。第 2 步,调整限压设置 35~55cmH₂O,此时测量 Pplat 为 17cmH₂O,与原来变化不大,而 PIP 可高达 50~55cmH₂O(图 11-1-6),提示患儿呼吸困难和高压报警并非肺部病情引起,而与气道阻力明显增高相关。虽然患儿既往并无呼吸困难表现,仍建议行颈胸部 CT 及气道重建,显示气管下段管腔狭窄,长度约 2cm,直径 2~3mm,双肺少许肺炎(图 11-1-6)。

【专家点评】

先天性气道狭窄在婴幼儿中比较常见,此患儿既往无呼吸困难表现,容易忽略。其在呼吸道感染、手术应激后,气道狭窄的基础上出现黏膜水肿,气道阻力明显增高,出现呼吸困难,因气管插管末端在狭窄部位之上,无法解决气道狭窄问题,需要较强镇静,甚至肌松,此种情况呼吸机辅助通气也是十分困难的。结合运动方程计算,R =(PIP–Pplat)/Flow =(52–17)× 60/25 = 84cmH₂O/

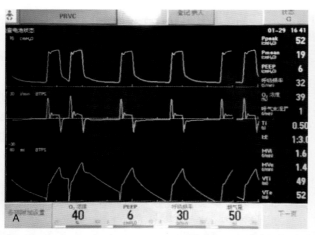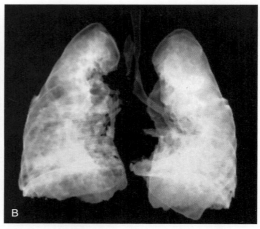

图 11-1-6 病例呼吸机界面图和 CT 图
A.病例 1 呼吸机提示气道阻力高;B.病例 1 CT 提示主气道下段狭窄。

（L·s）；$C = Vt/(Pplat-PEEP-PEEPi) = 50/(17-6) = 4.55ml/cmH_2O$，气道阻力显著增高。患儿气道较正常气道狭窄 1/2，阻力将增加 16 倍，这就很好理解为什么此类患儿需要较高的压力克服气道阻力，因此呼吸机会显示较高的峰压，而平台压不变。其实，气道阻力增高在流速 - 时间曲线上也有体现，表现为呼气支气流受限，迅速向水平轴凹陷（图 11-1-6）。

病例 2：患儿女，1 岁 6 个月，体重 14kg，主因"咳喘 4 天，加重伴呼吸困难 1 天"入院。既往史：咳喘发作病史 2 次，有湿疹病史。家族史：姐姐反复喘息发作。诊断考虑婴幼儿哮喘。入院后呼吸困难明显，血氧不能维持，二氧化碳分压增高，给予气管插管有创呼吸机辅助通气。呼吸机容量控制模式（Vt 85ml，PEEP 5cmH_2O，f 30 次 /min，FiO_2 30%，Ti 0.55s），监测患儿 Vt 满足下有峰压高报警，PIP 36cmH_2O 左右，呼吸机监测呼气末流速不能归 0，下调 f 至 27 次 /min，延长呼气时间，降低分钟通气量，MV 由 2.5L/min 降至 2.2L/min，后呼气末流速可归 0。第 2 天呼吸机监测 Vt 满足下 PIP 19cmH_2O，第 3 天予以撤机（患儿呼吸机屏幕信息见图 11-1-7 至图 11-1-12）。

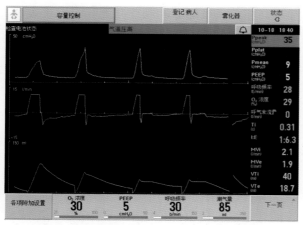

图 11-1-7 病例 2 第 1 天气道峰压高报警图

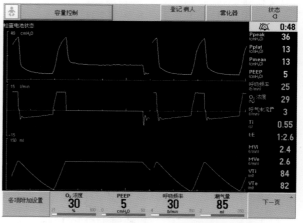

图 11-1-8 病例 2 第 1 天平台压测量图

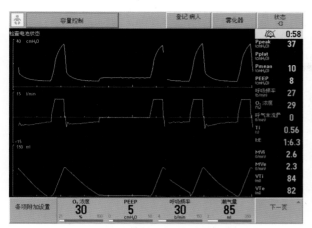

图 11-1-9 病例 2 第 1 天 PEEPi 图

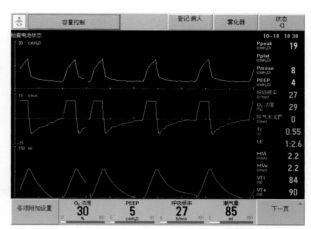

图 11-1-10 病例 2 第 2 天气道峰压较前明显下降

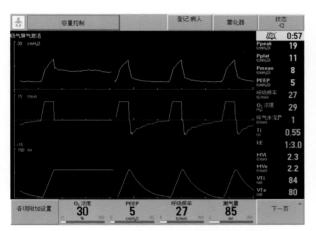

图 11-1-11 病例 2 第 2 天平台压测量图

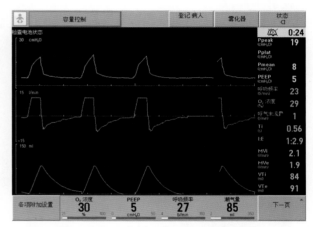

图 11-1-12 病例 2 第 2 天 PEEPi 消失

问题：患儿为何出现高压报警？分析原因如何处理？

了解患儿病史后，临床考虑婴幼儿哮喘。重症哮喘由于气道阻力增高，可能需要很高的压力才能送入所需的潮气量，此患儿存在 PIP 高，压力报警，PIP $36cmH_2O$，但此时监测 Pplalt $13cmH_2O$ 不高，PEEPi $3cmH_2O$，计算 $R=(PIP-Pplat)/Flow=(36-13)\times60/15=92cmH_2O/(L\cdot s)$；$C=Vt/(Pplat-PEEP-PEEPi)=85/(13-8)=17ml/cmH_2O$，提示气道压高为哮喘所致气道阻力增加所致，符合疾病病理生理过程。哮喘患儿因严重气道阻塞使呼气不完全，形成动态肺过度充气，呼吸机监测呼气末流速不能归 0，PEEPi 产生，因此为了延长呼气时间和减小 PEEPi，下调呼吸机频率为 27 次/min，待原发病控制后，患儿气道峰压下降，气道阻力减低，PEEPi 消失，第 2 天治疗后计算 $R=(PIP-Pplat)/Flow=(19-11)\times60/15=32cmH_2O/(L\cdot s)$；

$C=Vt/(Pplat-PEEP-PEEPi)=85/(11-5)=14.1ml/cmH_2O$，气道阻力较前明显下降，治疗有效（治疗前后呼吸力学参数对比见表 11-1-1）

表 11-1-1 治疗前后呼吸力学参数对比

	PIP/ cmH_2O	Pplat/ cmH_2O	PEEP/ cmH_2O	R/[$cmH_2O\cdot$ $(L\cdot s)^{-1}$]	C/(ml· cmH_2O^{-1})
第 1 天	36	13	8	92	17
第 2 天	19	11	5	32	14.1

【专家点评】

支气管哮喘主要病理生理特点为气道黏膜充血、水肿，气道平滑肌痉挛，黏液栓形成，导致气道阻塞。患儿吸、呼气期气流均受限。因严重气道阻塞使呼气不完全，肺容量尤其 FRC 增加，形成动态肺过度充气，PEEPi 产生。重症哮喘患儿 PEEPi 是机械通气最应关注的主要问题。通气目标应尽量减轻 PEEPi，这意味着在机械通气早期允许性高碳酸血症。此时原发病控制十分重要。在重度哮喘时，由于气道阻力增高，可能需要很高的压力才能送入所需的潮气量，峰压可高达 50~60cmH$_2$O，但平台压仍保持在 30cmH$_2$O 以下。根据上述特点，机械通气时通常采用低呼吸频率、长呼气时间、高吸气流速。支气管哮喘患者形成 PEEPi 的主要原因为气道阻塞，PEEP 扩张水肿气道作用有限，反而增加肺过度充气，因此 PEEP 不宜过高。为了延长呼气时间和减小 PEEPi，吸气时间设置应短，然而由于哮喘患儿气道阻力往往很高，气体流速较慢，过短的吸气时间可能会导致肺泡充盈不足，应注意平衡两者。

病例 3：患儿女，8 岁，体重 26kg，主因"发热、咳嗽 4 天，呼吸困难 2h"收入我科。诊断 H1N1 肺炎、重度 ARDS。予以气管插管、有创呼吸机辅助通气，胸片提示双肺透亮度减低，使用容量控制模式（Vt 160ml、PEEP 8cmH$_2$O、f 25 次/min、FiO$_2$ 55%、Ti 0.65s)，PIP 24cmH$_2$O，经皮血氧饱和度 94%。第 2 天患儿潮气量满足的情况下气道峰压明显增高，PIP 34cmH$_2$O，经皮血氧饱和度 88% 较前下降，胸片较前进展，呈白肺。予以肺复张、俯卧位，调整呼吸机参数 PEEP 升至 13cmH$_2$O、FiO$_2$ 80%，经皮血氧饱和度升至 94%，复查胸片较前好转（患儿影像学、呼吸机屏幕等信息见图 11-1-13 至图 11-1-18）。

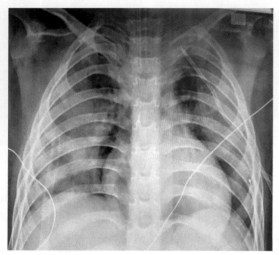

图 11-1-13 病例 3 第 1 天胸片

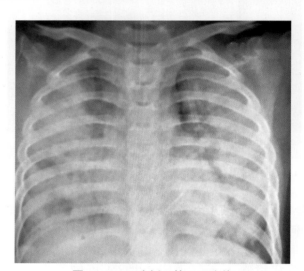

图 11-1-14 病例 3 第 2 天胸片

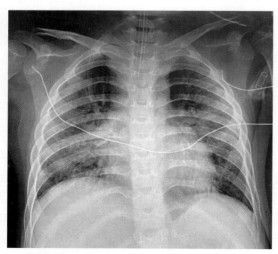

图 11-1-15 病例 3 调整呼吸机后胸片

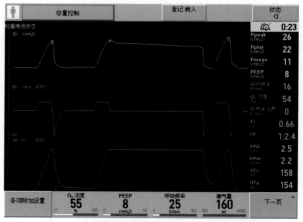

图 11-1-16 病例 3 第 1 天呼吸机参数

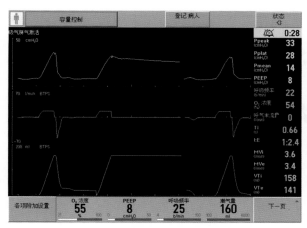

图 11-1-17　病例 3 第 2 天呼吸机参数

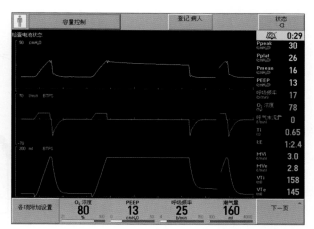

图 11-1-18　病例 3 调整后呼吸机参数

问题：患儿诊断 ARDS，如何通过呼吸力学分析患儿气道压高原因，如何处理？

分析：通过呼吸力学分析寻找原因。患儿诊断为 H1N1 肺炎、重度 ARDS，初始上机根据呼吸机参数计算 C＝Vt/（Pplat－PEEP－PEEPi）＝160/（22－8）＝11.4ml/cmH$_2$O，R＝（PIP－Pplat）/Flow＝（26－22）×60/20＝12cmH$_2$O/（L·s）。病程中出现气道峰压增高，测量 Pplat 28cmH$_2$O 较前增高，计算 C＝Vt/（Pplat－PEEP－PEEPi）＝160/（28－8）＝8ml/cmH$_2$O，R＝（PIP－Pplat）/Flow＝（33－28）×60/20＝15cmH$_2$O/（L·s）。气道峰压增高主要原因为肺顺应性减低所致，同期复查胸片提示双肺病变较前进展；后予以肺复张、俯卧位，并上调 PEEP 至 13cmH$_2$O、FiO$_2$ 80%，患儿氧合好转。计算 C＝Vt/（Pplat－PEEP－PEEPi）＝160/（26－13）＝12.3ml/cmH$_2$O，R＝（PIP－Pplat）/Flow＝（30－26）×60/20＝12cmH$_2$O/（L·s）；复查胸片双肺透过度明显好转（第 1 天、第 2 天、调整治疗后呼吸力学参数对比见表 11-1-2）。

表 11-1-2　第 1 天、第 2 天、调整治疗后呼吸力学参数对比

	PIP/ cmH$_2$O	Pplat/ cmH$_2$O	PEEP/ cmH$_2$O	R/［cmH$_2$O· （L·s）$^{-1}$］	C/（ml· cmH$_2$O^{-1}）
第 1 天	26	22	8	12	11.4
第 2 天	33	28	8	15	8
调整后	30	26	13	12	12.3

【专家点评】

ARDS 主要的呼吸力学特征是顺应性的明显降低。ARDS 时肺泡及间质水肿，进而导致顺应性显著降低，功能残气量降低，弹性阻力增加，在容量控制模式下压力 - 时间曲线上表现为 PIP 升高而 Pplat 同时升高。本患儿随病情进展，出现气道压增高，结合病史、肺部影像学及呼吸力学计算，考虑气道压增高为肺顺应性下降，之后给予肺复张、俯卧位并给予高 PEEP 治疗后好转。ARDS 患者 P-V 曲线呈 S 形，存在低位拐点（lower inflexion point，LIP）和高位拐点（upper inflexion point，UIP）。在曲线陡直段，压力和容量变化呈线性关系，较小的压力差可引起较大潮气量变化，是机械通气的适宜部位。在 P-V 曲线高位平坦段，较小的容量变化导致压力明显上升，增加肺气压伤机会，加剧对循环功能的负性影响。因此，UIP 是机械通气肺损伤发生的转折点。在 P-V 曲线的低位平坦段，肺顺应性显著降低，此位置机械通气时呼吸功增多，肺循环阻力明显增大，呼吸机相关肺损伤发生的机会明显增大，因此应避免在此段范围机械通气（图 11-1-19）。

根据呼吸运动方程，由于 ARDS 患者顺应性明显减少，大潮气量通气弹性阻力明显增加，对应气道压急剧上升导致肺泡过度膨胀进而引起肺损伤的发生，因此给予小潮气量，实现对气道压及跨肺压的控制。高 PEEP 增加肺泡复张，避免了呼气末肺泡塌陷，增加 FRC；小潮气量能避免吸气末肺组织的过度膨胀，高 PEEP 与小潮气量的组合明显改善患者顺应性。

上述 3 个病例均存在气道峰压高报警，当临床工作中出现呼吸机气道峰压高报警时处理分析流程如图 11-1-20。

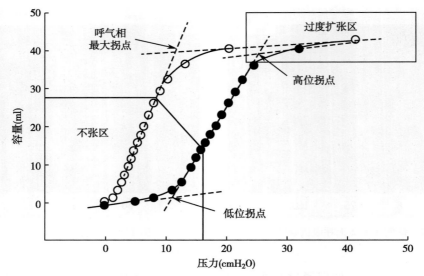

图 11-1-19 ARDS 的压力 - 容量曲线

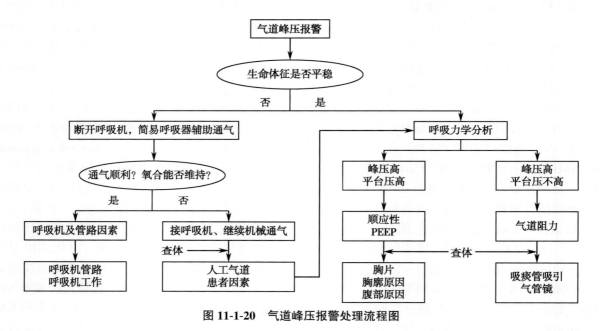

图 11-1-20 气道峰压报警处理流程图

（惠 奕 刘 霜 曲 东）

第二节 机械通气力学概念及意义

一、呼吸力学

呼吸力学是以物理学的观点和方法对呼吸运动进行研究的一门学科，其以压力、容量和流速的相互关系及顺应性、阻力和呼吸做功等力学参数来解释呼吸运动。呼吸系统的各种疾病都会引起呼吸力学的改变，从而使呼吸运动发生异常。因

此，呼吸力学是呼吸生理学的重要组成部分，是机械通气的理论基础，是制订恰当通气策略的重要依据。在危重症临床工作中，呼吸力学及呼吸功能监测已经广泛应用于疾病的辅助诊断和治疗。

（一）呼吸动力

在呼吸过程中，气体进入肺内是以肺泡与体外的压力差作为动力的。自主呼吸时呼吸肌收缩

为吸气的原动力,肺和胸廓的弹性回缩力为呼气的动力;机械通气时呼吸机正压送入气体,呼气仍是靠肺和胸廓的弹性回缩力完成。呼吸运动时胸膜腔、肺泡及呼吸道中压力产生变化,克服呼吸阻力,产生肺通气。呼吸的压力(图11-2-1)包括:

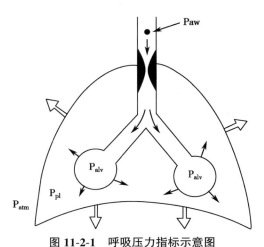

图 11-2-1 呼吸压力指标示意图

1. **胸膜腔内压**(intrapleural pressure,Ppl) 曾称胸内压,一般为负压(约为 −5cmH₂O),低于大气压,有利于静脉回流。胸膜腔内压受呼吸肌活动的影响,自主呼吸时吸气时负压增大,呼气时减小。在机械通气时气体被呼吸机正压送入肺内,胸内负压变为正压。

2. **肺泡内压**(alveolar pressure,Palv) 也称肺内压,取决于胸膜腔内压与肺的弹性回缩压之差。在机械通气时气体被呼吸机正压送入肺内,肺泡内压高于大气压。

3. **气道内压**(airway pressure,Paw) 在机械通气时气体被呼吸机正压送入肺内,吸气时气道压高于大气压,并在吸气末达到最大;呼气时气道压恢复至大气压,如设定有呼气末正压,则气道压大于大气压。

4. **跨气道压**(transairway pressure,Pta) 气道壁内外压力的差数,是气道内压与胸膜腔内压力之差,$Pta=Paw−Ppl$。

5. **跨肺压**(transpulmonary pressure,Ptp) 肺内压与胸膜腔内压力之差,$Ptp=Palv−Ppl$,Ptp是扩张和收缩肺的压力,主要与肺的顺应性有关。

6. **跨胸壁压**(transthoracic wall pressure,Pw) 胸壁内外压力的差数,胸膜腔内压与体表压力(Pb)的差值:$Pw=Ppl−Pb$。

7. **跨胸廓压**(transthoracic pressure,Ptr) 肺内压与胸廓外大气压之差,是扩张和收缩胸壁和肺

的总压力:$Ptr=Ptp+Pw=(Palv−Ppl)+(Ppl−Pb)=Palv$。

(二)呼吸阻力

呼吸运动需要克服的阻力。按物理特性分为惯性阻力、黏性阻力、弹性阻力,其中惯性阻力和黏性阻力的统称为非弹性阻力,约占总阻力30%。

1. **惯性阻力** 气流发动、变速、换向时与组织惯性所产生的阻止气流运动的力,包括气道、肺组织、胸廓的惯性阻力3部分。正常情况下,平静呼吸时,惯性阻力可忽略不计。但在ARDS、肺水肿、肺间质纤维化时,肺组织密度增加;肥胖、胸腔积液、胸膜肥厚时,胸廓密度增大;同时病变也使呼吸增快、增强,肺和胸廓移位增大,此时惯性阻力增加,其对呼吸的影响不应被忽视。

2. **黏性阻力** 气体流经呼吸道时气体分子间及气体分子与气道管壁间的摩擦力、呼吸时组织的相对移位产生的摩擦阻力。前者称为气道阻力,是呼吸系统非弹性阻力的主要部分,占80%~90%。

(1)气道阻力(airway resistance,Raw):以单位时间内推动一定量气体流经呼吸道时所需的压力差(肺泡内压与口腔压之差)来表示。正常成人气道阻力为1~3cmH₂O/(L·s)。气道阻力主要受气流形态影响。气流形态大体分为层流和湍流两种基本形式。在呼吸过程中,单有层流而没有湍流时,气体流动符合泊肃叶定律:$R=8\eta L/\pi r^4$。公式中 R 代表气道阻力,η 代表气体的黏滞性,L 代表管道长度,r 代表管道半径。

单有湍流没有层流的状态符合范宁方程:$R=QFL/4\pi^2 r^5$。公式中 Q 代表气体流量,F 代表摩擦因子,L 代表管道长度,r 代表管道半径。

(2)气道阻力的影响因素:主要包括气流形态、流量大小、气道管径、肺容量、身材和年龄、气道长度、气体的黏滞性、气体的密度。

(3)气道阻力的计算:$Raw=Pta/Flow$,Raw是气道阻力,Pta是口腔和肺泡间的压力差,或跨气道压,机械通气时 $Pta=PIP−Pplat$,Flow是指吸气时测得的气体流速。不同年龄段气道阻力正常值见表11-2-1。

表 11-2-1 不同年龄段气道阻力正常值

	成人	婴幼儿	足月儿	早产儿
阻力 / [cmH₂O·(L·s)⁻¹]	0.6~2.4	40.8 ± 13.3	20~40	60~80

3. 弹性阻力 弹性组织在外力作用下变形时有对抗变形和弹性回位的倾向,其回位力即为弹性阻力(elastance,E),约占总阻力的70%,其为吸气的阻力,呼气的动力。弹性阻力为顺应性(compliance,C)的倒数,即 $E=1/C$。

(三)顺应性

代表组织的易扩张性,表示为单位压力变化(ΔP)引起的容量变化(ΔV),即 $C=\Delta V/\Delta P$(ml/cmH$_2$O)。呼吸系统的顺应性包括:肺顺应性(lung compliance,C$_L$)、胸廓顺应性(chest wall compliance,C$_{cw}$)和呼吸系统顺应性(respiratory system compliance,C$_{rs}$)。

肺顺应性(C$_L$)=肺容量变化(ΔV)/跨肺压变化(ΔP)。

胸廓顺应性(C$_{cw}$)=肺容量变化(ΔV)/跨胸壁压变化(ΔP)。

呼吸系统顺应性(C$_{rs}$)=肺容量变化(ΔV)/跨胸廓压变化(ΔP)。

1. 肺顺应性 有动态、静态之分。

(1)肺静态顺应性(static compliance,C$_s$):测定肺顺应性时,进行分步吸气(或打气入肺)或分步呼气(或从肺内抽气),每步吸气或呼气后,屏气,放松呼吸肌,测定肺容量的变化和胸膜腔内压,然后绘制 P-V 曲线,就可测得肺的顺应性。因为测定是在屏气,无呼吸运动、无气流的情况下进行的,所以称为肺静态顺应性(C$_s$),简称肺顺应性(C$_L$)。C$_L$ 的大小与容量和吸气、呼气状态有关,若在吸气状态和呼气状态同步测定胸腔压力(机械通气患者测肺泡压力)和容量变化,则有 P-V 曲线环。

(2)肺动态顺应性(dynamic compliance,C$_{dyn}$):在连续呼吸时不阻断气流而直接测定,称为动态肺顺应性。除受呼吸系统弹性阻力影响外,还受气道阻力影响。测量时不阻断气流,同时测定肺容量和胸膜腔内压,分别取呼气末和吸气末数值计算两者变化值,可得出肺动态顺应性。

2. 比顺应性(specific compliance,C$_{sp}$) C$_{sp}$ 是单位肺容量下的顺应性,C$_{sp}$=C$_L$/FRC。C$_{sp}$ 使不同年龄的顺应性具有可比性,如成人和新生儿的动态比顺应性分别为 34ml/cmH$_2$O 和 31ml/cmH$_2$O~33ml/cmH$_2$O,无显著差异。

3. 胸廓顺应性(compliance of chest wall,C$_{cw}$) 正常成人 C$_{cw}$ 与肺相同,也是 2ml/cmH$_2$O。C$_{cw}$ 可因肥胖、胸廓畸形、胸膜增厚和腹内占位病变而降低。在出现气胸、胸腔积液、肺不张的情况下,胸廓和肺脏的变化程度不同步,顺应性不同。

4. 呼吸系统顺应性(respiratory system compliance,C$_{rs}$) $1/C_{rs}=1/C_L+1/C_{cw}$,不同年龄段呼吸系统顺应性正常值见表 11-2-2。

表 11-2-2 不同年龄段呼吸系统顺应性正常值

	成人	儿童	婴幼儿	足月儿
C$_{rs}$	100ml/cmH$_2$O	1~2ml/(cmH$_2$O·kg)	1.2±0.2ml/(cmH$_2$O·kg)	4~6ml/cmH$_2$O

注:C$_{rs}$,呼吸系统顺应性。

(四)时间常数

时间常数(time constant,τ)为气体在肺泡内充满所需的时间或充盈的肺泡排空所需的时间,是呼吸阻力与顺应性的乘积(τ=RC)。测定时间常数可以帮助确定机械通气时吸气或呼气时间。说明在不同肺部情况下(正常、ARDS、COPD)时间常数存在差异(表 11-2-3)。

表 11-2-3 时间常数及呼气容量在不同肺部情况的影响

	呼气时间/s			呼气		
时间常数	正常肺	ARDS	COPD	剩余潮气量/ml	呼出潮气量百分比	剩余潮气量百分比
0	0	0	0	500	0	100
1	0.780	0.510	1.000	184	63%	37%
2	1.560	1.020	2.000	68	86%	14%
3	2.340	1.530	3.000	25	95%	5%
4	3.120	2.040	4.000	9	98%	2%
5	3.900	2.550	5.000	3	99%	1%

注:ARDS,急性呼吸窘迫综合征;COPD,慢性阻塞性肺疾病。

(五)呼吸功

吸气时克服弹性阻力和非弹性阻力所做的功。呼吸功以压力与相应肺容量变化的乘积表示。机械通气时呼吸功等于呼吸机做功和病人做功之和。

二、呼吸运动

呼吸运动是在中枢调控、神经反射等调节下,呼吸肌群收缩或舒张引起的胸廓缩小与扩大的变化,随胸廓变化肺容量也变化,使气体进出肺的力学过程。肺本身不能主动扩张或缩小,需要通过胸廓运动来扩张或缩小。肺通气是胸廓运动的结果,呼吸运动是肺通气的动力(见图1-2-10)。

1. **呼吸肌** 属于骨骼肌,受躯体运动神经支配。

(1)吸气肌:吸气是主动过程。平静吸气时膈肌和肋间外肌收缩,胸廓扩大,肺容量扩大,肺内压下降,空气进入肺内。当用力吸气时胸锁乳突肌、胸肌、背肌等也参与辅助使胸廓进一步扩大。

(2)呼气肌:平静呼吸时呼气为被动过程,膈肌和肋间外肌舒张,胸廓缩小,肺容量缩小,肺内压增加,肺内气体呼出。当用力呼气时腹壁肌和肋间内肌主动收缩使胸廓进一步缩小,此时为主动过程。

2. **呼吸运动分类** 可分为胸式呼吸和腹式呼吸。

(1)胸式呼吸:呼吸运动主要由肋间外肌活动,胸壁起伏明显。

(2)腹式呼吸:呼吸运动主要由膈肌活动,腹壁起伏明显。

3. **自主呼吸和控制通气时呼吸运动区别**

(1)自主呼吸:吸气时呼吸肌收缩胸廓扩张,随之肺容量变大,导致胸膜腔内压下降,进而肺内压下降低于大气压,气体进入肺内,吸气末肺内压等于大气压;呼气时呼吸肌舒张,胸廓缩小,胸膜腔内压增加,进而肺内压增加高于大气压,气体由肺内排出,呼气末肺内压等于大气压。

(2)控制通气:吸气时呼吸机给予一定正压将气体送入肺内,产生一定容量使肺扩张,进而胸廓被动扩张,吸气肌被动伸长;呼气时吸气肌舒张,依靠弹性回缩力气体呼出。

自主呼吸和机械通气时肺泡内压变化如图11-2-2。

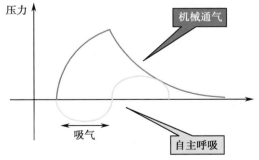

图11-2-2 自主呼吸和机械通气时肺泡内压变化

(3)在机械通气中自主呼吸的意义。

1)自主呼吸时气体主要分布于肺组织重力依赖区(仰卧体位),膈肌向腹侧移动,功能残气量增大,通气/血流更合理;而控制通气时气体主要分布于非肺组织重力依赖区(仰卧体位),膈肌向头侧移动,残气量减少,血流依然是按重力分布,故通气/血流不合理,即重力依赖区气少血多,非重力依赖区气多血少。ARSD患者的呼吸力学恰恰是重力依赖区病变重于非重力依赖区,肺泡萎陷和功能残气量减少,因此ARDS患者适度保留自主呼吸非常有意义。

2)自主呼吸可以周期性降低胸膜腔内压,增加回心血量,从而改善心输出量,改善氧合,增加胸外组织(肾、肠)的血流和氧供。

3)自主呼吸可以保留正常的肺牵张反射,可以减少呼吸机相关性膈肌功能障碍的发生。

4)过强的自主呼吸会大幅度降低胸腔内压,导致跨肺压的增加,增加呼吸机相关肺损伤;同时过快的呼吸频率也会增加氧耗。自主呼吸与控制呼吸的比较见表11-2-4。

表11-2-4 自主呼吸与控制呼吸的比较

项目	自主呼吸	控制呼吸
气体分布	重力依赖区	非重力依赖区
通气/血流	气多血多	气多血少、气少血多
膈肌功能	向腹侧移动,FRC增加	向头侧移动,FRC减少
呼吸机相关肺损伤(VILI)	适度减少VILI,过度增加VILI	
心血管	心输出量增加	
肾、肠	血流增加,氧供增加	

三、呼吸力学在临床中的应用

病例:患儿男,2个月,体重5kg。主因发热、咳嗽2天,呼吸困难1天,由外院带气管插管由救护车转入PICU。肺部查体三凹征阳性,肺部可闻及高调哮鸣音。胸片(插管前)提示双肺纹理增粗,过度通气。入院后机械通气条件,PA/C模式:FiO_2 35%,PIP 19cmH_2O,PEEP 6cmH_2O,RR 35次/min,Ti 0.5s,SpO_2 95%。血气分析提示II型呼吸衰竭(患儿胸片及呼吸机屏幕信息见图11-2-3、图11-2-4)。

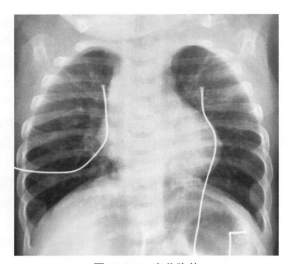

图 11-2-3　患儿胸片

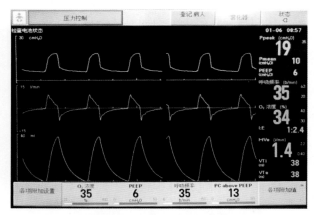

图 11-2-4　患儿呼吸机参数

问题 1： 入院后有创机械通气治疗半小时，患儿出现呼吸困难加重，呼吸急促，潮气量明显降低至 15ml，SpO_2 89%，如何分析处理？

对于新入院患儿，应评估患儿的呼吸力学参数。予以芬太尼、咪达唑仑镇静镇痛的基础上，静脉推注肌松药罗库溴铵 1 次。患儿无自主呼吸，将呼吸机模式调整为容量控制模式，方波，设置呼吸机条件为：Vt 30ml、Flow 6L/min、RR 40 次 /min、PEEP 6cmH₂O、Ti 0.6s、FiO₂ 50%，测得 PIP 24cmH₂O。吸气末屏气 3s，测得 Pplat 14cmH₂O；呼气末屏气 3s，测得 PEEPtotal 7cmH₂O。计算 C=Vt/（Pplat–PEEPtotal）=30/（14–7）=4.3ml/cmH₂O，R=（PIP–Pplat）/Flow=（24–14）×60/6=100cmH₂O/（L·s）。通过呼吸力学分析，患儿气道阻力明显升高。分析原因为患儿带气管插管转运途中数小时均无温湿化，导致痰痂形成，大气道被阻塞所致。予以充分温湿化，乙酰半

胱氨酸雾化治疗，加强气道管理后，PIP 下降至 18cmH₂O。

问题 2： 患儿入院后行痰培养检查，结果显示呼吸道病毒 PCR 腺病毒（+）。入院 3 天后机械通气容控模式：Vt 35ml、Flow 4L/min、f 40 次 /min、PEEP 5cmH₂O、Ti 0.6s、FiO₂ 30%，患儿出现呼吸急促，RR 增快至 65 次 /min，出现人机对抗，氧合下降至 80%。再次评估呼吸力学，使用肌松药消除自主呼吸后，测 PIP 26cmH₂O；吸气末屏气 3s 测得 Pplat 23cmH₂O，呼气末屏气 3s 测得 PEEPtotal 7cmH₂O。如何进一步处理？

首先计算该患儿 C 和 R：C=Vt/（Pplat–PEEPtotal）=35/（23–7）=2.2ml/cmH₂O；R=（PIP–Pplat）/Flow=（26–23）×60/4=45cmH₂O/（L·s）；计算 τ=RC=2.2×45/1 000=0.1s。患儿肺顺应性较前明显下降，自主呼吸下呼吸频率 65 次 /min，实际 Ti 0.6s，Te 0.32s，吸呼比近似 2：1。Te 为 3 倍 τ，易出现气体陷闭。调整呼吸机参数 PEEP 增加至 8cmH₂O，减少渗出，Ti 调整为 0.5s，RR 35 次 /min，充分镇静，减少呼吸驱动，患儿呼吸稳定，复查血气正常（患儿影像学、呼吸机屏幕等信息见图 11-2-5、图 11-2-6）。

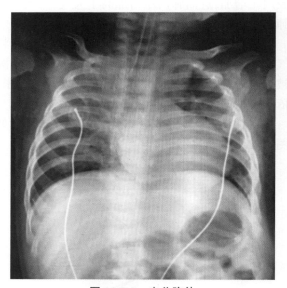

图 11-2-5　患儿胸片

【专家点评】

时间常数是肺力学特征的重要参数，测定时间常数 τ 可以帮助确定机械通气时吸气或呼气时间的长短，临床常常忽视。如果吸气时间小于 2

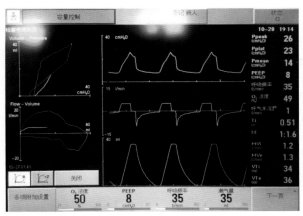

图 11-2-6　患儿呼吸机参数

倍 τ,则不能使肺泡充分充盈;呼气时间少于 3τ,则增加 PEEPi 可能。对于顺应性降低的疾病如 ARDS,需要的吸气时间为 5τ,以保证肺泡充盈;对于气道阻力增加的疾病如哮喘,则需要呼气时间为 5τ,使肺泡内气体有足够时间排出,否则容易产生 PEEPi。

总之,呼吸力学是机械通气的基础,利用呼吸力学理论联系临床实际,能够更好指导呼吸机参数设置,解决临床问题。

（惠　奕　刘　霜　曲　东）

第三节　食管压与胸腔内压

一、基本概念

在呼吸运动过程中,肺随着胸廓的运动而运动,胸膜腔、肺泡、呼吸道产生周期性的压力变化,以克服呼吸阻力进行通气。胸膜有两层,即紧贴于肺表面的脏层胸膜和紧贴于胸廓内壁的壁层胸膜。两层胸膜形成一个密闭的潜在的腔隙,即胸膜腔。胸膜腔内的压力即为胸腔内压,无论吸气或呼气,胸腔内压均低于大气压,为负压,吸气时负压增大,呼气时负压减小。由于重力作用,直立时胸内负压从肺尖到肺底逐渐减少,至肺底近于0。当人处于仰卧位时,背侧的胸腔内压高于腹侧的胸腔内压。

食管位于肺和胸壁之间,食管壁薄而软,由平滑肌和骨骼肌构成,起始于咽部,终止于贲门,与胸膜腔毗邻,能够较好地传导胸腔内的压力,因此常用食管压的变化来反应胸腔内压力的变化。

二、测定

（一）食管压测定

目前主要包括 3 种,即气囊导管、水囊导管和直接压力传感器,最常应用的是气囊导管测量法,正确的气囊位置对于测量数据的准确性至关重要。经典的食管球囊的位置一般在食管中下 1/3 的交界点处,考虑到卧位时的各种影响因素,有研究者提出食管球囊的位置在食管中间 1/3 的位置时更好,并通过观察食管压波形变化来确定气囊

的最佳位置。

1. **存在自主呼吸的患者**　在吸气过程中食管压监测出现负向波提示气囊进入食管内,近端气道压力的变化与食管压力的变化应该相同。

2. **自主呼吸微弱或消失者**　通过被动阻断试验(图 11-3-1)来确定气囊的位置,即在呼气末进行气道阻断,同时轻轻挤压患者胸廓或胸骨下段,使气道压和食管压同时升高,再计算气道压与食管压变化的比值。研究表明,被动阻断试验和自主呼吸之间具有较高的一致性,可在不同临床条件下应用。

3. **儿童近端气道压与食管压变化曲线的特点**　通常气道压力的变化与食管压力的变化应该相同,气道压升高的同时常伴随食管压力的升高。在儿童中我们有观察到食管压波形呈小锯齿形,并不随气道压力升高而明显升高(图 11-3-2A),这也与部分文献报道相一致(图 11-3-2B)。

（二）胸腔内压的测定

有两种方法进行测定。一种是直接法,将与检压计相连接的注射针头斜刺入胸膜腔内,检压计的液面可直接指示胸膜腔内的压力。直接法的缺点是有刺破胸膜脏层和肺的危险,在临床和科研工作中很难推广应用。另一种是通过食管球囊法间接测定。目前呼吸机支持通气过程中多采用食管球囊法间接滴定胸腔内压的变化,然后用于计算跨肺压(图 11-3-3、图 11-3-4)。

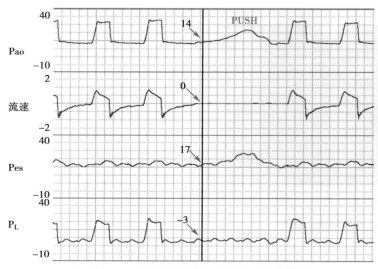

图 11-3-1　ARDS 患者食管球囊法测量跨肺压

Pao，气道压；Pes，食管压；P_L，跨肺压。行被动阻断试验时，挤压患者胸廓，可见气道压和食管压同时升高，表明气囊放置在了正确的位置。

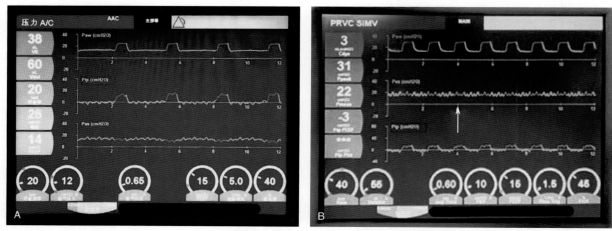

图 11-3-2　儿童食管压波形

A. ARDS 儿童食管压监测呈小"锯齿形"；B. 文献报道的儿童食管压波形。

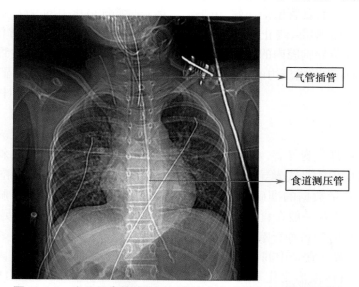

图 11-3-3　患儿经食管球囊测压管滴定跨肺压治疗后胸部影像学

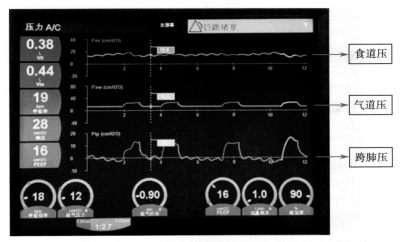

图 11-3-4 患儿刚置入食管球囊测压管后根据食管压监测调节气道压

三、临床应用

食管压的监测为评估胸腔内压提供了一种接近无创的方法,是理解呼吸生理学的基础。通过食管压的监测可以实现跨肺压的监测、量化呼吸肌活动和呼吸做功、测量内源性呼气末正压,能够为临床提供丰富的信息,特别当遇到如下两种情况时,实施食管压监测可以帮助临床做出更合理的判定,更好地指导机械通气参数设定。

1. **胸壁顺应性降低** 如严重肥胖、腹高压、胸壁畸形、胸腔积液等,此时气道压力不能准确反映跨肺压,即使平台压超过 $30cmH_2O$,肺泡仍有可能处于萎陷状态。

2. **重度急性呼吸窘迫综合征(ARDS)患儿** 食管压监测可以更安全地指导 PEEP 滴定,特别是在需要较高水平 PEEP 时。

举例说明:

病例:患儿女,10 岁,体重 35kg。因先天性门体分流、肝肺综合征行外科手术,因门静脉高压出现大量腹腔积血导致失血性休克,输血后休克纠正。术后患儿呼吸困难,血氧下降,有创呼吸机辅助通气,压力控制(A/C)模式:f 18 次/min,PEEP 逐渐上调12、15、18cmH_2O,PIP 渐调至 28cmH_2O,FiO_2 95%,Ti 0.9s,Vt 180~200ml。患儿经皮血氧75%~80%,计算 OI 值 35,床旁胸片呈"白肺"改变(图 11-3-5),床旁超声无胸腔积液。

问题:患儿在高呼吸机参数下仍不能维持氧合,如何考虑?下一步如何处理,能否继续增加PEEP?

患儿急性起病,手术及失血性休克双重打击后出现进行性加重的呼吸困难和低氧血症,结合氧合指数及胸片诊断重度 ARDS(图 11-3-5)。患儿有原发的先天性门体分流和肝肺综合征,血管畸形导致静水压升高,有可能加重肺部渗出。目前患儿在小剂量血管活性药物维持下循环尚稳定,肺部病变认为有 ARDS 和静水压相关肺水肿双重因素,可以继续尝试增加 PEEP。为进一步指导 PEEP 设置,我们放置食管球囊测压管(图 11-3-4),通过食管压监测胸腔内压情况,最终滴定 PEEP 在 22cmH_2O,呼气末跨肺压大于 0,此时PIP 33cmH_2O,平台压不超过 30cmH_2O(图 11-3-6),血流动力学相对稳定,血氧逐渐上升。5h 后,复查胸片较前明显改善(图 11-3-7)。

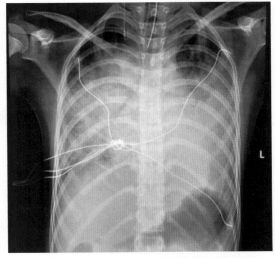

图 11-3-5 患儿刚气管插管时呈"白肺"表现

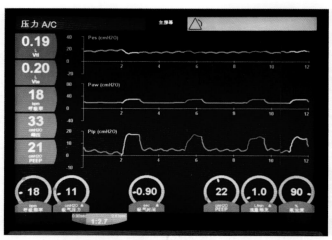

图 11-3-6　根据食管压监测跨肺压滴定
PEEP 后的最终呼吸机条件

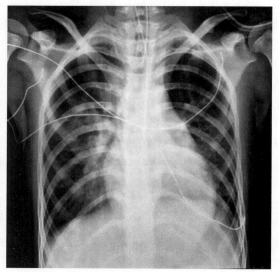

图 11-3-7　经食管压监测滴定 PEEP 治疗
5h 后复查胸片较前明显改善

【专家点评】

儿童 ARDS 起病急,进展快,对重度 ARDS 患

儿 PEEP 滴定是关键,尤其是在已给较高 PEEP 氧合仍不改善的情况下。高 PEEP 有引起"气漏"的风险,过高的平均气道压也会对血流动力学产生不良影响。"高"PEEP 是否足够维持肺泡开放和高 PEEP 可能带来的肺损伤常常是临床面临的"两难"的选择,此时通过食管压力监测有助于优化呼气末正压和驱动压力的设置,更合理地指导机械通气的实施。保证呼气末跨肺压至少大于 0,也有文献建议呼气末跨肺压维持在 2~5cmH$_2$O,更有利于肺复张。当然临床应用跨肺压指导 PEEP 滴定时也要充分考虑患儿原发病及肺部病变性质等,密切监测,逐步上调压力,避免继发肺损伤。

总之,通过食管压的测定可以间接获得胸腔内压,进而可以计算出跨肺压,精确地研究胸壁的影响,确定真正的肺充分膨胀所需压力。同时食管测压也是量化呼吸肌活动和呼吸功的唯一办法。食管测压在 PICU 中进一步应用尚需更多的研究支持和技术推广。

(李 芳　曲 东)

第四节　跨肺压与驱动压

一、基本概念

(一)跨肺压

1. 定义　跨肺压(transpulmonary pressure,Ptp)指维持肺泡充盈的压力,等于肺泡内压(Palv)与胸膜腔内压(Ppl)的压力差,即 Ptp =Palv−Ppl。

2. 不同呼吸状态下跨肺压

(1)自主呼吸:呼气末肺组织为正常功能残气量,肺泡内压力与大气压力相等,默认为 0,此时胸膜腔内压力为 −5cmH$_2$O 左右,Ptp=0−(−5)=5cmH$_2$O,维持呼气末肺膨胀;吸气时,胸膜腔负压进一步增大,跨肺压逐渐增大,肺泡逐渐扩张,吸气结束时肺内压等于大气压。呼气时，胸壁及肺组织弹性回缩，跨肺压减小，肺泡回缩，呼气末肺组织再次恢复至功能残气量。

（2）正压通气：吸气末肺泡压 Palv 为平台压（plateau of airway pressure，Pplat），呼气末 Palv 为呼气末正压（positive end expiratory pressure，PEEP）。Ppl 直接测定困难，目前临床常通过监测食管压的变化来间接反映胸膜腔内压的变化，吸气末跨肺压即为平台压与吸气末胸膜腔内压之差（Pplat-Ppl-insp），呼气末跨肺压为呼气末正压与呼气末胸膜腔内压之差（PEEP-Ppl$_{exp}$）。

（二）驱动压

1. 气道驱动压（airway driving pressure，DPaw） 是跨胸腔内压力的变化值，反映了整个呼吸系统顺应性的变化情况，包括胸壁顺应性和肺顺应性，又称驱动压（driving pressure，DP）。由于胸壁顺应性的影响，这一指标可能无法真实评估肺顺应性，DPaw=Pplat-PEEP=Vt/C$_{rs}$。

2. 跨肺驱动压（transpulmonary driving pressure，DPtp） 去除了胸壁顺应性的影响，更能反映肺功能状况。

DPtp= 吸气末 Ptp- 呼气末 Ptp
  = 吸气末（Palv-Ppl）- 呼气末（Palv-Ppl）
  =Vt/C$_L$

3. 不同病生理状态下的气道驱动压与跨肺驱动压

（1）正常情况下，儿童胸壁顺应性很好，可以 DPaw 代替 DPtp。

（2）当患者出现腹内高压、气胸、胸腔积液等时，胸腔内压力会增高，胸壁顺应性降低，会导致 DPaw 增高，而 DPtp 并不高，即使应用较高的呼吸机设置也不会导致严重呼吸机相关肺损伤。

（3）当患者出现严重的呼吸窘迫，存在较强的自主呼吸时，胸腔内负压增高，会导致 DPaw 降低，而此时 DPtp 可能非常高，会导致严重的容量伤。

临床上驱动压更易监测，在一些回顾性研究及荟萃分析中常常可以看到针对 DPaw 的相关研究。虽然 DPaw 与肺顺应性的相关性弱于 DPtp，但 DPaw 与预后的相关性仍然明显优于潮气量、平台压及 PEEP，提示 DPaw 也具有较好的临床应用价值。但当胸壁顺应性降低或出现严重的呼吸窘迫时应想到 DPaw 与 DPtp 的差异。

二、临床应用

1. 急性呼吸窘迫综合征（acute respiratory distress syndrome，ARDS） ARDS 患者应用小潮气量、低平台压、适合 PEEP 的保护性肺通气策略可以减少呼吸机相关肺损伤，降低病死率。但采用多"小"的潮气量、最佳 PEEP 如何设置在不同患者之间存在差异，并非所有患者都可以从肺保护性通气策略中获益。更多学者开始关注跨肺压和跨肺驱动压对 ARDS 患者预后的影响。举例如下：

病例：患儿男，7 岁，体重 82kg，身高 1.5m，BMI 36kg/m^2。因"发热、咳嗽 3 天，呼吸困难 3h"入院，入院后明确诊断腺病毒肺炎、ARDS（图 11-4-1A）。入院后予以有创机械通气（压力控制：FiO$_2$ 0.5、PIP 22cmH$_2$O、PEEP 8cmH$_2$O、f 25 次 /min、Ti 0.8s，监测 Vt 550~600ml），SpO$_2$ 92%~94%，OI 10.6，PCO$_2$ 32mmHg。但患儿呼吸窘迫仍明显，给予镇静肌松药，患儿氧合下降，PCO$_2$ 上升至 48mmHg，胸片提示较前进展（图 11-4-1B），且出现局部透亮度增高表现。结合患儿年龄、身高，估算标准体重按 50kg 计算，调整呼吸机参数为（容量控制：FiO$_2$ 0.95，Vt 300ml，Ti 0.65s，f 30 次 /min，PEEP 逐渐上调至 18cmH$_2$O，监测 PIP 50cmH$_2$O，测量 Pplat 35cmH$_2$O），SpO$_2$ 88%~92%，OI 45，PCO$_2$ 62.2mmHg。

问题 1：患儿在保留自主呼吸下以较低的呼吸机参数维持了基本氧合、通气，而在肌松后氧合、通气均明显恶化，呼吸机参数明显升高。此时，我们是否保留自主呼吸？

患儿呼吸机初始设置较低，"看上去"患儿氧合通气的血气标准均达标，气道平台压约 22cmH$_2$O，驱动压约 14cmH$_2$O（DPaw=22-8=14cmH$_2$O），似乎也都在"安全范围"内，但直观可见孩子"喘得很累"，呼吸窘迫明显，呼吸机波形可见吸气触发功耗很大。我们知道当患者深吸气时胸腔负压很大，即使这时候的平台压不高，作用于肺泡的跨肺压也会非常高，会导致严重的继发性肺损伤，炎症反应加重，渗出增加，出现大潮气量通气，部分肺泡反复开放闭合，部分肺泡过度膨胀，同时大大增加了患儿的呼吸功耗。因此，

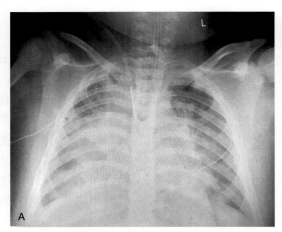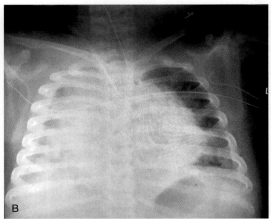

图 11-4-1　病例胸片
A. 入院时胸片；B. 肌松后胸片。

这样的自主呼吸虽然换来了标准血气，却付出了肺损伤的严重代价，必须控制。

【专家点评】

ARDS 患者在自主吸气过程中膈肌主动收缩而降低胸腔内压，从而增加重力依赖区的跨肺压。有研究显示，轻度肺损伤保留自主呼吸时增加的跨肺压在安全范围内，可以促进塌陷肺泡开放，改善重力依赖区肺泡的通气，改善 V/Q 比，从而改善氧合并减轻肺损伤。而重度 ARDS 时，患者自主呼吸强烈，尽管平台压没有明显升高，但跨肺压明显增加，甚至超过安全限值，加重 VILI。因此，临床上应根据 ARDS 患者跨肺压决定抑制自主呼吸还是保留自主呼吸以减轻肺损伤、促进肺泡开放。

问题 2：调整参数后，Pplat 已经超过 30cmH$_2$O，会不会发生压力相关性肺损伤？

首先，这是一个严重超重患儿，其标准体重的计算显得尤为重要，我们按照其年龄、身高、体表面积等初步判定标准体重为 50kg，把生理潮气量先确定下来。接下来进行 PEEP 滴定，当 PEEP 滴定到 18cmH$_2$O，可以维持基本氧合，虽然此时 Pplat 超过 35cmH$_2$O，仍然不会造成压力性肺损伤。原因是此患儿胸壁顺应性的影响不能忽略，较正常儿童明显降低，一部分压力作用于扩张胸壁，而非肺泡，因此，此时即使平台压超过 30cmH$_2$O，跨肺压仍然不高甚至可能不足，也就不会导致过高压力性肺损伤，此时如有条件进行胸腔压监测，会更准确评估跨肺压大小。当然，避免压力过高还应该综合调整，比如酌情降低 Vt，缩短 Ti，增加呼吸频率等。

【专家点评】

平台压和 PEEP，分别相当于吸气末和呼气末时的跨胸腔内压，即肺泡腔与体表之间的压力差，代表扩张肺以及胸壁所需的压力，因此二者均受到胸壁顺应性的影响，不能真实反映肺扩张状况。不同的患者，肺组织与胸壁顺应性存在差异，即使给予相同平台压和 PEEP，肺组织获得的扩张压力并不相同，得到的通气量和功能残气量也并不一致，可能出现通气不足或过度，以及肺泡萎陷或过度膨胀，导致肺损伤。本患儿在逐渐滴定 PEEP 后氧合改善，虽然没有胸膜腔内压监测，也体现了跨肺压才是真正驱动肺泡开放，促使肺通气的根本动力，而高 PEEP 并不代表肺泡过度通气。同样，平台压即使超过 30cmH$_2$O 时，吸气末的跨肺压也可能在正常安全范围，并不会增加肺损伤的风险。参照文献，成人超重的胸腔压可高达 20cmH$_2$O 以上，此患儿我们按 15cmH$_2$O 计算，吸气末跨肺压为 35-15=20cmH$_2$O，呼气末跨肺压为 18-15=3cmH$_2$O，均在比较合理范围。可见，跨肺驱动压是肺泡通气量变化的原因，而非平台压，应用跨肺压和跨肺驱动压指导 PEEP 和潮气量的设定更为准确。很多相关研究证实了这点。

Chiumello 等研究认为将跨肺压限定在 27cmH$_2$O 以下将有助于减少肺损伤发生，并且对于部分 ARDS 患者，即使平台压超过 30cmH$_2$O，如其跨肺压不高，则以较大的潮气量机械通气亦不会导致肺损伤的发生。Loring 等研究证实，尽管在 ARDS 患者给予高水平的 PEEP，呼气末 Ptp

是负值,仍提示肺泡萎陷。Baedorf 等对 ARDS 患者实施肺复张后,干预组采用呼气末跨肺压为正值滴定 PEEP,对照组采用 ARDSnet 推荐的 PEEP 滴定法,结果显示 28 天存活者的跨肺驱动压明显低于死亡组,干预组跨肺驱动压显著低于对照组。Talmor 等比较两组 ARDS 患者,干预组应用跨肺压滴定 PEEP 水平(保持呼气末跨肺压 0~10cmH$_2$O 设定 PEEP,同时限制潮气量保持吸气末跨肺压<25cmH$_2$O),对照组以 ARDSnet 方案为指导设定 PEEP,结果显示,干预组的 PEEP、平台压高于对照组,但两组的跨肺压无明显差别,干预组的氧合水平及呼吸系统顺应性均显著优于对照组,28 天病死率有降低趋势。Amato 等分析 3 562 例 ARDS 患者发现,驱动压是影响生存率的独立因素:驱动压越高,生存率越低;驱动压越低,生存率越高。研究发现,并不是平台压或 PEEP 越高呼吸机相关肺损伤风险越大,只有伴随驱动压增加的平台压升高才会导致病死率增加;也只有伴随驱动压降低的 PEEP 增加才能起到肺保护作用。也就是说,只有当 PEEP 增加使得相同的潮气量产生更小的驱动压时,才具有肺保护作用。

2. ECMO ECMO 是治疗重度 ARDS 患者的挽救手段,同样也是肺保护性通气策略的进一步延续,维持正常的氧合和通气并不是重点,避免进一步肺损伤才是预后的关键。

Grasso 等对 14 例重度 ARDS 患者需要 ECMO 呼吸辅助的研究中发现,虽然所有患者平台压均已超过 30cmH$_2$O,但进一步提高其中 7 例患者 PEEP 水平至吸气末跨肺压达到 25cmH$_2$O 后,氧合指数显著提高,表明跨肺压指导的 PEEP 滴定更准确地体现了肺组织顺应性,避免了非必要的 ECMO 治疗。

Schmidt 等对 3 个国际 ECMO 中心共计 168 例 ARDS 患者进行回顾性分析发现 ECMO 治疗的前 3 天设置更高的 PEEP 和低死亡率相关。Serpa 等对 9 项 545 例患者应用 ECMO 治疗 ARDS 的研究进行荟萃分析,发现驱动压是唯一一项与院内病死率正相关的呼吸机设置参数。因此,有学者提出应用跨肺压和跨肺驱动压作为 ECMO 上机指征并指导 ECMO 时的呼吸机参数的设定,但仍需进一步研究。

总之,跨肺驱动压和跨肺压在指导个体化机械通气设置上具有优势,但其测量需要一定的侵入性操作,且数值的精确性受到众多因素的影响,临床上儿童应用经验不多,仍然需要更多的研究提供更加的通气策略。

(张 瑾 曲 东)

第五节 应力与应变

肺应力和应变的概念早在 20 世纪 60 年代即有呼吸专家提出,但并未引起广大学者的重视。近年来随着研究的深入,应力和应变日益成为机械通气研究的热点问题,其对机械通气参数设置、最佳机械通气策略的制定具有重要的指导价值。

一、肺应力和应变

应力(stress)和应变(strain)是生物工程领域的概念,应力定义为由外力作用于某一物体而使物体单位面积所产生的力;应变是指在应力作用下物体相对于其初始形态发生的改变。肺应力和应变是直接反映肺组织力学变化的指标。肺应力是扩张肺组织的直接作用力,即跨肺压(transpulmonary pressure,Ptp)。应变是在应力作用下肺组织发生的形变,即呼吸过程中肺容量的改变量与参照肺容量的比值。

肺应力等同于 Ptp,由于 Ptp= 肺泡压(Palv)-胸腔内压(Ppl),而在静态条件下,气道压(Paw)等同于 Palv,目前临床上常测定食管压(esophageal pressure,Pes)来代表 Ppl。因此 Ptp=Paw – Pes。Ptp 又分吸气末跨肺压(Ptp-insp)和呼气末跨肺压(Ptp-exp)。

肺应变的评估需要检测呼吸过程中肺容量变化量和参照容量,目前何为肺容量变化量和参照容量尚未达成共识。多数学者采用平静呼气末的肺容量即功能残气量(functional residual capacity,FRC)作为参照容量,这一肺容量为气道压力为 0cmH$_2$O,呼吸系统处于"静息位置",呼吸系统中胸壁向外作用力与肺的向内作用力大小相等、方向相反。机械通气时设置呼气末正压(PEEP)可能会影响参照肺容量,PEEP 一方面可促进肺复张而增加呼气末的肺容量,另一方面可能导致肺泡过度膨胀。据此,应变有两种计算方法,如果把 PEEP 产生的容量(V_{PEEP})作为过度膨胀肺容量的一部分,则应变 =($Vt+V_{PEEP}$)/FRC;如果把 V_{PEEP} 作为复张肺容量的一部分,则应变 = $Vt/(FRC+V_{PEEP})$。以 FRC 作为参照容量时,决定应变值大小的因素主要是肺容量的变化量,而考虑 PEEP 水平的影响时,即使潮气量和 FRC 固定,PEEP 的变化可能会造成应变值的不同的改变。设置 PEEP 时容量变化量是否包含 V_{PEEP},仍存在争议。潮气量引起的应变称为潮式应变,由于 PEEP 在通气过程中相对稳定,V_{PEEP} 引起的应变可以认为是一种持续应变。总之,肺应变的定义尚需进一步研究。

肺应力和应变存在等比的数学关系,根据 Hooke 定律,对通气的肺组织而言,应力 =K× 应变。K 为应力和应变的比值,即肺组织特异性弹性阻力(specific lung elastance,Espl),其和病因、PEEP 设置等无关,保持不变,在人的肺组织中,约为 13.5cmH_2O($1cmH_2O=0.098kPa$)。

二、应力、应变和肺组织结构

(一)生理性肺应力与应变

肺组织中承受应力和应变的肺组织细胞骨架为细胞外基质,其主要由蛋白质和碳水化合物组成。弹性蛋白和胶原蛋白是细胞骨架中蛋白质的主要成分,且决定了细胞骨架的力学特征,而填充纤维网络空隙的非纤维性大分子(如透明质酸和蛋白聚糖)起到稳固肺细胞骨架纤维空间结构的作用。肺组织的机械性能和弹力蛋白及胶原蛋白有关,弹性蛋白可以延伸至其初长度的 1.5 倍,是肺具有弹性特点的主要原因,而胶原纤维是不能扩展的,在静息位胶原纤维折叠于细胞外基质之内,在吸气过程中其逐渐伸长至其最大长度,起限制拉长的作用,决定肺总容量的大小。从分布位置来看,肺细胞骨架主要由两种纤维系统组成,一种起源于肺的外周(脏层胸膜)沿肺组织向深部延伸,而另一种起源于肺门,沿支气管向外延伸至肺泡,在肺泡水平两种纤维系统相互连接。Toshima 等发现纤维网络直接承受施加力的作用,而肺泡上皮细胞和毛细血管内皮细胞与细胞外基质连接在一起,与承受力作用的组织结构平行,并随肺牵张发生形变,机械通气时当肺应力和应变超过生理限度,就会导致呼吸机相关肺损伤(ventilator-associated lung injury,VALI)。

(二)非生理性的肺应力和应变

非生理性的肺应力和应变的明确定义及其解剖学和生理学界限目前仍不能确定。但越来越多的证据提示,过大的应力和应变改变细胞外基质,可致肺实质细胞尤其是肺泡上皮细胞结构破坏,出现凋亡和坏死。此外,应力可引发细胞内和细胞间信号转导级联反应,导致肺泡上皮的通透性增加,出现高通透性肺水肿及弥漫性炎症反应,促发免疫炎症反应,最终导致 VILI。在急性肺损伤且合并有高肺应变(>0.27)的患者,其肺泡灌洗液中白细胞介素 6(IL-6)和白细胞介素 8(IL-8)的浓度是低肺应变患者的 4 倍。通过对健康猪的研究结果来看,对于健康肺,当应力和应变使肺容量接近肺总量位时,机械通气是损伤性或致命性的。由此可见,肺总量位时对应的可能就是非生理性应力和应变。对于人体而言,相当于应力>23cmH_2O 或肺容量变化量>2 倍的静息肺容量,也就是说当肺应变>2,应力>23cmH_2O 时会出现明显的 VILI。

(三)肺应力集中

在理想状态完全同质的肺组织,当力作用于肺纤维网络时,肺的应力和应变在肺的任何区域都是相等的,也就是每一束纤维承受相同的负荷,并发生相同的形变;相反,如果纤维网络存在不均质性病变(如肺不张或肺实变),作用力将在肺实质内呈不均匀分布,与肺塌陷和肺实变区域相连的纤维组织额外承受原本实变或塌陷区应承受的负荷,因此造成局部区域应力的增加,称之为应力集中。Mead 等计算发现若两个区域的肺容量比值由 10:10 变为 10:1,保持开放区域的应力将从 30cmH_2O 升至 140cmH_2O。非均质性的区域,无论是肺实变还是肺塌陷,实际上都会使邻近肺组织应力集中或翻倍的作用,这一现象在开放和陷闭肺组织交界处的影响是最大的。总之,在非均质性的肺中出现应力集中将产生危害性应力。这也解释了为什么即使非常低的应力仍然对严重不均质的 ARDS 肺组织产生危害,PEEP 之所以可以改善 ARDS 患者病情,其原因是 PEEP 使肺塌陷区域重新开放,从而降低了应力集中作用。

三、肺应力、应变在临床实践中的应用

应力和应变的宗旨是通过更合理地制定通气策略,减少呼吸机相关肺损伤,非生理性应力和应

变是导致 VILI 的本质。当前临床常利用气道平台压间接反映肺应力，注意临床常见的两种情况不能使用平台压反映肺应力：一是当胸壁弹性明显不同时，如严重超重、胸壁严重水肿、胸腔积液、气胸等，平台压常常超过 30cmH₂O，而真实跨肺压可能还不足以维持肺泡开放；二是当重度 ARDS 出现明显呼吸窘迫时，由于胸腔负压的急剧增加，即使平台压在 30cmH₂O 内，跨肺压仍然可能非常大，造成肺损伤。上述这两种情况如有食管压监测会更加准确地评估真实跨肺压的大小，即肺应力，前面已经充分阐述，这里不再赘述。另外值得关注的一点为肺集中应力的产生也是导致肺损伤的重要原因，集中应力的产生与肺非均质性相关，目前临床常采取肺复张和相对高 PEEP 及俯卧位来改善肺非均质性。关于肺应变，目前尚无公认的概念，应变是静态的还是动态的，持续应变和潮式应变哪一个更具有保护性尚需进一步验证。举例如下：

病例：患儿女，4 个月，体重 5kg。因"声音嘶哑、呻吟 2 天，加重伴呼吸困难 3h"入院。诊断 H1N1 肺炎，ARDS。入院后予有创机械通气，压力控制 PC/A：FiO₂ 0.4、PIP 23cmH₂O、PEEP 9cmH₂O、f 30 次/min、Ti 0.6s。患儿呼吸窘迫明显，自主呼吸频率 63 次/min，可见明显内源性 PEEP，监测 Vt 可高达 130ml（图 11-5-1），SpO₂ 80%。予以镇静肌松药后 PEEP 递增进行肺复张，最大 PEEP 18cmH₂O，PIP 30cmH₂O，维持 PEEP 14cmH₂O，并给予俯卧位，肺部 CT 不同层面显示肺泡塌陷明显改善（图 11-5-2～图 11-5-5）。

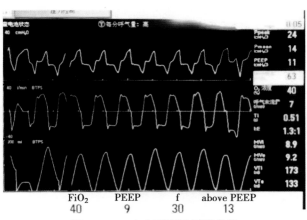

图 11-5-1 患儿呼吸机屏幕参数

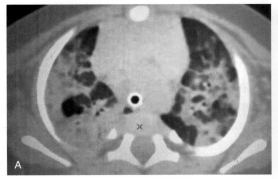
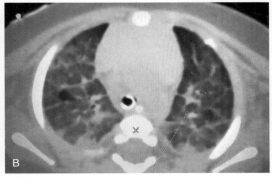

图 11-5-2 肺复张前后 CT 对比图 1
A. 肺复张前；B. 肺复张后。

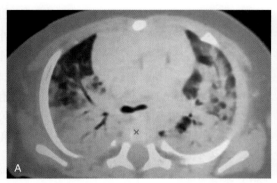
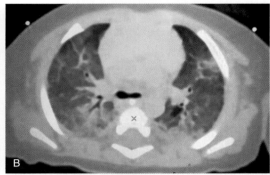

图 11-5-3　肺复张前后 CT 对比图 2
A.肺复张前;B.肺复张后。

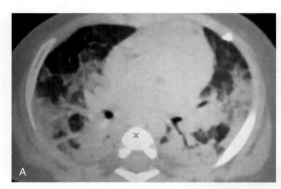
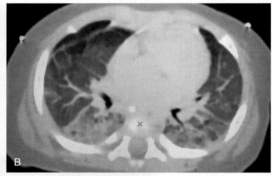

图 11-5-4　肺复张前后 CT 对比图 3
A.肺复张前;B.肺复张后。

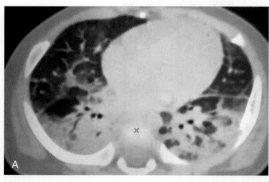
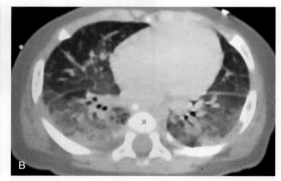

图 11-5-5　肺复张前后 CT 对比图 4
A.肺复张前;B.肺复张后。

问题：患儿肺 CT 提示肺病变极不均匀,这种情况下呼吸机参数设置应注意哪些问题？如何规避风险？

肺病变不均质是重度 ARDS 患儿的重要特征之一,包括过度通气肺泡区、正常肺泡区、开放-萎陷交替肺泡区、实变肺泡区。所谓合理的通气策略就是最大限度地减少呼吸机相关性肺损伤,这也正是应力和应变的宗旨。当前临床常利用气道平台压和潮气量间接反映肺应力和应变。本患

儿在遵循"小潮气量、限制平台压"的前提下,给予肺复张和较高 PEEP 维持,目的是减少肺泡开放-萎陷交替带来的剪切伤和改善实变区通气血流比,尽可能改变肺的非均质性。当然,也正是由于肺非均质性的存在,滴定 PEEP 时应尽量避免气漏的发生,如有食管压监测会有一定指导价值。CT 可以很好地评估肺的非均质性,展示应力集中区域的存在、强度和程度。本患儿肺复张后完善CT 检查,充分证明了这点。当然,俯卧位也是改

善肺非均质性的临床方式,对于重度 ARDS 相对高 PEEP 联合俯卧位是一种比较好的选择。

【专家点评】

目前"肺保护通气策略"已深入人心,但 VILI 的根本是肺的非均质性所导致,因此如何实现肺均质化即是临床的重点和难点。Caironi 等发现增加 PEEP 可以明显降低潮式呼吸过程中肺泡反复开放、闭合的现象,PEEP 在增加持续应变的同时,减少了应力集中的产生,所带来的益处要大于 PEEP 引起持续应变增加所带来的潜在危害。ARDS 患者仰卧位通气时,由于腹背侧组织叠加压,心脏等纵隔脏器的重力等原因,重力依赖区肺泡塌陷,导致非重力依赖区应力和应变明显高于重力依赖区,产生应力集中。俯卧位通气能够改善重力依赖区和非重力依赖区肺组织的顺应性,从而减少由肺泡塌陷和过度膨胀导致的肺应力集中,减轻肺损伤。有荟萃分析结果显示,能减少肺部非均一性的措施如高 PEEP、俯卧位通气均可以改善患者预后,提示持续性应变的保护性作用。合适的 PEEP 可维持肺泡开放状态减轻剪切伤,即在应变安全范围内适当提高 PEEP,既可减轻剪切伤又可减少肺泡过度膨胀,降低潮式呼吸过程中肺泡反复开放、闭合的现象,减少了应力集中的产生,降低应变并减轻肺损伤。

总之,肺应力和应变能直接反映肺组织的力学变化,过大的应力和应变是导致患者产生 VILI 的本质。对机械通气患者来说,关注应力和应变能更好地监测患者病情、评价治疗效果,以应力和应变为参考依据设置更加合理、更加安全的机械通气策略。但是尚有很多问题,如潮气量引起的潮式应变与应力和 PEEP 引起的持续应变与应力的区别,应力、应变的准确测量,应力集中的评估和恰当处理等亟待进一步研究。

(曲 东)

附：机械通气相关压力指标

指标	定义	意义
峰压	指通气过程中气道内的最高压力值,通常出现于吸气末	当回路中有气流时,即吸气时,将施加峰值压力。决定峰值压力的是肺中的气道阻力。如果呼吸道出现问题,峰值压力将上升
平台压	指通气过程中,吸气末暂停时的气道压力	当回路中没有气流时,将施加平稳压力。该压力由肺顺应性决定,反映吸气末肺泡内的压力水平。如果顺应性存在问题,则平台压力将上升
驱动压	克服摩擦阻力而使气体流动的压力差,指通气过程中,吸气结束时的气道压力与 PEEP 之间的差	通过驱动压来调节潮气量,反映肺的静态顺应性
跨肺压	指气道开口与胸膜表面之间的压力差	跨肺压是测量通气期间应用于肺的机械负荷的物理量,以此来指导 ARDS 及肥胖患者的 PEEP 设置,保证肺泡的开放
PEEP(呼气末正压)	指通气过程中,呼吸循环结束时,保留在呼吸道中的正压	在气道内施加正压可以使气道张开,避免气道塌陷,减少肺不张,改善肺泡通气

参考文献 ⋯⋯⋯⋯⋯⋯⋯⋯⋯⋯⋯

1. 周晓光, 肖昕, 农绍汉. 新生儿机械通气治疗学. 2 版. 北京：人民卫生出版社, 2021.
2. 朱蕾, 刘又宁, 钮善福. 临床呼吸生理学. 北京：人民卫生出版社, 2008.
3. 凯罗. 机械通气学：生理学与临床应用. 5 版. 卞金俊, 邓小明, 译. 北京：人民卫生出版社, 2015.
4. WEST JB. Respiratory physiology: the essentials. 10th ed. New York: Lippincott Williams & Wilkins, 2016.
5. 吴小静, 夏金根, 詹庆元. 呼吸机相关肺损伤与驱动压. 中华医学杂志, 2016, 96 (1): 72-74.
6. 沈鹏, 朱建刚, 宋先斌, 等. 肺压力-容积曲线的临床应用及进展. 中华急诊医学杂志, 2014, 23 (12): 1411-1414.

7. NGUYEN TT, HOO AF, LUM S, et al. New reference equations to improve interpretation of infant lung function. Pediatric pulmonology, 2013, 48 (4): 370-380.

8. MAURI T, YOSHIDA T, BELLANI G, et al. Esophageal and transpulmonary pressure in the clinical setting: meaning, usefulness and perspectives. Intensive Care Med, 2016, 42 (9): 1360-1373.

9. HEDENSTIERNA G. Esophageal pressure: benefit and limitations. Minerva Anestesiol, 2012, 78 (8): 959-966.

10. 封志存, 祝益民, 肖昕. 实用儿童重症医学. 北京: 人民卫生出版社, 2012.

11. BROCHARD L., Measurement of esophageal pressure at bedside: pros and cons. Curr Opin Crit Care, 2014, 20 (1): 39-46.

12. AKOUMIANAKI E, MAGGIORE SM, VALENZA F, et al. The application of esophageal pressure measurement in patients with respiratory failure. Am J Respir Crit Care Med, 2014, 189 (5): 520-531.

13. CHIUMELLO D, CONSONNI D, COPPOLA S, et al. The occlusion tests and end-expiratory esophageal pressure: measurements and comparison in controlled and assisted ventilation. Ann Intensive Care, 2016, 6 (1): 13.

14. CHEN H, YANG YL, XU M, et al. Use of the injection test to indicate the oesophageal balloon position in patients without spontaneous breathing: a clinical feasibility study. J Int Med Res, 2017, 45 (1): 320-331.

15. 陈晗, 徐明, 杨燕琳, 等. 注气试验在食道测压管定位中的应用. 中华危重病急救医学, 2017, 29 (09): 783-788.

16. MOJOLI F, TORRIGLIA F, POZZI M, et al. Oesophageal artefact may significantly affect oesophageal pressure measurement in mechanically ventilated patients. Critical Care, 2015, 19 (1): 242.

17. TALMOR D, SARGE T, MALHOTRA A, et al. Mechanical ventilation guided by esophageal pressure in acute lung injury. N Engl J Med, 2008, 359 (20): 2095-2104.

18. BAEDORF KASSIS E, LORING SH, TALMOR D. Esophageal pressure: research or clinical tool? Med Klin Intensivmed Notfmed, 2018, 113 (Suppl 1): 13-20.

19. PANDEY M, GUPTA D, GUPTA N, et al. Use of Transpulmonary Pressure Monitoring in the Management of Extrapulmonary Pediatric Acute Respiratory Distress Syndrome With multi organ dysfunction syndrome (MODS): Are We Peepophobic? Clinical medicine insights. Case reports, 2019, 12: 1-3.

20. MEADE MO, COOK DJ, GUYATT GH, et al. Ventilation strategy using low tidal volumes, recruitment maneuvers, and high positive end-expiratory pressure for acute lung injury and acute respiratory distress syndrome: A randomized controlled trial. JAMA, 2008, 299 (6): 637-645.

21. TALMOR D, SARGE T, O'DONNELL CR, et al. Esophageal and transpulmonary pressures in acute respiratory failure. Crit Care Med, 2006, 34 (5): 1389-1394.

22. AMATO MB, MEADE MO, SLUTSKY AS, et al. Driving pressure and survival in the acute respiratory distress syndrome. N Engl J Med, 2015, 372 (8): 747-755.

23. PROTTI A, CRESSONI M, SANTINI A, et al. Lung stress and strain during mechanical ventilation: any safe threshold? Am J Respir Crit Care Med, 2011, 183: 1354-1362.

24. RAUSCH SM, HABERTHTIR D, STAMPANONI M, et al. Local strain distribution in real three-dimensional alveolar geometries. Ann Biomed Eng, 2011, 39: 2835-2843.

25. CAIRONI P, CRESSONI M, CHIUMELLO D, et al. Lung opening and closing during ventilation of acute respiratory distress syndrome. Am J Respir Crit Care Med, 2010, 181: 578-586.

26. BRIEL M, MEADE M, MERCAT A, et al. Higher vs lower positive end-expiratory pressure in patients with acute lung injury and acute respiratory distress syndrome. JAMA, 2010, 303: 865-873.

第十二章　呼吸机波形和环

第一节　呼吸波形和环形成的基础

现代呼吸机可以对机械通气过程进行实时动态监测和分析，为临床医生提供大量临床指导参考信息。其中压力、流速、容量和时间，构成机械通气的 4 个主要参数，完整的描述机械通气过程。其中压力指标由位于吸气端和呼气端的压力传感器进行采样测得，通常用"cmH_2O"表示；流速由位于呼吸机近端或远端的流量传感器采样测得，通常用"L/min"表示；容量是流速时间积分由电子系统测得。

四个基本参数两两配对，形成不同的波形或环，用于反映病理变化产生的影响。压力、流速、容量分别和时间组成三个波形：压力 - 时间曲线、流速 - 时间曲线和容量 - 时间曲线。压力、流速和容量之间两两组合可形成三个呼吸环：压力容量环（顺应性环）、流速容量环（阻力环）和压力流速环（时间常数环）。通过动态的观察、监测，并分析呼吸机波形和呼吸环，来指导调节呼吸机的通气参数，如通气模式是否合适、人机对抗、气道阻塞、呼吸回路有无漏气、评估机械通气时效果、使用支气管扩张剂的疗效和呼吸机与患者在通气过程中各自所做的功等。

在看呼吸机波形时，一次机械通气可以分为六个阶段（图 12-1-1）。

吸气相的开始取决于呼吸机的触发机制。在

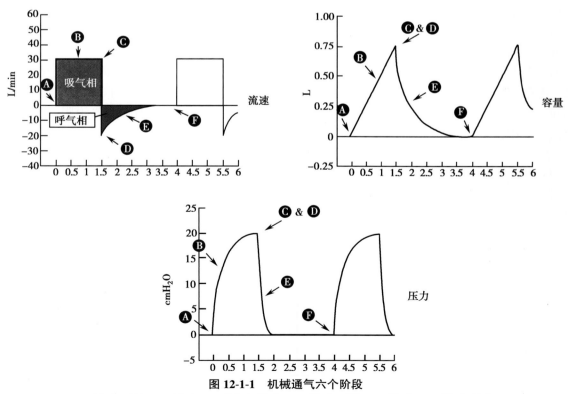

图 12-1-1　机械通气六个阶段
A. 吸气相开始；B. 吸气相；C. 吸气相结束；D. 呼气相开始；E. 呼气相；F. 呼气相结束。

控制模式或在呼吸机进行某种后备通气时,呼吸机按照预先设置好的时间间隔开始机械通气,称为时间触发通气方式。在辅助通气或同步间歇指令通气模式下,机械通气部分可由患者的吸气努力触发的,称为患者触发通气方式。

在吸气相,气体流速、通气容量和吸气压力水平取决于多种可变因素,如气道阻力、肺顺应性、气流波形和大小、呼吸机送出的潮气量等。

按照不同的呼吸切换方式,设置决定吸气相结束的关键参数。呼吸切换方式包括容量切换、压力切换、时间切换和流速切换。

一般情况下,机械通气过程中,当吸气相结束时,呼吸机打开呼气阀,即为呼气相开始。如吸气暂停或吸气保持功能打开时,呼气阀即使是在吸气气流已经停止的情况下,仍保持关闭。此时,可将呼吸机送出的潮气量滞留在肺内,以获得静态压或平台压数值。呼气阀打开时,呼气相即开始。此种情况后文将进一步描述。

呼气相中,气体呼出是被动的过程,呼出气体的气流物理特性由气道阻力、人工气道阻力和肺的弹性回缩力(肺顺应性)等因素决定。呼气相结束为下一个呼吸循环的开始。

(刘　盼　陶金好)

第二节　呼吸机波形

呼吸机波形,常指流速、压力、容量三个指标与时间进行匹配,描述出流速 - 时间曲线、压力 - 时间曲线、容量 - 时间曲线。

一、流速 - 时间波形

(一)定义

1. 流速的定义　流速是呼吸机在单位时间内在两点之间输送出气体的速度,单位为 cm/s 或 m/s。流量是指每单位时间内通过某一点的气体容量,单位为 L/min 或 L/s,目前在临床上,流速、流量经常混用。

2. 流速 - 时间曲线的定义　流速 - 时间曲线(F-T curve)反映呼吸机送气气流流量随时间而变化的曲线,其中横坐标代表时间(t),单位秒(s);纵坐标代表流量,单位通常是 L/min。通常流速 - 时间曲线横坐标上部为吸气相流量(呼吸机吸气阀打开,呼气阀关闭,气体输送至肺),横坐标下部为呼气相流量(呼吸机呼气阀打开,患者呼出气体)。吸气相流量曲线下的面积为单次呼吸机输送的潮气量,呼气相流量曲线下的面积为单次患者的呼出潮气量。根据吸气相流量不同,可将流量波形分为方波、递减波、正弦波、减速波(图 12-2-1)。

当为方波时,由于吸气流量恒定,吸气时气体进入肺内的快慢程度不变。当为递减波时,吸气流量在吸气初期达到最大值,随后在吸气过程中逐渐降低。相比于方波,递减波可以降低气道峰压,增加平均气道压,有助于气体分布更均匀,改善气体交换。但临床中,如何选择吸气相流量波形,更多取决于临床医生偏好。呼气相通常是被动过程,流量受肺泡内压力、气道阻力、呼吸系统时间常数影响。

(二)流速 - 时间曲线的临床意义

1. 判断呼吸类型　分辨强制通气还是自主呼吸。通常控制呼吸的流速 - 时间波形多为方波

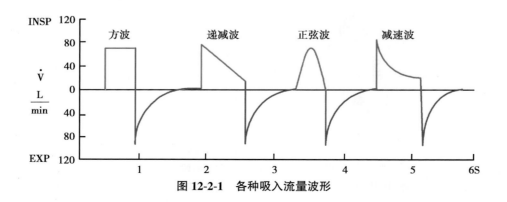

图 12-2-1　各种吸入流量波形

或递减波,而自主呼吸的流速-时间曲线多为正弦波(图12-2-2)。

2. 判断吸气时间设置是否合理　吸气末,流量是否为0,或吸气流量为0时,吸气相是否结束(图12-2-3)。

3. 判断呼吸回路中有无漏气　当呼吸机回路中存在漏气时,将出现持续气流,导致流量基线高于正常位置,可能由于呼吸管路破裂、气囊充气不足导致(图12-2-4)。

4. 监测呼吸回路中有无积水　当回路中存有积水或大气道存在分泌物时,水或分泌物在气流作用下来回晃动,在回路中反复产生较小的波动,导致流速-时间曲线上出现锯齿波,可能会导致误触发(图12-2-5)。

5. 判断有无气道动态陷闭　判断呼气相气流是否存在指数样递减,类似勺状。此种表现通常由于小气道陷闭所致(图12-2-6)。

6. 监测有无内源性 PEEP(PEEPi)　在呼气未完成时,由于呼吸频率过快或设置呼气时间过短时,呼气气流流量突然下降到0,并开始下一次吸气。此时,滞留在肺泡内的气体产生正压,称之为内源性 PEEP(图12-2-7)。

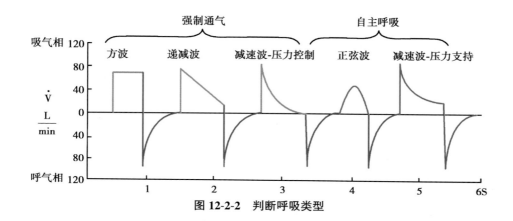

图 12-2-2　判断呼吸类型

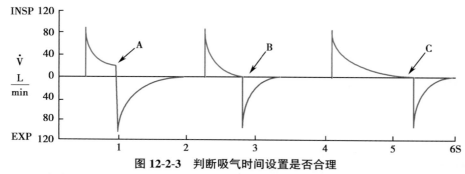

图 12-2-3　判断吸气时间设置是否合理

A. 吸气末流量不为 0;B. 吸气末流量为 0;C. 判断吸气流量为 0 时,吸气相是否结束。

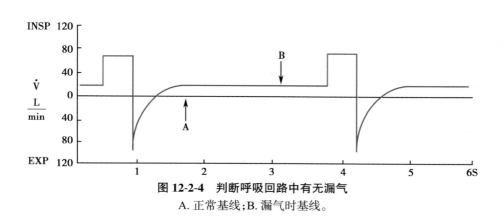

图 12-2-4　判断呼吸回路中有无漏气

A. 正常基线;B. 漏气时基线。

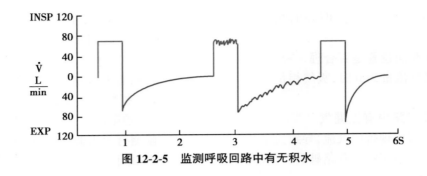

图 12-2-5　监测呼吸回路中有无积水

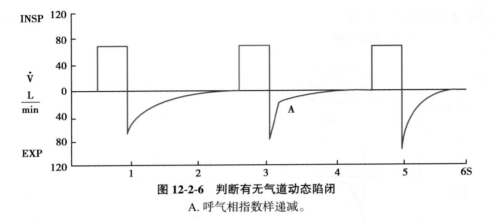

图 12-2-6　判断有无气道动态陷闭
A. 呼气相指数样递减。

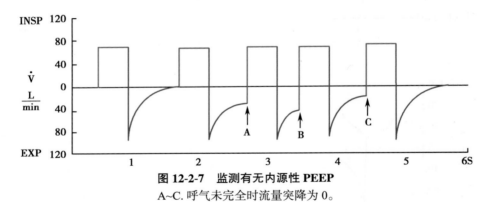

图 12-2-7　监测有无内源性 PEEP
A~C. 呼气未完全时流量突降为 0。

7. 监测有无无效触发　呼气流量波形上出现小的流量凹陷变化,但未达到预设触发灵敏度,未能触发呼吸机送气,为无效触发。常出现在高 PEEPi 的患者(图 12-2-8)。

8. 判断支气管舒张剂效果　应用支气管扩张剂后,呼气峰流量的变化可以反映舒张效果(图 12-2-9)。

9. 调节呼气触发灵敏度　根据 PSV 吸气流速调节呼气触发灵敏度(图 12-2-10)。

二、压力 - 时间波形

压力 - 时间波形(P-T curve)反映了气道压力的逐步变化,纵轴为气道压力,单位是 cmH_2O($1cmH_2O=0.981mBar$),横轴是时间,以秒(s)为单位,基线压力为 $0cmH_2O$。横轴上为正压,横轴下为负压。波形形状受到吸气流速、呼吸系统力学和患者吸气努力的影响。压力 - 时间波形形态也与流量输送的波形(方波或递减波)相关。

(一)定容控制通气(方波)

定容控制通气以恒定的流速在一定时间内送入预设潮气量,送气过程压力不定。其压力 - 时间曲线呼吸力学分析的经典波形(图 12-2-11)。

曲线的基线为 0 或 PEEP,呼吸机压力需要克服呼吸机管路、气管插管、气道的黏性阻力和呼吸系统的弹性阻力。如图 12-2-11:A 点到 B 点曲线,反映克服黏性阻力的压力;B 点到 C 点

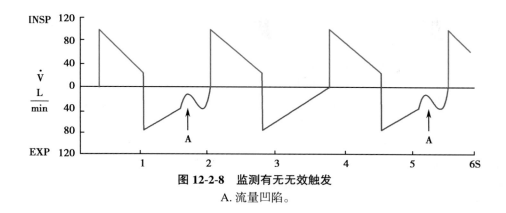

图 12-2-8 监测有无无效触发

A. 流量凹陷。

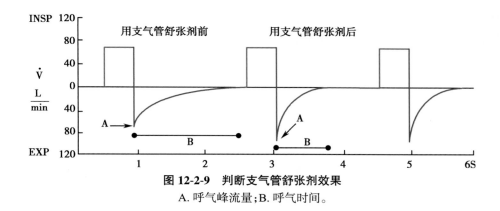

图 12-2-9 判断支气管舒张剂效果

A. 呼气峰流量;B. 呼气时间。

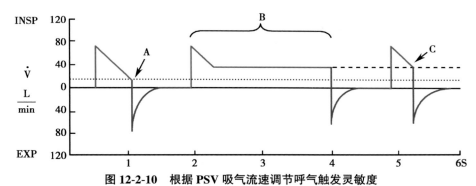

图 12-2-10 根据 PSV 吸气流速调节呼气触发灵敏度

A. 灵敏度过低;B. 回路存在泄漏或者呼气触发灵敏度设置过低,
呼吸机持续送气,吸气时间过长;C. 灵敏度过高。

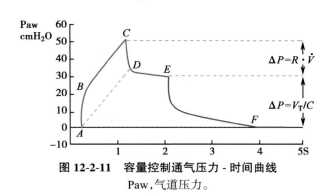

图 12-2-11 容量控制通气压力 - 时间曲线

Paw,气道压力。

曲线,反映克服弹性阻力的压力;C点为气道峰压。AD两点的斜率反映呼吸系统顺应性。由于吸气末暂停,吸气流量为0,压力由C点气道峰压下降到D点气道平台压。屏气一段时间后,气体分布更均匀,气道压力逐渐下降到E点,然后开始呼气,直到压力恢复到F点基线水平(0或PEEP)。

(二)定压控制通气

定压控制通气以预设压力在一定时间内完成送气,送气过程潮气量不定。其压力-时间曲线如图12-2-12。

吸气相,压力从基线(0或PEEP)增加至预设水平,呈平台样并保持恒定,直至吸气结束;其中

压力上升时间是指使气道压力达到目标压力所需的时间。事实上,是呼吸机通过调节吸气流量的大小,使达到预设压力的时间缩短或延长。在呼气时,压力逐渐下降到基线水平。

(三)压力-时间曲线的临床意义

1. **评估有无自主触发和自主呼吸努力程度** 当吸气开始时,压力波形有一个小的向下的凹陷,提示患者自主呼吸导致呼吸机回路中产生负压,触发呼吸机送气;如果完全控制通气,送气开始时压力波形没有向下的凹陷(图12-2-13)。凹陷深度和面积可以反映患者触发呼吸机送气时所做的功的大小,凹陷越深和面积越大,提示患者吸气努力越大(图12-2-14)。如果在吸气开始时

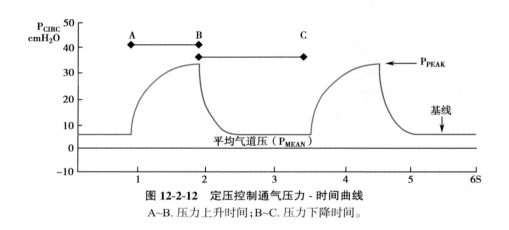

图12-2-12 定压控制通气压力-时间曲线
A~B. 压力上升时间;B~C. 压力下降时间。

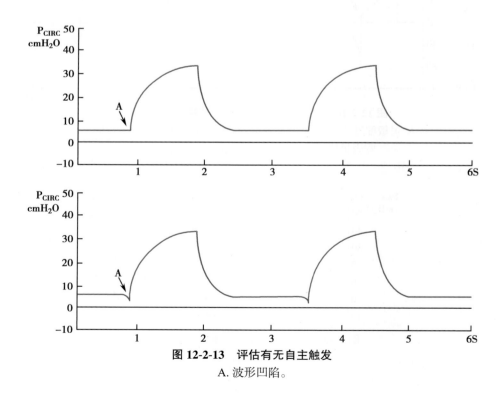

图12-2-13 评估有无自主触发
A. 波形凹陷。

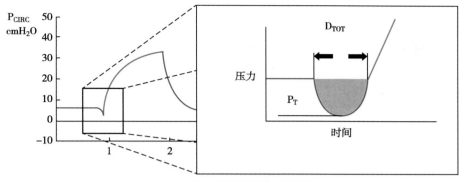

图 12-2-14　自主呼吸努力程度

没有这样的凹陷,提示患者这次呼吸非自主呼吸触发,为完全控制通气。

2. **评估峰流量大小或压力上升时间是否合适**　在容量控制通气时,若峰流量设置过小,会出现压力波形上升过于缓慢,若峰流量设置过大,会出现压力波形上升过于迅速(图 12-2-15)。在压力控制通气时,若压力上升过缓,则提示压力上升时间设置过长,若压力上升过快,在吸气早期出现凸起小波,提示压力上升时间设置过短(图 12-2-16)。临床上需要考虑多种因素,合理调节吸气峰流量或压力上升时间。

3. **评估患者内源性 PEEP 大小**　在控制通气下,使用呼气末阻断法,在呼气末关闭吸气阀和呼气阀,尽量延长气道闭合时间,使得肺内压力和管路内压力达到平衡,获得一个稳定的压力平台,该压力即为 PEEPi。通常在测量 PEEPi 时,最好将外源性 PEEP 设为 0(图 12-2-17)。

4. **评估患者顺应性和气道阻力**　在容量控制通气形成的方波下,使用吸气末阻断法,测得平台压 Pplat。根据公式可计算出呼吸系统气道阻力 $R = (Ppeak - Pplat)/Flow$,呼吸系统静态顺应性 $Cst = Vt/(Pplat - PEEP - PEEPi)$(图 12-2-18)。

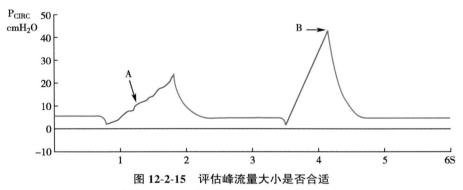

图 12-2-15　评估峰流量大小是否合适
A. 峰流量过小上升缓慢;B. 峰流量过大上升迅速。

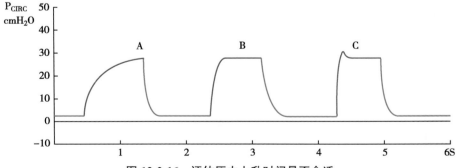

图 12-2-16　评估压力上升时间是否合适
A. 上升时间过长;B. 上升时间正常;C. 上升时间过短。

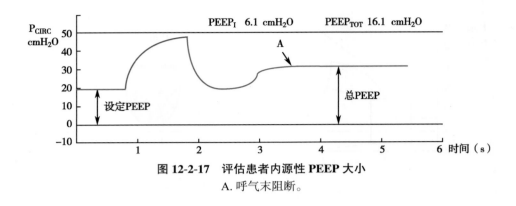

图 12-2-17　评估患者内源性 PEEP 大小

A. 呼气末阻断。

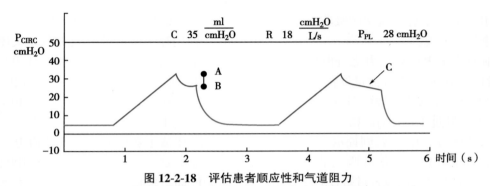

图 12-2-18　评估患者顺应性和气道阻力

C,顺应性;R,气道阻力;PPL,平台压;A,气道峰压;B,平台压;C,阻力增大。

三、容量 - 时间曲线

容量(容积)是气体流量通过单位时间内积分而测定的,单位为 ml 或 L,上升支为吸入潮气量,下降支为呼出潮气量。吸气相:为吸气开始到呼气开始,呼气相:从呼气开始到下一个吸气开始时(图 12-2-19)。通常容量 - 时间曲线(V-T curve)需与其他曲线结合一起分析才有意义。

在容量控制通气时,吸气相有流量时容量持续增加,无流量时为吸气后屏气的平台期,这时无

气体进入肺内,但吸入气体在肺内重新分布,容量保持恒定(图 12-2-20)。在压力控制通气时,整个吸气期均为有流量期,调节吸气压力大小、吸气时间长短可以决定潮气量大小(图 12-2-21)。

容量 - 时间曲线的临床意义:

1. **评估是否存在漏气或气道陷闭**　呼气容量无法回到基线,呼出潮气量小于送入潮气量(图 12-2-22)。

2. **评估是否存在主动呼气**　呼气容量无法回到基线,呼出潮气量大于送入潮气量,通常单次发生,类似生理性叹气(图 12-2-23)。

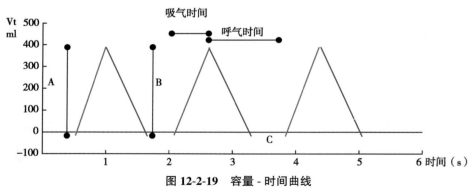

图 12-2-19　容量 - 时间曲线

Vt,潮气量;A,上升支;B,下降支;C,屏气时间。

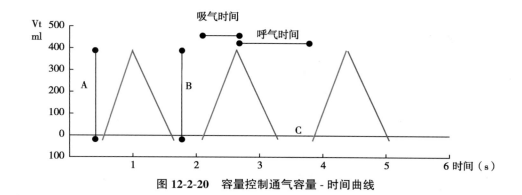

图 12-2-20　容量控制通气容量 - 时间曲线

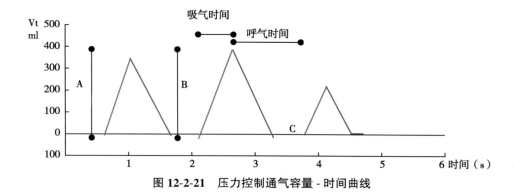

图 12-2-21　压力控制通气容量 - 时间曲线

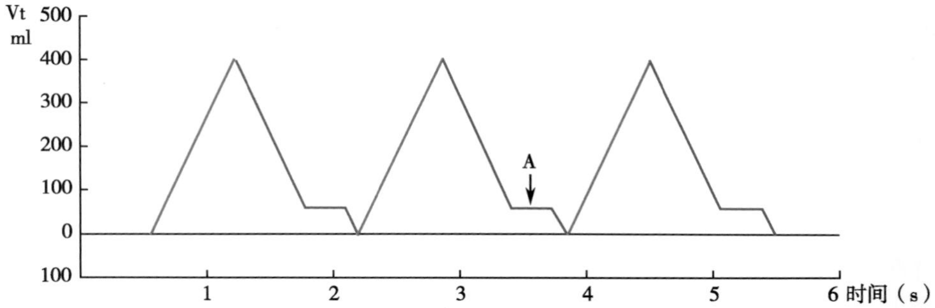

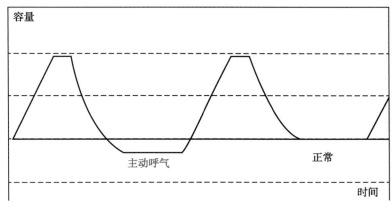

图 12-2-22　评估是否存在漏气或气道陷闭

A. 呼气容量无法回到基线。

图 12-2-23　评估是否存在主动呼气

（刘　盼　陶金好）

289

第三节　呼　吸　环

一、概述

压力、流速和容量不仅仅能显示在时间轴上,还可显示成流速-容量和压力-容量环。这有点类似于肺功能试验所获得的信息,但有两点不同:①机械通气中的环是在平静呼吸下获得的,而肺功能检查时的环是测定肺活量时获得的;②机械通气中获得的环是被动的,而在肺功能检查时获得的环是主动用力吸呼气体产生的。

二、压力-容量环

压力-容量环(P-V loop)是反映在同一个呼吸周期内压力和容量互相变化的曲线。横轴表示压力,单位为 cmH$_2$O,纵轴表示容量,单位为 ml。P-V 环可分为动态 P-V 环和静态 P-V 环。动态 P-V 环是存在气流时所描记的,曲线变化与顺应性、气道阻力、流速大小有关,呼吸机常规监测的就是每一个呼吸周期的动态 P-V 环。当排除气流影响时,可得到静态 P-V 环。

(一)常见 P-V 环

常见的 P-V 环有三种:自主呼吸、辅助通气、控制通气。

1. **自主呼吸 P-V 环**　自主呼吸下,P-V 环从 0 点或 PEEP 按顺时针描记,其中吸气相在左侧,吸入潮气量逐渐增加,呼气相在右侧,肺内气体排出,最后回到 0 点或 PEEP 点。吸气支内面积大小即为吸气做功大小(图 12-3-1)。

2. **控制通气 P-V 环**　控制通气下,P-V 环从 0 点或 PEEP 点按逆时针描记,其中上升支是从 0 或 PEEP 起始上升到预设的压力或潮气量,当吸气结束切换为呼气。呼气支是从预设的压力或潮气量回到起点,此时流速为 0,压力降至基础值(0 或 PEEP)(图 12-3-2)。

3. **辅助通气 P-V 环**　辅助通气是自主呼吸触发的机械控制通气,其 P-V 环相当于自主呼吸和控制通气 P-V 环的整合。患者自主呼吸产生的负压触发呼吸机送气,呼吸机给予一次正压通气达到预设的压力或潮气量,然后转为呼气至 0 点或 PEEP。其中左侧三角形区域面积相当于吸气触发所做的功(图 12-3-3)。

(二)P-V 环的临床意义

1. **评估自主呼吸强弱**　自主呼吸或辅助通气时,通过评估 0 点或 PEEP 点左侧区域面积大小,判断自主呼吸强弱(图 12-3-4)。

2. **评估呼吸系统顺应性大小**　控制通气或辅助通气时,P-V 曲线顶点和 0 点或 PEEP 点之间连线的斜率,即为单位压力下的容量变化,反映呼吸系统顺应性大小。同一坐标系下,两次呼吸的 P-V 曲线向纵轴偏斜,斜率增大,表示顺应性增加。反之,两次呼吸的 P-V 曲线向横轴偏斜,斜率减小,表示顺应性降低(图 12-3-5)。

3. **评估气道阻力的变化**　控制或辅助通气

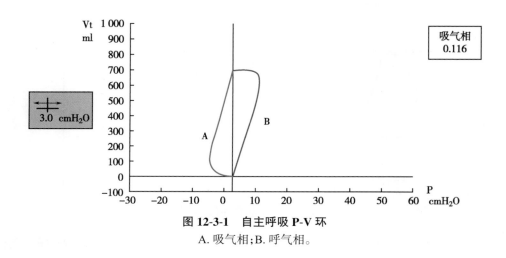

图 12-3-1　自主呼吸 P-V 环
A. 吸气相;B. 呼气相。

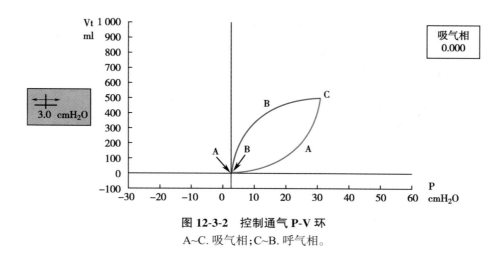

图 12-3-2　控制通气 P-V 环
A~C. 吸气相;C~B. 呼气相。

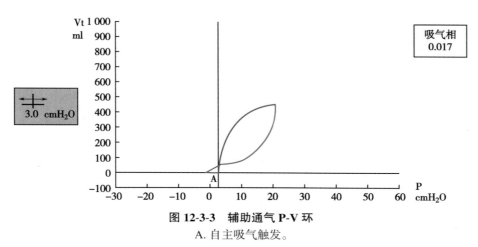

图 12-3-3　辅助通气 P-V 环
A. 自主吸气触发。

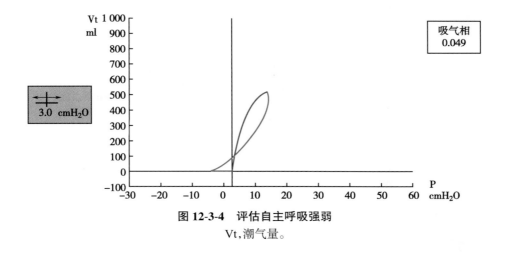

图 12-3-4　评估自主呼吸强弱
Vt,潮气量。

时,P-V 曲线中吸气支和呼气支之间的宽度可以反映气道阻力大小。如果吸气支变宽,但顶点和原点之间的斜率不变,表示顺应性不变,吸气气道阻力增加。若呼气支变宽,斜率不变,则说明呼气相气道阻力增加(图 12-3-6)。

4. **评估肺过度扩张**　在控制或辅助通气吸气末期,出现压力上升(鸭嘴样)时,潮气量增加极少,表明肺泡已接近全部开放,肺开始过度扩张,容易出现容积伤(图 12-3-7)。

5. **判断流速饥渴**　在控制或辅助通气吸气末期,出现压力下降,但潮气量增加,P-V 环呈"8"字形,常见于吸气流速设置过低,未满足患者

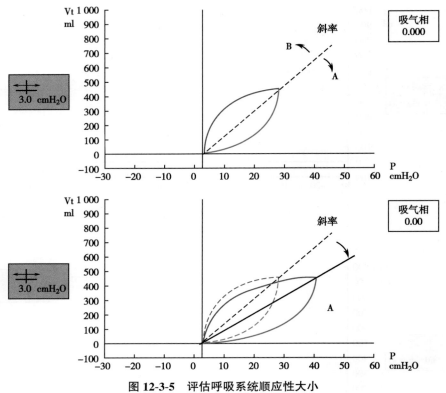

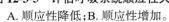

图 12-3-5 评估呼吸系统顺应性大小

A. 顺应性降低;B. 顺应性增加。

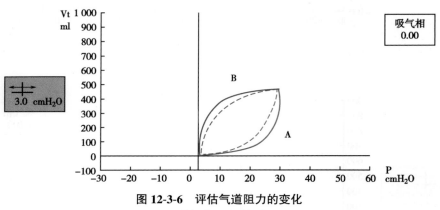

图 12-3-6 评估气道阻力的变化

A. 吸气支;B. 呼气支。

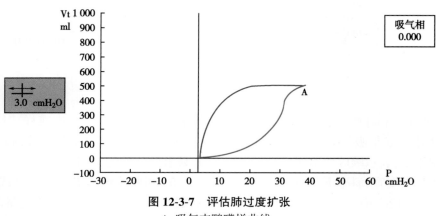

图 12-3-7 评估肺过度扩张

A. 吸气末鸭嘴样曲线。

吸气需求的情况下(图 12-3-8)。

6. 判断是否存在漏气或气道陷闭 在呼气末回到 0 点或 PEEP 点,纵轴上有一定距离,表示呼吸回路中有漏气或气道陷闭,导致呼气潮气量小于吸入潮气量。纵向距离反映潮气量差距(图 12-3-9)。

7. 根据 P-V 环低位拐点设置 PEEP 水平 低位拐点对应的压力代表的是大量肺泡开放时所需要的压力,肺泡的开放会发生在整个吸气相,低位拐点基础上加 2cmH₂O 作为最佳 PEEP。需要说明的是该方法不适用于所有品牌呼吸机(图 12-3-10)。

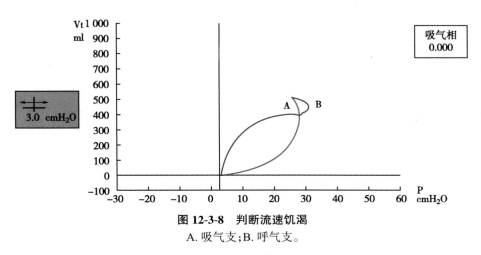

图 12-3-8 判断流速饥渴
A. 吸气支;B. 呼气支。

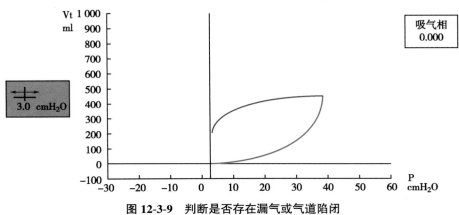

图 12-3-9 判断是否存在漏气或气道陷闭

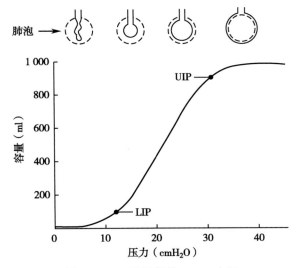

图 12-3-10 设置最佳 PEEP 水平
LIP,低位拐点;UIP,高位拐点。

三、流速 - 容量环

流速 - 容量环（F-V loop）是指同一呼吸周期内流速和容量变化的曲线，其中横轴表示容量，单位为 ml，纵轴为流速。通常横轴以上为吸气支，横轴以下为呼气支。从原点到吸气支，再到呼气支，最后回到原点，形成一个环（图 12-3-11）。

流速 - 容量环的临床意义：

1. 判断是否有小气道阻塞和评估支气管舒张剂效果 如果有小气道阻塞，会出现呼气气流流速在呼气开始后急剧下降，呼气变慢，呼气支向横轴偏移，形成"勺状"，凹陷越明显说明阻塞

越严重。当使用支气管舒张剂后，呼气峰流速明显上升，且呼气支向远离横轴偏移，凹陷改善（图 12-3-12）。

2. 监测有无 PEEPi 当呼气结束时，流速并未回到原点，表明有 PEEPi 存在。常可与流量 - 时间曲线结合，确认 PEEPi 的存在（图 12-3-13）。

3. 监测回路是否存在漏气 当呼气结束时，流速归 0，但未回到原点，与原点在横轴上存在一定距离，表示呼吸回路中存在漏气，吸入潮气量大于呼出潮气量。常可与容量 - 时间曲线相结合，确认回路漏气（图 12-3-14）。

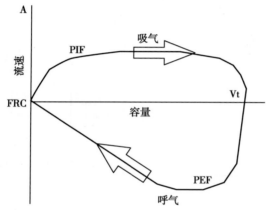

图 12-3-11 正常流速 - 容量环
FRC，功能残气量；Vt，潮气量；PIF，吸气峰流量；PEF，呼气峰流量。

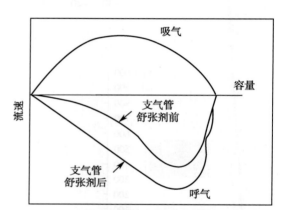

图 12-3-12 判断是否有小气道阻塞和评估支气管舒张剂效果

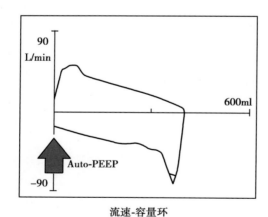

流速-容量环

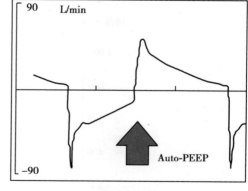

流速-时间曲线

图 12-3-13 监测有无 PEEPi
左，呼气末流速未回到原点；右，流速 - 时间曲线。

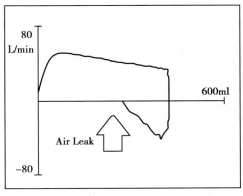
流速-容量环

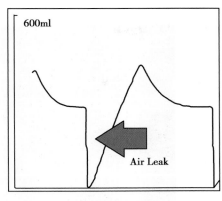
流速-时间曲线

图 12-3-14　监测回路是否存在漏气

左,呼气末流速归 0 但未回到原点;右,容量 - 时间曲线。

（刘　盼　陶金好）

第四节　常用通气模式的波形和环

一、压力控制通气

图 12-4-1 显示的是典型的压力控制通气 PCV 时的压力、流速和容量波形。定压通气时,压力波形是方波(吸气压力恒定)和流速波形是减速波(成指数的)。潮气量的大部分是在吸气早期输送的。压力是预设的,呼吸机按预设的压力大小在整个吸气相以减速波形状送气,流量和容量是被动的,大小由施加于气道的压力、气道阻力、顺应性和自主呼吸努力等决定。因此压力控制通气时气道阻力、顺应性变化时主要观察流速和容量时间曲线(图 12-4-2)。注意这里指的压力控制通气指辅助控制通气(A/C),两者区别在于触发,患儿触发的辅助控制通气时,每次通气前都有压力波形的负向波形,来自患儿的自主呼吸努力;而时间触发的控制通气时,每次通气前没有压力波形的负向波形(图 12-4-3)。本文的控制通气指辅助控制通气。

二、容量控制通气

容量控制通气 VCV 以恒定流速方式输送时的流速、压力和容量波形如图 12-4-4。容量控制通气时,通常以恒定流速(方波)输送预设目标潮气量,所以压力是变量。压力的大小由气道阻力、肺顺应性、预设潮气量、PEEP 水平等决定,因此在容量控制通气,气道阻力或顺应性变化时,主要观察压力和容量时间曲线(图 12-4-5)。

某些品牌呼吸机在容量控制通气时,吸气流速也可以设置为减速波。用减速波时,流速在吸气开始时是最大的,在吸气末减少至低流速。图 12-4-6 显示的是用减速波时的典型的流速、压力和容量波形。由于吸气相时流速减速,大部分潮气量是在吸气早期输送的。与方波相比,若峰流速不变,使用递减波时吸气时间明显延长(图 12-4-6)。因此由方波送气改为减速波送气时,需要调整吸气峰流速或吸气时间(图 12-4-7)。

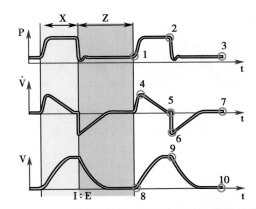

图 12-4-1　压力控制通气时流量、压力和容量波形

X,吸气时间;Z,呼气时间;1.开始吸气;2.吸气峰压;3.呼气末压力;4.吸气峰流速;5.吸气末流量;6.呼气峰流量;7.呼气末流量;8.开始吸气;9.吸气末;10.呼气末。

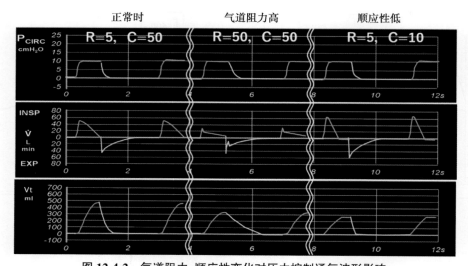

图 12-4-2 气道阻力、顺应性变化对压力控制通气波形影响

P_{CIRC}，气道压力；INSP，吸气；EXP，呼气；Vt，潮气量；R，气道阻力；C，顺应性。

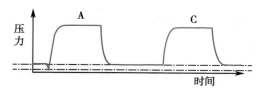

图 12-4-3 辅助控制通气时压力 - 时间曲线

A. 辅助控制通气；C. 时间触发的控制通气。

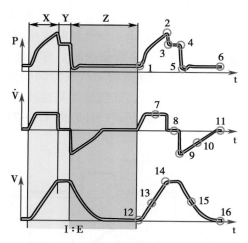

**图 12-4-4 容量控制通气恒定流速方式
输送时的流速、压力和容量波形**

X，吸气时间；Y，暂停时间；Z，呼气时间；1. 吸气开始；2. 吸气峰压；3. 吸气早期暂停压力；4. 吸气末暂停压力；5. 呼气早期压力；6. 呼气末压力；7. 吸气峰流量；8. 零流量期间；9. 呼气峰流量；10. 呼气流量下降区；11. 呼气末流量；12. 吸气开始；13. 当时吸气潮气量；14. 吸气末；15. 当时呼气潮气量；16. 呼气末。

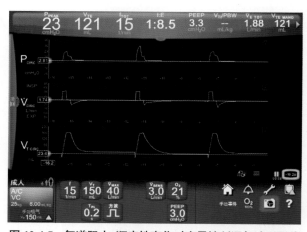

图 12-4-5 气道阻力、顺应性变化对容量控制通气波形影响

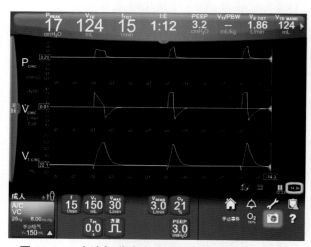

图 12-4-6 方波与递减波送气在容量控制通气时特点

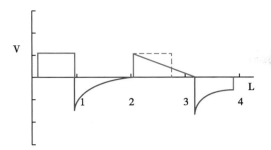

图 12-4-7　方波送气和递减波送气
对吸气峰流速和吸气时间影响

三、压力支持通气

图 12-4-8 显示的是压力支持通气 PSV 的典型波形。PSV 是当自主呼吸触发吸气时,呼吸机输送足够的流量以维持预设气道压力。同压力控制通气,PSV 压力波形是方波(吸气压力恒定)和流速波形是减速波(成指数的)。压力是预设的,流速的大小由施加于气道的压力、气道阻力、肺顺应性、自主呼吸努力等决定的,潮气量是变量。因 PSV 是支持通气模式,在分析气道阻力、顺应性、自主呼吸努力等变化时应三个波形结合分析。PSV 是在自主呼吸基础上启动,须设置吸气触发灵敏度和压力支持水平,以及自主呼吸匹配的呼气触发灵敏度,上述参数的预设和调节需要结合压力 - 时间曲线和流速 - 时间曲线。

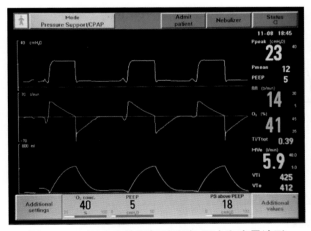

图 12-4-8　压力支持通气时流速、压力和容量波形

四、持续气道正压

持续气道正压(CPAP)是一种自主呼吸模式,允许患者以高于环境压力水平进行自主呼吸,此时气路的压力变化不大或保持不变(图 12-4-9)。

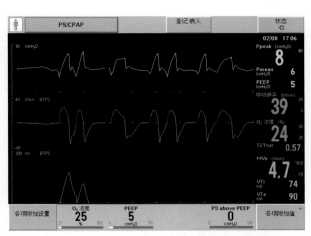

图 12-4-9　CPAP 时压力、流速和容量时间曲线

五、同步间歇指令通气

同步间歇指令通气(SIMV)是复合通气模式,呼吸周期内分为指令通气期和自主呼吸期,指令通气可以设为容量控制通气、压力控制通气、压力调节容量控制通气等,自主呼吸常辅助于压力支持。因此呼吸机波形,包含指令通气和自主呼吸两部分。通过压力 - 时间曲线观察吸气峰压大小 / 形态、流速 - 时间曲线观察切换方式 / 流速大小、容量 - 时间曲线观察容量大小皆可以区分两者。通过观察波形可以评判以下四点:

(1)指令通气频率设置是否合适。

(2)指令通气和自主呼吸通气参数设置是否合理。

(3)有无自主呼吸能力。

(4)气道阻力和顺应性病变化等。

(一)SIMV(PC+PS)

指令通气波形为压力控制通气波形,自主呼吸为压力支持通气波形(图 12-4-10)。

(二)SIMV(VC+PS)

指令通气波形为容量控制通气波形,自主呼吸为压力支持通气波形(图 12-4-11)。

六、双水平气道正压通气

双水平气道正压通气(bi-level positive airway pressure ventilation,BiPAP)属于 PCV 所衍生的模式,即患儿在两个不同水平上自主呼吸(图 12-4-12)。高压(P_{HIGH})相当于 VCV 中的平台压,低压(P_{LOW})相当于 PEEP;T_{HIGH} 相当于呼吸机的吸气时间(Ti),T_{LOW} 相当于呼吸机的呼气时间(Te)。

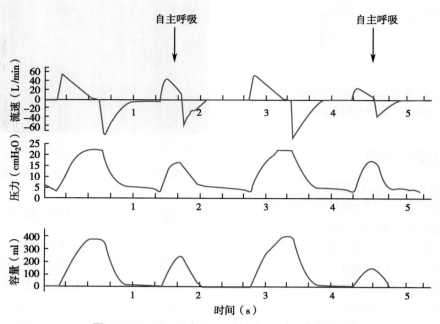

图 12-4-10 SIMV(PC+PS)流速、压力、容量曲线

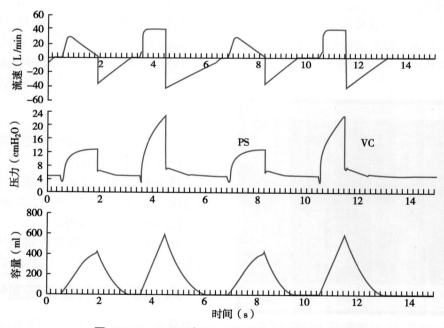

图 12-4-11 SIMV(VC+PS)流速、压力、容量曲线

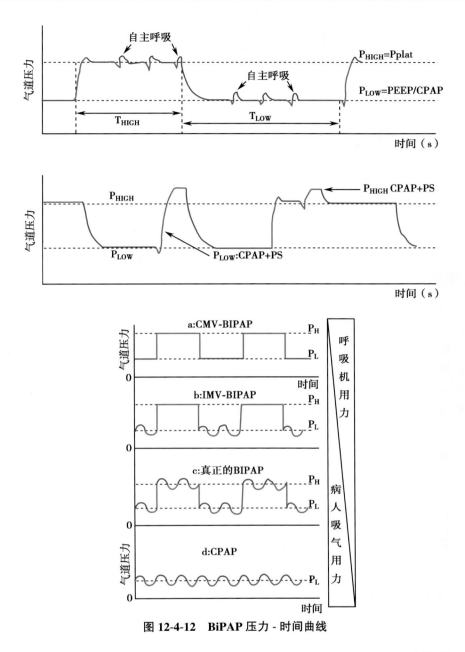

图 12-4-12 BiPAP 压力-时间曲线

（刘　盼　陶金好）

第五节　常见异常波形和环的识别和处理

一、概述

临床实践中,呼吸机传递的通气和患者的呼吸需求常会出现不匹配,导致人机对抗,这和患者原发病情和严重程度、镇痛镇静和肌松水平、选择的机械通气模式与参数有关。人机对抗包括触发不同步(包括无效触发、自动触发、双触发、反向触发、触发延迟)、吸气不同步(流速过冲、流速饥渴)、切换不同步(过早切换、过晚切换)、呼气不同步(气体潴留)(图 12-5-1)。临床中需要仔细注意呼吸机波形及患者症状,对处理人机对抗是非常重要的。

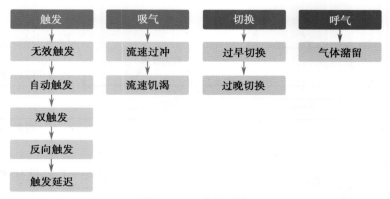

图 12-5-1　人机对抗

二、临床应用

为了掌握常见异常波形识别和处理,下面以病例形式展开介绍:

病例 1:患儿女,2 岁 9 个月,脑积水术后 2 年余,抽搐半小时入院。患儿无明显诱因下出现抽搐,表现为左侧肢体抖动,口唇及肢端发绀,呼之不应。就诊于我院后,以"癫痫持续状态"收入科室,入科后予以气管插管、机械通气辅助呼吸,患儿仍有间断抽搐发作。目前机械通气,PC 模式:FiO$_2$ 60%,PIP 18cmH$_2$O,PEEP 5cmH$_2$O,RR 25 次 /min,Ti 0.72s。目前呼吸机参数设置下波形见图 12-5-2。

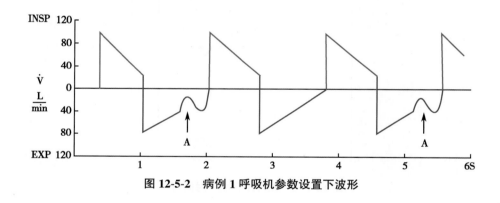

图 12-5-2　病例 1 呼吸机参数设置下波形

问题 1:请问呼吸机波形提示什么?

该波形提示病人存在无效触发。

问题 2:什么原因可能导致这种波形?遇到这种问题我们该怎样处理?

对于此病人出现这种波形可能是由于患儿有间断抽搐发作,发作时肢体抖动较明显,影响呼吸机管路内压力变化,不能有效触发呼吸机送气,故出现无效触发波形。针对这种情况,可调整镇痛镇静药物剂量,尽可能减少患儿抽搐发作次数。处理后波形如图 12-5-3。

病例 2:患儿男,12 岁,30kg,因"咳嗽、咳痰伴活动后气短 1 月余,加重 2 周"入院。本次诊断"结缔组织病相关间质性肺炎、呼吸衰竭"。入科后予以激素冲击联合环磷酰胺及丙种球蛋白等药物治疗。患儿目前机械通气,PC 模式:FiO$_2$ 45%,PIP 10cmH$_2$O,PEEP 5cmH$_2$O,RR 18 次 /min,Ti 1.0s。监测患儿潮气量为 300ml。目前呼吸机参数设置下波形见图 12-5-4。

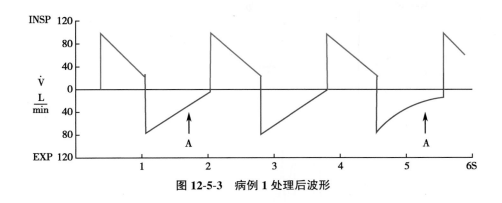

图 12-5-3　病例 1 处理后波形

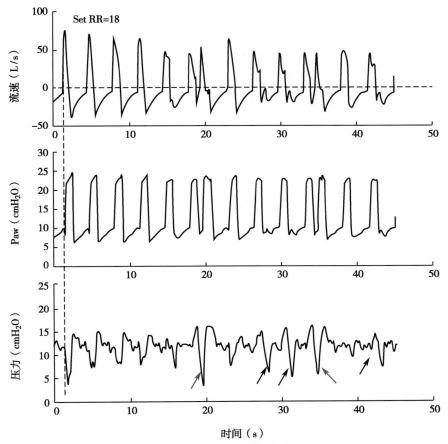

图 12-5-4　病例 2 呼吸机参数设置下波形

问题 1：请问呼吸机波形提示什么？

该波形提示病人存在反向触发。

问题 2：什么原因可能导致这种波形？遇到这种问题我们该怎样处理？

反向触发是近年来逐渐引起临床重视的一种特殊类型的机械通气人机失调。通常情况下，辅助通气时，呼吸机的送气是由患者触发的。反向触发则是指呼吸机送气诱发了一次患者的吸气努力，即呼吸机触发了患者。反向触发的确定诊断需进行食管压力或膈肌电监测。反向触发可能导致肺损伤，机制包括：①过大的潮气量；②过大的跨肺压；③吸气努力过强时导致气体在不同肺区域移动造成的剪切力（钟摆效应）。

反向触发机制主要由于肺通气激活了迷走神经介导，以及大脑皮层和皮层下的影响，该种人机对抗会损伤肌纤维，增加呼吸负荷、氧耗及气压伤的风险。

由于原因不明，对反向触发的处理尚无确切

措施。多发生于深镇静患者,临床需要考虑是否需要维持深镇静状态,如果不需要,则可减小镇静深度;若患者仍处于肺损伤急性期,需要避免过强的吸气努力,则可能需要加用肌松剂。也有个案显示降低呼吸机设定的呼吸频率,似乎能减少反向触发的次数。处理后波形为图12-5-5。

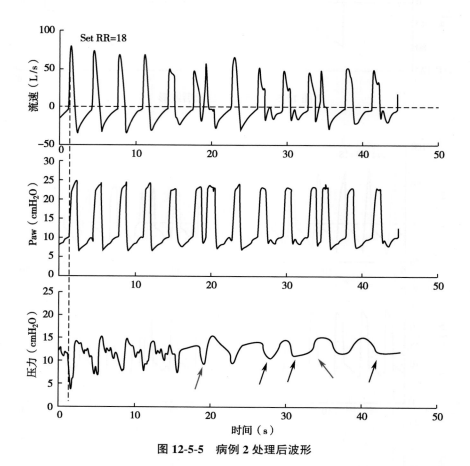

图 12-5-5　病例 2 处理后波形

病例 3:患儿女,2 个月 3 天,咳嗽伴发热 7 天,加重 2 天入院。患儿 7 天前随父母外出后咳嗽发热,2 天前咳嗽加重,有痰不能咳出,剧咳时伴有颜面发绀,至我院就诊。首先给予抗感染,雾化等治疗,患儿咳嗽、喘鸣进行性加重,SpO_2 不能维持。然后给予气管插管、机械通气辅助呼吸。目前机械通气,使用 PC 模式:FiO_2 40%,PIP 23cmH$_2$O,PEEP 5cmH$_2$O,RR 28 次/min,Ti 0.7s,压力上升时间 5%。目前呼吸机参数设置下波形见图12-5-6。

问题1:请问呼吸机波形提示什么?

该波形提示呼吸机送气时流速过冲。

问题 2:什么原因可能导致这种波形?遇到这种问题我们该怎样处理?

流速过冲是指在吸气相,吸气流速或流速加速度设置过高,导致吸气早期压力上升过快。对于此病人出现这种波形可能是由于呼吸机设置的压力上升时间过快,送气流速超过病人吸气流速的需求(表 12-5-1)。针对这种情况,可适当增加压力上升时间。处理后波形见图 12-5-7。

表 12-5-1　流速过冲的原因及处理

原因	处理措施
压力控制下,压力上升时间过短	适当上调压力上升时间
容量控制下,送气流速过快	适当下调送气流速

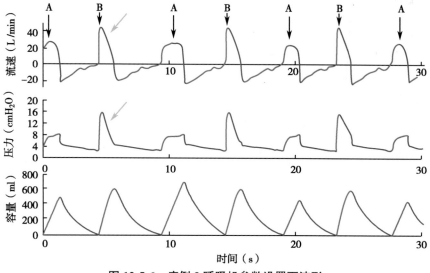

图 12-5-6　病例 3 呼吸机参数设置下波形

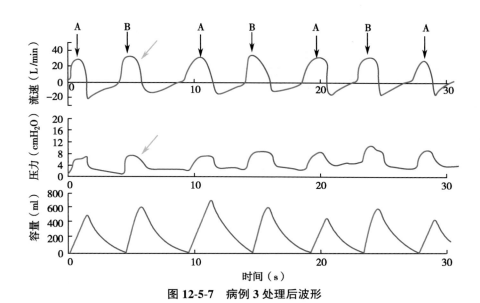

图 12-5-7　病例 3 处理后波形

病例 4：患儿女，10 岁，胸闷半月余，呼吸困难进行性加重 10 天入院。根据实验室及临床症状诊断为"急性髓细胞白血病"，入院后 2 天患儿胸闷气促、吸气凹陷进行性加重，SpO_2 不能维持。给予气管插管、机械通气辅助呼吸。目前机械通气，使用 PC 模式：FiO_2 60%，PIP 16cmH₂O，PEEP 7cmH₂O，RR 18 次 /min，Ti 1.2s，压力上升时间 15%。目前呼吸机参数设置下波形见图 12-5-8。

问题 1：请问呼吸机波形提示什么？

该波形提示存在流速饥渴。

问题 2：什么原因可能导致这种波形？遇到这种问题我们该怎样处理？

流速饥渴是指由于患者自主呼吸过强和 / 或呼吸流速设置过低，导致吸气相压力低于正常，常出现 M 波（表 12-5-2）。对于此病人出现这种波形可能是由于呼吸机设置的压力上升时间过慢，无法满足病人吸气流速的需求。针对这种情况，可适当下调压力上升时间。处理后波形见图 12-5-9。

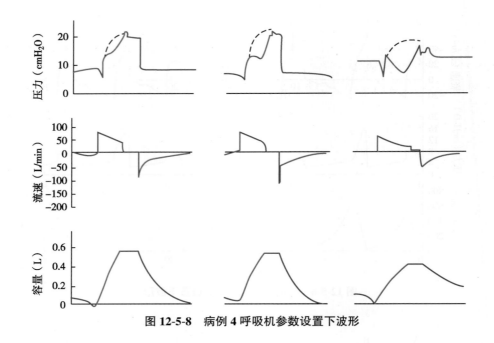

图 12-5-8 病例 4 呼吸机参数设置下波形

表 12-5-2 流速饥渴的原因及处理

原因	处理措施
压力控制下,压力上升时间过长	适当下调压力上升时间
容量控制下,送气流速过慢	适当上调送气流速

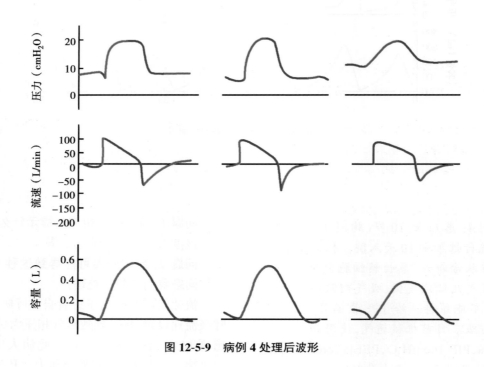

图 12-5-9 病例 4 处理后波形

病例5：患儿女，1个月17天，咳嗽10余天，加重伴气促2天入院。G2P2，足月顺产。患儿2天前咳嗽加重，伴气促明显，就诊于当地儿童医院，诊断考虑"重症肺炎、急性呼吸衰竭"，给予无创呼吸机辅助通气、抗感染等对症治疗。患儿仍气促明显，给予气管插管呼吸机辅助通气后转入我院进一步治疗。目前机械通气，PCV模式：FiO_2 50%，PIP 18cmH_2O，PEEP 8cmH_2O，RR 30次/min，Ti 0.7s。患儿实际RR 43次/min，SpO_2 90%~95%。目前呼吸机参数设置下波形见图12-5-10。

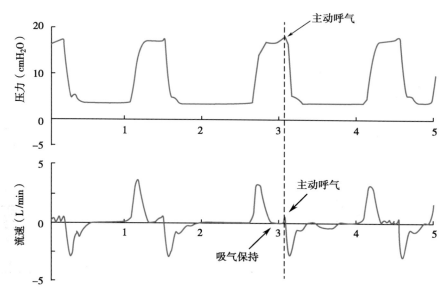

图12-5-10　病例5呼吸机参数设置下波形

问题1：请问呼吸机波形提示什么？

该波形提示病人呼吸机设置的吸气时间过长。

问题2：什么原因可能导致这种波形？遇到这种问题我们该怎样处理？

对于此病人，出现这种波形可能是由于患儿自主呼吸过强、呼吸频率快，导致每次呼吸的吸气时间过短，而呼吸机设置的Ti偏长（表12-5-3）。针对这种情况，可对患儿加强镇痛镇静，适当抑制患儿自主呼吸；适当减少设置的吸气时间。处理后波形见图12-5-11。

表12-5-3　出现该波形的原因及处理

常见原因	处理措施
RR过慢，导致Ti较长	适当提高RR
I∶E设置不当，反比通气	I∶E调整至(1∶1.5)~(1∶2)

病例6：患儿男，4个月3天，咳嗽、喉中喘鸣7天，加重5天入院。G3P2，胎龄38周^(+5)。患儿7天前接触"感冒"姐姐后出现咳嗽、喉中喘鸣，未治疗，5天前咳嗽加重，有痰不能咳出，剧咳时伴有颜面发绀，无发热，至我院就诊。给予抗感染及雾化等治疗，患儿咳嗽、喘鸣进行性加重，SpO_2不能维持。给予气管插管、机械通气辅助呼吸。目前机械通气，使用PRVC模式：FiO_2 60%，Vt 45ml，PEEP 6cmH_2O，RR 28次/min，Ti 0.72s。目前呼吸机参数设置下波形见图12-5-12。

问题1：请问呼吸机波形提示什么？

该波形提示病人呼气时气流受限。

问题2：什么原因可能导致这种波形？遇到这种问题我们该怎样处理？

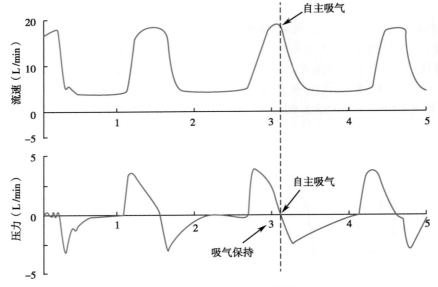

图 12-5-11 病例 5 处理后波形

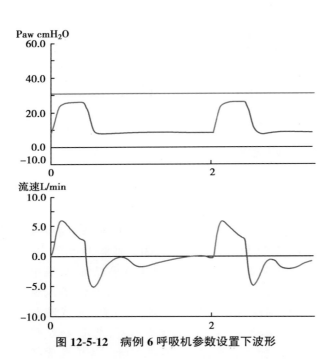

图 12-5-12 病例 6 呼吸机参数设置下波形

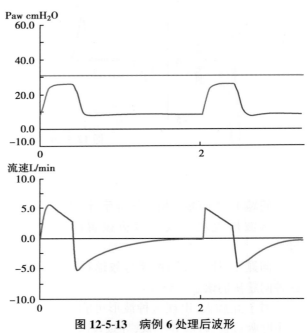

图 12-5-13 病例 6 处理后波形

对于此病人出现这种波形可能是由于患儿存在气道痉挛。针对这种情况,可使用解痉平喘的药物对症处理,必要时可加用肌松剂,缓解气道痉挛情况(表 12-5-4)。处理后波形见图 12-5-13。

表 12-5-4 出现该波形的原因及处理

常见原因	处理措施
异物导致气道阻塞	取出异物
气道受压导致气管管腔狭窄,气道梗阻	找出原因,解除梗阻

病例 7:患儿男,6 岁,第三脑室恶性肿瘤切术后,麻醉未醒,气管插管呼吸机辅助通气中,经皮氧饱和度可维持在 90%~95%。目前机械通气,使用 PC 模式:FiO_2 50%,PIP 14cmH₂O,PEEP 5cmH₂O,RR 20 次 /min,Ti 0.9s。医生突然发现呼吸机波形异常,呼吸机参数设置下波形见图 12-5-14。

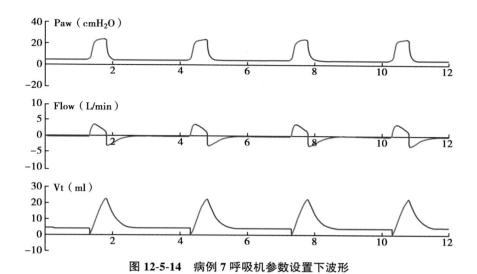

图 12-5-14　病例 7 呼吸机参数设置下波形

问题 1：请问呼吸机波形提示什么？

该波形提示机械通气过程中存在气体泄漏。

问题 2：什么原因可能导致这种波形？遇到这种问题我们该怎样处理？

导致这种波形的可能原因及需要的处理见表 12-5-5。处理后的波形见图 12-5-15。

表 12-5-5　出现该波形的原因及处理

原因	处理措施
气管插管气囊破损	更换气管插管
呼吸机故障,无法保证密闭性	更换呼吸机
呼吸机管道破损	更换呼吸机管路

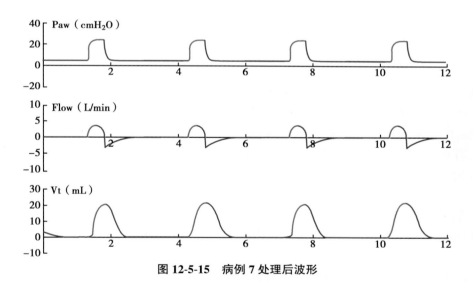

图 12-5-15　病例 7 处理后波形

病例 8：患儿男,7 个月 1 天。因咳嗽 2 天、喘息、气促 1 天,面色发绀 2h 入院,患儿 2 天前因受凉后出现咳嗽伴流涕,1 天前咳嗽加重,呈阵发性串咳,有阵发性喘息发作,伴烦躁气促。2h 前患儿出现口唇及面色发绀,遂以"重症肺炎,急性呼吸衰竭"收治入院。目前患儿机械通气,PC 模式:FiO$_2$ 50%,PIP 26cmH$_2$O,PEEP 6cmH$_2$O,RR 30 次 /min,Ti 0.8s。目前呼吸机参数设置下波形见图 12-5-16。

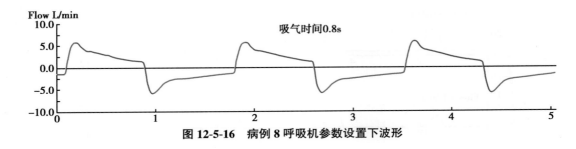

图 12-5-16　病例 8 呼吸机参数设置下波形

问题 1：请问呼吸机波形提示什么？

该波形提示病人呼气不完全，存在内源性 PEEP（PEEPi）。

问题 2：什么原因可能导致这种波形？遇到这种问题我们该怎样处理？

对于此病人出现这种波形可能是由于患儿存在呼气相气道陷闭，存在 PEEPi（表 12-5-6）。针

对这种情况，可适当降低呼吸频率，延长呼气时间，增加外源性 PEEP。处理后波形见图 12-5-17。

表 12-5-6　出现该波形的原因及处理

常见原因	处理措施
RR 过快，呼气时间不够	适当降低 RR，延长呼气时间

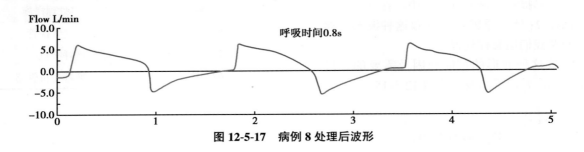

图 12-5-17　病例 8 处理后波形

病例 9：患儿男，13 岁，肝母细胞瘤活检术后，麻醉未醒。目前机械通气中，使用 PC 模式：FiO_2 30%，PIP 16cmH$_2$O，PEEP 4cmH$_2$O，RR 18 次 /min，Ti 0.9s。目前呼吸机参数设置下波形见图 12-5-18。

问题 1：请问呼吸机波形提示什么？

该波形提示呼吸机管路内积水或气管插管内有分泌物。

问题 2：什么原因可能导致这种波形？遇到这种问题我们该怎样处理？

此病人出现这种波形可能是由于患儿分泌物较多但没有及时清除；或呼吸机管路内产生冷凝水未及时处理。针对这种情况，应加强患儿气道管理和呼吸机管路管理，及时吸痰及处理呼吸机管路冷凝水。处理后波形见图 12-5-19。

病例 10：患儿男，6 月龄，咳嗽伴喘息 5 天入院。G1P1，胎龄 32 周[+1]。患儿 5 天前无明显诱因出现咳嗽伴喘息，无发热，遂至我院就诊。入院后病原学提示 RSV 感染，患儿喘息进行性加重，SpO_2 不能维持，给予气管插管、机械通气辅助呼吸。目前机械通气，使用 PC 模式：FiO_2 40%，PIP 28cmH$_2$O，PEEP 5cmH$_2$O，RR 30 次 /min，Ti 0.64s。机械通气状态下患儿偶有烦躁，烦躁时呼吸机参数设置下波形见图 12-5-20。

问题 1：请问呼吸机波形提示什么？

该波形中可见气道峰压与平台压的差值较之前增加，故提示患儿气道阻力较之前增高。

问题 2：什么原因可能导致这种波形呢？遇到这种问题我们该怎样处理呢？

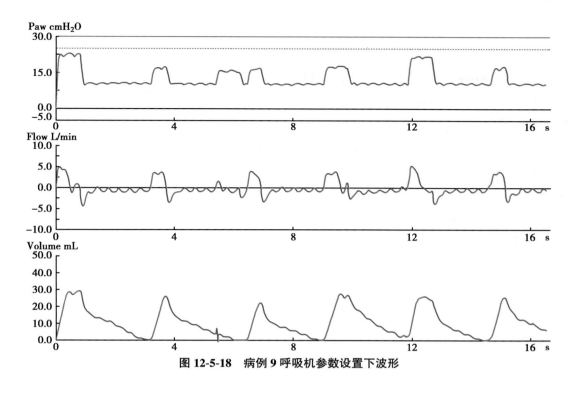

图 12-5-18　病例 9 呼吸机参数设置下波形

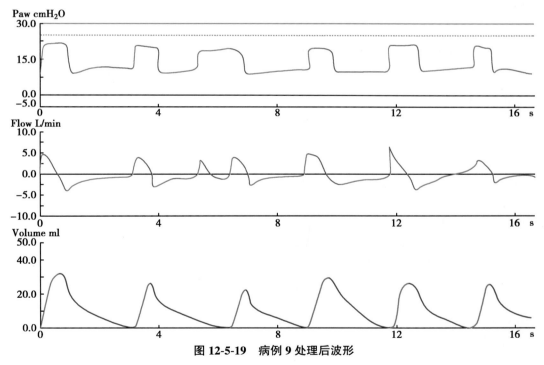

图 12-5-19　病例 9 处理后波形

对于此病人出现这种波形可能是由于患儿喘息加重,气道痉挛。针对这种情况,可使用解痉平喘的药物对症处理,必要时可加用肌松剂,缓解气道痉挛情况。处理后波形见图 12-5-21。

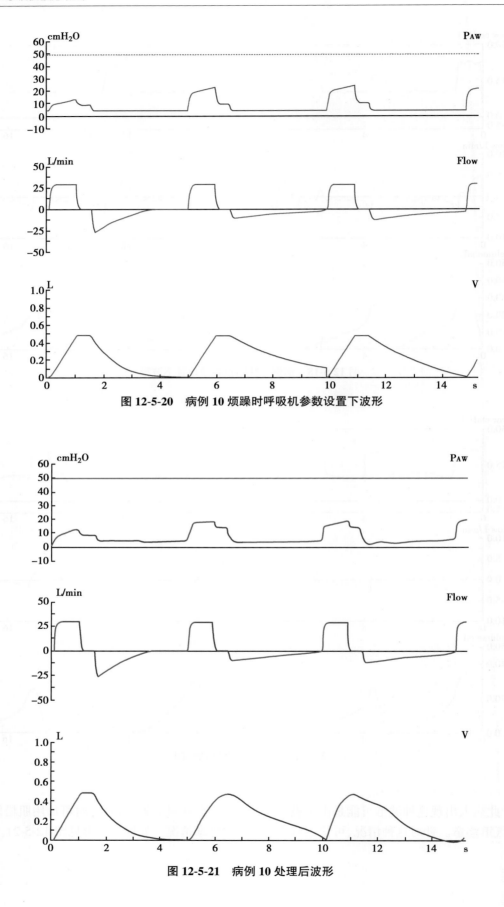

图 12-5-20 病例 10 烦躁时呼吸机参数设置下波形

图 12-5-21 病例 10 处理后波形

病例 11：患儿男，5 岁 9 个月。肾上腺脑白质发育不良，脐血干细胞移植术后。患儿移植后出现发热，感染指标上升，经皮氧饱和度不能维持，胸片提示 ARDS，给予气管插管、机械辅助通气，呼吸机参数为 PC 模式：FiO_2 50%，PIP $20cmH_2O$，PEEP $8cmH_2O$，RR 20 次 /min，Ti 0.9s。上机 2 天后，患儿在此参数下潮气量无法达到目标要求。上述呼吸机参数设置下波形见图 12-5-22。

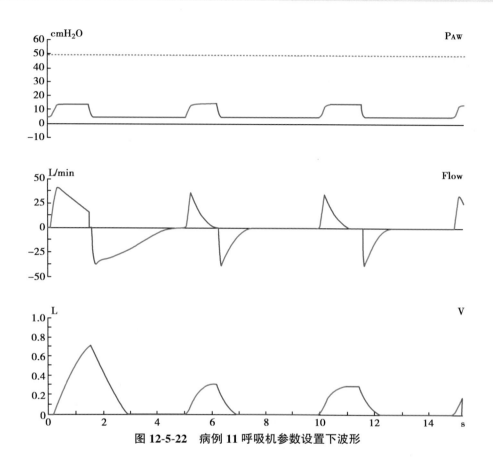

图 12-5-22　病例 11 呼吸机参数设置下波形

问题 1：请问呼吸机波形提示什么？

该波形中可见同一呼吸机参数下病人潮气量较之前降低，故提示患儿肺顺应性较之前降低。

问题 2：什么原因可能导致这种波形？遇到这种问题我们该怎样处理？

对于此病人出现这种波形可能是由于患儿 ARDS 进行性加重，感染加重，肺顺应性降低。针对这种情况，我们应依据 ARDS 的肺保护性通气策略进行参数的调整，小潮气量（6~8ml/kg）、PEEP

滴定、允许性高碳酸血症等；还应加强抗感染治疗等。处理后波形见图 12-5-23。

【专家点评】

机械通气波形是重要的判断呼吸机和人体呼吸状态的有力支持，可动态观察呼吸状态。熟练识别正常和异常呼吸波形是临床医生管理机械通气的重要手段。

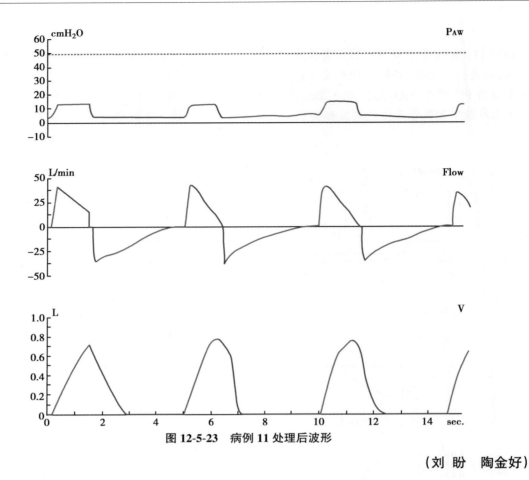

图 12-5-23　病例 11 处理后波形

（刘　盼　陶金好）

参考文献 ·······························

1. WILKINS, ROBERT L, JAMES KS. Egan's Fundamentals of Respiratory Care. St. Louis: Elsevier, 2008.
2. MELLEMA MS. Ventilator waveforms. Top Companion Anim Med, 2013, 28 (3): 112-123.
3. JONATHAN BW, VIJAY MD, MELISSA KB, 等. 呼吸机波形快速解读. 盛炜, 主译. 北京: 人民军医出版社, 2015.
4. 陆国平. 呼吸机各种波形监测对机械通气参数调节的意义. 中国小儿急救医学, 2010, 17 (3): 203-206.
5. GEORGOPOULOS D, PRINIANAKIS G, KONDILI E. Bedside waveforms interpretation as a tool to identify patient-ventilator asynchronies. Intensive Care Medicine, 2006, 32 (1): 34-47.
6. DURBIN C G. Applied respiratory physiology: use of ventilator waveforms and mechanics in the management of critically ill patients. Respiratory care, 2005, 50 (2): 287-293.

第十三章　人机交互与人机对抗

第一节　呼吸肌做功

肺通气是指肺与外界环境之间进行气体交换的过程。呼吸肌的收缩和舒张是实现肺通气的原动力,呼吸肌功能的减退或呼吸肌疲劳将导致呼吸肌收缩力下降,诱发呼吸功能不全。

一、肺通气的动力

(一) 呼吸肌

呼吸肌主要由膈肌、肋间肌和腹肌三部分组成,胸锁乳突肌、斜角肌、斜方肌在一定程度也参与呼吸运动,称为辅助呼吸肌。根据功能,呼吸肌分为吸气肌和呼气肌两组。吸气肌有膈肌、肋间外肌、胸锁乳突肌、斜角肌等。呼气肌主要有肋间内肌,还有腹直肌、腹内斜肌、腹外斜肌等。呼吸肌的舒缩是产生呼吸运动的原动力,呼吸运动过程如图 13-1-1。

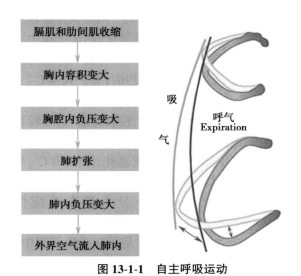

图 13-1-1　自主呼吸运动

(二) 吸气运动

由膈肌和肋间外肌的收缩实现的。其中膈肌功能占全部的 60%~80%,肋间外肌占 10%~15%,其他占 5% 左右;故膈肌功能的损伤将导致严重呼吸功能障碍(常表现为剑突下凹),而胸锁乳突肌(表现点头样呼吸)和斜方肌(表现为耸肩样呼吸)等代偿往往提示代偿到了极限。其中:①膈肌收缩时,增大胸腔的上下径。②肋间外肌收缩时,增大胸腔的前后径和左右径。③辅助吸气肌:胸肌、背肌、胸锁乳突肌等收缩可使胸腔容积进一步增加。

(三) 呼气运动

平静呼气时,由膈肌和肋间内肌舒张所致。此时,肺凭借本身的回缩力即可回位,所以平静呼吸时,呼气是被动的。用力呼吸时,如小气道闭塞,呼气肌参与收缩,使胸廓进一步缩小,呼气也有了主动的成分。肋间内肌走行方向与肋间外肌相反,收缩时使肋骨和胸骨下移,肋骨还向内侧旋转,使胸廓前后、左右径缩小,产生呼气。腹壁肌的收缩,一方面推动横膈上移,另一方面也牵拉下部的肋骨向下向内移位,两者使胸廓容积缩小,协助产生呼气。

(四) 肺内压

肺泡内的压力(图 13-1-2)。吸气末及呼气末为 0;平静呼吸:$(-2 \sim -1) \sim (1 \sim 2)$ mmHg;用力呼吸:$(-100 \sim -30) \sim (60 \sim 140)$ mmHg,由此可见,肺内压周期性的交替升降,造成的压力差(肺内压 – 大气压)是推动气体进出肺的直接动力。

(五) 胸膜腔内压

1. 胸膜腔特点　①密闭、潜在腔隙、内无气体有少量浆液;②润滑,减少摩擦;③内聚力(壁脏两层紧贴、不易分离)。

2. 胸膜内压　胸膜内的压力(图 13-1-2)。指作用于胸膜上的力,胸膜腔内压 = 肺内压 – 肺回缩压,在呼气末、吸气末时,胸膜腔内压等于大气压。以大气压为 0,则胸膜腔内压 =0– 肺回缩压,

313

即胸膜腔内压 =- 肺回缩压。吸气时肺扩张使肺回缩力增大,胸膜腔的负值增大;呼气时肺扩张使肺回缩力下降,胸膜腔的负值减小。平静呼吸中,呼气末、吸气末总为负值。胸膜腔压力有利于肺扩

张,有利于静脉血与淋巴液回流。用力吸气时,辅助呼吸肌参与吸气,肺内压比平静吸气更低,吸入的气体更多。用力呼气时,胸腔负压与肺容量更加缩小,肺内压比平静呼气时更高,呼出气体多。

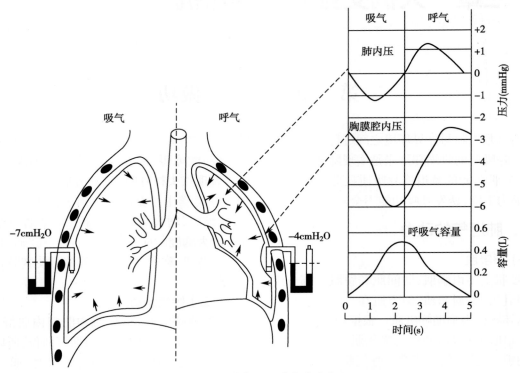

图 13-1-2　肺内压和肺胸膜腔内压

综上所述,可将肺通气的动力概括如下:呼吸肌的舒缩引起的呼吸运动是肺通气的原动力,由于胸膜腔和肺的结构特征,引起胸模腔内压的周期变化,肺随之扩张或回缩,肺容量的这种变化又造成肺内压和大气压的压力差,此压力差导致气体进出肺泡,是肺通气的直接动力。

二、肺通气的阻力

如果要实现肺通气,那么肺通气动力必须克服肺通气的阻力。肺通气的阻力通常有两种:一种是弹性阻力,又称静态阻力,包括肺和胸廓的弹性阻力,约占阻力 70%;另一种是非弹性阻力,又称动态阻力,包括气道阻力、黏滞阻力和惯性阻力,约占总阻力 30%,其中气道阻力是最重要的非弹性阻力。

(一)肺的弹性阻力与顺应性

肺的弹性阻力是吸气阻力,用肺顺应性表示:肺顺应性(C_L) = 肺容量变化(ΔV)/ 跨肺压变化(ΔP)。顺应性是单位压力改变时引起的容量改

变,是反映呼吸系统力学特性的一项指标。根据经肺或经胸壁的压力改变所得的容量改变为肺顺应性(C_L)或胸廓顺应性(C_{CW}),因测试方法较复杂,受试者又需放置气囊食管导管,临床工作中不易普遍应用。常以经胸廓压所测得的顺应性为总顺应性。三者间的关系可以使用计算公式:$1/C_总 = 1/C_L+1/C_{CW}$,表示。急诊危重患者中当经气管导管行机械通气时,通过呼吸机控制型通气,可较容易地测出总顺应性。通过对 $C_总$ 的动态观察,可了解到肺内病变是否好转或恶化,故常用 $C_总$ 来作为机械通气过程中的监测指标。

顺应性(compliance,C)分为静态顺应性(static compliance,C_s)和动态顺应性(dynamic compliance,C_{dyn})两种。前者是指在呼吸周期中,气流暂时阻断时测得的 C,可反映肺组织的弹性;后者是在呼吸周期中,气道未阻断测得的 C,除弹性回力外,尚受气道阻力的影响。总顺应性的正常值为 0.73~1.12L/kPa(0.072~0.110L/cmH₂O)。生理情况下,顺应性除受上述肺容量的影响外,呼

吸周期、肺泡表面张力和肺组织弹性都是主要的影响顺应性的因素。疾病条件下、肺水肿、肺间质纤维化等由于肺弹性回缩力增强，肺顺应性明显降低；肺气肿则由于肺泡壁破坏，弹力组织减少，静态总顺应性下降。

（二）P-V 曲线

P-V 曲线是根据呼吸系统的压力和容量相关性描绘出的曲线，反映的是呼吸系统的顺应性（图13-1-3）。P-V 曲线分为动态 P-V 曲线和静态 P-V 曲线。动态 P-V 曲线反映气道阻力和肺、胸壁顺应性的综合影响，测定简便，但掺杂了气道阻力等因素，并不能真正反映呼吸系统的顺应性。静态 P-V 曲线是指理想状态的肺容量随压力改变的曲线。相对而言，静态 P-V 曲线更准确，但测定相对更繁琐。

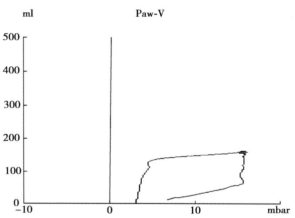

图 13-1-3　压力容量曲线（Evita4 呼吸机 SIMV 模式）

容量 - 压力曲线的斜率，即使胸腔压力有单位压力改变（ΔP）所需的容量变化，也就是 $\Delta V/\Delta P$，在呼吸生理学中称之为顺应性。在低肺容量时，由容量 - 压力曲线上可看到此时的斜率较陡，每增加 0.098kPa（1cmH_2O）需扩张肺的容量较大，换言之就是低肺容量时肺的顺应性高。随肺容量增大，曲线变平，顺应性降低。

（三）肺的非弹性阻力

非弹性阻力包括惯性阻力、黏滞阻力和气道阻力。惯性阻力是气流在流动、变速、换向时因气流和阻力的惯性产生的阻止运动的因素。平静呼吸时，呼吸频率低、气流流速慢、惯性阻力小，可忽略不计。黏滞阻力来自呼吸时组织相对位移所发生的摩擦。气道阻力来自气体流经呼吸道时气体分子间和气体分子与气道之间的摩擦，是非弹性阻力的主要成分，约占 80%~90%。非弹性阻力是气体流动时产生的，并随流速加快而增加，故为动态阻力。

气道阻力（airway resistance，Raw）指气道的摩擦阻力，以单位时间内推动一定量气体（V）流经呼吸道所需的压力差（肺内压与口腔压之差，P）来表示。测定方法较复杂，需要流速仪或体积描记仪等设备。多不包括在常规肺功能检查内。但当病人已经用呼吸机械通气时，若呼吸机中有监视流速的传感器，常可测得气道阻力，这也是呼吸监护的一项指标。

在病理情况下，如支气管哮喘、慢性支气管炎、肺气肿患者，常表现有气道阻力的增加，故可通过 Raw 了解病情的变化。而在使用呼吸机过程中若导管扭曲或痰液堵塞均可表现出气道阻力的增加。

三、呼吸功

呼吸功指在呼吸过程中，呼吸肌为克服弹性阻力和非弹性阻力而实现肺通气所做的功。呼吸功等于胸腔压力变化（ΔP）× 肺容量变化（ΔV）。限制性和阻塞性肺疾病时呼吸功均增加。限制性肺疾病时克服弹性阻力做功增加；阻塞性肺疾病时克服气道阻力做功增加。存在明显气流阻塞和 PEEPi 时，吸气初期压力变化不能产生容量的变化，但消耗呼吸功，此时采用压力与时间乘积表示，即呼吸功 = 胸腔压力变化（ΔP）× 吸气时间（Ti）。呼吸功也可以用耗氧量表示，哮喘病人发作时，平静状态下呼吸肌耗氧量是正常人的 4~10 倍。阻塞和限制性通气功能障碍者，呼吸做功频率降低，同样的做功氧耗增加，耐受需要增加活动的能力明显下降。

在一定范围内，人体能自动选择适宜的呼吸方式以提高呼吸效率，降低呼吸功能量消耗。当肺弹性阻力增加，如肺纤维化时，呼吸变得浅而快，使因弹性阻力增加而增加的呼吸功控制在最小范围内。气道阻力增加时，如气道阻塞，呼吸变得深而慢，气流速度减慢，这样可减少因克服气道阻力增加而消耗的功。气道阻力随呼吸频率增加而加大，弹性阻力随呼吸深度降低而减少。

（张晨美　许 丹）

第二节　人机交互

一、人机不同步概念

安全有效的机械通气取决于患者与呼吸机之间的良好互动,有效的机械通气不仅与呼吸机参数的设置有关,很大程度上还取决于患者对呼吸机呼吸驱动的适应,另外与疾病的本身状态、镇静水平及其他外部因素均有关。病人在使用机械通气过程中,呼吸输送时间的任何不匹配及呼吸机流量输送无法满足病人的流量需求,都称为人机不同步(patient-ventilator dyssynchrony,PVD)。

人机不同步即人机对抗,可显著增加额外的呼吸负荷、使呼吸力学恶化、增加患者的不适感和镇静需求,还会导致肺损伤、循环不稳定、呼吸机功能障碍,甚至导致撤机困难,机械通气延长。

二、人机对抗的影响因素

导致人机不同步影响因素包括:①呼吸机相关的因素:呼吸机参数设置如压力控制或支持水平、FiO₂、PEEP、潮气量、通气频率、吸呼比等参数的设定;PEEPi 生成等。呼吸机硬件的因素,如气源、氧源故障;吸气阀开启的时间,即呼吸机的反应时间;另外呼吸机管路积水以及呼吸机管路漏气、热 - 湿交换器功能故障等。②人工气道的因素:人工气道的种类和大小;人工气道阻力增加的因素包括痰液堵塞,导管打折、扭曲,导管末端贴壁,气囊堵塞导管等;另外还包括插管过深,气囊漏气,意外脱管。③患者因素包括:镇静水平、呼吸驱动、原发疾病、气道分泌物、病人疾病状态等。④患者 - 呼吸机不同步因素(呼吸周期图 13-2-1):如 A 阶段不合适的触发类型及触发灵敏度设置,AB 阶段不适当的压力上升时间(PC 模式),不适当峰流速设置不能满足患者需要(VC 模式)与 C 阶段不适当的呼气触发灵敏度(PS 模式)或不适当的吸呼比设置(A/C 模式)等。现代呼吸机可以更好达到人机同步,进行模式改良如自动导管补偿 ATC,消除气管插管造成的阻力,可让患者像"无插管"一样自由呼吸;

容量预置通气加 Autoflow,采用减速波进行定容通气;PEEPi 的自动监测和处理,减少呼吸功;以 CPAP、PSV 为基础,发展各种自动反馈调节新模式等。

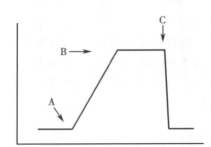

图 13-2-1　呼吸周期示意图
机械通气呼吸周期包括:吸气触发—吸气—呼气触发—呼气。

三、人机对抗的识别

人机对抗临床表现为呼吸困难的症状与体征,包括呼吸急促、呼吸方式改变、心动过速、低血压或高血压、心律失常、大汗淋漓、鼻翼扇动、辅助呼吸肌运动以及胸腹矛盾运动等。

呼吸机参数表现为定压模式下潮气量增大或减小,定容模式下吸气峰压增高,并随每次呼吸变化不定。气道压力、流速和容量波形发生改变并离开基线。压力曲线的畸形往往是患者用力呼吸和人机对抗的指标;流量曲线可显示呼气末仍存在持续呼气流速,提示 PEEPi 的存在;呼气末 CO₂ 波形也可以辅助判断呼吸机管路脱落、肺栓塞、V/Q 比值失调等问题。

现代呼吸机通过经食管导管获得膈肌电信号来检测人机不同步,是最可靠和准确的方法,能反映膈肌肌电活动和食管压力变化的食管信号使得我们对人机不同步进行描述,并根据膈肌动作电位同步通气(NAVA 通气技术)。因此,人机不同步的识别主要依靠发现反映患者吸气努力程度与呼吸肌周期指标之间的差异及其变化。随着呼吸机性能改善,临床中可通过呼吸机波形结合患者临床症状及体征对人机对抗进行综合判断。

四、临床应用

病例 1：患儿男，2 岁 11 个月，因间断腹痛 8 个月，发热 3 天，气促半天入院。半年前因间断腹痛 2 个月，诊断极早发性炎症性肠病。曾使用英夫利昔单抗、阿达木单抗、激素等治疗，目前口服沙利度胺治疗中。胸片提示：两肺弥漫性渗出，两侧胸腔积液。面罩吸氧 8L/min，RR 55 次/min，SpO$_2$ 88%，气管插管收入 PICU。机械通气使用 SIMV 模式：FiO$_2$ 50%，PEEP 5cmH$_2$O，RR 35 次/min，Ti 0.5s。

问题 1：患儿入科诊断脓毒血症、急性呼吸窘迫综合征，入科后给予咪达唑仑 2μg/(kg·min)、芬太尼 2μg/(kg·h) 镇痛镇静。呼吸机报警提示呼吸频率过高，需要考虑哪些因素？镇静评分 20分，根据呼吸机波形分析如何判断是否存在触发不同步？

患儿镇痛镇静中，呼吸急促，查体双肺呼吸音粗，可闻及少许湿啰音，患儿存在自主呼吸多。首先需要考虑是否存在镇静不足，患儿镇静评分 20

分，患儿经皮氧饱和度监测正常范围；另外需考虑存在人机对抗，检查呼吸机管道，气管插管均未见明显异常，呼吸机参数设置合理；接下来需考虑患儿是否存在触发不同步、流速不同步、呼吸气转换不同步、呼气不同步。根据患儿呼吸机波形，我们发现患儿存在无效触发（图 13-2-2）。可根据流速 - 时间波形及压力时间波形判读、分析存在触发不同步。

无效触发或延迟触发、双触发、误触发波形如图 13-2-3~ 图 13-2-6。

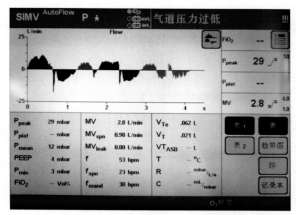

图 13-2-2　病例 1 呼吸机流速 - 时间波形

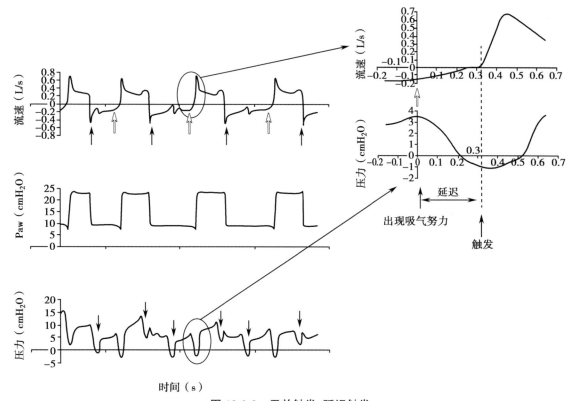

图 13-2-3　无效触发、延迟触发

Georgopoulos D，Prinianakis G，Kondili E. Bedside waveforms interpretation as a tool to identify patient-ventilator asynchronies［J］. Intensive Care Medicine，2006，32（1）：34-47.

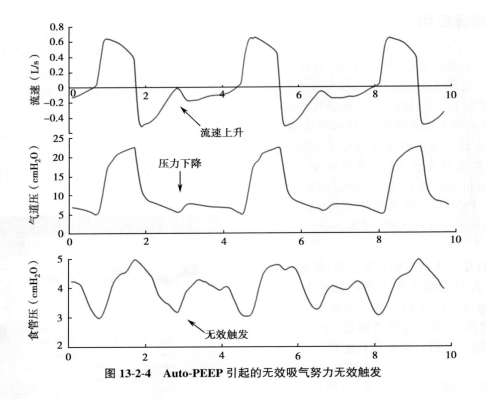

图 13-2-4 Auto-PEEP 引起的无效吸气努力无效触发

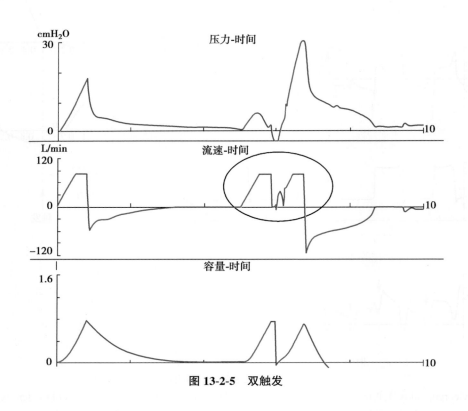

图 13-2-5 双触发

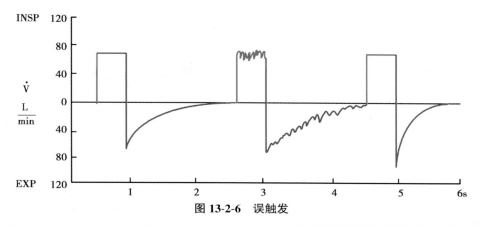

图 13-2-6　误触发

问题 2:触发不同步在临床工作中常见,如何设置触发灵敏度? 触发不同步对机体的影响是什么?

呼吸机吸气触发机制有压力触发和流量触发两种。由于呼吸机和人工气道可产生附加阻力,为减少患儿的额外做功,应将触发灵敏度设置在较为敏感的水平上。一般情况下,压力触发的触发灵敏度设置在 0.5~1.5cmH$_2$O,而流量触发的灵敏度设置在 1~3L/min。

由于呼吸机阀门系统的灵敏性和反应能力,从患儿呼吸努力到呼吸机送气的过程中很难避免触发延迟(图 13-2-7)。在检查时通常会通过患儿努力与呼吸机流量传送之间的延迟或呼吸道压力波形的变形来表明其存在(图 13-2-8)。当患儿做出呼吸动作而呼吸机无法感应到该动作时,会导致无效的触发,从而导致无法提供任何帮助(容量或压力)。

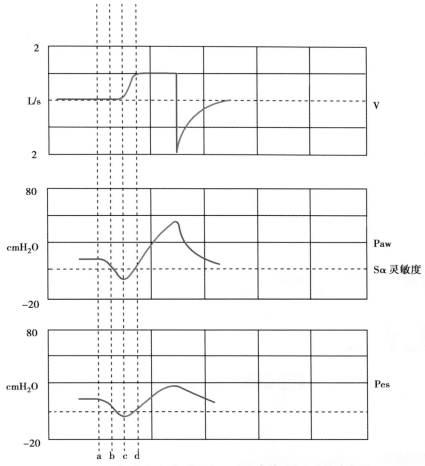

图 13-2-7　气道流速、气道压(Paw)及食管压(Pes)的动态图

a. 表示患者开始呼吸努力;b. 表示患者的呼吸努力被呼吸机识别;c. 表示呼吸机开始开始送气;d. 表示达到目标流速。a~b 的压力下降表示触发器的灵敏度,b~d 持续的时间则表示该系统的反应能力。

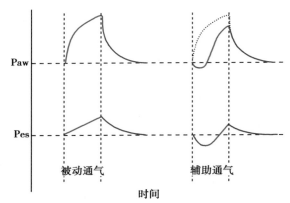

图 13-2-8 触发不同步示意图

被动通气过程中,在辅助通气过程中增加吸气做功,气道压力波形(Paw)具有光滑的凸起外观。随着患者努力的增加,如食管压力波形(Pes)的负偏斜所示,Paw 波形会改变并呈现凹形。

> 病例 2:患儿女,2 个月,因"生后发现四肢肌无力至今"入院。胸片提示两肺少许斑片状密度影,血气分析:pH 7.32、$PaCO_2$ 55cmH$_2$O、PaO_2 60cmH$_2$O,使用 SIMV 模式:FiO$_2$ 40%,PEEP 5cmH$_2$O,RR 40 次/min,Ti 0.5s。

问题 1:患儿基因诊断为遗传性周围神经病,存在呼吸肌无力,经鼻气管插管,咪达唑仑 2μg/(kg·min)、芬太尼 2μg/(kg·h)镇痛镇静中,Rammsy 评分 3 分。患儿突然出现心率快,178 次/min,SpO$_2$ 92%,心电图提示窦性心率过速,呼吸机报警压力过高。患儿监测波形如图 13-2-9、图 13-2-10,如果你是患儿的主治医师,你将如何分析相关呼吸机波形?

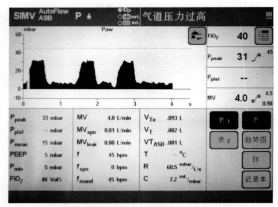

图 13-2-9 病例 2 压力 - 时间曲线

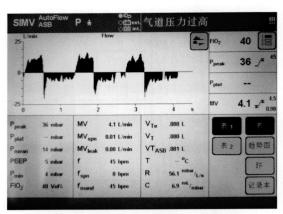

图 13-2-10 病例 2 流速 - 时间曲线

患儿突然出现心率增快,伴有氧合下降,气道峰压较前增加。查体:患儿较烦躁,双肺呼吸音粗,可闻及较多痰鸣音。从呼吸机波形可识别患儿存在人机对抗,在压力时间波形上可见锯齿状波形,且在吸气起始部分出现向下的凹陷,表明患儿存在吸气动作。从流速 - 时间曲线可见曲线不光滑,呼气阶段较多锯齿波,呼吸末呼气流速未归 0。

问题 2:临床中,常见人机对抗的呼吸机波形有哪些?

除了触发不同步引起人机对抗,流速设置不当及压力上升时间、呼气灵敏度、呼气时间均影响人机对抗,并可从呼吸机波形进行观察。流速设置过低,导致患儿用力,呼吸功增加;流速设置过高,导致气道峰压增高。如果压力上升时间设置过低,可导致压力过冲(图 13-2-11)。呼气灵敏度设置低,导致吸气时间短,呼气灵敏度高,导致吸气时间长,产生双吸气(图 13-2-12)。最后呼气阶段,如果呼气时间短,产生内源性 PEEP。

【专家点评】

人机对抗可能表现为"患者与呼吸机搏斗",伴有呼吸急促、心动过速、鼻翼扇动、大汗淋漓、三凹征等心肺代偿。但是,这些临床症状不是特定的,可能并不表示患者与呼吸机不同步。目前,大多数 PICU 呼吸机均可显示压力 - 时间、压力 - 容量和流量 - 时间波形。对这些呼吸机波形进行仔细分析后,临床医生就可以检测出无效的触发信号、病人呼吸肌做功、PEEPi 的存在等,以便于识别人机对抗。

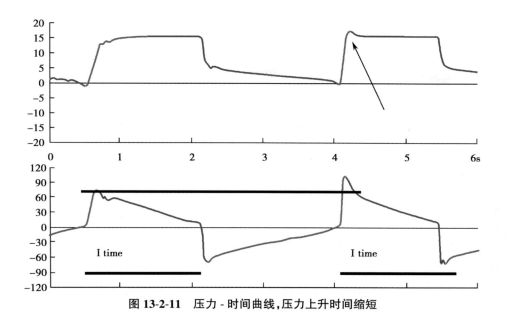

图 13-2-11　压力 - 时间曲线，压力上升时间缩短

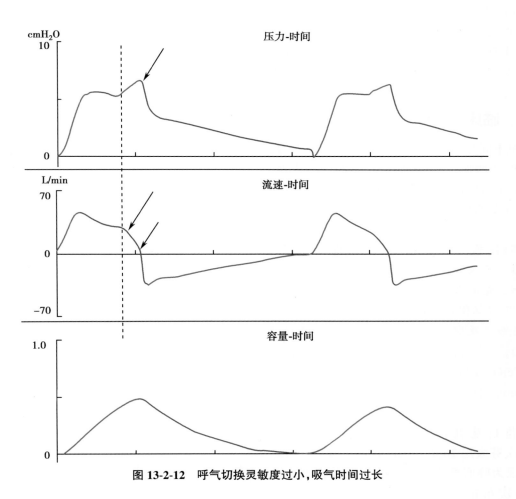

图 13-2-12　呼气切换灵敏度过小，吸气时间过长

五、人机对抗的处理

根据呼吸波形,常用的人机对抗改进方法包括:①通过对时间、压力、流速触发方式的选择改进触发方式,优化触发方式,节约触发功。②通过压力上升时间可调,或通过流速进行调整以改善患者舒适度,例如顺应性降低的病例应该采用快速气流,而阻力增高型病例应该采用缓慢气流。③呼气触发敏感度(ETS),根据吸气流速调节呼气灵敏度(Esens),一般呼吸机为15%~40%可调,如自主呼吸时,当吸气流速降至原峰流速的25%或实际吸气流速降至5L/min时,呼气阀门打开呼吸机切换为呼气,此流速的临界值称呼气灵敏度,此值往往由生产厂家固定。④另外还包括自动导管补偿ATC,消除气管插管造成的阻力,可让患者像"无插管"一样自由呼吸;容量预置通气加Autoflow,采用减速波进行定容通气;PEEPi的自动监测和处理,减少呼吸功;以CPAP、PSV为基础,发展各种自动反馈调节新模式等。

六、临床应用

人机不同步一旦发生,将会导致病人不舒服,呼吸肌做功增加,严重者加重疾病的严重程度。如何快速识别和处理仍是临床中需要密切关注的,接下来将举例阐明。

> 病例:患儿女,3岁,发热伴咳嗽6天,呼吸困难半天入院。入院后面罩吸氧(6L/min),经皮血氧饱和度88%~92%。查体:患儿烦躁不安,三四征阳性,右侧呼吸音偏低,两肺可闻及湿啰音及少许喘鸣音。血气提示Ⅱ型呼吸衰竭,给予气管插管,机械通气,使用SIMV模式:FiO₂ 80%,PEEP 6cmH₂O,Vt 100ml,RR 35次/min,Ti 0.6s。

问题1:患儿治疗中给予咪达唑仑$2\mu g/(kg\cdot min)$、芬太尼$2\mu g/(kg\cdot h)$,镇静评分17分,患儿仍表现为呼吸费力,心率快,心电监护下心率170~190次/min。突然患儿出现经皮氧饱和度下降至80%,伴有面色发绀,进一步如何操作?

该患儿诊断为重症肺炎,急性呼吸窘迫综合征。患儿经治疗后突然出现经皮氧饱和度下降,首先需要按照DOPE策略进行排查。第一

步,检查有无脱管,该患儿无发生呼吸机管路脱管、漏气、积水等;第二步,脱开呼吸机,连接皮囊,进行皮囊加压,氧饱和度可上升至94%;第三步,完善胸片,未见发生气胸;第四步,检查呼吸机,无故障发生。进行排查后再次连接呼吸机,再次出现经皮氧饱和度下降,伴有心率升高,为170次/min。给予调整呼吸机参数,增加氧浓度,测定内源性PEEP,患儿经皮氧饱和度仍低于90%。最后发现患儿插管型号为4号不带囊气管插管,考虑气管插管管径小,存在漏气。立即更换为4号带囊气管插管,患儿经皮氧饱和度趋于稳定,上升至94%以上。临床中当发生人机对抗时,除了调整呼吸机参数,还需关注呼吸机管路,气管插管有无脱管、管径大小、痰液堵塞等。具体操作流程见表13-2-1。

表 13-2-1　人机对抗常见异常及其原因与处理

常见异常	原因分析	处理措施
吸气触发 "trigger"	1. 无效触发、延迟触发、PEEPi 2. 双触发 3. 误触发	1. 触发灵敏度设置,设置合适的PEEP 2. 调整吸气峰流速,增加潮气量、呼气切换延迟 3. 下调触发灵敏度,检查管腔有无漏气、积水,吸痰处理
送气 "flow delinery"	1. 吸气流速过高或过低 2. 压力上升时间过短或过长	1. 调整吸气流速 2. 调整压力上升时间
吸-呼切换 "cycle"	1. 吸气时间过长 2. 呼气触发灵敏度	1. 调整吸气时间 2. 调整吸气灵敏度
呼气 "expiratory phase"	1. PEEPi 2. 呼气时间短	1. 保证呼气时间 2. 防止医源性呼气阻力提高

问题2:如何监测内源性PEEP?临床中如何设置PEEP的大小?

PEEPi可以通过观察流速-时间曲线来定量检测,大多数呼吸机可以进行。在没有PEEPi时,下一次吸气开始前呼气流速为0,如果在下一次吸气开始前呼气末流速持续存在表示存在PEEPi(图13-2-13)。由于呼吸机内置测压仪与

大气相通,无法通过气道压来检测 PEEPi。在控制通气时,PEEPi 可以通过呼气末堵塞气道开口几秒钟来测定,即呼气末堵塞手法。此值为静态 PEEPi(PEEPistat)。除非一些肺泡单元不全与中心气道相通(因为相应的周围气道完全堵塞),PEEPi 代表不同肺区域的平均压力。第二种方法是测量预设 PEEP 和吸气流速开始时的气道压之差,此值为动态 PEEPi(PEEPidyn)。动态 PEEPi 可以认为是最低区域呼气末肺泡压,必须克服以开始吸气流速。当吸气收缩时,评价 PEEPi 更复杂。当吸气是主动、呼气放松时,PEEPidyn 可以用末端带气囊的食管导管来测量(图 13-2-13)。

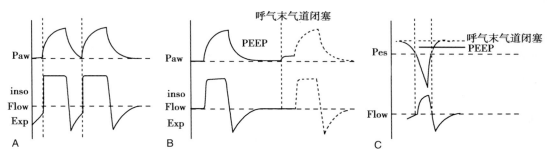

图 13-2-13　内源性呼气末正压(PEEPi)的测量技术
A. 对 PEEPi 的定性评估表明在下一次呼吸机通气之前立即呼气;B. 机械通气中,使用呼气末期气道闭塞定量测量 PEEPi(静态 PEEPi);C. 自主通气时吸气流量所需的食管压力(Pes)向下压力偏转的幅度对 PEEPi 进行定量测量(动态 PEEPi)。

【专家点评】

人机对抗在机械通气患儿中并不少见,如何识别并积极处理人机对抗至关重要,临床中仍需按相关流程进行评估人机对抗,临床医生应根据呼吸机波形进行识别和处理人机对抗。

（张晨美　张　楠）

第三节　人机交互同步优化方案

一、人机不同步的现状

尽管人机不同步确切的发生率尚不明确,但在临床上却无处不在。只要观察足够长的时间,几乎每个患者都可见人机不同步,这种现象在 ARDS 或 COPD 等严重疾病的患者中更为常见。在一项重症患者的观察研究中发现,每分钟非同步呼吸的中位线数值可达 2.1 次,其中 24% 的患者在不同步呼吸中消耗了超过 10% 的做功。分析呼吸机曲线已成为监测人机对抗是否存在的最常用方法。但是,ICU 医生检测不同步的能力可能很差,并且无法对不同步进行简单而灵敏的检测。此外,这种方法不允许在床边连续跟踪波形,并且仅通过呼吸机曲线的检查很难发现某些类型的同步不良,例如反向触发。

二、改善人机交互作用的策略

(一) 镇痛镇静

机械通气早期,由于患儿焦虑、疼痛及其他因素引起人机对抗,增加呼吸肌做功,甚至导致病情恶化。镇痛镇静是重症加强治疗病房机械通气患者的重要治疗手段,可使患者舒适安全地接受机械通气治疗,从而改善人机对抗,减少呼吸机相关性肺损伤(VILI),提高治疗依从性,降低氧耗和减少应激,防止意外事件发生,降低危重患者的并发症发生率及病死率。虽然镇静治疗可以保护患者肺功能,但同时对呼吸功能的影响也较大,因此在机械通气过程中,需尽可能减少过度通气镇静的副作用。

(二) 优化触发

机械通气吸气触发是影响人机交互关键的

一步,甚至影响整个通气过程,改善触发过程中的感应机制和响应能力的努力导致了呼吸机技术的重大进步。之前的呼吸机通常在触发和流量输送设置在 200ms 的时间延迟、$\Delta Paw=6cmH_2O$。Aslanian 等人在对 9 台现代呼吸机进行的研究中发现,延迟时间减少(<200ms)和 ΔPaw(<4cmH_2O)都证明了触发机制得到了改善。大多数研究发现流量触发优于压力触发,流量触发可以减少呼吸功,似乎在触发期间和触发后事件中都出现了流量触发的好处。这可能与使用流量触发时产生的少量压力支持有关。

最近的改善触发同步性的努力集中在利用气管压力或食管/胸膜压力的变化来触发呼吸机。两种方法均会降低呼吸肌做功。使用气管导管触发存在潜在的问题,包括分泌物阻塞和与导管有关的气管插管阻力增加。替代方法包括将气管插管插入其侧壁内,以及使用前先确定的气管插管系数进行间接计算,并连续测量气道压力和流量。在对 5 名正常志愿者的研究中,与传统触发压力支持相比,食管/胸膜腔触发降低了压力时间乘积。食管/胸膜腔触发的一个优势是,它可以消除克服 PEEPi 触发的要求。尽管这些新颖的触发方法有上述优势。然而,这些技术在气管狭窄的气管内(例如儿科/新生儿科)或存在明显异常肺动力学的患者是不合适的。

(三)内源性 PEEP 处理

对于内源性 PEEP 有几种临床处理策略。首先应该处理引起内源性 PEEP 的原因,如降低分钟通气量、延长呼气时间、改善气道阻力。仔细调整外源性 PEEP 也可降低内源性 PEEP 的触发负荷,这样可以减少外源性和内源性 PEEP 间的差值,降低额外负荷。使用食管球囊监测或床旁仔细调节 PEEP 水平可以达到这一目标。可用食管球囊监测的压力波形测量内源性 PEEP,以其 70%~80% 设定外源性 PEEP。无法监测食管压时,也可以通过经验及患者的反应滴定 PEEP。PEEP 设定恰当会减少呼吸延迟和不触发的发生,让患者感觉舒适。确定相应压力水平所需要的 Vt 非常重要。在使用容量触发、恒流的通气模式时应避免设置的 PEEP 高于内源性 PEEP,因为 PEEP 过高会使吸气末压力升高。

(四)保持吸气同步

处理吸气不同步,吸气不同步与流速设置过低(图 13-3-1)和压力上升时间(图 13-3-2)有关。如图,因为流速设置过低,压力 - 时间曲线的吸气支下移。对于神经系统损伤的病人需给予充分镇静,除此可以通过增加流速,减少吸气时间,增加设定的呼吸频率,调整触发灵敏度,改以支持通气为主的通气模式,如 PSV。如果上升时间过短,可见压力波形出现压力波峰,需要减慢呼吸肌送气阀的开放,增加上升时间。如果上升时间过长,压力波将变得光滑且倾斜,将降低呼吸机气流的输出并且可能无法满足吸气需求,需增加快送气阀的开放,降低上升时间。

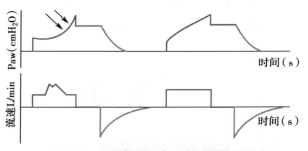

图 13-3-1 吸气不同步 - 流速设置过低

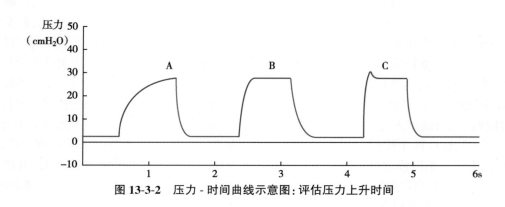

图 13-3-2 压力 - 时间曲线示意图:评估压力上升时间

讨论优化流速设置的关键在于首先要区分恒流通气的容量触发与减速气流通气的压力触发。容量触发、恒流通气是目前 ICU 最常使用的通气模式。通过设置流速及吸气时间来完成潮气量的输送。但恒定的流速无法自动与患者呼吸的变化匹配，因此会产生与流速相关的人机不同步。使用容量触发、恒流的通气模式时，可以通过调节 Vt、呼吸频率及流速波形来改善患者的舒适度。

使用变速气流的辅助或支持通气模式及压控模式可减少人机对抗。在这些模式下，呼吸机可通过不同的流速来达到预设压力水平。这种通气模式对患者而言可能更为舒适。压力控制通气还有一些特征可用于改善同步性。通过调节压力上升时间改变初始送气流速，可增加或减少到达预设压力水平的速率。这一特点对急性呼吸衰竭用力吸气的患者可能特别有用，变速增压模式可以达到更好的同步化。其另一项有利于优化同步性的特征是可计算气道内导管阻力，并优化呼吸环路的压力分布。新型的混合通气模式允许医师设置目标潮气量，呼吸机自动调节压力以维持通气量。尽管这种模式听起来比较理想，但当患者呼吸努力急剧变化时（如焦虑、疼痛或呼吸困难）时可使潮气量过高，导致呼吸机不恰当地降低吸气压力。

（五）合适地呼气切换

呼吸切换流速的百分比设置过高，切换提前出现，导致吸气时间短，潮气量不足，切换流速的百分比设置过低，导致吸气时间过长，迫使病人主动呼气，增加呼吸功，压力波形出现呼气的"波峰"。呼吸周期中，呼吸机与患者呼吸中枢的吸气时间 Ti 应保持同步以确保患者舒适，并能避免过长的吸气时间导致过度通气、气体陷闭和呼吸提前结束。呼气周期通常需要反复调试来确定。在容量触发模式中，呼吸持续时间可通过设置吸气时间或增加吸气暂停时间来调节。在压力触发模式中，吸气时间可直接通过调整压力辅助通气或压力支持通气时的流速切换指标来设置。在压力支持模式中，设置的切换流速占峰流速比例高可缩短呼吸时间，反之则延长呼吸时间延长。

三、总结

患者接受机械通气治疗的目标是为患者提供安全有效的呼吸支持，同时避免因为呼吸机而增加额外呼吸负荷（即人机不同步）。人机不同步会额外增加呼吸肌的负担而导致呼吸肌疲劳，同时需要更多的镇静治疗来缓解患者不适。辅助通气或支持通气可以改善人机同步性，但势必在整个呼吸过程中的 3 个阶段（触发、目标和呼吸周期切换）产生人机交互作用。合适的通气需要考虑到这些情况，并根据临床数据、呼吸波形及测试 - 调整的方法优化人机交互作用。新型的通气模式如 PAV 和 NAVA 可通过特定的设计优化人机交互作用，但在常规应用前还需要良好的临床预后数据来支持。

（张晨美　张　楠）

参考文献

1. 朱蕾，刘又宁，钮善福．临床呼吸生理学 [M]．北京：人民卫生出版社，2008.
2. 王庭槐．生理学 [M]．9 版．北京：人民卫生出版社，2018.
3. 彭波，李茂松，顾承麟，等．生理学 [M]．人民卫生出版社，2010.
4. 贺少恒．呼吸机通气模式建模仿真及实现 [D]．汕头：汕头大学，2010.
5. 孙波．常用呼吸机的设置调节 [J]．中华实用儿科临床杂志，2007, 22 (18): 1364-1367.
6. 周建新，席修明．机械通气与呼吸治疗 [M]．北京：人民卫生出版社，2007.
7. 喻文亮，钱素云，陶建平．小儿机械通气 [M]．上海：上海科学技术出版社，2012.
8. NILSESTUEN JO, HARGETT KD. Using ventilator graphics to identify patient-ventilator asynchrony. Respir Care, 2005, 50 (2): 202-234.
9. GUILLAUME M, ALEXANDRINE L, LAURENCE DC, et al. Patient-ventilator asynchrony during conventional mechanical ventilation in children. Ann Intensive Care, 2017, 7 (1): 122-128.
10. THILLE AW, RODRIGUEZ P, CABELLO B, et al. Patient-ventilator a synchrony during assisted mechanical ventilation. Intensive Care Med, 2006, 32 (10): 1515-1522.
11. DAMIANI LF, BRUHN A, RETAMAL J, et al. Patient-ventilator dyssynchronies: Are they all the same? A clinical classification to guide actions [J]. J Crit Care, 2020, 60: 50-57.
12. MARTIN JT, JUBRAN A, LAGHI F. Patient-ventilator interaction [J]. British Journal of Anaesthesia, 2003, 91 (1): 106-119.
13. EPSTEIN SK. How often does patient-ventilator asynchrony occur and what are the consequences? [J] Respir Care, 2011, 56 (1): 25-38.

14. PETROF BJ, HUSSAIN SN. Ventilator-induced diaphragmatic dysfunction: what have we learned? [J] Curr Opin Crit Care, 2016, 22 (1): 67-72.

15. 管双仙，于明，袁冬，等. 神经电活动辅助通气模式和压力支持通气模式对急性呼吸窘迫综合征患者肺内气体分布影响的比较 [J]. 临床麻醉学杂志，2016，32 (11): 1101-1104.

16. 韩彤妍，蔡洒舜，童笑梅，等. 神经调节辅助通气在儿科的应用 [J]. 中华实用儿科临床杂志，2014,(12): 943-945.

17. MACINTYRE NR. Patient-ventilator interactions: optimizing conventional ventilation modes [J]. Respiratory Care, 2011, 56 (1): 73-84.

18. GUILLAUME C, ANA CI, AISSAM L, et al. Comparison between neurally adjusted ventilatory assist and pressure support ventilation levels in terms of respiratory effort [J]. Crit Care Med, 2016, 44 (3): 503-511.

19. KONDILI E, XIROUCHAKI N, GEORGOPOULOS D. Modulation and treatment of patient-ventilator dyssynchrony [J]. Current Opinion in Critical Care, 2007, 13 (1): 84-89.

20. PHAM T, BROCHARD LJ, SLUTSKY AS. Mechanical ventilation: state of the art [J]. Mayo Clinic Proceedings, 2017, 92 (9): 1382-1400.

21. DAMIANI LF, BRUHN A, RETAMAL J, et al. Patient-ventilator dyssynchronies: Are they all the same? A clinical classification to guide actions [J]. Journal of Critical Care, 2020, 60: 50-57.

22. MIRABELLA L, CINNELLA G, COSTA R, et al. Patient-ventilator asynchronies: clinical implications and practical solutions [J]. Respiratory care, 2020, 65 (11): 1751-1766.

23. HARNISCH LO, OLGEMOELLER U, MANN J, et al. Noninvasive neurally adjusted ventilator assist ventilation in the postoperative period produces better patient-ventilator synchrony but not comfort [J]. Pulmonary Medicine, 2020, 2020 (8): 1-8.

第十四章 高频机械通气

第一节 高频机械通气概述

一、高频机械通气基本概念

高频通气（high-frequency ventilation，HFV）的定义，按照美国食品药品监督管理局（Food and Drug Administration，FDA）的为通气频率>150次/min，而Slutsky等则定义为正常呼吸频率4倍以上的，且潮气量接近或低于解剖无效腔量（正常值为1.5~2.5ml/kg）的机械通气模式。这点也是HFV有别于常规机械通气（CMV）的主要特征（表14-1-1）。

表14-1-1 HFV与CMV的比较

	HFV呼吸机	CMV
呼吸频率（Hz）	3~15	0~2.5
潮气量（Vt）	0.1~5ml/kg	5~15ml/kg
分通气量（V_{min}）	$f \times Vt^2$	$f \times Vt$
I:E	(1:2.5)~(1:1)	(3:1)~(1:300)
吸气时间（s）	0.02~0.17	0.1~2
肺泡腔压力	0.1~5cmH$_2$O	近端气道压（PIP）
呼气末容量	趋于正常	降低
波形	方波/正弦波/混合	多样性
呼气形式	主动/文丘里效应	被动

1915年，Henderson等，观察到狗的高频率呼吸的现象，而Briscoe等，于1954年第一次把这现象描述为高频通气。高频振荡通气（HFOV）在20世纪80年代末和90年代初广泛应用于新生儿呼吸窘迫综合征的治疗。1991年美国批准了3100高频振荡呼吸机用于新生儿临床救治。到了20世纪90年代中期，3100B呼吸机投入使用并应用于成人患者。此后，有10余个新的型号的高频振荡呼吸机商业开发成功并应用于临床。但是，2013年发表在《新英格兰医学杂志》（The New England Journal of Medicine，NEJM）的两项大型临床研究的负面结果，HFOV在成年人ARDS方面的应用近年来一直处于停滞状态。目前，高频振荡呼吸机主要用于新生儿的呼吸支持和作为挽救性通气策略用于常规通气失败的儿童患者。图14-1-1为国内常见的高频呼吸机。

近年来一些NICU开展了无创高频通气（noninvasive high-frequency ventilation，NIHFV）的技术，这项技术就是通过无创接口连接有创高频呼吸机产生持续正压气流，从而在患儿自主呼吸上叠加了高频率振荡的新型无创通气模式，作为经鼻持续气道正压通气（nasal continuous positive airway pressure，NCPAP）治疗失败后的二线通气治疗。NIHFV既可采用常规的有创高频呼吸机，如Sophie、Leoni plus、SLE5000和VN500等；也可采用专用的有创高频呼吸机进行，如Medin CNO等。无创接口包括双侧短鼻塞和面罩等。NIHFV应用存在争议，应用指征目前还没有统一的专家共识，甚至有专家否定NIHFV的有效性。

二、高频通气气体交换的原理

常规通气的气体交换主要通过对流而对肺泡进行直接通气，这需要大于解剖无效腔的潮气量才能有效填补解剖无效腔和扩张肺泡单元。如果按常规的通气频率来给予小于解剖无效腔量的潮气量进行通气，将不能进行有效的肺泡通气而导致二氧化碳潴留。与常频机械通气不同，高频振荡通气使用小于或等于无效腔的潮气量，却能提供有效的氧合和清除二氧化碳，目前认为主要与以下几种促进气体交换的机制有关：

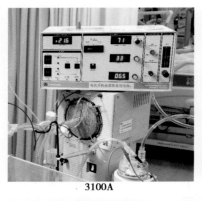
3100A

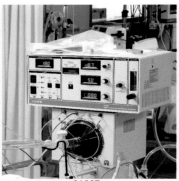
3100B

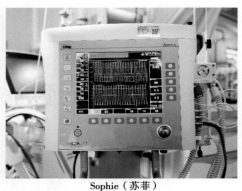
Sophie（苏菲）

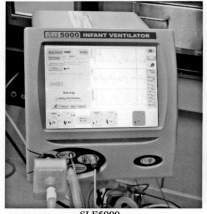
SLE5000

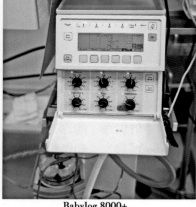
Babylog 8000+

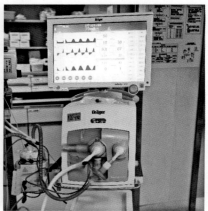
VN500

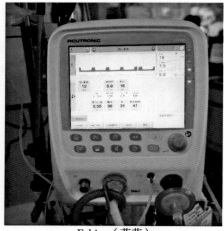
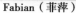
Fabian（菲萍）

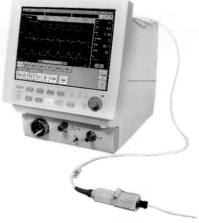
Leoni plus（海伦）

图 14-1-1 国内常见的高频呼吸机

1. 增强纵向气体传输和扩散 高频振荡通气可以增强纵向气体传输和扩散（图 14-1-2）。

2. 不对称流速剖面 不对称的吸气和呼气流速：吸气流速呈"尖峰"状刺透了呼出气体，把新鲜气体向气道远端推进。同时，把呼出气体（CO_2）沿着气道轴向的外侧壁"挤出"气道。由于气道阻力（流速依赖）和气流在气管插管和大气道中的惯性，作用于气道开口内的振荡压力会逐渐衰减（图 14-1-3）。

3. 不对称角度气流扩散 气体流动到气道分岔处形成湍流，增强了径向气体的混合（图 14-1-4）。

4. 直接肺泡通气 高频振荡通气可以直接肺泡通气。

5. 肺泡间摆动式反复充气 摆动式反复充气（pendelluft）：不同时间常数的肺单位通过不同步的填充和排空，从而发生气体混合（图 14-1-5）。

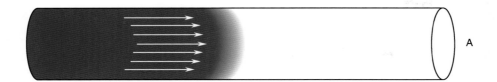

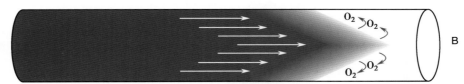

图 14-1-2　增强的纵向流动和强化扩散

气体在不同流速的流速剖面:A. 低流速的平缓剖面;B. 高流速呈"尖峰"的流速剖面。

高流速时新鲜气体(O_2)的径向扩散促使气体交换。

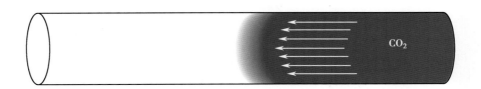

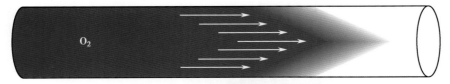

图 14-1-3　不对称的吸气和呼气流速

吸气流速呈"尖峰"状刺透了呼出气体,把新鲜气体往气道远端推进。同时,

把呼出气体(CO_2)沿着气道轴向的外侧壁"挤出"气道。

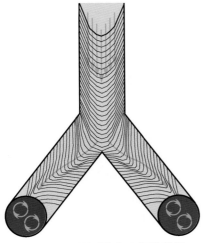

图 14-1-4　不对称角度气流扩散

气体流动到气道分岔处形成湍流,

增强了径向气体的混合。

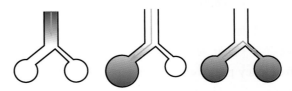

图 14-1-5　摆动式反复充气

不同时间常数的肺单位通过不同步的填充和排空,

从而发生气体混合。

329

6. 心源性混合 通过心源性混合可以促进气体交换。

7. 增强分子弥散 高频振荡通气可以增强分子弥散。

气体交换的完成,靠近大气道主要是对流为主,终末小气道主要是扩散为主,过渡区域兼有对流和扩散,另外还有相邻肺泡间的侧支通气。振荡压力波的衰减程度受呼吸系统的机械特性影响。萎陷的肺泡比正常通气的肺泡承受更高的振荡压力,而外周阻力增加促使振荡压力传导到近端气道和邻近的肺泡(图 14-1-6)。

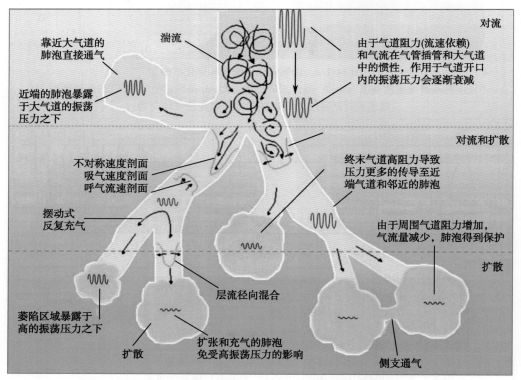

图 14-1-6 HFOV 过程的气体输送和压力衰减机制

（陶建平）

第二节 高频机械通气的分类

一、高频通气的主要分类

目前临床使用的高频通气的分类有不同观点,一般分为以下几类:高频正压通气(high frequency positive pressure ventilation,HFPPV)、高频振荡通气(high frequency oscillation ventilation,HFOV)、高频气流阻断(high-frequency flow interruption,HFFI)、高频喷射通气(high-frequency jet ventilation,HFJV)和高频叩击通气(high frequency percussive ventilation,HFPV)等。它们之间的主要特征见表 14-2-1。目前高频正压通气模式已经淘汰,故此不做介绍。

表 14-2-1　各类型 HFV 呼吸机的主要特征

HFV 类型	频率 /(次·min⁻¹)	吸呼比	高频的产生	气流"裹带"	吸气	呼气
HFPPV	60~100	<(1:3)	容量	无	主动	被动
HFJV	100~400	(1:4)~(1:8)	脉冲喷射	有	主动	被动
HFOV	400~2 400	(1:1)~(1:2)	活塞泵	有	主动	主动
HFFIV	100~600	(1:3)~(1:6)	旋转球	有	主动	主动

二、高频振荡通气

HFOV 是最常用的、"真正"的高频通气方式。目前大多数的 HFO 呼吸机需要通过建立人工气道进行有创通气,通气频率≥3Hz。通常新生儿为 6~15Hz,儿童为 4~10Hz,输出的潮气量少于或接近于无效腔量。虽然定义很简单,但一直存在争议。"狭义"的定义为依靠线性马达活塞、电磁驱动的鼓膜(扬声器)快速往复运动,产生振荡通气波,气道形成正向和负向压力波的才是 HFOV。而 Keszler 等,则"广义"地认为只要以吸气相和呼气相均是主动过程就可定义为 HFOV。例如,把通过伺服控制的吸气阀和呼气文丘里射流而产生低于大气压的负压,由此产生主动吸气和呼气的这类 HFV 归为非活塞高频振荡呼吸机。

(一)3100A

3100A 是一款经典的高频振荡呼吸机。该呼吸机可应用于新生儿和体重 <35kg 的儿童。它的电磁活塞膜片就像扬声器一样,膜片快速来回摆动产生气流的变化,完成吸气和呼气(图 14-2-1)。参数调节范围:振荡频率 3~15Hz,气道振荡压(振幅)10~110cmH₂O,平均气道压 3~45cmH₂O,偏流 3~40L/min。平均气道压的控制阀是一个小气囊,通过调节气囊的充气程度从控制平均气道压的数值,另外两个小气囊则分别控制限压阀和应急排气阀的数值(图 14-2-2)。吸气时间是通过调节呼吸周期的百分比来设置的,可调范围为 30%~50%,制造厂商推荐值为 33%。该呼吸机不具备常规呼吸机通气的功能。

(二)3100B

3100B 呼吸机可用于体重≥35kg 的儿童和成人患者,是目前功率最强的高频振荡呼吸机,但由于 3100B 缺少了压力限制,因此用于新生儿和儿童时存在安全隐患(图 14-2-3)。它的功能类似于 3100A,但振荡功率更强。偏置气流达 60L/min,

可为成人患者提供平均气道压 5~55cmH₂O,振幅 >90cmH₂O 的高频通气。振荡频率调节范围 3~15Hz,吸气时间调节同 3100A。同样也没有监测潮气量功能。

使用 3100A、B 需注意一些问题:①由于没有叹气模式,需定期调整平均气道压进行肺复张;②不能提供按需气流,可能增加自主呼吸的做功;③没有潮气量监测功能;④相比于其他 HFOV 呼吸机,工作时噪声水平相对较高。

(三)Stephanie 和 Sophie

Stephanie(图 14-2-4)和 Sophie 两款新生儿呼吸机,均可提供常规和高频振荡联合通气,并具有相同的高频振荡通气功能,采用的是小活塞振荡原理。Stephanie 呼吸机送气波形可选方波或正弦波,Sophie 呼吸机仅输出方波。吸呼时间比分别为:Stephanie 呼吸机 1:1、2:3、1:2 可调;Sophie 呼吸机从(1:1)~(1:2)可调。两者通气频率均为 5~15Hz,平均气道压力最大可达 30cmH₂O,最大通气容量为 20ml,均可监测潮气量。Stephanie 高频振荡通气仅使用至 10kg 的婴儿,Sophie 为新生儿呼吸机,其中文说明书中却标注适用于早产儿、婴儿和不超过 25kg 体重的儿童,而在临床实际工作中一般仅用于 10kg 以下的婴儿。

(四)Heinen+Löwenstein

Leoni plus 是一款能够进行高频振荡和 / 或常规通气的呼吸机。高频振荡模块采用双膜工作原理见图 14-2-5A、B。高频振荡输出气体为正弦波形。频率设置范围为 5~20Hz,吸呼气时间比可调为 1:1、2:3、1:2、1:3,平均气道压最大可达 40cmH₂O,可用于 10kg 以下婴儿的机械通气。可以监测潮气量。由于气源要求较低:供气压力 2~6.5Bar(29~63PSI,注:PSI 为磅力 / 平方英寸 =6.895kPa)、供气气流 <7L/min,内置电池可维持 30min 的高频振荡通气或 1h 的常规机械通气。

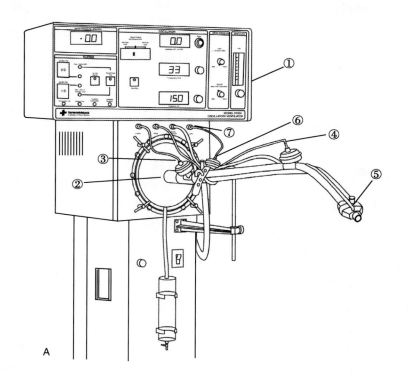

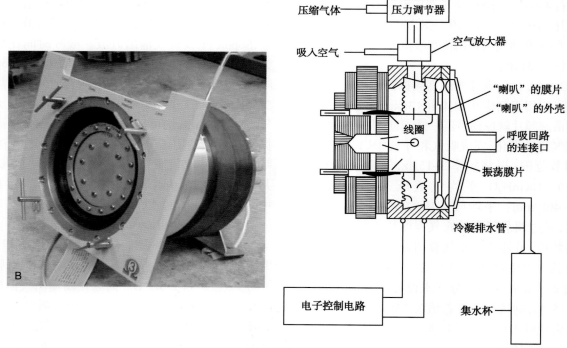

图 14-2-1 3100A 呼吸机

A. 外观示意图：1. 呼吸机主体；2. 振荡器组件；3. 气道压控制阀；4. 泄压阀；5. 测压管；6. 限压阀；7. 限压阀管道连接口。B. 3100A 高频呼吸机的振荡器组件实物图和结构示意图：一个受电路控制的线性马达驱动活塞往复运动，带动"喇叭"的膜片形成振荡，从而使持续"吹出"的气流（bias flow）产生振荡。

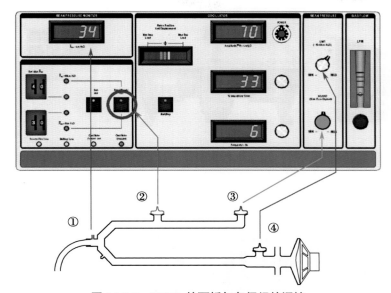

图 14-2-2　3100A 的面板与各阀门的调控

1. 气道压力监测；2. 红色，应急排气阀；3. 绿色，平均气道压调控，呼气端；4. 蓝色，限压阀，吸气端。

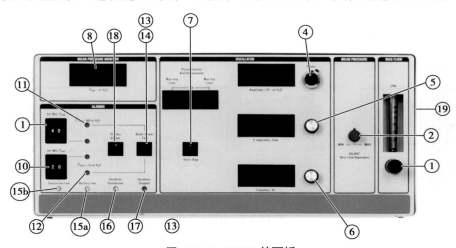

图 14-2-3　3100B 的面板

1. 气流调节旋钮；2. 平均压力调节旋钮；3. 无（相较于 3100A，3100B 少一个限压阀的旋钮）；4. 功率调节旋钮；5. 吸气时间的占比调节旋钮；6. 频率调节旋钮；7. 启动 / 停止按键；8. 平均气道压显示器；9. 最高平均气道压限定值调节手轮；10. 最低平均气道压限定值调节手轮；11. 平均气道压>60cmH$_2$O 的指示灯；12. 平均气道压<5cmH$_2$O 的指示灯；13. 停止工作指示灯；14. 重置按钮；15a. 电池电量不足指示灯；15b. 气源压力过低指示灯；16. 振荡器过热指示灯；17. 振荡器停止工作指示灯；18. 消音 45s 的按键；19. 呼吸机回路校准旋钮。

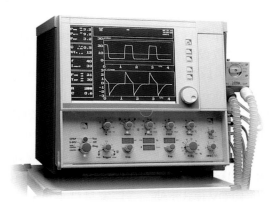

图 14-2-4　Stephanie 呼吸机的外观图

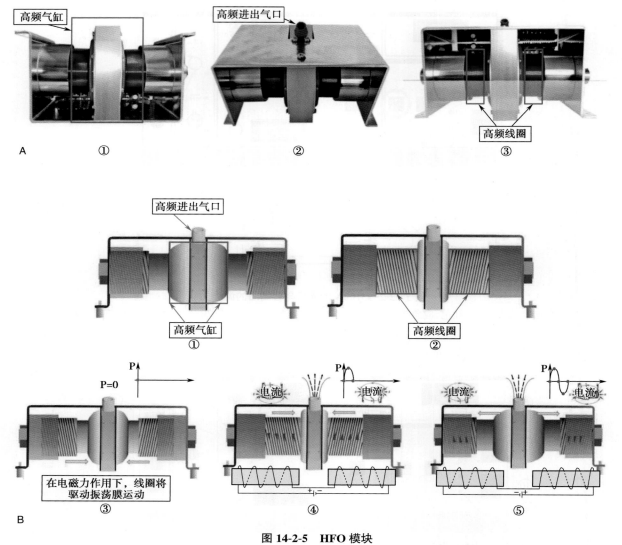

图 14-2-5 HFO 模块

A. HFO 模块不同角度的实物图：①高频气缸；②高频进出气口；③高频线圈。B. HFO 模块的结构和工作原理图：①高频气缸；②高频线圈；③振荡膜处于 0 位；④振荡膜处于高位 - 波峰出现；⑤振荡膜处于低位 - 波谷出现。两侧的线圈交替通电形成不同相位的磁场，驱动两个反向排列的膜片快速移位，从而产生气流的振荡。

（五）Fabian 高频振荡呼吸机

Fabian 高频振荡呼吸机适用范围从新生儿至体重达 30kg 的儿童。可常规通气和 / 或高频振荡通气。高频振荡通气模块工作原理也是鼓膜式振荡。输出气流呈正弦波。参数设置范围为：振荡频率 5~20Hz，吸呼气比为 1∶1、1∶2、1∶3 三挡可调，平均气道压最大值 40cmH$_2$O，振幅为 5~80cmH$_2$O。当 HFOV 模式与容量保证通气模式联用时，潮气量设置范围为 1~30ml（适合于体重 10kg 以内的患儿）。具有潮气量监测功能。该款呼吸机的供气压力为 <2Bar（<29PSI），供气流量 2~10L/min，内置电池可供 HFOV 模式下使用 1h、常规通气模式下使用 4h，机器重量仅 18kg。

三、高频阻断通气

"真正"的高频阻断呼吸机（high-frequency flow interrupters，HFFI）通过快速间断阻断正压气流，从而将新鲜气体高频脉冲式送入患者气道内，呼气则像常规通气一样是一被动过程。与高频喷射式呼吸机的主要区别是 HFFI 设备中的气流不通过狭窄的喷管喷出。

Infant Star 950（IS950）呼吸机是一种高频阻断式通气和常规通气相结合的呼吸机，早期曾在欧美和其他国家（包括我国）及地区广泛使用。但厂家早已不再生产和进行售后维护，国内各单位大多已淘汰，只在欠发达地区仍有使用。

目前临床上应用的高频阻断呼吸机已结合了其他的一些技术,也会产生负压偏转,呼气相也是"主动",并不是"真正"的高频阻断通气,使得难以准确定义到底是属于 HFFI 还是 HFOV 呼吸机。

（一）BL8000+

BL8000+ 是一种能够单独或组合进行常规和高频振荡通气的呼吸机,通过快速开关呼气阀门产生高频气流及调定平均气道压(MAP),同时通过文丘里(Venturi)喷射系统产生负压而主动呼气。由于 BL8000+ 呼吸机的吸、呼气都是主动过程,因此,Tingay 等把它归类于高频振荡呼吸机而不是归类于高频阻断型呼吸机。BL8000+ 呼吸机的平均气道压最大可达 25cmH$_2$O,振荡频率调节范围 5~20Hz。I:E 因设定的振荡频率而异,从振荡频率为 15Hz 时的 1:1 到最低频率时的 1:5。在 8~10Hz 这一常用的振荡频率时,I:E 接近 1:2。振幅通过设置输出峰值压力的百分比值来设定,峰值压力则是平均气道压与 60cmH$_2$O 之间的差值。例如,当平均气道压为 15cmH$_2$O 时,峰值压力则是 60cmH$_2$O–15cmH$_2$O=45cmH$_2$O,如果振幅设定为 100%,则气道压力变化范围为 7.5~37.5cmH$_2$O。但是,由于受低气道压报警的限定,气道压力不会<–4cmH$_2$O。就是说,当气道压力达到 –4cmH$_2$O 时,增加振幅并不能进一步增加潮气量,除非同时增加平均气道压力。另外,振幅依赖于振荡频率,当振荡频率>10Hz 时输出的潮气量已很有限。该型机器仅适合体重<2kg 的新生儿。当 I:E 为

1:1 时,该呼吸机输出的气流波形为正弦波,而当吸气时间较短时,输出的气流波形则近似于正弦波。

该呼吸机振荡的功率较低,Tingay 等体外研究发现,当参数设置在平均气道压力 10cmH$_2$O、频率 10Hz、吸呼比 1:2,模拟肺的顺应性为 1.0ml/cmH$_2$O,以 3.5mm 气管插管进行通气时,实际的压力振幅(ΔP)达不到设置的目标值 30cmH$_2$O,仅为 16.3cmH$_2$O。

此外,该款机器在呼吸回路近气管插管端有一热线式流量传感器,可在高频振荡通气期间监测潮气量,并计算出 CO$_2$ 清除率值,供临床医生判断通气的效果。

（二）VN500

VN500 型呼吸机于 2009 年后生产,针对 BL8000+ 呼吸机的缺陷进行了改进,振荡功率更强,根据 Pillow 等的数据,在配置理想的呼吸机回路、振荡频率采用 5Hz 的测试中,振荡效能可达到了 3100A 呼吸机的 80%。VN500 呼吸机的呼气相也是一个主动过程,而且配置了一个新设计的呼气阀,可以更好地把气体主动呼出。I:E 可在 1:(1~3) 范围内直接调节。振荡幅度也是直接设置,而不再是通过抽象的最大值百分比来设置。呼吸机的安全阀可低于 –4cmH$_2$O 水平,这样,即使在较低的平均气道压力时也可以较大的振幅幅度来通气,不会触发低气道压力报警而致使呼吸机停止工作。VN500 的工作原理如图 14-2-6。可见,与 Babylogs 8000+ 相比较有多个地方已经予以改进。

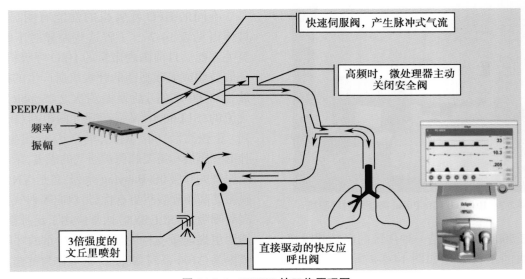

图 14-2-6　VN500 的工作原理图

该型机器还有高频振荡＋容量保证（VG）通气模式，可通监测呼出潮气量而伺服控制呼吸机的输出潮气量，可像传统的 VG 通气模式一样，在高频振荡通气时预设目标潮气量。如 BL8000+ 呼吸机一样，也可显示 CO_2 清除率的计算值。配有后备电池，可用于病人的短程转运。

四、高频喷射通气

高频喷射通气（high-frequency jet ventilation，HFJV）是一种独特形式的高频通气，已广泛应用于新生儿超过 25 年。它与其他 HFV 呼吸机的气体交换原理基本一样，但也有不同之处。1967 年 Sanders 进行支气管镜检查时，发现了一种新的给氧气方法，就是把氧气从支气管镜的侧壁快速喷射入气道，而不是连续地给予，从而大大地延长了患者耐受支气管镜检查的时间。这种简易的装置被称为"Sanders 支气管镜高频喷射机"，这是第一种基于喷射通气原理的实用机器，也是现代喷射通气呼吸机的先驱。20 世纪 70 年代中 HFJ 呼吸机首次应用于成人，使用的是 IDC VS600 电子控制电磁阀喷射呼吸机。20 世纪 80 年代初，该款机器和另外两款基于射流技术的喷射呼吸机原型机用于新生儿。Bunnell Life Pulse 为目前唯一一款广泛应用，并被批准可用于新生儿和小婴儿的"真正"高频喷射呼吸机（，图 14-2-7）。但这种呼吸机仅在北美使用。

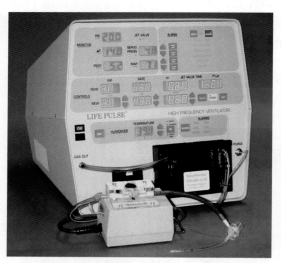

图 14-2-7　Bunnell Life Pulse 高频喷射呼吸机

SLE 5000 呼吸机是一种传统的高频呼吸机。呼气模块的工作原理如图 14-2-8 所示。在呼吸机回路中持续输出一股经加温、加湿的气流，气流速度 8L/min。同时，通过在呼气模块上喷射与上述气流相反方向的气体而形成呼气末正压。调节气体的流量可控制平均气道压。呼气模块上的旋转球阀快速旋转，使第二喷口射出的气流连续交替正、反向运动，产生正负压的偏转，本质上起到了气动活塞"振荡"般的作用。上述设计的结果只能以固定的 1:1 的吸呼比、压力波呈正弦波、呼气相为一个主动过程。这型呼吸机有时被称为"无阀门喷射呼吸机"，但这并不是"真正"的高频喷射呼吸机。振荡频率可调节范围为 3~20Hz。振荡压范围 4~180cmH$_2$O，平均气道压力范围 4~35cmH$_2$O。高频通气既可以单用，也可与常规通气模式联用，常规通气可由病人触发。根据制造商提供的资料，该款呼吸机适用于 300g~20kg 的患儿，但临床经验显示此机仅适用于小婴儿。具备监测潮气量的功能，配备有可使用 1h 的内置电池。

五、高频叩击式呼吸机

叩击式呼吸机（HFPV）是一种类似于气动高频阻断的呼吸机，包括 Bronchotron 呼吸机、Volumetric Diffusive 呼吸机（VDR4）（图 14-2-9）等几款。其中 Volumetric Diffusive 呼吸机（VDR4）是一种时间切换、压力限定、气体驱动的高频气流阻断呼吸机，由常规通气和高频通气两个子系统组成。目前在美国临床上仍有使用，主要用于烧伤病人的呼吸支持。

六、HFO 呼吸机的性能特点

不同的 HFO 呼吸机的性能有明显的差异，具体可见表 14-2-2，了解这些差异对于临床医生至关重要。目前国内市售的 HFO 呼吸机，理论上采取鼓膜或隔膜振荡的呼吸机所产生的振荡能力最强（3100 系列），活塞振荡次之（Sophie），而喷射气流的（SLE5000）又强于呼气阀阻断（Babylog 系列 - 正弦波形）的。因此，早产儿、低出生体重儿、肺部气压伤和需要肺保护通气的患者，采用气流阻断原理的呼吸机（Babylog 系列，包括 VN500）较鼓膜振荡高频呼吸机更有优势，双向喷射气流原理的高频呼吸机（SLE5000）通常应用于足月新生儿，而需要更高能量支持的婴幼儿或严重的呼吸衰竭鼓膜振荡（3100 系列、Sophie）则可作为首选。

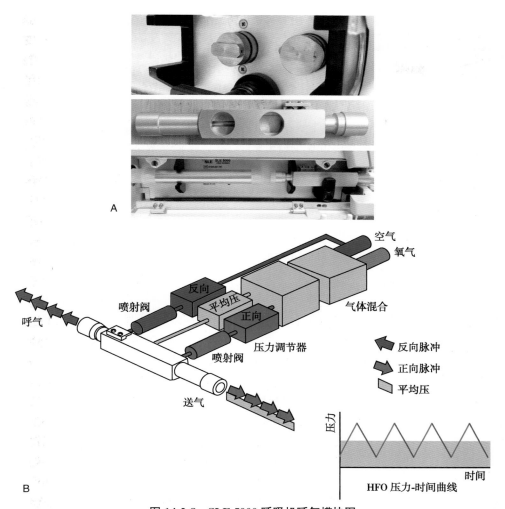

图 14-2-8 SLE 5000 呼吸机呼气模块图

A.呼气模块的结构分解图;B.呼气模块工作原理图。气模块上的旋转球阀快速旋转,使前向和反向喷口交替射出气流,产生正负压的偏转,从而起到了气动活塞的作用而形成振荡。

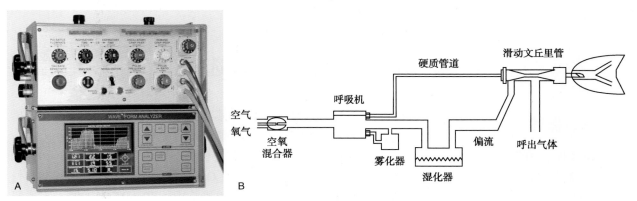

图 14-2-9 Volumetric Diffusive 呼吸机

A.呼吸机;B.工作原理图。

表 14-2-2 不同的 HFO 呼吸机的工作原理和性能的比较

	SensorMedics 3100A	SensorMedics 3100B	Babylog VN500	BL8000+	Fabian HFO	Leoni Plus	SLE 5 000	Sophie
生产商	Care Fusion	Care Fusion	Dräger	Dräger	Acutronic	Heinen-Löwenstein	SLE	Stephan GmbH
技术原理	电磁鼓膜式振荡	电磁鼓膜式振荡	呼气阀振荡（文丘里辅助呼气）	呼气阀振荡（文丘里辅助呼气）	鼓膜振荡	双电磁线圈鼓膜振荡	气流阻断/反转（双向喷射气流	活塞振动（主动呼气）
工作模式	HFOV	HFOV	常规通气+HFV	常规通气+HFV	常规通气+HFOV	常规通气+HFOV	常规通气+HFV	常规通气+HFOV
适用体重	<30kg	≥35kg	<10kg	<2kg	<30kg	<10kg	0.3~20kg	<25kg
容量保证	无	无	HFOV 时也有	HFV 时没有	HFOV 时也有	HFOV 时也有	HFV 时没有	HFOV 时也有
潮气量监测	无	无	热丝式流量传感器	热丝式流量传感器	热丝式流量传感器	热丝式流量传感器	压差式流量传感器	压差式感器
流量/(L·min^{-1})	0~40	0~60	2~30		1~20	7	8	
压力振荡范围/cmH$_2$O	1~90	1~140	1~90	ΔP 1%~100%=(60-MAP)×X%	5~80	0~100	4~180	0~120
平均压设定范围/cmH$_2$O	3~45	5~55	5~50	3~30	5~50	0~40	0~35	0~30
振荡频率/Hz	3~15	3~15	5~20	5~20	5~20	5~20	3~20	5~15
吸呼比	1:1、1:2	1:1、1:2	(1:1)~(1:3)	(1:1)~(1:5)	(1:1)~(1:3)	(1:1)~(1:3)	(1:1)~(1:3)	(1:1)~(1:2)

（陶建平）

第三节 高频通气参数选择

一、概述

高频振荡通气（HFOV）以其操作简便、副作用小的优点，近年来成为高频通气的首选。通过 3100A 这典型的 HFO 呼吸机为例，结合 SLE 5000 和 Babylog VN500 等型呼吸机，介绍通气参数的设置和调整。

二、适应证

对于 HFV 儿童使用时机存在较多争议，多

数学者仍将其作为 CMV 治疗失败后的补救措施。HFV 专家和肺保护通气策略专家建议 HFV 的应用指征为：氧合失败（吸入氧浓度>0.8 和 PEEP>14cmH$_2$O）；通气失败（潮气量>6ml/kg 时，pH 仍<7.25 和平台压>30cmH$_2$O）。但 Jog 等研究显示，HFOV 前接受 CMV 治疗<3 天的患者，病死率仅为 30%，而 HFOV 前 CMV 治疗 3~7 天和>7 天的患者病死率高达 80%~100%，提示 HFOV 患者纳入研究之前机械通气时间较长可能是导致 HFOV 病死率较高的重要原因。而对于

HFOV 上机时机研究较少,在一定程度上可能是临床应用经验不足所致。

三、相对禁忌证

1. 气道阻力大。
2. 颅内压升高。
3. 难以纠正的低血压。
4. 肺血流被动依赖(如单心室)。

四、高频呼吸机参数和控制变量

相比常频机械通气,控制 HFOV 只有 4 个主要参数(图 14-3-1):①围绕平均气道压振荡的压力波形;②压力波形的振幅决定振荡器在设定的机械通气条件下传递给患者的振荡容量;③振荡频率决定每秒振荡周期的数目;④吸呼比(在一些呼吸机设定吸气时间百分比),即确定每个振荡周期内正向和反向气流的持续时间。

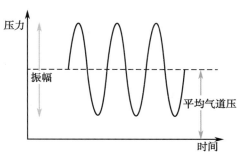

图 14-3-1 高频振荡通气压力波形
振幅为压力波形峰谷差。

(一)平均气道压

高频振荡通气下理想的平均气道压是保持肺充气而避免过度膨胀。平均气道压最初应该大于压力 - 容量曲线上升支的低位拐点,从而打开萎陷的肺泡。一旦肺泡打开,平均气道压力通常需要大幅度降低,以最低的有效扩张压力达到最佳的膨胀容量。平均气道压是控制氧合的最主要参数,用以控制通气血流比,避免肺内右向左分流。

(二)振幅 - 振荡容量

通常调整呼吸机振幅来控制振荡容量,这是排出二氧化碳最关键的决定因素。当振荡频率高于 3~5Hz 时,振荡容量对清除 CO_2 的影响呈指数级变化。

(三)振荡频率

最佳频率与患儿正常生理振荡频率一致。振荡频率(f)是呼吸机的一个参数,测量的单位是 Hz(1Hz=60 次 /s)。频率影响振荡容量:在给定振幅、同样的管路和肺本身因素下,随着频率的增加,肺膨胀和回缩的时间减少,从而限制了潮气量。频率 5Hz 时潮气量为 3.5ml/kg,频率 15Hz 时潮气量降到 1.5~2ml/kg。频率的设定对振幅传输到肺泡的比例有重要的影响。频率增加时,振幅传递减少。肺泡振幅在频率接近共振频率时会发生振幅放大。最佳的振荡频率需要根据当时的肺部力学状态及相关疾病特征进行调整。共振频率的计算公式为:$f_0=1/(2\pi)$,其中 f_0 是共振频率。

(四)吸呼比

吸呼比(I∶E)决定了振荡压高于(吸气)或低于(呼气)平均气道压所需的时间,形成正向和负向气流的类似波动。当吸气和呼气的时间相同(I∶E=1∶1)时,高峰和低谷的振荡压力波形与平均气道压距离相等(方向相反)。然而 I∶E 比不等于 1∶1 时,峰谷与平均气道压并不等距,那是为了确保肺膨胀和回缩时流速曲线下的面积是相同的,从而没有残余气体容量。起初高频振荡使用 I∶E 为 1∶2 是考虑到高的频率下潜在的气体陷闭问题。然而,气体陷闭在主动呼气情况下并不会发生。由于压力在传递过程中发生衰减,在终末肺泡的波峰和波谷之间的压力差异比在气道开口处的差异小得多,吸气和呼气阻力的差别几乎可以忽略不计。如果平均气道压足够高,气道可以在呼气时保持不塌陷。更重要的是,胸腔内的呼气压保持正压,但在气道开口处可能低于大气压。若设定了极低的平均气道压,则是例外,有可能会发生气道塌陷和气体陷闭。I∶E 可能影响气体混合的效率和潜在的剪切效应,但是尚未完全阐明。

(五)气体传输 / 弥散系数(DCO_2)

气体运输 / 弥散系数(DCO_2)虽然目前还不是一个可控制的通气参数,但它是一个重要的、往往被低估的、会影响气体混合效率的关键因素,可增加高频通气的成功率。常频通气中的二氧化碳的清除取决于肺泡潮气量和通气频率的乘积,被称为肺泡分钟通气量。由于肺泡的潮气量难以测量,往往用分钟通气量(由潮气量 Vt 和通气频率的乘积)来代替。许多研究表明,随着通气频率的增加,二氧化碳的清除率会随着潮气量和通气频率相应变化。特别是 5Hz 以上,二氧化碳消除与 $f \times Vt^2$ 相关。$f \times Vt^2$ 的乘积通常被称为 CO_2 弥散(气体传输)系数 DCO_2。DCO_2 在使用流量和潮气量监测时会被呼吸机测量和显示。DCO_2 增加时，$PaCO_2$ 降低。由于 DCO_2 与频率呈线性相关，但与潮气量的增加呈指数增加，通过增加潮气量提高二氧化碳的清除是效率最高的。必须意识到 DCO_2 是一个绝对值，取决于潮气量。随着患者个体增大，潮气量的需求量也相应增加，DCO_2 也呈指数级增加。通过 DCO_2 除以患儿体重的平方(即 $f \times Vt^2/kg^2$)来预测患者绝对 DCO_2 更为可靠。

五、HFOV 参数设置

(一)HFOV 初始设置原则

1. FiO_2 设置　100%。

2. 平均气道压(Paw 或 MAP)　初始设置高于常频通气时 MAP 2~3cmH$_2$O,然后增加 Paw 直至氧饱和度升至 90% 以上或者达到医嘱要求。当氧饱和度达到 95% 可以降低吸氧浓度的时候，此时的 Paw 可以维持一个理想的肺容量。通常肺顺应性差的患儿如急性呼吸窘迫综合征(ARDS)采用高容量 / 高压力通气策略,MAP 的设置比 CMV 高 2~3cmH$_2$O(10%~30%)，一般最大 30cmH$_2$O,避免肺泡过度通气；存在间质性肺气肿时采用低容量 / 低压力通气策略,MAP 要比 CMV 低 1~2cmH$_2$O。最佳 MAP 接近并低于压力 - 容量曲线高位拐点的压力,此时可使尽可能多的肺泡复张又不会造成肺泡的过度膨胀。

3. 振荡频率　按照患者体重及气道顺应性调节(表 14-3-1)。

表 14-3-1　各年龄组振荡频率的设置

患儿体重	建议初始频率 /Hz	患儿体重	建议初始频率 /Hz
<2kg	15	21~30kg	7
2~12kg	12~15	>30kg	6
1~20kg	5~8	成人	3~5

4. ΔP　Power 初始设置为 40cmH$_2$O,观察患者的胸壁振动,增加 Power 直到观察到胸壁振荡延续到患者骨盆处。增加振幅时以 5cmH$_2$O 为单位递增,如果增加 20cmH$_2$O 后 $PaCO_2$ 仍很高,将频率降低 1Hz(目的是在保证气体交换的前提下,给予可能高的振荡频率)。推荐使用经皮二氧化碳监测,这样有助于更快地调节最佳通气参数。

5. 吸气时间百分比　为 33%。大多数情况下,这个参数固定在 33% 不用改动,除非在振幅已经最大、频率最小(3Hz)的情况下仍有二氧化碳潴留时,可以升高吸气时间百分比。增加吸气时间百分比也能稍微增加 PaO_2,但这种影响很小。

6. 偏流(bias flow)　偏流是持续气流,通过主动加湿器,以空氧混合器调节偏流的氧浓度。偏流为患者提供和补充新鲜气流和氧气,帮助排出呼出的二氧化碳。某些病例可能需要较高的振幅,应给予较高的偏流,以保证呼吸机管路内清除呼出气的气流大于患者的振荡气流。如果偏流不够,患者管路无效腔会增大,以至于在增加振幅的时候,影响通气改善的效果。常用的偏流设置见表 14-3-2。

表 14-3-2　各年龄组偏流的设置

年龄	偏流 /(L·min^{-1})	年龄	偏流 /(L·min^{-1})
早产儿	10~15	小儿	15~25
足月儿	10~20	年长儿	20~30

(二)HFOV 初始设置

HFOV 初始设置如表 14-3-3。

表 14-3-3　HFOV 初始设置

参数设定	控制目标范围
通气模式	HFOV;CMV+HFOV
通气频率(Freq)	婴儿:12~15Hz
	儿童:8~12Hz
	青春期:5~8Hz
吸气时间	33%~50%
平均气道压(Paw 或 MAP)	10~35cmH$_2$O(平台压 +2~3cmH$_2$O)
振荡压(ΔP)	20~80cmH$_2$O,胸廓摇摆平脐部
吸入氧浓度(FiO_2)	0.4~1.0
湿化温度(T)	37℃
偏流(bias flow)	20~40L/min
常频通气频率(CMV+HFOV)	15~25 次 /min(Sensor Medics 无常频模式)

(三)初始设置治疗目标

患儿安静,胸腹(腹股沟)可见振动,血气分析基本正常,X 线胸片肺膈面在第 8~10 后肋水平,定期随访 X 线胸片。如膈面太高或太低,可调整 MAP。

（四）初始设置注意事项

1. 当前的平均气道压　当前的常频呼吸机的设置参数常用作高频通气参数设置的参照。

2. 病理学情况　考虑病理学情况可以帮助设定呼吸机初始设置的目标,对于弥漫性肺泡病变,通气目标是恢复气体交换面积,复张肺泡和提升肺容量。在儿科患者,平均气道压的设置通常高于常频通气时 Paw 2~3cmH$_2$O。

3. 合适的肺膨胀　可以通过影像学手段评估肺膨胀的程度、胸片显示在 8~10 肋的扩展程度(T_8~T_9)。

4. 血流动力学情况　一般说来,中心静脉压(central venous pressure,CVP)需 >8mmHg。

5. 彻底吸痰和肺膨胀　在患者使用 HFOV 之前,需要彻底吸痰和肺膨胀操作。肺膨胀操作:在患者使用 HFOV 之前使用肺膨胀有助于恢复有效肺容量和选择性最佳 Paw。呼吸机连接患者之后,不开启振荡,将 Paw 升至 30~40cmH$_2$O 维持 20s,然后调节 Paw 降回初始设置水平,开启振荡器。该操作在患者与呼吸机脱开后再次连接时,都需要重新进行(比如吸痰、转运以后等)。

6. 酌情使用镇静肌松剂　如咪达唑仑、维库溴铵、芬太尼。

7. 调整通气参数　上机后 30~60min 查血气分析及摄胸部正位 X 线片,结合检查结果调整通气参数。

（五）HFOV 治疗中设置原则

1. 氧合的调节

(1)为提高血氧分压,必要的话,可以增加 Paw1~2mmH$_2$O。

(2)通过胸片、氧饱和度和血压评估是否存在肺膨胀不全和过度膨胀。肺循环阻力的增加可以使氧饱和度和血压下降。

(3)改善氧合关键在于最佳的 Paw 可以保证最合适的肺膨胀(一般高于常频通气平均气道压 10%~30%)。

(4)通过拍摄胸片,可以评估肺膨胀的程度。当肺下界位于横膈上方第 9 肋时,肺的膨胀较合适。随着肺顺应性改善,应及时下调 Paw 以免肺过度膨胀。

(5)病情改善时,先下降 FiO$_2$ 直到降至 60% 以下,随后下降 Paw。Paw 应逐步下降,并保持正常的肺膨胀和 PaO$_2$。

HFOV 治疗的氧合目标是血氧饱和度(SpO$_2$)88%~95%,或氧分压(PaO$_2$)55~80mmHg(1mmHg = 0.133kPa)。设定一个可耐受的氧合目标,可减少过多氧气或高 MAP 带来的不良反应,低氧血症时可提高 FiO$_2$ 和 MAP,适当延长吸气时间或增加偏流等。高频通气时患儿 FiO$_2$ 与 MAP 匹配经验值见表 14-3-4、表 14-3-5。

表 14-3-4　高频通气时患儿 FiO$_2$ 与 MAP 匹配经验值

FiO$_2$	0.4	0.4	0.5	0.5	0.6	0.7	0.8	0.9	0.9	0.9	1.0	1.0
MAP	20	25	25	30	30	30	30	30	35	40	40	45

表 14-3-5　高频通气时患儿伴循环衰竭时 FiO$_2$ 与 MAP 匹配经验值

FiO$_2$	0.4	0.5	0.6	0.6	0.7	0.8	0.8	0.9	0.9	1.0	1.0	1.0
MAP	20	20	20	25	25	25	30	30	35	35	40	45

2. 通气的调节

(1)初始的振幅设置应该以达到良好的胸壁振动为目标。目标 PaCO$_2$:50~60mmHg,采用允许性高碳酸血症,但需保证 pH ≥ 7.25。

(2)调节 HFOV 通气的主要参数是振幅,开始 HFOV 治疗时,应该设置振幅保证从胸壁到骨盆处都有明显的振动。如果振幅调至最高仍不能保证足够的通气量,就要降低振荡频率,频率降低可以延长吸气时间,改善气管导管两端的气体交换。

(3)如果 PaCO$_2$ 持续增高,就要继续降低频率,通常降低 3Hz 就足够了。

(4)Sensor Medics 3100A 吸气时间控制了活塞往复运动中往前行进的时间,吸气时间百分比从 33% 升至 50%(不建议采用两者之间的设置,33% 和 50% 是常用的两个设置)可以改善二氧化碳的排出。如果没有特殊情况,该参数一般固定在 33%。SLE5000 HFO I∶E 比值初始设定 1∶1,与 ΔP 控制相互作用。当改变 HFO I∶E 值时,设置的 ΔP 可以随着比值的增大而减小。

(5)改善高碳酸血症的最后一个方法就是抽掉气管导管内的部分气体。部分病例使用这种方法可以使 $PaCO_2$ 下降 90mmHg 以上。抽气程度以听到漏气为准。抽气后应该及时调整 Paw 和偏流保证维持所需的平均气道压。

(6)活塞位置:Sensor Medics 3100A 有一组

LED 表示活塞的位置和振荡容量的大小,如果活塞位于一侧底端处,会影响活塞的运动、振幅和二氧化碳的排出。使用活塞调节旋钮调整活塞位置,调节时可影响通气参数。

(7)血流动力学的要求:维持平均动脉压正常(成人>60mmHg),或维持在临床可接受的范围。

(8)血气结果:根据血气结果,对于 HFOV 呼吸机进行进一步调整,已达到最佳的通气和氧合效果。HFOV 治疗干预和基本原理的概要见表 14-3-6。

表 14-3-6　HFOV 治疗干预和基本原理的概要

FiO_2 和血气值	治疗干预	处理基本原则
60% 以上的 FiO_2		
高 $PaCO_2$ 且出现以下情况:		
PaO_2 可接受	增加 ΔP	增加 ΔP 得到最佳 $PaCO_2$
PaO_2 过低	增加 ΔP、Paw、FiO_2	调整 Paw 和 FiO_2 改善 O_2 传输
PaO_2 过高	增加 ΔP,降低 FiO_2	降低 FiO_2 将高 O_2 的暴露减少至最小
60% 以上的 FiO_2		
正常 $PaCO_2$ 且出现以下情况:		
PaO_2 可接受	不采取行动	不采取行动
PaO_2 过低	增加 Paw、FiO_2	调整 Paw 和 FiO_2 改善 O_2 传输
PaO_2 过高	降低 FiO_2	降低 FiO_2 将高 O_2 的暴露减少至最小
60% 以上的 FiO_2		
低 $PaCO_2$ 且出现以下情况:		
PaO_2 可接受	降低 ΔP	降低 ΔP 得到最佳 $PaCO_2$
PaO_2 过低	增加 Paw/FiO_2,降低 ΔP	调整 Paw 和 FiO_2 改善 O_2 传输
PaO_2 过高	降低 ΔP、FiO_2	降低 FiO_2 将高 O_2 的暴露减少至最小
60% 以下的 FiO_2		
高 $PaCO_2$ 且出现以下情况:		
PaO_2 可接受	增加 ΔP	增加 ΔP 得到最佳 $PaCO_2$
PaO_2 过低	增加 FiO_2、ΔP	增加 FiO_2 改善 PaO_2
PaO_2 过高	增加 ΔP,降低 FiO_2	降低 Paw 减少 PaO_2
60% 以下的 FiO_2		
正常 $PaCO_2$ 且出现以下情况		
PaO_2 可接受	不采取行动	不采取行动
PaO_2 过低	增加 FiO_2	增加 FiO_2 改善 PaO_2
PaO_2 过高	降低 Paw、FiO_2	降低 Paw 和 FiO_2 减少 PaO_2
60% 以下的 FiO_2		
低 $PaCO_2$ 且出现以下情况		
PaO_2 可接受	降低 ΔP	降低 ΔP 得到最佳 $PaCO_2$
PaO_2 过低	增加 FiO_2,降低 ΔP	增加 FiO_2 改善 PaO_2
PaO_2 过高	降低 Paw,降低 ΔP	降低 Paw

六、HFOV 失败标准

1. 不能有效改善氧合 24h 内不能将吸氧浓度下降 10% 以上。

2. 不能保证足够的通气量 PaCO$_2$> 120mmHg，pH<7.15。

（黄 莉）

第四节　高频机械通气临床应用

高频振荡通气是治疗以低膨胀肺容量为特征肺部疾病的有效手段。其具备的小潮气量和优化膨胀肺容量的优势，使其理论上可以实现有效的气体交换，尽可能地避免医源性肺损伤，从而实现肺保护。挽救性高频振荡通气的治疗目标是优化肺膨胀容量并维持肺泡开放，通过高效的气体混合改善气体交换。同时相比达到相同气体交换效果的常频通气能有效避免气压伤。然而系统荟萃分析显示高频振荡通气在降低 ARDS、支气管肺发育不良和 / 或死亡方面优势并不明显。导致高频振荡通气和常频通气效果相当的原因是多方面的，开始高频通气的时间（有些患者无论使用何种模式病情都会迅速改善并较快脱机）和临床人员对常频和高频呼吸模式的理解和合理运用与疗效密切相关。

除了早期和首选高频振荡通气治疗的研究，其他不同临床情况下使用高频振荡通气的对照研究相对较少，但其理论优势和在急性呼吸窘迫综合征以外的情况下成功使用高频振荡通气的病例报道值得我们进一步研究。均匀性的肺部疾病是高频振荡通气的适应证，非均匀性肺部疾病中使用高频振荡通气尚无定论，有报道高频振荡通气成功救治重症支气管肺发育不良。高频振荡通气用于肺间质气肿（PIE）的疗效也不肯定，仅有的一个临床试验显示高频振荡通气治疗轻度 PIE 有效，但对中重度 PIE 无益甚至可能有害。系统性回顾强调高频振荡通气会导致气漏加重，建议临床上在 PIE 中使用高频振荡通气应慎重。

一、均匀性肺部疾病

弥漫性均匀性肺部疾病包括急性呼吸窘迫综合征、弥漫性肺炎和双侧肺发育不良。高频振荡通气是弥漫性均匀性肺部疾病的理想治疗手段。

（一）治疗的基本目标

复张和维持肺容量，从而在较少气压伤和容量伤的同时优化氧合和通气。近年来，小潮气量肺保护通气策略已成为此类疾病的经典通气标准，HFOV 可提供小潮气量通气，能有效提高氧合且不增加气压伤，符合肺保护性通气策略。Yildizdas 等报道 20 例收入 PICU 的 ARDS 患儿，在 CMV 失败时给予 HFOV 治疗，30min 时 PaO$_2$/FiO$_2$ 较 CMV 时明显提高，OI 明显降低。Sud 等对 419 例儿童及成人 ARDS 病例 HFOV 机械通气的荟萃分析发现，接受 HFOV 机械通气治疗 24h、48h 及 72h 后，PaCO$_2$ 提高 16%~24%。Pinzon 等研究发现，HFOV 在儿童 ARDS 中作为机械通气治疗失败后的补救措施，48h 后可提高动脉氧分压，降低 OI。也有文献指出早期接受 HFOV 治疗，可以降低病死率。Fedora 等研究发现，ARDS 机械通气 24h 内给予 HFOV 治疗可能更有益于提高 ARDS 患儿生存率。另有研究结果显示，流感病毒感染、麻疹肺炎并发 ARDS，早期 HFOV 治疗可以缩短机械通气时间，减轻呼吸机相关性肺损伤，早期有效改善 OI，缩短高浓度吸氧时间，减少氧中毒发生，获得更好的结果。但目前对 ARDS 患儿 HFOV 通气的有效性和安全性尚存在争议，多数学者仍将其作为 CMV 治疗失败后的一种"补救"措施。

（二）治疗策略

1. 振荡频率 选择在预测的转角频率上下。

2. 吸呼比 选择 1∶1 或 1∶2。

3. 肺复张 均匀性肺萎陷的复张最好按照图 14-4-1 中的步骤找到最佳的肺膨胀容量。在整个过程中 FiO$_2$ 逐步下调，只要氧合有好转且 FiO$_2$ 超过 0.25，则持续肺复张。最佳膨胀容量一旦达到后，平均气道压伴随患者情况好转后逐步下调。

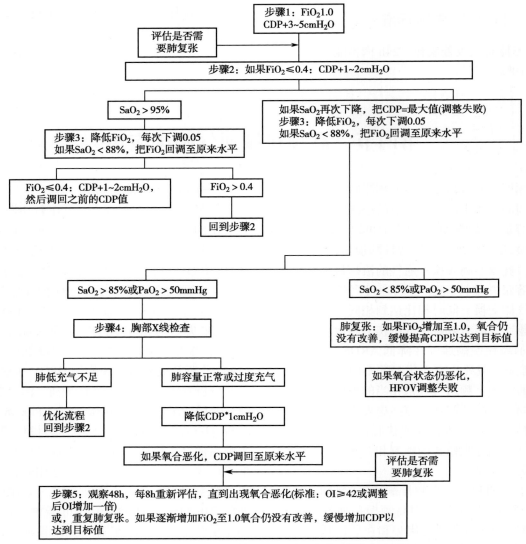

图 14-4-1　大容量肺开放策略实施流程图
*CDP,高频通气时的持续扩张压

二、非均匀性肺部疾病

非均匀性肺部疾病是以在肺内不同区域的病理情况截然不同为特征,包括局灶性肺炎、肺出血、单侧肺发育不良和支气管肺发育不良。HFOV 呼气为主动过程,有利于 CO_2 的排出。呼吸机产生的振荡气流可促进呼吸道纤毛的摆动并使呼吸道黏液层附着力降低,利于气道内血性分泌物的排出,通畅气道。

(一)治疗的基本目标

保持有效氧合和通气,在受损部位得到治疗的同时避免健康的肺区域出现新的损伤,最终实现肺部均匀性改变。达到这个目标是具有挑战性的,因为肺部不同的区域顺应性和/或阻力均不同,顺应性较好的肺区域容易发生过度通气和损

伤。理论上说,非均匀的肺部条件最好根据各区域的情况使用不同的频率治疗,但目前还没有设备可以实现。因此,临床医生需要根据病理情况的发生机制和临床转归来寻找合适的通气策略。

(二)治疗策略

1. **频率**　减轻肺区域间的非均匀性,尤其是存在区域肺萎陷时,建议使用高频率而非低频率。较高的频率有利于肺部均匀化,原因是流速增快,同时其加速度增加,使得正常通气的区域压力下降更明显,萎陷区域的压力增高到达阈值而促使肺复张发生。虽然还未证实,但较低的频率和较短的吸呼比可能对治疗急性气体陷闭和高阻力的疾病更理想:联合长呼吸周期(低频率)和相对吸气更长的呼气时间,可以降低流速,延长绝对呼气时间,对肺气体排空更有利。然而,克服气体陷

闭需要维持足够高的平均气道压从而支撑气道开放,避免主动呼气时气道塌陷而使气体陷闭的情况进一步恶化发展成气胸。如同治疗均匀性肺部疾病一样,医生必须根据病情经常调整呼吸策略。

2. MAP　HFOV 时 MAP 恒定,支撑肺泡,并维持最佳肺容量及 MAP,使肺内气体最大限度地处于均匀状态,改善通气/血流比值,增加氧合;同时,较高而恒定的 MAP 及双向气道压力差可产生持续压迫作用,避免了因较大压力差和胸廓起伏引起的血压波动。

三、气漏

气漏包括间质性肺气肿(interstitial pulmonary emphysema,IPE)、气肿性肺大疱、纵隔气肿和气胸。虽然高频振荡通气应该能避免肺气漏,但文献并不支持这种说法。系统性的荟萃分析表明高频振荡通气轻度增加了气漏发生,其中主要是间质性肺气肿。

(一)治疗目标

避免过度通气(被动或周期性的)及控制治疗频率,避免无意中传递过高的振荡压力应该能减少气漏的发生。如果出现了大量的气漏(如气胸),应当以小潮气量通气为主要策略。

(二)治疗策略

1. **频率**　应当使用较高的频率,避免叠加任何常频通气。如果出现明显的 IPE,则应使用较低的频率,短吸呼比(如 I : E = 1 : 2)。

2. **MAP**　在气漏患者中管理平均气道压非常关键,激进的肺复张应该避免。平均气道压应该减小到维持小气道开放的水平从而避免气漏恶化(特别在 IPE、肺泡和气道的支撑结构丧失或破坏)。一旦患者恢复,持续使用高频振荡通气 24~48h 以避免复发。

3. **单侧 PIE 处理**　注意体位和/或用选择性的单肺通气来复张萎陷肺组织,同时让患侧肺休息,在 1~2 天后再轻柔地复张患侧肺,这样有利于尽快恢复。

4. **气体泄出**　无论何种气漏,用 CMV 正压通气时,都有部分潮气量通过漏口排出,因而需要用较高的呼吸机参数。目前认为治疗气漏最有效的通气方式是高频喷射通气,机制在于气体泄出与漏口的横切面、漏口周边的压力梯度、漏口最大程度张开的时间成比例,高频喷射通气允许采用较低的峰膨胀压,峰压持续时间短,通过漏口泄出

气体少,易于疾病恢复。

四、重症支气管哮喘

与 HFOV 相关的禁忌证之一是对气道阻力增加的患者,如哮喘和细支气管炎。但 Anelise 报道 7 例细支气管炎患者经 HFOV 通气,3 例存活。在这些患者中,氧合显著改善,并且有改善通气的趋势。也有研究表明对于呼吸道合胞病毒感染及重症哮喘等疾病,应用 HFOV 能起到开放气道的作用,并不导致肺的过度膨胀,这关键在于寻找到合适的平均气道压,在合适的平均气道压作用下,既能起到开放小气道的作用,又不导致肺的过度膨胀。重症哮喘患儿最终需要依赖机械通气支持治疗的并不多见,HFOV 应用的报道也较少。但有文献提出,在阻塞性气道疾病的患儿若治疗目标是开放小气道并最小化肺扩张,HFOV 优于 CMV。然而,因为"最佳"MAP 只有一个狭窄的安全窗口,故此方法多推荐给 HFV 经验丰富的临床机构。另外,临床中因高频喷射通气操作简单,无创伤性,多被采纳。HFOV 可产生一定的气道压力并具有 PEEP 样效应,利于气道开放,加上气体弥散作用,达到强制供氧,改善氧合状态,并可使支气管痉挛因氧分压的上升及机械扩张作用而得以缓解。此外,高频脉冲气流可松动气道黏液栓,增加黏膜上皮纤毛的清除功能而具有"内部叩击"作用。同时,由于机械作用减少呼吸功,进一步减低氧耗量;提高吸入氧浓度,增加气道压,使组织氧合作用上升,解除了气道痉挛,消除窒息,所以达到治疗哮喘急性发作的目的。

五、临床应用

病例 1:患儿女,6 岁,体重 20kg,因"因诊断地中海贫血 5 年余,干细胞移植术后半年,气促 3 天",入院诊断:ARDS。病原检查阴性,胸片提示双肺呈白肺改变,血气提示低氧血症,病因考虑移植物抗宿主反应、免疫抑制状态合并感染可能。入院后即给予气管插管及 CMV 治疗,CMV 治疗 8h 后因高参数下 SpO_2 难以维持在 90% 以上而转换为 HFOV 治疗。HFOV 治疗 8 天后好转切换为常频机械通气。HFOV 治疗第 4 及第 5 天因尿少,考虑合并急性肾损伤,曾给予持续静脉-静脉血液滤过(continuous venovenous hemofiltration,

CVVH)治疗2天。第6天停CVVH后尿量增加,出入量及内环境均能维持平衡。

问题1:是否有使用高频通气指征?高频通气初始参数如何调整及高频通气撤机条件及CMV参数怎样设定?

(1)目前该患儿CMV的呼吸机主要参数:FiO_2 100%;PIP 35cmH_2O;PEEP 15cmH_2O;MAP 24cmH_2O;SpO_2监测为89%;符合上述HFOV治疗指征。

(2)该患儿HFOV治疗开始时呼吸机主要参数:体重20kg、FiO_2 100%、Paw 27cmH_2O、ΔP 70cmH_2O、f 7Hz、I:E=1:1、偏流20L/min、SpO_2监测为96%。通常肺顺应性差的患儿,如急性呼吸窘迫综合征(ARDS)患儿,采用高容量/高压力通气策略,MAP的设置比CMV高2~3cmH_2O(10%~30%),一般最大30cmH_2O,避免肺过度通气,FiO_2、频率符合HFOV初始设置原则。

(3)目前患儿CMV时呼吸机主要参数:FiO_2 40%、MAP 19cmH_2O、ΔP 55cmH_2O、f 8Hz、I:E=1:1、偏流25L/min、SpO_2监测为100%,符合撤离HFOV指征。

(4)该患儿切换加CMV的初始参数:FiO_2 40%、PIP 22cmH_2O、PEEP 10cmH_2O、MAP 14cmH_2O;Vt监测为120ml,即6ml/kg;SpO_2监测为100%;撤离高频通气成功。

问题2:HFOV治疗中如何对氧合进行管理?

(1)应结合病情,权衡FiO_2与mPaw利弊情况来调节,并加强肺复张治疗(将mPaw上调至35~40cmH_2O,维持20~40s);

(2)一般情况下以FiO_2维持在60%,mPaw<30cmH_2O为目标,即在SpO_2能维持的情况下,逐步将FiO_2从100%下调至60%。如在此过程中SpO_2不能维持,且此时mPaw<30cmH_2O,可在肺复张后逐步上调mPaw<30cmH_2O(每次2~3cmH_2O),一般不超过30cmH_2O;病情好转后,一般优先下调FiO_2至40%,再下调mPaw至20cmH_2O。

(3)低氧血症时调整原则:上调FiO_2 10%~20%;增加MAP 2~3cmH_2O;增加吸气时间百分比5%~10%;增加偏置气流1~2L/min。

问题3:体重与高频呼吸机的选择相关吗?

HFOV治疗时常根据高频呼吸机的功率进行选择,需保证在设置的振幅下从胸壁到骨盆处都有明显的振动。理论上采用鼓膜或隔膜振荡的呼吸机所产生的能量最大(SensorMedics系列和Fabian),活塞振荡次之(Sophie),喷射气流(SLE 5000)大于呼气阀阻断(Babylog系列-正弦波形)。故早产儿、低出生体重儿(<10kg)采用气流阻断原理的呼吸机(Babylog系列,包括VN500)较鼓膜振荡高频呼吸机更有优势。双向喷射气流原理高频呼吸机(SLE5000)通常应用于体重为300g~20kg儿童,但临床经验此机仅应用于小婴儿。如果要更高能量支持的婴幼儿或严重的呼吸衰竭可能鼓膜振荡(Sensormedics系列、Sophie)作为首选更佳。Sensor Medics 3100A应用于新生儿和体重<35kg的儿童,Sensor Medics 3100B呼吸机可用于体重≥35kg的儿童和成人患者。

问题4:HFOV在新生儿、儿童和成人使用的情况如何?

高频振荡呼吸机首先应用于新生儿机械通气,在清除血液中的二氧化碳、降低新生儿肺动脉高压和治疗新生儿因气漏导致一些综合征方面取得良好的疗效。早已有资料证明早产儿应用Sensor Medics 3100A等高频振荡呼吸机通气有更好的肺保护能力。但对于HFOV在儿童和成人的应用,多数学者仍将其作为CMV治疗失败后的补救措施,可改善氧合。2013年*NEJM*杂志报道了两项,旨在比较早期HFOV与传统的肺保护性通气策略应用于成人中、重度ARDS的大型多中心研究:OSCILLATE和OSCAR。OSCILLATE研究由于HFOV组的死亡率明显高于CMV组,提前终止了该研究。OSCAROSCAR研究中HFOV组与CMV组死亡率无显著差异。因此在成人ARDS中的确切作用,还需要更多、更严谨的大型多中心研究来验证。2014年Gupta等比较了HFOV与CMV治疗小儿急性呼吸衰竭的疗效,与应用CMV相比,应用HFOV和早期应用HFOV治疗急性呼吸衰竭的预后更差。根据2015年PARDS诊断标准,重度PARDS患者的死亡率高达约30%~45%。由于HFOV没有改善结果,包括降低标准化死亡率,因此不建议将HFOV作为常规或早期应用于儿科急性呼吸窘迫综合征,只作为CMV治疗失败后的补救措施。HFOV在儿科的应用同样需要更多大型多中心研究来验证其疗效。

【专家点评】

本案例治疗目标为复张和维持肺容量,从而在较少气压伤和容量伤的同时优化氧合和通气。ARDS 肺部病变病理生理特点主要为肺顺应性明显下降,肺萎陷导致肺充气明显不足且充气不均匀;V/Q 比例严重失调,肺换气功能严重受损。此时,HFOV 治疗的特点主要是强调相对较高的平均气道压,并给予肺复张治疗,开放肺泡,尽可能地使肺部均匀充气,改善换气功能。

病例 2:患儿男,3 月龄,体重 5kg,因“咳嗽 2 月余”入院。入院诊断:重症肺炎,呼吸衰竭。新生儿期接触“感冒”姐姐后即起病,病初以咳嗽,气喘为主要表现,查咽拭子呼吸道合胞病毒(RSV)阳性。起病 4 天后即需有创呼吸机支持治疗,曾出现两次气胸,予以胸腔闭式引流治疗。外院给予抗感染及对症支持治疗,但病情无明显好转,血气提示二氧化碳潴留明显,胸部 CT 检查提示支气管肺炎,病变广泛,以间质病变为主,胸片提示双肺炎症及明显肺气肿。入院后予以 CMV 治疗 12h 后,二氧化碳潴留仍明显,转换为 HFOV 治疗,经抗感染及对症支持治疗后,肺部炎症吸收,但肺气肿情况无好转,胸片提示肺下界低于第 12 后肋根水平,曾两次尝试转换为 CMV 治疗,均即时出现喘憋及二氧化碳分压明显升高,患儿不耐受情况。HFOV 治疗 1 月余,肺气肿仍无好转,家人放弃救治自动出院。

问题:患儿是否有使用高频通气指征? 高频通气初始参数如何调整? 高频通气改为 CMV 后参数怎样设定? 为什么撤离高频通气失败?

(1)患儿有创通气治疗过程中出现气胸,且常频通气下仍有明显二氧化碳潴留,有高频通气指征。

(2)目前该患儿 CMV 的呼吸机主要参数:FiO_2 50%、PIP 25cmH_2O、PEEP 0cmH_2O、mPaw 9cmH_2O、SpO_2 监测为 96%、动脉血 PCO_2 15kPa,主要表现为通气功能障碍,与 ARDS 时的 HFOV 治疗指征不一样,使用高频通气主要是开放小气道并最小化肺扩张。

(3)该患儿 HFOV 治疗开始时呼吸机主要参数:FiO_2 45%、mPaw 18cmH_2O、ΔP 90cmH_2O、f 7Hz、I:E=1:1、SpO_2 监测为 97%、动脉血 PCO_2 为 6~8kPa、HFOV 初始治疗时的 mPaw 的设置与 ARDS 治疗时不一样,此时主要是寻求一个相对的压力安全区间,在此区间进行通气,既能开放小气道,改善通气,又能避免加重肺气肿情况;肺部炎症好转后逐步下调 FiO_2 及 mPaw;基本符合上述 HFOV 管理流程。

(4)该患儿 HFOV 尝试切换为 CMV 时呼吸机主要参数:FiO_2 30%、mPaw 12cmH_2O、ΔP 90cmH_2O、f 7Hz、I:E=1:1、SpO_2 监测为 100%,符合上述撤离 HFOV 指征,但患儿不耐受,与 ARDS 好转时撤离 HFOV 表现不一致,考虑撤离 HFOV 后,小气道在呼气时闭塞致气体陷闭明显所致。

【专家点评】

本例肺部病变病理生理特点主要为肺间质弹性纤维网损害明显,顺应性增加;小气道失去弹性纤维网的牵拉及支持作用,并且合并炎症水肿,导致呼气时小气道闭塞明显,气体陷闭亦明显增加。而 HFOV 在此类疾病中主要起到开放小气道的作用,从而改善通气功能。

病例 3:患儿女,5 个月,因“咳嗽 3 天,气促 1 天”入院。诊断:①重症肺炎;②支气管肺发育不良。予以无创呼吸机及 CMV 辅助通气后病情无明显改善,CMV 高参数(BIPAP 模式:FiO_2 100%、PIP 35cmH_2O、PEEP 10cmH_2O、Ti 50%)情况下,血氧饱和度方能维持在 85%~90% 之间。立即更换为 HFOV 治疗(FiO_2 100%、f 6Hz、mPaw 24.5cmH_2O、ΔP 65cmH_2O、偏流 20L/min)。2 天后出现右侧气胸(多量)并右肺纵隔疝,行胸腔穿刺闭式引流术,予以下调 HFOV 参数(FiO_2 60%、f 5Hz、mPaw 17.9cmH_2O、ΔP 64cmH_2O、偏流 30L/min),气胸好转。HFOV 治疗 20 天更换为 CMV 治疗,呼吸平顺,人机协调,血氧饱和度>95%,3 天后更换为高流量给氧。

问题 1：HFOV 治疗支气管肺发育不良的策略是什么？

主治医师查房：对于一些小气道梗阻性病变，肺已有气体的陷闭导致肺过度膨胀，此时应寻找既能开放小气道又不至于进一步增加气体陷闭的安全压力区间。HFOV 时 MAP 恒定，支撑肺泡，并维持最佳肺容量及 MAP，使肺内气体最大限度地处于均匀状态，改善通气/血流比值，增加氧合；长呼吸周期（低频率）和相对吸气更长的呼气时间，可以降低流速，延长绝对呼气时间，对肺气体排空更有利，使得 PCO_2 明显下降，PO_2 升高。

问题 2：HFOV 治疗中出现气胸的原因是什么？ HFOV 参数如何调整？

支气管肺发育不良时肺泡和气道的支持结构丧失或破坏，肺已有气体的陷闭导致肺过度膨胀，活动或气道刺激均易引起气道痉挛。如，主动呼气时气道塌陷而使气体陷闭的情况进一步恶化发展成气胸。其 MAP 相对安全区间较窄，容易发生气胸。发生气胸后除进行胸腔闭式引流外，HFOV 参数需进一步调整，降低 MAP，应该减小到维持小气道开放的水平从而避免气漏恶化。加强镇静，必要时加用神经肌肉阻滞剂。

问题 3：HFOV 治疗下 CO_2 的管理策略是什么？

（1）对于 PCO_2 偏高，一般情况下，优先逐步上调 ΔP 至 $90cmH_2O$（每次 $3\sim5cmH_2O$），再选择下调 f（每次 $0.5\sim1.0Hz$），如 PCO_2 仍偏高，将 I∶E 调至 1∶1，必要时上调偏流和/或抽空气管导管气囊，增加二氧化碳排出量。

（2）对于 PCO_2 急性升高，可按 DOPE 原则处理，即排除气管导管的移位、气管导管阻塞、气胸、设备的故障等。

（3）对于 PCO_2 偏低，一般情况下，则优先上调 f 至 12Hz（每次 $0.5\sim1.0Hz$），再选择下调 ΔP（每次 $3\sim5cmH_2O$）。

问题 4：HFOV 对二氧化碳清除如何调整？

（1）提高二氧化碳的清除最有效的方式是在高频振荡通气中提高潮气量，二氧化碳的清除约等于 $f\times Vt^2$。许多研究表明，随着通气频率的增加，二氧化碳的清除率会随着潮气量和通气频率相应变化。特别是 5Hz 以上，二氧化碳清除与 $f\times Vt^2$ 相关。$f\times Vt^2$ 的乘积通常被称为 CO_2 弥散（气体传输）系数：DCO_2。临床通常调整呼吸机振幅来控制振荡容量，这是排出二氧化碳最关键的决定因素。当振荡频率高于 $3\sim5Hz$，振荡容量对清除 CO_2 的影响呈指数级改变。有效气体交换所需的潮气量取决于频率，频率 5Hz 时潮气量为 3.5ml/kg，频率 15Hz 时潮气量降到 $1.5\sim2ml/kg$。传递给患者的潮气量取决于振幅、频率、吸呼比和患者呼吸系统的顺应性和阻力。因此在给定的振幅下，分泌物的积累，气管插管的变化和肺膨胀都会影响传递给患者的潮气量。呼吸机输送的潮气量要远大于患者实际潮气量。

（2）CO_2 水平主要由潮气量和频率所决定。高频振荡通气中，潮气量通常小于或等于解剖无效腔。通过调整下列参数可改变潮气量大小：①振幅：振幅越高，潮气量越大。②频率：频率增加，则潮气量下降（无容量保证）；频率减少，则潮气量增加（只有在关闭容量保证时），振幅传导增强（降低衰减）。③吸气时间百分比：吸气时间百分比下降（I∶E 比值为 1∶2 或 1∶3），由于将潮气量输送到肺部的时间相应减少，潮气量会相应减少。吸气时间百分比增加（I∶E 比值为 1∶1），潮气量会相应增加。④I∶E 比值：当 I∶E 比值从 1∶2 调整值 1∶1 或从 1∶3 调整至 1∶2 时，潮气量会相应增加。

【专家点评】

本案例为非均匀性肺部疾病，以在肺内不同区域的病理情况截然不同为特征。支气管肺发育不良的病理生理特点主要为肺间质弹性纤维网损害明显、顺应性增加、小气道失去弹性纤维网的牵拉及支持作用，导致呼气时小气道闭塞明显，气体陷闭亦明显增加。而 HFOV 在此类疾病中主要起到开放小气道的作用，从而改善通气功能，保持有效氧合和通气，受损部位得到治疗的同时避免健康的肺区域出现新的损伤，最终实现肺部均匀性改变。

（林海洋 黄 莉）

第五节 高频机械通气撤机

一、撤离指征

1. **一般指征** 原发疾病控制或明显好转,原有的气胸、间质肺气肿已消除,病情稳定。

2. **HFOV 参数** 降至 MAP<10~20cmH$_2$O(婴幼儿),15~25cmH$_2$O(成人)仍能维持较好的持续肺膨胀和氧合,MAP 的下降不能太快,下降太快可能会破坏肺泡稳定性。

3. **振幅** 降至 30cmH$_2$O(婴幼儿)或 50cmH$_2$O(成人)以下。

4. **氧饱和度和 PaO$_2$** FiO$_2$<0.3 仍能维持氧饱和度 90% 以上。血气分析正常,吸痰操作不会造成氧饱和度和 PaO$_2$ 很大变化。

5. **动脉血气** 数值稳定在 pH 7.25~7.45、PaCO$_2$ 35~50mmHg、PaO$_2$ 50~80mmHg。

二、高频通气撤离程序

1. **撤机条件** 在氧饱和度 95% 以上,吸氧浓度 60% 以下,胸片显示肺膨胀合适的情况下,逐步降低高频呼吸机参数,直至符合撤离标准。先降低吸入氧浓度,每次下降 5%,当降至 30% 后降低 MAP;根据血气逐步调低 MAP,约每 2h 下降 2cmH$_2$O。如 MAP 下降太快造成肺不张时需增加 MAP 水平并恢复至略高于撤机前水平;FiO$_2$ 下降至 30%,MAP 下降至 10~20cmH$_2$O(婴幼儿),15~25cmH$_2$O(成人)时可直接撤机,亦可转换至 CMV 过渡或鼻塞 CPAP 过渡。

2. **撤机方式** HFOV-CMV-CPAP- 撤机、HFOV-CPAP- 撤机、HFOV- 撤机。

3. **高频通气参数下调方法** ΔP 每次下调 3~5cmH$_2$O;MAP 每次下调 1~2cmH$_2$O;FiO$_2$ 每次下调 5%,下调速度根据病情决定。

4. **HFOV 撤机方式** 撤机后拔除气管插管,预防喉水肿,监护并吸氧 2~4h 和其他通气模式一样。

三、撤机模式

1. **HFOV-CMV-CPAP- 撤机** 成人和儿童多采取这种模式。当 HFOV 治疗中,FiO$_2$ 低于 0.4 和 MAP<24cmH$_2$O,被认为可能转换回常频通气。通常在达到这些目标后至少 12h 和 24h 内继续使用 HFOV。因为发现一旦达到上述目标,立即转换为 CMV,可能会导致病情再次恶化,气体交换及氧合障碍。

2. **HFOV-CPAP- 撤机或 HFOV- 撤机** 新生儿可以直接从 HFOV 过渡到 CPAP 或直接拔管,但在撤离 HFOV 过程中,首要的是减少毒性水平的 FiO$_2$。虽然 FiO$_2$ 的调整可能是由 SpO$_2$ 而不是 PaO$_2$ 指导的,但所有频率和周期的变化都应该以动脉血气为指导。因此,需要定期进行动脉血气。在氧合作用下,一旦氧饱和度达到 90%,FiO$_2$ 达到 0.4,就可以降低 MAP。以减少 2~3cmH$_2$O 的 MAP 逐渐调整,至无创呼吸支持水平直至换成 CPAP 或直接撤机。

四、撤机失败

1. **氧合指数** 氧合指数(OI)>13。

2. **FiO$_2$** MAP>15~20cmH$_2$O 时,FiO$_2$ 仍需>60%。

3. **动脉血 pH** PIP>30cmH$_2$O 时,动脉血 pH 仍<7.25。

五、高频振荡通气脱机的目标

逐步降低通气支持,鼓励自主呼吸。高频振荡通气脱机是一个直观的过程。脱机时将平均气道压缓慢下降至无创呼吸支持水平,振幅也逐步下调,直至患者主要通过自主呼吸来排出 CO$_2$。虽然有研究认为在脱机过程中随着呼吸力学的正常化和转角频率的下降,应逐步下调通气频率;但是高频振荡通气脱机阶段下调通气频率并不是必要的。

脱机时间长短取决于肺部疾病本身。对于急性病,如新生儿呼吸窘迫综合征和新生儿持续肺动脉高压,脱机可能非常迅速,只需要数个小时。而慢性病,如支气管肺发育不良,儿童 ARDS 可能需要花费数天至数周来脱机,鉴于合并症不同,每个患者的脱机时间也不尽相同。

（黄 莉）

第六节　高频通气肺复张

ARDS病人肺的顺应性下降,其压力-容量(P-V)曲线"S"形更为显著,这时的曲线根据顺应性大小可概括为"三段两点"(图14-6-1)。低位平坦段:此段从基点至下拐点(low inflection point,LIP),呈低肺容量低顺应性,曲线较为平坦,大部分肺泡处于塌陷状态,只有小部分正常或基本正常的肺泡随压力的增大而扩张;中间陡直段:此段从LIP至上拐点(upper inflection point,UIP),为较高肺容量高顺应性段,随着吸气压力增加,塌陷肺泡复张,顺应性增大,已张开的"塌陷"肺泡和正常肺泡在弹性限度内的几呈等比例扩张;高位平坦段:在UIP点以后,若气道压力继续增加,肺泡过度膨胀,顺应性下降,则曲线再度变为平坦。一般认为LIP对应为肺泡复张,UIP为肺泡过度膨胀的标识。常规呼吸机通气时,一般设定LIP以上2cmH$_2$O对应的压力为最佳PEEP值,吸气峰压不应超过UIP对应的压力值。

高频通气时,选择适当的MAP,使之高于LIP以达到肺复张,并保持肺泡开放,避免肺不张;同时,高频通气的潮气量较低,虽然气道开口中测量的气道压较高,但由于压力的衰减,终末肺单位峰值压力在LIP之下,避免肺过度膨胀。因此,理论上高频通气可使患者在UIP与LIP之间"安全"地通气。

而Casserly等则利用P-V曲线呼气段上的最大折点(point of maximum curvature,PMC)作为设定"最佳"MAP的参考值,以免HFOV期间肺泡过度膨胀(图14-6-2)。

但是,无论采用大注射器法还是应用呼吸机的自动检测程序,以慢流速法测定静态P-V曲线,在危重病人如ARDS的抢救过程中进行描记均缺乏可操作性并有风险,而且P-V曲线受胸壁顺应性等多因素的影响,往往难以找出明确的拐点。而重症ARDS患者和儿科病人就是如此。另外,ARDS的肺损伤并不是均一的,不同病变的肺组织需要不同的MAP,而LIP仅能反映整体肺组织的平均开放压,并不能实现区域肺组织的保护作用,并且LIP的确定并没有金标准,容易受到主观因素的影响,可操作性差。

Pellicano等以肺灌注生理盐水的新生儿仔猪肺损伤模型做肺复张实验。实验先采用常规机械通气(CMV)模式,调整吸气峰压使潮气量维持在8~10ml/kg,记录此压力数值(PCMV)。然后改HFOV,此时通气的气道压(P$_{basal}$)按PCMV+8cmH$_2$O给予。肺复张的方法分别如下:

方法1:逐步升高法,每分钟把气道压力增加2cmH$_2$O,6min后气道压力(P$_{peak}$)增至P$_{basal}$+12cmH$_2$O。

方法2:持续动态复张法,以方法1同样的P$_{peak}$持续进行HFO通气20s。

方法3:反复动态复张法,连续6次以方法1同样的P$_{peak}$进行HFO通气1s。

方法4,即标准法:气道压力直接设置在P$_{base}$(基础压力水平)上进行HFO通气。肺复张后HFO通气15min,以CT测定动物的最大肺容量。

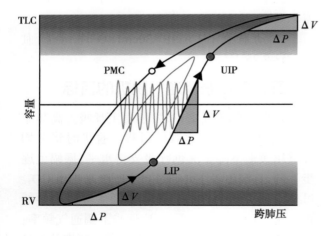

图14-6-1　ARDS患者静态P-V曲线上的各标志点
LIP,下拐点;UIP,上拐点。LIP点以下,大部分肺泡处于塌陷状态;LIP点至UIP点,随着吸气压力增加,塌陷肺泡复张;UIP点以后,肺泡呈过度膨胀状态。高频通气时,气道压力处于LIP点与UIP点之间所谓的"安全区",既避免了萎陷伤,又避免了容量伤。

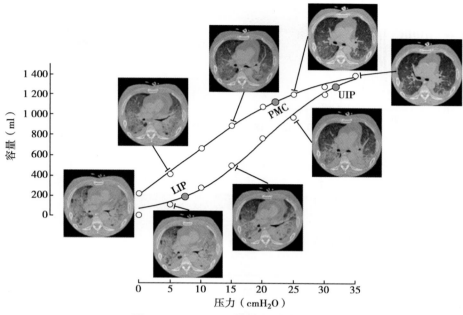

图 14-6-2　PMC：呼气段上的最大折点

所有的方法都可使肺复张，而方法 1 的肺复张效果和氧合最为理想（图 14-6-3）。

Tingay 等提出的肺复张策略，主要就是参考 PV 曲线，根据肺容量优化原则以最终实现肺复张。从临床最初 MAP 开始，每 10min 增加 2cmH_2O，直到连续两次增高 MAP 后 SpO_2 不再提高，其中第二个被指定为最高平均气道压。然后通过每 10min 减少 2cmH_2O 直到初始 MAP+2cmH_2O 水平。接着通过每 10min 下调 1cmH_2O 直到 SpO_2 下降至<85% 超过 5min，或 MAP 达到 5cmH_2O。该数值定义为肺的闭合压。然后将 Paw 增加到 P_{max} 达 10min 以达到肺复张，再返回到原来的 MAP。如果患儿的心率<100 次/min，或血压不稳定>2min，则停止该方案。方案也可以采用呼吸机连接患者而不开启振荡的方法，首先把 MAP 增加到 30~40cmH_2O 维持 20s，然后把 MAP 调回原来的水平再启动呼吸机振荡。

弥漫性肺泡病可按大容量肺开放策略进行肺复张，具体流程见图 14-4-1。虽然研究表明这种策略在成人中是安全和有效的，但还没有得到广泛接受而在 PICU 中常规使用。

现在应用 HFOV 如何肺复张、如何调定 MAP 主要靠操作者的判断。因此，迫切需要一个准确而易用的床边检测手段，以指引临床医生设置通气参数。目前用于动物实验和临床研究的方法包括有：直接测量，包括床边胸部 CT、电阻抗断层成像和呼吸感应体积描记等；间接测量，包括非线性肺力学（nonlinear lung mechanics）、间歇振荡力学（intermittent oscillatory mechanics）和振荡压力比（measurement of the oscillatory pressure ratio，OPR）等。其中振荡压力比（气管内压力振幅与气道开口处压力振幅之比，即 ΔPtr/ΔPao）可能在床边最容易开展。最近，Klapsing 等的动物实验结果表明，在应用 HFOV 治疗 ARDS 时，以跨肺压引导设置通气的参数，复张萎陷的肺组织并保持其开放，动物模型的血流动力学、氧合和肺膨胀等方面，等于或优于传统的 HFOV。作者认为这可能是一种有用方法，今后有希望应用于临床试验。

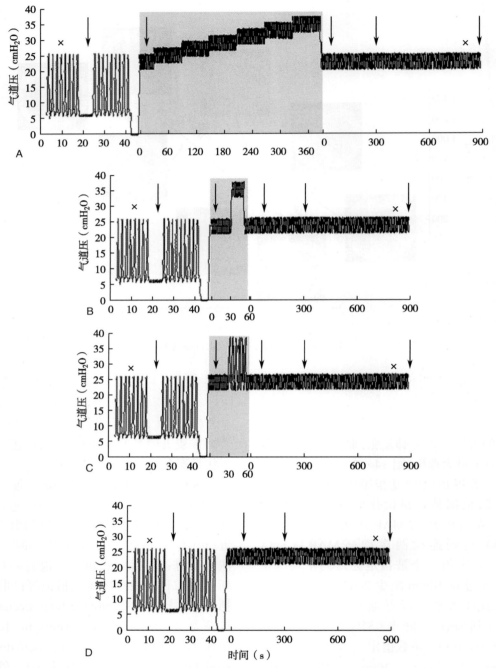

图 14-6-3　不同肺复张效果比较

A. 为逐步升高法;B. 为持续动态复张法;C. 为反复动态复张法;D. 为标准法。图 A、B、C 和 D 分别代表一种肺复张方案。肺复张后以 CT 成像和测定血气分析来评估其效果。每图时间坐标的左侧部分为 10min 常规通气的最后 40s,每图中的 CMV 平均压力为 15cmH_2O。时间坐标的中间(灰色阴影)部分为以 HFOV 肺复张。时间坐标右侧为以 HFOV 15min 的巩固期,HFOV 的平均压 =15+8=23cmH_2O。为了便于说明,各图 HFOV 的振幅有所压缩。黑色箭头为 CT 检查。"×"为抽取血气样本。

（陶建平）

第七节 高频通气波形

一、高频振荡呼吸机输出的压力和流速波形

早期的高频振荡呼吸机,如3100A,由于没有流量传感器,缺乏对振荡流速、潮气量的监测。新近市售的高频振荡呼吸机,大多配置了流量传感器,对近气道端的流速、潮气量进行监测,并可以进行常规通气和高频通气。近年的几个对市售高频振荡呼吸机的波形特性进行的研究,发现它们所产生的压力和流速波形是复杂和有差异的。临床医生了解这些情况,对使用不同型号高频振荡呼吸机是非常重要的,即使是设置相同或相近的参数,不同机器之间的通气效果可能是有差别的。

Harcourt 等采用如图 14-7-1 所示的实验设备,检测了目前市场在售高频振荡呼吸机,包括3100A、3100B、Babylog 8000+、SLE5000、Fabian、Leonie+、Sophie 和 VN500 8 个型号,发现它们的气道压力和流速波形与我们的认知有一定差异,基本可分为方波或正弦波两大类型,而且各款呼吸机之间还有所差别。

Fabian、Leonie+ 和 Babylog 8000+ 等呼吸机气道开口的压力(P_{AO})和气道开口的流速波形(V'_{AO})近似于正弦波,而 VN500 压力波形则是纯正弦波,呈现有一个平顺的曲线(图 14-7-2)。当 3100A 呼吸机的 I:E 设置在 1:1 或 1:2 时,以及 3100B 的 I:E 为 1:1 时,无论 P_{AO} 或 V'_{AO},波形均为近似于方波的复合波;而当设置 I:E 在 1:2 值时,3100B 的 P_{AO} 或 V'_{AO} 波形均吸气初始呈一脉冲波,然后有一切迹,接着压力和流速从峰值渐降至基线。SLE5000 的 P_{AO} 则与 3100A、B 当 I:E 设置 1:1 时的相类似,为一方波。Sophie 的压力波和流速波为正弦波,但与其他高频振荡呼吸机输出的正弦波又有所不同,压力波形表现为类似于方波,在正弦波的上升段有一切迹。Babylog8000 的 P_{AO} 波在上升段有一个小切口而没有明显的切迹。在所有高频振荡呼吸机中,通气波形的形态都不会因振荡频率的变化而明显改变,尤其是所有切迹的位置都不会没有改变。

复合的振荡压力波形(例如方波)比正弦波有更为强劲的气流加速和减速过程。由于气流流速变化更为剧烈,虽然可以增强气体混合的效率,但剧烈变化的流速也会对气道壁造成更为严重的剪切伤。当气流通过气道时,复合波形会逐渐变为接近正弦波形。因此,不同的波形可能更多影响的是大气道,而对远端肺单位的影响可能只有细微的差异。

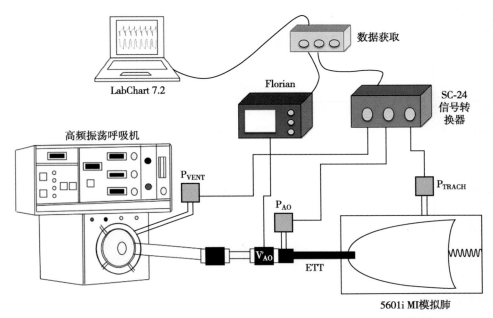

图 14-7-1 测定高频振荡呼吸机气道压力、气流波形和潮气量的实验设备

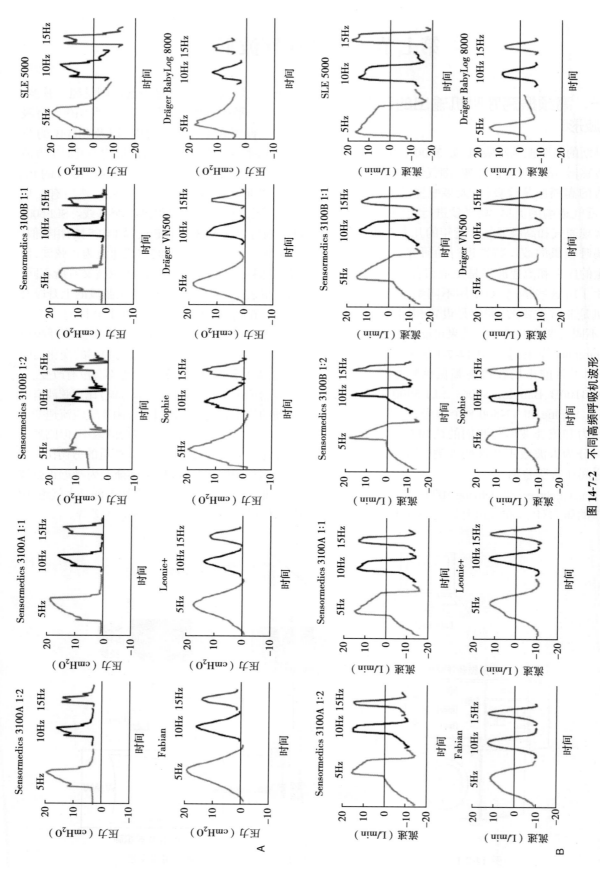

图 14-7-2　不同高频呼吸机波形

8 个型号高频振荡呼吸机分别在 5Hz（浅灰色）、10Hz（黑色）和 15Hz（深灰色）的单一个振荡周期内，在气道开口处检测得的压力（A）和流量（B）波形。压力波呈方波的排列第一行，呈正弦曲线时呼吸机的排列第二行。描记曲线时呼吸机的 I∶E 如下：SLE 5000 为 1∶1，3100B 为 1∶2 和 1∶1，其余的为 1∶2。

二、高频振荡通气时终末气道内的压力波形

高频振荡通气时,吸气时间非常短,输出的压力不足以充分传递。因此,从气道开口端至肺泡端的过程中,压力波形逐渐衰减。

Harcourt 等的实验也对各型高频振荡呼吸机输出的气体到"气管"内的压力和流速波的衰减程度做了研究。与 P_{AO} 波形相比,所有高频振荡呼吸机在模拟肺内的压力和流速波形均呈正弦波(图 14-7-3)。3100A、B 和 SLE5000 呼吸机所输出的方波衰减变得接近正弦波,所有切迹衰减至基本消失。

三、气管内振幅的衰减

高频振荡通气的过程中,从气道开口端传

递至肺泡端的压力振幅逐渐衰减,而振幅的衰减程度取决于插管后呼吸系统的阻抗(包括阻力和顺应性)。由于难以从人体获得数据,因此目前的资料大多来自动物实验或模拟肺测试所得。

3100A 是一款经典的高频振荡呼吸机,厂家提供的呼吸系统在不同阻抗条件下、采用不同直径的气管导管时从气道开口端至肺泡端振幅的衰减程度见图 14-7-4。

Tingay 等同样以图 14-7-1 所示的实验设备,测试市售 8 型高频振荡呼吸机从气道开口端至肺泡端振幅衰减的程度,发现各型呼吸机振幅均显著衰减(图 14-7-5A)。且气管导管直径越小、振荡频率越高,衰减就越显著。

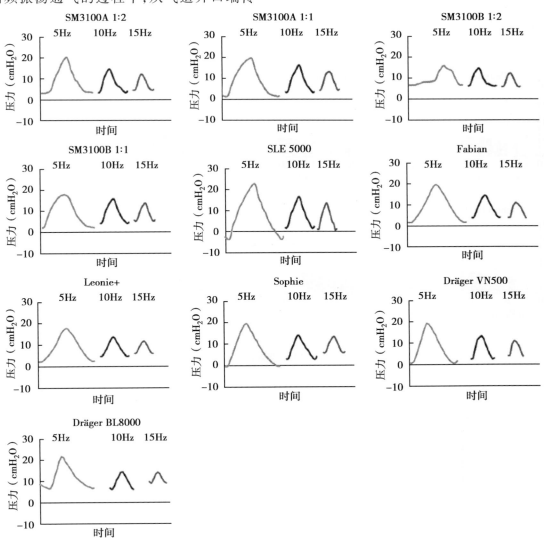

图 14-7-3　8 个型号高频振荡呼吸机

分别在 5Hz(浅灰色)、10Hz(黑色)和 15Hz(深灰色)的单一个振荡周期内,模拟肺内的压力波形(模拟气管内的压力)。

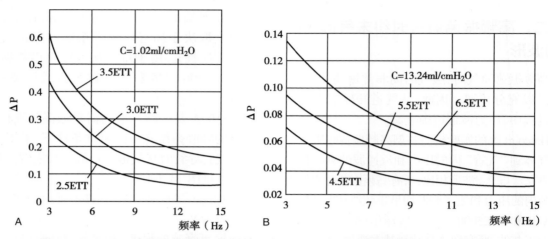

图 14-7-4 3100A 高频振荡呼吸机在呼吸系统不同阻抗条件下、采用不同直径的气管导管时从气道开口端至肺泡端振幅的衰减程度

通气参数为最大功率时的振幅、最大振荡频率、吸气占呼吸周期的比例 33%。A. 顺应性（C）为 1.02ml/cmH$_2$O；气管导管直径分别为 2.5mm、3.0mm 和 3.5mm；B. 顺应性（C）为 13.24ml/cmH$_2$O；气管导管直径分别为 4.5mm、5.5mm 和 6.5mm。Distal ΔP 气道末端振幅，Proximal ΔP 气道近端振幅。

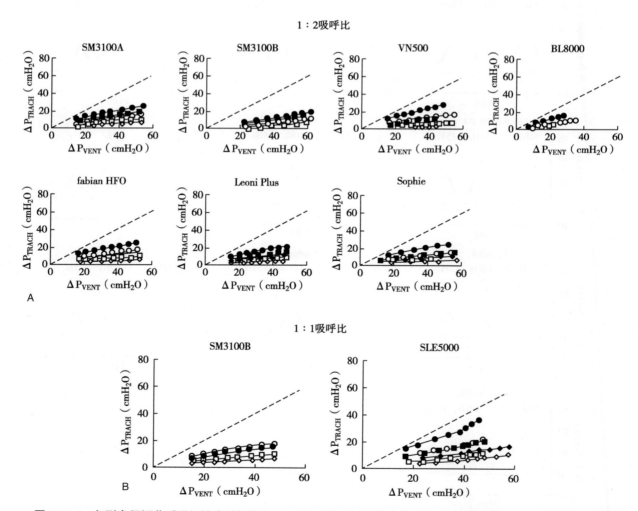

图 14-7-5 各型高频振荡呼吸机输出的振幅（ΔP_{VENT}）与模拟肺内（代表末端肺单位）的振幅（ΔP_{TRACH}）的关系图

从图中可见两者均呈线性关系。虚线代表设置的振幅与末端肺单位的振幅相等（没有衰减）；圆形代表振荡频率为 5Hz；方形代表振荡频率为 10Hz；钻石形代表振荡频率为 15Hz；空心的代表气管导管直径为 2.5mm；实心的代表气管导管直径为 3.5mm。

四、潮气量

高频振荡通气时,潮气量(Vt)的大小受多个因素影响。当肺顺应性不变,增加振幅则 Vt 相应增加(图 14-7-6)。如果吸呼比不变,增加频率,则吸气时间相应减少。因此,当肺呼吸力学及其他呼吸机设置保持不变时,增加振荡频率,Vt 也会减少(图 14-7-7)。当 I:E 比从 1:2 增加到 1:1 时,吸气时间可相应增加,这使得气体进入肺部时间相应延长。I:E 比对 Vt 的影响,也受到振荡频率和肺呼吸力学的影响。在吸气早期阶段,即 Vt 增加最快部分,当 I:E 比从 1:2 调整至 1:1 时,相对于较低的振荡频率,高振荡频率时的 Vt 增加更明显(图 14-7-8)。

Tingay 等的实验也比较了各型高频振荡呼吸机各因素对 Vt 的影响(图 14-7-9)。当采用较低的通气频率、内径 3.5mm 的气管导管时可提供较大的 Vt,振荡频率对 Vt 有很大的影响。在 15Hz 时,

Leoni Plus、VN500 和 BL8000 等呼吸机产生的 Vt<3ml。相反,在通气频率 5Hz、I:E 为 1:1、内径 3.5mm 的气管导管时,SLE5000 和 3100B 产生的 Vt>20ml。

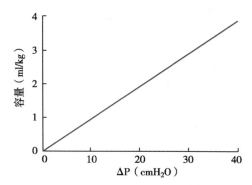

图 14-7-6　振幅对于潮气量的影响

当肺顺应性不变,振幅增加,潮气量也相应增加;图示的是一个体重 1kg 的患儿,当肺顺应性为 0.1ml/cmH$_2$O、阻力为 100cmH$_2$O/(L·s),当吸气时间为 33ms(f=10Hz,I:E 比为 1:2)时 Vt(ml/kg)的变化。

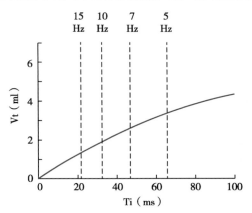

图 14-7-7　振荡频率增加,吸气时间相应减少,Vt 也相应减少

图中 I:E 比为 1:2。

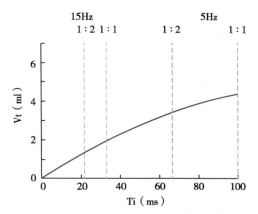

图 14-7-8　当 I:E 比改变时,吸气时间和潮气量均发生变化

图中振荡频率为 5Hz 和 15Hz 时的 Vt 变化情况。

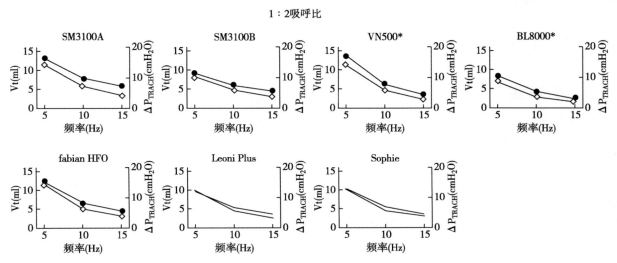

1:2 吸呼比

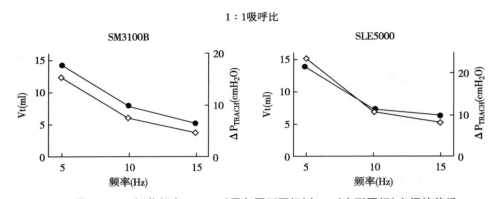

1∶1吸呼比

图 14-7-9　振荡频率、ΔP_{TRAH}（黑色圆形图标）与 Vt（方形图标）之间的关系
实验参数为 ΔP_{VENT} 设为最大值，或接近 50cmH₂O（Sophie 和 BL8 000 呼吸机），气道平均压（Paw）10cmH₂O，
肺顺应性（C_L）1ml/cmH₂O，气管导管直径 2.5mm。

（陶建平）

第八节　高频通气并发症

一、概述

HFOV 和常规通气（CMV）均存在着一些潜在危险性，包括通气过度和不足、温湿化不足和过度、脑室内出血（IVH）、支气管肺发育不良（BPD）、坏死性气管支气管炎（NTB）、肺膨胀不全、低血压、气胸、心包积气、纵隔气肿、气腹及间质肺气肿（PIE）等。在儿科的随机临床研究中，HFOV 的并发症是指肺泡过度膨胀、气漏、气管内痰栓和低血压，除了低血压，上述并发症的发生率与 CMV 无统计学差异。HFOV 的低血压发生率较高，但没有心血管功能不全的证据。在新生儿临床研究中发现的并发症有肺膨胀过度、气漏、颅内出血、心动过缓、气管内痰栓和低血压，上述并发症的发生率与 CMV 时无统计学差异。

二、并发症

（一）低血压

与 CMV 相比，HFOV 对心输出量、器官血流和中心静脉压力的影响是相同的。HFOV 与心血管功能的相互作用很大程度上是由平均气道压（MAP）和呼吸顺应性决定的，与频率无关。如果使用高 MAP，可能发生肺膨胀，导致静脉回流障碍，心功能减退，脑灌注减少。当动脉氧合改善，MAP 降低时，更利于在不影响血流动力学的情况下继续实施 HFOV。

（二）激惹

开始使用高频通气时，患者往往变得不安。肺被动过度膨胀和过度的振幅使患者更为激惹。在高频振荡通气下保持平静的自主呼吸可以增进氧合。通过调节振幅达到允许性的高碳酸血症可以促进患者的自主呼吸。

（三）分泌物阻塞或痰栓形成

分泌物聚积、痰栓形成并阻塞气道，应引起足够重视。即便是少量分泌物或肺表面活性物质治疗后气道残余少量的泡沫也会使高频振荡通气的效果大大降低：气道阻抗的增加（特别是气道阻力）将显著地减少振荡潮气量和气体运输 / 弥散系数（DCO₂）。另外，分泌物的聚积使得近端振荡压力上升，引起局部组织的损伤。

（四）坏死性气管支气管炎

气管支气管长期刺激导致坏死性管支气管炎，表现为气道分泌物增加，气道阻塞及急性呼吸性酸中毒。这样使得高频振荡通气更为复杂，通常是由于湿化不充分、感染、气道黏膜缺血及平均气道压过高造成的。但尚无证据显示坏死性气管支气管炎发生率在常频或高频通气下有什么不同。

（五）血流动力学

HFOV 可以通过降低前负荷和加重右心功能障碍来影响血流动力学。在高频振荡通气时迷走神经兴奋可能导致心率轻微下降,但是高的平均气道压可能会减少回心血量和心输出量从而导致肺血管阻力增加;临床上,患者会通过增加心率代偿减少的回心血量。同时胸腔内压增加可能会引起周围组织水肿。

（六）颅内出血

早期研究发现使用高频振荡通气常伴神经系统的副作用,由此引发高频振荡通气可能增加颅内出血的担忧。然而近期的系统性回顾研究却表明高频振荡通气与常频通气在颅内出血发生率方面没有明显的差异。与所有机械通气一样,HFOV 期间,肺部顺应性改善,肺容量的过度增加,胸腔压的增加和静脉回流减少应该引起注意,因为这可能引起新生儿颅内出血危险性的增加。

（七）肺膨胀（过度通气）

肺膨胀(过度通气)是最常见的并发症。常见于阻塞性肺部疾病,如胎粪吸入综合征和肺间质气肿。

（八）肺不张

当对肺萎陷区域进行通气时,会造成萎陷伤。高频振荡通气中肺不张可能继发于:吸痰、过早降低平均气道压或当患者无自主呼吸时给予长期小潮气量高频振荡通气。

（九）气漏（气胸、纵隔气肿、皮下气肿及气腹）

系统性的荟萃分析表明高频振荡通气轻度增加了气漏发生,其中主要是肺间质气肿。

三、并发症预防及处理

（一）低血压

应注意检查有无气胸和确定足够的血容量。为了预防或改善高的平均气道压的血流动力学效应,患者从 CMV 过渡到 HFOV 应该有充分的容量保证,但是这种额外液体的危害程度是不确定的。鉴于最近的数据表明,在 ICU 停留时间和呼吸机时间较长的患者里,往往实施了更积极的液体治疗策略,这就需要我们谨慎的评估,严格液体管理。

（二）激惹

当患者出现不安或烦躁时,可以考虑加深镇静。一旦高碳酸血症缓解,肺复张完成,或患者情况好转就应该减少镇静程度。因为持续使用静脉镇静与延长机械通气时间、ICU 和住院时间有关。

（三）分泌物阻塞或痰栓形成

注意提供适当的湿化避免分泌物聚积、痰栓形成并阻塞气道,加强气道的管理显得尤为重要。

（四）坏死性气管支气管炎

缩短高频通气时间,避免坏死性气管支气管炎的发生。

（五）血流动力学不稳定

注意优化血容量和心肌功能,调整 MAP 可以避免肺过度膨胀和肺动脉高压的进展,从而降低前负荷和降低心输出量减少的发生。在高频振荡通气持续使用高的 MAP 会给循环和呼吸系统带来额外的压力,所以对特别危重的高频振荡通气患者,其他监护还包括定期或持续性的中心静脉压和体循环血压的监测。中心静脉压持续升高提示在非常高的平均气道压下,心肺功能的失代偿。毛细血管充盈时间的延长和尿量减少则提示心功能不全。定期心脏超声检查也能提供心肌收缩力、心输出量和右心室压力的信息。这些功能性的信息可以帮助临床医生早期识别平均气道压改变带来的循环系统的副作用。

（六）颅内出血

避免颅内出血与使用适当的肺复张方法、监护参数的解读和呼吸机参数的调节密切相关。例如,高频振荡通气下肺已经复张,则需要在容量保证下及时调节呼吸机的设置,如 ΔP 或潮气量(在容量保证下),从而避免过度通气。

（七）肺不张

机械通气时,应给予充分的湿化,避免气道分泌物过于黏稠,阻塞小气道,造成肺不张的发生。吸痰后,应鼓励进行肺复张,以避免肺萎陷。当进行长期小潮气量高频振荡通气时,给予叹息样呼吸有助于维持肺开放。

（八）肺过度膨胀

根据疾病的病因和病情衍变情况选择合适的频率可有效避免这一并发症。高频振荡通气中的容积伤既可能是由于肺部静态过度膨胀,也可能由于呼吸循环中动态过度膨胀所造成。肺泡膨胀峰值是指吸气可达到的容量峰值,不应超过肺总量的 90%。若使用较高水平平均气道压,肺泡可保持开放,且肺容量大于功能残气量水平;当肺部疾病好转时(肺顺应性有所改善),应下调 MAP 水平,以避免肺过度膨胀的发生。

(九) 气漏(气胸、纵隔气肿、皮下气肿及气腹)

避免过度通气(被动或周期性的)以及控制治疗频率,避免无意中传递过高的振荡压力应该能减少气漏的发生。如果出现了大量的气漏(如气胸),应当以小潮气量通气为主要策略。同时应当使用较高的频率,避免叠加任何常频通气。如果出现明显的肺间质气肿(PIE),则应使用较低的频率,短吸呼比(如 I:E=1:2)。在气漏患者中管理平均气道压非常关键,激进的肺复张应该避免。平均气道压应该减小到维持小气道开放的水平从而避免气漏恶化,特别在 PIE,存在肺泡和气道的支撑结构丧失或破坏的情况。一旦患者气漏好转,持续使用高频振荡通气 24~48h 以避免复发。

四、临床应用

气漏是高频振荡通气的并发症之一。如何发现气漏、如何处理我们举例说明:

病例:患儿男,9 岁,地中海贫血干细胞移植术后因肺部感染入院,入院后因呼吸衰竭予以常频通气治疗,1 天后因低氧血症予以高频振荡通气,呼吸机参数:FiO_2 100%,Paw 28cmH$_2$O,ΔP 72cmH$_2$O,%IT 33%,f 6Hz,偏流 20L/min。治疗第 5 天,出现氧饱和度下降至 90%,自主呼吸增加,呼吸急促,烦躁不安。血气分析:pH 7.53,PaO_2 63mmHg,$PaCO_2$ 63mmHg,BE −30mmol/L。胸片见图 14-8-1,血气分析见图 14-8-2。

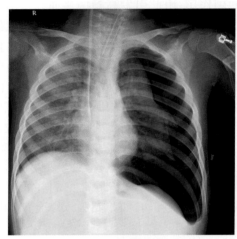

图 14-8-1　左侧大量气胸

NO	项目	结果	单位	参考值	NO	项目	结果	单位	参考值
1	pH温度校正(pH校正)	7.53	↑	7.35-7.45	21	标准离子钙(nCa++)	1.11	↓ mmol/L	1.12-1.32
2	PO₂温度校正(PO₂)	8.30	↓ kPa	>10.64	22	体温	36.2	℃	
3	PCO₂温度校正(PCO₂)	9.30	* kPa	4.66-5.99					
4	酸碱度(pH)	7.520	↑	7.35-7.45					
5	二氧化碳分压(PCO₂)	9.70	* kPa	4.66-5.99					
6	氧分压(PO₂)	8.70	↓ kPa	>10.64					
7	红细胞压积(HCT)	29.00	↓ %	34-48					
8	钾(K)	3.00	↓ mmol/L	3.4-5.7					
9	钠(Na)	135.0	↓ mmol/L	138-144					
10	离子钙(CA++)	1.06	↓ mmol/L	1.1-1.5					
11	乳酸(LAC)	1.60	mmol/L	0.9-1.7					
12	葡萄糖(GLU)	13.80	↑ mmol/L	4.1-5.9					
13	细胞外液剩余碱(BE-ECF)	30.00	mmol/L	-2~+3					
14	全血剩余碱(BE-B)	30.00	mmol/L	-3~+3					
15	碳酸氢根(HCO₃)	59.6	↑ mmol/L	18.5-24.5					
16	二氧化碳总量(TCO₂)	60.0	↑ mmol/L	23-28					
17	肺泡气(A)	83.5	↑ kPa	9.3-14.6					
18	肺泡-动脉氧分压差(AaDO₂)	75.2	↑ kPa	5-20					
19	动脉/肺泡氧分压比值(a/A)	0.10L		0.75-1					
20	血红蛋白(Hb)	99.0	↓ g/L	117-161					

图 14-8-2　血气分析

问题 1：患儿高频振荡通气治疗中出现氧饱和度下降，呼吸急促，烦躁不安，应该如何判断病情变化原因？给予什么处理？

按照儿科高级生命支持（PALS）D（气管插管移位）、O（堵塞）、P（气胸）、E（机器故障）进行判断：①是否存在分泌物阻塞或痰栓形成，予吸痰护理。②气管插管有无移位，是否脱管。③患儿是否烦躁，存在喘憋，氧饱和度下降，予镇静处理。④如上述处理无好转，断开高频呼吸机，观察一侧胸廓有无隆起，听诊有无呼吸音，是否对称。⑤如听诊两侧呼吸音不对称，左侧呼吸音减低，完善胸部 X 线检查。胸部 X 线检查示左侧气胸，予左侧胸腔闭式引流。

问题 2：气胸后呼吸机参数如何调整？

平均气道压应该减小到维持小气道开放的水平从而避免气漏恶化，使用较高的频率，短吸呼比（如 I：E=1：2）。在气漏患者中管理平均气道压非常关键，激进的肺复张应该避免。将呼吸机参数调整：FiO_2 100%，Paw 24cmH_2O，ΔP 65cmH_2O，%IT 33%，f 7Hz，偏流 20L/min。6h 后患儿左肺复张。

问题 3：发生气胸可能的原因？

可能原因为：

（1）高频振荡通气中的容积伤既可能是由于肺部静态过度膨胀所造成的，也可能是由于呼吸循环中动态过度膨胀所造成的。当肺部情况好转时参数未及时调整，可能发生气漏。因此及时调整 MAP 及 ΔP 是关键。

（2）分泌物聚积、痰栓形成并阻塞气道，气道阻抗的增加（特别是气道阻力），分泌物的聚积使得近端振荡压力上升，引起局部组织的损伤。

专家点评：

HFOV 并发症包括：通气过度和不足、温湿化不足和过度、坏死性气管支气管炎、肺膨胀不全、低血压、气胸、心包积气、纵隔气肿、气腹及间质肺气肿等。当肺部疾病好转时（肺顺应性有所改善），应下调 MAP 水平，以避免肺过度膨胀的发生。也要避免过度通气（被动或周期性的）以及控制治疗频率，避免无意中传递过高的振荡压力应该能减少气漏的发生。

（黄　莉）

第九节　高频通气治疗争议与进展

高频振荡呼吸机首先应用于新生儿机械通气，早已有资料证明早产儿应用 3100A 等高频振荡呼吸机通气有更好的肺保护能力。荟萃分析表明 HFOV 使用显著降低了慢性肺疾病的发病率；但是，也有荟萃分析显示高频振荡呼吸机在降低肺损伤的发生方面并没有优势。HFOV 作为儿童急性呼吸衰竭的重要治疗手段也超过 20 年，当常规通气失败时，HFOV 经常作为挽救性手段用于危重患儿的通气治疗，但是有关疗效的大型数据相对有限。

Gupta 等 2014 年发表的文章比较了 HFOV 与常规机械通气（CMV）治疗小儿急性呼吸衰竭的疗效。该研究回顾了 2 年时间 98 所医院 9177 个年龄从 1 个月至 18 岁接受机械通气的儿科病例：902 人（9.8%）接受 HFOV 治疗，8 275 人（90.2%）接受 CMV。其中共 1 764 例患儿按倾向评分分析的方法，根据人口学特征和临床特征（包括 PIM-2、PRISM 3 等疾病评分系统）进行

1-1 匹配，分为接受 HFOV 和 CMV 治疗的两组。HFOV 组为接受 HFOV 治疗 ≥24h 的患儿，CMV 组为接受 CMV 治疗 ≥96h 的患儿。HFOV 组再分为早期和晚期 HFOV 两组，早期组为气管插管后 24h 内接受 HFOV 治疗，而晚期组为插管 24h 后接受 HFOV 治疗。共 942 例患儿分为早期接受 HFOV 组和接受 CMV 组进行分析。

分析的数据包括比较需要机械通气的时间，需要入住 PICU 的住院时间，在 PICU 的死亡率和标准化死亡率（SMR）等项目。结果是机械通气时间 CMV vs. HFOV 为 14.6 天 vs. 20.3 天，$P<0.001$；CMV 与早期 HFOV 为 14.6 天 vs. 15.9 天，$P<0.001$。PICU 住院时间为 19.1 天 vs. 24.9 天，$P<0.001$，19.3 天 vs. 19.5 天，$P=0.03$。死亡率为 8.4% vs. 17.3%，$P<0.001$；8.3% vs. 18.1%，$P<0.001$。HFOV 组的 SMR 为 2（95% 置信区间为 1.71~2.35），与之相比，CMV 组的 SMR 为 0.85（95% 置信区间为 0.68~1.07）。早期 HFOV 组的 SMR 为 1.62（95%

置信区间为 1.31~2.01），与 CMV 组的 SMR 为 0.76（95% 置信区间为 0.62~1.16）。

该研究表明，与接受 CMV 治疗组相比，HFOV 组和早期 HFOV 组需要机械通气的时间更长，需要入住 PICU 的时间也更长，而且死亡率更高。与应用 CMV 相比，应用 HFOV 和早期应用 HFOV 治疗急性呼吸衰竭的预后更差。

然而，多位学者质疑 Gupta 等研究的合理性。指出 Gupta 等的研究是回顾性的，而不是随机临床试验，后者与多种类型的偏倚相关，这些偏倚可能影响研究的结果；另外采用倾向评分分析时，没有选取对评估 HFOV 的疗效更为重要的因素进行比较，包括呼吸机的参数（例如 PIP、PEEP 和 FiO_2）和气体交换参数（包括 PaO_2 与 P/F）等数据。

Bateman 等则利用 RESTORE（Randomized Evaluation of Sedation Titration for Respiratory Failure）研究的数据进行二次分析。该研究对 2009 年和 2013 年间前瞻性随机收集的 31 个美国 PICU 资料，包括缺氧的程度进行倾向评分分析，比较机械通气的持续时间和早期 HFOV 治疗与 CMV/ 晚期 HFOV 治疗的患儿的死亡率。

研究结果是在 2 449 名受试者中，353 例（14%）接受了 HFOV 的支持，其中 210（59%）HFOV 在气管插管 24~48h 内开始实施。倾向评分分析了包括 1 064 例患者（181 早期 HFOV、883 CMV/ 晚期 HFOV。所有晚期应用 HFOV 的患儿归在 CMV 组），两组均明显低氧（OI ≥ 8）。结果是：早期应用 HFOV 支持组与 CMV/ 晚期应用 HFOV 支持组相比，需要机械通气的时间更长（危险比 =0.75,95% 置信区间为 0.64~0.89；P=0.001），使用更多的镇静剂和肌松剂，但死亡率没有显著差异。

以上的结果与动物实验明显不相符。主要原因可能有几个方面：①最近 10 多年 CMV 的理念发生变化，在 ARDS 通气时更强调了肺保护策略，采用了低潮气量，减少了与 CMV 相关的并发症，从而削弱了早期研究中 HFOV 所表现出来的优势。②与 CMV 相比，HFOV 的通气管理策略有所不同。例如，临床上由于害怕肺损伤而选择较低的 MAP，改变振荡频率可导致潮气量的变化；HFOV 期间可能较少气管导管内吸引等。③呼吸监测在 HFOV 与 CMV 之间差异很大，应用 HFOV 时无法以呼气末二氧化碳监测来指导

呼吸机调节，而在儿童患者很少使用经皮监测二氧化碳；部分 HFOV 呼吸机无法监测输出的潮气量等。

呼吸机诱导肺损伤（VILI）目前认为主要两个机制导致的：过度的机械应力和应变作用于通气的肺单位，引起容量伤和气压伤；不张的与膨胀的肺单位之间的周期性牵拉系引起萎陷伤。机械的损伤作用于远端气道和肺泡的肺上皮，引发肺内的炎症反应，炎症因子通过循环传播到远端器官而引起多器官衰竭——生物创伤。因此，ARDS 的通气支持采用的是保护性通气策略，实现"肺开放并保持开放（open the lung and keep it open）"。HFOV 理论上很符合这一策略。因为应用 HFOV 时给予一个恒定且相对较高的 Paw，而给予的 Vt 非常小。HFOV 可以在保持肺泡不萎陷的同时，大大减少每次呼吸时所产生的机械应力和应变，减少了肺损伤的发生。

基于上述原因，20 世纪 90 年代开展 HFOV 应用于成人 ARDS 的呼吸支持治疗。1997 年以来，许多成人病例研究表明，作为一种挽救治疗手段，HFOV 疗效良好，可改善氧合；机械通气早期使用 HFOV，肺复张的效果更高，VILI 的风险更低，相对于常规通气更加安全。但是以上的研究的样本数均较小，只有数十至 100 多个病例。

2013 年 2 月，*NEJM* 报道了两项目的旨在比较早期 HFOV 与传统的肺保护性通气策略应用于成人中重度 ARDS 的大型多中心研究：OSCILLATE（the oscillation for acute respiratory distress syndrome treated early）和 OSCAR（oscillation in ARDS）。

OSCILLATE 收集几个国家 39 个 ICU 成人中重度 ARDS 的病例，HFOV 组采取肺复张策略，并根据低氧血症的严重程度调定 mPaw（第一天平均为 $31cmH_2O$）；CMV 组根据肺开放通气研究协议（lung open ventilation study，LOVS），采用低 Vt 和高 PEEP 策略。原计划收集 1 200 名病例，但当收集到 548 名病例时，由于 HFOV 组的死亡率明显高于 CMV 组（47% *vs.* 35%，*RR* 1.33，95% 置信区间为 1.09~1.64），因此提前终止了该研究。另外，发现 HFOV 组使用的血管收缩药物和液体正平衡更高，表示 HFOV 的通气策略可能严重损害血流动力学，从而导致病情恶化。

OSCAR 临床研究则收集英国的 29 个 ICU、795 名中重度 ARDS 病例，但是其中许多 ICU

的工作人员在此研究之前从没接触过 HFOV。HFOV 组根据复杂的算法来调定通气参数，总体目标与 OSCILLATE 研究的目标相似：肺复张改善氧供；降低振荡频率以提高 CO_2 清除能力。在研究的第 1 天，对比 OSCILLATE 研究，其 mPaw 更低（平均值为 26.9cmH$_2$O）。与 OSCILLATE 研究不同，OSCAR 研究的 CMV 组采用较低 PEEP 的策略。HFOV 组与 CMV 组死亡率无显著差异（41.7% *vs.* 41.1%，*RR* 1.02，95% 置信区间为 0.86~1.20），血管收缩药物的使用无显著差异。

许多学者对与 OSCILLATE 和 OSCAR 的研究结果进行了分析，认为主要存在以下几方面问题：① HFOV 参数设置与常规呼吸机的调节有所不同，CO_2 的清除主要是由振荡幅度（活塞的驱动功率）的设置所确定，与振荡频率呈反比，与 Vt 的平方呈正比（较低的频率可产生更大的 Vt）。氧合依赖于较高的恒定的气道平均压力，而这可增加右心室后负荷，严重影响心脏的功能。因此，这些特征要求 HFOV 的操作人员需要对呼吸生理学、心肺交互和 HFOV 的操作特点要有很好的了解。然而，在上述 OSCILLATE 和 OSCAR 的研究中，许多参与单位 HFOV 的使用经验有限。OSCAR 更是采用了 Novalung R100（Metran）呼吸机，而这种新的 HFOV 很多人毫无操作经验。这种缺乏经验的问题可能对 OSCILLATE 的研究产生更大的影响，研究开始时 >70% 的病例处于休克状态，部分病例存在的血流动力学问题可能比呼吸衰竭更明显，应用 HFOV 后平均气道压力突然从 20cmH$_2$O 增加到 >30cmH$_2$O，加剧了循环功能障碍。因此，高平均气道压力、心功能差和临床医生经验不足可能会造成严重后果。② OSCILLATE 和 OSCAR 研究 HFOV 组的患者可能并不需要 HFOV，HFOV 主要用于常规通气失败的患者。而在 OSCILLATE 和 OSCAR 的研究中，入组患者的 PaO$_2$/FiO$_2$ 平均都大于 100，这意味着 PaO$_2$>60mmHg，和 / 或 FiO$_2$<0.6，平台压力都小于 30cmH$_2$O，显然这可应用常规的肺保护通气策略，而 HFOV 可能并没有多大优势。另外，在 OSCILLATE 的研究中，病例的选择也存在问题，其中 72 名受试者被排除在外，因为他们的医生认为需要 HFOV，而随机化是不道德的；31 名受试者则从常规通气转为 HFOV，估计是因为常规通气失败。以上两点都影响了研究的准确

性。综上所述，OSCILLATE 和 OSCAR 两大研究均存在着自身的缺乏，仅仅基于这些研究这些结果就否定 HFOV 在成人 ARDS 的使用似乎还为时尚早。③ HFOV 的优势是通气过程输出非常小的 Vt 来减少肺的应力和应变。但实际应用中的 HFOV 输出 Vt 由于高碳酸血症和酸中毒而要降低振荡频率，此时的 Vt 可能增高到接近 CMV 的水平。OSCILLATE 研究中的平均振荡频率仅为 5.5Hz，有时更低。在非常高的频率范围内施加 1~3ml/kg PBW 的 Vt 实际上可能增加输送到肺的总能量并增加肺损伤的发生。新近研究表明，基于机械能理论的 VILI，呼吸频率可能是一个通常被低估的因素。因此，尽管 Vt 非常低，但由于 HFOV 的高呼吸频率而产生高能量，反复牵张肺上皮细胞导致局部应力增加、损伤、水肿和液气界面破坏。④在 HFOV 期间高的 mPaw 来肺复张并改善氧合，同时减少肺的应力。尽管实验模型显示出肺的复张显著、均匀的恢复能力，但在临床环境中，肺的复张在患者中存在较大差异。如果使用 HFOV 的高 mPaw 不能复张萎陷的肺，施加到已经参与通气的肺区域的应力大大增加。因此，基于开放肺概念的 HFOV 调定可能会使肺复张受限患者的 VILI 恶化。HFOV 对预后的影响可能取决于选择 mPaw 的策略。⑤迄今为止，HFOV 的共识方法旨在最大限度地提高频率，以最小的潮气量通气，从而最小化机械应力和应变。近年的研究表明，高频通气对肺泡通气和气体输送的影响可能比以前所认为的要复杂得多。肺处在共振频率时，气体的传输依赖于局部组织的惯性而非组织弹性。高于这种共振频率时，通气的不均匀性增加，通气血流比失调增加，低氧血症加剧，这反过来又导致需要增加气道压力和 FiO$_2$，从而加剧 VILI。此外，肺共振频率可能随患者和肺损伤的严重程度而有所不同，为了提高 HFOV 的有效性和安全性，可能需要考虑这个因素。同样，ARDS 是一个综合征，病因非常多，包括肺内病变和肺外病变，HFOV 可能对 ARDS 有不同的影响。

总之，HFOV 在新生儿病人应用的有效性，以及在儿童病人的挽救性治疗是得到认可的，但在成人 ARDS 中的确切作用，还需要更多、更严谨的大型多中心试验来验证。

（陶建平）

参考文献

1. Drazen JM, Kamm RD, Slutsky AS. High-frequency ventilation. Physiol Rev, 1984, 64 (2): 505-43.

2. Li J, Li X, Huang X, et, al. Noninvasive high-frequency oscillatory ventilation as respiratory support inpreterm infants: a meta-analysis of randomized controlled trials. Respir Res, 2019, 20 (1): 58.

3. Pillow JJ. High-frequency oscillatory ventilation: mechanisms of gas exchange and lung mechanics. Critical care medicine, 2005, 33 (3Suppl): S135-141.

4. Henderson Y, Chillingworth FD, Whitney JL. The respiratory dead space. Am J Physiol, 1915, 38: 1-19.

5. Taylor G. The dispersion of matter in turbulent flow through a pipe. Proc R Soc London, 1954, 223 (1155): 446-468

6. Allen JL, Fredberg JJ, Keefe DH, et al. Alveolar pressure magnitude and asynchrony during high-frequency oscillations of excised rabbit lungs. Am Rev Respir Dis, 1985, 132 (2): 343-349.

7. Slutsky AS, Brown R. Cardiogenic oscillations: a potential mechanism enhancing oxygenation during apneic respiration. Med Hypotheses, 1982, 8 (4): 393-400.

8. Fredberg JJ. Augmented diffusion in the airways can support pulmonary gas exchange. J Appl Physiol, 1980, 49 (2): 232-238.

9. Craft AP, Bhandari V. Finer NN The sy-fi study: a randomized prospective trial of synchronized intermittent mandatory ventilation versus a high-frequency flow interrupter in infants less than 1000g. J Perinatol, 2003, 23 (1): 14-19.

10. Thome U, Kossel H, Lipowsky G, et al. Randomized comparison of high-frequency ventilation with high-rate intermittent positive pressure ventilation in preterm infants with respiratory failure. J Pediatr, 1999, 135 (1): 39-46.

11. Messier SE, Digeronimo RJ, Gillette RK. Comparison of the Sensormedics 3100A and Bronchotron transporter in a neonatal piglet ARDS model. Pediatr Pulmonol, 2009, 44 (7): 693-700.

12. Allan PF, Osborn EC, Chung KK, et al. High-frequency percussive ventilation revisited. J Burn Care Res, 2010, 31 (4): 510-520.

13. Lucangelo U, Fontanesi L, Antonaglia V, et al. High frequency percussive ventilation (HFPV): principles and technique. Minerva Anestesiol, 2003, 69 (11): 841-848.

14. Al Ashry HS, Mansour G, Kalil AC, et al. Incidence of ventilator associated pneumonia in burn patients with inhalation injury treated with high frequency percussive ventilation versus volume control ventilation: A systematic review. Burns, 2016, 42 (6): 1193-1200.

15. Rodeberg DA, Housinger TA, Greenhalgh DG, et al. Improved ventilatory function in burn patients using volumetric diffusive respiration. J Am Coll Surg, 1994, 179: 518-522.

16. Rizkalla NA, Dominick CL, Fitzgerald JC, et al. High-frequency percussive ventilation improves oxygenation and ventilation in pediatric patients with acute respiratory failure. J Crit Care, 2013, 314: e1-7.

17. Tawfik DS, Bennett TD, Welch B, et al. Use of High-Frequency Ventilation in the Pediatric Intensive Care Unit. J Pediatr Intensive Care, 2016, 5 (1): 12-20.

18. Fessler HE, Derdak S, Ferguson ND, et al. A protocol for high-frequency oscillatory ventilation in adults: results from a roundtable discussion. Crit Care Med, 2007, 35 (7): 1649-1654.

19. Jog S, Patel D, Dravid T, et al. Early application of high frequency oscillatory ventilation in 'H1N1 influenza' related ARDS is associated with better outcome: a retrospective study. Intensive Care Med, 2013, 9 (6): 1146-1147.

20. Slutsky AS, Kamm RD, Rossing TH, et al. Effects of frequency, tidal volume, and lung volume on CO_2 elimination in dogs by high frequency (2-30 Hz), low tidal volume ventilation. J Clin Invest, 1981, 68 (6): 1475-1484.

21. Rossing TH, Slutsky AS, Lehr JL, et al. Tidal volume and frequency dependence of carbon dioxide elimination by high-frequency ventilation. N Engl J Med, 1981, 305 (23): 1375-1379.

22. Dorkin HL, Stark AR, Werthammer JW, et al. Respiratory system impedance from 4 to 40 Hz in paralyzed intubated infants with respiratory disease. J Clin Invest, 1983, 72 (3): 903-910.

23. Pillow JJ, Neil H, Wilkinson MH, et al. Effect of I/E ratio on mean alveolar pressure during high-frequency oscillatory ventilation. J Appl Physiol, 1999, 87 (1): 407-414.

24. 喻文亮, 钱素云, 陶建平. 小儿机械通气. 上海: 上海科学技术出版社, 2012.

25. Yildizdas D, Yapicioglu H, Bayram I, et al. High-frequency oscillatory ventilation for acute respiratory distress syndrome. Indian J Pediatr, 2009, 76 (9): 921-927.

26. Sud S, Sud M, Friedrich JO, et al. High frequency oscillation in patients with acute lung injury and acute respiratory distress syndrome (ARDS): systematic review and meta-analysis. BMJ, 2010, 340 (7759): 1290.

27. Pinzon AD, Rocha TS, Ricachinevsky C, et al. High-frequency oscillatory ventilation in children with acute respiratory distress syndrome: experience of a pediatric

intensive care unit. Rev Assoc Med Bras, 2013, 59 (4): 368-374.

28. Higgins J, Estetter B, Holland D, et al. High-frequency oscillatory ventilation in adults: respiratory therapy issues. Crit Care Med, 2005, 33 (3 Suppl): S196-203.

29. Fedora M, Klimovic M, Seda M, et al. Effect of early intervention of high-frequency oscillatory ventilation on the outcome in pediatric acute respiratory distress syndrome. Bratisl Lek Listy, 2000, 101 (1): 8-13.

30. Kaczka DW, Herrmann J, Zonneveld CE, et al. Multifrequency Oscillatory Ventilation in the Premature Lung: Effects on Gas Exchange, Mechanics, and Ventilation Distribution. Anesthesiology, 2015, 123 (6): 1394-1403.

31. Squires KA, De Paoli AG, Williams C, et al. High-frequency oscillatory ventilation with low oscillatory frequency in pulmonary interstitial emphysema. Neonatology, 2013, 104 (4): 243-249.

32. Cools F, Offringa M, Askie LM. Elective high frequency oscillatory ventilation versus conventional ventilation for acute pulmonary dysfunction in preterm infants. Cochrane Database Syst Rev, 2015, 19 (3): CD000104.

33. Duval EL, van Vught AJ. Status asthmaticus treated by high-frequency oscillatory ventilation. Pediatr Pulmonol, 2000, 30 (4): 350-353.

34. Goto E, Okamoto I, Tanaka K. The clinical characteristics at the onset of a severe asthma attack and the effects of high frequency jet ventilation for severe asthmatic patients. Eur J Emerg Med, 1998, 5 (4): 451-455.

35. Casserly B, Dennis McCool F, Sethi JM, et al. A Method for Determining Optimal Mean Airway Pressure in High-Frequency Oscillatory Ventilation. Lung, 2013, 191 (1): 69-76.

36. Pellicano A, Tingay DG, Mills JF, et al. Comparison of four methods of lung volume recruitment during high frequency oscillatory ventilation. Intensive Care Med, 2009, 35 (11): 1990-1998.

37. Tingay DG, Mills JF, Morley CJ, et al. The deflation limb of the pressure-volume relationship in infants during high-frequency ventilation. Am J Respir Crit Care Med, 2006, 173 (4): 414-420.

38. Froese AB, Kinsella JP. High-frequency oscillatory ventilation; lessons from the neonatal-pediatric experience. Crit Care Med, 2005, 33 (3 Suppl): S115-121.

39. Duval ELI, Markhorst DG, Vught AJV. High frequency oscillatory ventilation in children: an overview. Respir Med CME, 2009, 2 (4): 155-161.

40. Klapsing P, Moerer O, Wende C, et al. High-frequency oscillatory ventilation guided by transpulmonary pressure in acute respiratory syndrome: an experimental study in pigs. Crit Care, 2018, 22: 121.

41. Harcourt ER, John J, Dargaville PA, et al. Pressure and Flow Waveform Characteristics of Eight High-Frequency Oscillators. Pediatr Crit Care Med, 2014, 15 (5): e234-240.

42. Tingay DG, John J, Harcourt ER, et al. Are All Oscillators Created Equal? In vitro Performance Characteristics of Eight High-Frequency Oscillatory Ventilators. Neonatology, 2015, 108 (3): 220-228.

43. Pillow JJ, Sly PD, Hantos Z, et al. Dependence of intrapulmonary pressure amplitudes on respiratory mechanics during high-frequency oscillatory ventilation in preterm lambs. Pediatr Res, 2002, 52 (4): 538-544.

44. van Heerde, Roubik K, Kopelent V, et al. Spontaneous breathing during high-frequency oscillatory ventilation improves regional lung characteristics in experimental lung injury. Acta Anaesthesiol Scand, 2010, 54 (10): 1248-1256.

45. Gu XL, Wu GN, Yao YW, et al. Is high-frequency oscillatory ventilation more effective and safer than conventional protective ventilation in adult acute respiratory distress syndrome patients? A meta-analysis of randomized controlled trials. Crit Care, 2014, 18 (3): R111.

46. The HIFI Study Group. High-frequency oscillatory ventilation compared with conventional mechanical ventilation in the treatment of respiratory failure in preterm infants. N Engl J Med, 1989, 320 (2): 88-93.

47. Gummalla P, Mundakel G, Agaronov M, et al. Pneumoperitoneum without Intestinal Perforation in a Neonate: Case Report and Literature Review. Case Rep Pediatr, 2017, 2017: 6907329.

48. Chan KP, Stewart TE, Mehta S. High-frequency oscillatory ventilation for adult patients with ARDS. Chest, 2007, 131 (6): 1907-1916.

49. Venegas JG, Fredberg JJ. Understanding the pressure cost of ventilation: why does high-frequency ventilation work? Critical care medicine, 1994, 22 (9): S49-S57.

50. Cools F, Askie LM, Offringa M, et al. Elective high-frequency oscillatory versus conventional ventilation in preterm infants: a systematic review and meta-analysis of individual patients'data. Lancet, 2010, 375 (9731): 2082-2091.

51. Vitali SH, Arnold JH. Bench-to-bedside review: ventilator strategies to reduce lung injury: lessons from pediatric and neonatal intensive care. Crit Care, 2005, 9 (2): 177-183.

52. Gupta P, Green JW, Tang X, et al. Comparison of High-Frequency Oscillatory Ventilation and Conventional Mechanical Ventilation in Pediatric Respiratory Failure. JAMA Pediatr, 2014, 168 (3): 243-249.

53. Bateman ST, Borasino S, Asaro LA, et al. Early High-Frequency Oscillatory Ventilation in Pediatric Acute

Respiratory Failure, A Propensity Score Analysis. Am J Respir Crit Care Med, 2016, 193 (5): 495-503.

54. Ferguson ND, Cook DJ, Guyatt GH, et al. High-Frequency Oscillation in Early Acute Respiratory Distress Syndrome. N Engl J Med, 2013, 368 (9): 795-805.

55. Young D, Lamb SE, Shah S, et al. High-frequency oscillation for acute respiratory distress syndrome. N Engl J Med, 2013, 368 (9): 806-813.

56. Maitra S, Bhattacharjee S, Khanna P, et al. High-frequency Ventilation Does Not Provide Mortality Benefit in Comparison with Conventional Lung-protective Ventilation in Acute Respiratory Distress Syndrome. Anesthesiology, 2015, 122 (4): 841-851.

57. Sklar MC, Fan E, Goligher EC. High-Frequency Oscillatory Ventilation in Adults with ARDS: Past, Present, and Future. Chest, 2017, 152 (6): 1306-1317.

第十五章 无创通气

第一节 无创通气的基本原理

一、概念

无创通气（noninvasive ventilation，NIV）是指不经人工气道（气管插管或气管切开）进行的机械通气。广义来讲，无创通气包括无创负压通气（noninvasive negative-pressure ventilation，NNPV）和无创正压通气（noninvasive positive-pressure ventilation，NPPV）。NNPV 是通过在胸廓或腹部周围产生负压，达到肺部通气目的。铁肺、胸甲型通气机和夹克式通气机均采用该原理。

二、历史

随着对有创通气所带来副作用认识的深入，无创通气逐步受到重视。随着传感技术和人机连接界面材料的不断改进，经鼻塞、鼻/面罩进行正压通气已成为无创通气的主要形式。

1973 年 Kattwinkel 等通过鼻塞行持续气道正压通气（continuous positive airway pressure，CPAP）治疗早产儿 RDS，从而避免气管插管，降低并发症，真正实现了无创通气。CPAP 已成为新生儿病房最常用的基本呼吸管理技术。

1981 年 Sullivan 等首次报道用 CPAP 治疗阻塞性睡眠呼吸暂停综合征取得成功后，NIV 的应用得到推广。此后通过对慢性阻塞性肺疾病加重期及心源性肺水肿患者的多中心随机对照研究，发现 NIV 疗效确切，因此，NIV 在成人呼吸衰竭的治疗中广泛应用。

虽然 NIV 在新生儿和成人患者中均已得到广泛应用，但在儿童中的应用发展却相对缓慢。主要是由于适合各年龄儿童使用的设备装置相对较少、婴幼儿主动配合能力较差和儿童依从性较低等原因所致。儿童在不同阶段的解剖生理差别较大，需要不同型号的通气装置和连接方式。近

年由于设备装置改进，治疗技术提高，临床应用逐渐增多，尤其是近 10 多年来得到进一步扩展。在一些发达国家，儿童重症监护病房中 NIV 的使用越来越普遍，在慢性呼吸衰竭患者中也得到很好的应用，并且很多是在家庭中开展。

在我国，儿科使用 NIV 的普及程度各地差异较大，儿童家庭中使用 NIV 尚处于起步阶段。为推广和规范我国儿童无创通气的临床应用，中华医学会儿科学分会急救学组联合中华医学会急诊医学分会儿科学组和中国医师协会儿童重症医师分会，在现有循证医学的基础上，结合临床实践，共同制定了《儿童无创持续气道正压通气临床应用专家共识》和《儿童双水平气道正压通气临床应用专家共识》。

三、无创通气模式

儿科常用的无创正压通气模式主要有 CPAP 和双水平气道正压通气（bi-level positive airway pressure ventilation，BiPAP）。

（一）持续气道正压

CPAP 是在自主呼吸条件下，经鼻塞或面罩等方式提供一个恒定的压力水平，使整个呼吸周期内气道均保持正压的通气方式。CPAP 模式下仅提供一定恒定的压力支持，不提供额外通气功能，患者的呼吸形态包括呼吸频率、呼吸幅度、呼吸流速和潮气量等完全自行控制。CPAP 简单易用，但不适用于 CO_2 潴留较重的患者（图 15-1-1）。

（二）双水平气道内正压通气

BiPAP 是指不经人工气道（气管插管或气管切开）在呼吸周期内提供周期性压力变化进行呼吸支持的通气方式。BiPAP 在呼吸周期中提供吸气相、呼气相 2 个不同水平的压力支持。当患者吸气时，呼吸机送出较高的吸气相正压（inspiratory positive airway pressure，IPAP），帮助

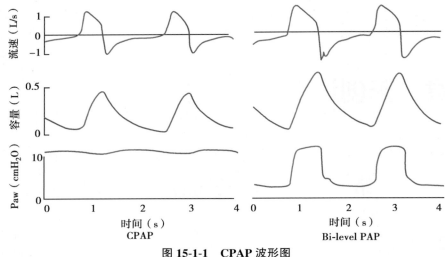

图 15-1-1 CPAP 波形图

患者克服气道阻力,增加吸入气量,减少患者呼吸做功。当患者呼气时,呼吸机将压力降到较低的呼气相正压(expiratory positive airway pressure,EPAP),使患者较易呼气,并维持功能残气量、改善氧合、减轻肺水肿。BiPAP 通气模式下,潮气量受多种因素影响,如患者自主呼吸努力程度、支持压力大小、气道阻力和肺顺应性等。与 CPAP 比较,BiPAP 通过呼吸道压力变化实现额外的肺泡通气,减少膈肌和辅助呼吸肌做功,从而减少氧消耗,降低呼吸频率。

根据通气过程中吸气触发和呼气切换的不同,BiPAP 提供 3 种基本的治疗模式:

1. 自主呼吸模式 也称 S 模式,是一种患者触发压力限制的通气模式。其每次呼吸均由患者触发,呼吸机给予一个同步压力支持,呼吸机维持 CPAP(EPAP)直到患者触发呼吸,机器再提供压力支持(IPAP),相当于持续流量基础上的压力支持。患者可以控制吸气时间和呼吸频率。吸气流速和潮气量由设置的压力、患者吸气努力程度和呼吸系统力学特征共同决定。呼气由流速切换,即当吸气流速下降到机器设定或人为设定的临界值时转为呼气。S 模式人机协调性好,在改善通气、减少患者所做呼吸功方面非常有效。呼吸功的减少与所设置压力支持水平成正比。由于患者未作出吸气努力时,呼吸机不产生辅助呼吸,因此一些呼吸机将一定频率和压力的控制通气整合进这种通气模式作为后备通气。

2. 时间控制模式 也称 T 模式,是一种不需要患者的任何努力,呼吸机提供全部通气支持的通气方式。通气压力或潮气量、通气频率和吸气时间都预先设定。在压力控制通气模式中,最终潮气量取决于气道阻力、吸气时间和呼吸系统顺应性;在容量控制的通气模式中,实际气道压力取决于气道阻力和呼吸系统顺应性。该模式适合于无自主呼吸或自主呼吸弱的患者。

T 模式中呼吸机按照预设的频率、压力(潮气量)和吸气时间等参数提供通气,易与患者自主呼吸相对抗,因此多不单独使用,而是作为后备通气与辅助通气联合使用。

3. 自主呼吸与时间切换模式 也称 S/T 模式,需预先设定每分钟的通气频率,在患者未做出吸气努力时,呼吸机会向控制通气模式一样给予预先设定的压力支持或潮气量及呼吸频率;如患者有自主呼吸并达到触发灵敏度时,呼吸机也给予预先设定的压力支持或潮气量。通常情况下 S 模式工作,只有在患者自主呼吸频率小于后备通气频率时,T 模式工作。呼吸机能确保患者每分钟的最低呼吸次数。适合于各类呼吸衰竭患者。设置参数为吸气压、呼气压、后备通气频率和 T 模式下吸气时间。S/T 模式是应用最为广泛的 BiPAP 模式。

(三)其他无创模式

利用有创呼吸主机配合无创呼吸管路也可实施无创通气(NIV),模式包括无创 PCV、无创 VCV、无创 PSV 等模式,有创主机提供的双水平无创通气模式其患者同步性较 BiPAP 模式差,且有创呼吸机提供的无创模式一般不能实现漏气补偿。其他报道较少的无创通气模式还包括:平均容量保证压力支持通气(average volume-assured pressure support,AVAPS)、成比例辅助通气(proportional assist ventilation,PAV)及无创高频通气等。对于加温加湿高流量吸氧是否列入无创通气,目前意见不一。

四、无创通气作用呼吸病理生理特点

无创通气产生治疗作用的基本原理包括以下几方面:

1. 改善肺部通气功能　咽喉部肌肉松弛、气道黏膜水肿和小气道痉挛均可使气道阻力增加,导致通气障碍。无创通气在患者具备维持气道通畅情况下所施加的压力有利于进一步维持上气道开放,防止或逆转小气道闭合,降低气道阻力,改善肺部通气。

2. 改善肺部气体交换功能　多种原因如炎症、肺表面活性物质缺乏和水肿等可导致肺顺应性降低,肺泡萎陷,功能残气量下降,气体交换面积减少,导致通气/血流比例失调和肺内分流,影响肺部气体交换功能,出现缺氧。通气压力使部分已经或将要萎陷的肺泡扩张,增加功能残气量,改善通气血流比例失调和肺内分流;同时减轻肺泡毛细血管淤血和渗出,减轻肺水肿,降低肺泡-动脉血氧分压差,改善肺部氧合,纠正低氧血症。

3. 降低呼吸功　无创通气可使肺泡更好地扩张,使肺顺应性改善,气道开放阻力降低,可降低呼吸功,缓解呼吸肌疲劳。

4. 改善膈肌功能　无创通气提供的正压能稳定胸壁,减少胸腹不协调的呼吸运动,改善膈肌功能。

5. 降低肺血管阻力　肺泡萎陷使肺容量小于功能残气量,肺血管阻力增高。无创通气通过扩张萎陷的肺泡,使肺泡在功能残气量时开放,肺血管阻力降低。

6. 改善心功能　无创通气使胸膜腔内压增加,一方面可能减少体循环静脉回心血量,减轻右心前负荷,同时作用于心室壁,降低心室跨壁压,减轻左心后负荷,有助于改善心功能。在左向右分流的先天性心脏病中,NCPAP可使肺泡内压增加,减小分流,使肺血流量减少,降低肺血管阻力,可改善右心功能。

(曾健生)

第二节　无创通气机结构、原理、特点

随着NIV的应用越来越普遍,无创通气机品牌也越来越多。虽然每个品牌的无创通气机性能不一样,但其基本的结构和原理类似。目前常用于无创通气的呼吸机有2大类:专门为施行无创通气而设计的呼吸机(无创通气机)和重症监护病房使用的多功能呼吸机。

一、无创通气机

(一)无创通气机结构

主要由主机、管路、湿化器和人机连接界面组成。主机的核心是马达和涡轮,通过微处理器控制马达改变内置涡轮机转速来控制通气管路内压力升降。连接主机和人机连接界面的标准管路为:口径22mm、长1.8~2m的可弯曲弹性软管,外观螺纹状对抗塌陷,内壁光滑减少摩擦力和湍流。湿化器多为加温湿化器,由可拆装的储水盒和加热板组成,可按需调节加温加湿挡位。多种多样的人机连接界面可供选择,一般由塑料或硅胶等轻型材料制造,一些先进的无创通气机还增加氧气模块调节氧浓度,配有图形监测界面,能对患者的通气压力、潮气量、呼吸频率和漏气量等进行持续监测,并有多种安全报警装置。

(二)无创通气机特点

1. 单回路系统　无创通气机多采用单回路系统(图15-2-1),没有专门的呼气管和呼气阀,只在面罩或管路上有一个呼气孔供患者呼气。由于呼气孔处于持续开放状态,而管路内始终处于正压状态,因此无论是吸气相还是呼气相,均有气体从呼气装置漏出。呼气孔漏气是为保证无创通气机正常运行而有意设计的,因此该漏气称为"有意漏气"。漏气量的大小与管路内压力和呼气阀的种类及口径相关。每次使用呼吸机前,应对呼气装置进行测试,呼吸机才能根据测试结果结合通气参数持续监测分析"有意漏气"量大小。由于未建立人工气道,管路只通过鼻塞、鼻罩/面罩等与患者连接,连接部位无法做到完全密闭,因此气体可经连接界面与患者鼻部/面部之间的缝隙

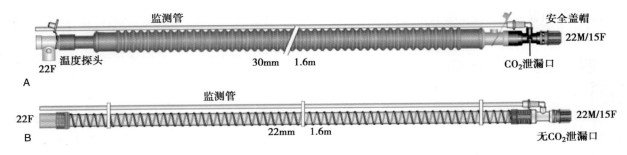

图 15-2-1 单管呼吸回路
A. 有 CO_2 泄漏口；B. 无 CO_2 泄漏口。

漏出,这部分漏气通常被称为"无意漏气"。其漏气量大小与固定带松紧程度、面罩与面部塑形是否良好及管路内压力有关。呼吸管路总的漏气量 = 有意漏气量 + 无意漏气量。

2. **漏气补偿** 由于无创通气中必然存在漏气,无创通气机必须持续监测并识别漏气量的变化并给予补偿,才能保证通气有效进行。漏气补偿功能是呼吸机主机在系统出现漏气变化时自动识别及补偿"无意漏气"量的能力。系统中的"有意漏气"与选用的呼气孔类型及大小有关。通过对呼气孔测试呼吸机能够计算出"有意漏气"量大小。但"无意漏气"量大小并不恒定,并且患者呼吸对管路内气流速度也有影响。这样呼吸机需区分管路内气流速度变化是由于"无意漏气"所致,还是患者呼吸所引起。如果是"无意漏气"引起,呼吸机提供漏气补偿,如果是患者呼吸所致,则提供压力支持辅助通气。

目前无创通气机大多选用内置涡轮供气,管路内压力不高但气流量大,并可迅速调节,这为漏气补偿提供保障。具体补偿机制是:呼吸机根据对呼气孔测试结果,结合所设置的通气参数,在回路内提供一个基线漏气量——"有意漏气"。呼吸机通过内部监测系统对回路气流速度与基线漏气量进行对比,可快速判断漏气情况。在呼气末,回路内的总流量应与基线漏气量相等。如果面罩固定位置改变或管道连接部位出现漏气,呼吸回路内流速出现改变,回路内的总流量应与基线漏气量不相等。只要这种改变量保持基本恒定并持续一定时间,其中的差值即被认定为"无意漏气"。这时主机快速调整,将监测到的总漏气量作为新的基线值,通气在新的基线值上继续进行。这种漏气补偿方式称为漏气基线补偿(图 15-2-2)。系统不断地进行监测并做出调节,在保证无创通气在漏气量不断变化的情况下能输出稳定压力,并且为主机追踪患者呼吸形式,随时对呼吸变化情况作出响应,达到人机同步提供基础。基于同样原理,呼吸机对每次呼吸的潮气量估计也作出相应的调整。但是呼吸机对这种"无意漏气"的补偿是有限度的。当漏气量过大时,呼吸机区别和反馈调节的能力下降,会影响呼吸机的触发、切换和压力上升速度。

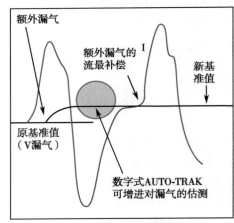

图 15-2-2 基线漏气补偿

当管路内流速改变不恒定时,比如患者吸气造成流速突然增加,呼吸机即可认为患者吸气触发,此时立即增大供气流速提高管路压力实现吸气时辅助通气,促进人机协调。然而,如果是因为患者明显躁动、咳嗽或不能耐受面罩,频繁地改变面罩位置,也会造成管路漏气量不断变化和 / 或漏气量过大,呼吸机此时就不易区分是患者自主触发还是"无意漏气"所致。

3. **儿童适用性** 虽然多数无创通气机可用于儿科患者,但是这些无创通气机并非为儿童专门设计,因此使用时对通气管路的无效腔和触发敏感度应特别注意。仅有非常少的呼吸机可以用于很小的患者。

婴儿流量 SiPAP 系统（infant flow SiPAP system，图 15-2-3）是为婴儿设计的无创通气机，使用鼻塞或鼻罩作为连接界面，气道压力是通过一种特殊射流装置——可变气流压力发生器产生。有加强型配置和综合性配置两种型号。加强型配置可提供 CPAP 单水平持续气道正压通气和时间触发型双水平压力通气模式。综合性配置除以上特征外，还有一个压力触发型双水平压力通气。可用于有自主呼吸患者的辅助呼吸支持，同时配有呼吸频率监测和警报装置，能更好地保证患者安全，但是其触发机制是通过胸腹带传感器监测患儿胸腹呼吸运动从而触发呼吸机送气，触发灵敏度较差。

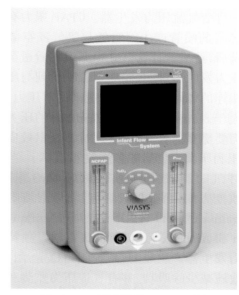

图 15-2-3 婴儿流量 SiPAP 系统

二、多功能呼吸机

多功能呼吸机是为气管插管或气管切开患者行有创通气而设计的，属于高压力低流量系统，对漏气的补偿能力较差。呼吸系统与呼吸机管道之间形成密闭连接，通常无漏气或漏气量很少，呼吸机输出的气体全部进入呼吸系统，然后在呼气时排出，因此呼吸机的总体气流量不需要太大。这类呼吸机在密封不漏气的条件下工作比较理想，一旦存在漏气时就会出现吸气流量不足，无法维持吸气压力的问题，且漏气量多时可触发呼吸机，造成假触发，引起人机不协调。漏气较大时还可能导致呼吸机不正常工作。

随着无创通气的广泛应用，某些新一代多功能呼吸机具备无创通气模式。其实多功能呼吸机上的无创通气模式本质上是压力控制间歇指令通气，只是呼吸机能够自动调节漏气补偿，并且仍然采用吸气管路和呼气管路分开的双回路系统（图 15-2-4）。气道压力是由内置于呼吸机内部的呼气阀控制。该类呼吸机的优点是配备完善的监测与报警功能，但价格较高，操作相对复杂。

研究显示用多功能呼吸机进行无创通气时，漏气会影响呼吸机多项重要功能，如触发延迟、自动触发、通气压力降低和呼气切换延迟等，并且在不同品牌呼吸机之间差异较大。只有少数呼吸机能通过漏气补偿自动纠正功能异常，多数呼吸机需要手动重新调节触发敏感度和呼气切换标准才能保证有效通气，甚至有的呼吸机完全不能进行无创通气。虽然这些研究多在膜肺上进行，与临床实际情况有差异。但仍然提示使用者应充分掌握所用呼吸机的性能，并能根据实际情况调节相关参数，才能达到治疗目的。

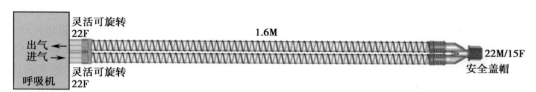

图 15-2-4 双管呼吸回路

（曾健生）

第三节 CPAP 呼吸机结构、原理、特点

持续气道正压（continuous positive airway pressure,CPAP）是在自主呼吸条件下,提供一定的压力水平,使整个呼吸周期内气道均保持正压的通气方式。

与无创通气机相比较,CPAP 呼吸机的结构和原理更简单,主要由气源、流量计、加温湿化器、管路、压力发生器和连接界面组成。参数调节设备较简单,基本是流量、压力和吸氧浓度。有些设备还具有不同的监测和报警功能。

根据压力发生器类型不同,CPAP 有以下几类:

一、气泡式 CPAP

气泡式 CPAP（bubble CPAP）为最简单的 CPAP 装置,由供氧供气系统、空氧混合器、流量计、加温湿化器、高顺应性管道、水封瓶组成（图 15-3-1）。目前有多个商品化产品,如 Bubble CPAP 系统、Bubble nCPAP 系统和国产持续正压氧疗机（CPAP-I）。气道内压力通过呼气管道插入水平面以下的深度来调节,通过观察水封瓶内气泡情况调节管道内气流大小。小婴儿以鼻塞连接为宜,儿童可酌情选用鼻罩或鼻塞。较大婴儿还可在吸气管道加用储气囊,吸气时按需要提供气流,在呼气时提供储存气源的空间,使吸、呼气相压力更趋平衡。

气泡式 CPAP 特点是:①最大限度地减少了吸气和呼气相的压力波动;②置于气源对侧的水封瓶消除了机械无效腔;③有研究认为水泡可产生振荡作用,其频率为 15~30Hz,能降低呼吸频率和分钟通气量而不增加 $PaCO_2$,有利于气体交换,但目前对此仍有争议。

二、单独持续气流型 CPAP

此类设备可提供简单的 CPAP,空气与氧气经空氧混合器混合后,经流量计调节并加温湿化后送至患者,多用鼻塞作为连接界面。采用双回路系统,通过呼气阀调节气道内压力,如 Stephen CPAP 装置（Stephen CPAP system）,配有手动按钮起复苏囊作用,可增加气道压力,增加肺部通气。但监测设备较少。

三、可变气流型 CPAP

此类 CPAP 采用一种较新型的压力发生器——可变气流压力发生器。CPAP 压力有一个靠近鼻塞的喷管产生。空气与氧气经空氧混合器混合后,经流量计调节并加温湿化后送至可变气流压力发生器,经双腔喷射管喷射到与压力发生器相连的鼻塞。由控制流量来调节压力,通常流量大于 8L/min,可产生约 5cmH$_2$O 的压力。当婴儿需要更多的吸气气流,通过文丘里效应因管腔内压力下降,可有更多空气被吸入。当婴儿自主呼气时,有气流切换（fluidic flip）作用,吸气流改变方向,自呼气管道流出,即射流附壁效应（coanda effect）（图 15-3-2）。如 Infant Flow system 和 Arabella 无创呼吸机,它通过独特设计的压力发生器产生压力,系统压力稳定,阻力低,可有效地减少呼吸功,并有气道压力监测和氧浓度报警系统。

四、自动调节持续正压通气

自动调节持续正压通气（automatic adjustment of continuous positive airway pressure,Auto-CPAP）是指设备有内置传感器和处理器来实时分析患者的通气状况,监测呼吸周期中出现的各种事件,区分哪些事件是由咳嗽、吞咽、张口呼吸和体位改变等生理因素所致,哪些情况是由呼吸暂停、通气不足和打鼾等病理因素所引起,同时评估漏气量,并判断 CPAP 压力值是否需要调整,这样设备就能自动持续调节通气压力以满足患者所需。但是不同设备每次调整的压力值会有所差异,这与设备的智能程度有关。

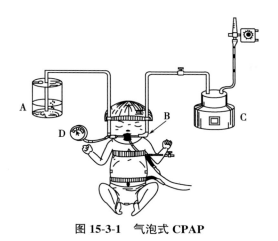

图 15-3-1 气泡式 CPAP

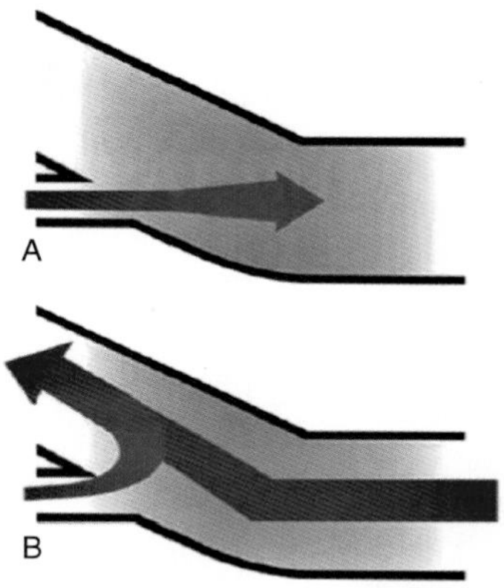

图 15-3-2 可变气流压力发生器工作原理
吸气时(A)通过伯努利效应经喷射将气流送入患儿体内并维持稳定压力,呼气时(B)送气气流减慢出现射流反转,使气体从呼气管排出。

(曾健生)

第四节 无创通气的连接

一、概述

无创通气与有创通气的主要区别在于呼吸机与患者的连接方式(连接界面)不同,连接界面是影响 NIV 治疗舒适度和依从性的主要因素。建立有效的通气连接是成功应用无创通气的关键。

1971 年 Gregory 等首先报道用 CPAP 治疗早产儿呼吸窘迫综合征时,所使用的连接方法是气管插管和密封头罩。1974 年 Caliumi-Pellegrini 等根据新生儿用鼻呼吸的特点,应用 2cm 长的双鼻导管代替气管插管进行真正的经鼻 CPAP,得到满意结果。临床上常见的 NIV 连接方式主要包括口鼻面罩、鼻罩、鼻塞、全脸面罩和头罩等。虽然近年来在连接界面的材质、形状和头带等设计方面不断改进以适应临床不同需要,但仍有一些并发症存在,比如面部皮肤损伤、鼻梁溃疡、眼部刺激、漏气、排痰障碍和胃胀气等。各种连接界面的优缺点见表 15-4-1。

表 15-4-1 各种连接界面的优缺点

连接界面	优点	缺点
口鼻面罩	经口漏气可控 经口呼吸通气效率高	增加无效腔 幽闭综合征 增加误吸风险 交流和进食困难 通气障碍易致窒息
鼻塞	体积小 面部皮肤受损少 操作方便	经口漏气 鼻腔高阻力 鼻腔阻力大影响疗效 鼻易刺激鼻分泌物增加 口干

连接界面	优点	缺点
鼻罩	误吸风险小 分泌物易清除 幽闭综合征较少 易于交流 可能可以进食 易于适应并安全 无效腔小	经口漏气 经鼻通路阻力大 鼻腔阻力降低疗效 鼻易刺激鼻分泌物增加 口干
咬口器	不打断交流 无效腔非常小 无需头带	如果患者无法控制漏气,效率降低 夜间通气常需鼻罩或口鼻面罩 鼻漏气 齿列矫正损伤可能
全面罩	对于一些患者更舒适 易于佩戴 面部压迫少	增加误吸风险 交流及进食困难 无法进行药物雾化吸入
头罩	对于一些患者更舒适 易于佩戴 面部压迫少	重复呼吸 人机同步性差 噪声致耳朵受损 无法进行药物雾化吸入

二、儿科常用的连接界面

儿科常用的连接界面主要有三种:口鼻面罩、鼻罩和鼻塞。

1. **口鼻面罩** 由主体、密封垫、接口和头带组成(图 15-4-1)。

(1)主体是面罩的主要部件,由透明塑料制成,其四周有 4~6 个头带孔,与头带相连,将面罩固定于患者的面部,保持面罩的稳定性。有些口鼻面罩没有泄漏端孔,也没有防窒息阀,这些面罩可以用于多功能呼吸机的双回路系统,也可用于带有呼气孔的单回路系统。另一些面罩有安全阀和 CO_2 泄漏孔,当呼吸机出现意外故障时,安全阀打开,防止窒息。由于其本身有 CO_2 泄漏孔,可用于不带呼气孔的单回路系统。

(2)密封垫是面罩与患者面部接触的部分,由橡胶或硅胶制成超薄软垫,其密封的方式通常有两种:①气垫型,内充压力 20~30mmHg(1mmHg=0.133kPa),可保证气垫的适度充盈,但气垫型面罩吸气时弹性扩张,容易漏气,呼气时回缩,对面部的压迫加重;②面膜型,吸气时面罩硬壳弹性扩张,气流压迫面膜,使面罩密封性改善,呼气时通气压力消失,面罩对面部压迫减轻,目前普遍使用。

(3)接口位于密封垫的对侧,其内径为 22mm 的标准接口,可与通气环路对接,将呼吸机压缩气体输送到患者上气道。

(4)头带通常有 4 种:帽状头带、三角头带、横向头带和加固头带,以柔软、双黏合针织松紧纤维或弹性尼龙制作,透气性佳,使面罩固定平稳,压力分布均匀,漏气少,易于多方向调整,维持面罩于理想位置,头带的形状、连接点的多少根据面罩类型决定,头带具有安全解除锁,必要时可快速移开面罩。固定时要松紧适宜,需留有一定空间,可容两个手指通过即可。

口鼻面罩固定后漏气少,对患者配合要求较低,允许张口呼吸。与鼻罩相比,口鼻面罩妨碍患者讲话、进食、排痰。无效腔大,有引起幽闭恐惧症(claustrophobic)、反流误吸、CO_2 重复呼吸的可能,舒适性较差。由于该装置固定时与患者面部、口周和鼻梁直接接触,可能会出现面部皮肤损伤、鼻梁溃疡和眼部刺激等并发症,若连接不紧密则可能出现漏气。新型口鼻面罩有超薄的硅胶垫,紧贴面部,防止漏气,提高密封性。与口鼻面罩相配套的安全解除锁、抗窒息活瓣,可防止重复呼吸,增加舒适感及耐受性。

2. **鼻罩** 鼻罩的结构与口鼻面罩类似,通常为锥形或三角形的透明塑料装置,可覆盖整个鼻

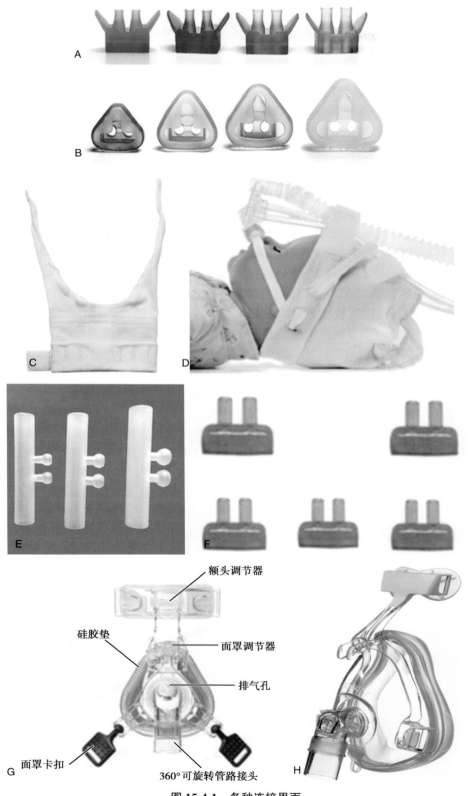

图 15-4-1 各种连接界面
A. 鼻塞;B. 鼻罩;C. 帽子;D. 呼吸回路;E. 鼻塞;F. 鼻塞;G. 鼻罩;H. 口鼻面罩。

部。鼻罩无效腔小,与面部接触少,较少引起幽闭恐惧和不适感,耐受性较好。不影响患者进食、咳嗽、咳痰及沟通。呕吐误吸、窒息等并发症可能性较小。缺点是张口呼吸时不可避免地会产生漏气,进而影响通气效果。使用鼻罩需要一定的条件,比如患者鼻腔通畅、无鼻甲肥大、无鼻黏膜充血和水肿等。鼻腔狭窄或严重鼻窦疾病患者不易耐受。为了防止鼻罩漏气,鼻罩固定时会将压力施加在鼻梁上,刺激皮肤发红、溃疡甚至坏死。改进的"微型鼻罩"主体缩小,减少无效腔和幽闭恐惧感,超薄的硅胶垫,前额垫和耐用的可调鼻框,保证良好的密封性及最佳的舒适感,减少了并发症。

3. 鼻塞 鼻塞仅覆盖或直接插入鼻孔,两者均通过条带或软垫固定至患者头部。鼻塞轻便小巧,与面部接触少,消除幽闭恐惧感,可阻止鼻梁皮肤压伤,减少不适感;漏气较少,远离眼睛,不对眼睛造成刺激;适合因鼻罩导致鼻梁皮肤溃疡、坏死的病人,特别适合有幽闭恐惧感的病人。

三、头罩

头罩最初由意大利 Antonelli 团队于 2002 年率先开展并应用于临床,其覆盖患者整个头部。目前有两种头罩设计。第一代头罩由不含硅胶的透明聚氯乙烯制作而成,通过前后两端挂钩连接至腋窝条带而固定。头罩下方为硬质支撑环,内衬充气软领,通气时头罩内压力升高进而使软领与颈肩部紧密贴合。支撑环上具有两个灵活的密闭通道适用于多种规格的探针和导管。头罩体前侧有患者护理窗口,配备双向防窒息阀门,在发生

压力故障时,防窒息阀自动打开,可提高该装置的安全性能。头罩左右两边配有进气和出气接口。用于 CPAP 治疗时,出气口处连接可调节的头罩内压力的 PEEP 阀,同时连接压力表以监测头罩内的压力(图 15-4-2)。用于 NIV 时治疗时,头罩的进气接口和出气接口通过呼吸机回路与呼吸机连接(图 15-4-3)。

新一代头罩,在硬质环下侧新增了可开闭环形底座,底座上方和支撑环内侧衬有可充气软垫,其充气时下滑的程度较第一代缩小,改善了头罩增压效率、呼吸机触发灵敏性和人机同步性,同时硬质底座和充气软领起到了良好的固定作用,该新型头罩不需腋窝背带,进一步减少了腋窝皮肤损伤的可能性。头罩前侧具有一个特殊的密闭连接器,可使胃管通过,患者可借助该密闭连接器,通过吸管主动吸入液态食物。

头罩连接界面具有一些特殊优势:头罩不与患者面部皮肤、鼻梁、额头和眼部直接接触,避免了面部皮肤损伤的可能性,以及眼部刺激和结膜炎等并发症;透明的头罩可使患者自如地张望和交谈,与周围环境进行自如交流,减少了幽闭恐惧症的发生,也有利于医务人员对患者观察;使用该装置的患者可通过胃管鼻饲或通过吸管主动摄入流食,头罩基本不改变患者呼吸方式,通气时很少存在张口呼吸和吞入气体的情况,这些都提高了患者的耐受性;此外,头罩对患者面部条件要求低,适用于合并口腔畸形、口腔外伤、严重龋齿等各种脸形的患者;头罩密封性良好,其特殊"C 形"软领设计使软领内充气后与颈肩部紧密贴合,起到二次密封的作用,若型号合适,很少发生漏气。

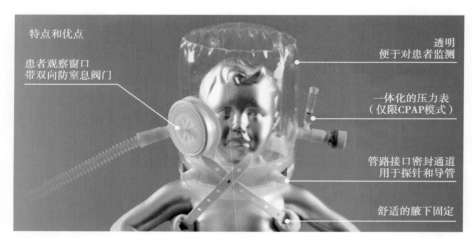

特点和优点

患者观察窗口带双向防窒息阀门

透明便于对患者监测

一体化的压力表(仅限CPAP模式)

管路接口密封通道用于探针和导管

舒适的腋下固定

图 15-4-2 儿童 CPAP 头罩

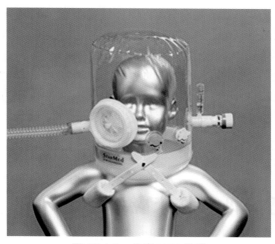

图 15-4-3 儿童 NIV 头罩

然而,头罩作为新型连接装置也有一定局限性:头罩 NIV 无法对患者的潮气量和吸气流量进行监测;头罩的安装和移除常需要他人协助;头罩容积大,通气时大流量气体进出可能产生一定噪声,可能使患者感觉不适,大多数患者选择预防性佩戴耳塞;头罩内部容积较大且具有扩张性,对气体流量、压力的变化有一定缓冲作用,可能会影响 NIV 的触发性能和吸呼切换的灵敏度。

另外,使用头罩时存在 CO_2 重复吸入的问题。患者每次呼出的 CO_2 不能完全排出头罩,而是稀释在头罩空间内,部分被重复吸入。CO_2 重复吸入量决定于 2 个因素:患者 CO_2 产生量和通过头罩的气流量。当患者呈高代谢状态和呼吸机提供的气流量低时,CO_2 重复吸入量增加。为了降低 CO_2 重复吸入,需提高头罩内的气流量。监测呼气管路 CO_2 浓度,可以大概估计 CO_2 重复吸入量。

(曾健生)

第五节 无创通气的面罩／鼻塞使用

连接界面是无创通气过程中的重要辅助设备,能够直接或间接地影响通气效果,在使用过程中合理佩戴连接界面可以增加患者使用的舒适度,减少漏气,提高疗效,保证呼吸机通气的有效性。因此,无创通气中安全应用连接界面涉及选择合适界面、固定、维护以及使用过程。

一、面罩应用

(一)选择面罩

广义的面罩包括口鼻面罩、鼻罩和全面罩。选择合适的面罩对无创通气患者很重要。应根据患者年龄、鼻形、脸形、是否张口呼吸和耐受性等情况选择合适的面罩。鼻罩上缘置于鼻梁于软骨之间,侧缘置于鼻孔侧,下缘在上嘴唇紧贴鼻孔出口处比较理想。口鼻面罩上缘在鼻梁和软骨之间,下缘紧贴下唇下方为佳。常见的错误是选择面罩过大,结果导致漏气,降低治疗有效性并造成患者不适。对于因口腔漏气影响治疗效果的鼻面罩使用者可换成口鼻面罩。急性呼吸衰竭患者更易耐受口鼻面罩或全面罩,且比鼻罩更有效。对于需要长期通气的慢性呼吸疾病患者,鼻罩为首选;对于较严重呼吸困难或急性缺氧患者,多选用口鼻面罩。

(二)固定面罩

面罩一般采用头带进行固定,包括 3 头带和 4 头带。3 头带呈三角形固定,底边 2 条头带固定于面颊两侧,顶部 1 根头带经前额固定;4 头带固定时上方 2 根头带系于颞部两侧,下方头带系于面颊部两侧,左右两侧头带应保持等长,防止因一侧过长导致漏气及病人面部受压不均,头带的系带最好包括粘扣式及纽扣式两种,松紧度以插入 2 指为宜。尽管 3 头带更符合力学原理。患者安静休息时三角形的头带更牢固,但在使用中病人的舒适度欠佳,且易在病人活动时发生面罩移位,造成病人眼部不适。因此,临床上倾向于采用 4 头带进行固定。

(三)无创通气患者应用面罩护理

1. **面罩漏气预防与护理** 无创通气可能导致面罩周围产生大量漏气,常因面罩佩戴情况欠佳导致,使用中应注意面罩与患者皮肤紧密贴合,在活动中注意及时调整面罩位置,防止偏移。

2. **器械性压疮的预防** 合理使用保护性敷料,应将敷料保护于前额及下颌部位,防止压疮的发生。

(四)面罩日常维护

为了增加面罩的使用时间,在暂不使用时可

对面罩进行清洁,用稀释的中性洗涤剂清洗,避免使用碱性或酸性洗涤剂,清水冲洗干净,待面罩清洗后放阴凉处自然晾干,不可阳光暴晒或高温烘干。

二、鼻塞使用

根据鼻孔大小和鼻中隔的宽窄选择合适的鼻塞;清理口鼻腔分泌物,保证气道通畅。戴帽子,保证紧贴头部;放置鼻塞至鼻腔中,根据要求连接管路至固定装置,要求管道放置稳定、无牵拉。使用特殊下巴系带帮助患儿的口腔闭合,以减少从口腔损失压力。确保患儿得到所需的正压力。可用水胶体敷料贴在鼻孔处以保护鼻部皮肤。

（曾健生）

第六节 无创通气的适应证及临床应用

一、适应证

目前尚无儿童应用 NIV 的统一标准。是否应用 NIV 应综合考虑导致患儿呼吸衰竭的基础疾病、严重程度。凡应用 NIV 者,其呼吸中枢的驱动功能必须正常,患儿应具有较好的自主呼吸能力。NIV 主要应用于呼吸衰竭的早期干预,也可用于辅助撤机。对于有明确有创通气指征的患儿,不宜应用 NIV 替代气管插管机械通气。

临床出现以下情况时可考虑使用:

1. **轻至中度呼吸困难** 表现为呼吸急促,辅助呼吸肌用力,出现三凹征及鼻翼扇动。

2. **动脉血气异常** pH<7.35,动脉血二氧化碳分压（$PaCO_2$）>45mmHg（1mmHg=0.133kPa）或动脉血氧分压/吸入氧浓度（P/F）<250mmHg。

二、禁忌证

1. 心跳或呼吸停止。

2. 自主呼吸微弱,频繁呼吸暂停。

3. 气道分泌物多,咳嗽无力。

4. 气道保护能力差,误吸危险性高。

5. 合并其他器官功能衰竭 失代偿性休克、不稳定心律失常、消化道穿孔/大出血、严重脑部疾病等。严重呼吸衰竭也被列入无创通气相对禁忌证,通常指 ARDS 时,P/F<150。

6. 未治疗的气胸。

7. 面部严重创伤及畸形、面部烧伤。

8. 近期面部、上气道、食管及胃部手术后。

9. 先天性膈疝。

10. 烦躁、明显不合作的患者。

三、临床应用

病例:患儿女,9 岁 8 个月,因发热、咳嗽 6 天气促 1 天入院。入院查体:神志清,反应好;RR 45 次/min,鼻翼扇动,呼吸费力;双肺呼吸音粗,右肺呼吸音较左侧低;心率 140 次/min,心音有力;腹软,肝肋下 1cm,质软;四肢活动正常。血常规示:WBC $12×10^9$/L、N 74%、L 20%、Hb 113g/L、Plt $312×10^9$/L、CRP 55mg/L。胸片示右肺中下叶间实质浸润影,左肺内带片状影。鼻导管吸氧下血气分析示:pH 7.33、$PaCO_2$ 52mmHg、PaO_2 75mmHg、HCO_3^- 30.2mmol/L。

问题 1:患儿以发热、咳嗽起病,呼吸费力,双肺炎症,发生急性呼吸衰竭。如果你是患儿的主治医师,除了进行抗感染治疗外,需要立即气管插管行机械通气吗?

该患儿为学龄儿童,起病急,病程短,患儿以发热、咳嗽起病,有鼻翼扇动、呼吸窘迫症状,胸片示双肺炎症,血气分析提示发生急性呼吸衰竭。血白细胞和 CRP 均增高,的确需要抗感染治疗,但尚不需要立即气管插管机械通气。由于患儿呼吸做功增加,肺部通气氧合功能障碍,可以先用 NIV 进行辅助通气降低呼吸功,改善肺部气体交换功能。

问题 2:临床上那些疾病可以用 NIV 治疗呢?

由于 NIV 设备改进、技术提高和呼吸支持理念改变,且随着使用经验积累,用 NIV 治疗的疾病正逐渐增多。目前认为对以下几种情况 NIV 可以发挥疗效：

（1）毛细支气管炎：毛细支气管炎是婴幼儿呼吸衰竭的常见原因。由于毛细支气管炎患儿一般年龄较小，行无创通气时不易配合，尤其使用面罩时不易固定，因此临床上使用经鼻 CPAP 通气模式较多。压力一般为 $4\sim7cmH_2O$，不超过 $10mmH_2O$。研究显示 CPAP 可迅速减轻呼吸肌做功，改善呼吸窘迫症状。在严重急性毛细支气管炎的治疗中，CPAP 可降低气管插管概率及呼吸机相关性肺炎，缩短氧疗时间。多项研究显示 NCPAP 可改善毛细支气管炎肺部通气，且未见明显副作用。

气管软化而出现喘息和呼吸困难的婴幼儿，NIV 对气道可以有支撑作用，缓解呼吸困难。但对于因器质性狭窄，如气管发育不良、血管环或肿瘤压迫导致的喘息性呼吸困难，NIV 虽有时能稍微缓解症状，但通常效果欠佳，在临床实践中应注意鉴别。故对一些 NIV 治疗效果欠佳的喘息患者，需注意排除气道器质性狭窄。

（2）支气管肺炎：使用 NIV 的主要目的是保持气道开放、改善氧合、降低呼吸做功和减轻呼吸窘迫，减少气管插管率。应注意的是，有成人研究报道使用 BiPAP 治疗肺炎失败致气管插管延迟可增加病死率。因此使用前应对患儿病情进行准确评估，选择一般状况比较好、没有紧急插管指征的患儿。使用 BiPAP 后需密切观察治疗反应，并把握转为有创通气的时机。

（3）急性呼吸窘迫综合征（acute respiratory distress syndrome，ARDS）：对 ARDS 患儿早期使用 BiPAP 有利于复张肺泡、增加潮气量、改善肺部氧合、降低呼吸做功和缓解呼吸窘迫，降低气管插管率。但研究显示 ARDS 本身是 BiPAP 治疗急性低氧性呼吸衰竭失败的独立危险因素，故 BiPAP 适用于轻 ARDS，尤其是免疫抑制患者合并 ARDS 时。不推荐用于中至重度 ARDS。需在监护条件较好的 PICU 内实施，以便病情一旦恶化能随时行气管插管有创通气。

（4）支气管哮喘急性严重发作：由于呼气流速受限，常导致严重的肺动态过度充气和内源性呼气末正压。BiPAP 可支撑气道防止塌陷，减轻吸气肌负担，降低呼吸功，减轻呼吸困难，缓解呼吸肌疲劳；可使等压点上移和降低跨胸膜压；可减轻动态性肺过度充气和降低内源性呼气末正压，改善肺部通气 / 血流比值。对有顽固性低氧血症、持续或加重的高碳酸血症、意识状态恶化和血流动力学不稳定的患者应及时行气管插管有创机械通气。

（5）心源性肺水肿：左心室功能不全可引起液体聚积在肺间质和肺泡腔内，降低肺顺应性，影响肺部通气氧合，导致呼吸困难和低氧血症。NIV 通过减轻心脏前后负荷改善心功能，气道内正压减少液体渗出，从而减轻肺水肿，并改善通气 / 血流比值。另外，通过减轻呼吸做功降低氧消耗从而减轻心脏负担。NIV 的有效性和安全性已得到临床验证，可作为急性心源性肺水肿的辅助治疗。

（6）阻塞性睡眠呼吸暂停综合征（obstructive sleep apnea syndrome，OSAS）：CPAP 治疗 OSAS 的原理包括以下几方面：合适的气道正压起"空气支架"作用，维持气道开放；同时，CPAP 可刺激上气道的机械感受器，增加上气道肌张力，利于上气道保持开放；CPAP 通过扩张肺泡、增加功能残气量，进而提高肺顺应性，增加氧合。长期使用 CPAP 可增强上气道肌肉的驱动力，改善口咽部气道组织结构。

多数婴儿和儿童 OSAS 对 NCPAP 治疗耐受性好。出现以下情况考虑使用 BiPAP：①夜间低通气明显，呼气末二氧化碳分压（PCO_2）>50mmHg 的时间超过总睡眠时间的 25%，或呼气末 PCO_2>5mmHg；② CPAP 治疗所需压力大，患儿无法耐受治疗；③ CPAP 治疗效果不好者；④合并中枢性睡眠呼吸暂停者 NIV 适合长期家庭治疗，但开始使用时应在睡眠中心的多导睡眠图监测下进行，有利于选择最合适的参数，评估治疗效果。目前市场上也有能根据患者睡眠时气道阻塞所致血氧饱和度降低程度不同而自动调节送气压力的自动调压 CPAP（auto-CPAP）呼吸机，但在儿童的使用尚待进一步研究。

（7）神经肌肉疾病：神经肌肉疾病是指一系列累及周围神经系统或肌肉的疾病，主要有运动神经元病、周围神经病、神经 - 肌肉接头疾病和肌肉疾病等。对于进行性神经肌肉病如运动神经元病和肌营养不良等，患儿常先出现夜间通气不足，单纯白天临床评估及肺功能检查很难早期发现夜间通气不足。出现以下情况可使用 BiPAP：慢性呼吸衰竭、睡眠异常、反复呼吸道感染和慢性肺不张。但排痰能力差和吞咽功能障碍者不宜应用。由于该类患者夜间睡眠时的通气障碍较白天时严重,开始可只在夜间睡眠时应用,对该类患儿夜间使用 NIV,不但可改善夜间肺部气体交换,提高睡眠质量,而且也可改善白天肺部气体交换,提高生存质量并降低病死率。对于夜间使用 NIV 能改善白天肺部气体交换的确切机制尚不清楚,可能原因有:① NIV 使疲劳的呼吸肌在夜间得到休息,因此提高了其在白天的功能。② NIV 使肺内微小肺不张得到复张,改善了肺部顺应性,因此降低白天呼吸做功。③由于反复夜间低通气导致二氧化碳潴留,使脑干呼吸中枢对二氧化碳分压升高的敏感度降低,因而导致白天低通气。夜间应用 NIV 后动脉血二氧化碳分压降低,脑干呼吸中枢恢复对二氧化碳分压升高的敏感度,因而可提高白天的通气效果。④ NIV 改善睡眠质量,减少夜间低通气导致的唤醒,使机体得到更好的休息,也可改善机体在白天的功能。

当病情进展或因感染等原因导致急性呼吸衰竭时白天也可使用。为了增加通气量改善通气及缓解呼吸肌疲劳,推荐使用的通气方式为 BiPAP,不建议应用 CPAP。BiPAP 可提高患儿生存质量,减少住院次数,并降低病死率。长期使用可防止胸廓变形和肺发育不全。这类患儿可以在家中长期应用 BiPAP,但开始时应在医院进行,以便家属掌握正确实施 BiPAP 方法,并评价其效果。如使用 BiPAP 后低氧血症和高碳酸血症无缓解应气管插管行有创通气。

(8)胸廓畸形:如脊柱侧弯、窒息性胸廓萎缩存在胸廓畸形,影响肺发育,肋骨活动也受影响,胸壁顺应性降低,导致呼吸功增加和呼吸衰竭。BiPAP 可减轻患者呼吸做功,改善通气,提高生活质量。成人研究显示用无创通气 1 个月后 $PaCO_2 \geqslant 50mmHg$ 是死亡危险因素,提示应定期监测通气改善情况以便采取其他措施

(9)有创通气撤机过程使用:常规撤机过程是从有创通气过渡到单纯氧疗。NCPAP 通气作为过渡性或降低强度的辅助通气方法,可帮助实现提早撤机拔管,并减少撤机失败率

(10)新生儿疾病:早产儿呼吸窘迫综合征是新生儿常见疾病,由于肺泡表面活性物质缺乏,出现肺泡萎陷,导致肺部氧合障碍。早期使用 CPAP,尤其在应用表面活性物质后再用 CPAP 治疗,可减少机械通气的应用,减少相关并发症。有研究显示应用 BiPAP 比 CPAP 效果更好,且并发

症发生率与 CPAP 相当。

呼吸暂停是新生儿尤其是早产儿常见的临床症状,有研究显示 CPAP 通过保持气道通畅和提供正压呼吸支持,可以防止氧饱和度下降和心动过缓,对阻塞型或混合型呼吸暂停有效,但对于中枢型呼吸暂停则无效。

问题 3:临床实践中应用 NIV 的步骤是怎样的?

临床应用 NIV,实施者除了熟悉机械通气相关技术问题外,还需要能正确地为患儿佩戴面罩等连接界面。NIV 临床应用步骤如下:

(1)根据患者疾病特点、年龄、体重和所需通气模式选择能满足患者需要的无创呼吸机,并还应考虑报警、湿化、给氧能力及移动性能。

(2)选择合适的连接界面,如鼻塞、面罩或鼻罩。

(3)向患者解释治疗过程。

(4)报警静音,选择较低的参数设置。

(5)打开呼吸机开关,将连接界面置于患者合适部位,用手扶着进行试验性通气。

(6)固定连接界面,避免过紧。

(7)滴定压力参数,使患者舒适。

(8)滴定 FiO_2,$SpO_2 > 90\%$。

(9)避免气道峰压 $> 20cmH_2O$(避免胃胀气风险)。

(10)根据触发努力和 SpO_2 滴定呼吸相压力。

(11)持续宣教和重新评估患者,改善患者依从性。

(12)积极的护理与治疗。

(13)评估治疗有效性。

(14)断开无创呼吸机或气管插管行有创通气。

【专家点评】

NIV 作为一种适宜辅助通气技术,其效果已得到临床实践确认。随着 NIV 设备装置逐步改进,治疗技术不断进步,经验逐渐积累,NIV 的儿科临床应用范围正在不断扩展。临床实践中应掌握好 NIV 的适应证和禁忌证,一旦患儿有轻度呼吸困难需呼吸支持时即可使用 NIV,以阻止病情加重。使用过程中应密切监测患儿病情变化,及时评估治疗效果。

（曾健生）

第七节 持续气道正压通气(CPAP)的应用

一、持续气道正压通气特点

CPAP是在自主呼吸条件下,提供一定的压力水平,使整个呼吸周期内气道均保持正压的通气方式。由于CPAP仅提供一定恒定的压力支持,可维持上气道开放,防止或逆转小气道闭合,增加功能残气量,降低气道阻力,不提供辅助通气功能,患者的呼吸形态包括呼吸频率、呼吸幅度、呼吸流速和潮气量等完全由患者自行控制。因此,凡应用CPAP者,其呼吸中枢的驱动必须正常,具备规整的呼吸节律和具有较强的自主呼吸能力。对于呼吸力量不足的病例如神经肌肉性疾病患者不适用。

二、持续气道正压通气的应用

下面举例说明CPAP的使用:

> 病例1:患儿男,8个月,因咳嗽3天喘息2天入院。入院查体:神志清,反应好,RR 45次/min,鼻翼扇动,吸气三四征阳性;双肺可闻及喘鸣音;心率150次/min,心音有力;腹软,肝肋下3cm,质软;四肢活动正常。血常规正常,胸片示两肺充气过度。血气分析示:pH 7.31、$PaCO_2$ 52mmHg、PaO_2 82mmHg、HCO_3^- 29.2mmol/L。

问题1:该患儿年龄小,虽然喘息明显,但血气分析没有低氧血症,需要进行辅助呼吸支持吗?

如何选择合适的患儿对成功实施NIV有重要意义。这与治疗团队的经验及积极性密切相关。需正确掌握适应证和禁忌证,全面评估患儿临床情况,包括呼吸衰竭原因、呼吸困难程度、血流动力学状态、有无吞咽障碍、治疗目的、胸部X线片和血气结果等。国内《儿童无创持续气道正压通气临床应用专家共识》建议,临床上出现以下情况时可考虑使用CPAP:①轻至中度的呼吸困难,表现为呼吸急促,出现三凹征及鼻翼扇动,皮肤发绀;②动脉血气异常,pH<7.35、$PaCO_2$>45mmHg(1mmHg=0.133kPa)或PaO_2/FiO_2<250mmHg。

该患儿年龄小,以咳嗽喘息为主要症状,结合症状、体征及化验检查,考虑毛细支气管炎引起急性呼吸衰竭。多个研究显示毛细支气管炎患儿应用CPAP后可迅速减轻呼吸肌做功,改善呼吸窘迫症状;在严重急性毛细支气管炎的治疗中,CPAP可降低气管插管概率及呼吸机相关性肺炎,缩短氧疗时间。

CPAP主要应用于呼吸衰竭的早期干预,一旦患儿有轻度呼吸困难需呼吸支持时即可使用,以阻止病情加重。如病情进展出现呼吸肌疲劳、严重呼吸性酸中毒而需气管插管时再使用NPPV则效果差。故使用NPPV的目的是阻止患者病情加重,避免气管插管,而不是替代气管插管。对于有明确有创通气指征者,不宜应用NCPAP替代气管插管机械通气。对一些难以判断的患者,在准备气管插管的情况下,可试验性使用NPPV,但需严密监护,一旦病情无好转应及时气管插管行有创通气。另外应注意凡应用CPAP者,其呼吸中枢的驱动功能必须正常,患者应具有较好的自主呼吸能力。

问题2:如果患儿年龄小,不会主动配合,且已出现躁动、哭闹,选择什么样的装置比较合适呢?

正确选择设备装置对有效施行呼吸支持非常重要,应结合患者解剖生理特点及疾病特点。目前儿科专用CPAP装置主要针对新生儿及小婴儿生理特点设计,包括气泡式CPAP,对年龄较大儿童不适合。无创通气呼吸机多内置空气压缩机,采用单回路系统,即有较好的漏气补偿功能,而多功能呼吸机行无创通气模式时,采用双回路系统,虽有漏气补偿功能,但应尽量减少漏气。这些呼吸机虽然多数可用于儿科患者,但由于儿童本身呼吸力量小、主动配合能力差和潮气量较小等原因,使用时应特别注意通气管路无效腔、触发种类(压力或流量)及敏感度。

选择连接界面时应根据患儿年龄特点、鼻腔大小、脸形及耐受情况选择合适的类型和规格。鼻塞容易固定且耐受性好,婴幼儿较常用,也比较容易护理。鼻罩和面罩适合较大儿童,婴幼儿使用受到一定限制。目前以鼻塞和鼻罩最常用。

该患儿为小婴儿,可选择专为婴幼儿设计的CPAP装置,如气泡式CPAP或单独持续流量型CPAP。选用鼻塞作为连接界面。患儿烦躁哭闹,可予以镇静、用沙袋等适当限制头部运动。

【专家点评】

对于有呼吸困难的小婴儿应尽早使用呼吸支持措施,缓解呼吸困难,防止病情加重,同时要选择适合年龄特点的设备装置。

病例2:患儿男,1岁3个月,因咳嗽3天面色发绀1天入院。入院查体:神志清,反应弱,烦躁,面色发绀;RR 50次/min,鼻翼扇动,吸气三凹征阳性,双肺可闻及湿啰音;HR 155次/min,心前区闻及Ⅲ/6收缩期吹风样杂音;腹膨隆,腹软,肝肋下4cm,质软;四肢活动正常。血常规及降钙素原均正常,胸片示散在斑片影。超声心动图:室间隔缺损7mm。鼻导管吸氧时血气分析示:pH 7.30、$PaCO_2$ 62mmHg、PaO_2 69mmHg、HCO_3^- 31.3mmol/L。

问题1:患儿选择何种呼吸辅助模式?如何调节通气参数?

该患儿为小婴儿,结合病史、体征及辅助检查,诊断支气管肺炎,室间隔缺损和急性Ⅱ型呼吸衰竭。患儿发绀明显,可能与肺部氧合不好和心内右向左分流有关。治疗上除了限制液体、利尿和强心等治疗外,呼吸支持是非常重要的治疗措施。由于年龄小,有肺炎,先心病导致肺水增多,因此可以先试用CPAP辅助呼吸,一方面可减轻呼吸做功,减轻呼吸肌疲劳,改善肺部氧合;另一方面也可使肺泡内压增加,减小分流,使肺血流量减少,降低肺血管阻力,可改善右心功能。

通气参数的初始化和适应性调节:选择最适合的压力是有效NCPAP治疗的基础。NCPAP初调参数为:压力4~6cmH$_2$O;流量为婴儿6~12L/min、儿童8~20L/min。当NCPAP与患儿连接后,根据患儿呼吸及氧合等情况调节通气参数。如经皮氧饱和度仍低,可以每次1~2cmH$_2$O的幅度逐渐增加压力,但最高压力一般不宜超过10cmH$_2$O。同时按每次0.05~0.10的幅度提高FiO_2。若经皮氧饱和度维持稳定,应以0.05的幅度逐渐降低FiO_2。如FiO_2<0.35,经皮氧饱和度仍能维持,可按每次1cmH$_2$O的幅度逐渐降低压力,直至2~3cmH$_2$O。

该患儿肺部病变相对较重,并且由于室间隔缺损导致肺部淤血,初调参数可偏高,压力6~7cmH$_2$O,FiO_2 0.7~0.9,再根据患儿对治疗的反应进行调节。

问题2:使用CPAP后如何判断疗效?

CPAP治疗有效的表现包括:呼吸困难逐渐减轻,呼吸频率及心率逐渐正常,三凹征及鼻翼扇动减轻或缓解,听诊双肺进气音良好,发绀缓解,呼吸暂停好转。一般在施行CPAP 1~2h后复查血气以了解治疗效果。根据以上指标综合判断治疗效果,确定参数水平。应用CPAP 1~2h后,患者病情无好转或继续加重,达到气管插管指征时应立即插管行有创通气。

如经NCPAP等治疗病情稳定,临床症状逐渐好转,可以逐渐降低压力支持水平和吸入氧浓度。当压力降至2~3cmH$_2$O和FiO_2≤(0.30~0.35)时,患儿若无明显呼吸困难,能维持较好的血气指标,可试停NCPAP,改鼻导管吸氧。若出现呼吸困难可重新连接,继续行NCPAP。

【专家点评】

CPAP所需调节的通气参数较少,但需要根据患者的情况个体化设定,并严密监测患儿对治疗的反应,判断治疗效果,为进一步采取措施提供依据。

(曾健生)

第八节 经鼻间歇正压通气(NIPPV)的应用

一、经鼻间歇正压通气概念

经鼻间歇正压通气(nasal intermittent positive pressure ventilation,NIPPV)是在CPAP基础上给予间歇正压的一种呼吸支持模式,是时间循环压力限制的一种通气方式。使用常规呼吸机产生 2 个水平的通气压力,即吸气峰压(peak inspiratory pressure,PIP)和呼气末正压(positive end expiratory pressure,PEEP)。

二、经鼻间歇正压通气应用

病例:患儿男,4 天,36 周顺产,Apgar 评分 9 分。因"反应差,气促 1 天"入院。吃奶欠佳。入院查体:体重 2.7kg,身长 50cm;神志清,精神弱;RR 65 次/min,鼻导管吸氧下 SpO₂ 92%;前囟门平软,三凹征阳性,肺部未闻及啰音。胸片两肺少许炎症,血气分析示:pH 7.33、$PaCO_2$ 56mmHg、PaO_2 65mmHg、HCO_3^- 31.6mmol/L。血常规正常。

问题 1:患儿生后 4 天,选择什么通气模式进行呼吸支持?

NIPPV 的适应证包括:频发呼吸暂停早产儿,轻-中度呼吸困难,表现为呼吸急促(RR 持续 >60~70 次/min);动脉血气分析异常(pH<7.35、$PaCO_2$>50mmHg 或氧合指数 <200mmHg);鼻导管、面罩或头罩吸氧时,当 FiO_2>0.3,仍然 PaO_2<50mmHg,或经皮血氧饱和度($TcSO_2$)<90%;在常频或高频机械通气撤机后,出现明显的三凹征和/或呼吸窘迫。

NIPPV 的禁忌证包括:①无自主呼吸;②呼吸困难进行性加重,不能维持氧饱和度,动脉血气分析明显异常(pH<7.25、PaO_2<50~60mmHg、$PaCO_2$>60~70mmHg);③先天畸形:先天性膈疝、气管-食管瘘、后鼻道闭锁、腭裂等;④心血管系统:心跳、呼吸骤停;血流动力学不稳定(如休克、严重心律失常、低血压等);⑤上消化道大出血、鼻腔黏膜受损、上气道损伤或阻塞;⑥其他,如气胸、新生儿坏死性小肠结肠炎(NEC)、频繁呕吐、严重腹胀、肠梗阻等也视为相对禁忌证。

该患儿为早产儿,RR 65 次/min,存在轻-中度呼吸困难,为 NIPPV 适应证,但没有 NIPPV 禁忌证,可以选择该辅助通气模式。研究显示 NIPPV 的通气效果较 CPAP 好,可能与提供额外的通气压力有关。

问题 2:如何设定 NIPPV 通气参数?

NIPPV 采用双鼻塞密闭环路方式。主要调节指标为:PIP 初始值一般设定在 15~25cmH₂O;PEEP 一般设定在 4~6cmH₂O;FiO_2 根据维持 $TcSO_2$ 在 90%~95% 的目标调节,范围为 25%~50%;呼吸机频率一般设定在 15~50 次/min。治疗过程中,需根据患儿病情的变化随时调整通气参数,最终达到缓解气促、减慢呼吸频率、增加潮气量和改善动脉血气的目的。

问题 3:如何判断 NIPPV 的疗效?

NIPPV 治疗过程中,应采用边治疗边观察患儿反应的策略,治疗 1~2h 后,根据患儿的病情和治疗反应来决定是否继续应用 NIPPV 或改为有创通气。

如果出现下列指征,应及时气管插管,以免延误救治时机:①频繁呼吸暂停,经药物或 NIPPV 干预无效;②气体交换无改善,呼吸困难加重;③出现频繁呕吐、消化道大出血;④意识恶化或烦躁不安;⑤气道分泌物增多引流困难;⑥血流动力学指标不稳定、低血压、严重心律失常;⑦ FiO_2>0.4 时,呼吸困难无改善,肺 X 线检查示病变无改善,动脉血气分析结果明显异常[PaO_2<50~60mmHg,$PaCO_2$>60~70mmHg,伴有严重呼吸性酸中毒(pH<7.25)]或 $TcSO_2$<85%。

问题 4:撤机时机如何判断?

当患儿病情趋于稳定后,可逐渐降低各参数,当 FiO_2<0.3、PIP<14cmH₂O、PEEP<4cmH₂O、RR<15 次/min,患儿无呼吸暂停及心动过缓,无经皮 SO₂ 下降,动脉血气分析结果在可接受范围内(pH 7.35~7.45、PaO_2 50~80mmHg、$PaCO_2$ 35~45mmHg)时可考虑撤离 NIPPV。

撤离 NIPPV 时应根据患儿当时状况,考虑撤机后是否需要继续吸氧过渡,密切观察患儿病情变化,若病情稳定,撤机后 2h 复查动脉血气分析。

【专家点评】

NIPPV 为时间循环压力限制的一种通气方式,选择时应注意识别禁忌证,使用后注意判断疗效。

(曾健生)

第九节 双水平气道正压通气(BiPAP)的应用

一、双水平气道正压通气(BiPAP)的特点

双水平气道正压通气(bi-level positive airway pressure ventilation,BiPAP)是指在呼吸周期内提供周期性压力变化进行呼吸支持的无创通气方式,是与维持单一恒定压力的CPAP相对而言的。包括存在周期性压力变化的多种通气模式,如不需要患者触发而完全由呼吸机按时提供通气支持的时间控制模式(T模式),也有由患者触发后呼吸机给予同步压力支持的自主呼吸模式(S模式),或者两者结合的自主呼吸与时间切换模式(S/T模式)。可以是压力支持模式,也可以是容量支持性模式,也有压力容量相结合的容量保障压力支持(volume assured pressure support,VAPS)模式,可根据呼吸系统顺应性变化及患者自主呼吸情况,自动调整吸气压力和吸气流速以保证设定的潮气量。各种呼吸机所提供的通气模式有所不同,应根据患者的疾病特点选择合适的呼吸机及通气模式。

BiPAP在呼吸周期内提供周期性压力变化进行呼吸支持,不但具备CPAP的功能,而且通过提供额外压力支持,可使萎陷肺泡张开、增加潮气量改善通气和减轻呼吸做功缓解呼吸窘迫,从而减少氧消耗,降低呼吸频率,可用于呼吸节律正常但呼吸力量减弱的患儿。对气道阻力明显增高或肺顺应性降低的患者使用BiPAP更加合适。

二、双水平气道正压通气的应用

病例:患儿男,12岁3个月,因患T型淋巴瘤进行规范化疗1年半。最近一次化疗在7天前进行。近3天咳嗽、发热,加重伴气促1天。入院查体:神志清,反应弱;RR 40次/min,鼻翼扇动,双肺可闻及湿啰音,右侧明显;HR 127次/min,心音有力;腹膨隆,腹软,肝肋下未触及;四肢活动正常。血常规示WBC 1.5×10^9/L,N 81%、L 12%、Hb 90g/L、Plt 87×10^9/L、CRP 160mg/L。胸片示双肺散在斑片影。收入血液科后给予抗感染治疗,鼻导管吸氧。半天后呼吸困难加重,出现发绀,血气分析示:pH 7.33、$PaCO_2$ 32mmHg、PaO_2 69mmHg、HCO_3^- 21.3mmol/L,转入PICU。

问题1:该患儿肺部感染重,呼吸困难进行性加重,出现急性型呼吸衰竭,选用何种呼吸支持方法?

免疫功能低下患儿如肿瘤化疗后、免疫缺陷病、恶性血液病和骨髓移植术后的患者,由于自身抵抗力差,容易并发肺部感染,出现呼吸功能不全,需要呼吸支持。一旦气管插管,容易继发呼吸机相关性肺炎,且感染病原体复杂,治疗难度大,病死率高。NIV不需气管插管,呼吸机相关性肺炎和呼吸机相关性肺损伤的发生率较有创通气低,早期应用利于阻断病情进展,改善治疗效果,降低病死率。因此对于免疫功能受损合并呼吸衰竭的患者,建议早期首先试用NIV,可以减少气管插管的使用和降低病死率。因为此类患者总病死率较高,建议在PICU密切监护的条件下使用。

该患儿为肿瘤患者,12岁,长期化疗,7天前再次化疗后出现骨髓抑制,全血细胞减少,出现肺部感染,导致急性呼吸衰竭。由于患儿年龄较大,神志清,易于配合,首选呼吸支持模式为BiPAP。BiPAP利于保持气道开放、改善氧合、降低呼吸做功和减轻呼吸窘迫,减少气管插管率。需要注意的是,有研究报道使用BiPAP治疗肺炎失败致气管插管延迟可增加病死率。因此使用前应对患者病情进行准确评估,选择一般状况比较好、没有紧急插管指征的患者。使用BiPAP后需密切观察治疗反应,并把握转为有创通气的时机。

问题2:如何设置BiPAP的通气参数?

BiPAP设置应施行个体化原则。初始参数为:IPAP 8~10cmH₂O,EPAP 3~5cmH₂O,呼吸频率比同年龄生理呼吸频率低2~4次/min,吸气时间0.6~1.0s,吸气上升时间0.10~0.15s,并根据肺部

氧合情况设置 FiO_2。

当 BiPAP 连接后,应根据患儿呼吸及氧合变化等情况逐步将各参数调至合适水平,最终达到缓解气促、减慢呼吸频率、增加潮气量和改善动脉血气的目标。通气参数的适应性调节应由低到高逐步改变。若经临床评估判断 BiPAP 的疗效欠佳,1~2h 病情无改善或继续加重,达到气管插管指征时应立即插管行有创通气。

该患儿肺部病变重,肺部氧合差,初始氧浓度可设为 100%,以尽快缓解组织缺氧情况。

问题 3: 使用 BiPAP 后,患儿呼吸困难仍明显,常出现人机不同步现象,如何处理?

因为 BiPAP 有周期性压力变化,这就涉及患者自主呼吸与呼吸机提供的辅助呼吸之间的同步性问题。多种因素影响人机同步性,如患儿躁动、疼痛、恐惧或不配合、呼吸机性能、连接方式、漏气情况和通气参数设置等。临床实践中需注意识别人机不同步,同时分析不同步原因,并采取相应措施予以纠正,如调节触发敏感度、减少漏气量、调节合适吸气相压力和对烦躁不安患者适当镇痛镇静等。使用漏气补偿性能较好的呼吸机可以降低人机不同步的概率。

BiPAP 中人机不同步可使通气效率降低,甚至导致治疗失败。目前多数具有 BiPAP 通气模式的无创呼吸机多采用一种称为数字式自动追踪灵敏度(auto-trak sensitivity)的技术,连续跟踪患者的吸气或呼气流量形成形状信号,并调节自主触发和切换阈值以达到最佳灵敏度,从而实现 BiPAP 的人机同步。近期有多个研究显示应用神经电活动辅助通气(neurally adjusted ventilatory assist,NAVA)可改善 NPPV 的人机同步性,缩短触发时间、避免无效呼吸、减少过早或过晚的呼气切换。

问题 4: 患儿使用 BiPAP 6h 后呼吸状况持续恶化,行气管插管有创通气,如何尽早判断疗效?

开始 BiPAP 治疗后应注意观察患儿意识状态、呼吸频率、心率、血压等变化。BiPAP 治疗有效的表现包括:呼吸困难逐渐减轻,呼吸频率及心率逐渐正常,三凹征及鼻翼扇动减轻或消失;血 pH、$PaCO_2$ 和 PaO_2 改善。应在使用 BiPAP 1~2h 后复查血气以了解治疗效果。如使用 BiPAP

后呼吸困难无改善,血气进一步恶化等,应及时换用其他通气方式。

BiPAP 时如出现下列指征,提示治疗失败,应该及时气管插管行有创通气,以免延误救治时机:①意识恶化或烦躁不安;②不能清除分泌物;③无法耐受连接方法;④血流动力学指标恶化;⑤氧合功能恶化;⑥ CO_2 潴留加重;⑦治疗 1~4h 后如无改善。

问题 5: 导致 NIV 治疗失败的原因有哪些?

应用 NIV 治疗效果不好,病情继续加重,仍需气管插管机械通气,原因包括患者病情和方法学两方面因素:

(1)患者因素:①患儿本身病情恶化,肺水肿和肺实变加重,内环境紊乱、液量过多;②严重肺部感染或其他肺部病变,气道分泌物黏稠且多不易排出;③热量供应不足,呼吸肌极度疲劳;④存在特殊的基础性疾病如气道严重狭窄,导致患儿不宜应用 NIV;⑤不耐受,患儿对 NIV 不适应,使治疗时间过短或辅助通气不足。因此,NIV 治疗前后对病情进行正确评估是减少 NIV 治疗失败的关键。

(2)方法学因素:NIV 是否成功在很大程度上取决于医护人员的经验与技能。由于医护人员缺乏 NIV 相关的知识和技能培训,导致 NIV 应用不当,是 NIV 治疗失败的因素之一。①通气模式和参数设定不合理,如压力过低、气流量过小,温湿化不足,不能保证理想通气效果;②目标不恰当,追求与心脏功能不相应的正常血气目标;③气道管理存在问题或忽视其他治疗措施的配合(包括体位、镇静);④接触界面与鼻面部之间漏气或使用鼻塞时经口漏气,会明显影响辅助呼吸通气效果和同步性。加强 NIV 的技能培训有望提高 NIV 的成功率。

【专家点评】

BiPAP 的效果受多种因素影响,使用 BiPAP 目的是阻止患儿病情加重避免有创通气,而不是完全替代有创通气。对人机不同步现象需积极寻原因并纠正。一旦判断疗效不好应及时气管插管行有创通气。

(曾健生)

第十节 无创通气的并发症及监护

一、无创通气并发症

1. **皮肤损伤** 鼻塞、面罩或鼻罩固定太紧，或压迫时间过长，局部皮肤黏膜可出现损伤，表现为局部皮肤水肿、红斑、糜烂和感染，鼻中隔损伤甚至缺损。预防措施为选择大小形状合适的连接方式，不要固定太紧。在颜面部受压部位贴敷料有助于预防皮肤压伤。

2. **漏气** 漏气发生在所有接受 NIV 治疗的患儿，漏气量过大会影响通气压力维持，增加人机对抗，降低 NIV 有效性。选择合适的连接界面，适当固定。用鼻罩或鼻塞时避免张口呼吸，可佩戴下颌托，婴幼儿可使用安慰奶嘴。使用中应动态监测患儿病情变化，经常检查是否存在漏气并及时调整鼻塞或鼻罩的位置，及时调整通气压力，以预防和减少漏气的发生。

3. **腹胀** NIV 治疗时患儿容易吞入空气，通气压力过高时气体进入胃肠而引起腹胀。在保证疗效前提下避免使用过高压力。常规留置胃管行胃肠减压可有效防止该并发症的发生。

4. **误吸** 胃部进气和腹胀容易反流呕吐导致误吸。适当头高位或半坐卧，有利于减少误吸的危险性。

5. **对心血管功能影响** 当通气压力过高时，胸腔内压增高妨碍静脉血回流；肺过度膨胀可使肺血管阻力增加，使右心后负荷增加，最终心排血量减少。设置适当压力，可减少对心血管功能的影响。

6. **颌面部发育异常** 由于连接装置长时间压迫会导致儿童颌面部骨骼发育异常，导致面部扁平和上颌后移。定期换用不同的连接装置有一定预防效果。

二、无创通气监护

密切监护是判断疗效、合理调节参数及发现并发症的重要措施，也是避免因 NCPAP 治疗无效而延误气管插管时机的重要环节。监护内容包括：

1. **漏气量** 鼻塞、口或鼻面罩与患者接触部位的漏气量，及时调整鼻塞、鼻或面罩位置及固定带松紧程度。

2. **呼吸道护理** 保持气道通畅，及时清理气道分泌物。

3. **增加依从性** 由于开始使用 NCPAP 时患儿会感到不适，导致烦躁、对抗，小婴儿可使用沙袋等适当限制头部运动，必要时应用镇静剂。对较大儿童应做好解释教育工作，以取得患儿的理解和配合，减少恐惧感，增加依从性。

4. **密切监测** 监测呼吸频率、心率、经皮氧饱和度等变化，及时调节通气压力、流量和吸氧浓度。

5. **胃管护理** 因高流速供气或患儿啼哭使气体吞入胃内易导致腹胀，应留置胃管进行胃肠减压，避免腹胀导致横膈抬高影响患儿呼吸或胃内容物反流导致误吸。留置胃管也利于小婴儿经胃管喂养。

（曾健生）

第十一节 无创通气的序贯应用与撤离

一、序贯机械通气概念

有创机械通气是治疗各种类型急性呼吸衰竭的有效手段之一，但长时间有创机械通气会带来许多并发症，如呼吸机相关性肺炎和呼吸机相关性肺损伤，会明显影响患者预后，造成病程延长以及大量的人力、物力和财力浪费。因此有创通气患者早日撤机拔管，对减少人工气道和呼吸机相关并发症具有重要意义。常规撤机过程是从有创通气过渡到单纯氧疗，而撤机拔管后出现呼吸衰竭而再次进行气管插管明显加重充分。NIV 虽然可以避免这些机械通气的负效应，但其稳定性差，而且气道内引流不如机械通气，待肺部急性病变大部分吸收即拔除气管内插管，序贯使用 NIV，直至最终达到完全撤机。即采取有创 - 无创序贯机械通气，可充分发挥两种机械通气方式的优势，减少并发症，改善预后。

序贯机械通气策略率先由 Udwadia 于 1992 年提出，并由王晨引入我国，并提出肺部感染控制窗概念，之后国内陆续报道了序贯机械通气治疗慢性阻塞性肺疾病急性发作期和急性呼吸窘迫综合征的相关研究情况。目前在成人高碳酸血症型呼吸衰竭的临床实践和研究方面已取得令人鼓舞的进展，证实其可明显缩短患者病程，改善预后。但是临床实践中如何判断有创 - 无创切换窗一直是临床医师考虑的问题。

切换窗的判断受诸多因素影响，如患者的一般状况、基础疾病的变化、肺外器官损害程度及医师对各种通气方法的熟悉程度。尤其在病情相对较重时，需要有相当的经验和自信。

二、序贯机械通气临床应用

病例：患儿男，11 岁，因"咳嗽发热 4 天加重伴呼吸困难 1 天"入院。病初给予阿奇霉素口服，但咳嗽逐渐加重，近 1 天出现气促、呼吸费力，全身红色皮疹。入院查体：神志清，呼吸急促，三四征阳性。双肺闻及湿啰音。胸片提示左中下肺及右下肺炎症，心影不大。肢端暖。CPAP 呼吸支持下（FiO_2 0.70、压力 9cmH₂O）血气分析示：pH 7.31、$PaCO_2$ 31mmHg、PaO_2 80mmHg、HCO_3^- 21.2mmol/L。血常规示：白细胞 23×10^9/L、N 81%、L 15%。诊断重症支气管肺炎，儿童急性呼吸窘迫综合征。给予万古霉素抗感染，气管插管机械通气及其他对症支持治疗。机械通气参数：PIP 31cmH₂O、PEEP 13cmH₂O、FiO_2 0.7、RR 20 次 /min、Ti 1s。入院第 3 天体温高峰逐渐下降，精神状态好转，第 4 天机械通气参数逐渐降低。

问题 1：该患儿经过有效治疗病情好转，如何评估患儿病情以尽早撤机拔除气管导管？

从气管插管行机械通气开始到撤机拔管的程序，共 6 个阶段：①治疗导致呼吸衰竭的原发病；②临床医师对撤机可能性的初步判断；③临床医师通过各项指标、试验结果对撤机可能性进行评估；④行自主呼吸试验（spontaneous breathing trials，SBT）；⑤ SBT 成功后，拔除气管导管；⑥不排除有再次插管的可能。最重要的是第二阶段及第三阶段，是出现撤机延迟的最常见的原因。

初步判断撤机可能性主要依据 4 大临床指标：机械通气指征好转、自主呼吸能力稳定、肺部气体交换好和血流动力学稳定。具体撤机生理指标包括：$PaO_2/FiO_2 \geqslant 150$mmHg；PEEP $\leqslant 5\sim8$cmH₂O；RR<45 次 /min；潮气量>5.5ml/kg；浅快呼吸频率（RR/Vt）<11 次 /min（ml·kg）等。做 SBT 时建议给予 PS $5\sim8$cmH₂O 以克服气管插管的吸气阻力，观察 $30\sim120$min 是否会出现呼吸急促、心动过速、烦躁和意识水平降低等症状及体征。

问题 2：上述都是传统撤机程序，即撤机拔管后改为鼻导管低流量吸氧，在 NIV 技术不断改进的今天，又如何施行有创 - 无创序贯机械通气治疗呢？

序贯机械通气用于治疗 ARDS 患者成功的关键取决于能否准确把握有创转为无创的切换点。转换时间过早容易加重患者的呼吸肌疲劳，导致肺部病变再次恶化；转换过晚则可能导致或加重呼吸机相关性肺炎和呼吸肌相关性肺损伤等并发症。但目前在 ARDS 患者治疗中有创转无创的时机不清楚。有人认为有创 - 无创序贯机械通气的切换时机不是一个时间点，而是从最早满足序贯的时间点至达到常规拔管标准的时间点之间的任意时间，是一个时间窗。当然，越是在早期时间点拔管，有创 - 无创序贯机械通气的意义就越大，越能将有创机械通气的负效应降至最低，真正体现这种机械通气策略的精髓和意义。

目前关于序贯机械通气有创转换为无创的切换窗标准有以下几方面：肺部感染、降钙素原、PaO_2/FiO_2 和氧合指数（OI）。肺部感染控制窗选取患者病情变化中的某些指标，如痰液量减少、痰黏度变稀、痰颜色转白、体温降低、白细胞计数下降及胸部影像学上感染影消退。将这些肺部感染得到控制的指征作为切换点。需要强调的是作为儿童急性呼吸窘迫综合征诊断指标的 OI 研究报道很少。有研究观察到 OI 与儿童干细胞移植后行机械通气患儿的病死率显著相关，OI $\geqslant 25$，病死率 100%；OI>5 时拔管失败率为 40%。因此对儿童急性呼吸窘迫综合征患者，OI 稳定在 $4\sim5$ 可考虑作为序贯机械通气的控制窗，OI 稳定在 $3\sim4$ 可考虑撤离呼吸机。

机械通气条件不高时，PaO_2/FiO_2 达到目标，这是进行序贯机械通气的基础和前提。能否序贯机械通气,还需客观评估患儿的一般情况、是否咳痰无力、有无肺外器官的损害及严重程度。如果患儿一般情况差,早期拔管需慎重,可适当延长有创机械通气时间,特别是对咳嗽无力或有误吸因素的患儿。

又经过 2 天的治疗,患儿体温正常,痰液减少,双肺闻及湿啰音消失。胸片提示肺炎症明显吸收。血常规示:白细胞 $9.7 \times 10^9/L$、N 69%、L 27%。机械通气参数:PC above PEEP $18cmH_2O$、PEEP $7cmH_2O$、FiO_2 0.45、RR 20 次 /min、Ti 1s。血气分析:pH 7.38、$PaCO_2$ 46mmHg、PaO_2 97mmHg、HCO_3^- 27.5mmol/L。

问题 3:目前患儿病情明显好转,机械通气参数不高,应该可以序贯机械通气了。但在临床实践中具体如何施行呢?

撤机后使用 NIV 分为以下 3 种情况:

(1)作为撤机措施:患者原发病好转,但尚未完全达到常规有创通气撤机标准时提前撤机拔管,把 NIV 作为机械通气序贯治疗的一部分,拔管后立即使用,以缩短有创通气时间、降低与有创通气相关的并发症。

(2)作为预防措施:患者原发病好转,达到撤机标准后撤机拔管,立即预防性使用 NIV 防止发生呼吸衰竭,以达到顺利撤机目的;心胸及腹部手术常预防性序贯撤机。

(3)作为治疗措施:患者原发病好转,达到撤机标准撤机拔管后行常规氧疗,待出现气促、呼吸窘迫后再治疗性使用 NIV,以防止病情进一步加重(补救策略)。研究显示拔管后立即使用 NIV 可有效提高撤机成功率,降低高危险患儿再插管率。Lum 等观察到在拔管后出现呼吸衰竭才使用 NIV 的 51 例患者中,75% 的患者避免了再插管,而预防性使用 NIV 辅助撤机的 98 例患者中,86% 的患者避免再插管。另一项前瞻性研究发现,拔管后立即使用 NIV,撤机成功率达 81%,而撤机后出现呼吸衰竭再使用 NIV,撤机成功率只有 50%。也有研究显示患者撤机拔管后出现呼吸衰竭时再治疗性使用 NIV,不但不能降低再插管率,反而因为延误了插管时间而增加病死率。

问题 4:NIV 作为撤机措施使用后,又该如何撤离呢?

良好的 NIV 依从性是序贯机械通气成功的重要前提。为提高 NIV 依从性,面罩选择应以良好的密闭性、舒适性和无效腔小为原则。能沟通的患者要耐心解释所做治疗的目的,解除其不安和焦虑,提高其依从性。加强气道管理,鼓励咳嗽排痰,保持气道通畅和有效通气,必要时行支气管肺泡灌洗。对婴幼儿应适当镇静,固定头部。当然,很重要的是继续积极治疗原发病,根据病情变化调整治疗模式和参数。待患者动脉血气和其他临床指标进一步改善后间歇性暂停 NIV,逐渐缩短每日 NIV 时间,延长卸除面罩的时间。同时,逐步下调通气压力和吸入氧浓度,最终停止 NIV。

如果患者在撤机拔管后 48h 内出现以下情况判定为撤机失败需再插管机械通气:①出现明显呼吸困难伴喘鸣;② $FiO_2 > 0.5$ 时,$SaO_2 < 90\%$ 或 $PaO_2 < 60mmHg$;③血流动力学不稳定;④气道分泌物明显增多且清除障碍;⑤出现意识障碍。

【专家点评】

采用有创 - 无创序贯机械通气可提高撤机成功率,缩短机械通气时间,减少并发症,降低病死率。使用时注意把握有创转为无创的控制窗。合理运用加强无菌操作,降低感染的风险,以达到尽早撤机的目的。

(曾健生)

第十二节　无创高频通气的结构、原理、特点

一、无创高频通气概念

无创高频通气(noninvasive high-frequency ventilation,NHFV)是一种通过无创连接界面连接高频呼吸机产生持续正压气流,并在患者自主呼吸上叠加高频率振荡的新型无创通气模式。与其他无创通气模式相比,NHFV 结合了经鼻持续气道正压通气(nasal continuous positive airway pressure,NCPAP)和高频通气的优点,具有持续维持肺泡稳定,更有利于清除 CO_2,压力伤更小,不需要同步技术等优势。目前该通气方法主要用于新生儿(波形见图 15-12-1)。

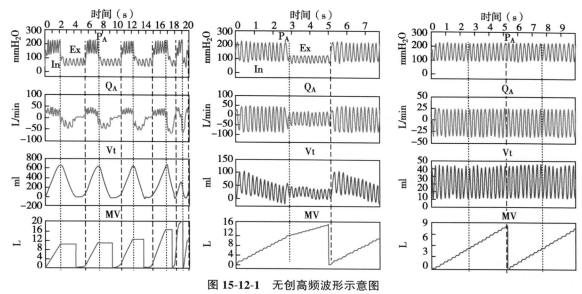

图 15-12-1 无创高频波形示意图

引自:YUAN Y Y,SUN JG,WANG B,et al.A noninvasive high frequency oscillation ventilator:Achieved by utilizing a blower and a valve [J].Review of Scientific Instruments,2016,87(2):38-45.

NHFV 包括无创高频喷射通气(noninvasive high frequency jet ventilation,NHFJV)、无创高频气流阻断通气(noninvasive high frequency flow interruption ventilation,NHFFIV),以及无创高频振荡通气(noninvasive high frequency oscillatory ventilation,NHFOV)。这三种不同类型的区别在于高频气体发生的原理不同。

NHFJV 是通过高频电磁阀、气流控制阀、压力调节阀和喷嘴直接将气体以小于等于解剖无效腔量的潮气量按高频率(>150 次/min 或 2.5Hz)快速地喷入气道和肺泡。NHFFIV 类似于 NHFJV,不需要喷嘴,直接利用螺线管阀产生压力脉冲。这两种类型 NIHFV 均未设置偏置气流,吸气为主动,呼气则是被动。NHFOV 气体振荡由活塞泵或扬声器隔膜产生,吸气、呼气均由偏置气流完成,吸气、呼气均是主动。理论上 NHFOV 可在不增加气压伤的前提下比 NHFJV 和 NHFFIV 更为有效地提高氧合和清除 CO_2,被认为是目前 NHFV 中最有效的类型,在新生儿临床应用最为普遍。因此,在近来一些发表的研究中,NHFV 越来越多地被狭义特指为 NHFOV。

二、高频呼吸机结构

施行 NHFV 的高频呼吸机主要包括两类:专用的无创高频呼吸机和传统的有创高频呼吸机。专用无创高频呼吸机很少,一些新生儿无创高频呼吸机正压呼吸机是专为早产儿、足月新

生儿设计的经鼻无创呼吸机,具有多种无创通气模式,其中就包括无创高频振荡通气(nHFO/Oscillation)。具有专为新生儿设计的正压发生器,在基本 CPAP 模式基础上叠加了振荡功能,呼吸机根据设定的振荡频率及振幅在发生器中形成高频振荡的气体,并提供有效的监测,实现了为有自主呼吸的患者提供无创高频振荡通气的支持,减少创伤。可依靠独立的压力测量系统。配有原厂进口婴幼儿专用各种规格大小柔软硅胶鼻塞、鼻罩和头套。无创高频振荡通气时频率调节范围为 5~20Hz,振幅调节范围为 1~10cmH₂O,氧浓度范围为 21%~100%。主屏幕上平均气道压实时显示监测值。安全限制阀:压力超过 18cmH₂O 则停止送气,3s 后恢复供气。无创高频呼吸机采用单回路系统,单回路作用主要用于呼吸机向气道送气,呼气依赖鼻塞或面罩的泄漏进行排出,这要求连接界面周围有一定程度的漏气。

目前绝大多数 NHFV 都采用有创高频呼吸机进行。有创高频呼吸机采用双回路系统,一根是吸气管,一根是呼气管,呼吸机通过这两根管道与患者的呼吸道一起构成了一个封闭空间,对连接界面的密闭性要求比较高,尽可能减少泄漏,其维持压力往往较高且更稳定。其维持压力大小、稳定性可能不如有创高频呼吸机的双回路系统。

NHFV 作为一种无创呼吸支持模式,影响疗效的一个重要因素是连接界面引起的漏气量。

双侧短鼻塞是目前 NHFV 时最常用的连接界面，鼻塞尺寸大小直接影响潮气量大小。实验研究显示在参数设置相同情况下鼻塞内径越大其最终传导于肺部的压力和潮气量越大。理论上在鼻腔允许的范围内，选择内径大的鼻塞更利于 NIHFV 的通气效果。但在实际应用中鼻塞大小选择时需在减少压力损失和患儿舒适性之间形成较好的平衡。

三、无创高频通气的气体交换机制

NHFV 不是简化的有创高频通气，它是在 CPAP 基础上叠加了压力振荡功能，被认为是一种新型有效的无创通气模式。其作用机制目前仍未完全阐明。推测可能与以下几个方面相关：①高频呼吸机直接将高频率、低潮气量的气流通过无创的方式快速地喷入气道内，通过泰勒扩散、肺的摇摆、分子弥散等使肺内气体弥散更加充分，纠正通气血流比例失调；②持续存在的气道压起到机械性支气管扩张作用，防止细支气管的气道陷闭，增大功能残气量，改善通气/血流比值，提高氧分压，使肺泡内二氧化碳有效排出；③高频通气模式到达肺泡水平的压力低，可维持呼气末肺容量位于正常水平，避免了肺泡的反复启闭，不产生剪切力，可有效减少肺实质受到的压力伤及容量伤，减少 BPD 等疾病的发生；④改善声门肌活动，可以在吸气阶段维持声门开放，无创通气的效果取决于患儿吸气阶段声门是否维持开放；⑤通过冲洗上呼吸道无效腔及主动呼气功能更有利于 CO_2 的排出；⑥研究显示 NHFOV 能以较低的吸入氧浓度及气道压力维持目标血氧，从而推测早产儿尽早应用 NHFOV 可能会促进肺组织发育，减少支气管肺发育不良的发生。

四、无创高频通气的应用

无创高频通气主要应用于新生儿。1998 年 van der Hoeven 等首次报道将 NHFOV 用于生后 7 天以上需 CPAP 支持的 14 例早产儿，发现 NHFOV 能更有效地降低 $PaCO_2$，减少再次插管的概率。2012 年 Czernik 等对拔管困难新生儿予以拔管后使用 NHFOV，取得明显效果。2015 年 Fischer 等对欧洲 5 国（奥地利、瑞士、德国、荷兰、瑞典）的调查发现 NHFOV 使用率已达 17%。因此，NHFOV 被认为是一种新型有效的无创通气模式。但目前报道缺乏大规模的随机对照临床试验对其具体参数设置、有效性及安全性进行系统的概述，故目前 NHFOV 的使用仍然是在探索中不断完善的过程。

下面举例说明 NHFOV 的用法：

> 病例：患儿男，生后 20h，32 周早产，自然分娩，无窒息史，出生体重 1995g。因"气促呻吟 5h"入院。入院后根据病史、体征、胸片和血气分析结果，诊断为新生儿呼吸窘迫综合征，早产儿。即在气管插管下以 200mg/kg 气管内滴入猪肺磷脂，拔出气管插管后继续经双侧鼻塞 CPAP 呼吸支持，但仍有呼吸困难，逐渐将 NCPAP 参数调整为：FiO_2 0.50、压力 7cmH$_2$O、流量 10L/min，并予其他对症支持治疗。3h 后患儿仍有气促，呼吸费力，吸气三四征阳性，呻吟。复查血气分析示：pH 7.24、$PaCO_2$ 57mmHg、PaO_2 54mmHg、HCO_3^- 28.6mmol/L。

问题 1：该病例诊断为新生儿呼吸窘迫综合征，经 NCPAP 呼吸支持即对症治疗后，病情继续加重，出现 CO_2 潴留。下一步应选用何种通气模式？如何设置通气参数？

该患儿为早产儿，新生儿呼吸窘迫综合征诊断明确，给予 NCPAP（FiO_2 0.50、压力 7cmH$_2$O）呼吸支持及对症支持治疗 3h 后，病情进一步加重，出现明显 II 型呼吸衰竭，说明 CPAP 治疗效果不好，需要更换其他呼吸支持方式。可供选择的有 NHFOV 或行气管插管有创机械通气

新生儿出现以下 2 个指征时可应用 NHFOV：

（1）其他无创通气失败后的营救性治疗。营救性治疗定义：经其他无创呼吸模式治疗后出现下列 5 项中的至少 2 项：①呼吸窘迫进行性加重；②呼吸暂停发作（需面罩正压通气处理）≥2 次/h；③ $FiO_2 > 0.40$ 才能维持 $PaO_2 > 50$mmHg 且持续 30min 以上；④间隔 30min 以上的 2 次动脉血气 pH < 7.25；⑤间隔 30min 以上的 2 次动脉血气 $PaCO_2 > 55$mmHg。

（2）有创机械通气拔出气管导管后出现的明显三凹征和/或呼吸窘迫。

根据上述指征可试用 NHFOV。换用 NHFOV 治疗需要更换合适的鼻塞并注意固定好，根据科室具备的高频呼吸机类型选用相匹配的通气管路。NHFOV 需要设置参数主要包括：

（1）平均气道压（MAP）：一般生后早期首次使用 NHFOV 时，推荐初设压力为 8cmH₂O，可在 6~12cmH₂O 之间调整。如为 CPAP 通气失败后或有创呼吸机撤离后改用 NHFOV 时，初始 MAP 设置可等同于 CPAP 模式中压力值或有创通气时设置的 MAP。之后根据临床表现、血气分析及胸片情况逐渐调整参数，以确定最佳 MAP 值。如 MAP ≤ 7.5cmH₂O 可考虑改为 CPAP 模式。

（2）吸呼时间比值（I:E）和吸气时间（Ti）：目前文献推荐 I:E 为（1:1）~（1:2），即 Ti 为 50%~33%。在频率和压力恒定情况下，潮气量随 I:E 增加而增加。

（3）振幅：关于 NHFOV 的振幅设置，多数文献推荐为 MAP 的 2~3 倍，约为 20~50cmH₂O，以看见胸壁振荡起伏为初调标准，因为无创高频排出的主要是上呼吸道无效腔内的二氧化碳，故不一定需要提高振幅至看到明显的胸壁振荡。振幅增大可明显增加通气，提高潮气量，但是同时可能引起新生儿的不适感，还可能诱发颅内出血。

（4）频率：频率初始设置为 6~10Hz，在恒定压力、振幅、吸气时间都恒定的状态下，频率设置为 8Hz 时，可达到最佳 CO_2 排出的状态。自主呼吸较强时，建议频率稍高（8~10Hz）；自主呼吸较弱时，在密切观察下将频率设置稍低（6~8Hz），使用 1h 后如临床症状、血气分析改善不明显则应立即改为有创呼吸机辅助通气。因频率变化对 CO_2 的影响较大，如通气不足，建议优先上调振幅，在振幅设置合理的情况下如果仍存在明显 CO_2 潴留的情况，则再考虑下调频率。

（5）吸入氧浓度：根据 SpO_2 和血气氧分压调整。如果 FiO_2 达到 40% 以上方能维持 SpO_2 稳定，则需考虑是否参数设置未达到最佳的呼气末肺容量，应进行肺复张策略寻找最佳 MAP，而并非盲目调整 FiO_2。具体方法为先将 MAP 调节至 6~8cmH₂O，FiO_2 调节至 40% 维持 SpO_2 90%~95%；然后每 2~3min 上调 MAP 1~2cmH₂O，并同时降低 FiO_2 每次 5%~10%，直到氧合不再改善或 FiO_2 已降至 25%~30%，停止复张。在 NHFOV 中，当 I:E 为 1:2、呼吸频率 10Hz、振幅 50cmH₂O 时可提供的交换气体量为 2ml，MAP 为 5~6cmH₂O 时，对于 1.5~2kg 的患儿比较理想。

问题 2：如何监测 NHFOV 疗效？

换用 NFOV 后应持续监测患儿呼吸、心率、SpO_2 血压等，每 1h 监测 1 次血压；注意观察漏气情况和胸壁振荡程度。换用 NHFOV 后 2h 复查血气分析，在治疗期间注意根据病情变化监测血气分析，撤机 1~2h 后复查血气分析。

（1）NHFOV 治疗有效标准：①患儿无呼吸困难；② SpO_2 维持在 90%~95% 之间；③血气分析 PaO_2 维持在 60~80mmHg，$PaCO_2$ 维持在 40~60mmHg；④氧合指数（OI）>300；⑤ X 线检查：右膈面达到第 8~9 肋水平。

（2）NHFOV 治疗失败标准：① MAP>14cmH₂O 或 FiO_2>40% 方能维持血氧稳定；② $PaCO_2$>70mmHg；③出现严重呼吸暂停：24h 内发作>6 次，或至少 2 次需要复苏囊正压通气才能恢复。

问题 3：什么情况下可考虑撤离 NHFOV？

患儿经治疗病情趋于稳定后，可逐渐降低各参数，当 FiO_2<0.3，MAP<6cmH₂O，患儿无呼吸暂停及心动过缓，无 SpO_2 下降，动脉血气分析结果在可接受范围内（pH 7.35~7.45、PaO_2 50~80mmHg、$PaCO_2$ 35~45mmHg）时可考虑撤离 NHFOV。

问题 4：如何判断行气管插管有创通气时机？

NHFOV 治疗无效时需要及时气管插管行有创通气。如果未能及早识别 NHFOV 治疗无效的患者而延误气管插管时机有可能加重病情，延长机械通气时间及住院时间，甚至增加病死率。因此应密切监测患儿病情变化，及时评估治疗效果，避免延误气管插管时机。当出现上述 NHFOV 治疗失败标准时，就要考虑气管插管。如果出现下列任一指征，应及时气管插管，以免延误救治时机：①严重高碳酸血症（pH<7.25，$PaCO_2$>60mmHg）；②低氧血症（FiO_2>0.5 时，PaO_2<50mmHg）；③经药物或 NHFOV 干预后仍有频繁呼吸暂停（可自行恢复的呼吸暂停发作 ≥3 次/h 或 24h 内出现 1 次需要皮囊正压通气的呼吸暂停发作）；④出现频繁呕吐、消化道大出血；⑤意识恶化或烦躁不安；⑥血流动力学指标不稳定、低血压、严重心律失常等。

【专家点评】

NHFOV 作为其他无创通气模式失败后的营救性治疗，在其过程中，应采用边治疗边观察患儿反应的策略，治疗 1~2h 后，根据患儿的病情和治疗反应来决定是否继续应用 NHFOV 或改为有创通气。

（曾健生）

第十三节 无创通气新进展

一、平均容量保证压力支持通气

平均容量保证压力支持(average volume assured pressure support,AVAPS)通气模式是一种新的基于 BiPAP 的双重控制通气模式,其主要技术要点是结合容量控制通气、压力控制通气和动态监测反馈功能,使得在人工设置允许的 IPAP 范围和目标潮气量等基本参数后,呼吸机自动根据测得的气道压力和实际潮气量进行实时计算,逐步调整吸气压力和吸气流速的大小,使实际潮气量至达到目标潮气量。

当患者呼吸系统顺应性发生改变时,呼吸机会感知到这种变化而重新计算、调整参数使患者的潮气量稳定在目标水平。因此,AVAPS 通气模式智能地完成了压力滴定过程,减少了人工操作。AVAPS 需设置的参数为预设潮气量、最大吸气压、最小吸气压和呼气压。

当患者吸气努力降低时,呼吸机增加吸气压力水平,以维持目标潮气量。相反,当患者吸气努力增加时,吸气压力水平降低。和其他适应性压力控制通气一样,在其使用过程中需要关注:在患者呼吸驱动增加时呼吸机可能会不恰当地降低支持水平。

二、成比例辅助通气

成比例辅助通气(proportional assist ventilation,PAV)模式根据患者吸气努力成比例地放大并调节气道压力,放大的气道压力由流量和容量的正向反馈作用快速产生。在 PPV 模式下,患者的呼吸努力决定呼吸机输送的压力、流量和潮气量。呼吸机响应患者呼吸努力,让患者自己决定何时开始和结束呼吸。此外,还可以在整个吸气阶段根据患者呼吸努力而改变流量和压力。

PAV 背后的物理概念包括与通气相对的两个力:阻力和弹性。

阻力是阻碍气道中空气移动的力:压力/流量=阻力;弹性是抑制通气的弹性量或肺部阻止充气的趋势(弹性与顺应性互为倒数):压力/容量=1/顺应性=弹性。

因此,吸气肌必须产生适当的力以克服呼吸系统的阻力和弹性。近端气道压力是这些肌肉收缩的净结果:该值等于吸气肌的收缩力减去产生气流所需的压力(克服呼吸系统阻力)和肺部膨胀所需产生的力(克服呼吸系统弹性)。

PAV 基于运动方程:压力 = 容量 × 弹性 + 流量 × 阻力,这一原理工作。

其中,压力是患者呼吸努力(P 肌肉)和呼吸机产生的压力之和。

PAV 的工作原理:PAV 呼吸的输送由最大弹性(容量)辅助(最大容辅)、最大阻力(流量)辅助(最大流辅)和 PAV% 设置控制。为克服弹性而实际产生的支持力等于 PAV% 和最大容辅的乘积。为克服阻力而实际产生的支持力等于 PAV% 和最大流辅的乘积。总的来说,最大容辅应根据呼吸弹性设置,最大流辅应根据呼吸阻力设置,但是应用 PAV 不需要了解这两者中的任何一个实际值。可以调节支持力水平以尽量改善患者舒适度。在 PAV 模式下所产生的压力支持等于阻力支持与患者流量的乘积加上弹性支持与患者容量的乘积。最终结果是压力支持由患者的吸气努力控制。由于患者完全控制通气输出,因此 PAV 可显著改善患者 - 呼吸机同步,最终提高患者舒适度。

PAV 后备频率确保自主呼吸率低于速率设置时患者可达到最低的每分钟呼吸次数。如果患者在速率控件设置的时间内未能触发呼吸,呼吸机将会按照设定的吸气时间、上升和 IPAP 设置触发定时(后备)呼吸。

三、神经调节辅助通气

神经调节辅助通气(neurally adjusted ventilatory assist,NAVA)是一种通过监测患者膈肌电活动(electrical activity of the diaphragm,EAdi)信号来感知患者通气需求从而提供辅助通气的通气模式。通过安放在特殊胃管上的一系列对电活动敏感的微电极监测 EAdi,将其转化为控制呼吸机的指令,包括呼吸机的触发、切换和呼吸支持强度等,从而达到较好的人机同步状态。NAVA 可改善 NPPV 时的人机同步性,缩短触发时间、避免无效呼吸、减少过早或过晚的呼气切换。NAVA 可用于各种原因引起的呼吸衰竭,尤其是明显呼吸机疲劳患者、婴幼儿及呼吸中枢发育不完善者、自主呼吸处于恢复阶段准备脱机的患者。对严重呼吸中枢抑制、高位截瘫、严重神经传导障碍和严重电解质紊乱导致膈肌麻痹者禁用。(详见第八章第十五节)

(曾健生)

参考文献

1. 中华医学会儿科学分会急救学组,中华医学会急诊医学分会儿科学组,中国医师协会儿童重症医师分会.儿童无创持续气道正压通气临床应用专家共识 [J]. 中华儿科杂志, 2016, 54 (9:): 649-652.

2. 中华医学会儿科学分会急救学组,中华医学会急诊医学分会儿科学组,中国医师协会儿童重症医师分会.儿童双水平气道正压通气临床应用专家共识 [J]. 中华儿科杂志, 2017, 55 (5): 324-328.

3. 中国医师协会新生儿科医师分会.早产儿经鼻间歇正压通气的专家共识.发育医学电子杂志, 2016, 4 (2): 85-87.

4. 黄佳,袁琳,陈超.新生儿无创高频振荡通气的研究进展.中国当代儿科杂志, 2017, 19 (5) 607-611.

5. FARRÉ R, NAVAJAS D, MONTSERRAT JM. Technology for noninvasive mechanical ventilation: looking into the black box. ERJ Open Res, 2016, 2 (1): 4-16.

6. LEMYRE B, DAVIS PG, DE PAOLI AG, et al. Nasal intermittent positive pressure ventilation (NIPPV) versus nasal continuous positive airway pressure (NCPAP) for preterm neonates after extubation. Cochrane Database Syst Rev, 2017, 2 (2): CD003212.

7. MORLEY SL. Non-invasive ventilation in pediatric critical care. Paediatr Respir Rev, 2016, 20: 24-31.

8. ESSOURI S, CARROLL C, Pediatric Acute Lung Injury Consensus Conference Group. Noninvasive support and ventilation for pediatric acute respiratory distress syndrome: proceedings from the Pediatric Acute Lung Injury Consensus Conference. Pediatr Crit Care Med, 2015, 16 (5 Suppl 1): S102-110.

9. CARTEAUX G, MILLÁN-GUILARTE T, DE PROST N, et al. Failure of noninvasive ventilation for de novo acute hypoxemic respiratory failure: Role of tidal volume. Crit Care Med, 2016, 44 (2): 282-290.

10. PIPER AJ. Advances in non-invasive positive airway pressure technology. Respirology, 2020, 25 (4): 372-382.

11. GUPTA S, DONN SM. Continuous positive airway pressure: physiology and comparison of devices. Semin Fetal Neonatal Med, 2016, 21 (3): 204-211.

12. MORTAMET G, AMADDEO A, ESSOURI S, et al. Interfaces for noninvasive ventilation in the acute setting in children. Paediatr Respir Rev, 2017, 23: 84-88.

13. CASTRO-CODESAL ML, OLMSTEAD DL, MACLEAN JE. Mask interfaces for home non-invasive ventilation in infants and children. Paediatr Respir Rev, 2019, 32: 66-72.

第十六章　加温加湿高流量鼻导管氧疗

第一节　高流量鼻导管氧疗的定义和原理

高流量鼻导管氧疗(high flow nasal cannula, HFNC),也被称作加温湿化高流量鼻导管氧疗(heated humidified high flow nasal cannula, HHHFNC)(本节 HFNC 特指 HHHFNC)。HFNC 是指通过无需密闭的鼻塞导管,直接经鼻输入经过加温湿化、高于患者吸气峰流速、氧浓度(FiO₂)精确可控的混合气体,是一种舒适、有效、无创的氧疗方法。例如:体重低于 10kg 的婴儿,吸气峰流速不超过 0.5L/(kg·min),HFNC 提供>5L/min 的气流,能使患儿不再吸入额外的口鼻周围气体,达到高流量鼻导管氧疗的目的。HFNC 设置气流量通常新生儿 2~8L/min,儿童 4~60L/min。

HFNC 装置包括三部分:发生器、加温湿化装置、鼻塞。通过氧流量和气流量调节 FiO₂(图 16-1-1)。常用的发生器有三种:①空氧混合器:通过限压阀使气流量达到预设流量;②涡轮器:优点是除氧气之外不再需要其他气源;③各种呼吸机具有的 HFNC 模式。

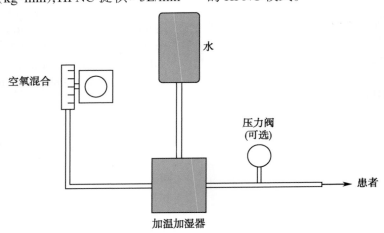

图 16-1-1　HFNC 示意图

HFNC 的鼻塞是特制的,流线型的设计更服帖与面部,具有更好的舒适性,并且采用了特殊材质,实现了透水不透气,解决了使用过程中冷凝水聚集的问题(图 16-1-2)。

HFNC 呼吸支持的工作原理和机制主要有:①对鼻咽无效腔的冲刷效应,导致肺泡中氧气(O₂)和二氧化碳(CO₂)交换增加。对于成人,根据已发表的 HFNC 临床应用研究证据,目前认为 HFNC 主要应用于治疗轻至中度Ⅰ型呼吸衰竭患者,对于伴有严重通气功能障碍的Ⅱ型呼吸衰竭患者,由于 HFNC 对二氧化碳清除效果不佳,且临床疗效

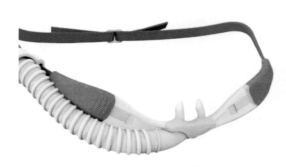

图 16-1-2　HFNC 特制鼻塞

不明确,此时应慎重选择 HFNC。但是对于新生儿及婴幼儿,从冲刷无效腔气体的角度:新生儿

鼻咽无效腔约 3ml/kg,至 6 岁时与成人相似约 0.8ml/kg,HFNC 在婴儿中的通气和氧合效果优于成人(图 16-1-3)。②提供足够的流量,降低吸气阻力,减少呼吸做功。③减少冷空气吸入,降低气道阻力,改善肺顺应性,提高舒适性。体外研究表明,即使短时间吸入少量的低温低湿度气体也会刺激气道,增加气道上皮细胞炎症的可能性。④提供相对湿度 100% 的气体,降低机体对低温气体的代谢消耗。⑤提供持续气道正压,产生类似 CPAP 的作用(HFNC 与无创通气的区别详见表 16-1-1)。

对比低流量氧疗,HFNC 可提供稳定、精确和可调节的 FiO_2,并且可提供更高水平的呼吸支持,患儿由低流量鼻导管和面罩转换为 HFNC 时,舒适度也显著提高。对比无创机械通气(non-invasive ventilation,NIV),HFNC 可产生类似于 CPAP 的气道压力,但是其压力受众多因素影响,

比如:流量大小、鼻塞尺寸、漏气量、不同压力监测点(口、咽、气管)等。

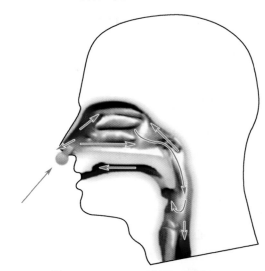

图 16-1-3 HFNC 洗脱无效腔作用

表 16-1-1 HFNC 与无创通气的区别

特性	HFNC	无创通气
加温湿化	充分加温湿化	湿化效果差
连接方式	鼻塞、气切套管	鼻塞、鼻罩、面罩、头罩
大量漏气影响	影响不大	影响人机同步性
人机配合	要求不高	要求较高
舒适度	强	差、可能产生幽闭恐惧感
通气方式	持续气流	可设置不同的模式参数
通气目标	流量	压力
PEEP	低、不稳定	可调节

(项 龙 王 莹)

第二节 高流量鼻导管氧疗的临床应用

一、概述

近年来,HFNC 已经在新生儿、儿童、成人多种疾病中应用,包括各种原因引起的急性低氧性呼吸衰竭、心源性肺水肿及外科手术、拔管后序贯治疗等。

二、适应证

(一)低氧性呼吸衰竭

1. **ARDS** 用于轻到中度 ARDS,早期应用。

2. **肺炎** 可改善氧合($PaO_2/FiO_2 \geqslant 200$)。

3. **肺纤维化** 可改善氧合,降低呼吸频率。

4. **心源性肺水肿** 改善氧合,纠正呼吸窘迫。

(二)心脏、胸、血管术后

改善胸腹矛盾呼吸,增加呼气末容量,改善氧合和通气功能。

(三)辅助内镜操作

辅助低氧患者纤维支气管镜、食管超声、消化

内镜检查。

（四）撤机后患者

改善氧合和通气功能、增加舒适性、降低再插管概率。

（五）姑息治疗

拒绝插管或复苏的终末期患者的选择。

三、禁忌证

（一）绝对禁忌证

主要是严重的低氧血症、无自主呼吸和鼻面部不适合。

1. 窒息。
2. 休克。
3. 呼吸、心搏骤停。
4. 威胁生命的低氧血症。
5. 鼻腔梗阻。
6. 颅骨骨折/脑脊液漏。
7. 无规范培训的工作人员。

（二）相对禁忌证

1. 近期上消化道手术后。
2. 肠梗阻。
3. 近期颌面部手术后。

四、HFNC常见并发症

目前大部分研究报道HFNC的使用很少有并发症，报道的并发症主要有气胸、鼻黏膜损伤、出血和腹胀。此外，目前仅有一例HFNC装置水源性污染引起的院内感染的报道，因此严格的消毒是安全使用HFNC装置的前提。

五、临床应用

关于HFNC使用的时机、何种情况下选用以及如何使用，我们举例说明：

病例1：患儿男性，2个月，因"发热、咳嗽5天，气促、发绀1天"入我院PICU。病初阵发性咳嗽，伴发热，热峰39℃。1天前出现气促、口唇发绀。入院查体：T 36℃，P 150次/min，RR 41次/min，BP 95/54mmHg，SpO_2 88%（未吸氧），鼻导管吸氧SpO_2 92%。神志清，精神萎靡。点头样呼吸，鼻翼扇动，三凹征（+），双侧呼吸音粗，可闻及湿啰音。心率150次/min，心律齐，未闻及心脏杂

音。全腹软，未及包块；肝脏右肋下2cm，剑突下1cm，质中；脾脏左肋下1cm，质中。神经系统无异常。入院时动脉血气分析：pH 7.317、PaO_2 57mmHg、$PaCO_2$ 54mmHg、HCO_3^- 27.40mmol/L。Lac 2.3mmol/L。入院胸片显示两肺散在斑片样渗出影（图16-2-1）。

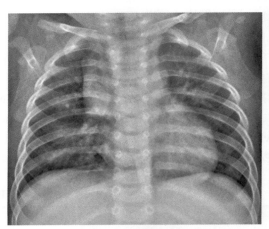

图16-2-1　病例1胸片

问题1：是否需要呼吸支持（氧疗）？ 采用何种形式的氧疗为宜？ HFNC干预的时机如何选择？

根据病史、查体及胸部X线可诊断肺部感染，同时伴有氧合下降，辅助呼吸肌做功增加，动脉血气分析提示CO_2潴留，因此重症肺炎明确。采用何种方式的氧疗更为合适此患儿呢？ 患儿在入院前已接受鼻导管吸氧，但不能改善呼吸状况，入院时PaO_2/FiO_2约200mmHg。鼻导管吸氧是一种低流量的吸氧方式，仅能提供更高氧浓度（24%~42%）的气体。HFNC的功能特点较传统的低流量吸氧可纠正患者呼吸功能不全。在鼻导管不能满足患儿氧疗需求的情况下，常用的升级氧疗方式是HFNC和NIV。NIV包括持续正压通气（nasal continuous positive airway pressure，nCPAP）和双水平正压通气（bilevel positive airway pressure，BiPAP）。这几种通气方式都常用于儿童呼吸窘迫或轻至中度的呼吸衰竭。在HFNC和NIV治疗效果没有差异的情况下，HFNC具有更少的并发症和更好的舒适感。此外，Ramnarayan等提出HFNC儿童应用时机为：①吸入$FiO_2>40\%$时，$SaO_2<92\%$；②急性呼吸性酸中毒，pH<7.3，$PCO_2>50mmHg$；③中度呼吸功能不全、气促、辅助呼吸肌做功增加。因此，本例患儿

可以选用 HFNC 支持治疗,根据文献报道具有有效性和安全性。

问题 2:HFNC 氧疗能避免气管插管吗?

给予 HFNC 支持以避免潜在的气管插管风险,是临床选择 HFNC 主要目的之一。临床选择 HFNC 给予患儿呼吸支持治疗时,需要气管插管的概率有下降,但支持力度并不高,仍有可能存在 1/3 左右的病例因 HFNC 失败,需要更高水平的呼吸支持治疗。

问题 3:需要呼吸支持的患儿给予 HFNC 支持后,如何及时评估 HFNC 治疗反应性?

既然临床上约 1/3 的病例选择 HFNC 会出现治疗失败,那么及时地识别 HFNC 治疗是否有效,避免出现因 HFNC 治疗失败导致延迟插管,是十分必要的。HFNC 治疗需要谨慎评估,给予 HFNC 治疗后,更应该严密监测患者呼吸、心率、SpO_2 等生命体征以及血气分析变化。对于 HFNC 治疗 1h 后,这些临床指标和血气分析指标仍无好转的患者,应高度警惕可能存在延迟插管的风险。

【专家点评】

对于轻至中度儿童呼吸窘迫,可以优选 HFNC 呼吸支持治疗,一定程度降低了气管插管的概率。但是,给予 HFNC 治疗后,尤其是 1h 内,应该严密监测患儿的生命体征和血气分析结果是否得到改善,应警惕仍有约 1/3 的患者需要更高水平的呼吸支持治疗。另外,目前儿科 HFNC 临床研究报道大多数限于婴儿细支气管炎合并呼吸窘迫,而在其他原因引起的急性呼吸窘迫和呼吸衰竭早期鲜见报道。因此需要更多临床研究,为 HFNC 的应用适应证、应用时机和失败情况等提供循证依据。

病例 2:患儿男性,2 岁,因"发热、咳嗽半月,气促 1 周"入院。患儿入院前半个月出现发热,持续波动于 38~39℃,伴咳嗽、咳痰,当地医院抗感染治疗无好转;1 周前出现咳嗽加剧,痰液不易咳出,气促。外院胸部 CT 提示:右侧大量液气胸伴右肺不张。急诊就诊时患者呼吸急促,三凹征(+),未吸氧下 SpO_2 88%,收入 PICU。 查体:T 38 ℃、P 132 次/min、RR 40 次/min、BP 98/61mmHg、SpO_2 93%(鼻导管吸氧 2L/min)。神志清,气促,三凹征(+),右侧呼吸音低,可闻及湿啰音。心率 132 次/min,心律齐,心音有力,未及心脏杂音。腹部平软,肝脏右肋下 3cm,质中。脾脏肋下未触及。神经系统未见异常。入院诊断:①重症肺炎;②右侧脓气胸;③呼吸衰竭;④严重脓毒症。入院后血常规:WBC $6.58×10^9/L$、N 66.7%、Hb 73.0g/L、CRP >200mg/L、PCT 66.78ng/ml。床旁胸片:右侧胸腔巨大囊腔,考虑液气胸或脓胸(图 16-2-2)。入院后予以气管插管、呼吸机支持,胸腔闭式引流;先后给予克林霉素 + 美罗培南 + 利奈唑胺抗感染与阿莫西林克拉维酸钾 + 甲硝唑抗感染治疗。经治疗后患儿热峰下降,炎症指标好转,胸腔闭式引流液减少,入院第 15 天拔除胸引管,右侧胸壁伤口形成窦道。第 16 天拔除气管插管撤机。拔管后患者 RR 36 次/min,三凹征(+),轻度鼻翼扇动,SpO_2 94%,血气分析:pH 7.405、$PaCO_2$ 55.70mmHg、PaO_2 75.30mmHg、BE -4.2mmol/L。患儿胸片见图 16-2-2。

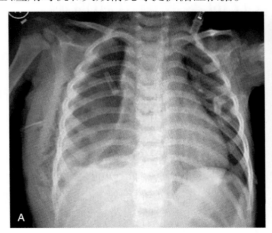
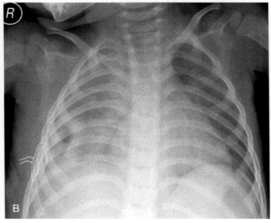

图 16-2-2 病例 2 胸片
A:入院时胸片;B:拔管日胸片。

问题1：拔管后患者发生呼吸窘迫，HFNC能改善此类患者的氧合和通气吗？

有研究报道HFNC可以改善患儿拔管后出现的呼吸窘迫。Shioji等报道先天性心脏病术后气管插管拔除后发生急性呼吸窘迫给予HFNC治疗的单中心前瞻性研究（n=20，平均年龄48个月），其纳入拔管后发生急性呼吸衰竭给予HFNC的指征是：①呼吸急促：RR>50次/min（<1岁）或>40次/min（1~4岁）；②低氧血症：SaO_2<92%（先心病纠正术）或<75%（先心病姑息术）；③高碳酸血症：$PaCO_2$>50mmHg；④呼吸做功增加（即辅助呼吸肌做功表现）。研究结果显示HFNC 1h后呼吸频率下降（P=0.000 8），动脉血压下降（P=0.003）至正常；5%HFNC治疗失败，并需再次气管插管。因此，从临床研究的文献报道可以看出，本例患儿在拔管后存在呼吸窘迫，可以选用HFNC支持，同样需要密切监测临床症状和体征的变化，并监测动脉血气分析的变化，以防因HFNC治疗失败导致延迟插管的发生。本病例患儿在拔管后存在呼吸功能不全，选用HFNC支持1周后，改为鼻导管吸氧，转呼吸内科继续治疗。

问题2：HFNC能否降低拔管后患儿再插管率？

拔管后的患儿通常采用低流量氧疗方式，这种氧疗方式是低流量通常不能保证获得足够氧浓度。HFNC较低流量氧疗可降低拔管后再接受NIV的概率，但不能降低拔管后再插管的概率。最近，美国胸科医师学会（The American College of Chest Physicians，CHEST）/美国胸科协会（The American Thoracic Society，ATS）在气管导管拔除的专家共识（2020版）中提出：将拔管后患者分为高再插管风险和低再插管风险。高再插管风险的因素包括慢性阻塞性肺疾病（COPD）、慢性心功能不全（CHF）、高碳酸血症、高龄及严重基础疾病；低再插管风险患者包括年龄<65岁，自主呼吸试验（spontaneous breathing trial，SBT）一次性通过、PCO_2正常、无严重心肺疾病和具有自主气道保护功能。在低再插管风险的患者中，HFNC较可调式通气面罩吸氧方式，能降低拔管后发生呼吸衰竭的概率和再插管的风险；但是在机械通气大于24h的高再插管风险患者中，拔管后推荐首选给予预防性NIV支持，可以改善这部分患者拔管后再插管风险和住PICU的预后。因此有必要针对儿童进行再插管的危险因素分层分析，以探讨究竟何种情况下给予HFNC支持是更为合适，可以有效降低再插管的风险。

【专家点评】

重症肺炎、脓气胸、呼吸衰竭给予气管插管和机械通气，撤机后如仍有呼吸频率增快、轻度呼吸做功增加，需要继续氧疗支持，此时可选择HFNC。同时需意识到HFNC对拔管后呼吸支持，文献报道并不能降低再插管的概率。因此，在选择HFNC支持方案后，仍应严密监测患儿的生命体征和血气分析结果，警惕出现延迟再次插管。

（项　龙　王　莹）

第三节　高流量鼻导管氧疗的参数调节和监测

一、操作步骤

1. 连接电源。
2. 安装湿化水罐，连接湿化水，观察是否有水流至水罐中。
3. 连接呼吸管路，将蓝色卡套向上推，连接管路至呼吸机，将蓝色卡套向下推至卡紧。
4. 连接病人界面。
5. 按开关机键、开机，治疗界面依次出现AIRVO™—消毒次数—距上次消毒时间。
6. 进入预热界面，治疗界面会按照上次设置运行；如需连接氧气，请开启氧气流量计至所需氧浓度；如不需要更改设置，可不进行操作；如需更改设置，按设置键进入设置，依次进入目标温度、流量设置。

二、选择合适的鼻塞

HFNC的鼻塞是特制的，流线形的设计更服帖面部，具有更好的舒适性。合适的鼻塞尺寸（图16-3-1）可以避免漏气和过高的声门压力，鼻塞大小选择的原则是鼻塞外径大小相当于鼻腔内径的1/2（图16-3-2）。鼻塞外径的测量是指鼻塞基底处以上 1mm 部位的外径,常用的鼻塞外径有 3mm 和 3.7mm。

三、HFNC 初始参数设置

1. **温度**　一般患者设置 34℃,适用于鼻塞通气或者对气体温度比较敏感的患者;痰液较多且不易咳出者或对气体温度要求较高者设置 37℃。注意儿童模式限制温度在 34℃;出厂默认温度 37℃。一项来自成人的研究显示,无论设置流量是 30L/min 还是 60L/min,温度设置在 31℃ 较 37℃ 更具有舒适性。

2. **HFNC 流量**　儿童模式可调节范围 2~2.5L/min(图 16-3-3A),成人 10~60L/min(图 16-3-3B)。

儿童 HFNC 最佳流量设置存在争议,部分研究初始流量设置为 2L/(kg·min),根据患儿呼吸做功和 SpO_2 的结果调整流量,最大不超过 8~12L/

(kg·min)。Mayfield 等报道在婴儿细支气管炎中采用初始流量设置 2L/(kg·min),最大流量不超过 10L/(kg·min)是安全的。Hutchings 等指出最初流量设置取决于年龄,大年龄儿童使用 50L/min 也是安全的。目前大部分研究采用 1.5~2L/(kg·min)的方案,仍然缺乏在婴儿中采用大于 10L/min 和儿童中大于 2L/(kg·min)的安全性临床研究资料。

3. **氧流量**　儿童模式可调节范围 0~30L/min(图 16-3-4A),成人 0~60L/min(图 16-3-4B)。

氧流量和 HFNC 流量的设置,共同决定了 FiO_2。当 HFNC 流量确定后,可根据患儿实际的氧合情况以及治疗目标设置初始值,根据血气分析的结果调整。需要指出的是,在机器中,调节 HFNC 流量和氧流量同时对氧浓度的值是有影响的,应在 HFNC 流量稳定后,再调节氧流量,最后确认氧浓度的数值。

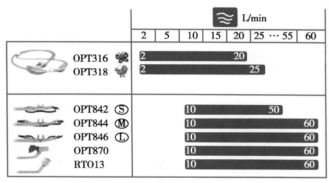

图 16-3-1　HFNC 鼻塞规格

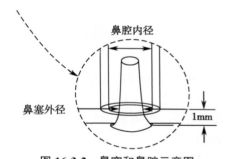

图 16-3-2　鼻塞和鼻腔示意图
测量鼻塞外径应测鼻塞基底处以上 1mm 部位的外径,鼻塞外径不超过鼻腔内径的 1/2 为大小合适。
(引自:Sivieri EM,et al.Pediatr Pulmonol,2013,48(5):506-514.)

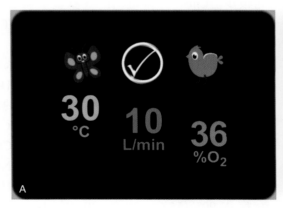
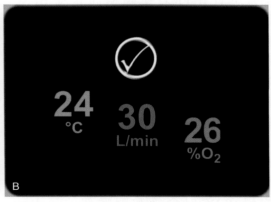

图 16-3-3　HFNC 流量设置界面
A:儿童模式;B:成人模式
儿童模式下可调节流量 2~25L/min,成人模式下可调节流量 10~60L/min,
"动物"图标表示可选择的鼻塞型号为儿童型号的鼻塞。

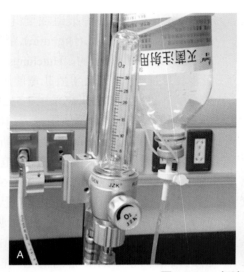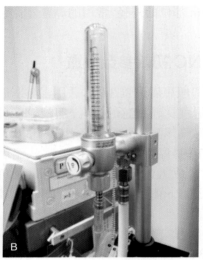

图 16-3-4　氧流量调节表

A：儿童模式氧流量调节表；B：成人模式氧流量调节表

（项　龙　王　莹）

第四节　高流量鼻导管氧疗的新进展

呼吸支持治疗是儿童重症监护病房（pediatric intensive care unit，PICU）最常用的器官功能支持治疗手段，英国和爱尔兰的调查数据显示，收入 PICU 患者中 75% 需要呼吸支持治疗。由于有创通气（invasive ventilation，IV）具有较多的并发症，因此无创呼吸支持（non-invasive respiratory support，NRS）在 PICU 中使用越来越广。近年来，HNFC 因其较好的舒适性也在 PICU 中推广应用。美国和加拿大的调查结果显示，有16%~35% 患者在 PICU 住院期间接受 HFNC治疗。

根据文献报道 HFNC 较低流量氧疗的优势是显然的，但是 HFNC 与 CPAP 比较是否存在优势，仍存在较大争议。

首先需要明确 HFNC 究竟能够提供多少气道内正压。HFNC 时提供的气道内正压较难测得，一些研究通过间接测量食管、咽喉或 X 线电阻抗法测量胸部压力获得。研究显示，新生儿 2L/min 的流量可测得食管内压 9.8cmH_2O；儿童应用 HFNC 时食管和咽喉部的压力约2~4cmH_2O。HFNC 时持续气道内压力大小和患者的体重、流量设置、鼻导管的大小以及和鼻尖的匹配程度，甚至患者张口闭口都有相关。Parke 等

指出：每增加流量 10L/min，患者闭口时增加压力0.69cmH_2O，张口时增加压力 0.35cmH_2O。此外，CPAP 的目标是在整个呼吸周期中提供稳定的正压水平，而 HFNC 则是以气流量替代压力，其应用的目标不是咽部正压，而是通过气流改善肺呼吸力学，从而减少呼吸功。HFNC 究竟能产生多少 PEEP 仍没有定论，但是其可以降低呼气末气道阻力，改善通气。关于儿童应用 HFNC 的研究报道中，有关 HFNC 与 CPAP 疗效比较的临床研究很少。Chisti 等报道，在 <5 岁重症肺炎儿童中，分别给予 HFNC 和 CPAP 治疗，两组间在气管插管概率、临床预后方面并无明显差异。

有关 HFNC 与 CPAP 疗效比较的临床研究还处于初期阶段，目前研究结果没有显示 HFNC优于 CPAP。由于这些研究大多是单中心的回顾性研究，证据等级较低。最近法国 Guillot 等回顾 2014—2015 年 及 2013—2014 年 在 PICU 诊断重症细支气管炎患者（n=102）接受 HFNC 和CPAP 治疗 的 情况，2014—2015 年 接受 HFNC治疗 占 90%（55/61）；2013—2014 年 HFNC 治疗占 34%（14/41），HFNC 治疗 可以降低 CPAP 使用（$P<0.000\ 1$）。多元性回归分析显示 PCO_2 是HFNC 失败的独立危险因素（PCO_2 5mmHg、HR

1.37，P=0.046）。虽然这是一项回顾性单中心研究，但首次提出在 PICU 中应首选 HFNC 用于重症细支气管治疗，并提出 PCO_2 升高是 HFNC 治疗失败的独立危险因素。

持续加温湿化是 HFNC 的特点，吸入干冷的气体会对气道黏膜造成损伤，导致支气管收缩。当加温湿化的气体达到 37℃ 会维持足够的黏膜屏障功能，最大限度地提高黏液纤毛对分泌物的清除作用，也不会导致气道过度加热损伤的风险。Spentzas 等报道 46 例呼吸系统疾病儿童，年龄 0~12 岁，HFNC 治疗后 1~1.5h 较治疗前 Comfort 评分改善（$P<0.05$），治疗后 8~12h 较治疗后 1~1.5h 舒适度评分仍有改善（$P<0.05$）。最近，Milési 等在一项多中心研究中，比较 HFNC 2L/（kg·min）和 CPAP 7cmH$_2$O 治疗 6 月龄以下婴儿急性病毒性细支气管炎的疗效：HFNC 组和 CPAP 组发生治疗失败的时间没有差异（P=0.19）。HFNC 治疗失败的主要原因是呼吸状况进一步恶化，而 CPAP 组治疗失败的主要原因是舒适度下降导致治疗失败。因此，即使 HFNC 较 CPAP 的治疗有效性无明显优势，HFNC 仍较 CPAP 可以改善患者的舒适性，提高治疗的依从性。

文献报道 HFNC 在婴儿和儿童中使用是相对安全的，但仍有小部分患者可能发生并发症，其中最严重的并发症是气漏，包括气胸、纵隔气肿和皮下气肿，在 HFNC 治疗过程中需严密监测。

因此，从现有的文献报道看，HFNC 较 CPAP 可以明显改善患儿的舒适性，提高治疗的依从性，且 HFNC 在儿童中使用具有较高安全性。但是 HFNC 仍有大约 1/3 的概率可能会导致失败。应在治疗的过程中严密监护患儿的生命体征和实验室指标，避免出现因 HFNC 治疗导致延迟插管的情况。

（项　龙　王　莹）

参考文献

1. SPOLETINI G, ALOTAIBI M, BLASI F, et al. Heated humidified high-flow nasal oxygen in adults: mechanisms of action and clinical implications. Chest, 2015, 148 (1): 253-261.

2. RAMNARAYAN P, LISTER P, DOMINGUEZ T, et al. FIRST-line support for Assistance in Breathing in Children (FIRST-ABC): a multicenter pilot randomised controlled trial of high-flow nasal cannula therapy versus continuous positive airway pressure in paediatric critical care. Crit Care, 2018, 22 (1): 144.

3. SCHIBLER A, PHAM TM, DUNSTER KR, et al. Reduced intubation rates for infants after introduction of high-flow nasal prong oxygen delivery. Intensive Care Med, 2011, 37 (5): 847-852.

4. ER A, ÇAĞLAR A, AKGÜL F, et al. Early predictors of unresponsiveness to high-flow nasal cannula therapy in a pediatric emergency department. Pediatr Pulmonol, 2018, 53 (6): 809-815.

5. PARKE RL, ECCLESTON ML, MCGUINNESS SP. The effects of flow on airway pressure during nasal high-flow oxygen therapy. Respir Care, 2011, 56 (8): 1151-1155.

6. ROCA O, PEREZ-TERAN P, MASCLANS JR, et al. Patients with New York Heart Association class Ⅲ heart failure may benefit with high flow nasal cannula supportive therapy: high flow nasal cannula in heart failure. J Crit Care, 2013, 28 (5): 741-746.

7. CHISTI MJ, SALAM MA, SMITH JH, et al. Bubble continuous positive airway pressure for children with severe pneumonia and hypoxaemia in Bangladesh: an open, randomised controlled trial. Lancet, 2015, 386 (9998): 1057-1065.

8. GUILLOT C, LE REUN C, BEHAL H, et al. First-line treatment using high-flow nasal cannula for children with severe bronchiolitis: applicability and risk factors for failure. Arch Pediatr, 2018, 25 (3): 213-218.

9. SPENTZAS T, MINARIK M, PATTERS AB, et al. Children with respiratory distress treated with high-flow nasal cannula. J Intensive Care Med, 2009, 24 (5): 323-328.

10. MYERS TR, American Association for Respiratory Care (AARC). AARC Clinical Practice Guideline: selection of an oxygen delivery for neonatal and pediatric patients—2002 revision & up data. Respir Care, 2002, 47 (6): 707-716.

第十七章 机械通气辅助治疗技术

第一节 肺表面活性物质

一、概述

肺表面活性物质(pulmonary surfactant,PS)是一种混合物,以磷脂和特异性蛋白为主组成,内衬于肺泡表面并降低肺泡表面张力。这一作用使得肺泡在呼气末保持扩张而不致塌陷,并且在整个呼吸周期维持充分气体交换。肺表面活性物质中的磷脂,特别是磷脂酰胆碱(大约占总磷脂的70%),分布于肺泡表面,发挥降低肺泡表面张力的作用。蛋白质中50%为肺表面活性物质蛋白(surfactant protein,SP),可分为A、B、C、D 4种(SP-A、SP-B、SP-C、SP-D)。它们不仅与表面活性相关,还与肺部局部免疫有关;其中疏水性蛋白SP-B和SP-C可促进磷脂在肺泡气液界面的吸附和扩展,并有助于单分子层的形成和稳定;SP-B还通过改变磷脂膜的结构,增强磷脂表面活性;亲水性蛋白SP-A、SP-D可促进肺泡巨噬细胞的活性,抵抗渗出到肺泡的蛋白质等对PS的抑制作用,促进肺泡上皮细胞再吸收PS,另外50%为非特异性蛋白,主要为白蛋白。PS分布在肺泡液层表面(气-液界面),展开形成单分子表面膜,使肺泡表面张力降低。吸气时肺泡扩张,PS分子分散,回缩力增高,以防止肺泡过度扩张;呼气时肺泡收缩,PS密集而使作用增强,肺泡腔内表面张力降低,回缩力减弱,使肺泡在呼气时仍保持一定程度的扩张,不至于发生肺泡萎陷,保持小气道的稳定。Ⅱ型肺泡细胞受机械牵拉和交感神经兴奋的刺激,大量合成分泌PS,使肺泡内液保持高PS浓度(磷脂浓度可达2~3mg/ml),促进肺液吸收。PS还可从肺泡沿气道向心流动,降低气道黏膜表面张力,保持小气道黏膜完整,维持黏膜的黏液-纤毛系统的正常功能,有助于气道分泌物的排出。无论何种原因所致肺表面活性物质缺乏,都可以造成严重呼吸衰竭,被称为呼吸窘迫综合征(RDS)或肺透明膜病(hyaline membrane disease,HMD)。

二、适应证

1. **新生儿呼吸窘迫综合征(neonatal respiratory distress syndrome,RDS)** 推荐RDS患儿尽量使用PS。具体推荐如下:①因PS缺乏发生RDS的早产儿,应给予RDS患儿天然PS治疗;②应早期规范使用PS,对需要在产房进行气管插管复苏的早产儿,可以在产房使用PS;③ RDS患儿在病程早期应治疗性给予PS。建议:①胎龄<28周;②生后需要气管插管;③生后存在RDS表现,且无创机械通气效果不佳的患儿使用PS;④诊断明确后尽早给药,每次100~200mg/kg。

2. **窒息缺氧** 缺氧可直接损害Ⅱ型肺泡细胞,同时还可以引起肺水肿和肺出血,抑制PS活性,因而窒息缺氧患儿易出现呼吸窘迫。给予PS治疗可明显改善肺氧合功能,缓解临床症状。

3. **胎粪吸入综合征** 当肺内大量吸入羊水胎粪时,胎粪颗粒可阻塞大、小气道,造成肺通气障碍,影响PS的分泌,使患儿内源性肺表面活性物质受到严重损害。胎粪在肺内可直接抑制PS活性,干扰肺泡的换气功能。胎粪还可刺激肺组织产生化学炎症,也抑制PS活性。故应用PS可改善因PS缺乏或活性抑制所致的呼吸症状。

4. **急性呼吸窘迫综合征(acute respiratory distress syndrome,ARDS)** ARDS接损伤Ⅱ型肺泡细胞、炎症渗出或浆液渗出物对PS活性具有抑制作用。目前临床研究显示虽然外源性PS可以改善儿童ARDS肺部气体交换,但对降低病死率效果不肯定。因此国际小儿急性呼吸窘迫综合征专家共识(2015年)不推荐将外源性PS作为儿童ARDS的常规治疗方法,但应继续进行临床研究以明确PS对哪类ARDS患者有效,以及合适的给药时机、剂量和方法。因此,有必要进行严格设计的多中心研究,对相关问题进行探讨,为临床使用外源性PS提供依据。

5. 支气管哮喘　表面活性物质蛋白A(SP-A)和SP-D从肺泡上皮释放的表面活性物质可减少病原体感染并控制免疫细胞的活化。特别是SP-D直接与嗜酸性粒细胞表面结合,从而减轻细胞外陷形成和气道炎症。表面活性物质的产生通常由遗传(单核苷酸多态性)和影响哮喘发展过程的环境因素共同决定。此外,乙磺酸尼达尼布软胶囊(一种酪氨酸激酶的细胞内抑制剂)可增加SP-D水平,可用于特发性肺纤维化患者。这些发现可能提供SP-D在哮喘中的应用依据。表面活性物质是通过维持免疫系统来促进宿主防御的关键因素。由于已经提出表面活性物质参与哮喘的临床意义,因此,需要进一步的转化研究,将表面活性物质用作哮喘患者的有效治疗措施。

6. 支气管肺发育不良(bronchopulmonary dysplasia,BPD)　支气管肺发育不良是在早产儿中发生的呼吸系统疾病,可导致慢性呼吸系统疾病。预防BPD是关键,预防措施包括预防早产,系统地使用无创呼吸机措施,避免超生理性氧气暴露,使用表面活性物质、咖啡因和维生素A可以显著降低BPD发生的风险。研究表明,布地奈德与表面活性物质的早期气管内给药可对严重RDS的早产儿降低BPD发生率和死亡率。

7. 遗传性肺表面活性物质缺陷症　研究发现某些患儿因SP-B或SP-C基因缺陷或突变,导致SP-B或SP-C不能表达或表达明显不足,从而发生RDS。可发生于早产儿,也可发生于足月儿,病情通常非常严重。肺表面活性物质替代疗法在治疗遗传性肺表面活性物质疾病方面存在缺陷,对这些患儿有一定疗效,但维持时间较短。

8. 重症肺炎　PS对病毒和细菌具有一定的防御作用,SP-A和SP-D具有调理素样作用。临床试验显示在常规综合治疗基础上加用外源性肺表面活性物质治疗小儿重症肺炎,可保持肺表面活性物质层的完整性,有助于患儿呼吸功能的恢复。

9. 肺出血　肺表面活性物质的合成分泌是降低肺出血的一个重要原因。临床研究认为,其降低肺出血的机制主要是:①改善肺顺应性,降低气道阻力,避免因较长时间通气引起的肺泡和小气道损伤;②及时纠正肺出血导致的内源性非表面物质减少,对改善氧合状态有促进作用;③降低肺泡表面张力,防止肺泡萎缩,同时对萎缩肺泡有恢复效果;④对肺泡内皮细胞损伤有一定缓解作用,避免肺出血二次复发。因此对于肺出血的患者可以使用肺表面活性物质治疗。

10. 先天性膈疝(congenital diaphragmatic hernia,CDH)　先天性膈疝是威胁患儿生命的临床重要难题,重症患儿产后死亡率仍然很高,肺顺应性降低是导致患儿产后死亡的重要原因。除肺发育不良外,肺表面活性物质的缺乏也可能是导致CDH时肺顺应性降低的原因。PS可以降低肺泡的表面张力,在维持正常肺功能方面具有重要作用。CDH患儿是否存在PS的缺乏,目前针对这一问题,国内外众多研究结果尚未一致定论,是否采用PS治疗也有争议。

三、禁忌证

无特殊禁忌,有气胸患儿应先进行处理,然后再给药,以免影响呼吸机的应用。

四、临床应用

肺表面活性物质是一层存在于肺泡表面的物质,作用是降低肺泡气液界面的张力,防止肺泡萎陷不张。下面我们举例说明肺表面活性物质的应用:

> 病例1:患儿男,27周早产,出生体重900g,顺产,羊水清亮,Apgar评分1min 8分、5min 9分、10min 9分。其母亲在产科使用糖皮质激素促进肺发育成熟。患儿出生后出现气促、呻吟,立即在产房气管插管,给予气道内滴入180mg肺表面活性物质治疗,之后转入新生儿科进一步治疗。血气分析提示Ⅱ型呼吸衰竭,胸片提示NRDS,予以呼吸机辅助通气,A/C模式,PIP 20cmH₂O、PEEP 6cmH₂O、FiO₂ 40%、SpO₂ 88%~92%。出生后12h,患儿呼吸机参数为A/C模式,PIP

20cmH$_2$O、PEEP 6cmH$_2$O、FiO$_2$ 60%，给予第 2 剂 PS 120mg 治疗。患儿呼吸气促好转，逐渐下调呼吸机参数。30h 后患儿参数逐渐下调，呼吸机参数为 A/C 模式，PIP 15cmH$_2$O、PEEP 6cmH$_2$O、FiO$_2$ 25%，予以拔除气管插管，改无创呼吸机辅助通气。

问题 1：对于早产儿 RDS 用 PS 的指征和方式是什么？

（1）患有 RDS 的新生儿应使用天然的 PS 制剂。

（2）早期治疗性应用 PS 是 RDS 标准治疗策略，但若生后需气管插管维持稳定时，可在产房内使用。

（3）对 RDS 患儿应尽早 PS 治疗。CPAP 通气压力至少为 6cmH$_2$O、FiO$_2$>30%。病情仍加重者应给予 PS 治疗。

（4）使用猪 PS 时，首剂应为 200mg/kg，治疗 RDS 效果优于 100mg/kg 猪 PS 或牛 PS。

（5）如果临床医生有使用微创表面活性物质给药（less invasive surfactant administration，LISA）技术的经验，对于有自主呼吸并接受 CPAP 治疗的患儿优先用 LISA 方法给予 PS。

问题 2：早产儿 RDS 什么情况下 PS 需要重复给药？两次给药间隔的时间是多少？

对于轻症病例一般给 1 次药即可；对重症病例需要多次给药，如呼吸机参数吸入氧浓度 FiO$_2$>40% 或平均气道压（mean airway pressure，MAP）>8cmH$_2$O 时应重复给药；严重病例需给药 2~3 次，但一般最多为 4 次，间隔时间根据需要而定，一般为 6~12h。

> 病例 2：患儿男，3 个月，5kg。因吐奶半天，气促 6h 入院。近半日吐奶后呛咳明显，哭闹后青紫，拍背后稍好转，近 6h 气促。急诊查体：神志清，烦躁，口唇青紫，吸气三四征（+）；双肺呼吸音粗，可闻及较多中细湿啰音；心音有力，律齐，未及杂音；腹平软，未及包块，肠鸣音存在。入急诊给予吸痰，吸出奶汁，给予面罩吸氧 5L/min，SpO$_2$ 80%，血气分析提示：Ⅱ型呼吸衰竭，胸片提示：两肺弥漫性渗出，予以呼吸机辅助通气，PCV 模式，RR 40 次/min，Ti 0.6s，PIP 25cmH$_2$O、PEEP 12cmH$_2$O、FiO$_2$ 65%。呼吸机监测 Vt 25~30ml，MAP 17cmH$_2$O、SpO$_2$ 90%。

问题 1：该患儿有使用 PS 的指征吗？

该患儿病史特点提示存在吸入性肺炎，急性起病，急性进行性呼吸困难，双肺弥漫性渗出，无急性左心衰依据，计算 OSI 15，存在重度 ARDS。该患儿为直接肺损伤引起的 ARDS，可加用 PS 挽救性治疗。

问题 2：肺表面活性物质治疗儿童 ARDS 效果如何？

由于 ARDS 发病过程中存在内源性 PS 功能异常，并且外源性 PS 治疗早产儿 RDS 取得了确切疗效，这促使人们利用外源性 PS 来治疗 ARDS 早期病例。研究显示外源性 PS 可以改善急性低氧性呼吸衰竭患者的肺部氧合和降低呼吸机条件。随后多个临床对照研究评估外源性 PS 对儿童 ARDS 的治疗效果，但结果不一。1999 年 Willson 等对 42 例 ARDS 患儿进行研究，发现外源性 PS 可迅速改善患儿肺部氧合，并缩短机械通气时间，但对病死率无显著影响。Rodríguez-Moya 等进行的研究中给药方法与以往研究不同，无论患者年龄及体重大小，每次均只给 100mg 外源性 PS 每 8h 重复 1 次，连续给 9 次，并且给药同时施行肺复张措施，结果显示给予 PS 同时施行肺复张比单纯施行肺复张可明显改善儿童 ARDS 肺部氧合并显著降低病死率，这可能是由于肺复张措施可以复张原先萎陷不张的肺泡，使 PS 可以扩散到达这些肺泡起作用，肺内 PS 可因肺泡内巨噬细胞吞噬破坏和各种蛋白抑制而失活，因此作用持续时间缩短，少量多次给予 PS 可以补充失活部分而维持 PS 的作用。成人的临床研究发现 PS 治疗肺炎和误吸等直接肺损伤所致的严重 ARDS 有效，可能继发性 PS 缺乏是其损伤的重要致病因素，而间接肺损伤主要累及肺血管和肺间质。

目前的临床研究显示虽然外源性 PS 可以改善儿童 ARDS 肺部气体交换，但对降低病死率效果不肯定。因此 2015 年发布的小儿急性呼吸窘迫综合征专家共识不推荐外源性 PS 作为儿童 ARDS 的常规治疗方法，可作为肺特异性辅助治疗。

问题 3：PS 治疗儿童 ARDS 的给药时机、剂量和次数是怎样的？

ARDS 发生发展过程中，及时给予外源性 PS 防止病情加重非常重要。因此确诊 ARDS 后应尽早给药更有效，目前尚不清楚 ARDS 患者所需 PS 的合适剂量。不同研究中所用 PS 剂量也差异很大，常见应用 50~100mg/kg，也有 100mg/ 次，一次给予较大剂量的情况，可以迅速补充肺泡内 PS 不足。但作用持续时间较短，且剂量过大可引起一系列不良反应，如气道阻力增加、肺部通气障碍、短暂低氧血症和低血压，局部发生气漏。少量多次给药可不断补充肺内失活的 PS，这种方式可能效果更好。实际上多数研究中均使用 2 次以上，最多的使用 9 次。不同剂量牛肺表面活性物质治疗 ARDS 的临床研究中比较 50mg/kg 8 次、100mg/kg 4 次、100mg/kg 8 次，结果显示中等剂量 100mg/kg 4 次治疗组效果最好，用药 4 次以后药效减弱，故 4 剂后不再追加。临床特征、PS 制剂和给药方法等因素共同决定 PS 用药剂量和用药次数。

【专家点评】

肺表面活性物质用于重症肺病的治疗，主要用于早产儿和严重 ARDS，前者为 PS 缺乏，后者为 PS 受抑制；前者的疗效明确，后者存在争议。但临床应用广泛，是挽救性治疗的一种策略。

五、肺表面活性物质的使用途径

（一）气管插管内给药

气管插管是最常规的方法，从气管内注入 PS，给药迅速，起效快。《中国新生儿肺表面活性物质临床应用专家共识（2021 版）》建议采用带侧孔的气管插管接口，将 PS 经气管插管侧孔注入肺内，仰卧位给药，不需要多个体位，不需要临时断开机械通气，避免在呼气相 PS 液体反流。Curosurf 推荐方法：PS 置手心 37℃复温，轻轻摇匀，患儿取正中仰卧位，清理气道，给药导管比气管内导管短 1cm，置入气管插管内，一次性快速稳定注入全量 PS，人工通气 1min，6h 内避免气道内吸引。而在 ARDS 的临床试验中也有采用多体位的，意大利共享肺表面活性物质管理方案中给药均按左侧、右侧和仰卧位 3 个体位分 3 次给予，人工通气 20s，给 1 次肺复张。

给药后 6h 内复查胸片、血气分析，并予以呼吸参数调整，如肺顺应性改善，及时下调或撤机，避免过度通气、高氧血症、气漏等并发症；肺血管阻力下降，动脉导管开放出现左向右分流、肺血流量增加，少数病例可能肺水肿、肺出血等。有发现 PS 应用可使肺出血增加，但归咎于肺出

血发生的死亡率无增加，应用 PS 后的总死亡率减少。

（二）气管插管 - 注入肺泡表面活性物质 - 拔管后经鼻持续气道正压通气

2019 年欧洲新生儿呼吸窘迫综合征管理指南中指出表面活性剂治疗在 RDS 管理中起重要作用，建议使用气管插管 - 注入肺泡表面活性物质 - 拔管（intubation-surfactant-extubation INSURE）技术，经气管插管给予 PS 治疗后如果患儿病情稳定，立即（或尽早）拔管，改用无创通气支持如经鼻持续气道正压通气（nasal continuous positive airway pressure，nCPAP）或经鼻间歇正压通气。INSURE 被推荐在 2013 年新生儿呼吸窘迫综合征管理指南基础上使用，减少肺部损伤。当婴儿出现 RDS 迹象时，需要吸入超过 30% 的氧气以维持氧饱和度在正常范围内。

（三）微创给药法

包括微创表面活性物质给药（less invasive surfactant administration，LISA）或微创表面活性物质治疗（minimally invasive surfactant therapy，MIST）。LISA 技术是新生儿持续经鼻 CPAP 支持，在直接喉镜下借助麦氏插管钳将 4~5FG 胃管末端置入气管，经胃管注入 PS 并通过患儿自主呼吸完成 PS 分布，该治疗降低了婴儿出生前 72h 内的机械辅助通气需求，缩短了机械辅助通气持续时间，降低了极低出生体重早产儿的支气管肺发育不良率。该方法主要不良事件为咳嗽和呕吐，心动过缓和去饱和作用。微创表面活性物质给药技术操作中，喉镜和导管操作可能会造成伤害，使用受到一定限制。而 MIST 给药法则用质地较硬的 16G 静脉导管代替胃管，无需麦氏插管钳即可在直接喉镜下插入声门应用 PS，分 2~4 次注射，持续时间 15~30s，操作时暂停 CPAP 支持，用药后拔出导管立即连接 CPAP，这种改良方式今后可能更有优势。2019 版欧洲共识指南：新生儿呼吸窘迫综合征防治，建议 LISA 作为有自主呼吸使用 CPAP 早产儿的首选 PS 给药方式，前提是临床医生有操作经验。《中国新生儿肺表面活性物质临床应用专家共识（2021 版）》推荐对使用无创通气的早产儿 RDS，尤其出生胎龄 25~32 周者应用微创给药技术（LISA 或 MIST）。

（四）肺泡灌洗法

即将 PS 稀释后通过气管内插管直接灌洗或

纤维支气管镜下灌洗,前者用于小婴儿,后者用于较大儿童。肺泡灌洗在胎粪吸入综合征中的动物实验和临床研究较多。PS稀释浓度、剂量、使用次数尚无定论。有系统综述提示PS肺灌洗或气管内给药治疗胎粪吸入综合征均可减少机械通气和住院时间。

(五)雾化吸入法

在自主呼吸期间,以气雾剂形式输送外源性表面活性剂不仅可以解决滴注问题,而且还可以结合NCPAP和表面活性剂治疗。雾化吸入优点在于生理干扰小,肺内分布均匀,易统一操作。当肺内损伤非均匀时,气雾剂沉积在顺应性较好的肺泡,雾化吸入效果较差。早期雾化吸入PS治疗成人ARDS的临床试验未能证实PS降低死亡率、机械通气时间和住ICU时间。

以往的雾化给药时间长,起效慢,呼出损失量大。由于雾化过程中表面活性剂的大量滞留及其通过鼻咽和上呼吸道时的损失,NCPAP递送比气管内气雾剂递送效率低。目前雾化装置包括喷射雾化器、超声雾化器和振动筛雾化器;振动筛雾化器装置中的肺表面活性剂残留量可以忽略不计,且物质输出量最大,提示今后雾化应该在优化装置的前提下进行,才能有效提高药物利用率。

(六)喉罩滴注法

喉罩(laryngeal mask)是一种声门设备,可作为导管辅助装置将表面活性剂递送到RDS新生儿肺内。与气管插管类似,通过LMA表面活性物质递送后氧化作用有改善,并且器械放置所需的时间和尝试次数更少。LMA易于定位,并且与气管插管相比,LMA降低了侵袭性,但也可能会出现喉痉挛和LMA错位。尽管如此,紧急情况下该方法也可作为无法获得或维持气管内插管技能医务人员的首选技术。另外,对于极早产婴儿也需设计相应较小尺寸的LMA。

(七)面罩咽部滴入法

面罩咽部滴入法即当新生儿头出现在会阴或剖宫产手术切口时,将PS通过导管灌输到咽后壁,娩出后刺激第一次呼吸,在娩出前进行面罩-鼻-CPAP咽部滴注,该方法有可能模拟生理过程,在阴道分娩期间似乎是安全和简单的,但仅限于头部分娩和具有自发呼吸的婴儿。该方法研究对象较为单一,对于其他人群应用的有效性还有待于进一步研究。

综上所述,不论是在急性疾病(如ARDS)还是在部分亚急性呼吸系统疾病中,表面活性物质替代疗法已经成为一种相对有效且安全的疗法。其治疗的成功主要取决于表面活性剂的组成、配方过程、向肺部目标区域的有效给药以及是否均匀分布。今后的研究中需要在用药途径、药物改良等方面加以改进与实践,并进一步对多种肺部疾病的相关机制进行探索,从而为呼吸系统疾病治疗提供新方法。

(张爱民 祝益民)

第二节 一氧化氮吸入治疗

一、概述

一氧化氮吸入疗法(inhaled nitric oxide therapy,iNO)自1999年最初被批准用于新生儿低氧性呼吸衰竭以来,已逐渐成为监护室机械通气重要的辅助治疗,并逐步扩展到其他年龄段儿童,用于肺动脉高压和其他肺部疾病。一氧化氮(NO)带有自由基,半衰期仅$3\sim5s$,进入肺血屏障后迅速与血红蛋白中的血红素结合,代谢成亚硝酸和硝酸类产物而失活,不对体循环血管产生作用。因此,iNO是选择性舒张通气区域的肺血管,降低肺动脉压,减少肺内分流,改善通气血流比例,促进氧合。研究表明iNO作用具有浓度依赖性和即刻性,合适的吸入浓度随时间和个体反应而变化。至于iNO对肺内炎症调节、血小板凝聚、肺纤维化调节、肺表面活性物质基因表达和间充质干细胞归巢等作用以及肺外作用的临床意义和浓度-反应关系尚在研究和验证中。

二、适应证

1. 足月儿和近足月儿(>34周)持续肺动脉高压和低氧性呼吸衰竭。
2. 预防和治疗早产儿支气管肺发育不良。

3. 儿童先天性心脏病围手术期肺动脉高压的治疗,以及测定肺血管反应性。

4. 儿童急性呼吸窘迫综合征,合并肺动脉高压或严重右心功能不全。

三、禁忌证

1. 高铁血红蛋白还原酶缺乏症,包括先天性和获得性。

2. 考虑到 iNO 的代谢途径、对血小板功能的影响以及对肺血流的影响,严重贫血;气胸、肺出血导致的呼吸衰竭;出血性疾病或出血倾向;严重左心衰竭者相对禁忌。

四、临床应用

临床 iNO 主要用于新生儿低氧性呼吸衰竭和持续肺动脉高压,先天性心脏病围手术期肺动脉高压的治疗和测定肺血管反应性,选择性用于急性呼吸窘迫综合征儿童。临床上在何时、何情况以及如何应用 NO,我们举例说明:

> 病例 1:患儿男,1 日龄,气促、青紫 3h 入院。G1P1,孕 40 周,顺产,羊水Ⅲ度污染,Apgar 评分 1min 3 分、5min 5 分、10min 7 分,生后出现青紫、气促,给予气道清理,吸引物见有胎粪,头罩吸氧下仍有青紫,呻吟,三四征阳性,肺部可闻及细湿啰音。予气管插管、机械通气,PCV 模式:FiO_2 70%、PIP 20cmH_2O、PEEP 5cmH_2O、RR 40 次 /min、Ti 0.5s、SpO_2 75%~85%。胸片提示:胎粪吸入性肺炎,血气分析提示Ⅱ型呼吸衰竭。

问题 1:病例 1 初步诊断为胎粪吸入性肺炎,针对出现的难治性呼吸衰竭,还需完善哪些检查? 常频通气下仍有呼吸衰竭,改 HFOV 模式通气,并拟给予肺表面活性物质,还有什么其他拯救性措施?

主治医师查房发现右上肢与左上肢、下肢存在 SpO_2 的差异,并完善心脏超声检查提示肺动脉高压,诊断持续肺动脉高压(PPHN),给予 iNO 10ppm,并嘱监测 SpO_2,如不稳定联系体外膜氧合(ECMO)组每日评估。该病例治疗结果氧合改善,未使用 ECMO。

PPHN 常见于足月儿和近足月儿,最常见的是胎粪吸入综合征(MAS),其次为原发性 PPHN、

新生儿肺透明膜病、窒息、肺炎或脓毒症、先天性膈疝等。经 20 世纪 90 年代末多个多中心随机对照研究验证,1999 年,美国食品药品监督管理局批准 iNO 用于足月儿和近足月儿(>34 周)低氧性呼吸衰竭伴肺动脉高压。2010 年 AARC 指南建议胎龄 ≥34 周、年龄<14 天的新生儿低氧性呼吸衰竭,当 FiO_2 为 1.0 时 PaO_2<100 和 / 或 OI>25 时,早期 iNO 可减少呼吸机通气时间、氧气的需求及 NICU 住院天数;但不建议 iNO 用于先天性膈疝的常规治疗,可作为先天性膈疝合并 PPHN 患儿行 ECMO 前的抢救手段。我国 iNO 治疗在 NICU 应用的适应证包括:存在 PPHN 的低氧性呼吸衰竭新生儿,OI ≥16;特发性 PPHN 及继发于 MAS、出生窒息、RDS、新生儿脓毒症、先天性肺炎、CDH 的 PPHN。对于仅在 CDH 患儿转运、ECMO 应用前短期急救、肺膨胀及左室舒张功能恢复后推荐使用。

问题 2:病例 1 是足月儿,按推荐可以 iNO,那么 iNO 可以用于早产儿呼吸衰竭吗?

2017 年 Cochrane 数据库中 Barrington 对早产儿呼吸衰竭使用 iNO 治疗进行了系统综述,根据入选标准分为 3 类:①早期拯救性治疗(生后 3 天以内,根据氧合指标开始治疗);②早期常规预防性治疗(出生 3 天内需呼吸支持者);③后期拯救性治疗(出生 3 天后,有 BPD 高危风险者)。结果发现 iNO 早期拯救性治疗早产儿呼吸衰竭短期改善氧合,不能降低病死率,也不能促进无 BPD 或脑损伤存活,甚至有潜在增加颅内出血的风险,不推荐常规使用;早期常规预防使用 NO 也不降低死亡和 BPD 发生,仅一个单中心研究发现对长期神经发育有益,但样本量小;后期 BPD 风险 iNO 预防可能有益,但 95% 的可信区间未能验证对预防 BPD 有效,生后 7~14 天后期治疗尚需进一步研究。在 Yang 的荟萃分析中,早产儿 iNO 降低 BPD 风险,对病死率无改善,不增加坏死性小肠结肠炎、早产儿视网膜病和严重颅内出血的发生。JHU EPC 的系统综述中对 3 个治疗剂量滴定亚组(5ppm、10ppm、20ppm)分析发现 iNO 滴定最大剂量至 10ppm 可减少 BPD 的发生,但对死亡或死亡与 BPD 发生作为联合结果没有影响。最近欧洲的多中心研究对早产儿 iNO 预防 BPD 的研究中,iNO 5ppm 最短 7 天,最长 21 天,发现气管吸引物中的炎症和纤维化指标改善,但对无 BPD 存活率无改善。

对于由 PPHN 而不是肺实质疾病引起严重低氧血症的早产儿,iNO 可能有益,尤其长时间胎膜破裂和羊水过少的早产儿,可考虑 iNO 治疗。需注意早产儿的抗氧化防御系统不发达,iNO 起始浓度可降低至 5~10ppm。

【专家点评】

推荐足月儿和近足月儿(胎龄 ≥ 34 周)出现 PPHN 时给予 iNO,剂量 5~20ppm,初始剂量 20ppm,早产儿可降低至 10ppm,再滴定至最低有效剂量。当足月儿和近足月儿低氧性呼吸衰竭,OI ≥ 25 时,可准备好 iNO、高频振荡通气,并 ECMO 预警。研究表明 iNO 可降低这些患儿的 ECMO 使用率。

> 病例 2:患儿男,2 岁,10kg,因慢性肉芽肿行脐血干细胞移植术后 5 天,白细胞、红细胞、血小板下降,发热、气促,三凹征明显,双肺密集细湿啰音;HR 145 次 /min,心音有力,律齐,未及杂音;肝脾无肿大;SpO$_2$ 90%、BP 85/48mmHg。转入 PICU 予以高流量吸氧 15L/min、FiO$_2$ 60%。查 PCT 明显增高,血气分析 PaO$_2$ 55mmHg,胸片两肺弥漫性渗出,心脏超声无左心衰表现,诊断:重症肺炎,ARDS,脓毒症。呼吸支持方面改机械通气,PCV 模式:FiO$_2$ 60%~80%,PIP 30cmH$_2$O、PEEP 12~16cmH$_2$O、RR 35 次 /min、Ti 0.68s、监测 SpO$_2$ 88%。病程中出现尿量减少,全身水肿,予以利尿、连续性肾脏替代治疗 (continuous renal replacement therapy,CRRT)。

问题:病例 2 诊断为重度 ARDS,已采用了小潮气量、适当 PEEP,SpO$_2$ 仍不能维持,可完善那些检查,还有哪些治疗选择?

值班主治医师检查床旁超声见心尖四腔心切面 RVEDA/LVEDA 接近 1,胸骨旁短轴切面见 "D" 字征,提示右心功能不全。予以适当降低 PEEP,俯卧位通气,并予 iNO,强心、利尿、CRRT,并行 ECMO 评估。

在对成人和儿童 ARDS 的荟萃分析发现,iNO 对 ARDS 总体病死率无影响,仅在最初 24h 短暂改善氧合,在成人的临床试验中发现 iNO 增加肾损伤的风险。因此,iNO 不推荐常规用于治疗成人和儿童急性低氧性呼吸衰竭。2015 年 Bronicki 等报道了一项 iNO 治疗急性呼吸衰竭

儿科患者的前瞻性随机对照试验研究,研究发现 iNO 减少机械通气时间和改善无 ECMO 存活率,对 28 天存活率有改善趋势。提示在儿科 ARDS 中使用 iNO 可能有益。而研究中 iNO 治疗 12h 时氧合改善,而 24h 时无差异,并且氧合改善与临床结果无相关关系,提示 iNO 起作用可能源于改善氧合以外的机制,如对血小板的影响在 ARDS 中的作用有待进一步研究。

ARDS 时低氧性血管痉挛、酸中毒、微血栓、血管重构及炎症因素等使肺血管阻力增加,机械通气增加跨肺压差增加右心后负荷,均会导致右心功能障碍。研究表明高达 20% 中重度 ARDS 患者合并右心功能不全,有学者推荐右心保护作为 ARDS 保护性治疗策略的组成,设定呼吸机参数 PEEP、驱动压及肺复张时,需根据右心功能滴定。2015 年儿童急性肺损伤会议共识 (PALICC) 不建议儿科 ARDS 常规 iNO,当存在明确的肺动脉高压或严重右心功能不全时,考虑 iNO。

【专家点评】

当 ARDS 存在肺动脉高压或严重右心功能不全时可 iNO。当出现重度 ARDS 时可挽救性使用 NO 改善低氧血症,积极准备体外膜氧合。

> 病例 3:患儿女,8 个月,因确诊室间隔缺损 1 个月入院,心脏超声提示:室间隔缺损 1.2cm,估测肺动脉压力 70mmHg。在体外循环下行室间隔缺损修补术。术后 5 天撤机,撤机 6h 左右再次出现缺氧,再次气管插管、机械通气,复查胸片未见肺炎加重。

问题:病例 3 撤机失败最可能的原因是什么?下一步治疗措施是什么?

患儿心脏超声复查结果是右心功能不全,肺动脉高压,肺动脉压力估算 >70mmHg,临床诊断肺动脉高压危象。予多巴酚丁胺、米力农静脉维持,增加心肌收缩力,降低肺血管阻力;托拉塞米利尿减轻前负荷;维持酸碱平衡;予加用 iNO 降低肺动脉压;再次撤机时可考虑序贯 iNO 联合有创 - 无创机械通气。

先天性心脏病术后肺动脉高压危象是术后死亡的重要原因之一。肺动脉危象发生机制不明,长期肺循环量及压力的增加使肺血管内皮受损,

内皮来源的内源性 NO 生成不足，导致术后易发生肺动脉高压。因此理论上补充外源性 NO 可以缓解先天性心脏病术后肺动脉高压。Miller 等报道房室间隔缺损或非限制性室间隔缺损修补术后，iNO 组肺血管阻力下降，肺动脉高压危象发生下降 30%，但机械通气时间和病死率没有改善。2014 年 Cochrane 数据库中 Bizzarro 对 iNO 治疗婴儿和儿童先天性心脏病术后肺动脉高压进行了系统综述，先天性心脏病术后 iNO 对病死率、肺动脉高压危象及简易氧合指数等无影响。目前没有循证依据 iNO 常规用于先天性心脏病术后肺动脉高压，iNO 是常规治疗失败的肺动脉高压的抢救措施，值得注意的是依赖右向左分流存活的先天性心脏病人，充血性心力衰竭和致死性先天性疾病不推荐使用 iNO。

术前评估肺血管阻力对于评价心脏矫正术或心脏移植术的可手术性和评估肺动脉高压预后至关重要。有专家共识支持 iNO 和吸氧用于拟行心脏纠治术或心脏移植术合并肺动脉高压患儿的肺血管反应试验。iNO 浓度报道不一，为 5~80ppm。Balzer 等将肺血管阻力与体循环血管阻力之比<0.33 及较基线下降 20% 作为术前试验对可手术性评断的两个标准，结果前者作为判断标准时，吸氧和 iNO 较单独吸氧有更高的敏感性和特异性。

【专家点评】

iNO 可用于儿童先天性心脏病围手术期常规治疗失败的肺动脉高压的治疗，但不用于依赖右向左分流存活的先天性心脏病，慎用于合并严重充血性心力衰竭尤其左心衰竭患者。

五、临床操作

（一）准备气源和器具

1. **医用 NO 气体** 容器一般为铝合金钢瓶配置不锈钢减压阀，NO 浓度为（1 000 ± 50）ppm（0.1%），压力 5~10MPa。

2. **NO 质量流量控制器** 控制 iNO 气体流速。

3. **NO、NO₂、O₂ 浓度监测仪** 检测 iNO、NO_2、O_2 浓度，每月校正避免 iNO 浓度过高；NO 可稀释氧气，20ppm 大约使 FiO_2 下降 2.5%。

4. **其他** 有的呼吸机配有 NO 气体混合器与浓度检测装置（例如：Siemens 300A 型呼吸机）。

（二）NO 输送装置

国外大多采用间歇同步供气装置，例如 INOvent、INOmax、AeroNOx 等，将一次呼吸周期所需的 NO 流量在吸气相一次性输送到吸气支。国内目前采用质量流量控制的连续供气装置，将一个呼吸周期所需的 NO 流量，在整个呼吸周期内输送到吸气支。另外还有一类不依赖于呼吸机供气独立便携式 NO 治疗仪，采用脉冲式或空气压缩泵供气。NO 输送装置的连接方式包括以下几类：

（1）呼吸机联用式：呼吸机后接入在吸气支适合的接口处，一般距患儿气管插管端30cm 左右，使由质量流量控制器控制流速的 NO 气体与潮气气流混合均匀，尽量减少 NO 与氧气接触时间；在吸气支末端接入 NO 浓度检测仪监测 iNO 浓度、NO_2 浓度和 O_2 浓度。NO 流量估算公式如下：NO 流量（ml/min）=iNO 浓度（ppm）× 分钟通气量或流量（ml/min）/［气源 NO 浓度（ppm）–iNO 浓度（ppm）］（图 17-2-1）。

（2）呼吸机一体式：呼吸机本身具有 NO 气体混合器与浓度检测装置（如 Siemens 300A 型呼吸机），NO 气源可在呼吸机前直接接入，呼吸机内共置 3 路质量流量控制器，分别控制氧气、空气和 NO/N₂ 混合气体，成比例稀释气体配制成不同浓度的混合气体释放到呼吸回路中供病人吸入，iNO 浓度恒定（图 17-2-2）。

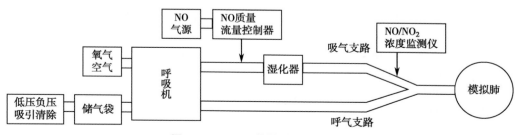

图 17-2-1 iNO 装置呼吸机外联式

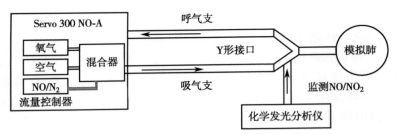

图 17-2-2 iNO 装置呼吸机一体式

（3）鼻塞式 CPAP 联用：2016 年 Sahni 等回顾性分析了 10 年单中心 NICU iNO 治疗低氧性呼吸衰竭的数据,有 107 例使用鼻塞 CPAP 联用 iNO 装置,采用的是 INOmax 接入 CPAP 吸气支,基于 CPAP 流量和 INOmax 气缸浓度设定 INOmax 剂量,结论是无论初始使用无创接入 iNO 还是由有创通气序贯为 CPAP 接入 iNO 均可以改善低氧性呼吸衰竭的氧合。因缺乏随机对照试验,安全性和有效性尚需进一步证实(图 17-2-3)。

（三）iNO 浓度设置和调节

1. iNO 浓度设置和调整 iNO 参数设置和调整流程见图 17-2-4。

（1）iNO 浓度设置：美国呼吸治疗协会(American Association for Respiratory Care,AARC)推荐 iNO 起始浓度为 20ppm。多个临床试验发现依靠提高 NO 浓度改善疗效有限,但 iNO 浓度达 80ppm 时会合并高铁血红蛋白血症。临床常选用低剂量 NO 5~20ppm 作为选择性肺血管舒张剂。

设置 iNO 起始浓度为 10~20ppm,1~4h;试探浓度(适用于儿童先天性心脏病合并肺动脉高压)为 25~40ppm,<1h;维持浓度为 5~10ppm,6h~7 天;长期维持为 2~5ppm,>7 天。

（2）疗效判断和剂量调整：iNO 降低肺动脉压的作用在吸入后数十秒至几分钟即开始起效,而改善氧合则于十几分钟内至数小时内起效。临床监测经皮氧饱和度(SpO_2)、血气分析、心脏彩超等评判疗效,临床有效指标：SpO_2 上升 20% 或 SpO_2>85%,PaO_2 上升 20mmHg 或 PaO_2>50mmHg,吸入氧浓度(FiO_2)下降>0.3,心脏超声提示肺内分流改善、动脉导管处右向左分流减轻或逆转、肺动脉压下降 10mmHg 或肺动脉压 / 体循环血压<0.67,心输出量不变或增加。根据疗效滴定最低有效浓度维持,治疗时间一般不超过 96h。

根据疗效调整剂量和疗程,分 3 种情况：①完

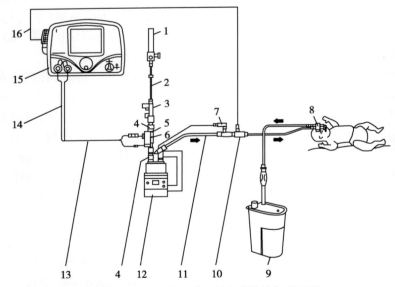

图 17-2-3 iNO 装置联用鼻塞式持续气道正压

1：氧源；2：输氧管；3：CPAP 压力管；4：22F×15M 适配器；5：22M/15F×22M/15F 适配器；6：注气模块；7：温度探头；8：婴儿鼻塞；9：CPAP 发生器；10：F/P 婴儿雾化模块适配器；11：呼吸环路；12：湿化器；13：NO/N2 输出管；14：喷气模块电缆；15：INOMAX DSIR；16：Nafion 病人气体取样管路

无创吸入一氧化氮系统是将 INOMAX 系统与婴儿鼻塞式 Fischer & Paykel CPAP 系统连接在一起

（引自 J Perinatol. 2017,37(1):54-60）

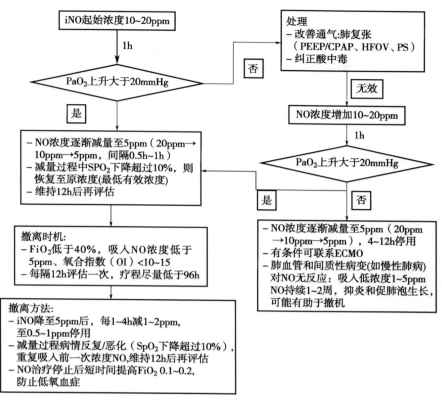

图 17-2-4　iNO 参数设置和调整流程图

全有效:iNO 后 30~60min,PaO₂ 增加>20mmHg,或 SpO₂ 增加 10% 或 FiO₂ 降低至少 20%。此时将 NO 浓度逐渐减量至 5ppm,进入 iNO 撤离程序。若减量过程病情反复(PaO₂ 下降>20mmHg 或 SpO₂ 下降>10% 或 FiO₂ 上调>20%),则重复原浓度。②部分有效:iNO 后 30~60min,PaO₂ 增加 10~20mmHg,或 SpO₂ 增加 5%~10% 或 FiO₂ 降低至少 10%~20%。③无反应:iNO 后 30~60min,PaO₂ 无变化。

当部分有效或无效,排除肺通气不足等相关因素后,提高 NO 浓度至 10~20ppm 吸入 1~3h,完全有效,按①所述减量;如仍为部分有效或无反应,逐渐减量,于 12~24h 停用。治疗无反应者可咨询并准备 ECMO 治疗或转运至 ECMO 中心。

(3)治疗无反应的分析及处理:①肺泡萎陷、肺不张等致 NO 弥散不足:可予持续气道正压呼吸、高频通气或肺表面活性物质气道滴入,使肺泡复张。②肺血管和间质性病变,例如早产儿慢性肺病用 NO 改善氧合无反应,可予吸入低浓度 1~5ppm NO 持续 1~2 周,抑制炎症和促进肺泡增殖生长,可能有助于病情好转和撤机。例如先天性肺泡毛细血管发育不良,肺静脉梗阻性疾病,肺血管平滑肌增生肥厚等则影响 iNO 疗效,或出现依赖。③酸中毒:低氧和酸中毒是继发 PPHN 重

要因素,酸中毒使肺动脉对 NO 反应性下降;可予改善通气及纠正酸中毒处理。④高铁血红蛋白血症:MetHb>3% 时有症状,给予降低 iNO 浓度,静滴维生素 C、美兰或输血纠正。

(4)NO 依赖:iNO 治疗中出现降低 NO 浓度,或停止 NO 后立即出现低氧血症。分析可能的原因:外源性 NO 抑制内源性 NO 生成,环磷酸鸟苷(cyclic guanosine monophosphate,cGMP)特异的磷酸二酯酶活性升高,内皮素 -1 及环加氧酶增多,导致肺血管收缩因子超过舒张因子,引起肺血管压力增高。临床一般采用低浓度 NO 吸入,对内源性 NO 抑制很小,3~5 天内停用。如发生 NO 依赖,出现肺动脉高压反跳时可再予 iNO 或口服西地那非 / 波生坦。

2. iNO 的撤离　iNO 治疗后每 12h 评估是否撤离。撤离指征:①低氧血症改善或肺内右向左分流缓解;FiO₂ 低于 40%,iNO 浓度低于 5ppm、氧合指数(OI)<10~15 时,根据病情考虑撤离 iNO。② iNO 治疗无反应。iNO 治疗 4~12h 以上无反应者;有报道无反应者 30min 停用未出现低氧血症进一步恶化,因此推荐试验治疗 30~60min,无反应者尽早停用。③高铁血红蛋白血症(>5%)。撤离方法:当 iNO 逐

步降至 5ppm 以后,可每 1~4h 减 1~2ppm,至 0.5~1ppm 渐停用;减量过程病情反复/恶化(PaO$_2$ 下降>20mmHg,或 SpO$_2$ 下降 20%),重复吸入前一次浓度 NO;NO 治疗停止后短时间提高 FiO$_2$ 0.1~0.2,防止低氧血症。撤离成功标准:PaO$_2$ 下降<20mmHg、PaO$_2$>60mmHg。如撤离失败,每 12h 再评估撤离程序,直至 NO 安全撤离。

(四)iNO 时临床需要监测指标

1. **疗效方面**　常规监护生命体征包括呼吸频率、血压、经皮氧饱和度(SpO$_2$)等,在 iNO 治疗开始及浓度改变后 30~60min 查血气分析(PaO$_2$、pH),心脏彩超(肺动脉压力、动脉导管处的分流);通气支持(FiO$_2$、平均气道压)。

2. **安全性方面**　吸入气 NO、NO$_2$、血液中 MetHb、血浆和尿亚硝酸根;血小板计数和功能监测;出凝血时间等。

3. **环境安全**　iNO 治疗的病房应做好室内通风,并将排气管直接将病人呼气管中的 NO、NO$_2$ 气体排出至室外,或连接含碱石灰、活性炭等净化装置。环境中 NO$_2$ 应低于 2ppm。

六、不良反应和处理

1. **高铁血红蛋白血症**　当 iNO 浓度高或持续时间长,与血红蛋白结合生成高铁血红蛋白,超过人体代谢平衡能力,导致高铁血红蛋白异常增高>5%,引起血液性缺氧。iNO 需监测 MetHb,AARC 建议在 iNO 开始治疗后 8h、24h,之后每日测 1 次,并推荐 MetHb 高于 5% 即停用 NO。严重高铁血红蛋白血症时静脉推注美兰 1~2mg/kg。

2. **影响血小板功能**　NO 可影响血小板内的 cGMP 水平,抑制血小板激活、聚集和黏附等功能,严重时引起出血。大多数随机对照临床研究显示 iNO 没有增加颅内出血或其他出血性疾病的发生。有研究发现<1 500g 早产儿 iNO 严重脑室内出血或脑室周围白质软化发生率没有增加,但<1 000g 早产儿在 iNO 组中脑室内出血或脑室周围白质软化发生率较高,iNO 需慎用于<1 000g 早产儿。

3. **NO$_2$ 的毒性**　有动物实验中发现吸入 NO$_2$ 浓度约 2ppm 时影响肺的发育、肺表面活性物质的产生、改变终末支气管黏膜导致纤毛丧失。而人类研究中发现吸入 NO$_2$ 浓度约 2ppm 时影响肺泡上皮通透性和气道反应性。因此 AARC 推荐 NO$_2$ 监测的警戒线设定为 2ppm,避免肺毒性。NO$_2$ 积聚与吸入高浓度氧和 iNO 有关,有实验发现吸入 NO/NO$_2$ 关系:80/5ppm、40/1.5ppm、20/0.8ppm。因此 iNO 需滴定最低的有效浓度,一般治疗浓度在 20ppm 以下,不超过 40ppm。

4. **肾功能损伤**　NO 产物可能通过改变肾内线粒体、酶、DNA 和膜的功能引起急性肾损伤。临床研究表明 NO 可能增加肾功能损害的风险,特别是长期使用和 ARDS 患者。有荟萃分析提示 iNO 增加 ARDS 的急性肾损伤的危险性;降低接受心脏手术的住院患者急性肾损伤的风险;对于器官移植受者的急性肾损伤的风险无影响。iNO 治疗需监测肾功能。

5. **血流动力学改变**　iNO 是选择性肺血管扩张剂,一般不影响全身血流动力学。右心功能不全时,右心室增大压迫左心,可引起循环恶化,iNO 降低右心后负荷,改善右心功能,通过左右心的影响,甚至可以使心输出量有所增加。但需注意的是 iNO 降低肺血管阻力,有升高左室前负荷潜在风险,对左心功能不全患者有风险,故左心功能不全患者 iNO 治疗前应尽可能地纠正心力衰竭。如果一旦吸入后发生血压下降、心率增快、肺水肿和低氧血症,应立即撤离 iNO,并需排查充血性心力衰竭、肺静脉闭塞性等疾病的可能。

(陈　扬)

第三节　单肺通气

一、概述

单肺通气(one-lung ventilation,OLV)是胸外科手术患者经支气管导管仅利用单侧肺(非手术侧肺)进行通气的常用方法。它主要用于行心脏、胸腔、纵隔、血管、食管或涉及胸腔的骨科手术患者以便实施单肺通气。对支气管胸膜瘘、肺出血和全肺灌洗等,它被用来避免健侧肺受到对侧肺的污染。此外,对在单侧肺再灌注损伤(肺移植或肺血栓动脉内膜切除术后)或单侧肺创伤的患者,单肺通气也可被用来分别对双肺进行不同模式通气。

目前使用的单肺通气技术主要有 3 种：双腔管支气管导管(图 17-3-1)、支气管阻塞导管(图 17-3-2)或单腔支气管导管。其中双腔气管导管的应用最广泛，常见的有 Carlens 导管和 Robertshaw 导管。双腔支气管导管是一种具有气管内和一侧支气管内双腔的分叉形导管，可用于实现右肺或左肺的单肺通气。第 2 种方法是通过堵塞一侧支气管使其远端肺塌陷。这些堵塞导管可以经标准的气管导管放置，也可经改良的带有独立通道的单腔支气管导管，如 Univent 导管放置。第 3 种方法是通过将单腔支气管导管或支气管导管插至对侧支气管主干，在保护对侧肺的同时使术侧肺塌陷。由于导管放置后难以再进入非通气侧肺，并且支气管内放置标准的单腔支气管导管较困难，现在这种技术已很少应用于成人患者。但在需要时仍可应用于婴幼儿：在婴儿支气管镜的直视引导下将无套囊的、未切割过的小儿尺寸的气管导管送入主支气管。

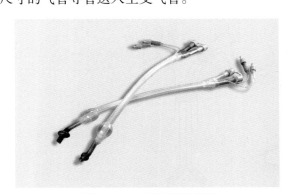

图 17-3-1　双腔气管插管

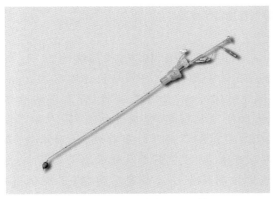

图 17-3-2　支气管阻塞导管

二、适应证

1. 患者因素方面　单侧肺部感染、单侧肺部出血、双侧肺分别通气、支气管胸膜瘘、气管支气管破裂、巨大的肺囊肿或肺大疱、单侧肺部疾病引起的严重低氧血症。

2. 手术因素方面　胸主动脉瘤修补术、肺切除术(全肺切除术、肺叶切除术、肺段切除术)、胸腔镜手术、食管手术、单肺移植、前入路的胸椎手术、支气管肺泡灌洗术。

三、应用原则（ABC 原则）

1. 解剖　了解气管和支气管的解剖。

2. 支气管镜检查　如有可能，应尽可能使用支气管镜定位支气管导管或支气管阻塞导管。

3. 胸部影像学检查　麻醉医师在置入双腔支气管导管或支气管阻塞导管之前应阅读胸部影像学检查资料。通常可以事先确定下呼吸道的解剖异常情况，这对具体病例选择最优化单肺通气方案将产生重要影响。

四、临床操作

1. 选择合适的气管导管　双腔支气管导管优点在于置管相对容易，可实现一侧肺或双侧肺通气，利于双侧肺吸引。双腔气管导管均具有如下特征：①支气管腔较长，可插入右侧或左侧主支气管，而气管腔较短，止于气管下端。②预制的弯曲弧度有利于插入支气管。③一个支气管套囊，一个气管套囊，两个套囊都充气时，关闭支气管管腔或气管管腔，通气只进入一侧肺部；打开相应的连接端口可使同侧肺萎陷。

由于左、右支气管解剖结构的差异，设计了分别适合左、右侧支气管的双腔气管导管。右侧双腔气管导管的支气管套囊经过改良，且支气管内的导管近端有一个通气孔，为右肺上叶提供通气。气管隆嵴与右上叶支气管开口的距离存在较大个体差异，故应用右侧双腔气管导管时有可能导致右肺上叶通气不良。因此，绝大多数情况下都选用左侧双腔气管导管，不管是否为手术侧。

某些临床情况下，推荐应用右侧双腔气管导管：①气管内或外肿物引起解剖结构扭曲；②胸段降主动脉瘤压迫左主支气管；③左侧全肺切除；④左侧单肺移植术；⑤左侧肺袖状切除术。虽然我们关注使用右侧支气管导管时右上肺不张和定位困难，但是已有的研究并没有发现使用左侧和右侧双腔管在并发症等方面存在差异。

Brodsky 建议两种方法为儿童选择正确尺寸的

双腔气管导管。一种是通过胸片直接测量支气管宽度,另一种是通过公式计算左主支气管直径(WLB),WLB=(0.4×WT)+3.3,WT 代表已知气管宽度。这些方法较依赖年龄、性别、身高、体重的计算方法更为精确。目前,26F 的 EBT 可用于 8 岁以上儿童。

儿童、青少年可能无合适型号的双腔支气管导管,单腔气管插管和支气管阻塞导管可成为一种选择。带有引导丝的 Arndt 支气管阻塞导管可用于儿童,困难气道插管成功率高,术后不需更换导管。使用支气管阻塞导管进行单肺通气时,插管操作通常耗时较长,常需要吸引帮助肺萎陷,需要支气管镜辅助插管。

2. 双腔支气管导管插管操作 ①选择喉镜:通常选择弯曲喉镜片进行双腔管插管,因弯曲喉镜片较直喉镜片能暴露更多空间从而提供更好的插管条件。可视喉镜也可用于双腔气管插管而且使操作更容易。②当双腔导管的凹面通过声门后,转向欲插管的支气管侧旋转导管 90°,继续推送导管。此操作者有两个选择:推送导管直到感到阻力为止,或者将支气管镜插入目标支气管导管,双腔管可以通过支气管镜引导进入目标支气管。应采用预先设计好的方案调整管子位置,并采用支气管镜进行确认。③若双腔支气管导管插入困难,可考虑选用管径较细的单腔气管导管插入气管,一旦确认管插入成功后可借助特殊设计的导管引导装置(导管交换芯)转换为双腔支气管导管插管。

3. 气管插管后(以左侧双腔支气管导管为例)位置检查程序 ①气管套囊充气。②听诊双侧呼吸音,如只闻及一侧呼吸说明导管过深(气管端开口于支气管)。③支气管套囊充气。④夹闭气管侧管腔。⑤听诊单侧呼吸音:a. 右侧呼吸音持续存在,表明支气管开口仍位于气管内(应增加插管深度);b. 只闻及右侧呼吸音,表明导管误插入右侧;c. 右肺和左肺上叶呼吸音均消失,表明导管插入过深。⑥开放气管侧管腔,夹闭支气管侧管腔。⑦听诊右侧呼吸音,如缺失或减弱表明导管过浅,而且支气管套囊阻塞了远端气管(图 17-3-3)。

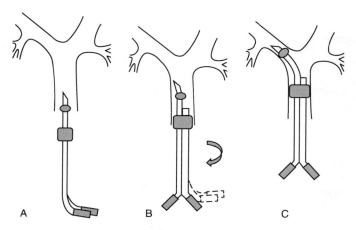

图 17-3-3 双腔支气管(左侧)气管插管示意图

4. 双腔支气管导管插管并发症 ①导管的位置不佳或正压通气时导管陷闭,或单肺通气时通气血流比过度失调导致缺氧;②创伤性喉炎;③放置导管时气道损伤或支气管套囊的过度充气导致气管支气管破裂;④手术中由于不慎将导管缝合于支气管上(表现为拔管时不能后退导管)。

五、临床应用

临床中单肺通气主要用于胸外科手术术中通气管理。临床中在何时、何种情况及如何进行单肺通气,我们举例说明:

病例:患儿女,10 岁,胸闷胸痛 21 天,加重伴气促 3 天入院。呼吸增快,RR 43 次/min,HR 136 次/min,见吸气三凹征;右侧胸廓饱满,肋间隙稍增宽,呼吸运动减弱,右肺叩诊浊音,右前胸下部叩诊有疼痛,语颤消失,未闻及呼吸音;左侧胸廓及呼吸运动无异常,左肺听诊闻及少许湿啰音。胸部 CT 提示:右侧胸膜下紧贴胸膜处(约第 7~10 肋骨水平)见一椭圆形混杂密度灶,CT 值约 20~47Hu,增强扫描病灶见粗大血管影并伸入其内,病灶大部分未见明显强化,病灶与胸膜脂肪间隙消失,内见斑片状高密度影,右侧第7肋骨腋段局部骨质破坏,右侧膈肌受压向下移位,肝脏局部受压。右侧胸腔内见大量液性密度灶,其内见片状稍高密度影,右肺组织萎陷,膨胀不全,右肺内见片状密度增高影。检查结论:①右侧胸腔内紧贴胸膜处(约第7~10肋骨水平)占位并出血,累及右侧第7肋骨,病灶主要由膈上动脉及肋间动脉供血。②右侧胸腔大量积液、积血,右肺组织萎陷。③右肺感染。

问题1:病例初步诊断"右侧胸腔恶性肿瘤、右侧血胸",拟行手术治疗,术中通气如何选择?

患儿需行"右侧胸腔恶性肿瘤切除+血胸清除术",该病例应选择单肺通气技术。选择单肺通气具有暴露手术视野、减少手术操作对膨胀肺的损伤,加快手术进程的优点。

问题2:实施OLV时,如何进行机械通气参数设置和管理?

(1)选择通气模式:目前OLV常用的通气模式有压力控制通气(PCV)和容量控制通气(VCV)。与VCV相比,PCV用于OLV时能保持较低的气道压和较低的肺内分流,增加氧合。但在OLV时应用PCV结合小潮气量通气可导致肺泡塌陷和高二氧化碳血症。

研究报道,应用VCV时气道峰压(Ppeak)、平台压、肺内分流率(Qs/Qt)均明显高于应用PCV;VCV通气中出现Ppeak过高,减少潮气量(Vt)、增加呼吸次数,可能发生肺不张并带来更严重的低氧血症。Pardos等研究也发现在OLV期间实施PCV和VCV两种通气模式,维持相同的Vt=8ml/kg,OLV期间和术后4h、24h的两组肺动脉氧合无明显区别,而VCV组Ppeak高于PCV组。Montes等研究也有相似发现,OLV期间序贯实施PCV和VCV(两种通气模式实施顺序不同),两组患者PaO$_2$、二氧化碳分压、肺泡气氧分压、动脉血氧分压差两组间差异无统计学意义,PCV组的气道峰压显著低于VCV组,而平台压和平均压差异无统计学意义。Roze等则发现,在OLV通气期间,维持潮气量不变的情况下VCV通气后紧接着行PCV通气,20min后同时监测呼吸回路和通气侧肺主支气管内压力,PCV降低

Ppeak主要源于降低呼吸回路压力,而与通气侧肺支气管压力减少关系不大。

(2)设置PEEP:PEEP可用来治疗肺不张,改善低氧血症。在OLV期间加用PEEP对于机体的氧合是有益的,但在OLV的早期阶段HPV这一保护性反应尚未完全启动前(在动物实验及临床研究中均发现HPV在单肺通气15~30min后才起效)使用PEEP更为有益,而在OLV的后期继续用PEEP则效果不明显。对于肺功能正常患者,PEEP压力值设定为5cmH$_2$O即可生效。继续加大PEEP值会使气道压力升高,而氧合与分流并无进一步改善。采用PEEP时控制在5~10cmH$_2$O,避免增加通气肺血管阻力,利于气体交换。

研究发现,对患者采用保护性肺通气策略(Vt=6.6ml/kg和5.7ml/kg)时,应用PEEP能够提高部分患者动脉氧合。Della Rocca和Coccia认为在健康肺应用小Vt可以导致部分肺不张,Slinger和Hickey研究发现在患者有肺不张的情况下应用PEEP能够改善氧合。从预防肺不张、防止低氧血症的角度应用PEEP是实施小Vt通气的补救措施,应用PEEP(5cmH$_2$O)就可保证萎陷肺的通气,但PEEP能够导致心指数和血压短暂降低。Ferrando等则发现从双肺通气转换为OLV,患者实施个体化PEEP较传统5cmH$_2$O能维持更好的氧合。

(一)设置潮气量

一般认为,单肺通气时Vt应保持在双肺通气时的水平(10~12ml/kg),平台压力保持在30cmH$_2$O以下,以避免通气肺过度膨胀。通气频率比双肺通气时增加20%,以保证分钟通气量,使PaCO$_2$维持在35~40mmHg水平。

OLV时Vt如果长时间低于10ml/kg,则为下侧肺(通气侧)发生肺不张提供了条件。高于10ml/kg会增加气道压力和血管阻力,使非通气侧肺血流量增加,减弱缺氧性肺血管收缩(hypoxic pulmonary vasoconstriction,HPV)。因为CO$_2$的弥散很强,应该避免发生低碳酸血症,过度通气必定使气道压升高,这将使下侧肺血管阻力过度增加,而且低碳酸血症还可能直接抑制上侧肺HPV。从维持血氧分压的角度,一般维持双肺通气的Vt(8~12ml/kg)。但现在认为急性肺损伤是胸腔手术术后必须考虑的问题,因此可优化肺保护性通气策略。Roze等报道与小潮气量(5ml/kg)+高PEEP

（>5cmH$_2$O）比较，大潮气量（8ml/kg）+ 低 PEEP（5cmH$_2$O）可以增加动脉氧合；Kim 等则发现无论是否配合使用 PEEP，小潮气量组（6ml/kg）与大潮气量组（10ml/kg）比较，低氧血症发生率更高。

（二）实施 OLV 时应用肺保护性通气策略

肺保护性通气策略即小潮气量联合适当呼气末正压（PEEP）的通气策略。产生肺的保护性作用可能是恰当的通气模式、潮气量和 PEEP 综合作用的结果。

研究发现肺保护性通气策略可显著减少炎症因子释放，降低术后肺损伤发病率；保持血碳酸浓度正常状态，并不减少脑血流量、降低脑氧饱和度。Yang 等发现在 OLV 期间，应用肺保护性通气策略较传统通气组预后较好，肺功能障碍（肺不张或氧合指数）发生率更低。Vegh 等则发现传统通气和肺保护性通气策略通气方式对 OLV 期间动脉氧合及肺内分流的影响差异无统计学意义；也有研究发现肺保护性通气患者 PaO$_2$ 和氧合指数（PaO$_2$/FiO$_2$）低于传统通气患者。

此外临床中还倾向于应用较高的吸入氧浓度。研究发现将吸入氧浓度 0.5 时氧饱和度下降作为早期预警，能够给增加吸入氧浓度留有余地，为麻醉医师寻找原因增加了时间，能避免首次出现低氧血症即需调整通气策略。研究发现将吸入氧浓度由 0.3 上调至 0.5，氧合增加、低氧血症发生率下降。

【专家点评】

单肺通气技术临床使用并不多，主要用于胸外科手术术中通气管理。技术要求相对专业，并在较好的麻醉监护管理下进行。

六、不良反应和处理

低氧血症是 OLV 通气过程最为常见的并发症。为什么会发生 OLV？如何处理？

人为萎陷手术侧肺可使多数胸科手术操作易于进行，却使术中及术后机械通气管理变得复杂。由于萎陷侧肺持续有血流灌注而无通气，患者存在较大的右向左肺内分流（比例可高达 20%~30%）。单肺通气时，来自萎陷侧肺的未氧合血与来自通气侧肺的氧合血混合，增加了肺泡 - 动脉（A-a）氧气压力梯度，常导致低氧血症。不过，缺氧性肺血管收缩（hypoxic pulmonary vasoconstriction，HPV）及手术对上侧肺的挤压可减少非通气侧肺的血流。

抑制缺氧性肺血管收缩而加重右向左分流的因素有：①肺动脉压过高或过低；②低碳酸血症；③混合静脉血氧分压过高或过低；④血管扩张剂，如硝酸甘油、硝普钠、磷酸二酯酶抑制剂（米力农及氨力农）、β- 肾上腺素受体激动剂、钙通道阻滞剂；⑤肺部感染；⑥吸入麻醉药。

单肺通气时，降低通气侧肺血流的因素同样可产生不良后果；这些因素可间接增加萎陷侧肺的血流从而抵消 HPV 的作用。这些因素包括：①呼气末正压（PEEP）高、过度通气或吸气峰压过高引起的平均气道压升高；② F$_1$O$_2$ 低，使通气侧肺发生低氧性肺血管收缩；③血管收缩药对于氧分压正常的血管的作用强于处于低氧环境的血管；④呼气时间不足引起的内源性 PEEP。

如果分钟通气量不变且之前双肺通气时无 CO$_2$ 潴留者，单肺通气通常不影响 CO$_2$ 的排出，动脉血 CO$_2$ 分压通常变化不大。

单肺通气期间氧饱和度下降，可以进行以下相应处理：

1. 氧饱和度严重或突然下降　重新双肺通气（如果可能）。

2. 氧饱和度逐渐下降　①确保吸入氧浓度为 1.0；②应用支气管镜检查双腔支气管导管或支气管阻塞导管位置；③确保最佳心排血量，降低挥发性麻醉药物使用；④对通气侧肺应用补偿手法（可能出现一过性的更严重的低氧血症）；⑤对通气侧肺应用 PEEP（5cmH$_2$O）通气（除非患者伴有肺气肿 / 慢性肺病）；⑥对非通气侧肺应用 CPAP（1~2cmH$_2$O）通气，在实施 CPAP 之前即刻应用补偿手法；⑦对非通气侧肺进行间歇性再膨胀；⑧对非通气侧肺进行部分通气技术（氧气吹入法、高频通气）；⑨肺叶塌陷（应用支气管阻塞导管）；⑩对非通气侧肺的血流进行机械限制。

（曾赛珍　祝益民）

第四节　无效腔内气体置换

在 ADRS 病人进行机械通气时,目前国内外主张保护性肺通气策略,即小潮气量,允许性高碳酸血症,以期减少呼吸机相关性肺损伤。而在实施时容易导致呼吸性酸中毒、高颅压、肺动脉高压、电解质紊乱等,特别是缺血性心脏病、原发性高血压、头颅外伤、肾脏疾病、电解质紊乱等患者,允许性高碳酸血症的实施受到限制,此时无效腔内气体置换技术应运而生。

无效腔内气体置换是一种新的非常规机械通气辅助措施,是近 10 余年来发展迅速、前景看好的一种机械通气技术,可以在一定程度上解决小潮气量通气合并高碳酸血症的问题。其包括气管内吹气及无效腔内吸气技术。通过吹入新鲜气体和/或抽吸出气道内残余气体,促进患者解剖无效腔(声门到气管隆嵴)内高浓度二氧化碳重复呼吸气体的置换。在同潮气量通气的条件下,可以有效地增加肺泡有效通气,降低动脉血二氧化碳分压。

一、气管内吹气

(一) 概念

气管内吹气(tracheal gas insufflation,TGI)是指在不改变呼吸机管路连接的情况下,通过放在气管隆嵴附近的细导管连续或定时地向气管内吹入新鲜气体(通常是氧气)以减少解剖无效腔的方法。该技术起源于 20 世纪 80 年代,可以降低预设的潮气量及相同二氧化碳分压情况下的气道压力,减轻呼吸机相关性肺损伤。

正常人体呼吸道,只有有血流通过的肺泡真正的具有换气功能。呼吸性细支气管以上的呼吸道,没有换气功能,称为解剖无效腔;没有血液流经的肺泡,称为肺泡无效腔,两者合起来称为生理无效腔。生理无效腔内的通气称之为无效腔样通气。正常情况下,人的解剖无效腔所占比例不大,而当疾病特别是 RDS 时,有效的肺泡通气明显减少,此时无效腔通气的影响就表现出来。

(二) 分类

TGI 分为持续 TGI 和时相 TGI。持续 TGI 指整个呼吸周期持续给予一定流量的气体吹入,而时相 TGI 仅在呼气相时给予送气,可避免吸气相的过度通气。目前认为持续 TGI 可使肺过度充气,导致气压伤;持续的气流会影响监测呼吸机参数的准确性;即使在压力控制通气条件下,大流量 TGI 也能使气道峰压超出预设值,故临床更倾向于时相 TGI 的应用。另外,根据气流方向还可分为正向、反向和双向 TGI(图 17-4-1)。

通气参数在不同 TGI 方式的监测与调整详见表 17-4-1。

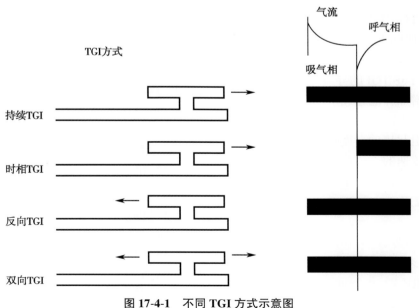

图 17-4-1　不同 TGI 方式示意图

表 17-4-1 通气参数在不同 TGI 方式的监测与调整

通气参数	通气模式	TGI 方式	注意事项
潮气量	容量控制	持续 TGI	根据 TGI 气流,降低吸入潮气量或加用气流释放阀
		时相 TGI	无需调整
		反向 TGI	根据 TGI 气流,降低吸入潮气量或加用气流释放阀
		双向 TGI	用气流释放阀
气道压力	压力控制	持续 TGI	加用压力或气流释放阀
		时相 TGI	需提高吸入气压力以维持潮气量
		反向 TGI	需提高吸入气压力以维持潮气量
		双向 TGI	用气流释放阀
PEEP	容量控制	持续 TGI	如果气道峰压升高,需降低 PEEP
		时相 TGI	如果气道峰压升高,需降低 PEEP
		反向 TGI	如果总 PEEP 降低甚至出现呼吸末负压,应提高预设 PEEP 水平
		双向 TGI	无需调整
PEEP	压力控制	持续 TGI	如果气道峰压升高,需降低 PEEP
		时相 TGI	如果气道峰压升高,需降低 PEEP
		反向 TGI	如果总 PEEP 降低甚至出现呼吸末负压,应提高预设 PEEP 水平
		双向 TGI	无需调整

(三) 作用机制

1. TGI 减少无效腔通气,促进 CO_2 排出,包含以下机制:①呼气末解剖无效腔内充满高浓度的 CO_2 气体,TGI 的新鲜气体通过导管在呼气相时冲淡近端的 CO_2,减少了下次吸气时返回肺泡的 CO_2,降低了近端 CO_2 浓度;②导管内较高流速的气体在导管尖端形成湍流,增加局部区域气体的混合,促进 CO_2 排出;③导管气流使呼吸气流形态发生改变,从而影响气体在肺内的分布,有利于气体交换,加速 CO_2 排出,肺泡无效腔相对减少;④吸气相 TGI 使近端旁路气体通过 TGI 直接进入肺泡,增加肺泡通气量;⑤由于近端 CO_2 浓度降低,利于远端的 CO_2 向近端弥散,远端 CO_2 浓度也减少;⑥ TGI 的导管气流可能增加了总潮气量,从而增加肺泡通气量。

2. TGI 可促进氧合,提高氧分压 TGI 时解剖无效腔减少,引起氧的高度弥散,提高了肺泡氧分压,同时较高流速的气体产生呼气末正压,增加功能残气容量,减少肺内分流,促进动脉氧合。

(四) 临床应用

病例:患儿男,1 岁 10 个月,咳嗽 2 周,加重伴气促 2 天入院。有感冒接触史。查体反应差,气促,RR 72 次 /min,HR 156 次 /min,SpO_2 75%,吸气三四征(+);双肺呼吸音偏低,少许哮鸣音和细湿啰音。先后非重复呼吸面罩给氧和 CPAP,氧合未能改善,立即予以气管插管和机械通气,FiO_2 70%、PIP 28cmH_2O、PEEP 12cmH_2O、RR 40 次 /min;呼吸机监测 Vt 约 6ml/kg;血气提示:PaO_2 105mmHg、$PaCO_2$ 80mmHg;予以胸部 CT 提示:肺部广泛渗出,少量纵隔积气。快速痰病原学检测提示:腺病毒(+)。

问题 1:该患儿临床存在重症腺病毒肺炎、ARDS,采用肺保护性通气策略,存在重度二氧化碳潴留。主治查房改高频振荡通气,仍未能改善,选择 TGI 辅助,TGI 适应证有哪些?

(1)急性呼吸窘迫综合征时肺顺应性显著降低,常规潮气量通气易使功能正常的肺泡区过度充气而发生气压伤者。

(2)机械通气时必须限制肺扩张时,如存在肺大疱、陈旧性肺结核空洞时。

(3)机械通气致胸膜腔内压增高而出现明显的心血管并发症如低血压时。

(4)两肺病变不对称如肺叶切除或单侧肺损伤的患者。

(5)严重的急性肺损伤伴有颅内高压,需过度换气降低颅内压而又需保持气道低压时,多见于颅脑外伤或手术后。

（6）不能耐受高碳酸血症的各类患者,如严重心肾疾病、电解质紊乱等。此外,国外还有将TGI用于神经系统疾病的研究报道。

问题2：TGI如何装置和如何设置？

通过密闭式吸痰管侧孔放置小导管（直径2mm）后端连接标有刻度的吸氧湿化瓶,每次放置后通过胸部X线检查判断导管前段与气管隆嵴的距离（隆嵴上1cm）。临床有用单侧肺麻醉专用气管插管、Swan-Ganze导管、胃管等作为吹气导管。因TGI导管导致器官插管管径减小,容易痰堵塞,且容易出现堵塞后突然的气压过大,遂有学者将吹气管改进,包入气管插管管壁中以改善该问题（图17-4-2）。

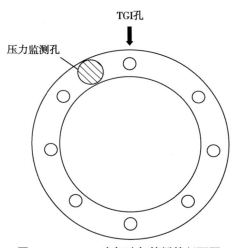

图17-4-2　TGI吹气孔气管插管剖面图

气管内吹气装置一般由空氧混合器调节氧浓度与原呼吸机设置的氧浓度相同,并通过空氧混合器的流量计设置需要的流量,在通过湿化器接入上述细导管,即为持续性TGI。时相TGI则需在送气管路上设置气路控制开关,与控制器相连,而控制器则感受呼吸机电信号,即与呼吸机电信号同步,只在呼气相允许气流通过,吸气相开关关闭,避免吸气相过度充气的风险。成人经验设置气体流量在2~4L/min。

问题3：TGI效果的影响因素有什么？

（1）流速设置：多数认为中等流速（6~10L/min）的TGI较低流速（<6L/min）的清除CO_2效果好,当流速<8L/min时,VD/Vt的减少与流速增大呈线性关系,当流速<8L/min时,VD/Vt的减少偏离原直线而下降更明显,可能与流速快时导管顶端形成湍流更明显,能加速气体混合、扩散有关。

（2）导管顶端开口的位置：包括直向和逆向两种,直向气流降低$PaCO_2$的效果优于逆向,主要是由于气体动力学作用的结果,即逆向气流仅起冲洗近端解剖无效腔的作用,而直向气流能在远端产生湍流,加速气体的混合和扩散。

（3）吹气的时相：持续性TGI清除CO_2效果最好,但容易导致吸气相过度充气,平均气道压升高,呼气相TGI效果次之,但可克服持续TGI使平均气道压升高的缺点。

国内经验是在成人以2~4L/min的流速行呼气相TGI即可产生较好地降低$PaCO_2$的效果,以6L/min吹气时$PaCO_2$降低更为明显,但同时平台压及气道压有明显升高,以4L/min的流速行TGI较为安全可靠。俞森洋等认为导管流速6~10L/min比较合适。

问题4：TGI存在哪些问题？

（1）肺内过度通气及肺内压力的骤然升高,特别是大流量的TGI,气管插管内径减小及气流阻力的作用,可产生一定水平的内源性PEEP,导致气压伤,甚至影响血流动力学。

（2）气体湿化问题。

（3）长期TGI对气管黏膜的损伤。

（4）TGI管路减小了气管插管的管径,易被气道分泌物堵塞。

（5）TGI的主要作用为减少解剖无效腔,对肺泡无效腔的通气效果欠佳。

【专家点评】

真正的TGI技术用于减少解剖无效腔,临床并不多用,常见的只是把吸氧管放入气道,并不是真正的TGI,而且TGI存在并发症,不能长期使用。

（五）TGI的研究发展

TGI在减少无效腔通气,促进二氧化碳排出上,被认为是明确有效的。郭忠良等在内毒素诱导的幼猪RDS模型中,TGI组的pH、二氧化碳分压明显下降,组织学检查提示TGI组肺组织炎症程度及出血状况明显减轻。

研究者近年来关注到TGI在高频振荡通气（HFO）中的应用。高频振荡通气时因潮气量过小,相比常频通气,更容易出现二氧化碳潴留的问题。近年来研究者在使用高频通气的同时结合 TGI，亦发现可喜的结果。Charikleia S 等在一项前瞻随机对照研究中，发现给予 HFO+TGI 联合治疗，相比常规机械通气，可明显改善肺的气体交换以及肺顺应性，并可能减少血管外肺水肿的存在。Spyros D 等在针对 22 例 ALI/ARDS 病人的前瞻随机对照研究中，发现在相同的平均气道压水平，HFO 联合 TGI 比单纯 HFO 能更好地改善患者氧合，降低二氧化碳分压。Charikleia S Vrettou 等在 13 个颅脑外伤合并 RDS 的患者，给予 12h 常规通气，以及 12h HFP+TGI 通气，反复 3~4 次，发现 HFP+TGI 组较常规组的氧合及呼吸力学指标均有明显改善，而血流动力学没有受到明显影响。HFP+TGI 组实施 4h 可有短暂性的二氧化碳、颅内压以及脑灌注压的升高。Mentzelopoulos 等对 125 例 ADS 病人进行前瞻随机对照研究，实验组采取 HFO 联合 TGI 进行短时间间断治疗，非高频期间采用保护性常规机械通气，对照组只采用常规机械通气，结果显示 10 天内实验组氧合指数明显改善，肺顺应性改善，60 天内实验组脱机时间减少且有统计学意义，存活率高于对照组。在自主呼吸的幼猪动物 ALI 实验模型中，把 TGI 联合无创 CPAP，也能发现氧合改善，二氧化碳下降，认为有可能减少因二氧化碳分压高而需要插管的概率。

二、无效腔内气体吸出技术

无效腔内气体吸出技术（aspiration of dead space，ASPIDS）是指在不改变呼吸机管路接的情况下，通过合适的连接管将一细导管放在气管导管内，在呼气相时抽吸出气道中富含 CO_2 的气体，同时从另一细导管注入富含氧的经过湿化及加温后的新鲜气体，以减少解剖无效腔的一种方法。它是在 TGI 技术的不足之处上研究的另一个新技术，ASPIDS 在降低气道内压、减少气压伤方面，更优于 TGI。

（一）作用机制

1. ASPIDS 通过抽气导管在呼气相时抽吸出解剖无效腔中的高浓度的 CO_2，减少了下一次吸气时进入肺泡的 CO_2，减少了解剖无效腔。

2. 补气导管气流（相当于 TGI）可以清除混合在吸气管路中的大量 CO_2，同时补充富含氧气的气体，进一步减少了下一次吸气时进入肺泡的 CO_2，降低了解剖无效腔。

3. ASPIDS 抽气导管较高流速的抽吸也能吸出一部分肺泡中富含 CO_2 的气体，使肺泡无效腔

相对减少。通过降低生理无效腔，在潮气量不变时可增加肺泡通气量，或在肺泡通气量不变时降低潮气量。

ASPIDS 降低 $PaCO_2$ 效果显著，同时可使气道压力降低，在低潮气量通气导致高碳酸血症时实施 ASPIDS 可明显降低 $PaCO_2$ 或减慢 $PaCO_2$ 的上升速度，同时可明显降低气道压力，对血流动力学和氧合无不良影响。

（二）ASPIDS 装置

我国赵卫国等自行研制的 ASPIDS 装置，包括抽气回路和补气回路，其基本工作原理为：控制器与呼吸机通讯口连接，根据呼吸机工作和患者的呼吸情况控制抽气阀和补气阀协调工作，在呼气相，抽气阀同步打开，允许负压泵工作，保证 ASPIDS 导管在呼气相从气管内抽气。其流量大小由流量计调节，抽气同时检测患者呼气流量的太小，如果达到设定的呼气流量值，控制器打开补气阀，由补气导管将加温加湿后的新鲜气体补充进入呼吸机吸气回路。在呼气相内如果抽气流量过大，气道压力基线下降，降至低于 PEEP $1cmH_2O$ 时，抽气阀关闭。ASPIDS 的抽气导管经过除水器、抽气阀、流量计与负压吸引泵连接，或直接与中心负压接头相连接；ASPIDS 的补气导管的气源由空氧混合器接出，氧浓度与主机送气浓度相同，经过流量计、补气阀、湿化器与呼吸机的吸气管道相连接（图 17-4-3），在报道的狗的动物实验中，气体流量选择 4L/min。

国外 Edoardo 等在幼猪的肺损伤动物模型中使用 ASPIDS，结果显示可以明显减少无效腔通气，降低二氧化碳分压，其装置图如图 17-4-4，与我国内的类似。

De Robertis 等的临床试验中采用的 ASPIDS 装置，其同步发生在呼气阀打开 50%~100% 阶段，提出设置 ASPIDS 替代的分钟通气量为测的的装置管路无效腔和患者呼出分钟通气量之和。

无效腔内气体置换技术，即 TGI 和 ASPIDS 技术，是近 20 余年来随着人们对呼吸机相关性肺损伤的重视而开发出来的机械通气辅助新技术，大量的动物和临床试验已经证实该技术可以作为一种新的肺保护策略，对于预防呼吸机相关性肺损伤的发生是非常有益的。其装置的进一步改进、参数设置、安全性问题、适应证的选择、并发症的预防等，有待进一步的实验及临床研究，相信可以克服不足，成为临床上一项有价值的机械通气的辅助手段。

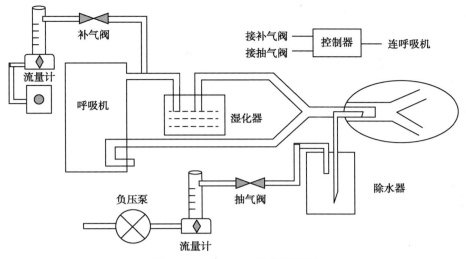

图 17-4-3　ASPDIS 装置示意图

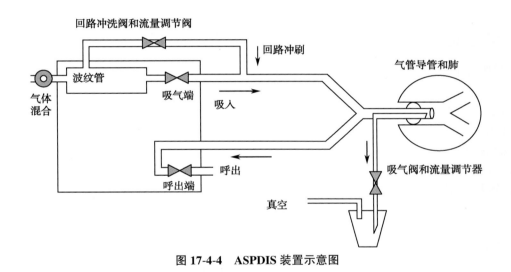

图 17-4-4　ASPDIS 装置示意图

（杨　乐　祝益民）

第五节　膈肌起搏 / 刺激技术

一、概述

膈肌起搏（diaphragm pacing，DP）即指通过电脉冲刺激膈神经，引起膈肌有节律的收缩，使有膈肌功能障碍患者自然负压呼吸。首先，DP 可使膈肌移动度增加，从而增加通气量改善血气；再次，DP 可使膈肌纤维结构变化，经过 DP 后膈肌的肌力和耐力皆得以提高；第三，正压通气增加心脏负担，而 DP 为膈肌收缩，自然负压呼吸，降低肺动脉高压。因此，除了起搏的功能，临床上可以用来对膈肌进行刺激锻炼。

据电极安放位置不同可分为植入式膈肌起搏器（implanted diaphragm pacer，IDP）和体外式膈肌起搏器（external diaphragm pacer，EDP）。体内膈肌起搏也被称为植入式膈肌起搏，即经体外的发射器、天线及埋置于体内的接收器电极传送电流至膈神经，刺激膈肌收缩，主要用于长期的通气支持；体外膈肌起搏即经发射器、导线和体表电极刺激膈神经使膈肌收缩的起搏方法，多用于短期的辅助治疗。

421

二、适应证

1. **IDP 主要适应证**　①高位颈段脊髓损伤所致通气功能障碍；②中枢性肺泡换气不足伴有中枢呼吸暂停；③少数慢性阻塞性肺疾病（COPD）患者；④四肢瘫痪伴有通气功能不全。在四肢瘫痪患者中膈神经起搏的适应证为：①呼吸肌麻痹，需要人工呼吸维持 1 个月以上；②膈神经功能正常；③脑功能正常。

2. **EDP 的适应证**　用于肺部感染咳嗽无力；长期依赖氧疗；脱机或拔管困难等；见于 COPD 康复治疗、肺心病急性发作期、肺性脑病、有机磷农药中毒、支气管哮喘发作、尘肺康复、顽固性呃逆、面神经瘫痪、协助依赖呼吸机的患者撤离呼吸机等。

三、禁忌证

膈肌起搏的基本条件是胸廓结构、膈神经、膈肌和肺完全正常或接近正常。气胸、活动性肺结核、胸膜粘连增厚、佩戴心脏起搏器等是体外膈肌起搏的禁忌证。

相对禁忌证：①对一般情况极差，尤其是衰竭状况的患者不适用，对心功能Ⅳ级，有严重肾功不全者慎用；②对于合并肺及呼吸道感染者，应先控制感染；③营养状况差的患者；④对伴有高血压、心肾功能较差的患者，先控制血压，改善心肾功能后，于密切监护下，再行起搏治疗。

四、临床应用

1972 年 Glenn 等首次报道使用植入式膈肌起搏器（IDP）治疗四肢瘫患者的通气功能障碍。膈肌起搏器植入主要用于脊髓损伤、中枢性低通气综合征、肌萎缩侧索硬化等疾病，帮助患者撤离呼吸机，其安全性、有效性在国外已得到证实，但其手术费用昂贵，且存在膈神经损伤、颈部运动导致膈肌起搏器移位扭转、瘢痕收缩压迫膈神经等风险，此项技术开展仍以欧美、日韩等为主。国内主要实施体外式膈肌起搏器（EDP），大量研究已经证实 EDP 的有效性，包括慢性阻塞性肺疾病、肺心病急性发作期、肺性脑病、有机磷农药中毒、尘肺、支气管哮喘、肺动脉高压、顽固性呃逆、面神经瘫痪、防治机械通气相关性膈肌功能障碍（ventilator-induced diaphragmatic dysfunction，VIDD）、协助依赖呼吸机的患者撤离呼吸机等，且未见相关不良反应的报道。2014 年第 2 代 EDP 问世，体积小、便携、操作简单，对参数进一步优化和调整以最大程度地减少膈肌疲劳的风险，使 EDP 在国内得到广泛应用。

VIDD 是指长期机械通气诱导的膈肌无力、膈肌萎缩和损伤的统称，VIDD 在机械通气患者中十分常见，同时也导致了患者撤机困难。临床上撤机失败的发生率为 24%~29%，其中 31% 的患者死亡风险极高。在临床应用过程中发现 EDP 可协助依赖呼吸机的患者撤离呼吸机，或不能拔除气管内套管患者经过一段时间 EDP 治疗后成功拔除气管内套管。

儿科临床何时、何种情况下应用以及如何应用膈肌起搏？请看举例说明：

> 病例 1：患者女，5 岁，因溺水心肺复苏术后 2h。复苏后因无自主呼吸立即予以气管插管、有创呼吸机辅助呼吸，经过亚低温、降颅压、营养神经等对症支持治疗后自主呼吸恢复。但撤机过程中出现撤机困难，压力支持降低后患儿自主呼吸潮气量低，不能维持血氧，二氧化碳潴留。B 超显示膈肌活动度减少，厚度变薄。考虑予以体外式膈肌起搏辅助呼吸协助撤机。

问题 1：本例患儿体外式膈肌起搏如何操作？

体外式膈肌起搏器是中山大学生物医学工程学院毛依理和中山大学第一附属医院呼吸科陈家良教授等共同于 1987 年研制的创新技术产品，开创了中国膈肌起搏技术新开端。体外式膈肌起搏器由电脉冲发生器、导线和体表电极构成，两块主电极片分别置于两侧胸锁乳突肌外缘中、下 1/3 交界处距膈神经最表浅部位（核心作用点）。注意头部摆正，顺着胸锁乳突肌走向，电极片内侧缘中点对准核心作用点，贴 2~3mm 在胸锁乳突肌上（图 17-5-1、图 17-5-2），另两块辅助电极片置于两锁骨中线与第 2 肋相交处，以便形成回路。通过体表电极刺激膈神经，提高膈神经的兴奋性，增加膈肌收缩，使膈肌活动幅度增加，从而提高有效通气量。

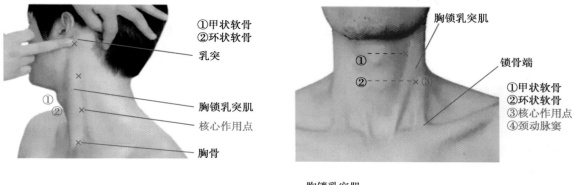

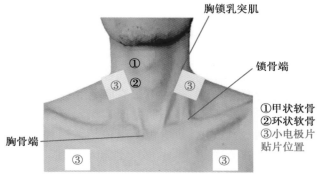

图 17-5-1　膈肌起搏器贴片位置示意图

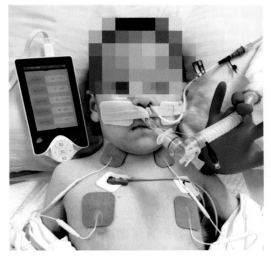

图 17-5-2　膈肌起搏器贴片位置效果图

问题 2: 本例患儿操作中需注意什么?

体外膈肌起搏优点是结构简单、操作方便、无创伤等。缺点在于其电极难以精确定位,疗效差异较大,易引起膈肌疲劳等。

建议设置适宜的强度,起搏频率设置在 10~12 次 /min,脉冲频率设置在 30Hz,据患儿耐受的情况调整刺激强度,建议首次治疗时,在超声引导下确定有效刺激的参数。每次训练 20min,1~2 次 /d。即时的疗效评估包括客观和主观评估;客观评估包括静息潮气量增加(肺功能)、膈肌移动度增加(超声表现);主观评估包括呼吸做功

减轻、咳嗽有力、日常活动和日常生活质量改善。

由于刺激强度较大,易给患儿造成极度不适,故操作中需注意:①经常检查线路和接头,防止电源漏电而发生意外;②选择正确的放置部位;③电极板用宽胶布固定,防止发生烧烫伤;④启动时应将两个通道强度开关置于最弱挡,以免引起不适;⑤膈肌起搏的强度应循序渐进,以免引起膈肌疲劳。

EDP 对一般情况极差,尤其是衰竭状况的患者不适用。对高血压、心功能Ⅳ级,有严重肾功不全者慎用,应先控制血压,改善心肾功能后,在密切监护下,再行起搏治疗;对于合并肺及呼吸道感染者,应先控制感染后再做起搏治疗;对营养状况差的患者,改善营养后方可做起搏治疗。本例患儿主要是由于膈肌功能不足导致撤机困难,符合膈肌起搏适应证,因膈肌变薄,操作时需循序渐进,以免造成膈肌损伤。

问题 3: 结合本例患儿讲述 EDP 主要并发症有哪些?

本例患者因脑损伤,长期机械通气导致膈肌功能不全(VIDD),膈肌已变薄,中枢神经受损导致低通气,需长期膈肌训练,故要注意膈肌疲劳,影响治疗效果。膈肌疲劳与电脉冲的刺激频率(Hz)、强度(V)、起搏次数(次 /min)有密切关系。每次使用 EDP 时先从弱挡开始,匀速增加

脉冲幅度可减少氧自由基的产生,可减缓膈肌疲劳的发生,另要严格限制使用时间,一般控制在30~40min。

> 病例2:患儿男,6岁,因抽搐、意识障碍、四肢乏力5天入院。入院很快出现四肢肌无力进行性加重、吞咽困难、昏迷,未再发抽搐,立即予以气管插管、机械通气。血清中可检测到髓鞘碱性蛋白质(myelin basic protein,MBP)抗体和髓鞘寡突胶质糖蛋白(myelin oligodendroglia glycoprotein,MOG)抗体;MRI支持急性播散性脑脊髓炎。经过大剂量激素、丙种球蛋白冲击、血浆置换及血液滤过治疗后,意识较之前好转,能遵嘱进行简单活动。左下肢及右上肢肌力2级,右下肢及左上肢3级,但撤机困难,压力支持下调后呼吸困难,满头大汗。改善营养,间断降低压力支持,训练一个半月后,呼吸困难改善不明显,B超显示膈肌活动度减少,厚度变薄。

问题1:患儿撤机困难,可以考虑采取何种治疗方案?

可采取膈肌起搏技术协助撤机,膈肌起搏的基本条件为胸廓结构、膈神经、膈肌和肺完全正常或接近正常等。儿童EDP研究少,疗效差异大,且磁共振显示颈段脊髓损伤,考虑患儿可能需长期机械通气,采用IDP可能更佳。

问题2:目前IDP国内运用少,主要难点在哪?

IDP是将起搏电极植入体内由专用的金属起搏电极与膈神经直接接触实现起搏。优点是减少机械通气时间,甚至可完全停止机械通气;且电极直接作用于膈神经,起搏能量小,参数范围与效果差异性明显降低,且长时间刺激不会引起膈肌疲劳。临床上常以开胸手术或胸腔镜电极植入术为主,但手术创伤较大,术后恢复时间长。术中对膈神经的部分游离可能导致膈神经损伤,手术瘢痕收缩也可压迫膈神经。随着内镜及微创外科技术的发展,目前可运用腹腔镜将起搏电极埋入膈肌,大大减少手术并发症发生。虽然手术方式改进,但由于国内技术还不成熟,开展很少。

主要难点在于:①植入电极手术时损伤膈神经造成永久性损害;②电极的植入可能造成膈肌穿孔;③放置电极的局部组织感染、化学性刺激损害膈神经以及瘢痕收缩压迫神经等并发症;④电极有脱落和移位的风险。因此,操作前需对膈肌的厚度深入了解,选择适合长度的穿刺针和电极。电极植入时需充分保证电极植入的准确性、安全性和牢固性。

膈肌起搏技术是辅助呼吸的有效方法,经过几十年的临床探索与实践,技术方法的不断改进,已大量应用于临床,但目前报道的临床病例数或实验动物例数仍较少,尤其是儿童,有待更多研究去完善证实。随着技术的进一步完善,以及更精密起搏器的研究成功,膈肌起搏技术将为处于疾病痛苦中的患者提供新的治疗手段。

【专家点评】

膈肌起搏器在国际上已经有真正埋置于皮下的起搏器,但是国内只有临时的体外的膈肌起搏器,实际上可以认为是膈肌刺激器,主要有利于膈肌电刺激而锻炼膈肌,避免或逆转VIDD,对长期呼吸机依赖的患者最有帮助。

（王　涛　祝益民）

第六节　氦氧混合气的临床应用

氦氧混合气(helium-oxygen mixture,Heliox)是氦气与氧气的混合气,氦气密度极小,与氧气混合后可降低吸入气的密度。儿童呼吸道狭窄且易受病原体侵犯,因炎症及水肿而更加狭窄,Heliox低密度的物理特性使其在狭窄的呼吸道中弥散速度较空氧混合气更快,可减少气体湍流,促进患儿氧气弥散,同时降低其呼吸道阻力,明显改善患儿呼吸系统症状。且氦氧混合气具有降低气道阻力、减轻呼吸肌疲劳和促进氧合等优点,目前已被引入新生儿及婴幼儿呼吸系统疾病的治疗,展现了显著疗效。除此之外,氦气还被发现可对心脏、肺、大脑和免疫系统等发挥细胞保护的作用。

一、氦氧混合气临床应用的原理

1. **物理学原理**　氦气是一种无色无味、无毒非易燃的惰性单原子气体,本身并无药理学作用,且在人体内与其他气体不发生反应,具有良好的生物安全性。氦气密度极小,与氧气混合后可降低吸入气的密度,氦氧混合气密度仅占大气中氮气密度的 1/7。氦气这些特殊的物理性质使其在呼吸系统疾病的治疗中有着诸多的优点。由格雷厄姆定律可知:气体扩散速度与其密度的平方根呈反比。因此,相较于空氧混合气,氦氧混合气弥散速度更快,吸入时可增大呼气流速,减少肺过度通气,改善通气效率,同等情况下可减少机械通气时气压伤的发生。除此之外,氦气还具有较高的热传导性,进入人体内可促进热损失,使人体的体温降低,从而降低生物新陈代谢率,减少能量消耗,而这对于维持危重患者的能量供应而言无疑是非常重要的。

2. **生物化学作用**　Eliana 等将研究将 9 名健康成年男性纳入研究,受试者被随机分为吸氦气或不吸氦气组,试验组从缺血前 15min 开始吸入氦气直到再灌注后 5min,于再灌注期测定其炎症标记物白细胞整合素 CD11b、细胞间黏附分子 -1(ICAM-1,CD54)、L- 选择素(CD62L)和 P- 选择素糖蛋白配体 1(PSGL-1)在白细胞上的表达及 PSGL-1、P 选择素 P-Selectin(CD62p)和血小板膜糖蛋白(GP1b、CD42b)在血小板上的表达。结果显示氦气可降低炎症标志物 CD11b 和 ICAM-1 在白细胞上的表达,与此同时也降低凝血标记物 CD42b 和 PSGL-1 在血小板上的表达,故研究者认为吸入氦气可以减轻缺血后的炎症反应。而另一研究在一项对 11 只肺损伤新生小猪的随机对照实验中发现,吸入氦氧混合气组小猪的动脉血二氧化碳分压($PaCO_2$)、吸入氧分数(FiO_2)、髓过氧化物酶、IL-8 等均显著低于吸入氮氧混合气组,因此认为氦氧混合气可以减轻急性肺损伤中的炎症反应及结构改变。可以肯定的是,氦气进入生物体内的确参与了部分炎症反应,但目前并无相关临床研究证实氦氧混合气应用于人体也可以减轻肺损伤过程中的炎症反应,尚需通过进一步的临床试验。

3. **细胞保护作用**　氦气在体内外均可发挥其生物学效应,研究表明其可减轻生物体重要器官如心脏、大脑的缺血再灌注损伤。在一项将不同浓度氦气应用于大鼠的研究中发现 70%、50% 及 30% 的氦气吸入均可减少大鼠心肌细胞的梗死面积,且 30% 氦气的心肌保护作用是最强的。除了可以减少缺血过程中心肌的梗死面积,30% 的氦气吸入还被发现可以减少大鼠脑组织的梗死面积,提高其神经缺损评分。但其减轻心脑器官缺血再灌注的机制仍不明确,推测其可能通过多条通路发挥作用。

4. **降低呼吸做功**　吸入一种低密度气体可以降低克服气道阻力所需的压力,并导致呼吸做功减少。在有高氧需要的患者中,氦的疗效较差。氦氧混合气已经和其他治疗一起被用于治疗部分大气道阻塞和气道哮喘。它可以用来输送支气管扩张剂,但由于其密度较低,效率不如空气或氧气,因此应采用较高流量。氦氧混合气可以作为一种姑息治疗,同时类固醇有助于减少气道水肿。当需要高氧浓度时,氦氧不太可能有效,因为激发氦的数量减少。给予氦氧混合气后,呼吸做功减少、辅助呼吸肌作用下降、通气改善、吸气频率减低等均提示氦氧混合气有效。

二、氦氧混合气在临床中的应用

1. **新生儿呼吸窘迫综合征**　研究发现 Heliox 可缩短 NRDS 患儿气管插管的时间。NIPPV 联合应用 Heliox 可明显缩短患儿的上机时间,提示 Heliox 吸入可能为此提供新的解决方案。有研究使用 CPAP 对早产儿进行呼吸支持时发现,Heliox 组与对照组的机械通气时间无差异。而在一项大样本多中心随机双盲研究中发现,Heliox 的吸入方式对其最终疗效十分重要。有研究采用 NIPPV 对早产儿进行呼吸支持,可能与 NIPPV 提高了 Heliox 吸入治疗的效率有关。NRDS 急性期的炎症反应可能对新生儿的 NIPPV 使用时间有所影响,这提示应早期采取措施控制炎症反应以减轻肺损伤程度。试验组患儿 NIPPV 使用时间明显缩短,提示在 NRDS 急性期吸入 Heliox 可能有助于减轻早产儿肺部炎症反应。

2. **新生儿胎粪吸入综合征**　应用氦氧混合气来治疗新生儿胎粪吸入综合征(meconium aspiration syndrome,MAS)引起的呼吸衰竭,结果显示吸入氦氧混合气可使患儿吸入氧浓度降低,肺泡 - 动脉间氧分压梯度降低。研究显示氦气可减轻肺损害的炎症反应,且具备有效的抗炎作用,动物实验显示氦气可降低小鼠肺泡出血、肺组织中性粒细胞浸润、水肿和肺透明膜的发生,针对 MAS 患儿的全身化学性炎症反应,采用 Heliox 联合 SIMV 治疗 MAS 可有效发挥抗炎作用,Heliox 组较对照组炎症反应指标得到显著改善。动物研究表明氦气在缺血再灌注中具有保护心脏的作用,临床上显示 MAS 患儿常并发心肌损害,心肌损害的严重程度进一步增加 MAS 患儿心力衰竭发生率,研究显示与对照组相比,Heliox 组缺氧状况得到了显著改善,验证了动物实验结果,Heliox 治疗可有效减轻肺损害的炎症反应,且具备一定的抗炎作用,同时在缺血再灌注中具有保护心脏的作用。

3. **新生儿持续肺动脉高压** 新生儿持续肺动脉高压(persistent pulmonary hypertension of the newborn,PPHN)多见于过期产儿或足月儿。Heliox 的使用将有效改善患儿的氧供。Heliox 吸入治疗具有增大呼气流速,减轻呼吸功耗,增加分钟通气量,从而改善肺顺应性等优点,将其应用于 PPHN 患儿中具有良好的发展前景。Heliox 弥散速度较较快,可明显减少气体湍流,促进氧气弥散,降低气道阻力,提高氧供,可明显改善患儿呼吸困难、晕厥、面色青紫等非特异性症状。

4. **喉炎** Vorwerk 和 Coats 对 2 项随机对照试验研究表明,Heliox 可改善喉炎患儿呼吸窘迫的症状,或可为急性发病的患儿争取治疗时间,还可能对降低危重症喉炎患儿的气管插管率有所帮助。但吸氧与激素治疗仍是喉炎患儿的主要治疗措施。Heliox 发挥疗效的即时性及其安全性,使其作为基础治疗发挥作用前的辅助治疗措施有一定优势。

5. **喉喘鸣** Heliox 可促进气体层流,减少气体湍流,使气体快速通过,故可减轻此类患儿的临床症状。对拔管后喉喘鸣的患儿进行研究发现,患儿吸入 15 分钟 Heliox 后喘鸣评分由 3.7 分降至 2.8 分,差异有统计学意义。Rodeberg 等对 8 例拔管后喉喘鸣的烧伤患儿应用 Heliox,发现其可降低呼吸窘迫评分,同时降低再插管率。但对于喉喘鸣的研究局限于小样本,仍需大样本随机对照临床试验进一步验证。

6. **支气管哮喘(哮喘)** Heliox 可改善哮喘急性发作患儿的气体交换。有研究发现,哮喘急性发作患儿吸入 Heliox 2h 后,肺泡 - 动脉间氧分压梯度显著降低,且吸入氧体积下降,也证实了 Heliox 改善了此类患儿的肺部气体交换。国际哮喘教育及预防计划(National Asthma Education and Prevention Program,NAEPP)推荐 Heliox 作为避免哮喘患儿气管插管的替代疗法。

7. **毛细支气管炎** Heliox 可能为此提供一种新的解决方案。Ma 研究表明 Heliox 对毛细支气管炎患儿而言有一定疗效且安全可行,可改善患儿的气体交换,减轻其呼吸做功。Heliox 可减轻毛细支气管炎患儿的呼吸症状,对无需气管插管的中重度患儿可能有较好疗效。

我国成人已经开展氦氧混合气应用,但鲜有儿童报道。

三、适应证

1. **上呼吸道和下呼吸道梗阻** Heliox 用于控制严重的上呼吸道和下呼吸道梗阻,包括气管插管拔管后喉喘鸣、声门下病变、哮喘、毛细支气管炎和囊性纤维化等。

2. **改善气体输送** 与空气相比,Heliox 的密度显著降低,产生的气道阻力较小。因此,增加层流和减少湍流,从而改善气体输送。

四、注意事项

1. Heliox 通常用于改善与气流阻塞相关的通气障碍(例如减少 WOB、减少 PCO_2)。80/20 的氦浓度可最大限度地降低气体密度和改善通气。

2. 当患者需要 $FiO_2>0.60$ 方能维持 $SpO_2>0.92$ 时,无法获得 Heliox 密度较低的好处,则不用 Heliox。

3. 与机械通气同时使用时,人工气道周围存在泄漏,可能会限制 Heliox 的输送,可通过气管插管套囊来控制。

4. 需注意 Heliox 可能会降低患者的咳嗽能力。

五、临床操作方法

(一)VAPOTHERM 的 Precision Flow Heliox 系统

该系统输送氦氧混合气体的装置,可设置流量、氧浓度,显示温度。氧浓度控制在 0.21~0.40,过高氧浓度可能导致临床疗效不明显。低流量设定在 1~8L/min,高流量设定在 5~40L/min。

(二)80/20 Heliox 适配器

1. **连接雾化系统作为驱动气体**

(1)将带有 O_2 流量计的 80/20 Heliox 适配器

连接到 Heliox 气缸。

（2）将连续雾化设置连接到 Heliox 适配器。

（3）连接好全部气路。

（4）将流量计调整为 10L/min 修正系数为 1.81 实际流量为 18L/min，产生 30ml/h 的雾化器输出。

（5）如果需要补充氧气，请将供氧管连接到雾化器的侧端口。通过 T 管接氧浓度分析仪测定雾化气体的氧浓度。

2. 连接经鼻高流量吸氧系统

（1）组装 HFNC 设置。

（2）将气泡管连接到氦气罐上的氧流量计。

（3）将氧气管连接到墙上的氧流量计。

（4）将氧气管和气泡管与一个 T 管接合在一起。

（5）T 管的另一端，连接通气管到加湿器的干燥侧。

（6）调整氦气流量以满足患者需求，从 10L/min 开始。

（7）如果患者不能耐受空气，则调整氧气流量，不超过 40%，氧气和氦氧混合气体比例和流量关系见表 17-6-1。

表 17-6-1　更换 Precision Flow Heliox 系统采用 T 管过渡的流量换算

名称	流量					
Heliox	5L/min	7L/min	7L/min	11L/min	11L/min	11L/min
O_2	1L/min	1L/min	2L/min	1L/min	2L/min	3L/min
FiO_2	34%	30%	38%	28%	33%	37%
总流速	6L/min	8L/min	9L/min	12L/min	13L/min	14L/min

3. 连接到 Maquet Servo-i 的无创通气

（1）从支架上取下氦氧适配器，将其连接到氦氧高压软管。将氦氧适配器连接到呼吸机的高压空气入口。

（2）按此更改气体类型：菜单>补偿>气体类型>确定。

（3）氦氧图标显示在屏幕的左上角，表示系统已针对氦氧进行了调整，气体类型可从空气更改为氦氧。反之亦然，无论是在待机模式还是在通气过程中。

（4）在更换氦氧气缸，呼吸机将切换到氧气源，为患者提供 1.0 的 FiO_2。

六、临床评估疗效

1. 启动氦氧应用时密切监视 SpO_2　如果 SpO_2 不急剧减少，并且保持在临床上可接受的范围，则被认为是成功应用。如果 SpO_2 急剧下降，立即停止氦氧混合气体。

2. 氦氧的成功应用　还取决于 RR、呼吸做功及经皮二氧化碳分压（percu-taneous carbon dioxide partial pressure，$P_{TC}CO_2$）或 $PetCO_2$ 的减少。

3. 如果呼吸做功没有改善　$P_{TC}CO_2$ 或 $PetCO_2$ 保持不变，气喘持续存在，并且和 / 或生命体征波动，SpO_2 不稳定，则氦氧应在 1h 试用后停止。

4. 每隔 24h 监测撤离试验　监测呼吸做功、RR、$PetCO_2$、生命体征。

5. 设备安全检查　1 次 /2h，包括氦氧气缸压力和浓度验证、持续时间、流速设置、面罩贴合度和安全性、O_2 分析仪报警限制设置为 ±6% 及加湿器功能。

6. 患者评估　1 次 /2h，包括 SpO_2、RR、$P_{TC}CO_2$ 或 $PetCO_2$、HR、呼吸音、呼吸努力和试验耐受性。

7. 声音变化　患者可能会有声音变化。

8. 试用停氦氧的连续沙丁胺醇雾化　1 次 /8h，呼吸做功、RR、PCO_2、生命体征评估。

七、目前需要解决的问题

自氦氧混合气首次应用于人类以来，至今已有 70 多年的历史，氦氧混合气应用于呼吸系统疾病的治疗具有独特的优势及巨大的临床应用潜力。但目前尚未研发出经济快速的氦气制备方法，其制备困难、费用昂贵，故氦氧混合气的临床推广运用受到相当的限制。除此之外，氦气易从密闭的容器中泄漏、运输困难、在辅助通气的过程中如何保证其有效浓度均是值得解决的问题。近年来，已有学者致力于循环式氦氧混合气呼吸装置的研发，但其并未投入临床研究，故其有效性仍未得到证实。尽管如此，氦氧混合气的理化特性仍然使其在新生儿呼吸危重病特别是新生儿呼吸窘迫综合征、支气管肺发育不良等治疗中有着光明的应用前景。一方面,氦氧混合气需要大样本多中心的随机对照研究,另一方面,氦氧混合气通过何种机制发挥作用仍不明确,且不同的吸入浓度及吸入时间对新生儿呼吸危重病是否具有不同的疗效,仍需进一步探讨。

（张爱民　祝益民）

参考文献

1. GUAGLIARDO R, PÉREZ-GIL J, DE SMEDT S, et al, Pulmonary surfactant and drug delivery: Focusing on the role of surfactant proteins. J Control Release, 2018, 291: 116-126.

2. 茹喜芳, 冯琪. 新生儿呼吸窘迫综合征的防治——欧洲共识指南 2019 版. 中华新生儿科杂志, 2019 (03): 239-240.

3. 王瑛, 姚晓光, 李南方, 等. 肺泡表面活性物质在呼吸系统疾病中的临床应用. 内科理论与实践, 2019, 14 (06): 386-390.

4. HEO M, JEON GW. Intratracheal administration of budesonide with surfactant in very low birth weight infants to prevent bronchopulmonary dysplasia. Turk J Pediatr, 2020, 62 (4): 551-559.

5. SWEET DG, CARNIELLI V, GREISEN G, et al. European Consensus Guidelines on the Management of Respiratory Distress Syndrome—2016 Update. Neonatology, 2017, 111 (2): 107-125.

6. SWEET DG, CARNIELLI V, GREISEN G, et al. European Consensus Guidelines on the Management of Respiratory Distress Syndrome—2019 Update. Neonatology, 2019, 115 (4): 432-450.

7. 中华医学会儿科学分会新生儿学组, 《中华儿科杂志》编辑委员会. 中国新生儿肺表面活性物质临床应用专家共识 (2021 版). 中华儿科杂志, 2021, 59 (8): 627-632.

8. DIBLASI RM, MYERS TR, HESS DR. Evidence-based clinical practice guideline: inhaled nitric oxide for neonates with acute hypoxic respiratory failure. Respir Care, 2010, 55 (12): 1717-1745.

9. 孙波. 呼吸机治疗低氧性呼吸衰竭吸入一氧化氮的作用. 中国实用儿科杂志, 2010, 25 (2): 110-114.

10. BARRINGTON KJ, FINER N, PENNAFORTE T. Inhaled nitric oxide for respiratory failure in preterm infants. Cochrane Database Syst Rev, 2017, 1: CD000509.

11. YANG Y, FENG Y, ZHOU XG, et al. Inhaled nitric oxide in preterm infants: An updated meta-analysis. J Res Med Sci, 2016, 21: 41.

12. LAUBE M, AMANN E, UHLIG U, et al. Inflammatory Mediators in Tracheal Aspirates of Preterm Infants Participating in a Randomized Trial of Inhaled Nitric Oxide. PLoS One, 2017, 12 (1): e0169352.

13. BRONICKI RA, FORTENBERRY J, SCHREIBER M, et al. Multicenter randomized controlled trial of inhaled nitric oxide for pediatric acute respiratory distress syndrome. J Pediatr, 2015, 166 (2): 365-369.

14. Pediatric Acute Lung Injury Consensus Conference G. Pediatric acute respiratory distress syndrome: consensus recommendations from the Pediatric Acute Lung Injury Consensus Conference. Pediatr Crit Care Med, 2015, 16 (5): 428-439.

15. MILLER OI, TANG SF, KEECH A, et al. Inhaled nitric oxide and prevention of pulmonary hypertension after congenital heart surgery: a randomized double-blind study. Lancet, 2000, 356 (9240): 1464-1469.

16. SAHNI R, AMEER X, OHIRA-KIST K, et al. Non-invasive inhaled nitric oxide in the treatment of hypoxemic respiratory failure in term and preterm infants. J Perinatol, 2017, 37 (1): 54-60.

17. 中国医师协会新生儿科医师分会. 一氧化氮吸入治疗在新生儿重症监护病房的应用指南 (2019 版). 发育医学电子杂志, 2019, 7 (4): 241-248.

18. 罗纳德·米勒. 米勒麻醉学. 邓小明, 主译. 北京: 北京大学医学出版社, 2006.

19. BUTTERWORTH JF, MACKEY DC, WASNIC JD. 摩根临床麻醉学. 王天龙, 刘进, 熊利泽, 主译. 5 版. 北京: 北京大学医学出版社, 2015.

20. NAHUM A. Tracheal gas insufflation as an adjunct to mechanical ventilation. Respiratory Care Clinics, 2002, 8 (2): 171-185.

21. 俞森洋. 机械通气临床实践. 北京: 人民军医出版社, 2008.

22. VRETTOU C S, ZAKYNTHINOS S G, MALACHIAS S, et al. High-frequency oscillation and tracheal gas insufflation in patients with severe acute respiratory distress syndrome and traumatic brain injury: an interventional physiological study. Critical Care, 2013, 17 (4): 1-10.

23. MENTZELOPOULOS SD, MALACHIAS S, KOKKORIS S, et al. Comparison of high-frequency oscillation and tracheal gas insufflation versus standard high-frequency oscillation at two levels of tracheal pressure. Intensive Care Medicine, 2010, 36 (5): 810.

24. MENTZELOPOULOS SD, MALACHIAS S, ZINTZARAS E, et al. Intermittent recruitment with high-frequency oscillation/tracheal gas insufflation in acute respiratory distress syndrome. Eur Respir J, 2012, 39 (3): 635-647.

25. 李冰, 张红璇. 膈肌起搏的临床应用及研究进展. 中国呼吸与危重监护杂志, 2013, 12 (4): 423-426.

26. ONDERS R, MCGEE MF, MARKS J, et al. Diaphragm pacing with natural orifice transluminal endoscopic surgery: potential for difficult-to-wean intensive care unit patients. Surg Endosc, 2007, 21 (3): 475-479.

27. 吴妮. 膈肌起搏的研究进展. 中国微创外科杂志, 2008, 8 (7): 664-666.

28. DiPALS Writing Committee, DiPALS Study Group Collaborators, MCDERMOTT CJ, et al. Safety and efficacy of diaphragm pacing in patients with respiratory insufficiency due to amyotrophic lateral sclerosis (DiPALS): a multicentre, open-label, randomised controlled trial. Lancet Neurol, 2015, 14 (9): 883-892.

29. MYERS, TIMOTHY R. Use of heliox in children. Respir Care, 2006, 51 (6): 619-631.

30. GENTILE MA. Inhaled medical gases: more to breathe than oxygen. Respir Care, 2011, 56 (9): 1341-1359.

31. WOODLEY OMM, FERNANDES H, HOPKINS WD. The more g-loaded, the more heritable, evolvable, and phenotypically variable: Homology with humans in chimpanzee cognitive abilities. Intelligence, 2015, 50: 159-163.

32. SZCZAPA, TOMASZ, GADZINOWSKI, et al. Heliox for mechanically ventilated newborns with bronchopulmonary dysplasia. Arch Dis Child Fetal Neonatal Ed, 2014, 99 (2): F128-133.

33. MORAA I, STURMAN N, MCGUIRE TM, et al. Heliox for croup in children. Cochrane database of systematic reviews (Online), 2018, 10 (9): CD006822.

第十八章 肺保护性通气策略

第一节 肺保护性通气策略概述

一、概述

基于小潮气量及肺复张手法为基础的肺保护性通气策略（lung protective ventilation strategy，LPVS）近年来逐渐被大家所接受。肺保护性通气策略最重要的生理学目标为保证气体交换的同时，减少呼吸机相关性肺损伤（VALI）。血气目标氧分压为55~80mmHg，血氧饱和度为88%~92%。

以往机械通气常采用12~15ml/kg潮气量来预防肺泡塌陷，改善通气，促进气体弥散，缩短高浓度氧疗时间。早期担心对血流动力有影响，而不用呼气末正压，但随着研究深入，发现这些参数并不能很好地模拟人体正常生理状态，常常带来更严重的VALI。儿童呼吸系统疾病，如急性肺损伤、肺水肿、肺炎及肺出血等，仍然是导致需要机械通气的重要疾病谱，容易发生呼吸机相关性肺损伤。

最近的随机对照试验和系统评价发现高平台压是发生VALI的核心因素。压力伤、容量伤、萎陷伤、剪切伤及随之而来的生物伤是引起VALI重要机制，研究者发现肺保护性通气策略（LPVS）可以降低机械性肺损伤的发生率、减少呼吸机相关性肺炎发生率、缩短机械通气时间和留置ICU时间、降低病死率。2020年对重型、危重症新型冠状病毒肺炎患者，《新型冠状病毒肺炎临床防治方案专家共识》提出可采用保护性机械通气策略。有些非肺部疾病的机械通气病人也可从LPVS中获益。

二、肺保护性通气策略

肺保护性通气策略主要内容包括限制机械通气时的潮气量和气道压力，以减轻肺过度充气，允许$PaCO_2$升高到一个较高的水平，同时给予一个较高水平的PEEP改善肺顺应性，以及肺复张手法、俯卧位通气、低吸入氧浓度等。

1. **小潮气量** 呼吸机相关性肺损伤的基础就是容积伤，主要与过大的吸气末肺容量对肺泡上皮和血管内皮的过度牵拉有关。给予ARDS患者小潮气量通气以避免肺泡过度扩张所致的呼吸机相关性肺损伤是经典疗法。以往认为6ml/kg是目标小潮气量，但研究发现ARDS存在明显的异质性（病因、病变类型、严重程度）和个体差异，6ml/kg小潮气量并不适合所有的ARDS患者，有些情况下不但不能改善预后，还可能增加病死率。对于ARDS患儿的目标潮气量应设置在等于或低于生理潮气量范围内，呼吸系统顺应性较好者为5~8ml/kg，呼吸系统顺应性差者为3~6ml/kg。

ARDS患儿的目标潮气量应设置在5~8ml/kg，吸气时平台压限制为28cmH₂O。初始设置潮气量为6ml/kg，当平台压<20cmH₂O，则潮气量上调1ml/（kg·次），直到潮气量等于8ml/kg；当平台压>28cmH₂O时，则潮气量按1ml/（kg·次）逐步下调，可降至4ml/kg。为维持分钟通气量，可适当调高通气频率，根据血气分析来适当调整。

2. **限制平台压与驱动压** 适当高的PEEP，较高的平台压可以是由于较高的驱动压或较高的PEEP形成。而由高驱动压导致高平台压的危害性远大于高PEEP导致的高平台压。PEEP设置较高时只要驱动压维持较低，尽管平台压较高，可能并不会增加病死率。所以有研究者认为，在保持平台压不变的情况下，驱动压可以很好地预测存活率。成人研究认为驱动压>15cmH₂O与死亡率增高显著相关。2015 年 PARDS 指南建议维持平台压 ≤ 28cmH₂O，胸壁顺应性差儿童维持 29~32cmH₂O。

针对患儿选择最合适的 PEEP，是降低机械性肺损伤的重要一环，在这样的 PEEP 下，既能复张肺泡、改善氧合，又能避免剪切伤所致的肺损伤及保护左心功能。2015 年 PARDS 推荐儿童 ARDS 应用适度增高 PEEP（10~15cmH₂O）改善氧合，严重 ARDS 时 PEEP 可大于 15cmH₂O。临床上确定最佳 PEEP 的方法有很多种，但发现 FiO₂/PEEP 关联表和压力 - 容量曲线（P-V）拐点法是目前选择 PEEP 比较方便的方法。

压力 - 容量曲线（P-V）的开始段有一向上的拐点称为低位拐点，代表吸气顺应性改善，是萎陷肺泡复张的点，所对应的压力为逐渐增加 PEEP 时肺泡突然大量开放时的压力切换点。目前，许多学者把低位拐点加 1~2cmH₂O 的压力水平作为最佳的 PEEP，以此指导 PEEP 的调节。

3. 肺复张手法　所谓肺复张手法是指在机械通气过程中，间断给予高于常规气道压的压力并维持一定时间使萎陷肺泡开放，之后施以足够 PEEP 维持肺打开的一种临床操作。目的不仅要打开肺泡还要维持肺开放，还是进行肺保护策略重要组成部分。

进行肺复张前，还应进行肺可复张性评价。目前并没有统一指标预测肺可复张性。文献报道，患者 PaO₂/FiO₂ 比值越低、顺应性越低、通气无效腔量越大、肺可复张性越高。ARDS 患者具有肺可复张性潜力特征为在 PEEP 设定为 5cmH₂O 时 P/F < 150，当 PEEP 从 5cmH₂O 升到 15cmH₂O 后，肺顺应性增大、通气无效腔量减小，提示 PEEP 有效，建议对这些患者应用肺复张及更高的 PEEP。此外肺组织均一性病变的肺外源性 ARDS、早期 ARDS（机械通气 <48h）、重度 ARDS、呼吸系统顺应性高和胸壁顺应性正常患者 RM 可能有效。但对血流动力学不稳定和有气压伤高风险人群实施 RM 应谨慎。

4. 其他策略　过度的应力与应变作用在肺泡上是导致呼吸机相关性肺损伤的重要原因，所以肺保护性通气策略应围绕着如何降低应力与应变。仰卧位跨肺压的差异要远大于俯卧位通气，因而从这个意义上讲，俯卧位通气更有利于降低应力和应变（详见本章第六节）。

增加吸呼比（延长吸气时间）可使平均气道压增加，气体交换时间延长，并可诱发一定水平的内源性呼气末正压，在减小气压伤可能性的同时改善氧合。

保留自主呼吸的通气模式和减少机械通气支持程度，使用高频振荡通气（HFOV），提高肺氧合，降低吸入氧浓度或气道峰压，防止、减轻机械通气肺损伤。使用递减波有利于改善人机协调和降低气道压等这些方法也可在肺保护性通气策略中加以尝试。

（赵劲懂）

第二节　小潮气量通气 / 平台压

一、概述

机械通气是 ARDS 患者最重要的治疗措施，为降低呼吸机相关肺损伤（ventilator-associated lung injury，VALI），肺保护性通气策略已广泛应用于临床实践中，而小潮气量通气和限制平台压作为肺保护性通气策略中重要手段，避免肺泡过度扩张、减轻炎症反应，已证实能显著降低 ARDS 患者的死亡率。肺泡过度扩张是 VILI 的重要机制之一，潮气量过大及跨肺压过高则是肺泡过度扩张的原因。目前推荐儿童 ARDS 患者机械通气时应采用肺保护性通气策略（限制呼吸系统顺应性较好患儿 Vt 5~8ml/kg，呼吸系统顺应性差患儿为 3~6ml/kg；吸气平台压 ≤ 28cmH₂O，胸壁顺应性降低患儿，平台压可提高至 29~32cmH₂O）（强推荐，中级证据质量）。相关研究表明，严重 ARDS 患者在启动 ECMO 治疗后，强调更加严格的"保护性通气策略"，也被称为"超级"肺保护性通气策略，呼吸机设置要求包括：潮气量 <4ml/kg，尽可能降低呼吸频率及吸入氧浓度，限制 PIP<（20~25）cmH₂O，维持 PEEP ≥ 10cmH₂O。最大限度减少呼吸机相关肺损伤的发生，降低炎症反应，改善

预后。

小潮气量通气策略的实施可参考以下设置方法：逐渐降低 Vt 水平至 6ml/kg（儿童预测潮气量具体方法：在生长曲线上，根据身高对应的体重预测潮气量。当患儿体重 ≤ 第 50 百分位时，采用其真实体重；当患儿体重 > 第 50 百分位时，采用体质量指数即身高对应的标准体重）。对于 12 岁以上，尤其是 16 岁以上的儿童，可以试用以下方法计算标准体重（standard weight，SW）：男性 SW（kg）=50+（2.3×H-60）；女性 SW（kg）=45.5+（2.3×H-60）（H 为身高的英寸数）。

调节潮气量 6ml/kg 后，应监测平台压大小，测量平台压时应给予充分的镇静或肌松以避免自主呼吸的干扰。若平台压 > 30cmH₂O，应逐渐以 1ml/kg 的梯度降低 Vt 至最低水平 4ml/kg。降低 Vt 后应逐渐增加呼吸频率以维持患者分钟通气量，呼吸频率最大可调节至 35 次 /min，同时应注意气体陷闭的发生。需注意的是，降低 Vt 后，虽然最大程度地调节呼吸频率（35 次 /min），但部分患者仍会出现严重的高碳酸血症。除伴有高颅压、血流动力学不稳定等情况的患者外，一般大多数患者能耐受高碳酸血症的发生，即采用允许性高碳酸血症。儿童调节小潮气量方法与上述步骤相同，潮气量及平台压数值可参考儿童急性肺损伤共识会议（Pediatric Acute Lung Injury Consensus Conference，PALICC）。

二、适应证

1. 各种肺内、肺外因素导致的急性呼吸窘迫综合征。
2. 慢性阻塞性肺疾病或支气管哮喘。
3. 开胸手术单肺通气。

三、禁忌证

小潮气量和限制平台压引起动脉血二氧化碳分压一定程度的升高，即为允许性高碳酸血症，其绝对禁忌证包括：

1. 颅内压升高（颅内损伤、出血、占位性病变）。
2. 脑血管病，左、右心功能严重受损。

相对禁忌证包括：

1. 未纠正的低血容量。
2. 使用 β 受体阻滞剂。

3. 严重的代谢性酸中毒。

四、临床应用

肺保护性通气策略主要应用于各种原因引起的肺内、肺外因素导致的 ARDS 患儿，临床上如何选择和操作，举例如下说明：

病例 1：患儿男，1 岁 4 个月，体重 10kg。因"发热伴咳嗽 5 天，呻吟伴食欲下降 1 天"入住呼吸科，给予吸氧、心电监护，同时予以"头孢、甲泼尼龙、氨茶碱、硫酸镁"等抗感染平喘等治疗 3 天，患儿仍有咳嗽伴喘息，伴烦躁不安，口周发绀，气促明显。查体：P 178 次 /min、RR 62 次 /min、BP 95/53mmHg、动脉血氧 87%；神志清，精神萎靡，气促，面色发绀，可见明显吸气性凹陷；两肺呼吸音粗，两肺可闻及散在中细湿啰音，呼气相喘鸣音；心音稍低顿，心律齐；肝肋下约 3cm；四肢末梢稍凉。CRT 3s，急查血气分析提示：pH 7.28、PO₂ 50mmHg、PCO₂ 66mmHg、BE −9.0mmol/L、Lac 2.3mmol/L。收住 PICU，予以"去乙酰毛花苷强心、呋塞米利尿、无创正压通气"等对症治疗。

问题：该病例初步诊断为重症肺炎、呼吸衰竭、心功能不全，予以强心利尿及无创正压通气治疗后，心率 150~160 次 /min，呼吸频率 60~70 次 /min，动脉血氧 90% 左右，患儿仍烦躁，气促明显，复查血气分析提示：pH 7.25、PO₂ 61mmHg、PCO₂ 79mmHg、BE −12mmol/L、Lac 2.2mmol/L，急诊床边胸片两肺弥漫性浸润影，考虑患儿存在急性呼吸窘迫综合征，予以气管插管机械辅助通气，PCV 模式：FiO₂ 60%、PC above PEEP 12cmH₂O、PEEP 8cmH₂O、RR 30 次 /min，监测动脉血氧 SpO₂ 92%~95%，该如何调整呼吸机参数？

患儿 1 周内病情恶化，出现烦躁、气促及呼吸困难表现，胸片两肺弥漫性浸润影，目前存在 ARDS。典型的 ARDS 的病理改变具有重力依赖性，大体分为"正常肺区"30%~40%、中间陷闭肺区 20%~30%、低位实变肺区 40%~50%，3 个部分。理论上"正常肺区"须额外的通气治疗，"实变肺区"暂时不能通气，而适当的通气压力和 PEEP 则可使塌陷肺泡充分开放，通气容量增加至 50% 以上（图 18-2-1）。目前 ARDS 的通气方式有较多类型，但比较公认的是小潮气量为核心的保护性肺通气。设置小潮气量的目的主要是降低平台压,使其不超过 V-P 曲线上拐点(UIP);如果使用常规潮气量也能使平台压在安全范围内,就没有必要采用小 Vt。重症 ARDS 患者实变肺组织较多,P-V 曲线陡直段的容量显著下降,此时为了避免机械通气的负效应,则必须使用小潮气量和允许性高碳酸血症。该患儿推荐潮气量 3~6ml/kg,在没有测定跨肺压的情况下,建议吸气末平台压 ≤ 28cmH$_2$O。

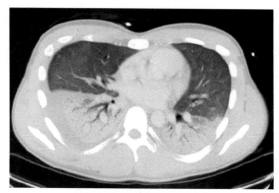

图 18-2-1　ARDS 通气容量增加至 50%

【专家点评】

儿童 ARDS 呼吸机设置主要根据 2015 年 PALLIC 指南,设置合理的平台压及潮气量,在达到基本通气及氧合目标下使呼吸机相关肺损伤最小化。不同疾病条件下患儿通气及氧合目标根据 ARDS 程度选择,病情越重目标越低。

病例 2:患儿男,5 岁 10 个月,体重 21kg。因"咳嗽伴喘息 3 天,烦躁伴呼吸困难半天"入院,患儿既往有支气管哮喘病史。门诊予以"甲泼尼龙琥珀酸钠、氨茶碱、布地奈德三联雾化"等治疗,未见明显好转,出现强迫端坐呼吸,大汗淋漓,烦躁不安。查体:P 146 次 /min、RR 58 次 /min、BP 102/54mmHg、动脉血氧 90%;烦躁不安,气促,面色苍白,口唇发绀,可见明显吸气性凹陷;两肺呼吸音粗,两肺散在哮鸣音;心音尚有力,心律齐。急查血气分析提示:pH 7.25、PO$_2$ 63mmHg、PCO$_2$ 84mmHg、BE −9.5mmol/L、Lac 1.9mmol/L。抢救室立即予以镇静、气管插管,收住 PICU。

问题:患儿诊断为哮喘持续状态、呼吸衰竭,经常规静脉激素抗炎平喘及雾化等治疗后,患儿出现明显呼吸困难,端坐呼吸,伴烦躁不安,立即予以镇静减少氧耗,同时给与气管插管机械辅助通气,呼吸机参数为 PCV 模式:FiO$_2$ 50%、PC above PEEP 11cmH$_2$O、PEEP 2cmH$_2$O、RR 20 次 /min,此类患儿呼吸机参数设置有何注意事项?

哮喘持续状态其病理生理特点为气道阻力增加、呼吸功和静态肺容量增加。针对此类患者的机械通气策略目前主张应用低通气、低呼吸频率和允许性高碳酸血症的通气方式。允许性高碳酸血症是为避免并发症的过渡阶段,待肺过度通气缓解、气道压力降低时,则不必强调允许性高碳酸血症的应用。因哮喘患者存在内源性呼气末正压(PEEPi),此类患者其 P-V 曲线陡直段的容量更小,PEEPi 更高,用 PEEP 不能使气道明显扩张,反而使气道压力升高。因此,PEEP 水平应严格控制,一般不超过 3~5cmH$_2$O。由于患者气道阻力和 PEEPi 特别高,很难实现人机同步,多数患者需及早气管插管行机械通气,并适当应用镇静剂和肌松剂抑制自主呼吸。为了使高压不超过 UIP,在较高浓度供氧的基础上,必须采用小潮气量、慢呼吸频率(<10~12 次 /min)和允许性高碳酸血症;同时适当缩短吸气时间和增大吸气流速。

【专家点评】

哮喘持续状态由于其不同于 ARDS 病理生理变化,决定其机械通气策略不同于 ARDS 设置。但是两种疾病均遵循肺保护性通气策略。哮喘持续状态通常应用较慢呼吸频率、较小潮气量(4~8ml/kg)及低平台压(<30cmH$_2$O)进行通气,为克服气道阻力高气道峰压常被允许,但哮喘状态下机械通气 PEEP 设定存在争议。

(张 琴　缪红军)

第三节　肺　复　张

一、概述

由于肺保护性通气时的平台压一般远低于开放肺泡的开放压,故不能复张塌陷肺泡,可能加重低氧血症。肺复张(alveolar recruitment maneuvers,ARM)是打开塌陷肺泡的一种临床措施。因此,积极采取控制措施治疗肺泡塌陷,对ARDS患者的治疗就显得极有意义。

研究表明,肺复张结合肺保护性通气促使塌陷肺泡开放,可起到改善气体分布、扩大肺容量、减轻肺水肿、缓解肺内皮细胞损伤的明显作用,因而对气体交换及肺保护具有显著效果。然而,临床上对于儿童ARDS,肺复张是否能够改善预后降低死亡率仍缺乏足够的临床数据,且肺复张后可能并发的气压伤及血流动力学障碍,使其安全性和有效性尚有争议。因此肺复张的临床应用需充分评估患者病情及风险收益比。

二、肺可复张性评估

肺可复张性即塌陷的肺组织潜在的重新开放的能力,目前并没有肺可复张性评价金标准,结合文献报道预测RM实施可能有效因素包括:ARDS氧合较差,肺部塌陷范围较大的患者可复张性越高,即患者氧合指数(PaO_2/FiO_2)越低、顺应性越差、肺无效腔越大,潜在的肺复张性越高。由于PEEP的大小会影响P/F比值,故在限定PEEP=$5cmH_2O$前提下,严重ARDS(P/F比值≤100)可复张性较高,轻度ARDS(P/F比值≥200)肺可复张性较小。此外,肺部均一性病变ARDS患者肺复张可能更有益,而局灶性ARDS患者实施肺复张常会引起肺泡过度膨胀,加重肺损伤;肺外原因导致ARDS时,肺可复张性更高,而肺内原因导致ARDS时,由于肺部病变不均一性肺复张风险更高。同时,早期ARDS患者(<48h)、呼吸系统顺应性高、胸壁顺应性正常患者肺可复张性更高、血流动力学不稳定和气压伤高风险患者实施RM应谨慎。

具体RM有效性因素如上文所述,在没有RM反指征时也可以临床实施RM,观察氧合情况是否改善,作为可复张性的评价。

三、肺复张适应证

1. 各种原因引起的中重度ARDS早期。
2. 中重度ARDS(P/F<200)机械通气早期(<48h)。
3. 弥漫性肺外源性中重度ARDS,如大量液体负荷后出现的肺水肿。

四、肺复张禁忌证

1. 气胸为绝对禁忌证。
2. 肺气肿。
3. 既往气胸。
4. 肺间质纤维化。
5. ARDS纤维化期。
6. 血流动力学不稳定。

五、肺复张的实施方法

肺复张有多种方法可以实施,每种实施方法的平均气道压力和持续水平各不相同,其中最常用的有三种,包括控制性肺膨胀(sustained inflation,SI)法、PEEP递增(increment peep,IP)法、压力控制通气(pressure controlled ventilation,PCV)法(图18-3-1)。此外,还有高频振荡通气法(HFOV)、俯卧位法、叹息增强法等。成人研究显示肺复张策略降低了重症ARDS患者的死亡率。儿童肺复张起步较晚,肺复张通气策略临床应用无统一标准,也无法确定哪种方法最好,必须根据病人实际情况灵活运用。

(一)持续性肺膨胀法

是成人最常用的肺复张方式,采用持续气道正压(continuous positive airway pressure,CPAP)模式,维持气道正压在$30\sim45cmH_2O$,持续$30\sim40s$,后调整到原常规通气模式。此种方式迅速有效,然而,骤然增加极高气道压力,也容易导致气压伤及血流动力学不稳定(图18-3-1)。

(二)PEEP递增法

镇静肌松,抑制自主呼吸,采用定容模式

（VCV）设置潮气量 6ml/kg，压力达 40~45cmH₂O，持续 2min，期间密切观察驱动压、平台压、肺顺应性、血氧饱和度及血压。如果出现驱动压下降、平台压<30cmH₂O、血氧饱和度上升，则提示肺开放有效，可以继续提高 PEEP。反之，则下调 PEEP，最终滴定至最佳 PEEP，使驱动压及 SpO₂ 至合适水平维持肺部开放。也可应用压力控制模式（PCV），设定压力上限 40cmH₂O，每 30 秒增加 PEEP 5cmH₂O，直到 PEEP 达到 30cmH₂O，维持 30 秒，然后逐步降低 PEEP 至基础水平结合 PEEP 递增实现渐进式 RM，与定容模式比较哪种模式更优目前并无定论。与 SI 法相比，PEEP 递增法气道压力逐渐增加，同时配合充分镇静，可有效降低气压伤和血流动力学紊乱的风险，是目前推荐的首选肺复张方式（图 18-3-1）。

（三）压力控制法

将呼吸机调整到 PCV 模式，同时提高压力控制水平和 PEEP 水平，设置吸气峰压（peak inspiratory pressure，PIP）40~45cmH₂O、PEEP 15~20cmH₂O，维持 1~2min 后调整到常规通气模式（图 18-3-1）。

（四）其他 RM 方法

包括应用特殊通气模式如压力释放通气保留

自主呼吸进行肺开放操作，高频振荡通气获得较高的平均气道压使肺开放，应用呼吸机自带叹气法（sign）进行肺开放等。目前为止，未有研究证实何种 RM 优于其他方式。

肺复张策略目前主张在肺损伤早期即从开始机械通气后第 24~72h 使用。可以每日数次或根据需要来执行。在肺复张程序执行前应进行气管内吸痰，在通气被中断和或气管插管内吸痰后氧合恶化时可以重复。

对于儿童 ARDS 研究显示，应用 PEEP 递增法进行肺复张使 ARDS 患儿肺顺应性及 P/F 比值明显改善，且在血流动力学稳定的情况下可以很好地耐受，因此《2015 国际小儿急性呼吸窘迫综合征专家共识解读》推荐谨慎的肺复张策略，推荐缓慢改变 PEEP 的步骤来改善氧合

六、肺复张时注意事项

虽然肺复张持续时间很短，但可能会导致严重的不良反应，因此需要对患者进行密切监护。①最常见的不良反应是血流动力学不稳定，由于胸腔内压力的增加，静脉回流受阻可能引起严重低血压，如果收缩压低于 80mmHg 或出现新的心律不齐，应终止肺复张；②另一个常

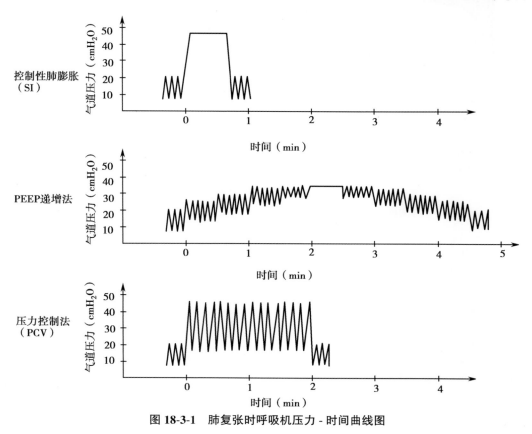

图 18-3-1　肺复张时呼吸机压力 - 时间曲线图

见的不良反应是低氧,只要脉搏血氧饱和度不低于88%即可继续实施肺复张,反之,则需要停止;③此外还需要监测气道峰压,出现明显气压伤或出现皮下气肿等可能由肺复张引起的严重不良反应时,则终止肺复张操作;④此外,吸氧浓度过高,肺部不张越为严重。所以,肺复张时应严格控制吸氧浓度,以此缓解肺泡塌陷的严重程度。

七、临床应用

患儿是否适宜实施肺复张取决于肺泡的可复张性,复张的效果则依赖于气道压力和持续时间,只有严格把握肺复张的适应证和正确的复张手法才能促使肺泡有效复张。现举例如下:

病例:患儿女,5岁3个月,因"咳嗽、发热3天,呼吸困难1天"入院。患儿3天前出现咳嗽,阵咳痰多,伴发热,热峰40℃左右,静滴"头孢羟羧氧、红霉素"治疗,仍有反复高热。门诊检查胸片提示两肺炎症,遂收入院。入院后痰病原体检查提示:腺病毒感染,加用"人免疫球蛋白、甲泼尼龙"治疗。患儿咳嗽渐加重,1天前出现呼吸急促,口唇发绀,复查胸片显示肺部炎症较前显著进展,呈两肺弥漫性改变。血气分析提示:Ⅱ型呼吸衰竭,给予机械通气。血气分析:pH 7.246、PaO_2 71.1mmHg、$PaCO_2$ 76.2mmHg、BE −25.9mmol/l、Lac 0.6mmol/L、PaO_2/FiO_2 83.6、SPO_2 88%(病例胸片、血气及监护仪见图18-3-2～图18-3-4)。

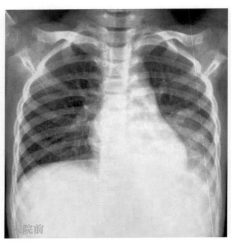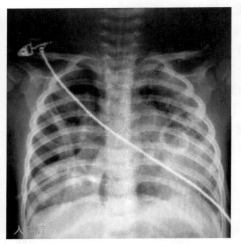

图 18-3-2　病例胸片

血气分析				计算的		
FiO_2%	85.0			pH T	7.426	
患者体温(℃)	37.0			pCO_2 T	76.2	mmHg
				pO_2 T	71.1	mmHg
				HCO_3	50.5	mmol/L
注射器-动脉				TCO_2	52.9	mmol/L
				BE-ecf	25.9	mmol/L
				BE-b	22.2	mmol/L
				SBC	47.0	mmol/L
pH	7.426			O_2Ct	17.3	ml/dl
pCO_2	76.2	mmHg	↑↑	O_2Cap	18.3	ml/dl
pO_2	71.1	mmHg	↓	Alveolar O_2	531.1	mmHg
Hct	40	%		$AaDO_2$	460.1	mmHg
Na	135.4	mmol/L	↓	a/A	0.1	
K	3.20	mmol/L	↓	RI	6.5	
Cl	94.5	mmol/L	↓	P50	28.0	mmHg
iCa	1.09	mmol/L		PO_2/FiO_2	83.6	mmHg
Glu	10.5	mmol/L	↑	SO_2%	93.2	
Lac	0.6	mmol/L	↓	Hb	132	g/L
				nCa	1.11	mmol/L

图 18-3-3　病例血气分析

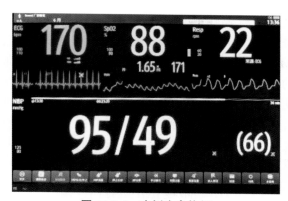

图 18-3-4 病例生命体征

问题 1：患儿应用机械通气 10h，复查血气分析：SpO$_2$ 80%、PaO$_2$ 80mmHg、PaCO$_2$ 65mmHg，患儿烦躁不安，呼吸急促，血压不稳，要不要考虑实施肺复张？

患儿存在低氧血症、二氧化碳潴留，符合 II 型呼吸衰竭，首选改善通气，调整呼吸机参数，上调 PIP 为 25mmHg，RR 为 30 次 /min，并设置 FiO$_2$ 为 80%，密切监测血气分析。同时给予充分镇痛镇静，缓解人机对抗，并及时给予扩容、纠酸、补液稳定内环境，配合血管活性药物稳定患者血流动力学。

肺复张是否实施首选要排除相关禁忌证，患儿血流动力学不稳，为肺复张禁忌证。此外，患儿通气时间不足 24h，且呼吸机参数尚有调整空间，故此时肺复张不是首选。

问题 2：呼吸机参数治疗 30h，呼吸机参数同 前，PCV 模 式：FiO$_2$ 80%、PIP 25mmHg、RR 30 次 /min；复查血气分析提示：PaO$_2$ 75mmHg、PaCO$_2$ 35mmHg、SpO$_2$ 90%。血压 118/78mmHg；镇静评分，RASS-2。下一步应该怎么做？

患儿血压正常，镇静充分，机械通气参数较高，P/F＜100，氧合极差，可能存在部分肺泡塌陷。经治疗后患儿没有气胸，可以考虑实施肺复张。遂提高 PIP 到 40~45cmH$_2$O、PEEP 15~20cmH$_2$O，维持 1~2min 后调整到目前的通气参数。可每日数次，密切观察。

研究发现儿童 ARDS 早期（24~72h）应用肺复张策略的效果优于中晚期使用。Duff 等的前瞻性研究中，对纳入的 32 例机械通气患儿实施肺复张，期间观测患儿血压、心率及血氧饱和度的变化，结果并未发现其显著改变。一项对 21 例小儿 ALI/ARDS 肺复张的安全性及有效性研究分别在肺复张后 4h 及 12h 后对氧合指数进行评价，发现小儿 ARDS 肺复张可安全地改善氧合持续长达 12h。证明肺复张在机械通气患儿中安全可行。由此可见，比起严重低氧血症下患儿对氧合改善的需求，肺复张并发症对机体的影响是微不足道的。

问题 3：每日尝试肺复张治疗，患儿氧合有所改善，后续应该怎么做？需要注意什么事项？

患儿对肺复张反应尚可，需动态检查胸片，了解肺复张效果，同时监测有无并发症。胸片回报患儿左肺不张较前明显改善，未见气胸等表现（图 18-3-5）。

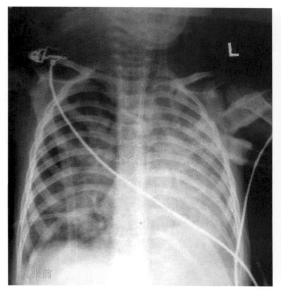
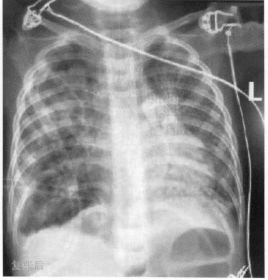

图 18-3-5 肺复张前后胸片

肺复张效果维持时间相对较短,为保持肺部开放可能需要重复多次实施复张。研究发现,随时间的推移,复张的肺泡会再次塌陷;复张10min后对氧合改善效果最佳,接下来的2~3h,复张效果逐渐减弱。故肺复张后,应继续使用高PEEP以保证复张的肺不再塌陷。但过高的PEEP可能导致肺泡过度充气和循环抑制等不良反应,PEEP设定同样需要平衡肺泡开放及过度充气,《2015国际小儿急性呼吸窘迫综合征专家共识解读》中对于PEEP设定建议适度增高PEEP（10~15cmH$_2$O）来改善氧合,对于儿童严重ARDS,PEEP可高于15cmH$_2$O。

其次,吸氧浓度过高,肺泡塌陷程度也就越为严重。所以,肺复张时应严格控制吸氧浓度,以此缓解肺泡塌陷的严重程度。然后将FiO$_2$减小到维持SpO$_2$ 90%~95%水平即可。肺复张实施过程中,胸腔内压增加,静脉血回流减少,右心后负荷降低,同时胸腔内压增加可进一步降低左心后负荷。对于心力衰竭患者而言,肺复张过程中血流动力学的干扰影响比较明显,此时心律失常、血压降低等均可发生。应注意密切监测。

【专家点评】

虽然ARM作为难治性低氧血症和早期的肺顺应性疾病的辅助治疗手段是有利的,但不推荐作为ARDS患者的常规治疗。无论如何,ARM应该在ARDS的早期阶段进行。肺复张的实施主要分为两部分:首先,应用气道高压使塌陷肺泡开放;其次,应用足够的PEEP维持肺泡开放。但在实施肺复张前需先进行肺可复张性评估。实施过程也要注意监测可能的并发症。

八、儿童肺复张的治疗前景

ARDS肺复张及PEEP设定理论上是改善氧合实施肺保护性通气策略的重要组成部分,但目前对肺复张及PEEP设定方法均没有定论。诸如肺复张的时机、频率、时间、压力等仍有争论。《2015国际小儿急性呼吸窘迫综合征专家共识解读》建议,对于儿童ARDS,应用PEEP递增法谨慎进行肺复张,之后根据ARDS严重程度滴定合适PEEP改善氧合,儿童多参照成人PEEP-FiO$_2$表格法进行PEEP滴定。随着对ARDS病理生理认识的加深及呼吸力学、影像学技术不断进步,儿童肺复张的策略和方法也将越来越科学。

（张梦洁　缪红军）

第四节　最佳呼气末正压

一、概述

PEEP是治疗急性呼吸窘迫综合征（acute respiratory distress syndrome,ARDS）最重要的措施之一,用于ARDS患者的主要原理是:增加功能残气量,复张肺泡、改善氧合,提高肺顺应性,减轻吸气做功,减少肺泡周期性复张和塌陷所致剪切伤的发生等。但是PEEP也会带来不良后果,PEEP能够提高胸膜腔内压,减少静脉血液回流,增加右心室后负荷。如果PEEP过高,肺泡过度膨胀,会导致肺损伤,因此选择最佳PEEP至关重要。

二、最佳PEEP选择方法

虽然50多年来在ARDS方面进行了大量的研究,但究竟什么是最佳的PEEP,应当怎样合理设置PEEP仍然是一个极具争议的问题。临床上有多种PEEP滴定法,其关注点不完全一致:可以根据氧合情况调节PEEP,如ARDSnet提出的FiO$_2$-PEEP表格法;也可以根据呼吸力学调节PEEP,如肺牵张指数法、压力-时间曲线（P-V曲线）法;以及根据跨肺压来调节PEEP,如食管测压法;此外,还可以根据肺水肿和肺充气情况来调节PEEP,如超声和影像学方法。关注点不同、使用的方法不同,滴定得出的“最佳PEEP”就可能有所不同。没有哪一种方法是最好的,必须结合病人情况决定。

（一）FiO$_2$-PEEP表格法

ARDSnet提出的FiO$_2$-PEEP关联表（表18-4-1）是一简单可行地选择PEEP的方法,方法是根据患者的目标动脉血氧分压（PaO$_2$ 55~80mmHg）或脉搏血氧饱和度（SaO_2 88%~95%）来选择吸入氧浓度和 PEEP 水平。然后交替提高 PEEP 和 FiO_2 的水平，以达到氧合目标的 PEEP 水平为适当的 PEEP。此表分高/低水平 PEEP-FiO_2 两种对应关系。可根据肺顺应性和病情严重程度选择不同水平 PEEP。建议具有肺复张潜力的中重度 ARDS 应用表格中高水平 PEEP-FiO_2，而低水平 PEEP-FiO_2 常应用于轻度 ARDS。同理，正常肺顺应性患者推荐采取低水平 PEEP-FiO_2；低顺应性患者如合并有肥胖、水肿、腹腔高压者则采取高水平 PEEP-FiO_2。该表格法使用简单，易于临床推广，但也存在 PEEP 设定缺乏个体化的不足。使用时对应调节。如当 FiO_2=0.7 时，可选择 PEEP 14cmH_2O 左右，然后如果仍然低氧，则调高 FiO_2 或 PEEP 一项，疗效不佳，再调整另一项。每次观察 10~20min。

表 18-4-1　FiO_2-PEEP 表格

低水平 PEEP-FiO_2												
FiO_2	0.3	0.4	0.4	0.5	0.5	0.6	0.7	0.7	0.7	0.8	0.9	0.9	1.0
PEEP/cmH_2O	5	5	8	8	10	10	12	14	14	14	16	18	18~24
高水平 PEEP-FiO_2												
FiO_2	0.3	0.3	0.3	0.3	0.3	0.4	0.4	0.5	0.5	0.5~0.8	0.8	0.9	1.0
PEEP/cmH_2O	5	8	10	12	14	14	16	16	18	20	22	22	22~24

（二）压力-容量（P-V）曲线法

压力-容量（P-V）曲线是反映肺在吸气相及呼气相两者关系的曲线，在 ARDS 患者中，P-V 曲线能良好地反映呼吸系统的弹性阻力与容量的关系，临床常通过大注射器法或吸气相恒定低流速（<10L/min）法进行测定，而在非恒流速（如 PCV）、存在自主呼吸或吸气高流速测定常存在误差。目前主流呼吸机（如 Galileo-Golden）带有 P-V 曲线测定工具。其吸气支的低位拐点（LIP）意味着塌陷的肺泡单位重新开放的平均开放压，而高位拐点（UIP）则是肺泡出现牵拉和过度扩张的标志。目前大部分呼吸机均可呈现 P-V 曲线，所以，P-V 曲线法也可以指导 PEEP 的设定。一般设置 PEEP 略高于（LIP+2）cmH_2O，以维持肺泡开放，同时避免肺泡过度牵拉扩张（图 18-4-1）。

从 PEEP 的生理学意义来看，PEEP 是为了避免呼气相肺泡塌陷，因此应用呼气支寻找最佳 PEEP 设定更为合理。而呼气支最大曲率点（expiratory point of maximum curvature，PMC）代表肺复张结束，当呼气时气道压力低于 PMC 时，开始出现肺泡塌陷及氧合水平下降，因此理论上设定 PEEP 大于 PMC 是合理的。但也有研究指出其不足，P-V 曲线反映的是整体肺部的顺应性而非单一肺泡，不能反映 ARDS 肺部病变不均一的特点，而且理论上指导 PEEP 设定主要依靠肺静态 P-V 曲线，在临床实际工作中真正的肺静态 P-V 曲线很难获得，呼吸机上显示的动态 P-V 曲

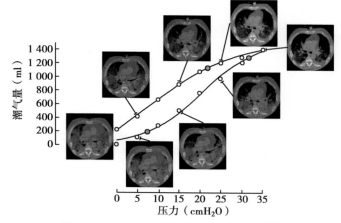

图 18-4-1　压力-容量（P-V）曲线法肺复张

（引自 Static pressure-volumecurves of the respiratory system：were they just a passing fad?CurrOpin Crit Care 2008；14（1）：80-86.）

线,与静态 P-V 曲线存在一定差异,虽然通过 P-V 曲线吸气支进行目测推断患者肺静态 P-V 曲线大概位置,但缺乏精准度。此外并不是所有品牌呼吸机都可以计算 P-V 曲线及低位拐点,也限制了其应用。

(三)肺牵张指数法

肺牵张指数(stress index,SI)是反映机械通气过程中肺顺应性变化的指标,也是反映 ARDS 病人肺泡塌陷和复张程度的指标。肺牵张指数的测定是在特定通气模式下,根据 P-V 曲线的形态通过回归方程计算而得到。采用此种方法需要满足三个前提条件:①患者完全的镇静肌松,没有自主呼吸;②呼吸机持续低流量的送气即采用容量控制的模式;③整个气道阻力在吸气时相保持不变。

目前有主流呼吸机选配软件模块可实时监测,当 SI=1 时,肺顺应性保持不变,既不存在肺泡复张也不存在过度膨胀,提示 PEEP 水平合适;当 SI<1,提示肺顺应性增加,存在肺泡复张,需要提高 PEEP 水平;当 SI>1,提示肺顺应性降低,存在肺泡过度膨胀,需要降低 PEEP 水平。所以,我们只需要监测 SI 的值,通过调节 PEEP 水平的设置,使得其尽可能接近 1,就能够达到较好的肺保护效果。与 FiO_2-PEEP 关联表相比,肺牵张指数法得出的 PEEP 更符合生理改变,能减少局灶性病变的 ARDS 在机械通气时出现的肺泡过度充气(图 18-4-2)。

(四)食管测压法

跨肺压就是肺泡内压与胸腔内压的差值,是扩张肺组织的真正力量。因为静态条件下,气道压等同于肺泡内压,所以跨肺压的准确测定依赖于胸膜腔内压的测量,所以临床上多采用测定食管内压力来代表胸膜腔内压,进而计算跨肺压。当食管置管成功后,通过呼气屏气,计算出呼气末正压与食管内压的差值即跨肺压。跨肺压主要用来指导 PEEP 的设定。研究表明,通过滴定 PEEP,使呼气末 PEEP 大于胸腔压即跨肺压 $>0cmH_2O$,维持肺泡在呼气末开放状态,可使

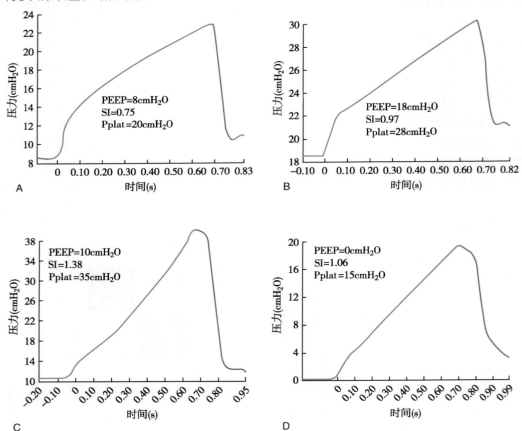

图 18-4-2　牵张指数法调节 PEEP
Pplat:平台压;PEEP:气道末正压;SI:应力指数
早期 ARDS 患者,图 A 和 B 表示 SI 随 PEEP 增加而改善,图 C 和 D 表示 SI 随 PEEP 下降而改善。
(引自:espiratory mechanics in mechanically ventilated patients.Respir Care 2014;59(11):1773-1794.)

氧合改善,有利于塌陷肺泡的扩张,反之则肺泡塌陷。因此,如果测定的跨肺压<0cmH$_2$O,可上调PEEP,进而升高跨肺压,直至跨肺压达到0cmH$_2$O或以上(图18-4-3)。

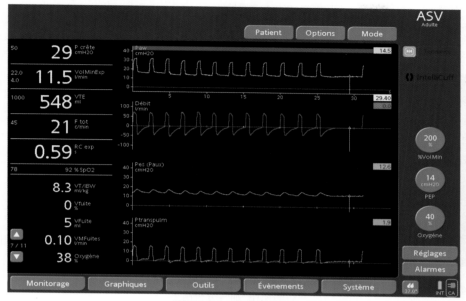

图18-4-3　食管测压法
肥胖 ARDS 儿童应用食道压进行跨肺压监测,可见底部跨肺压波形
吸气相 15cmH$_2$O,呼气相跨肺压 >0cmH$_2$O

在机械通气时,跨肺压是指导机械通气参数设置的良好指标。对了解肺泡受力情况、是否存在过度扩张或反复开闭有重要意义。但食管内测压需要特殊配置的呼吸机及置入食管测压管,目前在儿科尚未普及。

(五)最佳氧合/顺应性法

是以最佳氧合/顺应性为导向的 PEEP 选择方法,直接反映了 ARDS 患者的临床情况。在设定 PEEP 前,需要首先进行充分肺复张,充分复张的标准为肺复张实施后 PaO$_2$/FiO$_2$>400mmHg,或两次肺复张后 PaO$_2$/FiO$_2$ 变化<5%。在肺复张操作后将 PEEP 设置为较高水平如 20cmH$_2$O,然后递减,每 5min 降低 PEEP 水平 2cmH$_2$O,维持 5~15min 后测定动脉血氧分压/肺顺应性,直至 PaO$_2$/FiO$_2$ 下降>5% 或肺顺应性突然下降,认为有肺泡开始塌陷。然后重新复张后 PEEP 设置为 PaO$_2$/FiO$_2$ 下降>5% 或肺顺应性下降时的 PEEP+2cmH$_2$O,即为最佳 PEEP。此种方法 PEEP 设定方法虽然容易理解,但需要频繁测定血气分析或顺应性,一定程度上限制了其应用。建议有连续动脉监测的患儿采用此种方法。

三、临床应用

最佳 PEEP 在临床上应用有多种方法可以选择,各有优缺点,基于目前的证据,多采用 ARDSnet 的 PEEP/FiO$_2$ 图表法和肺最佳顺应性的方法,但仍应当将患者的氧合和临床表现作为治疗效果最为重要的参照。现举例说明:

病例:患儿男,10岁,因"发热、咳嗽5天,呼吸困难2天"入院。患儿5天前出现发热,峰值39.5℃,伴咳嗽,居家口服药物治疗,症状渐加重,2天气出现呼吸困难,诉胸部不适。遂至当地医院就诊,诊断为"支气管肺炎",给予"哌拉西林、奥司他韦"等治疗2天。患儿仍有反复高热,咳嗽频繁,血氧不稳,烦躁不安,120转运至我院。入院查体:神志清,精神欠佳,口唇发绀,吸气三四征阳性,双肺呼吸音粗,闻及密集湿啰音,胸片示双肺弥漫性片状密度增高影。SaO$_2$ 77%;血气分析提示:pH 7.454、PCO$_2$ 33.8mmHg、PO$_2$ 45.5mmHg、SBE 0.4mmol/L。病例胸片、血气见图18-4-4。

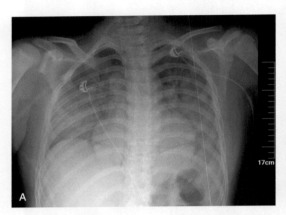

图 18-4-4　病例胸片和血气分析
A. 胸片；B. 血气分析结果

问题 1：患儿如何诊断？下一步应如何做？如行机械通气治疗，如何设定呼吸机 PEEP？

患儿男性，急性发病，以咳嗽、发热为主要表现，肺部查体可及密集湿啰音，影像学可见片絮状阴影，伴有严重低氧血症，以及精神改变，故重症肺炎可诊断。其次，患儿血气分析动脉氧分压显著降低<50mmHg，呼吸衰竭可诊断。此外，患儿既往体健，此次 1 周内起病，有明显呼吸窘迫表现，进行性加重，胸部影响两肺可见弥漫性浸润影，外院检查未发现心力衰竭及心源性肺水肿证据，故 ARDS 可诊断。患儿病情重，立即气管插管、机械通气。初始参数：PCV 模式，FiO_2 60%、PEEP $5cmH_2O$、PC above PEEP $16cmH_2O$。

ARDS 患者的肺泡广泛塌陷是导致其顽固低氧血症的重要原因，所以应用 PEEP 保持呼气末气道适宜压力以维持塌陷的肺泡保持开放尤为重要。而且机械通气过程中部分肺泡周期性塌陷开放而产生剪切力，会进一步加重肺泡损伤，PEEP 可有效改善低氧血症，维持肺泡开放，避免剪切力。因此，ARDS 患者机械通气时，应采用可以防止肺泡萎陷的最低 PEEP。

问题 2：患儿上机后呼吸困难较前改善，血氧较前有所上升，但仍血氧仍未正常，上述 PEEP 设置是否正确？下一步应如何做？

呼吸机辅助呼吸中，呼吸机参数 FiO_2 60%、

PEEP $5cmH_2O$，药物镇静状态下，无人机对抗，监护 SaO_2 77%，提示 PEEP 设置偏低和 FiO_2 不匹配。首先上调 PEEP 为 $10cmH_2O$，观察 SaO_2 变化，SaO_2 最高上升至 83%，继续上调 FiO_2 70%，PEEP 为 $12cmH_2O$，SaO_2 最高上升至 86%，遂再上调 PEEP 为 $14cmH_2O$，SaO_2 最高上升至 93%，达到氧合目标。经滴定确定参数为 FiO_2 70%、PEEP 为 $14cmH_2O$（图 18-4-5）。

对于 ARDS，最常采用的是 ARDSnet 制定的 PEEP-FiO_2 表格滴定法，交替递增滴定调节 FiO_2 和 PEEP，同时观察 SaO_2 的改变，到达 SaO_2 88%~95% 目标氧合后维持，以确定最佳的 PEEP 和 FiO_2。《2015 国际小儿急性呼吸窘迫综合征专家共识解读》中对于 PEEP 设定建议适度增高 PEEP（10~$15cmH_2O$）来改善氧合，对于儿童严重 ARDS，PEEP 可高于 $15cmH_2O$，但需要加强监测。

问题 3：ARDS 患儿应用较高 PEEP 机械通气真的安全吗？此患者的耐受性如何？

多数 ADRS 患儿对 PEEP 耐受较好，设置高 PEEP 主要用来肺复张，利用高水平的气道压力打开塌陷的肺泡，使肺开放，但肺泡处于膨胀状态时，可导致过度膨胀或高跨肺压的发生，血流动力学不稳定是其主要风险。发生血流动力学不稳定的主要机制如下：①气道压力的增加，导致静脉回流减少，右心室前负荷减少；②肺泡内压力

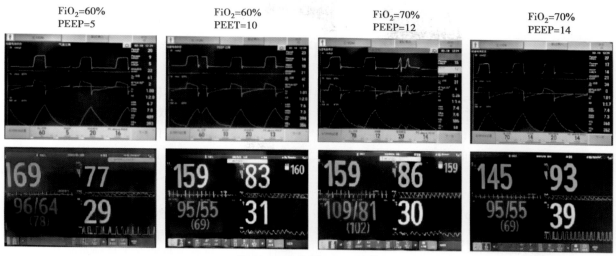

图 18-4-5　病例 PEEP 调节

增加,从而增加肺血管阻力和右心室后负荷。其次,肺水肿、气胸等情况也是高 PEEP 产生的不良情况。

一项对 21 例小儿 ALI/ARDS 肺复张的安全性及有效性研究分别在肺复张后 4h 及 12h 后对氧合指数进行评价,发现小儿 ARDS 肺复张可安全地改善氧合持续长达 12h,由此可见,比起严重低氧血症下患儿对氧合改善的需求,在加强监测的前提下,高 PEEP 并发症对机体的影响是不大的。此患儿经过调节 PEEP 后血流动力学监测未见明显血流动力学异常,复查胸片较前改善且未见气胸和皮下气肿(图 18-4-6)。也说明了调节 PEEP 治疗 ARDS 安全有效。

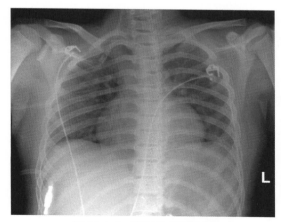

图 18-4-6　病例治疗后胸片

【专家点评】

肺复张是应用持续增加气道压使萎陷的肺泡开放,并在肺泡开放后施以足够的 PEEP 维持肺开放的临床操作。其包含打开肺泡并维持肺泡开放两个步骤,均是儿童保护心肺通气策略的重要组成部分。因此临床除了 RM 打开肺泡后还需要滴定最佳 PEEP 维持肺泡开放,二者相辅相成缺一不可。

四、小结

最佳 PEEP 设定是 ARDS 患者改善氧合实施肺保护性通气策略的重要组成部分,也是肺复张和肺开放的主要方法,合理运用 PEEP 可以有效改善氧合,减少肺泡塌陷,改善通气血流比,进而改善预后,降低重症 ARDS 死亡率。在成人 ARDS 患者已经广泛应用并且积累了丰富的经验。但是对于儿童 ARDS 患者,不同的年龄跨度下呼吸系统的病理生理并不相同。目前对于如何寻找最佳 PEEP 的临床资料目前尚无足够的数据,临床上 PEEP 的设定和调节也无固定的方法。更多是经验性治疗。故儿童 ARDS 患者 PEEP 的探索还有许多内容,我们相信,通过不断的努力和研究,安全、有效、个体化的最佳 PEEP 一定可以找到。

(吴利辉　缪红军)

第五节　允许性高碳酸血症

一、定义

允许性高碳酸血症（permissive hypercapnia，PHC）是指机械通气期间，为了治疗的目的和预防机械通气并发症，即避免气压-容量伤，故意限制气道压或潮气量，允许$PaCO_2$逐渐增高>50mmHg，但不一定必须伴随酸血症。

二、高碳酸血症对机体的影响

（一）高碳酸血症对中枢神经系统的影响

高碳酸血症可以引起脑血管扩张，当存在颅内高压（如急性颅脑损伤）时，会引起脑血流量和脑容积的增加，因此在此类患儿一定要权衡利弊。高碳酸血症是通气的潜在调节因子。轻微高碳酸血症（呼气末PCO_2增加8mmHg）并维持暴露在这样状态下，24~48h内会导致代偿性碱中毒。

（二）高碳酸血症对心血管系统的影响

碳酸血症降低心肌和血管平滑肌收缩力，由于该作用被高碳酸血症介导的交感神经作用所拮抗，交感神经兴奋导致前负荷增加，心率增快，降低后负荷，导致心排血量增加，引起缺血性肺血管收缩和肺内分流，使PaO_2增高。实验研究显示，当$PaCO_2$>80mmHg时，心排血量增加的同时，血管直径、血流速度、血流量都是增加的；当$PaCO_2$>100mmHg时，心排出量、血管直径、血流速度、血流量都是降低的。研究还显示，$PaCO_2$在增高时，冠状动脉血管扩张，血流增多。

（三）高碳酸血症对呼吸系统的影响

高碳酸血症时可以导致肺血管收缩和阻力增加。如果患儿存在肺动脉高压，会进一步加重病情。根据肺泡气体等式可以说明，肺泡内$PaCO_2$的增高可导致肺泡PaO_2的降低，$PaCO_2$每增高1mmHg，PaO_2就降低约1mmHg。高碳酸血症时由于酸中毒，肺的顺应性增加，可能在酸性状态下，继发性肺表面活性物质分泌增加，或肺表面活性物质更有效地降低表面张力。高碳酸血症对气道阻力影响不大，这是由于直接扩张小气道和间接引起（通过迷走神经调节）大气道收缩所致。$PaCO_2$急骤升高，会引起呼吸加深加快，$PaCO_2$>80mmHg时，产生呼吸中枢抑制和麻醉效应。

（四）高碳酸血症对氧离曲线的影响

高碳酸血症时由于$PaCO_2$增高和pH降低使氧离曲线右移，降低了血红蛋白对氧的亲和力，减少肺内血流的携氧量，但有利于氧在血红蛋白中解离，便于组织摄取氧。

（五）高碳酸血症对肾脏的影响

高碳酸血症时交感神经兴奋，在伴有低氧血症时，会导致肾血管收缩和大量钠重吸收，肾小球滤过率下降和水钠潴留。

三、允许性高碳酸血症的实施

允许性高碳酸血症实施的对象主要是中重度ARDS、危重型哮喘、胸壁和肺发育不良、闭塞性细支气管炎等患儿。实施目的主要是尽量避免呼吸机相关性肺损伤（VALI）。允许性高碳酸血症的实施采用小潮气量（5~8ml/kg）和/或低通气压（平台压<30cmH_2O）的通气策略。在限制潮气量时，应逐渐减至7ml/kg，使$PaCO_2$缓慢升高，每小时≤10mmHg。PHC时，成人$PaCO_2$一般维持在50~100mmHg，最好在70~80mmHg，pH≥（7.20~7.25）。目前小儿无明确的数值范围，一般认为45~60mmHg较为适宜。PHC时由于采用小潮气量和低通气压来避免局部和普遍的肺泡过度扩张，使代谢产生的CO_2不能完全排出，导致$PaCO_2$增高。这是在权衡VALI和高碳酸血症两者的危害性之后，在不能两全的情况下，把预防VALI放在优先地位的策略。随着$PaCO_2$的升高，pH随之降低，其降低程度与肾功能的代偿能力有关。有证据表明应用小潮气量，可以避免肺泡过度扩张和可以接受的$PaCO_2$升高，最大限度减少ARDS和哮喘患儿肺气压伤风险。

病例：患儿女，7岁6个月，体重18kg。发热伴咳嗽气喘6天，加重伴呼吸困难1天入院。6天前无明显诱因发热，热峰39.8℃，偶有单声咳嗽，口服退烧药后仍有发热，38.5℃左右。就诊当地医院给予输液对症治疗 3 天不见好转,咳嗽气喘加重,转上级三甲儿童医院住院,普通病房住院过程中出现呼吸困难进行性加重,转 PICU。查体:呼吸急促,RR 38 次 /min;听诊两侧呼吸音弱;胸片示肺过度膨胀,但无明显浸润(图 18-5-1)。静脉注射类固醇、吸氧和持续雾化后 2h 的动脉血气显示:FiO₂ 0.5、pH 7.20、PCO₂ 44、PaO₂ 75mmHg。

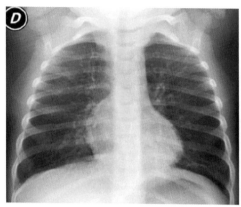

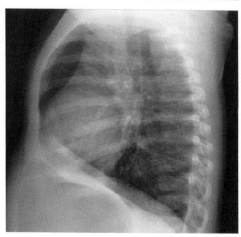

图 18-5-1　病例 1 胸片

问题 1:下一步应该采取什么行动?

哮喘加重期的患儿通常应该是过度换气,因此会出现 PaCO₂ 降低。正常的 PaCO₂ 意味着由于呼吸肌疲劳,二氧化碳分压开始上升。本例中,酸性 pH 证明了这一点。NIPPV 不太可能为呼吸肌提供足够的支持来逆转关键过程。这种病人的选择应该是选择性插管和机械通气,当 PaCO₂ 明显上升且病人疲劳时。立即给予气管插管机械通气,初调呼吸机:PC 模式,RR 30 次 /min、吸气峰压 ≤40cmH₂O、FiO₂(几分钟前为 1.0)0.6、PEEP

2cmH₂O、吸气时间 0.75s。

问题 2:在从插管所需的镇静剂中醒来后,小儿变得越来越激动和暴力扭动,给予镇静剂和肌松剂。此时,脉搏上升到 170 次 /min、呼吸频率 46 次 /min、SpO₂ 为 98%。烦躁不安的原因可能是什么?

临床上针对此类患儿,首先气管插管堵塞在许多情况下是导致机械通气患儿突然不安和烦躁的原因。另外,睡眠不足也会引起躁动,一些服用糖皮质激素的患儿会患上类固醇精神病。最后,内在 PEEP(autoPEEP)的发展会导致相当多的患儿 - 呼吸机不同步,这可以表现为人机对抗。在这种情况下,本例患者烦躁的原因被证明是由于空气潴留和动态的过度膨胀导致的高内在 PEEP。

问题 3:针对此种情况合理的措施是什么?

合理的措施建议:减少吸气时间,延长呼气时间,改善更彻底的肺排空,从而减少了动态肺过度充气,从而降低了 autoPEEP。添加少量外部 PEEP 可降低患儿必须吸气的梯度,从而减少呼吸功,可以适当应用支气管扩张剂,降低 I:E 比值,添加少量的外部 PEEP(为测量的内部 PEEP 的 50%~75%,<80%)。

问题 4:在本病例中,尽管采用了最佳呼吸机策略,但峰值和平台压力仍处于不可接受的水平;将最大气道压力设置为 40cmH₂O 时,每次呼气时排出的潮气量约为 120ml,导致吸气停止,并导致通气不足使 PaCO₂ 上升到 72mmHg。本阶段的下一步适当策略包括哪些方面?

由于潮气流量降低,可以通过增加吸气时间和气道压力设置,但是此时气道峰压力已很高,若进一步使上气道压力升高,势必增加气压伤的风险。其他的策略在这种情况下都是可以接受的,尽管 Heliox 的使用仅限于几个中心,还不属于常规通气策略的领域。因此,此种情况考虑:氦氧混合气通气,容许性高碳酸血症。由于采用"允许性高碳酸血症"限制了潮气量,患者可能呼吸代偿性加快,此时会导致人机对抗,呼吸增快或更容易气道陷闭、产生内源性 PEEP。所以需要加强镇静肌松。尽可能减少机械通气以外的高二氧化碳的产生,比如控制发热、镇静、肌松、高脂低碳水化合物饮食等,尽量减少心肺负担。

【专家点评】

允许性高碳酸血症是实施肺保护性通气策略

后的结果,临床如何平衡高碳酸血症带来的不良后果与高呼吸机参数带来的呼吸机相关肺损伤,是在呼吸机设置过程中的艺术。

四、高碳酸血症的副作用和禁忌证

研究证实,高碳酸血症的副作用取决于$PaCO_2$上升的速度和伴随的pH降低程度。一般来说,机体能很好地耐受和代偿急性高碳酸血症或缓慢的$PaCO_2$升高。当$PaCO_2<80mmHg$、$pH>7.15$时对机体是无害的。当$PaCO_2$快速升高到90~100mmHg时会对人体产生不良影响,主要累及心、脑血管系统,引起高血压、心律失常、心功能不全,出现头痛、意识障碍、视盘水肿、颅内高压等症状。当$PaCO_2$增加过快时,可以通过增加通气频率来增加分钟通气量,当$pH<7.10$时可以给予碱性药物如碳酸氢钠、三羟甲基氨基甲烷(THAM),同时也可以给予适当的镇痛镇静。在重症颅脑病变颅内压高的患者,由于高碳酸血症可以引起脑血管扩张,引起脑血流量和脑容积的增加,此类实施PHC时会有危险。

(肖　岳　陈　俊)

第六节　俯卧位通气

体位疗法在疾病的治疗过程中有重要作用,既能缓解局部皮肤压迫、肌肉关节挛缩,又能使体液重新分配,甚至变换体位在一些特殊的疾病和治疗方式中起到至关重要的作用。

1976年Piehl等首次报道了俯卧位(prone position)在呼吸衰竭患者中的疗效。经过30余年的动物实验和临床观察证实了俯卧位通气的治疗效果。不仅改善氧合,使吸入氧浓度(FiO_2)和呼气末正压(PEEP)水平降低,而且最近研究发现俯卧位可降低中重度急性呼吸窘迫综合征(ARDS)的病死率。2020年对重症、危重症新型冠状病毒肺炎患者,《重症新型冠状病毒肺炎呼吸治疗流程专家建议》提出可采用体位引流及俯卧位通气。

俯卧位通气主要用于急性肺损伤(ALI)和ARDS患者。本节以ARDS为例,简述俯卧位通气。

一、俯卧位通气的理论基础

肺受到心脏压迫、膈肌和胸壁的牵扯及肺的力学性质等因素的影响,跨肺压力梯度随体位改变而发生变化,最终导致肺泡直径发生改变。另外,痰液、分泌物甚至外源性异物对气道机械阻塞,这些都是俯卧位治疗的理论基础。

(一)血液、通气重新分布

仰卧位或半卧位时肺泡的水肿与塌陷以靠近背侧下部的区域显著。血流亦多分布于该区域,从而加剧通气相对不足,使通气血流比例失加重,而当患者采取俯卧位时,水肿和血流将重新分布于病变较轻的腹侧区域,通过减少分流来改善低通气,使通气血流比例更加匹配。

仰卧位由于重力作用,胸膜腔内压自上而下负值逐渐减小,靠前胸壁肺组织胸膜腔内负压较大且背面肺组织受脏器压迫,故前胸壁肺泡充气程度比背面的好。此时背侧区域的肺组织通气减少而血流过剩或接近正常;在转变为俯卧位后,则减少从前胸壁到背部的压力梯度,改变局部区域的跨肺压,背侧区域肺组织的通气改善,腹侧区域肺组织的通气减少,但其减少的程度相对小于背侧通气的改善幅度,从而使氧合改善(图18-6-1)。

总之,无论是血流的重新分布,还是通气的重新分布,皆与重力作用有关,重力作用对血流影响大,则血流改善;对通气影响大,则通气改善。

(二)增加功能残气量

俯卧位时垫起病人的肩部和髋部会使胸廓和腹部的运动改善,增加功能残气量,推测改善氧合与功能残气量增加有关。

俯卧位时背侧膈肌向尾侧移位,改善膈肌运动。可通过改变膈肌的运动方式和位置从而增加功能残气量,使局部肺组织复张,减少了通气血流比例失调。

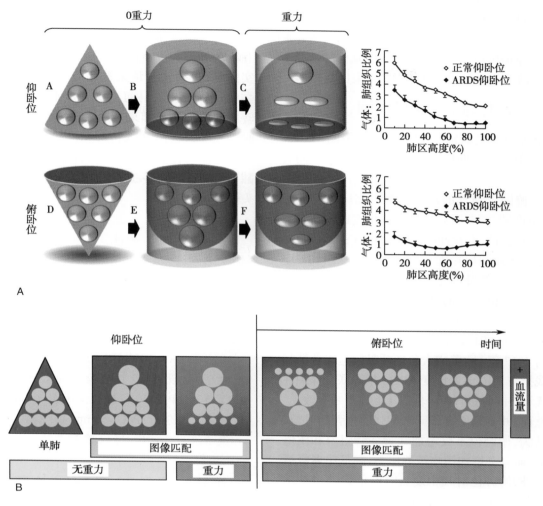

图 18-6-1　俯卧位机制示意图

A：肺部气体分布；B：血流分布

（图 A 引自 Am J Respir Crit Care Med，2013，188（11）：1286-1293；

图 B 引自 World Journal of Critical Care Medicine，2016，5（2）.）

（三）减少纵隔和心脏对肺的压迫

生理状态下，受重力的影响，胸腔内压存在着区域性差异。在仰卧位时，受肺组织、纵隔、心脏、胸廓、膈肌及腹腔脏器重力的影响，胸腔内压存在显著的梯度变化，从腹侧到背侧负压逐渐减小，心脏背侧受影响最大，负压更小。但心脏的收缩使心脏周围负压略大。

仰卧位时平均 16%~24% 的肺组织受到心脏和纵隔的压迫，病理状态下（心脏增大、增重、心脏病基础）情况更加明显，使该部位的肺组织通气、血流受限；而俯卧位通气时平均 1%~4% 的肺组织受到心脏和纵隔的压迫，心脏重量作用于胸骨，减轻心脏对肺的压迫，从而改善心脏下肺单位的通气灌注。

（四）肺应力与应变分布更加均匀

ARDS 早期主要以肺间质渗出、水肿为主，此时不张和实变的肺组织较多。俯卧位通气时腹腔内压下降，膈肌向胸腔的移位减少，胸壁前侧顺应性下降，而背侧胸壁顺应性改善，使整体胸壁顺应性更加一致。此时肺重量解除对背侧肺组织的压迫，通气的反应较好。而随着病情进展，肺泡与透明膜处纤维组织逐渐沉积，发生肺纤维化，此时患者对俯卧位通气的反应差。

（五）影响俯卧位改善氧合的其他因素

一般认为俯卧位时可改善气体交换、增加氧合，从而可降低呼吸机参数，比如常下调潮气量、吸入氧浓度及气道平台压和峰压，减少呼吸机相关性肺损伤的发生。另外，俯卧位改善脑部供氧的同时，可以通过机械通气调节 $PaCO_2$ 从而影响脑血管、脑血流及颅内压。机械通气中俯卧位可以促进支气管肺泡分泌物的引流。以往认为不完全

447

俯卧位,即从仰卧位翻转135°~180°,可能会有更少的副作用,而且给护理带来方便。但目前的研究来看,不完全俯卧位与完全性俯卧位即从仰卧位翻转180°,在改善氧合和不良事件方面并未见差异。

二、治疗时机和持续时间

俯卧位通气目前认为是肺保护策略的一种方法,一般不单独使用,而是与常规机械通气同时使用。

1. **俯卧位通气的治疗时机**　临床上一旦考虑中、重度期,需要吸入较高的氧浓度或较高水平呼气末正压时(推荐:$PO_2/FiO_2 \leq 150$;$FiO_2 > 60\%$且 $PEEP \geq 5cmH_2O$;尤其是 $PO_2/FiO_2 \leq 100$),应尽早考虑实施俯卧位通气。

2. **俯卧位通气的持续时间**　目前尚无定论2016年韩国《急性呼吸窘迫综合征临床实践指南》推荐中重度 ARDS 每日俯卧位至少持续10h以上。而2017年《欧美成人急性呼吸窘迫综合征临床实践指南》中,成人重度 ARDS 推荐联合保护性肺通气策略同时每日俯卧位需12h以上才有效。

然而,并不是所有研究者都强烈推荐俯卧位,他们认为,俯卧位不仅增加气管插管阻塞和压疮发生率,而且会增加镇痛镇静压力,降低患者舒适度。另外,俯卧位对轻中度 ARDS 的影响也缺乏证据支持。2015年 PARDS 中指出,不常规推荐使用俯卧位通气,只有在重度 PARDS 时,可选择性应用。

三、俯卧位通气的实施

(一)翻转前准备

即使无俯卧位禁忌证(本节第六部分),仍需充分评估翻转过程可能的风险,做好翻转准备:①是否使用 PICU 标准床垫,压力区风险评估;②避免眼球受压,避免角膜擦伤,保持眼睛闭合;③尽可能采用密闭式吸痰,减少中断通气;④检查所有中心静脉和动脉通路,以及各种引流管路,并确保气管插管牢固,防止翻转过程产生滑动;⑤评估病人镇痛镇静水平;⑥插鼻饲管,翻转前禁食1次,或抽吸胃内容物;⑦如有胸腔闭式引流管路,确定管路固定牢固,翻转前夹闭管路;⑧前胸及耻骨附近垫衬支撑,病人部分胸腹与床面保持适当间隙(锁骨至第6前肋不支撑重力),利于胸腹的呼吸运动;⑨将前胸的电极片转移至肩部或背侧。

(二)翻转方法

俯卧位操作一般在早晨开始执行,便于观察和机动处理。没有固定的操作方法,根据各单位实际情况,病人病情采取相应方式,前提是确保翻转过程安全。目前主要有人工翻转方式和翻转床两种方法。如果采用人工翻转方式,一般同时需要5人协作,1人指挥和机动(患者右下侧),1人监视设备和监护仪(患者左下侧),2人负责翻身(患者两侧各1人),1人固定头颈部(患者头侧)。

> 病例:患儿女,1岁,10kg。因"发热咳嗽1周,呼吸困难1天"入院。发热、咳嗽,进行性加重。查体:气促,吸气性凹陷明显,面色发绀;双肺密集细湿啰音;HR 185次/min,心音钝、律齐,未及杂音;肝肋下锁骨中线3cm,脾无肿大。腺病毒阳性;鼻导管吸氧送入 PICU,SpO_2 70%、BP 90/50mmHg。立即气管插管,初设参数:压力控制,RR 35次/min、FiO_2 50%、PIP 30cmH$_2$O、PEEP 8cmH$_2$O、Ti 0.7s。血气分析:PaO_2 50mmHg;胸片示两肺弥漫性渗出。诊断:重症腺病毒肺炎,ARDS。

问题1:病例 PO_2/FiO_2=100 诊断为重度 ARDS,已采用了小潮气量、适当高 PEEP,PaO_2 仍不能维持,还有哪些治疗选择?

将 FiO_2 由50%调至60%,PEEP 由8cmH$_2$O调至10cmH$_2$O,半小时后复查血气分析 PaO_2 60mmHg、$PaCO_2$ 40mmHg。镇痛镇静下无人机对抗,予以俯卧位通气,并强心、利尿。

轻度 ARDS 可以无创通气或高流量吸氧,中重度 ARDS 氧疗目标 PaO_2 70~90mmHg 或 SaO_2 92%~97%。相对高 PEEP、相对小潮气量和保障循环血供基础上保守液体管理是目前公认的保护性通气策略。

问题2:进行俯卧位时注意哪些问题?

危重患儿进行俯卧位通气应首先排除相对禁忌证,如颌面部损伤、腹部手术后、脊柱损伤、颅内高压症、血流动力学不稳定等临床情况。俯卧位可能增加患者不适,需要良好的镇痛镇静,必要时加用肌松剂确保俯卧位实施。部分患者实施俯卧位后会出现血流动力学不稳定或体位不当胸廓受压后潮气量下降影响氧合,因此在俯卧位实施初期应当密切监护生命体征变化。

【专家点评】

机械通气治疗中重度 ARDS,低潮气量通气、适当高的 PEEP 有效预防或减轻呼吸机相关性肺损伤,除呼吸机保护性肺通气策略以外,俯卧位通气因实施方便、不良反应少,目前成为中重度 ARDS 挽救性治疗一线选择。

四、有效性监测

改变体位后是否有效一般通过经皮血氧饱和度(SpO_2)、氧分压(PaO_2)、PaO_2/FiO_2、氧合指数(OI)体现。除氧合指标外,肺部力学指标如肺顺应性改善,胸部影像学改善也常作为疗效判断指标。

1. 在仰卧位时记录 SpO_2,查动脉血气分析,记录氧分压(PaO_2)并计算 PaO_2/FiO_2、氧合指数(OI)。

2. 如果有仰卧位转变成俯卧位后 SpO_2 持续下降超过 10min,立即将俯卧位转回仰卧位。

3. 如果有仰卧位转变成俯卧位后 SpO_2 能够稳定,或保持上升趋势,1h 后记录 SpO_2,查动脉血气分析,记录氧分压(PaO_2)并计算 PaO_2/FiO_2、氧合指数(OI)。

4. 每日尽可能俯卧位持续 12h 以上,每次更换体位时重复以上 3 个步骤。

五、俯卧位时的肢体位置与被动活动

俯卧位时如何摆放肢体及被动活动,目前没有临床操作指南。

根据 PICU 日常护理经验,每 2~4h1 次,对患者四肢、躯干、关节及受压部位进行按摩。尤其主张对患者背部进行拍背护理,用空心掌心或复苏囊面罩均可。

1. 可将软枕头垫在双肩或前胸和髋关节部位,以减轻腹部受压。使肩关节前倾,避免肩关节囊腔压力过高,允许手臂自由摆放,避免臂丛神经损伤。

2. 允许患者向左或向右成 135°(3/4)卧位,可用斜面软枕支撑躯干。

3. 双手臂上举置于头两侧呈自然屈曲;也可单侧手臂上举,另一手臂回收于躯干。

4. 避免长时间膝关节、踝关节和胫骨前侧受压,可利用 135°(3/4)侧卧位交替缓解受压。

5. 头部、颈可偏向一侧,避免牵拉颈椎和下颌着力,可将床头抬高 30°,减轻面部水肿。

六、禁忌证和并发症

1. **以下情形是俯卧位的禁忌证** ①患者颅内高压或脑灌注压力不足;②大咯血患者;③接受气管手术或开胸手术患者术后 15 天内;④颅脑损伤患者 15 天以内;⑤ 15 天内有下肢深静脉血栓形成者;⑥接受插入式心脏起搏器的患者术后 15 天内;⑦脊柱、股骨或骨盆骨折患者;⑧在胸前放置胸导管的患者;⑨腹部开放伤患者。

2. **俯卧位通气的并发症** 包括:面部水肿,面部、角膜、骨盆、膝部溃疡,俯卧位时不能耐受的剧烈咳嗽,心律失常,乳头压迫性溃疡或坏死,胫骨前缘压迫性溃疡,气管插管、动静脉置管及各种导管脱落,臂丛神经损害等。虽然有些并发症在仰卧位时也会发生,但当体位发生改变时更应注意到其他一些严重的少见并发症。

七、俯卧位通气的其他问题

俯卧位通气是改善 ARDS 患者氧合和肺复张的有效策略。但并不是所有研究者都强烈推荐俯卧位,他们认为,俯卧位不仅增加气管插管阻塞和压疮发生率,而且会增加镇痛镇静压力,降低患者舒适度。另外,俯卧位对轻中度 ARDS 的影响也缺乏证据支持。目前尚不清楚保护性肺通气策略和俯卧位之间的效应关系。

以往认为 ECMO 的受试者被排除在外,但在最近的研究,俯卧位没有增加 EMCO 患者的并发症报告。接受 V-V 模式 ECMO,难停 ECMO 的病例,使用俯卧位后可能对停 ECMO 有益。

通过俯卧位通气进行改善氧合及预后,但操作过程需保证患者安全,我们希望对俯卧位的使用标准化。使其不再被当作是急性呼吸窘迫综合征管理的最后手段。

(赵劲懂)

第七节 自主呼吸及镇静肌松

一、概述

机械通气是治疗急性呼吸窘迫综合征（acute respiratory distress syndrome，ARDS）的基础。某些治疗方法可以降低病死率，但关于 ARDS 机械通气的最佳方法的争论仍在继续。特别是使用神经肌肉阻滞剂（neuromuscular blocking agents，NMBA）保留自主呼吸或完全控制机械通气在机械通气中的位置没有明确定义。早先的研究表明，机械通气期间保留自主呼吸可改善肺泡复张，氧合和血流动力学参数，持续镇静状态并可减少膈肌功能障碍。但是，有关 ARDS 的数据很少，特别是对于最严重的低氧血症患者。ARDS 急性期，尤其是在最严重的病例（定义为 PaO_2/FiO_2 为 100mmHg，在 $5cmH_2O$ 呼气末正压中，机械通气期间的自主呼吸可能是有害的并增加呼吸机引起的肺损伤）。相反，在这些患者中，通常需要深度镇静并持续肌肉松弛，以确保保护性通气，限制不适应并允许俯卧位及 NMBA 在 ARDS 中的广泛应用。因此，关于机械通气在 ARDS 中 NMBA 的位置和自主呼吸的明确建议并不适用。需要区别对待并个体化应用。ARDS 期间机械通气的病理生理学可以帮助我们理解临床研究中已经注意到的使用神经肌肉阻滞剂或保留自主呼吸的益处和相关风险。

二、健康肺与受伤肺的肺通气特征

机械通气过程中，根据胸壁特征，使肺部膨胀的部分施加压力（即跨肺压力 P_L）变化很大：

跨肺压（P_L）＝气道压力（Paw）－胸膜压力（Ppl）

其中，P_L，膨胀肺部的压力，肺组织应力的替代值；Paw，通过气管正压通气施加的压力；Ppl，由胸壁施加的肺表面压力。自主呼吸的努力可以提高 P_L 与应用于肌松的相同 Paw。当机械通气期间保留自主呼吸时，Ppl 的负面变化可能与呼吸机的正压变化相结合，放大 P_L。接受机械通气的患者传统上鼓励自主呼吸。一般认为肺部膨胀在 Paw 较低的水平，这种策略会导致更好的局部（特

别是依赖性）肺通气，从而增强气体交换并可能改善血流动力学指标。ARDS 中保留自主呼吸是否存在有益作用就有反对的声音，最近的实验研究从 P_L 和局部肺通气的角度揭示了 ARDS 中自主呼吸的"黑暗面"，使用食管压力测压和动态成像如动态计算机断层扫描（CT）和电阻抗断层扫描。经典的生理学研究表明，在正常情况下，肺实质是均匀的，并被认为是一个连续的弹性系统，表现为流体样行为，使得应用于胸膜局部区域的扩张压力在整个肺部变得普遍（胸膜）。这意味着由膈肌收缩产生的 Ppl 局部变化倾向于传播到整个肺表面，造成 P_L 相当均匀的增加。相反，一旦肺受损（即 ARDS），由膈肌收缩产生的 Ppl 的负面变化不是均匀地穿过肺表面，而是集中在依赖肺部区域（即固体样行为）。肺损伤涉及组织炎症和充满液体的肺泡呈不均匀分布。因此，一些区域充气良好，另一些区域会塌陷或充满液体和炎症细胞。这种致密的组织可能不像流体，更像是一个抵抗形变的"固体"区域框架。局部升高的 P_L 变化会导致依赖性肺部区域的局部过度伸展，首先产生这种压力，伴随肺泡空气从非依赖性肺部转移到依赖肺部的部分（即摆动呼吸或气体摆动）。使用动态 CT（基于绝对空气含量）和电阻抗断层扫描（基于相对空气含量），摆动呼吸的证据在 ARDS 的实验模型中以及术后 ARDS 患者中得到证实。

三、保留自主呼吸的优劣评估

（一）急性呼吸窘迫综合征保留自主呼吸相关的益处

吸气肌肉的活动可以降低肺周围的胸膜成分，从而在整个呼吸周期内增加并维持 P_L。首先，通过增加胸壁的弹性回缩，已经证实吸气肌肉的强直活动能维持呼气末肺容量。实际上，肌松使呼气末肺容量减少 0.4~0.5L，导致正常人呼吸系统顺应性降低和膈肌附近肺不张增加。吸气过程中 P_L 的潮气量增加（由于膈肌收缩）优先分配潮气量到肺依赖区。因此，在机械通气过程中维持自主呼吸是通过改变胸膜成分而最少侵害肺部的方法。在轻度到中度 ARDS 实验和临床研究

中,机械通气期间的自主呼吸改善了气体交换,与CT分析中更好的肺通气相关。但是,需要强调,自主呼吸有益作用的证据主要集中在不太严重的急性呼吸窘迫综合征中。在不太严重的ARDS中,自主呼吸努力一般是适度的,较短的持续时间和较小的Ppl负面改变幅度(即膈肌收缩产生的幅度)。重要的是,随着机械通气期间自发努力变强,摆动呼吸区(即从非依赖性肺部区域转移到依赖肺部区域的肺泡空气量)变得更大。因此,温和的自主呼吸努力可能有利于募集塌陷的肺,而过度的自主呼吸努力可能由于摆动呼吸增大而导致局部肺泡过度伸展。

(二)急性呼吸窘迫综合征保留自主呼吸潜在有害影响

首先,机械通气过程中的自主呼吸即使在限制平台压力时也会导致P_L失控而无法控制的升高。事实上,在实验性ARDS模型中已经证实由于增加的自发努力导致组织学肺损伤增加。在严重ARDS中,加上已经很高的平台压力和更高的自主呼吸需求,有害的高P_L增加了组织学肺损伤和潮气量恢复。在2010年*NEJM*发表的《肌肉阻滞剂在早期ARDS中的应用》研究中,安慰剂组(不使用神经肌肉阻滞剂)即使在比较低的平台压力和潮气量与肌松组相比时也具有更高的气压伤发生率,这表明自主呼吸努力可能产生了有害的高P_L和毋庸置疑地发生了与摆动呼吸相关的依赖性肺区局部的过度扩张。其次,在实验性ARDS模型中,尽管潮气量限制在6ml/kg以下,但由于摆动呼吸较大,强烈的自主呼吸努力导致依赖肺的局部过度伸展。事实上,在神经肌肉肌松期间,匹配这种程度的区域性过度伸展需要15ml/kg的总潮气量(即高度有害的肺伸展)。最后,高呼吸动力也会激活呼气肌肉。这种呼气肌肉的活动使膈肌向头侧方向移动,导致呼气期间Ppl升高和呼气期间P_L降低,在呼气期间的P_L等于PEEP减Ppl。因此,通过减少呼气末肺容量可导致低氧血症。除了严格限制机械通气期间的潮气量和平台压力外,避免过度自主呼吸努力(特别是在严重ARDS病例中)以降低VILI的风险也很重要。

四、神经肌肉阻滞剂的优劣评估

(一)神经肌肉阻滞剂应用的理论获益

首先,神经肌肉阻滞剂(肌松剂)在急性呼吸窘迫综合征中的作用有其多种病理生理学机制。严重ARDS急性期使用NMBA对氧合和病死率方面存在一定的获益。Slutsky提出了NMBA的病理生理学方面的影响总结,主要是由于:①减少患者与呼吸机的不同步,更好地控制潮气量,减少气压伤和容积伤,抑制活跃的呼气和更好地控制PEEP减少肺挫伤。降低肺血流量和肺泡毛细血管通透性。②与低氧血症和容许性高碳酸血症相关的典型呼吸动力下降。③减少肌肉耗氧量和心输出量。④减少生物损伤,抑制炎症介质从肺泡腔转移至血循环,减少器官衰竭。⑤功能残气量增加,减少肺内分流。通气灌注比的改善也可能与肺灌注更均匀分布有关,这是由于施加较低的肺压力,有利于通气区域的灌注和减少肺内分流。

(二)临床实践中与肌肉松弛相关的益处

两项前瞻性随机对照试验(prospective randomized controlled trial,PRCT)证实了使用NMBA对ARDS患者氧合的有益作用。在第1个多中心PRCT中,与安慰剂相比,ARDS在接受神经肌肉阻滞的患者中持续48h的PaO_2/FiO_2比值显著改善。第2个多中心双盲试验中,严重ARDS持续时间少于48h(即PaO_2/FiO_2比值<150mmHg和PEEP≥5cmH_2O)的患者被随机分为两组:一组接受连续输注顺式阿曲库胺苯磺酸盐和安慰剂组都在48h内给药。顺式阿曲库胺苯磺酸盐组与安慰剂组相比,在第90天的死亡风险比为0.68。最后这些研究提供了有力的论据,支持在大多数低氧性ARDS患者(特别是PaO_2/FiO_2<120mmHg)使用48h输注顺式阿曲库胺苯磺酸盐并直接获益于生存。

(三)神经肌肉阻滞剂的潜在有害影响

在ARDS期间使用NMBA的潜在缺点中,ICU获得性虚弱及肺不张和肺塌陷是最常出现的情况。

1. ICU获得性虚弱　ARDS患者的ICU获得性虚弱(ICU acquired weakness,ICU-AW)发生率为34%~60%。ICU-AW的独立危险因素包括:女性、多器官功能障碍、机械通气持续时间和皮质类固醇激素治疗。血管活性药使用的持续时间、ICU停留时间、高血糖、低血清白蛋白和神经功能障碍也是相关危险因素。有2种情况似乎支持ICU-AW的发展:使用类固醇NMBA和输注时间超过48h。

2. 肺不张和肺塌陷　NMBA 可使膈肌麻痹，这可能导致肺不张的发生。这一点已经在具有健康肺的患者中进行了研究，这些患者在肌肉麻痹麻醉后迅速发生肺膨胀不全。但是，在 NMBA 改善氧合并可能有利于促进肺复张的 ARDS 患者中未观察到这些确定。因此可以假设，在 ARDS 患者中，应用足够的 PEEP 水平能够抵消膈肌失调的影响。

> 病例：患儿男，3 岁 6 个月。发热伴咳嗽 5 天，加重伴气促青紫 2 天入院。5 天前无明显诱因下发热，热峰 40.1℃，阵发性咳嗽，有痰不易咳出，口服退烧药仍有发热，38~39℃ 左右，就诊门诊查胸片提示：肺炎。给予抗感染输液治疗。2 天前仍有发热，咳嗽加重伴气促青紫，立即收抢救室。考虑患儿病情危重转 PICU。患儿入 PICU 后予清理呼吸道、CPAP 吸氧，不缓解。面色仍青紫，呼吸急促，心电监护示血氧饱和度 78%，立即给予气管插管、机械通气，初调呼吸机 PCV 模式：FiO_2 60%、PIP 20cmH$_2$O、PEEP 6cmH$_2$O、RR 30 次/min、Ti 0.67s、SpO_2 84%。上机后床边胸片提示：双肺弥漫性浸润影，呈"白肺"。上机后血气分析：pH 7.21、PCO$_2$ 62mmHg、PO$_2$ 63.8mmHg。诊断考虑：重症肺炎，急性呼吸衰竭，严重 ARDS。给予 ARDS 小潮气量、高 PEEP、监测驱动压、PIP 等肺力学参数等肺保护性通气策略，患儿 3h 后呼吸困难仍不能缓解。RR 62 次/min，口唇肢体末端青紫，人机对抗明显，经皮需氧饱和度降低至 52%~68%。

问题：诊断为重症肺炎，呼吸衰竭，严重 ARDS，肺保护性通气策略治疗基础上初期保留自主呼吸情况下，出现呼吸困难加重人机对抗明显，应采取哪些进一步诊疗措施？

患儿出现严重呼吸困难发展口唇肢体末端青紫，人机对抗明显，应仔细查体，虽经过肺保护性通气策略措施，因保留自主呼吸，应进一步评估机械通气常见并发症气压伤。紧急床边胸片复查发现双肺透亮度增高，较前无改善，未见气压伤证据。在综合治疗的基础上，充分吸痰，静脉给予咪达唑仑充分镇静（维持 RASS 镇静评分 –2~0 分）、瑞芬太尼镇痛（FLACC 评分 1~3 分），小潮气量通气，控制通气模式，人机对抗仍然存在，再静脉应用肌肉松弛剂（罗库溴铵）抑制自主呼吸。处理后患儿略好转，呼吸频率控制在 35 次/min 左右，SpO_2 78%~89%（FiO_2 65%）。复查血气分析：pH 7.273、PCO$_2$ 49mmHg、PO$_2$ 68.8mmHg、BE –6mmol/L、Lac 3.86mmol/L。

【专家点评】

推荐在人机对抗明显时给予合理的镇痛镇静、必要时肌松，改善病情和合理的氧输送，降低氧耗。药物的选择和给药需要考虑与儿童的疾病严重度、病理生理学和年龄有关的、可能的给药时间和副作用特征。没有药物不会带来并发症和副作用，应考虑风险和益处并定期进行检查评估。同时移动的患儿不一定表示不适。优化药物输注，以避免耐受和戒断。定期检查需求和剂量，以监测药物的有效性。药物持续维持输注可能会保持疗效并防止药物出现耐受。

综上所述，在 ARDS 期间允许自主呼吸、机械通气及神经肌肉阻滞的通气策略不应该被反对，而是应该同时考虑 ARDS 的严重程度和确保保护性通气的可能性。机械通气过程中仔细进行监测，不仅包括潮气量和平台压力评估，而且可能至少在最严重的情况下评估跨肺压力。在严重急性呼吸窘迫综合征的急性期，一个主要目标是限制 VILI，并通过使用短期 NMBA 来支持肺复张。在疾病缓解期或甚至在轻度或中度 ARDS 的早期阶段，应该鼓励保持自主呼吸。但是，还有几点需要进一步研究，如：第一，中度至重度 ARDS 患者给予神经肌肉阻滞的适合时机如何决定？该决定是否基于 PaO_2/FiO_2 比值？第二，在保留自主呼吸时，是否最好使用非同步模式？最近有人提出这种策略来限制潮气量和跨肺压力，并且危害较小。第三，可能有利于改善气体交换的自主呼吸比例是多少？总之，在 ARDS 期间平衡神经肌肉阻滞和保留自主通气是至关重要的，并且必须是每日关注的问题。尤其是关于自主呼吸在中度和重度 ARDS 中的作用，需要新的数据来进一步支持。

（陈　俊）

第八节　肺保护性通气策略进展

一、机械通气参数和肺保护性通气

（一）潮气量 Vt 与肺保护性通气

多年来，应用高 Vt 的通气策略可以重新打开在呼气末每次呼气时塌陷的肺区域，即使肺不张最小化。同时认为高潮气量是有益的，因为它减少了通气 - 血流比值的不匹配，可以使用更低的吸入氧分数（fractional inspired oxygen，FiO_2）。对通气时间（h）相对较短，如短期手术患者通气期间使用高 Vt 是安全的；但对于患有急性呼吸窘迫综合征（acute respiratory distress syndrome，ARDS）的危重患者是有害的，因此类患者可能需要数天至数周的通气时间。

过去的几十年中，动物研究已经确切证明高 Vt 的通气可以诱导呼吸机相关肺损伤（ventilator-associated lung injury，VALI）。动物研究中经常使用多次冲击的方法，其中肺损伤首先由原发疾病（例如全身炎症或脓毒症、肺炎或误吸）触发，然后通过大 Vt 的有害作用而被放大。也有部分动物研究显示，没有先前疾病的打击使用高 Vt 单独通气也可以诱导 VILI。表明使用高潮气量通气策略可能是有害的。特别值得注意的是，动物模型几乎总是使用相对较短的时间通气（≤12h），说明短时间使用高潮气量也并不安全。成人患者人群，直到 2000 年具有里程碑意义的 ARDSnet 试验才证实 ARDS 患者通气与高 Vt 相关的有害作用，与传统 Vt 相比，低通气量（6ml/kg，标准体重）比大潮气量通气（12ml/kg，标准体重）明显具有优势，低 Vt 通气导致死亡率下降和无呼吸机日数增加。一些临床医师和研究者接受这些发现相对较慢，但随后的试验和荟萃分析证实降低死亡率。目前，低 Vt 的肺保护性通气是 ARDS 护理的标准。在非 ARDS 患者中，2010 年发表的一项临床试验发现，与"低"Vt（6ml/kg，标准体重）相比，使用"高"Vt（10ml/kg，标准体重）通气的组中患者的肺损伤增加。这些发现在一系列荟萃分析中得到证实，这也表明低 Vt 的通气策略可加速呼吸机的释放。

（二）PEEP 与肺保护性通气

绝大多数接受全身麻醉的较大型哺乳动物出现肺不张，伴随着肺的萎缩高达 15%~20%，并因使用高 FiO_2 和使用肌肉松弛而恶化。许多临床前研究表明，使用补充操作和 PEEP 的通气策略可改善肺通气，从而改善氧合。但是，PEEP 可能对非依赖性肺部区域造成过度的伤害。三项在 ARDS 患者中独立进行的随机对照试验未能显示使用较高 PEEP 水平的通气策略的明确益处。但是，这些试验的荟萃分析显示，较低 PaO_2/FiO_2 比值的 ARDS 患者 PEEP 较高。接受较高 PEEP 水平通气的中度或重度 ARDS 患者的死亡率较低，但需要如 iNO、俯卧位通气、ECMO 等治疗比低 PEEP 通气患者的频率更低。轻度 ARDS 患者无 PEEP 水平升高的益处。在没有 ARDS 的患者中，只有两项小型随机对照试验比较了不同水平的 PEEP。在一项研究中，使用 5~8cmH_2O 的 PEEP 与 0cmH_2O 的 PEEP 相比，可降低呼吸机相关性肺炎的发生率并降低低氧血症的风险。但是，结果（ARDS 发生率或医院死亡率）没有差异。在另一项试验中，在高危 ARDS 患者中早期应用 8cmH_2O 的 PEEP 对 ARDS 或其他相关并发症的发生没有影响。虽然没有公认的建议 PEEP 是否应用于没有 ARDS 的重症患者，但观察性研究显示这些患者使用 PEEP 的比例增加。

（三）FiO_2 与肺保护性通气

高 FiO_2 可能会诱发肺损伤，至少部分可能是由于通过增加活性氧衍生的自由基的水平引起的氧化应激增加，以及炎症细胞的流入、渗透性增加和内皮细胞损伤。在肺损伤的实验模型中，共存的肺部炎症增加了对氧气毒性的敏感性。高 FiO_2 诱导大量活性氧的产生，这些活性氧可以损害天然抗氧化剂防御并损伤细胞结构。肺损伤诱导的通透性改变增加了肺泡 - 毛细血管氧气梯度，增加了氧气毒性的风险。有人提出活性氧可能是 ARDS 患者的靶点，因为这可能会防止存活患者发生神经认知功能障碍。但是，有证据表明，FiO_2 高通气和血氧水平高的通气与危重病人死亡率增加有关，这种效应似乎与疾病严重程度等其他因素无关。心搏骤停、缺血性卒中患者和创伤性脑损伤复苏后患者中发现了类似的相关性。两项系统评价和荟萃分析发现,动脉氧过多与危重患者不同亚组的恶化相关。

二、ARDS 中保护性机械通气治疗的基础

(一) 概述

ARDS 在成人(40%)和儿童(26%)人群中都具有破坏性和高病死率,缺乏有效的药物治疗和特殊治疗。它的特征是具有弥漫性肺部受累,本质上是炎症、增加的肺泡毛细血管膜通透性和不同程度的间质水肿,伴随气道空间的重力坍塌和由表面活性物质功能障碍引起的肺泡不稳定、肺泡蛋白质沉积占据和存在碎屑。临床上,其特点是存在因肺扩张性下降、肺分流增加和生理无效腔增加而引起的低氧血症。目前,难治性低氧血症死因中存在 10%~19% 的 ARDS 成人患者。在儿童常规保护性 MV 使用的最大规模研究中,发现 26.3% 的患儿因难治性低氧血症导致死亡。就特定期间的特定 FiO_2 和 PEEP 下的预定 PaO_2 值而言,仍然没有标准定义。大多数报道使用的 $PaO_2 < 70mmHg$,FiO_2 为 0.8~1,$PEEP > 10cmH_2O$ 的时间长于 12~24h,其中 2011 年 ARDS 柏林标准评估,根据已建立的 PEEP 的 PaO_2/FiO_2 比值对其进行分类,将严重 ARDS 定义为 $PaO_2/FiO_2 < 100mmHg$,$PEEP \geq 5cmH_2O$。选择严重 ARDS 标准的原因是基于这样一个事实,即无论采用何种通气策略,许多研究表明在最低氧合 4 分位数中预后较差。2012 年,PEDALIEN 试验证实,ARDS 发作时 $PaO_2/FiO_2 < 100mmHg$ 的患者与 >100mmHg 患者的死亡率相比增加了一倍(33.7% 与 16.7%)。MV 的使用仍然是治疗的基石,其目的是寻找能够获得合理的气体交换的通气策略,同时能够使呼吸机产生的伤害最小化。证据建议使用 6~8ml/kg 标准体重与 $P_{plat} \leq 30cmH_2O$ 之间的潮气量。使用高 PEEP 水平未显示降低死亡率,但已改善了重要的次要目标。因此,目前证据表明通气治疗会影响患者的预后,采用非保护性通气策略,则可能会导致负面情况(恶化病情或延迟治愈),而保护性通气涉及使用肺复张策略和不通气组织的复张,进而防止周期性肺泡萎陷,并避免过度的肺泡复张。对于后者,驱动压力低于 $15cmH_2O$ 是保护性通气的重要方面。

(二) 减少通气能力的理论原理

间质水肿和肺泡内水肿限制了肺容量(婴儿肺)接收所传送的 Vt。首先,由于肺组织的叠加静水压梯度("海绵肺")引起的气体损失,发生功能残气量(functional residual capacity,FRC)下降,即在通气时的特征为结合新的肺泡单元,改善了 FRC 和减缓了肺泡复张的发展。第二种机制中,由于肺泡内占据蛋白质和碎屑,FRC 不会因使用 PEEP 而变化,该机制防止肺泡的塌陷。此时,在通气期间,潮气量被分配到正常通气区域,导致肺泡过度膨胀。两种机制都显示肺部的机械应力降低了通气能力。

(三) 肺复张

肺开放策略(open lung strategy,OLS)旨在通过使用高 PEEP 水平来重新膨胀塌陷的肺组织,实现萎陷的肺复张。其益处是:减少肺内分流而导致的低氧,同时通过将曲线斜率移至较高效率点以及防止每个通气循环中肺泡单元的循环开放/塌陷来维持肺膨胀性。考虑到潜在的病理生理学,早期 ARDS(在纤维增生开始之前)是应用肺复张策略的理想患者。肺外源性 ARDS 患者可能对这些操作(较大引力液体塌陷成分)有更好的反应,但对于晚期 ARDS 患者或肺源性 ARDS 患者实施肺复张效果可能欠佳。相对禁忌证是存在引起气漏综合征(先天性肺叶气肿)末期血流动力学不稳定性(未校正的低血容量)的疾病。

(四) 肺泡复张

肺泡复张术推荐作为保护性通气策略的辅助措施,因为呼吸机引起的肺损伤(VILI)可以通过打开和维持打开周期性塌陷肺泡来缓解。即使在使用机械通气(mechanical ventilation,MV)期间严格遵守压力或容量限制,多达 1/3 的患者在吸气末期经历肺泡过度膨胀。这种现象主要发生在非充气组织比例高的患者中,主要是由于 Vt 被送入更小的充气室。通过复张未充气的组织,可帮助 Vt 更均匀地最大体积分布充气肺组织,过度膨胀造成的损伤可进一步减弱。在实验动物模型中,证明使用肺复张策略不会像使用有害通气一样引起上皮损伤。目前有多种复张塌陷肺的方法,至于哪种方法最具优越性尚未被证实。这些操作流程的共同组成部分是在有限的时间内有意使用更高的正压(跨肺压力升高)。虽然不总是有效,但这些操作通常会改善氧合和呼吸力学。实施后,应该使用适当的 PEEP,并且 PEEP 可以向下滴定,保持肺开放的益处。在肺复张策略后使用更高的 PEEP 显示,ARDS 发展持续时

间越长,得到的有益效果越低。因此,执行肺复张的时机似乎也与其作用持续时间相关。新的系统评价中,最常用的方法是持续注气。此种操作(40cmH$_2$O 持续 30s)显示,最高复张已经在前 10s 发生,随后发展为血流动力学抑制。而血流动力学恶化可以通过彻底评估和最终校正预充量来减弱。应考虑使用 10~15cmH$_2$O 驱动压力的操作,而不是持续气道正压通气(CPAP),因为血流动力学耐受性更好。在组织缺氧条件下,必须改善氧气输送(DO$_2$),而非达到特定的 PaO$_2$ 值。目前,肺复张的效率和有害副作用仍然存在重大争议。此外,这些操作具有诊断作用,因其本身可以确定肺复张潜能(RP);还有其他不同的方式来评估肺复张的潜力,如使用超声波,电阻抗断层扫描或胸部计算机断层扫描。在儿童领域,关于其可能有用性的证据仍然缺乏,因此不能推荐其常规使用。在最近的一项工作中,在严重低氧血症患者中,使用顺序肺复张策略证明了 90% 的有效性。评估其有效性的动态扩展性(C$_{dyn}$)或 PaO$_2$/FiO$_2$ 的变化至少为 25%。2/3 的患儿在 24h 内保持肺功能的改善。基线 C$_{dyn}$ 或 PaO$_2$/FiO$_2$ 值与其操作后的变化之间存在负相关,提示严重 ARDS 患者的反应更高。可以指出,肺复张策略必须在 ARDS 发病的早期进行,以逐步 / 连续的方式获得更好的血流动力学耐受性和压力控制通气模式,这已经证明优于 CPAP。如果采用压力控制和 PEEP 降压,则可以获得更长时间的肺泡稳定时间效应。使用高于 40cmH$_2$O 的压力和 / 或时间超过 2min 在改善 ARDS 患者预后方面的益处甚微,在严重低氧血症患者中应该考虑个体化使用。

(五)呼气末正压(PEEP)

使用足够的 PEEP 是保护性肺通气的重要因素,因为它允许肺保持开放并限制 VILI。PEEP 是一种呼气末正压现象,因此,只有在注气期间才能保持以前复张的肺泡的有效性。此外,PEEP 的使用增加的功能残余容量,肺外血管再分布和 V/Q 比值改善的氧合作用的改善。在保持通气的同时确定最佳 PEEP 随时间而变化,并且一直是多项研究的主题。已经提出了几种方法,例如使用 FiO$_2$-PEEP 表,使用 P$_{plat}$<30cmH$_2$O 的 PEEP 逐渐增加,确定较低拐点的压力 - 容量曲线,其上 PEEP(+2~3cmH$_2$O),在恒定通气量下使用压力 - 时间曲线进行压力指数测量,估计胸腔内压力的食管压力测量以及逐步 PEEP 降低滴定直至 PaO$_2$

的下降和膨胀性明显发生消退。各种策略中尚显示出其具有一定的局限性,目前尚未就最佳方法达成共识。动态可扩展性可以成为寻找最佳 PEEP 的有用指标。它的评估是向下进行的:最初,C$_{dyn}$ 将随着 PEEP 的逐渐减少而增加,这表明缓解了肺部过度扩张的部位;那么,当 PEEP 持续下降时,它将达到稳定水平,而没有观察到增加。如果递送的 PEEP 水平继续降低,C$_{dyn}$ 将开始下降,这表明不能保持开放的肺泡单元的初始塌陷,这样识别"较低的拐点"。最佳 PEEP 必须在此拐点以上至少调整 2cmH$_2$O,选择最安全和有效的个体 PEEP/Vt 组合。如果需要滴定 PEEP,则必须强制考虑患者 RP。当 PEEP 增加时,可能会出现两种情况:①呼气储备量(ERV)不会增加,因此反映 RP 较低或无 RP(合并 > 崩溃),或② ERV 增加,表明 RP 较高。在第 1 种情况下,PEEP 增加会导致非塌陷的肺泡过度膨胀,这导致 Vt 能够克服病肺的关键 PTP,从而产生应激和应变(Vt > 婴儿肺)。在第 2 种情况下,相同的 Vt 可以分布到更高数量的肺泡单元中,从而导致 PTP 降低和应变限制(Vt < 婴儿肺)。这样,理论上讲,高水平的 PEEP 应该只保留在 RP 高的患者。

(六)高频振荡通气(HFOV)

JH Emerson 在 1952 年描述了高频振荡通气,并在 20 世纪 70 年代初由 Lukenheimer 临床开发。高频振荡通气(high frequency oscillation ventilation,HFOV)可以被描述为一种压力控制的通气模式,可以提供较小的潮气量。该模式背后的生理学原理基于通过在位于压力 - 容量曲线拐点之间的安全区施加平均气道压力(mean airway pressure,MAP)来保持高呼气末肺内压力水平(开放肺),其中振荡压力幅度(ΔP)在 3~15Hz 的超生理压力下叠加。因此,Vt 在解剖无效腔附近产生(1~3ml/kg)。它显示活跃的呼气阶段,防止空气滞留并促进 CO$_2$ 清除。通过增加使用的 MAP 和 FiO$_2$ 来实现充氧。然后,根据充氧目标,MAP 逐渐增加,同时允许传递的 FiO$_2$ 水平平行下降。如有必要,可以在 40s 内施加 40cmH$_2$O(振荡器处于关闭位置)来执行肺复张策略。肺泡通气(V$_{CO_2}$)是振荡频率(f)和潮气量平方(V$_{CO_2}$=f × Vt^2)乘积的函数;因此,大部分 CO$_2$ 消除主要通过增加 Vt 来实现。通过扩大振荡幅度(ΔP),Vt 将增加(正相关),另外取决于气管导管（ETT）的大小和所用的 f。最大通气量是在交付的最高 Vt 和最低推荐频率的情况下发生，因为它的减少允许活塞更宽的振荡（Vt 增加），从而实现更高的 CO_2 清除。至于启动 HFOV 的时机，对于 MAP 的值为多少时应该使用 HFOV 没有一致意见。尽管如此，在最重要的系列中它接近 20cmH₂O，氧合指数逐渐增加（$OI = 100 \times MAP \times FiO_2 / PaO_2$）。在下列情况下应考虑使用 HFOV：①传统的 MV 失败，或者当没有超过安全的 P 平台和 Vt 水平（OI>16）或者当高碳酸血症的程度超出允许范围时没有实现充氧目标。我们必须记住 HFOV 应该尽快启动。②在 MV 中难以管理的漏气综合征。最近，在成人人群中进行的两项重要的多中心作品的结果已经发表：英国 OSCAR 和加拿大 OSCILLATE。首先，用 HFOV 或标准 MV（41%）治疗的 ARDS 患者观察到的死亡率没有差异，而第二，发现使用 HFOV 与较高的死亡率（47%）相比，标准通气低 Vt 和高 PEEP 水平的策略（35%）。对照组难治性低氧血症的发生率高于 HFOV 组患者；但两组患者死后高氧血症的发生率相似。最近，Gupta 等人开展了一项工作。报告了一项对儿童的观察性研究，年龄从 1 个月到 18 岁不等，比较 HFOV 与 CMV 的使用。机械通气时间，ICU 住院时间和死亡率（8% *vs.* 18%）广泛支持使用标准 MV。鉴于这些结果提示使用 HFOV 的预后较差，在儿科人群中需要进一步的研究来确定 HFOV 在治疗急性低氧性呼吸衰竭中的确切作用。

（七）气道压力释放通气

这是 20 年前描述的一种相对较新的模式。这种模式是按时间循环并受到压力的限制。其特征在于高水平的持续气道正压（P_{high}），其中该气压的周期性释放在较低水平的气道压力（P_{low}）下施加。气道压力释放通气（airway pressure release ventilation，APRV）的独特之处在于存在一个持续活跃的呼气阀，它能够在循环中随时进行自主呼吸，并且不受时间周期影响。已经采用了 P_{high} 与 P_{low} 之间的不同比率。定期释放提供备用 Vt，其与呼吸频率一起启用通气，而 P_{high} 时期肺复张和有效氧合叠加。应谨慎使用 P_{high} 期自主呼吸（负性胸腔压）引起的潜在过度膨胀，以及 P_{low} 期持续时间不够短时可能发生的去复张（肺不张伤）。应该指出，在没有自主呼吸的情况下，APRV 在功能上与具有倒置实际功能的压力控制模式相同。相反，由于自主呼吸得以维持，深度镇静和肌肉松弛要求较低。在 APRV 期间维持自主呼吸的其他好处，尤其是在 ARDS 患者中，是发生膈肌收缩的结果，其中在膈肌依赖性肺部区域观察到复张，从而改善 V/Q 比值和氧合并潜在减少 VILI 的可能性。气道压力释放通气是 ARDS 患者 OLA 的替代方法。APRV 可以类似于持续的肺复张机动（80%~95% 周期内的高压）。儿科人群的数据非常有限，主要是病例报告。APRV 是一种十分值得探索的通气模式，具有许多理论上的优点，例如保护性通气和 HFOV 以上的优点。最近，在实验动物模型中，将早期启动 APRV 与低容量通气（6ml/kg）进行比较，表明在渗透性生物标志物和肺泡稳定性方面的更大益处以及 ARDS 的重量和组织学指标。最后，尽管有明显的生理学有益效果，但仍需要设计研究以评估其在临床实践中的潜在益处，从而阐明其在 ARDS 患者通气管理中的确切作用。

（八）俯卧位通气

目前，俯卧位通气策略在临床上广泛使用。其益处基于重力反转和背侧胸膜压力下降，使 V/Q 比值可以更均匀地分布，与肺垂直轴一致。已经证明了肺动力学和气体交换生理变量（全身性氧合改善）的改善。但是，没有数据显示其对全球死亡率的实际影响，这将其限制为常规使用。一般来说，在儿童人群中，俯卧位通气策略是一种易于执行、实用且安全的治疗策略。其使用的时间分量是至关重要的，并且其在水肿和肺不张的早期应用时获得最大的益处，即具有较高的 RP。目前，没有临床指南建议俯卧位的最佳持续时间，尽管延长这种干预似乎并不有利。在 2h 内没有反应的患者，12h 后应答，反应率从 58% 变为 100%。一项前瞻性研究在成年人中描述了一种"时间依赖性"气体交换，在俯卧位 18h 内肺内分流和肺血管外肺水的改善。通过这种方式，对于能够保持气管和机械通气的优势，将患者重新定位仰卧位时，ARDS 患者适当的俯卧位"剂量"仍有待确定。Gattinoni 等人分析了在成人患者中进行的四项主要研究，并得出结论认为俯卧位可降低严重低氧血症患者的死亡率，前提是 72h 内使用，长时间使用（16h/ 天）。当长期使用俯卧位时，ARDS 患者的病死率下降（占 MV 的 73%）。在更严重的低氧血症患者中没有观察到更大的益处。

（九）神经肌肉阻滞

最近的数据证实了有益的影响，在严重 ARDS 早期和低氧血症患者中使用神经肌肉阻滞剂的时间不超过 48h。它们的使用基于促进患者通气和控制患者呼吸机不协调，以及通过减少生物损伤发挥保护性 MV 的作用，接受神经肌肉阻滞的组中发生更少数量的器官衰竭。关于药物使用的决定必须考虑到风险，例如长时间的神经肌肉衰弱，特别是同时使用类固醇或高血糖患者。重要的是要强调，大多数患者可以在不使用神经肌肉阻滞剂的情况下实现保护性 MV。

在发生难治性低氧血症时，医生必须考虑一些旨在增加交换表面的通气策略，并以此方式纠正低氧血症，包括肺泡复张操作、PEEP 滴定、HFOV、APRV 和俯卧位。关于使用的肺保护通气策略，应根据患者的个体呼吸道病理生理学进行滴定。虽然这些策略已被证明可以纠正低氧血症，但它们对重要预后的影响尚未得到证实。未来的研究需要阐明这些疗法对严重 ARDS 和难治性低氧血症患者预后的疗效。

（陈　俊）

参考文献

1. 喻文亮 . 急性呼吸窘迫综合征的肺保护性通气治疗现状和再认识 . 中华实用儿科临床杂志 , 2016, 31 (18): 1381-1383.

2. PAN C, LIU L, XIE JF, et al. Acute respiratory distress syndrome: challenge for diagnosis and therapy. Chin Med J (Engl), 2018, 131 (10): 1220-1224.

3. GUERIN C, REIGNIER J, RICHARD J, et al. Prone positioning in severe acute respiratory distress syndrome. N Engl Med, 2013, 368 (23): 2159-2168.

4. CHO YJ, MOON JY, SHIN ES, et al. Clinical practice guideline of acute respiratory distress syndrome. Tuberc Respir Dis (Seoul), 2016, 79 (4): 214-233.

5. Pediatric Acute Lung Injury Consensus Conference Group. Pediatric acute respiratory distress syndrome: consensus recommendations from the pediatric acute lung injury consensus conference. Pediatr Crit Care Med, 2015, 16 (5): 428-439.

6. GUERVILLY C, HRAIECH S, GARIBOLDI V, et al. Prone positioning during veno-venous extracorporeal membrane oxygenation for severe acute respiratory distress syndrome in adults. Minerva Anestesiol, 2014, 80 (3): 307-313.

7. 国家卫生健康委员会 , 国家中医药管理局 . 新型冠状病毒肺炎诊疗方案 (试行第八版). 中华临床感染病杂志 , 2020, 13 (5): 321-328.

8. 朱荻绮 , 王莹 . 肺保护性通气策略在儿童急性呼吸窘迫综合征中的应用价值 . 中国小儿急救医学 , 2009 (03): 222-224.

9. DELLINGER PR, CARLET JM, MASUR H, et al. Surviving sepsis campaign guidelines for management of severe sepsis and septic shock. Crit Care Med, 2004, 32 (7): 858-873.

10. The Acute Respiratory Distress Syndrome Network. Ventilation with lower tidal volumes as compared with traditional tidal volumes for acute lung injury and the acute respiratory distress syndrome. N Engl J Med, 2000, 342: 1301-1308.

11. ARNAL JM, PAQUET J, WYSOCKI M, et al. Optimal duration of a sustained inflation recruitment maneuver in ARDS patients. Intensive Care Med, 2011, 37 (10): 1588-1594.

12. IANNUZZI M, DE SIO A, DE ROBERTIS E, et al. Different patterns of lung recruitment maneuvers in primary acute respiratory distress syndrome: effects on oxygenation and central hemodynamics. Minerva Anestesiol, 2010, 76 (9): 692-698.

13. KHEIR JN, WALSH BK, SMALLWOOD CD, et al. Comparison of 2 lung recruitment strategies in children with acute lung injury. Respir Care, 2013, 58 (8): 1280-1290.

14. SCOHY TV, BIKKER IG, HOFLAND J, et al. Alveolar recruitment strategy and PEEP improve oxygenation, dynamic compliance of respiratory system and end-expiratory lung volume in pediatric patients undergoing cardiac surgery for congenital heart disease. Paediatr Anaesth, 2009, 19 (12): 1207-1212.

15. DUFF JP, ROSYCHUK RJ, JOFFE AR. The safety and efficacy of sustained inflations as a lung recruitment maneuver in pediatric intensive care unit patients. Intensive Care Med, 2007, 33 (10): 1778-1786.

16. BROWER RG, MORRIS A, MACINTYRE N, et al. Effects of recruitment maneuvers in patients with acute lung injury and acute respiratory distress syndrome ventilated with high positive end-expiratory pressure. Crit Care Med, 2003, 1 (11): 2592-2597.

17. ESAN A, HESS DR, RAOOF S, et al. Severe hypoxemic respiratory failure: part 1—ventilatory strategies. Chest, 2010, 137 (5): 1203-1216.

18. HALBERTSMA FJ, VANEKER M, PICKKERS P, et al. A single recruitment maneuver in ventilated critically ill children can translocate pulmonary cytokines into the circulation. J Crit Care, 2010, 25 (1): 10-15.

19. GRASSO S, STRIPOLI T, SACCHI M, et al. Inhomogeneity of lung parenchyma during the open lung

strategy: a computed tomography scan study. Am J Respir Crit Care Med, 2009, 180 (5): 415-423.

20. SUZUMURA EA, FIGUEIRÓ M, NORMILIO-SILVA K, et al. Effects of alveolar recruitment maneuvers on clinical outcomes in patients with acute respiratory distress syndrome: a systematic review and meta-analysis. Intensive Care Med, 2014, 40 (9): 1227-1240.

21. DAVIDSON D, BAREFIELD ES, KATTWINKEL J, et al. Inhaled nitric oxide for the early treatment of persistent pulmonary hypertension of the term newborn: a randomized, double-masked, placebo-controlled, dose-response, multicenter study. The I-NO/PPHN Study Group. Pediatrics, 1998, 101 (3 Pt 1): 325-334.

22. BORGES JB, OKAMOTO VN, MATOS GF, et al. Reversibility of lung collapse and hypoxemia in early acute respiratory distress syndrome. Am J Respir Crit Care Med, 2006, 174 (3): 268-278.

23. BORIOSI JP, SAPRU A, HANSON JH, et al. Efficacy and safety of lung recruitment in pediatric patients with acute lung injury. Pediatr Crit Care Med, 2011, 12 (4): 431-436.

24. JABAUDON M, GODET T, FUTIER E, et al. Rationale, study design and analysis plan of the lung imaging morphology for ventilator settings in acute respiratory distress syndrome study (LIVE study): Study protocol for a randomised controlled trial. Anaesth Crit Care Pain Med, 2017, 36 (5): 301-306.

25. CAVALCANTI AB, BERWANGER O, SUZUMURA ÉA, et al. Rationale, study design, and analysis plan of the Alveolar Recruitment for ARDS Trial (ART): study protocol for a randomized controlled trial. Trials, 2012, 13: 153.

26. CRUCES P, DONOSO A, VALENZUELA J, et al. Respiratory and hemodynamic effects of a stepwise lung recruitment maneuver in pediatric ARDS: a feasibility study. Pediatr Pulmonol, 2013, 48 (11): 1135-1143.

27. PÓVOA P, ALMEIDA E, FERNANDES A, et al. Evaluation of a recruitment maneuver with positive inspiratory pressure and high PEEP in patients with severe ARDS. Acta Anaesthesiol Scand, 2004, 48 (3): 287-293.

28. KIEFMANN M, TANK S, TRITT MO, et al. Dead space ventilation promotes alveolar hypocapnia reducing surfactant secretion by altering mitochondrial function. Thorax, 2019, 74 (3): 219-228.

29. AUTILIO C, PÉREZ-GIL J. Understanding the principle biophysics concepts of pulmonary surfactant in health and disease. ArchDis Child Fetal Neonatal Ed, 2018: 315413.

30. VARGAS M, SUTHERASAN Y, GREGORETTI C, et al. PEEP role in ICU and operating room: from pathophysiology to clinical practice. Scientific World Journal, 2014, 2014: 852356.

31. GATTINONI L, CARLESSO E, CRESSONI M. Selecting the 'right' positive-end-expiratory pressure level. Curr Opin Crit Care, 2015, 21 (1): 50-57.

32. PAN C, CHEN L, ZHANG YH, et al. Physiological correlation of airway pressure and transpulmonary pressure stress index on respiratory mechanics in acute respiratory failure. Chin MedJ (Engl), 2016, 129 (14): 1652-1657.

33. Becher, T, Rostalski, P, Kott, M, et al. Global and regional assessment of sustained inflation pressure-volume curves in patients with acute respiratory distress syndrome. Physiol Meas, 2017, 38 (6): 1132-1144.

34. KALLET RH. Should PEEP titration be based on chest mechanics inpatients with ARDS? Respir Care, 2016, 61 (6): 876-890.

35. BARNES T, ZOCHIOS V, PARHAR K. Re-examining permissive hypercapnia in ARDS: a narrative review. Chest, 2018, 154 (1): 185-195.

36. MUTHU V, AGARWAL R, SEHGAL IS, et al. Permissive hypercapnia in ARDS: is it passé? Intensive Care Med, 2017, 43 (6): 952-953.

37. CARRIÉ S, ANDERSON TA. Volatile anesthetics for status asthmaticus in pediatric patients: a comprehensive review and case series. Paediatr Anaesth, 2015, 25 (5): 460-467.

38. STEINBERG KP, HUDSON LD, GOODMAN RB, et al. Efficacy and safety of corticosteroids for persistent acute respiratory distress syndrome. N Engl J Med, 2006, 354 (16): 1671-1684.

39. GUERIN C, REIGNIER J, RICHARD J, et al. Prone positioning in severe acute respiratory distress syndrome. N Engl Med, 013, 368 (23): 2159-2168.

40. PHIEL MA, BROWN RS. Use of extreme position changes in acute respiratory failure. Critical Care Medicine, 1976, 4 (1): 13-14.

41. CHO YJ, MOON JY, SHIN ES, et al. Clinical Practice Guideline of Acute Respiratory Distress Syndrome. Tuberc Respir Dis (Seoul), 2016, 79 (4): 214-233.

42. FAN E, DEL SORBO L, GOLIGHER EC, et al. An official American thoracic society/European society of intensive care medicine/society of critical care medicine clinical practice guideline: mechanical ventilation in adult patients with acute respiratory distress syndrome. Am J Respir Crit Care Med, 2017, 195 (9): 1253-1263.

43. BALL C, ADAMS J, BOYCE S, et al. Clinical guidelines for the use of the prone position in acute respiratory distress syndrome. Intensive Crit Care Nurs, 2001, 17 (2): 94-104.

44. GUERVILLY C, HRAIECH S, GARIBOLDI V, et al. Prone positioning during veno-venous extracorpo-

real membrane oxygenation for severe acute respiratory distress syndrome in adults. Minerva Anestesiol, 2014, 80 (3): 307-313.

45. RANIERI VM, RUBENFELD GD, THOMPSON BT, et al. Acute respiratory distress syndrome: the Berlin Definition. JAMA, 2012, 307: 2526-2533.

46. SLUTSKY AS. Neuromuscular blocking agents in ARDS. N Engl J Med, 2010, 363: 1176-1180.

47. YOSHIDA T, UCHIYAMA A, MATSUURA N, et al. Spontaneous breathing during lung-protective ventilation in an experimental acute lung injury model: high transpulmonary pressure associated withs trong spontaneous breathing effort may worsen lung injury. Crit Care Med, 2012, 40: 1578-1585.

48. STEINGRUB JS, LAGU T, ROTHBERG MB, et al. Treatment with neuromuscular blocking agents and the risk of in-hospital mortality among mechanically ventilated patients with severe sepsis. Crit Care Med, 2014, 42: 90-96.

49. GRIFFITHS RD, HALL JB. Intensive care unit-acquired weakness. Crit Care Med, 2010, 38: 779-787.

50. ALHAZZANI W, ALSHAHRANI M, JAESCHKE R, et al. Neuromuscular blocking agents in acute respiratory distress syndrome: a systematic review and meta-analysis of randomized controlled trials. Crit Care, 2013, 17: R43.

51. GÜLDNER A, PELOSI P, GAMA DE ABREU M. Spontaneous breathing in mild and moderate versus severe acute respiratory distress syndrome. Curr Opin Crit Care, 2014, 20: 69-76.

52. SUZUMURA EA, FIGUEIRÓ M, NORMILIO-SILVA K, et al. Effects of alveolar recruitment maneuvers on clinical outcomes in patients with acute respiratory distress syndrome: a systematic review and meta-analysis. Intensive Care Med, 2014, 40: 1227-1240.

53. ARDS Definition Task Force, RANIERI VM, RUBENFELD GD, et al. Acute respiratory distress syndrome: the Berlin definition. JAMA, 2012, 307: 2526-2533.

54. LÓPEZ-FERNÁNDEZ Y, AZAGRA AM, DE LA OLIVA P, et al. Pediatric acute lung injury epidemiology and natural history study: Incidence and outcome of the acute respiratory distress syndrome in children. Crit Care Med, 2012, 40 (12): 3238-3245.

55. YOUNG D, LAMB SE, SHAH S, et al. High-frequency oscillation for acute respiratory distress syndrome. N Engl J Med, 2013, 368 (9): 806-813.

56. FERGUSON ND, COOK DJ, GUYATT GH, et al. High-frequency oscillation in early acute respiratory distress syndrome. N Engl J Med, 2013, 368 (9): 795-805.

57. GUPTA P, GREEN JW, TANG X, et al. Comparison of high-frequency oscillatory ventilation and conventional mechanical ventilation in pediatric respiratory failure. JAMA Pediatr, 2014, 168 (3): 243-249.

58. DEMIRKOL D, KARABOCUOGLU M, CITAK A. Airway pressure release ventilation: an alternative ventilation mode for pediatric acute hypoxemic respiratory failure. Indian J Pediatr, 2010, 77 (11): 1322-1325.

59. GUÉRIN C, REIGNIER J, RICHARD JC, et al. Prone positioning in severe acute respiratory distress syndrome. N Engl J Med, 2013, 368 (23): 2159-2168.

60. FANELLI V, COSTAMAGNA A, RANIERI VM. Extracorporeal support for severe acute respiratory failure. Semin Respir Crit Care Med, 2014, 35 (4): 519-527.

61. AMATO MB, MEADE MO, SLUTSKY AS, et al. Driving pressure and survival in the acute respiratory distress syndrome. N Engl J Med, 2015, 372 (8): 747-755.

62. GATTINONI L. Ultra-protective ventilation and hypoxemia. Gattinoni Critical Care, 2016, 20: 130.

第十九章　体外膜氧合

第一节　体外膜氧合发展史与原理

体外生命支持(extracorporeal life support,ECLS)技术是指应用机械装置,进行较长时间但仍属临时性(1~30 天)的体外心肺功能支持一类技术的总称。体外膜氧合(extracorporeal membrane oxygenation,ECMO)是一种从体外循环技术发展而来,能够在一定时间内,部分或全部代替患者心肺功能,维持机体各器官的供氧,对严重的心肺功能衰竭患者进行较长时间心肺支持的一种体外生命支持技术。

ECMO 基本原理就是通过动静脉插管,将血液从体内引流到体外,经人工膜肺氧合后,再经泵将氧合血灌注入体内,维持机体各器官的供血和供氧,对严重的心、肺功能衰竭患者进行较长时间

心、肺支持,使心、肺得以充分的休息,为进一步药物或手术治疗、心、肺功能的恢复,甚至为心、肺移植赢得宝贵的时间窗口。

目前临床上,ECMO 总体的适应证就是为急性的、可逆的或有器官移植可能的心、肺功能衰竭疾病。ECMO 支持过程中,保证氧供和清除二氧化碳是 ECMO 最基本的功能也是 ECMO 支持的主要目的。ECMO 支持中,膜肺的氧供由血流量和携氧能力决定,计算公式为:氧供(L)=$1.35 \times Hb(g/L) \times$ 血流量(L/min) $\times$ 氧饱和度(膜肺出口处 – 入口处)。

(洪小杨)

第二节　儿童体外膜氧合呼吸支持

一、概述

儿童 ECMO 年龄界限为生后>30 天 ~<18 岁。与新生儿不同,导致儿童呼吸衰竭而需要 ECMO 支持病因绝大部分由于出生后获得的。根据 2017 年 7 月份体外生命支持组织(Extracorporeal Life Support Organization,ELSO)数据报告,其中最主要病因是肺炎导致呼吸衰竭,包括病毒性肺炎、细菌性肺炎和吸入性肺炎。其次是非 ARDS 急性呼吸衰竭,儿童 ECMO 呼吸支持总体存活率为 58%。

二、儿童 ECMO 呼吸支持指征

确定呼吸衰竭儿童是否适合行 ECMO 支持,首先要看原发疾病是可逆的,其次是与传统呼吸支持措施相比,ECMO 能否提高存活率,最后要看是否有 ECMO 支持禁忌证。氧合指数(oxygenation

index,OI)作为呼吸衰竭儿童 ECMO 指征主要判断指标。历史经验认为 OI>40 死亡风险高达 80%,OI=25~40 死亡风险高达 50%。由于"儿童"人群年龄跨度大,呼吸衰竭病理生理存在较大差异,故儿童 ECMO 呼吸支持指征并未明确,根据 2015 年ELSO 建议儿童 ECMO 呼吸支持指征见表 19-2-1。

表 19-2-1　儿童 ECMO 呼吸支持指征

具体指征
OI[*]>40 或 $PaO_2/FiO_2 < 60~80$
常规机械通气或其他呼吸支持(高频振荡、NO 吸入或俯卧位通气)无改善
常频机械通气平均气道压>20~25、高频通气平均气道压>30 或出现明显气压伤
顽固的呼吸性酸中毒,pH<7.15

注:[*]OI,oxygenation index,氧合指数;OI= 平均气道压(cmH_2O) × FiO_2(%)/PaO_2(mmHg)

三、禁忌证

近年来,随着对疾病病理生理认识不断深入和 ECMO 技术进步,尤其是器官移植技术的开展,ECMO 的适应证在不断拓展。儿童呼吸支持 ECMO 禁忌证分为绝对禁忌证、相对禁忌证和高风险人群三大类。

(一)绝对禁忌证

1. 致死性先天畸形(如 13 和 18- 三体综合征)。
2. 严重神经系统损伤(如明显颅内出血)。
3. 同种异体骨髓移植术后肺部明显浸润。
4. 恶性肿瘤。

(二)相对禁忌证

1. 高参数机械通气>14 天。
2. 一周内有神经外科手术或颅内出血病史。
3. 伴有慢性疾病,远期预后差。

(三)高风险人群

1. 百日咳或传染期单纯疱疹病毒感染患儿。
2. 巨细胞病毒感染。
3. 多器官功能衰竭。
4. 严重凝血功能障碍或血小板减少。
5. 再次甚至多次体外生命支持患儿。

四、儿童 ECMO 呼吸支持的疾病

(一)病毒性肺炎

根据体外生命支持组织(ELSO)数据,病毒性肺炎是儿童 ECMO 呼吸支持最常见的原因。导致肺炎的病毒包括 A、B 或 C 型流感病毒(常见于成人);呼吸道合胞病毒(RSV,常见于幼儿和低龄儿童);1、2、3 和 4 型副流感病毒;腺病毒;巨细胞病毒(CMV,特别见于免疫抑制患儿);水痘 -带状疱疹病毒(chicken pox);单纯疱疹病毒(herpes simplex virus,HSV);水痘病毒(rebella measles);肠道病毒;冠状病毒;EB 病毒和汉坦病毒。

(二)细菌性肺炎

细菌性肺炎是儿童 ECMO 第 3 位常见原因,其中最常见的两种细菌是金黄色葡萄球菌和 B 族溶血性链球菌。葡萄球菌性肺炎最常见,其他致肺炎细菌包括流感嗜血杆菌、衣原体、莫拉菌、军团菌、假单胞菌和克雷伯菌。

(三)吸入性肺炎

吸入性肺炎又称厌氧性(anaerobic)或坏死性(necrotizing)肺炎,是因为肺内吸入异物,而引起肺部化学性炎症(如将胃液和胆汁吸入肺部)或者感染,神志欠佳或吞咽反射异常的患儿尤其容易发生。ELSO 数据显示,吸入性肺炎 ECMO 支持的占总例数 5%。

(四)儿童急性呼吸窘迫综合征

儿童急性呼吸窘迫综合征(pediatric acute respiratory distress syndrome,PARDS)是临床上呼吸衰竭患儿一组呼吸系统症状的集合,是一个症状学诊断而不是一个病因学诊断,不同病因的肺部疾病均可以导致 PARDS。对于极重度 PARDS 患儿,"肺保护性通气"策略仍无法满足通气与氧合时,可以考虑予以 ECMO 辅助进行救治,保障肺保护性通气策略的实施,避免进一步肺损伤,争取恢复的时间窗口。

当患儿所患疾病达到 ECMO 支持指征时,需充分评估患儿呼吸功能及循环功能,选择适当的 ECMO 支持模式及插管模式。儿童 ECMO 呼吸支持模式选择,有两个因素要考虑,首先是患儿体重是否满足 VV 插管,由于目前中国内地地区尚缺乏双腔 ECMO 插管。因此,VV 模式 ECMO 支持需要评估股静脉直径是否满足插管置入;其次是患儿心功能状态,患儿呼吸衰竭是否同时合并心力衰竭,若心、肺同时衰竭应当选取 VA 模式支持,当患儿心功能未受累则应根据股静脉直径选择支持模式。

五、ECMO 支持期间机械通气

ECMO 期间机械通气的核心策略需设定为"肺保护性通气"策略,一切呼吸机参数设置的基础在于使肺得到休息并充分恢复,同时避免呼吸机相关性肺损伤的发生。目前,以"小潮气量""高 PEEP"为核心的"肺保护性通气"策略逐渐得到广泛认可。此外,基于 ARDS 病变的不均一性及重力依赖性,俯卧位通气被证实可以改变 ARDS 的患者结局。"肺保护"策略的目标潮气量一般认为设定在 4~6ml/kg。在压力控制条件下,对于重度 ARDS 患儿,通常无法达到满意的潮气量,此时的目标应该遵照"肺超保护性通气"原则,即约 3ml/kg 甚至更低,气道峰压<25~30cmH$_2$O 或吸气压<10~15cmH$_2$O,建议 PEEP 在 10~15cmH$_2$O,但是,同样需要注意的是,较高水平的 PEEP 在减少肺不张的同时增加了肺过度膨胀的风险(有引起"容积伤"的倾向)、增加肺组织局部炎症因子的水平(增加"生物伤"的风险),较高的 PEEP 同样可以阻碍淋巴回流、影响

右心功能及肺组织局部灌注水平。因此,对于合并右心功能不全的患儿,PEEP 的设置需更加慎重同时需严密监测右心功能,并根据实际病情变化随时进行调整。ECMO 支持期间,患儿生命体征平稳后,应当逐渐并尽快降低呼吸机 FiO_2 至 30% 以内。同时,降低呼吸频率,达到减少潮汐性塌陷开放的目的。建议儿童 ECMO 支持期间,呼吸机设定 RR 在 10~20 次 /min 之间,具体 RR 水平应当根据患儿实际年龄进行调整。ECMO 支持期间,对于以肺部病变不均一并且存在重力依赖特性的 ARDS 患儿,强烈推荐使用俯卧位通气,建议每日俯卧位时间 12~16h,至少 12h。

六、临床应用

从全世界范围来看,呼吸衰竭 ECMO 支持儿童例数逐年增长,但临床上对儿童 ECMO 呼吸支持指征并没有一个公认的标准。目前儿童重症专家认为长时间高氧和 / 或高气道压条件下机械通气是导致肺损伤不可逆的主要原因,肺保护性通气策略在 PARDS 的救治中的地位被儿童重症医学专家高度重视。但重度 PARDS 患儿在执行“保护性肺通气”策略时,可能无法维持基本生命体征,此时给予 ECMO 支持,既满足氧合和通气,又实现肺保护性通气策略。ECMO 的

在儿童呼吸支持的应用终极目标就是实现肺保护性通气和满足患儿全身氧供。临床上在如何应用 ECMO 对 PARDS 患儿进行支持,我们举例说明:

病例 1:患儿男,8 个月 24 天,体重 8kg。以“支气管肺炎”入院。入院第 3 天鼻罩吸氧下血气:pH 7.38、$PaCO_2$ 36.5mmHg、PaO_2 55.3mmHg。痰标本腺病毒(+)。查体:T 38℃、P 178 次 /min、RR 56 次 /min、SPO_2 90%。呼吸急促,三凹征阳性,双肺呼吸音低,可闻及少量中细湿啰音及散在哮鸣音。胸片如图 19-2-1A、图 19-2-1B 所示。诊断:①重症腺病毒肺炎;②急性呼吸衰竭。先后予以 NCPAP、气管插管及机械通气呼吸支持。入 PICU 第 3 天复查胸片(图 19-2-1C):肺内病灶明显增多,左侧肺野呈大片致密影。电子支气管镜下见左上叶大量条状灰白色分泌物阻塞气道(图 19-2-1D)。患儿低氧血症进行性加重,呼吸机参数进行性增高,P/F 进行性下降,OI 进行性增高(表 19-2-2)。予以俯卧位通气、高频振荡通气等治疗,效果不显著,并出现血流动力学不稳定,超声提示“肺动脉高压、三尖瓣反流”。入 PICU 第 7 天,胸片提示“白肺”(图 19-2-1E)。

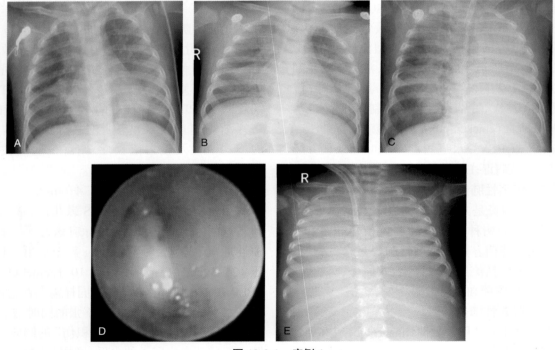

图 19-2-1　病例 1
A:气管插管前胸片;B:气管插管后胸片;C:PICU 第 3 天胸片;D:电子支气管镜;E:ECMO 支持下胸片(7d)

表 19-2-2　呼吸机参数与动脉血气分析

日期	第2天	第3天	第4天	第5天	第6天
呼吸机参数					
FiO_2	0.6	0.6	0.6	0.6	0.98
PEEP	6	7	9	9	13
P/F	156	98	131	103	50
OI	9	13	11	16	45
血气分析					
pH	7.25	7.26	7.33	7.30	7.21
$PaCO_2$	47.3	43.1	37	42	56.2
PaO_2	94	58.8	78.6	52.3	45.3

问题 1：该患儿是否具备 ECMO 支持指征？ECMO 支持前还需完成哪些准备？

儿童 ECMO 呼吸支持指征中以下 3 条：①严重呼吸衰竭，持续 $PaO_2/FiO_2<60\sim80$ 或 OI>40；②常规机械通气和其他呼吸支持治疗无反应（高频、俯卧位通气）；③高机械通气压力（常规通气平均气道压>20~25cmH₂O）。该患儿入院后，在积极机械通气下，呼吸衰竭持续进展，OI=45，呼吸机相关性肺损伤无法避免，病死率高，符合 ECMO 支持指征。

ECMO 支持前还需完成以下准备：①和家长充分有效沟通，征得家长知情同意；②再次详细了解患儿既往史、过敏史等；③重新评估患儿主要病因，确定是可逆的；④评估患儿神经系统、肝肾功能，确定无多脏器功能衰竭；⑤评估患儿循环、氧合状态（血压、乳酸、尿量、血气等）；⑥提前申请红细胞、血浆、血小板；⑦确认 ECMO 支持方案。

问题 2：开始 ECMO 支持后如何选择 ECMO 流量和设置呼吸机参数？

开始 ECMO 支持后，ECMO 初始流量 100ml/(kg·min)，呼吸机参数设置遵循 ELSO 推荐的"肺休息"策略：低压力、低频率、低吸入氧浓度。该患儿呼吸机参数 PC 模式：FiO_2 0.4、PEEP 10~12cmH₂O、PC 10~15cmH₂O、RR 25 次/min。体外生命支持的主要目标是保证血氧的同时降低呼吸机相关性肺损伤风险。体外膜氧合对 CO_2 的清除可以使自体肺通气减少，减少患者的自主呼吸，降低跨肺压。能够完全替代肺功能，独立维持氧合/通气，"有机会让患肺休息"。实施该

策略后，ECMO 第 2 天患儿出现潮气量过低的情况（最低时 0~1ml），考虑与"肺休息"策略导致大量肺泡塌陷有关。尽管患儿同时也出现低氧血症（PaO_2 55~65mmHg），但通过保证其心排血量、HB>90g/L、$ScVO_2$>60%~65%、Lac 1~2mmol/L 等确保能够满足机体氧供，避免组织缺氧。

$$DO_2(ml/min)=10\times\text{心输出量}(CO,L/min)\times CaO_2$$
$$CaO_2=(1.34\times HB\times SaO_2)+(PaO_2\times0.003)$$

患儿出院时整体评估及神经系统评估提示除肺功能降低外，表现为活动后气促明显，有喘息表现，余基本正常。提示 ECMO 支持期间，在保证组织氧供的前提下，"肺休息"策略带来的"允许性低氧血症"是可行的。

问题 3：如何判断患儿可以尝试脱离 ECMO？VA 模式 ECMO 的撤离程序是什么？

确定患者何时脱离 ECMO 辅助需要客观评价多个临床指标：胸部 X 线影像（图 19-2-1C、E）、动脉血气、生命体征、潮气量与肺顺应性等。随着病情恢复，各观察指标好转，预计自身肺部可以承担 70% 通气换气功能，可以开始减流量撤机实验。VA 模式 ECMO 撤离实验需要逐步降低血流量，以每小时降低 10~20ml/(kg·min) 的速度逐步降低 ECMO 血流量，同步同比例降低气流量，同时恢复正常机械通气参数，反复评估血气和心功能。如果患者在可接受的呼吸机参数下，能够维持正常的血气，就可以考虑撤离 ECMO。

【专家点评】

该患儿急性起病（<7 天），胸片提示双肺渗出，痰培养腺病毒阳性，诊断"PARDS"明确。在较高的呼吸机条件下，仍存在严重低氧血症，OI>40，另外出现血流动力学不稳定，需要较大剂量血管活性药物维持循环。ECMO 指征明确。选择 VA 模式主要是基于体重考虑，<10kg 患儿，下肢血管无法满足插管需要，但 VA 模式 ECMO 在管理上较为困难，比如血栓形成、上下半身的氧差等。开始 ECMO 支持后，由于呼吸机参数的下调和转流导致的炎症反应，往往患儿肺部情况会进一步恶化。该患儿在开始 ECMO 支持的 24h 后，潮气量降到<5ml，对于这种情况，是否给予积极肺复张，提高潮气量，目前还有争议，因为 PARDS 不是均一的病变，事实上并没有安全的潮气量。

病例2：患儿男，1岁5个月，12kg，以"支气管肺炎"入院，考虑病毒感染，对症处理3天，症状好转出院。出院当天晚上出现发热、喘息，24h内再次入院，呼吸困难进行性加重，入院第5天转PICU。有创通气（PC模式：FiO₂ 50%、PC 16cmH₂O、PEEP 5cmH₂O、RR 30次/min）下血气：pH 7.36、PaCO₂ 42.4mmHg、PaO₂ 73mmHg、HCO₃⁻ 22.7mmol/L、P/F 146。入PICU第2天予以纤维支气管镜灌洗治疗，肺泡灌洗液腺病毒阳性，完善肺部CT（图19-2-2A）。反复高热，体温最高40℃；CRP 42mg/L、PCT 6.27ng/ml。入PICU第10天患儿低氧血症、高碳酸血症进行性加重，调整呼吸机参数至PC模式，FiO₂ 90%、PC 17cmH₂O、RR 30次/min、PEEP 11cmH₂O、MAP 18cmH₂O。动脉血气结果pH 7.36、PaCO₂ 74.9mmHg、PaO₂ 49mmHg、HCO₃⁻ 36.9mmol/L、BE−14.6mmol/L、P/F 54、OI 31。

问题1：对于该PARDS患儿，该患儿是否具有ECMO支持指征？

对于PARDS患儿，何时启动ECMO支持，是临床医生经常面对的一个难题。因为ECMO是一项有创的、高风险的体外生命支持技术。该患儿在经常规治疗后，病情仍未得到有效控制，OI>16，提示重度PARDS，临床上开始做ECMO准备，并将可能出现需要ECMO支持的情况与监护人沟通取得初步知情同意。该患儿在开始ECMO支持时OI=31（<40）。但考虑到其P/F=54，血流动力学不稳定多巴胺15μg/（min·kg）维持血压，而且病情极大可能继续进展，所以在P/F<60即开始给予ECMO支持，ECMO支持第1天胸片（图19-2-2B）。目前关于PARDS的挽救性策略，其中ECMO是一个重要方案。其指征是P/F低于60mmHg，也有学专家提出P/F 80mmHg即可考虑。

问题2：该患儿应当如何选择ECMO支持模式？

采用何种模式的ECMO支持，应该根据患儿的诊断、病情严重程度、心功能状态、插管与血管直径与体重等来选择。目前国内已有多种型号的单根双腔插管可以使用，扩大了VV-ECMO的适应人群，简化了插管操作程序，但由于儿童的特殊性，还是限制了单根双腔插管在儿科的应用。确定该患儿具备ECMO指征后，接着确定ECMO支持模式。首先，根据患儿乳酸水平、静脉氧饱和度与超声评估心功能，确定该患儿组织灌注尚可，心脏功能基本正常。其次，该患儿体重>10kg，超声评估右侧颈内静脉和股静脉直径，经评估满足颈内静脉14Fr和股静脉12Fr插管。该患儿ECMO辅助的主要目的是提供足够的氧供、清除二氧化碳，减轻机械通气高压肺损伤，不需要提供心脏支持，所以选择VV-ECMO模式。

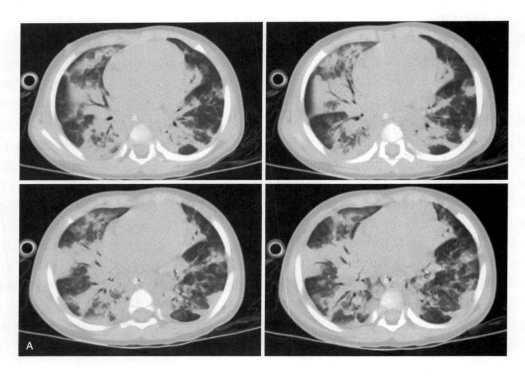

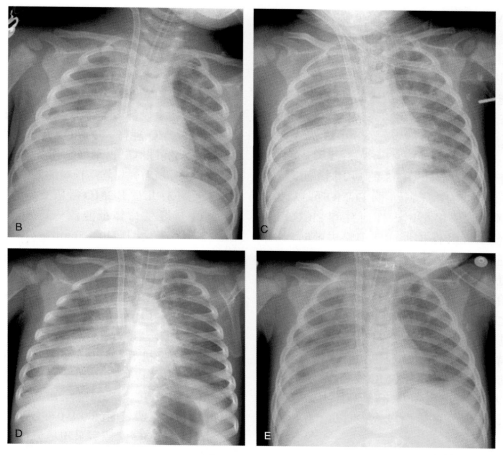

图 19-2-2　病例 2
A：入院第七天肺部 CT；B：ECMO 第 1 天胸片；C：ECMO 第 3 天胸片；D：ECMO 第 4 天胸片；
E：ECMO 第 5 天胸片

问题 3：VV 模式 ECMO 支持下，如何选择 ECMO 流量和设置呼吸机参数？

由于 VV-ECMO 不能提供直接的循环支持，支持过程中要考虑再循环问题。选择最佳流量来获得足够的氧供非常重要。ECMO 支持时氧供计算公式如下：

ECMO 氧供 $=1.36 \times Hb \times ECMO$ 流量 $\times (SaO_2 - SvO_2)$

在 VV 模式下，ECMO 的启动类似于 VA-ECMO，应缓慢将高度氧合的血液与患者缺氧的血液混合，开始流量为 20ml/（kg·min），在 10~15min 中内增加到最大计算流量［约 100~150ml/（kg·min），临床上通常初始设定为 100ml/（kg·min）］，其增加速率较 VA-ECMO 略快，主要是因为不需考虑再灌注损伤和心脏后负荷变化的因素。然后根据患者经皮脉搏氧饱和度逐渐降低流量，直到能获得足够氧供的最佳流量，氧饱和度大于 88%~90% 是可以接受的，偶尔的氧饱和度偏低也可以耐受，儿科患者，如果流量达

到 100ml/（kg·min）以上，可以不再考虑再循环问题。初始设置气 / 血流量比值为 1∶1，转流稳定后根据血气分析结果调整 ECMO 血流量和气流量。ECMO 启动后可以立即降低呼吸机参数，多数患者可以在第 1 个小时内降低到肺休息水平。通常模式选择 A/C，减低呼吸频率、吸气峰压（新生儿应控制在 20cmH_2O 以下，较大儿童控制在 25cmH_2O 以下，尽量维持 Vt 3~5ml/kg）和吸氧浓度（可降至 40% 或者更低），同时维持更长的吸气时间和呼气末正压（PEEP，8~14cmH_2O 以下），防止完全呼气时肺泡塌陷。

问题 4：如何判断患儿可以尝试脱离 ECMO？VV-ECMO 的撤离程序是什么？

确定患者何时脱离 ECMO 辅助需要客观评价多个临床指标：胸部 X 线影像（图 19-2-2C、E）、动脉血气、生命体征、潮气量与肺顺应性等。随着病情恢复，各观察指标好转，预计自身肺部可以承担 70% 通气换气功能，可以开始撤离实验。VV

模式 ECMO 撤离实验不需要降低血流量,仅仅需要隔绝膜肺的气流,将通气管路与气源断开,连接到氧合器的排气口,膜肺不会发生任何形式的气体交换,恢复正常机械通气参数。反复评估血气和心功能。如果患者在可接受的呼吸机参数下,能够维持正常的血气,就可以考虑撤离 ECMO。

【专家点评】

关于 ECMO 在 PARDS 的应用指征,截至目前,并没有 RCT 资料证明 ECMO 可以改善 PARDS 预后。但根据回顾性研究和 PICU 医生的临床经验,在肺保护性通气策略失败时,临床上可以选择的挽救手段并不多,ECMO 目前是 PARDS 患者肺保护性通气策略失败时,一线的挽救性救治措施。该患儿在 ECMO 介入时机有值得讨论之处,虽然 P/F<60 但 OI<40,到底按照那个指标进行,值得进一步探讨。儿科患者,ECMO 呼吸支持究竟以 OI 值还是 P/F 值为指标,仍无统一意见。另外该患儿 ECMO 支持前,机械通气时间>7 天,但考虑实际上,高氧高压力通气时间仅为 3 天,肺恢复可能性较大,所以给予 ECMO 支持。

儿童呼吸支持 ECMO 模式选择,也是临床上一个难题,毫无疑问,与 VA 模式相比,VV 模式在呼吸支持有巨大优势,如不改变血流动力学、机体血栓风险低等优势。但由于儿童自身生理特点,VV 模式在儿科 ECMO 呼吸支持上应用受限,儿童呼吸支持,VV 模式 ECMO 仅仅占一半。目前我们的临床实践中,是否可以给予 VV 模式支持,依赖超声评估,主要评估两方面,首先是评估心功能,其次评估目标血管。如心功能正常,目标血管直径满足插管,则选用 VV 模式 ECMO 呼吸支持。

七、临床操作

问题 1：确定具备儿童 ECMO 呼吸支持指征,开始前必须完成哪些检验检查?

1. **全血细胞分析**　了解血红蛋白和血小板水平。

2. **血型和交叉配血**　备 2U 悬浮红细胞 ECMO 管道预充使用。

3. **实验室检查**　凝血功能、肝肾功能、血气电解质。

4. **影像学检查**　颅脑和心脏超声检查。

问题 2：开始儿童 ECMO 呼吸支持前,准备哪些物品?

1. **器械**　插管操作手术器械、电刀、头灯、吸引器。

2. **ECMO 设备**　ECMO 主机、变温水箱、空氧混合器。以上设备均需打开电源,确定正常工作。

3. **ECMO 耗材**　ECMO 套包(包括泵头、膜肺和管道)、动静脉插管(动静脉均备相邻两个型号)、穿刺套盒。所有耗材均需核对消毒日期、型号。

问题 3：儿童 ECMO 呼吸支持的管理?

1. **重要生命体征监测**　持续心电、动脉压(维持平均动脉压 40~65mmHg)、中心静脉压。VA-ECMO 支持时,可能出现反应性高血压,要适当调整药物,避免增加颅内出血风险。

2. **ECMO 管理**　维持血流 80~100ml/(kg·min)、气血比(0.5~10):1,根据 $PaCO_2$ 水平调节气流量、维持泵前压力>–40mmHg、跨膜压力<60mmHg。

3. **呼吸机管理**　ECMO 支持期间,应降低机械支持参数以使肺得到休息。设置建议如下：FiO_2 0.21~0.3、PIP <25cmH_2O、PEEP 5~10cmH_2O、呼吸频率 15~25、吸气时间 0.4~0.6s、潮气量<6ml/kg。气漏患儿 ECMO 支持后采用尽量低呼吸机参数,直至无活动性气体漏出。甚至可调整为 CPAP 模式呼吸支持。根据气漏的严重程度和恢复情况(通常是 24~48h 后)决定是否进行肺复张。建议在 ECMO 支持下俯卧位通气。

4. **液体管理**　由于患儿的危重状态和 ECMO 导致的全身炎症反应,开始 ECMO 支持后大多数患儿容易出现液体超载。此时在维持足够循环灌注和 ECMO 流量前提下,应该控制液体摄入量,采用"量出为入"液体管理,必要时可以使用利尿剂或行持续肾替代治疗。

5. **感染控制**　严格采取院内感染防控措施,建议有条件单间隔离。根据基础疾病和感染指标(CRP、PCT 和血培养)监测选择合理抗生素,在支持过程中再根据微生物学证据随时调整。

6. **镇静**　ECMO 支持期间儿童通常需要轻度镇静和镇痛,首选苯二氮䓬类药物,如咪达唑仑,镇痛药物可给予吗啡或芬太尼。对于先天性膈疝儿童,ECMO 支持期间需要在镇痛镇静基础上,静脉给予肌松剂。目前临床常用的儿童镇痛镇静评分量表包括儿童面部编码系统(neonatal facial coding system,NFCS)。

7. **营养支持**　开始 ECMO 支持 24~48h 评

估是否给予胃肠内营养。由于此类患儿往往病情极度危重，ECMO 支持前胃肠道存在缺氧缺血，所以 ECMO 支持儿童胃肠道营养的具体实施应该根据患儿病情而定。

8. 实验室监测　血气分析每 3~8h 监测 1 次，ECMO 支持第 1 个 24h 内 1 次 /3h。无论 VV 还是 VA 模式 ECMO，通过调节气流量和血流量，维持合适的动脉血 $PaCO_2$ 和 PaO_2 水平，建议维持 $ScvO_2$ 65%~75%。监测血常规 1 次 /12h，维持血红蛋白 120~140g/L、血小板 50×10^9/L 以上。血小板只能经外周静脉输入，切忌在氧合器前输入血小板、冷沉淀等凝血类物质。

9. 凝血功能监测与管理　每 2~3h 监测 ACT，每 12h 监测 PT、PTA、APTT、纤维蛋白原、D- 二聚体。ECMO 支持期间 5~50IU/(kg·h) 的剂量持续泵入肝素，维持 ACT 在 160~220s，纤维蛋白原>1.5g/L，APTT 50~80s。有条件的单位建议监测 AT Ⅲ、抗 X 因子（AT Ⅲ>70%，抗 X 因子 0.35~0.7IU/ml）。

10. 游离血红蛋白监测　建议每天监测游离血红蛋白，如无条件，可通过肉眼观察血清和尿液颜色，判断是否溶血。如出现溶血，应检查管道，了解是否有凝块、打折，动脉插管是否堵塞，管道压力过高等情况，并更换氧合器、泵头或整套管道。给予碱化尿液和使用利尿剂维持尿量。

问题 4：儿童 ECMO 呼吸支持的撤离步骤？

1. 撤离评估　临床症状改善，胸部 X 线检查透光度增加，可逐渐降低流量同时提高呼吸机参数，体外支持仅为患儿自身肺部功能 30%，考虑做 ECMO 试停实验。

2. ECMO 撤离方法

（1）VV-ECMO：将机械通气条件从肺休息状态调整为完全支持状态（PIP 25~30cmH₂O、PEEP 5~6cmH₂O、频率 30 次 /min、FiO₂ 30%~50%），断开氧合器气源接口，并连接到出气口，将氧合器与外界隔绝，防止任何形式气体交换。评估 1~2h，如此时机械通气条件，血气可以接受，进入拔管程序。

（2）VA-ECMO 试停技术：试停实验前，将除肝素以外其他液体治疗转移到患儿身上，ECMO 流量以每小时 10~20ml/kg 逐渐降低。同时提高呼吸机参数设置，EMCO 降至 10ml/(kg·min)，机械通气调整为完全支持状态。此时可以夹闭插管，进入静脉 - 桥连接 - 动脉转流模式，为防止插管凝血，每 5min 打开静脉插管，夹闭桥连接、打开动脉插管冲刷 1 次，持续 5~10s，然后夹闭插管恢复桥连接。夹闭插管状态下，血气满意即可进入拔管程序。

3. 插管拔除　如经皮穿刺插管，可将皮肤处荷包缝合拆除后，直接拔出插管，局部压迫止血，压迫时间>30min。如切开直视下插管，拔管时先将插管部位垫高，使其充分显露，常规镇静、镇痛肌松。确认呼吸机参数处于完全支持状态，插管完全夹闭。去除插管部位贴膜、清洁皮肤、拆除皮肤缝线、分离插管与周围组织，血管套 2-0 丝线，血管钳钳夹血管，拔出插管并结扎动静脉止血，拔除静脉插管时需使患儿处于吸气相，同时按压肝脏，防止形成静脉气栓，操作完成后给予鱼精蛋白中和（1mg/kg），如出现明显出血，给予输血补充容量。

（洪小杨　金萍　赵喆）

第三节　体外膜氧合下的转运

一、概述

随着 ECMO 技术的不断发展，其在儿童重症救治领域的应用也越来越广，从 ECMO 在医疗活动过程中应用地点来看，ECMO 技术可以分三个类型，首先是 PICU 床旁支持，比如对心肺功能衰竭患儿进行心肺功能替代支持，争取原发疾病的治疗时间窗口。其次是手术室支持，如替代体外循环进行手术中辅助。最后是危重症患者转运中支持。ECMO 转运目的是尽早识别出可能从 ECMO 支持中获益的患者，在 ECMO 支持下安全转运到具有 ECMO 管理和治疗原发病能力的医疗单位，降低危重患者的病死率和并发症发生率。ECMO 转运包括院内转运及院际间远程转运。

ECMO 转运技术的意义主要有两方面，首先是扩大的转运适应证，呼吸机支持无法维持稳定的呼吸衰竭患儿或多巴胺、肾上腺素等正性肌力药不能维持的心力衰竭患儿，在 ECMO 支持下可能实现安全转运。其次 ECMO 技术与转运工具（救护车、直升机或固定翼飞机）相结合，能够极大地放大珍贵危重症技术资源的服务范围，如与固定翼飞机相结合，ECMO转运范围直径可超过2 000km。但由于ECMO转运技术的有创性、复杂性和多学科协作性，患儿往往病情极度危重，ECMO转运小组开展工作前必须经过严格培训，转运过程中需要精密组织和高度协调。

二、ECMO转运的实施

需要ECMO转运的大多为心肺功能衰竭患儿，病情危重，除了严格掌握适应证，还要保证患儿转运过程中的安全，在实施ECMO患儿转运前须评估转运的可行性。

（一）ECMO转运指征

儿科呼吸、心脏ECMO支持指征均是儿科ECMO转运指征。

1. 机械通气治疗失败难治性低氧血症、高碳酸血症　①常规技术条件下转运过程中，病情出现恶化风险大；②高频通气患儿，如改常频通气无法维持氧合和通气；③依赖iNO的低氧血症患儿；④高压力机械通气，出现气漏综合征并有进一步恶化趋势。

2. 大剂量升压药物治疗下的难治性脓毒症或心源性休克　①难治性脓毒症休克儿童或新生儿；②转运前存在低血压、低灌注和酸中毒，转运途中可能恶化。

3. 其他可能需要转运临床情况　①不具备ECMO技术能力单位收治进展中的ARDS患儿；②ECMO支持心力衰竭患儿，需要转运到具备心脏手术或移植能力单位；③可能需长期ECMO支持患儿，需转运到具备肺移植能力单位；④ECMO支持患儿，需转运至具备长期ECMO管理能力单位。

（二）转诊医院

向转出医院详细了解患儿病情，生命体征是否稳定，以及有无出血等情况是否稳定，严格掌握ECMO禁忌证。

（三）转运过程

负责转运的ECMO团队能否提供安全转运，ECMO团队根据患儿情况、转运设备以及转运距离和交通工具等综合评估，尽量降低转运途中的风险。

（四）知情同意

在实施转运前，须向家属详细解释ECMO转运的必要性，可能发生的风险及可能产生的费用，并取得患儿家属书面同意。

我们以病例形式展示转运实施过程：

> 病例1：患儿5岁，20kg，因"发热伴咳嗽1周，加重3天，气促、呼吸费力13h"收住当地医院ICU。入院查体：HR 125次/min、BP 98/65mmHg、RR 60次/min、SpO_2 89%；精神萎靡，反应差，口周青紫；双肺呼吸音低，可闻及湿啰音；心音低钝；四肢末梢凉，CRT 4s，肺部CT提示：双肺弥漫性渗出改变（图19-3-1A），当地医院考虑重症肺炎，给予呼吸机辅助呼吸（BiPAP：PIP 26cmH_2O、PEEP 13cmH_2O、FiO_2 80%、MAP 16cmH_2O），先后给予气管内滴入肺表面活性物质、美罗培南抗感染、血管活性药物维持循环以及俯卧位通气等治疗，患儿血氧仍难以维持，故联系我院转运，根据血气分析提示："pH 7.33、$PaCO_2$ 34.8mmHg、PaO_2 50.1mmHg、Lac 0.7mmol/L"，结合PaO_2/FiO_2 62.6（<100）、OI 25.6（>16），可诊断为重度PARDS。

问题1：该患儿是否有ECMO转运指征？

综合患儿急性起病，临床表现为呼吸窘迫，转诊医院给予较高呼吸机参数辅助，低氧血症仍难以纠正，血气结果提示P/F<100，OI>16，诊断重度PARDS明确。转运指征如下：①符合儿科ECMO呼吸支持指征；②患儿病情危重，且有进一步进展可能；③转诊医院各方面条件有限、无法满足下一步救治需要；④转运路途远，常规呼吸机支持下转运有非常大风险。综上所述，故启用体外膜氧合转运。

问题2：该患儿ECMO转运团队的组成是什么？

ECMO转运小组（包括儿童心血管外科医师2名，儿童重症医师、儿童体外循环师、护士、司机各1名），出发前根据患儿转运预案中的清单准备并清点物品，ECMO转运小组到达后评估患儿病情，并与家属详细沟通，在当地医院安装后（图19-3-1B），患儿在ECMO辅助下转运14h（1 350公里）到达北京（图19-3-1C），入院后第3天撤离ECMO，入院后第9天撤离呼吸机，最后康复出院。

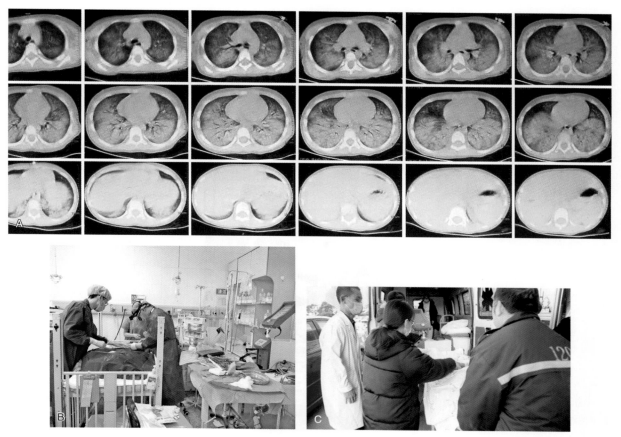

图 19-3-1 病例 1

A：胸部 CT；B：装 ECMO；C：ECMO 转运

病例 2：患儿男，生后 17 天，体重 4kg，出生胎龄 40 周 ⁺³。主因"口周发绀、呼吸困难 2 周，加重 1 天"至当地医院就诊，入院查体：HR 136 次 /min，BP（50~60）/（25~35）mmHg，SpO_2 50%~70%，动脉血气分析：pH 6.8、$PaCO_2$ 59mmHg、PaO_2 37mmHg、Lac＞15mmol/L。心脏彩色超声确诊"完全型大动脉转位（室间隔完整型）"。给予机械通气、大剂量血管活性药物维持心功能、抗休克处理。严重低氧血症、酸中毒无法纠正，心源性休克，并联系我院转运，考虑诊断"完全型大动脉转位（室间隔完整）、心力衰竭"明确，需立即行急诊手术。

问题 1：该患儿为新生儿，是否能进行 ECMO 转运？

患儿为足月新生儿，当地已明确为"先天性心脏病：完全型大动脉转位（室间隔完整型）"，经过当地医院全力抢救，已经出现心衰、严重低氧血症、代谢性酸中毒、高乳酸血症。这种类型先心病，一经确诊，本应行急诊手术，但鉴于当地医院无法实施该手术，且符合儿科 ECMO 转运指征，经过与家属沟通，将有关风险告知，家属同意 ECMO 转运。

问题 2：这种危重患儿 ECMO 转运需要注意哪些？

患儿生命体征不稳定，安装 ECMO 后，需要持续观察，稳定后，才能转运，我院 ECMO 转运小组准备好所有物品，到达以后，患儿心率减慢至 65 次 /min，血压只有 35/20mmHg，SPO_2 65%，心衰、水肿、尿少，血气分析乳酸仍大于 15mmol/L，pH＜7.0，BE 值难以纠正，立即给予心肺复苏（图 19-3-2A），并立即安装体外膜氧合器（图 19-3-2B），经过一晚上的调整，心率、血压、血氧都逐渐稳定，乳酸降至 13.8mmol/L，尿量增多。随着患儿生命体征稳定，开始准备转运（图 19-3-2C）。

路上严密监测患儿生命体征、体温、尿量、ECMO 循环流量，经过 9h 的长途跋涉安全护送到北京。入院后于次日下午顺利完成大动脉转位矫治手术，术后顺利撤离 ECMO，最后康复出院。

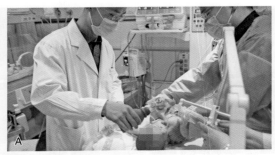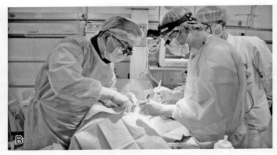

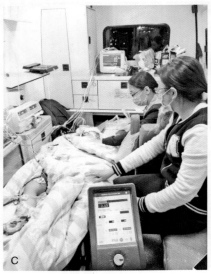

图 19-3-2　病例 2
A：到达时心肺复苏；B：ECMO 安装；C：转运至救护车

病例 3：患儿男，1 岁，因"发热、喘息"入院治疗 1 周后好转，后因吃饼干后再次出现呼吸困难、发热、咳嗽，并误吸饼干碎渣，出现窒息引起心搏骤停，立即给予心肺复苏。转诊医院胸部 CT 提示：气道内异物。给予取异物失败后请求转诊我院。转诊前患儿持续呼吸机辅助呼吸，呼吸机（SIMV：PIP 22cmH$_2$O、PEEP 8cmH$_2$O、FiO$_2$ 100%、MAP 18cmH$_2$O）支持下血气分析提示：pH 7.37、PaCO$_2$ 70mmHg、PaO$_2$ 61mmHg、Lac 0.99mmol/L，计算 P/F=61、OI=30，胸片示气胸（图 19-3-3A），我院到达后进行 ECMO 支持并转运（图 19-3-3B），转运至我院后，再次行气管镜检查（图 19-3-3C），发现气管内仍有异物，最后确诊患儿为两次异物吸入后引起的重症肺炎，异物取出后，病情逐渐好转，康复出院。

问题 1：该患儿 ECMO 转运指征？

患儿因气管内异物引起呼吸衰竭明确，ECMO 转运指征如下：①具备 ECMO 支持指征，该患儿 P/F=61、OI=30，但已经合并气压伤，ECMO 指征应该适当放宽；②该患儿有异物吸入病史，并且在转诊医院取异物失败，转运过程中，可能出现异物位置变化，导致呼吸衰竭加重，ECMO 支持下转运更加安全。综上所述，决策 ECMO 转运。

问题 2：该患儿最终成功救治的条件有哪些？

该患儿诊断"气道异物，呼吸衰竭，心肺复苏术后"，救治是需要多学科参与的过程。救治成功条件如下：首先是 ECMO 转运实施，包括在转诊医院的建立和转运过程。这要求有一个非常成熟的儿童 ECMO 转运网络，该网络包括转诊医院、转运团队和 ECMO 中心三个要素，同时是一个高效信息交流平台，最终目标是保证患儿的安全转运和有效救治。其次是多学科高度协作。由于儿科患者的病理生理特点，ECMO 转运需要重症、体外循环和心血管外科三个专业共同协作完成，重症医师负责 ECMO 指征判断、监护管理和异物取出，体外循环医师负责血液转流管理，心血管外

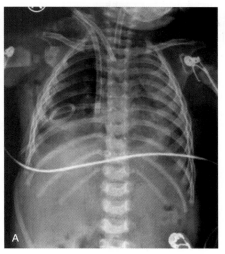

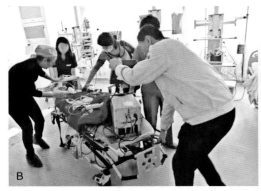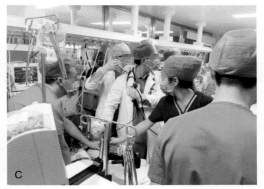

图 19-3-3 病例 3

A:肺炎患儿气胸;B:ECMO 转运;C:气管镜异物取出术

科医师负责 ECMO 插管建立。

【专家点评】

儿童 ECMO 转运在我国已经逐步成熟,技术和规范基本形成,转运成功率高,已经成为危重儿童救治的重要选择。技术不成熟地区,如果发现可逆性儿童危重症,常规治疗无效时,应该积极与 ECMO 中心联系,及时评估,及早进行 ECMO 转运。

（刘颖悦）

第四节 体外膜氧合的并发症与防治

一、概述

目前,ECMO 支持过程中的并发症可根据与 ECMO 设备是否相关分为:设备耗材相关的机械并发症和与患儿自身相关的机体并发症,两者相互影响、不能完全割裂。本节内容即分别按照这两大类进行阐述。

ELSO 的统计数据库显示 ECMO 机械并发症发生率约为 14.9%,2012—2017 年亚太地区统计数据显示的 ECMO 呼吸支持病例机械并发症种类及占比见表 19-4-1。定期的系统检查和合适的监控有助于预防灾难性的后果,绝大多数事件可以通过早期发现和恰当处理来减轻甚至避免故障对患儿的影响。

表 19-4-1 新生儿、儿童与成人支持的机械并发症

并发症	新生儿（N=318）		儿童（N=653）		成人（N=3 084）	
	病例数 n（%）	生存数 n（%）	病例数 n（%）	生存数 n（%）	病例数 n（%）	生存数 n（%）
氧合器故障	5（6）	3（60）	15（11）	6（40）	114（12）	47（41）
泵管破裂	1（1）	0（0）	1（1）	0（0）	1（0）	0（0）
血栓：						
氧合器	14（16）	9（64）	22（16）	13（59）	110（11）	62（56）
滤器	6（7）	3（50）	9（6）	7（78）	30（3）	10（33）
其他部位	12（14）	7（58）	19（14）	9（47）	22（2）	12（55）
桥	0（0）	0（0）	0（0）	0（0）	1（0）	1（100）
气栓	2（2）	0（0）	3（2）	2（67）	7（1）	3（43）
插管问题	5（6）	3（60）	10（7）	6（60）	44（4）	14（32）
泵故障	0（0）	0（0）	1（1）	0（0）	7（1）	3（43）
热交换器故障	0（0）	0（0）	1（1）	0（0）	4（0）	2（50）
猪尾巴接口破裂	0（0）	0（0）	0（0）	0（0）	3（0）	3（100）

注：引自 ELSO 亚太地区统计 2012—2017 年各年龄段 ECMO 病例数及呼吸支持病例机械并发症常见种类及占比。

机体相关并发症主要包括：出血、栓塞、溶血、肝肾功能不全、感染、神经系统损伤、电解质紊乱等。其中，出血和血栓是最常见的并发症，主要与 ECMO 支持过程中的抗凝策略及抗凝管理相关；此外，ECMO 期间的并发症可能表现为机体多个系统的功能不全或功能衰竭，涵盖整个重症监护医学的全部领域，因此更需要密切监测、早期识别、合理干预。

二、并发症类型及处理原则

1. **氧合器失能** 包括氧合器血浆渗漏和氧合器内血栓堵塞，一旦确定氧合器发生上述故障致气血体换障碍，应当更换氧合器。

2. **泵头故障** 包括突然停泵和泵头过度产热。如遇突然停泵，应立即钳夹管道，恢复呼吸机参数至完全支持，迅速减低泵转速至 0，再重新提高转速至原水平，或将机器关机并重启。如遇泵头过度产热，应先确定产热原因，因泵头机械原因导致的产热增加，应按停泵处置；因血栓形成导致的产热增加，应当按血栓形成的方法处置。

3. **管道故障** 包括管道破裂和管道堵塞。虽然管道破裂已非常罕见，但管道破裂是非常紧急的情况，应当立即更换管道。ECMO 管道堵塞通常为血栓栓塞，常见于静脉端，应当按照血栓形成的方法进行处置，如管道堵塞严重，且影响到系统流量，应当更换管道。

4. **插管故障** 包括插管脱出和插管堵塞。如遇到插管脱出，应当立即关闭血泵，更换插管。如遇插管堵塞，应提高肝素用量，随后更换插管。

5. **出血** 包括插管部位出血、鼻腔出血、气管和肺出血、尿道出血等。轻微出血通过纠正凝血障碍、适当补充血制品、降低 ACT 来解决，局部创面可使用凝血酶胶等创面止血剂。静脉使用质子泵抑制剂、H_2 受体阻滞剂或其他抗酸剂保护胃黏膜。严重的大出血较少见，可能导致 ECMO 提前终止。大出血处理包括行手术探查，减少或停止使用肝素，可使用氨基己酸、抑肽酶和重组激活因子Ⅶ控制术中出血。对于难以控制的肺出血，建议提高 PEEP 并同时纠正凝血障碍，降低 ACT。

6. **血栓形成** 静脉端出现小的栓子可通过调整抗凝处置，如果血凝块阻断了血流，须更换整套管道；如果动脉端发现血凝块（如氧合器顶部或动脉管道）应当更换整个回路。如果发生管道内 DIC，表现为可见的凝块、D- 二聚体增高、纤维蛋白原血症与血小板消耗加快，应更换整套 ECMO 管路。

7. **肝素诱导的血小板减少性血栓形成**（heparin-induced thrombocytopenia with thrombosis，HITT） 在使用肝素过程中，由免疫介导的血小板减少及继发的血栓形成。常见于首

次应用肝素后 5~14 天,诊断的要点包括:应用肝素后,血小板计数下降>50% 或血小板<10×10⁹/L,同时伴随有血栓形成;检验 HIT 相关抗体阳性则更有助于明确诊断。HITT 发生后,一般的处理包括停止使用肝素,更换为其他凝血酶抑制剂,如阿加曲班、比伐卢定、重组水蛭素,但此类药物应用尚缺乏临床试验证据。

8. 感染 最常见的病原生物为葡萄球菌及念珠菌。ECMO 患儿一旦发生脓毒血症,其他并发症发生率更高,且存活率明显降低。建议整个转流期间常规进行微生物培养,根据药敏使用抗生素。

9. 神经系统 主要为脑室内出血及脑梗死。每日观察瞳孔情况,如前囟未闭合,建议每日行经前囟头颅超声检查。轻微颅内出血,需进一步优化抗凝策略,2 次/d 头颅超声检查,监测出血范围变化,如发现出血范围扩大,需考虑撤离 ECMO。严重颅内出血患儿,需头颅 CT 检查,并考虑终止 ECMO。

三、临床应用

病例 1:患儿男,G2P1,胎龄 37 周^{+1},出生体重 2 700g。生后因呼吸困难入住 NICU,经治后明显好转,于入 NICU 后第 4 天再次出现呼吸困难并进行性加重,予以气管插管有创通气,患儿症状持续加重,呼吸机 HFOV 模式,参数如下:MAP 20cmH₂O、FiO₂ 100%、Fr 9Hz、A 4。同时予以 iNO(20ppm)治疗。血管活性药物用量如下:多巴胺 8μg/(kg·min)、肾上腺素 0.1μg/(kg·min)。血气分析结果:pH 7.191、PaO₂ 33.7mmHg、PaCO₂ 56.8mmHg、BE -6.9mmol/L,胸片提示双肺透亮度减低、可见斑片状影,心脏超声提示动脉导管未闭、双向分流(右向左为主)。会诊后决定予以 VA 模式 ECMO 支持,动脉插管 8Fr,静脉插管 10Fr,期间流量 0.1~0.4L/min。

问题 1:患儿在 ECMO 期间使用肝素进行抗凝,用量维持在 0~15U/(kg·h),支持第 13 天,患儿尿液逐渐变为浓茶色,此时考虑出现什么问题?应当如何处理?

该患儿为新生儿,支持过程中 ACT 波动在 150~400s,APTT 波动在 41.1~300s,肝素用量维持在 0~15U/(kg·h),其间波动、调整幅度均较大,患儿尿液呈现浓茶色表明该患儿出现溶血现象,

此时应首先进行尿液碱化、急查凝血功能、血常规(关注血小板水平),适当增大肝素用量、尽快调整凝血功能,检查整套 ECMO 管路是否有局部血栓形成。

根据 ELSO 组织统计,无论患儿年龄、疾病支持类型如何,ECMO 运转期间总体血栓发生率约为 40%,其中,氧合器是发生血栓最多的部位。局部血栓形成,特别是离心泵局部的血栓形成将改变局部的血流状态,更容易产生血细胞破坏,引起溶血。目前使用的主流抗凝药物是肝素,肝素主要通过结合抗凝血酶(ATIII)发挥作用。有研究显示,新生儿及儿童的 ATIII 活性较成年人水平低下,需要至生后 3~6 个月左右方能达到成人水平,因此,儿科特别是新生儿的 ECMO 在运转过程中的抗凝管理相较成人而言更加复杂。目前有报道的抗凝药物及其相关应用见表 19-4-2。

表 19-4-2 目前有报道的儿科抗凝药物及其使用

抗凝剂	儿童及新生儿应用
普通肝素	最常用
持续泵入	目前的大部分证据及数据来源于肝素持续泵入
普通肝素	
间断输注＋持续输注抗凝血酶	单中心的报道显示其可减少外科插管部位出血
低分子量肝素	儿科 ECMO 中可见少量报道
直接抗凝血酶抑制剂 阿加曲班 比伐卢定	在已发表的 8 篇报道中,纳入系统评价的 4 篇报道可见 ECMO 过程中比伐卢定的详细使用,但尚不能确定其安全性及有效性 回顾性分析的结果显示,在心脏术后相关 ECMO 过程中使用比伐卢定可以减少出血及血制品的使用 在一项含有将抗凝药物由普通肝素转为比伐卢定的病例队列资料分析中,虽然有较宽的使用范围,但是对于临床结局的相关数据依然缺失 在一例 ECMO 过程中出现肝素诱导的血小板减少症(HITT)患者中使用阿加曲班未发生出血并发症和血栓形成
抗血小板制剂	未见到将抗血小板制剂用作初始抗凝手段的报道。在少量伴有原发性肺动脉高压的儿科 ECMO 病例报道中,可见到使用抗血小板制剂减少普通肝素的用量

问题2：该患儿在进行上述处理后，可见ECMO管道内仍有血栓继续生成，尿液颜色未见好转，且尿量逐渐减少，此时应该如何处理？临床中应当如何对患儿凝血功能进行监测，抗凝剂用量应当如何调整？

在进行上述处理后若患儿症状仍未见任何好转，此时应当予以更换ECMO管路。根据ELSO指南及国外多家中心的建议，应当更换整套ECMO管路，但考虑我国实际情况，首先建议更换泵头而非整套ECMO管路；若整套管路中多处、大量血栓形成，仍建议更换整套管路。临床操作中，应当在更换管路前适当增大肝素用量，调整呼吸机参数和血管活性药物用量，医生密切关注患儿生命体征，并准备好急救药物及设备，而后迅速、完整、准确地更换所需更换的ECMO管路设备。

根据《体外膜氧合技术（ECMO）实用操作指南》，建议的ECMO期间抗凝剂为肝素，其间的抗凝监测范围及肝素滴定方法详见表19-4-3。

表 19-4-3　基于抗 Xa 因子水平及 ACT 水平的肝素滴定范围（建议）

抗 Xa 因子目标范围/(U·ml⁻¹)	抗 Xa 因子水平/(U·ml⁻¹)	肝素速度改变	ACT 目标范围/s
0.3~0.5	<0.3	↑10%~20%	↑10~20s
	0.3~0.5	不改变	不改变
	>0.5	↓10%~20%	↓10~20s
0.4~0.6	<0.4	↑10%~20%	↑10~20s
	0.4~0.6	不改变	不改变
	>0.6	↓10%~20%	↓10~20s
0.5~0.7	<0.5	↑10%~20%	↑10~20s
	0.5~0.7	不改变	不改变
	>0.7	↓10%~20%	↓10~20s

【专家点评】

抗凝管理是儿科 ECMO 特别是新生儿 ECMO 运转过程中的重中之重，但遗憾的是，到目前为止，仍然未发现理想的抗凝监测手段及抗凝药物，而关于抗凝剂的选择和使用也是众说纷纭。但是，大体而言，肝素在使用过程中应当遵从小剂量、小范围地滴定式调节，应当综合多种凝血相关监测结果调整用量。

病例2：患儿男，G4P1，胎龄 36 周⁺⁵，出生体重 2 100g。因"胎儿窘迫"剖宫娩出，生后 Apgar 评分 1min 9 分、5min 9 分、10min 9 分。孕母产前有腹泻病史，生后立即入住 NICU，先后给予 nCPAP、经口气管插管接呼吸机辅助通气，予以猪肺表面活性物质（80mg/kg）气管内滴入。后改为 HFOV 模式，参数如下：MAP 19cmH₂O、FiO₂ 100%、Fr 11Hz、A 3，同时予以 iNO（18ppm）治疗。血气分析结果：pH 7.021、PaO₂ 48.6mmHg、PaCO₂ 52.4mmHg、

BE-8.7mmol/L、Lac 5.4mmol/L。胸片提示符合新生儿呼吸窘迫综合征表现；心脏超声示动脉导管完全右向左分流，肺动脉瓣轻度反流，估测肺动脉压力 80mmHg。诊断：新生儿呼吸窘迫综合征，持续肺动脉高压。予以 VA 模式 ECMO 辅助，动脉插管 8Fr，静脉插管 8Fr，其间流量 0.12~0.23L/min。

问题1：患儿 ECMO 初起运转时，插管局部持续渗血，约 4ml/h，血气结果提示红细胞压积（hematocrit，HCT）进行性下降，运转 4h 后，HCT 25%、Hgb 6.7g/L，此时应当如何处理？此时是否应当使用肝素？

此时，急查血常规、凝血功能，紧急取血小板、冷沉淀、悬浮红细胞予以输注。请外科医生检查插管局部后，暂不需要外科处理局部创口，则继续内科纠正凝血功能，补充血小板，创面局部可以使用止血物质（凝胶泡沫凝血酶、纤维蛋白胶等）、局部加压，同时暂缓启用肝素，直到 APTT 和 ACT 可以测出，再予以小剂量肝素持续泵入。

ECMO 过程中必须要实施长期的全身抗凝，全身抗凝可以说是引起 ECMO 过程中机体相关并发症中最常见原因。在 ECMO 过程中，既要保持合适的抗凝水平防止血栓形成，又要避免过度抗凝，具有很高的难度。因此，在所有的并发症之中，出血和血栓形成是最为常见的。据文献报道，儿童及新生儿 ECMO 运转中，约 11% 的患儿会发生颅内出血，31% 的患儿可能在外科手术部位或插管部位发生出血。有的指南将大量的出血定义为：出血量>4ml/(kg·h)，持续超过 4h，需要外科进行干预，其他则相对暂时不需要外科干预，可以继续观察并予以内科处理。

问题 2：患儿 ECMO 运转第 3 天，查房时见前囟张力高，此时提示出现什么问题？应当如何处理？

主治医师查房过程中发现患儿前囟张力高，医嘱床旁颅脑超声检查，结果提示：左侧脑室内出血，出血量估测 8ml。立即报告上级医师，决定当日予以撤除 ECMO，并提高呼吸机参数，继续支持。撤除 ECMO 后，立即予以鱼精蛋白中和，调整 ACT 至正常范围，予以降颅内压、止血等相关处理。

在需 ECMO 辅助的患儿中，颅内出血（intracranial hemorrhage，ICH）仍然是很严重的并发症，而且并不少见。ELSO 报道在小于 30 天的患者中其发生率是 6%，儿童病例发生率是 5%。常规来说，新出现的 ICH 或以前存在的出血扩大是停用 ECMO 辅助的指征。因此，建议每日予以患儿特别是新生儿患儿床旁行颅脑超声检查，每日每次查房时都应当检查前囟张力，发现异常立即复查超声并进行下一步决断。

【专家点评】

出血仍然是儿科 ECMO 特别是新生儿 ECMO 运转期间最为严重的并发症，由于目前儿科抗凝策略研究尚无大规模临床资料的报道，因此抗凝药物使用及剂量调整更多依赖于单中心内部的经验及中心所在检验科的结果反馈。但是，仍然有较多的对于凝血监测的相关建议，特别是对于新生儿和前囟尚未闭合的患儿在 ECMO 支持期间，颅脑超声、近红外光谱（near-infrared spectroscopy，NIRS）监测、动态脑电图（ambulatory electroencephalography，aEEG）监测对于实时掌握患儿颅内情况具有重要意义。

四、总结

ECMO 中会经常发生各种各样的并发症，管路中的任何部件都有可能发生故障，患者的任何组织器官也都有可能出现并发症，定期检查和监测可以预防大部分设备耗材引发的问题。但对于机体并发症，在目前的条件下，无法完全避免。要更好地预防和处理 ECMO 过程中的并发症，不仅要对 ECMO 管路有全面充分的了解，而且需要丰富的临床经验，并对病理生理有更深入的研究。在当前条件下，ECMO 管理人员准备得越充分，培训得越到位，应对并发症就会更加得心应手，患者的结局就越好。每个中心都应根据自身的条件，制定详尽的策略、规程和处理方法，来应对 ECMO 过程中发生的各种情况。

（赵 喆）

第五节 新生儿体外膜氧合

一、指征与适应证

（一）新生儿呼吸支持指征

1. 氧合指数（oxygenation index，OI）>40 超过 4h。氧合指数 = 平均气道压 × 吸入氧浓度 × 100/ 动脉 PO_2（导管后）。

2. OI>20 超过 24h 或呼吸困难持续加重恶化。

3. 病情仍迅速恶化严重的低氧血症（PaO_2<40mmHg）。

4. 血 pH<7.15、Lac ≥5mmol/L、尿量<0.5ml/(kg·h) 持续 12~24h。

5. 肺动脉高压导致右心室功能障碍，需要持续大剂量正性肌力药物剂量维持心功能。

（二）适应证

1. 先天性膈疝。

2. 胎粪吸入综合征。

3. 新生儿持续肺动脉高压。

4. 新生儿肺透明膜病。

5. 新生儿脓毒症。

（三）绝对禁忌证

1. 致死性出生缺陷。

2. Ⅲ级或以上脑室内出血。

3. 难以控制的出血。

4. 其他不可逆的脑损伤。

（四）相对禁忌证

1. 不可逆的器官损害（除非考虑器官移植）。

2. 体重<2kg；胎龄<34周。

3. 机械通气>14天。

二、临床应用

新生儿 ECMO 技术主要应用于对传统呼吸支持手段无效的严重呼吸衰竭新生儿。ECMO 技术又是一项有创的、高风险的体外生命支持技术，如何确定呼吸衰竭新生儿 ECMO 支持时机、科学管理，我们举例说明：

> 病例1：患儿男，生后4h，气促、青紫4h入院。G1P1，孕40周$^{+6}$，"胎儿窘迫"剖宫产娩出。羊水Ⅲ度污染，Apgar 评分 1min 9分、5min 10分、10min 10分。生后即给予清理呼吸道，吸引物可见胎粪。体重3 500g，生后即出现呼吸急促、呻吟，头罩吸氧无缓解，三凹征阳性，肺部可闻及细湿啰音。予以气管插管、机械通气、肺表面活性物质替代治疗。NO吸入（20ppm），高频模式：MAP 20cmH$_2$O、f 10Hz、FiO$_2$100%。血气分析：pH 7.37、PCO$_2$ 37mmHg、PO$_2$ 30mmHg、BE−3.9mmol/L、SaO$_2$ 55%、Lac 2.9mmol/L，ECMO 支持前胸片见图19-5-1。

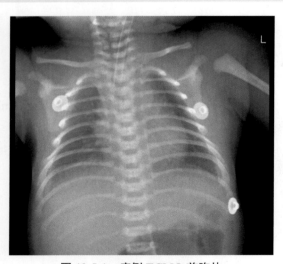

图 19-5-1　病例 ECMO 前胸片

问题1：病例1综合病史、症状体征和目前辅助，支持该病例目前诊断是什么？还需完善哪些检查？

该患儿目前诊断"胎粪吸入综合征（meconium aspiration syndrome，MAS）、Ⅰ型呼吸衰竭"，需完善心脏超声检查，排除心脏畸形和了解是否存在肺动脉高压。床旁超声检查提示："心脏无畸形；动脉导管未闭，2.9mm，双向分流"，导管血流为双向分流，提示肺动脉和主动脉压力基本相等，支持"新生儿肺动脉高压"诊断。

出生前胎儿胎粪的排出可继发于急性或者慢性缺氧应激，母亲的危险因素包括：脓毒症、高血压、长期过量吸烟，慢性呼吸或心脏疾病，营养不良，孕期超过42周等。该患儿出现 MAS 的原因为胎儿窘迫导致。胎粪吸入的病理生理主要有机械和化学两方面因素。机械因素包括胎粪球阀样梗阻导致的肺气肿和完全梗阻导致肺不张，以上变化会导致肺部通气不均匀，局部出现肺泡过度通气和肺泡塌陷同时存在，导致容量伤和气压伤发生。化学因素主要是胎粪导致肺部化学炎症。在机械和化学两方面因素作用下，患儿出现严重低氧血症，低氧血症会导致肺血管阻力增加，出现 PPHN，一旦肺血管阻力超过体循环阻力，胎儿期分流开放，进一步加重低氧血症形成恶性循环。

问题2：该患儿是否具备 ECMO 支持指征？ECMO 支持前需要重点完善哪些检查？该患儿应选用何种模式进行 ECMO 支持？

该患儿目前在机械通气（高频模式：MAP 20cmH$_2$O、频率10Hz、FiO$_2$100%），NO吸入和 PS 替代治疗情况下，OI=66.7，大于40，持续4h以上，PaO$_2$<40mmHg。虽然 pH 7.37，Lac 水平偏高 2.9mmol/L，循环维持尚可，但目前机械通气条件 MAP 20cmH$_2$O，吸入氧浓度100%，同时 NO 吸入，传统呼吸支持已经没有可以调整空间。符合 ECMO 支持指征。因 ECMO 需要肝素抗凝，在 ECMO 支持前需重点通过超声了解颅内情况，尤其要关注是否有颅内出血等情况。另外要完善凝血功能和血常规检查，了解患儿凝血功能和血小板水平，更好地指导 ECMO 支持期间肝素抗凝管理。

该患儿选用 VA 模式 ECMO 支持，插管部位选择右侧颈部血管，根据体重，选择静脉10F，动脉10F插管，插管方法选择切开直视下插管。不选择 VV 原因有以下两方面,首先是目前国内缺乏适合新生儿单根双腔 ECMO 插管;其次该患儿存在重度肺动脉高压,VV 模式 ECMO 对右心系统并无支持作用,选择 VA 模式,右心房到主动脉转流可以同时减轻右心室前后负荷。

【专家点评】

尽管大多数 MAS 患儿症状较轻,但仍有部分吸入大量胎粪新生儿病情危重,机械通气(尤其高频振荡通气)联合 NO 吸入和 PS 的临床应用,使部分危重 MAS 患儿避免 ECMO 的使用。但 MAS 新生儿对高频和 NO 反应不一,胎粪的化学炎症和高水平机械通气参数可以使 PS 生成停止,因此 PS 代替治疗很重要,PS 替代治疗 MAS 的临床效果也是十分显著的。鉴于 ECMO 的有创性和 ECMO 相关并发症,重症 MAS 患儿,应该积极给予 HFOV、PS 和 NO 吸入治疗,尽量避免 ECMO 使用。MAS 的 ECMO 支持预后存活率也是最高的,一旦达到 ECMO 支持指征,不建议再继续尝试其他治疗方法,尽快给予 ECMO 支持,避免进一步缺氧缺血。

病例 2:患儿男,1 天,2kg。生后呼吸急促、加重 5h 入院。G2P1,37 周 [+1],胎膜早破 2h,剖宫产娩出,出生 Apgar 评分 1min 10 分、5min 10 分、10min 10 分。母亲 25 岁,第一胎人工流产。气管插管接机械通气辅助下转入 NICU。生命体征:T 36.9℃、PR 137 次/min、RR 40 次/min、BP 56/32mmHg、SPO_2 85%。查体:精神反应差,颜面及四肢末端皮肤青紫。辅助检查:pH 7.37、$PaCO_2$ 39mmHg、PaO_2 70mmHg、Lac 4.9mmol/L、OI 70。血常规:WBC 31.27×10⁹/L、N 82%、L 10.3%、Hb 182g/L、Hct 52%、Plt 389×10⁹/L、CRP 1.0mg/L。心脏超声提示:①卵圆孔未闭(左向右分流,宽 2.8mm);②动脉导管未闭(左向右分流,内径 2.7mm);③肺动脉高压(主-肺动脉压差 5mmHg)。胸片提示:双肺透过度减低,符合新生儿呼吸窘迫综合征(图 19-5-2A)。入院诊断:NRDS、PPHN。经呼吸机支持,NO 吸入和 PS 气管内滴入(牛肺表面活性物质 70mg/kg)和抗感染(青霉素+甲硝唑+头孢他啶)治疗后病情持续好转,入院第 5 天撤离呼吸机改无创呼吸机,入院第 6 天呼吸再次出现呼吸困难(改无创 24h),再次气管插管,机械通气,患儿病情持续进展,生后 17 天,患儿病情呼吸支持下(HOFV:MAP 20cmH₂O、频率 9Hz、振幅 4、FiO_2 100%),iNO 20ppm。血气分析:pH 7.35、$PaCO_2$ 71mmHg、PaO_2 39mmHg、OI 51(16:32)。胸部 X 线检查提示:"白肺"改变(图 19-5-2B)。

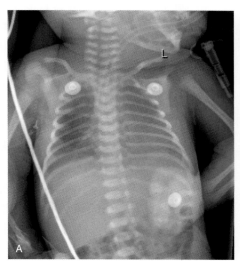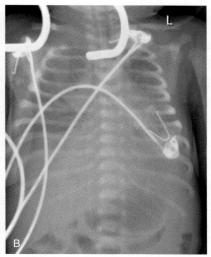

图 19-5-2　病例 2 胸片
A. 双肺透光度降低;B."毛玻璃"样改变

问题 1：该患儿目前如何诊断？是否具备 ECMO 指征？

该患儿目前诊断新生儿 ARDS（重度），诊断依据如下：①急性起病；②生后 17 天，有过一过性好转，可排除围产因素相关 NRDS、新生儿暂时性呼吸增快（TTN）或其他先天性畸形导致呼吸困难；③胸部 X 线检查提示双肺渗出呈"白肺"，入院超声检查排除心脏畸形导致肺淤血或者肺充血，引起肺水肿改变。氧合指数 >16。患儿目前在 HOFV：MAP 20cmH$_2$O、频率 9Hz、振幅 4、FiO$_2$ 100%，联合 NO 吸入条件下，OI 值 51~60，持续超过 4h，具备 ECMO 指征。

问题 2：准备给予该患儿 ECMO 支持，应完成什么检查？选择什么模式？进行 ECMO 支持后，ECMO 支持下机械通气的原则是什么？

对于该患儿，ECMO 支持前应完善颅脑超声了解是否存在颅内出血，心脏超声检查明确是否存在心脏畸形，完善血常规和凝血检查。心脏超声检查提示"心脏结构正常，导管双向分流，重度肺动脉高压"。综合以上结果，考虑存在肺动脉高压，选择 VA 模式，进行右心房至主动脉转流，减轻右心室前后负荷。开始转流后，ECMO 参数转速 4 500ppm、流量 0.25L/min。呼吸机参数下调至：A/C 模式，PIP 20cmH$_2$O、PEEP 8cmH$_2$O、频率 20 次/min、FiO$_2$ 25%。ECMO 支持下，呼吸机参数调整的原则首先要参数要满足肺保护要求，对于 ECMO 辅助下 ARDS 新生儿，建议优先控制压力 PIP<25cmH$_2$O，FiO$_2$<30%，维持潮气量 6ml/kg。其次要满足患儿基本氧合和通气要求，维持正常生命体征。每天俯卧位通气 12h，俯卧位通气前后进行肺复张。

问题 3：如何判断是否可以脱离 ECMO？脱离 ECMO 的程序是什么？

对于因呼吸衰竭接受 ECMO 支持的 nARDS 新生儿，判断是否能撤离 ECMO，首先是临床症状改善，如在未改变呼吸机条件和 ECMO 条件情况下，潮气量增加、肺部顺应性改善、动脉血气氧合改善和通气改善。其次是影像学上可见胸片透光度增加。该患儿在 ECMO 支持第 20 天，临床症状和辅助检查均明显好转，决定进入 ECMO 撤离程序。采用非试停技术进行撤离操作，ECMO 流量以 20ml/h 逐渐降低，同时提高呼吸机参数设置，调高肝素速度，维持 ACT>300s，最终 EMCO 降至 50ml/min，默认为"空转状态"下，观察

2~3h，患儿生命体征和血气各项指标良好，则直接进入拔管程序。

【专家点评】

该患儿生后第 1 天因宫内感染，呼吸衰竭接受呼吸机支持，第 5 天撤离呼吸机无创 CPAP 辅助，第 7 天因病情变化再次进行有创呼吸机支持。从蒙特勒标准看，该患儿急性起病，7 天内病情恶化加重，胸片渗出明显，排除围产期导致呼吸衰竭相关因素，超声排除心脏畸形导致肺水肿，诊断 nARDS 明确。从救治过程看，该患儿经过 20 天 ECMO 支持，肺部才逐渐恢复，从病程看也符合 ARDS 病理生理变化，NRDS 患儿病程一般较短，5~7 天基本可以恢复撤离 ECMO，儿科和成人 ARDS 病程明显要长，一般 2 周左右，可能与肺实质病变较 NRDS 重有关。关于 ECMO 支持下新生儿肺保护性通气策略，首先是控制吸入氧浓度（<30%），其次是控制通气压力（<25cmH$_2$O）。最适合潮气量并没有统一意见，虽然小潮气量通气是趋势，但有研究表明，10ml/kg 潮气量在儿科 ARDS 中预后更好。其实和成人相类似，儿科 ARDS 也并没有所谓"安全"潮气量，跨肺压是导致 VALI 的关键因素，控制跨肺压才能更好地避免 ARDS 患者的肺损伤。

三、临床操作

问题 1：新生儿 ECMO 团队应该由哪些成员组成？

新生儿 ECMO 技术具有多学科、高技术、高风险特性。开展新生儿 ECMO 技术，需要组建一个完善的新生儿 ECMO 团队。应该根据临床需要和单位情况组建新生儿 ECMO 团队。新生儿 ECMO 团队由掌握 ECMO 知识的高年资儿童重症医师或新生儿科医师领导，成员包括儿科体外循环医师、小儿心血管外科医师和新生儿科医师和 ECMO 护理团队组成。护理团队非常重要，必须受过 ECMO 管理的专门训练，因为他们是时刻在床旁的人，要具备第一时间发现问题、处理问题的能力。团队之间的沟通非常重要，ECMO 支持过程中的很多意外事件，就是由于团队成员之间沟通不畅造成的。

其他亚专业（如儿童肾病、血液、放射、普通外科和超声）专家，在必要时也要参与到 ECMO 管理中来，但 ECMO 团队的领导者，是临床上一切

决策的最终负责人。

问题 2：新生儿开始 ECMO 支持前，需要完成哪些检查？

（1）全血细胞分析：了解血红蛋白和血小板水平。

（2）血型和交叉配血，备 2U 悬浮红细胞 ECMO 管道预充使用。

（3）凝血功能、肝肾功能、血气电解质。

（4）头颅和心脏超声检查。

问题 3：新生儿 ECMO 呼吸支持有哪些模式？如何选择？

新生儿 ECMO 呼吸支持有静脉 - 动脉（veno-arterial，VA）和静脉 - 静脉（venovenous，VV）两种模式。单根双腔插管出现，近年来 VV 模式新生儿呼吸 ECMO 病例有增多趋势。但由于新生儿体重偏低，静脉放置 12Fr 插管难度大，其次新生儿单根双腔静脉插管，均未在国内取得使用许可，目前国内新生儿呼吸支持 ECMO 均为 VA 模式。

问题 4：新生儿 ECMO 的管理相关要点？

（1）ECMO 管理：维持血流 80~100ml/（kg·min）、气血比（0.5~10）:1，根据 $PaCO_2$ 水平调节气流量、维持泵前压力 >-40mmHg、跨膜压力 <60mmHg。

（2）呼吸机管理：ECMO 支持期间，应降低机械支持参数以使肺得到休息。设置建议如下：FiO_2 0.21~0.3、PIP <20cmH$_2$O、PEEP 5~10cmH$_2$O、RR 15~25 次 /min、吸气时间 0.4~0.6s、潮气量 <6ml/kg。气漏患儿 ECMO 支持后采用尽量低呼吸机参数，直至无活动性气体漏出。甚至可调整为 CPAP 模式呼吸支持。根据气漏的严重程度和恢复情况（通常是 24~48h 后）决定是否进行肺复张。

（3）液体管理：在维持足够循环灌注和 ECMO 流量前提下，应该控制液体摄入量，采用"量出为入"液体管理，必要时可以使用利尿剂或行连续性肾脏替代治疗。

（4）感染控制：严格采取院内感染防控措施，在支持过程中根据微生物学证据随时调整。

（5）镇静、镇痛：ECMO 支持期间新生儿通常需要轻度镇静和镇痛，对于先天性膈疝新生儿，ECMO 支持期间需要在镇静镇痛基础上，静脉给予肌松剂。

问题 5：新生儿 ECMO 的撤离步骤？

（1）撤离评估：临床症状改善，胸部 X 线检查透亮度增加，可逐渐降低流量同时提高呼吸机参

数，体外支持仅为患儿自身肺部功能 30%，考虑做 ECMO 试停实验。

（2）ECMO 撤离方法，VA ECMO 试停技术：试停实验前，将除肝素以外其他液体治疗转移到患儿身上，ECMO 流量以 20ml/h 逐渐降低，同时提高呼吸机参数设置，EMCO 降至 50ml/min，机械通气调整为完全支持状态。此时可以夹闭插管，进入静脉 - 桥连接 - 动脉转流模式，为防止插管凝血，每 5min 打开静脉插管，夹闭桥连接、打开动脉插管冲刷 1 次，持续 5~10s，然后夹闭插管恢复桥连接。夹闭插管状态下，血气满意即可进入拔管程序。

（3）插管拔除：由外科医生完成插管拔除，并根据条件修补或结扎血管。拔除静脉插管时需使患儿处于吸气相，同时按压肝脏，防止形成静脉气栓，操作完成后给予鱼精蛋白中和（1mg/kg），如出现明显出血给予输血补充容量。

（洪小杨）

参考文献

1. Expert Round Table on Echocardiography in ICU. International consensus statement on training standards for advanced critical care echocardiography. Intensive Care Med, 2014, 40 (5): 654-666.

2. TIMMONS OD, DEAN JM, VERNON DD. Mortality rates and prognostic variables in children with adult respiratory distress syndrome. J Pediatr, 1991, 119 (6): 896-899.

3. ZABROCKI LA, BROGAN TV, STATLER KD, et al. Extracorporeal membrane oxygenation for pediatric respiratory failure: Survival and predictors of mortality. Crit Care Med, 2011, 39 (2): 364-370.

4. DOMICO MB, RIDOUT DA, BRONICKI R, et al. The impact of mechanical ventilation time before initiation of extracorporeal life support on survival in pediatric respiratory failure: a review of the Extracorporeal Life Support Registry. Pediatr Crit Care Med, 2012, 13 (1): 16-21.

5. SHUHAIBER J, THIAGARAJAN RR, LAUSSEN PC, et al. Survival of children requiring repeat extracorporeal membrane oxygenation after congenital heart surgery. Ann Thorac Surg, 2011, 91 (6): 1949-1955.

6. HAMZAOUI O, MONNET X, RICHARD C, et al. Effects of changes in vascular tone on the agreement between pulse contour and transpulmonary thermodilution cardiac output measurements within an up to 6-hour calibration-free period. Crit Care Med, 2008, 36 (2): 434-440.

7. HAMZAOUI O, MONNET X, TEBOUL JL. Evolving

concepts of hemodynamic monitoring for critically ill patients. Indian J Crit Care Med, 2015, 19 (4): 220-226.

8. HERNANDEZ GA, LEMOR A, BLUMER V, et al. Trends in Utilization and Outcomes of Pulmonary Artery Catheterization in Heart Failure With and Without Cardiogenic Shock. J Card Fail, 2019, 25 (5): 364-371.

9. SELL LL, CULLEN ML, LERNER GR, et al. Hypertension during extracorporeal membrane oxygenation: cause, effect, and management. Surgery, 1987, 102 (4): 724-730.

10. THIARA AP, HOEL TN, KRISTIANSEN F, et al, Evaluation of oxygenators and centrifugal pumps for long-term pediatric extracorporeal membrane oxygenation. Perfusion, 2007, 22 (5): 323-326.

11. RAIS-BAHRAMI K, VAN MEURS KP. Venoarterial versus venovenous ECMO for neonatal respiratory failure. Semin Perinatol, 2014, 38 (2): 71-77.

12. LAWSON DS, HOLT D. Insensible water loss from the Jostra Quadrox D oxygenator: an in vitro study. Perfusion, 2007, 22 (6): 407-410.

13. O'HORO JC, CAWCUTT KA, DE MORAES AG, et al. The Evidence Base for Prophylactic Antibiotics in Patients Receiving Extracorporeal Membrane Oxygenation. ASAIO J, 2016, 62 (1): 6-10.

14. Committee on fetus and newborn, Section on anesthesiology and pain medicine. Prevention and Management of Procedural Pain in the Neonate: An Update. Pediatrics, 2016, 137 (2): e20154271.

15. DESMARAIS TJ, YAN Y, KELLER MS, et al. Enteral nutrition in neonatal and pediatric extracorporeal life support: a survey of current practice. J Pediatr Surg, 2015, 50 (1): 60-63.

16. JAKSIC T, HULL MA, MODI BP, et al. ASPEN Clinical guidelines: nutrition support of neonates supported with extracorporeal membrane oxygenation. JPEN J Parenter Enteral Nutr, 2010, 34 (3): 247-253.

17. SELEWSKI DT. CORNELL TT, BLATT NB, et al. Fluid overload and fluid removal in pediatric patients on extracorporeal membrane oxygenation requiring continuous renal replacement therapy. Crit Care Med, 2012, 40 (9): 2694-2699.

18. SELEWSKI DT, ASKENAZI DJ, BRIDGES BC, et al. The Impact of Fluid Overload on Outcomes in Children Treated With Extracorporeal Membrane Oxygenation: A Multicenter Retrospective Cohort Study. Pediatr Crit Care Med, 2017, 18 (12): 1126-1135.

19. SCHOUTEN LR, VELTKAMP F, BOS AP, et al. Incidence and Mortality of Acute Respiratory Distress Syndrome in Children: A Systematic Review and Meta-Analysis. Crit Care Med, 2016, 44 (4): 819-829.

20. BARBARO RP, PADEN ML, GUNER YS, et al. Pediatric Extracorporeal Life Support Organization Registry International Report 2016. ASAIO J, 2017, 63 (4): 456-463.

21. MONAGLE P, BARNES C, IGNJATOVIC V, et al. Developmental haemostasis. Impact for clinical haemostasis laboratories. Thromb Haemost, 2006, 95 (2): 362-372.

22. BARTON R, IGNJATOVIC V, MONAGLE P. Anticoagulation during ECMO in neonatal and paediatric patients. Thromb Res, 2019, 173: 172-177.

23. AGATI S. CICCARELLO G, SALVO D, et al. Use of a novel anticoagulation strategy during ECMO in a pediatric population: single-center experience. ASAIO J, 2006, 52 (5): 513-516.

24. CHO HJ, KIM DW, KIM GS, et al. Anticoagulation Therapy during Extracorporeal Membrane Oxygenator Support in Pediatric Patients. Chonnam Med J, 2017, 53 (2): 110-117.

25. SANFILIPPO F, ASMUSSEN S, MAYBAUER DM, et al. Bivalirudin for Alternative Anticoagulation in Extracorporeal Membrane Oxygenation: A Systematic Review. J Intensive Care Med, 2017, 32 (5): 312-319.

26. RANUCCI M, BALLOTTAA, KANDIL H, et al. Bivalirudin-based versus conventional heparin anticoagulation for postcardiotomy extracorporeal membrane oxygenation. Crit Care, 2011, 15 (6): R275.

27. NAGLE EL, DAGER WE, DUBY JJ, et al. Bivalirudin in pediatric patients maintained on extracorporeal life support. Pediatr Crit Care Med, 2013, 14 (4): e182-188.

28. SCOTT LK, GRIER LR, CONRAD SA. Heparin-induced thrombocytopenia in a pediatric patient receiving extracorporeal membrane oxygenation managed with argatroban. Pediatr Crit Care Med, 2006, 7 (5): 473-475.

29. ANNICH G. M, ZAULAN O, NEUFELD M, et al. Thromboprophylaxis in Extracorporeal Circuits: Current Pharmacological Strategies and Future Directions. Am J Cardiovasc Drugs, 2017, 17 (6): 425-439.

30. MURPHY HJ, CAHILL JB, TWOMBLEY KE, et al., Implementing a practice change: early initiation of continuous renal replacement therapy during neonatal extracorporeal life support standardizes care and improves short-term outcomes. J Artif Organs, 2018, 21 (1): 76-85.

31. COSKUN KO, COSKUN ST, POPOV AF, et al. Extracorporeal life support in pediatric cardiac dysfunction. J Cardiothorac Surg, 2010, 5: 112.

32. O'ROURKE PP, CRONE RK, VACANTI JP, et al. Extracorporeal membrane oxygenation and conventional medical therapy in neonates with persistent pulmonary hypertension of the newborn: a prospective randomized study. Pediatrics, 1989, 84 (6): 957-963.

33. HICKLING KG, WALSH J, HENDERSON S, et al. Low mortality rate in adult respiratory distress syndrome using low-volume, pressure-limited ventilation with permissive hypercapnia: a prospective study. Crit Care Med, 1994, 22 (10): 1568-1578.

34. REVENIS ME, GLASS P, SHORT MBL. Mortality and morbidity rates among lower birth weight infants (2000 to 2500 grams) treated with extracorporeal membrane oxygenation. J Pediatr, 1992, 121 (3): 452-458.

35. HARDART GE, HARDART MK, ARNOLD JH. Intracranial hemorrhage in premature neonates treated with extracorporeal membrane oxygenation correlates with conceptional age. J Pediatr, 2004, 145 (2): 184-189.

36. DE JAGER P, BURGERHOF JG, VAN HEERDE M, et al. Tidal volume and mortality in mechanically ventilated children: a systematic review and meta-analysis of observational studies. Crit Care Med, 2014, 42 (12): 2461-2472.

37. AMATO MB, MEADE MO, SLUTSKY AS, et al. Driving pressure and survival in the acute respiratory distress syndrome. N Engl J Med, 2015, 372 (8): 747-755.

38. HANSRIVIJIT P, LERTJITBANJONG P, THONGPRAYOON C, et al. Acute Kidney Injury in Pediatric Patients on Extracorporeal Membrane Oxygenation: A Systematic Review and Meta-analysis. Medicines (Basel), 2019, 6 (4): 109.

39. KARIMOVA A, BROWN K, RIDOUT D, et al. Neonatal extracorporeal membrane oxygenation: practice patterns and predictors of outcome in the UK. Arch Dis Child Fetal Neonatal Ed, 2009, 94 (2): F129-132.

第二十章　呼吸机相关并发症与防治

第一节　呼吸机使用与医院感染

一、概述

重症监护病房(intensive care unit, ICU)是医院中危重病人抢救治疗的主要场所,往往需要进行多项侵入性操作,应用广谱抗生素等,因而好发医院感染。常见的医院感染类型包括医院获得性肺炎(hospital-acquired pneumonia, HAP)、血流感染包括导管相关血流感染(catheter-related blood stream infection, CR-BSI)、手术部位感染、腹腔感染、导尿管相关泌尿道感染(catheter-associated urinary tract infection, CA-UTI)、皮肤软组织感染等。一项综合 ICU 医院感染现患率调查监测报告,医院感染现患率及例次现患率分别为 27.76%、33.33%。医院感染部位以下呼吸道(70.39%)居首位,其次为泌尿道(12.79%)、血液(2.86%)。泌尿道插管、呼吸机使用及动静脉置管率分别达 53.52%、35.62%、37.05%,其相关泌尿道感染、肺部感染、血流感染现患率分别为 4.67%、20.41%、0.60%,分别占泌尿道、肺部、血流现患医院感染的 58.57%、30.99%、23.21%。儿科重症监护病房(pediatric intensive care unit, PICU)的院内感染发生率为 6%~12%,新生儿重症监护病房(neonatal intensive care unit, NICU)则为 10%~25%,CR-BSI 为儿童最常见的院内感染,而呼吸机相关性肺炎(ventilator-associated pneumonia, VAP)被认为是 PICU 及 NICU 第二位的院内感染。本章主要讨论 VAP。

二、呼吸机相关性肺炎

目前对于 VAP 的诊断没有统一的标准,尤其是儿童 VAP。对于成人,美国从 2013 年起医疗机构不再要求监测 VAP,而改为监测判断标准更为客观的呼吸机相关事件(ventilator-associated event, VAE)。VAE 分为 3 种情况:呼吸机相关并发症(ventilator-associated condition, VAC),与感染有关的呼吸机相关并发症(infection-related ventilator-associated complication, IVAC)和呼吸机相关性肺炎(ventilator-associated pneumonia, VAP)。大约 5%~10% 的机械通气患者会出现 VAE。VAC 是指最小呼气末正压(positive end expiratory pressure, PEEP)或最小吸气氧浓度(fraction of inspired oxygen, FiO_2)处于稳定或不断降低的状态,但 ≥2 天后,最小 PEEP 每天增加 ≥$3cmH_2O$ 或 FiO_2 每天增加 ≥20%,并持续 ≥2 天。IVAC 是指在 VAC 的基础上,可能感染导致的不正常体温(低于 36℃或高于 38℃)或白细胞异常(≤$4×10^9/L$ 或 ≥$12×10^9/L$),同时新增使用 ≥1 种抗生素并维持 ≥4 天。Possible VAP 是指在 IVAC 的基础上患者脓性肺部分泌物革兰染色涂片或病原菌培养找到证据。而 Probable VAP 是指脓性分泌物的革兰染色涂片证据加上定量或半定量的致病菌培养超过特定的阈值。VAE 监控的范围大于 VAP,包括肺部感染、肺水肿、肺不张等情况,可以提前更加有效控制 VAP。但在儿科范围,目前尚缺乏足够的证据和研究来证明是否适用。

目前国内对于儿童 VAP 的诊治指南为《儿童医院获得性肺炎管理方案(2010 版)》,临床诊断 VAP 依据以下 4 点:①气管插管机械通气 48h 以上,直至撤机拔管后 48h 以内发病者;②临床表现;③微生物检测;④胸部 X 线检查,并分别给出了 13 岁以上儿童、1~12 岁儿童、<12 个月婴儿的 VAP 诊断标准。对于成人,我国新近发布了 2018 年版有关 HAP/VAP 的指南。具体有关 VAP 的详细内容见下一节。

此外还有一类疾病为呼吸机相关性气管支气管炎(ventilator-associated tracheobronchitis, VAT),一般认为是病原微生物在下呼吸道从定植发展到引起 VAP 的中间环节之一。目前对于 VAT 是否是一种独立的疾病还存在争议,也无统一的诊断标准,VAT与微生物定植、VAP之间的准确界限仍有待于进一步明确。《美国感染病学会和美国胸科学会2016年成人医院获得性肺炎和呼吸机相关性肺炎的处理临床实践指南》建议对VAT不必进行抗感染治疗,这在某种程度上使得临床上诊断VAT已经失去了实际意义。2018版我国成人HAP与VAP诊断和治疗指南也认为,在目前既无统一的严谨可行的VAT诊断标准、也缺乏抗菌药物治疗VAT能够有效改善机械通气患者预后的高质量临床证据之前,将VAT认定为一种独立疾病可能会进一步增加ICU中抗菌药物的使用,不利于遏制细菌耐药性的发展,也会增加抗菌药物相关不良反应的发生率,建议在我国临床工作中不采用VAT这一诊断,也不主张对VAT进行抗感染治疗。

三、临床应用

在临床工作中,呼吸机应用是挽救患者生命的重要途径之一,但也可能带来相应的感染风险。就临床中可能遇到的机械通气病人继发感染的情况,我们举例说明:

病例:患儿女,8岁11个月,发热5天,1天内抽搐4次入院。入院查体:28kg,T 38.6℃,P 152次/min,RR 46次/min,BP 112/61mmHg;神志不清,烦躁,双侧瞳孔等大等圆,直径3mm,光反射存在,颈软,心肺腹查体无特殊,四肢肌张力适中,双侧巴宾斯基征阴性。入院后病情迅速进展,出现频繁抽搐,意识不清,GCS评分5分。脑脊液常规提示白细胞数$12×10^6$/L;头颅磁共振提示脑内多发异常信号影;动态脑电图提示癫痫持续状态。立即予气管插管呼吸机辅助通气(SIMV模式)进行呼吸支持,中心静脉置管,多种抗癫痫药物联合控制抽搐,降颅内压等治疗,患儿尿潴留,予以留置导尿管。入院1周体温正常,但入院2周再次出现发热,体温38.5℃,心、肺、腹查体无异常。尿常规提示:白细胞++/HP,红细胞+/HP;尿培养提示:尿肠球菌(D群)>10^5cfu/ml;胸片提示:两肺纹理增多;血培养阴性。加用万古霉素治疗后患儿体温正常。入院1个月,患儿仍处于昏迷状态,无法撤机,并再次出现发

热,体温38.8℃,两肺听诊可及粗湿啰音,吸痰黄黏痰。胸片可见片状密度增高影,尿常规、血培养未见异常,痰培养提示嗜麦芽窄食单胞菌(+++)。

问题:该病例诊断为急性重症脑炎,癫痫持续状态。治疗过程中出现反复发热,可能的原因为何?

该患儿因为重症脑炎出现持续昏迷抽搐,需要长期有创机械通气,并需要中心静脉置管及留置导尿管解除尿潴留,多项侵入性操作使得医院感染风险极大。患儿入院当时有发热,这可能与颅内感染相关。体温正常后第一次出现发热,当时肺部查体无异常,胸片未提示明显新发或加重病灶,无呼吸道脓性分泌物,血培养未检测到细菌,而尿常规则提示白细胞(++)/HP,经导尿管取尿培养提示尿肠球菌(D群)>10^5cfu/ml,此次发热首先考虑为CA-UTI。治疗好转后再次发热,此时呼吸道出现脓性分泌物,两肺听诊可及粗湿啰音,胸片可见片状密度增高影,为新发肺部影像学改变,后期痰培养提示嗜麦芽窄食单胞菌(+++),结合患儿有创机械通气已超48h,诊断上首先考虑VAP。

监护病房中需高度重视医院感染,需要成立专门的医院感染管理小组,加强对所有工作人员医院感染知识培训,注意患儿安置与隔离,并对探视者进行管理。医务人员需掌握重症医学知识与技能,采取标准预防,严格掌握各类导管的留置指征,每日评估留置导管的必要性,尽早拔除导管,操作时需严格遵守无菌技术操作规程,加强手卫生。需重视医院感染的监测与记录,积极开展目标性监测,及时留取标本行微生物检验及药敏试验,早期识别医院感染暴发,采取有效的干预措施。

【专家点评】

有创机械通气患者尤其是需要长期应用者继发医院感染的风险极大,VAP为主要的医院感染,如该患儿同时有动静脉置管和导尿管留置,则亦有较大风险继发相应的医院感染(CR-BSI、CA-UTI)。医院感染重在预防,临床工作中需掌握常见医院感染的预防措施。

(张晨美　胡婵婵)

第二节　呼吸机相关性肺炎诊断、治疗与预防

一、概述

呼吸机相关性肺炎（ventilator-associated pneumonia, VAP）是儿科重症监护病房（pediatric intensive care unit, PICU）中第二常见的院内感染，是机械通气患者中最常见的院内并发症 VAP 可增加患者的病死率和患病率，插管时间、PICU 住院时间延长及治疗费用增加。

VAP 是指气管插管或气管切开患者接受机械通气 48h 后发生，以及机械通气撤机、拔管后 48h 内出现的肺炎。VAP 可分为早发 VAP 和晚发 VAP。早发 VAP 发生在机械通气≤4 天，主要由对大部分抗菌药物敏感的病原菌引起；晚发 VAP 发生在机械通气≥5 天，主要由多重耐药菌（multi-drug resistance organisms, MDROs）引起，尤其是碳青霉烯类耐药肠杆菌科细菌、耐碳青霉烯的鲍曼不动杆菌等。《中国成人医院获得性肺炎与呼吸机相关性肺炎诊断和治疗指南（2018 版）》建议，在制订 VAP 经验性治疗方案时，应重视对各种耐药菌感染危险因素的具体分析，避免单纯根据肺炎发生时已住院时间的长短来确定治疗方案。

研究显示成人 ICU 中 VAP 的发病率为 2.5%~40.0%，病死率为 13.0%~25.2%。机械通气患者中 VAP 的发病率为 9.7%~48.4%，病死率为 21.2%~43.2%。有关儿童 VAP 的流行病学研究较少，有研究显示在机械通气的 PICU 患者中有 3%~10% 发生 VAP，近年来的一项研究显示在 PICU 的重症患者中 VAP 的发生率为 17%，病死率为 32%。

二、发生机制及病原学

VAP 的发生与以下因素有关：①气管插管后呼吸道局部防御功能受损；②胃肠道细菌的移位；③口咽部细菌的误吸；④呼吸机管道的污染；⑤存在基础疾病；⑥医源性感染。小儿 VAP 的主要病原菌有革兰阴性杆菌，包括肠杆菌属，如肺炎克雷伯菌、大肠埃希菌；少见枸橼酸杆菌、沙雷菌、阴沟杆菌等；非发酵菌属，如铜绿假单胞菌、鲍曼不动杆菌、洋葱伯克霍尔德菌、脑膜脓毒性伊丽莎白菌及嗜麦芽窄食单胞菌。革兰阳性球菌，如葡萄球菌属的金黄色葡萄球菌、凝固酶阴性葡萄球菌、肠球菌以及肺炎链球菌等。真菌感染在 VAP 中占有一定比例。病毒和非典型微生物多是混合感染的病原体之一。

三、诊断

国内外关于 VAP 的指南有多部，但仍没有完全统一的诊断标准，尤其在儿科领域。

（一）成人 VAP 诊断标准

2013 年中华医学会重症医学分会提出了《呼吸机相关性肺炎诊断、预防和治疗指南》，提出了 VAP 的系列诊疗方案。《中国成人医院获得性肺炎与呼吸机相关性肺炎诊断和治疗指南（2018 版）》认为 VAP 主要诊断依据为临床表现、影像学改变和病原学诊断等。临床诊断主要为：胸部 X 线或 CT 显示新出现或进展性的浸润影、实变影或毛玻璃影，加上下列 3 种临床表现中的 2 种或以上：①发热，体温>38℃；②脓性气道分泌物；③外周血白细胞计数>10×10⁹/L 或<4×10⁹/L。病原学诊断主要为在临床诊断的基础上，若同时满足以下任一项，可作为确定致病菌的依据：①合格的下呼吸道分泌物、经支气管镜防污染毛刷（protected specimen brush, PSB）、支气管肺泡灌洗液（bronchoalveolar lavage fluid, BALF）、肺组织或无菌体液培养出病原菌，且与临床表现相符；②肺组织标本病理学、细胞病理学或直接镜检见到真菌并有组织损害的相关证据；③非典型病原体或病毒的血清 IgM 抗体由阴转阳或急性期和恢复期双份血清特异性 IgG 抗体滴度呈 4 倍或 4 倍以上变化，呼吸道病毒流行期间且有流行病学接触史，呼吸道分泌物相应病毒抗原、核酸检测或病毒培养阳性。

（二）儿童 VAP 诊断标准

最新的 2018 版指南针对的是成人，目前国内儿童 VAP 指南仍为 2010 版，根据儿童各个年龄段分别做了诊断标准的制定。

13 岁以上儿童 VAP 诊断标准：①机械通气 48h 以上。②排除其他原因引起的发热（>38℃）。

③外周血白细胞<4×10^9/L或≥12×10^9/L或实测值比原基数值明显增加。④以下指标至少符合2项:a. 新出现脓痰或痰性状改变或气道分泌物增加,需增加吸痰次数;b. 新出现咳嗽、呼吸急促、呼吸困难或这些症状加重;c. 肺部细湿啰音或管状呼吸音;d. 换气功能恶化(动脉血氧饱和度降低),吸入氧浓度增加,机械通气参数需求增加;e. 实验室检测支持VAP诊断。⑤连续胸部X线检查(至少2次),以下条件至少符合1项:a. 新的或持续加重的肺部浸润灶;b. 肺部实变;c. 肺部新发空洞。

1~12岁儿童VAP诊断标准:①机械通气48h以上。②以下条件至少符合3项:a. 排除其他原因引起的发热(≥38.5℃)或低体温(<37℃);b. 外周血白细胞<4×10^9/L或 ≥15×10^9/L或实测值比原基数值明显增加;c. 新出现脓痰或痰性状改变或气道分泌物增加,需增加吸痰次数;d. 新出现咳嗽、呼吸急促、呼吸困难或这些症状加重;e. 肺部细湿啰音或管状呼吸音;f. 换气功能恶化(动脉血氧饱和度降低),吸入氧浓度增加,机械通气参数需求增加。③连续胸部X线检查(至少2次),以下条件至少符合1项:a. 新的或持续加重的肺部浸润灶;b. 肺部实变;c. 肺部新发空洞。

<12个月婴儿VAP诊断标准:①机械通气48h以上。②换气功能恶化(动脉血氧饱和度降低),吸入氧浓度增加,机械通气参数需求增加。③以下条件至少符合3项:a. 体温不稳定,排除其他原因所致;b. 血白细胞<4×10^9/L或 ≥15×10^9/L及杆状核白细胞>10%;c. 新出现脓痰或痰性状改变或气道分泌物增加,需增加吸痰次数;d. 呼吸暂停,呼吸急促,鼻翼扇动伴有胸凹陷或呻吟;e. 哮鸣音,水泡音或干啰音;f. 咳嗽;g. 心率<100次/min或>170次/min。④连续胸部X线检查(至少2次),以下条件至少符合1项:a. 新的或持续加重的肺部浸润灶;b. 肺部实变;c. 肺部新发空洞或肺大疱。

《美国2013年院内获得性肺炎诊治实践指南》中亦针对不同年龄段制定了诊断标准,与我国《儿童医院获得性肺炎管理方案(2010版)》基本相近。

四、治疗

治疗主要包括抗感染治疗、呼吸支持技术、器官功能支持治疗、非抗菌药物治疗等综合治疗措施,其中抗感染是最主要的治疗方式,包括经验性抗感染治疗和病原(目标)治疗。在确立VAP临床诊断并安排病原学检查后,应尽早进行经验性抗感染治疗,《加拿大2008年社区获得性/院内获得性肺炎诊治指南》及《呼吸机相关性肺炎诊断、预防和治疗指南》均推荐临床诊断为VAP的24h内即开始抗感染治疗。选择经验性抗感染治疗用药时需正确评估MDR菌感染的危险因素。《中国成人医院获得性肺炎与呼吸机相关性肺炎诊断和治疗指南(2018版)》列举了常见的MDR菌感染相对特定的危险因素(表20-2-1)及初始抗感染治疗方案(表20-2-2)。

由于VAP常出现广泛耐药或全耐药菌感染,病原治疗应以早期、足量、联合为原则使用抗菌药物,并应根据具体的最低抑菌浓度值及PK/PD理论,推算出不同患者的具体给药剂量、给药方式及给药次数等。VAP常见耐药菌抗感染治疗方案见表20-2-3。VAP抗感染疗程一般为7天或以上。

因氨基糖苷类抗生素有明显耳、肾毒性,喹诺酮类药物对骨骼发育可能产生不良影响,应避免用于18岁以下未成年人,儿童VAP抗生素的选择具有较大的局限性。根据《儿童医院获得性肺炎管理方案(2010版)》,如果病情危重,面对治疗需要又无其他可替代药物供选择,根据挽救生命为先的原则,可以使用这两类药物。使用前应将

表 20-2-1　常见 MDR 菌感染相对特定的危险因素

耐药菌类别	耐药菌感染相对特定危险因素
产 ESBLs 肠杆菌科细菌	有产 ESBLs 菌感染或定植史,近 90 天内曾经使用三代头孢菌素
MRSA	呼吸道存在 MRSA 定植,所在医疗单元内 MRSA 分离率高
铜绿假单胞菌	皮肤黏膜屏障破坏,免疫功能低下,慢性结构性肺病,重度肺功能减退等
鲍曼不动杆菌	严重基础疾病,鲍曼不动杆菌定植
CRE	CRE 定植,近 90 天内使用过碳青霉烯类药物、高龄、病情危重、外科手术等

注:ESBLs. 超广谱 β- 内酰胺酶;MRSA. 耐甲氧西林金黄色葡萄球菌;CRE. 碳青霉烯类耐药肠杆菌科细菌。

表 20-2-2 VAP 患者的初始经验性抗感染治疗建议

MDR 菌感染低风险	MDR 菌感染高风险
单药或联合治疗 [a]	联合治疗 [a]
抗铜绿假单胞菌青霉素类(哌拉西林等)	抗铜绿假单胞菌 β- 内酰胺酶抑制合剂(哌拉西林 / 他唑巴坦、头孢哌酮 / 舒巴坦等)
或	或
抗铜绿假单胞菌的第三、四代头孢菌素(头孢他啶、头孢吡肟、头孢噻利等)	抗铜绿假单胞菌第三、四代头孢菌素(头孢他啶、头孢吡肟、头孢噻利等)
或	或
β- 内酰胺酶抑制剂合剂(哌拉西林 / 他唑巴坦、头孢哌酮 / 舒巴坦等)	氨曲南
或	或
抗铜绿假单胞菌碳青霉烯类(亚胺培南、美罗培南、比阿培南等)	抗铜绿假单胞菌碳青霉烯类(亚胺培南、美罗培南、比阿培南等)
或	或
喹诺酮类(环丙沙星、左氧氟沙星等)	抗假单胞菌喹诺酮类(环丙沙星、左氧氟沙星等)
或	或
氨基糖苷类(阿米卡星、异帕米星等) [b]	氨基糖苷类(阿米卡星、异帕米星等)
	有广泛耐药革兰阴性杆菌感染风险时可联合下列药物
	多黏菌素类(多黏菌素 B、多黏菌素 E)
	或
	替加环素
	有 MRSA 感染风险时可联合
	糖肽类(万古霉素、去甲万古霉素、替考拉宁)
	或
	利奈唑胺

注:[a] 特殊情况下才使用 2 种 β- 内酰胺类药物联合治疗;[b] 氨基糖苷类药物仅用于联合治疗。

可能引起的毒副作用告知家长并征得其同意,有条件者应做抗菌药物血浓度监测。

五、预防

预防 VAP 的总体策略是尽可能减少和控制各种危险因素。所有医护工作均需遵循医疗卫生机构消毒、灭菌和医院感染控制相关的基本要求和原则,加强员工感染控制的意识教育,提高手卫生的依从性,保障医疗器具消毒灭菌,严格无菌操作,落实目标性监测,合理应用抗菌药物等。美国《急重症医院呼吸机相关性肺炎预防策略(2014版)》提出了儿童 VAP 的预防策略,并对各类常用的 VAP 预防措施进行了归类,现介绍如下。

(一)儿童患者的基本方法

最大限度降低伤害风险,一些数据显示还可降低 VAP 的发生率。

1. **尽可能避免气管插管** 只要切实可行,尽量使用非侵袭性正压通气。

2. **最大限度减少机械通气的持续时间** ①若无禁忌证,每天评估一次能否撤离呼吸机;②避免无计划拔管和再次插管。

3. **口腔护理** 提供常规口腔护理。

4. **抬高床头** 若无禁忌证,抬高床头。

5. **呼吸机回路护理** ①只有当呼吸机回路可见污染或者出现破损时才能更换回路;②经常清除呼吸机回路冷凝水;③在每次改变体位前,吸去口腔分泌物。

6. **气管内导管的选择和护理** ①使用气管内导管套囊;②保持最小的气管内导管套囊压力和容量,预防气管内导管气体渗漏,一般为 20cmH_2O。

(二)儿童患者的特殊方法

此方法有证据显示对成人是有利的,并且能最大限度降低伤害风险,但对儿科人群证据尚且不足。

1. 每天停用一次镇静剂。

2. 预防性使用益生菌。

3. 使用带声门下分泌物引流的气管导管。

(三)对儿童患者基本不推荐的措施

1. 对 VAP 发生率影响未知或伤害风险证据不充分的措施,有:①对呼吸机相关性气管支气管炎进行系统性抗感染治疗;②选择性口咽去污

表 20-2-3　VAP 常见耐药菌抗感染治疗方案

病原菌类别		病原菌	推荐药物
革兰阳性球菌		MRSA	糖肽类（万古霉素、去甲万古霉素、替考拉宁）或利奈唑胺
		VRE	利奈唑胺或替考拉宁
肠杆菌科细菌	产 ESBLs 肠杆菌科细菌		轻中度感染：头霉素类（头孢西丁、头孢美唑、头孢米诺）、氧头孢烯类（拉氧头孢、氟氧头孢）、β-内酰胺酶抑制剂合剂（哌拉西林/他唑巴坦、头孢哌酮/舒巴坦）
			中重度感染：碳青霉烯类（亚胺培南、美罗培南、比阿培南）、氧头孢烯类，或联合治疗方案
			联合治疗方案：碳青霉烯类或氨基糖苷类、β-内酰胺酶抑制剂合剂＋喹诺酮类或氨基糖苷类
	CRE		主要治疗药物：多黏菌素类（多黏菌素 B、多黏菌素 E）、替加环素、头孢他啶/阿维巴坦
			联合治疗药物：磷霉素、氨基糖苷类（阿米卡星、异帕米星）、碳青霉烯类（亚胺培南、美罗培南、比阿培南）
			当碳青霉烯类 MIC 为 4~16μg/ml 时，需与其他药物联合使用；增加给药次数或剂量，延长滴注时间
			当碳青霉烯类 MIC>16μg/ml 时，应避免使用
			当多黏菌素 B 或 E 的 MIC ≤2μg/ml 时可使用，XDR 或 PDR 菌感染时可同时辅助吸入多黏菌素 E
			当多黏菌素 B 或 E 的 MIC>2μg/ml，联合使用敏感药物（如磷霉素、替加环素）。因缺乏证据，当 MIC>8μg/ml 时需慎用
			联合治疗方案
			含碳青霉烯类方案：碳青霉烯类＋多黏菌素；碳青霉烯类＋替加环素；碳青霉烯类＋氨基糖苷类＋磷霉素或氨曲南
			不含碳青霉烯类方案：替加环素＋氨基糖苷类；替加环素＋磷霉素或氨曲南
非发酵菌	铜绿假单胞菌		具有抗铜绿假单胞菌活性药物：头孢菌素类（头孢他啶、头孢吡肟）、β-内酰胺酶抑制剂合剂（哌拉西林/他唑巴坦、头孢哌酮/舒巴坦）、碳青霉烯类（亚胺培南、美罗培南、比阿培南）、β-内酰胺酶抑制剂合剂、氨基糖苷类（妥布霉素、异帕米星、阿米卡星）、氨基糖苷类（阿米卡星、左氧氟沙星）、喹诺酮类、磷霉素
			单药治疗：非 MDR 轻症患者且无明显基础疾病时，可单独应用除氨基糖苷类外的具有抗铜绿假单胞菌活性的抗菌药物
			联合方案
			MDR 菌
			抗铜绿假单胞菌 β-内酰胺类＋氨基糖苷类或喹诺酮类
			多黏菌素＋β-内酰胺类、环丙沙星、磷霉素
			氨基糖苷类＋环丙沙星、左氧氟沙星
			XDR 菌
			多黏菌素＋β-内酰胺类＋环丙沙星、磷霉素
			XDR 或 PDR 菌引起的肺炎：可在静脉用药的基础上，雾化吸入氨基糖苷类（如妥布霉素、阿米卡星）、多黏菌素 E
			双 β-内酰胺类联用：头孢他啶或氨曲南＋哌拉西林/他唑巴坦、头孢吡肟/舒巴坦；头孢他啶或头孢吡肟＋氨曲南
			对碳青霉烯类耐药的铜绿假单胞菌
			多黏菌素、多黏菌素＋β-内酰胺类、或环丙沙星，或磷霉素，或碳青霉烯类＋氨基糖苷类；氨基糖苷类＋环丙沙星，或左氧氟沙星

续表

病原菌类别	病原菌	推荐药物
非发酵菌	鲍曼不动杆菌	可供选择的药物：舒巴坦及其合剂（头孢哌酮/舒巴坦、氨苄西林/舒巴坦）、氨基糖苷类（阿米卡星、异帕米星）、四环素类（米诺环素、多西环素）、替加环素、碳青霉烯类（亚胺培南/西司他丁，美罗培南、比阿培南）、多黏菌素类（B或E）、氟喹诺酮类（环丙沙星、左氧氟沙星、莫西沙星） 对非MDR感染，可根据药敏结果选用β-内酰胺类抗菌药物 对XDR或PDR，采用联合方案 舒巴坦及其合剂+多黏菌素，或多西环素，或替加环素；多黏菌素+碳青霉烯类；替加环素+碳青霉烯类；多黏菌素，或多西环素，或替加环素+碳青霉烯类；舒巴坦及其合剂+西司他丁，亚胺培南/西司他丁+多黏菌素或妥布霉素 对碳青霉烯类耐药的鲍曼不动杆菌：多黏菌素，舒巴坦及其合剂，碳青霉烯类，利福平，氨基糖苷类，或替加环素 常用联合方案：多黏菌素+舒巴坦及其合剂，碳青霉烯类，利福平，氨基糖苷类，或替加环素
	嗜麦芽窄食单胞菌	可供选择的药物：磺胺甲噁唑/甲氧苄啶，β-内酰胺酶抑制剂合剂（头孢哌酮/舒巴坦、替卡西林/克拉维酸）氟喹诺酮类（左氧氟沙星，莫西沙星），替加环素，四环素类（米诺环素，多西环素），头孢菌素类（头孢他啶，头孢吡肟） 联合治疗方案 磺胺甲噁唑/甲氧苄啶+替卡西林/克拉维酸，或头孢哌酮/舒巴坦，或氟喹诺酮类，或四环素类，或头孢他啶，或多黏菌素 氟喹诺酮类，或多黏菌素，替卡西林+克拉维酸，或头孢哌酮/舒巴坦，或头孢他啶

注：MRSA.耐甲氧西林金黄色葡萄球菌；VRE.耐万古霉素肠球菌；CRE.对碳青霉烯类耐药肠杆菌科细菌。

染和选择性消化道去污染治疗。

2. 对 VAP 发生率无影响的措施,有:①使用氯己定进行口腔护理;②预防应激性溃疡;③早期气管切开;④预防血栓栓塞。

3. 降低 VAP 发生率,但对缩短上机时间、减少 PICU 停留时间和病死率无影响的措施,如涂银的气管导管。

(四)不推荐的干预措施

儿童相关研究数据有限,对成人 VAP 发生率及其他结局无影响,对费用影响不明确。如闭合导管套管内吸引系统。

美国健康促进研究所最早提出了机械通气患者的集束化方案,主要包括以下 4 点:①抬高床头;②每日唤醒和评估能否脱机拔管;③预防应激性溃疡;④预防深静脉血栓。随着 VAP 相关研究的深入,集束化方案不断完善,《中国成人医院获得性肺炎与呼吸机相关性肺炎诊断和治疗指南(2018 版)》提出了多项组合干预措施,认为这些措施可以明显减少接受机械通气患者的平均通气时间和住院天数,降低 VAP 的发病率、病死率和/或费用。

此外,2014 版的《美国急性病医院预防医院感染策略》中强调了手卫生的重要性:①需要选择合适的手卫生产品;②通过策略性摆放和及时更新的方法,提供便利的手卫生设备和产品;③征求医务人员对选择手卫生产品的意见;④当手可见污染时,使用抗菌肥皂或普通肥皂来执行手卫生;⑤评估一线医务人员执行手卫生的特殊障碍;⑥实施多模式策略提高手卫生依从性,直接解决执行手卫生最重要的障碍;⑦培养、促进和确保医务人员执行手卫生的能力;⑧通过直接观察(人员观察)、计算产品容积使用量、自动监测等手段确保手卫生的依从性;⑨提供医务人员手卫生的及时反馈。

六、临床应用

VAP 是机械通气的常见并发症,对于该病的诊治,我们举例说明:

病例:患儿男,1 岁 9 个月,因发热、咳嗽 1 周,气促 3 天,加重 1 天入院。入院查体:T 37.4 ℃、P 142 次/min、RR 50 次/min、BP 95/71mmHg、SpO$_2$ 73%、出生体重 12.5kg。

反应差,呼吸浅快,口唇发绀,可见三凹征,双肺呼吸音低,未闻及明显啰音。辅助检查:血 H1N1 抗体阳性;胸部 CT 提示:肺炎,间质性气肿,颈部、腋下、皮下、纵隔内、双上臂、颈胸椎管内明显积气。入院先后予面罩吸氧、无创辅助通气(CPAP 模式)、有创机械通气(HFOV、SIMV 模式)、体外膜氧合支持,病情逐步缓解,先后撤离体外膜氧合器及有创通气。患儿撤机当天出现发热,体温 38.7℃,次日出现气促,氧饱和度下降至 70%,两肺可及湿啰音,吸痰为黄黏痰。血常规提示:WBC 6.44×10^9/L、N 65.7%、CRP 109mg/L。胸片提示:两肺透亮度减低,可见多发斑片状、片状密度增高影,较前加重。再次予气管插管呼吸机辅助通气(HFOV)。患儿第二次机械通气前后的胸部 X 线表现见图 20-2-1、图 20-2-2。

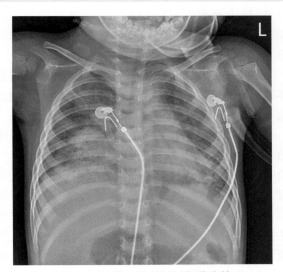

图 20-2-1　第二次机械通气前胸片

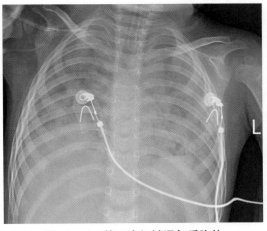

图 20-2-2　第二次机械通气后胸片

问题1：该病例初步诊断为急性重症肺炎伴呼吸衰竭，重型甲型H1N1流感病毒感染，急性呼吸窘迫综合征，气漏综合征。患儿治疗过程中病情缓解，但撤机后出现病情变化，考虑可能的原因有哪些？

主治医生治疗建议：患儿病情危重，PICU住院时间及有创机械通气时间长，治疗期间曾有病情缓解，但再次出现发热、气促及CRP升高，考虑继发院内感染可能，包括常见的呼吸道感染、血流感染及尿路感染等。患儿撤机48h以内出现病情变化，胸片提示斑片影较前加重，体温38.7℃，气促，血氧饱和度下降，两肺可及湿啰音，气管分泌物脓性改变，白细胞计数正常，但CRP较前明显升高，符合VAP临床诊断标准。在后续诊治中发现，该患儿再次机械通气时经气管导管内吸引（endotracheal aspiration，ETA）留取痰培养提示鲍曼不动杆菌（+++），尿常规、尿培养及血培养均无异常，抗生素改为对鲍曼不动杆菌敏感的替加环素3天后体温正常，病情好转后逐步撤机。故该患儿病情变化首先考虑继发VAP。

问题2：该患儿经ETA留取痰培养提示鲍曼不动杆菌，请问VAP病原学诊断中标本留取的方法有哪些？如何进行病原学结果的判断？

（1）VAP病人标本留取的方法：主要包括呼吸道、血液及胸腔积液。呼吸道标本主要包括痰（气道吸引物）、支气管肺泡灌洗液和肺组织，可通过非侵入性或侵入性方法获得。非侵入性方法指经鼻咽拭子、鼻咽吸引物或ETA收集标本；侵入性方法指经PSB和BAL留取下呼吸道标本、经支气管镜或经皮肺穿刺活检留取组织标本等。《中国成人医院获得性肺炎与呼吸机相关性肺炎诊断和治疗指南（2018版）》均认为与非侵入性标本半定量培养相比，侵入性标本定量对判断预后并没有优势。但对于VAP患者，由于人工气道提供了有利条件，除了常规经气管导管吸取呼吸道分泌物涂片和半定量培养外，可通过侵入性方法采集标本，以明确病原菌。每周2次的气道分泌物培养有助于预测VAP的病原学，若定量培养结果已转为阴性，有助于判断是否需要及时停用抗菌药物。因此建议有条件的单位应开展细菌的定量培养。

1）标本留取的方法优缺点：①ETA留取标本的优点是取样快、操作简单且费用低，在临床上较易实施；缺点是容易被上气道定植菌污染。ETA常以定量培养分离细菌菌落计数≥10^5cfu/ml为阳性阈值。不同的研究报道该方法的敏感性和特异性变化较大，敏感性为38%~100%，特异性为14%~100%。因此该方法主要用于指导开始抗菌药物的目标治疗的药物选择及治疗过程中对病原学的动态监测。②PSB以定量培养分离细菌菌落计数≥10^3cfu/ml为阳性阈值，其敏感性为50%（38%~62%），特异性为90%（79%~97%）。③BAL以定量培养分离细菌菌落计数≥10^4cfu/ml为阳性阈值，其敏感性为65%（54%~74%），特异性为82%（71%~91%）。目前的研究表明，与ETA相比，通过PSB和BAL留取标本做定量培养是更准确的病原学诊断方法，但与上述有创检查方法相比，ETA留取标本的操作简单，费用低廉，更易实施。我国2013年VAP指南推荐：与ETA相比，PSB和BAL取气道分泌物用于诊断VAP的准确性更高。

2）血培养是诊断菌血症的重要方法。

3）合并胸腔积液时，可行胸膜腔穿刺抽液送常规、生化、涂片、培养等检测。

（2）病原学结果的判断：包括涂片镜检、微生物培养、病原体抗原检测及高通量测序等分子生物学技术。

1）气道分泌物涂片检查：是一种快速的检测方法，可在接诊的第一时间初步区分革兰阳性菌、革兰阴性菌和真菌，有助于VAP诊断和病原微生物类型的初步判别。

2）微生物培养：下气道分泌物定量培养结果有助于鉴别病原菌是否为致病菌。痰定量培养的细菌浓度≥10^7cfu/ml、经ETA细菌培养浓度≥10^5cfu/ml、经BALF培养细菌浓度≥10^4cfu/ml或经PSB所取样本培养的细菌浓度≥10^3cfu/ml为致病菌的可能性较大。机械通气患者的气道和/或人工气道易有不动杆菌属、假单胞菌属或念珠菌属定植，培养到这些微生物时需鉴别是否为致病菌。建议综合评估以下三方面来判定：①宿主情况包括免疫状态、基础疾病及目前临床表现等；②细菌因素包括气道分泌物涂片镜检是否存在白细胞吞噬现象及与培养结果是否一致，分离到的细菌菌落计数；③抗菌药物因素包括近期抗菌药物的使用情况，针对该病原菌治疗后临床症状是否改善。如果患者无与肺炎相关的临床表现及实验室依据，气道分泌物检出的细菌很可能为定植或污染。虽然血培养对早期明确诊断、有针对性地选择抗菌药物有重要意义，但即使血培养阳性，亦不能判定细菌来自肺内,因仅 10%~37% 的菌血症源自肺部。胸腔积液培养阳性有助于明确病原学诊断,标本来源于胸腔穿刺术或首次置管时结果更可靠;而由已留置的胸管直接抽取时则需谨慎解读其结果,注意污染的可能。呼吸道病毒培养阳性可作为确诊病毒感染的依据。

3)病原体抗原检测:肺炎链球菌抗原和嗜肺军团菌尿抗原检测及血清隐球菌荚膜多糖抗原检测的敏感度和特异度均很高。血清 1,3-β-D 葡聚糖检测(G 试验)、血清或 BALF 半乳甘露聚糖抗原检测(GM 试验)连续 2 次(BALF 仅需 1 次)阳性,具有辅助诊断价值。

4)高通量测序等分子生物学技术:基于测序技术的临床宏基因组学,通过分析临床标本中微生物的 DNA 或 RNA 含量与丰度判断致病菌,显著提高了病原检测的敏感度,缩短了检测时间,对罕见病原菌感染的诊断具有优势,可审慎地用于现有成熟检测技术不能确定的病原体,或经恰当与规范抗感染治疗无效的患者,但检测结果需结合流行学和临床特征综合评估是否为致病菌。但该技术应用于临床尚需解决许多问题,包括标本中人类基因组的干扰、生物信息学分析、结果判断和解释等,特别是呼吸道本身为非无菌状态,大量定植菌核酸的存在给临床结果的判读带来了挑战。

问题 3:机械通气集束化管理措施有哪些?

根据《中国成人医院获得性肺炎与呼吸机相关性肺炎诊断和治疗指南(2018 版)》,主要措施为:①尽可能选用无创呼吸支持治疗技术;②每天评估有创机械通气及气管插管的必要性,尽早脱机或拔管;③对机械通气患者尽可能避免不必要的深度镇静,确需镇静者应定期唤醒并行自主呼吸训练,每天评估镇静药使用的必要性,尽早停用;④给预期机械通气时间超过 48h 或 72h 的患者使用带有声门下分泌物吸引的气管导管;⑤气管导管气囊的充盈压应保持不低于 25cmH$_2$O;

⑥无禁忌证者应抬高床头 30°~45°;⑦加强口腔护理,推荐采用氯己定漱口液;⑧加强呼吸机内外管道的清洁消毒,推荐每周更换 1 次呼吸机管道,但在有肉眼可见污渍或有故障时应及时更换;⑨在进行与气道相关的操作时应严格遵守无菌技术操作规程;⑩鼓励并协助机械通气患者早期活动,尽早开展康复训练。

问题 4:开放式还是密闭式吸痰该如何选择?

多项循证研究发现与开放式导管内吸引相比,闭合式吸引的方法对 VAP 发生率、上机时间、ICU 停留时间或病死率差异均无统计学意义。一项在 4 个 ICU 的交叉试验研究显示开放式和闭合式导管内吸引对病人之间革兰阴性菌的传播没有影响。不同的研究结果各异,对 VAP 及其他结局影响未明,有待进一步研究。一项有关儿童开放式和闭合式导管内吸引的观察研究发现,两者 VAP 发生率、ICU 停留时间或病死率均无差异,但由于缺乏双盲和随机化,这些发现的意义尚不清楚。对早产新生儿而言,闭合式导管内吸引被认为是损害风险小但对 VAP 发生率的影响未明的一项措施。目前《中国成人医院获得性肺炎与呼吸机相关性肺炎诊断和治疗指南(2018 版)》认为闭合式导管内吸引对 VAP 的发病率或患者的其他结局无影响,但对经气溶胶或空气传播的呼吸道传染的院内感染防控具有一定的意义。

【专家点评】

VAP 是机械通气患者常见的并发症,其诊断思路为判断 VAP 诊断是否成立,合理安排病原学检查,根据耐药风险和严重程度及时启动经验性抗感染治疗,动态评估效果尽可能转为目标治疗,失败再评估。VAP 重在预防,做到机械通气患者集束化管理可减少其发生。

(张晨美　胡婵婵)

第三节　呼吸机诱导肺损伤与预防

机械通气是临床中危重患者最常用的呼吸支持技术,在有效改善患者通气和氧合的同时,也可以引起医源性伤害。早在 20 世纪 70 年代,人们就已经认识到高水平压力和大潮气量会导致肺损伤,并提出呼吸机诱导肺损伤(ventilator induced lung injury,VILI)的概念。目前已认识到 VILI 的发生机制主要与肺组织的过度牵张、萎陷肺泡的反复开合及继发炎症介质的大量释放有关,包括气压伤、容积伤、萎陷伤与生物伤。近年研究发现不同肺区病变的不均一性、应力与应变、肺毛细血管的变化也与 VILI 密切相关。大量研究结果证实，VILI 不仅会进一步加重肺功能的恶化，甚至会增加危重患者的病死率，是机械通气最严重的并发症，其发生率占机械通气的 4%~15%。

一、呼吸机诱导的肺损伤发生机制

（一）气压伤

气压伤（barotrauma）是最早被认识到的 VILI 发生机制。1939 年 Macklin 发现，肺泡过度扩张导致肺泡和周围血管间隙压力梯度明显增大，可引起肺泡破裂形成肺间质气肿；进而可形成纵隔气肿、皮下气肿、心包和腹膜后积气、气胸。这种肺泡外气体的溢出常于气道压较高的情况下出现，故称为气压伤。跨肺压（transpulmonary pressure，Ptp）是决定其压力梯度的关键因素，而跨肺压等于气道平台压（airway plateau pressure，Pplat）与胸膜腔内压（intrapleural pressure，Ppl）之差，胸膜腔内压稳定时，Pplat 是引起气压伤的决定因素。

（二）容量伤

VILI 不仅与高气道压有关，随着研究的深入，发现单纯的高气道压并不直接造成肺损伤，而大潮气量对肺泡的牵拉则是 VILI 的重要病因，即容量伤（volutrauma）。

容量伤的机制有：①肺泡内皮与肺上皮细胞受到应力的作用而发生变形，当大潮气量通气时（容量产生压力），两者均会受到机械损伤。②肺血管内皮细胞受到机械牵拉导致细胞膜通透性增加；血管内白蛋白、红细胞碎片等物质渗出至肺间质，造成肺间质水肿；中性粒细胞和巨噬细胞活化后释放的磷脂酶等产物均可干扰和破坏肺泡表面活性物质而使之失活，从而影响肺泡功能。③肺泡毛细血管应力衰竭：机械通气时潮气量过大，肺泡过度扩张，毛细血管静水压升高，同时由于肺泡表面活性物质异常引起肺间质负压增大，导致毛细血管跨壁压急骤升高，破坏气血屏障，即肺泡毛细血管应力衰竭。

不论是气压伤，还是容量伤，都与过度的机械牵张使肺泡承受较大的应力而产生较大的形变 / 应变有关。因此，有人提出了"肺泡应力损伤"的概念，以更加准确地描述 VILI 发生的力学机制。此时跨肺泡压即为应力，而应变等于潮气量 / 呼气末肺容量。

（三）萎陷伤

除了上述机械牵张会致肺损伤外，剪切力（shearing force）在肺损伤的形成中也起到很重要的作用，尤其是对于肺部病变不均一者，其致肺损伤的作用更为明显。正常呼吸过程中，肺泡在弹力和表面张力的相互作用下，吸气时开放，呼气时则因有表面活性物质的存在而克服表面张力并不完全闭合，维持一定的肺容量，使肺泡维持在稳定的形态。

ARDS 时，由于 II 型细胞受损，肺泡表面活性物质减少，加上炎症因子释放，血管通透性增加，肺泡顺应性下降。当进行正压通气时，吸气过程病变的肺泡扩张，呼气过程由于气道压力下降，病变的肺泡无法克服表面张力而闭合，在肺泡随着机械通气反复开放和闭合的情况下，已扩张的小气道和肺泡与塌陷的小气道的肺泡之间产生了很强的牵张力，即剪切力（图 20-3-1）。这种与肺单位反复开放与闭合相关的肺损伤被称为肺萎陷伤（lung atelectrauma）或"肺不张伤"。

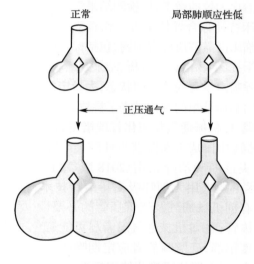

图 20-3-1　剪切力示意图

肺顺应性正常时，正压通气的气体容量在全肺均匀分布。肺部病变不均一时，呼气过程由于气道压力下降，病变的肺泡无法克服表面张力而闭合，已扩张的小气道和肺泡与塌陷的小气道的肺泡之间产生了很强的牵张力，即剪切力。（引自：J.M.CAIRO. 机械通气：生理学与临床应用 . 北京：人民卫生出版社，2014,p235.）

目前对肺萎陷伤的机制描述有：①小气道周期性开放和陷闭，使终末肺单位的剪切力明显增高，导致上皮细胞损坏；②肺萎陷和肺泡腔内液体渗出导致肺泡内氧分压降低；③肺组织病变的不均一性使通气分布不均，导致正常肺组织过度通气，对相邻不张的肺组织区域产生更高的牵张力；④肺泡表面活性物质失活或受到剪切力挤压排出肺泡腔，并对周围正常肺组织的扩张产生更大的牵拉，进一步造成肺组织损伤。

（四）生物伤

除上述机械伤外，细胞和炎症介质介导的炎症反应也参与了 VILI 的发生。1987 年 Kawano 等最早注意到在机械通气条件下，在发生 VILI 的肺组织中中性粒细胞明显增多；在中性粒细胞缺乏的动物中重复以上研究，则肺损伤明显减轻，以确凿的证据证实了炎症机制参与 VILI 的发生。1998 年，Tremblay 和 Slutsky 提出了生物伤（biotrauma）的概念，之后越来越多的研究者开始关注生物伤，并进行了大量基础和临床研究。目前普遍的观点为：肺组织中某些细胞能感受到肺过度牵张引起的机械性刺激，并将这种刺激转化为生物化学信号，通过信号转导通路传入细胞内，导致肺内炎症细胞激活和诱发炎症级联反应，大量的细胞因子、趋化因子和其他炎症介质如 IL-1β、IL-8、IL-6、IL-2、TNF-α 等释放造成肺部一系列炎症损伤，同时大量炎症介质渗漏到血管，由循环带到其他靶器官，如肾脏、肠道、肝脏等，引起全身炎症反应综合征，进一步导致多脏器功能衰竭。

另外，研究表明 VILI 还涉及了细胞表面分子和细胞骨架的改变。周期性牵拉会导致肺上皮细胞活性氧（reactive oxygen species，ROS）的产生，产生大量氧自由基，从而造成肺损伤。细胞骨架内肌动蛋白的重塑也参与了肺损伤。闭合蛋白（occludin）是细胞间紧密连接蛋白中的一种，它通过紧密连接蛋白 ZO-1 与细胞内的肌动蛋白细胞骨架相连，从而保持细胞连接的紧密性。在周期性机械牵拉刺激下，细胞连接紧密性破坏，闭合蛋白表达降低，细胞间通透性增加。还有一些研究表明 Toll 样受体 4（TLR4）、表皮生长因子受体 -p38 丝裂原活化蛋白激酶（epidermal growth factor receptor-p38 mitogen-activated protein kinase，EGFR-p38 MAPK）信号通路介导的高速泳动族蛋白 B1（high mobility group protein，HMG B1）蛋白表达等均与 VILI 相关。图 20-3-2 展示了 VILI 发生机制的全貌。

二、预防措施

（一）肺保护性通气策略

1. 小潮气量　有较为确切的证据表明，采用小潮气量（6ml/kg）或限制平台压（不超过

30cmH$_2$O，儿童 28cmH$_2$O）的通气策略可显著降低 ARDS 患者病死率。由于限制了潮气量和平台压后，分钟通气量降低，故允许 PaCO$_2$ 在一定范围内高于正常水平（60~80mmHg），即所谓的允许性高碳酸血症（permissive hypercapnia，PHC）。应注意 PaCO$_2$ 上升速度不应太快，使肾脏有时间逐渐发挥其代偿作用。一般认为 pH>7.20 是可以接受的。PHC 策略是为了防止气压伤和容量伤不得已而为之的做法，禁用于脑水肿、脑血管意外等患者。不过近年的一些研究结果显示，PaCO$_2$ 升高可增加肺泡表面活性物质和降低肺泡毛细血管壁的通透性，因此已有人提出"治疗性高碳酸血症"的概念。2015 年《儿童急性呼吸窘迫综合征：儿童急性肺损伤会议共识》中建议潮气量为 5~8ml/kg。

2. 适宜的 PEEP 和肺复张　过低的 PEEP 可导致肺萎陷。过高的 PEEP 可导致肺过度膨胀，影响静脉回流并引起气压 - 容量伤。适宜的 PEEP 不仅可以使肺泡维持在开放状态，降低肺损伤的不均一性，而且可以降低肺水肿的程度。如何选择最佳的 PEEP 水平目前仍无定论，考虑到跨肺压是 VILI 的发生的重要因素，以跨肺压指导 PEEP 水平的理论依据就显得较为充分。Talmor 等的研究中，设置合适的 PEEP 使呼气末跨肺压在 0~10cmH$_2$O，吸气末跨肺压在 25cmH$_2$O，可以改善患者氧合并降低 28 天病死率。目前临床实践中滴定 PEEP 的方法包括：ARDSnet 推荐的 PEEP-FiO$_2$ 关联表格法、根据压力 - 容量（P-V）曲线低位拐点设置法、测量食管压设置 PEEP 以维持合适的跨肺压法、肺复张后利用 PEEP 递减法选择最佳 PEEP 值等。

对 ARDS 患者使用肺复张理论上可以打开萎陷的肺泡，减少肺部病变的不均一性，改善氧合。但到目前为止，尚无大型临床试验证实此种方法可以降低病死率。并且肺复张不当还可能导致已开放的肺泡过度扩张，并有可能引起气胸、血流动力学不稳定等并发症。

3. 高频振荡通气　HFOV 模式下拥有小于或接近解剖无效腔的小潮气量，在理论上能成为降低 VILI 的一种理想方法。但 2013 年发布的两项成人大规模的多中心 RCT 研究显示，HFOV 虽然可以改善氧合水平，但未能改善 ARDS 患者的预后。因此，目前并不推荐 HFOV 常规用于该类患者。

（二）其他附加的策略

1. 俯卧位通气　由于 ARDS 患者的肺部病

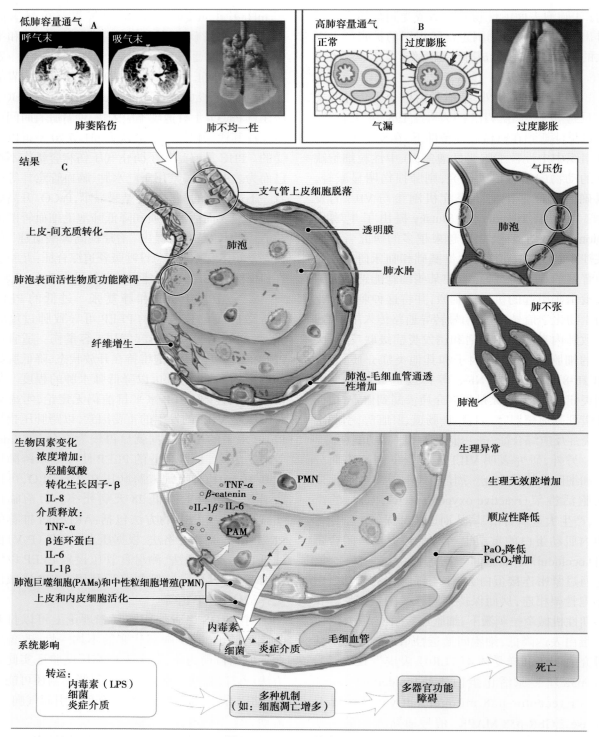

图 20-3-2　VILI 的发生机制

当肺容积较低时,肺损伤可能是由肺单位的反复开闭以及其他机制引起。当肺的不均匀性增加时,这种损伤就会被放大
(A)。在肺容积高时,过度扩张会导致严重的气压伤(气漏)(B)。上述的机械刺激可对肺单位造成结构、生理、生物上的
影响(C),释放到肺里的介质会引起进一步的肺损伤,同时大量介质渗漏到血管,由循环带到其他靶器官,引起全身炎症
反应综合征,进一步导致多脏器功能衰竭。

(引自:Slutsky AS, Ranieri VM. Ventilator-induced lung injury. N Engl J Med, 2013;369:2126-2136.)

变的不均一性,对患者进行小潮气量或高水平的
PEEP 必然导致部分肺泡的过度牵张和部分肺泡

的萎陷。而调整患者体位为俯卧位可以改善病变
的不均一性,增加呼气末肺容量,改善通气血流比

494

值,减轻心脏对肺叶的压迫,改善局部通气,从而进一步改善氧合水平。近期的研究显示俯卧位通气可以显著降低 ARDS 患者病死率。已经作为中重度 ARDS 治疗的一线推荐治疗方案。临床建议重度 ARDS 早期俯卧位通气每日至少 16h 以上。

2. **体外生命支持系统**　预防 VILI 的一个方法就是避免机械通气。近年来,体外膜氧合(ECMO)和体外 CO_2 去除(extracorporeal carbon dioxide removal,$ECCO_2R$)等体外生命支持系统(extra corporeal life support system,ECLS)技术发展十分迅速并日趋成熟,应用 ECMO 或 $ECCO_2R$ 技术可以更好地实施"超保护通气策略",降低 VILI 的发生风险。但选择何种体外生命支持技术、实施的时机及患者获益程度尚需要进一步研究。目前推荐成人使用 VV-ECMO,小婴儿可使用 VA-ECMO。

(三)药物干预

1. **神经肌肉阻滞剂**　机械通气时人机对抗发生难以避免,可能使 VILI 进一步加重。此时可使用神经肌肉阻滞剂,确保人机协调性,并且有利于控制潮气量和气道压力。但需要同时注意该类药物长期使用带来的肌无力等不良反应。

2. **抗炎药物与干细胞**　在一些动物实验中已经开展了以减少生物伤为目标的研究,包括关于抗炎治疗策略和间质干细胞的研究,但这些治疗手段均处于动物实验阶段,有效性尚待证实。

三、临床应用

病例:患儿女,4 岁 9 个月,18kg。因发热伴咳嗽 4 天,气促 2 天入院。入院时 T 37.3℃,HR 113 次/min,RR 66 次/min,BP 118/70mmHg,面罩吸氧(8L/min),SpO_2 97%。查体:精神萎靡,呼吸急促,口周发绀,可见三四征;肺部可闻及湿啰音;胸部 CT 提示:两肺可见散在斑片状密度增高影,两肺感染性病变。血气示:pH 7.493、PCO_2 30.2mmHg、PO_2 38.4mmHg。入院后予气管插管呼吸机 V-SIMV 模式治疗,呼吸机参数:FiO_2 60%、Vt 130ml、RR 35 次/min、PEEP 5cmH_2O、Pplat 32cmH_2O。插管半小时后血气示:pH 7.327、PCO_2 52.5mmHg、PO_2 60.4mmHg。胸片提示:两肺透亮度明显减低,两肺纹理模糊,可见弥漫模糊片影(图 20-3-3);SpO_2 监测在 85% 左右。

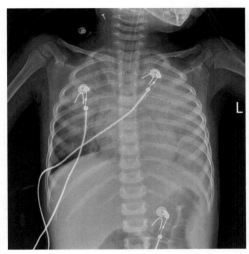

图 20-3-3　病例插管后胸片

问题 1:该患儿诊断 ARDS,目前呼吸机参数是否合适? 是否存在发生 VILI 的风险? 应如何调整参数?

患儿目前潮气量 7ml/kg、Pplat 32cmH_2O,易发生气压伤和容量伤,导致 VILI。另一方面,患儿低氧及胸片表现提示目前 PEEP 偏低,肺泡萎陷可能。根据肺保护性通气策略,我们调整呼吸机参数如下:FiO_2 80%、Vt 100ml、RR 40 次/min、PEEP 8cmH_2O、Pplat 26cmH_2O。同时给予患儿维库溴铵肌松,确保人机协调,并采取俯卧位通气。

调整参数后复查血气示:pH 7.098、PCO_2 101.0mmHg、PO_2 72.4mmHg。SpO_2 监测在 88% 左右。

问题 2:患儿目前存在的问题? 如何解决?

患儿调整呼吸机参数后出现呼吸性酸中毒,严重高碳酸血症,已超过允许性高碳酸血症的范围,而且 SpO_2 仍不理想,此时我们可以考虑体外生命支持系统,如 ECMO。

【专家点评】

ARDS 患者机械通气过程中易发生呼吸机诱导肺损伤,治疗需遵循肺保护通气策略,减少 VILI 的发生,避免进一步加重病情。必要时在应用体外生命支持系统下实施超保护通气策略。

(张晨美　徐香芝)

第四节 呼吸机介导的膈肌功能障碍与防治

机械通气是临床上治疗呼吸衰竭和危重患者呼吸支持常用的手段,可挽救患者的生命。但长时间的机械通气将导致膈肌萎缩和收缩功能障碍,称为呼吸机相关膈肌功能障碍(ventilator-induced diaphragm dysfunction,VIDD)。目前文献中将 VIDD 定义为由机械通气、膈肌去负荷所导致的机制尚不明确的膈肌萎缩、收缩功能障碍,且不能被脓毒血症、药物、代谢紊乱、营养不良、后天获得性神经肌肉病变等所解释的现象。VIDD 的范围从部分丧失产生压力的能力(无力)到完全丧失膈肌功能(麻痹),可累及单侧或双侧膈肌。VIDD 是脱机困难的主要因素之一,严重影响着患者的预后和转归,故了解 VIDD 发病机制及防治措施对重症医学工作者来说具有重要意义。

一、病因及发病机制

(一)病因

1. 机械通气因素 VIDD 的主要病理生理变化是膈肌萎缩,动物和人体研究均显示,完全通气支持和部分通气支持均可导致膈肌萎缩。机械通气时间与 VIDD 的发生发展呈正相关。动物与人体研究均显示在机械通气开始的 24~48h 内膈肌出现萎缩,通气每增加 1 天膈肌厚度平均减少 6%。动物研究结果显示,膈肌最大强直收缩性张力、单收缩性张力随机械通气时间的延长而逐渐下降。

不同的机械通气模式对膈肌功能的影响不同,完全控制通气易发生 VIDD,辅助通气则能明显减轻 VIDD 的进展。高呼气末正压(PEEP)、高压力支持水平使功能残气量(FRC)明显增加,膈肌受压变平坦,膈肌血供减少;膈肌低平,张力 - 时间曲线下移、初长度下降使膈肌收缩效率下降;低 PEEP、低压力支持水平则会加重膈肌疲劳,上述因素均可引起膈肌萎缩、收缩功能障碍。

2. 膈肌本身特性 膈肌由第 3~5 颈椎发出的膈神经支配。膈肌纤维主要由 I 型(慢缩氧化型)、ⅡA 型(快缩氧化酵解型)组成,其中 I 型收缩力量小、速度慢、不易疲劳;ⅡA 型收缩力量大、

速度快、易疲劳。膈肌本身较其他骨骼肌更易出现失用性萎缩,其可能原因有:①正常膈肌始终保持着持续性、节律性收缩、舒张,以维持通气功能,机械通气使膈肌由一种工作状态转变为失用状态,引起明显的失用性萎缩,同时病理表明肌纤维蛋白合成明显下降而分解及凋亡增加。②膈肌与其他骨骼肌对去负荷的遗传易感性不同。研究发现,与比目鱼肌相比,去负荷状态下膈肌的生长抑制基因等的表达明显增加。③起主要收缩功能的膈肌纤维更易出现线粒体损伤,这也是 VIDD 快速进展的原因。

3. 药物 神经肌肉阻断剂可以阻断神经肌肉接头冲动的传导,还可引起突触后膜乙酰胆碱受体上调、肌肉失神经营养、代谢产物沉积等,引起膈肌功能障碍。糖皮质激素与膈肌纤维蛋白合成减少、分解增加等有关。氨基糖苷类抗生素等药物亦是加重 VIDD 的因素。

4. 其他 脓毒症、血流动力学不稳定、营养不良、年龄、电解质紊乱、低氧血症、腹内压增高等都可能影响膈肌血供以及营养的供给,从而促进 VIDD 的发生。一些疾病如肌萎缩侧索硬化(ALS)、慢性阻塞性肺疾病(COPD)、哮喘、心力衰竭、脊髓性肌萎缩(SMA)和肌营养不良也可引起 VIDD。

(二)发病机制

1. 膈肌萎缩 长时间的机械通气可减少膈肌肌纤维蛋白的合成、增加膈肌肌纤维蛋白的分解,引起膈肌萎缩。动物研究显示,机械通气早期蛋白合成减少可能是因为蛋白质翻译减少所致,蛋白激酶 B(protein kinase B,Akt)/ 哺乳动物雷帕霉素靶蛋白(mammalian target of rapamycin,mTOR)信号通路在翻译调控中减少膈肌蛋白合成起着重要作用,这可能是 VIDD 早期启动的机制。机械通气 12~24h 就出现膈肌萎缩,推断早期膈肌萎缩的快速发生主要是因为蛋白分解增加而不是蛋白合成减少。动物和人体研究均显示机械通气早期去负荷即激活多种蛋白水解酶导致肌肉蛋白降解,包括溶酶体酶、Ca^{2+} 依赖的钙激酶、细胞凋亡蛋白酶 -3 及 ATP 依赖的泛素 - 蛋白水解酶系统。此外机械通气可改变不同类型的膈肌纤

维比例及肌纤维的原有结构,导致膈肌纤维重塑。动物实验表明控制性机械通气后Ⅱ型纤维横截面积下降明显大于Ⅰ型纤维横截面积,这也是长期机械通气患者膈肌最大收缩力下降、脱机困难的重要原因。

2. **氧化应激**　机械通气引起的氧化应激是膈肌萎缩及膈肌收缩能力下降的一个重要因素。动物研究结果表明,机械通气时,膈肌失用、缺氧、代谢底物过量供应、脂质代谢异常,在病理上表现为活性氧(ROS)激活、Scr蛋白酪氨酸激酶激活、插头转录因子FOXO1脱磷酸化、线粒体细胞色素C减少、钙蛋白酶激活、凋亡蛋白酶激活、脂质过氧化沉积、核转录因子(NF-KB)激活等,从而引起线粒体损伤及功能障碍、膈肌纤维蛋白水解、凋亡(图20-4-1)。动物研究亦证实,抗氧化剂可以防止机械通气相关膈肌收缩功能障碍,这也是氧化应激的直接证据。

3. **膈肌自噬**　机械通气患者膈肌自噬增加。低水平的自噬对于维持膈肌的正常功能起着重要作用。自噬可通过清除功能失调的蛋白质和细胞器,包括受损的线粒体,减少线粒体活性氧的产生,从而在膈肌细胞稳态中起到关键作用。然而,过度自噬可诱导膈肌细胞凋亡及膈肌蛋白水解,导致膈肌萎缩。动物和人体试验均发现,机械通气可导致自噬增加,利用变异形式的自噬相关蛋白抑制自噬小体形成从而抑制自噬,可减少膈肌的氧化损伤和蛋白水解,从而预防膈肌的萎缩和收缩功能障碍。

4. **其他**　机械通气时调控呼吸运动的中枢皮层兴奋性降低、放电减少,膈神经冲动发放频率降低直接参与了膈肌失用性萎缩的发生发展。气压伤、人机对抗等可直接对膈肌造成机械性牵拉损伤。

在分子生物学方面,一些研究发现插头转录因子(FOXO)、信号转导及转录激活蛋白(STAT)家族、转录激活因子的上调在VIDD的发生发展中起着重要呈递作用。长时间控制机械通气大鼠的膈肌中发现一种小泛素相关修饰物(the small ubiquitin-like modifier,SUMO)修饰的蛋白高表达,可能与VIDD的发生相关。膈肌中肌质网钙离子释放通道RyRl的重塑及其所介导的肌质网静止钙离子的不正常渗漏参与了VIDD的形成。

二、评估及监测

目前对VIDD的临床诊断尚无统一的标准。如果患者在机械通气一段时间并恢复正常的呼吸功能后,仍存在脱机困难,在排除营养不良及全身性感染等原因所致的脱机困难后,应考虑VIDD的发生。

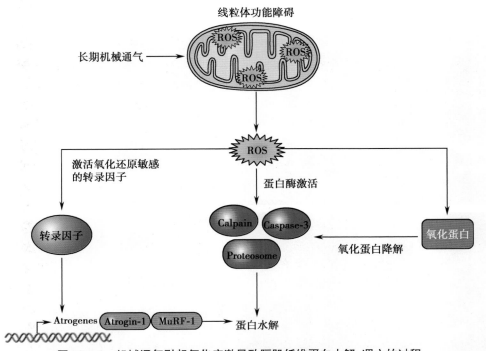

图20-4-1　机械通气引起氧化应激导致膈肌纤维蛋白水解、凋亡的过程

(引自:Powers SK, Wiggs MP, Sollanek KJ, et al. Ventilator-induced diaphragm dysfunction: cause and effect. Am J Physiol Regul Integr Comp Physiol,2013 ,305(5):R464-477.)

（一）临床表现

临床中应用机械通气的患者可通过诱导咳嗽无力、吸气过程中腹肌的矛盾运动及胡佛征（吸气时肋弓下缘两侧向中线移位）、肺活量下降、呼吸浅快及呼吸节律异常等表现间接反映膈肌功能障碍，但出现以上表现时表明 VIDD 已处于晚期阶段。

（二）影像学检查

1. **X 线摄片**　可静态下观察膈肌位置、肺下界，可用于单侧膈肌异常的诊断，但若伴有明显的单侧肺不张，其对 VIDD 的诊断价值不高。

2. **X 线透视**　能较好地反映膈肌运动，进而提示膈肌的收缩运动功能，但无统一观察标准，诊断价值有限。

3. **CT 三维重建**　在功能残气量、肺总量等时测量的膈肌厚度、膈肌脚对合面积等的测量数值可用于膈肌功能的量化评估，但尚无具体参考正常值。

4. **超声**　超声探测膈肌功能无创、可重复性高、床旁操作、简单方便、价格便宜。通过床旁超声来观察膈肌厚度、膈肌活动度及计算膈肌增厚分数（diaphragm thickening fraction，DTF）可以评估膈肌功能（图 20-4-2）。DTF<20%、膈肌呼气末厚度<2.2mm，提示膈肌萎缩伴功能障碍。超声探测结果受操作者的技术水平、经验影响较大。

（三）肌肉功能

可以通过测量最大吸气负压（MIP）、最大跨膈压（Pdimax）、颤搐性跨膈压（TwPdi）等来评估肌肉功能，但临床上影响因素较多，受主观影响较大，只作为辅助参照手段。

（四）电生理指标

包括膈神经传导时间（phrenic never conduction time，PNCT）和膈肌复合动作电位（compound muscle action potential，CMAP），经电极感知膈肌电活动。有表面电极、针电极、食管电极 3 种，食管电极准确性较高、相对无创，即通过食管胃在膈肌脚放置电极片，体外观察膈肌电活动评估膈肌功能，该方法简单、舒适度高，其受膈神经发放冲动的运动神经元数目及发放冲动的频率影响，代表时间、空间叠加后的膈肌运动潜能。

三、预防及治疗

最佳的预防和治疗 VIDD 的方法尚不明确，以下几方面的努力可能有效。

（一）膈肌保护性通气策略

膈肌保护性机械通气是基于膈肌损伤提出的新的机械通气概念，即滴定呼吸机参数和镇静程度，以达到最佳的呼吸努力状态和膈肌最佳负荷，从而防止减轻或避免膈肌损伤，缩短机械通气时间。临床上可以从以下三个环节进行干预：首先，从开始实施机械通气就应该启动膈肌保护性通气；其次，机械通气期间动态监测保持适当膈

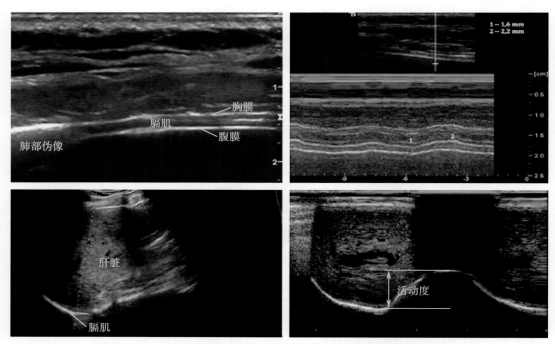

图 20-4-2　超声评估膈肌厚度、膈肌增厚分数、膈肌活动度示意图
（引自：Zambon M, et al. Intensive Care Med.2017,43（1）:29-38.）

肌的负荷;最后,在实施机械通气全过程中注意减少人机对抗,避免膈肌损害。

神经调节辅助通气模式(NAVA)是一种新型通气模式,其通过测定膈肌电活动(EAdi),根据自身驱动强弱设定电幅/压力成比例来调节辅助通气支持水平(图20-4-3)。不同于目前临床上常用的气流触发,该方法人机同步性高、协调、触发快、误触发少,不受气道阻力、内源性呼气末正压(PEEPi)、气体泄漏、镇痛镇静水平等的影响,同时防止气压伤、避免过度辅助或辅助不足,该通气模式亦通过EAdi来反映膈肌功能并通过设定NAVA水平避免膈肌失用性萎缩,作为一种新型通气模式需临床进一步评估和推广。

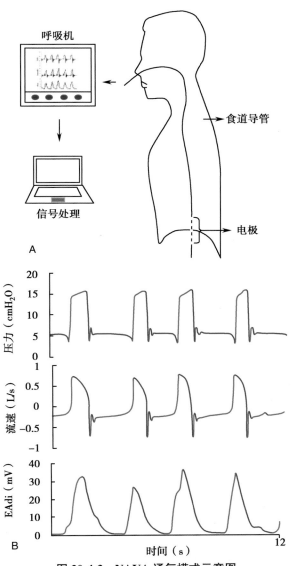

图 20-4-3 NAVA 通气模式示意图

A. 导管连接图;B. 呼吸机界面

(引自:Diniz-Silva F, Miethke-Morais A, Alencar AM,et al. BMC Pulm Med. 2017,17: 91.)

(二)药物治疗

临床上仍缺乏可以有效防治VIDD的药物。针对线粒体的抗氧化剂(维生素C、维生素E、N-乙酰半胱氨酸、ss-31)、茶碱、蛋白酶抑制剂(硼替佐米)、roTOR特异性抑制剂(雷帕霉素)、钙离子增敏剂(EMD57033、左西孟旦)、热休克蛋白72诱导物(BGP-15)、Src-FOXO1信号通路抑制剂(iPSC)、JAK-ATAT3抑制因子、肌肉蛋白水解抑制剂、钙蛋白酶抑制剂、生长激素类、自噬诱导剂(雷帕霉素)等药物通过减轻氧化应激、防止膈肌萎缩、抑制膈肌凋亡、促进纤维蛋白合成等途径阻碍VIDD的进展,通过动物实验已取得良好的成效,是VIDD潜在的治疗方法,但尚未应用于临床。

(三)膈神经刺激

膈神经刺激包括电刺激及磁刺激,均通过动物及临床试验取得了良好成效,一方面能减少膈肌失用性萎缩、提高其运动机能,另一方面受刺激的膈神经末梢能释放神经递质、神经营养因子等来营养膈肌纤维蛋白。间断磁刺激简便、舒适度高,但易刺激其他神经如臂丛神经,特异性不高;电刺激舒适度差,定位困难,患者耐受性低。

最后,VIDD的发生与机械通气的时间呈正相关,故正确评估患者脱机指征,尽早合理锻炼呼吸肌,及早脱机至关重要。

四、临床应用

病例:患儿男,2岁5个月,11kg,因"确诊急性播散性脑脊髓炎,撤机困难3个月"收治入院。入院查体:神志清,生命体征稳定,气管切开机械通气下,双肺呼吸音清,无啰音;腹软,肝脾无肿大;四肢肌张力低,肌力0~1级;腱反射亢进、双侧巴宾斯基征阴性。完善辅助检查:脊髓MRI提示:C_2~C_3脊髓病变。患儿原发病已超3个月,激素冲击逐渐减停,同时给予B族维生素营养周围神经,联合康复科进行康复治疗。目前患儿自主呼吸功能良好,压力支持模式下生命体征稳定,血气分析正常。尝试脱离呼吸机带管呼吸1h后,患儿吸气凹陷明显,满头大汗,B超显示膈肌活动度正常,但膈肌厚度变薄,膈肌增厚分数降低,诊断为VIDD(图20-4-4)。

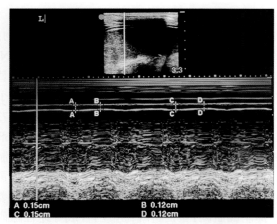

图 20-4-4 病例超声评估膈肌厚度示意图

问题1：造成患儿膈肌变薄，膈肌增厚分数下降的原因有哪些？

常见原因有：①膈肌由 C_3~C_5 发出的膈神经支配，患儿因 C_2~C_3 脊髓病变，膈肌功能受损，需要长期进行机械通气，使患儿的膈肌长期处于失用状态，引起萎缩；②长期应用糖皮质激素，增加了蛋白质的分解并减少了蛋白质的合成，引起了肌肉消耗；③由重症引起的胃肠道功能障碍，导致热卡摄入不足，导致肌肉萎缩及肌无力。

问题2：如何解决患儿目前的问题？

患儿处于疾病的恢复期，应逐步减停激素的使用，使用营养神经的药物，继续纠正原发病。呼吸机应用方面应逐步下调呼吸机支持压力参数，让患儿逐步适应，每天逐步增加自主呼吸的时间，直至患儿能够完全脱机。联合营养科，适当提升患儿热卡的供给。且患儿长期卧床，有骨质疏松的风险，应定期监测 25 羟维生素的水平。最后应配合康复科进行呼吸功能锻炼，同时应用膈肌电刺激，加强患儿膈肌功能的锻炼，增加膈肌收缩力。

【专家点评】

VIDD 是机械通气过程中无法避免但又需要积极预防的问题，主要造成撤机困难，积极支持自主呼吸，早期进行膈肌锻炼，联合 Edi 和膈肌刺激，保证营养是目前能够应用的技术。及早预防，避免发生是关键。

（张晨美　徐香芝）

参考文献

1. 王力红, 赵霞, 张京利.《重症监护病房医院感染预防与控制规范》解读. 中华医院感染学杂志, 2017, 27 (15): 3361-3365.
2. 黄勋, 邓子德, 倪语星, 等. 多重耐药菌医院感染预防与控制中国专家共识. 中国感染控制杂志, 2015, 14 (1): 1-9.
3. 文细毛, 任南, 吴安华, 等. 全国医院感染监测网 2012 年综合 ICU 医院感染现患率调查监测报告. 中国感染控制杂志, 2014, 13 (8): 458-462.
4. 朱仕超, 尹维佳, 宗志勇, 等. 呼吸机相关性肺炎定义和判断标准研究进展. 中华医院感染学杂志, 2016, 26 (23): 5517-5520.
5. KLOMPAS M, BRANSON R, EICHENWALD EC, et al. Strategies to prevent ventilator-associated pneumonia in acute care hospitals: 2014 update. Infect Control Hosp Epidemiol, 2014, 35 (8): 915-936.
6. 陈胜龙, 陈纯波. 美国《急重症医院呼吸机相关性肺炎预防策略 (2014 版)》解读. 中国实用内科杂志, 2015, 35 (7): 591-594.
7. KALIL AC, METERSKY ML, KLOMPAS M, et al. Management of Adults With Hospital-acquired and Ventilator-associated Pneumonia: 2016 Clinical Practice Guidelines by the Infectious Diseases Society of America and the American Thoracic Society. Clin Infect Dis, 2016, 63 (5): e61-e111.
8. 中华医学会呼吸病学分会感染学组. 中国成人医院获得性肺炎与呼吸机相关性肺炎诊断和治疗指南 (2018 年版). 中华结核和呼吸杂志, 2018, 41 (4): 255-280.
9. 中华人民共和国国家卫生和计划生育委员会. 重症监护病房医院感染预防与控制规范. WS/T 509—2016, 2016.
10. 尿路感染诊断与治疗中国专家共识编写组. 尿路感染诊断与治疗中国专家共识 (2015 版)——复杂性尿路感染. 中华泌尿外科杂志, 2015, 36 (4): 241-244.
11. 中华医学会儿科学分会肾脏学组. 泌尿道感染诊治循证指南 (2016). 中华儿科杂志, 2017, 55 (12): 898-901.
12. CHANG I, SCHIBLER A. Ventilator associated pneumonia in children. Paediatr Respir Rev, 2016, 20: 10-16.
13. MOURANI PM, SONTAG MK. Ventilator-associated pneumonia in critically ill children: a new paradigm. Pediatr Clin North Am, 2017, 64 (5): 1039-1056.

14. 中华医学会呼吸病学分会感染学组.中国成人医院获得性肺炎与呼吸机相关性肺炎诊断和治疗指南 (2018 年版). 中华结核和呼吸杂志 , 2018, 41 (4): 255-280.

15. ToRRES A, NIEDERMAN MS, CHASTRE J, et al. International ERS/ESICM/ESCMID/ALAT guidelines for the management of hospital-acquired pneumonia and ventilator-associated pneumonia. Eur Respir J, 2017, 50: 1700582.

16. 朱仕超 , 尹维佳 , 宗志勇 , 等 . 呼吸机相关性肺炎定义和判断标准研究进展 . 中华医院感染学杂志 , 2016, 26 (23): 5517-5520.

17. KLOMPAS M, BRANSON R, EICHENWALD EC, et al. Strategies to prevent ventilator-associated pneumonia in acute care hospitals: 2014 update. Infect Control Hosp Epidemiol, 2014, 35 (8): 915-936.

18. DEBORAH SY, DEVERICK JA, SEAN MB, et al. A compendium of strategies to prevent healthcare-associated infections in acute care hospitals: 2014 updates. Infect Control Hosp Epidemiol, 2014, 35 (8): 967-977.

19. HAQUE A1, RIAZ Q1, ALI SA. Implementation of Ventilator Bundle in Pediatric Intensive Care Unit of a Developing Country. J Coll Physicians Surg Pak, 2017, 27 (5): 316-318.

20. KALIL AC, METERSKY ML, KLOMPAS M, et al. Management of Adults With Hospital-acquired and Ventilator-associated Pneumonia: 2016 Clinical Practice Guidelines by the Infectious Diseases Society of America and the American Thoracic Society. Clin Infect Dis, 2016, 63 (5): e61-e111.

21. 夏飞萍 , 鹿中华 , 郭凤梅 . 机械通气导致的膈肌功能障碍机制与应对策略 . 中华医学杂志 , 2020, 100 (17): 1357-1360.

22. 何远超 , 刘玲 . 呼吸机相关膈肌功能障碍的主要发病机制 . 中华医学杂志 , 2019, 99 (46): 3671-3674.

23. EWAN CG, LAURENT JB, REID WD, et al. Diaphragmatic myotrauma: a mediator of prolonged ventilation and poor patient outcomes in acute respiratory failure. Lancet Respir Med, 2019, 7 (1): 90-98.

24. SUPINSKI GS, MORRIS PE, DHAR S, et al. Diaphragm Dysfunction in Critical Illness. Chest, 2018, 153 (4): 1040-1051.

25. DRES M, GOLIGHER EC, HEUNKS LMA, et al. Critical illness-associated diaphragm weakness. Intensive Care Med, 2017, 43 (10): 1441-1452.

26. AZUELOS I, JUNG B, PICARD M, et al. Relationship between Autophagy and Ventilator-induced Diaphragmatic Dysfunction. Anesthesiology, 2015, 122 (6): 1349-1361.

27. SMUDER AJ, SOLLANEK KJ, MIN K, et al. Inhibition of forkhead boxO-specific transcription prevents mechanical ventilation-induced diaphragm dysfunction. Crit Care Med, 2015, 43 (5): e133-142.

28. PONGDHEP T, DARARAT E, YUDA S, et al. Diaphragmatic parameters by ultrasonography for predicting weaning outcomes. BMC Pulm Med, 2018, 18 (1): 175.

29. 王飞飞 , 朱晓萍 , 马少林 . 超声评估膈肌结构和功能 . 中华危重病急救医学 , 2017, 29 (3): 276-280.

30. 陆志华 , 葛慧青 , 许立龙 , 等 . 床旁超声评估长期机械通气患者膈肌功能障碍的临床研究 . 中华结核和呼吸杂志 , 2016, 39 (9): 739-740.

31. GE H, XU P, ZHU T, et al. High-Level Pressure Support Ventilation Attenuates Ventilator-Induced Diaphragm Dysfunction in Rabbits. Am J Med Sci, 2015, 350 (6): 471-478.

32. HUDSON MB, SMUDER AJ, NELSON WB, et al. Partial Support Ventilation and Mitochondrial-Targeted Antioxidants Protect against Ventilator-Induced Decreases in Diaphragm Muscle Protein Synthesis. PLoS One, 2015, 10 (9): e0137693.

33. SCHELLEKENS WJ, VAN HEES HW, KOX M, et al. Hypercapnia attenuates ventilator-induced diaphragm atrophy and modulates dysfunction. Crit Care, 2014, 18 (1): R28.

34. LAGHI F, SHAIKH H. Preventing ventilator-induced diaphragmatic dysfunction with phrenic nerve stimulation. Crit Care Med, 2014, 42 (2): 492-494.

35. 王辰 , 陈荣昌 . 呼吸支持技术 . 北京 : 人民卫生出版社 , 2018.

36. CAIRO JM. 机械通气 : 生理学与临床应用 . 卞金俊 , 邓晓明 , 译 . 北京 : 人民卫生出版社 , 2014.

37. 黄絮 , 詹庆元 . 呼吸机相关肺损伤的发生机制和处理对策 . 中华结核和呼吸杂志 , 2014, 37 (6): 471-473.

38. 杨依依 , 姚尚龙 , 尚游 . 呼吸机相关性肺损伤发病机制研究新进展 . 中华危重病急救医学 , 2016, 28 (9): 861-864.

39. SLUTSKY AS, RANIERI VM. Ventilator-induced lung injury. N Engl J Med, 2013, 369: 2126-2136.

40. KUCHNICKA K, MACIEJEWSKI D. Ventilator-associated lung injury. Anaesthesiol Intensive Ther, 2013, 45 (3): 164-170.

41. KNEYBER MC, ZHANG H, SLUTSKY AS. Ventilator-induced lung injury. Similarity and differences between children and adults. Am J Respir Crit Care Med, 2014, 190 (3): 258-265.

42. 吴小静 , 夏金根 , 詹庆元 . 呼吸机相关肺损伤与驱动压 . 中华医学杂志 , 2016, 96 (1): 72-74.

43. LOHSER J, SLINGER P. Lung Injury After One-Lung Ventilation: A Review of the Pathophysiologic Mechanisms Affecting the Ventilated and the Collapsed Lung. Anesth Analg, 2015, 121 (2): 302-318.

44. TERRAGNI P, RANIERI VM, BRAZZI L. Novel

approaches to minimize ventilator-induced lung injury. Curr Opin Crit Care, 2015, 21 (1): 20-25.

45. BORGES JB, COSTA EL, SUAREZ-SIPMANN F, et al. Early inflammation mainly affects normally and poorly aerated lung in experimental ventilator-induced lung injury. Crit Care Med, 2014, 42 (4): e279-287.

46. PROTTI A, VOTTA E, GATTINONI L. Which is the most important strain in the pathogenesis of ventilator-induced lung injury: dynamic or static？ Curr Opin Crit Care, 2014, 20 (1): 33-38.

47. LIU YY, CHIANG CH, CHUANG CH, et al. Spill-over of cytokines and reactive oxygen species in ventilator-induced lung injury associated with

inflammation and apoptosis in distal organs. Respir Care, 2014, 59 (9): 1422-1432.

48. FACCHIN F, FAN E. Airway Pressure Release Ventilation and High-Frequency Oscillatory Ventilation: Potential Strategies to Treat Severe Hypoxemia and Prevent Ventilator-Induced Lung Injury. Respir Care, 2015, 60 (10): 1509-1521.

49. FAN E, VILLAR J, SLUTSKY AS. Novel approaches to minimize ventilator-induced lung injury. BMC Med, 2013, 11: 85.

50. LIU YY, LI LF, FU JY, et al. Induced pluripotent stem cell therapy ameliorates hyperoxia-augmented ventilator-induced lung injury through suppressing the Src pathway. PLoS One, 2014, 9 (10): e109953.

第二十一章　机械通气对其他脏器功能的影响

第一节　对神经系统影响及监测与支持

一、脑血流和脑灌注的病理生理

脑组织需要的氧气和营养物质主要依赖脑血流量（cerebral blood flow，CBF）的调节。CBF的调节依赖于心血管、呼吸系统和神经系统之间的相互调控。正常CBF通过压力-流量调节（pressure-flow regulation）机制调控，取决于大脑动静脉压力差和脑血管血流阻力（cerebrovascular resistance，CVR），CBF是脑灌注压（cerebral perfusion pressure，CPP）、血管半径（r）和血液黏滞度（n）的函数，即：$CBF=CPP \times r^4/n$。其中CPP等于平均动脉压（mean arterial pressure，MAP）减去颅内压（intracranial pressure，ICP）（CPP=MAP–ICP），而MAP=1/3收缩压+2/3舒张压。因此，CBF与血压、血管阻力、颅内压相关。影响CBF调节的因素：①血压；②CVR通过代谢、神经或肌肉收缩等调节血管紧张度变化；③ICP由脑组织、脑脊液和脑血流3部分共同形成，其中脑组织占颅腔的80%~85%，脑脊液占颅腔10%，而脑血容量占颅腔2%~10%（其中动脉血量20%，静脉血量80%）。密闭的颅腔任何变化引起容量增加都会导致ICP增加。脑血管扩张、脑积水、脑水肿3个因素导致ICP升高。

正常成人ICP 5~15mmHg，CPP 50~70mmHg。当平均动脉压在50~150mmHg时脑血管可以通过自身调节使脑血流量稳定。CPP降低会导致脑血管舒张，从而使脑血流量（CBF）保持不变，这种血管舒张可导致ICP增加和CPP降低，这种反应被称为血管扩张性级联反应。CPP过低导致脑缺血，过高导致脑充血。当CPP<50mmHg（儿童<40~45mmHg）时，大脑可能无法充分代偿，脑血流减少。任何导致血压、血管阻力、ICP变化的因素，都可能导致CPP的改变，从而改变CBF。

血液二氧化碳（CO_2）对脑血流的调节至关重要，CO_2影响脑细胞外液pH变化是导致脑血管张力变化的原因（图21-1-1）。高CO_2可导致脑血管扩张，低CO_2引起脑血管痉挛，$PaCO_2$ 20~100mmHg时与CBF呈线性关系，低于18mmHg脑血管痉挛，低于12mmHg出现昏迷；低氧血症时脑血管反应性扩张，而高氧血症时脑血管痉挛。同时，脑血管对缺氧的反应也敏感，PaO_2<50mmHg时，细胞膜钠钾泵失活，引起神经细胞变性坏死；缺氧导致细胞外酸中毒，血管通透性增加，血浆渗出使脑水肿加重；神经胶质细胞和血管内皮细胞水肿，小血管管腔狭窄、阻塞，进一步导致脑水肿、颅内压升高、脑血流减少。故纠正血O_2、CO_2和pH对脑血管非常重要。

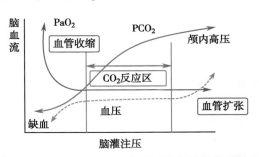

图21-1-1　PCO_2、PO_2和血压对脑血流变化的影响

脑静脉回流是维持正常脑循环的重要环节，ICP与脑静脉压呈正相关。脑静脉回流主要受脑灌注压、颅内压和静脉回流阻力3方面因素影响。颅内静脉回流主要依赖于蛛网膜下腔的静脉内压，正常维持在（20±5）mmHg，CPP下降可造成脑静脉回流动力不足，静脉窦阻塞可造成脑静脉回流受阻。机械通气下，呼气末正压（positive end-expiratory pressure，PEEP）的设置，可以使静脉回流减少、中心静脉压升高，间接增高颅内压。

二、机械通气对颅内压和脑灌注的影响

机械通气影响血压、心输出量、呼吸等因素均可改变CBF，从而影响脑灌注。

机械通气是正压通气，PEEP设置提高可减少颅内静脉回流量，尤其是PEEP>10cmH$_2$O时。颅内静脉容量增多导致ICP升高，进一步引起CPP下降，CBF减少，脑组织缺血缺氧性损伤。血管内皮细胞损伤易导致脑血管收缩，脑组织缺血缺氧。

高机械通气参数可导致心排出量减少，可使平均动脉压（MAP）下降，CCP下降，CBF减少，引起ICP升高。高水平PEEP不直接影响ICP，而是通过影响体循环和脑血管自动调节功能间接升高ICP、降低CPP。在ICP正常的患者中，设置PEEP<5cmH$_2$O时不会改变ICP。在ICP增高的患者中，设置PEEP 10~15cmH$_2$O，也不显著降低CPP。在急性呼吸窘迫综合征（acute respiratory distress syndrome，ARDS）患者机械通气设置PEEP 10~15cmH$_2$O时并不改变ICP和CPP。但设置PEEP>15cmH$_2$O，可能导致ICP升高和CPP降低。

PaCO$_2$降低时脑血管收缩，PaCO$_2$升高时脑血管扩张。有研究发现轻度的低碳酸血症（PaCO$_2$<30mmHg）也可能造成CPP降低导致神经元损伤。通常认为当机械通气患者PaCO$_2$<30mmHg时，PaCO$_2$每下降1mmHg，CBF下降3%~4%。因此，机械通气时应严密监测血气指标，使CO$_2$维持在正常范围，避免过度通气导致PaCO$_2$的过度降低，时脑组织灌注显著改变。

病例：患儿男，10岁，体重36kg。因"头痛、意识障碍2h"收住入院，入院查体：T 38.1℃，BP 152/98mmHg，HR 62次/min，Glasgow评分4分；双侧瞳孔不等大，对光反射迟钝；呼吸不规则，可见抽泣样呼吸；SpO$_2$ 90%。转入PICU予以气管插管呼吸机辅助通气（SIMV+PS模式，FiO$_2$ 40%、PIP 16cmH$_2$O、PEEP 4cmH$_2$O、RR 20次/min、Ti 0.75s）。监测有创动脉血压波动（150~170）/（90~110）mmHg，SpO$_2$ 96%。予以甘露醇150ml静滴后血压降至140/82mmHg，查头颅CT：脑室出血、脑室铸型、四脑室积血，脑干密

度低。诊断：颅内出血（非创伤性），急性高颅压综合征、中枢性呼吸衰竭。神经外科予以开颅减压术＋颅内压监测探头植入术＋双侧脑室外引流术。术后监测ICP波动35~64mmHg，血压（95~115）/（48~62）mmHg。

问题1：脑外科予以手术开颅减压术，监测ICP显著升高，给予甘露醇、高张钠积极降颅压。如何设置呼吸机参数？

患者术后无自主呼吸，需要全频率支持。呼吸机辅助通气（SIMV+PS模式，FiO$_2$ 40%、PIP 15cmH$_2$O、PEEP 4cmH$_2$O、RR 20次/min、Ti 0.95s）。患儿属于中枢性呼吸衰竭，肺部顺应性好，呼吸机参数设置不宜过高。

问题2：高颅压患儿的PEEP应如何设置？

高颅压患儿的机械通气参数应密切关注，减少因通气不足导致的二次颅脑损伤。首先，该患儿中枢抑制，对缺氧耐受性差，应提高血氧保证氧供。其次，降低CO$_2$可收缩血管，因此可以调整参数，保持适当的低CO$_2$通气。PEEP增高会阻碍静脉回流，增高颅内压。对于高颅压的患儿，推荐使用<15cmH$_2$O的PEEP，PEEP<5cmH$_2$O适合所有颅脑损伤患儿，PEEP在5~15cmH$_2$O适合于合并有ARDS的患儿，需监测血流动力学及颅内压，找到合适的平衡点，不建议在重型颅脑损伤患儿使用超过15mmHg的PEEP。

问题3：高颅压时如何进行低CO$_2$治疗？

呼吸性碱中毒和高氧血症会导致脑血管收缩，从而减少脑血流量，有利于高颅压患者降低颅内压。因此对于高颅压患儿应该调整呼吸机参数使pH维持7.50~7.55；PaCO$_2$维持30~35mmHg；PaO$_2$维持100~150mmHg，过度通气治疗应在血气监测或呼出气CO$_2$浓度监测下进行。但不适用于高颅压合并ARDS和限制性肺通气的患儿。并且这种低CO$_2$治疗的应用有着几条限制：①适用于药物难以控制性高颅压（脑疝）；②颅内压平稳后，应在6~12h内缓慢停止过度换气，突然终止可引起血管扩张和颅内压反跳性增高；③脑血管对PaCO$_2$反应性随时间延长而产生耐受（>12h脑血流自行逐渐恢复至原水平），晚期患儿、脑血管反应性完全消失时无效。

【专家点评】

机械通气用于中枢性呼吸衰竭,呼吸机参数不宜过高。保障氧供前提下,尽量避免过度通气,避免过低,可以维持 $PaCO_2$ 30~35mmHg(轻度过度通气)或 $PaCO_2$ 35~45mmHg。但通过暂时性轻度过度通气使颅内动脉收缩降低颅内血流量,减少 CBF,达到降低 ICP 的目的,但其临床应用仍存在争议。

三、机械通气时脑功能监测

机械通气时,需重视对脑功能和颅内压的动态系统监测,特别是对可能或已经存在高颅压的疾病。目前临床应用的监测技术主要包括:脑血流监测、脑组织氧监测、颅内压监测以及脑电监测,即多模态脑功能监测技术。

(一)脑血流监测

经颅多普勒超声(transcranial doppler ultrasonography,TCD)监测大脑大动脉的血流动力学信息,TCD 通过脑血流速度和频谱波形可以识别脑血管狭窄、痉挛,反映脑灌注压并间接评估颅内压。

(二)脑组织氧监测

包括有创监测和无创监测方法,有创监测方法有脑组织氧分压监测和颈内静脉血氧饱和度监测。无创脑组织氧分压监测技术依靠近红外光谱仪(near infrared spectroscopy,NIRS),波长650~1 100nm 范围的近红外光能穿透头皮、颅骨及脑组织达数厘米,通过测量其在颅内衰减的程度可以连续、直接、无创地监测头颅闭合状态下局部大脑血红蛋白混合氧饱和度($rScO_2$),主要是静脉氧饱和度;NIRS 监测还没有金标准,对于 $rScO_2$ 值的正常范围或缺血和缺氧的临界阈值没有达成共识。NIRS 传感器监测光路示意见图 21-1-2。

(三)ICP 监测

脑室内 ICP 监测精确、安全性高,是颅内压监测的金标准。无创监测颅内压技术如超声测量眼球后 3mm 处视神经鞘宽度可反映颅内压高低,以直径 ≥4.0mm 作为临界值可以准确判断颅内压升高(>20mmHg)。ICP 成人和大龄儿童的正常值低于 10~15mmHg,幼儿的正常值低于 3~7mmHg,足月婴儿的正常值低于 1.5~6mmHg。ICP 值为 20~30mmHg 代表轻度高颅压,ICP 值大于 20~25mmHg 需要治疗,ICP 持续超过 40mmHg 表明严重的危及生命的颅内高压。儿童一般要求 ICP 低于 20mmHg。存在脑损伤、颅内高压的病人设置 PEEP 时应注意。高颅压时不建议使用高频通气。监测方法及波形显示见图 21-1-3。近年提出采用脑

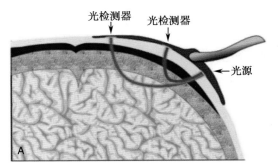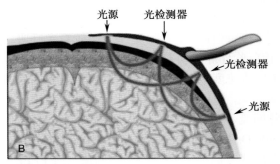

图 21-1-2　NIRS 传感器监测光路示意图

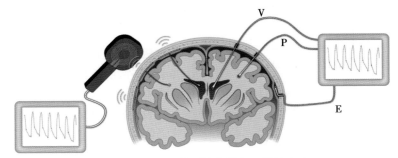

图 21-1-3　ICP 监测的有线和无线的方法

右侧 ICP 通过放置在脑室内的、脑实质内的或放置在硬膜外的 ICP 传感器测量。侵入性 ICP 源信号被传输到可以显示 ICP 数值的监视器。左边的图像显示了可植入脑室或实质的传感器,其中传感器和外部接收器之间的通信是无线的。

血管压力反应性指数（PRx）动态评估的方法。

（四）脑电图监测

脑电图监测尤其是 aEEG 可用于判断脑功能

状态和是否发生惊厥。

（周益平　张育才）

第二节　心肺交互作用

一、概述

机械通气可有效改善氧合、排出二氧化碳，是危重患儿重要的生命支持手段。但机械通气也可对患儿的心肺功能产生影响，即心肺交互作用。

二、机械通气心肺交互作用的病理生理学机制

（一）机械通气对右心室前后负荷的影响

右心室前后负荷与静脉系统的压力梯度、顺应性、阻力及心肌舒缩力等因素有关。其中，右房压（right atrial pressure，PRA）是决定上下腔静脉回流的关键（图 21-2-1）。右心房高顺应性的生理特点决定其容易受到胸腔压力与肺容量等因素的影响。自主吸气时，胸廓的弹性扩张和肺的弹性回缩使胸膜腔内压呈负压，P_{RA} 下降，有助于静脉系统血液回流，增加右室前负荷和右心输出量。机械通气下，胸腔压力呈持续正压，P_{RA} 较自主呼吸状态升高，胸外静脉和右房压的压力阶差减少，静脉系统回流速度减慢，右心前负荷降低，导致右心搏出量减少。机械通气时应该保障足够容量以避免静脉回流不足；右房压正常水平与 CVP 接近，6~10cmH$_2$O，如果高 PEEP 设置（7~10cmH$_2$O），将导致右房压升高而不利于静脉血回流。故 PEEP 的设置压考虑心脏本身功能，CVP 水平。

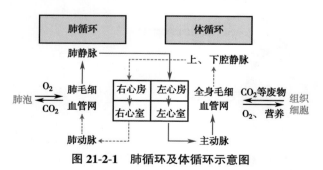

图 21-2-1　肺循环及体循环示意图

右心室后负荷的主要代表参数为肺血管阻力（pulmonary vascular resistance，PVR），由肺泡周围血管阻力及肺间质血管阻力共同组成。PVR 变化的决定因素是跨肺压，其他因素包括低氧性肺血管收缩与机械通气参数呼气末正压（PEEP）等。跨肺压与肺容量有关，当呼气末肺容量显著超过功能残气量（functional residual capacity，FRC）时，随着肺泡的扩张，肺血管床受到挤压，PVR 增加，肺动脉压（pulmonary arterial pressure，PAP）升高，右室后负荷增大。而当肺严重萎陷，呼气末肺容量远低于 FRC 状态下，可出现肺泡外血管受压、扭曲与气道塌陷，引起气血交换功能失调，发生低氧血症（PaO$_2$<60mmHg），导致功能性肺血管床收缩，同样导致 PVR 上升，肺动脉压和右室后负荷增加。因此，接近生理性 FRC 的机械通气是避免引起右心功能障碍的重要策略。

（二）机械通气对左心室前后负荷的影响

机械通气对左心前负荷的影响主要与以下两方面有关：①机械通气导致胸膜腔内压（intrapleural pressure，Ppl）升高，使右心回心血量减少，从而导致左心室充盈血量减少，左心室前负荷下降；②心室间的相互作用：当 Ppl 升高导致右心室压力增高到一定程度时，可出现室间隔左偏，左心室舒张受限，导致左心室前负荷进一步下降。心室间的相互作用在气道开放压过高（I>20cmH$_2$O）或使用高 PEEP 时更加明显。

对左心室后负荷的核心参数是左心室跨壁压（aortic transmural pressure，Ptm）。Ptm 与血管内压和胸膜腔内压（Ppl）有关，即 Ptm=血管内压力 –Ppl。自主吸气过程中，Ppl 呈现负值，逐步增大，此时 Ptm 与左室后负荷则呈递增趋势，最终导致左心室每搏输出量同步减少。机械通气状态下，Ppl 增加，心脏表面压力升高，Ptm 下降，从而使得左心后负荷降低，左心室每搏输出量可呈一定增加趋势。因此，机械通气可以降低左心后负荷，对左心输出量的最终作用是综合正压通气对左心前后负荷的影响结果。利用这一点，可进行容量负荷的动态评估（每搏输出量变异率 SVV 和脉搏变异率 PPV）。

三、机械通气参数对心肺交互的影响

合理设置呼吸机参数是降低机械通气对心肺交互影响的重要策略。机械通气参数中，以吸气平台压、潮气量、呼气末正压对心肺交互的影响程度较大。

（一）吸气平台压与潮气量对心肺交互的影响

正压机械通气中，气道与肺顺应性处于稳态时，吸气平台压（PIP）与潮气量呈正相关。PIP与潮气量可通过改变胸膜腔内压对心脏功能产生间接影响。随着两者设定值的升高，Ppl同步上升，导致右心室后负荷增加，右心室射血量减少。但若设定值过低，肺容量明显下降，则出现肺血管扭曲与气道塌陷，气血交换比率严重失调导致低氧血症性肺血管痉挛，引起肺血管阻力（PVR）升高，加重右心后负荷。

（二）呼气末正压（PEEP）对心肺交互的影响

PEEP的主要作用是使顺应性下降的肺泡在呼气末处于膨胀状态，防止肺泡萎陷，增加呼气末容积，改善通气/血流比（V_A/Q），减少肺内分流（图21-2-2）。在急性呼吸窘迫综合征（acute respiratory distress syndrome，ARDS）患者中，合适的PEEP设定可增加肺顺应性，有效改善通气和氧合状态。但PEEP设置过高（大于7~10cmH$_2$O），可使胸膜腔内压（Ppl）增加，右房压（P_{RA}）升高，导致中心静脉压（CVP 7~10cmH$_2$O）上升，使得右心房回心血量下降；过高PEEP也可导致肺过度膨胀，肺容量过大，压迫肺小叶间隔和小叶内动脉，使PVR升高，增加右心后负荷。

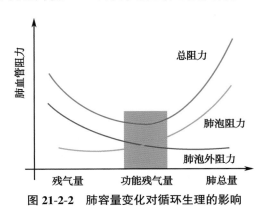

图21-2-2　肺容量变化对循环生理的影响

四、心肺交互的总体影响、监测指标和干预方案

正压机械通气使静脉回流量减少导致心输出量下降是最为常见的心肺交互作用，通常称为"急性心血管塌陷"，在婴儿相对明显。正压通气时，应尽量通过对呼吸机参数的调节减轻胸膜腔内压的增加对静脉回流的影响。需要高PIP与PEEP参数时，适当增加补液可弥补静脉回流量的减少，也可通过使用正性肌力药物来减轻心肺交互作用对于右心后负荷的影响。

正压通气下通过监测心脏前后负荷参数，评估心肺交互作用对血流动力学的影响。心脏前负荷的静态指标包括压力负荷指标及容量负荷指标。中心静脉压（CVP）为右心前负荷压力指标，虽然近年CVP反映容量状态已经被认为不够精准，但是仍可间接反映；而肺动脉楔压为左心前负荷压力指标，临床少用。

容量负荷指标包括左心室舒张末期容积与面积指数、胸腔内血容量指数与全心舒张末期容积指数等，可用床旁超声评估。目前认为静态指标对于预测容量反应性缺乏可靠性。动态指标对于评估正压通气下机体容量状态、容量反应性及心脏前负荷储备功能等准确性较高。临床上最为常用的指标为脉压变异率（PPV）、每搏输出量变异率（SVV）、下腔或上腔静脉直径呼吸变异率和主动脉峰值血流速度变异率（Δpeak）等。以上参数可通过床旁超声或有创/无创血流动力学监测获得。

五、临床应用

病例1：患儿男，8岁，体重24kg。因"发热伴咳嗽7天"入院。入院查体：面罩吸氧（4L/min）下SpO$_2$ 88%，RR 55次/min，HR 140次/min，BP 75/30mmHg。神经萎靡，气促，口周发绀，双肺闻及细湿啰音，四肢末梢凉，毛细血管充盈时间（CRT）4s。胸片显示：双肺广泛渗出。动脉血气分析：pH 7.42、PCO$_2$ 45.75mmHg、PO$_2$ 55.2mmHg、Lac 2.5mmol/L、SO$_2$ 89%。计算动脉血氧分压/吸入氧体积分数比值（PaO$_2$/FiO$_2$）145.3mmHg。入院后即给予气管插管机械通气治疗，参数为SIMV+PS模式，PIP 40cmH$_2$O、PEEP 15cmH$_2$O、FiO$_2$ 70%、频率25次/min、Vt 218ml。

问题：该患儿根据临床表现及辅助检查，诊断为中度ARDS，入院后即给予气管插管机械通气治疗，初始设置的参数是否合适？是否会对心血管产生负面影响？

呼吸力学指标监测显示潮气量（Vte）213ml、平均气道压（Pmean）26cmH$_2$O、吸气平台压 35cmH$_2$O、分钟通气量（MVe）5.4L/min。复查血气指标：pH 7.50、PCO$_2$ 28.62mmHg、PO$_2$ 92.70mmHg、Lac 3.2mmol/L、SO$_2$ 96%。床旁心脏超声显示：EF 60%，右室稍大，肺动脉略宽，三尖瓣反流明显，反流压差 40mmHg（PH=50mmHg）。以上指标说明患儿存在过度通气与右心功能障碍，与 PIP 与 PEEP 等呼吸机参数设置过高有关。根据 ARDS 肺保护性通气策略与压力容量环滴定最佳 PIP 与 PEEP。呼吸机参数调整为：压力调节容量控制（pressure regulated volume control，PRVC）模式，潮气量 6ml/kg、PEEP 12cmH$_2$O、FiO$_2$ 70%、呼吸频率 25 次/min。同时给予液体限制，米力农 0.25μg/（k·min）静脉维持降肺动脉压力及支持右心功能。患儿血气分析逐渐趋于正常，右心功能改善。

当前小潮气量、高 PEEP 的 ARDS 肺保护性通气策略已获公认。《国际儿童急性肺损伤专家共识（2015 年版）》（PALICC）倡议在强制性通气中使用低于或在对应的年龄/体质量生理范围内潮气量（5~8ml/kg）；在没有测量跨肺压方法的情况下限制吸气平台压在 28cmH$_2$O 以内；维持 pH 7.15~7.30（允许性高碳酸血症）。

ARDS 采用相对较高 PEEP 可使胸膜腔内压（P$_{pl}$）增加，右房压（P$_{RA}$）升高，右心房回心血量下降。同样吸气峰压，顺应性较好的肺泡出现过度膨胀，而背部等顺应性差的肺泡则产生萎陷，气血交换比率严重时失调导致难治性低氧血症，使肺血管痉挛引起 PVR 升高，加重右心后负荷。因此，ARDS 过程中需密切评估心肺的交互作用，重点是对右心功能的监测。对于已出现右心功能障碍的患儿，首先应在循环稳定基础上限制液体过负荷，并进行右心保护性机械通气（平台压<28cmH$_2$O，PaCO$_2$<55~60mmHg）。对于经液体限制与保护性通气不能缓解的 ARDS 患儿，可试用米力农等，也可以尝试 iNO 以达到降低肺动脉压力、改善右心负荷的目标。

【专家点评】

通过应用 ARDS 肺保护性通气策略、保守液体管理和米力农药物干预等综合治疗，应考虑到机械通气的心肺交互影响，及时调整参数水平。

病例2：患儿女，1 个月，体重 5kg。因"咳喘 10 余天，加剧 3 天"入院。入院查体：面罩吸氧（4L/min）下 SpO$_2$ 82%，RR 55 次/min，HR 165 次/min，BP 62/40mmHg。烦躁，气促，面色青紫，双肺呼吸音粗，呼气相延长，散在哮鸣音。胸部 CT 提示：双肺少许渗出伴气肿。动脉血气分析提示：pH 7.32、PCO$_2$ 85mmHg、PO$_2$ 50mmHg、SO$_2$ 86%。入院后即给予气管插管机械通气治疗，参数为 SIMV+PS 模式，PIP 15cmH$_2$O、PEEP 6cmH$_2$O、FiO$_2$ 40%、频率 25 次/min。

问题：该患儿根据临床表现及辅助检查初步诊断为肺炎、重度喘息合并呼吸衰竭，呼吸机参数是否合适？对心血管产生哪些影响？

此机械通气参数下呼吸力学监测显示：吸入潮气量（Vti）15ml、呼出潮气量（Vte）15ml、平均气道压（Pmean）10cmH$_2$O、吸气平台压 13cmH$_2$O、分钟通气量（MVe）0.4L/min。其他监测：SpO$_2$ 88%、HR 167 次/min、有创动脉血压 76/45mmHg。复查动脉血气分析：pH 7.15、PCO$_2$ 87.59mmHg、PO$_2$ 59.40mmHg、Lac 1.8mmol/L、SO$_2$ 89%。床旁心脏超声显示：EF 60%，右室稍大，肺动脉略宽，三尖瓣反流明显，反流压差 45mmHg（PH=55mmHg）。说明该患儿呼吸机参数设置不合适，呼吸驱动压与 MVe 过低，导致低氧血症与高碳酸血症不能纠正，继发肺动脉高压。调整呼吸机参数为：PIP 20cmH$_2$O、PEEP 3cmH$_2$O、FiO$_2$ 40%、RR 30 次/min。此时，吸入潮气量（Vti）35ml、呼出潮气量（Vte）34ml、平均气道压（Pmean）12cmH$_2$O、吸气平台压 18cmH$_2$O、分钟通气量（MVe）1.1L/min。此后监测：低氧血症改善，高碳酸血症 2h 内缓解，肺动脉高压与右心功能障碍逐渐改善。

当重度喘息患者出现"寂静肺"、低氧血症与高碳酸血症不能纠正、意识状态改变时应给予气管插管机械通气治疗。该类患儿机械通气的目标应保证有效分钟通气量，尽量避免因低氧、高碳酸血症、高气道压、容量超负荷导致肺循环阻力增高影响右心功能。机械通气参数设置，需重点关注潮气量和分钟通气量，若不能达标时，应及时上调吸气驱动压，以保证氧合与二氧化碳排出。另外，临床需关注该类患儿因呼气阻力高、呼气相延长及呼气末肺容积增加，内源性 PEEP 明显增高。该类患儿可采用：合适潮气量（5~7ml/kg）、低 PEEP（通过呼气末暂停测得内源性 PEEP，选择

0.8×内源性 PEEP 来设定 PEEP)、慢通气频率、长呼气时间(吸呼比>1∶2)的呼吸机参数设置原则。在实施正压机械通气时,因静脉回流量不同程度的减少导致心输出量下降的心肺交互作用,通常称为"急性心血管塌陷",在婴儿更为明显。适当补液可弥补静脉回流量的减少导致的心输出量的下降。

【专家点评】

重度喘息机械通气参数设置需关注潮气量

和分钟通气量。若不能达标,应及时上调吸气驱动压,以保证氧合与二氧化碳的排出。因存在内源性 PEEP,机械通气参数应设置为低 PEEP 模式。低氧血症与高碳酸血症不能及时纠正,引起功能性肺动脉高压,产生心肺交互作用。此外,及时处理正压通气导致的心输出量下降引起的"急性心血管塌陷"也是稳定血流动力学的关键环节。

（崔　云）

第三节　机械通气与右心功能、持续肺动脉高压

一、右心的解剖、生理特点

解剖结构上不同于左心的厚室壁、同轴心形状,右心室横断面呈"新月形",心室容积较小,心室肌层较薄。从生理学角度来看,右心室相对表面积较高,顺应性较左心室好,但收缩做功能力远不及左室,对压力负荷的增加非常敏感,而肺循环阻力的轻度升高即可致右心室超负荷,右心室收缩功能下降,故有"右室是容量器官"一说,即当右心室在后负荷急剧升高的情况下,可出现急性扩张。通常情况下右心室不能耐受急性肺动脉压力>40mmHg。

二、机械通气与右心功能

右心的充盈主要依赖静脉回流压力阶差。自主呼吸情况下,吸气时胸膜腔呈负压,外周静脉回流增加,右心的回心血量增加,右心充盈增加,右心搏出量增加;此时肺血管床容积增加,跨肺压降低,右室后负荷减低;也就是说,自主呼吸情况下,吸气时右心输出量增加。

机械通气时,胸腔压力增高,上下腔静脉部分或全部塌陷、静脉回流压力阶差降低,静脉回流血量减少,右心前负荷降低,尤其是 PEEP 的应用,进一步影响回心血量。同时,呼气时胸腔呈正压,尤其是肺的过度膨胀,使得肺循环阻力增加,肺动脉压力上升,右心的后负荷增加,两者共同导致了机械通气时右心输出量的减少。

三、急性呼吸窘迫综合征时右心功能的变化及机械通气的影响

（一）急性呼吸窘迫综合征时右心功能的变化

急性呼吸窘迫综合征存在弥漫性的肺泡损伤合并肺毛细血管损伤,即合并肺血管收缩、广泛毛细血管阻塞和闭塞、肺动脉血管重塑。ARDS 出现肺动脉压力增高是病理特点之一,可贯穿 ARDS 的始终。肺泡毛细血管渗漏,肺间质水肿,肺小动脉受压,低氧血症和高碳酸血症会引起肺血管收缩、导致肺动脉压力进一步升高。ARDS 恢复期,肺动脉高压的产生由于肺间质的渗漏、肺纤维化的形成;同时,低氧血症和高碳酸血症会加重肺血管的重塑,使得原本非肌化的肺小动脉及远端动脉发生肌化,使得此时的肺高压变得"不可逆"。前文已提及右心对压力负荷极为敏感,任何引起肺动脉压力急剧升高的情况,都可以导致右心功能障碍。

（二）ARDS 机械通气对右心功能的影响

实施肺保护性通气策略之前,由于肺泡的萎陷、肺容量的缩小、不均一的肺泡膨胀,往往需要较高的潮气量才能达到满意的氧合,并易导致较高的通气平台压,而高潮气量和高平台压时,对右心回心血量及右室后负荷均不利。研究发现平台压升高可导致急性肺源性心脏病(ACP)。$18cmH_2O<Pplat<26cmH_2O$ 时,ACP 的发生率约为 10%;$27cmH_2O<Pplat<35cmH_2O$ 时,ACP 的发生率可达 30%;$Pplat>35cmH_2O$ 时,ACP 的发

生率可高达 60%。2000 年 ARDSNet 提出对于 ARDS 患者应给予小潮气量肺保护性通气策略，发现潮气量为 6ml/kg 相较于潮气量为 12ml/kg 时，能明显降低患者病死率，减少机械通气时间，改善患者预后。

较高的 PEEP 能改善 ARDS 患者的氧合，增加肺泡的通气量，增加呼气末肺容积，降低肺血管阻力。但由于 ARDS 的肺部病变的不均一性，更大的可能是出现部分萎陷肺泡复张的同时，部分肺泡的过度膨胀，整体肺血管阻力的增加，右心室后负荷增加，右心输出量降低。高 PEEP 同时增加胸膜腔压力，影响静脉的回流，使上下腔静脉血流下降，回到右房的血流减少，右心室的前负荷下降。PEEP 对右心功能的不利影响，即同时影响静脉回心血量与心输出量，则无论吸气或呼气的影响，都可能贯穿于机械通气治疗的始终。

（三）ARDS 的右心保护通气策略

基于以上病理生理的特点，ARDS 的通气策略就针对性地减少对右心功能的影响方面做出以下策略：

（1）通过限制平台压和驱动压把肺的应力降到最低：建议平台压<28cmH₂O，驱动压<15cmH₂O 进行"低应力"机械通气。右心保护的最佳 PEEP 水平即肺泡复张与过度膨胀之间的平衡点仍需要在临床中对右心功能进行监测而摸索研究。

（2）改善氧合和控制二氧化碳水平来预防或逆转肺血管收缩：研究认为 $PaCO_2$ 控制目标不同，较低的 $PaCO_2$（$PaCO_2<60mmHg$ 或 $PaCO_2<48mmHg$），同时改善氧合，预防或逆转缺氧性肺血管收缩；

（3）俯卧通气以减轻右心负荷。俯卧位通气改善氧合不会明显增加 PEEP，且可通过使萎陷的肺泡复张从而降低 $PaCO_2$ 和平台压，实现对肺和右心室功能的保护。

四、新生儿持续肺动脉高压时机械通气对右心功能的影响

新生儿持续肺动脉高压（persistent pulmonary hypertension of the newborn，PPHN）是指新生儿生后肺血管阻力持续性增高，使得胎儿循环过渡至正常成人循环发生障碍，从而导致心房和/或动脉导管水平血液的右向左分流，临床出现严重、难以纠正的低氧血症等症状。近年来由于极低

及超低出生体重儿存活率的提高，支气管肺发育不良（broncho-pulmonary dysplasia，BPD）并发肺动脉高压也越来越受到重视。根据新生儿期不同肺疾病在肺动脉高压发展中所起到的作用，2013 年第 5 届世界肺高压大会（World Symposium on Pulmonary Hypertension，WSPH）将新生儿肺高压分为以下两类：①新生儿特有的解剖和生理特点，生后肺血管阻力不能有效下降，为新生儿 PPHN，常见的病因包括胎粪吸入性肺炎、"恶性湿肺"等；②肺动脉高压的发生继发于发育性肺疾病，如产前或产后因素影响肺泡、肺血管或结缔组织的损伤，常见病因包括先天性膈疝、BPD 等。

（一）PPHN 时循环功能变化

右心室室壁较薄，顺应性较左心室好，即使在静脉回流的急剧增加的情况下，舒张末期的压力变化可不发生明显改变。但右心室对压力负荷的变化比较敏感。PPHN 对循环功能的影响：肺动脉高压，即肺血管阻力（pulmonary vascular resistance，PVR）的异常增加，右心室通过心室扩张、心肌收缩力的提升等方式代偿，以保证心输出量。随着右心室的过度扩张、心室几何结构的改变，可出现三尖瓣反流；进一步的右室扩张及右室容量超负荷引起室间隔的左移，影响左室充盈及左室的收缩，左心输出量降低，使得体循环压力下降。由于肺动脉压力超过主动脉压力，使得在动脉导管或右房水平出现分流。肺动脉高压加上右向左分流，使得肺循环血量减少，进行气血交换量降低，同时分流造成动静脉血的混合，共同造成难以纠正的低氧、高碳酸血症、酸中毒；而低氧、酸中毒，加重心肌缺血、心肌收缩力进一步减低。上述相互恶化的异常病理生理改变最终导致低心排血量和循环功能衰竭。

（二）PPHN 的机械通气策略

PPHN 治疗目的是降低肺循环阻力，维持体循环血压，纠正右向左分流和改善氧合。治疗的原则为：①一般治疗，包括给予最佳的环境温度和营养支持、避免应急刺激、适当的镇静与镇痛管理；②保持最佳肺容量，使用合适的机械通气，避免过高的通气增加肺循环阻力，同时防止 CO_2 过度降低而减少脑灌注；③纠正酸中毒，维持 pH 7.30~7.40 最佳；④肺血管扩张剂，如米力农、iNO 降低肺动脉压力，维持正常的心输出量；⑤体外膜

氧合(extracorporeal membrane oxygenation,ECMO)的挽救性治疗。

PPHN机械通气首要的目标是保持最佳肺容量。因为过度通气或肺泡萎陷都可以引起PVR的增加,应选择合适的PEEP和平均气道压(MAP)。合适的PEEP和平均气道压(MAP)可以通过X线片判断,X线片显示吸气相肺下界在8、9后肋间即为合适。为避免气压伤和容量损伤,应选择相对低的气道峰压和潮气量,目标PaCO$_2$保持在40~50mmHg。呼吸机初设置:吸入氧浓度(FiO$_2$)>0.8~1.0、RR 50~70次/min、PIP 15~25cmH$_2$O(1cmH$_2$O=0.098kPa)、呼气末正压(PEEP)3~4cmH$_2$O、吸气时间0.3~0.4s。在常频通气下,当PIP>25mmHg、潮气量>6ml/kg才能维持PaCO$_2$<60mmHg时;或存在肺实质疾病引起PPHN,如早产儿呼吸窘迫综合征(RDS)、胎粪吸入综合征(MAS)时,可使用高频通气。高频通气的目的是使得肺复张和减少肺损伤。关于PPHN目标氧合的保持,由于PPHN存在肺外分流,评估动脉导管开口前的氧合十分重要,应使得其PaO$_2$维持在55~80mmHg,SaO$_2$ 0.90~0.98。

五、临床操作与实例

病例:患儿男,2天,因"出生后反复发绀伴气促2天"入院。入院查体:面罩吸氧(4L/min)下SpO$_2$ 67%,RR 52次/min,HR 130次/min,BP 70/32mmHg;反应差,气促,有呻吟,三凹征阳性,全身发绀;双肺呼吸音粗,可闻及细湿啰音。胸片提示:双肺少许渗出;心脏超声显示:肺动脉高压(PAP=75mmHg),三尖瓣反流,动脉导管未闭右向左分流;动脉血气分析提示:pH 7.30、PCO$_2$ 45mmHg、PO$_2$ 38.1mmHg、HCO$_3^-$ 22mmol/L。入院后即给予气管插管机械通气治疗(参数为SIMV+PS模式,PIP 35cmH$_2$O、PEEP 15cmH$_2$O、FiO$_2$ 100%、频率35次/min),但经皮氧饱和度85%~90%。

问题:该患儿根据临床表现及辅助检查初步诊断新生儿肺炎、合并重度PPHN、呼吸衰竭,经机械通气后氧饱和度仍低于94%,该如何调整治疗策略?

该患儿诊断PPHN明确,给予米力农静脉维持,西地那非口服降低肺动脉压力。如呼吸机参

数下氧合不能维持,可予以iNO 5~20ppm吸入。也可改高频振荡通气模式,评估是否需要ECMO挽救治疗。

PPHN患者首先需要降低肺动脉压力,有以下方法:①西地那非:是目前唯一应用于新生儿的磷酸二酯酶V抑制剂。在治疗PPHN中,西地那非可减轻肺血管痉挛及肺动脉高压反跳,缩短呼吸机及iNO使用时间。西地那非用法是:起始剂量为0.5mg/kg,1次/8h口服,最大增加至3~8mg/(kg·d),1次/(6~8h)。常见不良反应为低血压,治疗期间需监测血压等指标。②米力农:是第二代磷酸二酯酶Ⅲ的选择性抑制剂,抑制磷酸二酯酶Ⅲ不仅可减少心肌细胞和血管平滑肌细胞中的环腺苷酸降解使肺动脉血管平滑肌松弛,还可提高心室顺应性,改善心血管功能,提高PPHN患儿血氧含量。用药方法:静脉给药,负荷剂量20μg/kg,10min内静脉滴注,维持剂量0.5~0.75μg/(kg·min),继续静脉滴注。③iNO:NO为选择性肺血管扩张剂,联合高频振荡通气模式有助于肺泡募集,便于NO进入肺组织发挥作用,对改善患儿氧合、缩短氧疗时间和机械通气时间有很好的效果。iNO用法是:一般浓度5~20ppm吸入,疗效欠佳时适当上调。④其他:避免引起肺血管痉挛收缩的诱因,如低氧血症、高碳酸血症、酸中毒和肺容量的过度改变等。机械通气情况下,尽可能保持肺动脉压力正常范围(一般宜<25mmHg)。此患儿在高通气策略下肺过度充盈,不仅会引起气压伤及容量伤,且PVR升高,增加右心室后负荷,影响右心功能,在高频振荡时以较低的潮气量进行通气,此时的肺容量接近FRC,可避免由于肺体积的过度变化引起的PVR增高,但由于通气频率高,仍然可获得较高的分钟通气量,以解决呼吸衰竭。

【专家点评】

右心功能与机械通气有密切关系。机械通气患儿可通过呼吸力学、有创/无创血流动力学、床旁超声等方法,监测右心功能和肺动脉压力变化。高呼吸机参数下可以通过适当调整液体输入、使用正性肌力药物等改善右心功能。试用米力农、西地那非或iNO等措施降低肺动脉高压。

(周益平　张育才)

第四节　机械通气对肝脏及胃肠道功能的影响

一、肝脏及胃肠生理

肝脏接受肝动脉和门静脉双重血供,肝动脉血流量占 25%~30%,承担 45%~50% 的供氧量;门静脉血流量占 70%~75%,承担 50%~55% 的供氧量。肝脏一方面通过代谢内源性物质和药物,保证肝脏的血流和氧供;另一方面通过神经内分泌反射,纠正血流动力学紊乱,保证肝脏的血流和氧供。内分泌激素包括儿茶酚胺、胃泌素、胰高血糖素、促胰液素、血管紧张素 II 和垂体后叶的激素等能改变肝血流量。

胃肠道无自动调节能力来补偿因血压下降引起的低灌注,即使当血流动力学被纠正后,肠道血管收缩仍持续存在。胃肠黏膜层具有与肾脏髓质相同的血管结构,这种结构有利于分流从而导致绒毛远端的缺血,因此而胃肠黏膜对缺氧缺血损害敏感。

二、机械通气对肝脏及胃肠道功能的影响

（一）对消化道血流动力学的影响

机械通气对内脏血流动力学有不良影响,主要表现在呼气末正压（positive end expiratory pressure,PEEP）增加胸膜腔内压,通过降低周围静脉与右心房的压力梯度,减少静脉回流、减少前负荷而导致心排血量下降和低血压。内脏血流随 PEEP 升高引起心排血量下降而下降。PEEP 通过增加右心房、下腔静脉的阻力以及使膈肌下降,并增加肝窦隙的阻力引起肠系膜的血流降低从而减少门脉血流。实验发现 PEEP 为 10cmH$_2$O 时即引起心排血量和肠系膜血流降低约 31% 和 75%。

（二）对腹内压和胃内压的影响

正压通气所产生的胸腔正压也将引起膈肌下移从而导致腹腔内压力（intra-abdominal pressure,IAP）升高。研究证实腹内高压（intra-abdominal hypertension,IAH）和腹腔间隔室综合征（abdominal compartment syndrome,ACS）是导致呼吸衰竭患者病死率升高的原因之一。高 PEEP 是 IAH 的重要诱因。Soler 等纳入 100 名危重症患者的队列研究提示,机械通气患者 IAP 显著高于非机械通气患者［(6.7±4.1)mmHg *vs.*(3.6±2.4)mmHg,*P*<0.000 1］,腹腔灌注压［(85.3±21.7)mmHg］显著降低,高 PEEP、压力支持通气（pressure support ventilation,PSV）是 IAH 发生的独立危险因素。当 PEEP 增高至 15~20cmH$_2$O 时,内脏血流显著减少。除了 PEEP,高潮气量对 IAP 也有重要影响,研究发现 IAP 与潮气量增加（>5.18ml/kg）具有显著相关性。而不同的通气模式则与 IAP 升高无显著相关性。

胃内压（intragastric pressure,IGP）与 IAP 具有高度相关性,平均气道压越高,胃内压越高。胃液中胆汁酸浓度也呈上升趋势,提示高通气状态下胆汁反流增多,可能引起胃液酸性环境的改变而进一步影响机体的消化及防御功能。腹腔内压上升,下腔静脉回流受阻,肝静脉压升高,整个肝脏静脉回流受影响,门静脉血流速度减慢,导致肝淤血,加重肝脏损伤。

病例 1:患儿女,10 个月,体重 10kg。因咳嗽发热 9 天,气促伴唇周青紫半天入院。入院后唇周青紫,气促,吸气相三四征明显,双肺密集细湿啰音。HR 175 次/min,心音有力、律齐,未及杂音。腹部软,肝脾肋下未及,肠鸣音 3 次/min。SpO$_2$ 78%,BP 80/43mmHg。入PICU 后予以机械通气,SIMV+PS 模式:PEEP 8cmH$_2$O、PIP 25cmH$_2$O、RR 30 次/min、FiO$_2$ 60%。血气分析:PaO$_2$ 45mmHg、PaCO$_2$ 65mmHg。胸片显示:两肺弥漫性透亮度降低,胸腔积液。诊断:重症肺炎,急性呼吸窘迫综合征(重度)。机械通气初始时腹内压 6mmHg,监测 Vt 67ml、SpO$_2$ 80%~84%、PaO$_2$ 55mmHg、PaCO$_2$ 56mmHg。调整呼吸机参数:PEEP 15cmH$_2$O、PIP 32cmH$_2$O、RR 30 次/min、FiO$_2$ 90%。调整呼吸机参数后监测 Vt 95ml、SpO$_2$ 98%。血气分析:PaO$_2$ 110mmHg、PaCO$_2$ 42mmHg。查体:腹部膨隆,肝脏肋下 5cm,腹内压 15mmHg。患儿 X 线片见图 21-4-1。

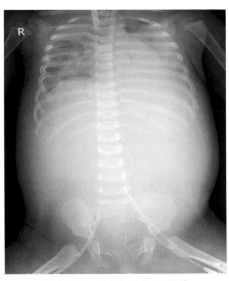

图 21-4-1 ACS 患儿 X 线片

问题 1：该患儿腹胀是什么原因导致？机械通气设置的参数是否对胃肠功能产生负面影响？

该患儿原发病为重症肺炎，P/F 指数 60mmHg，属重度 ARDS，因高 PEEP 引起肠系膜血流及内脏灌注减少，同时因高压力参数所需深镇静、肌松剂等也是导致胃肠蠕动减少、腹腔内压增高的原因。因此，为满足重度 ARDS 患儿氧供及二氧化碳排出，高呼吸机参数对胃肠功能可能产生负面影响。

问题 2：如何调整呼吸机参数以改善高通气状态下胃肠功能？

患儿经呼吸机参数调整，氧合指数上升（P/F 122mmHg），但因高呼吸机压力参数导致胃肠功能障碍，滴定调整 PEEP；在无二氧化碳潴留情况下，因潮气量高于目标 5~8ml/kg，给予下调 PIP。调整镇痛镇静策略，逐步减少肌松药物，以避免高呼吸机压力参数导致的胃肠功能障碍加重。故呼吸机参数调整为：PEEP 12cmH₂O、PIP 28cmH₂O、FiO₂ 90%、频率 30 次/min、监测 Vt 70ml、停用肌松药。同时给予胃肠减压、开塞露通便。患儿血气分析正常，腹胀改善，腹内压下降至 7mmHg。

【专家点评】

高 PEEP 可导致胸腔内压增高，回心血量减少，胃肠道血流灌注减少；同时高 PEEP 导致膈肌下降，腹腔内压升高、腹腔脏器灌注压降低。增加的腹腔内压和减少的胃肠血流灌注共同加重肝脏淤血和胃肠损伤，加之镇痛镇静和肌松药物的使用，诱发急性胃肠损伤（acute gastrointestinal injury，AGI），严重者可进展为胃肠功能衰竭。高

呼吸机参数支持下需监测胃肠功能包括腹内压，根据血气分析、呼吸机参数滴定 PEEP、调整镇静镇痛策略。同时尽量早期实施肠内营养。

（三）对消化道神经内分泌的影响

高 PEEP 引起交感活性增强，导致 RAAS 系统激活，肾素、血管紧张素、醛固酮和儿茶酚胺等神经递质水平增高，引起血管收缩以及血流重新分布，减少消化道血流灌注，加重氧供和氧耗的不平衡，与缺氧、酸中毒等因素共同作用，导致胃肠黏膜缺血甚至应激性溃疡产生。

（四）对胃肠抗炎和促炎反应的影响

在应激状态下，肠道细菌和毒素侵入机体，可引起细胞因子和炎症介质异常释放，导致肠道黏膜通透性增高，结构和功能破坏，发生细菌移位，触发炎症级联反应，导致全身炎症反应综合征和脏器功能障碍。高潮气量和高 PEEP 的通气方式引起肺毛细血管通透性增加，使肺内增加的细胞因子进入血液循环。而采用保护性肺通气方式，则显著改善降低血清细胞因子水平。

（五）对胃肠动力的影响

机械通气患者上消化道的动力明显减弱，胃及十二指肠收缩活动减少，可能与集中在胃窦部调控胃肠活动的 Cajal 细胞功能障碍有关，此外镇静镇痛药物的使用（如苯二氮䓬类、肌松剂等）也加重了胃肠动力障碍、胃十二指肠反流、细菌移位增加，造成继发感染。

病例 2：患儿男，1 个月 24 天，3.3kg。因咳嗽 5 天，喘息 3 天，气促烦躁 2h 入院。入院后气促，RR 72 次/min，唇周发绀，双肺散在喘鸣音。HR 173 次/min，心律齐，未及杂音。腹软，肝肋下 1.5cm，脾肋下未及，肠鸣音 4 次/min。面罩 5L/min 吸氧下 SpO₂ 89%，BP 78/39mmHg。查血常规：WBC 4.5×10⁹/L、N 45%、Plt 132×10⁹/L、Hb 121g/L、CRP 4mg/L。查血气：PaO₂ 59mmHg、PaCO₂ 57mmHg。胸片显示：两肺纹理增粗。呼吸道病原：呼吸道合胞病毒（+）。诊断：毛细支气管炎，呼吸衰竭。入 PICU 后予 BiPAP 无创通气，PEEP 3cmH₂O、IPAP 15cmH₂O、RR 30 次/min、FiO₂ 30%。无创通气 6h 后，患儿 RR 35 次/min、SpO₂ 98%。血气分析：PaO₂ 77mmHg、PaCO₂ 32mmHg。出现腹胀，肠鸣音减弱，鼻饲配方奶含褐色絮状物（宿奶）40ml。

问题 1：该患儿初步诊断为毛细支气管炎、呼吸衰竭，无创呼吸支持是否合适？腹胀、宿奶，是否为无创通气对胃肠功能的不良影响？

该患儿无创呼吸支持后呼吸频率下降，氧合改善，二氧化碳潴留改善，故呼吸支持方式恰当。但 Bipap 呼吸支持后，患儿出现腹胀、肠鸣音减弱、喂养不耐受。血气分析提示存在过度通气。IPAP 初设较高（15cmH$_2$O），可能造成 IPAP 高于食管上段括约肌张力，引起胃胀气。机械通气时，交感兴奋引起肾素-血管紧张素-醛固酮（renin-angiotensin-aldosterone，RAAS）系统激活，血管收缩、血流重分布，消化道血流灌注减少，导致胃肠黏膜缺氧缺血。因此，患儿胃肠功能障碍与无创通气有关。

问题 2：机械通气如何管理胃肠功能？

机械通气应根据病情滴定 PEEP 及镇痛镇静治疗。无创通气时，参数预设拟根据患儿耐受程度逐渐上调，IPAP 一般 6~8cmH$_2$O 开始，大多数患儿可以耐受不高于 15cmH$_2$O 的 IPAP。避免不恰当的呼吸机参数对胃肠功能造成影响。无创通气时，因儿童食管括约肌发育不成熟，需留置胃管，以避免胃胀气。由于胃胀气或胃肠功能障碍，可能导致腹胀，膈肌上抬，导致对呼吸机参数需求升高，延长机械通气时间。

【专家点评】

机械通气可导致胃肠脏器灌注不足。维持正常的血流动力学、胃肠血液灌注和氧供是预防机械通气导致胃肠损伤的手段。根据保护性肺通气策略，引起肺容量损伤和生物创伤及 SIRS/MODS 间的联系，避免过高的潮气量，滴定 PEEP 从而减少肺泡的塌陷和重复开放可能有益。无论是有创机械通气还是无创机械通气，均可能引起消化道黏膜通透性增高，胃肠道屏障功能减弱，胃肠菌群移位等，镇痛镇静药物使用加重胃肠动力障碍。对机械通气患儿，一方面应监测胃肠功能（腹部体征、腹内压、喂养耐受情况等），另一方面设置合适的呼吸机参数。

三、肝脏及胃肠道功能监测

（一）消化道出血的检查

大多数危重症患者在 ICU 中 24h 即可出现黏膜层糜烂和上皮内出血。需注意观察呕血、黑便及胃管中引流液性状，以及时发现消化道出血。动态监测血常规、凝血功能有助于早期识别失血和凝血机制障碍。

（二）排泄功能

机械通气胃肠功能受影响，动力障碍者易腹胀、便秘或腹泻，需注意观察患者的大便性状、腹部体征，以发现胃肠功能障碍。

（三）腹内压监测

根据世界腹腔间隔室综合征协会（World Society of Abdominal Compartment Syndrome，WSACS）腹腔高压管理指南，腹内压分级如下：Ⅰ级，IAP=10~12mmHg；Ⅱ级，IAP=13~15mmHg；Ⅲ级，IAP=16~19mmHg；Ⅳ级，IAP≥20mmHg，正确的 IAP 监测方法见图 21-4-2。如 IAP 持续升高至Ⅲ或Ⅳ级，需要进行跨肺压导向 PEEP 滴定的机械通气治疗。

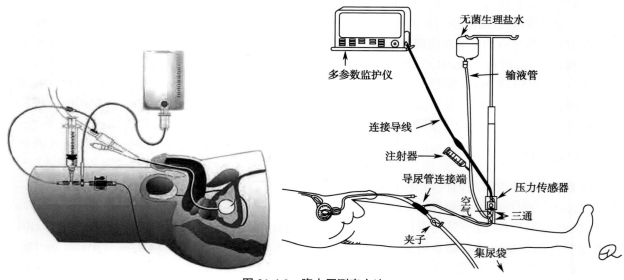

图 21-4-2　腹内压测定方法

（四）肝功能监测

监测胆红素、转氨酶、血清蛋白、凝血功能等指标，评估肝脏的合成、代谢、解毒、生物转化功能。

（史婧奕　张育才）

第五节　机械通气对肾功能的影响

据统计机械通气发生急性肾损伤（acute kidney injury，AKI）的概率约是非机械通气危重症患者的 3 倍。呼吸衰竭合并 AKI 显著增加危重症患者的病死率。

一、机械通气相关性肾损伤的机制

（一）机械通气影响肾脏血流

肾脏灌注压取决于跨肾灌注压（transrenal perfusion pressure，TPP）。TPP 等于平均动脉压（mean arterial pressure，MAP）减去中心静脉压（central venous pressure，CVP）。机械通气主要通过以下几个方面影响肾脏血流，降低肾灌注压和肾小球滤过率（GFR），导致急性肾功能障碍：①机械通气增加患儿胸腔内压力，减少静脉回心血量，心输出量降低，发生低血压，导致肾脏血流减少；②呼吸机与顺应性差的肺部之间的相互作用，也易导致胸腔内压增高而减少心输出量，从而导致肾灌注不足；③机械通气时还可能引起腹内压升高，降低左心的前负荷；且正压通气还可能改变静脉回流，影响心脏后负荷，这些均可能降低心排血量，减少肾血流量，导致肾脏低灌注；④机械通气过程中的气体异常交换可能导致高碳酸血症和酸中毒，影响肾血管阻力，改变肾灌注压力。

（二）神经内分泌因素

机械通气使患者处于应激状态，体内血儿茶酚胺水平上升。儿茶酚胺具有调节肾功能的作用，包括调节肾血流、肾小球滤过、肾小管的离子转运、肾素和红细胞生成素的释放。儿茶酚胺经 α1 受体收缩肾血管，增加血管阻力，减少血流量。现已证明正压通气增加交感神经兴奋性，激活肾素 - 血管紧张素 - 醛固酮系统，增加抗利尿激素的释放及心房钠尿肽的产生。这些物质作用的结果使肾内血流再分布，肾脏血流减少，肾小球滤过率（GFR）降低，水钠潴留和尿量减少。研究表明呼吸衰竭患者应用机械通气 24h 后尿量减少，肾小球滤过率、尿素、肌酐清除率均明显下降。

（三）不恰当的呼吸机参数设置

机械通气过程中使用呼气末正压（positive end-expiratory pressure，PEEP）目的是防止肺泡萎陷，改善患者缺氧，但是过高的 PEEP 易引起中心静脉压和腹内压增高，导致肾脏灌注不足，对肾功能产生不利影响。

二、肾功能监测

根据改善全球肾脏病预后组织（Kidney Disease：Improving Global Outcomes，KDIGO）标准：将 AKI 定义为 48h 内血清肌酐（serum creatinine，sCr）绝对值升高 ≥ 26.5μmol/L 或 1 周内较基础值升高 1.5 倍（基础值为 3 个月内肌酐值最低者），或尿量 ≤ 0.5ml/(kg·h) 大于 6h。近年来新的肾损伤生物标志物，如中性粒细胞明胶酶相关脂质运载蛋白（neutrophil gelatinase-associated lipocalin，NGAL）、肾损伤分子 1（kidney injury molecule-1，KIM-1）、肝型脂肪酸结合蛋白（fatty acid-binding protein，L-FABP）、白细胞介素 -18（interleukin 18，IL-18）等能早期预测 AKI 的发生。

三、合并肾损伤时机械通气策略

当机械通气过程中合并肾功能损害，尤其是合并肾小管功能障碍时，机体出现失代偿性代谢性酸中毒，机体无法利用肾脏系统来维持酸碱平衡，血气分析显示失代偿性代谢性酸中毒（pH<7.2）时，除了采用血液缓冲系统调节（添加碱性物质），亦可利用呼吸机参数进行调节。通过上调呼吸频率和潮气量，增加分钟通气量来增加 CO_2 的排出，以及调整吸呼比（呼气时间延长）和增大峰流速，定时复查血气，保持 pH 维持于 7.25~7.45，尽量避免不必要的过高 PEEP 设置。在保证患者不缺氧和无明显二氧化碳潴留的基础上，采用合适 PEEP 和潮气量。

四、肾功能支持

（一）保证肾血流灌注

肾脏低灌注仍然是导致 AKI 最重要的因素，稳定心血管功能和恰当的液体管理，保持合适的肾脏灌注压是预防和治疗 AKI 的重要措施。多个国际学术组织制定的临床实践指南均推荐优化血流动力学以减少 AKI 的发生。

（二）肾替代治疗

使用利尿剂仍不能改善肾功能指标，液体超载量超过 10%~20% 时，以及出现危及生命的电解质酸碱平衡紊乱时需行肾脏替代治疗（RRT），建议总治疗量 20~25ml/(kg·h)。机械通气患者合并 AKI 时，可以在出现危及生命的内环境紊乱之前进行 CRRT/RRT 干预，即在 2 期 AKI 时就开始 RRT。最新的荟萃分析发现，早期肾替代治疗与缩短住院时间、减少机械通气时间有关。

病例：患儿女，3 岁，因"咳嗽伴发热 5 天，加重伴气促 1 天"入院，入院时患儿面色发绀，呼吸急促，RR 60 次 /min，双肺可及湿啰音。监护下 SpO₂88%，HR 169 次 /min，急查血气分析，提示低氧血症和二氧化碳潴留。床旁胸片：两肺广泛渗出，予以气管插管，呼吸机辅助通气，SIMV+PS 模式：FiO₂ 55%、PIP 23cmH₂O、PEEP 6cmH₂O、RR 30 次 /min，Ti 0.67s，维持 SpO₂ 95%。完善肝肾功能、电解质、凝血功能、腹部 B 超、腹部 X 线片等检查。血肌酐结果 95μmol/L。

问题：初步诊断为重症肺炎合并呼吸衰竭。血肌酐升高的原因是什么？如何处理？

患儿呼吸机辅助通气前 SpO₂88%，低氧血症增加了 AKI 发生的风险。还需监测患儿血压、Lac、ScvO₂、SVRI、CI 等了解患儿循环灌注情况，了解有无因低灌注导致的肾前性肾损伤。可以适当补充液体使用利尿剂，避免使用引起肾损伤的药物等处理，尿量仍 <0.5ml/(kg·h)，或合并有电解质紊乱，可以启动 CRRT/RRT。

【专家点评】

严重呼吸衰竭或 ARDS，无论采用何种辅助呼吸支持措施，都可能影响心血管功能，造成肾组织灌注异常，或缺氧直接导致肾组织缺血，增加 AKI 风险。临床上呼吸机支持患儿合并少尿，甚至无尿等情况改变时，应及时评估肾功能指标与血液电解质、酸碱指标等变化。出现 AKI 时及时调整治疗方案。合并 AKI 患儿，如出现液体超载（fluid overload，FO）（通常液体超载 >10%），经利尿剂使用后，尿量仍 <0.5ml/(kg·h)，或电解质紊乱，如低钠血症（ <110mmol/L）、高钠血症（ >155mmol/L）、高钾血症（ >6.5mmol/L）等情况时，可以联合 CRRT/RRT。

（缪惠洁　张育才）

第六节　对内分泌系统的影响

机械通气状态下，不仅会产生对心血管、肾脏等脏器功能的影响，也会发生内分泌代谢紊乱，影响患者的临床过程和预后。

一、机械通气与甲状腺功能的相互影响

甲状腺激素是机体重要的应激激素。研究证明危重症患者可出现甲状腺代谢异常，表现为三碘甲状腺原氨酸（T₃）降低，伴或不伴甲状腺素（T₄）、促甲状腺激素（thyroid-stimulating hormone，TSH）的降低，而甲状腺无病理病变，称为非甲状腺疾病综合征（non-thyroidal illness syndrome，NTIS）。NTIS 可分为低 T₃ 和低 T₄ 综合征。患者一般无甲状腺功能减退的表现，有学者认为它可能反映了疾病的严重程度。对于机械通气的患者，合并 NTIS 的患者与非 NTIS 患者相比，机械通气时间延长，甚至引起预后不良。机械通气发生 NTIS 的原因如下：

（1）机械通气患者如伴有严重低氧血症，使周围组织 5'- 脱碘酶（5'-DI）活性降低，使 T₄ 转变为 T₃ 减少，故临床上以低 T₃ 综合征最为常见。

（2）缺氧状态下供应甲状腺血流量不足，T₃、T₄ 合成减少，使甲状腺受体及受体后激素作用降低而致 T₃ 水平下降。

（3）机械通气时机体处于应激状态，儿茶酚胺、糖皮质激素分泌增加，TNF、IL-6 等细胞因子分泌，降低了 5'-DI 的活性，抑制 T₄ 向 T₃ 转化。

（4）肿瘤坏死因子（tumor necrosis factor，TNF）、

白细胞介素6（interleukin-6，IL-6）等细胞因子作用于垂体致垂体甲状腺轴功能减退，引起 TSH 分泌节律异常、分泌减少，导致 T_3、T_4 水平下降。

（5）机械通气时抑制肝脏产生甲状腺球蛋白（thyroglobulin，TG），影响了甲状腺激素与 TG 的结合，使 T_3、T_4 浓度下降。但 FT_4 不受 TG 含量变化的影响，故 FT_4 水平无明显下降。危重病人血清内存在一种非酯化脂肪酸（non-esterified fatty acid，NEFA），这种物质可抑制肝细胞对 T_4 的摄取，干扰 T_4 与结合蛋白的结合，可使 FT_4 一过性升高。

机械通气撤机成功者，撤机前 T_3、T_4 水平可能高于撤机失败者，提示机械通气时甲状腺激素的降低可能会影响呼吸肌力量，红细胞 2、3-DPG 减少，使氧释放降低，进一步加重组织缺氧，导致延迟撤机。因此可尝试甲状腺激素替代治疗提高对机械通气患者撤机成功率。

二、机械通气与肾上腺皮质功能的相互影响

正常状态下肾上腺皮质分泌盐皮质激素、糖皮质激素和性激素。其中球状带分泌盐皮质激素，主要为醛固酮，功能是维持液体容量和渗透压平衡；束状带和网状带主要分泌糖皮质激素和少量性激素。糖皮质激素是参与机体应激反应、维系生命的重要介质，其生理作用包括维持血糖稳定、循环稳定，限制早期炎症细胞的激活，阻断炎症"瀑布样"反应。

危重症患者处于应激状态时，激活下丘脑 - 垂体 - 肾上腺（hypothalamic-pituitary-adrenal，HPA）轴。呼吸衰竭、脓毒症休克、多发创伤、急性呼吸窘迫综合征（ARDS）等状态时，HPA 轴代偿机制可能被耗竭，为满足机体需要，更多的促肾上腺皮质激素（adrenocorticotropic hormone，ACTH）由下丘脑释放出来，持续刺激肾上腺皮质发生代偿性激素分泌。在不存在 HPA 轴结构性缺陷的情况下，皮质类固醇的产生在危重病理状态下低于正常的现象被称为"功能性肾上腺皮质功能减退症"或"相对性肾上腺皮质功能减退症"（relative adrenal insufficiency，RAI），即血液中升高的皮质醇仍然不能满足危重症患者机体代谢需求的一种病理状态。2008 年首次提出以危重疾病相关性皮质类固醇缺乏症（critical illness-related corticosteroid insufficiency，CIRCI）。

CIRCI 在危重症患者中的发病率和死亡率较高，危重症患者一旦继发该疾病，即提示预后不良。机械通气支持的患者 CIRCI 的机制包括：

（1）机械通气患者，可能激活 HPA 轴和交感 - 肾上腺轴。其中 HPA 轴的调控是关键部分，皮质醇增高对迅速供能、维持容量、增加心输出量、通过适当的免疫反应防止过度炎症反应等至关重要。而激活交感神经系统导致肾上腺髓质分泌肾上腺素和去甲肾上腺素，也可引起诸如 IL-6、肿瘤坏死因子等炎症因子产生增加，其中 IL-1、IL-6 是激活 HPA 轴重要的炎症介质。HPA 轴的激活导致下丘脑室旁核促肾上腺皮质激素释放激素（corticotropin releasing hormone，CRH）和精氨酸升压素（arginine vasopressin，AVP）分泌增加。两者可协同促进 ACTH 的分泌。

（2）皮质醇是肾上腺皮质分泌的主要内源性糖皮质激素，超过 90% 的皮质醇与皮质类固醇结合球蛋白（corticosteroid-binding globulin，CBG）结合产生生物学活性。生理状态下，血清皮质醇的分泌具有明显的生物节律性，其正常范围为 5~24μg/dl。机械通气等应激条件下，激活的 HPA 轴昼夜节律波动消失，进而血清皮质醇水平升至 40~50μg/dl。在重症急性期，由于 CBG 水平明显下降达 50%，导致游离皮质醇所占百分比相应增高，且游离皮质醇浓度远比总皮质醇浓度增加明显。

（3）机械通气期间，长期使用大剂量糖皮质激素或激素撤药，也可能发生继发性肾上腺功能不全。

临床上机械通气的病人何时考虑存在 CIRCI，CIRCI 的发生又对撤机造成何种影响？我们举例说明：

病例：患儿男，8 岁，体重 17kg。诊断急性淋巴细胞白血病 6 个月余，常规化疗结束后第 5 天，因"发热、咳嗽气促 1 天"入院。查体：营养不良貌，精神萎靡，气促，肺部可闻及细湿啰音。面罩吸氧（5L/min）下 SpO_2 90%、CRT 4s、Bp 78/54mmHg。血常规：WBC $0.1×10^9$/L、CRP 128mg/L。血气分析：pH 7.28、$PaCO_2$ 63mmHg、PaO_2 45mmHg、BE-6.6mmol/L、Lac 3.8mmol/L。胸片：双肺节段性实变。诊断：急性淋巴细胞白血病化疗后骨髓抑制，重症肺炎，呼吸衰竭，脓毒症休克。予气管插管、机械通气、抗感染、抗休克等治疗。呼吸机参数：

SIMV+PS 模式,PIP 21cmH$_2$O、PEEP 6cmH$_2$O、FiO$_2$ 60%、频率 25 次 /min。容量补充同时予血管活性药物［多巴胺 10μg/（k·min）］经治 3h 后,患儿氧饱和度可升至 94% 以上,但低血压仍难以纠正。

问题 1：该患儿低血压考虑何种因素导致？是否考虑存在 CIRCI？

脓毒症休克患儿,出现难以纠正的低血压,有效循环容量已得到纠正后需要考虑 CIRCI。但 CIRCI 的诊断存在困难,一方面临床难以很快获得血清皮质醇水平结果,同时由于发病原因多种多样,不能单纯根据血清皮质醇水平确诊 CIRCI。因此出现以下临床表现时,需要考虑发生了 CIRCI：

（1）顽固性低钠血症,且常规补钠治疗效果不佳。

（2）不能通过液体补充和血管活性药治疗所逆转的低血压。

（3）不明原因的低血糖。

（4）患儿出现恶心、呕吐、四肢厥冷、心动过速、脱水、体重减轻及不明原因腹痛或腰部疼痛（提示急性肾上腺出血）。

（5）不明原因高热,抗菌药物治疗无效。

（6）难以解释的神经系统症状：精神萎靡、淡漠、抑郁,甚至昏迷。

（7）白斑、色素改变、脱毛、脱发等。

该患儿心功能监测心排血指数（cardiac index,CI）可达 4.2L/（min·m^2）,外周血管阻力（peripheral vascular resistance,PVR）正常范围。血钠 127mmol/L,血糖 3.2mmol/L。给予氢化可的松 5mg/kg 静脉输注 3h 后,血压升高至正常范围,Lac 降低至 1.1mmol/L。3 天后血清总皮质醇为 4.82μg/dl,诊断合并 CIRCI。患儿休克纠正,肺部炎症逐渐消退,但呼吸机撤离困难,7 天后再次复查血清总皮质醇为 8.79μg/dl。补充甲基泼尼松龙等治疗 13 天后撤离有创呼吸机。

问题 2：患儿撤离呼吸机困难是否与 CIRCI 有关？机制是什么？

有研究报告,机械通气病人 CIRCI 发病率可达 44%,将肾上腺皮质功能不全的患者随机分为激素替代治疗组和生理盐水安慰剂组,结果激素替代治疗组可显著提高成功拔管率、明显缩短行机械通气时间以及在 PICU 住院时间。肾上腺皮质功能影响机械通气撤离的机制考虑包括：

（1）呼吸负荷：呼吸负荷与呼吸肌肌力的失衡是导致机械通气撤离失败的主要原因,即相对于呼吸肌的做功能力而言,呼吸负荷过重触发了"疲劳过程",无法耐受撤机。危重状态下,肾上腺皮质分泌皮质醇相对不足,削弱了机体对炎症反应的控制。CIRCI 患者可能存在不同程度的膈肌、呼吸肌收缩力减退,撤机时呼吸肌负荷 / 能力比增加,易导致撤机困难。

（2）加重心脏负荷：皮质醇相对不足及儿茶酚胺的反应性降低,使得心肌收缩力下降,心排出量下降,外周血管阻力增加。心肌的储备力减弱,不能耐受心脏负荷的增加;另一方面,心排出量减少导致氧输送减少,呼吸肌氧供和血供均减少,呼吸负荷增加。最终导致撤机困难。

（3）代谢和电解质紊乱：疲乏、无力、体重下降是肾上腺皮质功能减退重要表现。但这些症状在危重患者中不易被发现,且容易与其他疾病的并发症混淆。电解质紊乱可通过影响呼吸肌功能导致撤机失败,例如低钾血症使神经肌肉兴奋性降低,易引起呼吸衰竭导致撤机失败。CIRIC 时会出现不同程度的电解质紊乱,因此在撤机前应及时监测及纠正。

目前 CIRCI 治疗研究主要集中在脓毒症休克和 ARDS 的患者。在脓毒症休克患者对补液和升压药反应不良时,推荐使用皮质激素的治疗,成人推荐氢化可的松 200mg/d,分 4 次静脉注射或先给予 100mg 静脉注射 1 次后以 10mg/h（240mg/d）持续静脉注射。在早期严重 ARDS 的优化起始治疗方案是 1mg/（kg·d）甲泼尼龙静脉注射。儿童剂量根据年龄和体表面积调整,建议婴儿、学龄前和学龄期分别使用 25mg、50mg、100mg,1 次 /6h。理想的剂量应足以抑制炎症反应而不引起免疫抑制和影响伤口愈合。对于糖皮质激素治疗的最佳时间和持续时间并不确切,建议脓毒症休克患者应在治疗后 7 天逐渐减量,ARDS 患者可在治疗 14 天后逐渐减量。此外,使用大剂量皮质激素的患者不能改善预后,反而有较高风险出现并发症,因此不建议在危重症患者中使用大剂量糖皮质激素。

【专家点评】

本文案例 CIRCI 确切机制未完全清楚,但影响了休克抢救和呼吸机撤离。危重症抢救除采取积极措施治疗原发疾病和纠正器官功能障碍外,需要重视与监测患者内分泌功能的变化。

(孙　汀　张育才)

参考文献

1. DONNELLY J, BUDOHOSKI KP, SMIELEWSKI P, et al. Regulation of the cerebral circulation: bedside assessment and clinical implications. Crit Care, 2016, 20 (1): 129.

2. WILLIE CK, TZENG YC, FISHER JA, et al. Integrative regulation of human brain blood flow. J Physiol, 2014, 592 (5): 841-859.

3. PRABHAKAR H, SANDHU K, BHAGAT H, et al. Current concepts of optimal cerebral perfusion pressure in traumatic brain injury. J Anaesthesiol Clin Pharmacol, 2014, 30 (3): 318-327.

4. MENG L, HOU W, CHUI J, et al. Cardiac output and cerebral blood flow: the integrated regulation of brain perfusion in adult humans. Anesthesiology, 2015, 123: 1198-1208.

5. MCGUIRE G, CROSSLEY D, RICHARDS J, et al. Effects of varying levels of positive end-expiratory pressure on intracranial pressure and cerebral perfusion pressure. Crit Care Med, 1997, 25 (6): 1059-1062.

6. NEMER SN, CALDEIRA JB, SANTOS RG, et al. Effects of positive end-expiratory pressure on brain tissue oxygen pressure of severe traumatic brain injury patients with acute respiratory distress syndrome: A pilot study. J Crit Care, 2015, 30 (6): 1263-1266.

7. BERG RM, PLOVSING RR. Effects of short-term mechanical hyperventilation on cerebral blood flow and dynamic cerebral autoregulation in critically ill patients with sepsis. Scand J Clin Lab Invest, 2016, 76 (3): 226-233.

8. BOONE MD, JINADASA SP, MUELLER A, et al. The effect of positive end-expiratory pressure on intracranial pressure and cerebral hemodynamics. Neurocrit Care, 2017, 26 (2): 174-181.

9. RANIERI VM, RUBENFELD GD, THOMPSON BT, et al. Acute respiratory distress syndrome: the berlin definition. JAMA, 2012, 307 (23): 2526-2533.

10. Pediatric acute respiratory distress syndrome: consensus recommendations from the Pediatric Acute Lung Injury Consensus Conference. Pediatr Crit Care Med, 2015, 16 (5): 428-439.

11. KAO KC, HU HC, CHANG CH, et al. Diffuse alveolar damage associated mortality in selected acute respiratory distress syndrome patients with open lung biopsy. Crit Care, 2015, 19 (1): 228-237.

12. ABE T, MADOTTO F, PHAM T, et al. Epidemiology and patterns of tracheostomy practice in patients with acute respiratory distress syndrome in ICUs across 50 countries. Crit Care, 2018, 22 (1): 195-210.

13. HOEPER MM, GHOFRANI HA, GRÜNIG E, et al. Pulmonary Hypertension. Dtsch Arztebl Int, 2017, 114 (5): 73-84.

14. YANCY CW, JESSUP M, BOZKURT B, et al. 2013 ACCF/AHA guideline for the management of heart failure: a report of the American College of Cardiology Foundation/American Heart Association Task Force on Practice Guidelines. J Am Coll Cardiol, 2013, 62 (16): e147-239.

15. ABMAN SH, HANSMANN G, ARCHER SL, et al. Pediatric pulmonary hypertension: guidelines from the american heart association and American thoracic society. Circulation, 2015, 132 (21): 2037-2099.

16. HARJOLA VP, MEBAZAA A, ČELUTKIENĖ J, et al. Contemporary management of acute right ventricular failure: a statement from the Heart Failure Association and the Working Group on Pulmonary Circulation and Right Ventricular Function of the European Society of Cardiology. Eur J Heart Fail, 2016, 18 (3): 226-241.

17. MEDURI GU, TURNER RE, ABOU-SHALA N, et al. Noninvasive positive pressure ventilation via face mask. First-line intervention in patients with acute hypercapnic and hypoxemic respiratory failure. Chest, 1996, 109 (1): 179-193.

18. THENAPPAN T, ORMISTON ML, RYAN JJ, et al. Pulmonary arterial hypertension: pathogenesis and clinical management. BMJ, 2018, 360: 5492-5518.

19. PATERNOT A, REPESSÉ X, VIEILLARD-BARON A. Rationale and description of right ventricle-protective ventilation in ARDS. Respir Care, 2016, 61 (10): 1391-1396.

20. BOISSIER F, KATSAHIAN S, RAZAZI K, et al. Prevalence and prognosis of cor pulmonale during protective ventilation for acute respiratory distress syndrome. Intensive Care Med, 2013, 39 (10): 1725-1733.

21. JARDIN F, VIEILLARD BA. Is-there a safe plateau pressure in ARDS？ The right heart only knows. Intensive Care Med, 2007, 33 (3): 444-447.

22. NEY L, KUEBLER WM. Ventilation with lower tidal volumes as compared with traditional tidal volumes

for acute lung injury. New England Journal of Medicine, 2000, 343 (11): 812-813.

23. Pediatric Acute Lung Injury Consensus Conference Group. Pediatric acute respiratory distress syndrome: consensus recommendations from the Pediatric Acute Lung Injury Consensus conference. Pediatr Crit Care Med, 2015, 16 (5): 428-439.

24. 中华医学会儿科学分会新生儿学，《中华儿科杂志》编辑委员会. 新生儿肺动脉高压诊治专家共识. 中华儿科杂志, 2017, 55 (3): 163-168.

25. GRÜBLER MR, WIGGER O, BERGER D, et al. Basic concepts of heart-lung interactions during mechanical ventilation. Swiss Med Wkly, 2017, 147: w14491.

26. PATERNOT A, REPESSÉ X, VIEILLARD BA. Rationale and description of right ventricle-protective ventilation in ARDS. Respir Care, 2016, 61 (10): 1391-1396.

27. IVY DD, ABMAN SH, BARST RJ, et al. Pediatic pulmonary hypertension. J Am Coll Cardiol, 2013, 62 (25 Suppl): D1117-1126.

28. MARTER LJ. Persistent pulmonary hypertension of newborn [M]//CLOBERTY JP, EICHEMWALD EC, HANSEN AR, et al. Manual of neonatal care. 7th ed. Philadelphia: Lippincott Williams & Wilkins, 2012.

29. LAKSHMINRUSIMHA S, KESZLER M. Persistent pulmonary hypertension of the newborn. Neoreviews, 2015, 16 (12): e680-e692.

30. 丁连安, 黎介寿. 胃肠道生理功能的再认识与肠衰竭. 世界华人消化杂志, 2005, 13 (14): 1650-1651.

31. SOLER DMC, TAMARGO TB. Effect of mechanical ventilation on intra-abdominal pressure in critically ill patients without other risk factors for abdominal hypertension: an observational multicenter epidemiological study. Annals of Intensive Care, 2012, 2 (S1): S22.

32. VERZILLI D, CONSTANTIN JM, SEBBANE M, et al. Positive end-expiratory pressure affects the value of intra-abdominal pressure in acute lung injury/acute respiratory distress syndrome patients: a pilot study. Critical Care, 2010, 14 (4): R137.

33. UKERE A, MEISNER S, GREIWE G, et al. The influence of PEEP and positioning on central venous pressure and venous hepatic hemodynamics in patients undergoing liver resection. J Clin Monit Comput, 2017, 31 (6): 1221-1228.

34. BCAKCOGLU M, AYDOGAN MS, SAYAN H, et al. Effects of different positive end-expiratory pressure values on liver function and indocyanine green clearance test in liver transplantation donors: a prospective, randomized, double-blind study. Transplant Proc, 2015, 47 (4): 1190-1193.

35. PUIAC C, SZEDERJESI J, LAZAR A, et al. Influence of Ventilation Parameters on Intraabdominal Pressure. Journal of Critical Care Medicine, 2016, 2 (2): 80-84

36. DE KEULENAER BL, REGLI A, MALBRAIN ML. Intra-abdominal measurement techniques: is there anything new？ Am Surg, 2011, 77 (S1): 17-22.

37. JAKOB SM, KNUESEL R, TENHUNEN JJ, et al. Increasing abdominal pressure with and without PEEP: Effects on intra-peritoneal, intra-organ and intra-vascular pressures. BMC Gastroenterology, 2010, 10 (1): 70.

38. THABET FC, EJIKE JC. Intra-abdominal hypertension and abdominal compartment syndrome in pediatrics. A review. J Crit Care, 2017, 41: 275-282.

39. REGLI A, PELOSI P, MALBRAIN MLNG. Ventilation in patients with intra-abdominal hypertension: what every critical care physician needs to know. Ann Intensive Care, 2019, 9 (1): 52.

40. MUTLU GM, MUTLU EA, FACTOR P. GI complications in patients receiving mechanical ventilation. Chest. 2001 Apr; 119 (4): 1222-1241.

41. WEI J, JIANG R, LI L, et al. Stress-related upper gastrointestinal bleeding in adult neurocritical care patients: a Chinese multicenter, retrospective study. Curr Med Res Opin, 2019, 35 (2): 181-187.

42. CIFARELLI V, EICHMANN A. The Intestinal Lymphatic System: Functions and Metabolic Implications. Cell Mol Gastroenterol Hepatol, 2019, 7 (3): 503-513.

43. ZIAKA M, MAKRIS D, FOTAKOPOULOS G, et al. High-Tidal-Volume Mechanical Ventilation and Lung Inflammation in Intensive Care Patients With Normal Lungs. Am J Crit Care, 2020, 29 (1): 15-21.

44. SLUTSKY AS, IMAI Y. Ventilator-induced lung injury, cytokines, PEEP, and mortality: implications for practice and for clinical trials. Intensive Care Med, 2003, 29 (8): 1218-1221.

45. LATTUADA M, BERGQUIST M, MARIPUU E, et al. Mechanical ventilation worsens abdominal edema and inflammation in porcine endotoxemia. Crit Care, 2013, 17 (3): R126.

46. IYER D, HUNT L, FROST SA, et al. Daily intra-abdominal pressure, Sequential Organ Failure Score and fluid balance predict duration of mechanical ventilation. Acta Anaesthesiol Scand, 2018, 62 (10): 1421-1427.

47. VAN DEN AKKER JP, EGAL M, GROENEVELD AB. Invasive mechanical ventilation as a risk factor for acute kidney injury in the critically ill: a systematic review and meta-analysis. Crit Care, 2013, 17 (3): R98

48. PANITCHOTE A, MEHKRI O, HASTINGS A, et al. Factors associated with acute kidney injury in acute respiratory distress syndrome. Ann Intensive

Care, 2019, 9 (1): 74.

49. JACOB LP, CHAZALET JJ, PAYEN DM, et al. Renal hemodynamic and functional effect of PEEP ventilation in human renal transplantations. Am J Respir Crit Care Med, 1998, 152 (1): 103-107.

50. ECKARDT KU, KASISKE BL. Kidney Disease: Improving Global Outcomes (KDIGO). Nat Rev Nephrol, 2009, 5 (11): 650-657.

51. HÖHNE C, BOEMKE W, SCHLEYER N, et al. Low sodium intake does not impair renal compensation of hypoxia-induced respiratory alkalosis. J Appl Physiol, 2002, 92 (5): 2097-2104.

52. LEGRAND M, DUPUIS C, SIMON C, et al. Association between systemic hemodynamics and septic acute kidney injury in critically ill patients: a retrospective observational study. Crit Care, 2013, 17 (6): R278.

53. IMAI Y, PARODO J, KAJIKAWA O, et al. Injurious mechanical ventilation and end-organ epithelial cell apoptosis and organ dysfunction in an experimental model of acute respiratory distress syndrome. JAMA, 2003, 289 (16): 2104-2112.

54. CHEN JJ, LEE CC, KUO G, et al. Comparison between watchful waiting strategy and early initiation of renal replacement therapy in the critically ill acute kidney injury population: an updated systematic review and meta-analysis. Ann Intensive Care, 2020, 10 (1): 30.

55. JORRES A, JOHN S, LEWINGTON A, et al. European Renal Best Practice (ERBP) position statement on the Kidney Disease Improving Global Outcomes (KDIGO) clinical practice guidelines on acute kidney injury: part 2: renal replacement therapy. Nephrol Dial Transplant, 2013, 28 (12): 2940-2945.

56. IBRAHIM C, TOLGA U, SERTAC H. Prolonged mechanical ventilation associated with hypothyroidism after paediatric cardiac surgery. Cardiol Young, 2014, 24 (4): 745-747.

57. BELLO G, PENNISI MA, MONTINI L, et al. Nonthyroidal illness syndrome and prolonged mechanical ventilation in patients admitted to the ICU. Chest, 2009, 135 (6): 1448-1454.

58. SURKS MI, ORTIZ E, DANIELS GH, et al. Subclinical thyroid disease: scientific review and guidelines for diagnosis and management. JAMA, 2004, 291 (2): 228-238.

59. GREEN KA, WERNER MD, FRANASIAK JM, et al. Investigating the optimal preconception TSH range for patients undergoing IVF when controlling for embryo quality. J Assist Reprod Genet, 2015, 32 (10): 1469-1476.

60. KOZYRA EF, WAX RS, BURRY LD. Can 1 microg of cosyntropin be used to evaluate adrenal insufficiency in critically ill patients？ Ann Pharmacother, 2005, 39 (4): 691-698.

61. ANNANE D, SEBILLE V, TROCHE G, et al. A 3-level prognostic classification in septic shock based on cortisol levels and cortisol response to corticotropin. JAMA, 2000, 283 (8): 1038-1045.

62. MARIK PE. Mechanisms and clinical consequences of critical illness associated adrenal insufficiency. Curr Opin Crit Care, 2007, 13 (4): 363-369.

63. MARIK PE, PASTORES SM, ANNANE D, et al. Recommendations for the diagnosis and management of corticosteroid insufficiency in critically ill adult patients: consensus statements from an international task force by the American College of Critical Care Medicine. Critical care medicine, 2008, 36(6): 1937-1949.

64. VENKATESH B, COHEN J, COOPER M. Ten false beliefs about cortisol in critically ill patients. Intens Care Med, 2015, 41 (10): 1817-1819.

65. BORNSTEIN SR, BRIEGEL J. A new role for glucocorticoids in septic shock: balancing the immune response. Am J Respir Crit Care Med, 2003, 167 (4): 485-486.

66. JANSSEN SP, GAYAN-RAMIREZ G, VAN DEN BERGH A, et al. Interleukin-6 causes myocardial and skeletal muscle atrophy in rats. Circulation, 2005, 111 (8): 996-1005.

第二十二章　机械通气的监测

机械通气患者临床病情变化迅速,难以预测,因此对机械通气患者进行严密监护很有必要。理想的监护系统或指标应敏感度好、特异度高、准确度高、重复性好,能够利用监测数据指导治疗,且无创连续进行监测,易于简便操作。目前临床监护系统并不能完全达到上述要求。因此,需要各种检测手段或指标联合应用,同时各种监护措施并不能取代医护人员在患者床旁的查体及观察。

常用于机械通气患者监护项目包括:患者心肺体征及影像学检查,生命体征监护(呼吸频率及节律、心率及心律、血压、经皮氧饱和度、体温),呼吸驱动检测[中枢呼吸频率、0.1 秒口腔闭合压($P_{0.1}$)、膈肌点位 Edi、胸腔压力等],呼吸系统监测(顺应性 Cyd、气道阻力 R),膈肌完整性和功能,跨肺压力(食管压、跨肺压、应力应变),呼吸机参数及相关指标监护(力学参数 PIP、PEEP、Pplat、MAP;流速流量参数如 Vte、Vti;频率时间参数,如 RR、IE,波环如呼吸机压力、流速及容量波形和

氧浓度参数 FiO_2 等)。目标参数即氧合通气功能监护也很重要,包括动静脉血气分析、呼气末二氧化碳波形、氧合指数(P/F、OI 指数、呼吸浅快指数等),近年来兴起的床旁可视化检查如肺部超声、EIT 及呼吸驱动功能监护(NAVA 通气)也在临床逐步普及。合理选择机械通气时监测项目,有利于对呼吸支持患者的诊疗(表 22-0-1)。

表 22-0-1　机械通气常用监测参数

项目		参数
生命体征		心率(律)、呼吸频率与节律、血压、体温、经皮氧饱和度
血氧监测	血气分析	pH、PaO_2、$PaCO_2$、BE、AG、HCO_3^-、BB、$ScvO_2$
	计算指标	P/F、OI、OSI、$PA\text{-}aO_2$
呼吸机	常规指标	RR、PIP、PEEP、Ti、IE、FiO_2
	呼吸功能	MAP、气道阻力(R)、Vte、Cdyn、PEEPi、P 0.1、WOB

注:$Pa\text{-}AO_2$:($P IO_2 - PaCO_2 \times 1/R$)$-PaO_2$。

第一节　血　气　分　析

一、概述

血气分析仪自 1954 年问世以来至今已成为诊断和挽救患者生命的重要检测手段,是监测呼吸机辅助通气治疗效果的重要指标之一。究其工作原理而言,主要由专门的气敏电极分别测出 pH、PO_2、PCO_2 三个参数,再推算出有关参数,如:HCO_3^-、剩余碱(BE)及 SaO_2 等,借以估计血液运输气体和肺部气体交换能力,及时了解危重症患儿体内酸碱平衡及氧代谢的变化,从而客观评定患儿的氧合、通气及酸碱平衡情况。

二、血气分析设备及方法介绍

血气分析仪主要由电极系统、管路系统和电路系统三大部分组成。电极系统包括测量电极,测量电极主要结构是气敏电极,关键在于电极顶端的分子单透性渗透膜通过测定的变化值再通过对数变换得到数值。血气分析仪的管路系统是为完成自动定标、自动测量、自动冲洗等功能而设置的关键部分。电路系统主要是针对仪器测量信号的放大和模数转换显示和打印结果。近年来血气分析仪的发展多体现在电路系统的升级在电脑程序的执行下完成自动化分析过程。

临床上血气分析的测定方法分为干、湿两种方法。干式血气分析仪运用电化学的微流控技术,使用检测片来检测血液标本。目前临床上常用的多功能手持血气分析仪(图 22-1-1),为便携式主机,检测片独立包装,配内置电池,具有自动存储功能(图 22-1-2)。仪器维护成本低,试剂浪费少,使用简便;但单个试剂成本高,保质期短。适用于床边测定,无须抗凝剂,且采血量极少;无须分离血浆或血清,且结果精确(图 22-1-3)。湿式血气分析仪俗称大血气,使用多个试剂包来检测血液标本。目前临床上常见的 ABL 系列等(图 22-1-4)。方法:微型电化学方法,自动封闭式吸入进样,单一电极完成多参数测定。内置自动质控系统,进行定标、质控、系统检查一体化,可批量检测样本,降低运行成本,性价比略高些。但仪器维护成本高,有效期内试剂包检测的份额大、易被浪费。注意的湿法监测设备应以每日标准液进行校正。ABL80/90,以及 ABL800 等,前者主要用于临床快速监测。各型号血气分析仪检测指标见图 22-1-5。

三、血气分析标本采集注意事项

血样采集直接影响血气结果,既往采用末梢血方法已经基本淘汰,而采用微量动静脉血;既往采用自配肝素稀释液,因留在针筒中的肝素量大且不稳定,目前已经被烘干的肝素化针替代。目前尚未有动态血气分析的临床应用。采集血气时应注意:

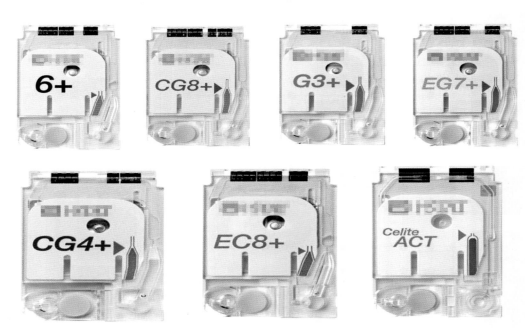

图 22-1-1 i-STAT 多功能手持血气分析仪

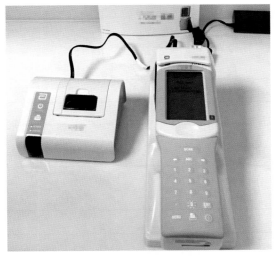

图 22-1-2 i-STAT 测试片与便携分析仪

1. 采血部位 动脉血能真实地反映体内的氧化代谢和酸碱平衡状态,常取部位是肱动脉、股动脉、前臂动脉等;动脉化毛细血管血,只是PO_2低于动脉血;静脉血也可供作血气测定,主要用于分析静脉血样饱和度$ScVO_2$和计算静-动脉二氧化碳分压差值$Pv\text{-}aCO_2$,用以评估微循环灌注和氧代谢。

2. 小肝素针 2ml 注射器比 5ml 佳(无效腔小,肝素与血之比约1:20)。抗凝集的选择:血样必须抗凝,一般用肝素抗凝(最合适为肝素钠,

浓度为500~1 000U/ml)。如肝素量大,易出现 pH 低、PO_2 高、PCO_2 低,这时对 PCO_2 影响最大。

3. 避免血标本与空气接触,应处于隔绝空气的状态。与空气接触后可使 PO_2 升高,PCO_2 降低,并污染血标本。

4. 标本放置时间 宜 30min 之内,全血中活性 RBC 代谢,不断地消耗 O_2,并产生 CO_2。如 30min 内不能检测,应将标本置于 4℃冰箱中保存,最多不超过 2h,但冷藏后 pH 变碱性。

5. 采血前应让病人在安定舒适状态,避免非

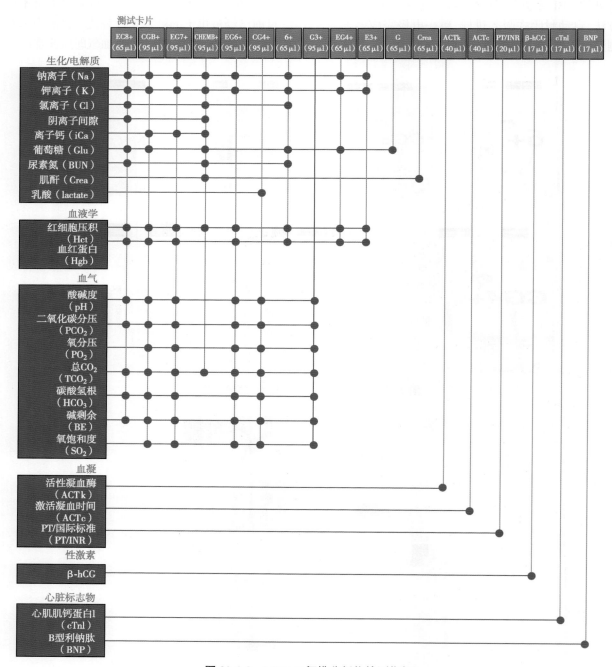

图 22-1-3 i-STAT 便携分析仪检测指标

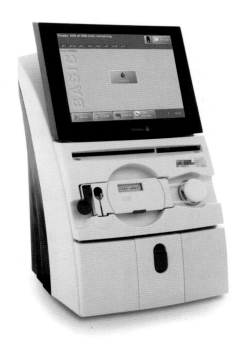

图 22-1-4　血气分析仪

血气分析仪相关参数

实测参数 ＼ 分析仪	ABL90	ABL800	ABL80	ABL9
pH	●	●	●	●
PCO_2	●	●	●	●
PO_2	●	●	●	●
cK^+	●	●	●	●
cNA^+	●	●	●	●
cCA^+	●	●	●	●
cCl^-	●	●	●	●
cGlu	○	○		
cLac	○	○	●	○
ctBili	●	●		
sO_2	●	●		
ctHb	●	●		
FO_2Hb	●	●		
FCOHb	●	●		
FMetHb	●	●		
FHHb	●	●		
FHbF	●	●		
Hct			●	●

图 22-1-5　血气分析仪检测指标

静息状态造成的误差。

四、血气分析常用指标及临床意义

临床常用指标:pH、$PaCO_2$、HCO_3^-、BE、AB/SB、BB、CO_2CP;不过 CO_2CP、AB/SB、BB 实际上在血气分析中已经很少使用。而由于需要计算血气,阳离子 Na^+ 和 K^+ 和 Cl^- 阴离子需要测定,用于计算阴离子间隙 AG。未测定阴离子即是 HCO_3^- 和 Cl^- 以外的含量极少的阴离子,包括无机酸(如磷酸、硫酸)、有机酸(如乳酸、β- 羟丁酸等)和白蛋白等;未测定阳离子是细胞外液中,钠、钾以外的其他含量极少的阳离子。

(一)血液酸碱度

生理状态下,血浆中氢离子浓度大约为 40nmol/L,血液酸碱度(pH)是血浆中氢离子浓度的负对数值,间接代表氢离子浓度。通过由 Kassirer 和 Bleich 改良的 Henderson-Hasselbach 公式可以计算:

$$[H^+]=24 \times [CO_2]/[HCO_3^-];\ 故\ pH=pka+log[HCO_3^-]/[H_2CO_3]$$

pH 为 7.40 相当于 H^+ 浓度为 40nmol/L。pH 每改变 0.01 个单位意味着 H^+ 浓度改变 1nmol/L。但是如表 22-1-1 所示 pH 从 7.1 降至 7.0 意味着 H^+ 浓度增加 20nmol/L;pH 从 7.6 降至 7.5 则意味着 H^+ 浓度增加非常少(7nmol/L)。换言之,当血液逐渐酸化,相当大的 H^+ 数量增加仅能使 pH 发生很小的变化,仅直观地通过 pH 变化来评估 H^+ 浓度,最终会导致显而易见的错误。因此,对于血气分析结果应首先判定是否合理,根据 Henderson-Hasselbach 公式计算出 $[H^+]$,再预测 pH(表 22-1-1),若与实际测得 pH 相近则证明结果可靠,如不可靠可以再复查一次,仍不可靠的主要原因是湿法血气机定标不准确,应该重新定标再测。

动脉血 pH 是酸碱平衡测定中最重要的指标,它反映体内呼吸和代谢综合作用的结果,正常值为 7.34~7.45,人体病理改变最大极限 6.80~7.80。pH>7.45 为失代偿碱中毒,pH<7.35 为失代偿酸中毒,pH 在 7.34~7.45 范围,说明没有酸碱失衡,或可能有轻度代谢性和呼吸性酸碱失衡,但已被代偿,或可能存在强度相当的酸中毒和

表 22-1-1　pH 与 $[H^+]$ 的换算值

名称	数值									
pH	6.8	6.9	7.0	7.1	7.2	7.3	7.4	7.5	7.6	7.7
H^+	158	126	100	79	63	50	40	32	25	20

碱中毒,作用互相抵消。

碱中毒时常导致氧离曲线解离困难,血氧饱和度高但患儿氧摄取困难;酸中毒时儿茶酚胺等药物作用下降,休克难以纠正。严重代谢性酸中毒时患儿临床表现苍灰,如同感染性休克样。

(二)血氧分压和血氧饱和度

血氧分压(Partial Pressure of Oxygen,PO_2)是指血浆中以物理状态溶解的氧分子所产生的气体分压,是气体交换过程中肺泡氧分压(P_AO_2)与肺静脉氧分压取得平衡的结果,因此也是动脉血氧分压(PaO_2)。静脉血氧分压(PvO_2)受氧输送和消耗的影响。混合静脉(SvO_2)或中心静脉血氧饱和度($ScvO_2$)反映全身氧供和氧耗的关系。如果氧供无法满足机体需求或氧需超过氧供,SvO_2可低于正常水平(65%~75%)。目前已成为脓毒症初始复苏目标中的重要指标。氧气经过呼吸道、肺泡、进入血管再到达组织细胞中,氧分压逐渐递减(图22-1-6)。正常PaO_2为80~100mmHg、PvO_2为30~50mmHg(40mmHg),相差约60mmHg。PO_2在高原地区低于平原地区,且随着年龄增长PO_2下降。正常情况下心脏搏出的动脉血氧分压一般为100mmHg,而微循环的氧分压为40mmHg左右。

氧容量是标准态下血红蛋白能结合的氧量,100ml血液为20ml/dl。氧含量(oxygen content,CO_2)是指血液与空气隔绝条件下血中氧的含量,包括物理溶解和化学结合两部分,反映血标本中氧的实际含量,动脉血19ml/dl,静脉血12~14ml/dl。氧溶解量受PO_2的影响,0.13kPa氧分压可溶解0.03ml/L的氧。溶解状态的氧仅为3ml/L,量很小,

实际所测的血氧含量为血红蛋白结合的氧。血氧含量由血红蛋白含量和它们之间的结合程度所决定。血液中氧结合的氧合血红蛋白(HbO_2)容量占全部可结合血红蛋白容量的百分比即氧饱和度,动脉血氧饱和度为93%~98%,静脉为70%~75%。

氧离曲线为氧分压与血氧饱和度关系的曲线,以氧分压(PO_2)值为横坐标,相应的血氧饱和度为纵坐标(见图2-4-4)。

可见,导致曲线左移的因素有:pH↑、DPG↓、温度↓、PCO_2↓;导致曲线右移的因素:pH↓、DPG↑、温度↑、PCO_2↑。

曲线上段相当于PO_2 60~100mmHg,曲线较平坦,提高通气量,SpO_2增加不多,VA/Q不匹配时增加肺泡通气量无助于O_2的摄取;PO_2下降到70mmHg,SpO_2下降不多,只要PO_2不低于60mmHg,Hb氧饱和度仍能保持在90%以上。要注意的是,如果SpO_2保持在98%,可能PO_2明显高出100mmHg,而导致氧中毒。

曲线中段相当于PO_2 40~60mmHg,曲线较陡,HbO_2易释放O_2;PO_2 40mmHg,相当于混合静脉血的PO_2,SpO_2约为75%(CaO_2约14.4ml%)。血液流经组织液时释放出的O_2容积所占动脉血O_2含量的百分数称为O_2的利用系数,安静时为25%左右。

曲线下段相当于O_2 15~40mmHg,曲线坡度最陡,PO_2稍降,HbO_2就明显下降。组织活动加强时,PO_2可降至15mmHg(CaO_2约4.4ml%),O_2利用系数提高到75%。该段曲线代表O_2储备。

低氧血症的机制:①通气血流(V/Q)比值失调,分为降低型失调和升高型失调,这是低氧血症

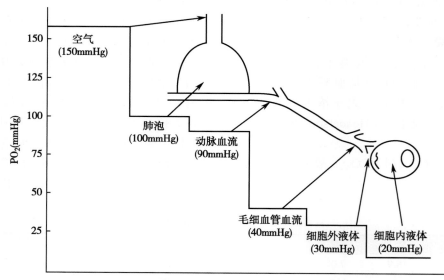

图22-1-6　体内氧分压变化

最常见的机制；②右向左分流：这是通气比例失调降低型失调的极端情况，V/Q＝0，应用纯氧无法达到闭塞的肺泡，PaO_2 不升高；③低通气：进出肺气体减少，高碳酸血症是其主要特点；④弥散障碍：由于氧气弥散通过肺泡-毛细血管膜受限引起低氧血症；⑤低大气压：吸入氧浓度减少产生的效果与低气压相同。

缺氧一般分为低张性缺氧、血液性缺氧、循环性缺氧、组织性缺氧。也可按发绀分为中央型和外周型，以及差异型发绀。

（1）低张性缺氧：动脉血氧分压降低，或静脉血分流入动脉，动脉血氧含量减少，常常是肺部严重疾病引起。

（2）血液性缺氧：血红蛋白含量减少或性质发生改变，血液携氧能力降低或与血红蛋白结合的氧不易释放，称为血液性缺氧。此时 PaO_2 正常。常见肠源性发绀、碱中毒、高铁血红蛋白血症等。

（3）循环性缺氧：因组织血流量减少使组织供氧量减少所引起的缺氧，又称为低血流性缺氧或低动力性缺氧。其中，因动脉血灌流不足引起的缺氧称为缺血性缺氧；因静脉血回流障碍引起的缺氧称为淤血性缺氧。组织性缺氧：组织供氧正常的情况下，因组织、细胞利用氧的能力减弱而引起的缺氧，称为组织性缺氧或氧利用障碍性缺氧。主要是药物毒物等所致的线粒体功能障碍。

氧疗的基本目标是：92% 以上（60mmHg），最低不能低于 85%（55mmHg）。

（三）血二氧化碳分压

血二氧化碳分压（Partial Pressure of Carbon Dioxide，PCO_2）是指血液中物理溶解的 CO_2 气体所产生的压力，通常在 37℃测定不接触空气的动脉血 PCO_2（$PaCO_2$）小于静脉血 PCO_2（$PvCO_2$），因为 CO_2 弥散能力比氧气大 20 倍。正因为 CO_2 强大的弥散能力，$Pv-aCO_2$ 可反映组织灌注情况，随着血流减慢，$PvCO_2$ 增高，$Pv-aCO_2$ 随之增大，因此，>6mmHg 时提示组织灌注不足且不受肺通气影响。$PaCO_2$ 正常范围为 35~45mmHg，$PvCO_2$ 为 45~55mmHg（差值约为 6mmHg），病理改变最大范围 10~130mmHg，超过 50mmHg（6.65kPa），表示呼吸衰竭。高达 70~80mmHg（9.31~10.64kPa）可引起脑水肿、昏迷，危及生命，称之为肺性脑病（二氧化碳麻醉）。$PaCO_2$ 水平取决于 CO_2 产生和 CO_2 清除之间的平衡，并受到血中酸碱缓冲对的影响。CO_2 产量与组织代谢有关，清除与肺泡通

气量有关，CO_2 的清除对 $PaCO_2$ 的影响远比 CO_2 产出重要。二氧化碳解离曲线见图 22-1-7。

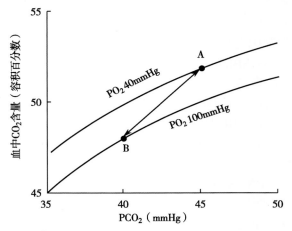

图 22-1-7　二氧化碳解离曲线

$PaCO_2 \propto (VCO_2/VA)$；$VA=VE-VD$；$VCO_2=CO_2$ 产量；VA＝肺泡通气量；VE＝分钟通气量，即呼吸频率 × 潮气量；VD＝无效通气量，即呼吸频率 × 生理无效腔量。

因此，分钟通气量减少和无效腔量增加导致的肺泡通气量是 $PaCO_2$ 最重要的影响因素。二氧化碳的弥散能力是氧的 20 倍，更容易从呼吸系统排出。

（四）碳酸氢盐

碳酸氢盐（HCO_3^-）是体内唯一大量存在的可产生 CO_2 的化合物种类，二氧化碳总量（TCO_2）大部分来自碳酸氢盐。标准碳酸氢盐（standard bicarbonate，SB）是指血液在 37℃、血红蛋白充分氧合、PCO_2 为 40mmHg 的条件下，测定血浆中的 HCO_3^- 的含量，只反映代谢成分，正常值 22~27mmol/L。实际碳酸氢盐是实际测定的 HCO_3^- 的含量，受呼吸因素影响。

实际碳酸氢盐（actual bicarbonate，AB）与 SB 的关系：代谢紊乱时 AB 和 SB 向相同的方向改变，呼吸紊乱时 AB 和 SB 向相反的方向改变（AB＞SB，呼吸性碱中毒；AB＝SB，无呼吸紊乱；AB＜SB，呼吸性酸中毒）。

临床常用于纠正酸碱失衡的公式：

5%NaHCO_3（ml）＝［40-CO_2-CP（Vol/dl）］体重（kg）× 0.5

5% 乳酸钠（ml）＝［40-CO_2-CP（Vol/dl）］体重（kg）× 0.3

$NaHCO_2$ 的需要量（mmol）=0.3 × 体重（kg）×［12- 血清碳酸氢盐（mmol/L）］

（五）剩余碱

剩余碱（base excess，BE）是指在标准条件下

（37℃、PCO_2 40mmHg）将1L全血的平衡pH滴定到7.40所需要酸或者碱的数量。用正值表示碱剩余,见于代谢性碱中毒;用负值表示碱缺失,见于代谢性酸中毒。剩余碱用mmol/L表示,通常为0(范围 $-3\sim+3$)。标准碱剩余(standard base excess, SBE)是按血液中血红蛋白浓度为5g/L进行计算(5g/L反映血红蛋白的缓冲能力达到全身细胞外液的平均数), Ingelfinger在2018年 *NEJM* 中表示SBE是评估酸碱失衡的重要指标之一。临床用于纠正酸中毒的公式:5%碳酸氢钠的毫升数 $=(-BE)\times0.5\times$ 体重,先用一半。

（六）缓冲碱

缓冲碱(buffer base, BB)是指在1L血液中具有缓冲能力的阴离子的总和。它包括体内重要的缓冲系统:血浆 HCO_3^-、血浆蛋白、细胞内的碳酸盐和血红蛋白。缓冲碱可能反映电解质紊乱。在呼吸紊乱时候,缓冲碱储备是受保护的,不受呼吸紊乱的影响。

（七）阴离子间隙（AG）

阴离子间隙(AG)是血浆中未测定阴离子(undetermined anion, UA)与未测定阳离子(undetermined cation, UC)浓度间的差值,即AG=UA−UC。细胞外液中阴阳离子总当量数目相等,即已测定的阳离子(Na^+)+未测定的阳离子(UC)=已测定的阴离子(HCO_3^-)+未测定阴离子(UA)。即AG=UA−UC=Na^+−(Cl^-+HCO_3^-),这里钾离子常忽略不计,正常范围(12 ± 2)mol/L(图22-1-8)。AG计算过程中需要3~4种离子的检测值,检测过程中很可能产生误差。乳酸性酸中毒时,尽管有明显的酸中毒存在,但是AG有时仍是正常的。白蛋白表面携带大量负电荷,是大部分未测定的阴离子。当存在显著低蛋白血症时,AG会有降低,白蛋白低于4.4g/dl时,AG减少2.5~3mmol/L。因此,严重的低蛋白血症时(如肾病综合征和肝硬化),阴离子间隙增高型代谢性酸中毒可能存在,会被低蛋白血症所掩盖。根据Figge公式校正AG(AGc)=AG+〔0.25×(44−albumin)〕。文献报道AG>30mmol/L时,肯定存在酸中毒;20~30mmol/L,可能性很大;17~19mmol/L时少数病例存在酸中毒(29%)。分析血气报告时,计算 ΔAG、ΔHCO_3^- 和 ΔCl^- 具有重要的提示意义。

基于细胞外液阳离子之和等于阴离子之和的原则,$Na+K=Cl^-+HCO_3^-+AG$。一方面要注意高钠低钠对阴离子的影响;另一方面阴离子之间相互影响。一个阴离子的改变必然带动另一个阴离子的改变,即 $\Delta AG+\Delta HCO_3^-+\Delta Cl^-=0$ 这里要注意白蛋白水平的改变影响。举例:如没有代谢性问题,白蛋白支持,那么 HCO_3^- 的降低(代谢性酸中毒),必然导致 Cl^- 增高,这就是高氯性酸中毒;同样,如果AG改变,那么 HCO_3^- 与 Cl^- 的改变值就发生改变。在分析二重和三重酸碱失衡时,计算三者的改变是重要的分析依据。

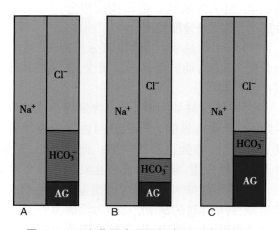

图22-1-8　血浆阴离子及阳离子组成示意图
A. 正常比例;B. AG正常型代谢性酸中毒;C. AG增高型代谢性酸中毒。

（八）乳酸

细胞供养不足,能量需求超过供应,三羧酸循环及氧化磷酸化障碍,糖酵解增加,丙酮酸生成增加,并最终分解为乳酸,血乳酸值正常为0.8~1.2mmol/L;高乳酸血症为>2mmol/L;严重高乳酸血症为>4mmol/L(休克诊断标准之一)。组织缺氧是乳酸性酸中毒的普遍原因,血清乳酸(Lac)>2mmol/L提示组织灌注不足。

乳酸的讨论与输送、生理性和病理性氧债密切有关(图22-1-9)。

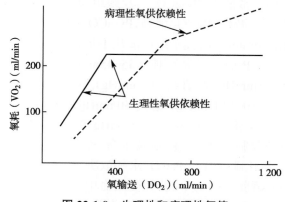

图22-1-9　生理性和病理性氧债

高乳酸血症分为 A 型和 B 型：A 型，乳酸中毒，且有组织灌注不足或氧合不足的组织低氧血症的临床证据；B 型，虽无组织灌注不足和氧合不足的临床证据，但有隐匿性组织灌注不足存在，常由药物、代谢等引起。

而乳酸的动态变化往往提示治疗效果即预后。高乳酸时间，即乳酸>2mmol/L 所持续的时间；6h 乳酸清除率为 10%，提示治疗有效，也有采用 2h 乳酸清除率大于 20% 为有效者。乳酸的动态变化可以更好地评价休克复苏的效果。

五、酸碱失衡类型判断

血气分析是临床最常用的内环境分析方法，稳定又依赖于多器官功能的协作调控，酸碱失衡本身反映了器官功能的失代偿，同时也影响了机体正常功能如心肌功能、药物蛋白结合力、血管活性药作用等。进行酸碱失衡的判断，细致分析非常重要，尤其很多酸碱失衡是双重甚至三重的，不深入计算剖析，难以发现潜在的问题。掌握血气分析是临床医生的基本功。

血气分析临床常归纳为六步法或五步法，在进行血气分析之前，我们必须首先了解一些定义和公式。

(一)血气分析常用公式

1. 酸碱失衡分型　根据血气分析可分为三型：单纯、双重和三重失衡(表 22-1-2)。

盐水抵抗性常是低钾、碱性物质输入过多，或醛固酮过多导致；盐水反应性主要是由于容量不足、低血氯所致。

2. 预计代偿公式　根据原发病，考虑原发和继发改变。如休克，则考虑 HCO_3^- 为原发病变，CO_2 为继发改变。实测值在预测范围之内，为单纯性；否则，考虑多重酸碱失衡(表 22-1-3)。

3. 计算 ΔAG、ΔHCO_3^-、ΔCl^-。

表 22-1-2　酸碱失衡分型

分型	单纯失衡(4 型)	双重酸碱失衡(6 型)	三重酸碱失衡(2 型)
特点	代谢性酸中毒 (高 AG、正常 AG+ 高 Cl^-)	呼吸性酸中毒合并代谢性酸中毒	呼吸性酸中毒或呼吸性碱中毒
	代谢性碱中毒 (盐水反应、盐水抵抗) 呼吸性酸中毒	呼吸性酸中毒 + 代谢性碱中毒	合并高 AG 代谢性酸中毒及代谢性碱中毒
	呼吸性碱中毒	呼吸性碱中毒合并代谢性酸中毒	
	呼吸性酸中毒	呼吸性碱中毒合并代谢性碱中毒	
		高 AG 代谢性酸中毒 + 代谢性碱中毒	
		高 AG 代谢性酸中毒 + 高 Cl^- 代谢性酸中毒	

表 22-1-3　常用单纯性酸碱失衡的预计代偿公式

原发失衡	原发化学变化	代偿反应	预计代偿公式	代偿时限	代偿极限
代谢性酸中毒	$[HCO_3^-]\downarrow$	$PaCO_2\downarrow$	$PaCO_2=1.5\times[HCO_3^-]+8\pm2$ $\Delta PaCO_2=1.2\times\Delta[HCO_3^-]\pm2$	12~24h	10mmHg
代谢性碱中毒	$[HCO_3^-]\uparrow$	$PaCO_2\uparrow$	$\Delta PaCO_2=0.7\times\Delta[HCO_3^-]\pm5$	12~24h	55mmHg
呼吸性酸中毒	$PaCO_2\uparrow$	$[HCO_3^-]\uparrow$	急性： 代偿引起增高 3~4mmol/L $\Delta[HCO_3^-]=0.1\times\Delta PaCO_2\pm1.5$ 慢性： $\Delta[HCO_3^-]=0.4\times\Delta PaCO_2\pm3$	几分钟 3~5 天	30mmol/L 42~45mmol/L
呼吸性碱中毒	$PaCO_2\downarrow$	$[HCO_3^-]\downarrow$	急性： $\Delta[HCO_3^-]=0.2\times\Delta PaCO_2\pm2.5$ 慢性： $\Delta[HCO_3^-]=0.5\times\Delta PaCO_2\pm2.5$	几分钟 3~5 天	18mmol/L 12~15mmol/L

（1）$AG=Na^+-(Cl^-+HCO_3^-)$，$\Delta AG=AG-12$。

（2）如 AG 增高型代谢性酸中毒合并代谢性碱中毒：则 ΔAG 增高，且 $\Delta AG>\Delta HCO_3^-$（因 Cl^- 降低）。

（3）AG 增高型代谢性酸中毒合并高 Cl^- 代谢性酸中毒：则 ΔAG 增高，且 $\Delta HCO_3^->\Delta Cl^-$（因 Cl^- 增高）（$\Delta HCO_3^-=\Delta AG+\Delta Cl^-$）。

（4）计算潜在 $HCO_3^-=\Delta AG+$ 实际 HCO_3^-，主要用于判断三重酸碱失衡。如潜在 $HCO_3^->$ 预计 HCO_3^- 提示代谢性碱中毒存在；这里预计值根据代偿公式计算。一般先根据原发病因诊断呼吸性酸中毒或呼吸性碱中毒，然后根据 AG 判断 $AG\uparrow$ 代谢性酸中毒，最后根据潜在 $HCO_3^->$ 预计 HCO_3^- 判断代谢性碱中毒。三重临床较少计算，难度较大。

（二）血气分析的五步法

根据血气分析结果，临床上可归纳为五步法对结果进行判断。

第一步，血气正确性分析：是根据表 22-1-1 分析血气机定标是否正确，如果为不合理的定标，那么这个血气报告是没有价值的，且会误导临床，需要重新校正后再做。比如测得 pH=7.2，则 H^+ 应该约为 63mmol，如果不对，则这个血气机当天定标有误，要重新定标。

第二步，判断是否酸碱失衡：根据 pH 判断酸、碱失衡，正常值 7.35~7.45，判断患者存在酸中毒还是碱中毒；然后根据原发病和 HCO_3^- 和 $PaCO_2$ 判断原发因素。pH>7.40 时 HCO_3^- 升高为代谢性碱中毒，$PaCO_2$ 降低为呼吸性碱中毒；而 pH<7.40 时，HCO_3^- 降低为代谢性酸中毒，$PaCO_2$ 降低升高为呼吸性酸中毒。

第三步，分清原发和继发变化：需要用酸碱失衡变化趋势图（图 22-1-10）协助临床判断，检测值在相关失衡的范围内，则为代偿性单纯失衡型，反之说明存在二重或多重酸碱失衡。HCO_3^-、PCO_2 任何一个变量的原发变化均可引起另一个变量的同向代偿变化。原发 HCO_3^- 升高，必有代偿的 PCO_2 升高；原发 HCO_3^- 下降，必有代偿 PCO_2 下降。反之亦相同。因此，原发失衡决定了 pH 是偏碱抑或偏酸。临床上存在单纯呼吸性酸中毒、呼吸性碱中毒、高 AG 或正常 AG+ 高 Cl^- 性代谢性酸中毒和由盐水反应、盐水抵抗引起的代谢性碱中毒。一旦 HCO_3^- 和 PCO_2 呈相反方向变化，必定为混合性酸碱失衡

（图 22-1-10），如：呼吸性酸中毒时 HCO_3^- 的检测值或代谢性碱中毒时 $PaCO_2$ 的检测值高于预计代偿值的高限，则为呼吸性酸中毒合并代谢性碱中毒；呼吸性碱中毒时 HCO_3^- 的检测值或代谢性酸中毒时 $PaCO_2$ 的检测值低于预计代偿值的低限，则考虑呼吸性碱中毒合并代谢性酸中毒；呼吸性酸中毒时 HCO_3^- 与代谢性碱中毒时 $PaCO_2$ 高于代偿限值，肯定为呼吸性酸中毒合并代谢性碱中毒；呼吸性碱中毒时 HCO_3^- 与代谢性酸中毒时 $PaCO_2$ 低于代偿限值，肯定为呼吸性碱中毒合并代谢性酸中毒。这个步骤有时候并不常做。

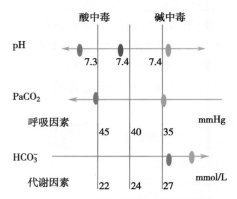

图 22-1-10　酸碱失衡变化趋势图
A. $PaCO_2$ 与 HCO_3^- 反向，两者中与 pH 同方向者为原发因素，反向者为代偿改变或者混合因素（抵消）；B. $PaCO_2$ 与 HCO_3^- 同向，两者同向发展时肯定为混合型酸碱失衡（叠加）。

第四步，通过预计公式进行计算：进行实测值与预计值之间的比较，有助于区分单纯性和二重性酸碱失衡。比如代谢性酸中毒，通过过度通气，CO_2 将下降，如果不降、升高，或下降幅度超过 10mmHg，说明该患儿还有呼吸问题存在。

代谢性碱中毒常分为盐水抵抗性常是低钾、碱性物质输入过多，或醛固酮过多导致；盐水反应性主要是由于容量不足、低血氯所致，可通过原发病结合 pH 进行区分。

高 AG 代谢性酸中毒 + 代谢性碱中毒和高 AG 代谢性酸中毒 + 高 Cl^- 代谢性酸中毒可以根据 ΔAG、ΔHCO_3^-、ΔCl^- 三者之间的关系公式推导出。

第五步，分析三重酸碱失衡：正常生理状态下，人不能同时存在过多排出 CO_2、过少排出 CO_2 的现象，即不可能同时存在呼吸性酸中毒与呼吸性

碱中毒;但可以因同时存在二种及以上病因而导致 HCO_3^- 的排出过多与过少,形成代谢性碱中毒与代谢性酸中毒并存。因此,临床上三重酸碱失衡分为:呼吸性酸中毒型(呼吸性酸中毒 + 代谢性酸中毒 + 代谢性碱中毒)、呼吸性碱中毒型(呼吸性碱中毒 + 代谢性酸中毒 + 代谢性碱中毒)。其判断步骤可分为以下三步:①首先确定呼吸性酸碱失衡类型,选用呼吸性酸中毒或呼吸性碱中毒预计代偿公式,计算 HCO_3^- 代偿范围,此为一重紊乱;②计算 AG,判断是否并发高 AG 代谢性酸中毒,三重酸碱失衡中代谢性酸中毒一定为高 AG 代谢性酸中毒,此为二重紊乱;③应用潜在 HCO_3^- 判断代谢性碱中毒,即将潜在 HCO_3^- 与呼吸性酸中毒或呼吸性碱中毒预计代偿公式计算所得 HCO_3^- 代偿范围相比。其中潜在 HCO_3^- = 实测值 + ΔAG,预计 HCO_3^- 根据呼吸性酸中毒或呼吸性碱中毒代偿公式计算;潜在 HCO_3^- 大于预计 HCO_3^- 定为代谢性碱中毒,此为第三重酸碱平衡紊乱。故三重酸碱紊乱一般为呼吸性酸碱紊乱 + 高 AG 代谢性酸中毒 + 代谢性碱中毒,具体见病例。

(三)酸碱失衡的处理

1. 单纯酸碱失衡

(1)呼吸性酸中毒:首先解除气道梗阻,增加通气量,促进二氧化碳排出。严重时(一般 pH 低于 7.2)时采用碱性药物稀释到等渗使用,如 1.4% 碳酸氢钠、1.7% 乳酸钠。注意慢性呼吸性酸中毒的吸入氧浓度 FiO_2 不能过高,否则易导致抑制呼吸。等张的碳酸氢钠(1.25%)、1.7% 的乳酸钠 6ml 提供 1mmol 的碳酸氢根,从而可以推导 5% 碳酸氢钠、11.2% 乳酸钠的使用量。

(2)呼吸性碱中毒:适度抑制呼吸,给予镇静。调节呼吸机参数:降低呼吸机指令频率,下调 I:E。必要时延长无效腔量:延长呼吸机管路,加用面罩等。

(3)代谢性酸中毒:抗休克,给予液体复苏,纠正脱水。给予碱性药物:1.4% 碳酸氢钠和 1.7% 乳酸钠,补碱量(mmol)=(正常 BE- 检测 BE)× 体重 ×0.3;纠酸时容易低血钾,及时补钾。

(4)代谢性碱中毒:纠正脱水,停用碱性药物。补充 0.9% 氯化钠 +10% 氯化钾;pH>7.55、Cl^-<70mmol/L 时,可考虑补充精氨酸。

2. 双重酸碱失衡
双重失衡状态主要是解决原发病和原发酸碱失衡。需要根据其原发变化

确定治疗方案,改善主要危及生命的酸碱失衡,尤其要增加通气,改善氧合,同时兼顾继发性变化,维护电解质平衡,最终改善机体微环境,改善脏器功能。

3. 三重酸碱失衡
目前由于临床情况复杂,计算和处理难度大,较少进行。

六、临床应用

血气分析在机械通气治疗过程中对于判断呼吸衰竭类型、调整呼吸机参数具有重要指导作用。临床上我们如何对血气分析进行判读,我们举例说明:

> 病例 1:患儿男,3 岁,发热、咳嗽 5 天,气促青紫半天入 PICU。予以呼吸机辅助通气,床边静脉血气分析提示:pH 7.09、PaO_2 40mmHg、$PaCO_2$ 80mmHg、HCO_3^- 24mmol/L、Cl^- 98mmol/L、Na^+ 136mmol/L、K^+ 4.1mmol/L。

问题 1:如何通过血气分析判定患儿目前酸碱失衡?

第一步,首先测定准确性:将 $PaCO_2$ 和 HCO_3^- 测定值代入公式:$[H^+]$=24×80/24=80,对应表格 22-1-1pH 与 7.09 接近,因此数据是可靠的。

第二步,酸碱平衡紊乱的特征:pH 改变是源于呼吸因素还是代谢因素。该患儿 pH<7.35、$PaCO_2$ 80mmHg。结合病史,为存在呼吸性酸中毒。

第三步,酸碱平衡方向判断:该患儿 $PaCO_2$ 明显升高提示存在呼吸性酸中毒,与 pH 变化方向一致,说明呼吸因素是酸中毒原发因素。根据患儿 HCO_3^-:24mmol/L 判定不存在代谢性碱中毒,是否存在代谢性酸中毒,初看并非如此。

第四步,计算预期代偿:呼吸性酸碱平衡紊乱靠肾脏代谢,反之亦然。如果代偿超过或低于预期,那么必然存在独立的双重酸碱平衡紊乱。根据表格分别代入呼吸性酸中毒的代偿公式,该患儿实际测量 HCO_3^- 低于预测值(28mmol/L),因此同时存在代谢性酸中毒。

第五步,计算 AG:该患儿 AG=Na^+-(Cl^- + HCO_3^-)=136-(98+24)=14,病史中暂未提示有低蛋白血症,故未纠正 AG。考虑存在阴离子间隙正常的代谢性酸中毒,可进一步询问患儿有无腹泻、肿瘤、药物服用等病史。

问题 2：患儿目前常频呼吸机通气：SIMV+PSV，f 30 次/min、FiO$_2$ 55%、PEEP 4cmH$_2$O、PIP 25cmH$_2$O，如何调整呼吸机参数？

（1）增加呼吸频率：直接调节或可通过呼吸时间和吸气时间的长短来调节呼吸频率。

（2）增加潮气量：结合临床情况和呼吸机参数，如果增加潮气量允许的情况下，压力型模式可以提高压力水平、吸气时间，容量控制时增加潮气量、吸气时间、流量送气波形等。

问题 3：该患儿采用的是静脉血气是否对结果判定造成影响？

在某些情况下，比如在新生儿监护室或急诊室，抽取静脉血进行血气分析更加方便。可以由标准的静脉穿刺取血，测外周静脉血气；经过中心静脉导管测中心静脉血气；由肺动脉导管远端测定混合静脉血气分析。中心静脉和混合静脉比外周静脉血气更加接近动脉血气分析结果。如果不存在血流动力学紊乱，静脉 pH、PvCO$_2$、HCO$_3^-$ 可以反映动脉 pH、PaCO$_2$、HCO$_3^-$ 变化趋势。由于组织摄取氧气发生于取血前，PvO$_2$ 往往不能反映 PaO$_2$。

【专家点评】

血气分析在呼吸机辅助治疗中具有重要参考价值，但需要警惕潜在代谢因素引起的酸碱失衡。应系统评价血气分析指标，找出潜在可能的紊乱。

病例 2：患儿男，1 岁，既往明确先天性代谢病（线粒体脑肌病），本次反复呕吐 1 天、精神萎靡，入 PICU。来院时因呼吸微弱，急诊紧急气管插管、呼吸机辅助通气，床边静脉血气分析提示：pH 7.40、PaO$_2$ 56mHg、PaCO$_2$ 40mmHg、HCO$_3^-$ 26mmol/L、Cl$^-$ 98mmol/L、Na$^+$ 142mmol/L、K$^+$ 4.1mmol/L。

问题：如何分析该患儿血气情况？

该患儿既有代谢又有呼吸问题。我们直接通过 ΔAG、ΔHCO$_3^-$、ΔCl$^-$ 进行计算。AG=142-（26+98）=18mmol/L，提示高 AG 血症，18mmol/L 提示代谢性酸中毒可能性大。计算 ΔAG=28-12=6，ΔHCO$_3^-$=26-24=2，ΔCl$^-$=100-98=2；可见 ΔAG > ΔHCO$_3^-$。结果：AG↑型代谢性酸中毒+代谢性碱中毒。

这里可见，若不看 AG、ΔAG > ΔHCO$_3^-$ 很可能判断为无酸碱失衡。

【专家点评】

血气分析的方法思路有多种，可以结合 ΔAG 等计算进行分析，也可以通过预计公式进行分析。三重酸碱失衡难度大，本书不进行介绍。

（李 珍 朱晓东）

第二节 经皮氧饱和度的监测

一、原理

每个血红蛋白有四个血红素，每个血红素能够结合一个 O$_2$。血红素结合 O$_2$ 的百分比称为经皮脉搏氧饱和度（Percutaneous pulse oxygen saturation，SpO$_2$）。换而言之，SpO$_2$ 是指每 100 个血红素中被 O$_2$ 所结合的比例。SpO$_2$ 可以在脉搏血氧仪上被读出来，其代表了氧合血红蛋白。采用分光光度法的原理（用于测定血液中氧合血红蛋白和脱氧血红蛋白的百分比），光学体积描记法的原理（用于显示脉搏和心率的振幅）。脉搏血氧饱和度仪的发光二极管所产生的两个波长的光线（如 640mm 和 940mm）透过搏动的血管床被光学感受器接收（图 22-2-1）。临床上有各种探头可供使用，根据部位不同分为肢端探头（手指或足趾）、耳探头和鼻探头（图 22-2-2、图 22-2-3）。随着技术的发展，脉搏血氧仪已经变得更便宜、更小、更轻且更耐用。运算法则的改进使得在监测中的误差显著减少。

二、临床意义

SpO$_2$ 是一种间接反映组织氧合功能的无创监测指标，被列为第五大生命体征。具有快速性、无创性和可连续性的特点，目前已成为危重症患儿常用的监测手段（儿童及新生儿目标 SpO$_2$ 见表 22-2-1）。研究显示 SpO$_2$ 的测定主要目的在于减少低氧血症的发生、精确吸入氧浓度和快速评估机械通气临床疗效，尤其在急性肺损伤或急性呼吸窘迫综合征时,SpO_2 监测可帮助医师了解患儿病情变化。但危重病人仅用 SpO_2 评估动脉血氧含量(SaO_2)的准确性并没有得到确切的结论。局部低温、低氧血症、贫血、碱中毒、血管活性药物的使用会影响 SpO_2 的检测准确性,高乳酸血症和菌血症是否造成 SpO_2 检测的误差尚无临床数据。

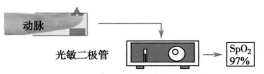

图 22-2-1 红外线测量机制示意图

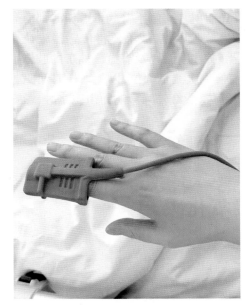

图 22-2-2 指夹式测量仪图

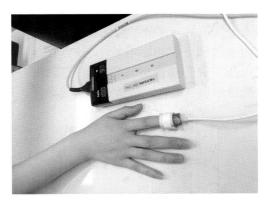

图 22-2-3 缠绕式测量仪图

表 22-2-1 儿童和新生儿目标 SpO_2

人群	SpO_2 目标
儿童	94%~98%
新生儿	90%~94%

三、SpO_2 与 PaO_2 关系

PaO_2 与氧合血红蛋白的解离曲线:

1. 脉搏血氧测定和 PaO_2 当 PaO_2 低于 20mmHg 时,氧合血红解离曲线几乎是平坦的,在这段解离曲线上 PaO_2 的增加并不能增加 SpO_2。一旦 PaO_2 超过 20mmHg(20~60mmHg),PaO_2 较小的升高导致 SpO_2 显著上升。PaO_2 高于 60mmHg 时,氧解离曲线再次变得平坦,此时 SpO_2 高于 90%,PaO_2 进一步升高对 SpO_2 的上升影响不大。仅关注 SpO_2 会忽视 PaO_2 的下降,因为 PaO_2 在氧解离曲线上方平坦段的明显改变不伴随 SpO_2 的明显改变。在严重低氧血症时 SpO_2 并不可靠,因为当 SpO_2 低于 80% 时,血氧测定并不可靠(图 22-2-4)。

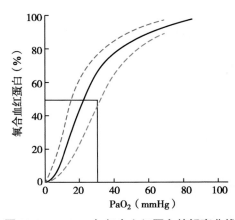

图 22-2-4 PaO_2 与氧合血红蛋白的解离曲线

2. P_{50} P_{50} 被用于评估氧解离曲线的位置。P_{50} 是指血红蛋白达 50% 氧饱和度时的 PaO_2。正常的 P_{50} 为 27mmHg,$P_{50} < 27$mmHg 意味着氧离曲线左移,$P_{50} > 27$mmHg 意味着氧离曲线右移。

3. 氧合血红蛋白的偏移

(1)氧解离曲线在如下情况发生左移动:碱血症、低体温、异常的血红蛋白(如碳氧血红蛋白、高铁血红蛋白、胎儿血红蛋白)、黏液性水肿、低无机磷酸盐、急性胰腺炎。氧解离曲线左移意味着:在血液中,O_2 与血红蛋白的结合变得更加紧密,在组织中,尽管 SpO_2 变得更高,但更少的 O_2 被释放入组织。PaO_2 相对 SpO_2 偏低,伴随氧解离曲线左移,PaO_2 可能比预期的低,检测 SpO_2 会高估 PaO_2。

(2)氧解离曲线在如下情况发生右移动:酸血症、发热、异常的血红蛋白(如 Kansas 血红蛋白)、甲状腺毒症、高无机磷酸盐、贫血、激素治疗。氧解离曲线右移意味着：在血液中，O_2 与血红蛋白的结合变得相对疏松；在组织中，尽管 SpO_2 变得更低，但更多的 O_2 被释放入组织。PaO_2 相对 SpO_2 偏高，伴随氧解离曲线右移，PaO_2 可能比预期的高，检测 SpO_2 会低估 PaO_2，这会导致临床上发生氧损害，甚至氧中毒，尤其针对新生儿或早产儿。

4. 正常氧解离曲线　正常氧解离曲线位置时 SpO_2 与 PaO_2 对应值（表 22-2-2）。

表 22-2-2　SpO_2 与 PaO_2 对应值

类别	PaO_2	SpO_2
数值	30mmHg	60%
	60mmHg	90%
	90mmHg	95%

四、SpO_2 测量注意事项

仪器是为测定氧合和脱氧血红蛋白设计，但没有设计存在病态血红蛋白（如碳氧血红蛋白和高铁血红蛋白）时的误差校正。碳氧血红蛋白可与氧合血红蛋白一样吸收红光，饱和度显示水平比实际水平高得多。在这些情况下，就要依靠动脉血气分析。将传感器贴附到病人身体的适当位置上，如有可能，放在与心脏同样高度的位置上，病人躁动时的异常运动会干扰 SpO_2 的测量。当病人的末梢循环严重不畅时，如休克病人、受测部位冷冻过度，将会导致被测部位动脉血流减少，使测量不准或无法测量。当外界有强光照射到血氧探头上时，可能会使光电接收器件的工作偏离正常范围，导致测量的不准确，因此血氧探头应尽量避免强光照射。同侧手臂测量血压时都会导致血氧饱和度测量困难，故不要将传感器放在有动脉导管或静脉注射管以及有血压袖带的肢体上。每 2~3h 变换一次测量部位，以免因长时间佩戴在固定手指部位，受红外线影响而组织水肿，影响测量精度。

（李　珍　朱晓东）

第三节　呼气末二氧化碳

一、原理

呼气末二氧化碳（end tidal carbon dioxide，$ETCO_2$）监测是一项无创、简便、实时、连续的呼吸功能学监测指标，灵敏度高，可以监测通气、确定气管插管位置、及时发现呼吸机机械故障、指导调节呼吸机参数、指导呼吸机的撤除，也能反映循环功能和肺血流情况。

测定呼气末二氧化碳的方法有很多，包括吸收光谱法、显色法、质谱分析法、拉曼效应分析法等。红外吸收光谱法是目前最常用的呼气末二氧化碳测定技术，工作原理如下：二氧化碳分子在特定的波长（4.26μm）吸收红外线辐射，吸收的辐射量与呼吸样本中存在的二氧化碳浓度几乎呈指数关系。使用该光谱区敏感的光电探测器监测红外线辐射水平的变化，可计算出气体样本中的二氧化碳浓度，经电脑处理后将二氧化碳浓度或分压以数值或图形形式显示出来。正常呼气末二氧化碳与二氧化碳分压相关联，健康测试者中二氧化碳分压正常范围为 35~45mmHg。

二、工作方式

依据传感器在气流中的不同位置分为主流取样（图 22-3-1）和旁流取样两种检测模式：前者是将传感器直接连接在患者的通气管路中，检测管路为人工气道的一部分。其优点在于检测结果受气道内水汽和分泌物影响较小，缺点在于持续监测仅可用于气管插管患儿的密闭气道，部分厂家产品明显增加气道管路负重和呼吸无效腔。后者

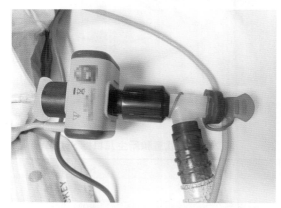

图 22-3-1　呼吸末二氧化碳监测探头（主流取样）

是经过取样管线从气道中取出部分气体测定,可用于气管插管患儿或非气管插管患儿。其优点在于可用于非密闭气道,采样部位多样,缺点在于采样口易受气道内水汽和分泌物影响,对于低流速通气或小儿,抽吸采样产生的气流丢失可能影响潮气量测定和呼吸机触发。按取样模式不同,监测模块也分为主流模块和旁流模块。主流模块直接串联进气道管路,模块采集通过其内腔的被测气体相应数据传输至主机(图22-3-2)。旁路模块通过采样泵和特定管路抽取少量气体到检测模块进行测量,测量数据通过串口传输至主机显示,可用于无创测量。

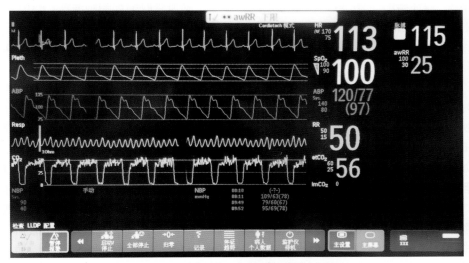

图 22-3-2　呼吸末二氧化碳实时监测图形

三、意义

影响肺泡二氧化碳浓度的三要素包括:机体二氧化碳的产生、运输(肺血流)和排放(肺泡通气),故呼吸周期中肺泡二氧化碳浓度的变化反映了机体通气、换气和代谢(细胞代谢产生二氧化碳)的瞬时信息。正常呼吸周期中二氧化碳的浓度与时间的关系以二氧化碳波形描述,每个呼吸周期结束时呼气末二氧化碳浓度是肺泡二氧化碳浓度的峰值,其中经气管插管后测得的指标最可靠,临床上据此评估疾病的严重程度和疗效。正常人 $ETCO_2 \approx PaCO_2$,受到循环、代谢以及气道无效腔量增加的影响。

(一)时间 - 二氧化碳波形

1. 正常二氧化碳曲线图解　正常二氧化碳曲线图解如图 22-3-3。

(1)第一阶段(无效腔通气,A → B):呼气开始,气体来自解剖无效腔。

(2)第二阶段(上升阶段,B → C):为无效腔通气和肺泡内气体混合呼出时间。呼气气流中二氧化碳浓度快速上升,来自肺泡的二氧化碳到达上气道。

(3)第三阶段(肺泡平台,C → D):肺泡混合气体持续呼出。D 点系肺泡平台的末端,代表呼气结束时最大二氧化碳浓度,即呼气末二氧化碳($ETCO_2$),为出现在监视器显示仪上的检测值。

(4)第四阶段(D → E):本次呼气结束到下一次吸气开始。

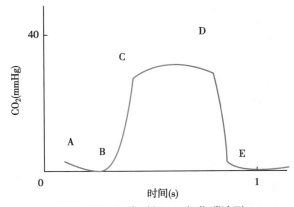

图 22-3-3　正常时间 - 二氧化碳波形

2. 解读波形图谱应注意的观察要点

(1)基线:吸入气的 PCO_2,一般应等于 0,基线升高多见于呼吸回路异常导致 CO_2 重复吸入。

(2)高度:代表 $PetCO_2$,高度突然明显降低或降至 0,多见于气管插管脱出、呼吸机管道连接失败、管道阻塞、呼吸暂停、呼吸机故障引起的无法送气、采样管阻塞等情况；高度在数分钟内进行性下降多见于心搏骤停、肺梗死、循环衰竭或通气骤然增加；高度逐渐下降多见于低温麻醉等代谢减弱状态，或通气量逐渐增加，或自主呼吸增强导致呼吸机误触发增多；高度逐渐升高多见于发热、寒战、抽搐、全身炎症反应综合征、甲状腺危象等代谢增强情况，输注碳酸氢钠，或通气量逐渐减少（尤其是喘息加剧）等情况。

（3）形态：正常 CO_2 的波形与异常波形。

（4）频率：呼吸频率即二氧化碳波形出现的频率。

（5）节律：反映呼吸中枢或呼吸机的功能，无呼吸机下反映异常呼吸节律。

3. 异常时间 - 二氧化碳波形 异常时间 - 二氧化碳波形如图 22-3-4。

（二）气管插管患者中 $ETCO_2$ 监测的临床应用

1. 人工气道定位 插管后二氧化碳波形存在所有四个阶段曲线图证明气管插管过声带，通常观察到连续 4~6 个以上的稳定波形即可判断气管插管在气道内，但过深进入右主支气管也可能出现正常波形。无心搏骤停的患者中使用 $ETCO_2$ 判断气管插管位置准确性接近 100%。

若波形呈一直线常提示以下情况：插管进入食管、异物或其他因素导致插管远端完全性气道阻塞、监测仪器故障或持续性心脏停搏导致肺血管床无二氧化碳交换或二氧化碳无法产生。

2. 转运监测 转运过程中监测气管导管位置，可及时发现气管插管脱出异位，减少转运的风险。

3. 评估 CPR 的有效性 心脏停搏时，肺泡通气和代谢是恒定的，$ETCO_2$ 反映肺血流量，故 $ETCO_2$ 可作为心脏按压有效性的衡量标准，有效的心肺复苏导致心输出量增高时，$ETCO_2$ 将增高。

4. 判断自主循环恢复 心脏停搏时，$ETCO_2$ 是自发循环恢复的最早指标。心脏复跳时心输出量急剧增加，灌注增加，心脏停搏期间累积的二氧化碳被输送到肺并呼出，$ETCO_2$ 快速增加，表现为 $ETCO_2$ 突然升高。一旦发现 $ETCO_2$ 升高，可以停止胸外按压评估心脏节律和血压。在心肺复苏的高级生命支持阶段，$ETCO_2$ 数值突然上升 10mmHg 以上预示自主循环恢复。

5. 评估心搏骤停的预后 2015 年 AHA 心肺复苏指南中指出，对于已经行气管插管的心肺复苏患者，经高质量心肺复苏，插管后 20min 监测 $ETCO_2$ 数值 ≤10mmHg，预示患者预后不良。

6. 鉴别心搏骤停的原因 气道因素导致的心搏骤停患者较心源性因素心搏骤停患者发病当时 $ETCO_2$ 水平更高。

7. 高颅压和外伤患者管理 高 CO_2 水平（$PaCO_2 > 50mmHg$）会导致脑血管舒张、脑血流量增加而加重高颅压；低 CO_2 水平（$PaCO_2 < 30mmHg$）导致脑血管收缩影响脑灌注，上述情况均影响严重脑外伤患者神经功能，影响患者预后。

（三）非气管插管患者中 $ETCO_2$ 监测的临床应用

1. 评估危重症患者和癫痫发作患者的气道、呼吸、循环 正常四个阶段波形提示气道通畅、自主呼吸存在；$ETCO_2$ 水平维持在正常范围提示灌注良好。若波形呈一直线，无 $ETCO_2$ 读数，无胸壁运动提示呼吸暂停；小波形、低 $ETCO_2$ 值提示无效通气；正常 CO_2 波形、$ETCO_2$ 值提示有效通气。

2. 评估急性呼吸窘迫病人通气情况 急性呼吸窘迫综合征患者进行保护性肺通气策略治疗时，小潮气量通气增加二氧化碳潴留的风险。实时监测 $ETCO_2$，可以及时发现二氧化碳潴留，并减少动脉血气检查频次。

3. 镇痛镇静相关通气监测 深度镇痛镇静或麻醉患者存在低通气风险，使用 $ETCO_2$ 监测仪可早于氧饱和度下降观察到的低通气状态，包括呼吸暂停、呼吸抑制、上气道阻塞、喉痉挛。$ETCO_2$ 监测被认为是最优术后呼吸抑制监测项目。呼吸暂停/呼吸抑制时无胸壁活动，上气道阻塞/喉痉挛时存在胸壁活动，但都表现为无呼吸音，$ETCO_2$ 波形呈一直线。

4. 意识障碍患者通气评估 判断药物或酒精中毒患者的有效或无效通气。

5. 监测代谢性酸中毒 代谢性酸中毒患者可出现代偿性呼吸深大，导致 $ETCO_2$ 下降。临床通过监测 $ETCO_2$ 数值可间接判断酸中毒程度。儿童糖尿病酮症酸中毒血清碳酸氢盐（HCO_3^-）与 $ETCO_2$ 呈线性关系，当出现酸中毒时，HCO_3^- 降低，分钟通气量增加，出现代偿性呼吸性碱中毒。这一过程导致 $ETCO_2$ 的减少。酸中毒越严重，$ETCO_2$ 越低，此外，$ETCO_2$ 可用于区分酮症酸中毒（代谢性酸中毒、代偿性呼吸急促和低 $ETCO_2$）的糖尿病患者和非酮症酸中毒患者（无代谢性酸中毒、正常呼吸率和正常 $ETCO_2$）。

6. 指导脓毒症患者预后 $ETCO_2$ 可作为疑似脓毒症患者死亡率的预测因素。

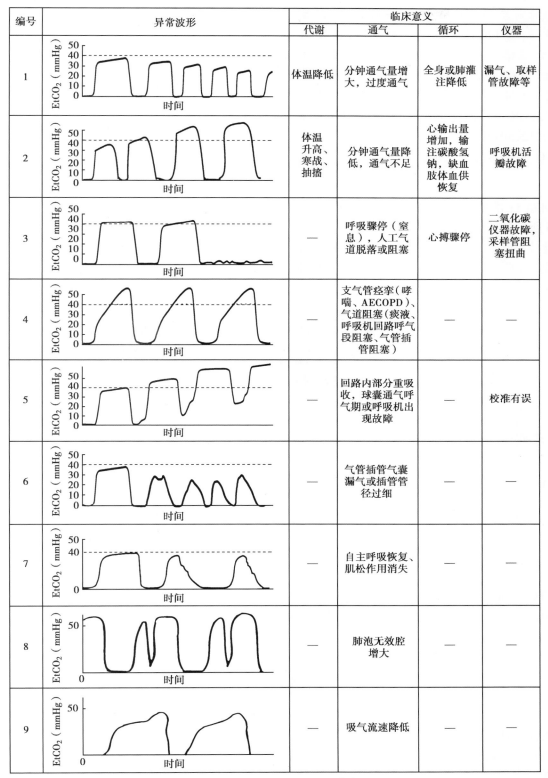

编号	异常波形	临床意义			
		代谢	通气	循环	仪器
1		体温降低	分钟通气量增大，过度通气	全身或肺灌注降低	漏气、取样管故障等
2		体温升高、寒战、抽搐	分钟通气量降低，通气不足	心输出量增加，输注碳酸氢钠，缺血肢体血供恢复	呼吸机活瓣故障
3		—	呼吸骤停（窒息），人工气道脱落或阻塞	心搏骤停	二氧化碳仪器故障，采样管阻塞扭曲
4		—	支气管痉挛（哮喘、AECOPD）、气道阻塞（痰液、呼吸机回路呼气段阻塞、气管插管阻塞）	—	—
5		—	回路内部分重吸收，球囊通气呼气期或呼吸机出现故障	—	校准有误
6		—	气管插管气囊漏气或插管管径过细	—	—
7		—	自主呼吸恢复、肌松作用消失	—	—
8		—	肺泡无效腔增大	—	—
9		—	吸气流速降低		

图 22-3-4 异常时间 - 二氧化碳波形

部分摘自：急诊呼气末二氧化碳监测专家共识组. 急诊呼气末二氧化碳监测专家共识.
中华急诊医学杂志, 2017, 26(5).

病例:患儿男,14岁,因"车祸伤致右小腿疼痛,活动障碍半小时"入院。患儿于约半小时前车祸伤致右小腿,当时感疼痛,活动障碍,由120送我院急诊科就诊,查X线片:右胫腓骨中下段粉碎性骨折。经外科医生评估后符合手术指征,行急诊手术。目前患儿已全麻后气管插管机械通气中,呼吸机参数:PC-AC模式,PEEP 4cmH₂O、PC above PEEP 12cmH₂O、RR 20次/min、Ti 0.9s。连接ETCO₂监测器持续监测。

问题1:术中发现ETCO₂波形变化为如图22-3-5所示异常情况,应如何处理?

此波形呼气升支延长,斜率缩小,随呼气时间逐渐延长,吸气可在呼气完成前开始,ETCO₂降

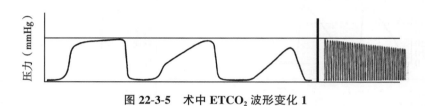

图22-3-5 术中ETCO₂波形变化1

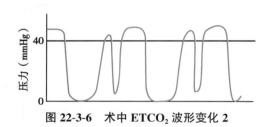

图22-3-6 术中ETCO₂波形变化2

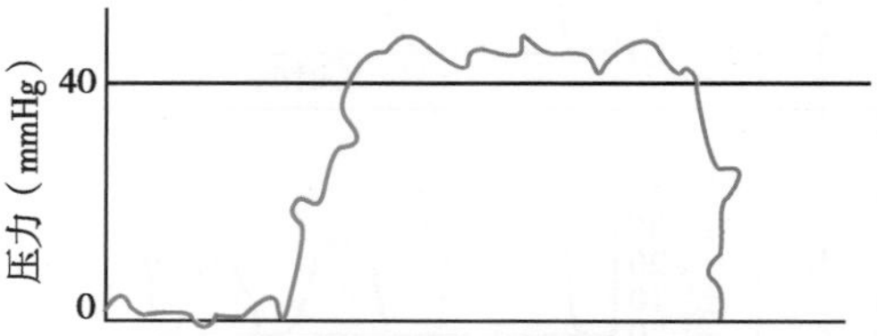

【专家点评】

ETCO₂曲线监测直观快捷,不仅是肺通气效率的指标,还可以为循环功能及两者间的关系提

低,见于呼气受限。此时呼吸机上监测患儿潮气量也会降低,可能原因为管路打折、插管阻塞、气道痉挛等。此时可以查看呼吸机管路是否打折,若无打折,则考虑插管或是气道问题,尝试吸痰,排除插管阻塞,若是患儿气道痉挛导致的异常,应及时应用镇静肌松剂。

问题2:术中发现ETCO₂波形变化为如图22-3-6所示异常情况,应如何处理?

呼气平台出现沟裂,最常见的原因是患儿自主呼吸恢复,沟裂的深度与宽度与自主呼吸能力呈正比。随着自主呼吸潮气量的增大,平台分裂,前者代表机械通气,后者代表自主呼吸。此时可以加强镇静肌松药的使用,打断自主呼吸。

若吸气相和呼气相均出现较小的呼吸波改变,提示较弱的自主呼吸频繁出现,见于参数调节不当,肌松不足等(图22-3-7)。

图22-3-7 ETCO₂波形变化示例

供一定的参考。目前已经成为手术中病人的通气监测和重症病人重要监测指标之一。

(饶维晖 朱晓东)

第四节 氧合功能计算

氧合是氧气从肺泡至肺毛细血管被动弥散的过程,临床上有很多方法可以用于机体氧合功能的检测。

一、肺泡-动脉血氧分压差

肺泡-动脉血氧分压差(alveolar-artery oxygen partial pressure gradient,A-aDO₂)是氧合功能的一种常用测定指标,指肺泡中的氧量和溶解于血浆中的氧量之差,主要评价氧通过肺泡壁进入毛细血管的能力,是判断氧弥散能力的重要指标。

计算公式:

(1)$A-aDO_2 = P_AO_2 - PaO_2$。

$P_AO_2 = [F_iO_2 \times (Patm - PH_2O)] - P_ACO_2/R$。

P_AO_2 为肺泡氧分压；PaO_2 为动脉氧分压，动脉血气分析结果可提供相应数据；FiO_2 为吸入氧气分数，室内空气为 0.21；Patm 为大气压，海平面水平为 760mmHg；PH_2O 为饱和水蒸气的压力，37℃时为 47mmHg；P_ACO_2 肺泡气二氧化碳分压，一般等于动脉血二氧化碳分压，动脉血气分析结果可提供相应数据；R 为呼吸商，一般情况下约为 0.8。

（2）$A\text{-}aDO_2 = 2.5 + 0.21 \times$ 年龄（岁）。

正常 $A\text{-}aDO_2$ 随年龄变化，假设患者呼吸室内空气可根据上述公式估算。

$A\text{-}aDO_2$ 增大提示血液从肺泡摄取氧的能力低下，存在换气功能障碍，动态观察有临床意义。$A\text{-}aDO_2 > 15mmHg$ 提示肺内分流、弥散障碍和 V/Q 比值失调。影响 $A\text{-}aDO_2$ 的因素很多，包括吸入氧浓度、V/Q 比例失调、肺内分流及右向左的心内分流，其中肺内分流又随着各种肺疾状况、病患年龄及不同的体位而改变。

二、动脉血氧分压与肺泡氧分压比值

动脉血氧分压与肺泡氧分压比值（a-A 氧比值）反映换气功能的指标，不受吸入氧浓度影响，临床小于 0.78 为异常。

计算公式：

（1）a-A 氧比值 =PaO_2/P_AO_2。

（2）a-A 氧比值下降提示肺换气功能下降和肺内分流增加。

三、动脉氧分压与吸入氧浓度比值

动脉氧分压与吸入氧浓度比值简称 P/F 比值，计算公式如下：

（1）$P/F = PaO_2/FiO_2$。

（2）$PaO_2/FiO_2 < 300mmHg$ 提示肺换气功能下降和肺内分流增加。采用 2012 年柏林会议急性呼吸窘迫综合征（acute respiratory distress syndrome，ARDS）诊断标准，在 $CPAP/PEEP > 5cmH_2O$ 时，$200mmHg < PaO_2/FiO_2 \leq 300mmHg$ 属于轻度 ARDS，$100mmHg < PaO_2/FiO_2 \leq 200mmHg$ 属于中度 ARDS，$PaO_2/FiO_2 \leq 100mmHg$ 属于重度 ARDS。

四、呼吸指数

呼吸指数（respiratory index，RI）是指肺泡动脉血氧分压差与动脉氧分压之比。受心排出量、混合静脉血氧分压、肺内分流、通气 / 血流、弥散功能和通气状态影响。不受呼吸方式和 FiO_2（%）的影响。

计算公式：$RI = A\text{-}aDO_2/PaO_2$。

五、肺内静动脉血分流

肺内静动脉血分流（Qs/Qt）指每分钟从右心排出的血中未经肺内氧合直接进入左心的血流量和心排血量的比值。

计算公式：

（1）吸入纯氧 20min 后，$Qs/Qt = [(700 - PaO_2)/100] \times 5\%$。

吸入纯氧可最大限度地排除弥散功能和通气 / 血流灌注比例失调对动脉血氧分压的影响，近似反映实际肺内分流大小。

（2）$Qs/Qt = (CcO_2 - CaO_2)/(CcO_2 - CvO_2)$。

CcO_2 为终末毛细血管氧含量，通过 P_AO_2（肺泡氧分压）进行估算；CaO_2 为动脉血氧含量，可通过动脉血气结果提供相应数据或通过公式计算：$CaO_2 = (1.34 \times$ 血红蛋白浓度 $\times SaO_2) + (0.003\ 1 \times PaO_2)$；$SaO_2$ 为动脉血氧饱和度；PaO_2 为动脉血氧分压；CvO_2 为混合静脉血氧含量，可通过混合静脉血气结果提供相应数据或通过公式计算：$CvO_2 (ml\ O_2/dl) = (1.34 \times$ 血红蛋白浓度 $\times SvO_2) + (0.003\ 1 \times PvO_2)$；$SvO_2$ 为混合静脉血氧饱和度；PvO_2 为混合静脉血氧分压。

正常人约有 5% 的混合静脉血不经肺毛细血管直接进入体循环，故正常值 <5%，如 Qs/Qt>10% 说明有病理性肺内分流，≥20% 则肺功能损害严重，一般肺炎、肺水肿、肺不张、肺泡萎陷等均会导致肺内分流增加。

六、氧合指数

计算公式：

（1）$OI = (MAP \times F_iO_2/PaO_2) \times 100$。

MAP 为平均气道压。氧合指数（OI）较 P/F 引入 MAP 联合作为判定机体氧合状态的评价指标，体现出提高呼吸机支持力度与增加吸入氧浓度是 ARDS 治疗的核心。而且运用 P/F 判定机体换气功能正常与否，前提必须是通气功能正常，否则会导致对机体氧合状态的判定出现误差。《国际小儿急性呼吸窘迫综合征专家共识（2015）》推荐：对于进行有创通气治疗的患者，使用 OI 作为肺疾病严重程度的主要指标，优于 P/F 的比值，故使用 OI 取代 P/F 比值来评价低氧血症并对 ARDS 分级,4 ≤ OI<8 为轻度;8 ≤ OI<16 为中度;OI ≥ 16 为重度。

除此以外,氧合指数多用于评价 PPHN 患儿低氧血症程度,指导干预时机。OI>25 的 PPHN 患儿除使用一般支持治疗外,可能还需提供高频振荡通气、iNO 和 ECMO 治疗。

(饶维暐　朱晓东)

第五节　重症肺部超声

一、概述

肺脏是一个富含气体的器官,长期以来是超声检查的禁区,但随着技术的发展与经验的积累,发现随着肺内气液比例变化,肺部病变在超声上依次表现为不同的征象,20 世纪 90 年代 Lichtenstein 博士等人的创新和突破性研究,创立了肺部超声(lung ultrasound,LUS)基本原则和方法,并被广泛应用于临床的各个方面,为急性呼吸困难及机械通气的患者提供了无创、无辐射和床旁及时、实时的评估手段,有助于进一步指导精确治疗的实施。

膈肌作为一种骨骼肌,是最重要的呼吸肌,在维持通气中起着举足轻重的作用。膈肌功能障碍,不仅仅出现在神经肌肉疾病或心脏外科手术的并发症中。越来越多的研究表明,低血压、低氧、脓毒症等重症患者也可能存在膈肌的损伤。另外,机械通气也是导致膈肌损伤的原因之一,称之为机械通气相关性膈肌功能障碍(ventilator-induced diaphragmatic dysfunction,VIDD),进而造成脱机困难。超声对膈肌的评估是多方面的,既能直观地了解膈肌的运动与形态,又能通过测量膈肌厚度的变化及运动幅度来评价其功能,还能用于机械通气患者脱机过程的评估,是一个新而有效的手段。

无论是对肺,还是对膈肌的评估,都属于重症超声范畴,是在重症医学理论指导下,针对重症患者,运用超声技术实施问题导向的、多目标整合的动态评估,是确定重症治疗方向及指导精细调整的重要手段。

二、临床适应证

(一)肺部超声在呼吸衰竭、机械通气患者中的应用

1. 急性呼吸困难的病因鉴别。
2. 急性呼吸窘迫综合征的诊断与疗效评估。
3. 机械通气过程中病情恶化与改善的评估。
4. 气胸的诊断。
5. 胸腔积液的诊断与治疗指导。
6. 急性肺水肿的诊断。

(二)超声在重症监护病房中对膈肌功能评估的主要应用

1. 早期发现机械通气诱导的膈肌功能障碍。
2. 预测机械通气患者的撤机能力,评价脱机困难的原因。
3. 评价早期膈肌功能康复治疗的效果。

三、临床应用注意事项

1. 无绝对禁忌证。
2. 应避免对有皮肤损伤、感染部位或有创伤、手术切口的部位进行操作。
3. 对烦躁不安的患者进行操作时,应适当镇痛镇静,以减少不适及避免发生意外脱管。
4. 如果体位变动可能对患者呼吸、循环产生不利影响,操作时应避免实施体位变动。
5. 操作时患者躯干处于暴露状态,同时使用水溶性凝胶,存在热量丢失的风险,对于有保暖需求、易发生低体温的患者尤其婴幼儿应谨慎操作。
6. 注意应用肌松剂的患儿,需慎重判定超声对膈肌功能测定的结果。

四、临床操作

肺部超声可采用线阵(5~10MHz、深度 9cm)、凸阵(2~5MHz、深度 30cm)及相控阵(1~5MHz、深度 35cm)探头,随频率降低,深度增加,分辨率下降。因此根据患者的年龄、胸壁的厚度进行选择,以达到最佳的成像效果。

采集图像时,超声探头中心与骨性胸廓垂直,采用纵向或横向的扫查方法(图 22-5-1)。纵向扫查声窗垂直于肋间隙,从头侧向脚侧滑动,观察大部分肺和胸膜的情况,可见肋骨影阻挡;横向扫

查声窗与肋间隙平行,沿肋间隙滑动,观察该肋间隙位置的肺和胸膜。

(一)肺部超声的快速评估

2008 年 Lichtenstein 和 Meziere 率先制定了急诊床旁肺部超声检查方法(bedside lung ultrasound in emergency,BLUE),而国内专家在此基础上进一步优化,形成了改良的 BLUE 方案,也是目前最为经典和常用的检查方法,通过 10 个点完成对双侧肺部病变的快速评估(图 22-5-2)。在改良的 BLUE 方案中值得一提的是,对大多数儿童患者,

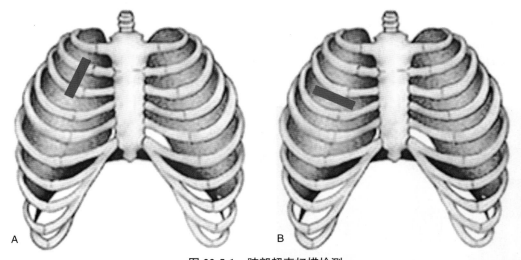

图 22-5-1 肺部超声扫描检测
A.纵向扫查探头放置方向(蓝色标识);B.横向扫查探头放置方向(蓝色标识)。

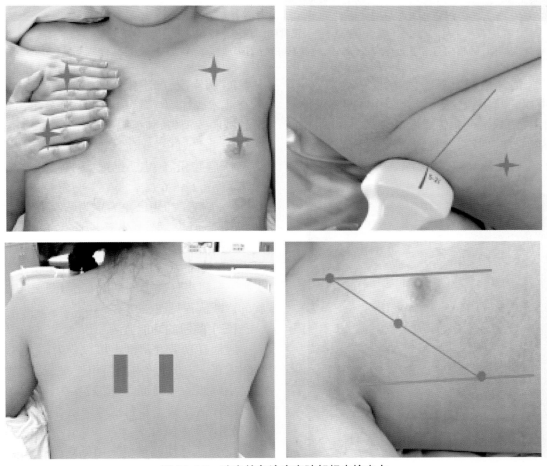

图 22-5-2 改良的急诊床旁肺部超声检查点

用 M 点(上蓝点和膈肌点连线的中点)替代下蓝点可以规避儿科患者体格差异大、膈肌位置不确定等因素,而影响下蓝点位置的判断。

为进一步对肺部情况做全面细致的评估,可采用十二分区或八分区的方案。以患者的胸骨旁线、腋前线、腋后线、脊柱旁线将胸廓分为前、侧、后胸壁,两侧共 6 个区,每个区再均分为上下 2 个区,共 12 个区,超声探头在每个区域内滑动进行扫查,且将纵向扫查与横向扫查相结合。八分区方案,不包括后胸壁的 4 个区。

(二)肺部超声的基本征像

1. 正常肺组织征象

(1)肺滑动征:脏层胸膜与壁层胸膜互相贴近,并随呼吸自由运动。

(2)A 线:肺组织通气良好时,胸膜线向下反射形成等距重复的水平高回声线,即为 A 线(图 22-5-3A)。

(3)沙滩征:在超声 M 模式下,呈沙滩样表现,以胸膜线为分隔,上半部分为胸壁,下半部分沙粒样表现为肺组织(图 22-5-3B)。

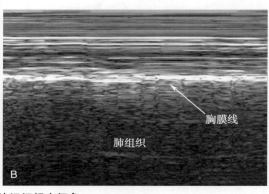

图 22-5-3　正常肺组织超声征象

A. 标准切面,胸膜线与上下肋骨构成蝙蝠征;胸膜线的反射形成多条 A 线;B. 超声 M 模式下呈现沙滩征。

2. 肺泡间质综合征
因肺水肿、急性肺损伤、肺炎或肺间质病变等,导致肺小叶间隔增厚、液体聚集,使得超声波传播形成 B 线。B 线特征为:呈镭射样高回声,发自胸膜线,随胸膜滑动而移动,且不随距离衰减,并擦除 A 线(图 22-5-4)。

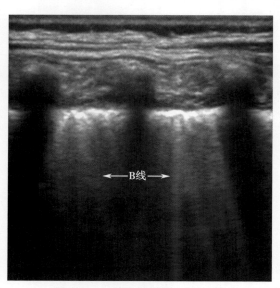

图 22-5-4　肺泡间质综合征,B 线

3. 肺实变、肺不张
肺炎或肺不张时,肺泡内有液体或细胞碎片甚至肺泡塌陷,可出现胸膜滑动减弱或消失,肺组织呈碎片征、动态/静态支气管充气征或肝样变(图 22-5-5)。

4. 胸腔积液
脏层与壁层胸膜分离,呈现液性暗区(图 22-5-6)。

5. 气胸
超声征象表现为胸膜滑动征消失,肺搏动征消失,呈 A 线表现而无 B 线,M 模式呈条形码征,可寻找到肺点(正常肺与气胸的交界点,吸气时可见正常肺,呼气时胸膜滑动征消失)——超声气胸诊断的金标准(图 22-5-7)。气胸的诊断流程见图 22-5-8。

(三)膈肌的功能监测

膈肌在功能和解剖上可以分为两大区域:一是附着带,与肋骨的内侧面相连;二是穹窿带,主要是由膈肌的肌腱组成(图 22-5-9)。对膈肌功能的直接评估方法主要包括两项内容:膈肌运动幅度,膈肌厚度及变化率。

1. 膈肌运动幅度
采用低频凸阵探头,置于右或左侧锁骨中线及腋前线与肋缘的交界处,儿童可选择剑突下切面。先经超声的 2D 模式获得所需测量膈肌的图像,而后选择 M 模式进行测量(图 22-5-10)。成人膈肌活动度的正常值与病理值见表 22-5-1,儿童目前无相关数据。

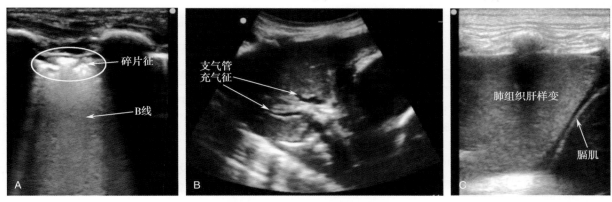

图 22-5-5 肺实变、肺不张表现
A. 碎片征;B. 支气管充气征;C. 肝样变

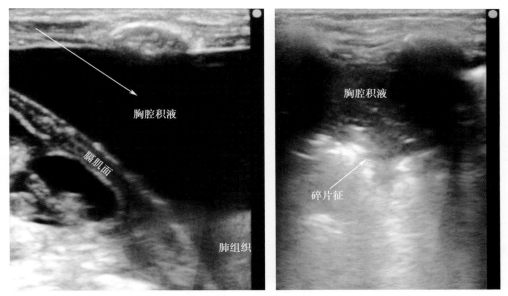

图 22-5-6 胸腔积液

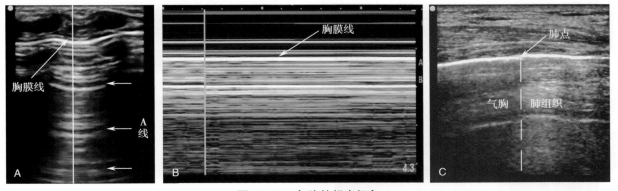

图 22-5-7 气胸的超声征象
A 线表现(伴胸膜滑动征、搏动征消失);B. 超声 M 模式呈条形码征;C. 肺点,正常肺组织与气胸的交界点。

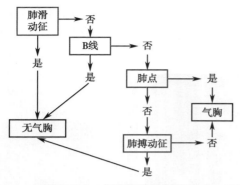

图 22-5-8　超声气胸诊断流程

摘自：Volpicelli G，Elbarbary M，Blaivas M，et al. International evidence-based recommendations for point-of-care lung ultrasound. Intensive Care Med. 2012;38(4):577-591.

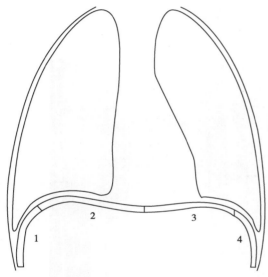

图 22-5-9　膈肌示意图

1,4 为左侧和右侧的附着区,2,3 为左侧和右侧的半穹隆区

摘自：Sferrazza Papa GF，Pellegrino GM，Di Marco F，et al. A Review of the Ultrasound Assessment of Diaphragmatic Function in Clinical Practice. Respiration. 2016;91(5):403-411.

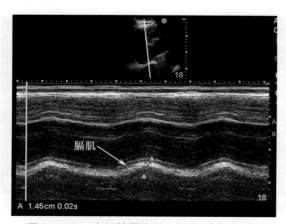

图 22-5-10　右侧锁骨中线位置检测膈肌运动

表 22-5-1　膈肌活动度正常值与病理值

膈肌活动度		平静呼吸	吸鼻试验	最大深呼吸
男	正常值	（18±3）mm	（29±6）mm	（70±11）mm
	病理值	<10mm	<18mm	<47mm
女	正常值	（16±3）mm	（26±5）mm	（57±10）mm
	病理值	<9mm	<16mm	<37mm

注：引自 Sferrazza Papa GF，Pellegrino GM，Di Marco F，et al.A review of the ultrasound assessment of diaphragmatic function in clinical practice.Respiration，2016，91（5）：403-411.

2. **膈肌厚度及变化率**　采用高频线阵探头，置于左、右腋前线第 7、8 肋间或第 8、9 肋间，探头沿肋间隙放置。胸膜与腹膜之间的结构为膈肌，通过 M 模式测量呼气末（功能残气量状态）和吸气末（最大吸气时）的膈肌厚度（图 22-5-11），并通过公式计算膈肌厚度的变化率,计算公式为:（吸气末膈肌厚度 – 呼气末膈肌厚度）/ 呼气末膈肌厚度。成人呼气末膈肌厚度正常值为（2.7±0.5）mm，变异度为（37%±9%），若厚度<2mm 和 / 或变异度<20% 考虑存在膈肌萎缩或功能不全。而在儿童患者，因年龄、体重等差异，没有固定的界值。

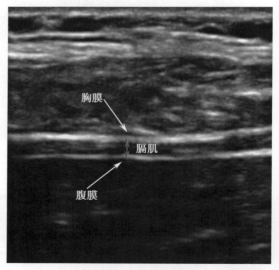

图 22-5-11　右侧第 7、8 肋间的腋前线位置膈肌（平静呼吸状态）

五、临床应用

重症肺部超声由重症医师掌握，可及时、实时地在床旁开展，并结合重症心脏超声，将超声征象与重症患者病理生理机制相结合,解决临床问题。

对呼吸困难的患者进行快速评估及病因分析,及时指导治疗方向;对机械通气的患者,可评价其治疗效果、病情变化,及时调整治疗方案;对膈肌功能的评价能及时了解是否存在机械通气诱导的膈肌功能障碍及帮助分析撤机困难的原因。在熟悉了超声评估方法与图像的基础上,如何在临床上应用?举例如下:

> 病例1:患儿男,2岁,10kg。因"脑积水"行脑室内引流术,术后返回病房,夜间进食后突然出现呛咳,呼吸急促、发绀,吸氧不能改善,立即予以气管插管、机械通气,转入重症监护病房。呼吸机参数:压力控制模式,FiO_2 0.6、PIP 25cmH_2O、PEEP 8cmH_2O、RRset 28bpm、Ti 0.7s、Vt 60ml。血气分析:pH 7.33、$PaCO_2$ 50mmHg、PaO_2 70mmHg。Lac 0.5mmol/L;胸片:右肺透亮度下降,呈"白肺"表现,左肺纹理稍增多(仰卧位床旁摄片)(图22-5-12)。

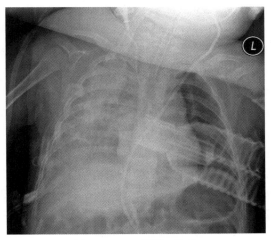

图 22-5-12　病例1胸片

问题:是什么原因导致该患儿呼吸困难?对于呼吸困难的患者,如何应用重症超声进行快速的病因判断?

呼吸困难是收治入重症监护病房的常见原因,患者往往需要辅助通气,但这并非是一个明确的诊断,而是呼吸循环受累的一种表现,通常需要对患者的病史、查体及辅助检查(胸片、心电图和实验室检查等)进行综合分析,判断其病因。信息不充分、辅助检查不及时等因素,使得我们无法快速、及时做出判断,给治疗带来困难。2008年 Lichtenstein 等基于床旁肺部超声检查,提出了

针对成人呼吸困难患者病因诊断的 BLUE 方案(BLUE-protocol)(图22-5-13),依据最终明确的临床诊断,对 300 例连续收治 ICU 的急性呼吸衰竭患者进行分析,除外小概率事件,常见的病因包括:肺炎(32%)、肺水肿(24%)、恶化的慢性阻塞性肺疾病(18%)、重症哮喘(13%)、肺栓塞(8%)、气胸(4%),以疾病的病理生理为基础,将 BLUE 方案整合到对呼吸衰竭患者的常见病因分析中,诊断准确率达 90.5%。

针对儿童患者,肺部超声对肺炎诊断的敏感度和特异性均在 90% 以上,同时可以帮助鉴别支气管炎、病毒性肺炎与细菌性肺炎;可判别喘息性疾病的原因、胸腔积液、气胸。Kurepa 等创立了新生儿肺部超声流程图以快速鉴别新生儿呼吸窘迫综合征、湿肺、胎粪吸入、气胸、肺炎、胸腔积液等。结合心脏超声可帮助对心源性因素导致的呼吸困难做出识别,从而为机械通气的应用及其他综合治疗的开展提供较为全面的信息。由于儿童疾病谱不同于成人,所以在应用 BLUE 方案流程图进行儿童呼吸困难的鉴别时,需从儿童呼吸困难的病因进行诊断和鉴别诊断。

从该患儿的病史资料分析,存在吸入性肺炎可能,机械通气下氧合及二氧化碳的排出并不理想。而床旁肺超检查发现,患儿右侧胸腔存在大量积液。追问病史,患儿曾在术中置入右侧颈内静脉导管,并用于输液,后因回血不畅而被拔除,在超声引导下立即予以胸腔穿刺,抽出清亮液体,患儿的病情得以迅速改善。由于机械通气的重症患者,往往只能采取仰卧位床旁摄片,摄片质量受限,且胸腔积液在胸片上缺乏"外高内低"的典型表现,呈现弥漫性的"白肺",呼吸困难发生突然,病史具有一定的隐匿性,使得最初判断方向错误。超声的介入让人豁然开朗,逆转了诊断:深静脉置入胸腔,输液导致大量胸腔积液,引发呼吸衰竭。该病例虽为偶发事件,游离于 BLUE 方案的病因之外,但依然引发我们思考,BLUE 方案存在的局限性,比如肺水肿原因的进一步分析、非深静脉血栓引起的肺栓塞、儿童遗传代谢性疾病所致的呼吸困难等,仍需结合临床资料进行综合判断,以及重症心脏超声的介入等,也需要有更多的研究来建立儿童患者呼吸困难的诊断流程,使机械通气及治疗方案能做到有的放矢。

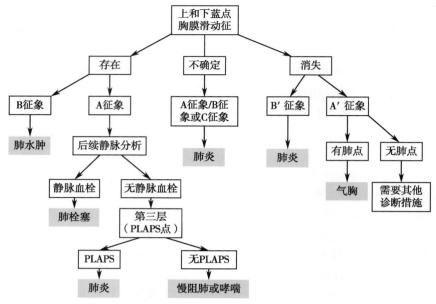

图 22-5-13　BLUE 方案流程

A 征象：双侧存在有肺滑动征的 A 线；A 征象 /B 征象：一侧为 B 线，另一侧为 A 线；C 征象：实变；B' 征象：双侧存在肺滑动征消失的 B 线。

（引自：Lichtenstein DA. BLUE-protocol and FALLS-protocol: two applications of lung ultrasound in the critically ill. Chest. 2015;147(6):1659-1670.）

【专家点评】

机械通气是改善呼吸困难、呼吸衰竭患者的有效手段，但希望对呼吸困难的原因有准确、及时的判断，对肺部的病变有更清晰的了解，肺部超声作为一个可视化的工具，扮演了重要的角色，使治疗的实施不再盲目。BLUE 方案为我们提供了很好的思路与方法，因大多数的研究来源于成人患者，因此儿童重症医师在借鉴的同时，需有更多的思考与研究。

病例 2：患儿男，5 岁，20kg。2 个月前确诊"急性淋巴细胞白血病"，末次化疗结束 1 周，发热、咳嗽 2 天，呼吸急促半天。面罩吸氧下，SpO₂ 85%，由血液肿瘤科转入 PICU。查体：P 160 次 /min，RR 55 次 /min，BP 110/70mmHg，SpO₂ 85%，T 38 ℃；神志清，稍烦躁；吸气凹陷(+)，两肺呼吸音粗，闻及两肺底细湿啰音；心音有力，心律齐，腹软，肝脏肋下 1~2cm，质软，脾肋下未及；四肢稍凉，毛细血管再充盈时间为 2s；神经系统阴性。转入 PICU 后，立即予以气管插

管和机械通气，同时给予抗感染、免疫支持等综合治疗。呼吸机参数：压力控制模式，FiO₂ 0.8、PIP 30cmH₂O、PEEP 10cmH₂O、RRset 28bpm、Ti 0.8s、Vt 180ml。血气分析：pH 7.41、PaCO₂ 33mmHg、PaO₂ 65mmHg。Lac 1.5mmol/L。血常规：WBC 1.0×10⁹/L、N 90%、Hgb 90g/L、Plt 80×10⁹/L、CRP 20mg/L。胸片：两肺弥漫性渗出（仰卧位床旁摄片）（图 22-5-14）。

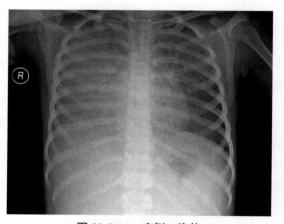

图 22-5-14　病例 2 胸片

问题 1：综合患儿的临床数据，首先考虑急性

呼吸窘迫综合征,此时肺部超声的介入对 ARDS 的诊断与鉴别诊断有何帮助?

根据 ARDS 的柏林定义,患儿急性起病(1周内),胸片提示双肺渗出,PaO_2/FiO_2 81mmHg($PEEP \geq 5cmH_2O$),基本符合重症 ARDS 的诊断。但仍需进一步明确是否存在心源性肺水肿或液体超负荷,是否有其他原因导致的呼吸衰竭,以及对肺部影像学的进一步探究。应用肺部超声对肺部从前至后的快速查扫所获得的信息对诊断与鉴别诊断非常有帮助,能及时发现实变、不张、胸腔积液、气胸、水肿等多种表现。

Sekiguchi 等应用重症超声对 ARDS、心源性肺水肿(CPE)及其他急性低氧性呼吸衰竭(AHRF)进行早期的鉴别诊断,受试者为 P/F<300mmHg 呼吸衰竭的患者(n=134),44% 为心源性肺水肿,31% 为 ARDS,25% 为其他原因(单侧肺炎、胸腔积液、气胸、慢性阻塞性肺疾病等)。对于 B 线分布<3 个检查区域,多考虑其他原因。结合心脏超声,对于同样存在较多 B 线的 ARDS 和 CPE 的患者(B 线>3 个检查区域),研究发现左侧胸腔积液(>20mm)、中到重度的左心收缩功能下降和宽大的下腔静脉(>23mm)更提示存在 CPE。2012 年国际肺部超声共识推荐意见,与心源性肺水肿相比,下述超声征象提示 ARDS 诊断:前壁胸膜下实变;肺滑动征减弱或消失;存在正常的肺实质(病变未侵及部位);胸膜线异常征象(不规则的胸膜线节段增厚);非均齐的 B 线分布。

早在 1983 年,通过 CT 的检测发现 ARDS 患者肺部的表现并非如胸片上显示的均一性,同时还受到重力的作用,使得低垂部位出现肺不张表现,另外不同病因、不同病理阶段也有不同的表现。因此 ARDS 的肺部病变具有复杂性、非均质性,存在渗出、实变、不张、胸腔积液、气胸等多种病变。Sjoding 等在对应用柏林定义诊断 ARDS 的观察者间可靠性的研究发现,临床医生在对低氧性呼吸衰竭患者诊断 ARDS 时只有中等程度的观察一致性,而这种差异主要存在于对胸部图像(胸部 X 线)的解读,而可替代的方法包括 CT、肺部超声的应用等。肺部超声与胸部 X 线相比能更全面的评估 ARDS 的形态特点,且检查的结果与 CT 非常相似,但较 CT 更便捷,易于实时监测,在 ARDS 的诊断中有着不可忽视的优势。

应用改良的 BLUE 方案,对该患儿进行床旁超声检查,与 CT 检查的结果非常契合(图 22-5-15),符合 ARDS 的诊断。

问题 2:肺复张目的是最大限度减轻肺泡损伤,是 ARDS 治疗过程中非常重要的手段,如何应用重症肺部超声评价 ARDS 患者肺复张的潜能与疗效?

ARDS 患者初始肺部通气减低的分布特点可分为两类:一类为重力依赖区的局灶性通气减低,另一类在所有肺区呈弥漫或斑片样分布的弥漫性通气减低。对于前者,复张手段会导致前胸肺上叶的过度通气,易发生气胸;而后者则不易造成明显的过度通气,对肺复张的反应性更佳。符合 ARDS 诊断标准的患者约有 70% 为局灶性通气减低,而仅有 25% 为弥漫性通气减低。因此对初始肺形态的预测,是 ARDS 患者对肺复张"反应性"的一个重要因素,而肺部超声以其实时性、可重复性、安全性的特点,在 ARDS 肺部病变初始形态的评估中具有明显的优势。

Bouhemad 等应用肺部超声评价呼气末正压(PEEP)法肺复张效果,采用 12 分区的查扫方案,将肺部征象分为 4 类:①正常通气:存在肺滑动征和 A 线,或少于 2 条的孤立 B 线;②中等程度的肺通气减低:间距 7mm 的 B 线;③严重的肺通气减低:间距小于 3mm 的 B 线或 B 线融合;④肺实变。并建立了再气化的评分方案。对 ARDS 患者在不同 PEEP 条件下的超声征象进行再气化评分与动态观察,其结果与 P-V 曲线法相比,有显著的相关性,能有效地检测 PEEP 对塌陷肺泡的开放作用。近期 Chiumello 等应用肺部超声的全肺评分和局部评分法,在不同 PEEP 水平($5cmH_2O$、$15cmH_2O$),与 CT 的肺组织密度检测相比较,有显著相关性,因此肺部超声是评估局部和全肺通气的有效工具;但肺评分的变化率与 PEEP 法肺复张不相关,不能作为床旁 PEEP 法肺复张评价的手段。另外,肺部超声在识别过度通气上存在固有缺陷,因此尚不能作为肺复张评价的唯一标准,仍需结合其他指标综合判断。

问题 3:在 ARDS 的治疗过程中,如何应用肺部超声评估其并发症及了解肺保护通气策略的合理应用?

ARDS 患者在接受机械通气过程中或疾病本身因素等,可导致急性肺心病(acute cor pulmonale,ACP)、气胸、呼吸机相关性肺炎等并发症,需及时识别、处理,调整通气及治疗方案。

ARDS 患者的肺部病变可直接影响肺循环,包

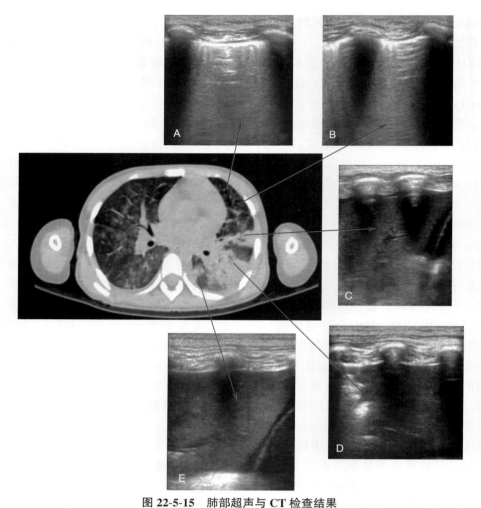

图 22-5-15　肺部超声与 CT 检查结果
A. 上蓝点，B 线 +A 线；B. 下蓝点（M 点）B 线 +A 线；C. 膈肌点，肝样实变 + 少量胸腔积液；
D. PLAPA 点，支气管充气征；E. 后蓝点，肝样实变。

括低氧性肺血管痉挛、炎症介质的释放、微血栓形成、酸中毒等，均会增加肺血管阻力（PVR），导致肺动脉高压，进而引发右心衰竭；同时正压通气会导致肺应力的增加，增加右心的后负荷，引发 ACP。Mekontso Dessap 等有关 ARDS 导致 ACP 的前瞻性队列研究发现，中到重度 ARDS 中 ACP 的发生率为 22%，与之前的研究结果类似。重症超声的应用，可以帮助识别机械通气中可能导致 ACP 的因素，包括对肺部通气的评估，对右心形态、室间隔位置及右心室舒张末期面积的测量、肺动脉压力的估测等，可做到早期发现、及时干预。该患儿临床数据及肺部超声均提示存在重度 ARDS，心脏超声检查发现右心室增大，三尖瓣中度反流，高度提示 ACP 的风险，予以调整呼吸机参数，采用右心保护的肺通气策略（平台压<27cmH$_2$O、驱动压<18cmH$_2$O、适宜的 PEEP 及 PaCO$_2$<48mmHg），并予俯卧位通气，使氧合得以改善，右心恢复正常

大小，三尖瓣轻度反流，病情好转。

气胸是 ARDS 较为常见的严重并发症，如前所述的气胸征象与诊断流程，可早期发现气胸，并可及时处理。研究表明超声检测气胸的敏感度为 90.9%，特异性为 98.2%，较胸部 X 线检查更敏感、更及时。

对于机械通气患者来说如并发呼吸机相关性肺炎（VAP）可直接影响其治疗进程。目前还没有明确、有效的诊断标准程序。Mongodi 等一项多中心研究显示，将肺部超声对胸膜下实变征、动态支气管充气征的评测与肺泡灌洗液微生物学检测相结合，设定呼吸机相关性肺炎评分，为 VAP 的早期诊断提供了有效手段。Staub 等在肺部超声诊断 VAP 的准确率和临床应用的系统分析中指出，胸膜下小片状实变和动态支气管充气征的肺部超声征象有助于 VAP 的诊断，且肺部超声的临床评分比单独应用肺部超声诊断正确性更高。

【专家点评】

ARDS 的诊治是对重症医师的极大挑战,在临床诊治过程中,需要对肺部的病变进行及时、全面的评估,包括病变的范围、性质、严重程度等,评测治疗的反应性、早期识别急性肺心病、气胸等并发症。与传统的影像学手段相比较(如胸部 X 线和肺部 CT),肺部超声能实时、及时、安全、动态地对患者进行床旁评估,是从诊断到指导治疗及并发症监测的有效手段,是重症医师应该掌握的有效方法。

病例 3:患儿女,7 月龄,6kg。因"重症肺炎、室间隔缺损、心功能不全"收治重症监护病房。机械通气、抗感染等治疗 1 周余,肺部感染控制,予心脏外科手术。术后机械通气 3 天,病情稳定撤机,但撤机后 12h,因呼吸困难加重,氧合不能维持,再次气管插管。撤机前呼吸机参数:SIME 模式,FiO₂ 0.4、PIP 12cmH₂O、PEEP 5cmH₂O、RRset 5bpm、Ti 0.7s、Vt 50ml。血气分析:pH 7.38、PaCO₂ 40mmHg、PaO₂ 95mmHg。Lac 0.5mmol/L。再插管后胸片:两肺纹理增多模糊,双下肺渗出(仰卧位床旁摄片)(图 22-5-16)。

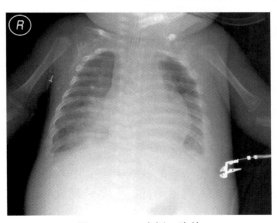

图 22-5-16 病例 3 胸片

问题:对于脱机失败的患者,如何应用床旁超声评估或预测脱机的结局?

确定患者最佳的脱机时机是有很大的挑战。现行的指南建议实施自主呼吸试验(spontaneous breathing trials,SBT)可预测脱机的结局,但即使 SBT 成功仍然有 13%~26% 患者需 48h 内再插管。成功撤机依赖于多种因素,包括血流动力学稳定、合适的通气 / 血流比值、咳嗽反射良好、可自行排痰及正常的呼吸模式等。撤机后呼吸困难的主要原因包括 SBT 诱发的心功能不全而导致肺通气下降和肺顺应性改变、机械通气相关的膈肌功能障碍。

重症超声的介入,对患者脱机过程进行监测与评估,为指导脱机提供了新视角。评测内容包括:对膈肌功能、肺通气状态及循环状态的评估。

很多成人研究表明机械通气对膈肌功能有影响,在通气 48h 内出现膈肌变薄,随通气时间的延长影响更大。研究显示,在 SBT 中有 29% 患者存在 VIDD,是脱机失败的重要原因之一。超声对膈肌功能的评估包括:膈肌活动度及膈肌厚度和变异度的监测。Lee 等在一项对儿童患者的研究中发现,在机械通气 24h 内即发现膈肌萎缩、膈肌厚度与变异度逐渐下降,撤机成功者与失败者之间的差异大,厚度变异度 <17% 与脱机失败相关,这与成人的多项研究类似。对儿童患者也因关注对膈肌功能的监测。

肺部超声可以评价肺实质的通气状态,在定性评估的基础上,可以进行定量检测。Soummer 等设定了肺部超声评分,采用 4 分法:0= 正常形态,A 线伴肺滑动征或少量 B 线;1= 中度通气不良,多个间隔的 B 线;2= 重度通气障碍,多个融合的 B 线;3= 实变,动态支气管征。检查部位采用 12 分区法,将每个区域的评分相加,总分为 0~36 分;SBT 后评分越高,撤机后发生呼吸困难的可能性越大。Tenza-Lozano 等采用改良的肺部超声评分法,即检查区域为双侧前胸上下、侧胸及 PLAPS 点区,共 8 个区域,总分为 0~24 分,研究表明肺部超声评分大于 7 分(敏感度为 76%,特异度为 72%),膈肌厚度变化率 <24%(敏感度为 93%,特异度为 58%),脱机失败的风险性高。同时肺部超声还可以及时发现肺不张、实变、胸腔积液等,帮助我们明确影响患者脱机的可能因素。

另外脱机过程还应关注心脏功能,儿童的气道问题等,进行综合评估。

【专家点评】

在整个机械通气过程中,撤机过程可能占到 1/3,过早的脱机会增加再插管的风险,也会增加不必要的心肺功能负担;而延迟脱机也可能产生相应的并发症,包括呼吸机相关性损伤及感染等,因此我们一直在寻找一个合适的时机和方法,重症超声结合膈肌、肺部、心脏的综合评估,对程序化脱机有很大的帮助，但这不是唯一的手段，需多方面的综合考虑。儿童患者的年龄跨度与体格差异，在界值的应用中，还需更多的研究。

（魏红霞 朱晓东）

第六节 中枢驱动功能监测

一、概述

呼吸运动过程本身是在呼吸中枢调控下、呼吸肌肉收缩/舒张进而驱动气体吸入或呼出肺部的力学过程，需要机械通气辅助通气的疾病本身往往存在明显的异常呼吸力学变化。呼吸驱动反映呼吸中枢的输出功能，是指吸气时呼吸中枢发出的激发呼吸肌收缩的神经冲动，是可以量化的。针对呼吸中枢驱动功能和呼吸肌功能的监测是调节机械通气辅助水平的重要决策因素之一，随着带有压力和膈肌肌电图监测功能的专用胃管应用于临床，更为详细的呼吸力学监测逐步成为临床日常工作中常用的诊疗监测工具。呼吸中枢与功能及基本测定方法见表22-6-1、22-6-2。

表 22-6-1 呼吸中枢与功能

部位	损伤	功能
脊髓	第3~5颈椎	控制膈肌运动
	第2~6胸椎	控制肋间肌运动
大脑、间脑、小脑	中脑下丘以上	不影响呼吸节律
脑干	两侧迷走神经	呼吸变慢，变深
	脑桥下缘	呼吸节律不规则
延髓	背侧孤束核	自主发放冲动，引起膈肌收缩
	腹外侧疑核	支配同侧肋间肌
	延髓以下	控制呼吸节律消失与否

二、口腔阻断压

在呼吸生理研究中，用低氧混合气体或二氧化碳混合气体作为呼吸中枢的单一输入刺激是公认的测定呼吸中枢对呼吸功能调节的有效方法。1968年Lourenco与Mirande提出以食管内置电极定量记录膈肌肌电位的方法研究呼吸中枢的输出，获得了对呼吸中枢调节功能研究的重大进步，但该方法有创，且难以标准化。1975年Whitelaw等研究发现，受试者平静呼吸时，在事前不知的情况下于呼气末（功能残气位）阻断气道，吸气努力开始后0.1s时口腔内产生的压力具有极高的可重复性，意识对气道阻断的反应至少有0.15s的延迟，由此将吸气努力开始后0.1s时口腔内产生的压力称为0.1秒口腔闭合压（mouth occlusion pressure at 0.1s after onset of inspiratory effort，$P_{0.1}$）。$P_{0.1}$应用的前提是近似认为0.1s内患者的肌肉收缩力以及气道阻力这些因素没有发挥作用，但实际上呼吸肌正在收缩，因此$P_{0.1}$是近似的认为可以反映呼吸中枢驱动力。$P_{0.1}$的改变与膈神经肌电图呈线性关系，可以反映呼吸中枢兴奋性和呼吸驱动力的变化。$P_{0.1}$不受呼吸系统力学及肺牵张反射的影响，测量方法无创，在神经传导通路正常的情况下可直接反映呼吸中枢吸气驱动的水平，已用于呼吸生理、病理生理及临床研究中。机械通气状态下，按压呼吸机的呼气末暂停键阻断气道可以测定$P_{0.1}$。

$P_{0.1}$已成为评估呼吸中枢功能的常用方法，也可指导机械通气脱机，$P_{0.1}$值高则预示脱机失败，其临界值为0.4~0.6kPa（正常低于0.2kPa）。高$P_{0.1}$值提示呼吸运动处于高负荷状态，为维持足够的肺泡通气量，脑干呼吸中枢的兴奋性被异常提高以加强呼吸驱动，而呼吸肌持续高强度运动很难持久，最终产生疲劳而发生呼吸衰竭。通常$P_{0.1}$大于0.6不宜撤机，由于呼吸肌负荷过重、呼吸中枢代偿性功能增强，且呼吸功能未完全恢复，收缩效率低，产生一定的收缩力需要更大的驱动力。$P_{0.1}$是决定病人能量消耗的主要因素，也可能提示心肺功能有异常。

$P_{0.1}$的检测方法：关闭吸气阀，当吸气作用出现0.5mba负压P1，100ms后出现P2打开吸气阀，保持小儿继续呼吸。$P_{0.1}$即为P2-P1的压力差（图22-6-1）。

三、膈肌电活动监测

1. **正常人的呼吸过程** 呼吸中枢发放神经冲动，神经冲动沿外周神经（膈神经）到达神经-膈肌接头，激活肌纤维膜上的化学门控通道，Na^+内

表 22-6-2　呼吸中枢功能的基本测定

名称	方法
通气应答	(1) 恒定状态检测：计算吸入气体浓度分段变化时引起的 PaO_2 和 $PaCO_2$ 变化值与分钟通气量之间的相关性，求出通气应答斜率。耗时过长，现已少用 (2) 单次呼吸检测：安静呼吸时吸入 $100\%N_2$ 或 $100\%O_2$ 数次后（5~20s），检测通气量的变化 (3) 重复呼吸：分为低氧、高氧通气应答两种，低氧通气应答应用时具有一定的危险性，高氧通气应答的装置简便，临床应用较多
0.1 秒口腔闭合压（$P_{0.1}$）	平静时，在事先不知情下呼吸末阻断气道，吸气努力开始后 0.1s 时口腔内产生的压力
膈肌电活动	通过置入带有 9 个测量电极和 1 个参考电极的胃管，测定膈肌电活动
自主呼吸激发试验	达到 4 项先决条件，然后吸入纯氧 10min，脱离呼吸机 8~10min，将输氧管道置于气管隆嵴水平，吸入纯氧 4~6L/min，检测血气分析，恢复机械通气

流与 K^+ 外流，形成终板电位。终板电位沿肌纤维膜做短距离传播，并具有时间与空间总和的特征，总和的电位达到肌纤维收缩的阈电位后产生动作电位，此时神经冲动转化为电信号，膈肌收缩，完成一次吸气动作。膈肌肌电位（electrical activity of diaphragm，Edi）的重要意义在于：膈肌是呼吸系统最主要的呼吸肌，其功能直接影响呼吸系统的泵功能，并且膈肌是承接上游呼吸中枢以及下游肺通气功能的中间环节。Edi 监测是在肌肉收缩时同步监测电活动，因此 Edi 监测在通气监测中有着不可替代的作用。在呼吸肌、膈肌疲劳或一些呼吸负荷增加的时候，人体势必会增加 Edi 以达到目标潮气量（这是人体自然的代偿功能决定的）。因此，Edi 的变化较传统的潮气量变化更能反映患者真实的呼吸负荷，其意义可能大于传统参数。

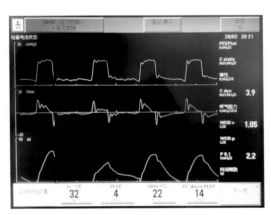

图 22-6-1　$P_{0.1}$ 监测图

Edi 的信号是微伏级的，不能像心电图、脑电图一样在体表测量。食管紧挨着膈肌，膈肌收缩的电信号容易在食管上采集得到，使用带有特质电极带胃管（胃管含有 9 个测量电极以及 1 个参考电极）就可以采集膈肌收缩的电信号。有研究表明，成人在平静呼吸时 Edi 值大约为 $10\mu V$，而 COPD 患者可能增加 5~7 倍。机械通气患者监测 Edi 可以分析患者的呼吸中枢驱动及呼吸负荷是否增加，从而判断患者病情变化。如果 Edi 值测不出或者比较低，可能的原因有：①中枢性因素，如颅脑损伤特别是脑干损伤导致的呼吸中枢功能受损，或者药物影响，如镇静肌松药物使用后；②外周神经损伤，如疾病或瘫痪引起的膈神经受损，或神经肌肉疾病引起的神经肌肉接头或者膈肌电活动传导受损；③解剖学影响因素，如膈疝；④ Edi 电极原因引起的电信号减低；⑤呼吸机影响因素，如压力支持过高或 NAVA 水平过高之后可能也会引起呼吸驱动减低。Edi 值太高主要是因为呼吸负荷增加，如高热、缺氧、心衰、疼痛、人机对抗等。人机不同步指呼吸机送气不能与患者自主呼吸契合在一起的情况，包括无效触发、双触发、误触发或自动触发、吸呼转换延迟、吸呼转换过早、流速设置过大、流速设置过低、流速上升太快等。人机不同步可能使患者氧耗增加，延长上机时间。人机不同步的情况很多时候在传统的监测波形上不易及时发现，而用 Edi 监测波形可以直观观察到。

2. **Edi 与最佳 PEEP**　PEEP 滴定时，逐渐降低 PEEP 的过程中时刻监测 Edi 变化，若出现峰值 EdiPeak 减低，而低 Edi 值增加可能表明患者肺泡出现塌陷，膈肌在呼气时出现收缩的生理反应，此刻之前的 PEEP 可能就是要确定的最佳 PEEP 值。目前小儿机械通气可以使用 Edi 来选择最佳 PEEP 水平，至于在成人 ARDS 的应用文献还比较少。

（魏红霞　朱晓东）

第七节　电阻抗成像监测

一、概述

随着科学技术的发展,电磁场技术已在生物医学研究中得到了广泛应用,包括电磁场对细胞的影响、电磁场的生物学效应、电磁治疗等。由此,生物电阻抗断层成像(electrical impedance tomography,EIT)技术应运而生。EIT 是继形态结构成像之后的新一代无损伤功能成像技术,根据人体内不同组织具有不同的电阻抗这一物理原理,通过各种方法给人体施加小的安全驱动电流(电压),在体外测量相应电压(电流)信号以重建人体内部的电阻率分布或其变化的图像。1994 年,美国电气和电子工程师协会在其生物医学工程年度大会中开设了电阻抗成像专题,为本领域研究提供了高层次交流平台。欧洲在 1996 年由政府资助成立了电阻抗断层成像研究协作组,推动了这一领域的研究。与超声、CT 等比较,该技术具有无创、便携、廉价、操作简单、功能成像、医学图像、动态监护等特点(表 22-7-1)。电阻抗成像技术不使用核素或射线,对人体无害,可多次测量、重复使用,且成像速度快,不需要特殊的工作环境,可成为对病人进行长期、连续监护而不给病人造成损伤或带来不适的医院监护设备。

表 22-7-1　几种医学影像方法比较

影像技术	成像特点	空间分辨率	创伤性	简便性	成本
CT	结构	较好	有	复杂	较高
MRI	结构、功能	较好	不明显	复杂	高
超声	形态、结构	较好	不明显	复杂	较高
EIT	功能	较低	不明显	简便	低

生物医学电阻抗成像的医学基础有以下4点:

(1)不同组织间存在较大的阻抗差异,如心脏 $1.5\Omega m$、肺 $120\Omega m$。

(2)同一组织的不同生理状态下阻抗值不相同,如:肺部阻抗与其内空气量有很好的线性关系。

(3)生物组织在发生病变时阻抗变化明显,如肿瘤异变为正常值 13 倍。

(4)生物组织阻抗特性与频率有关,即不同的测量频率下阻抗特性各异,不同组织的阻抗和容抗分量不同,故不同的组织对不同的频率敏感程度不同。

通过体表电极施加安全微弱电激励形成生物电磁场,测量由体内的电阻抗分布所引起的体表电特征性变化。EIT 图像重构包括 2 个过程,即已知边界激励条件和内部电阻率分布计算边界测量数值的正问题、已知边界条件和边界测量数据求解内部电阻率分布的逆问题。

电阻抗成像技术不仅反映了解剖学结构,更重要的是有望给出功能性图像结果。电阻抗断层成像技术根据成像方式不同主要包括:静态电阻抗断层成像(static EIT)、动态电阻抗断层成像(dynamic EIT)和多频电阻抗断层成像(multi-frequency EIT)。由于动态 EIT 图像重构时不需要进行迭代计算,因此成像速度快,可以及时反映组织阻抗的变化。Multi-frequency EIT 以人体内部不同频率点的电导率分布变化为成像目标,基于不同组织具有不同阻抗频谱特性,通过同一时刻不同频率的数据重建出被测体内部的阻抗分布情况,由此被认为在显示人体生理功能和疾病诊断方面具有更高的临床价值,相关的研究仍在持续进行中。

目前 EIT 在临床主要用于乳腺癌检测成像、腹部脏器功能成像、肺部呼吸功能成像、脑部功能成像等。在儿童 ARDS 的临床救治过程中,EIT 可以扮演更多的临床诊疗功能,例如:通过 EIT 技术可以进行 PEEP 滴度,从而有望协助解决困扰临床医师在使用肺保护性通气策略是如何为 ARDS 病患设置最佳 PEEP。针对肺部病变患儿,通过 EIT 技术能够协助胸部影像学检测结果,对患儿的肺复张情况做更精准的判定。例如,接受 ECMO 治疗 22 天患儿的影像学显示双肺仍呈"白肺"样改变及右侧膈肌膨升,伴有肺部渗出性病变(图 22-7-1);EIT 监测显示,如图 22-7-2,可见患儿右下肺(6%)几乎无复张(呈黑色),左下肺(18%)、右上肺(24%)少许复张(呈蓝色与少许白色),左上肺(53%)一半复张(呈白色为主)。上述病例为笔者的临床实际病例应用结果,充分展示了 EIT 技术对呼吸危重症救治具有非常广阔的临床应用前景。

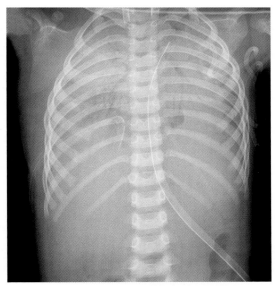

图 22-7-1　ARDS 小儿胸片

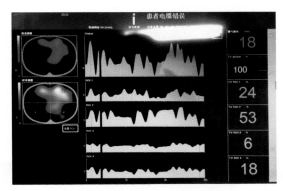

图 22-7-2　EIT 监测实时图

所示患儿的 EIT 实时监测图,可见患儿右下肺(6%)几乎无复张(呈黑色),左下肺(18%)、右上肺(24%)少许复张(呈蓝色与少许白色),左上肺(53%)一半复张(呈白色为主)。

二、临床适应证

1. 机械通气、面罩通气、自主呼吸情况下使用,尤其是重症呼吸衰竭。

2. 从理论上讲,从新生儿到成人均可使用,但可供使用的电极缚带使适用患者的胸围限于 70~150cm。

三、禁忌证

1. 绝不能用于植入心脏起搏器、植入型心律转复除颤器(implantable cardioverter defibrillator, ICD)或任何其他外科植入物。

2. 近期手术或外伤所致伤口未愈。

3. 脊髓损伤、骨折。

4. 不能在存在强磁场(如 MRI)的环境中使用;不能与下列设备同时使用,包括采用生物阻抗测量法的无创心输出量监测仪、采用阻抗测量法的呼吸监测仪、外科电灼术仪器及专为电疗设计的设备。

5. 体重指数(body mass index,BMI)$>50kg/m^2$ 或大面积皮肤水肿的患儿,其信号转导将受到影响。

四、临床应用

病例:患儿男,5 岁,因"间断高热 10 天伴咳嗽 6 天"入院治疗。查体:T 40.5℃、HR 186 次/min、RR 46 次/min、BP 94/52mmHg、SaO_2 90%(高流量吸氧中,FiO_2 65%,流速 32L/min)。双肺布满中细湿啰音,心音力,心律齐,腹软,神经系统检查无殊。血气分析:pH 7.14、PaO_2 54.3mmHg、$PaCO_2$ 81.3mmHg、BE−4.4mmol/L。血常规:WBC $27.89×10^9$/L、Hb× 111g/L、Bpc $451×10^9$/L、CRP 103mg/L。X 线胸片:双肺渗出,右侧弥漫性为甚,左侧集中于肺门部(图 22-7-3)。入 PICU 后气管插管、呼吸机辅助通气。

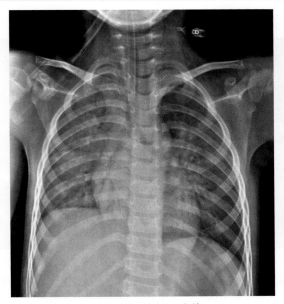

图 22-7-3　病例 1 胸片

问题 1:病例 1 初步诊断为:重症肺炎、急性

呼吸窘迫综合征（ARDS）。针对严重的呼吸困难使用机械通气治疗，如何确定最佳的机械通气参数，尤其是最佳的 PEEP？

已经接受高流量氧疗的患儿氧合不稳定，而且感染指标增高，即予以有创机械通气，同时监测血气分析，并据此调整呼吸机参数。针对 ARDS 机械通气治疗，需应用肺保护性通气策略，其中有关 PEEP 的设定是关键措施之一。寻找最佳 PEEP 可以使用 PEEP 滴定法，根据呼吸机相关通气参数来逐步确定。目前，可以使用无创电阻抗成像技术（EIT）来协助临床设定关键的呼吸机参数。PulmoVista 500 是目前临床上使用较多的无创电阻抗成像仪（图 22-7-4），根据图像中蓝色区域中白色部分越大，其肺泡通气越好，同时能够避免过度通气，由此协助临床确定最佳的 PEEP（图 22-7-5）。

问题 2：针对局部性肺不张，是否能够通过 EIT 技术来协助临床判断与比较？

该患儿经过 38 天体外膜氧合（ECMO）、46 天机械通气治疗，撤离呼吸机后胸部 X 线片提示：右侧膈肌上抬（图 22-7-6）。同时使用 PulmoVista 500 检测，发现左侧肺复张较好，与胸部 X 线片检查结果类似（图 22-7-7）；右侧肺扩张差，结合胸片，提示右下肺不张，为受到右侧膈肌上抬后压迫所致。胸部 X 线片检查和 EIT 检测是具有良好的匹配性。

【专家点评】

EIT 技术是近年来在临床逐渐发展起来的新颖诊疗手段，对于儿科病人，其应用主要在肺部和胸部疾病。通过该病例，可以说明 EIT 技术针对肺复张具有良好的敏感度和可重复性，可以协助临床上严重肺部、胸腔疾病的诊治，帮助设定更好的呼吸机使用参数用于机械通气患儿。

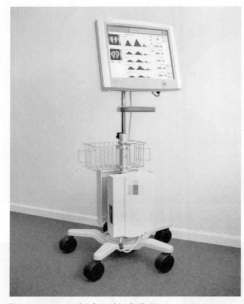

图 22-7-4　无创电阻抗成像仪 PulmoVista 500

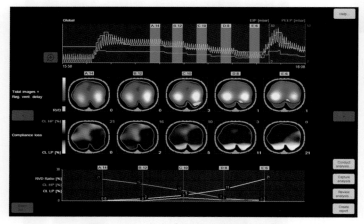

图 22-7-5　无创电阻抗成像仪的监测

蓝色区域中白色部分最大（黄色箭头所示），标明肺复张区域越大，黑色区域中橘色部分相对较小（蓝色箭头所示），表明过度肺膨胀区域较小，故最终所获得的 PEEP 为临床最佳 PEEP（红色箭头所示）。

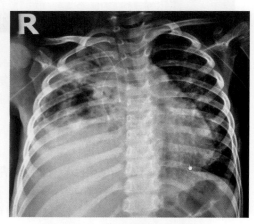

图 22-7-6　右侧膈膨升病例胸片

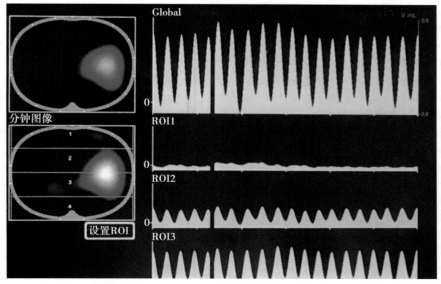

图 22-7-7　右侧膈膨升的 EIT 监测结果

上图所示患儿接受 EIT 监测：左侧蓝色显示左肺扩张情况尚好；右侧黑色提示相
应区域内无肺扩张，结合胸片与病史，提示：右侧膈肌上抬，造成局部被动性肺不张。

（魏红霞　朱晓东）

参考文献

1. 喻文亮,钱素云,陶建平.小儿机械通气.上海:上海科学技术出版社,2012.

2. 阿什法克·哈森.临床血气分析和酸碱平衡解析手册.白春学,蒋进军,主译.2 版.天津:天津出版传媒集团,2014.

3. BEREND K. Diagnostic use of base excess in acid-base disorders. N Engl J Med, 2018, 378 (15): 1419-1428.

4. HATHERILL M, WAGGIE Z, PURVES L, et al. Correction of the anion gap for albumin in order to detect occult tissue anions in shock. Arch Dis Child, 2002, 87: 526-529.

5. JUBRAN A. Pulse oximetry. Intensive Care Med, 2004, 30: 2017.

6. YANG L, LI XH. Application of pulse oximetry screening in Pediatric. C Hin J Obstet Gynecol Pediatric (Electron Ed), 2015, 11 (4): 543-546.

7. COWLEY NJ, OWEN A, BION JF. Interpreting arterial blood gas results. BMJ, 2015, 120 (4): 344-354.

8. 孙峰,马士程,王亚.急诊呼气末二氧化碳监测专家共识.中华急诊医学杂志,2017, 26 (5): 507-511.

9. American College of Emergency Physicians. Clinical Policies Committee. Verification of endotracheal tube placement. Ann Emerg Med, 2002, 40 (5): 551-552.

10. CHILDRESS K, ARNOLD K, HUNTER C, et al. Prehospital end-tidal carbon dioxide predicts mortality in trauma patients. Prehosp Emerg Care, 2018, 22: 170.

11. 王天有,申昆玲,沈颖.诸福棠实用儿科学.9 版.北京:人民卫生出版社,2022.

12. LINK MS, BERKOW LC, KUDENCHUK PJ, et al. Part 7: Adult Advanced Cardiovascular Life Support: 2015 American Heart Association Guidelines Update for Cardiopulmonary Resuscitation and Emergency Cardiovascular Care. Circulation, 2015, 132 (18 Suppl 2): S444-464.

13. WALSH BK, CROTWELL DN, RESTREPO RD. Capnography/Capnometry during mechanical ventilation: 2011. Respiratory Care, 2011, 56 (4): 503-509.

14. 丁文祥,苏肇伉.小儿心脏外科重症监护手册.上海:兴界图书出版公司,2009.

15. 赵祥文,肖政辉.儿科急诊医学.5 版.北京:人民卫生出版社,2022.

16. Pediatric Acute Lung Injury Consensus Conference Group. Pediatric acute respiratory distress syndrome: consensus recommendations from the Pediatric Acute Lung Injury Consensus Conference. Pediatr Crit Care Med, 2015, 16 (5): 428-439.

17. SFERRAZZA PAPA G F, PELLEGRINO GM, DI MARCO F, et al. A review of the ultrasound assessment of diaphragmatic function in clinical practice. Respiration, 2016, 91 (5): 403-411.

18. STAUB LJ, BISCARO RRM, MAURICI R, et al. Accuracy and applications of lung ultrasound to diagnose ventilator-associated pneumonia: a systematic review. J Intensive Care Med, 2018, 33 (8): 447-455.

19. BOUHEMAD B, BRISSON H, LE-GUEN M, et al. Bedside ultrasound assessment of positive end-expiratory pressure-induced lung recruitment. Am J Respir Crit Care Med, 2011, 183 (3): 341-347.

20. LICHTENSTEIN DA. BLUE-protocol and FALLS-protocol: two applications of lung ultrasound in the critically ill. Chest, 2015, 147 (6): 1659-1670.

21. SEKIGUCHI H, SCHENCK LA, HORIE R, et al. Critical care ultrasonography differentiates ARDS, pulmonary edema, and other causes in the early course of acute hypoxemic respiratory failure. Chest, 2015, 148 (4): 912-918.

22. LLAMAS-ÁLVAREZ AM, TENZA-LOZANO EM, LATOUR-PÉREZ J. Diaphragm and Lung Ultrasound to Predict Weaning Outcome: Systematic Review and Meta-Analysis. Chest, 2017, 152 (6): 1140-1150.

23. FARGHALY S, HASAN AA. Diaphragm ultrasound as a new method to predict extubation outcome in mechanically ventilated patients. Aust Crit Care, 2017, 30 (1): 37-43.

24. LEE EP, HSIA SH, HSIAO HF, et al. Evaluation of diaphragmatic function in mechanically ventilated children: An ultrasound study. PLoS One, 2017, 12 (8): e0183560.

25. PESENTI A, MUSCH G, LICHTENSTEIN D, et al. Imaging in acute respiratory distress syndrome. Intensive Care Med, 2016, 42 (5): 686-698.

26. VOLPICELLI G, ELBARBARY M, BLAIVAS M, et al. International evidence-based recommendations for point-of-care lung ultrasound. Intensive Care Med, 2012, 38 (4): 577-591.

27. SJODING MW, HOFER TP, CO I, et al. Interobserver Reliability of the Berlin ARDS Definition and Strategies to Improve the Reliability of ARDS Diagnosis. Chest, 2018, 153 (2): 361-367.

28. TENZA-LOZANO E, LLAMAS-ALVAREZ A, JAIMEZ-NAVARRO E, et al. Lung and diaphragm ultrasound as predictors of success in weaning from mechanical ventilation. Crit Ultrasound J, 2018, 10 (1): 12.

29. O'BRIEN AJ1, BRADY RM2. Point-of-care ultrasound in pediatric emergency medicine. J Paediatr Child Health, 2016, 52 (2): 174-180.

30. GLAU CL, CONLON TW, HIMEBAUCH AS, et al. Progressive Diaphragm Atrophy in Pediatric Acute Respiratory Failure. Pediatr Crit Care Med, 2018, 19 (5): 406-411.

31. PATERNOT A, REPESSÉ X, VIEILLARD-BARON A. Rationale and Description of Right Ventricle-Protective Ventilation in ARDS. Respir Care, 2016, 61 (10): 1391-1396.

32. MONGODI S, VIA G, GIRARD M, et al. Lung Ultrasound for Early Diagnosis of Ventilator-Associated Pneumonia. Chest, 2016, 149 (4): 969-980.

33. Marin JR, Abo AM, Arroyo AC, et al. Pediatric emergency medicine point-of-care ultrasound: summary of the evidence. Crit Ultrasound J, 2016, 8 (1): 16.

34. CHIUMELLO D, MONGODI S, ALGIERI I, et al. Assessment of lung aeration and recruitment by CT scan and ultrasound in acute respiratory distress syndrome patients. Crit Care Med, 2018, 46 (11): 1761-1768.

35. KUREPA D, ZAGHLOUL N, WATKINS L, et al. Neonatal lung ultrasound exam guidelines. J Perinatol, 2018, 38 (1): 11-22.

36. SOUMMER A, PERBET S, BRISSON H, et al. Ultrasound assessment of lung aeration loss during a successful weaning trial predicts post extubation distress. Crit Care Med, 2012, 40 (7): 2064-2072.

37. 尹万红, 王小亭, 刘大为, 等. 重症超声临床应用技术规范. 中华内科杂志, 2018, 57 (6): 397-417.

38. MEKONTSO DESSAP A, BOISSIER F, CHARRON C, et al. Acute cor pulmonale during protective ventilation for acute respiratory distress syndrome: prevalence, predictors, and clinical impact. Intensive Care Med, 2016, 42 (5): 862-870.

39. 陈荣昌. 呼吸力学监测: 指导机械通气决策. 中华重症医学电子杂志, 2016, 2 (4): 244-246.

40. 陶建平. 机械通气患者困难撤机. 中国小儿急救医学, 2016, 23 (6): 365-368.

41. 吴晓燕, 郑瑞强, 刘火根, 等. 应用膈肌电活动指导急性呼吸窘迫综合征呼气末正压选择, 中华医学杂志, 2011, 91 (3): 3086-3089.

42. TELIAS J, DAMIANI F, BROCHARD L. The airway occlusion pressure ($P_{0.1}$) to monitor respiratory drive during mechanical ventilation: increasing awareness of a not-so-new problem. Intensive Care Med, 2018, 44 (9): 1532-1535.

43. OKAHARA S, SHIMIZU K, MORIMATSU H. Severe acute respiratory distress syndrome using electrical activity of the diaphragm on weaning from extracorporeal membrane oxygenation. Acta Med Okayama, 2017, 71 (6): 543-546.

44. DINIZ-SILVA F, MIETHKE-MORAIS A, ALENCAR AM, et al. Monitoring the electric activity of the diaphragm during noninvasive positive pressure ventilation: a case report. BMC Pulm Med, 2017, 17 (1): 91.

45. BAUDIN F, POUYAU R, COUR-ANDLAUER F, et al. Neurally adjusted ventilator assist (NAVA) reduces asynchrony during noninvasive ventilation for severe bronchiolitis. Pediatr Pulmonol, 2015, 50 (12): 1320-1327.

46. 王玉光, 王宏伟, 王双双, 等. 通过电阻抗断层成像技术观察体位对机械通气 ARDS 患者肺通气的影响. 首都医科大学学报, 2017, 38 (6): 919-924.

47. LEHMANN S, LEONHARDT S, NGO C, et al. Global and regional lung function in cystic fibrosis measured

by electrical impedance tomography. Pediatr Pulmonol, 2016, 51 (11): 1191-1199.

48. KOBYLIANSKII J, MURRAY A, BRACE D, et al. Electrical impedance tomography in adult patients undergoing mechanical ventilation: A systematic review. J Crit Care, 2016, 35: 33-50.

49. NGO C, DIPPEL F, TENBROCK K, et al. Flow-volume loops measured with electrical impedance tomography in pediatric patients with asthma. Pediatr Pulmonol, 2018, 53 (5): 636-644.

50. SPADARO S, MAURI T, BOHM SH, et al. Variation of poorly ventilated lung (silent spaces) measured by electrical impedance tomography to dynamically assess recruitment. Crit Care, 2018, 22: 26.

第二十三章　机械通气患儿的镇痛镇静治疗策略

第一节　机械通气患儿镇痛镇静概述

一、机械通气患儿镇痛镇静必要性

机械通气中患儿常和父母隔离,频繁的各种侵袭性操作,饮食睡眠生物钟被打断,大量陌生面孔和仪器的出现,使得患儿更加焦虑、恐惧和疼痛,并由此产生通气过程中的人机对抗,导致通气困难和脱机延迟,机械通气的危重患儿常常需要镇静、镇痛药物来消除焦虑和疼痛,以便获得一个舒适的过程。充分的镇静能帮助患儿获得与呼吸机的同步化以及确保侵入性行为顺利实施。充分镇静是指某一镇静水平患者处于睡眠状态但是可以轻易被唤醒。PICU 的实际操作中,这意味着小孩子是有意识的,与呼吸机同步化呼吸,而且能承受或顺从其他治疗中的步骤。

近年来研究认为镇痛镇静有降低炎症应激反应、保护器官功能的价值。尤其在在危重病中进行镇痛镇静,具有器官保护作用。

二、机械通气患儿镇痛镇静基本原则

镇痛和镇静药物治疗之前,应尽量明确患儿产生焦虑躁动及疼痛的原因,实行以镇痛为基础的镇静,只有充分镇痛后,才能达到恰当的镇静目标。强调早期干预和以患儿为中心的人文关怀。理想的镇痛镇静应该是建立在对患儿进行全面和动态评估的基础上,以目标为导向、与疾病种类及疾病所处的不同阶段相适应的精准化镇痛镇静。机械通气中患儿镇静镇痛治疗策略对通气成功非常重要。

三、程序性镇痛镇静流程

程序化镇痛、镇静主要以镇痛为基础,有计划和有目标地实施镇静,根据疼痛、镇静评分来调节镇痛镇静剂的用量,包括镇痛、镇静的方案的设计、监测与评估和撤离。近年来,在重症患者中实施程序化镇痛镇静治疗来控制躁动已经成为重症监护病房(ICU)治疗的重要目标。实施过程中通过有效的监测,避免对心血管和呼吸功能的过度抑制,通过合理应用镇痛、镇静药,能有效减轻患者的焦虑与不安,缓解疼痛,缩短插管时间。

四、程度评估方案与目标

(一)镇静评分

常用的主观评估有:舒适度评分(comfort scale)、Ramsay 评分(Ramsay sedation scores)、镇静-躁动评分(sedation-agitation scale,SAS)、Richmond 镇静程度评分(Richmond agitation-sedation scale,RASS)。

1. Ramsay 评分(表 23-1-1)　理想镇静程度因人而异。大多数危重儿童 Ramsay 评分维持在 2~4 分。对于机械通气条件较高的患儿如 ARDS,建议采用较深的镇静,Ramsay 评分 4~5 分。

表 23-1-1　Ramsay 评分

分值	临床表述
1	焦虑、紧张、躁动不安
2	合作、安静、良好的定向力、对机械通气耐受良好
3	只对指令有反应
4	对轻扣眉间或巨大声响刺激反应敏捷
5	对轻扣眉间或巨大声响刺激反应迟钝,对疼痛刺激无反应
6	对轻扣眉间或巨大声响刺激无反应

2. 舒适度量表(comfort score)(表 23-1-2)　舒适度量表早期用于评估 PICU 机械通气患儿的舒适度/应激情况,是 PICU 应用最广泛的镇静评估方法,包括 8 个变量(6 个行为变量:警醒、平静、肌张

表 23-1-2　Comfort 评分

项目	1分	2分	3分	4分	5分
警觉程度	深睡眠	浅睡眠	嗜睡	完全清醒和警觉	高度警觉
平静或激动	平静	轻度焦虑	焦虑	非常焦虑	惊恐
呼吸反应	无咳嗽或无自主呼吸	偶有自主呼吸,对机械通气无对抗	偶有咳嗽或人机对抗	人机对抗活跃,频繁咳嗽	严重人机对抗、咳嗽或憋气
身体活动	无自主活动	偶有轻微活动	频繁的轻微活动	四肢有力活动	躯干及头部有力活动
血压(平均动脉压)	低于基础值	始终在基础值	偶尔升高>15%或更多(观察期间>3次)	频繁升高>15%或更多(>3次)	持续升高>15%
心率	低于基础值	始终在基础值	偶尔升高>15%或更多(观察期间>3次)	频繁升高>15%或更多(>3次)	持续升高>15%
肌张力	肌肉完全放松,无张力	肌张力减低	肌张力正常	肌张力增加,手指和脚趾弯曲	肌肉极度僵硬手指和脚趾弯曲
面部紧张程度	面部肌肉完全放松	面部肌肉张力正常,无面部肌肉紧张	面部部分肌肉张力增加	面部全部肌肉张力增加	面部扭曲,表情痛苦

力、运动、表情紧张、呼吸反应;2 个生理学变量:心率、平均动脉压),每个变量 1~5 分,共 40 分。该量表被分为 3 级:8~16 分为深度镇静;17~26 分为轻度镇静;27~40 分为镇静不足,适用于各年龄段患儿,具有较高的内部一致性和评分者间信度,但评分相对复杂且费时。

3. 脑电双频指数(bispectral index,BIS)　BIS是一种数字化脑电图监测方法,用于判断麻醉药物的麻醉深度及镇静药物的镇静水平,是镇静的客观评估方法之一(图 23-1-1)。已证实 BIS 可用于监测手术室和重症监护病房(ICU)中成人患者的镇静程度或麻醉深度,近年也被证明可用于 PICU 患儿。BIS 用 0~100 分来表示不同的脑电活动度,100 分表示患者完全清醒,<40 分则提示深度镇静或麻醉,较为理想的镇静水平为 65~85 分(图 23-1-2)。

建议 ICU 患者根据器官功能状态个体化选择镇静深度,实施目标指导的镇静策略,即 ICU患者根据器官功能状态,个体化确立镇静程度的目标,并根据目标连续评估、随时调整治疗方案,以尽可能地使镇静治疗扬利抑弊。在保证患者器官功能处于适度代偿范围的基础上,调节镇静药物剂量,维持患者处于最合适的镇静状态。镇静的深浅程度应根据病情变化和患者器官储备功能程度而调节变化。对于器官功能相对稳定、恢复期的患者,应给予浅镇静,以缩短机械通气时间和 ICU 住院时间。

但对处于应激急性期、器官功能不稳定的患者,宜给予较深镇静以保护器官功能,这些情况主要包括:①机械通气人机严重不协调;②严重急性呼吸窘迫综合征(ARDS)早期短疗程神经-肌肉阻滞剂、俯卧位通气、肺复张等治疗时作为基础;③严重颅脑损伤有高颅压;④癫痫持续状态;⑤外科需严格制动者;⑥所有神经-肌肉阻滞剂药物必须在充分镇痛镇静治疗的基础上加以应用。

(二)镇痛评分

疼痛的评估方法包括自我描述、生理学评估和行为学评估。后两者适用于无法提供疼痛自我描述的婴儿、幼儿或有生理缺陷的儿童。应根据患儿的年龄和生理状态选择最合适的评估量表。

1. 自我描述

(1)数字疼痛分级评分法(numeric rating scale,NRS),由 0~10 共 11 个数字组成,让患儿用这些数字描述疼痛强度,数字 0 代表不痛,5 为疼痛但可忍受,10 为疼痛难忍(图 23-1-3)。适用于 8 岁以上能正常交流的学龄期患儿。

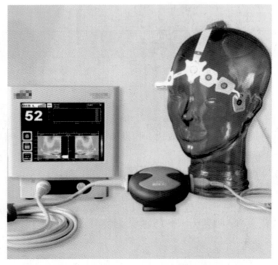

图 23-1-1 BIS 仪器

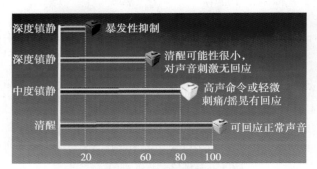

图 23-1-2 BIS 评分

（2）视觉模拟评分法（visual analogue scale，VAS）（图 23-1-4），该方法与数字疼痛分级评分法类似，在纸上画一条 10cm 直线，让患儿在线上标出疼痛的相应位置，数字 0 代表不痛，10 为疼痛难忍。适用于 8 岁以上能正常交流的学龄期患儿。

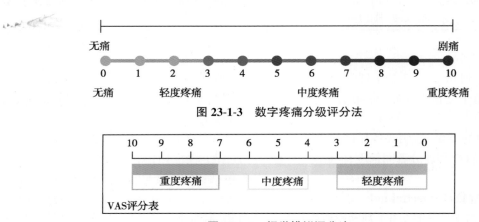

图 23-1-3 数字疼痛分级评分法

图 23-1-4 视觉模拟评分法

2. 行为和生理学评估 根据患儿的行为表现和生命体征进行客观评估，适用于无法交流的 3 岁以下儿童。主要包括 CRIES（crying，requires increased O_2 administration，increased vital signs，expression，sleepless）评分法、FLACC（face，legs，activity，cry，consolability）评分法、脸谱疼痛评分法（faces pain scale，FPS）、东安大略儿童医院评分法（Children's Hospital Eastern Ontario pain scale，CHEOPS）和客观疼痛评分法（objective pain scale，OPS）等。

（1）CRIES 评分法（表 23-1-3），适用于新生儿和婴儿手术后疼痛评估。1~3 分为轻度疼痛；4~6 分为中度疼痛；7~10 分为重度疼痛。>3 分应进行镇痛治疗。

表 23-1-3 CRIES 评分法

项目	0分	1分	2分
啼哭	无	高声	不可安抚
SpO_2>0.95 时对 FiO_2 的要求	无	<0.30	>0.30
生命体征（与术前比较）	心率、血压无变化	心率、血压上升 <20%	心率、血压上升 >20%
表达	无	做鬼脸、扭歪	咕哝
不能入睡	无	间断性苏醒	经常苏醒

注：SpO_2，血氧饱和度；FiO_2，吸入氧浓度。

（2）FLACC 评分法（表 23-1-4），适用于 2 月龄~7 岁患儿术后疼痛评估，共有 5 项指标，0 分为无痛，10 分为最痛。

表 23-1-4 FLACC 评分法

项目	0分	1分	2分
脸	微笑或无特殊表情	偶尔出现痛苦表情、皱眉、不愿交流	经常或持续出现下颚颤抖或紧咬下颚
腿	放松或保持平常的姿势	不安、紧张、维持于不舒服的姿势	踢腿或腿部拖动
活动度	安静躺着、正常体位或轻松活动	扭动、翻来覆去、紧张	身体痉挛、成弓形、僵硬
哭闹	不哭(清醒或睡眠中)	呻吟、啜泣、偶尔诉痛	一直哭闹、尖叫、经常诉痛
可安慰	满足,放松	偶尔抚摸拥抱和言语可安慰	难于安慰

(3)FPS 评分法(图 23-1-5),在标尺刻度旁标有不同程度的微笑、皱眉、哭泣等脸谱示意图,根据患儿面部表情与疼痛表情图谱比较后进行评估,该方法适用于婴幼儿。

(4)其他,如 CHEOPS 评分适用于 1~7 岁患儿,共有 6 项指标,4 分为无痛,13 分为最痛。OPS 评分适用于 8 月龄~13 岁患儿,共有 5 项指标,分值≥6 分需镇痛治疗。

五、机械通气镇痛镇静药物选择

(一)镇静药物(表 23-1-5)

表 23-1-5 常用儿童机械通气镇静和肌松药参考剂量

药名	首剂量	维持量
地西泮	0.1~0.3mg/(kg·次),i.v.(10~15min)	—
咪达唑仑	0.1~0.3mg/(kg·次),i.v.(10~15min)	1~5μg/(kg·min),i.v.
右美托咪定	0.5~1μg/(kg·次),i.v.(10~15min)	0.3~0.6μg/(kg·h),i.v.
水合氯醛	20~75mg/(kg·次),口服	—

镇痛镇静应具有抗焦虑、遗忘、镇痛特性。然而没有任何一种镇静镇痛药物能满足所有的这些特性,联合用药的目的是使用最小剂量的药物而取得最佳效果。苯二氮䓬类药物和阿片类药物联合持续静脉泵注是临床最常用的技术。

1. 苯二氮䓬类

(1)地西泮(diazepam):由于其半衰期长,容易蓄积,不推荐持续静脉泵注,现已逐渐被咪达唑仑替代。地西泮抑制呼吸的副作用与泵注速度有很大的关系,PICU 泵注速度应控制在 1mg/min 以下。

(2)咪达唑仑(midazolam):咪达唑仑半衰期短,常规使用蓄积少,对呼吸循环抑制小,而药效比地西泮强 4 倍。此外咪达唑仑可诱导患儿顺应性遗忘,不影响患儿既往记忆,可显著减少 PICU 患儿的不愉快回忆。因此,咪达唑仑是 PICU 镇静的首选药物。咪达唑仑主要的不良反应包括产生依赖性以及停药后的戒断反应。

2. 巴比妥类药物 苯巴比妥、戊巴比妥作为单纯的镇静催眠药现已少用。可作为机械通气镇静的辅助药。

3. 水合氯醛 该药可以口服和直肠给药,不干扰睡眠状态和睡眠周期,常用于非创伤性操作和影像学检查之前。可作为机械通气镇静的辅助药。

4. 右美托咪定(dexmedetomidine) 右美托咪定是一种高选择性 α_2-肾上腺素受体激动剂,具有抗交感、抗焦虑和近似自然睡眠的镇静作用,同时具有一定的镇痛作用。右美托咪定被批准用于机械通气的成年病人 24h 内的镇静和非插管病人的操作镇静,及预防长期使用阿片类药物和苯二氮䓬类药物后产生的戒断反应。欧美国家右美托咪定在婴儿和儿童的使用正在不断增加,但国内儿科缺少用药经验。血流动力学不稳定患儿不推荐使用右美托咪定。

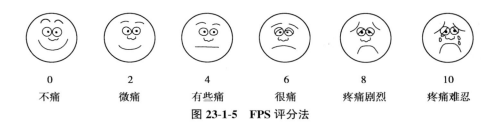

0	2	4	6	8	10
不痛	微痛	有些痛	很痛	疼痛剧烈	疼痛难忍

图 23-1-5 FPS 评分法

（二）镇痛药（表 23-1-6）

表 23-1-6　常用儿童机械通气镇痛药参考剂量 *

药品	首剂量	维持量
吗啡	100μg/（kg·次）	10~40μg/（kg·h）
芬太尼	1~2μg/（kg·次）	1~4μg/（kg·h）
舒芬太尼	0.1~0.3μg/（kg·次）	0.04~0.08μg/（kg·h）
瑞芬太尼	—	3~6μg/（kg·h）

注：* 以上均为静脉泵注，必须使用定量输注装置。

1. 阿片类镇痛药

（1）吗啡（morphine）：吗啡是最广泛应用于 PICU 临床的阿片类药物，适宜术后镇痛和各种疼痛性操作（如机械通气）。吗啡可导致组胺大量释放，抑制代偿性交感反应，引起血管舒张，血压下降。因此循环功能不稳定病儿慎用，有喘息发作史的病儿禁用。纳洛酮 0.1mg/kg 可特异性拮抗吗啡产生的副作用。

（2）芬太尼（fentanyl）：是一种人工合成的强效阿片类药物，芬太尼有极强的脂溶性，快速起效，镇痛效价为吗啡的 100 倍，不伴有显著的组胺释放，适用于循环功能不稳定者。该药在 2 岁以下儿童使用属超说明书用药。

（3）舒芬太尼（sufentanyl）：舒芬太尼镇痛效价为芬太尼的 10 倍，镇痛持续时间约为芬太尼 5~10 倍，对循环系统、呼吸系统的影响均小于芬太尼，常用于 PICU 长时间镇痛。该药在 2 岁以下儿童使用属超说明书用药。

（4）瑞芬太尼（remifentanil）：瑞芬太尼是一种由酯酶代谢的强效 μ 受体激动剂，起效快，半衰期短，代谢不依赖器官功能，不易蓄积。这些药物学特点使其更适用于有肝肾功能损伤儿童。瑞芬太尼的镇痛效价比芬太尼略强，由于起效迅速的药代动力特点，该药不推荐单次静脉推注。该药在 2 岁以下儿童使用属超说明书用药。

2. 非甾体抗炎药

目前，最为常用的非甾体抗炎药（nonsteroidal anti-inflammatory drug，NSAID）是阿司匹林、布洛芬及对乙酰氨基酚。NSAID 适用于轻至中度疼痛，特别是以炎症疼痛为主的镇痛。在剧烈疼痛时，NSAID 可与阿片类药物联用，以减少阿片类药物用量，同时 NSAID 不抑制呼吸，长期使用不会产生依赖，其主要不良反应包括消化道溃疡、继发性出血及肝功能损害等。

3. 氯胺酮

氯胺酮是一种非竞争性 N- 甲基 -D- 天冬氨酸谷氨酸受体拮抗剂，属于全身麻醉药，是唯一在低于麻醉剂量时仍能产生镇痛作用的静脉用麻醉药，既可镇痛也可镇静。该药起效快、作用时间短，对呼吸循环抑制作用弱，是 PICU 中进行有创操作时的理想镇痛用药，常通过静脉给药。氯胺酮会造成呼吸道腺体和唾液腺分泌物增多，因此用药前需加用 0.02mg/kg 阿托品以减少气道分泌物。氯胺酮的不良反应较少，使用安全范围广，但颅内高压脑出血，青光眼患者禁用。

（三）神经肌肉阻滞剂

N₂ 胆碱受体阻滞剂（neuromuscular blocking agents，NMBA）又称肌肉松弛药（简称肌松药，skeletal muscular relaxants），能选择性地作用于运动神经终板膜上的 N_2 受体，阻断神经冲动向骨骼肌传递，导致肌肉松弛。根据 NMBA 的作用机制和化学结构分为去极化和非去极化 NMBA。琥珀胆碱是唯一一种去极化肌松药，不用于连续输注。根据结构将非去极化肌松剂分为苄基异喹啉类（阿曲库铵、顺阿曲库铵、米库氯铵）和氨基甾体类（罗库溴铵、维库溴铵、泮库溴铵）。其中，维库溴铵是一种中效肌松药，大剂量使用时其副作用也相对较少，不引起组胺释放也不影响血压，故常被用于 PICU 儿童肌肉松弛维持。单次注射推荐剂量为 80~100μg/kg，静脉泵注推荐剂量为 50~100μg/（kg·h）。经肝代谢，被肾组织消除，其代谢产物仍有肌松活性。100μg/kg 可维持婴幼儿 90% 肌肉松弛作用持续 1h，同等剂量在年长儿童中作用时间仅为 18min，因此维库溴铵更适合在年长儿童中使用。

1. 使用指征

（1）重度 ARDS 早期：NMBA 通过限制吸气次数和抑制主动呼气来更好地控制潮气量，有助于降低气压、容量和肺不张创伤，更好地适应保护性通气；可以减少氧消耗，主要是通过消除肌肉活动和改善全身氧合，特别是涉及呼吸功能的肌肉；避免或限制高通气区域的过度膨胀，并促进低通气区域的肺复张。

（2）治疗痉挛性疾病，如破伤风、肉毒杆菌中毒及癫痫持续状态等。

（3）降低病人氧耗：病人处于高代谢或高热状态时氧耗增加和二氧化碳产生增多，这些病人应用物理降温可能会有一定益处，但因此引发的寒战会使氧耗急剧增加甚至超过降低的部分。非去极化肌松药能消除物理降温时病人的寒战，从而降低氧耗。

但是ICU应用肌松药也可产生一些严重问题。因此对上述病情只有在其他常用的治疗措施无效时才考虑选用。例如消除病人自发呼吸与机械通气的抵抗，应先采用镇痛镇静药，改变通气模式和选用对呼吸有抑制作用的吗啡等措施，无效时再考虑是否要用肌松药。应用肌松药后病人肌张力被抑制失去了依靠肌张力存在时的保护作用，病人不能有效咳嗽，难以排出下气道的分泌物。肌松药应在充分镇痛镇静的基础上加以使用。

2. 常见不良反应

（1）重症监护病房获得性虚弱：神经肌肉接头的长期阻滞可能导致肌肉萎缩。同时，长期制动、器官功能严重障碍也可能导致ICU获得性肌无力。建议神经肌肉阻滞的持续时间应尽可能地缩短（理想情况下<48h），避免危重疾病相关神经肌病的所有其他危险因素，例如，维持正常的葡萄糖、pH和电解质水平，避免使用氨基糖苷类，加强患者及时的被动和主动运动。

（2）痰液堵塞：深度镇静及肌松剂的使用均会导致自主呼吸和咳嗽的抑制，长期使用易导致痰液堵塞、肺不张等后果。

（3）压疮：使用肌松剂的重症病人自主活动减少，同时接受ICU的保护性约束，很容易导致臀部、背部压疮。

六、每日唤醒及儿童争议点

每日唤醒指在连续性使用镇静药物的过程中，每日进行短时间的停用镇静药物，待患者逐渐清醒能够根据指示做出相对应动作后再重新给予镇静治疗，以消除或防止患者体内药物的累积，促进清醒，防止过度的镇静治疗。每日唤醒由Kress等于2000年首次提出，应用于成人ICU，结果发现可减少患者机械通气的持续时间、住院时间和镇静药物剂量等。随后，相关研究逐渐开展，Girard等发现每日唤醒对降低患者机械通气相关并发症的发生率、减少创伤后应激障碍的症状起积极作用。每日唤醒在成人领域的作用得到广泛认可，并被指南推荐应用。

研究表明，每日唤醒可有效降低患儿机械通气及PICU住院时间，减少镇痛镇静药物的用量，节省医疗成本。但该方法在儿科开展较晚，且存在争议，对于儿科患者，特别是年龄较小、无法交流的患儿，临床准确判断唤醒较成人困难。对于病情不稳定，特别是血液动力学不稳定的患儿，停

用镇静药物有可能加重病情，因此是否行每日唤醒应根据患儿的病情决定。一些研究发现实施每日唤醒会增加非计划拔管的风险且临床实施经验相对缺乏，故仍需进一步研究证实。

实施流程如下：

（1）医生开具医嘱：每日8:00按照医生的医嘱暂时停止所有镇静药物输注。

（2）唤醒评估和观察：按照制定的唤醒流程，每日唤醒由当班医生、责任护士及呼吸治疗师于每日上午9:00共同协助完成，在全面评估患者的病情后，共同确定患者是否唤醒。对于实施唤醒的患者，责任护士大声呼唤，使患者完全清醒直至能回答几个简单问题或完成一些简单的指令性动作，如眨眼睛、伸手指等，但对于意识状况较差、无法达到完全清醒的患者，或<8岁的幼儿，以生命体征有明显变化如出现血压升高、脉搏加快或不自主运动增加为唤醒目的。责任护士每10min进行评定监测1次。

（3）调整镇静药量：对患者进行镇痛镇静评估；当患者意识清醒或表现出明显烦躁时记录时间，并重新开始镇痛镇静治疗，药物的负荷为首次负荷剂量的1/2，维持量以原量的一半泵速开始，根据患者病情及目标评分每隔1h再调整（表23-1-7）。

（4）交班：为保证质量改进的持续进行和连续性，由当班医生、责任护士、呼吸治疗师与护理组长详细交班。

七、浅镇静和清醒镇静

镇静理念的发展中依然存在很多争议，其中主要集中在镇静目标如何确定。器官功能衰竭是ICU患者死亡的主要原因，因此，可以根据器官功能水平决定镇痛镇静目标。在器官功能"失代偿"期/急性重症期，这个阶段患者实施深度镇痛镇静策略，目的是降低代谢和氧耗，使机体尽可能适应受到损害的氧输送状态从而实现器官保护；在器官功能代偿期/恢复期这个阶段患者应降低镇静深度，实施轻度镇痛镇静策略，目的是抑制躁动，减少不良事件的发生，减少感染，促进器官功能恢复。无论是深镇静还是浅镇静，都不可能适用于所有疾病的所有阶段，理想的镇静应该是建立在对患者进行全面和动态评估的基础上、以目标为导向、与疾病种类及疾病所处的不同阶段相适应的精准化镇静。

关于镇静的深浅程度应该根据病情变化和患者器官储备功能程度而调节，在器官功能"不稳定

表 23-1-7 每日唤醒记录表

床号_____ 姓名_____ 住院号_____ 诊断_____

机械通气开始时间_____ 镇静开始时间_____ 唤醒开始时间_____ 镇静停止时间_____

	项目	日期	每日唤醒时间点	每日唤醒时间点	每日唤醒时间点	每日唤醒时间点
唤醒前评估	镇静深度	Ramsay 评分				
	生命体征	镇静过程中血压				
		镇静过程中心率				
		患者是否发生躁动				
	呼吸机的工作状况	呼吸模式				
		FiO_2				
		有无自主呼吸				
		人机协调情况				
	人工气道管理	气囊压力				
		插管深度				
每日唤醒期间观察指标	中断镇静药物,使患者完全清醒	能回答几个简单的问题				
		能完成一些简单的指令性动作、例如转眼珠、动手指头、伸舌头、睁眼、闭眼、握拳等。				
	中断镇静药物,无法达到完全清醒的患者	血压升高				
		脉搏加快				
		不自主运动增加				
	唤醒时间	血压				
		心率				
		躁动情况				
	唤醒所需时间	10min				
		15~20min				
		20~30min				
	呼吸机的工作状况	呼吸模式				
		FiO_2				
		人机协调情况				
	人工气道管理	气囊压力				
		插管深度				
值班医生签名						
呼吸机专职护士(呼吸治疗师)签名						
责任护士签名						

期"实施深度镇痛镇静策略,从而实现器官保护,在器官功能"相对稳定期"实施浅镇痛镇静策略。

儿童及新生儿机械通气的镇痛镇静策略及用药,具体在临床工作中应该怎样选择? 相关并发症如何处理? 我们举例说明:

> 病例1:患儿男,2岁8个月,12kg。因重症肺炎,呼吸衰竭,急诊科插管后送入重症医学科。呼吸机参数:A/C 模式,RR 25 次/min、Ti 0.8s、FiO$_2$ 55%、PIP 28cmH$_2$O、PEEP 8cmH$_2$O。

问题 1:患儿的镇痛镇静目标是什么?

患儿为幼儿,目前机械通气中,临床治疗需予以镇痛镇静。镇痛评分方法采用面部表情评分(目标 0~2 分):镇静评分方法采用舒适度评分,目标 17~26 分为最佳镇静,或 Ramsay 评分 2~4 分。

问题 2:如何规范管理?

在镇痛药物方面,首选效果较强的舒芬太尼[0.04~0.08μg/(kg·h)],联合咪达唑仑[1~5μg/(kg·min)]镇静,每间隔 2h,护士进行镇痛镇静效果评估,医生应在充分考虑患者呼吸功能、血流动力学状态及病理生理学状态基础上为患儿制订个体化的镇静目标并动态调整,关于镇静的深浅程度应该根据病情变化和患者器官储备功能程度而调节,在器官功能"不稳定期"实施深度镇痛镇静策略,从而实现器官保护,在器官功能"相对稳定期"实施浅镇痛镇静策略,目的是抑制躁动,减少不良事件的发生,促进器官功能恢复。

【专家点评】

对 PICU 患儿镇痛镇静评估是镇痛镇静治疗中的首要工作。可以决定患儿是否需要镇痛镇静治疗,以及观察治疗效果及药物剂量调整的依据。重症肺炎合并呼吸衰竭患儿为 PICU 内科病人插管上机的主要原因之一,为避免因过度镇静或镇静不足而导致相关并发症,应根据每位患儿不同病情制订其对应的理想镇静水平,并定期再评估,目的是实现器官保护。在疾病恢复期,实施浅镇痛镇静策略,目的是抑制躁动,减少不良事件的发生,促进器官功能恢复。将患者维持在平静、舒适、合作的状态,同时要注意照明、噪声以及昼夜之分给患儿带来的影响。总之镇静的深浅程度应该根据病情变化和患者器官储备功能程度而调节变化。

> 病例2:患儿 7 月余,6kg,因确诊胆道闭锁 4 月余,行肝移植术后转入重症医学科,予以机械通气中。目前呼吸机辅助通气中,呼吸机参数:A/C 模式:RR 30 次/min、Ti 0.75s、FiO$_2$ 40%、PIP 20cmH$_2$O、PEEP 5cmH$_2$O。

问题 1:器官功能不全时镇静镇痛方案应如何制订?

该患儿在器官功能"不稳定期"实施深度镇痛镇静策略,目的是降低代谢和氧耗,使机体尽可能适应受到损害的氧输送状态,从而实现器官保护。疾病恢复期,器官功能"相对稳定期"实施浅镇痛镇静策略,目的是抑制躁动,减少不良事件的发生,促进器官功能恢复。

问题 2:应如何选择该患儿的镇静镇痛药物?

该患儿的特殊性在于为肝移植术后,存在肝功能衰竭,故在镇痛镇静用药方案上需更加慎重,推荐选用不增加肝肾负担的瑞芬太尼[3~6μg/(kg·h)]持续泵入镇痛治疗;在镇静药物方面,首选咪达唑仑,也可选取右美托咪定(持续泵入不超过 24h),镇痛镇静效果定时评估及即时调整用药方案同上。

【专家点评】

该患儿特殊性为肝功能衰竭,临床上常用的镇痛药物大多经肝肾功能代谢,所以优先推荐选取经酯酶代谢、对肝肾功能影响最小的瑞芬太尼进行术后镇痛。需要注意的是,瑞芬太尼起效迅速,临床上使用时需要保证有效人工气道及通畅,不推荐单独静脉推注,以免发生呼吸抑制。在临床护理中,也需要注意避免将持续泵入的瑞芬太尼同其他静脉液体在一个静脉通道,以免不慎静脉推注药物导致呼吸抑制。

> 病例3:患儿男,1 岁 2 个月,8kg。行室间隔修补术后带气管导管转入重症医学科第 3 天,予以呼吸机辅助通气,吗啡(30μg/(kg·h))联合咪达唑仑[4μg/(kg·min)]镇痛镇静中,有创血压 82/56mmHg。血管活性药物:米力农 0.5μg/(kg·min),多巴胺 10μg/(kg·min)。术后烦躁,予以临时吗啡 100μg 静脉推注,约 20min 后患儿血压降至 56/38mmHg。

问题 1:病人血压为什么会突然下降?

阿片类和苯二氮䓬类药物均有呼吸抑制、血压下降和胃肠蠕动减弱的不良反应,吗啡虽是最广泛应用于PICU临床的阿片类药物,适用于术后镇痛和各种疼痛性操作,但吗啡可导致组胺大量释放,抑制代偿性交感反应,引起血管舒张,血压下降,因此循环功能不稳定病儿慎用。患儿为心脏手术术后,机械通气中,予以镇痛镇静治疗中,因烦躁予以临时镇痛处理,静脉推注吗啡后血流动力学不稳定,结合发生低血压的时间,考虑镇痛药物导致的不良反应可能性大。

问题2:应如何处理?

此时先将吗啡剂量下调至10μg/(kg·h),咪达唑仑下调至2μg/(kg·min),密切观察患儿血压波动情况。芬太尼:是一种人工合成的强效阿片类药物,芬太尼有极强的脂溶性,快速起效,镇痛效价为吗啡的100倍,不伴有显著的组胺释放,适用于循环功能不稳定者。

【专家点评】

主治医师的考虑方向正确,但不全面,临床遇到此类情况,首先应考虑是疾病导致的血流动力学不稳定,还是镇痛药物导致的血流动力学不稳定。镇痛镇静药物在改善患者疼痛、焦虑、躁动或谵妄的同时,几乎不可避免地有抑制呼吸、循环功能。危重患儿往往存在呼吸、循环功能障碍或衰竭基础,在使用镇痛镇静治疗时,必须严密监测呼吸、血氧饱和度、心率、血压及血气指标变化,保证有效的气道管理手段,以防生命体征出现大的波动。如考虑患儿基础疾病导致血流动力学不稳定,则应积极治疗原发病,此外需要排查其他情况,如呼吸道是否通畅,气管导管是否在位,有无合并气胸等并发症等,需要听诊双肺呼吸音是否对称。在明确以上情况都不存在时,考虑镇痛镇静药物导致的血流动力学不稳定,应尽量避免使用对循环功能影响较大的阿片类药物如吗啡,而改为芬太尼,同时这些副作用与药物输注速度和剂量相关,所以要即时下调持续泵入的镇痛镇静药物。

> 病例4:患儿男,6个月,4kg。主诉呼吸费力3天,加重伴口唇发绀半天,经120入院,予以呼吸机辅助通气。急诊CT示双肺毛玻璃样改变,IO 12,现患儿呼吸费力,烦躁不安,结合病史及辅助检查,考虑ARDS。患儿生后曾因呼吸费力NICU住院治疗,出院诊断为BPD。

问题1:如何管理ARDS患儿的镇静镇痛?

首选,大多数治疗的目的是尽可能少或不使用镇静,优先考虑适当镇痛,必要时使用短期镇静药物。在优化疼痛控制和呼吸机设置后,接受短时间间隔的中度镇静(RASS-2/-3)以克服呼吸机不同步或不适。

其次,需要使用有效的工具定期监测镇静水平,每天至少两次重新评估目标镇静水平。用有效的工具定期监测疼痛和谵妄。滴定所有药物使其达到设定的镇静目标。需要注意的是,对于重度ARDS,偶尔也需要深镇静(RASS-4/-5),这种情况下,需要根据患者年龄、器官功能和合并症选择镇静药物。

总之,所有病例,均需要首先考虑呼吸机设置和患儿的吸气驱动,从而避免不必要的镇静剂的使用,以及深镇静带来的风险。

问题2:何时考虑使用神经肌肉阻滞剂?

一般出现以下情况考虑使用神经肌肉阻滞剂:

(1)低氧血症严重的早期ARDS,尤其是$PaO_2/FiO_2 < 120mmHg$者。

(2)存在发生气压伤高风险的患者,如肺或胸廓顺应性极差,采用常规镇静及调整机械通气参数仍有极高平台压的患者。

(3)人机对抗严重,妨碍实施保护性肺通气策略的患者。

对于该患儿而言,如果机械通气状态下出现呼吸费力、烦躁、氧合下降等情况,考虑为自主呼吸过强,可能导致气漏等副作用的情况下,可使用肌松剂暂时抑制过强的自主呼吸。

问题3:对该患儿实施深镇静时要考虑什么?

深镇静的副作用包括意识判断困难、肌肉并发症、呼吸机依赖、血栓、压疮、谵妄、抑制循环、延长脱机时间、PICU住院时间延长、呼吸机相关性肺炎增加等。所以对于该患儿,首先我们应动态评估患儿的病情变化以确定镇静目标,在疾病好转时,及时由深镇静转为浅镇静,避免过度镇静;其次,应规范对患儿进行翻身、吸痰等日常护理,防范副作用等产生;最后,对PICU患儿早期康复也是十分必要的。

【专家点评】

目前ICU中NMBA作为ARDS机械通气的

辅助治疗研究较多,结果表明在 ARDS 早期,特别是中、重度 ARDS 患者($PaO_2/FiO_2 < 150mmHg$,$PEEP \geq 5cmH_2O$,Vt 6~8ml/kg),使用 NMBA 可以改善氧合,辅助肺保护性通气,减少肺损伤,降低 ICU 危重患者的病死率及脏器受损等。但同时存在获得性肌无力的风险,可以通过缩短 NMBA 给药时间避免其风险。2012 年美国重症医学会全身性感染 / 感染性休克指南建议使用 NMBA 治疗 ARDS 疗程<48h,另外尽量避免增加其风险的高危因素(如使用糖皮质激素、高血糖症)。

> 病例 5:患儿男,2 岁,10kg,因发热流涕 2 天,加重 3h 来我院就诊,收入呼吸科住院治疗,予以高流量吸氧呼吸支持。入院后常规筛查发现新型冠状病毒抗体阳性,患儿呼吸费力无缓解,出现三凹征阳性,PICU 会诊后予气管插管机械通气,转入 PICU 继续治疗。

问题 1:为什么要对新型冠状病毒肺炎的患者使用镇静镇痛药物?

给予新型冠状病毒肺炎患者积极的无创或有创机械通气等器官支持治疗非常重要。而非生理的正压机械通气,无论是面罩还是插管,往往都会使患者感到不适,甚至因此加重交感风暴;而人机对抗(呼吸机相关肺损伤)和快速的呼吸也会进一步加重本已被病毒侵袭的肺损伤,使得本已被病毒损毁所余不多的肺通气容量进一步减少。

问题 2:对于新型冠状病毒肺炎的病人应该选用何种镇静镇痛药物?

右美托咪定通过拮抗中枢及外周儿茶酚胺的作用,兼具轻度镇静和镇痛效果。可有效改善机械通气患者的舒适度,降低代谢。除右美托咪定之外,短效快速代谢的镇痛药物(如瑞芬太尼)对于无创正压通气的患者也很重要:一方面减轻患者痛苦等不适感,另一方面可以适当降低患者的呼吸频率,减轻相邻肺泡的剪切力,减少肺损伤。而对已插管的有创机械通气患者,镇痛镇静治疗更是基础,必要时甚至需辅以肌松药物,但肌松药物必须在充分镇痛镇静的前提下应用。还应警惕肌松药物容易导致患者神经肌肉耦联损伤、肌无力、痰液引流障碍及肺不张等不良反应。

【专家点评】

镇静的目的是减少应激、保护器官。镇静应当遵循"3C"原则,即舒适(comfortable)、安静(calm)、合作(cooperative)。对接受机械通气的重症新型冠状病毒肺炎患者给予深镇静可以避免人机对抗、抑制交感风暴、减轻疼痛、减少应激。在自主呼吸情况下,跨肺压增高,增加肺损伤风险,而镇静可降低跨肺压,减少氧耗和二氧化碳产生,同时有利于人机协调。

> 病例 6:患儿男,5 岁,12kg。既往有哮喘病史,未规律用药,1h 前运动时突发呼吸困难、面色发绀。120 转运至我院急诊,双肺可闻及广泛哮鸣音,解痉平喘雾化治疗无效,患儿呼吸困难加重,插管机械通气转入 PICU 继续治疗。

问题 1:对于哮喘急性加重的患者镇静镇痛应该注意什么?

哮喘急性加重导致呼吸衰竭的重要特征是大气道阻力增高引起的低氧血症和二氧化碳潴留。不恰当的镇静可能引起呼吸中枢抑制加重二氧化碳潴留,诱发肺性脑病,同时引起肌肉力量下降,延长机械通气时间,增加 PICU 住院时间,严重影响患者预后。右美托咪定是一种高度选择性的 α_2- 肾上腺素受体激动剂,与苯二氮䓬类药物相比,呼吸抑制的影响相对较小,能提高氧合和肺顺应性。

问题 2:推荐使用什么药物?

急性重症哮喘的呼吸力学显著改变,即呼气气流明显受阻、气道高反应性、气道阻力增加、气道重塑等,可导致肺过度膨胀、高内源性呼气末正压、高碳酸血症、气道陷闭、肺弹性减弱、呼吸肌疲劳。

阿片类药物是最常用于重症患者的镇痛药物,阿片类药物可抑制呼吸中枢使呼吸频率减慢,潮气量不变。值得注意的是,吗啡还可以释放组胺类活性物质使气道痉挛加重,因此吗啡禁用于哮喘患者。对于重症哮喘,可以考虑使用人工合成阿片类药物,如芬太尼、舒芬太尼、瑞芬太尼,药效强度均强于吗啡。其中,瑞芬太尼半衰期最短,基本没有蓄积,镇痛效果明显优于芬太尼,可明显抑制自主呼吸；舒芬太尼对血流动力学与呼吸抑制影响相对较小；芬太尼价格最低。鉴于目前针对重症哮喘这种特定疾病机械通气时的镇痛药物的研究极少，阿片类药物应用于哮喘患者的镇痛作用与不良反应如何达到最佳平衡点，目前暂未明确。

咪达唑仑是 PICU 机械通气时较常用的苯二氮䓬类镇静药物。苯二氮䓬类药物有个体差异大、代谢慢、易蓄积的特点，考虑到重症哮喘患者的气道梗阻通常会在 1~2 天内得到较大改善，因此应用苯二氮䓬类药物可能会影响由于镇静剂蓄积所致的延迟拔管。此外，苯二氮䓬类药物与右美托咪定相比，谵妄发生率增加，持续时间更长。

肾上腺素 α_2 受体激动剂是近年来被广泛使用的镇静药物，其代表药物是右美托咪定，可通过抑制蓝斑核去甲肾上腺素释放和竞争性地结合 α_2 受体，产生轻度镇痛镇静、抗焦虑作用。右美托咪定起效快、半衰期短、呼吸抑制较弱，可降低气道反应性，对血流动力学影响较小，似乎更适合用于重症哮喘患者。此外，该药具有轻度镇痛作用，可明显减少阿片类药物的需求。研究表明，在相同的镇静水平下，与苯二氮䓬类药物相比，右美托咪定镇静治疗的呼吸机使用时间更短，谵妄、心动过速和高血压发生率均更低。右美托咪定最显著的不良反应是心动过缓。然而，右美托咪定可导致口咽部的肌紧张缺失，这样就可能使得不插管的患者气道阻塞，所以，应密切监测通气状态及血气指标。

【专家点评】

在重症哮喘治疗中，机械通气常被用来纠正严重呼吸衰竭，保证有效通气。在机械通气过程中，疼痛、焦虑、躁动普遍存在，导致患者不能很好地配合通气治疗，人机不同步和非计划性拔除气管插管的可能性增加。合适的镇痛镇静治疗可以降低疼痛程度、缓解焦虑和躁动等不良情绪、提高治疗依从性，并对心、脑等重要器官有一定的保护作用。由于重症哮喘患者的气道反应性、呼吸力学特点有别于其他重症患者，在选择镇痛镇静药物、决定镇静目标时，需结合病种制订合适的治疗策略。

控制性低通气策略往往会使患者出现人机不同步的情况，因此所有实施机械通气的重症哮喘患者都需要一定程度的镇静镇痛治疗，必要时甚至需要加用肌松剂，以此提高患者舒适感，减弱呼吸驱动力，减慢呼吸频率，避免出现人机不同步。值得注意的是，控制性低通气患者往往需要达到深镇静。若使用充分镇痛镇静剂后仍有明显人机不同步，则使用肌松剂是必要的，但应间断给药，使用总时间不宜过长，尽量避免出现严重肌病等并发症。

> 病例 7：患儿男，8 岁，22kg。因高坠伤由 120 转至我院，急诊诊断为"蛛网膜下腔出血，右股骨骨折"急诊手术后转入 PICU，患儿机械通气中，烦躁不安，表情痛苦。

问题 1：如果你是主治医生，应给予怎样的处理？

患儿目前处于疾病急性期，应绝对制动。首先，可对患儿进行安抚、听舒缓的音乐等非药物镇痛措施，加强人文关怀；其次，应对患儿进行镇痛镇静，甚至进行肌松，以避免躁动造成脱管等不良后果。

问题 2：该患儿后续镇静镇痛应如何管理？

在疾病急性期可给予咪达唑仑、芬太尼等药物对患儿进行深镇静处理，该药物蓄积时间短、起效快，不会对外伤患者对循环造成影响。如果患儿神志转清，在循环稳定等情况下，可使用右美托咪定进行浅镇痛镇静，以过渡到拔管。

【专家点评】

在实施镇痛镇静过程中，密切评估镇痛镇静效果和循环呼吸系统等重要器官功能是必不可少的，应贯穿始终。在未使用镇痛治疗时，定时进行疼痛评估可以显著降低疼痛的发生率和疼痛程度，有助于缩短机械通气时间，降低呼吸机相关性肺炎的发生率。在实施镇痛治疗后，仍需要密切评估镇痛效果及重要器官的功能，随时调整用药剂量，达到预期镇痛目标。

第二节　新生儿机械通气镇痛镇静应用

一、新生儿痛觉神经生理学特点

研究证实,新生儿期的疼痛传导系统在解剖及功能上已经基本完备,现在人们争论的焦点已不再是新生儿是否有疼痛感知和记忆,而是我们怎样更好地评估和处理。新生儿疼痛如未被处理,可导致较年长儿及成人更多不良后果,如能量消耗过多、激素分泌、脑血流的改变、睡眠觉醒周期的紊乱等,甚至对患儿今后的神经发育及情感行为都有不良影响。重症监护病房中的新生儿长期暴露于大量的疼痛应激环境中,特别是在机械通气中,适当的镇痛镇静措施尤为必要。

新生儿时期痛觉传导系统在解剖学和功能方面即已经基本完备。但与成人相比,新生儿的痛觉传导通路有着自己的特点:①新生儿的外周痛觉感受器发育不成熟,兴奋阈值较低,这意味着伤害性冲动在较低阈值的刺激下,便能激活一系列的调控机制而传入中枢;②新生儿痛觉冲动从外周传递到脊髓主要是通过无髓鞘而不是有髓鞘的神经纤维,因而传导较慢,但由于新生儿冲动传递路径短从而使这种延迟并不明显;③新生儿时期的 A-δ 纤维尚无完整髓鞘,因而对传入的刺激往往会产生夸大的疼痛过敏反应;④新生儿的脊髓疼痛调节系统发育尚不完善,尤其是下行抑制系统的发育成熟较晚。抑制通路不成熟导致对外周伤害性信息难以进行筛选过滤,从而表现出对疼痛刺激的放大和泛化,比如出现全身非特异性反应。

二、常用的危重新生儿镇痛镇静药物及技术

新生儿疼痛治疗的目的不仅是控制疼痛,还可以减轻非特异性反应,并有助于防止早期疼痛对今后神经系统发育及行为功能的影响,因此制订科学合理的新生儿疼痛处理规范极为关键。由于新生儿在药物代谢、生理特性方面的不同,对镇痛措施及药物选择有着自己的特点,常采用最小化方案。

(一)镇痛药物的使用

常用于新生儿的镇痛药物是吗啡和芬太尼。推荐用于中重度疼痛如术后疼痛,以及一些有创性操作如动静脉置管或机械通气等引起的疼痛。由于新生儿尤其早产儿在生后第一周,阿片的功能性受体 μ 表达增高,机体的代谢、清除能力下降,加之此类药物的治疗剂量与出现呼吸抑制剂量的差距较小,因此新生儿必须降低结合速率,最好采用持续给药的方式,避免单次给药引起血药浓度的巨大波动。新生儿镇痛药物的输注剂量见表 23-2-1。

(二)镇静药物的使用

NICU 中的新生儿不仅常受疼痛困扰,各种刺激还容易使患儿长时间处于应激烦躁状态,两者相互影响,不利于疾病恢复,因此有必要对其加用镇静药物,常联合应用于机械通气的治疗中,如吗啡联合咪达唑仑持续输注是目前 ICU 中最常用的镇痛镇静技术之一。

苯二氮䓬类药物以地西泮、咪达唑仑为代表。其中地西泮是 ICU 内使用最久最广泛的药物,但药物为脂溶性,通过外周血管给药时,可导致疼痛和血栓性脉管炎;其活性代谢产物半衰期长,反复给药可使代谢产物堆积,从而延长停药后的镇静时间和清醒时间。咪达唑仑为水溶性,能快速透过血脑屏障而起效快,半衰期短,无地西泮的上述副作用,且镇静效力较地西泮强 1.5~2 倍。被认为更适合于儿科患者尤其是新生儿,使用时须采用连续静脉给药的方法以维持稳定的血药浓

表 23-2-1　新生儿镇痛药物的输注剂量

	吗啡 / $[\mu g \cdot (kg \cdot h)^{-1}]$	芬太尼 / $[\mu g \cdot (kg \cdot h)^{-1}]$	对乙酰氨基酚 / $[mg \cdot (kg \cdot 次)^{-1}]$
早产儿	5~10	0.5~1	12
足月儿(<30 天)	10	1	10~15
婴儿(≥30 天)	20	1~2	10~15

度,剂量为 1~5μg/(kg·min),且仍应注意呼吸抑制的发生。

阿片类药物和苯二氮䓬类的副作用主要是呼吸抑制,一旦发生,应先保持呼吸道通畅,准备给氧或面罩通气,并使用纳洛酮来拮抗。另外的不良反应是成瘾性,虽然阿片用于急性疼痛时发生成瘾的情况相当少见。但应注意,若长时间使用(>5~7 天)后,开始减量时每天不应超过总药量 10%~20%,并参照镇静或疼痛评分调整剂量。

三、新生儿非药物性镇痛镇静技术

国外 NICU 中,广泛采用喂哺糖水或非营养性吸吮来缓解新生儿疼痛(表 23-2-2)。浓度在 24% 的口服蔗糖水已被证实能显著地降低新生儿进行各种侵入性操作,包括足跟采血和静脉穿刺时的心率、疼痛评分和行为反应。

表 23-2-2　新生儿的非药物性镇痛镇静技术

非营养性吸吮	吸吮安慰奶嘴减弱患儿对疼痛的行为反应
蔗糖	用注射器,滴管或橡皮奶头喂入 2ml 24% 的蔗糖
皮肤刺激	抚摸或按摩头部、背部使婴儿舒适和放松
拥抱	使婴儿舒适,限制活动或运动,使安静及放松
摇晃	使婴儿安静,促进睡眠

四、临床应用

病例:患儿女,15 天,5.5kg。因无肛行造瘘术,术后带气管导管转入重症医学科。目前呼吸机辅助通气中,呼吸机参数:A/C 模式,RR 30 次 /min、Ti 0.68s、FiO_2 30%、PIP 15cmH_2O、PEEP 3cmH_2O。

问题 1:新生儿采用何种评价表?

新生儿目前处在术后机械通气中,临床治疗需继续予以镇痛镇静治疗。新生儿疼痛、躁动及镇静评估量表(neonatal pain,agitation and sedation scale,N-PASS),为评估 NICU 新生儿疼痛最常有效的工具。结合患儿基础疾病及目前呼吸机参数,镇痛药物方面,可以选择吗啡或芬太尼;镇静药物方面,选择咪达唑仑持续泵入镇静。需要注意镇痛镇静效果,定时评估及即时调整。

问题 2:如何镇痛镇静管理?

在保证患者器官功能处于适度代偿范围的基础上,调节镇静药物剂量,维持患者处于最合适的镇静状态。镇静的深浅程度应根据病情变化和患者器官储备功能程度而调节变化。对于器官功能相对稳定、恢复期的患者,应给予浅镇静,以缩短机械通气时间和 PICU 住院时间。

问题 3:需要注意什么药物副作用?

耐药和药物依赖是所有需要长时间镇痛镇静患儿治疗中所面临的常见问题。耐药会随用药时间延长,维持同样镇痛镇静效果需不断增加药量,故用药过程中反复评估和脑电监测非常重要,每日间断用药可延缓耐药性的发生。苯二氮䓬类和阿片类药物的戒断综合征表现相似,如乏力、震颤、呼吸急促、心动过速、呕吐和高热等,新生儿和婴儿还可有哭声尖直。无论是何种药物依赖,最初的治疗目标是使用药物控制到患儿对该症候群可以耐受的程度。治疗阿片类药物所致戒断综合征的方法有多种,缓慢减量是方法之一。美沙酮口服或胃肠外给药替代治疗效果良好。同样的治疗方法也适用于苯二氮䓬类和巴比妥类引起的戒断综合征。氯硝西泮治疗苯二氮䓬类药物依赖有效。

【专家点评】

越来越多的证据表明,早产儿和足月儿均能感受到伤害性刺激带来的疼痛并产生应激反应,除近期生理指标及血流动力学波动、行为改变、激素水平变化,还能导致远期的痛觉敏感性改变、神经系统重塑、内分泌系统改变、免疫应答失衡、情感认知及行为障碍。疼痛评估方法的选择取决于新生儿个体和疼痛的类型,新生儿疼痛 / 激惹与镇静量表(N-PASS)、新生儿疼痛量表(NIPS)、新生儿术后疼痛评估量表(CRIES)、新生儿急性疼痛评估量表(NIAPAS)、新生儿疼痛与不适量表(EDIN)均可使用。新生儿镇痛药物可选择吗啡或芬太尼,镇静药物常选择咪达唑仑。由于新生儿肝肾功能较弱,镇痛镇静药应以充分镇痛以最小化镇静药物剂量,并辅以尽可能最大化的人文关怀(如温柔抚触、母亲母乳喂养、舒缓音乐疗法、非营养吸吮联合蔗糖水喂养),而使 NICU 患儿达到最优化的舒适度。考虑新生儿的特殊性,低血糖常见,镇痛镇静药物的配置可采用 5% 葡萄糖溶液。整个过程中需定时监测患儿镇痛镇静评分及血流动力学情况,即时调整药物剂量。

第三节 镇痛镇静并发症

一、镇痛镇静常见并发症及预防策略

在进行镇痛镇静时,应严格遵守个体化治疗方案,避免过度镇痛镇静是减少并发症最有效的方法。

1. **呼吸抑制和低血压** 阿片类药物和苯二氮䓬类药物均有呼吸抑制和低血压副作用,其发生与输注速度和剂量相关。吗啡的拮抗剂为纳洛酮,咪达唑仑的拮抗剂为氟马西尼。

2. **对气道护理的影响** 长期过度镇静会减弱患儿的咳嗽反射、造成呼吸肌肉的失用,进而导致痰液蓄积、肺不张的风险增加。

3. **戒断综合征** 阿片类和 / 或苯二氮䓬类,长时间的使用和更高的总剂量都与戒断综合征的发生明显相关。多数镇痛镇静药物的使用时间不宜超过 1 周,若因治疗需要,可尝试每日镇静中断、药物循环使用等以避免单一药物的蓄积与依赖。对使用时间超过 7 天的患儿撤离药物应逐渐减量停药,可每日按 20%~30% 的用药剂量递减。PICU 目前尚无有效的评价系统对戒断综合征进行预防、评估和管理。因此也不能对 PICU 戒断的最佳撤药策略或首选药物给出建议。临床对戒断综合征仍以预防为主。

4. **谵妄** 镇痛镇静是 PICU 治疗的最基本环节,然而镇痛镇静类药物又是诱发谵妄发生的危险因素。医源性因素导致谵妄风险因素在成人早已关注,其中与苯二氮䓬类的使用很大联系。虽然儿童的研究同样显示长时间使用大剂量苯二氮䓬类药物与谵妄明显增加相关,但低年龄和高危重疾病等因素也是儿童谵妄持续时间延长的诱因。pCAM-ICU 量表(the pediatric confusion assessment method for the ICU,pCAM-ICU)、CAPD 量表(the Cornell assessment of pediatric delirium,CAPD)、PAED 量表(the pediatric anesthesia emergence delirium scale,PAED)可用于监测和指导治疗。目前暂无针对儿童谵妄的特效治疗方法。临床对谵妄发生仍以预防为主。

病例:患儿男,4 岁 8 个月。因吉兰 - 巴雷综合征,急诊科插管后送入重症医学科。呼吸机参数:A/C 模式,RR 25 次 /min、Ti 0.8s、FiO_2 35%、PIP 25cmH$_2$O、PEEP 5cmH$_2$O。

问题 1:应给予这位患儿怎样的镇痛镇静方案?

患儿为吉兰 - 巴雷综合征,需机械通气,刚上机时由于插管和不适应气管导管可先给小剂量芬太尼 1~2μg/(kg·h),联合咪达唑仑 1~3μg/(kg·min)镇痛镇静,保证人机协调和患儿的舒适,当经过 3~5 天的适应后,可逐渐降低镇痛镇静剂量或改为右美托咪定或辅以非药物的镇痛镇静治疗(如听音乐、看卡通片、与双亲交流等)。

问题 2:如何处理并发症?

阿片类和苯二氮䓬类药物所引起的戒断反应与不严格遵守镇痛镇静的治疗策略有关,包括药物的减量与停用、每日唤醒计划、自主呼吸实验等过程。在镇痛镇静治疗期间,应使用药物的最低有效剂量,并不断重新评估继续使用的必要性。然后通过对患儿的停药评估,逐渐减少镇痛镇静药量至停止。

【专家点评】

任何可能导致不适的环境及生理因素均应同药物治疗一样得到解决,对危重症患儿的精致细微的人性关怀可提高患儿的舒适程度,并且可减少其对镇静、镇痛药物的需求。特别注意照明、环境噪声及昼夜之分给患儿带来的影响,在心理方面应用分散注意力、催眠等方法达到减轻焦虑、促进放松的目的。右美托咪定(dexmedetomidine)是一种高选择性 α$_2$- 肾上腺素受体激动剂,具有抗交感、抗焦虑和近似自然睡眠的浅镇静作用,同时具有一定的镇痛作用。右美托咪定被批准用于机械通气的成年病人 24h 内的镇静和非插管患儿的操作镇静,以及预防长期使用阿片类药物和苯二氮䓬类药物后产生的戒断反应。

阿片类和/或苯二氮䓬类,长时间的使用和更高的总剂量都与戒断综合征的发生明显相关。吉兰-巴雷综合征的患儿可能带机要 1~2 个月,这并不意味着该患儿要用镇痛镇静药物 1~2 个月。当患儿一旦适应机械通气,我们应尽量减停镇痛镇静药物,或改换浅镇静的右美托咪定或非药物的镇痛镇静方法,从而防治戒断综合征和谵妄的发生。理想的镇痛镇静应该是建立在对患儿进行全面和动态评估的基础上,以目标为导向、与疾病种类以及疾病所处的不同阶段相适应的精准化镇痛镇静。

二、镇痛镇静热点聚焦

1. 镇痛镇静与器官功能保护 镇痛和镇静的目的不仅仅是让患儿舒适和安全,还应根据患儿器官储备功能水平决定镇痛和镇静目标。在器官功能"不稳定期"实施深度镇痛和镇静策略,目的是降低代谢和氧耗,使机体尽可能地适应受到损害的氧输送状态,从而实现器官保护;在器官功能"相对稳定期"实施浅镇痛和镇静策略,目的是抑制躁动,减少不良事件的发生,促进器官功能恢复。理想的镇痛和镇静应该是建立在对患儿进行全面和动态评估的基础上,以目标为指导,实施与疾病种类以及疾病所处的不同阶段相适应的精准化镇痛和镇静。

2. 早期舒适镇痛、最小化镇静和人文关怀 施行以镇痛为基础的镇静,只有充分镇痛后,才能达到理想镇静目标。强调早期干预和以患儿为中心的人文关怀,对危重症患儿细致入微的人文关怀可提高患儿的舒适程度,并且可减少其对镇静镇痛药物的需求。特别应注意照明、环境噪声以及昼夜之分给患儿带来的影响。在心理方面应用分散注意力、催眠等方法达到减轻患儿焦虑、促进放松的目的。

3. 镇痛和镇静常见并发症之谵妄 镇痛和镇静药可导致呼吸抑制、血压下降和戒断综合征等并发症,这些早已被关注,但谵妄并未引起重视。谵妄是 PICU 常见的一种严重、复杂且重要的神经精神疾病,目前还没有公认的治疗儿童谵妄的指南。医源性因素是导致儿童谵妄的风险因素,其中与镇痛和镇静类药物使用有很大关系。PICU 谵妄诊断的意识评估量表、康奈尔儿童谵妄量表、儿童麻醉苏醒期谵妄量表等已在不同国家

和地区应用,但国内 PICU 在镇痛和镇静治疗中对谵妄的监测和评估尚处于起步阶段,儿童谵妄评估量表目前国际上尚无统一推荐,仍需进一步临床研究摸索及证实。

(许 峰)

参考文献

1. PLAYFOR S, JENKINS I, BOYLES C, et al. Consensus guidelines on sedation and analgesia in critically ill children. Intensive Care Med, 2006, 32 (8): 1125-1136.

2. COTÉ CJ, WILSON S. Guidelines for monitoring and management of pediatric patients before, during, and after sedation for diagnostic and therapeutic procedures: update 2016. Pediatrics, 2016, 38 (4): 13-39.

3. MONDARDINI MC, VASILE B, AMIGONI A, et al. Update of recommendations for Analgo sedation in pediatric intensive care unit. Minerva Anestesiol, 2014, 80 (9): 1018-1029.

4. LUCAS SS, NASR VG, NG AJ, et al. Pediatric Cardiac Intensive Care Society 2014 Consensus Statement: Pharmac other apies in Cardiac Critical Care: Sedation, Analgesia and Muscle Relaxant. Pediatr Crit Care Med, 2016, 17 (3 Suppl 1): S3-S15.

5. 许峰, 钱素云, 刘春峰, 等. 中国儿童重症监护治疗病房镇痛和镇静治疗专家共识 (2018 版). 中华儿科杂志, 2019, 57 (5): 324-330

6. GRUNAU R. Early pain in preterm infants. A model of long-term effects. Clin Prenatal, 2002, 29: 373-394.

7. GRADIN M, SCHOLLIN J. The role of endogenous opioids in mediating pain reduction by orally administered glucose among newborns. Pediatrics, 2005, 115 (4): 1004-1007.

8. LUDINGTON-HOE SM, HOSSEINI R, TOROWICZ DL. Skin-to-skin contact (Kangaroo Care) analgesia for preterm infant heel stick. AACN Clin Issues, 2005, 16 (3): 373-387.

9. ZUPPA AF, MAQ C. Sedation Analgesia and Neuromuscular Blockade in Pediatric Critical Care: Overview and Current Landscape. Pediatr Clin North Am, 2017, 64 (5): 1103-1116.

10. BAARSLAG MA, ALLEGAERT K, KNIBBE CA, et al. Pharmacological sedation management in the paediatric intensive care unit. J Pharm Pharmacol, 2017, 69 (5): 498-513.

11. 皮丹丹, 刘成军, 李静, 等. 舒芬太尼用于小儿先天性心脏病术后镇痛的效果和安全性. 儿科药学杂志, 2013, 19 (09): 8-11.

12. ELEVELD DJ, PROOST JH, VEREECKE H, et

al. An allometric model of remifentanil pharmacokinetics and pharmacodynamics. Anesthesiology, 2017, 126 (6): 100-110.

13. 皮丹丹，刘成军，李静，等.瑞芬太尼在小儿术后镇痛疗效和安全性的研究.中国小儿急救医学，2018，25 (03): 8-11.

14. 中华医学会麻醉学分会.右美托咪定临床应用指导意见 (2013).中华医学杂志，2013, 93 (35): 2775-2777.

15. PLAMBECH MZ, AFSHARI A. Dexmedetomidine in the pediatric population: a review. Minerva Anestesiol, 2015, 81 (3): 320-332.

16. 罗彬菱，胡兰，汤磊，等.右美托咪定用于小儿先天性心脏病术后镇静镇痛的疗效和安全性研究.儿科药学杂志，2014, 20 (1): 11-14.

17. DA SPS, REIS ME, FONSECA TS, et al. Opioid and Benzodiazepine Withdrawal Syndrome in PICU Patients: Which Risk Factors Matter？J Addict Med, 2016, 10 (2): 110-116.

18. SCHIEVELD JN, STRIK JJ. Pediatric Delirium: A Worldwide PICU Problem. Crit Care Med, 2017, 45 (4): 746-747.

19. HAB S, GANGOPADHYAY M, GOBEN CM, et al. Delirium and Benzodiazepines Associated With Prolonged ICU Stay in Critically Ill Infants and Young Children. Crit Care Med, 2017, 45 (9): 1427-1435.

20. SIMONE S, EDWARDS S, LARDIERI A, et al. Implementation of an ICU Bundle: An Interprofessional Quality Improvement Project to Enhance Delirium Management and Monitor Delirium Prevalence in a Single PICU. Pediatr Crit Care Med, 2017, 18 (6): 531-540.

21. TRAUBE C, SILVER G, REEDER RW, et al. Delirium in Critically Ill Children: An International Point Prevalence Study. Crit Care Med, 2017, 45 (4): 584-590.

22. SIKICH N, LERMAN J. Development and psychometric evaluation of the pediatric anesthesia emergence delirium scale. Anesthesiology, 2004, 100 (5): 1138-1145.

23. VINCENT JL, SHEHABI Y, WALSH TS, et al. Comfort and patient-centred care without excessive sedation: the eCASH concept. Intensive Care Med, 2016, 42 (6): 962-971.

24. 中华医学会重症医学分会.中国重症加强治疗病房患者镇痛和镇静治疗指导意见 (2006).中华外科杂志，2006, 44 (17): 1158-1166.

25. HARRIS J, RAMELET AS, VAN DIJK M, et al. Clinical recommendations for pain, sedation, withdrawal and delirium assessment in critically ill infants and children: an ESPNIC position statement for healthcare professionals. Intensive Care Med, 2016, 42 (6): 972-986.

第二十四章　机械通气患儿液体管理与营养支持

第一节　机械通气患儿内环境紊乱及与机械通气的相互影响

机械通气通常是危重疾病救治的呼吸支持手段,机械通气的患儿较多存在内环境紊乱。其内环境紊乱可能是原发疾病所致,或因原发疾病引起内分泌紊乱继而再引起内环境紊乱,如脓毒症可导致有效循环血流不足、组织氧代谢障碍,进而引起代谢性酸中毒、钾钠氯钙磷镁等电解质水平异常,或者毛细血管渗漏综合征;腹泻病会导致脱水、酸中毒;颅内肿瘤会导致中枢性呼吸衰竭可能同时合并抗利尿激素(antidiuretic hormone,ADH)分泌不足,继而引起中枢性尿崩,造成失水、高钠血症、低钾血症等临床表现。危重疾病所致内环境紊乱具有多样性、极易变化性,且往往多种紊乱并在。疾病越重,内环境紊乱越显著、越复杂。机械通气常常是疾病危重期最主要的救治方案之一,它对循环、胸腔压力的影响,也部分导致或加重了在液体管理、胸腔压、循环稳定管理上的困难。反之,液体过负荷或不足、胸腔压力改变、循环不稳定、电解质、酸碱平衡紊乱,也间接影响机械通气支持的力度、人机协调性及患者舒适性。故而机械通气患者需实时关注内环境状态,做到及时纠正,维持内环境平衡。

机械通气患儿的内环境紊乱发生机制十分复杂,包括:①原发病直接导致的摄入减少、体液丢失、严重缺氧、严重脏器功能障碍、毛细血管渗漏;②重症肺病或危重症并发的内分泌异常,如心房利钠尿多肽释放、抗利尿激素异常释放等;③ PEEP 等对肺泡静水压的影响;④湿化、雾化对全身水电解质平衡和肺部的水平衡影响等。目前这些方面均缺少细致的研究和结论。因此在治疗内环境紊乱的过程中,必须结合每例病人的具体情况,仔细分析导致内环境紊乱的具体原因,制订个体化的治疗策略。

一、内分泌改变

是危重症患儿的常见表现,对内环境,特别是水电解质平衡有重要影响,研究较多的是心房利钠尿多肽(atrial natriuretic peptide,ANP)和抗利尿激素(antidiuretic hormone,ADH)。心房利钠尿多肽(ANP)和脑利尿钠肽(brain natriuretic peptide,BNP)在心肌受到牵拉时由心脏分泌,升高幅度与心肌受牵拉程度相关,可引起血管张力下降,肾脏的水和电解质排泄增加,从而拮抗肾素 - 血管紧张素 - 醛固酮系统的作用。其裂解片段如 BNP、氨基末端脑利钠肽前体(N-terminal proBNP,NT-proBNP)和中间区段心房利钠尿多肽前体(mid-regional proANP,MR-proANP)的血浓度测定,已成为诊断心力衰竭、鉴别肺水肿原因和监测治疗效果的重要指标。NT-proBNP 增高提示心力衰竭、心源性肺水肿;正常则提示非心源性肺水肿,这对快速确定心力衰竭和肺水肿患者的治疗策略,包括机械通气策略有重要指导意义。ADH 是调节机体水平衡的最重要的激素之一。多种因素包括肺部疾病、神经系统疾病、恶性肿瘤及药物和机械通气等均可诱发抗利尿激素分泌失调综合征(syndrome of inappropriate secretion of antidiuretic hormone,SIADH)。由于 ADH 不适当的分泌增加,导致排尿减少和水潴留,引起稀释性低钠血症,肺水增加。

二、血浆渗透压异常

是接受机械通气的危重症患儿常见内环境紊乱。临床常用晶体渗透压 =2× 血清钠浓度(mmol/L)+ 血糖浓度(mmol/L)+ 血清尿素浓度(mmol/L)来粗略计算,正常值在 280~310mmol/L。血浆晶体渗透压主要影响细胞内外的水分布异常,其中钠离子是维持晶体渗透压最主要的阳离子。

刘平等对机械通气患者血浆钠、氯、钙、磷、镁等离子的研究中，单因素及多因素 COX 回归分析均显示，血清钠离子是影响 14 天及 30 天预后的独立危险因素（P=0.001,95% 置信区间为 1.013~1.051），但对于脱机没有影响（P>0.05）。血浆白蛋白浓度降低可导致胶体渗透压下降，当白蛋白水平<25g/L 时，胶体渗透压明显下降。血浆胶体渗透压主要影响血管内外的液体平衡，降低使水向血管外移动，导致组织水肿和血管内容量降低，严重的胶体渗透压降低可导致全身水肿和浆膜腔积液，胸壁水肿和胸腔积液使呼吸系统总顺应性降低，导致需要的机械通气参数增高，增加呼吸机相关性肺损伤；增高则使水由组织向血管内转移，导致组织脱水和血管内容量增加。但除非过量输入白蛋白，临床很少出现胶体渗透压增高。

三、肺水肿与肺毛细血管滤过率增加

一般，肺血管阻力很小，毛细血管静水压主要受到肺动脉压力影响。肺间质液体向肺门流动，肺淋巴管重吸收多余的间质内液体，最终汇合到胸导管而回到体循环系统中。1896 年，Starling 提出毛细血管净水滤过率 = 净静水压（毛细血管内静水压 – 肺组织间静水压）– 净胶体压（毛细血管内胶体压 – 肺组织胶体压）。公式如下：$J_v=K_f[(P_c-P_i)-\sigma_{\Pi}(\Pi_c-\Pi_i)]$，$J_v$ 为净滤过，K_f 为滤过系数，P_c-P_i 为净静水压，σ_{Π} 为反射系数，$\Pi_c-\Pi_i$ 为净胶体压。

整个肺毛细血管走行中，静水压一直超过胶体渗透压，所以液体存在持续的渗漏。静水压的增加是肺水肿的重要机制（胶体渗透压需要乘以一个系数，对肺水肿产生影响不是那么大），但人肺 Kf 约 10ml/（min·cmH₂O），比其他器官低。肺泡处的毛细血管静水压（Pc）通常是 13mmHg，静脉末端的静水压是 6mmHg。间质的静水压（Pi）是 –2mmHg（图 24-1-1）。

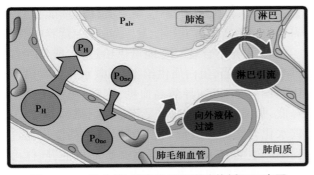

图 24-1-1　肺血管、肺泡及肺间质液体循环示意图

导致肺水肿的 3 个主要原因是：①毛细血管静水压升高（P_c），但动物实验证实常需要升高 3 倍以上才会发生；②毛细血管通透性增加（K_f）；③淋巴回流相对或绝对减少。显著低蛋白血症也会产生一定作用。

临床上常见的由静水压增高导致的静水压性肺水肿是心源性肺水肿，其血管通透性基本正常，主要是压力性导致漏出液。ARDS 等由于肺部过度的炎症反应，肺血管通透性增加，包括蛋白质在内的血浆成分进入肺组织，是渗出液。肺水肿均导致肺顺应性降低，均需要较高的机械通气压力支持治疗肺水肿，尤其高 PEEP；对接受机械通气的 ARDS 患者的研究表明，以"低潮气量、适度的高 PEEP 和相对低的气道平台压"为特征的肺保护性通气策略可快速减轻肺水肿，改善肺顺应性和氧合，减少呼吸机相关肺损伤。但静水压性肺水肿所需的 PEEP 通常低于血管通透性增高导致的肺水肿，且正压通气后恢复较快，应更快地降低呼吸机参数。需要注意的是在去除压力的情况下（往往是长时间压迫），可能导致胸腔减压导致 Pi 的降低而出现肺水肿，即复张性肺水肿；而在撤机过程中，由于 PIP、PEEP 的降低而导致肺泡内 Pi 降低而出现撤机性肺水肿（负压性肺水肿）。

气道湿化是影响全身液体平衡的一个重要因素。正常吸入气经上气道加温和湿化，进入下气道时水蒸气达到饱和状态、温度接近体温，其水蒸气来源于上气道；呼气时上气道不能吸收呼出气中的水蒸气，导致不显性失水。正常情况下，人体每 100kcal 的热量代谢，经呼吸道的不显性失水约为 15ml。机械通气时，通过外源性的加温湿化器而非上呼吸道完成，使呼吸道的不显性失水明显减少甚至接近消失，降低了对液量的需求；另外肺本身疾病和机械通气可能导致 ANP 释放和 SIADH，进一步降低对液量的需求。对 ARDS 的研究也表明，正压通气会增加液体正平衡的风险。因此，对机械通气患儿，特别是对 ARDS、非心源性肺水肿、心力衰竭、急性肾损伤的患者，应实施更加严格的限制性液体管理策略，避免出现液量过多，甚至液体超负荷。同时通过超声或脉搏指数连续心输出量（pulse index continuous cardiac output，PiCCO）监测肺水肿的变化指导呼吸机参数的调节，若超声提示 B 线增多或降低不明显、PiCCO 提示血管外肺水增多或无明显减少，应适当提高 PEEP；若提示心输出量降低，则应适当降低 PEEP，以减轻由于胸腔压力增高导致的静脉血液回流障碍，提高心输出量。

（高恒妙）

第二节　机械通气患儿的营养支持

营养支持治疗是机械通气患儿综合治疗的重要组成部分。适当的营养支持治疗不仅对维持机械通气患儿的内环境稳定、改善营养状况十分重要，同时可缩短机械通气时间、住 PICU 时间和总住院时间，降低病死率，改善预后，也降低患者住院费用。

一、机械通气和营养支持治疗二者相互影响

1. 营养支持治疗是否恰当会影响机械通气时间，若能量和蛋白质供给不足，会导致营养状况不能改善甚至恶化，肌肉容积和呼吸肌力量不足，脱离呼吸机困难，延长机械通气时间，增加呼吸机相关性肺损伤的风险。

2. 机械通气患者能耐受肠内营养（enteral nutrition，EN）时往往采取管饲喂养，正压通气引起胸腔压增加、腹腔压力增加，以及同时伴随的镇静易导致胃肠动力不足，易引起胃潴留或胃食管反流等喂养不耐受，也导致既定能量目标不能实现，同时增加了呼吸机相关性肺炎的发生率。

二、机械通气时的营养方案

1. **营养时机**　为减轻炎症反应、促进机体恢复，中低营养风险的机械通气患儿应在病情稳定时，尽早给予肠内营养支持。根据 2016 年美国肠外和肠内营养协会发布的危重症患者营养指南及 2018 中国危重症儿童营养评估及支持治疗指南工作组发布的《危重症儿童营养评估及支持治疗指南（2018，中国，标准版）》，所有危重患者应在入院后 24~48h 内进行 EN，包括所有接受机械通气的患者。使用血管活性药时行 EN 的不良反应多数是可接受的。

2. **营养风险筛查**　建议患儿入 PICU 24h 内即进行营养风险筛查，采用体格测量指标联合血浆生化指标评估基础营养状况。有条件时，建议采用能量代谢仪测定机械通气患者静息能量需求（IC 法），IC 法能够了解机械通气患者不同时期的能量需求，根据 IC 法指导能量供给，可以避免喂养不足或喂养过度。如不能采用 IC 法测定，建议采用 Schofield 预测公式计算静息能量消耗，来客观了解患者能量需求水平。

3. **营养需求**　重症疾病患儿营养需求具有异质性。机械通气对患儿营养需求的影响难以绝对化，具有个体差异性。不同疾病的患者、同一患者在疾病的不同时期，能量需求均有所不同，可存在高代谢、低代谢和正常代谢等不同状态。机械通气早期降低了患者的呼吸功，加之机械通气的同时常常需镇静、镇痛治疗，减少了患儿活动，患儿往往存在低代谢，因而机械通气患者总的能量需求可能降低，可适当降低能量供给。除了关注患者能量需求外，维持正氮平衡对机械通气患者非常重要。研究显示，每天摄入蛋白质应保持着 1.5g/(kg·d)，才能维持正氮平衡、促进蛋白质合成。不同疾病蛋白质可耐受性上线暂无统一定论，根据美国肠外与肠内营养学会（ASPEN）2016 指南，接受肾脏替代治疗的患者应增加蛋白质摄入量，最高可达 2.5g/(kg·d)，未接受肾替代治疗的 AKI 患者应在 1.2~2g/(kg·d)。

需要特别注意的是，即便采用了 IC 法或公式法进行了营养评估，机械通气行管饲喂养的患者，往往会因喂养不耐受、胃潴留、床旁操作（如纤维支气管镜灌洗）、外出检查、液体限制等各种因素而中断肠内营养，导致能量目标及蛋白目标不能实现，影响预后。有研究发现，即使在已知的存在营养风险的患者中，仍有 74% 的人没有达到最低营养目标。故临床上不仅需要关注医嘱能量，还需要关注患者实际获得能量，尽量减少营养中断。

4. **营养不合理**　若能量供给过多，或营养素供给比例不当，蛋白质供给不足，碳水化合物供给比例偏高，则可能导致高血糖、肥胖、瘦体块比例降低、肌肉容量和肌力不足等不良后果，同时由于碳水化合物的呼吸商高于脂肪，高血糖使代谢过程中产生的 CO_2 增多而导致高碳酸血症，同样可造成脱离呼吸机困难、延长机械通气时间或撤离

呼吸机失败。另外，机械通气患儿可能存在使用异丙酚或一些葡萄糖配置的静脉药物，临床医生可能会忽视这部分热量，易造成能量摄入过多。

危重症疾病机械通气患儿常发生多种内环境紊乱、能量代谢异常等问题，各种内环境紊乱、能量代谢之间常常相互关联，特别是水、电解质平衡紊乱，酸碱平衡，微量元素水平相互影响，关系密切，难以截然分开，在分析病因和治疗时必须同时考虑，区分轻重缓急，优先处理危险性最高的内环境紊乱，并考虑多种内环境紊乱之间的相互关系，避免导致新的内环境紊乱或原有其他内环境紊乱加重。

（高恒妙）

参考文献

1. GOETZE JP, BRUNEAU BG, RAMOS HR, et al. Cardiac natriuretic peptides. Nat Rev Cardiol, 2020, 17 (11): 698-717.

2. JONES DP. Syndrome of Inappropriate Secretion of Antidiuretic Hormone and Hyponatremia. Pediatr Rev, 2018, 39 (1): 27-35.

3. RASOULI M. Basic concepts and practical equations on osmolality: Biochemical approach. Clin Biochem, 2016, 49 (12): 936-941.

4. ASSAAD S, KRATZERT WB, SHELLEY B, et al. Assessment of Pulmonary Edema: Principles and Practice. J Cardiothorac Vasc Anesth, 2018, 32 (2): 901-914.

5. Murray JF. Pulmonary edema: pathophysiology and diagnosis. Int J Tuberc Lung Dis, 2011, 15 (2): 155-160.

6. PLOTNIKOW GA, ACCOCE M, NAVARRO E, et al. Humidification and heating of inhaled gas in patients with artificial airway. A narrative review. Rev Bras Ter Intensiva, 2018, 30 (1): 86-97.

7. ROBERTS KE. Pediatric fluid and electrolyte balance: critical care case studies. Crit Care Nurs Clin North Am, 2005, 17 (4): 361-373.

8. SCHAER M. Therapeutic approach to electrolyte emergencies. Vet Clin North Am Small Anim Pract, 2008, 38 (3): 513-33.

9. HOORN EJ, TUUT MK, HOORNTJE SJ, et al. Dutch guideline for the management of electrolyte disorders—2012 revision. Neth J Med, 2013, 71 (3): 153-165.

10. MAXWELL AP. Diagnosis and management of hyponatraemia: AGREEing the guidelines. BMC Med, 2015, 13 (13): 31.

11. LIAMIS G, FILIPPATOS TD, ELISAF MS. Evaluation and treatment of hypernatremia: a practical guide for physicians. Postgrad Med, 2016, 128 (3): 299-306.

12. ROSSIGNOL P, LEGRAND M, KOSIBOROD M, et al. Emergency management of severe hyperkalemia: Guideline for best practice and opportunities for the future. Pharmacol Res, 2016, 113 (Pt A): 585-591.

13. STERNS RH. Treatment of severe hyponatremia. Clin J Am Soc Nephrol, 2018, 13 (4): 641-649.

14. NADAR R, SHAW N. Investigation and management of hypocalcaemia. Arch Dis Child, 2020, 105 (4): 399-405.

15. ABEREGG SK. Ionized calcium in the ICU: should it be measured and corrected？ Chest, 2016, 149 (3): 846-855.

16. HANSEN BA, BRUSERUD Ø. Hypomagnesemia in critically ill patients. J Intensive Care, 2018, 6: 21.

17. TAYLOR DM, DATE PA, UGONI A, et al. Risk variables associated with abnormal calcium, magnesium and phosphate levels among emergency department patients. Emerg Med Australas, 2020, 32 (2): 303-312.

18. BONIFACE M, PORTER I. Acid-base disturbances: an emergency department approach. Emerg Med Pract, 2020, 22 (6): 1-24.

19. BEREND K, DE VRIES AP, GANS RO. Physiological approach to assessment of acid-base disturbances. N Engl J Med, 2014, 371 (15): 1434-1445.

20. HOSTE EA, MAITLAND K, BRUDNEY CS, et al. Four phases of intravenous fluid therapy: a conceptual model. Br J Anaesth, 2014, 113 (5): 740-747.

21. GREEN J, LILLIE J. Intravenous fluid therapy in children and young people in hospital N29. Arch Dis Child Educ Pract Ed, 2017, 102 (6): 327-331.

22. FAVIA I, GARISTO C, ROSSI E, et al. Fluid management in pediatric intensive care. Contrib Nephrol, 2010, 164: 217-226.

23. FELD LG, NEUSPIEL DR, FOSTER BA, et al. Clinical Practice Guideline: Maintenance Intravenous Fluids in Children. Pediatrics, 2018, 142 (6): e20183083.

24. LOPES CLS, PIVA JP. Fluid overload in children undergoing mechanical ventilation. Rev Bras Ter Intensiva, 2017, 29 (3): 346-353.

25. 危重症儿童营养评估及支持治疗指南 (2018, 中国) 工作组. 危重症儿童营养评估及支持治疗指南 (2018, 中国, 标准版). 中国循证儿科杂志, 2018, 13 (1): 1-29.

26. NILESH M M, HEATHER ES, SHARON YI, et al. Guidelines for the Provision and Assessment of Nutrition Support Therapy in the Pediatric Critically Ⅲ Patient: Society of Critical Care Medicine and American Society for Parenteral and Enteral Nutrition. JPEN J Parenter Enteral Nutr, 2017, 41 (5): 706-742.

27. LYVONNE NT FREDERIC VV, KOEN J, et al. Nutritional support for children during critical illness: Euro-

pean Society of Pediatric and Neonatal Intensive Care (ESPNIC) Metabolism, Endocrine and Nutrition Section Position Statement and Clinical Recommendations. Intensive Care Med, 2020, 46 (3): 411-425.

28. JOOSTEN K, EMBLETON N, YAN W, et al. ESPGHAN/ESPEN/ESPR/CSPEN guidelines on pediatric parenteral nutrition: Energy. Clin Nutr, 2018, 37 (6 Pt B): 2309-2314.

29. VAN GOUDOEVER JB, CARNIELLI V, DARMAUN D, et al. ESPGHAN/ESPEN/ESPR/CSPEN guidelines

on pediatric parenteral nutrition: Amino acids. Clin Nutr, 2018, 37 (6 Pt B): 2315-2323.

30. LAPILLONNE A, FIDLER MIS N, GOULET O, et al. ESPGHAN/ESPEN/ESPR/CSPEN guidelines on pediatric parenteral nutrition: Lipids. Clin Nutr, 2018, 37 (6 Pt B): 2324-2336.

31. MESOTTEN D, JOOSTEN K, VAN KEMPEN A, et al. ESPGHAN/ESPEN/ESPR/CSPEN guidelines on pediatric parenteral nutrition: Carbohydrates. Clin Nutr, 2018, 37 (6 Pt B): 2337-2343.

第二十五章　机械通气的撤离

第一节　呼吸机撤离时机与预测指标评价

一、概述

机械通气是危重症患者重要的生命支持手段，但同时也带来许多相关的并发症及患者的不适感。

呼吸机撤离，简称撤机，其定义是指从正压通气支持转换至自主呼吸的过程。呼吸机撤离时机的把握是目前临床医生面临的难题。过早的撤机拔管会增加患者危险，延长住院时间，拔管后出现的呼吸衰竭是导致死亡的独立危险因素，再插管使患者的院内获得性肺炎增加 8 倍，死亡风险增加 6~12 倍；而延迟撤机，会使患者承受不必要的痛苦，增加并发症的发生率和医疗费用。究竟有多少上机患者已经具备撤机条件而又没有及时撤机尚无从确定，有统计表明 50% 意外拔管的患者不需再插管，因此可以推测这类患者不在少数。机械通气流程图如图 25-1-1 所示。

二、呼吸机撤离时机

据估计撤机时间大约会占了整个机械通气时间的 40%~50%。患儿引起呼吸衰竭的原发病经过治疗后好转，就可以开始进入撤机评估。呼吸机撤离前，运用主观和客观的标准去评估疾病是否好转，通常满足以下条件时就具备了呼吸机撤离时机：

1. 导致呼吸衰竭的原发疾病治愈或好转。
2. 停用或逐步减少使用血管活性药物下血流动力学稳定。
3. 足够的意识水平。
4. 自发呼吸有力。
5. 24h 镇痛镇静药物未加量。
6. 肌松剂停用至少 24h。
7. 有咳嗽等保护反射。
8. 没有明显的酸碱代谢和电解质失衡。
9. 适当的气体交换功能，PEEP ≤ 8cmH$_2$O（1cmH$_2$O=0.098kPa），FiO$_2$ ≤ 0.5。

简单地可归纳为 5 条：①肺部原发病控制和肺功能好转；②器官功能恢复（包括循环、神经等）；③自主呼吸与咳嗽功能好转；④血气分析恢复；⑤镇静镇痛肌松药减停。另外需要特别注意的是，撤离呼吸机并不意味着已经具备了拔除气管内导管（气管插管和气管切开导管）的条件。因为气管内导管除用于连接呼吸机外，还有保持气道通畅，防止误吸和便于清除气道内分泌物的作用。满足以下条件时就具备了拔除气管内导管时机：①拔管前确认患者咳嗽反射、吞咽反射正常，已具备这些气道保护性功能，可以有效地清除气

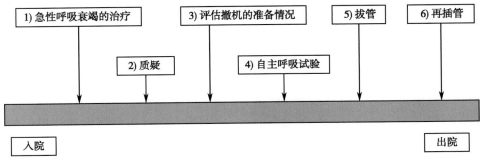

图 25-1-1　机械通气流程图

2）质疑：代表呼吸机撤离评估开始时机；3）评估撤机的准备情况：代表撤机预测指标评价。

管内分泌物,防止误吸反流引起吸入性肺炎甚至窒息;②无明显的发生舌后坠或喉部水肿等可致气道阻塞的临床情况。

呼吸机撤离时机从扩大的范围来讲,应该包括单纯的呼吸机撤离时机及拔除气管内导管时机这两方面的内容。

三、预测指标评价

(一)撤机预测指标

撤机的预测指标是为了帮助临床医生评估是否撤机成功。撤机预测指标主要有以下:

1. 0.1秒口腔闭合压($P_{0.1}$) $P_{0.1}$是吸气开始100ms时短暂阻断呼吸机气路所测得的气道压,此瞬间病人的气道还未打开,因此$P_{0.1}$不受气道阻力、肺牵张反射、气道黏滞度、肺顺应性等因素影响,而客观反映呼吸中枢驱动力的大小,此外$P_{0.1}$还与呼吸中枢至呼吸肌神经传导通路结构的完整性、呼吸肌肌力产生的大小及速度等因素相关。$P_{0.1}$下降提示中枢兴奋性下降,与呼吸肌无力或疲劳可能也有关;$P_{0.1}$过高则提示可能呼吸窘迫。现代呼吸机均有此项功能,操作者按压$P_{0.1}$测量键呼吸机则可自动测量。正常成人的$P_{0.1}$为2~4cmH_2O(1cmH_2O=0.1kPa);小儿的研究较少,据Uwe Mellies等的报道,正常6~16岁儿童的$P_{0.1}$值为(0.23 ± 0.11)kPa(0.20~0.24kPa)。但低年龄组儿童的呼吸较快、吸气时间较短,且各年龄段之间变异度较大,测定$P_{0.1}$似乎并不能反映上述的生理和病理生理意义。

2. 浅快呼吸指数(rapid shallow breathing index,RSBI=R/Vt) 呼吸肌无力、疲劳或高通气需要时会导致浅快呼吸,因此呼吸频率与潮气量的比值(R/Vt)可以作为撤机预测指标。但是成人的研究发现,用RSBI作为撤机指标,预测撤机成功的灵敏度为92%,而特异度较低22%~64%,故目前更多地将RSBI作为机械通气早期阶段筛查指标,以检测患者是否具备自主呼吸的能力。儿童应用RSBI受到年龄及体重的影响,需要应用体重校正。国外文献对儿童RSBI预测拔管成功阈值报道不一,Thiagarajan等报道RSBI ≤ 8次/(ml·kg)可预测拔管成功;而Baumeister等报道其阈值为RSBI ≤ 11次/(ml·kg);国内苏小燕和何颜霞报道,应用SBT前后,RSBI变化值(ΔRSBI)可进一步提高RSBI对儿童撤机预测价值(ROC面积 ΔRSBI 与RSBI:0.814 vs. 0.512,$P<0.05$)。

3. 顺应性、阻力、氧合、压力指数(CROP指数) CROP = Crs × Pimax ×(PaO_2/P_AO_2)/R。其中Crs为肺动态顺应性,R为自主呼吸频率,Pimax为最大吸气压。Thiagarajan等人研究发现,当自主呼吸频率 ≤ 45次/min,自主呼吸潮气量 ≥ 5.5ml/kg,RSBI ≤ 8次/(ml·kg),CROP指数 ≥ 0.15(m/kg·bpm)则预测可成功撤机。而Baumeister等人的研究结果与Thiagarajan的不同,其阈值为RSBI ≤ 11,CROP指数 ≥ 0.1ml/(kg·bpm)。由于CROP需要测定多个参数,操作复杂,因此很少用于临床。

4. 容量CO_2曲线 通过监测呼气末CO_2,从而计算无效腔量/潮气量(VD/Vt)比值来预测患儿撤机成功率,发现当VD/Vt ≤ 0.5预测成功的敏感度为75%,特异度为92%,而当VD/Vt>0.65提示撤机失败。

(二)自主呼吸试验

患者临床上具备了撤机时机,并经过撤机预测指标评估,确定具备撤机条件后,还需要进行自主呼吸试验(spontaneous breathing trials,SBT)协助判断是否能撤机成功。SBT的实施包括用T形管、低水平持续气道正压(CPAP 5cmH_2O)或低水平压力支持(PS 5~8cmH_2O)。SBT一般持续30~120min。在最初几分钟SBT,需要仔细监测评估患者是否能耐受进一步的SBT。以下为2009年美国儿童危重症研究协作组发表的儿童2h-SBT失败标准,只要符合其中一项则属于失败。

1. 临床标准 ①多汗;②鼻翼扇动;③呼吸做功增加;④心动过速,心率较基础值增加>40次/min;⑤心律失常;⑥低血压(参考不同年龄标准);⑦呼吸暂停。

2. 实验室标准 ①呼气末CO_2较基础值上升>10mmHg;②动脉血pH<7.32;③动脉血pH较基础值下降>0.07;④FiO_2>40%情况下 PaO_2<60mmHg(P/F<150mmHg);⑤ SpO_2下降>5%。

(三)气道通畅性和保护能力的评估

即使患者通过了撤机预测指标评估及SBT,并不意味着可以拔除气管内导管,是否能拔管,还应对患者的气道通畅性和气道保护能力进行评估,只有这两者都具备后,才能拔除气管内导管。

1. 气道通畅性评估 通常是进行套囊漏气试验来协助评估气道通畅性。套囊漏气试验阳性提示气道通畅性可能受影响(儿童气囊漏气试验的评估方法见本章第四节)。

(1)容量控制通气模式(assist-control,10ml/kg):将气囊放气,记录六个连续呼吸周期,三个最小的呼气潮气量平均值和吸气潮气量的差值。套囊漏气试验阳性:≤110ml 或相差率<10%。

$$\frac{(吸气潮气量 - 呼气潮气量)}{吸气潮气量} < 10\%。$$

(2)带 T 管的自主呼吸(spontaneous with T-tube):将气囊放气,堵塞管口,观察自主呼吸时插管周围是否有气流。套囊漏气试验阳性:管周没有气流。

2. 气道保护能力的评估 目前缺少统一的标准,下面的评估有助于协助判断。

(1)呛咳、咳嗽情况:神经肌肉病变和脊髓损伤的患者,咳嗽时的峰流速>160L/min,预示可以拔管。

(2)抽吸气道分泌物的频率及气道分泌物量:吸痰频率应>2h/次或更长,无大量气道分泌物,预示可以拔管。

(四)膈肌功能的评估

目前评估膈肌功能的方法主要有:最大吸气压(MIP)、膈肌电活动变化(ΔEdi)、跨肺压和膈肌超声检查等。儿科病人由于配合的问题难以测定 MIP,而 ΔEdi、跨肺压等国内大部分的儿童重症救治单位未常规开展监测,因此膈肌功能评估的发展较为缓慢。近年,随着重症超声技术迅猛发展,已把 B 超用于评估成人患者的膈肌功能,包括测量膈肌的移动、厚度及收缩速度,从而协助评估机械通气患者撤机的可能性。B 超具有安全无创、无辐射危害和可反复床边操作的优点,应用于儿科病人更为合适,但现在还处于起步阶段,各参数的获取及其临床意义,还有待进一步探讨。

(司徒勋 陶建平)

第二节 呼吸机撤离模式、参数调节及选择/比较

一、概述

目前尚无公认的儿童撤机指南参照,从实施呼吸机通气治疗到最终撤离呼吸机的过程,患儿经历由完全控制通气到自主呼吸之间的过渡,撤机评估始终伴随整个机械通气过程。临床上一些接受短期机械通气支持的案例,一般情况稳定,自主呼吸良好,比如外科术后麻醉复苏的患儿,可以直接撤机;而有些患儿需要较长的过渡阶段,采用适宜的模式和参数,反复尝试后才能成功撤离呼吸机。

二、呼吸机撤离策略和常用模式

(一)"传统"的呼吸机撤离策略

接受机械通气治疗的患儿,随着原发疾病得到控制,由控制通气逐渐下调呼吸机支持力度向撤机过渡,常见的撤机模式包括:

1. T 管模式 将呼吸机与患儿断开,T 管(图25-2-1 示 T 管)直接和气管导管连接,患儿通过 T 管进行自主呼吸,并吸入温湿化的氧气。当氧流量>10L/min 时,FiO₂ 可达 50%,建议氧流量应大于患儿的分钟通气量。初始可在日间先经 T 管

自主呼吸 5~10min,再接呼吸机通气 1~2h,交替进行呼吸锻炼;随着病情改善可逐渐延长 T 管通气时间,严密观察患儿呼吸、心率、血压和经皮氧饱和度变化,注意有无多汗、呼吸困难、心率加快、烦躁不安,并间断采集动脉血行血气分析。经 T 管自主呼吸耐受 30~120min 的患儿,大多自主呼吸能力强,撤机成功率往往较高。

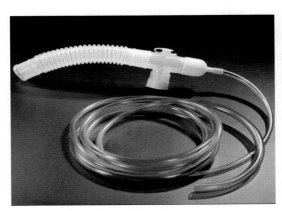

图 25-2-1 T 管

T 管撤机技术对器械要求低,简单易行,完全依赖自主呼吸,无机械通气支持,易诱发呼吸肌疲劳;没有呼气末正压,易导致部分未完全恢复

的肺泡萎陷；左心功能不全患儿可能因胸腔压骤然下降、回心血量增多而使心脏容量负荷加重，诱发急性左心衰竭。由于 T 管撤机具有一定风险，必须由医务人员在场密切监护，较为耗时费力，因此 T 管撤机技术已不常用。在以自主呼吸试验（SBT）为核心的程序性撤机策略中，可采用 T 管模式实施 SBT（程序性撤机具体内容参见本章第三节）。

2. **持续气道正压（CPAP）模式**　CPAP 在整个呼吸周期均保持气道内一定正压，有助于维持小气道开放，防止肺泡萎陷，增加功能残气量，改善通气／血流比值，改善肺部氧合，减少呼吸做功。撤机过程中可交替使用 CPAP 和控制或辅助通气方式，逐渐延长 CPAP 下自主呼吸的时间，并逐渐降低 CPAP 压力水平，最后过渡到完全自主呼吸状态。当 CPAP 降至 3~5cmH$_2$O，患儿能维持 2h 以上自主呼吸稳定、氧合良好时，通常能顺利撤机。CPAP 不提供辅助通气做功，患者的呼吸状态如呼吸频率、呼吸幅度、呼吸流速和潮气量等由自身控制，需要自主呼吸下吸气启动按需供气系统，会增加呼吸功消耗。实际工作中将 CPAP 应用于机械通气序贯治疗的一部分，在有创通气患者拔除气管插管后改用 CPAP 支持，缩短有创通气时间，降低有创通气相关并发症。

3. **同步间歇指令通气（SIMV）模式**　设定 SIMV 的次数和潮气量（或吸气峰压），呼吸机以同步方式按预设频率正压通气，使患儿呼吸兼有自主呼吸和辅助呼吸。随着自主呼吸功能的改善，逐渐减少 SIMV 频率，达到 5~10 次/min，维持 2h 平稳可撤机。新生儿和小婴儿呼吸频率快，SIMV 同步效果较差；对于肌力弱或能量储备少的患儿（如新生儿、营养不良患儿），若撤机过程较长，消耗能量过多，易造成呼吸肌疲劳，导致撤机失败。

4. **压力支持通气（PSV）模式**　PSV 以一定的预置吸气压力辅助患者吸气，减少呼吸功耗。起始压力以能达到正常潮气量为宜，随后逐渐减低支持压力，每次降低 2~4cmH$_2$O，每天减少 1~2 次，减少呼吸机做功，而患儿自主呼吸做功逐渐增加，当 PSV 水平降低到仅用来克服呼吸机管道及气管插管阻力，儿童一般约为 8cmH$_2$O 左右，大儿童或成人 5cmH$_2$O，稳定 2~4h 后可考虑撤机。PSV 模式下自主呼吸触发吸气，压力限制、流量切换，给予患儿吸气压力支持，故而呼吸中枢受抑制者不能应用。自主呼吸的大小对吸气时间、潮气量和吸气流速产生影响，吸气 - 呼气时间、吸气深度均由患者控制，协调性好，有助于呼吸肌锻炼，不易导致呼吸肌疲劳和患者不适感。PSV 可以单独使用，也可以与 CPAP 或 SIMV 联合使用。

自动导管补偿（ATC），可辅用于任何通气模式；一般 PS 用于克服气管插管阻力，需要低水平（5~8cmH$_2$O），成人插管较粗，一般 5cmH$_2$O，而儿童尤其婴幼儿插管细，需要 8cmH$_2$O，换句话说，成人 PS 降到 5cmH$_2$O，儿童降到 8cmH$_2$O 即可撤除插管。导管阻力与管径和流量相关（图 25-2-2）。流量大时 PS 可能代偿不足，流量小时可能代偿过度；ATC 根据流量和管径连续自动计算为克服导管阻力所需的压力，自动调整 PS 水平，准确代偿人工气道阻力，犹如没有人工气道，也称"电子拔管"，较 CPAP 更有利于撤机，完全阻力代偿（100%）或部分代偿（99% 至 1%）

5. **SIMV 与 PSV 联合使用撤机模式**　同步间歇指令通气的间期仍向自主呼吸提供一定水平的吸气辅助压力（PSV）支持。撤机初始可将 SIMV 频率调至提供 80% 分钟通气量的水平，辅助压力调至可克服通气管路阻力的水平以上（一

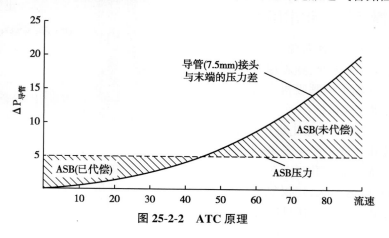

图 25-2-2　ATC 原理

般需大于 8~10cmH$_2$O），然后先将 SIMV 频率下调，当调至 0~4 次 /min 后，再将 PSV 压力水平逐渐下调直至 8~10cmH$_2$O 左右，稳定 2~4h 后可以撤机。有研究表示 SIMV+PSV 撤机方式对于部分呼吸肌耐受差的患者有优势，可提高撤机成功率，减少重复插管。

（二）"智能化"闭环式通气模式撤离

渐进式撤机过程中，需要严密观察患儿有无呼吸困难的临床表现，反复进行动脉血气分析、调整呼吸机通气参数，费时费力。新型的闭环通气模式能够自动检测诸如动态肺顺应性、气道阻力、潮气量、呼吸频率、分钟通气量、平均气道压等各项患者指标，自动分析并及时调整呼吸参数。自动化智能化的通气模式是未来呼吸机研究的方向，有助于呼吸机平稳及时撤离。

1. **指令性每分钟通气**（mandatory minute volume，MMV）**模式**　呼吸机按预设分钟通气量给患者通气，当患者自主呼吸低于预设分钟通气量，不足部分由呼吸机提供；如果自主通气已大于或等于预设分钟通气量，呼吸机即不再送气，从而保障撤机时患者从控制通气到自主呼吸的平稳过渡，避免通气不足的发生，有利于呼吸肌锻炼和撤机。MMV 未能监测自主呼吸的节律、深浅及肺泡通气量，对于呼吸浅快的患者，自主呼吸达到预定分钟通气量后呼吸机不再给予通气支持，但每分钟有效通气量不足，从而导致缺氧和二氧化碳潴留。因此，自主呼吸频率快者不宜应用 MMV 模式。

2. **适应性支持通气**（adaptive support ventilation，ASV）**模式**　以呼吸力学为基础，结合了容量和压力两种控制模式优点的全自动通气模式，用于患者从指令性通气到支持呼吸直至脱机的整个阶段，以最小呼吸功、最佳通气频率 /潮气量、最低的气道压、最适宜的通气方式（A/C），自动调节适应患者的通气需要，达到预设的分钟通气量，是理想的自动撤机支持系统。需预设每分通气百分数、气道压报警上限值和患者体重（≥20kg）。

3. **容量支持通气**（volume support ventilation，VSV）**模式**　VSV 是呼吸机对连续多次通气的双重控制模式之一，实际上为 PRVC 与 PSV 的联合应用。需要设置分钟通气量、频率、PS 水平、窒息通气时间、触发灵敏度。患者触发每次通气，触发后的吸气量、呼吸比例由患者控制。通过预设分钟通气量和频率来设定潮气量，吸气压力水平由呼吸机根据胸廓 / 肺顺应性和自主呼吸能力来自动调节。如果患者需要呼吸支持，呼吸机自动根据每一次呼吸给予支持，并自动调节下一次通气的支持水平，以最低压力水平使通气量稳定在预设分钟通气量以上；如果自主呼吸能力增强，PS 水平会自动降低，最后自动转换为自主呼吸。VSV 时患者能控制呼吸频率和吸气时间，感觉更舒适，气道峰压较低，对循环的不良影响小，撤机时间缩短，机械性肺损伤减少。但若设置触发灵敏度不当，易造成人机不协调；若 PS 设定水平过低，可能使得实际潮气量难以满足需求而致通气不足。潮气量测定的误差会导致呼吸机自动调控失误；若患者在撤机过程中出现呼吸困难，用力吸气，呼吸机可能反而降低压力支持水平，造成氧合和 / 或通气不足的风险。

4. **成比例辅助通气**（proportional assist ventilation，PAV）**模式**　根据患者吸气努力的大小提供一定比例的压力支持，吸气的努力越大，呼吸机给予的压力支持也越大，使患者获得自主支配的呼吸形式和通气水平，对血流动力学影响较小，有利于人机同步，适用于呼吸中枢驱动正常的患者，可作为困难撤机患者的撤机方式。除了 FiO$_2$ 和 PEEP 外，需要设置容量辅助（volume assist，VA）和流量辅助（flow assist，FA）参数。然而，PAV 模式不能控制潮气量和呼吸频率，不能保证分钟通气量，存在潜在的通气不稳定性。

5. **Automode**　Automode 是 Servo 呼吸机的一个模式，目的是让呼吸机及时调整模式适应患者呼吸状态的改变。"自动模式"是呼吸机的一项增强功能，可根据病人不断变化的呼吸能力和状态而自动切换控制模式和支持模式，从而综合使用呼吸机的多种模式组合。

呼吸机刚启动进入控制模式，如果病人有自主呼吸触发，则自动转为支持模式，当病人没有吸气努力，则自动转为控制模式。控制模式到支持模式：病人只要有一次自主呼吸的触发，即由控制通气转发为支持通气。支持模式到控制模式：触发器超时，即控制通气被激活前，自动模式允许的最大呼吸暂停时间。

6. **Smartcare**　Smartcare 自动脱机软件以压力支持（PS）形式通气，以患者呼吸频率、潮气量及呼气末二氧化碳水平为参数，评估和判断患者所需的合适压力支持值。Smartcare/PS 每 5min 对患者呼吸类型做出诊断和分类,并将患者归为 8 个呼吸诊断类型,逐渐降低通气支持水平(2~4cmH$_2$O),根据监测和软件分析,需要时将提高通气支持水平(图 25-2-3)。正常通气(呼吸舒适区)成人定义为自主呼吸频率(fspn):15~30 次 /min,潮气量(Vt)>300ml,呼气末二氧化碳分压(PetCO$_2$)<55mmHg。新版 Smartcare 2.0 可以根据病人情况自定义呼吸舒适区。处于正常舒适区或者软件定义的过度通气,可以准备撤机,其他状态均为不稳定状态,会给出提示。Smartcare/PS 模式专为体重在 15~200kg 患者撤机设计,患者有创通气(气管插管或气管切开),血流动力学稳定,镇静药水平足够低启用自主呼吸,没有严重的神经系统疾病影响自主呼吸,没有严重的慢性阻塞性肺疾病。

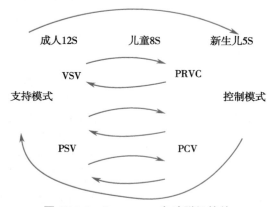

图 25-2-3　Smartcare 自动脱机软件

VSV:容量支持通气;PRVC:容量保证压力调节通气;PSV:压力支持通气;PCV:压力控制通气(一般表示压力辅助控制通气)。

7. 神经调节辅助通气(neurally adjusted ventilatory assist,NAVA)**模式**　通过放置在食管中的导管,监测呼吸中枢的下游即神经冲动到达膈肌所产生的肌电活动信号(electrical activity of the diaphragm,EAdi)。当膈肌受到刺激时触发呼吸机,根据 EAdi 值按一定的比例放大进行辅助通气。EAdi 既作为监测呼吸中枢及膈肌工作的信号,也作为触发、切换通气的信号和用于调定通气支持的水平。当呼吸中枢发出的信号正常,膈肌运动的强度足够,则逐渐下调通气支持的水平,直至撤离呼吸机。

常见的闭环通气模式除上述 MMV、ASV、VSV、PAV、NAVA、Automode 和 Smartcare 模式等,

然而这些智能化通气模式临床应用经验有限,儿童病例的使用效果尚需更多的循证医学证据,有待进一步评价。

三、临床应用

临床上具备撤机时机,并经过撤机预测指标评估,确定具备撤机条件后,还需要进行自主呼吸试验(SBT)协助判断是否能撤机成功。如何进行 SBT 的实施及选择哪一种撤机模式?用以下病例举例说明:

病例 1:患儿男,1 个月,体重 5kg。咳嗽 5 天、气促 3 天入院。G1P1,孕 36 周$^{+5}$,医院顺产,出生体重 2.8kg,无窒息抢救史。诊断重症肺炎、Ⅱ 型呼吸衰竭而插管上机。入院后咽拭子示呼吸道合胞病毒(+);胸片示肺部感染并右上肺节段性不张(图 25-2-4A);心脏超声示 EF 67%、卵圆孔未闭。诊断:呼吸道合胞体病毒肺炎,急性呼吸衰竭。住院第 4 天主治医师查房:经过 3 天治疗后病情好转,肺部细湿啰音消失,复查胸片肺炎好转(图 25-2-4B);循环稳定,HR 135 次 /min,心音有力,律齐,未及杂音;肝脾无肿大;SpO$_2$ 96%,BP 84/49mmHg。血气分析:pH 7.49、PaO$_2$ 103mmHg、PaCO$_2$ 32mmHg。机械通气参数,PC 模式:FiO$_2$ 0.25、PIP 18cmH$_2$O、PEEP 5cmH$_2$O、RR 30 次 /min、Ti 0.65s、Vt 50ml(图 25-2-5A)。评估病情后准备实施 SBT,计划撤机。

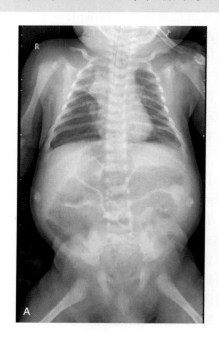

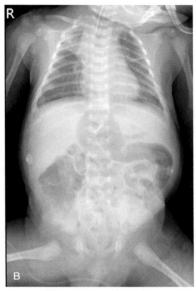

图 25-2-4　患儿胸片

A. 入院时；B. 治疗 3 天后复查。

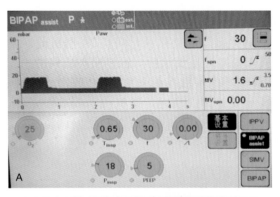

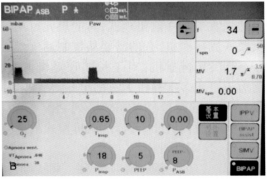

图 25-2-5　准备撤机前后呼吸机参数

A. 撤机前呼吸机参数；B. 撤机后呼吸机参数。

问题 1：患儿目前病程第 9 天，临床情况好转，生命体征平稳，血气分析氧合功能好转，复查胸片肺炎好转，呼吸机通气参数不高，具备撤机条件，可以启动撤机程序。临床上应如何评估病情是否能撤机？

主要评估导致插管上机的原发病是否好

转。该病例导致插管上机的原发病是肺炎合并呼吸衰竭，经过治疗后原发病肺炎呼吸衰竭已好转，具体体现的指标有：肺部听诊啰音消失，复查胸片肺炎好转，$SpO_2 > 95\%$，复查血气结果达标，pH > 7.30，没有明显的呼吸性酸中毒，$PaO_2 \geq 60mmHg$，$PaCO_2 \leq 60mmHg$，$P/F = PaO_2/FiO_2 = 103mmHg/0.25 = 412mmHg$，大于 200~250mmHg；呼吸机通气参数低，$FiO_2 \leq 0.4$、$PIP \leq 20cmH_2O$、$PEEP \leq 5cmH_2O$，监测的潮气量 50ml > 5ml/kg。另外还需要评估循环是否稳定，该病例循环指标：心率正常 135 次 /min，在 1 月龄心率正常值范围内，血压正常 84/49mmHg，且不需要血管活性药物维持血压。该病例原发病好转，循环稳定，有良好的咳嗽能力，具备撤机条件。

问题 2：选择哪一种撤机模式？

撤机模式可以有很多种选择，包括 T 管模式、CPAP、PSV、SIMV、CPAP+PSV、SIMV+PSV 等。一般撤机模式的转换是：A/C → SIMV+PSV → CPAP → 拔除气管插管→ N-CPAP 或 HNC 或常规氧疗。临床上，撤机模式的选择应遵循个体化原则，不同的疾病不同的个体有更适合自身的撤机模式。如择期手术患儿，术前生命体征平稳、心肺功能好，术后麻醉复苏收入 PICU 监护，这样的患儿可以由控制通气模式直接撤机：A/C →常规氧疗。该病例是肺炎并急性呼吸衰竭，撤机模式选择了 SIMV+PSV 联合撤机，模式的转换是 A/C → SIMV+PSV →拔除气管插管→常规吸氧。目前推荐使用 SIMV+PSV 联合使用的撤机模式，该病例就是使用 SIMV（P）+PSV 的撤机模式而成功撤机。

问题 3：如何实施 SBT？

实施 SBT 常用有 3 种方式：T 管、低水平的压力支持通气（PSV，通常 5~8cmH_2O）、低水平持续正压通气（CPAP，通常 5cmH_2O）。2019 年 *JAMA* 上发表的一篇随机对照研究，对比 0.5h PSV（8cmH_2O）模式和 2h T 管模式进行自主呼吸试验的撤机成功率，结果显示用 0.5h PSV 模式进行自主呼吸试验的撤机成功率更高，住院死亡率及 90 天死亡率更低。本病例推荐使用 PSV 进行自主呼吸试验。2017 年发表了一篇关于儿童 SBT 成功的临床指标，包括：呼吸频率、心率、$SatO_2$、$PetCO_2$、潮气量、呼吸窘迫体征等。该病例 SBT 及撤机的具体实施过程：机械通气参数，将原先的 PC 模式改为 SIMV（P）+PSV 模 式，FiO_2 0.25、PIP 18cmH_2O、PEEP 5cmH_2O、PSV above PEEP 8cmH_2O、RR 30

次 /min、Ti 0.65s。将 RR 逐渐下调至 10 次 /min，每 30min 下调 5 次 /min（图 25-2-5B），下调过程中观察监测的呼吸频率是否较基线（基线指撤机实施前的数值）改变<50%，心率是否较基线改变<20%，血压是否较基线改变<20%，SpO_2 是否下跌至<90%，观察患儿是否有烦躁、出汗、气促、发绀、三凹征表现。该病例下调 RR 过程中，呼吸频率、心率、血压、SpO_2 均稳定，没有太大的波动，PSV 产生的潮气量是 40ml>5ml/kg，临床上病人也没有呼吸困难或呼吸做功增加的表现，一直到 RR 下调至 10 次 /min，上述观察指标仍平稳，成功拔管撤机。整个撤机实施过程共用了 2h。

【专家点评】

肺炎合并急性呼吸衰竭的患儿，在肺炎好转、循环稳定的情况下，就可以启动撤机的实施。SIMV（P）+PSV 模式进行撤机时，SBT 已经融合在撤机的实施过程中，是撤机过程的一部分，做 SBT 的同时也在同步进行撤机。这种双模式结合的撤机模式对儿童，尤其呼吸肌耐受差的小婴儿来说更有优势，更能提高撤机的成功率，特别是对婴幼儿的撤机推荐使用。

> 病例 2：患儿男，1 岁，10.5kg。咳嗽 18 天，乏力 3 天，气促伴发绀 1 天入院。诊断：吉兰 - 巴雷综合征，右肺不张。机械通气治疗 4 周后，患儿右肺较前复张，四肢肌力、腱反射、咳嗽反射均好转。呼吸机模式 SIMV+PSV，FiO_2 35%、PIP 18cmH_2O、PEEP 5cmH_2O、PSV 10cmH_2O，频率下调至 10 次 /min，观察 2h，血气分析电解质正常，撤离呼吸机后轻度声嘶喉鸣，改面罩吸氧 1 天后血氧不能维持再次插管上机。

问题 1：该患儿撤机失败的原因是什么？

该患儿原发病为吉兰 - 巴雷综合征，因呼吸肌无力、咳嗽反射弱予以气管插管机械通气，治疗后原发病好转，肌力恢复，右肺复张，已予以 SIMV+PSV 模式锻炼呼吸肌，且低参数下血气正常，生命体征稳定，通过 SBT，具备撤机条件。但考虑患儿原发病肌无力，恢复速度慢，肌力尤其是呼吸相关肌肉肌力并未恢复至正常水平，再加上撤机后存在声嘶喉鸣等上气道梗阻表现，仅予以常规面罩吸氧，很容易导致呼吸肌再次疲劳。另外，患儿可能因呼吸、咳嗽无力引起肺泡塌陷、肺不张，从而使肺部症状加重。

问题 2：针对神经肌肉疾病的患儿如何进行程序性撤机？

推荐 PCV → SIMV+PSV → PSV →无创通气，适当延长撤机过程，放慢下调参数速度，使呼吸肌有恢复及锻炼的时间。在进行自主呼吸试验时，可逐渐延长 SBT 时间，期间应注意观察呼吸肌做工及协调性，有无矛盾呼吸，呼吸运动幅度小等。此类患儿由于插管时间长，在撤机前应给予地塞米松减轻喉头水肿。神经肌肉疾病的患儿咳嗽、吞咽等保护性反射强度、四肢肌力、呼吸肌运动及呼吸节律的变化是撤机成功的首要条件，应全面评估，适当延长撤机过程，缓慢调整参数，使呼吸肌恢复及得到锻炼。

【专家点评】

临床实际工作中，不同个体因自身因素不同更加适宜于某些撤机模式，有的患儿可从控制通气模式直接撤机，有的需要从控制通气模式到 SIMV 或 PSV 再撤机；对于长期呼吸机通气、呼吸动力不足或多次撤机失败的患儿，从控制通气到 SIMV+PSV 或单独 SIMV 再到 PSV 至撤机，则容易实现撤机成功。因此，撤机模式的选择应遵循个体化治疗原则。

（陈娟　李甜　司徒勋）

第三节　程序性撤机

一、概述

MV 的应用是高级生命支持中的重要组成部分，基本上都在监护室和急诊部门中实施，能否有效应用机械通气对抢救成功率有着重要的影响。MV 为治疗原发病提供时间，但也可能带来严重的并发症，如 VAP、气胸等。MV 最终目的是让患者成功撤离机械通气，将呼吸机的做功逐渐向患者转移,让患者恢复自主、稳定的呼吸模式。因此,机械通气的撤离是呼吸机应用成败的关键。为此,临床医生对患者呼吸生理和病理的深刻认识、对撤机最佳时机的选择、对各种撤机技术的了解及对撤机后呼吸道管理和营养支持的把握,避免单纯根据临床医生的经验和判断指导撤机的武断性,是减少撤机失败的根本所在。近年的临床试验显示,引入一个撤机策略可以缩短撤机时间。此策略被称为程序性撤机(protocol directed weaning,PDW),临床上的应用日渐增多。

二、程序性撤机的实施

机械通气的撤离是个连续、完整的过程,其中包括以下 6 个不同时期:①由于原发病、手术、创伤、麻醉复苏、全身性、中枢性、气道、肺部、神经肌肉等疾病,需要机械通气,进行高级生命支持;②病情好转,判断 MV 的撤离时机;③监测相关的生理学指标,综合评估能否顺利撤离 MV;④进行自主呼吸试验,判定患儿自主呼吸的能力;⑤床边密切观察,并拔除气管插管,患儿自主呼吸恢复;⑥撤机失败,患儿需要重新插管,继续 MV(图 25-3-1)。

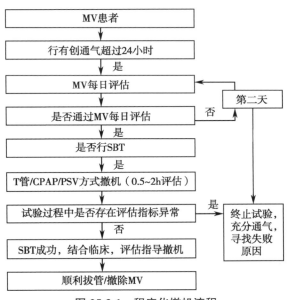

图 25-3-1 程序化撤机流程
MV,机械通气;SBT,自主呼吸试验;CPAP,持续正压通气;PSV,压力支持通气。

(一)机械通气每日评估

MV 患者中,临床医师应每天对是否需要继续行 MV 进行评估,尤其是当导致 MV 的病因好转或去除后。过早撤机增加再插管率及死亡率,延迟撤机会增加通气时间、并发症及治疗费用等。

2005 年国际共识会议曾出台一系列撤机的预测指标(详见本章第一节);在国内,中华医学会重症医学分会制定了《机械通气与脱机指南(2008)》,建议对超过 24h 的 MV 危重症患者每天都进行评估,如达到以下标准,则认为患者具备了撤机的条件:①稳定的心血管功能[如心率<140 次/min,血压稳定,没有或小剂量血管活性药物/多巴胺<5μg/(kg·min)];②稳定的内环境及代谢状态,水电解质大致正常,适当的血红蛋白含量(Hb ≥ 8~10g/dl),体温正常或低热(T<38℃),精神状态好(GCS>13,没有使用镇静药物);③有适当的氧合能力(PaO₂ ≥ 60mmHg、FiO₂ ≤ 0.4、PEEP ≤ 5~10cmH₂O、PaO₂/FiO₂ ≥ 150~300mmHg);④疼痛急性期缓解;⑤专科医生评估认为停用 MV 的可行性;⑥患者有自主呼吸、保护性反射(如咳嗽反射、吞咽反射)。

(二)自主呼吸试验

通过每日评估的患者,应予以进行自主呼吸试验(spontaneous breathing trials,SBT)。仅根据临床医师的经验判断患者能否成功撤机存在较大难度,且不能量化、不准确,SBT 是用于评估呼吸肌和呼吸负荷之间平衡的较好方法。SBT 的实施非常安全,目前尚无报道 SBT 可直接导致任何不良结果;能耐受 SBT 的患者撤机成功率高,因此,临床上 SBT 对患儿是否能成功撤机提供重要的判断依据。实施 SBT 常用 3 种方式:采用 T 管、低水平的压力支持通气(PSV,通常 5~8cmH₂O)或低水平持续正压通气(CPAP,通常 5cmH₂O)。3 种方式进行 SBT 的效果基本一致,但在部分研究中指出在 COPD 和左心功能不全患者中选择 CPAP 方式进行 SBT 较为合适。SBT 持续 0.5~2h 较为适宜。多项研究表明,0.5h 与 2h 两组 SBT 成功率、48h 再次插管率、ICU 住院时间、ICU 死亡率、院内病死率的差异,并没有统计学意义。部分研究还发现在 SBT 最初几分钟的撤机指标意义更大,现临床上多以 0.5h SBT 的实施作为常用手段。SBT 失败标准见第二十五章第一节。

临床医师应尽可能将失败的可逆性原因去除,每 24h 再次进行 SBT 评估。

(三)气管插管的拔除

对于能耐受 SBT 的患者,应立即拔除气管插管、撤离 MV。拔管前,需要对患者气道通畅性和气道保护能力进行评估。气道通畅性可行定量气囊漏气试验(cuff-leak test,CLT)。气道保护能力可根据"自主咳嗽、窒息、痰液量、痰液黏度、痰液性质和吸痰频率"来进行患者气道监测评分（airway care score，ACS）。拔管后 0.5h 复查血气分析，了解内环境及氧合情况。若患者出现气促、发绀、呼吸窘迫、喉鸣、气道梗阻、血流动力学不稳定、意识障碍、呼吸运动不协调、心搏骤停等表现或血气分析较前存在明显异常，应考虑再次插管机械通气治疗。

三、临床应用

病例 1：患儿男，2 个月，5kg，咳嗽 5 天，加重伴气促 1 天收入 PICU。无发热，呼吸 60 次 /min，三四征明显，双肺密集细湿啰音。HR 180 次 /min，心音有力，律齐，未及杂音。肝脾无肿大。面罩吸氧下 SpO_2 90%，BP 75/48mmHg。查血常规、CRP 正常，血气分析 PaO_2 55mmHg，咽拭子 RSV 阳性，胸片两肺双肺斑片状模糊影并右上肺节段性含气不全（图 25-3-2），心脏超声未见异常。诊断：重症肺炎（RSV 感染），呼吸衰竭。给予气管插管机械通气治疗 4 天，目前 PCV 模式：FiO_2 40%、PIP 20cmH₂O、PEEP 5cmH₂O、RR 35 次 /min、Ti 0.65s。肺部湿啰音减少，HR 125 次 /min。血气分析：PaO_2 85mmHg、$PaCO_2$ 43mmHg。

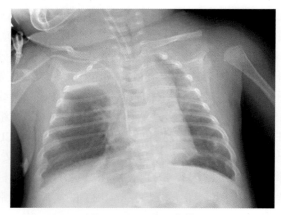

图 25-3-2　患儿胸片

问题 1：上述病例治疗 4 天后是否仍需要继续呼吸机辅助通气治疗？如具备尝试撤离呼吸机条件，那么在撤机前应做哪些准备？

主治医师评估，患儿目前病程第 9 天，临床症状好转，生命体征稳定，呼吸机辅助通气参数不高，血气分析氧合好转，通过每日评估后，认为该患儿具备尝试撤离呼吸机条件，下一步应予进行 SBT。

问题 2：主治医师调整呼吸机模式为 SIMV+PSV，PSV 8cmH₂O，RR 10 次 /min，0.5h 后患儿呼吸 50 次 /min，HR 170 次 /min，烦躁、鼻翼扇动，SpO_2 98%，可否考虑拔管撤机？如不能，下一步怎么处理？

SBT 0.5h 后患儿出现烦躁、鼻翼扇动，心率较前增快 >40 次 /min，SpO_2 虽未下降，但仍可判定为 SBT 失败。对于 SBT 失败的患者，首先寻找失败的可逆病因，该患儿呼吸驱动有力，考虑与肺部炎症未完全控制有关，此时应继续原有模式、参数的通气支持方式，24h 后再次进行 SBT 评估。

【专家点评】

临床医生应加强呼吸生理和病理认识，根据程序性撤机策略，每日评估，综合判断，个体化把握最佳撤机时机，掌握 SBT 方式，尽可能减少撤机失败的所在。

四、程序性撤机的问题

（一）镇静

对于 MV 治疗的患者，由于气管插管作为气道内异物会引起患者强烈的不适感，刺激咽部引起恶心、呕吐、咳嗽，令患者烦躁不安，增加氧耗，增加意外脱管等的不良事件发生。适当的镇痛镇静药物令患者以舒适安静的状态接受 MV 治疗。在镇静治疗的同时，应当每日唤醒：对于接受持续镇静的 MV 患者，应每日中断镇静剂注射 1 次，恢复患者自主意识，评估撤机方案的可行性。多项研究显示每日唤醒联合 SBT 策略可明显缩短 MV 时间、ICU 住院时间和总住院时间，降低住院费用和 VAP 的发生，避免 MV 不必要的延长。

（二）营养

MV 治疗的危重症患者，机体处于高代谢状态，可能存在 1 个或多个器官功能障碍、全身炎症反应、营养不良、免疫力低下等状态，容易出现呼吸肌疲劳，加重呼吸衰竭，甚至多器官功能衰竭。因此，合理而有效的营养支持治疗，在危重症患者的 MV 治疗过程中尤为重要。临床医生应根据患者的全身状况、原发病、内环境、水电解质、消化系统情况等，综合评估尽早制定合适、可行的营养支持治疗方案。

（三）PDW 的依从性

PDW 的实施需要消耗医护人员的劳动力，临床上可能由于各种原因而导致撤机实施的中断，影响了撤机方案的顺利实施，进而可能导致 MV 时间较前延长。近年，以大数据为基础的，智能化撤机模式（Smartcare，SC）逐渐增多，与现行的 PDW 相比可提高患者撤机期间的舒适度，减少医护人员的工作量，但仍需要进行更多的研究，以明确 SC 其实际作用。

（郑健斌　李　甜）

第四节　气管插管拔除及气囊漏气试验

一、概述

拔管是指拔除气管内导管（气管插管或气管切开套管）。撤离呼吸机与拔管是不同的过程，尽管有些患者可以脱离呼吸机通气，但并不意味着可以拔除气管导管。因为对于尚保留有气管插管或气管切开套管的患者，上气道通畅和吸痰清理气道是可以保证的。所以是否能拔管，应根据对患者气道通畅性和气道保护能力的评估作出决定。患者气道保护能力的评估是看咳嗽能力和气道分泌物的量，观察患者在气道吸引时是否咳嗽有力。对有插入带气囊气管插管的患者可以予以气囊漏气试验（cuff-leak test，CLT）来评估预测气道通畅性，是否拔管后易出现上气道梗阻。只有患者气道通畅且保护能力良好时才能拔除气管插管。

二、气管导管拔除的指征

1. 一切耐受自主呼吸试验（spontaneous breathing trials，SBT）的呼吸机撤离成功患者。

2. 咳嗽反射及吞咽反射正常。

3. 咳嗽力量较大，可自行排痰。

4. 检查喉头无水肿，上呼吸道通畅；长期气管切开者先做纤维喉镜，观察有无狭窄或息肉。

5. 无严重胃食管反流。有些患者，尤其是小婴儿，胃食管反流可导致反复误吸胃内容物。

三、拔管流程

（一）拔管前

拔管前 1~2 天有目的有计划地减停持续使用的镇静麻醉微泵，4~6h 内禁用镇静麻醉药物及肌松剂，拔管前 4h 禁食，较小婴儿予静脉补液维持。拔管前 6~24h 给予地塞米松 0.3~0.5mg/kg，可提前有助于减轻喉头水肿，减少上气道梗阻的发生率。准备好物品，如负压吸引器、吸痰管、面罩、复苏囊、吸氧装置和喉镜等插管物品。

（二）拔管时

拔管时应充分吸净存留在口、鼻、咽喉部及气管内分泌物，注射器抽气完全放松导管所带气囊，再次吸引分泌物。先给予 50%~80% 氧气 1~2min 呼吸机或复苏囊通气后拔除气管导管，动作轻柔，避免粗暴，拔除后继续吸引口、咽部的分泌物，并将头偏向一侧，以防呕吐误吸，清理完分泌物后可接氧气雾化 15~30min，或直接给予面罩吸氧或无创呼吸支持。

（三）拔管后

拔管后应密切观察呼吸道是否通畅，有无声音嘶哑、喉鸣、吸气性三凹征，有无缺氧、呼吸困难和发绀。严密监测神志、心率、血压、脉搏、经皮氧饱和度，拔管后 1h 内查血气分析。继续禁食 2~4h，防止在会厌反射未完全恢复的情况下将食物吸入气管，做好重新插管的准备。应加强呼吸道管理：持续或间断雾化、拍背、改变体位以协助患者咳痰，可使用肾上腺素和皮质激素雾化吸入以防止或减轻喉头水肿。对高危病例做好再插管准备。若出现上气道阻塞、呼吸窘迫、喘鸣、血气分析结果提示低氧和 / 或二氧化碳潴留等情况，雾化或无创辅助呼吸支持不能缓解的，应及时尽早再行插管。

（四）气管切开患者

对于气管切开患者，在拔管前，先换金属套管或无气囊套管，数日后再换较小的气管套管。若更换小号导管 24h 无不良反应可试堵管，堵管后气道阻力增加，致呼吸费力，经吸氧、湿化、吸痰无效时，说明患者尚不具备拔管条件。若堵管 24h 无不良反应，则可拔管。

（五）成功与失败的判断

拔管成功是指拔管后没有正压通气支持而能维持 48h 的自主呼吸。拔管失败是指拔管后 48h 内需要重新插管；发生在拔管后 6h 称为早期拔管失败,发生在拔管后6~24h称中期拔管失败,发生在拔管后24~48h称晚期拔管失败。

四、气囊漏气试验

拔管后常见并发症为上气道梗阻(upper airway obstruction,UAO),主要由于喉部水肿,在ICU发生率约30%,而再插管使患者的院内获得性肺炎及死亡风险大大增加,再插管病死率30%~40%,文献报道约有37%儿童拔管失败的原因为上气道梗阻,故预测拔管后UAO的发生有很大临床意义。

对于准确把握拔管时机,评估是否需延迟拔管、气管切开、应用激素或正压无创通气,有指导治疗的意义。判断预测拔管后UAO的方法多样:有使用气管镜直视可见喉部水肿,双侧声带几乎完全接触;有间接判断如伴有呼吸窘迫的吸气相高调喉鸣、流速-容量环、气囊漏气试验、影像学CT或MRI等。在这里介绍气囊漏气试验,是十分简单、方便,不需任何特殊工具就可执行的检查。

气囊漏气试验(cuff-leak test,CLT)主要是比较抽空气管插管气囊前、后的吸入潮气量(Vti)与呼出潮气量(Vte)的变化,来协助评估预测插管患者拔管后,是否有上呼吸道梗阻的问题,进而降低重新插管的风险,而非预测撤机是否成功。

(一)方法介绍

CLT是在机械通气时,将气管插管的气囊放气,通过漏气量来评估气管导管与气道壁之间(包括声门)是否尚能容纳一定的气流通过。漏气试验阳性提示拔管后可能存在上气道梗阻,其中阳性判断标准,绝对漏气量<110ml,或相对漏气量<10%(图25-4-1)。

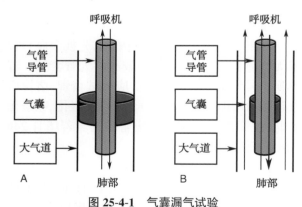

图 25-4-1　气囊漏气试验
A. 放气前 Vti=Vte;B. 放气后 Vti>Vte。

(二)操作步骤及处理

对准备拔除气管插管患者,充分清除气道、口腔、鼻腔分物,选择容量控制(A/C)模式,Vt 10ml/kg,监测吸入与呼出的潮气量,保证两者的误差小于20ml。将气囊放气,记录6个连续呼吸周期,3个最小的呼气潮气量平均值和吸气潮气量的差值。气囊漏气试验阳性:Vti–Vte ≤ 110ml 或(Vti–Vte)/Vti<10%。注意咳嗽对Vt的影响,有时呼气Vt不稳定。若绝对漏气量>110ml,或相对漏气量>10%时,该试验判断为阴性,可考虑拔除气管插管;若绝对漏气量<110ml,或相对漏气量<10%时,该试验判断为阳性,延迟拔管,或做好抢救准备(包括口咽通气道、加压面罩、简易呼吸器、气管插管及气管切开包等)再行拔除气管插管。

(三)试验适用对象

预测拔管后有易发生UAO高危因素对象包括:儿童、气管插管时间超过36h的患者、女性患者、气管插管的管径过大、近期气道有损伤。

较小婴幼儿常规操作方法为在低正压通气条件下(峰压<25cmH₂O),使患儿保持头颈部平放正中体位,不能使颈部过度后仰或过分屈曲,抽空气管插管气囊内气体,检查是否可以听见漏气音(受限于呼吸机流量监测潮气量偏小误差较大而不能准确计算绝对或相对漏气量),明显漏气音不用听诊器,而用耳朵听,漏气量大提示拔管后出现上气道梗阻的可能性较低,预测拔管成功可能性大。

(四)漏气试验结论

阳性结果预计UAO或再插管具有较高敏感性,但阴性结果亦不能除外UAO或再插管的可能性,因此阳性结果的意义较大。结果受多种因素的影响,适用于拔管后易发生UAO的高危患者。结果对指导治疗有参考价值。

五、临床应用

病例:患儿男,2个月,4kg。因喉鸣、气促1月余入院。外院住院查电子喉镜示:会厌囊肿,予以全麻下行"会厌囊肿切除术",术后患儿麻醉复苏拔管后出现自主呼吸困难,重新予以无创正压辅助通气,行纤维支气管镜检查:声门下气管狭窄明显,最狭窄处约2mm,周围黏膜水肿,纤维支气管镜无法通过狭窄处。转入我院入院后查血气分析:pH 7.390、PCO₂ 9.50kPa、PO₂ 19.9kPa;胸片示:双肺未见明显异常。给予经口插入 2.0 不带囊气管插管,机械通气采用 PC 模式:FiO₂ 30%、PIP 18cmH₂O、PEEP 5cmH₂O、RR 30 次/min、Ti 0.65s;测 Vti 31ml、Vte 30ml,无漏气,SpO₂ 99%~100%。

问题 1: 该病例初步诊断为声门下狭窄,上气道梗阻,血气提示二氧化碳潴留。还需完善哪些检查?除了继续常频呼吸机低参数通气,是否需要加用药物抗炎消肿?如何决定拔管时机?需要再次手术吗?

结合患儿病史,外院纤维支气管镜检查报告,声门下气管狭窄考虑气管插管损伤所致的可能,可予地塞米松(0.3mg/(kg·d))减轻气道黏膜炎症反应。必要时可再行纤维支气管镜检查;但患儿气管狭窄原因未完全明确,可完善心脏彩超检查,以及必要时行心脏大血管 CT 重建检查,排除

心脏血管畸形外压的可能。抗炎消肿治疗 3~5 天后,逐渐调低呼吸机参数,可尝试拔管。若失败可复查纤维支气管镜视狭窄情况,再联系耳鼻喉科是否手术治疗。

按计划治疗 5 天后尝试拔管,但拔管后仍出现明显上呼吸道梗阻表现,曾尝试无创正压通气支持仍不能维持,予以复查纤维支气管镜检查仍示狭窄,重新气管插管。本次拔管撤机失败。

问题 2: 患儿重新气管插管机械通气后,再联系耳鼻喉科后建议手术;全麻下行支撑喉镜内窥镜下声门下狭窄切除术,术后继续停留经口 3.0 带气囊气管插管,予以充气,机械通气模式参数同前,监测不漏气。继续抗炎消肿治疗。如何评估再次拔管撤机时机?怎样做气囊漏气试验?

手术后按计划继续予地塞米松抗炎治疗后 3 天再尝试撤机,撤机前做好充分评估,尤其做气囊漏气试验(图 25-4-2)。按照 CLT 步骤,试验判断阴性,予以拔管。拔管撤机后患儿呼吸平顺、血气、血氧饱和度正常,拔管撤机成功。

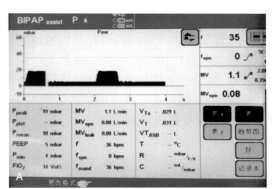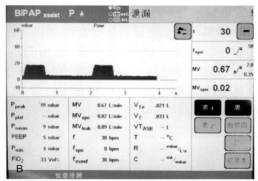

图 25-4-2　抽空气囊前后潮气量对比
A. 抽空气囊前;B. 抽空气囊后。

【专家点评】

准备拔管撤机的病人,做好撤离时机与预测评估,其中评估气道通畅性、是否拔管后易出现上气道梗阻、气囊漏气试验(CLT)尤其重要。如果由于特殊原因,例如本病例患儿因气道狭窄只能置入比同年龄体重偏小气管插管不带气囊。如抗炎消肿治疗有效,气道与插管之间空隙增大,应观察到有相对的呼吸机漏气量,意义等同于气囊抽气漏气试验。该病例对评估漏气情况不足,故失败概率大。

(黎　明)

第五节　呼吸机撤离后并发症管理及处理

临床上撤离呼吸机往往与拔除气管导管同时进行,呼吸机撤离后并发症包括与呼吸机撤离有关的并发症及拔除气管导管所出现的气道并发症。

一、呼吸机撤离有关并发症及处理

呼吸机撤离后并发症主要为呼吸衰竭导致撤机失败。主要原因及处理如下：

（一）原发疾病未控制

未具备撤机条件而仓促撤机。积极治疗原发病，加强呼吸循环支持，若无禁忌可先尝试无创呼吸机通气，无效则予以重新气管插管机械通气。

（二）呼吸中枢驱动力不足

中枢神经系统疾病呼吸功能未恢复及应用镇静麻醉药物后撤机可出现呼吸缓慢、浅弱或咳嗽排痰功能差而导致撤机失败。如为镇静麻醉药物作用，可考虑纳洛酮拮抗；如为中枢神经系统疾病呼吸功能未恢复，大多需重新气管插管机械通气；如需长期呼吸机通气可考虑气管切开。

（三）气道分泌物潴留

见于肺部感染未控制及患者排痰功能差时。治疗上需控制肺部感染，加强气道护理比如气体温湿化、拍背吸痰及体位引流等肺部物理疗法，鼓励患者自主咳嗽排痰，若无效可尝试无创通气甚至气管插管机械通气。

（四）呼吸循环不稳定及内环境紊乱

比如出现新的肺部感染、肺不张、心功能不全、休克、水电解质及酸碱失衡等。需控制感染、纠正休克及内环境紊乱，加强呼吸循环支持，必要时无创通气或者重新气管插管机械通气。

（五）膈肌功能异常或膈肌麻痹

膈肌功能障碍是严重感染、休克、营养不良等疾病因素及机械通气、药物等医源性因素共同导致的临床病变。应尽量避免在机械通气时应用氨基糖苷类抗生素、神经肌肉阻断剂及类固醇激素等药物，采用适当的方法进行膈肌功能锻炼，辅助性机械通气使患者在通气期间保留一定的膈肌功能而减少患者出现膈肌功能障碍的风险。心胸外科手术可损伤膈神经引起膈肌麻痹、呼吸困难，对于小年龄、低出生体重、营养不良等高危患儿，如果反复撤机失败，应警惕是否存在膈肌麻痹的可能，评估膈肌折叠术的必要性。

近年来 ICU 的肌损伤（myotrauma），尤其是呼吸机诱导的膈肌功能障碍（diaphragmatic dysfunction，DD）受到重视，并提出了膈肌保护性通气策略。

膈肌损伤是一个严重的问题，它可导致急性膈肌无力，从而引致机械通气患者撤机失败。膈肌损伤是由于不良的患者 - 呼吸机相互作用所造成的，目前认为至少 4 种不同的机制：①过度辅助性肌损伤（失用性萎缩）；②不稳定肌损伤（同心负荷引起的损伤）：呼吸机支持不足，自主呼吸过度负荷；③偏心性肌肉损伤：在膈肌长度增加（呼吸机呼气相）的同时膈肌收缩；④呼气肌损伤（纵向萎缩）：可能是由于机械通气期间施加的呼气末压力过大造成的。

临床处理上平衡膈肌保护与肺保护的通气策略，根据疾病的类型、严重程度和疾病的阶段，平衡自主呼吸的利与弊。在疾病的早期，尤其中、重度 ARDS 的疾病，肺保护仍然是首要任务：允许相对较低的 O_2 和 / 或高 CO_2 血症，抑制自主呼吸，控制患者的呼吸驱动，实现 PaO_2 和 $PaCO_2$ 的生理目标；控制体温和镇痛，减少发热和镇痛不良导致的呼吸负荷增加；保持适度的镇静深度，避免焦虑、谵妄等引起的代谢增加。在疾病的恢复期，避免各种形式的患者 - 呼吸机不同步，保持适当水平的膈肌自主呼吸直至过渡到撤机。有条件者直接监测膈肌的功能以指导调整通气参数。

（一）呼吸机依赖

长期应用呼吸机的患者对机械通气可产生心理依赖。撤机前向患者做好解释工作以消除恐惧心理，鼓励患者主动配合撤机，延长减停呼吸机通气过程，可尝试夜间睡眠时减少呼吸机辅助。

（二）呼吸肌无力

长时间机械通气呼吸肌长期废用、呼吸机参数设置不合理致呼吸肌疲劳、疾病消耗、营养不良及内环境紊乱等可导致患者出现呼吸肌无力。撤机前延长呼吸肌锻炼时间，设定合适的呼吸机参数，保证热量供给改善营养不良，纠正内环境紊乱。如撤机后呼吸功能不能维持可先尝试无创辅助通气，必要时方再次气管插管机械通气。

（三）撤机导致的肺水肿

撤机后呼吸肌做功增加，心脏需要增加做功提高氧输送以满足呼吸肌的需要；而自主吸气时，胸腔内压下降，左心室舒张末期跨壁压增加，左心室室壁张力即后负荷增加；同时，自主吸气时胸内负压、静脉回流增加，右室舒张末期容积增大，室间隔向左室移动，可造成左室顺应性降低、舒张期充盈不全。此外，如果同时存在撤机后通气不足，低 O_2 和 CO_2 潴留，造成肺动脉压力升高，增加了右心室后负荷，导致右室压力增加，室间隔向左室移位，左室顺应性下降。以上原因均促进了肺水肿发生。撤机导致的肺水肿（weaning-induced pulmonary edema，WIPE）的处理主要有：①加强液体的管理，清除过多的液体；②降低左室后负荷，增强心肌收缩力（表25-5-1）。

表25-5-1　不同撤机失败原因和处理方法

原因		处理方法
原发疾病未控制	仓促撤机	积极治疗原发病，可先尝试无创呼吸机通气，无效则予重新气管插管机械通气
呼吸中枢驱动力不足	中枢神经系统疾病呼吸功能未恢复	重新气管插管机械通气；如需长期呼吸机通气可考虑气管切开
	应用镇静麻醉药物后	纳洛酮拮抗
气道分泌物潴留	肺部感染未控制及患者排痰功能差时	控制肺部感染，加强气道护理，鼓励患者自主咳嗽排痰。若无效可尝试无创通气甚至气管插管机械通气
膈肌功能异常或膈肌麻痹	严重感染、休克、营养不良等疾病因素及机械通气、药物等医源性因素	应尽量避免影响膈肌功能的药物，采用适当的方法进行膈肌功能锻炼，膈肌麻痹可考虑膈肌折叠术
呼吸机依赖	心理依赖	消除恐惧心理，延长减停呼吸机通气过程，可尝试夜间睡眠时减少呼吸机辅助
呼吸肌无力	长时间机械通气、呼吸机参数设置不合理	延长呼吸肌锻炼时间，设定合适的呼吸机参数，保证热量供给，改善营养不良，纠正内环境紊乱。如撤机后呼吸功能不能维持可先尝试无创辅助通气，必要时方再次气管插管机械通气
肺水肿	心肺交互	强心、限制液体、利尿

二、拔管后气道并发症及处理

（一）喉痉挛

拔管后迅速出现的吸气性呼吸困难、烦躁挣扎、发绀等症状。可尝试托起下颌及面罩吸氧，不能缓解者静脉注射安定后加压给氧，必要时再次气管插管。

（二）胃内容物反流误吸

多见于饱胃、腹胀、消化道梗阻、虚弱或意识不清的患者。拔管前后3h禁食，拔管前抽空胃管；出现反流时立即将头偏向一侧，吸引清除口咽部分泌物、吸氧，严重误吸且不能咳出者可行气管插管吸引。

（三）喉或声门下水肿

是小儿拔管后需重新插管的常见原因，表现为吸气性呼吸困难、吸气时喉鸣及三凹征，常于拔管后数小时内发生并逐渐加重，多见于婴幼儿、导管过粗及困难插管等情况。对有喉头水肿风险的患儿，拔管前可尝试予糖皮质激素减轻喉头水肿的发生，拔管后予糖皮质激素及肾上腺素雾化吸入，呼吸窘迫者可尝试无创通气，必要时重新气管插管，做好困难气道的预案。

（四）喉溃疡

由于长时间气管插管、头颈部活动、咽喉反射、导管摩擦、细菌感染等可致喉部组织溃疡。多见于声带后部、杓状软骨声带突部位，经口插管比鼻腔插管更容易发生，一般可自愈。若伴有肉芽组织形成，可出现持续声嘶、咽喉痛及异物感，需行肉芽切除并保证声带休息。

（五）气管狭窄

可因气管导管套囊压力过高、导管过粗，导致气管黏膜受压缺血坏死，严重者出现气管软骨环破坏；气管导管频繁移动、插管操作不当，导致气管黏膜损伤，继而出现环形瘢痕导致气管狭窄；也可因气管切开处畸形愈合所致。狭窄较轻、无呼吸困难不必治疗，狭窄严重者可行气管扩张术、狭窄处等离子消融术或狭窄段气管切除修补术解除狭窄。

（六）声带麻痹

发生机制与喉返神经分支受压有关，左侧比右侧多见，不影响呼吸时多不需处理。

（七）杓状软骨脱臼

临床上较罕见，可能与气管插管操作不当、导管过粗、拔管时气囊未放气有关。脱臼后患者不能发声，应检查明确，早期可予以复位治疗。顽固性脱臼者可行杓状软骨关节固定术。

（吴艳兰　陶建平）

第六节　撤机困难及应对方法

一、概述

机械通气是危重症生命支持的重要手段之一。大多数情况可以顺利撤离呼吸机,但临床上有20%~30%的机械通气患者由于各种各样的原因不能顺利脱离呼吸机而撤机困难。困难撤机有各种不同的定义。2007年由欧洲呼吸学会(European Respiratory Society,ERS)、美国胸科协会(The American Thoracic Society,ATS)、欧洲重症监护医学会(European Society of Intensive Care Medicine,ESICM)、危重病医学会(Society of Critical Care Medicine,SCCM)等5个学会组成的国际共识联络小组(International Consensus Liaison Group,ICLG),根据撤机过程的,难度和时间长度,把撤机分为3种类型(简称ICC分类):①简单撤机:患者通过第一次自主呼吸试验(spontaneous breathing trail,SBT),就成功拔除气管插管;②困难撤机:患者需要3次SBT尝试,或从第1次SBT尝试后7天才能成功撤机;③延迟撤机:患者需要3次以上SBT,或第1次SBT尝试7天以后才能成功撤机。基于ICC分类方式,只有成功撤机的患者能够进行分类,对于没有尝试撤机就死亡、不能成功撤机或带呼吸机转院,以及气管切开的患者无法进行分类。并且,ICC的分类方式基于SBT的反应,但很多患者拔管前没

有进行SBT操作,故2017年根据撤机的时间及第1次尝试撤机及临床结局进行的WIND研究(图25-6-1),将撤机分为3类:①短期撤机:从第1次尝试撤机1天内成功撤机和早期死亡;②困难撤机:从第1次撤机尝试开始,大于1天并小于7天撤机成功或者死亡;③延迟撤机:从第1次脱机尝试开始大于7天未完成撤机,包括大于7天成功撤机和大于7天没有撤机成功或者死亡。困难撤机及延迟撤机患者均被认为是撤机困难,其呼吸机使用时间,ICU住院时间,以及死亡率都明显增加。撤机困难患者大多数情况为原发疾病难以痊愈,存在不同程度的器官功能障碍,发生并发症的风险增加,预后不良。撤机困难病人住院病死率一般在20%~49%,一年病死率在48%~68%。

二、撤机困难的原因

撤机试验失败或拔管失败通常考虑存在以下影响因素:机械的原发病未解除、之前的临床评估有误或存在未发现的重要病因、出现新的病理生理改变。呼吸泵衰竭、心血管功能障碍、神经肌肉疾病、精神心理因素及内分泌代谢疾病等是撤机困难最常见的原因。

许多研究将撤机困难的因素归结为"ABCDE"5个步骤:A(airway/lung),气道和肺,包括呼吸阻力增加、顺应性下降、气体交换障碍

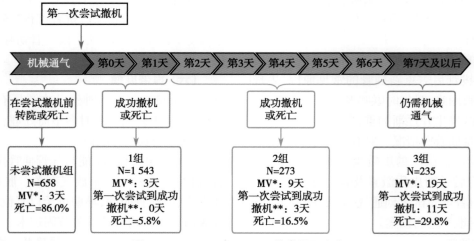

图 25-6-1　2017 年 WIND 分类及死亡率

根据第1次尝试撤机和成功撤机天数分组。MV表示机械通气,NW表示无撤机过程,SA表示尝试撤机。

等;B(brain),脑,包括患者有谵妄或其他认知功能障碍等;C(cardiac),心脏,比如存在心肌缺血、心功能不全等;D(diaphragm),膈肌;E(endocrine),内分泌。

(一) A

A(airway/lung),气道和肺:

1. **肺组织病变**　肺水肿、肺炎、肺不张、肺纤维化、ARDS、哮喘等。

2. **胸壁顺应性下降**　严重腹胀、肥胖、胸膜渗出、气胸、连枷胸等。

3. **气道阻力增加**　支气管痉挛、黏膜水肿、分泌物过多、声门水肿。

4. **气管插管和呼吸机相关因素**　如气管插管的变形、阻塞、管径过细,呼吸机活瓣,温湿化故障,参数设置不当。

5. **通气需求增加**　发热、过度喂养、烦躁或疼痛相关的过度通气、通气/血流比值失衡、肺内分流、无效腔增加等。

6. **呼吸机不同步**　通期参数设置不当、无效或自动触发、呼吸周期提前中止等。

(二) B

B(brain),脑:

1. **呼吸中枢抑制**　镇静麻醉、代谢性碱中毒、高氨血症、脑炎、脑膜炎、脑卒中、创伤、脑水肿,以及中枢性低通气等。

2. **信号转导异常**　脊髓病变、运动神经元病变如吉兰-巴雷综合征、创伤、医源性膈神经损伤、脊髓灰质炎、脓毒症、高血糖、长期应用神经肌肉阻滞剂等。

3. **肌肉力量或耐力降低**　急性肌病、机械通气合并的肌肉萎缩、肌营养不良。

(三) C

C(cardiac),心脏。心血管功能障碍是患者困难撤机的另一主要原因。机械通气导致胸膜腔内压和肺容量的改变。胸膜腔内压的改变不仅影响心房充盈、心室排空、心率和心肌收缩性,而且压力改变还向心包、心脏和大的动静脉传递。肺容量的改变也会对胸腔内大血管和肺循环产生影响。撤机时由正压通气变为自主呼吸,胸腔内负压增加回心血量和左室前、后负荷。心功能障碍患者不能适时地增加撤机过程中的每搏量和心排血量,从而引起心脏氧的供给和需求的失衡,引起肺水肿。另外,正压通气能降低心肌的氧耗,而撤机过程增加交感神经活动、呼吸功和左室负荷,从而增加耗氧

量。脱机试验失败患者通常无法增加心排血指数和氧输送而发生肺水肿。婴幼儿上呼吸道梗阻性疾病如急性喉炎、喉软化、拔管后喉水肿痉挛,是呼吸衰竭机械通气常见的病因。上呼吸道梗阻性疾病撤机拔管失败主要是由于自主呼吸下胸膜腔内压急剧下降、胸内大静脉塌陷、过大的胸内负压使左室后负荷增加,导致负压性肺水肿而造成的。

先天性心脏病大量左向右分流是引起小儿心力衰竭的常见病因,左向右分流导致肺循环高压性充血,使肺间质水肿甚至肺泡内渗出,肺的顺应性降低,呼吸做功增加。小气道和肺间质液体渗出、肺血管充血和左房扩张还可以导致小气道和大气道受压梗阻。当左向右分流量大而肺泡通气代偿不足时,就出现明显的通气/血流比值失衡,导致低氧血症和高碳酸血症。大量左向右分流心力衰竭者易患肺炎,这时更恶化了呼吸功能,患儿更依赖机械通气而撤机困难。

(四) D

D(diaphragm),膈肌,参看本章第五节。

(五) E

E(endocrine),内分泌。应用呼吸机的患儿由于基础疾病的原因,常合并有低磷、低镁、低钾、低钙、甲状腺功能紊乱,肾上腺皮质功能不全等内分泌代谢异常,以及低蛋白血症、贫血等营养不良情况,另外由于应激而处于高代谢状态,如果同时热量摄入不足,则营养供给不足,可引起呼吸肌肌力和功能下降,呼吸做功的能力减退,导致呼吸肌无力,增加了患儿对呼吸机的依赖性。因此,有些患儿虽呼吸功能已得到极大改善,但仍不能脱机,或出现脱机后因患者呼吸肌无力需要反复重新上机的困难撤机和延迟撤机的情况。

心理因素导致撤机困难一般只发生在年长患儿,而且往往不是唯一的因素。患儿长期依靠呼吸机进行呼吸,可产生生理和心理等方面的依赖性,担心自身出现呼吸困难和窒息等情况,常常拒绝撤除呼吸机,从而明显增加撤机困难的发生率。

值得注意的是,撤离呼吸机时往往同时拔除气管插管,临床上容易把拔管困难误判为撤机困难,尤其是两个因素同时存在的情况下。因此,一定要认真做好鉴别诊断,具体参照本章第四和第五节。

三、撤机困难的应对

撤机困难的应对主要取决于患者的临床情

况,而非呼吸机本身。因此,应当更多地去关注可治疗的临床因素,而不仅仅是停留在对呼吸机参数的调节(图 25-6-2)。撤机失败的原因可能是多因素并且很复杂,首先要进行全面系统的病情回顾,包括细致的临床评估,完善各种辅助检查。随后,根据诊断结果纠正所有的可逆性的病理因素,包括呼吸泵衰竭、心功能障碍、神经系统以及全身性疾病如营养、内分泌代谢紊乱等。简单撤机失败的患者通常采用两种撤机方案,一种逐渐减低呼吸机的支持,如应用压力支持通气;另一种是逐渐延长自主呼吸试验的时间。无创通气可以缩短撤机的时间,但在困难撤机方面应用的效果尚无明确的依据。年长儿童注意精神心理因素如焦虑、抑郁、谵妄及睡眠障碍对撤离呼吸机的影响,缓解抑郁、恐惧不安、焦虑紧张等不良心理,可以增强患儿成功撤机的信心。再次做好撤机准备,重复撤机试验。撤机试验前维持内环境稳定,改善营养不良,包括纠正水电解质紊乱、贫血和低蛋白血症,积极采用肠内营养。强化液体管理,清除肺间质多余水分,可以促进肺顺应性好转,使肺泡通气量增大,改善机体氧合情况;也可以降低心脏负荷,改善心功能。心功能障碍病人的撤机策略应当包括每日监测脑钠肽(BNP)、床旁心脏超声发现心功能障碍,及时纠正液体超负荷和心功能异常。先天性心脏病大量左向右分流导致撤机困难的患儿,应及早手术矫治。

拔管困难特别是上呼吸道梗阻的病人出现困难撤机,可以考虑气管切开,可以使患者更加舒适,容易护理;同时有利于患者的活动,减少镇静剂的使用;还可以口腔喂食和减少口咽创伤等优点。但是,儿童患者气管切开并发症的发生率和病死率比成人高 2~3 倍,因此,小儿气管切开的时机多较成人更为延后(图 25-6-2)。

四、临床应用

病例:患儿男,8 岁,发热 4 天,乏力 2 天,抽搐 1 次入院。神志不清,咳嗽吞咽反射弱,自主呼吸浅表,RR 35 次/min,左肺呼吸音减低,心音有力,HR 140 次/min,BP 150/110mmHg,双上肢肌力 0 级,双下肢肌力 Ⅱ 级。予以气管插管机械通气。脑脊液细胞数高,淋巴为主,蛋白稍高。胸片提示:肺部感染,左肺不张。头颅及全脊髓 MRI 提示:颈椎 2~6 及胸椎 7~11 水平脊髓异常信号,双侧顶、枕叶皮层信号异常及软脑膜强化诊断脑脊髓炎。原发病治疗、抗感染、3 次纤维支气管镜下支气管肺泡灌洗、呼吸支持 6 周后,患儿神志清,双上肢肌力 Ⅰ~Ⅱ 级,双下肢肌力 Ⅳ 级;胸片肺不张好转。呼吸机参数:CMV 模式,FiO₂ 30%、PIP 15cmH₂O、PEEP 5cmH₂O、Ti 0.80s、f 25 次/min,血气分析结果正常。主管医生评估可以尝试撤机,改为 SIMV+PSV 模式实施 SBT,呼吸机参数:FiO₂ 30%、PIP 15cmH₂O、PEEP 5cmH₂O、Ti 0.80s、PSV 7cmH₂O、f 10 次/min。10min 患儿出现烦躁不安、多汗、呼吸费力、胸式呼吸减弱,腹式呼吸消失,自主呼吸 30 次/min;心率增快,140 次/min,SpO₂ 90%,判断 SBT 失败。在之后的 1 周内每 24~48h 反复尝试 SBT 3 次均失败。继续 SIMV+PSV 模式通气:PSV 7cmH₂O、f 25 次/min。

问题 1:主管医生评估患儿达到撤机标准,按照程序化撤机流程,实施 SBT 判断自主呼吸情况,反复 3 次 SBT 均失败,分析其撤机失败的原因有哪些?

根据 2017 年 WIND 研究,从第 1 次撤机尝

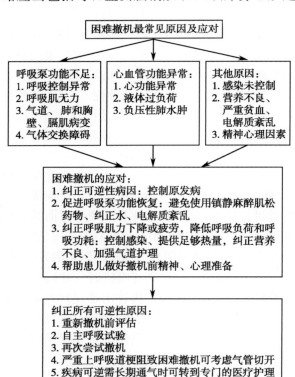

图 25-6-2 困难撤机的应对流程

试开始,小于或大于7天没有撤机成功为困难或延迟撤机,均属于困难撤机范畴。此患儿为困难撤机病例。分析其撤机失败的原因有以下常见的影响因素:①原发病未解除;②之前的临床评估有误;③存在未发现的重要病因;④出现新的病理生理改变;⑤呼吸衰竭;⑥心血管功能障碍;⑦神经肌肉疾病;⑧精神心理因素;⑨内分泌代谢疾病;⑩营养问题等。患儿原发病是急性脑脊髓炎合并呼吸衰竭,需要机械通气呼吸支持,治疗6周后病情好转,临床判断认为患儿具备了撤机的条件。按照程序性撤机流程,进行SBT判定患儿自主呼吸的能力。在SBT过程中表现呼吸费力,频率增快,胸式呼吸减弱,腹式呼吸消失,其撤机困难的原因首先考虑原发病未完全解除,患儿的咳嗽、吞咽功能好转,但肋间肌、特别是膈肌麻痹、无力仍未恢复,均提示脊髓病变导致的神经信号转导功能异常,呼吸肌无力,通气驱动的因素导致撤机困难不能忽视。患儿驱动力降低,反复多次SBT失败。其次,SBT时出现烦躁不安、多汗等表现。而年长患儿,较长时间依靠呼吸机进行呼吸,可产生生理和心理等方面的依赖性,担心自身出现呼吸困难和窒息等情况,常常拒绝撤除呼吸机,从而增加撤机困难。第三是营养因素,患儿由于神经系统基础疾病的原因,长期机械通气,经鼻饲管行胃肠营养,流质饮食热量摄入不足,可引起营养不良,呼吸肌肌力和功能下降,呼吸做功的能力减低,导致困难撤机。

问题2:患儿继续SIMV+PSV模式通气,FiO_2 25%、PIP 15cmH_2O、PEEP 5cmH_2O、Ti 0.80s、PSV 7cmH_2O、f 25次/min下,生命体征稳定,血气

分析正常,针对患儿困难撤机采取哪些措施?

根据撤机失败采取的应对措施,首先要进行全面系统的病情回顾,包括全面系统的临床评估:①神经系统:咳嗽、吞咽等保护性反射强度、四肢肌力、呼吸肌运动等;②肺部情况:肺部呼吸音对称,无啰音,血气、胸片正常;③心脏功能及液体平衡情况;④内环境及电解质:有无低蛋白、贫血、低钾、低钠、低钙、低磷血症等;⑤内分泌代谢指标;⑥营养状态等。随后,根据诊断结果纠正所有的可逆性的病理因素,患儿神经系统仍处于恢复期,可在药物治疗的基础上,进行康复训练,促进肌力的恢复;加强营养支持,调整胃肠营养的质和量,保证足够的热量,改善肌肉及全身的营养状态;年长儿童注意精神心理因素,如焦虑、抑郁、谵妄及睡眠障碍等对撤离呼吸机的影响,通过医护人员进行心理疏导,增加患儿父母陪护时间,缓解抑郁、恐惧不安、焦虑紧张等不良心理,可以增强患者成功撤机的信心。再次做好撤机准备,重复撤机试验。如果患儿的原发病无法恢复,反复撤机失败,则考虑行气管切开下进行长期机械通气,甚至终身机械通气。对于高风险撤机失败的患者,可拔管后预防性地进行NIV。

【专家点评】

困难撤机是目前所有ICU都会遭遇的难题,受多种因素影响,既有患者疾病的因素,又有治疗护理的因素。临床医生分析导致困难撤机的各种原因,积极纠正可逆性病因,制订个体化撤机策略尤为重要。

(李　甜　张剑珲)

第七节　呼吸机撤离相关指南解读

2016年美国胸科医师协会/美国胸科协会(ACCP/ATS),联合制定了撤机指南,根据机械通气常见的6个问题:自主呼吸试验、镇静流程、序贯应用无创通气、标准化流程康复方案、撤机流程管理和气囊漏气试验等,用问答的形式提出建议,以期能够安全有效地帮助机械通气患者撤离呼吸机并改善危重症患者的预后。

1. 对于因急性疾病住院,机械通气时间超过24h的患者,应选择压力支持(PSV)还是其他方式进行自主呼吸试验(SBT)?

大量证据表明,相对于其他方法,应用PSV来实施SBT,撤机更容易成功,有更高的拔管成功率和更低的ICU死亡率。

有鉴于此,ACCP/ATS建议对于急性疾病住院、机械通气超过24h的患者,初次进行SBT时,应采用PSV(5~8cmH_2O),而不应采用其他方法(T管或CPAP)(有条件的建议,中等证据确定性)。

这项建议对减少机械通气时间、提高拔管成

功率具有更高的价值。需要注意的是,该建议只涉及如何进行初次 SBT,并未说明 SBT 失败的患者如何给予机械通气。

2. 急性疾病住院患者机械通气超过 24h,采用最小化标准流程镇静与无标准流程镇静相比,是否可缩短机械通气时间、ICU 住院时间与实现更低的短期死亡率(60 天)?

临床证据表明,采用最小化标准流程镇静可以缩短机械通气时间、ICU 住院时间,并获得更低的短期死亡率,因此 ACCP/ATS 建议,应尝试最小化标准流程镇静(有条件的建议,低等证据确定性)。

这项建议并没有足够的证据推荐,但对缩短机械通气持续时间、ICU 住院时间与降低短期死亡率有很高的价值,并且标准化流程镇静负担非常低。

3. 机械通气 24h 以上并且通过 SBT 试验的高危患者,拔管后是否预防性使用无创通气(NIV),对通气持续时间、无呼吸机支持的天数、拔管成功(撤机>48h)、ICU 住院时间、短期死亡率(60 天)或长期死亡率有影响吗?

在是否预防性应用 NIV 的研究中,对高危患者的定义存在异质性。高危的成人患者包括高龄、存在合并症(如 COPD 或充血性心力衰竭)、进行 SBT 试验期间出现高碳酸血症等。证据表明预防性使用 NIV 在成功拔管、ICU 住院时间、短期及长期死亡率等方面优于没有预防性使用 NIV 者。

因此,ACCP/ATS 建议,对于机械通气>24h 且通过 SBT 试验的高风险患者,推荐拔管后预防性 NIV(高度推荐,中等证据确定性)。

4. 急性疾病入院,机械通气>24h 的成年患者,是否应早期接受活动标准化流程康复方案?

证据表明,接受早期活动标准化流程康复方案的患者具有较短的机械通气时间并且更有可能在出院时行走。在死亡率、ICU 住院时间、ICU 出院时的行走能力、6min 步行距离和无呼吸机支持天数上无差异,但不良事件发生率较低。

ACCP/ATS 建议,应早期接受活动标准化流程康复方案(有条件的建议,低等证据确定性)。

目前没有足够的证据推荐任何标准化流程康复方案。

5. 机械通气>24h 的急性疾病住院患者,是否应该使用呼吸机撤机流程管理?

指南定义了"呼吸机撤机流程"作为指导方案来评估并实施有创机械通气患者的撤机(如拔管)。证据表明,使用流程管理的患者机械通气时间及 ICU 住院时间更短,但对死亡率及再插管率并无显著影响。

ACCP/ATS 建议应使用呼吸机撤机流程(有条件的推荐,低等证据确定性)。

6. 成人机械通气患者拔管前是否进行气囊漏气试验(CLT)?拔管前对 CLT 阴性的患者是否应给予全身糖皮质激素?

证据表明,进行 CLT 且 CLT 试验阳性者拔管后喉喘鸣(PES)较少,拔管成功率更高。非常低的证据也表明使用 CLT 指导管理可能减少再次插管和延迟拔管。中等的证据确定性表明气囊漏气试验阴性患者应用全身糖皮质激素,可降低再插管和 PES 率。

ACCP/ATS 建议:①机械通气成年危重症患者符合拔管标准或认为高风险 PES 的应进行 CLT(有条件的建议,低等证据确定性);②对于 CLT 试验阴性但准备拔管的成年患者,至少于拔管前 4h 使用全身糖皮质激素,重复 CLT 不是必要的(有条件的建议,中等证据确定性)。

需要注意的是,PES 的风险因素包括因创伤插管、插管>6 天、大口径插管、女性以及非计划拔管后的再插管。另外,全身应用糖皮质激素后,不需要重复 CLT。

以上方案均是成人的,儿科患者可以部分参考,例如应用 PSV 进行 SBT、漏气试验等,但是缺乏儿科的专门指南。另外,上述大多建议都是中等或低等的证据确定性,可能只能给临床提供参考。

欧洲儿科和新生儿监护协会(European Society for Pediatric and Neonatal Intensive Care)2017 年在儿科机械通气共识会议(Paediatric Mechanical Ventilation Consensus Conference,PEMVECC)上,对危重患儿机械通气的各个环节提出了相关的建议,其中有关撤机方面的内容主要有:

(1)目前没有足够的数据来推荐如何选择开始撤机(强建议),或者完成撤机(强建议)的时机;也没有可供临床常规使用而优于临床判断的拔管试验方法(强建议)。

(2)每日评估能否撤机可减少机械通气的时间。但何种方法更有利于撤机,如协议化撤机、闭环协议、护士主导撤机,或撤机预测因素的有效性等方面,缺乏有关数据支持。另外,在如何执行和评估拔管测试方面,也缺乏数据推荐。但是有研究表明应用最小的压力支持可能高估了拔管成功率。

(3)没有足够的数据支持推荐所有的患儿拔管后常规使用 NIV。但是,对于神经肌肉疾病的患儿,建议及早采用 NIV 联合咳嗽辅助技术以预防拔管失败(强建议)。

(4)只有一项小规模的临床研究表明,在拔管失败的高危患儿中使用 NIV 可以防止拔管失败。虽然临床上很有吸引力,但拔管后应用 NIV 与咳嗽辅助技术结合可以防止神经肌肉患儿拔管失败方面的数据并不充分。

综合以上,儿科机械通气撤机的指南既不充分也不完善,包括成人的有些建议也只是中等或低等的证据确定性。因此,临床上还要个性化处理,根据病人的特点,综合分析,准确评估,制订完善的撤机方案,而不是盲目或缺乏选择性地使用指南。

（李木胜　陶建平）

参考文献

1. 喻文亮, 钱素云, 陶建平. 小儿机械通气. 上海:科学技术出版社, 2012.

2. 陈伟明, 陆国平. 儿童机械通气撤机管理. 中国小儿急救医学, 2016, 23 (6): 369-374.

3. VALENZUELA J, ARANEDA P, CRUCES P. Weaning From Mechanical Ventilation in Paediatrics. State of the Art. Arch Bronconeumol, 2014, 50 (3): 105-112.

4. GIRARD TD, ALHAZZANI W, KRESS JP, et al. An official American Thoracic Society/American College of Chest Physicians clinical practice guideline: liberation from mechanical ventilation in critically ill adults rehabilitation protocols, ventilator liberation protocols, and cuff leak tests. Am J Respir Crit Care Med, 2017, 195 (1): 120-133.

5. ZEIN H, BARATLOO A, NEGIDA A, et al. Ventilator weaning and spontaneous breathing trials: an educational review. Emergency, 2016, 4 (2): 65-71.

6. MACINTYRE NR, COOK DJ, ELY EW Jr, et al. Evidence-based guidelines for weaning and discontinuing ventilatory support. Chest, 2001, 120 (6): 375s-395s.

7. OUELLETTE DR, PATEL S, GIRARD TD, et al. Liberation from mechanical ventilation in critically ill adults: an official American College of Chest Physicians/American Thoracic Society clinical practice guideline inspiratory pressure augmentation during spontaneous breathing trials, protocols minimizing sedation, and noninvasive ventilation immediately after extubation. Chest, 2017, 151 (1): 166-180.

8. OCHOA ME, MARÍN MC, FRUTOS VF, et al. Cuff-leak test for the diagnosis of upper airway obstruction in adults: a systematic review and meta-analysis. Intensive Care Med, 2009, 35 (7): 1171-1179.

9. DEHGHANI A, ABDEYAZDAN G, DAVARIDOLATABADi E. An overview of the predictor standard tools for patient weaning from mechanical ventilation. Electronic Physician, 2016, 8 (2): 1955-1963.

10. BLACKWOOD B, MURRAY M, CHISAKUTAA, et al. Protocolized versus non-protocolized weaning for reducing the duration of invasive mechanical ventilation in critically ill pediatric patients. Cochrane Database Syst Rev, 2013, 31 (7): CD009082.

11. ROSE L, SCHULTZ MJ, CARDWELL CR, et al. Automated versus non-automated weaning for reducing the duration of mechanical ventilation for critically ill adults and children: a cochrane systematic review and meta-analysis. Crit Care, 2015, 19: 48.

12. KNEYBER MCJ, DE LUCA D, CALDERINIE, et al. Recommendations for mechanical ventilation of critically ill children from the Paediatric Mechanical Ventilation Consensus Conference (PEMVECC). Intensive Care Med, 2017, 43 (12): 1764-1780.

13. NEWTH CJ, VENKATARAMAN S, WILLSON DF, et al. Weaning and extubation readiness in pediatric patients. Pediatr Crit Care Med, 2009, 10 (1): 1-11.

14. VALENZUELA J, ARANEDA P, CRUCES P. Weaning from mechanical ventilation in paediatrics: State of the art. Arch Bronconeumol, 2014, 50 (3): 105-112.

15. FORONDA FK, TROSTER EJ, FARIAS JA, et al. The impact of daily evaluation and spontaneous breathing test on the duration of pediatric mechanical ventilation: a randomized controlled trial. Crit Care Med, 2011, 39 (11): 2526-2533.

16. O'BRIEN JE, BIRNKRANT DJ, DUMAS HM, et al. Weaning children from mechanical ventilation in a post-acute care setting. Pediatr Rehabil, 2006, 9 (4): 65-372.

17. MCCONVILLE JF, KRESS JP. Weaning patients from the ventilator. N Engl J Med, 2012, 367 (23): 2233-2239.

18. BOLES JM, BION J, CONNORS A, et al. Weaning from mechanical ventilation. Eur Respir J, 2007, 29 (5): 1033-1056.

19. BÉDUNEAU G, PHAM T, SCHORTGEN F, et al. Epidemiology of Weaning Outcome according to a New Definition: The WIND Study. Am J Respir Crit Care Med, 2017, 195 (6): 772-783.

20. FIRESTONE KS, BECK J, STEIN H. Neurally adjusted

ventilatory assist for noninvasive support in neonates. Clinics in Perinatology, 2016, 43 (4): 707-724.

21. DEAB SA, BELLANI G. Extubation failure after successful spontaneous breathing trial: Prediction is still a challenge. Respir Care, 2014, 59 (2): 301-302.

22. JEGANATHAN N, KAPLAN CA, BALK RA. Ventilator liberation for high-risk-for-failure patient: Improving value of spontaneous breathing trial. Respir Care, 2015, 60 (2): 290-296.

23. KRINER EJ, SHAFAZAND S, COLICE GL. The endotracheal tube cuff-leak test as a predictor for postextubation stridor. Respiratory care, 2005, 50 (12): 1632-1638.

24. PRINIANAKIS G, ALEXOPOULOU C, MAMIDAKIS E, et al. Determinants of the cuff-leak test: a physiological study. Critical care, 2005, 9 (1): R24-31.

25. HAITSMA JJ. Diaphragmatic dysfunction in mechanical ventilation. Curr Opin Anaesthesiol, 2011, 24 (2): 214-218.

26. LUECKE T, PELESI P. Clinical review: positive end-expiratory pressure and cardiac output. Crit Care, 2005, 9 (6): 607-621.

27. VALENTINE SL, RANDOLPH AG. Weaning children from mechanical ventilator support//Rimensberger PC. Pediatric and Neonatal Mechanical Ventilation. New York Dordrecht London: Springer-Verlag Berlin Heidelberg GmbH&Co, 2015: 1415-1423.

28. TEBOUL J, RICHARD C. How to diagnose weaning-induced pulmonary edema？ Intensive Care Med, 2006, 32 (6): 938.

29. SCHMIDT GA, GIRARD TD, KRESS JP, et al. Liberation from Mechanical Ventilation: An Official American College of Chest Physicians/American Thoracic Society Clinical Practice Guideline. Am J Respir Crit Care Med, 2017, 195 (1): 115-119.

第二十六章 呼吸机转运

第一节 呼吸机转运评估与准备

一、概述

随着医学进步,院前急救救治条件得到长足发展,监护型救护车成为危重症患儿转运的重要组成部分。由于救护车转运途中条件限制,没有医院后勤、器械等充足的基础保障,因此转运前需对转运的风险更要严密评估。危重症患儿发生低氧血症、呼吸衰竭是对生命最大的威胁,建立机械通气是最基本、最关键的环节。

二、适应证

1. 患儿病情满足建立机械通气的适应证,包括心肺复苏术后、休克、呼吸衰竭、重症哮喘、急性呼吸窘迫综合征、颅内高压综合征、昏迷、癫痫持续状态、心力衰竭、严重心律失常、多脏器功能障碍综合征、急性中毒等各种急性危重患儿,儿外科急诊、创伤、气管异物等外科重症儿童,有围产期窒息、重症感染、器官功能障碍、早产儿等高危新生儿。

2. 患儿转运后可得到更好的诊疗措施以及改善预后。

三、禁忌证

通常,在现有条件下积极处理后血流动力学仍不稳定、不能维持有效气道开放、通气及氧合的患儿不宜转运,具体参见第四节表26-4-1。但需立即外科手术干预的急症,视病情与条件仍可积极转运。以下状态为禁忌证:

1. 心搏、呼吸停止。
2. 有紧急插管指征,但未插管。
3. 血流动力学极其不稳定。
4. 急性脑疝、惊厥持续状态、低氧血症无法纠正、严重心律失常、休克等未经处理稳定前不能转运。

上述情况得到相应处理后,相对稳定可考虑转运。

四、临床应用及操作

1. **转运前评估** 转运前充分了解患儿情况,评估其转运风险,填好转运前记录单,确定转运专业人员,选择转运工具,了解转运设施对患儿的影响及潜在危险,如道路颠簸、路程时间。评估对患儿疾病的危重度、需要哪些专业人员协同、何种设备、转运技术(包括 ECMO、高频呼吸机)、转运方式(陆地还是航空)、是否能够耐受长距离转运及选择合适医院都有重要意义。

2. **转运人员** 包括至少 1 名 ICU 专业的儿科医生以及有 1 名 3 年 ICU 病房工作经验的护师(士)担任出诊任务。所有出诊医生都具有娴熟的气管插管及呼吸机应用等抢救技术,具有基础生命支持(BLS)和儿科高级生命支持(PALS)证书。如果是外科病例还需要外科医生参加,新生儿病例应该有新生儿医生参加(需要暖箱等设备),ECMO 转运必须是专业的团队实施。

3. **转运设备及药品**(表26-1-5、表26-1-6) 包括专业转运救护车、选择合适的转运呼吸机、移动监测设备如血气分析、便携超声等,各项车载移动设备(所有电子设备都应使用电池驱动并保证充足的电量)、随身急救箱及各类相关急救药物。救护车氧气储备量(一般远程转运都会带上 6~8L,甚至 10L 的钢瓶氧气)和电量(发电机)是至关重要的限制设施,必须计算好氧气总量和配备小型发电机。各种电源和气源的接口需要提前适配。转运氧气罐储氧量参照第七章第二节。

4. **转运操作具体评估流程** 见图26-1-1。

5. **拟订最佳转运方案** 转运医师应负责转运全过程的通信沟通,一个互动的紧急医疗通信

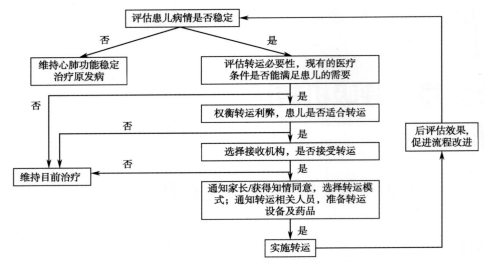

图 26-1-1 重症患儿院际转运评估流程图

系统也是必需的。转运小组需拟订最佳转运方案，处理临床具体状况，保持接收医院和需转运医院间的有效沟通。5G 技术的发展为移动 ICU 建设提供了可能。

在危重患儿的转运过程中，会遇到各种危险事件，我们如果转运流程完善，准备工作周全的话，问题绝大部分能避免，下面就以下病例对转运流程进行阐述。

> 病例：某县级医院电话联络某医院转运中心，有患儿男，1 岁，因"重症肺炎、呼吸功能衰竭 I 型"，当地给予气管插管、有创呼吸机辅助通气治疗，目前 PCV 模式：FiO$_2$ 60%、PIP 25cmH$_2$O、PEEP 6cmH$_2$O、RR 35 次 /min、Ti 0.7s、SpO$_2$ 85%~91%，要求转上级医院 PICU 进一步治疗。该院距离转诊目的医院 240km，约耗时 4h。

问题 1：上述病例患儿目前诊断为"重症肺炎，呼吸功能衰竭 I 型"，已行气管插管、有创呼吸机通气治疗，此患儿是否达到转运指征？

对于问题 1，我们可以通过下面 3 个表格的填写来解决：表 26-1-1~ 表 26-1-3。

通过表 26-1-1 和表 26-1-2 的填写，我们可以得出患儿现所在的医院因条件限制，已不能控制患儿病情进展，转院后可以得到更好的救治，且患儿无转运的不稳定状态，适合转运，当患儿的监护人签署急救转运前协议书后，下面我们针对表 26-1-3 提出的问题来制订一个完善的转运计划。

问题 2：了解转运中的 5 个问题（5W）后，我们提出问题 2，包括病人的病情状态？谁陪同转运？转运中所需的医疗设备以及药物？转运中的可能出现的各种危险事件？

上述问题我们通过表 26-1-4~ 表 26-1-6 进行评估。

问题 3：通过表 26-1-1~ 表 26-1-6 的填写，我们已经做好转运的大部分工作，那么，转运中可能

表 26-1-1 转运的决定（患者是转运还是留在病房）

问题	操作
1. 对于患者的进一步诊断和治疗是否可以在床旁解决？	是（ ）：不转运 否（√）：进行转运的下一步考虑
2. 患者的状态是否稳定？（表 26-1-2）	是（√）：转运 否（ ）：继续考虑转运的利弊
3. 患者处于不稳定的状态 A. 转运对患者起到挽救生命的效果吗？	是（ ）：在保障安全的气道、呼吸、循环下进行转运 否（ ）：不转运
B. 紧急治疗的关键性诊断是否需要转运？	是（ ）：在保障安全的气道、呼吸、循环下进行转运 否（ ）：不转运

表 26-1-2　转运病人的不稳定状态

步骤　转运病人不稳定状态内容
1. 高通气要求反映了病人缺氧困难和 / 或通气困难 例如：吸入氧浓度（FiO_2）>0.6（　　） 　　　呼气末正压（PEEP）>10cmH$_2$O（　　） 　　　平台压力（Pplat）>30cmH$_2$O（　　） 　　　需要镇静和肌松药来限压（√） 　　　反比通气（　　） 　　　高频振荡通气（　　） 　　　患者依赖于无储备电池动力的无创通气（　　） 2. 2 根以上的胸腔导管和 / 或需要持续的抽吸（　　） 3. 尽管抗心律失常治疗，仍有血流动力学不稳定 心律（　　） 　　　经静脉起搏器俘获不良（　　） 　　　依赖于主动脉内球囊反搏（　　） 4. 血压不稳定，需要频繁液体复苏（　　） 5. 出血患者需要持续复苏（　　） 6. 反复起伏的颅内压需要临床频繁干预（　　） 7. 腹部室间隔综合征（除非开腹减压手术）（　　） 　　　开腹并暴露内脏（　　） 8. 患者需要连续性肾脏替代治疗治疗（　　） 9. 不稳定型颈椎骨折（　　）

表 26-1-3　组织安全转运：转运评估的问题

标题	问题
Why	为什么这个转运是必要的？ 评价转运风险与益处 计划是否会发生潜在的变化？ 转运对病人的诊治至关重要吗？ 不转运，对病人的诊治有什么影响？有其他选择吗？
Who	病人的状态如何？（表 26-1-4） 目前病人的护理需求 谁陪同病人转运？ 转运中病人需要切换治疗设备及药物吗？
What	病人转运中必须带什么设备？ 需要进行多大级别的监测？ 需要进行哪些持续的干预 / 复苏？ 考虑：特定病人的需要 　　　　在目的地有什么可用的？ 组织好气道 - 呼吸 - 循环的复苏设备
When	转运什么时候开始？ 协调好最佳的转运时机 到达目的地后无需等待，即可进行诊治 转运前所需药物 / 治疗的时间安排
Where	患者安全到达目的地的最佳途径是什么？ 考虑：楼层，电梯，可提供帮助的位置 转运目的地是否有特殊的安全要求？ 示例：磁共振成像

表 26-1-4　转运前病人的评估

系统	风险因素	预防措施 / 应用（√）	在转运前的准备（√）
中枢神经系统	脊柱不稳定		医师了解转运风险因素的√部分
	病人情绪兴奋		
	颅内压监测		
	脑室或腰大池引流术		检查呼吸机和氧气罐。使氧气供应足够全程所需，并富余 30min 以上√
	使用镇静药物	√	
	发作持续 24h		
	低温方案		验证 10min 患者对背侧褥
呼吸系统	机械通气	√	疮的耐受程度
	O$_2$>50%	√	
	pH<7.30		如果 RASS>2，转运前使用镇静剂
	不稳定氧饱和度		
	压力支持>20cmH$_2$O	√	

续表

系统	风险因素	预防措施/应用（√）	在转运前的准备（√）
呼吸系统	PEEP>12cmH$_2$O		确保患者在仰卧位10min时ICP<20mmHg
	BiPAP		
	胸腔引流管漏气（+++）		
心血管系统	胸痛持续24h		对转运呼吸机进行了10min的测试√
	装有起搏器		
	血管升压类药物		
	心律失常		空腹√
	肺动脉导管		
消化系统	恶心、呕吐		在心外膜或经静脉引导的情况下验证起搏器的捕获
其他	造影剂的使用		
	传染病的隔离		
陪同人员状态			
距离公里数、路况、天气			
静脉通路和引流	安全	√	
监测器和泵	核查	√	
医疗查房	转运前	√	
转运期间的医疗行为	已准备	√	
转运背包	已准备	√	
患者信息	病史	√	
	查体	√	异常的
	相关实验室检查	√	异常的
	影像学资料	√	
	其他重要的检查（患者特异的）		
	置管、引流以及输液通道的位置	√	
	目前的治疗	√	
护士签名：			
医师签名：			

表 26-1-5　危重病人转运推荐设备

设备	推荐设备（√）	选配设备（√）
气道管理及通气设备	鼻导管√	环甲膜切开包
	鼻咽通气道 / 口咽通气道	各种型号的储氧面罩
	便携式吸引器及各种型号吸引管 √	多功能转运呼吸机√
	各种型号的加压面罩√	PetCO$_2$（呼气末 CO$_2$ 分压）监测器√
	简易呼吸器√	球囊外接可调 PEEP 阀
	喉镜（弯镜片 2、3、4 号，备用电池、灯泡）√	呼吸机螺旋接头√
	各种型号的气管插管√	呼吸过滤器
	开口器√	湿热交换器
	管芯√	胸腔闭式引流设备√
	牙垫	便携式血气分析仪√
	舌钳、插管钳（麦氏插管钳）	
	环甲膜穿刺针	
	氧气瓶及匹配的减压阀、流量表、扳手√	
	便携式呼吸机	
	听诊器√	
	润滑剂√	
	专用固定气管导管的胶带√	
	脉搏血氧饱和度监测仪√	
	气胸穿刺针 / 胸穿包√	
循环管理设备	心电监护仪及电极√	动脉穿刺针√
	袖带式血压计及各种型号的袖带√	中心静脉导管包
	除颤仪、除颤电极板或耦合剂√	压力延长管
	各种型号的注射器 / 针√	压力传感器
	各种型号的静脉留置针√	有创压力监测仪
	静脉穿刺用止血带	加压输液器
	静脉输液器√	输液加热器装置
	输血器	经皮起搏器
	三通开关√	
	皮肤消毒液√	
	无菌敷料√	
其他	体温计√	止血钳 / 止血带
	血糖仪及试纸	创伤手术剪
	鼻饲管及胃肠减压装置√	外科敷料（海绵、绷带）
	约束带√	脊柱稳定装置
	电筒和电池√	
	通信联络及导航设备√	

表 26-1-6　危重病人转运推荐药物

推荐药物（√）	选配药物（√）
静脉输注液体：生理盐水、乳酸林格液、胶体√	异丙肾上腺素
肾上腺素√	腺苷
阿托品	维拉帕米
多巴胺√	美托洛尔

续表

推荐药物（√）	选配药物（√）
去甲肾上腺素 √	沙丁胺醇喷雾剂
胺碘酮 √	甲泼尼龙 √
利多卡因	肝素 √
去乙酰毛花苷 √	甘露醇 √
呋塞米	苯巴比妥 √
硝酸甘油注射剂	苯妥英钠
硝普钠	纳洛酮
氨茶碱	神经肌肉阻滞剂（如氯化琥珀胆碱、罗库溴铵、维库溴铵）√
地塞米松 √	麻醉性镇痛剂（如芬太尼）√
氯化钾 √	镇静剂（如咪达唑仑、丙泊酚、依托咪酯、氯胺酮）√
葡萄糖酸钙 √	
硫酸镁 √	
碳酸氢钠 √	
50% 葡萄糖注射液 √	
无菌注射用水 √	
吗啡 √	
地西泮注射液 √	

会遇到什么危险事件？我们在转运中应检测记录什么指标？

上述问题我们通过表 26-1-7 和表 26-1-8 进行评估。

表 26-1-7　转运危险事件

危险因素	预防措施
器官系统状态	
循环系统	低血压、高血压、心动过速或过缓、其他心律失常
起搏器	证实在心外膜或经静脉引导的情况下起搏器可捕获
	确保引线安全
血管升压药	确定血流动力学的极限范围
	确定允许的最大剂量
	确保在转运期间获得所需的药物量
呼吸系统	低氧血症、高气道压、分泌物阻塞、剧烈咳嗽
中枢神经系统	颅内压增高、剧烈烦躁
其他	出血、高热等
恶心 / 呕吐	检查病人转运前和恶心、呕吐活动后胃管的位置
	使用造影剂慢一些
	离开病房前服用止吐剂
	在离开病房前 20min 停止肠道喂养，并在转运前立即清空胃
特别需要	
造影剂的使用	确保有足够的血管通路
	确认造影剂过敏或肾功能衰竭的病史
传染病的隔离	在转运前通知接收区域的隔离措施
	不要在床上搬运病人的病历

续表

危险因素	预防措施
设备仪器	
通气设备	呼吸回路断开、呼吸囊漏气、密封不够、氧气源不足、电池不足
输注设备	断开、电池不足、长度不足、输液架出现问题
血管通路	确保导管固定良好
	确保静脉注射管足够长
	携带可达最小剂量的输液泵
	验证每个输液泵上的电池储备电量
引流	确保引流管固定完好
	带上止血钳
监护仪	功能异常、电池不足、干扰、看不到屏幕
	检查监护仪上的电池电量
	在监控器故障情况下完成事故报告
负压系统	无负压吸引或吸引力不够

注:依次对上述事件进行检查,并√进行标志。

表 26-1-8　危重病人转运安全评价事件记录

日期:	时间:
事件	√
临床恶化	
ICP>20mmHg	
氧饱和度低于预期水平	
脱管	
血流动力学不稳定	
心律失常	
紧急医疗事件	
需要紧急药物治疗	
呕吐	
病情恶化导致呼叫医生	
病情恶化导致需要药物治疗	
技术问题	
转运呼吸机故障	
血管通路移位	
胸导管和引流管移除	
监护仪故障或不稳定	
缺乏药物	
输液泵电池故障	
监护仪电池故障	
与病人搬动有关的问题	
转运过程中的搬动问题	
病人转诊过程中的搬动问题(病床 - 接收目的地)	
检测因病人兴奋而推迟或取消	
因运输通风转运呼吸机延误	

续表

日期:	时间:
TISS 评分:19 分,Ⅱ级	
APACHE 评分:	
与转运有关的数据	
床型:	
担架人数:	
泵台数:	
电极数:	
诊断:	
检测项目:	
检测目的地:	
插管(是 / 否):	
中央静脉通路 / 动脉导管(是 / 否):	
ICP 导管(是 / 否):	
胸导管(是 / 否):	
其他事件和 / 或评估:	
拖延时间:	

【专家点评】

通过表 26-1-1~ 表 26-1-8 的填写,我们即对一个危重患者的院内或院外转运有了一个完善和安全的转运计划,但在实际工作中,我们会不断遇到问题,促使我们对转运工作进行 P(Plan,计划)、D(Do,实施)、C(Check,确认)、A(Action,处置)4 个环节组成的管理周期反复循环,推动管理过程不断向前发展

(余 阗　祝益民)

第二节　常用儿童转运呼吸机介绍

一、概述

急救呼吸机是指在急救场合下使用的呼吸机，大部分是涡轮驱动，轻巧便于携带，其操作原理与 ICU 呼吸机的原理相同。急救呼吸机与其他种类呼吸机相比优点在于：操作方便、结构紧凑、体积小、重量轻，能与氧气瓶一起使用，可轻松放置于便携箱内，适用于针对术后、急救部门、医院内外转运及社区医院、乡镇卫生院、计生站等多种场合。急救呼吸机应用的环境可能恶劣，适用的运行环境应更宽泛，要求其在更恶劣的情况下也能正常工作，使用环境温度范围较大；抗击电源的波动范围较大，交流电压、交流电频率、直流电压等允许波动范围也更大。而一般的治疗呼吸机运行环境就是采用通用标准 GB 9706.1—2007 中医用电气设备运行最基本的环境要求。二者区别见表 26-2-1。

急救呼吸机在使用中通常会安装到急救车、飞机、担架上，用于野外、矿山、急救车以及直升机上的救援，很多情况下是以动态的形式在进行工作，而且还有可能在运输过程中出现坠落、碰撞等多种意外情况。出现意外情况时，不允许中断对患者的辅助呼吸，实际情况中也不可能有备用机进行更换，必须保证急救呼吸机在以上所述情况下都能够正常使用，极端情况就会智能皮囊加压，等待救援。因此标准对急救呼吸机的结构强度提出"具有良好的抗跌抗振能力"的更高要求，具体措施上就是规定急救呼吸机必须进行"振动""宽频带随机振动""碰撞"和"自由落体"

四项测试，必须符合 GB/T 2423.10—1995、IEC68-2-36、GB/T 2423.6—1995 及 GB/T 2423.8—1995 的试验要求，通过这四项测试来验证急救呼吸机能否在实际应用中满足运动中正常工作及坠落、碰撞时不出现损坏的要求。此外，急救和转运呼吸机应具有 IPX4 级的防溅水能力，防止在使用中因异常的气候等原因造成设备浸水导致不能正常工作。

儿童急救转运呼吸机在符合上述条件外，还需要关注驱动模式、内置电池使用时间、配置、呼吸模式、通气量、呼吸频率等相关内容，车载气源插口与移动呼吸机插头制式匹配，其中在最小精确潮气量方面有更高的要求。如最小潮气量过大，可转化为定压模式或 BIPAP 模式进行辅助通气，获取相对较低的潮气量，但潮气量监测可能不精确。

儿童转运呼吸机的选择，与转运目的（如需 MRI 检查、院内转运）、转运特点（如用于新生儿转运）等相关，各单位需结合自身特点及需求进行选择。

（一）儿童转运呼吸机的参数要求

儿童转运呼吸机的可调节参数要求类似于儿童非转运呼吸机。比如，新生儿及早产儿转运呼吸机最小潮气量可为 2ml。儿童转运呼吸机潮气量理论上要求最小可达 20ml，但目前市面上大部分儿童转运呼吸机最小潮气量为 50ml，只适用于 10kg 及以上儿童。转运呼吸机应至少具备流量触发功能，最小触发流量应可低至 0.5L/min（表 26-2-2）。

目前常用的儿童转运呼吸机详见图 26-2-1。

表 26-2-1　医用电气设备与急救电气设备运行环境要求

	GB 9706.1—2007 运行环境要求		YY 0600.3—2007 运行环境要求
温度范围	10~40℃		−18~50℃
相对湿度	30%~75%		30%~75%
大气压范围	700~1 060hPa		700~1 100hPa
电源波动范围	电源：± 10% 频率：± 1Hz		交流电压：额定值的 −25%~+15% 直流电压：额定值的 −15%~+25% 交流频率：额定值的 −5%~+5%

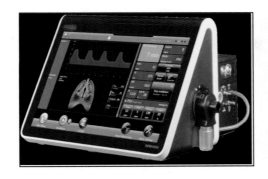

BellaVista 1000 转运呼吸机

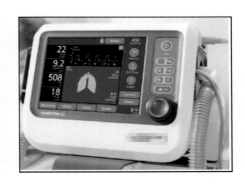

Hamilton-C1 NEO 转运呼吸机

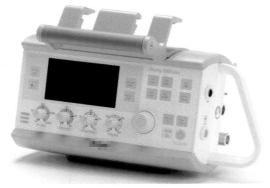

Oxylog 2000plus 转运呼吸机

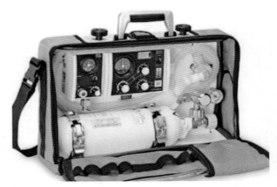

MEDUMAT Standarda

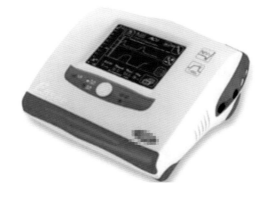

ELISEE 350 转运呼吸机

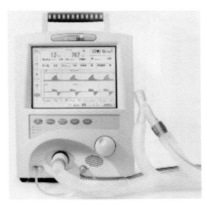

GE iVent 201 转运呼吸机

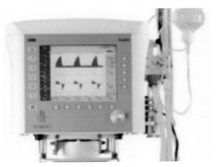

Sophie-transport 转运呼吸机

图 26-2-1　临床常用转运呼吸机

表 26-2-2 临床常用转运呼吸机参数表

机型	驱动	内置电池	配置	呼吸模式	通气量	呼吸频率	其他特点
Oxylog 3000plus	气体驱动，可接各式钢瓶及气源	≥4h	有创呼吸支持和无创面罩通气，漏气补偿达100L/min	定压，定容；Spn-CPAP，NIV	潮气量 50~2 000ml	2~50 次/min	有 CPR 功能，心肺复苏时不中断通气，提高抢救成功率 具备自动海拔高度补偿（BTPS）功能和海拔潮气量精确输送
MEDUMAT Standarda	气动电控型	≥200h	有创与无创通气模块快速切换	IPPV，SIMV	分钟通气量：儿童 3~7L/min，成人 7~13L/min	5~40 次/min	黑暗标示，方便灭难现场，战场使用；带有 PEEP 阀；适用体重范围为儿童 10~30kg，成人 60~110kg
ELISEE 350	涡轮供气系统，电动电控不依赖于氧气驱动	4~6h	有创呼吸支持和无创通气	定压，定容	适用于成人和 5kg 以上的儿童，最小潮气量 50ml	2~50 次/min	漏气补偿大于 60L/分，内置精确电子 PEEP 泵，具备压力及流量触发
GE iVent 201	涡轮供气，电动电控	4~6h	有创呼吸支持和无创通气	定压，定容	适用于成人和 5kg 以上的儿童，最小潮气量 50ml	2~50 次/min	可用于转运适病入 MRI 检查。漏气补偿大于 60L/分，内置精确电子 PEEP 泵，具备压力及流量触发
BellaVista 1000	电动电控，内置涡轮压缩机	4~6h	有创呼吸支持和无创通气	定压，定容	适用于 ≥0.4kg 新生儿、婴儿、儿童及成人，最小精确潮气量 2ml	1~150 次/min	触摸带滑屏大屏幕，AVM 智能通气模式
Hamilton-C1 NEO	涡轮独立供气	4h	有创通气、适应性支持通气（ASV）及无创通气（NIV）	定压，定容	适用于 ≥0.2kg 新生儿、婴儿、儿童及成人，最小精确潮气量 2ml		能自动响应不断变化的漏气量。ASV 应用肺保护通气策略
Sophie-transport		3~4h	无创水平 SNIPPV 通气，有创通气，高量保证通气，高能量双向高频振荡通气	定压，定容，容量保证通气带后备通气的 CPAP，手动通气	适用于 0.3kg 新生儿童至 25kg 患儿		适用于任何转运场景。经久耐用的高精度流量传感器，死腔量仅为 0.5ml。一体化加温湿化回路，可高温高压消毒，降低院感

（二）呼吸机的选择

不同驱动来源呼吸机在应用中具有不同特点。

1. 气动气控急救呼吸机　在没有电源，尤其是限制电源使用及对电磁干扰要求严格的场合下，对危重患者实施短时间的抢救和转运，如野外环境、飞机、高压氧舱、矿井、易燃易爆环境、院内转运、磁共振检查等，可选用气动气控急救呼吸机。

2. 气动电控型急救转运呼吸机　通常都具有多种通气模式和必需的报警功能，不仅可以进行现场抢救和转运，还可以实施简单的通气治疗，这对于医疗条件较差的偏远地区更为合适。在对患者实施现场抢救、救护车长时间转运时均可选择气动电控型急救转运呼吸机。

3. 电动电控型急救转运呼吸机　该类型呼吸机通过内置微型气泵或微涡轮空气压缩机，将周围空气（氧气浓度约 21%）压缩后提供给患者，无需专用气瓶就可以实施机械通气，同时，其具有体积小、检测功能全的特点。

选择呼吸机时应关注呼吸机监控参数、配套氧气瓶容量及内置电池电量的使用时间（若在救护车上选用具有车载电源接口呼吸机，则无须担心电池使用时间问题），对于小婴儿尤其应关注最小潮气量设置。此外转运患者前需了解患儿年龄、体重、需氧状态／转运距离，为选择合适呼吸机提供依据。

转运呼吸机的选择涉及很多方面，如：呼吸机的类型、可设置的模式参数范围、配套氧气瓶容量、内置电池电量的使用时间等，对于小婴儿尤其应关注最小潮气量设置。

（余　阗　祝益民）

第三节　儿童呼吸机转运管理

一、概述

危重患者转运中，转运呼吸机的使用是最基本、关键及危险的环节。呼吸机转运患者对医护人员的医疗技术要求较高，标准化的转运流程及积极高效的转运管理可有效提高患者的转运成功率，减少由于人为因素导致的不良事件发生。

二、转运的一般观察

转运途中以对症支持治疗、维持患者生命体征为主，包括稳定血压、保持呼吸道通畅、解除心律失常等。转运途中医护应当密切配合，转运途中医生负责气道安全及病情评估，护士负责记录及治疗的连续。有条件者，应该携带血气分析仪、床旁超声仪等，便于途中紧急评估。转运时一般间隔 15min 进行 1 次护理记录，医生在转运前、转运中、转运至病房各记录 1 次病程记录。有病情变化随时记录。

三、呼吸机转运管理

（一）呼吸机的管理

首先需要确保良好固定呼吸机，要妥善固定好氧气瓶、输液瓶、各种引流管、急救药品和器械，以免中途因颠簸而出现意外。比如 Dräger 3000 后背上有一对担架挂钩，可悬挂在担架上，牢固且稳定，转运途中颠簸，呼吸机不会出现管道脱落现象，同时减少了对气道牵拉的刺激，患者会稍感舒适。

1. 气管插管的护理　记录气管导管型号以及插入的深度（气管导管尖端距门齿的距离），特别强调气管插管良好固定的重要性。比如当患者颈部屈曲、伸展、旋转时可导致导管尖端移动；呼吸机管道重力和牵拉等因素，增加了导管移位的可能性；患者配合程度、约束不当、镇痛镇静不及时、气管导管固定及气囊管理欠妥、医务人员操作不当、路面颠簸、频繁刹车等均可导致导管移位。气管插管护理：①妥善固定尤为重要，包括牢固固定呼吸机以及管路；面部胶带固定气管导管，可用沙袋置于头部两侧，防止患儿头部大幅度晃动。发现气管插管过深或滑出，需退管或重新插管并重新固定；②做好约束，防止患者初醒或者烦躁时，自行拔管，而损伤到咽喉部；③病人的头部稍后仰，头部位置每 1~2h 转动变换 1 次，避免头皮压伤及导管压迫咽喉部；④检查气管导管有无折叠、压迫或痰液堵塞；⑤条件允许的情况下，转运出发前或当天完善床旁胸片，评估插管位置及肺部情况。对于躁动的患儿,应适当使用镇痛镇静药物。

2. 呼吸机通气效果的观察 患者在转运之前,需要根据患者具体病情选择合适的通气模式,并连接转运呼吸机,呼吸机适应 15~30min,同时观察各种监测数值的变化,病人生命体征平稳,才能进入转运状态。转运过程中,密切监护呼吸机参数变化(FiO_2、Vt、PEEP、Ti、RR),15min 记录 1 次,随时根据病情调整呼吸机参数。一旦患者出现神志改变、口唇或肢端发绀现象、人机对抗、心律/心率和血氧波动;潮气量和分钟通气量降低等;应及时复查血气,并应迅速查明原因,及时排除。如有条件,可在转运途中做动脉血气分析,随时调整呼吸机参数。若报警一时不能解决,应将呼吸机与患者分离,改用人工球囊辅助通气,并尽快排除呼吸机故障,保证有效通气。

3. 保持呼吸道通畅,掌握吸痰指征 在转运途中使用心电监护仪持续监测生命体征和经皮血氧饱和度,在充分给氧的情况下,患者如果出现 SpO_2 下降,并有痰鸣音或即使无痰鸣音,也立即给予负压吸引,以保持气道通畅。若肺部听诊有痰鸣音,患者出现咳嗽,听到深部的痰液咳出,插管或套管内明显看到有痰液,气道高压报警、低潮气量报警、呼吸频率过快报警,应该进行吸痰,吸痰前后可予纯氧数分钟。按需吸痰为主,不主张定时吸痰,以减少吸痰带来的并发症及减轻患者痛苦。

4. 镇痛镇静 转运行动一旦开始,机械通气重症患儿在一个移动空间内,可导致患儿焦虑不安、躁动、人机对抗加重,增加转运难度和风险。应用镇痛镇静药物给危重症患儿营造一个尽量让其感觉舒适、安静的转运过程,减少气管插管脱管及动、静脉置管脱出等不良事件发生。

(二)常见报警处理

呼吸机常见报警原因和处理:①检查通气管道是否脱落或漏气、机械辅助通气不足、自主呼吸减弱、套囊破裂或充气不足;②检查是否气管分泌物增加、通气回路或气管导管曲折、胸部顺应性降低、人机对抗;③检查自主呼吸是否增强、报警限调节是否适当等。医护人员及时发现机械通气中的异常情况,尽早处理,尽可能地将问题解决在初期。

(三)转运后交接

为保证患者医疗安全,患者过床后,应进行以下交接:①患者过床后与院方医生一起进行心肺听诊,确认双肺呼吸音对称,无皮下气肿等气胸征象;交接转运途中特殊病情变化以及用药。②再次确认所有管路固定牢固无松脱,气管插管位置深度无变化。③确认所有非必要夹闭管路已经全部开放。

四、临床应用

病例:某县级医院电话联系某院转运中心,有患儿男,3 岁,体重 12kg,因"咳嗽 10 天,加重伴发热 1 天"入院,经鼻导管吸氧及抗感染治疗 2 天。患儿高热不退,呼吸困难加重,改 CPAP 吸氧 5h,呼吸困难无改善,精神状态恶化。肺部 CT 影像:肺部病变较前明显增多,左右中下肺均为渗出片状改变。改有创呼吸机辅助通气,PCV 模式:FIO_2 50%、PIP 28cmH$_2$O、PEEP 5cmH$_2$O、RR 35 次/min、Ti0.68s、SpO_2 86%~92%,要求转某院 PICU 治疗,请求某院接诊。

问题 1:选择什么转运呼吸机?

该患儿为需救护车的长时间转运,因此应选择气动电控型急救转运呼吸机。此外患儿为 3 岁幼儿,体重 12kg,需进一步选择符合体重大于 10kg 患儿通气量的急救呼吸机。

目前多数呼吸机并不能很好地满足小婴儿的潮气量,大部分最低潮气量在 50ml 以上,可以考虑 PCV 或 BiPAP 等模式。但是对于新生儿等并不合适。

问题 2:该患儿应用压力控制模式转运,转运途中出现血氧饱和度突然降至 80%,呼吸机界面报警提示潮气量过低,如何进一步处理?

采用 DOPE 方法找原因:①首先检查通气管道是否脱落或漏气;②检查是否气管分泌物增加、通气回路或气管导管曲折;③检查自主呼吸是否增强、人机对抗;④呼吸机故障。然后针对原因做相应处理。如血氧饱和度仍有下降,应断开呼吸机,用复苏囊辅助通气。可应用模拟肺先通气观察是否已解决报警原因,再连接患者气管插管。

【专家点评】

选择合适的转运呼吸机,做好评估,牢固固定,及时处理事件非常重要。转运途中突发患儿低氧,呼吸机报警时,不管报警原因是什么,应确定患儿气道是否通畅,检查明确患儿是否还在通气,是否有基本的通气和氧合保障,如生命体征不平稳,应断开呼吸机,用复苏囊辅助通气,解除报警原因后再接上呼吸机辅助呼吸。

(谢乐云　祝益民)

第四节　新生儿呼吸机转运管理

一、概述

新生儿转运(neonatal transport,NT)是危重新生儿救治中心(newborn care center,NCC)的重要工作内容之一,目的是安全地将高危新生儿转运到 NCC 的新生儿重症监护病房(neonatal intensive care unit,NICU)进行救治,充分发挥优质卫生资源的作用。随着新生儿转运工作的不断完善,危重新生儿转运工作得到了全面开展,基层医院危重患儿得到及时救治,极大地降低了危重新生儿病死率。重症患儿的转运由前期的自动充气式复苏囊转运逐渐过渡到车载急救转运呼吸机的新生儿急救转运系统,使患有呼吸系统等疾病的患儿转运安全得到可靠保证。然而,转运过程中可能存在患儿病情变化和死亡风险,要实现安全、快速地转运,必须规范和优化 NT 工作,尤其在呼吸机使用过程中,要求规范呼吸机管理流程,转诊医生有扎实的理论知识,熟练掌握呼吸机操作技术,也需要医护人员间的密切配合,更需要对转运途中的风险进行预判,制订详细的应急预案,对危重症机械通气患者的风险进行规范、详尽的评估,可有效减少转送途中的不良事件发生率,为安全转运提供保证。

二、适应证

1. 院外需要行气管插管维持有效通气的危重症新生儿急救转运。

2. 院内产房至 NICU 转运。

3. 院内重症患儿检查转运。

三、物品和人员准备

转运用呼吸机:要求体积小、重量轻,同时方便固定于温箱上,可接汽车 12V 电源或充电后连续使用 4~6h 以上,能够提供便携安全的转运保障。呼吸机参数要求与普通定压型呼吸机相同;除了具备有创通气模式外最好同步无创通气

和高流量氧气治疗,目前新生儿科使用比较多的转运呼吸机包括 BellaVista1000 新生儿转运呼吸机(可用于 400g 以上新生儿)、C1 NEO 新生儿转运呼吸机(可用于 200g 以上新生儿)、Sophie-transport(可用于 300g 以上新生儿),也开始尝试高频呼吸机转运。同时救护车上应配备呼吸机用的大氧气筒及压缩空气筒,需清楚其使用持续时间。呼吸机转运医师和护士必须掌握以下技术:①熟练掌握新生儿复苏技术;②熟练掌握气管插管和 T- 组合复苏器的使用技术;③熟练掌握转运呼吸机的特点和操作;④熟练掌握转运所需监护、治疗仪器的应用和数据评估。

四、临床应用

转运呼吸机主要用于院外危重症新生儿转运、院内产房(手术室)到 NICU 的病人的转运及院内危重症患儿外出检查的转运。临床上在何时、何种情况时及如何使用转运呼吸机,我们举例说明:

> 病例:患儿男,出生 5h。早产出生后气促呻吟 5h 入院。G1P1,孕 32 周,母亲患妊娠期糖尿病,因胎膜早破 20h 在当地县医院顺产分娩,羊水清,Apgar 评分 1min 5 分、5min 7 分、10min 8 分,生后立即给予保暖,气道清理,复苏囊正压通气。患儿出现气促呻吟,转当地新生儿科进行治疗,新生儿科给予无创 CPAP(FiO_2 50%、PEEP $5cmH_2O$、SpO_2 83%~90%),伴呻吟,三四征阳性。予气管插管、机械通气,SIMV 模式:FiO_2 60%、PIP $20cmH_2O$、PEEP $5cmH_2O$、RR 40 次/min、Ti 0.35s、SpO_2 75%~85%。胸片提示:呼吸窘迫综合征Ⅳ级。血气分析提示:Ⅱ型呼吸衰竭。主治医师查房发现胸片提示新生儿肺透明膜病Ⅳ级,患儿呼吸费力逐渐加重,呼吸机参数逐渐增高,县级医院因为救治条件受限,联系危重急救中心进行转运。

问题 1：病例初步诊断为新生儿呼吸窘迫综合征（NRDS），当地医院经无创正压通气后呼吸困难进行性加重，已插管需要急救中心转运到更高级别医院进一步治疗。针对此患儿，接诊中心除常规准备接诊设备外还需要准备什么？除呼吸支持外还有什么其他抢救性措施？

NRDS 主要发生在早产儿，其管理目标是尽早干预，尽可能使新生儿生存率提高的同时将并发症降到最少。最新 RDS 指南无创呼吸支持推荐如下：所有 RDS 风险早产儿出生后应使用 CPAP 治疗，如胎龄<30 周，出生后经面罩或鼻塞正压通气无效者，改用气管插管，需要气管插管维持稳定的新生儿应使用肺表面活性物质（PS）治疗。该患儿需要转运至上级医院进一步治疗并尽早补充 PS。由于患儿已插管需要有创机械通气，所以接诊中心除常规准备接诊设备外还需要准备转运呼吸机。

问题 2：如何做好新生儿转运中的呼吸机管理？

首先组建接诊团队，做好呼吸机的各项准备工作：

（1）检查气管接口与机器接口是否相匹配，插管深度是否合适；保持呼吸道的畅通，及时清理口腔和气道分泌物。

（2）连接模拟肺，检测机器是否正常运行；再次检测患儿呼吸道是否畅通，取下模拟肺，连接患儿气管插管接口。

（3）在转运过程中注意患儿面色、血氧饱和度及机器的运转情况、管道有无阻塞等，及时检查并处理各种报警。

（4）患儿顺利到达病房后协助病房医护人员一起连接上病房已经准备的呼吸机。

（5）关闭机器，对机器进行终末消毒处理，主机充电备用，氧气筒充氧备用。

其次转运过程中注意事项：

（1）气道的护理：保证气管插管的良好固定，保持头部位置的相对固定和头高脚底位，避免车辆颠簸或患儿对抗导致气道损伤、脱管等风险。

（2）保持呼吸道的通畅：转运途中密切观察患儿胸廓起伏情况、生命体征和血氧饱和度，出现 SpO_2 下降并有痰鸣音时要给予吸痰护理。

（3）转运过程中若发生氧气压力不足或主机电源不足，应该使用简易呼吸机辅助呼吸。

（4）转运过程中密切观察呼吸机参数，出现病情加重时合理调节参数，避免发生低氧血症和通气不足或通气过度，条件允许时可以进行微量血气检测。

【专家点评】

推荐在不可避免发生早产时产科做好产前管理，使用激素促胎肺成熟，尽量做到宫内转运至有条件救治的医院分娩。需要气管插管的同时配合使用 PS 治疗。呼吸机转运过程中需要配备经验丰富的新生儿专科医生，能够熟练掌握转运呼吸机操作和原理，能够独立处理呼吸机相关并发症的紧急情况，保证转运途中安全。

五、机械通气患者转运评估记录单

转运前填写转运评估单，评估患者并做好转运准备工作，流程化管理，提高转运效率，也是规范化转运的重要步骤，见表 26-4-1。

表 26-4-1　机械通气患者转运评估记录单（参考湖南省儿童医院）

科室：　　　　　床号：　　　　　姓名：　　　　　住院号： 年龄：　　　　　性别：　　　　　诊断：　　　　　评估日期：	
转运开始时间：　　　　　　　结束时间：	
转运前患者呼吸功能评估与参数登记	1. 患者生命体征　HR_____ 次 /min，RR_____ 次 /min，BP_____ mmHg，SpO_2_____ %
	2. 呼吸机模式　A/C（P/C □ 或 V/C □），SIMV（P-SIMV □ 或 V-SIMV □），CPAP □，PSV □，其他_____（注：请在□中打√或填写）
	3. 呼吸肌功能测定　RR$_{设置/实际}$__/__ 次 /min，Vt_____ ml，PIP___cmH$_2$O，PEEP___ cmH$_2$O，FiO$_2$___%，Ti___s，MV___lpm，I：E___，PC/PS（IPAP/EPEP）_____cmH$_2$O，触发灵敏度___lpm
	4. 患者上机方式　TT □，ETT（经口□ 或 经鼻□）_____cm，面罩或鼻罩□，其他_____（注：请在□中打√或填写） 导管是否固定良好：是□　否□

续表

转运前物品及气道准备	1. 是否备好简易复苏球囊	是□ 否□
	2. 是否备好血氧饱和度仪等监护设备	是□ 否□
	3. 是否准备了氧气筒,并让其处于完好的备用状态	是□ 否□
	4. 是否进行气道清理,如吸痰等	是□ 否□
	5. 转运中所需吸痰装置是否备齐,如 50ml 注射器、吸痰管等	是□ 否□
转运前物品准备核查记录	1. 是否已告知其家属转运过程中可能存在的风险并签字	是□ 否□
	特殊情况说明:	
	2. 氧气筒内氧气是否充足	是□ 否□
	3. 转运呼吸机内部电池是否充足	是□ 否□
	4. 转运呼吸机是否进行了使用前检测	是□ 否□
	5. 是否备好目的地科室需使用的氧气接头	是□ 否□
转运过程中患者及气道评估	1. 患者生命体征是否平稳	是□ 否□
	2. 呼吸机参数是否稳定	是□ 否□
	3. 患者有无脱管:有□ 无□,若有,请描述其原因及处理方式 _____	
转运到病房时患者呼吸功能评估与参数登记	1. 患者生命体征　HR___ 次/min,RR___ 次/min,BP___mmHg,SpO_2　%	
	2. 呼吸机模式　A/C(P/C □ 或 V/C □),SIMV(P-SIMV □ 或 V-SIMV □),CPAP □,PSV □,其他 _____(注:请在□中打√或填写)	
	3. 呼吸肌功能测定　$RR_{设置/实际}$__/__ 次/min,Vt_____ml,PIP___cmH_2O,PEEP___cmH_2O,FIO_2___%,Ti___s,MV___ lpm,I:E___PC/PS(IPAP/EPEP)_____cmH_2O,触发灵敏度 ___lpm	
转运结束后医生签名: 　　　　　　　护士签名:		

（黄芙蓉　祝益民）

参考文献

1. 中华医学会重症医学分会. 中国重症患者转运指南(2010)(草案). 中国危重病急救医学, 2010, 22(6): 328-330.
2. 祝益民. 重视急诊与重症患儿转运. 中国实用儿科杂志, 2016, 31(9): 645-648.
3. 祝益民, 钱素云. 重症儿童院际三级转诊专家建议. 中华儿科杂志, 2015, 53(8): 573-5751.
4. 喻文亮, 钱素云, 陶建平. 小儿机械通气. 上海:上海科学技术出版社, 2012.
5. LIN SJ, TSAN CY, SU MY, et al. Improving patient safety during intrahospital transportation of mechanically ventilated patients with critical illness. BMJ Open Quality, 2020, 9(2): e000698.
6. 李群, 郭大为, 王爽, 等. 急救转运呼吸机的安全性检查及故障分析. 中国医学装备, 2019, 16(8): 4.
7. 孔祥永, 封志纯. 重视改进新生儿转运. 中国实用儿科杂志, 2016, 31(9): 667-669.
8. 中国医师协会新生儿科医师分会. 新生儿转运工作指南(2017版). 中华实用儿科临床杂志, 2017, 32(20): 1543-1546.
9. 毛劲, 果燕, 雷巧玲. 车载急救转运呼吸机在危重新生儿转运中的应用探讨. 中国医药指南, 2013, 11(5): 237-238.
10. 茹喜芳, 冯琪. 新生儿呼吸窘迫综合征的防治——欧洲共识指南 2019 版. 中华新生儿科杂志, 2019, 34(3): 239-240.
11. M BÉRUBÉ, BERNARD F, MARION H, et al. Impact of a preventive programme on the occurrence of incidents during the transport of critically ill patients. Intensive & critical care nursing: the official journal of the British Asso-

ciation of Critical Care Nurses, 2012, 29 (1): 9-19.

12. VOIGT LP, PASTORES SM, RAOOF ND, et al. Intrahospital Transport of Critically Ill Patients: Outcomes, Timing, and Patterns. Journal of Intensive Care Medicine,

2009, 24 (2): 108-115.

13. WARREN J, FROMM RE JR, ORR RA, et al. Guidelines for the inter-and intrahospital transport of critically ill patients. Crit Care Med, 2004, 32 (1): 256-262.

第二十七章　重要呼吸系统疾病的机械通气策略

第一节　急性呼吸窘迫综合征的机械通气

一、概述

急性呼吸窘迫综合征（acute respiratory distress syndrome，ARDS）是由非心源性的各种肺内外致病因子所引发的急性进行性呼吸衰竭，导致气体交换障碍（主要是低氧血症）及肺力学异常。该概念自 1967 年 Ashbaugh 首次提出，早期命名为成人呼吸窘迫综合征（adult respiratory distress syndrome，ARDS），1994 年美欧联席会议（American-European Consensus Conference，AECC）将其更名为急性呼吸窘迫综合征，并制定成人 ARDS 诊断标准。随着临床工作的开展其诊断及治疗逐步发展，其中肺保护性通气策略运用机械通气改善患者氧合和呼吸力学，同时避免呼吸机相关肺损伤（ventilator-associated lung injury，VALI），从而最终改善 ARDS 患者的病死率。其中包括小潮气量、肺复张策略、最佳 PEEP、俯卧位通气等，同时近年来提出了应力、应变、驱动压、跨肺压及机械能等最新概念。

二、病因与发病机制

（一）病因

急性呼吸窘迫综合征的病因包括直接因素和间接因素。直接对肺的损害称为肺源性 ARDS，损伤部位最先发生于肺泡上皮细胞其病因，包括细菌、病毒、真菌性感染、有害气体或液体吸入、挫伤、辐射、持续气道正压通气或手术导致缺血再灌注损伤等；间接性肺损伤部位最先发生于肺毛细血管内皮细胞，又称肺外源性 ARDS，其病因包括心跳呼吸骤停、休克、脓毒症、创伤和烧伤、弥散性血管内凝血、药物性因素、代谢性疾病等导致的缺血缺氧或炎症因子损伤。

（二）发病机制

各种肺内外源性因素导致肺损伤，本质是失

控的炎症反应在肺部的表现，肺作为 MODS 靶器官中最容易受损并危及患者生命的重要部分。炎症反应与抗炎症反应共同作用，释放大量细胞产物进一步加重血管壁损伤；黏附的白细胞通过通透性增加的血管壁，游走、渗出至肺组织间隙和肺泡腔；广泛的肺泡炎症及肺泡毛细血管通透性增加，Ⅱ型肺泡细胞出现肺表面活性物质合成和再生障碍，渗出的富含蛋白质的水肿液进一步抑制肺泡表明活性物质的活性，从而产生肺水肿、肺泡萎陷并形成透明膜。

三、诊断的变迁

近 20 年来 ARDS 的诊断标准逐渐完善改进。1988 年 Murray 等应用肺损伤评分诊断 ALI 或 ARDS，1994 年 AECC 新标准定义 ALI 或 ARDS 为：急性起病；胸片是两侧浸润影；PAWP ≤ 18mmHg 或无左心房压增高的证据；PaO_2/FiO_2 ≤ 300mmHg 时考虑 ALI，≤ 200mmHg 则考虑 ARDS。该标准被广泛应用了近 10 年，并逐渐暴露了各项弊端，如疾病严重程度分级中 PaO_2/FiO_2（P/F）比值本身没有考虑到机械通气的影响，不同阅片人对影像学判断差异性较大等。2011 年的柏林会议对美欧标准中争议的部分进行了修订，新的柏林定义包括以下几个显著的变化：①根据氧合障碍的程度，确定 ARDS 的严重程度，并行轻度、中度、重度分级，不再诊断 ALI；② PEEP 至少要达到 5cmH₂O（$1cmH_2O=0.098kPa$）；③心衰的判定变得更为主观，以利于减少肺动脉导管的应用。

AECC 或柏林标准都没有考虑儿童 ARDS 在风险因素、病因、病理生理和预后方面的特殊性。2015 年儿童急性肺损伤共识会议（Pediatric Acute Lung Injury Consensus Conference，PALICC）

首次制订儿童急性呼吸窘迫综合征（pediatric acute respiratory distress syndrome，PARDS）标准（表27-1-1）。儿童急性肺损伤共识会议建议使用氧合指数（oxygenation index，OI）或血氧饱和度指数（oxyhemoglobin saturation index，OSI）取代P/F比值来评价低氧血症并对ARDS进行分级，这样可以更客观地评价机械通气压力对氧合的影响。对于接受无创面罩通气（CPAP或BiPAP模式）且CPAP不小于5cmH$_2$O的患儿，仍使用P/F比值诊断PARDS，当P/F比值不易获取时，S/F比值可作为PARDS的诊断指标。接受有创机械通气的患儿，当OI指数无法获得时，应用OSI评估儿童低氧血症并对其进行风险程度分层。

四、临床治疗原则

近年来研究发现综合管理ARDS患者能有效降低病死率及预后，合理的机械通气治疗策略能显著降低病死率，2015年PARDS诊疗指南对儿童ARDS治疗进行推荐。强调了以肺保护性通气策略为核心的诊疗策略（具体见第十八章），其中以小潮气量限制吸气平台压、设置适度升高的PEEP及肺复张为主要内容；其他辅助治疗措施包括俯卧位通气、HFOV、ECMO等技术；并强调了包括iNO、PS、皮质类固醇、镇静剂和肌松剂、营养支持、液体管理及输血等药物的综合性治疗措施应用，对极重度采用挽救性策略。对于ARDS治疗监测内容同样重要，PARDS检测包括一般生命体征监测、呼吸力学指标监测、影像学检查、血流动力学监测、液体平衡等，具体治疗及监测见图27-1-1、图27-1-2。对于不同程度的ARDS而言，病变程度越重，其需要的监测及治疗手段越多，但其通气及氧合的目标反而相对较低，如PALICC建议当PEEP设置<10cmH$_2$O临床氧合目标SpO$_2$为92%~97%，同时维持CO$_2$于正常范围；但是当病变加重患儿PEEP设置>10cmH$_2$O时，氧合目标SpO$_2$为88%~92%，并允许适当的高碳酸血症（保持pH>7.2）。以下通过病例分析机械通气使用过程中遇到的问题。

表27-1-1　2015PALICC儿童急性呼吸窘迫综合征诊断标准

年龄	除外围产期相关肺疾病患儿			
发病时间	病因明确的损害发生在7天以内			
肺水肿原因	无法完全用左心衰竭或液体超负荷来解释的呼吸衰竭			
胸部影像学	胸部影像学发现与肺实质疾病一致的新发浸润影			
氧合	无创机械通气	有创机械通气		
	PARDS（无严重程度分级）	轻度	中度	重度
	全面罩双水平正压通气或CPAP>5cmH$_2$O，P/F比值≤300，S/F比值≤264	4≤OI<8 5≤OSI<7.5	8≤OI<16 7.5≤OSI<12.3	OI≥16 OSI≥12.3
特殊疾病				
发绀型心脏病	符合以上关于年龄、发病时间、肺水肿原因以及胸部影像学标准，且急性氧合障碍不能用自身的心脏疾病来解释			
慢性肺疾病	符合以上关于年龄、发病时间、肺水肿原因及胸部影像学表现为新发浸润影，且氧合水平从患者自身基线水平有明显下降，符合以上氧合障碍标准			
左心功能障碍	符合以上关于年龄、发病时间、肺水肿原因及胸部影像学表现为新发浸润影，氧合障碍符合以上标准且不能用左心功能障碍来解释			

注：OI=MAP×FiO$_2$×100÷PaO$_2$。OI，氧合指数；MAP，平均气道压；P/F，PaO$_2$/FiO$_2$，动脉血氧分压与吸入氧浓度之比；S/F，SaO$_2$/FiO$_2$，动脉血氧饱和度与吸入氧浓度之比。OSI=MAP×FiO$_2$×100÷SpO$_2$，氧饱和度指数。如果PaO$_2$不能获得，应逐步降低FiO$_2$使SpO$_2$滴定至98%或以下，然后计算S/F值。应用机械通气的慢性肺疾病患儿及先天性心脏病患儿不进行ARDS的分层诊断。

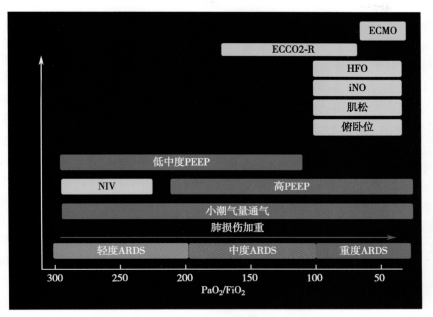

图 27-1-1　不同分度 ARDS 治疗策略示意图

ECMO：体外膜肺氧合；ECCO$_2$-R：体外 CO$_2$ 清除；HFO：高频通气；iNO：吸入一氧化氮；NIV：无创通气。

（引自：Pediatr Crit Care Med, 2015, 16(5): 428-439）

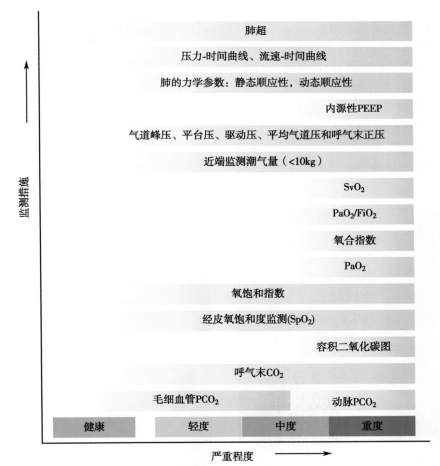

图 27-1-2　不同程度 ARDS 监测项目选择

（引自：Intensive Care Med (2017) 43:1764-1780）

病例 1：患儿女，2 岁 3 个月，因"发热伴咳嗽 4 天，气促半天"入院。反复高热至 39℃，阵发性咳嗽，较剧烈，输液治疗 3 天，体温反复，渐出现气促、烦躁不安，精神萎靡，面色发绀，查体：P 142 次/min，R 39 次/min，BP 103/76mmHg，脉氧 90%；神志清，精神萎靡，气促，面色发绀，可见吸气性四陷；两肺呼吸音粗，右肺可闻及中细湿啰音，呼气相喘鸣音；摄胸片提示：两肺可见散在絮状影。收入 PICU 予以气管插管机械辅助通气，血气分析提示：pH 7.31、PO_2 58mmHg、PCO_2 46mmHg、BE-6.8mmol/L、Lac 1.9mmol/L；腺病毒抗体 IgM 阳性。

问题 1：病例初步诊断为重症肺炎、呼吸衰竭，予以气管插管机械辅助通气，**PCV 模式监测脉氧 SpO_2 92%~95%，仍持续存在缺氧，复查血气 PO_2 65mmHg，PCO_2 35mmHg，影像学见图 27-1-3、图 27-1-4，考虑患儿存在急性呼吸窘迫综合征，此时该如何调整呼吸机参数？**

患儿病史及检查结果，分析患儿为重症腺病毒感染，肺部受累病变持续加重，目前存在 ARDS。给予患儿机械通气时，首先面临的问题是选择何种通气模式，成人的多项 RCT 研究显示通气模式（VCV 和 PCV）在患者病死率上未出现显著差异，两种通气模式各有利弊，VCV 可限制患者的潮气量，减少肺泡过度充气导致的呼吸机相关肺损伤，

然而随着对 ARDS 病理生理的进一步认识，研究发现 PCV 能持续限制肺泡压力，控制气道压力水平，减少 VALI 发生的风险。同时 PCV 的吸气流量可随自主呼吸用力而改变，改善人机协调性，避免人机对抗，特别是针对肺部损伤严重的患者，因肺组织顺应性下降，不变的气道压力下 Vt 随之下降，避免了肺组织应变增加的风险。现有的研究尚不能明确哪种通气模式更有优势，尚无关于常频机械通气模式（控制或辅助模式）对 PARDS 预后影响的研究报道。关于 PARDS 患儿的通气模式，尚无推荐建议。不管是何种模式最重要的仍是应当仔细评估患者病情并进行个体化参数设置。

问题 2：对 ARDS 目前推荐的机械通气支持方案是什么？

20 世纪 90 年代提出的肺保护性通气策略（小潮气量和控制平台压）经过多中心临床研究和临床实践已证实能显著降低 ARDS 病死率，被广大临床工作者所接受。成人推荐 ARDS 患者机械通气时限制 Vt ≤ 7ml/kg，平台压 ≤ 30cmH₂O。在调节潮气量过程中注意监测平台压，给予充分镇静或肌松以避免自主呼吸的干扰。目前大多采用 6ml/kg 的 Vt 为小潮气量通气标准，但对于重症 ARDS 患者因肺组织损伤及顺应性差异性较大，同一潮气量下不同患者肺组织所承受应力水平存在显著差异，此时的 6ml/kg 的 Vt 可能会加重肺损伤。因此根据 ARDS 患者肺部损伤严重程度及胸壁顺应性、自主呼吸强度等因素个体化考虑潮气量及平台压水平。PARDS 共识建议控制通气

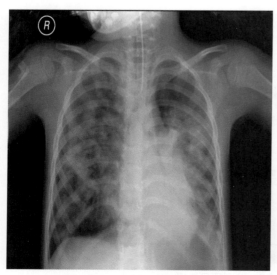

图 27-1-3 病例 1 床旁胸片

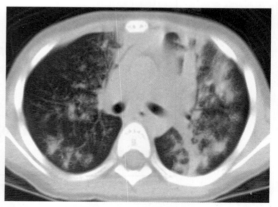

图 27-1-4 病例 1 CT

的潮气量应设置在等于或低于生理潮气量范围内（预测呼吸系统顺应性较好的患儿为 5~8ml/kg，呼吸系统顺应性差的患儿为 3~6ml/kg）。吸气时平台压限制为 28cmH$_2$O，对于胸壁弹性增加（即胸壁顺应性降低）患儿，平台压可提高到 29~32cmH$_2$O。

问题 3：对于 PARDS 治疗，除了处理机械通气策略，还有哪些方案值得关注？

PARDS 强调以机械通气策略为中心的综合治疗，PARDS 其他治疗包括液体管理，在保证适当的有效容量及器官灌注的前提下，进行目标导向性治疗液体滴定，避免出现液体正平衡。程序性镇痛镇静，在特殊情况下 PARDS 病例可考虑短期应用肌松剂：合理镇痛镇静下仍出现人机对抗、重度 ARDS 自主呼吸强烈出现呼吸窘迫症状。其他辅助治疗包括 iNO 及 PS，文献报道对改善氧合均有积极作用。

【专家点评】

在急性呼吸窘迫综合征患儿救治过程中，合理使用机械辅助通气肺保护性通气策略能有效降低病死率，对于呼吸机模式选择上仍根据患者情况合理选择及设定参数，根据呼吸系统顺应性控制潮气量，维持基本氧和情况下尽量下调呼吸机参数，以减少呼吸机相关肺损伤的发生。PALICC 2015 年提出了儿童的诊断和治疗方案。

病例 2：患儿男，4 岁，18kg。因急性淋巴细胞白血病化疗后 1 周，红细胞、白细胞和血小板下降，发热、气促、面色发绀，吸气性四陷明显，吸痰可见血性痰；双下肢及躯干散在瘀点瘀斑，四肢末梢凉，毛细血管在充盈时间为 4s。查体：嗜睡，精神萎靡，双肺密集细湿啰音；HR 148 次/min，心音尚有力，心律齐，未及杂音；肝肋下约 1cm，脾无肿大；SpO$_2$ 90%；BP 85/46mmHg。转入 PICU 予以气管插管机械辅助通气，胸片显示：两肺弥漫性渗出；心脏超声无左心衰竭表现。诊断：脓毒症休克，ARDS，化疗后骨髓抑制。PCV 模式：FiO$_2$ 60%~80%，PIP 30cmH$_2$O，PEEP 12~16cmH$_2$O，RR 35 次/min，Ti 0.68s，监测 SpO$_2$ 92%，患儿出现尿量减少，全身水肿，给予利尿、连续性肾脏替代治疗（CRRT）。

问题 1：病例 2 患儿处于严重缺氧状态，吸痰可见血性痰，两肺可闻及弥漫性细湿啰音，诊断为

重度 ARDS。同时四肢末梢循环差，毛细血管在充盈时间明显延长，神志改变，尿量减少，考虑合并脓毒症休克，予以液体复苏及血管活性药应用，此时如何运用机械通气改善氧合，同时不增加心脏负荷？如何选择合适的 PEEP？

对于 ARDS 患者通气过程中反复的肺泡开闭可进一步加重肺损伤，恰当的 PEEP 能复张闭合的肺泡，增加功能残气量，改善通气血流比值，增加肺顺应性，降低肺泡周期性复张和塌陷引起的剪切伤。然后参照 FIO$_2$-PEEP 关联表进行设定（参见第十章及第十八章相关病例均已介绍过关联表）。

问题 2：如何判断肺可复张性？

参见第十八章。目前研究建议根据肺的可复张性调节 PEEP 水平。若 ARDS 患者出现下列情况之一，可认为肺可复张性高：PEEP=5cmH$_2$O，P/F 比值<150mmHg；PEEP 由 5cmH$_2$O 增加至 15cmH$_2$O，20min 后，患者出现两种或以上的下述情况：PaO$_2$ 增加、呼吸系统顺应性增加或无效腔量降低。建议个体化滴定最佳 PEEP，包括 PEEP-FiO$_2$ 表格法、食管测压法、应力指数法、PEEP 递减法及 P-V 曲线法等，但目前研究尚未能证实何种 PEEP 设置方法最佳。PARDS 共识推荐 PEEP（10~15cmH$_2$O）来改善氧合，对于严重的 PARDS，PEEP 可高于 15cmH$_2$O，在增加 PEEP 的同时应当密切监测给氧情况、呼吸道的顺应性和血流动力学。因气漏风险 PARDS 共识里推荐谨慎的肺复张策略，通过缓慢改变（递增和递减）PEEP 的步骤来提高严重的氧合衰竭，不推荐持续性的肺膨胀策略。

【专家点评】

PEEP 管理是 ARDS 治疗过程中的重要内容之一，建议中度或重度 ARDS 患者使用高 PEEP，监测呼吸系统顺应性及血流动力学情况下使用高 PEEP 以改善患者氧合状态，采用 FiO$_2$-PEEP 关联表方案，进行肺开放手法，实施最佳 PEEP 等策略。

病例 3：患儿男，8 个月，10kg。确诊为麻疹、重症肺炎、重度 ARDS。机械通气 PCV 模式：FiO$_2$ 80~90%、PIP 40cmH$_2$O、PEEP 14~16cmH$_2$O、RR 35 次/min、SpO$_2$ 85~90%、P/F 比值<100mmHg。予以控制液体量，保证负平衡，潮气量控制 40~60ml，氧合改善欠佳，RR 50~60 次/min，出现多器官功能衰竭。

问题 1：临床首先考虑用什么方法来改善患儿氧合状态？

俯卧位通气可通过体位改变增加 ARDS 肺组织背侧的通气，增加肺内分流，改善氧合。此外，俯卧位通气因重力因素使肺内胸腔压梯度趋于均一，改善肺组织应力和应变分布，研究显示能显著改善中重度 ARDS 患者的病死率。目前俯卧位通气主要用于治疗早期重度 ARDS 患者（P/F<150mmHg），尤其对于 PEEP>10cmH$_2$O。建议俯卧位通气时联合采用肺保护性通气策略，并尽量延长俯卧位通气时间（>12h/ 天）。对于重症患儿，俯卧位通气是一种可尝试的首选的挽救性方法。本病例可在充分镇痛镇静后，评估血流动力学稳定后，采用俯卧位改善氧合。

问题 2：如何实施俯卧位通气及注意点？

目前主要有人工翻转方式和翻转床两种方法。以人工翻转方式介绍，一般需要 5 人协作：1 人指挥和机动（患者右下侧），1 人监视设备和监护仪（患者左下侧），2 人负责翻身（患者两侧各一人），1 人固定头颈部（患者头侧）。实施俯卧位前需排除相关禁忌证，如血流动力学不稳定、高颅压等，俯卧位具体流程如下：①翻身前准备：需要预氧合；胃肠减压；吸痰。与主治医师、床位医生、专科护士、床位护士沟通后共同实施。②翻身：a. 将患者抬至床单侧，在对侧的适当位置放置枕头，断开呼吸机，将患者翻转 180° 至对侧枕头，利用枕头和床单将患者抬至床正中位置（游泳体位）；b. 气切的患者需要在床头摆放等高板凳以放置患者头部，将气管切开导管处悬空；c. 谨防管路脱落。③翻身后：a. 整理管路：连接呼吸机并调整呼吸机管路位置，重新梳理患者液体通道和其余特殊管路。b. 注意患者皮肤及关节是否得到保护，患者面部、肩膀、盆骨、膝关节处放置枕头或减压垫；保持病人部分胸腹与床面保持适当间隙（锁骨至第 6 前肋不支撑重力），利于胸腹的呼吸运动。c. 每隔 2h 调整 1 次患者面部朝向，俯卧位见图 27-1-5。

问题 3：俯卧位治疗如何观察及治疗效果评价？

俯卧位期间应观察以下项目：①观察生命体征指标和呼吸状态以及呼吸机波形。②评估是否需要调整呼吸机参数、镇痛镇静和血管活性药物。俯卧位治疗效果分析：俯卧位 4~6h 后复查动脉血气分析，主要观察氧分压变化情况。③关注患者痰液引流情况，可以结合超声评估肺组织复张

情况综合判断。

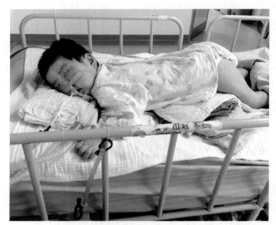

图 27-1-5　俯卧位

问题 4：如何使用神经肌肉阻滞剂？

神经肌肉阻滞剂：该患者机械通气下自主呼吸强烈，呼吸频率明显增快，出现烦躁，对于重症 ARDS 患者，过强的自主呼吸一方面明显增加自身氧耗，另一方面机械辅助通气时人机对抗明显，增加呼吸机相关肺损伤风险，故为使患者可以更好地耐受机械辅助通气，减少呼吸做功消耗，可适当应用程序化镇静策略。当单独使用镇静剂无法满足有效的机械辅助通气时，可以考虑应用神经肌肉阻滞剂。建议对早期（病程<48h）中重度 ARDS 患者（P/F<150mmHg）进行机械辅助通气时可短期（<72h）使用肌松药。PARDS 共识推荐根据患儿个体情况，可考虑使用最小剂量的神经肌肉阻断剂，以促进机械通气的顺畅、呼吸功能的恢复。

问题 5：如果俯卧位临床效果欠佳，是否可以尝试 HFOV？

2013 年两篇发表于 *NEJM* 关于成人 ARDS 应用 HFOV 的研究显示相较于常频通气，高频通气并不改善甚至增加患者病死率。因此近年成人应用高频通气治疗 ARDS 大大减少。儿童多中心回顾性队列研究结果也并不支持 HFOV 在中重度 ARDS 应用。但是 HFOV 由于其特殊通气原理，能够减少气压伤发生，改善氧合指标，因此若俯卧位效果不理想，HFOV 也是可选方案之一。目前儿童中应用 HFOV 指征包括 ARDS 合并气漏综合征、常频通气失败后挽救性治疗（OI>20）及心脏疾病合并 ARDS 中的应用。HFOV 时，在连续监测氧合、CO$_2$ 水平及血流动力学变化情况下，通过逐步升高或者降低气道平均压力来确定最适宜的肺容量。

问题6：若上述治疗效果欠佳，其他还有什么挽救性治疗的手段？

除俯卧位及高频振荡通气治疗外，其他挽救性治疗措施还包括iNO、特殊机械通气模式，如APRV、NAVA等。iNO属于无创干预措施，被认为可改善氧合指标，但目前其是否可降低ARDS病死率仍无确切证据。特殊机械通气模式，如保留自主呼吸改善V/Q比值的APRV模式，以及改善人机同步NAVA模式，目前在PARDS应用上存在争议。在上述治疗措施最大化仍不能达到重度ARDS的氧合目标时，ECMO被认为是PARDS最终挽救性治疗手段。ECMO干预难治性ARDS指征详见第十九章。

问题7：挽救性治疗策略的概念是什么？

对于难治性、危重型ARDS，近年提出了挽救性治疗概念。挽救性治疗目标针对难治性或顽固性低氧血症，通常认为干预难治性低氧血症（启动挽救性治疗方法）时机为经过常规治疗PaO_2只能维持于55~80mmHg之间、$PaO_2/FiO_2 < 60$。但目前大部分开展的挽救性治疗临床研究启动治疗措施的截点通常为P/F<80~100，主要为避免低氧血症带来的脏器功能损伤。挽救性治疗措施包括：俯卧位、肺开放手法、反比通气、HFOV、iNO、神经肌肉阻滞剂、ECMO等。其中俯卧位被认为是一线措施，而ECMO认为是挽救治疗二线措施。

【专家点评】

ARDS患者的成功救治是综合治疗的结果，除应用保护性通气策略以外，俯卧位、液体管理、挽救性治疗是最后的综合治疗方案。ARDS的病因复杂，肺部病变个体化差异较大，如何进一步个体化设置参数，研究VALI的发生机制，明确不同通气策略的优势，仍是临床研究急需解决的问题。

> 病例4：患儿男，9岁5个月，50kg。因"发热伴腹痛7天，气促伴精神萎靡1天"入院。体温反复波动，热峰40.5℃，血常规提示：C反应蛋白80mg/L，白细胞$18×10^9$/L，中性粒细胞比例76%，血红蛋白109g/L，血小板$89×10^9$/L，降钙素原8.3ng/ml，血清淀粉酶320U/L。腹部B超提示胰腺肿胀。查体：P 145次/min，RR 40次/min，BP 98/64mmHg，脉氧89%，神志清，精神萎靡；气促，可见胸骨上凹，两肺呼吸音粗，两肺可闻及散在中细湿啰音；心音尚有力，律齐；腹软，上腹部压痛明显。摄胸片提示两肺可见散在絮状影；鼻导管吸氧血气分析提示pH 7.32、PO_2 62mmHg、PCO_2 43mmHg、BE−7.4mmol/L、Lac 2mmol/L。入院后诊断考虑：重症胰腺炎、脓毒症、呼吸衰竭、急性呼吸窘迫综合征、重症肺炎。

问题1：该患儿考虑肺外源性ARDS，其病理特点及呼吸力学特征与肺内源性有何区别？

肺外源性ARDS指肺以外器官或系统性疾病，如脓毒症、创伤时，释放大量炎症因子入血，通过血液循环进入肺毛细血管，最先损伤到肺毛细血管内皮细胞，造成肺部微血管的充血、肺间质水肿，其病变特点是双肺弥漫性且呈重力依赖性；而肺内源性病变，如肺炎、吸入性因素等，早期主要是肺泡上皮细胞受损，然后再引起肺毛细血管损伤，肺泡灌洗液中炎症因子增高明显，与肺外源性ARDS相比影像学上更多表现为肺萎陷和肺不张（图27-1-6）。考虑呼吸力学时，理论上肺内源性ARDS因肺实质损

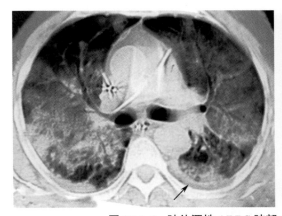 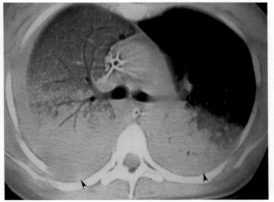

图27-1-6　肺外源性ARDS肺部CT（左）及肺内源性ARDSCT（右）

伤重而表现为肺顺应性更差,其呼吸支持上参数要求更高,但实际情况下我们需同时考虑胸壁顺应性在整个呼吸系统顺应性中的重要作用。肺外源性ARDS胸壁的弹性阻力往往更高,且腹腔压力增高后,进一步加重胸壁非弹性阻力。理论上说肺外源性ARDS患者应用PEEP、肺手法复张及俯卧位通气较内源性ARDS可更有效改善呼吸力学、气体交换及肺泡复张。

2019年PARDIE报道145家PICU数据显示,引起儿童PARDS病因的前五位包括肺炎、脓毒症、吸入因素、创伤及非脓毒症休克。而病死率分别为脓毒症(30%)、吸入因素(22%)及肺炎(12%)。其中63%PARDS合并有基础疾病如早产、心功能不全、神经肌肉疾病、肿瘤等。

问题2:该患儿行机械辅助通气时参数调整方面需要注意什么?

根据ARDS协作网的临床研究表明,小潮气量(<6ml/kg)适用于所有肺内源性及肺外源性患者。因胸壁弹性阻力增加,肺外源性ARDS患者在选择PEEP时应根据跨肺压情况适当选择高PEEP。在有条件的情况下可采用食管测压,监测呼气末跨肺压,保证呼气末肺泡的开放。理论上来说,对肺外源性ARDS患者应用较高PEEP和肺复张手段可能较好。故对于本病例,符合肺外源性ARDS、肥胖导致胸壁顺应性差,可考虑综合应用食管压监测滴定PEEP,使跨肺压在呼气末>0cmH_2O,吸气末<25cmH_2O;可尝试俯卧位改善V/Q比值。

【专家点评】

对肺外源性ARDS患者行机械通气时应同时考虑胸壁呼吸力学的影响,可考虑应用较高的PEEP,早期行肺复张手法及俯卧位通气,其效果较肺内源性ARDS更加明显。

(潘美玲　缪红军)

第二节　感染性肺炎的机械通气

一、概述

感染性肺炎是儿童疾病谱中最常见的疾病之一。由于儿童特殊的生理特征,小儿重症肺炎进展快、并发症多,相当一部分需要呼吸机支持治疗,故数年来在儿科领域,重症肺炎机械通气仍是重要的热点之一。

感染性肺炎高危因素有:早产儿、严重营养不良、低出生体重、免疫缺陷性疾病、昏迷、各种先天性疾病等。按病原体分类有细菌性、病毒性、支原体肺炎等,肺炎合并心力衰竭、呼吸衰竭、中毒性脑病、感染性休克、ARDS等考虑为重症肺炎。其中,通气功能障碍、V/Q比值失调、弥散障碍等认为是呼吸衰竭发生的机制。重症感染性肺炎还可合并多器官功能不全,也是重症肺炎患者死亡的主要原因。

治疗方面除了积极抗感染、稳定机体内环境、加强支持疗法、对症治疗等综合治疗之外,本章节主要阐述另一项重要的技术支持——机械通气,其目的是改善通气及组织氧合,保护全身各个器官,为治疗原发病争取时间,改善病人的预后。

二、机械通气指征

机械通气包括无创通气及有创通气。目前国内儿科尚无统一的无创通气指征,以下几种情况可考虑使用无创机械通气:

(1)轻至中度呼吸困难,表现为呼吸急促,辅助呼吸肌用力,出现三凹征及鼻翼扇动。

(2)动脉血气异常:pH<7.35,动脉血二氧化碳分压($PaCO_2$)>45mmHg(1mmHg=0.133kPa)或动脉血氧分压/吸入氧浓度(P/F)<250mmHg。

严重呼吸衰竭者合并有下列情况者,尽早建立人工气道,进行有创机械通气:

(1)意识障碍(GCS<8分),呼吸节律不规则。

(2)气道廓清功能障碍,分泌物多且有排痰障碍者。

(3)气道保护功能丧失,如球麻痹、惊厥持续状态、腹胀呕吐易误吸者。

(4)全身状态差,心血管功能障碍如心源性休克、难治性脓毒症休克等。

(5)严重低氧血症或/和二氧化碳潴留达危及生

命的程度（如 $PaO_2 \leqslant 50mmHg$、$PaCO_2 \geqslant 70mmHg$）。

（6）合并多器官功能损害者。

儿童呼吸衰竭目前并没有统一标准，从机制上理解呼吸衰竭为不能建立及维持适当的气体交换。临床常应用动脉血气分析作为诊断呼吸衰竭标准，在标准条件（海平面、呼吸空气、排除青紫型心脏病）下低氧性呼吸衰竭指 $PaO_2 < 60mmHg$；高碳酸血症呼吸衰竭指 $PaCO_2 > 50mmHg$，由此分为 Ⅰ 型呼吸衰竭，$PaO_2 < 60mmHg$，$PaCO_2$ 降低或正常；Ⅱ 型呼吸衰竭，$PaO_2 < 60mmHg$，$PaCO_2 > 50mmHg$。但是临床很难在标准状态下获得 ABG，临床应用改良方法评价呼吸系统功能，儿童序贯器官衰竭评分（pediatric sequential organ failure assessment，pSOFA）中应用 PaO_2/FiO_2 比值进行呼吸功能评价，其中 P/F 比值 $\geqslant 400$ 为 0 分，300~399 为 1 分，200~299 为 2 分，低于 200 同时需要呼吸支持呼吸系统评分 $\geqslant 3$ 分，通常认为 pSOFA $\geqslant 3$ 分考虑呼吸衰竭。除了血气分析指标外，临床还要结合患者症状及体征进行判断，严重的呼吸窘迫症状常提示存在呼吸衰竭；另外还有一种特殊情况患者并未出现低氧性呼吸衰竭但是存在呼吸节律的改变，临床也应诊断为呼吸衰竭（中枢性）。因此儿童呼吸衰竭的诊断，需要结合临床症状及体征，ABG 检查及治疗情况综合判断，而并非单一通过 PaO_2 及 $PaCO_2$ 决定。

三、机械通气模式及参数设置

1. **模式**　包括强制通气（A/C、SIMV、PRVC、PCV、VCV，有或无自主呼吸）和辅助通气（CPAP、PSV、VSV，有自主呼吸）。

2. **呼吸机参数**　包括氧浓度（FiO_2）、呼吸频率（RR）、潮气量（Vt）、气道峰压（PIP）、呼气末正压（PEEP）、流量、吸呼时间比（I∶E）等。

3. **参数调整**　患儿接受呼吸机治疗后30min，结合血气分析及患儿的呼吸、心功能等情况进行参数的调整。

临床工作中，我们需具体情况具体对待，比如肺部感染的同时合并感染性休克、中毒性脑病、哮喘持续状态等情况，或严重程度已符合 ARDS，或患儿有自身的特殊基础疾病特点，参数要求有所不同，视具体的病情特点进行合适的参数设置。人工

呼吸机参数设定完毕并进行机械通气后，需根据各项监测结果和临床实际情况以证实设定参数的正确性。

四、机械通气的并发症

1. 呼吸机相关性肺炎（VAP）。

2. 呼吸机相关性肺损伤（VILI）和相关性支气管损伤（VAT）。

3. 动态性肺充盈及气漏。

4. 氧中毒。

5. 其他脏器并发症　肾脏：水钠潴留、肾功不全。胃肠道：出血、腹胀。肝脏：肝功受损。中枢神经系统：颅内压升高或降低。均是在机械通气过程中需要注意的系统评估。

五、呼吸机的撤离

经过积极治疗，患儿各重要脏器功能恢复，临床症状体征好转，可考虑撤机计划。常见的撤机模式有：SIMV、PSV，也可间断强制脱机，脱机期间经套管供氧，可以定时上机，也可至病人疲劳时再上机，直至病人舒适为止。

六、临床应用

临床上，我们评估"重症肺炎"已符合机械通气指征，伴或不伴有其他系统及器官功能障碍的，宜尽早上机，以免延误治疗影响预后。不同的病情，治疗方法也不尽相同，举例说明：

病例1：患儿女，6个月，因"发热、咳嗽5天，反应差及尿少半天"于急诊就诊。既往有肝母细胞瘤基础疾病，化疗中。入院时神志不清，时有烦躁，反应欠佳，气促，RR 50 次/min，面色苍白，呻吟，鼻导管（3L/min）吸氧下 SpO_2 85%~92%；双肺可闻及密集细湿啰音，四肢末梢偏凉，脉搏细速，毛细血管充盈时间4s。胸片提示：两肺可见弥漫性渗出，透亮度减低（图27-2-1、图27-2-2）。血气分析提示：氧分压58mmHg、pH 6.9。初步诊断考虑重症肺炎、脓毒症、感染性休克、ARDS。先后给予液体复苏、血管活性药、强有力的抗感染等治疗，同时给予气管插管机械通气。

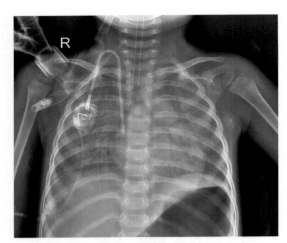

图 27-2-1　病例 1 患儿胸片

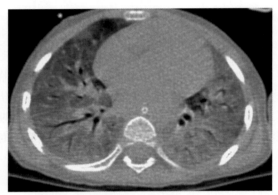

图 27-2-2　病例 1 患儿 CT

问题：该患儿以感染性肺炎症状起病，病情进展后逐渐出现感染表现加重，考虑存在脓毒症、**ARDS**、感染性休克，进行液体复苏同时，给予呼吸支持（机械通气），治疗过程中有何注意事项？

该患儿肺部感染，进展为感染性休克，快速识别后早期液体复苏仍然是治疗的关键，强调进行容量负荷试验判断患者容量反应性，避免出现严重的液体过负荷，引起肺水肿、脑水肿等情况发生，进而影响正常的氧合过程，故待休克逐步纠正后，考虑肺部感染严重，机械通气同时限制液体使用，保持液体负平衡更有利于患儿肺炎的恢复。

本病例诊断重症肺炎、ARDS，故按照 ARDS 的肺保护性策略进行机械通气，但是要注意的是循环必须尽快稳定，而 PEEP 的使用要考虑循环问题。在使用俯卧位、高频通气、肺复张和高 PEEP 前都应该先稳定循环。

【专家点评】

2020 拯救脓毒症运动国际指南：儿童脓毒症

休克和脓毒症相关器官功能障碍管理对脓毒症导致的 ARDS 患者机械通气的推荐意见仍然主张保护性通气策略，减轻呼吸机相关性肺损伤。但是，俯卧位通气的地位显著提高。此外，根据目前研究结果，对于非 ARDS 的呼吸衰竭患者，同样建议使用小潮气量通气避免呼吸机相关性肺损伤。使用 PLV 策略时应该注意循环优先稳定原则。

病例 2：患儿男，8 岁 3 个月，因"发热、咳嗽 5 天，气促发绀半天"入院。既往有进行性肌营养不良病史，病程中伴全身发作样抽搐，入院时体重 14kg，营养状况差，神志不清，精神欠佳。给予 CPAP 吸氧，口周仍发绀，气促，SpO_2 88%~93% 左右波动，吸气凹陷，颈部尚软，胸廓发育畸形，双肺可闻及细湿啰音、痰鸣音，HR 120 次/min。查血 WBC、N、PCT 升高。胸片提示：两肺明显渗出改变；心脏彩超基本正常；头颅 CT 及脑脊液检查未见明显异常。血气分析提示：PaO_2 55mmHg。初步诊断考虑：重症肺炎、呼吸衰竭、中毒性脑病？及时改 CPAP 为有创气管插管、机械通气，模式：PCV、FIO_2 50%、PEEP 7cmH$_2$O、PC above PEEP 11cmH$_2$O、RR 25 次/min、Ti 0.65s，以上参数下潮气量 100~120ml 左右波动，同时给予抗感染等其他综合治疗，注意液体的出入量。1h 后复查 PaO_2 58mmHg、$PaCO_2$ 60mmHg。

问题 1：诊断考虑重症肺炎、呼吸衰竭，故呼吸机支持呼吸治疗，按照体重给予潮气量，为什么仍出现 CO_2 水平升高？同时存在低氧血症以及高碳酸血症，如何操作？

是否可考虑通气不足？分析该患儿具体情况，虽然只有 14kg，按标准体重相当于 2~3 岁小儿，但该患儿营养欠佳，不能单纯以体重设置参数，其肺容量必定大于 2~3 岁小儿，故按 14kg 设置参数存在通气不足，导致二氧化碳潴留，即使其胸廓发育畸形，设置参数仍需参照同年龄儿童标准体重，故升高 PC above PEEP 18cmH$_2$O，保证潮气量约 150~180ml 左右，同时给予清理呼吸道，保持呼吸道通畅。

增加潮气量后，再次复查血气分析，二氧化碳水平明显降低，好转，SpO_2、氧分压仍不理想，考虑肺炎程度重导致局部弥散障碍可能，同时，通过计算考虑存在肺内分流，故适当上调 FiO_2 及 PEEP，并继续监测血气分析情况，逐渐调整各项参数至血气分析各项指标维持在合理的范围内。

问题 2：若经过治疗后患儿情况好转,呼吸机参数有所下调,临床上考虑选择撤机时机,指征是什么?

撤机指征如下:①原发病临床症状及体征好转;②咳嗽有力,吞咽功能好;③自主呼吸节律及频率可;④血气分析:$PaO_2 \geq 60mmHg$($FIO_2 \leq 40\%$、$PEEP \leq 5cmH_2O$ 时),$PaO_2/FIO_2 > 200$,$PaCO_2$ 30~50mmHg;⑤参数:$PIP \leq 20~30cmH_2O$,$PEEP \leq 5cmH_2O$。

【专家点评】

呼吸机参数的调整需要一个过程,根据患儿具体病情行初步设置,后根据血气分析情况进行调整,寻找最合适的参数以维持我们所要达到的目标值。合并特殊的病理状态时具体情况具体对待,模式、参数等的要求不尽相同。另外,特殊情况的患儿,比如消瘦或肥胖儿,不能单纯仅仅依据实际体重进行调节参数,需要评估具体肺容量。

（陈冬梅）

第三节　闭塞性细支气管炎的机械通气

一、概述

闭塞性细支气管炎(bronchiolitis obliterans,BO)是一种少见的慢性阻塞性肺疾病,继发于终末气道及其周围组织不同程度的炎症反应及纤维化,最终造成小气道的完全闭塞及狭窄,预后不佳。各年龄段人群均可能发生 BO,多发于婴幼儿时期,常见于腺病毒、支原体肺炎、麻疹肺炎感染后,以及重型皮疹和结缔组织病等。主要表现为持续喘息或反复喘息,活动后加重等表现,喘鸣音和湿性啰音是最常见体征,呼吸力学提示小气道和肺间质受累的阻塞性和限制性并存病变。临床缺乏特异性临床表现,目前无公认治疗指南,通常采用抗感染治疗、对症治疗、营养支持等非特异治疗措施,总体预后差,早期积极对症抗感染治疗有可能阻止疾病进程,改善预后。后期发展为不可逆气道纤维化、对于重度 BO 患者,尽管进行了积极性的对症治疗。相当一部分患者会因呼吸机疲劳进展为呼吸衰竭,需气管插管机械通气。

二、适应证

机械通气主要目的是给予患者足够的通气,保证氧供,改善低氧血症和二氧化碳潴留。同时需要改善气道阻塞,维持正常的呼吸功能。目前气管插管指征没有明确定义,很大程度取决临床判断,一般有以下情况时需应用呼吸机辅助治疗。

1. 病人经普通常规治疗措施,如吸氧、激素、支气管扩张剂、无创正压通气等治疗无效,且呼吸性酸中毒及 $PaCO_2$ 不断升高,病情进一步恶化。

2. 严重呼吸机疲劳、严重发绀、低氧血症及意识障碍逐渐加重。

3. 患者呼吸停止、浅慢、不规则或伴暂停,呼吸肌无力。

4. 心搏、呼吸骤停。

三、机械通气方式的选择及参数测定

1. **无创通气**　早期可采用无创正压通气(NPPV),具有安全、高效、易操作等优势。通常儿童应用 NPPV 挑战在于选择合适的配件(鼻罩、口鼻面罩等)以保证通气密闭性,无创通气中如何镇痛镇静保持人机同步,并在通气中注意预防胃扩张引起反流误吸。

2. **有创通气**

(1)气管插管指征:目前 BO 患儿气管插管指征没有明确定义,很大程度上取决临床判断:氧合或二氧化碳排出不能维持、无创通气无效时应进行有创通气。采用何种模式可以根据临床,PCV 与 VCV 均可以使用,PRVC 结合上述两种模式特点,可在压力限制条件下提供稳定的分钟通气量,也可在 BO 控制通气模式中选择,轻度时 SIMV、压力支持(PSV)模式均可考虑。

(2)机械通气参数设置:BO 患儿病理改变为狭窄性或增殖性细支气管炎,其特异性改变为阻塞性通气功能障碍,病情进展或合并感染可表现为限制性或混合性通气功能障碍。由于气道阻塞、狭窄所致肺部过度充盈及内源性 PEEP 产生,并由此可引起胸膜腔内压增高导致循环功能受影响(右心回流障碍及低血压)。故 BO 患者机械通气时需在通气、氧合目标与因机械通气可能使肺部进一步过度充气之间进行平衡。其参数设置原则包括潮气量限制（6~8ml/kg），避免动态肺部充盈，同时应用较慢的呼吸频率（10~15 次/min，不超过 30 次/min），保持较长的呼气时间［I∶E=1∶(2~2.5)，以适应阻塞性病变患者较长时间常数 TC，降低动态肺充盈］；通气及氧合目标不再以正常的 PaO_2 及 $PaCO_2$ 值为目标，仅保持适当的氧合 PaO_2>60mmHg 或 SpO_2 88%~90%；允许适当增高的 $PaCO_2$ 保持 pH>7.2。尽可能使用低的氧浓度。FiO_2 为 100% 时，持续时间不能超过 6h，而给予 FiO_2 为 60% 时则不能超过 24h。PEEP 初设 3~5cmH_2O，低水平 PEEP 更容易人机同步；若低水平外源性 PEEP 不能达到理想通气效果，可尝试增高外源性 PEEP 达到总 PEEP（需要应用呼吸机在控制通气时测定）的 70%~80% 以对抗 PEEPi。BO 进行机械通气儿童均需要适当的镇痛镇静治疗，人机对抗明显患者可短期应用肌松剂保证通气效果。正压通气会增加动态肺充盈并增高胸膜腔内压，BO 患者机械通气易引起气胸、纵隔积气等气漏；另外也会加重循环功能特别是右心功能障碍，这在 BO 机械通气患者中应引起关注。

四、临床应用

BO 是一种少见的慢性阻塞性肺疾病，根据其气道闭塞程度、血气分析情况及是否合并有肺部感染等情况综合做出机械方式选择的判断。

> 病例：患儿男，3 岁 10 个月，15kg。因"反复咳喘伴活动后气促 1 年余，加重伴呼吸困难 1 天"入院。1 年来反复喘息，活动后气促。患儿近 1 年常有反复咳喘、间断加重，伴有活动后气促，1 年来因重症肺炎呼吸科住院 3 次，入重症监护病房呼吸机治疗 1 次。昨日咳喘再次加重，伴有呼吸困难。CT 加气道重建检查：右上肺及左下肺片状致密影，右肺体积增大（图 27-3-1、图 27-3-2）。查体：体温正常、HR 130~160 次/min、SpO_2 80%~85%（吸氧 5L/min）、RR 35~57 次/min；神志清，精神差，满月脸，口唇发绀，水牛背，呼吸急促，有吸气三凹征。肺部听诊，双肺呼吸音粗，可闻较多湿啰音及喘鸣音。腹部无明显阳性体征；四肢肌力及肌张力正常，肢体无水肿。无杵状指/趾。

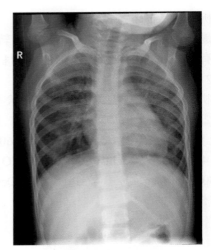

图 27-3-1　病例 1 患儿胸片

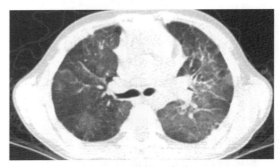

图 27-3-2　病例 1 患儿 CT

问题 1：根据患儿当前情况需如何处理？

BO 目前多采取持续糖皮质激素和支气管扩张剂配伍予以其他对症、支持治疗，如仍无改善，才需进一步机械通气治疗。根据患儿病史、查体，患儿目前 BO 诊断基本可以明确，本次出现明显呼吸急促、精神差，可先予以一般治疗：①激素治疗如吸入糖皮质激素配合全身激素的维持治疗；②支气管扩张剂临床上常用 β_2 受体激动剂；③抗生素常见病原菌为流感嗜血菌、肺炎双球菌，给予抗生素药物应针对以上病原菌；④氧气支持此患儿目前呼吸急促，三凹征明显，应予以持续气道正压通气（CPAP）吸氧，使氧饱和度维持在 94% 以上。

问题 2：机械通气参数如何设置？机械通气撤机时机如何选择？

BO 患儿由于气道阻塞、狭窄所致肺部过度充气和胸膜腔内压增高，故目前主张低通气、低呼吸频率、允许性高碳酸血症的通气方式，不再以正常 $PaCO_2$ 和 pH 为常规治疗目的，本病例呼吸频率 20~25 次/min。潮气量（Vt）：一般采用小潮气量通气，潮气量初设 90~120ml，后续可根据患儿氧分压、二氧化碳分压等再进行调整。吸气时间多 0.75~1.5s,延长呼气时间。调整吸气氧浓度使经皮氧饱和度 ≥ 90%,尽可能使用低的氧浓度。

PEEP 初设 3~5cmH$_2$O。PEEP 的使用在 BO 等气道狭窄及梗阻类疾病中的应用尚无确定的方案,有学者认为 BO 患儿存在内源性呼气末正压通气(PEEPi),PEEP 的使用可使呼气状态肺泡内压增大,加重肺过度膨胀,同时功能残气量增加可影响胸腔内压及体循环,但多数学者认为,适当的 PEEP 可改变小气道"等压点"的位置,对狭窄的支气管起机械支撑作用,可降低肺泡内压及过度通气,可以对抗内源性 PEEPi,降低气道阻力,减少呼吸做功。临床中应仔细观察患儿不同 PEEP

时吸气峰压和平台压的变化,如 PEEP 增加后吸气峰压和平台压不升反降,胸片过度充气减轻,说明 PEEP 设置适宜。

【专家点评】

对于 BO 患儿有创通气指征很大程度上取决于临床判断。一般经支持对症处理后,临床症状无缓解或进一步加重患儿应尽快给予气管插管并使用呼吸机辅助通气以减轻患儿的呼吸困难症状。考虑患儿存在不同程度气道梗阻,可选择气管插管的管径要略小于正常同龄患儿所需管径。机械通气治疗时,应注意呼吸机参数设置不易设定太高,避免造成肺损伤。

（杨海波　潘美玲）

第四节　肺出血的机械通气

一、概述

急性肺出血患者常表现为严重呼吸窘迫,患者为努力维持适当的肺泡通气,通常产生非常大的胸腔负压,因此增加了左心室后负荷。急性肺出血患者也常存在心输出量的减低,因此也更容易发生呼吸肌疲劳。因此,即使给予充分吸氧和适当的药物治疗,有些患者仍发生顽固性低氧血症和高碳酸血症,通常需要气管插管和正压通气以便达到适当的动脉血氧合和肺泡通气。急性肺出血患者在建立机械通气以后通常能迅速改善氧合。

二、适应证

轻度或早期肺出血,先尝试无创通气方式。是否需要气管插管和常规有创正压通气的应用指征,意见并不完全一致,倾向于有以下情况时应用:①严重的肺出血经较高浓度氧疗未能纠正严重缺氧,PaO$_2$<55mmHg,SaO$_2$<0.85,或伴 PaCO$_2$的升高,pH 的降低;②患者出现意识障碍;③经无创性通气和内科常规治疗,病情未好转且有恶化趋势;④心搏骤停或自主呼吸节律不齐,出现呼吸暂停或抽泣样呼吸;⑤当严重肺水肿肺出血出现休克或严重心律失常时,应积极纠正休克、抗心律失常同时行气管插管机械通气;⑥大量肺出

血呼吸道分泌物引流不畅。

三、禁忌证

急性肺出血的机械通气相对禁忌证包括:①肺大疱;②未经引流的张力性气胸;③各种原因导致的休克。

四、机械通气治疗肺出血的机制及设置

儿童肺出血常由肺部及全身感染引起,也可以由心源性因素,如急性心功能不全、先天性心脏病等因素引起,典型肺出血表现为肺部限制性通气功能障碍,当肺出血量比较大时,血型分泌物还会堵塞气道引起窒息。机械通气治疗肺出血病理生理机制主要包括呼吸系统和心血管系统两方面作用。呼吸系统作用机制与 ALI/ARDS 类似,通过施加正压通气,改善肺部顺应性使肺泡复张,改善 V/Q 比值使氧合上升,降低吸气负荷降低呼吸做功;作用于心血管机制主要与正压通气使静脉回流下降,降低心脏前负荷相关;同时胸膜腔内压增高使心包压力增大,降低心脏跨壁压减小心室内径,降低心脏后负荷。从而打断左心衰 - 肺水肿 - 加重左心衰恶性循环。

肺出血引起呼吸衰竭可先尝试无创正压通气(NPPV),NPPV 相对禁忌证包括严重意识障碍

（GCS<8 分）、血流动力学不稳定、上气道梗阻或分泌物难以清除、患者不能配合通气。目前研究认为 CPAP 与 BiPAP 模式疗效并无差异，二者的选择主要基于应用的舒适性、设备配件的可及性及患者耐受性。CPAP 初始参数调节：初始压力 4~6cmH$_2$O，FiO$_2$>50%；根据氧合及患者呼吸做功每 10min 可上调 1~2cmH$_2$O 已达到理想的氧合及血流动力学参数；BiPAP 调节从低压力水平开始，推荐初始设置 EPAP 4cmH$_2$O、IPAP 8cmH$_2$O，根据氧合及潮气量滴定，保证潮气量>6~8ml/kg；达到治疗效果一般压力范围，EPAP 6~10cmH$_2$O，IPAP 14~18cmH$_2$O。

有创机械通气设置原则保证气道通畅和肺部气体交换，其设置原则与 ALI/ARDS 基本一致，采用保护性肺通气策略，合理设置 PEEP 维持因肺出血萎陷的肺泡开放，保证吸气平台压<30cmH$_2$O 较少气压伤；大量肺出血为维持肺泡开放需采用密闭式吸痰并减少吸痰次数，保持气道通畅基础上防治肺萎陷。FiO$_2$ 在疾病初期高浓度开始（80%~100%），随着病情稳定逐步降低吸入氧浓度。

五、临床应用

病例：患儿男，5 岁，确诊"肾病综合征"3 年，本次因"发热、咳嗽 2 天，呼吸困难伴咳粉红色泡沫痰 2h"入院。查体：神志清，精神烦躁，面色微发绀，呼吸急促，咽充血，鼻腔见粉红色泡沫涌出，两肺闻及密集细湿啰音，心音稍顿。胸片提示：两肺弥漫性高密度影（图 27-4-1、图 27-4-2）；血气分析提示 Ⅰ 型呼吸衰竭。

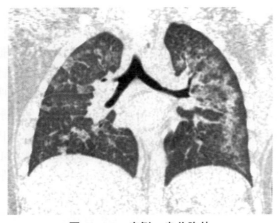

图 27-4-1　病例 1 患儿胸片

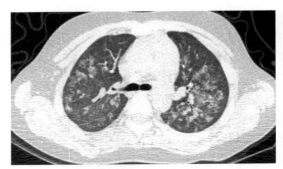

图 27-4-2　病例 1 患儿 CT

问题 1：初步诊断为急性肺出血，呼吸衰竭，重症肺炎，肾病综合征。针对目前的情况，如何进行一般处理？如何选择呼吸机模式及初始参数的设定？

患儿存在肾病综合征的基础疾病，合并肺部感染，导致肺血管通透性增加，出现急性肺出血的表现，此时需要限制液体的入量，予以小剂量糖皮质激素改善肺血管的通透性，强心并扩张血管减轻后负荷，如存在明显的容量过负荷，可采用 CRRT 技术清除过多的液体。尝试无创通气，如无效，改用有创压力控制或容量控制型的辅助控制通气（A/C），潮气量设为 6~8ml/kg，氧浓度为 60%~100%，根据患者氧合情况进行调整，呼吸频率按患者生理需要量来设定，吸呼比（1∶1.5）~（1∶2），PEEP 设为 8~12cmH$_2$O，一般不超过 15cmH$_2$O。无论应用压力控制还是容量控制的通气模式，重要的是要保持肺泡平台压低于 30cmH$_2$O，以便减低不必要的肺泡过度扩张的危险。

近年来不少学者推荐应用压力控制模式，认为压力控制模式可增加人机的协调性，有利于气体在肺内更合理的分布，并降低气道峰压和平台压，有利于防止气压伤和容量伤。肺出血患者初始呼吸机参数见表 27-4-1。

表 27-4-1　肺水肿肺出血患者初始呼吸机参数

呼吸机参数	推荐的设置
通气模式	A/C
呼吸频率	根据患者生理需要量
控制形式	压力控制或容量控制
潮气量	6~8ml/kg
吸呼比	（1∶1.5）~（1∶2）
PEEP	8~12cmH$_2$O
氧浓度	60%~100%

问题2：急性肺出血时如何选择合适的PEEP？高PEEP会对机体造成哪些影响？

肺出血机械通气时加用的PEEP,常高于常规机械通气时的PEEP,以增加跨肺压减少渗出,改善氧合,使原来无通气的肺泡复张,并在肺泡复张之后保持其开放。然而,PEEP对肺出血形成的综合作用是复杂的,PEEP可增加静态肺容量和胸腔压,增加腔静脉对静脉血回流的阻力,扩大无效腔,并且将肺泡内的液体移位到肺间质,从而减少氧交换的弥散距离,故较高的PEEP的应用可增加PaO_2,减少呼吸机所致肺损伤的危险,这主要是由于它能防止水肿或受压的肺泡在吸气压的作用下复张之后再萎陷。PEEP靠增加肺泡内压力和容量可防止气道的液体充盈,相反,如果突然停用PEEP可诱发肺泡液转移进气道,在PEEP减少心输出量的同时,也减少分流量,减少了静脉血掺杂。大多数研究资料显示,PEEP可以使肺水重新分布但并不减少总肺水量。过高的PEEP将减少回心血量和心输出量,对重要脏器组织的摄氧和呼吸机所致肺损伤产生不利影响,也可导致血流动力学的严重改变。

所以对于肺出血患者,初始PEEP设为$8\sim12cmH_2O$,不宜过高,一般不超过$15cmH_2O$。若需要采用高水平PEEP($>15cmH_2O$),则应监测血流动力学、肺顺应性(P-V曲线)等的改变。

【专家点评】

病例存在肺部感染、急性心功能不全及液体过负荷等多方面的因素,在针对病因的治疗上,需要控制感染、强心、利尿等处理,可以通过CRRT的方式快速清除体内多余的液体,迅速改善肺出血的症状。机械通气多选择压力控制的模式,通过高PEEP的应用,能够迅速控制肺出血的症状。当然,我们需要同时关注心功能的情况,应通过相应的监测手段密切观察,最终确定合适的PEEP。

(徐鹏宏)

第五节　吸入性肺炎的机械通气

一、定义

吸入性肺炎(aspiration pneumonia)狭义上是指口咽部分泌物或胃内容物被吸入下呼吸道后所导致的肺部炎症。广义上是指所有外源性物质被吸入下呼吸道后所导致的肺部炎症。吸入性肺炎缺乏可靠的诊断标准,因此,对该疾病的研究包括不同的患者群体。而在儿童,发病以婴儿最常见,其次为幼儿和学龄前儿童。儿童吸入性肺炎病因多样化,误吸、意外伤害、先天性呼吸道发育畸形等基础疾病、不当的喂养方式等多种因素均可导致吸入性肺炎的发生。也可以是由于医源性因素,如胃管刺激咽部引起呕吐;气管插管或气管切开影响喉功能,抑制正常咽部运动可将呕吐物吸入气道。

二、病因及分类

1. 按吸入物性质划分　可分为:①液体异物吸入,如溺水、羊水、粪汁(溺粪、胎粪)、奶汁、油脂类(机油、汽油、煤油、缝纫机油和菜油)、药物中毒后洗胃液吸入、烫伤致开水吸入、化肥水、浓盐酸、糖浆类药物、石灰水;②固体异物,如鸡蛋、面条、花生、瓜子、苹果、葡萄、笔芯等;③气体类异物,如浓烟、氟利昂、氨气和一氧化碳。

2. 按吸入物引起的后果划分　可分为:①吸入的物质直接损伤肺组织,可引起间质性肺炎、肺纤维化;②吸入物质引起阻塞性不张和炎症;③误吸含有细菌的物质引起的感染性肺炎,是最常见的类型。伴或不伴有需氧菌的厌氧菌是吸入性肺炎的主要病原体。

三、临床表现和诊断、鉴别诊断

临床特征从无症状到严重的呼吸衰竭窘迫不等,其临床进程可能发展为急性、亚急性或缓慢而渐进。吸入肺内可影响气道(引起支气管痉挛、哮喘和慢性咳嗽)或肺实质。

胃内容物大量吸入可导致化学性肺炎,但仅在吸入量大、pH低(通常<2.5)时才会发生。化学性肺炎的特征是突然发作的呼吸困难、低氧血症、心动过速,肺部听诊弥漫性喘息或湿啰音。胸片特点是易并发急性呼吸窘迫综合征(ARDS)和随后的二重感染见图27-5-1。

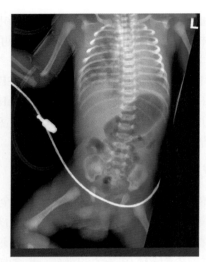

图 27-5-1 吸入性肺炎患儿胸片

刺激性气体包括浓烟、氟利昂、氨气和一氧化碳。腐蚀性液体如化肥水、浓盐酸、石灰水。急性期很快出现呼吸困难、气促，多表现为低氧血症，部分病情严重者出现呻吟和呼吸衰竭。

吸入的固体异物可阻塞气道，导致阻塞性肺炎，导致临床表现出现复杂化。诊断通常取决于典型的临床病史（如目击大量误吸）、危险因素和影像学相对应的表现。这些影像学表现包括：如果患者发生误吸时处于仰卧位，则重力依赖肺段（上肺下叶或后肺上叶段）的浸润，如果患者在误吸时处于直立位则下叶基底段容易受累。进一步经计算机断层扫描（CT）可协助确诊。纤维支气管镜检查和肺泡灌洗有助于明确诊断和治疗。

油脂类异物吸入可持续性刺激肺泡致使充血、水肿、出血和坏死，同时还可引起肺泡继发性炎症和发生类脂性肺炎，甚至肺间质纤维化，明确诊断后需要积极抗感染，激素抗炎。对重症患儿采用激素冲击疗法，能改善症状、缩短疗程，加速肺部病变的吸收。支气管肺泡灌洗对意外吸入性类脂性肺炎是一种特异性治疗手段，可在病情得到控制、稳定的情况下进行。经过出院随访，大多预后良好，肺部病变基本吸收。

四、吸入性肺炎的机械通气治疗

治疗可根据病因及对症治疗。对重症的吸入性肺炎患儿，常需机械通气。呼吸机参数调节要根据病情不同个体化：

1. 清理呼吸道 应及时彻底清理呼吸道。迅速吸尽口腔、鼻咽分泌物，气管插管后吸清气管内分泌物。尽量在气道未清理之前不行正压通气。

2. 吸氧 轻者在清理呼吸道后，给吸氧即可恢复；重者需采取进一步措施。

3. 反复支气管肺灌洗 如大量异物吸入到下呼吸道，导致广泛阻塞，用吸痰管难以吸出。可在早期 1~5h 行支气管肺灌洗，减轻梗阻，减少感染原。必要时可能需要多次灌洗。

4. 其他治疗 抗感染、抗炎、维持血压稳定、保持水电解质平衡、纠正酸中毒。

5. 机械通气治疗的原则 无创机械通气（HFNC、CPAP、BiPAP），可减少机械通气依赖的时间。但不适用于有意识障碍的重症吸入性肺炎患者，一方面患者无法很好配合，可能导致胃胀气和再次误吸；另一方面不利于气道误吸物的清除。有创机械通气呼吸机参数调节要根据病情不同个体化。对重症肺炎和并发 ARDS 患儿提出了肺保护性通气策略，即采用小潮气量通气和一定水平的 PEEP，从而在降低气道平台压，同时避免呼气末肺泡萎陷，并防止呼吸机相关肺损伤的发生，以提高 ARDS 患者的生存率。

6. 机械通气参数的设置和通气目标 可根据患儿经皮血氧饱和度（SpO_2）和血气分析的 PaO_2 综合考虑 FiO_2 的设置，一般使经皮氧饱和度（SpO_2）在 88%~95% 之间。若吸入性肺炎患儿 PCO_2 过高，建议适当增快呼吸频率，避免加重脑水肿。吸入性肺炎如出现明显阻塞性通气障碍，吸呼气时间比（I∶E）可延长至（1∶2）~（1∶2.5），以防呼气时间过短，加重肺气肿；吸入性肺炎患儿如胸片以肺气肿为主，则吸气峰压较低 15~20cmH$_2$O 即可，PEEP 3cmH$_2$O，吸气时间宜短。如胸片以渗出肺不张为主或并发 ARDS，可用较高的吸气峰压 20~25cmH$_2$O，PEEP 到 6cmH$_2$O。

五、临床应用

病例：患儿女，3 岁 11 个月，因"咳嗽气促 3 天，发热 2 天"入院。患儿误服机油时出现呛咳，随后出现咳嗽，伴有气促发热。热峰 39°，伴有呕吐、腹痛，患儿入院后予抗感染、地塞米松抗炎等对症治疗，入院后第 2 天、第 7 天行纤维支气管镜治疗。其影像学见图 27-5-2。

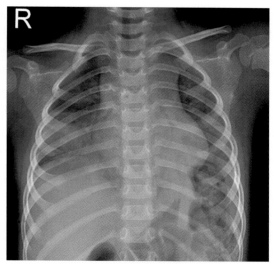

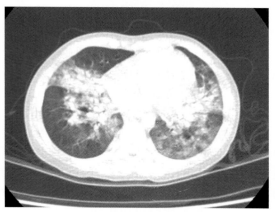

图 27-5-2　病例 1 患儿影像学

问题 1: 油脂类液体吸入是否需要机械通气?

通过详细的病史询问,结合临床呼吸系统的常见临床表现和体征,油脂类液体吸入较易临床诊断,严重者可发生急性呼吸系统症状、呼吸费力、呼吸衰竭,甚至 ARDS。一旦出现应进行常规

的氧气支持和必要的呼吸支持,采用肺保护性通气策略。

问题 2: 支气管肺泡灌洗术(BAL)在脂质性肺炎患儿诊治中有什么作用?

脂质性肺炎的最终诊断依靠相关病史以及肺泡灌洗和活检。支气管肺泡灌洗术(BAL)可帮助诊断及治疗。此类患儿肺泡灌洗液中可见油状物质。细胞学病理苏丹 III 染色阳性并可见巨噬细胞空泡现象。国外有研究显示,通过分段支气管肺泡灌洗治疗,使患者肺部的影像学检查结果得到有效的改善,表明分段支气管肺泡灌洗治疗不仅直接洗去脂质而且还可以通过其他机制改善肺部不透明度。

问题 3: 如果出现 ARDS,如何管理 ARDS? BAL 后如何进行肺复张手法?

吸入类脂性化学物质导致呼吸道黏膜上皮细胞损伤及肺泡表面活性物质破坏,引起类似 ARDS 的急性肺损伤,早期影像检查是评估潜在的 ARDS 患儿的重要手段,在紧急情况下,立即通过放射学识别 ARDS 的危险因素是至关重要的,因此可以立即进行适当的医疗管理,包括静脉激素治疗、支气管肺泡灌洗、呼吸支持、肺保护性通气策略和肺复张手法等,但儿科患者目前如何科学管理 ARDS,以及 BAL 后如何进行肺复张手法,尚无文献资料阐述。

六、吸入性肺炎的预防

加强对意外伤害的宣传、预防及家庭教育,对机械通气特别是需要长期机械通气的患儿,需要积极治疗原发病,掌握撤机指征和密切监护。

（刘艳华　陈　俊）

第六节　间质性肺病的机械通气

一、概述

间质性肺病(interstitial lung disease,ILD)这一病名,早在 1975 年第 18 届 Aspen 肺科讨论会时被提出使用。是以弥漫性肺实质、肺泡炎症和间质纤维化为病理基础的病变,以活动性呼吸困难、X 线胸片弥漫性浸润阴影、限制性通气功能障碍、弥散功能降低和低氧血症为临床表现的不同

种类疾病群构成的临床-病理实体的总称。ILD 可呈急性、亚急性及慢性经过。急性期以损伤或炎症病变为主,慢性期以纤维化病变为主。病因大多不明,启动 ILD 的致病因子通常是毒素和/或抗原,与已知的抗原吸入,如无机粉尘、尘肺(肺尘埃沉着病)相关,与有机粉尘与外源性过敏性肺泡炎相关等,而特发性肺纤维化(IPF)和结节病等的特异性抗原尚不清楚。

二、间质性肺炎临床表现及治疗原则

ILD 的典型临床表现包括：气促是最常见的首诊症状,活动后明显,进行性加重,常伴浅快呼吸、干咳,查体常有双下肺吸气末捻发音或湿啰音,杵状指 / 趾,胸片示双肺弥漫性网格状影。最终可导致严重的双肺纤维化(蜂窝肺),引起呼吸衰竭和肺心病。通常没有肺外表现,但可有一些伴随症状,如食欲减退、体重减轻、消瘦、无力等。

目前对于 ILD 的治疗主要包括：①发病机制与免疫有关的 ILD：常使用糖皮质激素和免疫抑制剂等抗炎治疗,减轻炎症反应,阻止或减轻肺纤维化的发展,对慢性和 / 或反复发作肺实质炎症导致肺纤维化的 ILD,可加用抗纤维化药物治疗。②全身症状和特定器官并发症的治疗：如出现咳嗽和咳痰给予对症治疗；机会性感染的预防和治疗；出现低氧血症时可给予氧疗,严重的呼吸衰竭可选择机械通气治疗；对肺血管炎引起的顽固和反复的肺泡出血,糖皮质激素与免疫抑制剂无效时,可选择血浆置换。③评估疗效和监测药物的不良反应。本文将重点介绍 ILD 病人发生呼吸衰竭时的机械通气治疗。

三、机械通气适应证

1. 意识障碍,呼吸不规则。
2. 气道分泌物多且有排痰障碍。
3. 有呕吐误吸可能性者。
4. 严重低氧血症和 / 或二氧化碳潴留达危及生命的程度。
5. 合并多器官功能损害者。

四、机械通气相对禁忌证

1. 肺大疱。
2. 未经引流的高压气胸。
3. 大咯血、出血性休克。

五、临床应用

目前对于 ILD 的治疗主要包括：糖皮质激素和免疫抑制剂等抗炎治疗；全身症状和特定器官并发症的治疗——出现低氧血症时可给予氧疗,严重的呼吸衰竭可选择机械通气治疗。本文重点介绍 ILD 病人发生呼吸衰竭时的机械通气选择治疗。

(一) 氧疗和高流量鼻导管供氧是治疗的重要措施

ILD 发生急性呼吸衰竭时,可从简单的鼻导管供氧到各种不同的面罩进行氧疗；晚期或急性发作期 ILD 的患者,因为存在严重的弥散障碍和通气血流不匹配,需要较高氧浓度才能达到满意的气体交换效果。患者通常高碳酸血症的风险很少,即使在终末期也不是很严重。某些情况下,患者对氧流量的需求可能会更高,常规治疗供氧流量难以达到吸气峰值氧流量,此时可以采用高流量供氧系统 HFNC 进行供氧,它可以提供非常高的流量,并利用空气氧气混合装置,使吸入的氧浓度在 21%~100% 范围内精确可调。

(二) 无创通气

NIV 的使用已成为机械通气领域里最为重要的进展之一。无创通气的应用越来越广泛,包括有和无间质性肺疾病在内的各类急性呼吸衰竭(ARF)患者使用 NIV 的比例都已明显增加。

间质性肺疾病进行无创通气时参数设置需要注意：①肺纤维化时需要尽量采用较低的潮气量,因为此时肺的顺应性较差,肺泡顺应性不均匀,如果还是采用理想的潮气量,往往容易引起气压伤,所以参数设置时可以采用“容许性低潮气量”,通过增加呼吸频率达到所需的分钟通气量；②保持低至中度的 PEEP 水平,避免“健康”肺泡的过度扩张；③过快的呼吸频率可以引起人机对抗,所以可以使用药物(如吗啡或芬太尼)来控制自主呼吸频率；④对于呼吸窘迫的患者也可使用药物(如吗啡或芬太尼)辅助控制呼吸,以达到更好的呼吸波形和氧合。

(三) 有创机械通气

ILD 病人在需要时可以进行有创机械通气,但由于本身疾病的影响,预后往往不佳。ILD 病人进行机械通气时常采用的通气模式包括：①控制模式：优先压力控制,优点是可以控制压力(Ppeak 35~40mmHg、Pmean 25~30mmHg), 比较安全,不易引起气压伤,但需注意患者的潮气量；②同步间歇指令通气(SIMV)中的压力控制(PCV)＋压力支持通气(PSV)：可适用于有或无自主呼吸患者,压力触发,1~2mmHg/min；③双相或双水平正压通气(BIPAP)：是指吸、呼气相的压力均可调节,一般吸气压调节范围在 4cmH$_2$O 左右,呼吸压力在 10cmH$_2$O 左右。注意参数设置在维持通气基础上,避免肺损伤。

机械通气的并发症ILD病人由于持续低氧血症,需要较高的参数设置,比如较高的氧浓度和通气压力,更容易发生气压伤,参数调节时注意肺的保护并及时对症处理;部分病人往往存在基础疾病,同时长期激素治疗,感染的风险较高,应加强护理注意呼吸机相关性肺炎的预防;此类病人往往撤机困难,预后不佳,注意与病人家属的沟通。

参数选择:①呼气末正压通气(PEEP):指通气机在吸气相产生正压,这种在呼气末仍保持一定水平正压的功能就称为PEEP,主要功能是增加氧合功能、防止肺泡萎陷。可以将PEEP分为3个水平:低水平PEEP 0~5cmH$_2$O;中水平PEEP 5~15cmH$_2$O;高水平PEEP 15~20cmH$_2$O及以上。一般选择中低水平的PEEP,避免引起健康肺泡的过度扩张。②吸气暂停时间:正常为0~30%,ILD的病人可以适当延长,目的是增加平均气道压改善氧合。③尽量选择低潮气量(6~8ml/kg),相对高频率来维持足够的通气量。④吸呼比:由于IDL病人很少发生二氧化碳潴留,所以一般I:E(1:1.5)~(1:2.5)即可。⑤根据患者情况调节参数:主要观察上呼吸机后的指标为PaO$_2$、PaCO$_2$,若仅PaO$_2$下降,则可以按以下顺序调节呼吸机参数调节参数,氧浓度>呼吸频率>PEEP>潮气量;若PaO$_2$下降,PaCO$_2$升高,出现Ⅱ型呼吸衰竭,则通气量不足,以改善通气为主,呼吸频率>潮气量。

病例:患者女,3岁,12kg,发热、咳嗽7天。入院前7天无明显诱因出现发热、咳嗽、咳痰,逐渐加重,入院前24h出现呼吸急促,胸部影像学提示:肺间质性炎症(图27-6-1、图27-6-2);血气分析示:I型呼吸衰竭,转入重症医学科。患儿1岁开始反复肺炎发作。查体:神志清,精神差,呼吸急促,口唇发绀;体温正常,HR 120~150次/min,SpO$_2$ 85%~90%(吸氧5L/min),RR 35~55次/min,双肺呼吸音粗,未闻及明显啰音;腹部无明显阳性体征;四肢肌力及肌张力正常,肢体无水肿,可见杵状指。辅助检查:WBC 2.4×10^9/L;ALT 148U/L、AST184U/L、转肽酶240U/L。初步诊断:①重症社区获得性肺炎,呼吸衰竭;②间质性肺炎;③肝损害。

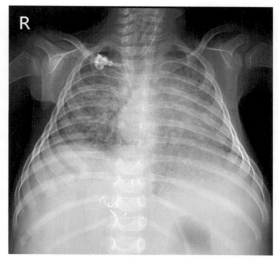

图27-6-1　病例1患儿胸片

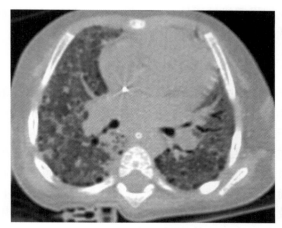

图27-6-2　病例1患儿CT

问题1:该患儿在5L/min面罩吸氧下仍出现呼吸窘迫,氧饱和度低85%~90%,下一步治疗如何进行?

该患儿反复肺部感染病史近2年,本次以肺炎、I型呼吸衰竭收入PICU。查体可见呼吸窘迫症状,肺部未闻及明显湿啰音,有慢性缺氧的杵状指体征。肺部HRCT提示肺间质广泛病变及肺部囊泡样改变。目前这段考虑间质性肺病,肺部感染,慢性呼吸功能不全急性加重。在常规氧疗效果不佳情况下,可尝试HHNFC或NPPV治疗。考虑该患儿烦躁并不配合面罩正压通气,故选择HHNFC,设置FiO$_2$ 60%,氧流量25L/min,加热温度35℃。

问题2:患者夜间在HHNFC维持下,呼吸仍费力,SpO$_2$波动于85%左右,今晨起出现精神萎靡呻吟,胸腹表现为矛盾呼吸,氧浓度已达100%,下一步该如何处理?

目前对高流量氧疗定义并不统一。一般要求提供氧流量大于患者的吸气峰流速,对于儿童流量范围>0.5~2L/(kg·min)已达到临床治疗标准。患儿仍出现严重呼吸窘迫症状伴有低氧血症,应选择有创正压通气加强支持力度。呼吸机设置选择 PCV 模式,采取保护性肺通气策略,FiO$_2$ 80%,PEEP 8~10cmH$_2$O,PIP 20~25cmH$_2$O(滴定潮气量6~8ml/kg),RR 25~30 次/min,I:E=1:1.5,应用镇痛镇静药物,咪达唑仑 2μg/(kg·min)及芬太尼2μg/(kg·h)改善人机同步。经呼吸机支持下,患者 SpO$_2$ 92%~95%,心率及血压稳定范围。由于患者肺部基础情况较差,通常当呼吸机通气稳定后逐步下调参数,应用最低压力及吸入氧浓度维持氧合及通气目标。本病患者基础氧合并不高,我们设定机械通气氧合目标 88%~92%,可适当调低分钟通气量,维持 pH>7.25 即可。

【专家点评】

ICU 中 ILD 患者进行机械通气的预后一般都比较差,有研究证明其机械通气是徒劳的。由于结构性肺部病变和进行性呼吸衰竭往往是不可逆转的,目前的 ILD 指南建议大多数呼吸衰竭患者尽量不进行 IMV。目前对于 ILD 的致病机制尚不完全清楚,也没有随机对照研究证实真正有效的治疗方法。在这种情况下,无创通气可以用于希望治疗或稳定的呼吸衰竭患者,最大限度地减少气管插管(ETI)并发症和减轻经济负担。

（李　灼）

参考文献

1. THOMAS NJ, JOUVET P, WILLSON D. Acute lung injury in children kids really aren't just "little adults". Pediatr Crit Care Med, 2013, 14 (4): 429432.

2. BEMARD GR, ARTIGAS A, BRIGHAM KL, et a1. The American-European Consensus Conference on ARDS. Definitions, mechanisms, relevant outcomes, and clinical trial coordination. AmJ Respk Crit Care Med, 1994, 149 (3 Pt 1): 818-824.

3. RANIERI VM, RUBENFELD GD, THOMPSON BT, et al. Acute respiratory distress syndrome: The Berlin definition. JAMA, 2012, 307 (23): 2526-2533.

4. FERGUSON ND, KACMAREK RM, CHICHE JD, et al. Screening of ARDS patients using standardized ventilator settings: Influence on enrollment in a clinical trial. Intensive Care Med, 2004, 30 (6): 1111-1116.

5. VILLAR J, P6REZ-M6NDEZ L, LTPEZ J, et al. HELP Network: An early PEEP/FiO$_2$ trial identifies different degrees of lung injury in patients with acute respiratory distress syndrome. Am JRespir Crit Care Med, 2007, 176 (8): 795-804.

6. KNEYBER MCJ, DE LUCA D, CALDERINI E, et al. Recommendations for mechanical ventilation of critically ill children from the Paediatric Mechanical Ventilation Consensus Conference (PEMVECC). Intensive Care Med, 2017, 43 (12): 1764-1780.

7. AMANATI A, KARIMI A, FAHIMZAD A, et al. Incidence of ventilator-associated pneumonia in critically ill children undergoing mechanical ventilation in pediatric intensive care unit. Children (Basel), 2017, 4 (7).

8. MANZANO F, FERNÁNDEZ-MONDÉJAR E, COLMENERO M, et al. Positive-end expiratory pressure reduces incidence of ventilator-associated pneumonia in nonhypoxemic patients. Crit Care Med, 2008, 36: 2225.

9. TRACHSEL D, MCCRINDLE BW, NAKAGAWA S, et al. Oxygenation index predicts outcome in children with acute hypoxemic respiratory failure. Am J Respir Crit Care Med, 2005, 172: 206.

10. American Academy of Pediatrics, Committee on Fetus and Newborn. Use of inhaled nitric oxide. Pediatrics, 2000, 106: 344.

11. LI YN, LIU L, QIAO HM, et al. Post-infectious bronchiolitis obliterans in children: a review of 42 cases. BMC Pediatr, 2014, 14: 238.

12. FISCHER GB, SARRIA EE, MATTIELLO R, et al. Post infectious bronchiolitis obliterans in children. Paediatr Respir Rev, 2010, 11: 233-239.

13. ROSEWICH M, ZISSLER UM, KHEIRI T, et al. Airway inflammation in children and adolescents with bronchiolitis obliterans. Cytokine, 2015, 73: 156-162.

14. COLOM AJ, MAFFEY A, GARCIA BF, et al. Pulmonary function of a paediatric cohort of patients with postinfectious bronchiolitis obliterans. A long term follow-up. Thorax, 2015, 70: 169-174.

15. 中华医学会儿科学分会呼吸学组,《中华儿科杂志》编辑委员会.儿童 BO 的诊断与治疗建议.中华儿科杂志,2012, 50 (10): 743-745.

16. NOSEWORTHY TW, ANDERSON BJ. Massive hemoptysis. CMAJ, 1986, 135: 1097.

17. ANANTHAM D, JAGADESAN R, TIEW PE. Clinical review: Independent lung ventilation in critical care. Crit Care, 2005, 9: 594.

18. HORIO Y, TAKIHARA T, NIIMI K, et al. High-flow nasal cannula oxygen therapy for acute exacerbation of interstitial pneumonia: A case series. Respiratory Investigation, 2016, 54 (2): 125-129.

19. ETTIGREW MM, GENT JF, KONG Y, et al. Associa-

tion of sputum microbiota profiles with severity of community-acquired pneumonia in children. BMC Infect Dis, 2016, 8 (16): 317.

20. UM BK, KU JK, KIM YS. Diagnosis and treatment of obstructive atelectasis after general anesthesia in a patient with abscess in the maxillofacial area: A case report. J Dent Anesth Pain Med, 2018, 18 (4): 271-275.

21. MANDELL LA, NIEDERMAN MS. Aspiration Pneumonia. N Engl J Med, 2019, 380 (7): 651-663.

22. DICPINIGAITIS PV, TRACHUK P, FAKIER F, et al. Vaping-Associated Acute Respiratory Failure Due to Acute Lipoid Pneumonia. Lung, 2020, 198 (1): 31-33.

23. SZTRYMF B, MESSIKA J, BERTRAND F, et al. Beneficial effects of humidified high flow nasal oxygen in critical care patients: a prospective pilot study. Intensive Care Med, 2011, 37: 1780-1786.

24. WILKINSON DJ, ANDERSEN CC, O'DONNELL C. High flow nasal cannula for respiratory support in preterm infants. Cochrane database of systematic reviews (Online), 2011, 21 (3): 380.

25. VIANELLO A, ARCARO G, BATTISTELLA L, et al. Noninvasive ventilation in the event of acute respiratory failure in patients with idiopathic pulmonary fibrosis. Journal of critical care, 2014, 29 (4): 562-567.

26. GUNGOR G, TATAR D, SALTURK C, et al. Why do patients with interstitial lung diseases fail in the ICU ? A 2-center cohort study. Respir Care, 2013, 58: 525-531.

第二十八章　胸廓或胸腔疾病通气策略

第一节　胸廓疾病对气体交换影响的病理生理

一、概述

胸壁是呼吸泵的重要组成部分。引起胸壁结构改变的疾病都会影响该泵的功能，并可能导致呼吸功能受损或衰竭。胸壁的组成结构包括：骨性结构（肋骨、脊柱）、呼吸肌及连接中枢神经系统和呼吸肌的神经。作用于胸壁机械性结构的各种力量对胸腔容积和顺应性的大小起主要作用，胸壁异常可以显著影响肺功能。

二、胸壁正常结构和功能

胸廓和脊柱构成胸壁的上界和外侧界，膈肌构成胸壁的下界。腹腔内容物或腹壁顺应性的变化通过影响膈肌运动来改变胸壁的力学性质。在体表，胸壁的下界是肋骨下缘；而在体内，胸壁下界与膈肌有重叠，在残气容量（residual volume，RV）状态下，膈肌覆盖了高达一半的胸廓体积。由于存在膈肌和肋骨之间的这种"并行区域"，胸廓既受到腹腔压力又受到胸膜腔内压的影响，所以胸壁的正常功能取决于这两腔之间复杂的相互作用。

胸壁的力学及胸壁与肺的相互作用关系可以通过压力 - 容量曲线来表示（图 28-1-1），仰卧时部分腹内容物移入胸腔的范围，所以仰卧位和直立位的胸壁曲线位置不同。直立时，胸腔静态容量约为肺活量（vital capacity，VC）的 75%；相比之下，整个呼吸系统的静态容量，即功能残气量（functional residual capacity，FRC），约为肺活量的 35%，该测量指标兼顾了胸壁的力学性质和肺的弹性回缩，反映了胸壁（向外弹性扩张至其静息位）和肺（向内弹性回缩至其静息位）的力量平衡。

仰卧位时，重力将腹内容物拉入胸腔内（"呼气效应"），胸腔静态容积比直立时低了 15% 的肺活量；侧卧位时，"呼气效应"作用于重力依赖侧（下方的）的胸腔，两侧肺活量相差 20%。

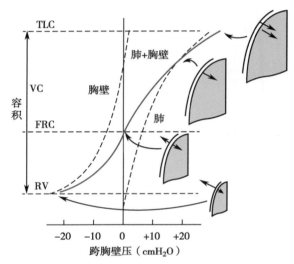

图 28-1-1　压力 - 容量曲线

胸壁随呼吸上下起伏的运动取决于其组成部分之间复杂的相互作用。肋骨的运动取决于其与胸骨和脊柱的连接，并受毗邻肌群的影响。胸骨旁肌和斜角肌附着于第 1~6 肋；膈肌的肋骨部附着于胸骨和第 7~12 肋。脊柱的屈伸能引起胸廓和腹壁移动，可引起高达 50% 的肺活量变化。膈肌由膈神经支配，功能占 60%~80%，产生肺活量时成人平均移动幅度为 9.5cm，其通过改变腹腔压力和胸膜腔内压来影响胸廓容积，另外，膈肌也能直接作用于所附着的肋骨改变胸廓容积。腹壁肌肉为重要的呼气肌，这些肌肉的收缩也可显著影响肺容量。吸气时，膈肌收缩，腹腔内容物被向下、向前移动，胸腔变宽，容量增加。用力呼气时，腹肌收缩导致膈肌上移（图 28-1-2）。当腹内压增加所致膈肌向上移动或拉伸引起肺容量下降。

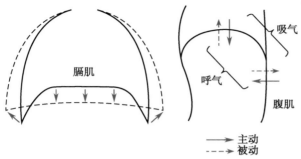

图 28-1-2　膈肌的呼吸运动
（摘自 West 呼吸生理学精要（第 10 版）

大多数胸壁异常与呼吸系统顺应性下降相关，例如胸廓畸形、脊柱侧弯、肥胖，甚至腹胀等，可导致肺总容量（total lung capacity，TLC）下降。然而，胸壁异常对 FRC 和 RV 的影响很难一概而论，必须考虑上述力量之间的平衡和胸壁病变后新的静态位置。由于在患有特定疾病后胸壁静态位置的容积通常高于 FRC，而胸壁位置更难以从静态位置改变，所以 FRC 将增加。罕见情况下，胸壁静息位置的容积会低于"正常"的 FRC，由于肺容量总是小于胸壁容积，FRC 将必然减少。当胸壁顺应性降低时，残气量一般会增多，但严重肥胖患者由于某些动力性因素（即胸壁过重压迫气道、呼气阻力增加、呼气时间延长和空气潴留）而出现残气量正常。

三、胸腔疾病

发生胸膜或胸膜腔中的疾病种类繁多，有些疾病可以原发于胸膜组织本身，继发于肺内病变，亦可来源于全身疾病：炎症、肿瘤、外伤、免疫反应、药物反应等，可以简要地归纳为以下三类，其影响主要是容量效应：

第一类，胸腔积气即气胸。主要由于肺组织的破裂，少数情况下亦可由于胸壁外伤。前者较为多见。依据肺表面破口的性状，气胸再分为单纯性、开放性和张力性三型。气胸的病理生理学已在本章第二节介绍。

第二类，胸腔积液，积液性质可为漏出液，亦可为渗出液。漏出液多见于淤血性心力衰竭、肝肾疾病、重度营养不良或梅格斯综合征等影响胸腔积液的生成与吸收的全身因素；渗出液多为局部炎症或影响胸腔积液吸收的其他局部因素所致，多为感染性炎症所致，癌症、尿毒症、肺梗死、结缔组织病。胸腔积液主要引起呼吸系统顺应性下降，引起限制性通气功能障碍。

第三类，主要为胸腔内肿瘤，胸腔内肿瘤多为恶性，常来自肺内或肺外器官的转移瘤，或为少见的原发于胸膜组织的间皮细胞瘤。胸腔内恶性肿瘤常伴发胸腔积液，多为血性，量多而持续增长；部分可在胸膜上仅见散在的肿瘤结节的集聚。确诊有待于原发肿瘤的发现、胸膜改变和胸腔积液内肿瘤细胞的辨认。除肿瘤外，尚有：①胸膜肥厚或胸膜钙化，大部分继发于胸腔积液之后；②纤维球，继发于渗出性胸腔积液之吸收过程中；③胸膜纤维瘤或脂肪瘤，甚为罕见。

（刘春峰　王玉静）

第二节　气　胸

一、概述

胸膜为薄而光滑的浆膜。覆盖肺表面的脏层名为脏胸膜，脏胸膜与肺实质紧密结合并折入肺裂内。衬覆胸腔内表面及纵隔两侧的名为壁胸膜。两部分在肺根部互相反折延续，围成左右两个完全封闭的潜在性腔，名为胸膜腔。腔内为负压，故脏、壁二层胸膜紧贴，呼吸时肺可随胸壁和膈的运动扩张或回缩，胸膜腔内有少许浆液，可减少脏、壁胸膜之间的摩擦。

正常人的胸膜及胸膜腔不直接与外界相通，致病因子经由肺侵犯胸膜而致病，胸膜疾病的发生常与肺部疾病有关。感染（细菌、病毒、真菌、寄生虫等）、肿瘤、药物过敏、结缔组织病和胸外伤等均可引起胸膜疾病，本节以气胸为例阐述其病理生理过程。

二、气胸的病理生理

胸部损伤时，空气经胸部伤口、肺、气管和食管破裂口进入胸膜腔中，造成正常负压消失，称为气胸（pneumothorax）。气胸可分为闭合性、开放性和张力性 3 类。根据胸膜腔积气量及肺萎陷程度可分为小量、中量和大量气胸。小量气胸是指肺萎陷程度在 30% 以下，中量气胸肺萎陷在

30%~50%,而大量气胸肺萎陷在 50% 以上。

气胸时,空气自由进入胸膜腔,使肺部分性萎陷。少量气胸没有症状。大量气胸引起肺限制性通气功能障碍。当气体在压力下可进入心包、腹腔或皮下组织,引起心包积气、气腹和皮下气肿。当张力性气胸时(图 28-2-1~ 图 28-2-3),当空气在

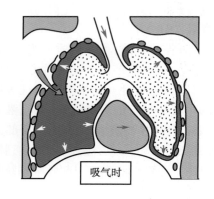

吸气时

呼气时

图 28-2-1　张力性气胸 A

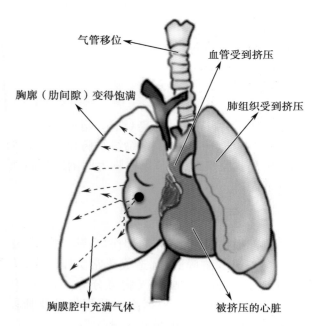

气管移位

血管受到挤压

胸廓(肋间隙)变得饱满

肺组织受到挤压

胸膜腔中充满气体

被挤压的心脏

图 28-2-2　张力性气胸 B

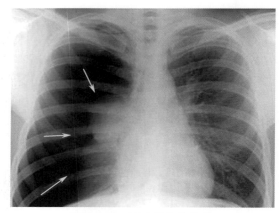

图 28-2-3　张力性气胸胸片

吸气时进入胸膜腔,却无法通过相同路径排出时,类似于单向阀导致气体在胸膜腔内积聚。肺实质向内的弹性回缩导致肺萎陷引起低氧血症。吸气时胸腔内压的增高会使纵隔移向气胸对侧,呼气时回移向患侧,即"纵隔扑动",影响静脉血回流入心脏,引起循环功能严重障碍。

三、支气管胸膜瘘

主支气管、肺叶支气管或肺段支气管与胸膜腔之间的瘘口伴有气漏称为支气管胸膜瘘(bronchopleural fistula,BPF)。肺叶切除是最常见的原因(图 28-2-4)。其他原因包括恶性肿瘤治疗包括放化疗、射频消融和微波消融等(图 28-2-5),胸部创伤、自发性气胸、ARDS、机械通气、感染性病变等。儿童发生率无相关报道,临床见于感染(图 28-2-6)、创伤和机械通气等。BRF 症状包括张力性气胸的急性症状和脓胸的亚急性症状。

四、连枷胸

是指相邻的 3 根或 3 根以上肋骨、每根同时出现 2 处或 2 处以上肋骨骨折所导致的部分胸壁浮动现象(图 28-2-7)。连枷胸的类型也受不同胸壁肌肉结构的影响。连枷胸通常是一种合并伤,可能导致较大的肺泡 - 动脉血氧分压差。连枷胸患者还存在发生肺炎、肺不张和急性呼吸窘迫综合征的高风险。连枷胸还常合并气胸和血胸。

五、病因

常见原因包括:①创伤性气胸。②医源性因素,如机械通气发生气压伤:实质性上是肺气压 /容积伤,出现如肺间质气肿、纵隔气肿、气胸、皮下气肿等,尤其再存在肺部炎症、哮喘等。③侵入性

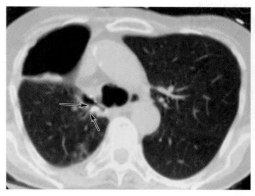
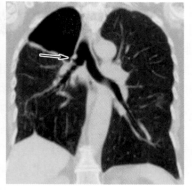

图 28-2-4　支气管胸膜瘘（肺叶切除后）

引自：Ho E, Srivastava R, Hegde P. Bronchopleural Fistula Closure With Amplatzer Device: Our Case and Reviewing a Decade of Experience [J]. J Bronchology Interv Pulmonol, 2020, 27(3): e41-e5.

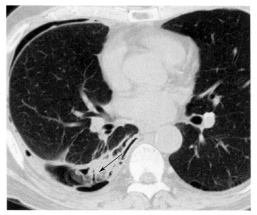

图 28-2-5　支气管胸膜瘘（肺部肿瘤病人通过支气管镜下硅胶栓塞封闭瘘口）

引自：Kodama H, Yamakado K, Murashima S, et al. Intractable bronchopleural fistula caused by radiofrequency ablation: endoscopic bronchial occlusion with silicone embolic material [J]. Br J Radiol, 2009, 82(983): e225-7.

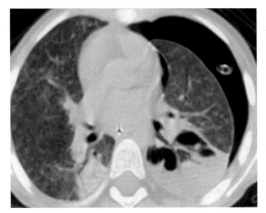

图 28-2-6　支气管胸膜瘘（免疫缺陷病患儿肺部感染后反复气胸，左后外侧开胸关闭瘘口后好转）

引自：Chaudhry I U H, Alshaer A, Al Jassas B, et al. Bronchopleural fistula in a 5- years old child with novel CARMIL 2 mutation: A rare disease and a rare case [J]. Ann Med Surg (Lond), 2021, 66: 102443.

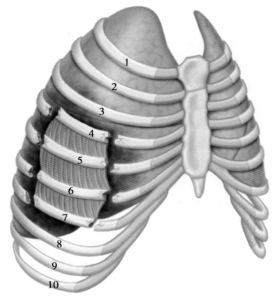

图 28-2-7　连枷胸

操作：气管切开部位过低，胸腔穿刺、锁骨下静脉置管时进针太深等。④肺部炎症损伤、先天性肺大疱、恶性组织细胞增多症、获得性免疫缺陷综合征（AIDS）等。⑤气道严重梗阻：如气管支气管异物、新生儿胎粪吸入综合征。⑥胸膜结构异常见于马方综合征、同型半胱氨酸尿症，前者胸膜和肺实质弹性蛋白或胶原成分异常，后者气胸原因不清，可能与平滑肌和胶原生成调节相关。⑦自发性气胸：常见高瘦体型的青少年。

六、临床表现

（一）典型临床表现

在原发病变的基础上，出现突发性剧咳、烦躁、发绀、气促。年长儿则诉胸痛、胸闷和气短。胸腔内大量积气时，膈肌下移，纵隔被挤压到对侧,气管和心脏(心尖冲动)向健侧移位,肝浊音界和心浊音界消失,呼吸困难加重,血压下降,脉细弱,出现低心排血量性休克。

张力性气胸是指患侧胸腔的气体只进不出或进多出少,使胸腔内压力增高,超过大气压而形成。随着胸腔内压力不断上升,纵隔移位加重,影响健侧肺的呼吸,严重者患侧胸膜通过胸骨后间隙疝向健侧形成纵隔气疝。这类患儿在临床上会出现严重的呼吸循环功能障碍,严重者可出现心搏、呼吸骤停。通常大多数张力性气胸患儿的显著临床表现是极度烦躁、呼吸机通气情况下出现自主呼吸和人机对抗、呼吸极度困难、低血压、心动过速和低氧血症。可能会发生肺力学改变,如气道阻力增高、肺顺应性下降、自发性呼气末正压呼吸。

(二)机械通气时的临床表现

机械通气期间,患儿发生气胸时的临床表现常不典型,难以早期发现,大约 30% 的 PICU 危重气胸患儿因为初始的胸部 X 线检查较轻而被漏诊,其原因是,在机械通气患儿,经典的气胸体征如呼吸音减弱、胸廓起伏变小、叩诊呈过清音等很难被发现。加之 PICU 嘈杂的环境和机械通气往往掩饰这些体征。另外,患儿基础疾病严重,基础疾病的症状和体征常掩盖气胸的表现也是一个原因。1/3~1/2 的气胸因漏诊而发展为张力性气胸。临床上,机械通气患儿气胸的敏感症状可通过 X 线检查和不明原因的呼吸功能下降而表现。逐渐恶化的低氧血症、气道峰压增高、肺顺应性下降都是气胸进展的信号。

当然,ARDS 患儿的低氧血症可能先于气胸表现出来,而不具有特异性。在机械通气患者,任何临床表现的恶化均应想到气胸发生的可能。ARDS 患者的气胸如未经处理进展为张力性气胸的风险非常高,因此应该被及早排除。

机械通气患者发生气胸后,进行胸腔闭式引流避免张力性气胸,如气漏超过 24h 或反复发生气漏,考虑支气管胸膜瘘可能,可行胸部 CT 和纤维支气管镜助诊,比如通过胸腔引流管注入亚甲蓝,纤维支气管镜下显示 BRF 瘘口(图 28-2-8)。BRF 主要出现于大潮气量通气。

七、诊断

机械通气患儿病情危重,并发气胸时病情快速进展且危急,而快速诊断较困难。机械通气期间出现病情恶化或下列情况应高度警惕并发气胸:

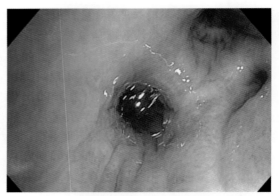

图 28-2-8　支气管胸膜瘘定位通过胸腔引流管注入亚甲蓝,纤维支气管镜下可见右上肺前段流出

引自:Sakata K K, Nasim F, Schiavo D N, et al. Methylene Blue for Bronchopleural Fistula Localization [J]. J Bronchology Interv Pulmonol, 2018, 25(1): 63-6.

1. 呼吸困难或进行性加重,部分为哮喘样发作或伴刺激性咳嗽,自主呼吸与呼吸机对抗。血氧饱和度下降,面色青紫,唇色发绀,上调 PEEP 或吸气压后缺氧无好转甚至恶化。

2. 查体发现患侧胸廓饱满而呼吸幅度小,呼吸音降低或消失,叩诊呈过清音或鼓音、发生侧胸廓逐渐抬高。胸腔内大量积气时,气管和心脏(心尖冲动)向健侧移位、膈肌下移、肝浊音界和心浊音界消失,张力性气胸或纵隔气肿时,出现呼吸困难加重、血压下降、脉细弱,甚至出现低心排血量性休克。

3. 影像学检查

(1)胸片是诊断气胸的可靠依据:发现一侧肺或肺的某区域透亮度增加,可与近期胸片比较。而平卧位胸片,少量气体积聚于前胸或横膈(前肋膈沟),而不是肺尖,容易漏诊。床旁半卧位胸片大多可明确有无气胸和肺压缩程度,明确气胸位置和知道引流管的位置。

(2)CT 检查是气胸检查的金标准:可明确气胸的部位和范围,但病重患者外出检查受限。

(3)床旁超声对机械通气合并气胸的诊断效果较好:以肺滑行和彗星尾同时消失为诊断标准,但需要掌握该项技能的人员才能完成。

4. 危重患者,不可过于依赖影像学检查,可谨慎进行胸腔穿刺,若抽出高压气体,在确诊同时可以为抢救赢得宝贵时间。

八、气胸的急救

张力性气胸可能出现呼吸窘迫、单侧呼吸音减低、颈静脉怒张及发绀,并引发血流动力学不稳定。若疑有张力性气胸,氧疗后仍有呼吸窘迫伴低氧血症、血流动力学不稳定时应立即治疗,而不是等待胸片确诊。常规穿刺点为患侧锁骨中线第2或第3肋间隙,采用50ml针筒即刻穿刺(不会损伤肺,也不必要在针筒末梢戴上指套)(图28-2-9)。张力性气胸如为局限性,可能胸腔穿刺术无效。胸腔穿刺减压后,通常会进行常规胸腔闭式引流术。注意:张力性气胸很快会发生心搏停止,且不进行穿刺减压,复苏不会成功。

复张性肺水肿发生于低肺容量时迅速再充气,特别是长期存在的气胸或肿瘤、黏液、血液阻塞引起肺部压力梯度很高时,可能会发生这种情况。当肺泡内压力变为负值,肺液含有高蛋白进入肺泡,而活性氧引起的再灌注损伤现象引起肺血管损伤。因此非紧急情况下肺重新扩张应缓慢进行。一般情况下大量气胸胸腔引流管放入无负压的水封平面下,随后摄片如果肺部没有完全充气,则再加负压。目前市售最常见的是三腔胸腔闭式引流瓶,第1腔是连接胸腔引流管的收集瓶,第2腔是水封瓶,第3腔是连接大气或负压的调压瓶,具体连接详见图28-2-10、图28-2-11。通常,胸腔穿刺术应限于成人约1 000ml(约10~20ml/kg),或监测胸膜压力不允许低于 $-20cmH_2O$。

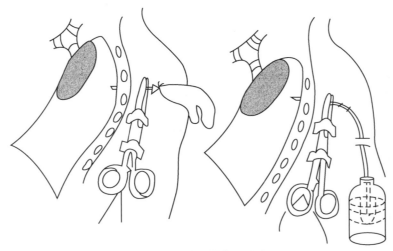

图 28-2-9　张力性气胸穿刺

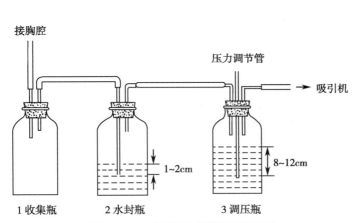

图 28-2-10　胸腔闭式引流结构原理

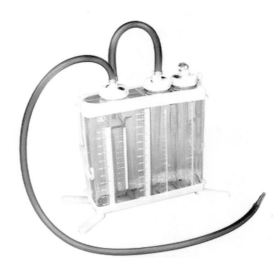

图 28-2-11　胸腔闭式引流瓶
(引自:葛均波,徐永健.内科学(第八版).北京:人民卫生出版社,2013.)

（刘春峰　杨　妮）

第三节　胸壁疾病的机械通气策略

一、概述

常见的胸壁疾病包括胸廓外伤、先天畸形,包括漏斗胸、脊柱后侧凸、胸廓成形术、纤维胸、腹部疾病,包括病态肥胖和腹水、胸壁肿瘤、强直性脊柱炎等。其中以胸廓创伤多见,小儿致伤原因多为:道路交通伤、高空坠落伤、机械损伤等。多为单侧,少数为双侧。小儿常见的胸廓损伤为肋骨骨折、胸骨骨折、肩胛骨骨折等。常伴有不同程度的肺挫裂伤、气胸、血胸。

二、临床应用

病例 1:患儿男,1.5 岁,发热、咳嗽 4 天、气促 1 天入院。加温湿化面罩吸氧下仍有气促,呻吟,三凹征阳性,肺部听诊可闻及密集湿啰音。胸部 CT 提示:双肺多发片状实变影,部分肺野呈毛玻璃样改变(图 28-3-1、图 28-3-2)。予以气管插管、机械通气,BiPAP 模式:FiO$_2$ 50%、PIP 26cmH$_2$O、PEEP 6cmH$_2$O、RR 30 次 /min、Ti 0.7s、SpO$_2$ 93%~97%。血清腺病毒抗体阳性,鼻咽拭子腺病毒抗原阳性。机械通气第 2 天,患儿出现突然烦躁、发绀、气促,人机对抗,血氧饱和度逐渐下降至 80% 左右。

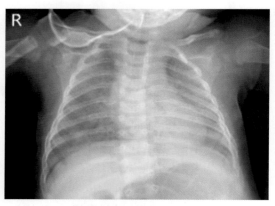

图 28-3-1　病例 1 胸片

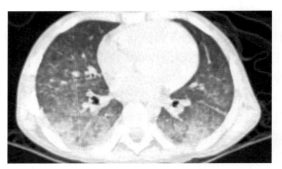

图 28-3-2　病例 1 胸部 CT

问题 1:病例 1 初步诊断为重症腺病毒肺炎、Ⅱ型呼吸衰竭,机械通气下突然出现血氧下降,考虑什么原因? 需行何种检查? 还需何种治疗?

主治医师查房发现左侧胸廓略隆起,听诊左肺呼吸音降低,叩诊过清音,肝浊音界和心浊音界消失,脉搏减弱,行胸部 X 线检查提示左侧气胸(图 28-3-3),立即采用 50ml 针筒,进行左胸穿刺,并上调吸入氧浓度,镇静,联系外科予以左侧胸腔闭式引流,有大量气体引出,治疗结果氧合改善,呼吸机参数逐渐下调。

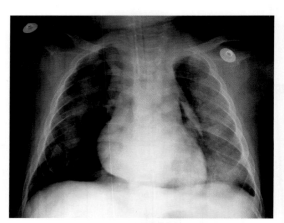

图 28-3-3　病例 1 病情变化后胸片

问题 2:该患儿为何会发生气胸? 气胸有哪些高危因素?

该患儿明确诊断为重症腺病毒肺炎,肺 CT 已显示多发实变,气胸是重症腺病毒肺炎的常见并发症。且患儿行机械通气,呼吸机参数较高,发生气压伤的可能性增加,机械通气时患儿突然发生临床状况恶化,应怀疑发生气胸的可能。

提示发生气胸高度危险的临床情况:

(1)高水平PEEP(>15cmH$_2$O)。

(2)高潮气量(>12ml/kg)和高分钟通气量。

(3)高气道峰压(>40cmH$_2$O)。

(4)ARDS患儿,尤其在病程晚期(2~3周)。

(5)肺部感染并发ARDS。

(6)行创伤性操作时(如胸腔穿刺术或导管置入术或纤维支气管镜、肺组织针吸活检术)。

(7)AIDS和肺孢子菌肺炎的患儿。

问题3:气胸下患儿机械通气的目标是什么?

机械通气的目标:①气胸常常伴有低氧血症或ARDS,解决低氧血症是最迫切的事情,吸氧和气体引流是气胸机械通气治疗的重要前提,气胸机械通气的目标是改善氧合,为破口愈合或通过特殊治疗促进愈合赢得时间;②气胸患儿机械通气的目的是使受压的肺保持适当的膨胀和维持适当的气体交换。这类患儿机械通气时应考虑采用各种措施来尽可能减少漏气和降低因机械通气对肺造成的损伤。从减少漏气的观点看,应该尽可能缩短机械通气时间,在具备条件时尽早地撤离呼吸机。

机械通气的通气策略:①如果撤机不可行,那么应该选择减少通气量和降低胸腔内压的"肺保护性策略"。肺保护性通气策略强调对潮气量进行限制,减少容量伤和气压伤,即小潮气量通气策略。同时给予一定程度的PEEP,可使更多肺泡维持在开放状态,以减少肺萎陷伤。可采用的通气策略:小潮气量(5~8ml/kg),限制气道平台压和适当PEEP水平,尽量使萎陷的肺泡复张,并保持呼气末肺单位的开放,避免吸气后屏气和肺开放手法,允许高碳酸血症,必要时使用镇静药和肌肉松弛剂保证肺保护性通气策略的实施。②对于儿科患者来说,用压力控制通气比较安全,可以较好地控制肺泡峰压。呼吸机参数的设置欲达到的目的是尽量减少跨肺压力梯度,使气体漏出最少而又能提供适当的气体交换,所以调节呼吸机参数的原则是用最低的气道峰压来维持一个最有效的肺泡通气量。PEEP设置的原则是能使血氧饱和度维持在88%、动脉氧分压维持在60mmHg前提下的最低PEEP水平。适当调高吸入氧浓度、呼吸频率和吸气时间。③气漏的患儿可采用高频振荡通气,超小潮气量,减少呼吸机相关肺损伤。

问题4:如果发生支气管胸膜瘘,如何处理?

机械通气时发生气胸,如持续胸腔闭式引流

下超过24h仍有气漏,需怀疑支气管胸膜瘘的可能。注意采用小潮气量通气,限制气道峰压和降低呼气末正压,缩短吸气时间、减慢呼吸频率、允许性高碳酸血症等通气策略。常规通气不成功,可选用高频振荡通气、肺隔离(单肺通气)等,难治性呼吸衰竭可采用体外膜氧合。纤维支气管镜下采用阻塞材料或支气管内活瓣的支气管内镜治疗减少漏气。在支气管镜观察到的小瘘(<5mm),可以采用阻塞材料封堵(图28-2-5)。气管近端的缺陷可采用气道支架。对于大的气管支气管瘘,既往有采用封堵器的报道。对于仅限于脏层胸膜的瘘,可以考虑单向支气管活瓣。

【专家点评】

气胸时机械通气的原则:①减少漏气;②减轻进一步的肺损伤;③纠正低氧血症;④减少氧耗,防止呼吸肌衰竭。采用低压力水平通气策略,以减少气胸的加重。如果患儿肺部损伤发生支气管胸膜瘘,治疗上应该采用保护性通气(降低潮气量和PEEP),必要时采用胸腔镜或外科手术。

> 病例2:患儿男,4岁,车祸外伤后气促3h入院。3h前车祸外伤,神志清,反常呼吸,左侧胸廓塌陷,胸部CT提示:左侧多根多处肋骨骨折,肺挫裂伤,左侧胸腔积液。外科行肋骨牵引及局部加压包扎治疗,同时予以疼痛控制,对症输血补液。患儿仍有呼吸困难,给予气道清理,吸引物有新鲜血性液体,面罩吸氧下(氧流量4L/min)血氧饱和度维持在83%左右,血气分析提示Ⅰ型呼吸衰竭。

问题1:病例1初步诊断为创伤性连枷胸、肺挫裂伤、胸腔积液,针对出现的Ⅰ型呼吸衰竭,还需何种治疗?

给予气管插管,插管内吸痰可见血性痰液吸出,连接机械通气,BiPAP模式:FiO$_2$60%、PIP 26cmH$_2$O、PEEP 6cmH$_2$O、RR 30次/min,Ti 0.7s、SpO$_2$ 87%~92%,外科会诊,连枷胸合并肺挫裂伤,早期不建议行胸廓固定术。

以往认为对连枷胸合并肺挫裂伤患者行机械通气是胸壁固定的最佳选择,气管插管或气管切开呼吸机辅助通气以减少无效腔量、清除气道内分泌物是常规标准。现今很多文献支持选择性气管插管,并非所有的患者都需要机械通气。对出现气体交换障碍和呼吸衰竭的患者应行气管插管。若患者原先存在肺部疾病或合并其他损伤,且存在无创呼吸支持不能纠正的呼吸衰竭时,需要机械通气。通气策略的选择需因人而异,保证既能最佳改善氧供,又可最大限度减少继发性呼吸机相关肺损伤。

胸部创伤的机械通气适应证:①连枷胸伴胸壁的矛盾运动、呼吸急促、低氧血症、高碳酸血症;②肺挫伤伴呼吸急促和严重低氧血症;③肋骨骨折伴严重胸痛,需大剂量的镇痛药治疗;④剖胸手术后;⑤血流动力学不稳定,尤其是呼吸功能储备处于边缘状态或发生呼吸衰竭(如低氧血症和高碳酸血症);⑥伴严重的其他损伤(如颅脑损伤)。

通气策略包括保护性低潮气量、允许性高碳酸血症、增加内源性或外源性 PEEP 等,这些方法既可提高氧合、增加肺容量,也可使肺复张且保持扩张状态。

问题 2:机械通气 4h 后出现血氧饱和度下降至 80% 以下,氧合不能维持,考虑什么原因导致病情恶化?

患儿左肺听诊呼吸音较入院时减弱,机械通气下左肺叩诊鼓音,胸片提示左肺气胸,胸腔积液较前增多,考虑创伤性连枷胸并发症,行胸腔闭式引流术,可见新鲜血性液体及气体引出,患儿氧合改善,血氧饱和度维持在 95% 以上。

【专家点评】

对出现气体交换障碍和呼吸衰竭的创伤性连枷胸患者应行气管插管,若患者原先存在肺部疾病或合并其他损伤,且存在无创呼吸支持不能纠正的呼吸衰竭时需要机械通气。通气时应增加内源性或外源性 PEEP,使肺泡内压力增高,减少毛细血管渗出,促进血管外液吸收,有利于肺部出血的消退。病情稳定后 PEEP 应缓慢下降。

(刘春峰 王玉静)

参考文献

1. MERCIECA C, VAND HIE, BORG AA. Pulmonary, renal and neurological comorbidities in patients with ankylosing spondylitis; implications for clinical practice. Current Rheumatology Reports, 2014, 16 (8): 434.

2. SHNEERSON JM. The cardiorespiratory response to exercise in thoracic scoliosis. Thorax, 1978,33 (4): 457-463.

3. JONES RS, KENNEDY JD, HASHAM F, et al. Mechanical inefficiency of the thoracic cage in scoliosis. Thorax, 1981, 36 (6): 456-461.

4. YIYIT N, IŞ TMANGIL T, ÖKSÜZ S. Clinical Analysis of 113 Patients With Poland Syndrome. The Annals of Thoracic Surgery, 2015, 99 (3): 999-1004.

5. LOISELLE A, PARISH JM, WILKENS JA, et al. Managing iatrogenic pneumothorax and chest tubes. Journal of Hospital Medicine, 2013, 8 (7):402-408.

6. VINSON DR, BALLARD DW, HANCE LG, et al. Pneumothorax is a rare complication of thoracic central venous catheterization in community EDs. American Journal of Emergency Medicine, 2015, 33 (1): 60-66.

7. GARG SK, GARG P, ANCHAN N, et al. Iatrogenic bilateral simultaneous pneumothorax: call for vigilance. Indian J Crit Care Med, 2017, 21 (9): 607-609.

8. MAURY É, PICHEREAU C, BOURCIER S, et al. Diagnostic ultrasound in pneumothorax. Rev Mal Respir, 2016, 33 (8): 682-691.

9. RAIMONDI F, MIGLIARO F, CAPASSO L. Lung ultrasound diagnosis of pneumothorax and intervention: the fundamental role of clinical data. J Emerg Med, 2017, 52 (2): 242.

10. DEHGHAN N, DE MESTRAL C, MCKEE MD, et al. Flail chest injuries: a review of outcomes and treatment practices from the National Trauma Data Bank. J Trauma Acute Care Surg, 2014, 76: 462.

11. GAMBLIN TC, DALTON ML. Flail chest caused by penetrating trauma: a case report. Curr Surg, 2002, 59: 418.

12. VELMAHOS GC, VASSILIU P, CHAN LS, et al. Influence of flail chest on outcome among patients with severe thoracic cage trauma. Int Surg, 2002, 87: 240.

13. NIRULA R, DIAZ JJ JR, TRUNKEY DD, et al. Rib fracture repair: indications, technical issues, and future directions. World J Surg, 2009, 33: 14

14. DRINHAUS H, ANNECKE T, HINKELBEIN J. Chest decompression in emergency medicine and intensive care. Anaesthesist, 2016, 65 (10): 768-775.

15. HAYNES D, BAUMANN M. Management of pneumothorax. Seminars in Respiratory and Critical Care Medicine, 2010, 31 (06): 769-780.

16. CELIK B, SAHIN E, NADIR A, et al. Iatrogenic pneumothorax: etiology, incidence and risk factors. Thorac Cardiovasc Surg, 2009, 57 (5): 286-290.

17. SHIEH L, GO M, GESSNER D, et al. Improving and sustaining a reduction in iatrogenic pneumothorax through a multifaceted quality-improvement approach. J Hosp Med, 2015, 10 (9): 599-607.

18. GROTBERG JC, HYZY RC, DE CARDENAS J, et al. Bronchopleural Fistula in the Mechanically Ventilated Patient: A Concise Review. Critical Care Medicine, 2021, 49 (2): 292-301.

第二十九章　先天性呼吸系统疾病的机械通气策略

第一节　先天性咽喉部疾病

一、概述

先天性咽喉疾病包含先天性鼻咽闭锁（congenital nasopharyngeal atresia）、先天性喉软化（congenital laryngomalacia）、先天性喉囊肿（congenital laryngeal cysts）、先天性喉麻痹（congenital laryngeal paralysis）、先天性喉蹼（congenital laryngeal web）等多种先天畸形，下面分别介绍。

（一）先天性鼻咽闭锁

先天性鼻咽闭锁（congenital nasopharyngeal atresia）分为双侧鼻咽腔闭锁和单侧鼻咽腔闭锁，生后不久即出现鼻腔堵塞导致的呼吸困难、发绀等症状。合并后鼻孔闭锁可为骨性、膜性和混合性，女比男发病率高2倍。

1. 病理生理　主要病理改变为胎儿期颊咽膜的未完全破裂而造成，常与后鼻孔闭锁同时存在。

2. 临床表现　症状与闭锁类型、程度及年龄相关，新生儿双侧完全性闭锁，常表现为"周期性呼吸困难"，儿童表现为鼻塞、嗅觉减退或消失、打鼾、张口呼吸、闭塞性鼻音或含混不清。

（二）先天性喉软化

先天性喉软化（congenital laryngomalacia）占喉部先天畸形的50%~75%，曾用名先天性喉喘鸣（congenital laryngeal stridor）、先天性喉软骨发育不良、喉气管软化症（laryngotracheal malacia）等，是一组吸气时声门上组织（会厌、杓状软骨和杓会厌皱襞）向喉内塌陷造成呼吸道梗阻的临床病理生理现象（图29-1-1）。

1. 病理生理　发病机制不清，可能由于解剖学因素、神经肌肉因素及炎症因素（如胃食管反流刺激导致炎症反应）等导致喉软化，引起声门上部软组织向喉内塌陷引起的气道梗阻。

2. 临床表现　通常出生后4~6周表现出临床症状，以间歇性吸气相喉喘鸣为典型表现，仰卧位、进食、哭闹、激惹及罹患上呼吸道感染时加重，可伴有吸气性呼吸困难。6~8周症状严重程度达到高峰，2岁左右多能自行缓解。迟发性喉软化发生于2岁以后，是一个独立的类型。根据欧洲喉科协会制定的标准，喉软化症分为3度：①轻度，轻度吸气性喘鸣，伴或不伴喂养时咳嗽。②中度，吸气性喘鸣，伴有喂养困难，伴或不伴体重下降，无生长停滞；进食时咳嗽或者窒息、咽气、频繁反流、轻度发绀或呼吸暂停。③重度，喉吸气性喘鸣伴缺氧表现，如发绀、呼吸困难等。

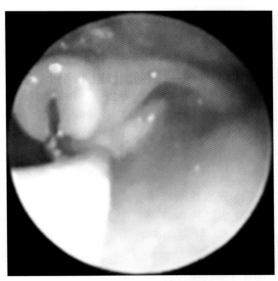

图29-1-1　先天性喉软化

（三）先天性喉囊肿

先天性喉囊肿（congenital laryngeal cysts）可分为喉小囊囊肿（laryngeal saccular cysts）和喉气囊肿（laryngocele），前者又称为喉黏液囊肿（laryngeal mucoceles）、喉小囊黏液囊肿（laryngeal saccular mucoceles），多见于婴儿；后者亦称喉膨出，多见于

成人。喉小囊囊肿指喉部的囊肿样病变,见于声门上一侧或会厌、会厌谷、杓会厌襞、喉室或梨状窝(图29-1-2)。

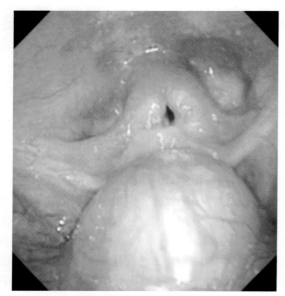

图29-1-2 先天性喉囊肿

1. **病理生理** 喉小囊囊肿系胚胎发育异常所致喉黏液腺管口阻塞,形成潴留囊肿。囊肿不与喉腔相通,不向喉室引流,喉小囊内充满黏液,逐渐膨胀扩张,可进行性喉梗阻。

2. **临床表现** 分为喉侧型与喉前型,前者常扩展到室带和杓会厌襞、会厌或喉侧壁;后者位于室带和声带之间,比较小,向内伸展到喉腔。喉喘鸣最常见,可为吸气性或吸呼双相性,多持续,侧卧位减轻。伴哭声低弱,声音嘶哑,严重者可有呼吸或吞咽困难。可影响生长发育,呛奶易诱发反复呼吸道感染,囊肿破裂或穿刺不当可以引起误吸导致窒息。

(四)先天性喉麻痹

喉麻痹又称声带麻痹。先天性喉麻痹(congenital laryngeal paralysis)占儿童先天性呼吸道疾病的第二位。是婴幼儿喉喘鸣的第二大原因(图29-1-3、图29-1-4)。

1. **病理生理** 双侧声带麻痹多由于先天性或特发性因素造成,小部分则源于中枢神经系统的疾病,比如脑积水、小脑扁桃体下疝畸形等。单侧声带麻痹可由于产伤因素、医源性因素,比如动脉导管未闭手术、气管内插管术,或一些特发性因素造成。

2. **临床表现** 临床上可分为单侧声带麻

痹和双侧声带麻痹。喉返神经功能障碍时可出现声带外展、内收或肌张力松弛三种类型的麻痹。单侧声带麻痹临床症状不明显,可有轻度喉喘鸣或偶发食物误吸。年龄较大者可出现发声功能障碍,同时可伴有食物误吸。双侧声带麻痹是小儿耳鼻咽喉科的急诊疾病,表现为高调的吸气性喘鸣而嗓音多无异常。一些严重的病例需要立即进行气管内插管。此外,双侧声带麻痹容易造成食物误吸,并可能导致反复发生的吸入性肺炎。

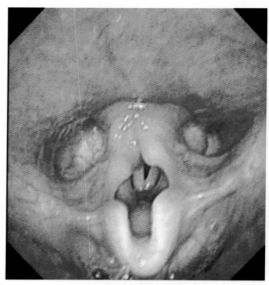

图29-1-3 单侧声带麻痹

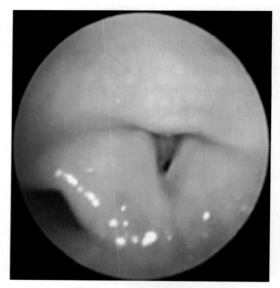

图29-1-4 双侧声带麻痹

(五)先天性喉蹼

喉蹼指喉腔内存在先天性膜状物。先天性喉

蹼(congenital laryngeal web)的发病率位列先天性喉部疾病的第三位(图29-1-5)。

1. **病理生理**　形成消化道的"前肠"和形成呼吸道的原始"憩室"各自发育,在声门区融合成为原声门杓间区封闭的上皮。胚胎8周时该封闭的上皮开始吸收,10周时重建管道。若管道内组织吸收不完全,就可能形成先天性喉蹼或先天性喉闭锁。由于管道内组织的吸收过程自后向前,故以声门前部喉蹼多见。其发生可能与染色体22q11.2微缺失有关。

2. **临床表现**　喉蹼可以在喉的任何平面横跨过喉腔,最常见的是声门型喉蹼,多位于声门区浅部,其次为声门下和声门上型。按声门阻塞程度将喉蹼分成4个类型:Ⅰ型声门阻塞小于35%;Ⅱ型声门阻塞35%~50%;Ⅲ型声门阻塞50%~70%;Ⅳ型声门阻塞70%~90%。发生在不同部位的喉蹼临床表现各不相同,其严重程度则多与气道的阻塞程度有关,可表现为发声困难、声嘶、喘鸣及气道梗阻等。范围较大的喉蹼患儿,于出生后无哭声、有呼吸困难或窒息,有呼噜样喉鸣音,吸气时有喉阻塞现象,常有口唇发绀及不能吮乳等症状。喉蹼中度大者,喉腔尚可通气,但声音嘶哑伴吸气性呼吸困难。喉蹼较小者,则哭声低哑,无明显呼吸困难;发声时此膜褶皱,隐藏于声带之下或被挤到声带上部突起如声门肿物,当吸气时又展开呈膜状。

二、机械通气适应证

先天性咽喉部疾病患儿根据病因的不同、病情的严重程度及临床表现可有极大差异,如轻度

喉软化患儿可能仅表现为运动、吃奶时喉鸣,而重度者可表现为生长发育迟缓、严重呼吸困难。合并呼吸道感染时均可能致呼吸困难加重甚至呼吸衰竭,未明确疾病具体分类前,如病情允许应首选无创持续气道正压通气(noninvasive continuous positive airway pressure,NCPAP)。因一旦气管插管机械通气(有创机械通气),可能导致声门处水肿从而撤机困难,同时难以进一步检查明确病因。但对于有明确有创通气指征者,不宜应用NCPAP替代气管插管机械通气。

下列情况应避免NCPAP治疗:①心跳或呼吸停止;②自主呼吸微弱,频繁呼吸暂停;③气道分泌物多,咳嗽无力,气道保护能力差,误吸危险性高;④失代偿性休克;⑤大量上消化道出血;⑥频繁呕吐;⑦鼻咽腔永久性的解剖异常;⑧颈面部创伤、烧伤及畸形;⑨近期面部、颈部、口腔、咽腔、食管及胃部手术后;⑩先天性膈疝。

有创机械通气指征:①轻至中度的呼吸困难,表现为呼吸急促,出现三凹征及鼻翼扇动、皮肤发绀;②动脉血气异常:pH<7.35,动脉血二氧化碳分压($PaCO_2$)>50mmHg(1mmHg=0.133kPa)或动脉血氧分压/吸入氧浓度(P/F)<250mmHg;③NCPAP治疗无效的替代治疗。

气管插管注意事项:①暴露声门应迅速正确;②遇插管困难需反复插管时,如麻醉转浅,必须重新加深麻醉并确保有效供氧,不应勉强插管,否则,易造成插管损伤,尤其损及咽腭弓甚至危及生命,后期易导致声门下瘢痕狭窄;③导管进入声门动作要轻柔,采用旋转导管作推进的手法,避免暴力,如导管过粗应立即更换备用导管;④如

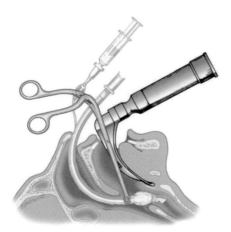

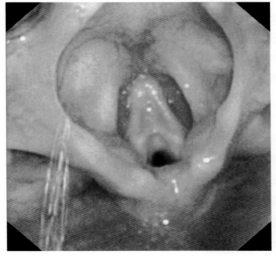

图29-1-5　喉蹼

遇肥胖或喉结过高、声门无法看清的患儿,可请助手按压喉结部位以显露声门,有条件的医院,可采用可视喉镜或气管镜辅助插管;⑤插管完成后要及时判断导管是否误入食管或滑出。

气管切开指征:上述咽喉部疾病绝大多数情况不需气管切开,但严重喉蹼、严重喉麻痹导致反复插管失败缺氧难以缓解的,可考虑紧急气管切开,严重喉麻痹导致长期难以撤除呼吸机的,可考虑气管切开。儿童气管较成人狭窄,气管切开可导致更多并发症发生,务必要慎重。

> 病例:患儿男,4个月,主诉:喉鸣3月余,发热、咳嗽伴呼吸费力2天。既往有喉鸣病史,平素吃奶易呛咳。入科查体:T 37.7℃、P 182次/min、R 53次/min、鼻导管1L/min吸氧下SpO_2 88%。神志清,烦躁状,鼻翼扇动,口唇轻度发绀,呼吸急促,三四征阳性。双肺可闻及少许痰鸣音及喉鸣传导音。心音有力,心律齐,心前区未闻及杂音。腹软,肝脏肋下2cm,质软,脾脏未触及。神经系统查体未见异常。胸片示:两肺纹理粗,多模糊。查动脉血气:pH 7.30、$PaCO_2$ 53mmHg、PO_2 58mmHg。

问题1:首先应给予什么样的处理?

患儿存在呼吸困难,伴有经皮血氧饱和度下降,血气分析提示二氧化碳潴留,氧分压低,患儿有喉鸣病史,应首选给予无创辅助通气。

问题2:为明确诊断,进一步应完善什么检查?

病情允许,尽快完善咽喉部CT、电子鼻咽喉镜检查明确病因。

问题3:如给予NCPAP 1h后患儿仍有明显呼吸困难表现,复查血气分析较前无改善,应如何处理?

经NCPAP治疗呼吸困难仍不缓解,血气分析较前无改善,应积极给予气管插管有创机械通气。

问题4:何时撤机?撤机时要注意的问题?

撤机时机:①引起机械通气的原因解除或诱因排除,解决畸形问题可能需要呼吸介入或耳鼻喉科酌情手术;②患儿呼吸机参数接近其生理参数;③患儿具备自主呼吸能力、吞咽反射及咳嗽反射;④具备以上条件,尽早撤除呼吸机。需要注意的是,由于该类疾病引起呼吸困难并导致机

械通气的原因主要与先天性气道发育异常有关,故机械通气时患儿呼吸机参数可能接近生理参数,但如原发畸形未能解决,撤机后呼吸困难可能反复导致再次上机。另有一些瘢痕体质的患儿,插管时的损伤可能导致声门下狭窄,故插管时需注意防止暴力,避免损伤。

注意事项:

(1)此类患儿给予机械通气常见原因为呛咳窒息、感染,解除引起机械通气因素是撤机是否成功的关键;病情允许的情况下应尽早撤呼吸机。

(2)撤机前需要重新评估自主呼吸、咳嗽排痰及气道维持能力。

(3)常需要无创机械通气过度治疗,并注意患儿体位、避免刺激等。

(4)撤机后加强监测,做好抢救及再次机械通气的准备。

【专家点评】

先天性喉部疾病进行机械通气支持,常需要综合临床和局部解剖,一方面考虑上呼吸梗阻,另一方面考虑插管并发症等长期预后。能无创通气尽量无创通气。

三、热点聚焦

(一)发展动态

目前随着软、硬支气管镜技术的发展,可行呼吸介入治疗多种咽喉部畸形,如钬激光处理会厌软化,利用瘢痕形成的原理改善患儿通气困难,但对喉麻痹目前仍缺乏非常有效的干预手段,气管切开或能解决部分问题,但并发症较多。

(二)争议焦点

由于疾病的病因、严重程度及合并症等不同,临床表现差异很大,治疗难度亦有较大差别,当患儿出现气道梗阻时高级气道建立往往困难,而且无创通气效果不确定,需要严密观测评估无创通气效果,必要时需要立即气管切开给予辅助呼吸。先天性喉囊肿、先天性喉蹼多可通过手术治疗得到改善,轻中度先天性喉软化随年龄增长,2岁左右多能自行缓解,但重度软化患儿可能需呼吸介入治疗,合并重度气道软化的患儿可能还需支架置入。先天性喉麻痹患儿治疗较困难,严重病例可能需气管切开。目前先天性喉软化、先天性喉麻痹尚缺乏具有权威指导价值的指南或专家共识。

（三）疑难问题

1. 如何提高创通气效果。

2. 高级气道建立问题。

3. 撤机困难问题及气管切开时机问题。

4. 病因治疗方法选择（保守治疗、外科手术、呼吸介入等）。

第二节　先天性气道畸形

一、小颌畸形综合征

小颌畸形综合征（Pierre-Robin syndrome）指以先天性小颌畸形、舌下垂、腭裂及吸气性呼吸道阻塞为特征的综合征，具有较高的死亡率。1923年法国口腔科医生 Pierre Robin 首先报道。

（一）病因机制

可能与遗传及环境因素有关。宫内巨细胞病毒感染、染色体表达异常在本综合征中起重要作用。一般认为发生于胚胎前 4 个月，由下颌骨髁状突生发中心受到干扰抑制所致，孕期时的营养不良、使用某些药物、放射线及某些毒素中毒均可诱发种种畸形，出现包括腭裂、舌下垂三联症等，Douglas 观察到出生后如能获得充分营养，小颌畸形能在 6~8 个月内发育到接近正常。尽管如此，本病的真正原因还不明确，亦无遗传因素方面的足够证据。近年来已明确本畸形与胎内巨细胞病毒感染有关。从妊娠第 4 周起到妊娠末期，均可发生该病毒的感染。受感染的产妇年轻初产者居多，母亲的临床体征可不明显，病毒经胎盘感染胎儿，妊娠期感染发生越早，胎儿受累程度越重。

（二）临床表现

主要表现为下颌骨发育不全（小颌畸形或颌后缩）、舌后坠及气道梗阻，58%~90% 伴有腭裂或高腭弓，重者可存在呼吸及喂养困难。新生儿期主要表现为喂养困难、吸气性呼吸困难、阵发性发绀。症状在仰卧位加剧、俯卧位减轻。易并发吸入性肺炎、营养不良及代谢紊乱，常合并智力低下，可伴发先天性心脏病、眼内斜视、唇裂、先天性青光眼、视网膜脱离及内斜视等畸形（图29-2-1）。

（三）适应证

优先选择无创通气模式。

1. 无创通气的适应证

（1）侧卧位、俯卧位呼吸做功明显增加，出现呼吸频率明显增快、三凹征阳性或鼻翼扇动等。

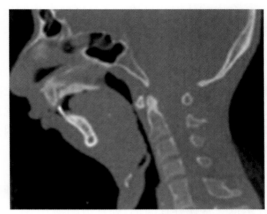

图 29-2-1　小颌畸形综合征

（2）$PaO_2 < 50mmHg$，尤其是吸氧后仍 $< 50mmHg$，$PaCO_2 > 60mmHg$（或在原来 $PaCO_2$ 基础上进行性升高），pH 进行性下降。

2. 有创通气的适应证

呼吸衰竭经无创通气治疗后效果不佳，呼吸困难表现仍明显加重，$PaO_2 < 50mmHg$，$PaCO_2$ 仍较前进行性升高。

（四）呼吸机参数设置

1. 无创通气（NCPAP）

初始压力为 4~6cmH_2O，可逐渐提高，但一般不超过 10cmH_2O。流量为：婴儿，6~12L/min；儿童，8~12L/min。氧浓度：根据氧合情况调整，持续吸入氧浓度以小于 40% 为宜。

BiPAP 模式，初始参数为呼气压 $4cmH_2O$，吸气压 $8~10cmH_2O$，呼吸频率 20 次 /min 左右。在 5~20min 内增加至合适水平。

2. 有创机械通气

氧浓度尽可能低的情况下，以维持 PO_2 为 60~90mmHg，$PaCO_2$ 维持在 35~45mmHg 为标准。正确的通气调整以血气分析结果为基础。

3. 机械通气参数调节注意事项

若不合并肺部感染，无论用哪种机械通气方法，呼吸机的各项参数均不能设得太高，尽量接近生理指标，避免造成肺的损伤。

（五）撤机

机械通气时间不宜过长，合并肺部感染患儿感染控制后，一旦病情允许，尽早撤机。

二、特雷彻·柯林斯综合征

特雷彻·柯林斯综合征（Treacher-Collins syndrome）是一种累及颅面部发育的常染色体显性遗传病。1846 年首次报道，1900 年有学者首次提出颧骨和下眼睑的缺损是主要特征，1949 年对其已有较全面的认识和描述。文献以散发病例报告为主。

（一）病理生理

病因不明，可能与胚胎 7~8 周以前第一、二对鳃弓发育异常有关，孕早期接触射线、胎位异常、代谢紊乱、药物中毒等是诱发因素。已发现的基因变异超过 100 个，常见的 3 个相关基因是 *TCOF1*（占 78%~93%）、*POLR1C* 和 *POLR1D*。

（二）临床表现

颧骨发育不全、眼裂下斜、下睑缺损和下颌骨发育不良。常伴外耳畸形、外耳道闭锁、中耳发育不良、传导性听力障碍、耳前窦道、鼻畸形及唇裂畸形、颧弓发育不良和面横裂等表现。部分病例有智力发育迟缓。颌面部异常常会导致阻塞性睡眠呼吸暂停（图 29-2-2）。

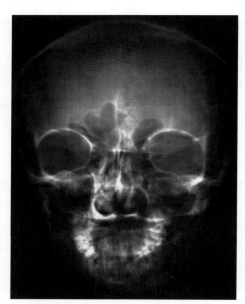

图 29-2-2　特雷彻·柯林斯综合征

（三）适应证

由于颌面部的发育畸形影响无创通气的固定，从而影响通气效果。因此，不推荐无创通气模式。有创通气的适应证如下：

（1）呼吸做功明显增加，出现呼吸频率明显增快、三凹征阳性或鼻翼扇动等。

（2）$PaO_2<50mmHg$，尤其是吸氧后仍<50mmHg；$PaCO_2>60mmHg$（或在原来 $PaCO_2$ 基础上进行性升高），pH 进行性下降。

（四）呼吸机参数设置

1. 基础设置　氧浓度尽可能低的情况下，以维持 PO_2 为 60~90mmHg，$PaCO_2$ 维持在 35~45mmHg 为标准。正确的通气调整以血气分析结果为基础。

2. 机械通气参数调节注意事项　先天性气道畸形的患儿若不合并肺部感染，无论用哪种机械通气方法，呼吸机的各项参数均不能设得太高，尽量接近生理指标，避免造成肺的损伤。

（五）撤机

机械通气时间不宜过长，合并肺部感染患儿感染控制后，一旦病情允许，尽早撤机。

三、先天性气管性支气管

先天性气管性支气管（congenital tracheal bronchus）指异常分支的支气管起源于气管隆嵴上方 2cm 以内，多发生于右后侧壁。1785 年由荷兰解剖学家描述。

（一）病理生理

原因不明，可能与胚胎发育第 4~8 周引起组织和器官分化异常的因素有关。因没有气道半径及气道阻塞的问题，所以不合并肺部感染机械通气时，与正常机械通气无明显区别。

（二）临床表现

国内大部分文献将其分为移位型和额外型。气管性支气管患儿部分无临床症状，于胸 CT、支气管造影或支气管镜检查时偶然发现，也可表现为持续咳嗽喘息、咳血、呼吸困难、反复右上肺叶肺炎或因气道阻塞引起肺不张等。症状明显的患儿常合并先天性心脏病、气管狭窄、唐氏综合征等（图 29-2-3）。

（三）适应证

单纯气管支气管一般不需进行机械通气。合并肺部感染时是该病行机械通气的主要原因，根据肺部感染情况选择机械通气方式。

1. 无创通气的适应证

（1）轻至中度的呼吸困难，表现为呼吸急促，出现三凹征及鼻翼扇动，皮肤发绀等。

（2）动脉血气异常：pH<7.35，动脉血二氧化碳分压（$PaCO_2$）>50mmHg（1mmHg=0.133kPa）或动脉血氧分压 / 吸入氧浓度（P/F）<250mmHg。

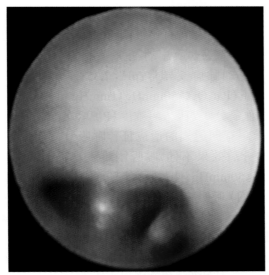

图 29-2-3　先天性气管性支气管

2. 有创通气的适应证　呼吸衰竭经无创通气治疗后效果不佳，呼吸困难表现仍明显加重，PaO_2<50mmHg，伴（或不伴）$PaCO_2$>60mmHg。

（四）呼吸机参数设置

1. 无创通气（NCPAP）　初始压力为 4~6cmH_2O，可逐渐提高，但一般不超过 10cmH_2O。流量为：婴儿，6~12L/min；儿童，8~12L/min。氧浓度：根据氧合情况调整，持续吸入氧浓度以小于 40% 为宜。

BiPAP 模式，初始参数为呼气压 4cmH_2O，吸气压 8~10cmH_2O，呼吸频率 20 次 /min 左右。在 5~20min 内增加至合适水平。

2. 有创机械通气　在氧浓度尽可能低的情况下，以维持 PaO_2 为 60~90mmHg，$PaCO_2$ 维持在 35~45mmHg 为标准。正确的通气调整以血气分析结果为基础。

（五）撤机

肺部感染患儿感染控制后，一旦病情允许，尽早撤机。

四、气管支气管憩室

气管支气管憩室（tracheobronchial diverticula）为多种原因引起的气管局部良性病变，表现为向气管外的膨出。多见于右侧气管后壁。1838 年首次报道。

（一）病理生理

胚胎期支气管发育不完全可形成残余性突起，气管支气管黏膜及黏膜下层可以通过发育异常的气管软骨环及软骨间膜局部向外突出，两者都可形成憩室。一般见于气管的后壁，即气管软骨环的缺口处或气管的膜部，憩室常有较狭窄的颈部。这些病变一般偏于右侧，因气管左后壁与食管紧邻，不易发生。

（二）临床表现

气管憩室在组织学上分成 4 型：Ⅰ 型指黏液腺管囊状扩张；Ⅱ 型指气管膨出；Ⅲ 型表现为憩室开口宽大并伴有巨大气管、支气管；Ⅳ 型指存在发育不良的气管残端。临床表现为先天性喘鸣，反复肺右上叶不张或肺炎迁延不愈。年长儿、成人患者可出现咳嗽、咳痰、咯血、胸痛等症状，可合并其他先天性畸形，如支气管囊肿、巨气管支气管症、先天性心脏病等（图 29-2-4）。

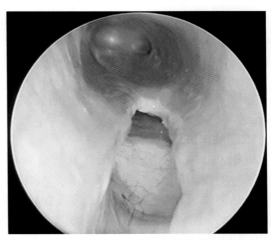

图 29-2-4　气管支气管憩室

（三）适应证

单纯气管支气管一般不需进行机械通气。合并肺部感染时需行机械通气时，根据病情选择机械通气方式。

1. 无创通气的适应证

（1）轻至中度的呼吸困难，表现为呼吸急促，出现三凹征及鼻翼扇动，皮肤发绀等。

（2）动脉血气异常：pH<7.35，动脉血二氧化碳分压（$PaCO_2$）>50mmHg（1mmHg=0.133kPa）或动脉血氧分压 / 吸入氧浓度（P/F）<250mmHg。

2. 有创通气的适应证　呼吸衰竭经无创通气治疗后效果不佳，呼吸困难表现仍明显加重，PaO_2<50mmHg，伴（或不伴）$PaCO_2$>60mmHg。

（四）呼吸机参数设置

1. **无创通气（NCPAP）**　初始压力为 4~6cmH₂O，可逐渐提高，但一般不超过 10cmH₂O。流量为：婴儿，6~12L/min；儿童，8~12L/min。氧浓度：根据氧合情况调整，持续吸入氧浓度以小于 40% 为宜。

BiPAP 模式，初始参数为呼气压 4cmH₂O，吸气压 8~10cmH₂O，呼吸频率 20 次/min 左右。在 5~20min 内增加至合适水平。

2. **有创机械通气**　氧浓度尽可能低的情况下，以维持 PO₂ 为 60~90mmHg，PaCO₂ 维持在 35~45mmHg 为标准。正确的通气调整以血气分析结果为基础。

（五）撤机

肺部感染患儿感染控制后，一旦病情允许，尽早撤机。

五、先天性气管食管瘘

先天性气管食管瘘（congenital tracheoesophageal fistula）是由于先天性胚胎发育异常形成的气管或支气管与食管间的瘘道。1929 年首次报道。

（一）病理生理

原因不明，一般认为胚胎原肠的前肠发育异常所致。

（二）临床表现

根据 Ladd-Gross 分型先天性气管食管瘘可分为 5 种类型，其中 V 型无食管闭锁。临床症状主要包括咳嗽、反复呼吸道感染、进流食时呛咳、口臭、咯血；可继发肺脓肿、肺不张、支气管扩张（图 29-2-5）。

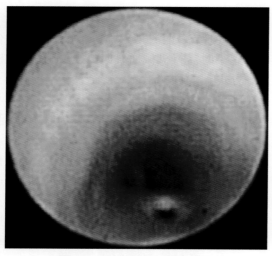

图 29-2-5　先天性气管食管瘘

（三）适应证

单纯先天性气管支气管食管瘘一般不需进行机械通气。合并肺部感染需行机械通气时，根据病情选择机械通气方式。

1. **无创通气的适应证**

（1）轻至中度的呼吸困难，表现为呼吸急促，出现三凹征及鼻翼扇动、皮肤发绀等。

（2）动脉血气异常：pH<7.35，动脉血二氧化碳分压（PaCO₂）>50mmHg（1mmHg=0.133kPa）或动脉血氧分压/吸入氧浓度（P/F）<250mmHg。

2. **有创通气的适应证**　呼吸衰竭经无创通气治疗后效果不佳，呼吸困难表现仍明显加重，PaO₂<50mmHg，伴（或不伴）PaCO₂>60mmHg。

（四）呼吸机参数设置

1. **无创通气（NCPAP）**　初始压力为 4~6cmH₂O，可逐渐提高，但一般不超过 10cmH₂O。流量为：婴儿，6~12L/min；儿童，8~12L/min。氧浓度：根据氧合情况调整，持续吸入氧浓度以小于 40% 为宜。

BiPAP 模式，初始参数为呼气压 4cmH₂O，吸气压 8~10cmH₂O，呼吸频率 20 次/min 左右。在 5~20min 内增加至合适水平。

2. **有创机械通气**　氧浓度尽可能低的情况下，以维持 PO₂ 为 60~90mmHg，PaCO₂ 维持在 35~45mmHg 为标准。正确的通气调整以血气分析结果为基础。为治疗方案进行漏口堵闭等，是气管插管的指征之一。

（五）撤机

肺部感染患儿感染控制后，一旦病情允许，尽早撤机。

六、先天性气管支气管软化

先天性气管支气管软化（congenital tracheabronchomalacia）是气道行弹性纤维萎缩、减少或气道软骨完整性破坏引发的气道坍塌狭窄，气管、支气管均累及。

（一）病理生理

原因多数认为与胚胎期前肠发育不良有关。根据呼吸周期胸腔内压力变化及气道阻塞处阻力的改变，用力吸气时，气管内压力明显低于大气压，使跨壁压力大大增加，气流明显受阻；用力呼气时，因病变部分尚能有活动余地，梗阻稍轻时，气流受阻程度较吸气期轻。可变性胸腔内气道阻塞：用力吸气时，胸腔内压力下降，胸腔内的中心气道外压力下降幅度小于气管内压力，负跨壁压使气道张开；用力呼气时，胸腔内压力显著升高，超过了气管内压，使可变的狭窄病变更为狭窄，气流受阻更为显著。

（二）临床表现

可见于健康婴儿或早产婴儿，也可见于心血管系统发育畸形压迫，发病率约为1/2 100。病程持续数月至1~2年。大多数先天性气管支气管软化症患儿出生后即可出现症状，2月龄后较明显，可表现为呼气性喘鸣或不同程度的咳嗽、喘息和发作性呼吸困难等。易并发吸入性肺炎、营养不良或反复呼吸道感染，可因窒息或严重营养不良而危及生命。根据临床严重程度，呼气时管腔动力性内陷，导致管腔狭窄，可分为轻中重三度：管腔内陷1/2为轻度；1/2~3/4为中度；3/4以上近闭合为重度（图29-2-6）。

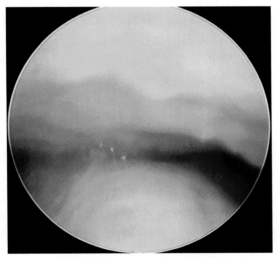

图29-2-6　先天性气管支气管软化

（三）适应证

单纯先天性气管支气管软化一般不需进行机械通气；合并肺部感染需行机械通气时，优先选择无创通气模式。

1. 无创通气的适应证

（1）呼吸做功明显增加，出现呼吸频率明显增快、三凹征阳性或鼻翼扇动等。

（2）$PaO_2 < 50mmHg$，尤其是吸氧后仍<50mmHg；$PaCO_2 > 60mmHg$（或在原来$PaCO_2$基础上进行性升高），pH进行性下降。

2. 有创通气的适应证　呼吸衰竭经无创通气治疗后效果不佳，呼吸困难表现仍明显加重，$PaO_2 < 50mmHg$，$PaCO_2$仍较前进行性升高。

（四）呼吸机参数设置

1. 无创通气（NCPAP）　初始压力为4~6cmH_2O，可逐渐提高，但一般不超过10cmH_2O。流量为：婴儿，6~12L/min；儿童，8~12L/min。氧浓度：根据氧合情况调整，持续吸入氧浓度以小于40%为宜。

BiPAP模式，初始参数为呼气压4cmH_2O，吸气压8~10cmH_2O，呼吸频率20次/min左右。在5~20min内增加至合适水平。

2. 有创机械通气　氧浓度尽可能低的情况下，以维持PO_2为60~90mmHg，$PaCO_2$维持在35~45mmHg为标准。正确的通气调整以血气分析结果为基础。

（五）撤机

机械通气时间不宜过长，合并肺部感染患儿感染控制后，一旦病情允许，尽早撤机。反复撤机困难，需要呼吸介入治疗（支架植入）协助撤机。

> 病例：患儿男，2个月，以"咳嗽1周，加重伴呼吸困难1天"为主诉入院。既往有喉喘鸣病史。入科查体：T 37℃、P 182次/min、RR 53次/min。神志清，烦躁状，鼻翼扇动，口唇发绀，呼吸急促，三凹征阳性，双肺可闻及中细湿啰音及喘鸣音。心音有力，心律齐，心前区可闻及Ⅲ级病理性杂音。腹软，肝脏肋下2cm，质软，脾脏未触及，神经系统查体未见异常。入院诊断：①重症肺炎；②呼吸衰竭；③先天性心脏病；④喉喘鸣原因待查。入科后立即给予镇静、吸氧、平喘雾化等治疗。患儿呼吸困难仍进行加重，立即给予CPAP通气，呼吸困难仍未缓解，遂给予气管插管（导管外径3.5mm），给予机械通气5天后，患儿肺部情况明显好转，考虑撤机。反复撤机3次失败。

问题1：患儿撤机失败，肺部感染好转，拔管失败原因可能是什么？

患儿生后有喉喘鸣病史，胸片好转，肺部听诊均明显好转，撤机前血气分析提示PO_2和PCO_2均正常。撤机后血气均显示PCO_2升高明显，PO_2大致正常。提示通气功能方面问题，需要排除心脏或气道发育或心血管因素引起气道狭窄的可能。

问题2：接下来针对该患儿需完善哪些检查？

需完善电子支气管镜、心脏彩超、CTA 检查。

问题 3：该患儿机械通气的策略和处理是什么？

该患儿在未明确喉喘鸣病因之前首选无创通气模式，既可以减少有创机械通气带来的创伤，也可避免气管插管后患儿对气管插管的依赖。经无创通气治疗后效果不佳，有病情恶化趋势时行有创机械通气。但病因治疗同等重要，针对该患儿气管软化严重导致撤机困难时可考虑支架植入。

【专家点评】

先天性气道狭窄，是临床上常见的急重症问题，尤其在急性呼吸道感染时被发现或加重。常规情况下无创通气即可，但是感染、梗阻加重等需要进行有创机械通气。模式和参数上并无特殊性。

七、热点聚焦

（一）发展动态

目前可行呼吸介入治疗多种气道发育畸形，尤其是在气管软化狭窄等方面有逐渐替代胸心外科有创手术的趋势，主张早期进行呼吸介入治疗，可以减少和避免发生呼吸衰竭机械通气。

（二）争议焦点

对于先天性心脏病合并先天性气管狭窄等复合畸形病例，是否同期行心血管畸形和气管畸形的矫治。此外，近年来，支气管镜下球囊扩张术、支架置入或结合其他技术，如激光成功治疗气管狭窄软化等技术，正逐渐成熟，但远期预后尚难预测。

（三）疑难问题

根据其严重程度及病因的不同，临床方法各异，从保守观察到外科手术治疗，到纤维支气管镜下球囊扩张、支架置入等方式的应用，甚至是组织工程 3D 打印气道支架的置入，治疗方法及预后都较以往有了较大程度的提升。然而在临床诊疗工作中，目前尚无气道狭窄的诊疗指南或统一的共识，对于不同的治疗方案，并无绝对的适应证与禁忌证，治疗方案的选择需要根据患儿实际情况与诊治医师的诊疗经验与临床决策，因此治疗时机的选择仍然是临床疑难问题。

第三节　先天性肺囊肿

一、概述

先天性肺囊肿（congenital pulmonary cysts），儿童并不少见。可分为支气管源性、肺泡源性和混合性三种，其中以支气管源性最为常见。可合并其他肺部畸形，最常见为隔离肺。

（一）病理生理

先天性肺囊肿一般认为是在胚胎发育过程中（胚胎发育第 4 周）一段支气管从主支气管芽分隔出，其远端支气管分泌的黏液聚积而成。如只一支气管芽隔断，即形成一孤立性囊肿；若几个支气管芽同时隔断，即形成多发性囊肿。支气管源性囊肿多位于纵隔，肺泡源性囊肿则多位于肺周围部分，位于肺实质内。囊肿的分布 70% 在肺内，30% 在纵隔，2/3 在下叶，两肺发生率相等，囊肿可以单个或多个。囊肿壁结构有很大不同，可呈支气管、细支气管或肺泡的结构。常有肌纤维，黏液腺或软骨。一般囊肿不与支气管相通。肺泡性肺囊肿则多无肌纤维，囊腔内充满黏液，逐渐膨胀后可向支气管破溃，和支气管沟通，此时囊肿内同时存在液体和空气。肺泡性肺囊肿较少见，多为含气囊肿，可占一大肺叶。肺囊肿可分为孤立性和多发性，多发性亦局限于一个肺叶内。

（二）临床表现

先天性肺囊肿的临床表现差异较大，小的囊肿可没有任何症状，较大的囊肿压迫周围组织时可出现呼吸困难或者吞咽困难等症状；如并发感染可出现发热、咳嗽、咳痰，甚至咳血。查体时较小的囊肿可无异常体征，较大者则叩诊局部浊音或实音，呼吸音减弱或消失。婴幼儿期以张力性支气管源性囊肿、肺大叶气肿和肺大疱较多见。临床上常表现为呼吸急促、发绀或出现呼吸窘迫等症状。查体见气管移向对侧，患侧叩诊鼓音，呼吸音降低或消失。胸片显示患侧肺囊性病变引致肺不张，纵隔、气管移位，并可呈现纵隔疝和同侧肺不张，病情危急，不及时诊断和治疗，可因呼吸衰竭死亡。儿童期临床多表现为反复肺部感染，患者因发热、咳嗽、胸痛就诊,症状类似支气管肺炎。胸部 CT 可更清楚显示病灶特点,明确肺内孤立或多发病变(图 29-3-1、图 29-3-2)。

二、机械通气适应证

1. 合并肺部感染引起呼吸困难,血气分析提示严重通气和氧合障碍:$PaO_2 < 50mmHg$,尤其是充分氧疗后仍 $< 50mmHg$;$PaCO_2$ 进行性升高,pH 动态下降。

2. 囊肿突然胀大压迫周围组织引起呼吸困难,经积极治疗后病情仍持续恶化。

3. 意识障碍,呼吸形式严重异常,中枢性呼吸衰竭。

4. 意识清醒,具备咳痰能力及自主呼吸,且血流动力学稳定者,首选无创通气,经无创通气仍不能改善病人的呼吸困难及低氧血症,慎重选择有创通气。

5. 合并气胸及纵隔气肿未行引流或合并低血容量休克者,机械通气时可能使病情加重,但出现致命性通气和氧合障碍时,应积极处理原发病(如尽快行胸腔闭式引流或积极补充血容量)。

病例:患儿男,3 个月,以"咳嗽 5 天、呼吸困难 1 天"入院。入院查体:T 38.5℃、P 171 次 /min、RR 51 次 /min、BP 96/52cmH₂O、经皮血氧饱和度 85%。神志清,精神反应差,前囟平软,鼻翼扇动,三四征阳性,鼻导管吸氧下口唇发绀,颈软;右上肺叩诊呈鼓音,呼吸音减低,右中下肺及左肺可闻及细湿啰音;心音有力、律齐;腹软,肠鸣音正常。入院后完善血气分析:pH 7.335、PaO_2 55mmHg、$PaCO_2$ 50mmHg。胸片提示:支气管源性肺囊肿。考虑诊断:重症肺炎、呼吸衰竭、先天性肺囊肿。

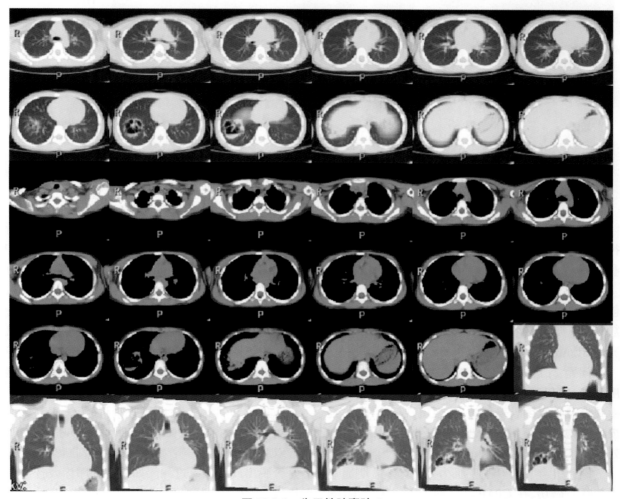

图 29-3-1　先天性肺囊肿 A

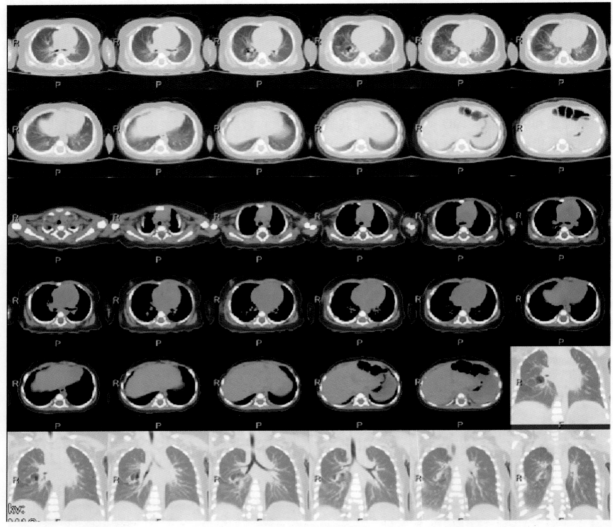

图 29-3-2　先天性肺囊肿 B

问题 1：该患儿体重 6kg，目前诊断明确，需行机械通气治疗，如何选择患儿通气模式和治疗参数？

该患儿存在先天性肺囊肿基础疾病，首选无创通气模式，给予 CPAP 辅助通气，设置呼吸机参数如下：吸入氧浓度 50%、初始压力为 5cmH$_2$O、流量 8L/min。

问题 2：患儿经 CPAP 辅助通气治疗氧合一度改善，但仍有呼吸费力表现，24h 后患儿呼吸频率减慢及呼吸困难表现减轻，但出现口唇发绀，经皮血氧饱和度下降至 86%，考虑什么原因？如何处理？

该患儿年龄小，呼吸肌力量薄弱，早期通过增加呼吸做功，在 CPAP 辅助通气下尚可代偿，随着时间的延长，出现呼吸肌疲劳，无创通气就不

能满足患儿需要，此时可考虑有创通气模式，给予 AC 模式，吸入氧浓度 50%，PEEP 5cmH$_2$O，PIP 20cmH$_2$O，RR 40 次 /min。设置该患儿的参数时需注意 PIP 不易过高，同时给予适当的镇痛镇静，否则有气胸的风险。

问题 3：患儿机械通气下突然出现经皮血氧饱和度下降，口唇发绀，面色发灰，心率减慢，给予 100% 氧气吸入仍不能改善，分析原因，下一步该怎么做？

进行 DOPE，首先断开呼吸机，给予复苏囊加压给氧，排除机器故障，立即听诊双肺呼吸音，叩诊双肺，首先判断气管插管的位置，判断气管插管是否脱出或者插入过深。如果右肺叩诊鼓音范围扩大，查体右侧呼吸音消失，结合患儿病史，考虑气胸可能性大，经过紧急胸部 X 线检查证实后，

应立即行胸腔闭式引流。

问题 4：如何判断撤机时机？

导致本次上呼吸机的原因解除或明显改善，患儿呼吸机参数接近其生理参数，患儿具备自主呼吸能力、吞咽反射及咳嗽反射，尽早撤除呼吸机。

【专家点评】

先天性肺囊肿的临床特征与囊肿大小和是否感染有关。机械通气模式和方式并无特殊，但需要注意原发病的处置。

三、热点聚焦

（一）发展动态

该病为先天性疾病，目前该病国外已广泛开展产前诊断，在胚胎期已将该病诊断明确。

（二）争议焦点

目前尚无先天性肺囊肿机械通气的相关指南，该病机械通气发生气胸的风险较大，其适应证的把控仍存在争议。

（三）疑难问题

早期诊断率不高，需加强关注。

第四节　先天性气道梗阻

一、概述

胚胎期呼吸系统发育可能受到多种因素的干预，致使患儿生后存在呼吸系统结构性畸形或功能异常，包括先天性上气道疾病、下气道疾病、肺泡及周围气道异常、肺血管异常、肺实质合并肺血管异常、肺淋巴管疾病、胸廓及膈发育异常等。部分患儿可出现气道梗阻。虽然先天性气道梗阻发生率不高，但临床表现多呈非特异性，早期较难识别。

（一）病理生理

可能与遗传及环境因素有关。先天性气道梗阻（Congenital airway obstruction）常见原因为器官发育异常而造成的气道外来压迫和腔内梗阻。如邻近器官压迫气道、呼吸道解剖结构异常、软骨发育不成熟等。外来压迫主要见于血管环畸形、心脏解剖畸形引起气道压迫。血管环是引起儿童气道梗阻的重要原因，系主动脉弓胚胎期发育异常，形成包围气道和食管的血管结构，可导致气管、主支气管受压。心脏解剖畸形引起气道压迫主要累及下气道，尤其好发于左主支气管，与左主支气管、左肺动脉、左房三者解剖位置紧密相邻有关。腔内梗阻可见于管膜部完全或部分缺损的病理性气管环、气管后壁膜性病变等先天性气道狭窄，先天性气管支气管软化，气管憩室，支气管分叉变异等。先天性气道梗阻有时并非单个病因所致，尤其血管环和先心病患儿不仅

存在腔外梗阻，而且可同时合并气道软化和先天性气道多处狭窄。

（二）临床表现

临床表现多呈非特异性。上气道梗阻是新生儿期较严重的临床急症之一，严重者生后可出现呼吸困难和急性缺氧，对机械通气依赖，因呼吸窘迫可能与新生儿窒息、新生儿肺炎等相混淆。部分先天性气道梗阻的患儿无呼吸困难表现，成长过程中反复出现喘息、咳嗽，与哮喘和慢性支气管炎临床表现重叠，且可出现难以控制的肺部感染或肺不张，早期较难识别。先天性气管狭窄极少单独存在，常合并其他先天性畸形，如心血管系统畸形。血管环患儿由于气道和食管同时受压，除呼吸道症状外，还存在吞咽困难、胃食管反流等上消化道症状，部分患者吞咽困难可能较呼吸困难更为突出，导致临床常不易识别气道梗阻。临床常用的诊断方法是支气管镜检、高分辨率 CT 及三维重建，但在疾病诊断早期应用尚不广泛。由于早期诊断和治疗的延误，使新生儿和婴儿的呼吸道并发症、病死率明显上升。死亡原因主要是心血管损伤或慢性并发症（图 29-4-1）。

二、机械通气

对于气道狭窄引起的呼吸道症状，应积极明确病因，病因治疗是主要治疗策略。根据病因不同、气道梗阻程度不同，从保守观察到外科手术治疗、纤维支气管镜下球囊扩张、支架植入等，临床

治疗方法各异。多数先天性喉软化、先天性气管支气管软化轻症患儿随着气道发育梗阻情况可缓解,可在密切观察的前提下保守治疗,及时清除分泌物、保持气道通畅,避免发生呼吸道感染和喉痉挛,加剧喉梗阻。先天性气道梗阻患儿出现呼吸困难时,可给予不同水平的辅助通气以减轻患儿呼吸负担、维持机体有效的通换气功能。对临床表现为中 - 重度气道梗阻的患儿,机械通气可作为主要治疗手段或其他方案的辅助治疗。严重气道梗阻紧急情况下首选气管内插管,气管切开的主要作用是解除不能用常规方法插管的呼吸道梗阻。Ⅱ度以上喉梗阻预估不能通过气管插管解决通气问题,应做好气管切开准备,若梗阻时间较长或全身状况较差时应及时行气管切开手术,然后再根据不同病因给予相应治疗。对一些极重度气道狭窄、气管插管困难,或者呼吸支持不能纠正其严重低氧血症呼吸衰竭时,可给予ECMO 支持,为病因治疗进一步争取时间和机会。另外,存在气道问题术中需要气管插管的患儿术中给予ECMO 辅助,既可缓解无法通气造成的不良情况,又可对高风险气道阻塞性患儿实施有效支持。对于一些较长段气管狭窄需要进行狭窄气管重建的患儿,如肺动脉吊带、双主动脉弓及其他形式的血管环所致的气管狭窄或先天性气管狭窄的患儿,术中或术后选择性使用 ECMO 支持也有报道。

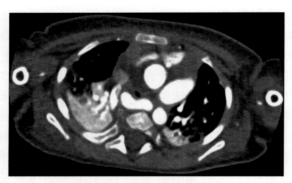

图 29-4-1　上气道梗阻影像学

（一）适应证

1. 无创通气适应证　无创通气在整个呼吸周期内可提供一定的压力水平使气道保持正压,抵抗气道塌陷,减轻气道梗阻。主要是针对呼吸衰竭的早期治疗,也可用于辅助撤机。因无创通气仅能提供一定的压力支持,并不能提供额外的通气,故应用无创通气的前提是患儿具有较好的自主呼吸能力,呼吸中枢驱动功能必须正常。出现下述表现可应用:①呼吸急促,出现鼻扇及三凹征,发绀;②动脉血气异常:pH<7.35,$PaCO_2$>45mmHg,或动脉血氧分压 / 吸入氧浓度（P/F）<250mmHg,但 >100mmHg。

2. 有创机械通气适应证　①意识障碍;②呼吸频率增快、呼吸节律异常或自主呼吸微弱或消失;③ PaO_2<50mmHg,尤其是吸氧后仍<50mmHg;④ $PaCO_2$ 进行性升高,pH 进行性下降;⑤呼吸衰竭经常规治疗后效果不佳,有病情恶化趋势。有明确有创通气指征的患儿,不宜应用无创通气替代气管插管机械通气。

（二）呼吸机参数设置

根据患儿的具体情况实施个体化管理原则。先天性气道梗阻的患儿若不合并呼吸道感染,无论使用何种通气方式,呼吸机的参数设置均不宜太高,避免造成呼吸机相关性损伤。对于气道梗阻造成的慢性阻塞性呼吸衰竭的患儿,宜采用控制性低通气和合适的 PEEP,通过慢频率、长呼气,降低气体陷闭和肺过度通气。同时也要注意避免 PCO_2 降低过快,出现碱中毒。

1. 无创机械通气　NCPAP 初调参数为:PEEP 4~6cmH_2O,可逐渐提高,但一般不超过 10cmH_2O,流速为:婴儿,6~12L/min;儿童,8~20L/min。对 BiPAP 模式,初调参数为 IPAP 8~10cmH_2O,EPAP 3~5cmH_2O,呼吸频率比同年龄生理呼吸频率低 2~4 次 /min,吸气时间 0.6~1.0s,吸气上升时间 0.10~0.15s。无论选用哪种模式,均根据肺部氧合情况设置 FiO_2。设置初调参数后,应根据患儿呼吸和氧合变化等情况逐步将各参数调至合适水平,参数的适应性调节应由低到高逐步改变,目标是患儿气促缓解、潮气量增加、动脉血气改善。若经无创通气治疗 1~2h,临床评估病情无改善或继续加重,达到气管插管指征时,应立即插管行有创通气。

2. 有创机械通气　初调参数:①呼吸频率（RR）<6 个月 40~50 次 /min,6 个月 ~2 岁 30~40 次 /min,2~3 岁 20~30 次 /min,3 岁以上 16~20 次 /min。②潮气量（Vt）6~8ml/kg。③吸呼气时间比（I∶E）:呼吸功能正常,（1∶1.5）~（1∶2）;阻塞性通气障碍,（1∶2）~（1∶2.5）;限制性通气功能障碍,（1∶1）~（1∶1.5）。④触发灵敏度（sensitivity）–2~–1cmH_2O,

流量触发 1~3L/min。⑤吸气压力（PIP）一般 15~20cmH$_2$O，不超过 30cmH$_2$O。⑥呼气末正压（PEEP）多数患儿在 3~6cmH$_2$O 即可。⑦吸入氧浓度（FiO$_2$）100% 不超过 6h，60% 不超过 24h，无肺部疾病 25%~35% 即可，合并肺部感染，40%~50%。

（三）监测

早期无创机械通气的患儿可根据呼吸、氧合变化等情况调节参数。如 SpO$_2$ 仍低，可每次上调 PEEP 1~2cmH$_2$O，最高压力不宜>10cmH$_2$O。也可同时上调 FiO$_2$ 5%~10%，维持 SpO$_2$ 在 94%~99%。若 SpO$_2$ 维持稳定，应以每次下调 5% 的幅度降低 FiO$_2$。如 FiO$_2$<0.35，SpO$_2$ 仍可维持，可每次下调 1cmH$_2$O 的幅度逐渐降低 PEEP，直至

PEEP<5cmH$_2$O 可考虑撤机。有创机械通气的患儿可持续进行 TcSO$_2$ 和 ETCO$_2$ 监测，4~6h 复查血气分析，监测心功能、肾功能等，维持内环境稳定。

（四）撤机

机械通气时间不宜过长。合并肺部感染患儿感染控制后，一旦病情允许，尽早撤机。先天性心脏病合并阶段性气道狭窄者，心脏术后可实施早拔管策略，配合短期的经鼻 CPAP 辅助；对复杂心脏畸形合并长段狭窄的患儿在心、肺功能稳定后仍反复脱机困难者，应尽早考虑外科或气管支架治疗。

病例：患儿男，9 个月，因"发现先心病 57 天，先心术后反复发热 26 天，心肺复苏术后 22 天"为代主诉由 120 送入。平素活动后易出现喉有"痰鸣"，安静状态可缓解，既往哭声小，院外检查发现"室间隔缺损、动脉导管未闭"。26 天前行"室间隔修补术＋动脉导管结扎术"治疗。3 周前患儿无明显诱因出现室性心律失常，复苏成功后口周发绀，吸气时可见三凹征，给予 CPAP 通气。间隔 1 周再次心肺复苏后常频有创机械通气，1 周前撤呼吸机。反复发热、咳嗽无力、呼吸费力、氧依赖。入院查体：T 37.8℃、P 178 次/min、RR 53 次/min、SpO$_2$ 91%，精神萎靡，鼻导管吸氧下可见鼻翼扇动，口唇发绀。胸廓手术切口愈合良好。双肺听诊呼吸音粗，可闻及湿啰音，左肺呼吸音低，心音尚有力，心律齐，心前区可闻及 II/SM 杂音。腹软，肝肋下 2cm，质软。入院诊断：重症肺炎、先天性心脏病术后。入院后立即给予畅通气道吸痰、面罩吸氧，患儿呼吸困难无缓解，改 CPAP 通气：FiO$_2$50%、流速 10L/min。CPAP 通气 13h，吸气性三凹征无缓解，HR 160 次/min、PCO$_2$ 66.0mmHg、SaO$_2$ 90.3%，改气管插管（导管外径 3.5mm），呼吸机辅助通气，通气参数：FiO$_2$ 60%、RR 30 次/min、PIP 18cmH$_2$O、PEEP 5cmH$_2$O、I:E 1:2.0。肺部 CT 检查（图 29-4-2）：左肺含气差，仅可见少量条状支气管充气征象，右肺可见片状影，心影饱满。气道重建（图 29-4-3）：右肺上叶支气管略窄，左主支气管及远端支气管显示明显狭窄。床旁支气管镜检查显示（图 29-4-4、图 29-4-5）：气管黏膜充血水肿，隆嵴圆钝。左主支气管开口明显狭窄，左肺下叶开口狭窄变扁呈线性，给予生理盐水灌洗吸引，灌洗液混浊。考虑患儿为先天性心脏病合并先天性气道狭窄、术后呼吸道感染。经有创机械通气、气道灌洗、抗感染等综合治疗 5 天好转，改 CPAP 后仍有轻度吸气性三凹征。出院诊断：重症肺炎、呼吸衰竭、先天性心脏病术后、心脏停搏复苏成功（心肺复苏术后）、先天性气道狭窄。

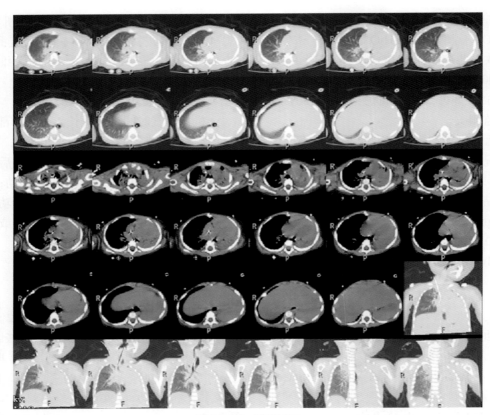

图 29-4-2　肺部 CT

双侧胸廓对称,右肺纹理粗,肺野透光度不均,左肺含气差,仅可见少量条状支气管充气征象,右肺上下叶可见片状及斑片状密度增高影,边缘模糊,右肺上叶片影内可见支气管充气征象。右肺门影显著,气管通畅,纵隔向左偏移,心影饱满,周围可见少量积液影。纵隔内未见明显肿大淋巴结。

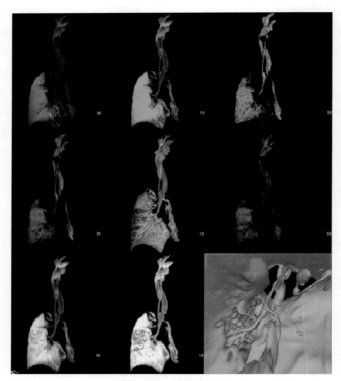

图 29-4-3　气道重建

右肺上叶支气管略窄,左主支气管及远端支气管显示明显狭窄

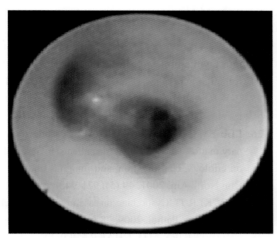

图 29-4-4　支气管镜 A
左主支气管开口明显狭窄

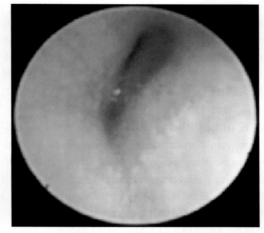

图 29-4-5　支气管镜 B
左肺下叶开口狭窄变扁呈线性

问题：结合病史，该患儿术后两次复苏最可能的原因是什么？

最可能的原因是先天性心脏病术后合并呼吸道感染，气道黏膜充血、水肿、渗出，加上先天性气道狭窄，气道梗阻程度加重，呼吸道阻力显著增高，可出现窒息。心脏术后患儿出现低氧血症也可导致恶性心律失常。

【专家点评】

先天性气道狭窄，在呼吸道感染时黏膜肿胀而加重（阻力是半径的 4~5 次方），重症狭窄危急。部分儿童往往伴发心脏、胃肠道等疾病，更重要的是一些儿童常常合并多处气道狭窄，导致治疗困难，机械通气疗效不佳，而治疗棘手。

三、热点聚焦

（一）发展动态

近代呼吸介入技术发展较快，儿童呼吸介入治疗多种气道发育畸形，包括先天性气道梗阻已取的较大成果。早期呼吸介入治疗，可维持气道稳定，畅通气道，减少或避免患儿因气道梗阻出现的各种并发症，在气管软化狭窄等方面有逐渐替代有创手术的趋势。

（二）争议焦点

对于先天性心脏病合并先天性气管狭窄等复合畸形病例，是否同期行心血管畸形和气管畸形的矫治争议较大，远期预后均难预测。

（三）疑难问题

临床表现具有多样性，早期识别困难，重症病人救治难度大；部分气道梗阻如先天性气道狭窄诊断标准及治疗方法尚未统一。

（成怡冰）

参考文献

1. 中华医学会儿科学分会急救学组，中华医学会急诊医学分会儿科学组，中国医师协会儿童重症医师分会. 儿童无创持续气道正压通气临床应用专家共识. 中华儿科杂志，2016,(9): 649-652.

2. 曾健生，钱素云. 无创通气在儿童呼吸衰竭中的应用——如何把握时机. 中华结核和呼吸杂志，2017,(9): 645-648.

3. 《中华儿科杂志》编辑委员会，中华医学会儿科学分会呼吸学组肺血管疾病协作组，中华医学会儿科学分会呼吸学组弥漫性肺实质/肺间质性疾病协作组. 儿童先天性呼吸系统疾病分类建议. 中华儿科杂志，2018,(4): 247-260.

4. THORNE MC, GARETZ SL. Laryngomalacia: Review and Summary of Current Clinical Practice in 2015. Paediatr Respir Rev, 2016, 17: 3-8.

5. QUEN M. Airway Problems in Neonates—A Review of the Current Investigation and Management Strategies. Frontiers in Pediatrics, 2017, 5: 60.

6. RYAN DP, DOODY DP. Management of congenital tracheal anomalies and laryngotracheoesophageal clefts. Seminars in pediatric surgery, 2014, 23 (5): 257-260.

7. NORIEGA AAP, WILLIAM SD. The clinical manifestations, diagnosis and management of williams-campbell syndrome. N Am J Med Sci, 2014, 6 (9): 429-432.

8. VARELA P, TORRE M, SCHWEIGER C, et al. Congenital tracheal malformations. Pediatric surgery international,

2018, 34 (7): 701-713.

9. Sacca R, Zur KB, Crowley TB, et al. Association of airway abnormalities with 22q11. 2 deletion syndrome. International journal of pediatric otorhinolaryngology, 2017, 5 (96) 11-14.

10. 代继宏，涂金伟，符州．儿童呼吸系统疾病的热点和难点问题及研究进展．中华实用儿科临床杂志，2017, 32 (16): 1205-1209.

11. FAN E, DEL SORBO L, GOLIGHER EC, et al. An official american thoracic society/european society of intensive care medicine/society of critical care medicine clinical practice guideline: mechanical ventilation in adult patients with acute respiratory distress syndrome. Am J Respir Crit Care Med, 2017, 195 (9): 1253-1263.

12. THORNE MC, GARETZ SL. Laryngomalacia: Review and Summary of Current Clinical Practice in 2015. Paediatr Respir Rev, 2016, 17: 3-8.

13. 安丹燕，张悦，张海邻．先天性肺发育畸形的诊治进展．中华儿科杂志，2017 (6): 471-474.

14. 张雯雯，韩晓华．小儿先天性气道畸形 23 例临床及影像学特点．中国小儿急救医学，2013, 4: 369-372.

15. 姚植业．婴幼儿气道狭窄的诊疗现状与研究进展．国际儿科学杂志，2017 (3): 152-157.

16. MOK Q. Airway Problems in Neonates-A Review of the Current Investigation and Management Strategies. Frontiers in pediatrics, 2017, 30 (5): 60.

17. Varela, Patricio, Torre, et al. Congenital tracheal malformations. Pediatric Surgery International, 2018, 34 (7): 701-713.

18. 王旭，李守军，段雷雷，等．先天性心脏病合并气管狭窄的保守治疗策略．中国分子心脏病学杂志，2012, 12 (1): 12-14.

19. ROBERTSON TE. Ventilator Management: A Systematic Approach to Choosing and Using New Modes. Advances in Surgery, 2016, 50 (1): 173-186.

20. GAROFALO E, BRUNI A, PELAIA C, et al. Recognizing, quantifying and managing patient-ventilator asynchrony in invasive and noninvasive ventilation. Expert Rev Respir Med, 2018, 12 (7): 557-567.

21. MORALES-QUINTEROS L, CAMPRUBÍ-RIMBLAS M, BRINGUÉ J, et al. The role of hypercapnia in acute respiratory failure. Intensive Care Med Exp, 2019, 7 (Suppl 1): 39.

22. SARPER A, AYTEN A, GOLBASI I, et al. Bronchogenic cyst. Tex Heart Inst, 2003, 30 (2): 105-108.

23. GOVAERTS K, VAN EYKEN P, VERSWIJVEL G, et al. A Bronchogenic cyst, presenting as a retroperitoneal cystic mass. Rare Tumors, 2012, 4: 1-3.

24. TSAI JH, LEE JM, LIN MC, et al. Carcinoid tumor arising in a thymic bronchogenic cyst associated with thynsic follicular hyperplasia. Pathol Int, 2012, 62: 49-54.

25. PULIGANDLA PS, LABERGE JM. Congenital lung lesions. Clin Perinatol, 2012, 39 (2): 331-347.

26. LEE EY, DORKIN H, VARGAS SO. Congenital pulmonary malformations in pediatric patients: review and update on etiology, classification, and imaging findings. Radiol Clin North Am, 2001, 49 (5): 921-948.

27. STOCKER JT. Cystic lung disease in infants and children. Fetal Pediatr Pathol, 2009, 28 (4): 155-184.

28. CHOWDHURY MM, CHAKRABORTY S. Imaging of congenital lung malformations. Semin Pediatr Surg, 2015, 24 (4): 168-175.

29. 中华医学会重症医学分会．机械通气临床应用指南 (2006). 中国危重病急救医学，2007, 19 (2): 65-72.

30. PROULX F, JOYAL JS, MARISCALCO MM, et al. Weaning and extubation readiness in pediatric patients. Pediatr Crit Care Med, 2009, 10 (1): 1-11.

31. VALENZUELA J, ARANEDA P, CRUCES P. Weaning from mechanical ventilation in paediatrics: State of the Art. Archivos De Bronconeumologia, 2013, 50 (3): 105-112.

32. MAYORDOMO-COLUNGA J, PONS M, LÓPEZ Y, et al. Predicting noninvasive ventilation failure in children from the SpO_2/FiO_2 (SF) ratio. Intensive Care Med, 2013, 39 (6): 1095-1103.

33. SILVA PL, BALL L, ROCCO PRM, et al. Power to mechanical power to minimize ventilator-induced lung injury？Intensive Care Med Exp, 2019, 7 (Suppl 1): 38.

34. DE HARO C, OCHAGAVIA A, LÓPEZ-AGUILAR J, et al. Patient-ventilator asynchronies during mechanical ventilation: current knowledge and research priorities. Intensive Care Med Exp, 2019, 7 (Suppl 1): 43.

35. GAROFALO E, BRUNI A, PELAIA C, et al. Recognizing, quantifying and managing patient-ventilator asynchrony in invasive and noninvasive ventilation. Expert Rev Respir Med, 2018, 12 (7): 557-567.

36. MORALES-QUINTEROS L, CAMPRUBÍ-RIMBLAS M, BRINGUÉ J, et al. The role of hypercapnia in acute respiratory failure. Intensive Care Med Exp, 2019, 7 (Suppl 1): 39.

第三十章　肥胖合并低通气综合征通气策略

第一节　肥胖合并低通气综合征的机械通气

一、概述

国际肥胖专家工作组（International Obesity Task Force，IOTF）及世界卫生组织（World Health Organization，WHO）发布：截至 2013 年，全球儿童肥胖发病率 2%~3%，其中 10% 左右为超重儿；0~5 岁超重儿已由 1990 年的 3 200 万例增至 4 200 万例。肥胖可引起急 / 慢性呼吸衰竭、睡眠相关性呼吸紊乱（sleep-related breathing disorders，SBDs）和术后肺部感染等呼吸系统并发症。

肥胖低通气综合征（obesity hypoventilation syndrome，OHS）是 SBDs 中最常见也是最为严重的临床类型。OHS 发病率与患儿体重指数（body mass index，BMI）正相关，BMI>35kg/m^2 的儿童发病率高达 31%。OHS 诊断标准为：肥胖（BMI>30kg/m^2；或儿童体重大于同年龄和性别的第 95 百分位数）；清醒时二氧化碳潴留［动脉血 PCO_2 或呼气末 PCO_2>45mmHg（1mmHg≈0.133kPa）］；排除由肺实质病变、气道疾病、肺血管病变、胸壁异常（除外由肥胖引起的胸壁质量改变）、药物、神经系统紊乱、肌无力等引起的肺泡通气不足，以及先天性或特发性中央肺泡低通气综合征。

二、OHS 病理生理学机制

OHS 的病理生理学机制并未明确，可能与肺功能受损、呼吸中枢异常、睡眠呼吸节律障碍和瘦素抵抗等有关。

1. 肺功能受损　肥胖儿肺功能受损与以下因素有关：①胸部脂肪堆积，胸壁顺应性降低，吸气阻力增加，呼吸肌活动度和耐受性下降；②腹部脂肪的堆积膈肌上移，导致肺容量下降；③亚段与细支气管壁脂肪储积，引起管腔狭窄使呼气

阻力增加与远端肺泡塌陷，产生内源性的 PEEP（PEEPi）并增加肺底部肺不张的发生率。肥胖会显著降低总呼吸系统顺应性。呼吸系统顺应性的下降最初归因于胸壁顺应性下降，然而研究表明，肥胖对胸壁顺应性的影响很小，导致总呼吸系统顺应性下降的主要原因是肺顺应性随着 BMI 的增加而下降，肥胖儿肺活量、肺容量，尤其是功能残气量（functional residual capacity，FRC）等肺功能指标明显下降。

2. 呼吸中枢异常　OHS 患儿呼吸中枢反馈调节能力下降，不能有效代偿因低通气与 V/Q 比值失调导致的低氧血症与高碳酸血症。OHS 患儿呼吸中枢对高碳酸血症的化学敏感性降低可能与家族遗传因素有关。此外，若 OHS 患儿呼吸做功长时间处于高负荷状态，呼吸肌易产生疲劳，机体趋向于提高对低氧血症及高碳酸血症碳的耐受性，降低呼吸中枢的化学敏感性，也是参与低通气发生的重要环节之一。

3. 睡眠相关的呼吸节律紊乱　OHS 属于 SBDs 的临床类型之一。SBDs 是一组以睡眠期呼吸节律异常和 / 或通气异常为主要特征的疾病，包括阻塞性睡眠呼吸暂停（obstructive sleep apnea，OSA）、中枢性睡眠呼吸暂停综合征、睡眠相关的低氧血症与 OHS 等。肥胖儿睡眠时出现呼吸暂停、呼吸浅慢或肺换气障碍等的风险增加，易导致急性间歇性通气量下降与二氧化碳潴留。大多数肥胖儿在呼吸暂停间隔的觉醒时间可通过增加通气量有效排出潴留的二氧化碳，避免高碳酸血症；但 OHS 患者，呼吸暂停持续时间与呼吸暂停间隔比值甚至高达 3 倍以上，呼吸暂停间隔时间明显缩短，失去代偿能力，最终发生高碳酸血症（图 30-1-1）。临床研究观察到，90%OHS 患者表现出不同程度的阻塞性睡眠呼吸暂停；仅 10% 表现

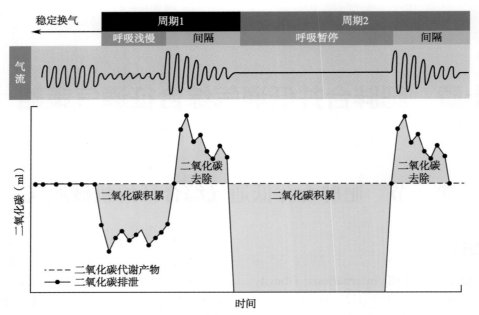

稳定换气　　周期1　　　　　　　　周期2

呼吸浅慢　间隔　　呼吸暂停　　间隔

气流

二氧化碳去除

二氧化碳积累　　　　　二氧化碳积累　　二氧化碳去除

-- -- 二氧化碳代谢产物
●── 二氧化碳排泄

时间

图 30-1-1　呼吸暂停、呼吸浅慢和二氧化碳排出

在第一个周期中,间隔时期呼吸过度充分可以排出呼吸浅慢时累积的二氧化碳。在第二个周期中,呼吸暂停期间累积的二氧化碳要比间隔时期排出的二氧化碳多得多。呼吸暂停期间多次的二氧化碳积聚过多导致高碳酸血症。(Chau E H, Lam D, Wong J, et al. Obesity hypoventilation syndrome: a review of epidemiology, pathophysiology, and perioperative considerations. Anesthesiology, 2012, 117(1): 188-205.)

为单纯睡眠换气障碍。Becker 等报道 OHS 患者在非快速眼动睡眠中的分钟通气量减少 21%,快速眼动睡眠时减少 39%。

4. **气道阻塞**　肥胖儿颈部脂肪堆积,严重者可引起上气道机械性压迫甚至塌陷,导致吸气性呼吸困难,睡眠与仰卧位时更为明显。相较于普通肥胖,OHS 患儿更倾向于中心性肥胖,具有更多的颈部脂肪堆积及腰臀比,加重上气道机械性梗阻、气道塌陷程度与颈部肌肉的负荷。OHS 患儿白天清醒状态下已存在高碳酸血症,但睡眠期间因神经肌肉活动减弱与咽部神经肌肉功能障碍等因素加重了睡眠期间气道梗阻的程度与死亡风险,需引起临床高度重视。

5. **瘦素抵抗**　瘦素(leptin)主要由白色脂肪组织分泌,由 167 个氨基酸组成。研究发现,瘦素对呼吸功能也有一定的调节作用,表现为:①作用于中枢呼吸控制核,促进通气代偿机制,维持正常血二氧化碳分压水平;②促进外周交感神经兴奋,抑制小气道支气管平滑肌运动,使其扩张,从而降低气道阻力;③作用于背内侧下丘脑,使咽部肌肉松弛,增加上气道顺应性。研究发现,部分 OHS 患儿存在瘦素抵抗,使瘦素对机体呼吸功能的调节作用受损,参与 OHS 患儿高碳酸血症的发生发展。

三、普拉德 - 威利综合征

部分病态肥胖的患儿可引起低通气综合征,其中最典型的例子是普拉德 - 威利综合征。

普拉德 - 威利综合征(Prader-Willi syndrome, PWS)是一种基因遗传性疾病。PWS 患儿生后早期表现为严重肌张力低下与喂养困难,随年龄增长,逐渐出现发育迟缓、智能障碍、食欲亢进、进行性致死性肥胖和 SBDs 等临床特征。PWS 最严重并发症是 SBDs,其中以 OSA 最为多见。OSA 在 PWS 中患病率(共病)高达 44%~100%,是普通儿童的 20~30 倍。Sedky 等报道在 224 例 PWS 患者中,OSA 的患病率 79.91%,其中轻、中和重度分别为 53.07%、22.35% 与 24.58%。

OSA 在 PWS 中高发的原因与 PWS 患儿存在下丘脑功能紊乱、呼吸肌张力降低以及面部畸形等病理因素有关。

1. **下丘脑功能紊乱**　下丘脑功能紊乱是 PWS 引起 SBDs 的最重要原因,表现为 PWS 患儿对高碳酸血症的调节反馈能力严重下降。严重下丘脑功能紊乱的 PWS 患者可出现日间嗜睡及嗜睡发作 - 猝倒,进一步加重 SBDs 的严重度,部分患儿发生 OHS。

2. **呼吸肌力运动功能障碍和脊柱侧凸**　PWS 存在严重的呼吸肌运动功能障碍,包括肌力减弱与肌张力下降。PWS 患儿常合并脊柱侧凸,引起胸廓畸形,使胸廓顺应性下降。两者均可引起 PWS 患儿的限制性通气功能障碍。

3. **面部畸形**　PWS 患儿存在面部先天畸形,包括小下颌、小鼻腔和口咽部、低扁桃体,加重上呼吸道梗阻。

四、OHS 患儿进行机械通气

OHS 患儿机械通气时应注意以下几点:

1. **低通气与低 FRC 状态**　OHS 患儿因胸廓、气道及肺泡间隔存在大量脂肪堆积,导致气道阻力增高、胸廓和肺顺应性下降,影响肺活量、肺容量与 FRC。机械通气过程中,需要较高的呼吸驱动压与呼气末正压(PEEP)以克服气道阻力,提高

FRC 并改善低通气状态。

2. **通气血流比值(V/Q)失调**　OHS 患儿存在低通气状态,部分患儿继发肺动脉高压,加重 V/Q 失调、肺换气功能障碍和低氧血症的程度。机械通气治疗过程中,在保证有效分钟通气量的基础上,需关注肺动脉压力与右心功能,必要时予以药物干预以降低肺动脉压力,纠正 V/Q 失调。

3. **睡眠相关性呼吸功能障碍**　OHS 患儿睡眠与仰卧位时上气道机械性梗阻及气道塌陷更为严重;且大部分 OHS 患儿合并有 OSA,夜间睡眠时,出现呼吸暂停、呼吸浅慢或肺换气障碍等呼吸功能异常的风险增加。因此,OHS 患儿通气/换气功能障碍呈现夜间睡眠加重的特征。对于日间通气功能尚可的 OHS 患儿,可采用间歇夜间机械通气治疗方法。

(单怡俊　崔　云)

第二节　肥胖合并低通气综合征无创机械通气策略

一、概述

无创通气(non-invasive ventilation,NIV)包括无创正压通气(Non-invasive positive pressure ventilation,NPPV))和胸外负压通气等。NPPV 通过在每个呼吸周期给予一定的正压通气,有效提高分钟通气量,改善低氧血症与高碳酸血症,已成为 OHS 的首选呼吸支持策略。相对于有创机械通气而言,NPPV 并发症发生率低于有创机械通气,患者的舒适度增加,生存率与生存质量得以提高。

二、OHS 的 NIV 指征

1. 出现白天及夜间通气不足的临床表现　日常活动中出现气促;端坐呼吸(因膈肌活动障碍等);睡眠质量差(失眠、噩梦、频繁觉醒);夜间或清晨头痛;白天疲劳、困倦、精神差;智力下降;合并有呼吸道感染;肺源性心脏病。

2. 实验室检查

(1)$PaO_2 < 60mmHg$,伴或不伴高碳酸血症(pH 正常)。

(2)$PaCO_2 \geqslant 50mmHg$ 或经皮二氧化碳分压($TcPCO_2$)进行性升高大于 10mmHg。

3. 多导联睡眠监测提示夜间睡眠呼吸暂停。

三、禁忌证

同无创通气的指征:严重意识障碍;心跳呼吸骤停;难治性低氧血症;反常呼吸;上消化道出血;面部损伤;气道内大量分泌物无法清除。

四、常用的通气模式与选择

主要的 NIV 类型有持续正压通气(continuous positive airway pressure,CPAP)、自动调节持续正压通气(automatic adjustment of continuous positive airway pressure,Auto-CPAP)、双水平正压通气(bilevel positive airway pressure,BiPAP)及平均容量保证压力支持(average volume-assured pressure support ventilation,AVAPS)(表 30-2-1)。

CPAP 是目前最广泛使用的 NIV 模式,可用于治疗 OHS 及阻塞性睡眠呼吸暂停(obstructive sleep apnea,OSA)引起的低氧血症。其主要通过防止睡眠时的气道间歇性狭窄或塌陷,从而降低或防止夜间阻塞性呼吸事件的发生,另外,呼气末正压可改善肺功能,尤其是提高功能残气量,降低呼吸肌负荷,减少呼吸做功。

Auto-CPAP 目前主要用于 OHS,可以自动检测气道呼气阻力或阻抗改变的程度,来调节呼气

表 30-2-1　NIV 的各种模式和适应证

CPAP	
适应证	OHS 合并 OSA，OSA
需要设置参数	CPAP 水平
优点	使用简单，相对便宜
缺点	支持水平低，支持压力可能无法解决严重气道梗阻

Auto-CPAP	
适应证	OHS 合并 OSA，OSA
需要设置参数	只需设置 CPAP 允许范围
优点	自我调节以适应不同睡眠阶段及体位调节所引起的改变
缺点	较 CPAP 贵

BiPAP	
适应证	CPAP 不能耐受的 OSA，OSA 伴中枢性呼吸暂停，限制性胸廓疾病，慢性阻塞性肺疾病，OSH，经 CPAP 治疗后仍存在肺通气不足
需要设置参数	IPAP、EPAP、后备式呼吸频率、吸呼比
优点	促进肺泡通气量，减轻呼吸机负荷，控制阻塞性呼吸不足，对中枢性或非中枢性呼吸暂停可提供强制通气
缺点	较贵，长时间使用可能会引起中枢性呼吸暂停

AVAPS	
适应证	OHS，神经肌肉疾病；慢性阻塞性肺疾病
需要设置参数	目标潮气量（8ml/kg，标准体重），吸气峰压限制，呼吸频率
优点	保证潮气量
缺点	费用昂贵

末压力水平，从而保证正常呼吸。Auto-CPAP 可以改善由于体位变动等原因引起气道阻力改变而导致的通气不足的情况。

BiPAP 可提供不同的吸气正压（inhale positive airway pressure，IPAP）及呼气正压（exhale positive airway pressure，EPAP），提供额外潮气量支持。EPAP 可防止气道狭窄或塌陷，防止夜间阻塞性呼吸事件发生；IPAP 减轻呼吸机疲劳，消除打鼾等睡眠事件。IPAP 和 EPAP 之差可维持充足的肺泡通气和增加二氧化碳排出，减少 $PaCO_2$。Borel 等发现 BiPAP 可改善高碳酸血症患者的日间症状，减少睡眠障碍。而对于那些需要高呼气压力来防止气道塌陷的患者，由于无法忍受高固定的呼气末正压，目前也建议使用 BiPAP 进行治疗。

AVAPS 是一个新型模式，这个模式下保证潮气量稳定，可以随着气道阻力、胸壁顺应性、肺顺应性等改变而改变，从而确保通气量。主要用于慢性低通气的患者，特别是 OHS、神经肌肉疾病、慢性阻塞性肺疾病。但这种模式对于治疗慢性高碳酸血症性呼吸衰竭仍存在有争议。AVAPS 通过自动调节压力支持水平，以保证病人获得足够的潮气量，可用于 BiPAP ynchrony 中除 CPAP 以外的所有模式：S、S/T、T、PC。工作方式是针对每一次呼吸，测量 Vte 和 PS，计算所缺的潮气量（＝目标潮气量－实测潮气量），以决定补充所缺潮气量需要的压力支持水平。

五、临床操作及应用

病例 1：患儿男，11 岁，因"发热、咳嗽 2 天，气促 1 天入院"。既往体胖，白天困倦，夜间睡眠时有打鼾病史，确诊为 OHS，入院查体：56kg，身高 135cm，BMI 30.7kg/m²，RR 40 次/min，未吸氧下 SpO_2 92%，意识清楚，反应可，气促，三四征阳性，肺部可及少许细湿啰音。胸片两肺少许炎症，血气分析示：pH 7.32、$PaCO_2$ 56mmHg、PaO_2 58mmHg、HCO_3^-

25.6mmol/L。予以鼻导管吸氧后症状稍好转，查血气分析示：pH 7.34、$PaCO_2$ 57mmHg、PaO_2 82mmHg、HCO_3^- 25.2mmol/L；但日间嗜睡，睡眠时有呼吸暂停表现。

问题1：病例1初步诊断肺炎，肥胖低通气综合征，高碳酸血症性呼吸衰竭。该患儿经吸氧等常规治疗后氧合好转，但睡眠时有呼吸暂停表现，二氧化碳仍有潴留，建议进一步使用无创通气治疗。该选用何种模式？

该患儿低氧血症较易纠正，主要存在难治性的高碳酸血症，采用CPAP、HFNC等都不利于难治性高碳酸血症的治疗，必须加用频率和压力支持性的模式。因此，我们选择使用BiPAP模式，以纠正低氧血症与促进二氧化碳的排出。

问题2：初始参数该如何设置？后期该如何调节？

根据2008年美国睡眠学会颁布的OSA正压通气临床指南建议，BiPAP模式最小初始IPAP为8cmH2O，EPAP为4cmH2O，根据病情的严重程度可适当增加。

最适气道压力是需要经过正压通气滴定方法来确定的。正压通气滴定方法需满足下列条件：①对于年龄小于12岁，建议最大的EPAP为15cmH2O，最大的IPAP为20cmH2O；②IPAP与EPAP的差最小为4cmH2O，最大为10cmH2O；③通气压力调节需要根据临床表现、阻塞性呼吸事件及维持血气值尽量接近正常；④每次参数调节完毕后需观察至少5min后才能第二次调节参数。其具体的调节方法见图30-2-1~图30-2-4。

问题3：NIV过程中需要监测些什么指标？

NIV过程中所需要监测的指标包括临床表现（意识、呼吸频率、血氧饱和度、呼吸做功情况）、定期的动脉血气分析（pH、$PaCO_2$、PaO_2、HCO_3^-）、阻塞性呼吸事件（睡眠呼吸暂停、呼吸不足等）。研究发现，在清醒期间确定的无创通气参数可能会在睡眠期间产生人机不同步，从而导致睡眠中断及无创通气不耐受，多导联睡眠监测可改善夜间睡眠人机不同步。因此，有条件者在NIV过程中建议行多导联睡眠监测。

【专家点评】

对于存在高碳酸血症型呼吸衰竭的OHS患儿，建议使用BiPAP通气，参数调节需要根据临床表现、阻塞性呼吸事件及维持血气尽量接近正常，按照正压通气滴定方法调节。

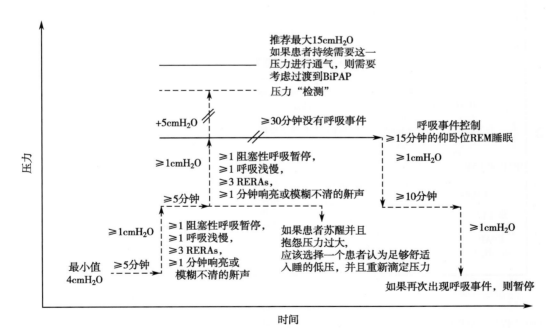

图30-2-1　<12岁的患儿CPAP滴定法

根据观察到的呼吸事件，每上调1cmH2O后至少维持5分钟以上，再观察有无呼吸事件，直到30分钟没有呼吸事件。RERAs：呼吸努力相关觉醒；REM：快速动眼期（Kushida C A, Chediak A, Berry R B, et al. Clinical guidelines for the manual titration of positive airway pressure in patients with obstructive sleep apnea. J Clin Sleep Med, 2008, 4（2）：157-171.）

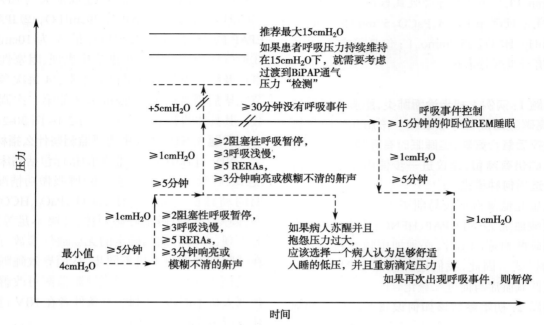

图 30-2-2　≥12 岁的患儿 CPAP 滴定法

根据观察到的呼吸事件,每上调 1cmH$_2$O 后至少维持 5 分钟以上,再观察有无呼吸事件,直到 30 分钟没有呼吸事件。RERAs:呼吸努力相关性觉醒;REM:快速动眼期(改编自 Kushida C A, Chediak A, Berry R B, et al. Clinical guidelines for the manual titration of positive airway pressure in patients with obstructive sleep apnea. J Clin Sleep Med, 2008, 4(2):157-171.)

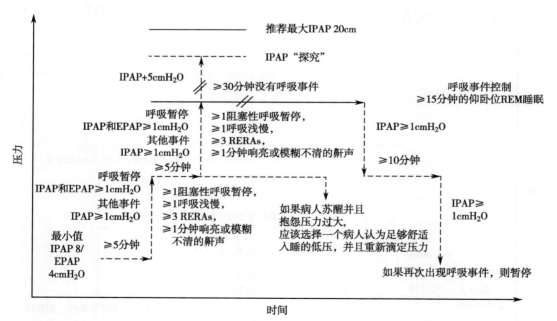

图 30-2-3　<12 岁的患儿 BiPAP 滴定法

呼吸暂停时 IPAP 和 EPAP 均上调 ≥1cmH$_2$O,其他呼吸事件 IPAP 上调 ≥1cmH$_2$O,均需维持 5 分钟以上,再观察有无呼吸事件,直到 30 分钟没有呼吸事件。RERAs:呼吸努力相关性觉醒;REM:快速动眼期(改编自 Kushida C A, Chediak A, Berry R B, et al. Clinical guidelines for the manual titration of positive airway pressure in patients with obstructive sleep apnea. J Clin Sleep Med, 2008, 4(2):157-171.)

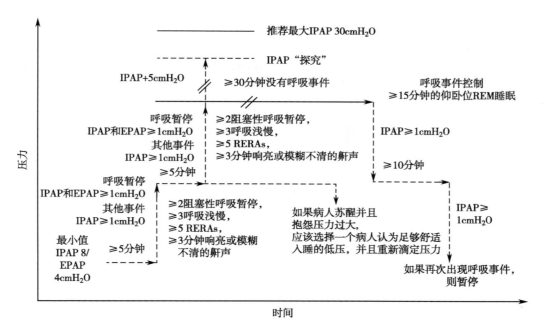

图 30-2-4　≥12 岁的患儿 BiPAP 滴定法

呼吸暂停时 IPAP 和 EPAP 均上调 ≥1cmH$_2$O，其他呼吸事件 IPAP 上调 ≥1cmH$_2$O，均需维持 5 分钟以上，再观察有无呼吸事件，直到 30 分钟没有呼吸事件。RERAs：呼吸努力相关性觉醒；REM：快速动眼期（改编自 Kushida C A, Chediak A, Berry R B, et al. Clinical guidelines for the manual titration of positive airway pressure in patients with obstructive sleep apnea. J Clin Sleep Med, 2008, 4（2）：157-171.）

病例 2：患儿男，5 岁，因"咳嗽 1 周，加重伴气促 2 天"入院。既往确诊为 PWS，因夜间打鼾伴有呼吸暂停确诊为 OSA。入院查体：35kg，身高 102cm，BMI 33.6kg/m^2，RR 45 次/min，未吸氧下 SpO$_2$ 91%，意识清，反应欠佳，气促，三四征阳性，肺部可及细湿啰音。胸片提示两肺少量炎症，清醒时血气分析示：pH 7.31、PaCO$_2$ 62mmHg、PaO$_2$ 48mmHg、HCO$_3^-$ 27.2mmol/L。入院后即予以 BiPAP 辅助通气（IPAP 14cmH$_2$O、EPAP 6cmH$_2$O），2h 后气促仍明显，SpO$_2$ 94%，复查血气分析：pH 7.28、PaCO$_2$ 65mmHg、PaO$_2$ 67mmHg、HCO$_3^-$ 27.0mmol/L。

问题：该患儿确诊为：肺炎，呼吸衰竭，PWB，低通气综合征。患儿经 2h NIV 治疗后，症状仍无明显好转，是否能判断 NIV 失败？有哪些指标可以预测或判断无创通气失败？

经过 2h NIV 治疗，PaCO$_2$ 仍进行性升高，考虑 NIV 失败，予以气管插管机械通气治疗。

无创通气治疗过程中出现以下情况，考虑无创通气失败：①意识障碍加重；②经过 1~3h 的 NIV 治疗，pH 及 PaCO$_2$ 进行性恶化；③难治性低氧血症；④反常呼吸。可根据无创通气持续时间，分为以下 3 类：

（1）即刻失败（开始通气的数分钟至 1h 内）：即刻失败最常见的原因是由于咳嗽反射弱导致气道过多分泌物无法有效排出，这种情况大多见于有意识障碍的病人。这也是无创通气的禁忌证。另外，患者无法耐受 NIV，也是即刻失败的原因之一。

（2）早期失败（1~48h）：早期失败是无创通气失败中最常见的类型，大约占 65%，研究发现，在此时期，pH<7.25，格拉斯哥（Glasgow）昏迷评分<11 的病人其无创通气失败率为 64%~82%。另外，呼吸频率过多以及临床症状无改善，也是与预测无创通气失败的高危因素。

（3）晚期失败（48h 后）：晚期失败的原因大部分是由于合并有其他脏器功能障碍，例如肾功能衰竭、肺炎引起的急性呼吸衰竭等。

【专家点评】

无创通气前需评估是否存在无创通气失败的

高危因素,无创通气治疗后需反复评估无创通气是否有效,密切监测意识状态、呼吸频率、氧合、血气分析(pH、$PaCO_2$)及肺外器官功能等,避免延误有创机械通气时机。

（单怡俊　崔　云）

第三节　肥胖合并低通气综合征有创机械通气策略

一、概述

无创通气是肥胖低通气综合征（obesity hypoventilation syndrome,OHS）的首要治疗方法,但对于经无创通气（non-invasive ventilation,NIV）治疗低通气状态不能缓解（NIV 治疗失败）,或存在 NIV 禁忌证的 OHS 患儿,需进行有创机械通气呼吸支持。据 Carrillo 等报道,伴有急性高碳酸血症的呼吸衰竭 OHS 患者,易发 NIV 治疗失败,发生率约为 7%。

二、有创通气指征

1. **无创通气失败**　具体详见第三十章第二节病例 2 问题解答部分。

2. **无法耐受无创通气**　包括短期内行口咽部或鼻腔手术,或者存在鼻面部畸形等无法耐受无创通气的患者。

3. **血流动力学不稳定**　为保证足够的氧供,建议 OHS 患儿在存在血流动力学不稳定的状态下行有创机械通气。

4. **气道分泌物过多无法清除**　经外周吸引无法有效清除气道分泌物的患者易加重上气道梗阻,造成通气功能下降,建议行有创通气,以加强气道管理和保证有效通气。

5. **严重的上气道梗阻**　合并 OHS 外因素导致严重上气道梗阻的患儿,应积极行气管插管有创通气,以解除上气道梗阻并恢复有效通气。

6. **上消化道出血**　上消化道大出血易引起患者呛咳甚至有窒息的风险,建议建立气管插管进行有创通气以防止窒息。

7. **患者不配合**　对于极度不配合需采用深镇静治疗的 OHS 患儿,因存在自主呼吸抑制的高风险,此类患儿建议行有创通气治疗。

8. **难治性心律失常**　对于经治疗无法控制的心律失常患者,因随时可能出现血流动力学不稳定,甚至心搏、呼吸骤停,同样建议使用有创通气治疗。

三、禁忌证

无绝对禁忌证,对于出现严重通气和 / 或合并换气功能障碍的 OHS 患儿,均应给予机械通气支持。

四、临床应用及操作

病例:患儿男,6 岁,因"发热、咳嗽 1 周,气促伴口唇发绀 1h"入院。既往确诊为 OHS 及阻塞性睡眠呼吸暂停（obstructive sleep apnea,OSA）。入院查体:42kg,身高 107cm,BMI 36.7kg/m^2,RR 50 次 /min,面罩吸氧下 SpO_2 80%,BP 70/40mmHg;意识清,反应差,气促,三四征阳性,口唇发绀,肺部可及细湿啰音,四肢末端凉,CRT 4s。胸片显示:重症肺炎。血气分析示:pH 7.30、$PaCO_2$ 68mmHg、PaO_2 40mmHg、HCO_3^- 28.2mmol/L、Lac 4.0mmol/L。入院后即考虑予以气管插管机械通气治疗。

问题 1:该患儿是否具备有创通气指征? 对于合并 OHS 的肥胖患儿,气管插管需要注意些什么问题?

该患儿出现 Ⅱ 型呼吸衰竭伴血流动力学障碍,具备有创通气指征,予以气管插管有创通气治疗。

肥胖是困难插管的高危因素。Kheterpal 等发现:下颌突出、肥胖（颈部肥胖）、OSA、打鼾以及体重指数（body mass index,BMI）≥ 30kg/m^2 是麻醉诱导期间困难插管的 5 项独立预测因子。OHS 患儿反复插管可导致插管并发症增加,甚至发生心搏骤停。因此,对于合并 OHS 的肥胖患儿,插管前需进行充分准备,包括:选择有经验的插管医生、预吸氧、心电监护、吸引胃内宿食、可视喉镜、合适的镇痛镇静、气管切开准备、复苏物品准备等。

问题 2:如何设置 OHS 患儿机械通气模式及

参数？**OHS 患儿有创通气期间镇痛镇静与呼吸机参数调整的具体策略是什么？**

文献建议 OHS 患儿呼吸机参数设置原则如下：压力控制模式，相对较高呼气末正压（PEEP ≥ 6cmH$_2$O）、潮气量需根据标准体重（ideal body weight, IBW）设定（6~8ml/kg IBW）。呼吸平台压以满足最低目标潮气量进行设定，但为避免产生呼吸机相关性肺损伤（ventilator-induced lung injury, VILI），建议 ≤30cmH$_2$O。根据以上原则，该患儿呼吸机参数设置为：SIMV+PS 模式，FiO$_2$ 60%、PEEP 8cmH$_2$O、RR 20 次/min、PIP 28cmH$_2$O、潮气量 170ml。

由于大部分 OHS 患儿合并 OSA，存在睡眠期呼吸节律及通气异常，过度的镇静容易引起 OHS 患儿觉醒期间补偿呼吸的能力减弱，使睡眠相关的呼吸紊乱加重，使患儿产生有创通气依赖，撤机失败率增高。OHS 患儿在机械通气过程中，尽量保持浅镇静与清醒状态，有助于早日撤机。呼吸机参数以能最低限度维持患儿氧合及 PaCO$_2$ 水平为目标进行调节，有利于降低 VILI 发生与尽早撤机。

问题 3：该患儿胸部 CT 提示两肺叶背段渗出明显，PaO$_2$/FiO$_2$ 120，考虑诊断 ARDS，除了机械通气外，有无其他辅助治疗？

对于 ARDS 的患儿，俯卧位通气可显著降低 28 天和 90 天的死亡率，目前认为应超过 16h。De Jong 等对 OHS 合并 ARDS 患儿进行俯卧位的临床研究发现，肥胖患儿俯卧位疗效明显优于非肥胖患者且并发症的发生率无明显差异。OHS 患儿俯卧位方式建议使用头高脚低位，即特伦德伦伯（Trendelenburg）卧位，以缓解腹部脂肪堆积对膈肌上抬的影响。此外，如果患儿存在高腹内压时不建议行俯卧位。

问题 4：患儿经 1 周左右的治疗，呼吸、氧合明显好转，呼吸机参数为 PS 模式，FiO$_2$ 30%、PEEP 4cmH$_2$O，PS 14cmH$_2$O，血气分析正常，考虑撤机，需做什么准备？下一步如何治疗？

OHS 患儿撤机前，需将镇静药物及麻醉药物彻底撤离，使患儿自主呼吸活跃，以确保撤机成功。Elsolh 等建议，拔管即刻予以无创通气 48h，可有效增加拔管成功率，减少再插管概率。因此，常规建议该类患儿拔管后予以 NIV 支持。另外，OHS 患儿拔管失败率高于其他非肥胖患者，若出现拔管失败，则需继续予以有创通气；若出现反复拔管失败，则需进行气管造口术。有文献报告因病情急性恶化而需行气管造口术的 OHS 患者，绝大部分可以在几周或几个月后脱离气管造口，改用 NIV 通气。

【专家点评】

OHS 的肥胖患儿气管插管前需进行充分准备，包括选择有经验的插管医生、预吸氧、心电监护、合适的镇痛镇静、气管切开准备、复苏物品准备等。初始机械通气模式可选择压力控制模式，PEEP ≥6cmH$_2$O，呼吸平台压 ≤30cmH$_2$O，目标潮气量 6~8ml/kg IBW。机械通气过程中，尽量保持浅镇静与清醒状态。撤离有创通气后建议予以无创通气 48h，以提高有创通气撤机成功率。

五、特殊情况的处理

1. 呼吸机依赖 OHS 患者容易发生呼吸驱动力不足、呼吸肌疲劳等情况，故长期机械通气或不恰当镇静后易出现呼吸机依赖。处理：尽可能减少镇静镇痛药物以保持自主呼吸活跃，减少机械通气时间，加强心肺功能锻炼等。

2. 肺不张 OHS 患儿较易出现气道阻塞，气道分泌物排出困难，易引起肺不张。处理：加强呼吸道管理；尽量予以浅镇静与镇痛；达到撤机条件时尽早撤机。

3. 肺康复治疗 对于 OHS 患儿，减轻体重被认为是肺康复治疗中最重要的目标，研究认为，通过全面的营养、锻炼和康复计划来增强身体活动和生活方式可有效降低体重，从而增强呼吸、心血管功能，改善代谢水平以及睡眠呼吸障碍。另外，在机械通气治疗过程中，早期康复训练可以减少谵妄的发生，缩短呼吸机上机天数和 PICU 住院时间。

（单怡俊 崔 云）

参考文献 ·········

1. World Health Organization. WHO Facts and figures on childhood obesity. Genewa; World Health Organization, 2014.

2. MOKHLESI B, MASA JF, BROZEK JL, et al. Evaluation and management of obesity hypoventilation syndrome. An official american thoracic society clinical practice guideline. Am J Respir Crit Care Med, 2019, 200 (3): e6-e24.

3. NOWBAR S, BURKART KM, GONZALES R, et al. Obesity-associated hypoventilation in hospitalized patients: prevalence, effects, and outcome. Am J Med, 2004, 116 (1): 1-7.

4. MARIK PE, DESAI H. Characteristics of patients with the "malignant obesity hypoventilation syndrome" admitted to an ICU. J Intensive Care Med, 2013, 28 (2): 124-130.

5. SEQUEIRA TCA, BAHAMMAM AS, ESQUINAS AM. Noninvasive ventilation in the critically ill patient with obesity hypoventilation syndrome: A review. J Intensive Care Med, 2017, 32 (7): 421-428.

6. SEBASTIAN JC. Respiratory physiology and pulmonary complications in obesity. Best Pract Res Clin Endocrinol Metab, 2013, 27 (2): 157-161.

7. HEGEWALD MJ. Impact of obesity on pulmonary function: current understanding and knowledge gaps. Curr Opin Pulm Med, 2021, 27 (2): 132-140.

8. KAW R, HERNANDEZ AV, WALKER E, et al. Determinants of hypercapnia in obese patients with obstructive sleep apnea: a systematic review and meta analysis of cohort studies. Chest, 2009, 136 (3): 787-796.

9. BECKER HF, PIPER AJ, FLYNN WE, et al. Breathing during sleep in patients with nocturnal desaturation. Am J Respir Crit Care Med, 1999, 159 (1): 112-118.

10. AL DABAL L, BAHAMMAM AS. Obesity hypoventilation syndrome. Ann Thorac Med, 2009, 4 (2): 41-49.

11. OLSON AL, ZWILLICH C. The obesity hypoventilation syndrome. Am J Med, 2005, 118 (9): 948-956.

12. CHAU EH, LAM D, WONG J, et al. Obesity hypoventilation syndrome: a review of epidemiology, pathophysiology, and perioperative considerations. Anesthesiology, 2012, 117 (1): 188-205.

13. LIU C, CHEN MS, YU H. The relationship between obstructive sleep apnea and obesity hypoventilation syndrome: a systematic review and meta-analysis. Oncotarget, 2017, 8 (54): 93168-93178.

14. YAO Q, PHO H, KIRKNESS J, et al. Localizing effects of leptin on upper airway and respiratory control during sleep. Sleep, 2016, 39 (5): 1097-1106.

15. BERGER S, POLOTSKY VY. Leptin and leptin resistance in the pathogenesis of obstructive sleep apnea: a possible link to oxidative stress and cardiovascular complications. Oxid Med Cell Longev, 2018, 2018: 5137947.

16. ANGULO MA, BUTLER MG, CATALETTO ME. Prader-Willi syndrome: a review of clinical, genetic, and endocrine findings. J Endocrinol Invest, 2015, 38 (12): 1249-1263.

17. 崔菲菲, 曹玲. Prader-Willi 综合征和睡眠相关呼吸紊乱的关系. 国际儿科学杂志, 2016, 43 (9): 669-672.

18. SEDKY K, BENNETT DS, PUMARIEGA A. Prader-Willi syndrome and obstructive sleep apnea: co-occurrence in the pediatric population. J Clin Sleep Med, 2014, 10 (4): 403-409.

19. WINDISCH W, WALTERSPACHER S, SIEMON K, et al. Guidelines for non-invasive and invasive mechanical ventilation for treatment of chronic respiratory failure. Published by the German Society for Pneumology (DGP). Pneumologie, 2010, 64 (10): 640-652.

20. GURSEL G, AYDOGDU M, TASYUREK S, et al. Factors associated with noninvasive ventilation response in the first day of therapy in patients with hypercapnic respiratory failure. Ann Thorac Med, 2012, 7 (2): 92-97.

21. NICOLINI A, BANFI P, GRECCHI B, et al. Non-invasive ventilation in the treatment of sleep-related breathing disorders: A review and update. Rev Port Pneumol, 2014, 20 (6): 324-335.

22. 乔一娴, 肖毅. 肥胖低通气综合征的无创通气治疗新进展. 中华结核和呼吸杂志, 2017, 40 (7): 527-529.

23. THEERAKITTIKUL T, RICAURTE B, ABOUSSOUAN LS. Noninvasive positive pressure ventilation for stable outpatients: CPAP and beyond. Cleve Clin J Med, 2010, 77 (10): 705-714.

24. KUSHIDA CA, LITTNER MR, HIRSHKOWITZ M, et al. Practice parameters for the use of continuous and bilevel positive airway pressure devices to treat adult patients with sleep-related breathing disorders. Sleep, 2006, 29 (3): 375-380.

25. BOREL JC, TAMISIER R, GONZALEZ-BERMEJO J, et al. Noninvasive ventilation in mild obesity hypoventilation syndrome: a randomized controlled trial. Chest, 2012, 141 (3): 692-702.

26. STORRE JH, SEUTHE B, FIECHTER R, et al. Average volume-assured pressure support in obesity hypoventilation: A randomized crossover trial. Chest, 2006, 130 (3): 815-821.

27. 罗金梅, 肖毅. 肥胖低通气综合征稳定期的无创正压通气治疗策略. 中华结核和呼吸杂志, 2017, 40 (9): 655-657.

28. KUSHIDA CA, CHEDIAK A, BERRY RB, et al. Clinical guidelines for the manual titration of positive airway pressure in patients with obstructive sleep apnea. J Clin Sleep Med, 2008, 4 (2): 157-171.

29. DAVIDSON AC, BANHAM S, ELLIOTT M, et al. BTS/ICS guideline for the ventilatory management of acute hypercapnic respiratory failure in adults. Thorax, 2016, 71 Suppl 2 (ii): 1-35.

30. BELLO G, DE PASCALE G, ANTONELLI M. Noninvasive ventilation: practical advice. Curr Opin Crit Care, 2013, 19 (1): 1-8.

31. HANNAN LM, RAUTELA L, BERLOWITZ DJ, et al. Randomised controlled trial of polysomnographic titration of noninvasive ventilation. Eur Respir J, 2019, 53 (5):

1802118.

32. BERG KM, CLARDY P, DONNINO MW. Noninvasive ventilation for acute respiratory failure: a review of the literature and current guidelines. Intern Emerg Med, 2012, 7 (6): 539-545.

33. NICOLINI A, LEMYZE M, ESQUINAS A, et al. Predictors of noninvasive ventilation failure in critically ill obese patients: a brief narrative review. Adv Respir Med, 2017, 85 (5): 264-270.

34. CARRILLO A, FERRER M, GONZALEZ-DIAZ G, et al. Noninvasive ventilation in acute hypercapnic respiratory failure caused by obesity hypoventilation syndrome and chronic obstructive pulmonary disease. Am J Respir Crit Care Med, 2012, 186 (12): 1279-1285.

35. BAHAMMAM A. Acute ventilatory failure complicating obesity hypoventilation: update on a critical care syndrome. Curr Opin Pulm Med, 2010, 16 (6): 543-551.

36. BRODSKY JB, LEMMENS HJ, BROCK-UTNE JG, et al. Morbid obesity and tracheal intubation. Anesth Analg, 2002, 94 (3): 732-736.

37. KHETERPAL S, HAN R, TREMPER KK, et al. Incidence and predictors of difficult and impossible mask ventilation. Anesthesiology, 2006, 105 (5): 885-891.

38. COOK TM, WOODALL N, HARPER J, et al. Major complications of airway management in the UK: results of the Fourth National Audit Project of the Royal College of Anaesthetists and the Difficult Airway Society. Part 2: intensive care and emergency departments. Br J Anaesth, 2011, 106 (5): 632-642.

39. DE JONG A, CHANQUES G, JABER S. Mechanical ventilation in obese ICU patients: from intubation to extubation. Crit Care, 2017, 21 (1): 63.

40. HIGGS A, MCGRATH BA, GODDARD C, et al. Guidelines for the management of tracheal intubation in critically ill adults. Br J Anaesth, 2018, 120 (2): 323-352.

41. AL LAWATI NM, PATEL SR, AYAS NT. Epidemiology, risk factors, and consequences of obstructive sleep apnea and short sleep duration. Prog Cardiovasc Dis, 2009, 51 (4): 285-293.

42. DE JONG A, MOLINARI N, SEBBANE M, et al. Feasibility and effectiveness of prone position in morbidly obese patients with ARDS: a case-control clinical study. Chest, 2013, 143 (6): 1554-1561.

43. DE JONG A, VERZILLI D, JABER S. ARDS in Obese Patients: Specificities and Management. Crit Care, 2019, 23 (1): 74.

44. EL-SOLH AA, AQUILINA A, PINEDA L, et al. Noninvasive ventilation for prevention of post-extubation respiratory failure in obese patients. Eur Respir J, 2006, 28 (3): 588-595.

45. DIEHL JL, VIMPERE D, GUÉROT E. Obesity and ARDS: Opportunity for highly personalized mechanical ventilation？Respir Care, 2019, 64 (9): 1173-1174.

46. MANDAL S, SUH ES, HARDING R, et al. Nutrition and Exercise Rehabilitation in Obesity hypoventilation syndrome (NERO): a pilot randomised controlled trial. Thorax, 2018, 73 (1): 62-69.

第三十一章　循环系统疾病的机械通气策略

第一节　心力衰竭和休克患儿的心肺交互作用

一、概述

儿童心力衰竭的常见病因包括心肌病变、瓣膜疾病、心内或心外的结构异常以及心律失常等。根据不同分类标准,心力衰竭(简称心衰)可分为,①按累及心室腔分类:左心衰竭和右心衰竭;②按心功能分类:舒张功能不全型和收缩功能不全型;③按病理生理机制分类:压力过负荷型和容量过负荷型等。不论何种类型的心衰,最终引起心输出量(cardiac output,CO)下降,并导致组织氧供不足,称为心源性休克,常伴有低血压和/或外周血管阻力及心室舒张末压力的升高。

二、心血管疾病对呼吸功能的影响

(一)心衰与休克对呼吸功能的影响

心输出量不足的状态下,呼吸肌也会与重要脏器争夺有限的心输出量。正常人剧烈运动时脑和骨骼肌灌注才会出现相对不足,而心衰代偿期的患者在静息状态下即出现脑供氧障碍,运动时心衰患者呼吸肌和骨骼肌过负荷的同时脑供氧量则会进一步下降。正常状态下,膈肌运动仅需低于5%心输出量的血流灌注和3%的全身氧耗。当呼吸做功增加、呼吸频率增快,膈肌的氧耗将增加至全身氧耗的50%以上。因膈肌动静脉血氧含量差的基础值较高,膈肌的血流灌注需显著增加以满足较高的氧需求。而在心衰和休克患者中这一机制会牺牲其他重要脏器的血供。动物研究表明休克时呼吸肌血供显著增加,相反,机械通气状态下其血流减少,同时重要脏器特别是脑的灌注得以保证。大量研究证实机体在心输出量有限的情况下首先保证的并非总是脑灌注,膈肌的血供优先级及重要性等同于甚至常高于脑灌注。因此,不考虑胸腔内压引起的心室负荷变化的因素,机械通气有助于改善心衰和休克时循环血量的重新分布。

(二)左向右分流型先心病对呼吸功能的影响

先天性心脏病(congenital heart disease,CHD)中大型左向右分流常引起肺血管压力升高。心室或大动脉水平的交通大分流使肺循环压力等同于体循环。当血管外肺水肿的生成超过肺淋巴清除能力时即出现间质性肺水肿,造成肺顺应性下降、细支气管陷闭和小气道阻力增高。同时,下气道的病变也会引起肺泡清除能力降低、部分肺泡过度通气和膈肌运动障碍。呼吸功能受损最终加重负压式呼吸,增加心室后负荷和心肌耗氧。

三、呼吸对心血管功能的影响

(一)呼吸对右心前负荷的影响

体循环静脉回流的动力来源于体循环静脉血压与右心房的压力差。静脉回流的阻力与毛细血管内血液黏滞度、动静脉分流和胸廓入口处下腔静脉塌陷程度有关。体循环静脉血液主要集中于肝、脾等脏器中,约占总循环血量的70%,其压力等同于体循环平均充盈压(mean systemic filling pressure,MSFP),神经内分泌激素(如内源性儿茶酚胺、血管紧张素、抗利尿激素等)的激活及血管内容量的增加均会使MSFP升高。静脉回流的下游压力即右心房压受到诸多因素的影响,包括心功能、心脏的周期性抽吸作用及呼吸运动。自主呼吸状态下,胸腔内压的下降和右房跨壁压的增加使右房扩张而压力下降,静脉回流增加。另外,膈肌的下降增加腹内压,使腹腔静脉跨膜压和储血容积下降,MSFP升高,也成为静脉回流的动力。当胸廓入口处血管的跨膜压急剧下降(如呼吸费力、用力吸气时)、血管塌陷时,此时的静脉回流由 MSFP 和大气压或腹内压的压力差驱动,右房压进一步下降不会增加静脉回流。正压机械通气状态下,情况则相反,胸腔内压在整个呼吸周期中均为正压,右房压增加,在 MSFP 不变时,每增加 1mmHg 的右房压将减少 14% 的静脉回心血量。此时需要发挥神经激素及容量保证等代偿机制,才能保证心脏回心血量(图 31-1-1)。

除了上述代偿性机制外,正压机械通气对静脉回流影响程度还取决于右心室在其压力 - 每搏量曲线上的位置和气道压对心脏的压迫程度。只要右心处于心室压力 - 每搏量曲线的平坦部分(即一定范围内的心室内压力升高或降低均不影响每搏量),气道压力水平和肺顺应性受损程度还不能使气道压力压迫心脏,充盈的心室可耐受一定程度的静脉回流减少(即保持每搏量不变)。呼吸运动还可改变心室舒张期跨壁压引起右心顺应性的变化。一个无顺应性或被正压包围的心脏需要更高的心室内压来保证足够的舒张末期容积。

(二)呼吸对右心后负荷的影响

呼吸系统通过改变血 pH、肺泡氧分压、肺容量等影响肺血管阻力(pulmonary vascular resistance,PVR)。呼吸性碱中毒和代谢性碱中毒引起肺血管扩张,而酸中毒引起肺血管的收缩。肺泡血管位于肺泡内,其跨膜压受肺泡压力的影响;肺泡外血管位于肺间质内,受胸腔内压的影响,两者的血管阻力是累加的。PVR 在肺容量处于功能残气量(functional residual capacity,FRC)时最低,而此时增加或减少肺容量均使 PVR 升高。当肺容量低于 FRC 时,肺间质对肺泡外血管的牵拉减少,同时缺氧引起肺内缩血管物质的释放均可导致肺泡外血管管径缩小,此时尽管肺泡血管扩张,但两者血管阻力累加后的效应是 PVR 的升高;当肺容量高于 FRC 时,肺泡外血管扩张,但肺泡血管受压更为明显,总的效应也是 PVR 升高(图 31-1-2)。

正压机械通气时,肺间质及肺泡压力均为正压,肺泡及肺泡外血管跨膜压在吸气相和呼气相均降低,从而引起 PVR 升高。而肺容量对 PVR 的影响程度又受肺血管静水压的影响。在肺内,肺动脉压是上游入口压(P_i),肺静脉压是下游出口压(P_0),肺泡压是血管周围压(P_s),肺尖部位至重力依赖区存在一定的垂直静水压。在重力依赖区域,P_i 和 P_0 高于 P_s,肺泡血管跨膜压为正值,因此可保持持续扩张状态;而在非重力依赖区,P_s 相对较高,当其超过 P_0 时肺泡血管出现萎陷;当 P_s 超过 P_i 时,肺泡血管则出现闭塞,血流终止(图 31-1-3)。无心肺疾病的患者存在正常的肺静脉压力(P_0),一般不会出现肺泡血管闭塞的病理表现,但此类患者在应用正压机械通气后将使肺泡血管出现不同程度的萎陷或闭塞。相反,左心衰竭患者增高的肺静脉压将使大部分肺泡血管处于扩张状态,因此可耐受较大程度肺容量变化引起的 PVR 增高。

肺容量和 PVR 的相互作用还需考虑通气 - 血流比(V/Q 比值)的问题。高肺容量通气可引起 V/Q 比值增高,肺泡过度通气。当 $PaCO_2$ 升高

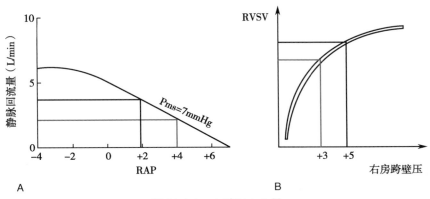

图 31-1-1　心脏回心血量

A. 体循环静脉回心血量与右房压关系的 Guyton 曲线;B. 右室收缩功能的 Frank-Starling 曲线。常规机械通气过程中,胸腔内压力增高可通过压力传递使右房压从 2mmHg 上升到 4mmHg,导致驱动压下降(a),从而导致体循环回心血量下降。右房跨壁压下降,导致右心搏出量下降(b),例如从 5mmHg 下降到 3mmHg。Pms,体循环平均压;RAP,右房压;RVSV,右心搏出量。

时，人们很容易通过增加肺泡通气来降低 $PaCO_2$，但肺泡通气增加，右心室搏出量减少，V/Q 比值进一步升高，这将加重气体交换的不平衡。若肺容量的增加引起肺泡血管闭塞，血流将从过度扩张的肺泡区域流向正常或通气不足的肺泡血管，引起这些肺泡的 V/Q 比值下降，肺静脉内出现混合血。

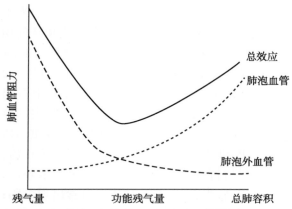

图 31-1-2　肺血管阻力与肺容量的关系

引自：BRONICKI RA，ANAS NG.Cardiopulmonary interaction.Pediatr Crit Care Med，2009，10（3）：313-322.

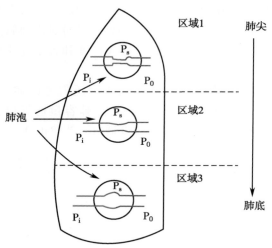

图 31-1-3　压力影响毛细血管肺血流分布不均——肺尖或许存在某个区域（区域 1），该区域 P_i 低于 P_s，毛细血管受压变扁导致血流可能没有。当然正常情况下这是不存在的，因为肺动脉压足以提供血流至肺尖，但当肺动脉压力降低（如大量出血）或肺泡压力增加（如正压通气）时该情况可能发生。在区域 3，P_i 超过 P_s，毛细血管内压力升高而外部压力不够，毛细血管扩张。

（三）呼吸对左心前负荷的影响

呼吸和机械通气对左心前负荷的影响主要通过其对右心前负荷和右心舒张期跨膜压的影响来实现的。

首先，正压机械通气引起的胸腔内压增高不仅限制了静脉回流，还使右室后负荷增加，两者可导致右心室搏出量减少，进而降低左心室充盈。

其次，右心功能不全时，通过舒张期心室间相互依赖作用，右心舒张期压力升高，右心室增大同时室间隔左移，左心室因心包的限制而顺应性下降、舒张受限，左心充盈减少。

最后，正常情况下右心收缩压力的 40% 由左心支持而产生，当左心受累时，这一支持力度不够则加重右心容量和压力的负担，反过来将进一步影响左心充盈和压力支持能力，形成恶性循环。这种收缩期心室间相互依赖性也是肺动脉高压引起体循环心输出量降低的主要机制。

正压机械通气对右心总的效应主要取决于胸腔内压增加对胸腔结构影响的程度以及胸腔内压对肺容量和右室后负荷的影响程度，从而进一步影响左心室前负荷。正压机械通气可增加左心室收缩性心力衰竭和肺静脉高压患者的心输出量，但可能会降低心室负荷正常患者的心输出量。

（四）呼吸对左心后负荷的影响

呼吸对左心搏出量有显著的影响。胸腔内压的变化不仅改变静脉回流的压力差，还使心脏的搏出血管产生压力变化。胸腔内动脉血管的顺应性和跨膜压决定胸腔内压对左心后负荷的影响程度。

自主呼吸状态下，吸气时胸腔内压下降使胸腔内动脉压力降低，而胸腔外动脉压力相对性增高，左室后负荷增加。这也是奇脉产生的机制。当左心功能下降或胸内负压增加，自主呼吸对左室后负荷将产生更多负面影响。用力吸气时，交感神经系统被激活，内源性儿茶酚胺释放，体循环血管阻力，动脉血压升高，进一步增加左心后负荷，从而形成恶性循环。正压机械通气时，与自主呼吸状态正相反，胸腔内动脉系统跨膜压下降（胸腔内动脉压力升高）成为血液泵出胸腔的动力。胸腔内压的升高使左心搏出量增加，不仅减轻了左心负荷还使动脉舒张和收缩压升高，产生反奇脉效应（图 31-1-4）。

四、机械通气呼气末正压对心输出量的影响

呼气末正压（positive end-expiratory pressure，PEEP）对心输出量的影响受多方面因素调控，

可以用 Guyton 图静脉回流 - 心功能曲线来具体分析（图 31-1-5）。正常心功能状态下且 ZEEP（PEEP=0），静脉回流曲线与心功能曲线交叉（功能点，operating point）在点 1，相应的右房压下，心室可将体循环回流血液完全泵出（实线）。若增加 PEEP，静脉回流曲线向右下移动，回心血量减少，

右房压力升高，回心血管阻力增高（虚线）；同时因 PEEP 不改变心功能曲线趋势，心功能曲线向右侧平移，功能点位于点 2，可见心输出量明显下降，这一变化不易受到心功能变化的影响，若使用强心药，功能点位于点 3，心输出量仍无明显增加；若增加 PEEP 后予以液体复苏，静脉回流（假设静

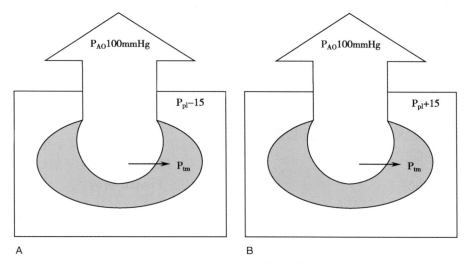

图 31-1-4　呼吸对左心后负荷的影响

A. 自主呼吸时胸腔内压为负，左心室跨壁压（P_{tm}）= 左心室内压力（即外周动脉血压 P_{AO}）- 胸腔内压（P_{pl}），此时 $P_{tm}=100-(-15)=115mmHg$；B. 正压通气时，$P_{tm}=100-15=85mmHg$。

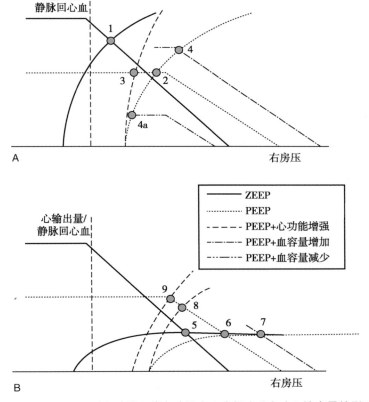

图 31-1-5　PEEP 对心功能正常（A）及左心衰竭患儿（B）心输出量的影响

脉回流血量增加,回流阻力无变化)增加,静脉回流曲线向右上移动(虚实混合线),功能点位于点4,心输出量明显增加。若患者处于低血容量状态,PEEP的增加将显著降低心输出量(锯齿线,点4a)。

对于心衰患儿,ZEEP时,心功能曲线变得平坦,与静脉回流曲线的交叉点位于心功能曲线的平台支上(点5),且随着PEEP增加(点6),或PEEP增加联合液体复苏(点7)均不改变心输出量。若在PEEP基础上予以强心药,功能点显著上移,心输出量增加(点8),需要注意的一点是PEEP在整个呼吸周期中降低心衰患儿左心后负荷,心功能曲线上移,心输出量也随之增加(点9)。

五、呼吸对先天性及获得性心脏病心血管功能的影响

(一)左室收缩功能

左室收缩功能不全患者表现为每搏输出量和心输出量下降伴随心室容积和压力的显著上升。因此,正压机械通气的主要作用是降低左室后负荷。若静脉回心血量减少,只要心室在压力心输出量曲线的平坦支,前负荷的下降不会影响心输出量。

除了增加心输出量外,机械通气还可通过减少心肌和呼吸肌氧消耗改善心肌和全身氧输送之间的关系。机械通气减少心室在收缩期和舒张期的跨室壁压而降低心肌氧需求。在心源性肺水肿和呼吸困难的患者中,机械通气显著减少心室收缩期跨室壁压。另外,机械通气时呼吸肌得到休息同时氧耗减少,有限的心输出量可分布到其他部位以保证重要脏器的供血。机械通气时呼吸肌和心血管系统的负荷下降同时抑制了交感神经系统的部分活动,从而降低了心室后负荷。

(二)心室舒张功能

限制性心肌病和肥厚型心肌病均以心室舒张功能障碍为特点,通常收缩功能尚正常。这些患者心室舒张末容积正常或减少,因此机械通气通过跨室壁压的作用主要影响右心。另外,肥厚型心肌病患者若存在左室流出道梗阻,机械通气时左室前、后负荷下降减少了左室循环容量,这将加重心腔内梗阻的情况。

呼吸对心脏舒张功能不全患者心室负荷状态的影响可通过法洛四联症术后患者管理为例说明。这些患者双心室收缩功能正常,常见右心室舒张功能障碍,部分患者还合并右心限制性生理状态,即右心室心肌顺应性降低合并舒张压显著升高。有研究指出,这类患者从正压机械通气转换为负压通气时每搏输出量及心输出量均显著增加。相比心室收缩功能不全的患者机械通气过渡为自主呼吸时心输出量下降同时呼吸肌氧耗增加,而心室舒张功能不全患者过渡为自主呼吸时心输出量增加,但这一效应可能被相应的呼吸肌耗氧增加所抵消。另有研究证实法洛四联症术后的患者自主呼吸时心输出量增加,但肠系膜血管的氧输送显著下降,提示心输出量仍然有限且被分布到呼吸肌以满足呼吸做功的增加。尽管目前负压机械通气尚不能开展,我们仍可通过以上研究说明舒张功能不全患者胸腔内压变化对心输出量的显著影响。这类患者机械通气的管理值得注意的内容包括:气道压最小化,维持足够的血管内容量,有条件时尽可能早期过渡至自主呼吸。

(三)Fontan循环

Fontan术后MSFP是静脉回流的上游压力,而腔静脉与肺动脉交汇处压力代表下游压力。但Fontan循环缺少肺动脉下泵血心腔,因此MSFP不仅使体循环静脉血回流入血管交汇处,也是血液通过肺循环泵入共同心房的动力。胸腔内压的变化直接影响腔静脉与肺动脉交互处及共同心房,共同心房内压力下降则产生肺静脉回流的压力梯度。因Fontan循环依赖MSFP作为体循环静脉回流及肺血流的循环动力,因此患者对肺血管阻力的增加和体循环心室功能的降低极为敏感。

Fontan术后患者心室收缩功能通常是正常的,但合并不同程度舒张功能障碍,同时室壁运动不协调也加重了心室充盈障碍。因此,胸腔内压变化对体循环静脉回流和共同心房跨壁压的影响超过了其对体循环心室后负荷的影响。有研究发现Fontan术后患者由正压机械通气转换为负压机械通气后肺循环血流及心输出量均显著增加。

既然胸腔内压的下降有利于改善Fontan患者体循环静脉回流,那么为何正压机械通气胸腔内压显著高于大气压时患者仍可保证静脉回流?循环反射轴在其中起到了重要的作用。Fontan术后神经激素通路被激活使MSFP代偿性增加,同时,外周循环逐渐产生适应性变化(如静脉内血容量储备减少,微循环血管滤过阈值的增加等)以维持较高的MSFP。

单侧膈膨升对Fontan患者血流动力学的不良影响可说明Fontan循环对体循环静脉回流极

为敏感。吸气和膈肌下降增加腹内压从而增加静脉回流压力,Fontan 术后的膈神经损伤将导致体循环回流的严重障碍。单侧膈膨升的患者吸气时肝静脉回流血量减少,肝门静脉失去了正常的呼气相扩张的反应。这些患者做膈肌折叠仅能部分改善膈肌下静脉回流,不能补偿吸气时正常的膈肌下降带来的作用。

六、小结

总之,心衰和休克患儿心肺交互作用机制极为复杂,理解心肺交互作用对优化心衰及休克患者监护和治疗策略极为重要。正压机械通气治疗的最终目的是改善循环系统氧输送,临床应用心肺交互作用需综合考虑多方面的问题,如血管内容量状态和静脉血管容量储备能力;是否存在左心或右心功能不全;患者原发问题主要是心室充盈还是排空障碍;左心或右心后负荷是否受到影响;病理生理状态下心室间相互作用是何种情况等。

(孙思娟　王　莹)

第二节　循环衰竭的机械通气策略

一、概述

循环衰竭或休克(shock),是机体不能输送足够的氧气和营养物质以满足组织代谢需要的一种临床综合征。输送到组织的氧由心输出量和动脉氧含量决定。心输出量取决于心率和每搏输出量。每搏输出量是由心脏前负荷、后负荷、心肌收缩力及心率共同决定。动脉氧含量由血红蛋白浓度及血氧饱和度决定。这些因素共同决定氧输送是否正常,任一因素改变均可导致机体及组织细胞氧供减少,最终导致细胞膜离子泵功能障碍、细胞内水肿及死亡。

合理的液体复苏、血管活性药物使用及病因解除是治疗休克的基本原则。休克的支持治疗主要包括提高氧输送和营养支持,而纠正氧输送或氧需求失匹配的方法主要是降低氧需求和增加氧输送。前者包括控制体温、防止感染、镇痛镇静、降低呼吸功等。后者通过氧输送公式可知输血、补液、强心、提高氧饱和度等均可改善氧输送。

$DO_2=1.34 \times Hb \times SaO_2 \times CO+0.003 \times PaO_2$ 对于休克患者,呼吸支持也是基本治疗手段。正常情况下,呼吸运动氧消耗仅占全身氧供的 5%。而休克早期,患儿呼吸频率增加,膈肌消耗的氧可达全身氧供 40% 以上,这必然会影响重要脏器比如脑和心脏的氧供。休克患者机械通气一方面可减少呼吸肌做功,降低膈肌超负荷运动的氧耗;另一方面机械通气对左右心的影响及血流动力学的影响较大。因此,在诊治休克的过程中,何时需要机械通气、如何使用机械通气,显得尤为重要。

二、休克患儿的呼吸支持基本策略

氧疗是每个休克患者必需的,但并不是每个休克患者均需机械通气。根据患儿的病史,实验室检查及床旁超声等快速鉴别休克的病因和类型,根据病理生理学及血流动力学进行针对性治疗。

1. 给予充分液体复苏及高浓度供氧后氧饱和度仍低于 90%(除外青紫型先天性心脏病),可考虑行机械通气治疗。

2. 有自主呼吸且能够配合的患儿优先考虑无创呼吸机。

3. 病情危重且自主呼吸不稳定的患儿直接行有创通气。

4. 低血容量休克在充分液体复苏后绝大多数无需机械通气;梗阻性休克的主要治疗是解除梗阻的原因,一般无需行机械通气;过敏性休克,除了喉痉挛不能解除需气管插管外,治疗上大多也不需要机械通气;脓毒症休克及心源性休克的病因及病情常较为复杂,治疗上可能需要机械通气。

危重病例早期氧浓度可能需要较高,以补充前期氧债,后期根据血气及病情进行调整。呼吸频率的设置同该年龄段患儿生理频率。呼吸峰压及呼气末正压的设置一般要求不高,如果合并肺炎或心源性肺水肿,压力设置要求会稍高,也应注意机械通气时心肺交互的作用,过高的压力设置可能加重休克。

三、脓毒症休克的机械通气策略

脓毒症休克（septic shock），又称感染性休克。脓毒症休克患者多伴有不同程度的心功能抑制，主要包括心脏前（后）负荷及心肌收缩力，在休克复苏及复苏后都应密切监测。脓毒症休克患者 CVP 低于正常值 5~12cmH$_2$O 时，提示容量不足，右心房可能存在充盈压力不足的现象，应予以补液。而当 CVP 超过 15cmH$_2$O，且患者伴随肺底部啰音，存在呼吸功能障碍，说明该患者伴有左心衰。2015 版儿童脓毒症休克诊治专家共识指出：应当予脓毒症休克患者以呼吸支持，包括确保气道畅通，给予高流量鼻导管供氧或面罩氧疗。如鼻导管或面罩氧疗无效，则予以无创正压通气或尽早气管插管机械通气。在插管前，如血流动力学不稳定应先行适当的液体复苏或血管活性药物输注，以避免插管过程中加重休克；如患者对液体复苏和血管活性药物输注无反应（难治性休克），应尽早行机械通气治疗。

（一）无创通气适应证

脓毒症休克早期可试用无创呼吸机辅助通气。《2020 拯救脓毒症运动国际指南：儿童脓毒症休克和脓毒症相关器官功能障碍管理》中弱推荐对于没有明确气管插管指征且初始复苏有反应的脓毒症诱导儿童急性呼吸窘迫综合征（PARDS）可尝试无创通气。无创机械通气可以通过提供持续气道正压或双水平气道正压通气来减少呼吸做功，从而改善脓毒症诱导 PARDS 患者氧合。因此，无创机械通气可能可以让部分早期轻度 PARDS 但没有终末器官功能障碍证据的脓毒症患儿避免气管插管。然而，目前还没有比较危重儿童或脓毒症诱导 PARDS 无创机械通气与有创机械通气临床结局的随机对照研究。关于无创机械通气是否可以减少对有创性机械通气的使用仍需更多的研究。

（二）有创通气适应证

根据 2020 年拯救脓毒症运动国际指南：儿童脓毒症休克和脓毒症相关器官功能障碍管理及 2012 年《国际严重脓毒症和脓毒症休克治疗指南》，在脓毒症休克时气管插管机械通气的指征主要有以下几点：

1. 脓毒症休克合并凝血障碍，患者存在烦躁，需在镇静制动下行有创血流动力学监测，应首先给予插管机械通气，以确保安全。

2. 脓毒症休克患者予 60ml/kg 液体复苏及血管活性药物后仍不稳定，或需再进一步给予液体复苏时，应给予气管插管机械通气。

3. 脓毒症休克合并呼吸衰竭时。

4. 脓毒症休克合并昏迷时。

5. 脓毒症休克濒死状态时。

对于液体难治性和儿茶酚胺抵抗性脓毒症休克的儿童关于气管插管的建议暂时没有指南明确推荐。但是在临床实践中，临床经常会给没有呼吸衰竭的休克患儿气管插管。即便这类患者不出现急性肺水肿或呼吸衰竭的临床症状，早期有创机械通气至少可以减少部分表现为进行性高乳酸血症和终末器官功能障碍的难治性休克患者的高代谢需要，同时让心肺功能得到更多的休息。由于肺部影像学改变可能会晚于临床症状恶化。因此，部分难治性休克和"阴性"胸片患者仍可能进展为急性呼吸窘迫综合征（ARDS）。脓毒症休克选择气管插管时，大多不依赖血气指标，其主要目的在于保护气道、保障安全。呼吸机参数设置：脓毒症休克的呼吸机参数设定并无特异性，2020 年拯救脓毒症运动国际指南：儿童脓毒症休克和脓毒症相关器官功能障碍管理建议脓毒症休克合并急性呼吸窘迫综合征（ARDS）的呼吸参数设置要点及注意事项如下：

1. 通气模式　目前没有哪一种通气模式有非常肯定的优越性，对于顽固性缺氧患者可以尝试气道压力释放通气模式。

2. 基本参数设定　潮气量 6ml/kg（按标准体重），如果平台压（Pplat）>30cmH$_2$O 才能使潮气量维持 6ml/kg，潮气量可以低至 4ml/kg；平台压<30cmH$_2$O，呼吸频率适当增快。

建议脓毒症诱导 PARDS 的儿童选择 PEEP（需滴定），PEEP 有助于防止肺泡塌陷、保持呼气末肺容量及改善平均气道压力，从而改善 PARDS 患者足够氧合，最大限度地降低高浓度供氧。但也不宜过高（合适 6~8mmHg），保证静脉血回流。

3. 尚无指南建议或反对脓毒症诱导 PARDS 和难治性低氧血症的儿童采用肺复张策略。如果考虑实施肺复张，建议首选逐步递增或递减的 PEEP 滴定策略，而不是选择尚未直接在 PARDS 测试和优化的持续肺膨胀技术。

4.《2020 拯救脓毒症运动国际指南：儿童脓毒症休克和脓毒症相关器官功能障碍管理》建议脓毒症和重度 PARDS 的儿童可尝试俯卧位通气（弱推荐），如果患者可以耐受，成人 ARDS 和儿童

PARDS 研究都强调了俯卧位通气每天至少 12h。

5. 机械通气时床头抬高 30°~45°，避免呼吸机相关性肺炎的发生。

6. 建议撤机前使用自主呼吸试验。

7. 对于成人患者，不建议使用高频振荡通气（HFOV），儿童没有明确指出。

8. 不建议使用 β₂ 受体激动剂。

脓毒症休克患者如何机械通气，下面举例说明：

> 病例 1：患儿男，4 岁。患儿 6 天前开始发热，体温最高 40℃，热前有畏寒、寒战，伴咳嗽，呈阵发性，咳剧时伴呕吐，为胃内容物，非喷射性。该患儿确诊急性淋巴细胞白血病 9 月余，按序化疗中，目前休疗第 7 天。入血液科后鼻导管吸氧，抗感染治疗 6 天，发热、咳嗽无好转。半天前开始咳嗽加重伴气促，鼻导管吸氧下 SpO₂80%。精神萎靡，四肢温，CRT 3s，HR 160 次 /min，血压 70/33mmHg，胸部 CT 提示双肺弥漫性渗出。转入 PICU。入院时胸片和胸部 CT 见图 31-2-1A 及 B。

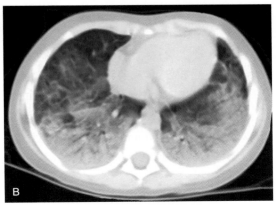

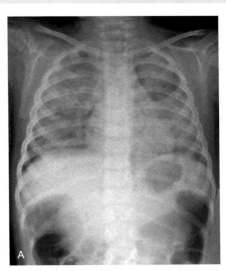

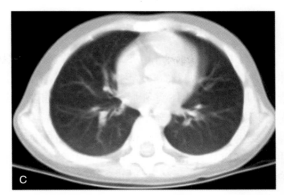

图 31-2-1　胸片和胸部 CT
A. 入院时胸片；B. 入院时胸部 CT；C 治疗 7 天后胸部 CT。

问题 1：该患儿诊断是什么？下一步如何干预处理？何时使用呼吸机支持？如何设置模式及参数的调节？

考虑患儿肺部感染、脓毒症休克（暖休克）、ARDS、骨髓抑制期感染、急性淋巴白血病。立即予以非重复呼吸面罩氧疗，生理盐水 20ml/kg 及白蛋白 20ml/kg 扩容，去甲肾上腺素静脉维持血压，应用广谱抗生素。立即行血气分析提示：pH 7.196、PaCO₂ 66.70mmHg、PaO₂ 42.30mmHg。予以气管插管，常频呼吸机支持通气，A/C 模式，FiO₂ 90%、PEEP 13cmH₂O、PIP 30cmH₂O、RRset 30 次 /min。该患儿 PaO₂/FiO₂＜150mmHg，予以俯卧位通气，并充分镇痛镇静。患儿经治疗 6 天后撤离呼吸机，治疗 7 天复查胸部 CT 明显好转（图 31-2-1C）。

问题 2：高 PEEP 的设置是否会影响 CVP 水平？

正常情况下胸腔为负压，正压通气时胸腔压力上升，导致进入右心室和肺的血流受阻，使得 CVP 上升。许多研究都表明随着 PEEP 增高，CVP 也随之增高。理论上测量患者的真实 CVP 应该断开呼吸机，但临床上并不这样做，因为断开呼吸机可能导致患者缺氧、VAP 发生率增加、肺泡塌陷等。根据不同的研究结果显示，PEEP 每增加 1cmH₂O，CVP 增 加 0.368~0.5cmH₂O（平均值为 0.434），而另有研究表明 PEEP 为 0 时，CVP 测量值较脱机时增加 1cmH₂O，由此可估算患者未通气时的真实 CVP = 机械通气测量的 CVP－0.434 × PEEP－1。临床上高 PEEP 的应用也越来越广，肯定会对 CVP 造成影响，应当根据患者实际情况进行处理，而不是一味追求 CVP 的数值。事实上，不在于 CVP 测得多少，而在于我们测 CVP 的目的，相同通气条件下 CVP 的变化更具有意义。

【专家点评】

对于脓毒症休克和 ARDS 的患者,往往既有休克,又有肺水肿。2020 年拯救脓毒症运动国际指南:儿童脓毒症休克和脓毒症相关器官功能障碍管理推荐先救治休克,保证将氧气运送至心、脑等重要生命脏器,结合液体复苏及合适的血管活性物质将血压维持在可接受的范围,然后在肺保护性通气策略下,调整呼吸机参数。

四、心源性休克(左心衰竭)时机械通气策略

心源性休克(cardiogenic shock)按病理机制可分为急性左心衰竭和急性右心衰竭,严重时全心衰竭。急性左心衰竭是由于急性心脏病变引起心排血量显著、急骤降低而导致的组织器官灌注不足和急性瘀血综合征,以急性肺水肿或心源性休克为主要表现。急性左心衰竭时,由于肺毛细血管静水压升高,肺间质和肺泡出现急性肺水肿,机体的呼吸功能发生如下变化:①通气功能障碍;②呼吸性酸碱失衡;③氧合功能障碍;④呼吸肌做功增加,加重了机体由于缺氧引起的代谢性酸中毒;⑤呼吸力学明显改变。

急性左心衰竭时机械通气的基本作用:①提高左心功能,降低左心后负荷,及改善心肌供氧;②提高肺氧合指数,改善气体交换;③减少呼吸肌做功;④减少静脉回流,降低心房充盈压,同时使胸腔内压力变化幅度减小,改善左心功能。

机械通气对左心功能的双相作用及总体抑制效应是:起初增加胸腔内压、减轻左心后负荷有利于心脏射血,并在吸气末由于肺泡扩张产生"肺泡挤血"效应,会导致左心前负荷在吸气相一过性增加。但同时由于右心前负荷下降及右心后负荷增加,经过几个呼吸周期后,左心前负荷最终减少。心输出量一般在呼气相减少,在呼吸周期过程中表现为每搏量在吸气相增加而呼气相减少的双相效应。

(一)无创通气适应证

大多数指南推荐心源性休克伴肺水肿患者行有创呼吸支持;目前较多文献报道,早期使用无创呼吸支持有一定效果。对于轻至中度心源性休克且能合作的患者,在没有严重灌注不足迹象时可考虑无创呼吸支持。

左心衰竭伴心源性休克患者是否可以无创呼吸机通气存在争议,无创通气具有允许患者沟通、活动及自主呼吸,避免完全镇静而丧失血管舒缩功能、避免气管插管的损害及医源性感染风险、呼吸机相关性肺炎等优点。使用无创呼吸机支持通气要早期进行,并在无创通气开始后的第一个小时密切观察病情,复查血气分析。如果评估认为病情没有得到缓解,应及时给予足够的通气支持和其他类型的呼吸支持治疗,延误可能增加死亡风险。如果患者同时存在高碳酸血症和低氧血症,选择有创呼吸机支持模式可能更好缓解呼吸肌做功、保证通气的实施和二氧化碳的清除。

(二)有创通气适应证

欧洲心脏病学会指南建议气管插管的有创机械通气适用于急性心力衰竭诱发的呼吸肌疲劳所致的高碳酸血症、意识模糊和/或呼吸频率减慢的状态。

呼吸机参数设置:

1. **氧浓度**　初始设定为 100%,根据临床表现改善情况及血气分析逐渐下调。

2. **潮气量**　6ml/kg。

3. **呼吸频率**　根据患者年龄的生理频率设定,以保证足够的氧供和最快的二氧化碳清除。

4. **PEEP**　从 5~10cmH₂O 开始,达到优化肺泡复张的目的,避免过高水平的 PEEP。密切监测气体交换、血流动力学状态(CO 和平均动脉压),监测肺复张,避免过度膨胀。

5. **平台压**　尽可能保证平台压低于 30cmH₂O,避免出现呼吸性酸中毒。

急性左心衰竭伴心源性休克如何机械通气,下面举例说明:

病例 2:患儿男,12 岁。生后 4 个月诊断扩张型心肌病,长期口服卡托普利、地高辛、利尿剂、辅酶 Q10 等,平时左心收缩指数(LVEF)维持在 40%~50%。此次因咳嗽、气促、食欲缺乏 2 周,加重 1 天入院。查体:精神萎靡,端坐呼吸,面色苍白,四肢湿冷,全身花纹明显,CRT 5s,呼吸急促,三凹征阳性,SpO₂ 80%(未吸氧),SpO₂ 85%(面罩吸氧),HR 156 次/min,BP 85/50mmHg,转入 PICU。入院时胸片见图 31-2-2A。

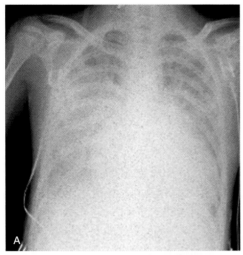

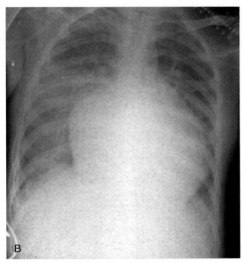

图 31-2-2 胸片
A. 入院时胸片;B. 机械通气 3 天时胸片。

问题 1：该患儿的诊断是什么？需要气管插管进行呼吸机支持通气吗？

考虑该患者为扩张型心肌病,心源性休克,肺部感染。立即予无创呼吸机支持通气,床边心肺超声提示左心收缩功能减弱,EF 30%,下腔静脉变异度小,肺部超声 B 线为主,有少许实变。考虑心源性休克,左心衰竭。予以强心(肾上腺素)、利尿等处理。立即行血气分析提示:pH 7.295 4、PaCO$_2$ 60.20mmHg、PaO$_2$ 48.50mmHg。行气管插管常频呼吸机支持通气,选择 A/C 模式,参数:FiO$_2$ 60%、PEEP 8cmH$_2$O、PIP 20cmH$_2$O、RRset 25 次 /min。机械通气后胸片肺水肿得到改善(图 31-2-2B)。该患者经呼吸机支持及血管活性药物治疗 10 天后撤离呼吸机。

问题 2：该患儿后续撤离呼吸机时参数及 PEEP 应如何调整？

急性左心衰竭患者病情稳定后,呼吸机参数应该采取个性化调整,尽可能应用肺保护通气策略,避免高碳酸血症和酸中毒对血流动力学的负面效应。如果不是由于进行性低氧血症,应尽量避免应用高水平 PEEP 而对血液回流右心的负面效应(尽量不要大于 10cmH$_2$O)。需监测心脏结构、心脏收缩和舒张功能、肺部体征、胸片、血管外肺水等变化。

血流动力学和呼吸功能达到稳定状态时,尽量应用自主通气模式。在机械通气阶段应每天根据撤机的规范方案评估撤机的可能性并做好撤机的准备。

问题 3：撤机后肺水肿如何处理？

由于心肺交互作用,正压通气无疑是治疗左心衰竭伴肺水肿的基石,但从正压通气撤离时,胸腔转为负压对血流动力学产生显著影响,撤机后交感神经兴奋及呼吸做功增加,有可能引发撤机相关性肺水肿(weaning-induced pulmonary edema,WIPE),从而导致撤机失败。如何避免撤机后肺水肿或有哪些方法可以预测撤机后肺水肿,这是治疗的难点和热点。研究表明,自主呼吸试验(SBT)、E/A 与 E/Ea、血管外肺水(extra vascular lung water,EVLW)、心房钠尿肽(brain natriuretic peptide,BNP)或心房钠尿肽前体(pro-BNP)及肺漂浮导管可预测撤机时机。

WIPE 一般定义为自主呼吸试验(spontaneous breathing trial,SBT)过程中出现不耐受撤机的临床表现及 SBT 结束时肺动脉楔压(pulmonary artery wedge pressure,PAWP)≥ 18mmHg,直接导致撤机失败。应该在超声、血管外肺水、心钠素等监控下,严格容量管理,给予米力农 / 左西孟坦等强心,给予硝普钠等减轻后负荷等支持下,缓慢撤机。

【专家点评】

心源性休克、左心衰竭以改善左心功能(强心),保证左心室前负荷前提下,同时利尿减轻肺水肿为主。机械通气是减轻左心前、后负荷,减轻肺部渗出的重要治疗手段。疾病早期可选择辅助 / 控制模式,肺水肿患者给予中等程度 PEEP(6~10cmH$_2$O 及以上)。心功能稳定、肺水肿消退后可改为部分自主通气模式,并逐步降低 PEEP 直至脱离呼吸机,此过程可能较长,并且存在呼吸机撤离失败风险。

五、心源性休克（右心衰竭）时机械通气策略

右心室在传统意义上被认为只是一个微不足道的管道，然而，近 10 年来该观点发生了本质的变化。其重要性由其功能所决定：①作为静脉回流的终点，其收缩、舒张功能直接决定了回流阻力的大小，对心脏后负荷起关键作用；②右心是为左心呈递容量的动力；③右心做功克服肺动脉阻力，急性肺动脉压升高与右心功能降低等导致压力与驱动力不匹配，严重者可致死；④右心与左心的功能需要匹配，因为左右心应是相辅相成的统一整体。

急性右心衰竭指各种病理因素引起右心室收缩和/或舒张功能恶化，右心室不能提供充分的肺循环灌注，进而引起低心排出量综合征。可继发于右心室后负荷的增加、收缩力的降低及前负荷的改变，其中以后负荷的增加最为常见。急性右心衰竭可见于多种危重症疾病，或与相关治疗措施有关，例如 ARDS、肺栓塞、脓毒症、机械通气等。

右心衰竭的有效管理依赖于一系列经验丰富的团队共同完成。并给予快速评估、快速提供有效的治疗方案。管理的原则和策略依赖于最初的血流动力学的病理变化。一旦确诊急性右心衰竭，应立即进行床旁超声心动图评估和有创的血流动力学监测，寻找可能的致病因素，并采取适当的治疗措施，积极治疗和纠正低氧血症、高碳酸血症、贫血、电解质紊乱、感染及心律失常。并进行严格的容量管理，选择合适的正性肌力药物、肺血管舒张药，必要时选用机械循环辅助右心装置及 ECMO、右心保护性机械通气策略等。

指南未提示可用无创呼吸机支持。有创通气适应证为：

绝对临床指征是右心衰竭伴发呼吸衰竭。由于机械通气和镇痛镇静可能导致重症患者后负荷增加，跨肺压增加，心输出量减少，右心功能恶化和循环衰竭，因此除非有绝对临床指征，否则急性右心衰竭患者应当避免气管插管、机械通气。

对于右心衰竭的患者，为避免因静脉回心血量过度减少或右心室后负荷增加导致血流动力学状态进一步恶化，应严密监测 PEEP。

呼吸机参数设置：多采用自主呼吸模式（SIMV）、小潮气量（6~8ml/kg）、低 PEEP<10cmH$_2$O、驱动压<18cmH$_2$O、峰压<27cmH$_2$O 的右心通气保护策略。优先考虑最低且有效的 PEEP 水平（从 3~

5cmH$_2$O 开始），以维护足够氧饱和度和防止肺不张。

对于正在进行或正在恢复的心源性休克患者，机械通气时应进行呼吸功能监测，包括对自主活动的评估和控制，特别是在镇静减弱/增强期间，以避免过度的胸腔内压波动。

急性右心衰竭伴心源性休克如何机械通气？下面举例说明：

病例 3：患儿男，2 岁。该患儿生后即发现房间隔缺损（1.5cm），伴进行性肺动脉高压（三尖瓣反流流速间接测定肺动脉收缩压由 30mmHg 上升至 60mmHg），入院前 2 个月在外院行房间隔封堵术，术后肺动脉压进行性升高，活动耐力下降，1 周前患儿开始出现咳嗽，面色苍白，半日前开始气促发绀，RR 70 次/min，鼻导管吸氧下 SpO$_2$ 72%，P 182 次/min，BP 65/33mmHg，四肢凉，CRT 4s，肝肋下 4cm，收住 PICU（胸片见图 31-2-3A）。

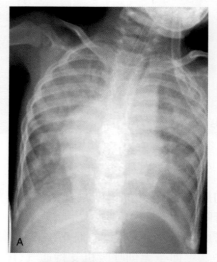

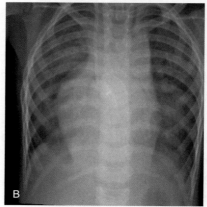

图 31-2-3 病例 3 影像学
A. 入院当天胸片；B. 机械通气 3 天时胸片。

问题 1：该患儿的诊断是什么？是否需要呼吸机支持通气？参数如何选择？

考虑该患儿有肺动脉高压病史，立即床边进行心脏超声检查，提示患儿右心房、右心室明显增大，挤压左心室，肺动脉压力 100mmHg。临床上有肝大，血压下降，循环不稳定，考虑肺动脉高压危象、右心衰竭、心源性休克。给予曲前列尼尔注射液 50μg/(kg·min) 降低肺动脉压力，肾上腺素强心维持血压。患儿氧合仍维持不佳，予以气管插管呼吸机支持通气。参数设置：FiO_2 90%、RRset 30 次/min、PIP 18cmH_2O、PEEP 3cmH_2O。并采用俯卧位通气。治疗过程中患儿尿少，予以利尿、血液净化脱水等治疗，减轻心脏容量负荷。患儿经治疗 3 天后肺水肿及肺部渗出明显好转（图 31-2-3B）。治疗 3 周后撤离呼吸机。

问题 2：撤离时应注意什么问题？

脱机时心血管和心肺交互作用发生重大变化，停机时会导致静脉回心血量突然增加，与儿茶酚胺激增相关的交感神经过度活跃，导致心率升高和血压升高，氧供减少和呼吸功增加，可能导致右心功能再次衰竭。因此应对心肺病并存患者进行谨慎评估，并对脱机失败高风险患者进行适当治疗。

【专家点评】

正压机械通气通常被认为是抑制右心功能，正常生理状况下，肺循环是低阻力高顺应性的系统。右心室壁薄对后负荷的耐受性差，轻度增加肺血管阻力（PVR）即可导致右心室过度负荷，同时由于右室的高顺应性，过高的右室后负荷可导致右心室急性扩张。对右心而言，一般认为机械通气加重右心功能不全，正压通气容易增加肺循环阻力进而加重右心负荷，甚至引起急性肺心病，因此有学者认为"机械通气是右心的杀手"。需要强调的是，不能绝对地认为机械通气均会不利于右心功能，低氧、二氧化碳潴留均会加重肺高压，而机械通气开放肺泡、纠正低氧血症，也缓解了肺动脉痉挛，可改善右心功能。建议应用超声技术可早期发现机械通气时的肺高压和右心功能障碍，并强调连续右心功能评估指导右心衰竭机械通气的治疗强度及策略，同时进行右心保护通气策略。新的特异性生物学标志物，如穿透素 3 及潜伏转换生长因子结合蛋白等的研究可能为进一步诊断右心衰竭提供新的思路和方向。

（张 芳　王 莹）

第三节　先天性心脏病相关的机械通气

一、概述

先天性心脏病（congenital heart disease，CHD）（简称先心病）患儿通常术前就已存在呼吸功能异常，肺循环血流（pulmonary blood flow，PBF）增加和肺动脉压力上升会导致肺顺应性下降和气道阻力增加。其可能的机制是：扩大的肺动脉或膨胀的肺血管压迫支气管，引起气体输送异常，并导致呼吸系统的阻力增加；肺动脉高压（pulmonary artery hypertension，PAH）导致支气管收缩，引起血管和支气管平滑肌的收缩和肥厚；心脏的容量负荷增加导致左心房压力增加和肺间质水肿的进展。

手术操作和全身麻醉本身就可导致多项肺功能异常，而心脏直视手术时，体外循环（cardiopulmonary bypass，CPB）更是造成急性肺损伤（acute lung injury，ALI）的相关因素。CPB 引起肺泡内皮细胞结构和功能损伤，将导致内皮细胞通透性增加，弥散功能障碍，ALI 的严重程度与 CPB 时间和低年龄有关，CPB 后急性呼吸窘迫综合征（acute respiratory distress syndrome，ARDS）的发生率约为 1%。Stayer 等研究证实，术前 PBF 增多型患儿，术后全肺阻力增加，尤其在新生儿中更加明显；而术前 PBF 减少或正常患儿，CPB 心脏手术也导致肺动态顺应性下降。

机械通气技术是先心病患儿术前、术后循环功能不稳定期必不可少的支持手段，虽然大部分先心病患儿手术前无需机械通气支持，手术后也能在术后 24h 内撤机，但对婴幼儿、术前伴肺功能不全或 PAH、复杂型先心病、姑息性手术患儿，呼吸力学的改变对血流动力学有较明显的影响，所以必须全面了解心脏手术的特点和心肺之间的相互作用，先心病相关的机械通气重点在于制订理想的通气目标，使血流动力学最优化。

二、先心病手术前患儿机械通气的临床应用

（一）左向右分流型先心病伴充血性心衰、肺炎

心房、心室、大血管水平存在左向右分流的患儿，手术前普遍存在肺循环血流量增加、肺充血的状态，易发生肺部感染、充血性心力衰竭。

1. 适应证 出现呼吸急促、呼吸困难、低氧血症、二氧化碳潴留，应及时进行机械通气治疗。呼吸道感染容易进展为重症肺炎，机械通气的指征可适当放宽。

2. 机械通气策略 左向右分流型先心病患儿肺部血量增多：患儿容易发生反复呼吸道感染，如肺炎、气管炎等，甚至可能会导致呼吸衰竭；由于血流动力学改变，患儿会出现左心早期不同程度扩大，甚至会出现左心衰竭表现；如果肺部血量增多在早期没有得到积极矫正，在后期可能会出现艾森门格综合征，导致肺动脉高压。机械通气有利于维持肺泡开放，改善通气和氧合情况。但应避免过高的氧合，以控制肺循环血流量，改善充血性心力衰竭。PEEP 的设置应考虑患儿心功能情况，肺血量过多时应滴定 PEEP 改善肺部淤血情况。

临床上如何调整机械通气参数？我们举例说明：

病例 1：患儿男，53 天，气促、点头样呼吸 3 天入院。G_1P_1，孕 39 周 $^{+1}$，顺产，出生无窒息抢救史。查体：精神萎靡，反应低下，T 38.6℃，HR 168 次/min，RR 62 次/min，BP 72/47mmHg，头罩吸氧下 SpO_2 88%，点头样呼吸，三凹征阳性，两肺可闻及大量细湿啰音，胸骨左缘 3~4 肋间 Ⅲ~Ⅳ/Ⅵ 收缩期杂音。腹部触诊软，肝脏右肋下 4cm。予以气管插管机械通气，压力控制（PCV）模式：FiO_2 60%、PIP 20cmH$_2$O、PEEP 5cmH$_2$O、RRset 35 次/min、Ti 0.55s。机械通气后 SpO_2 85%~88%。急诊胸片显示肺血增多，心影增大（图 31-3-1）。心脏超声检查提示：室间隔缺损 0.8cm、房间隔缺损 0.6cm、动脉导管未闭 0.3cm，心房水平左向右分流，心室水平双向分流，其中左向右分流速为 2.3m/s、右向左分流速为 1.5m/s，大动脉水平双向分

流，以左向右分流为主，2.7m/s。上机后动脉血气分析提示：pH 7.334、$PaCO_2$ 48mmHg、PaO_2 52mmHg、BE-2.1mmol/L、SaO_2 81%。上机 2h 后血气分析提示：pH 7.354、$PaCO_2$ 37mmHg、PaO_2 92mmHg、BE-1.3mmol/L、SaO_2 94%。实验室检查血常规示：WBC 14.5×10^9/L、N 75%、L 28%、Plt 25×10^9/L、降钙素原 8.73ng/ml。

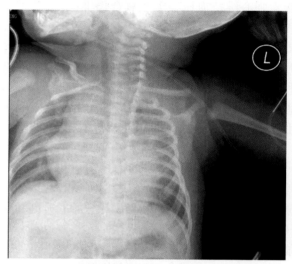

图 31-3-1 病例 1 影像学

问题 1： 诊断为先天性心脏病（室间隔缺损、房间隔缺损、动脉导管未闭）、充血性心力衰竭、肺炎，还需完善哪些检查？常频通气参数该设定怎样的通气目标？

患儿心动过速，末梢循环较差，机械通气后氧合状态稍有好转，但是充血性心力衰竭无改善，且肺部感染较为严重。给予强心利尿，加强抗感染治疗，应持续心电监护、有创血压监测，定期复查胸部 X 线、超声心动图，气道分泌物送细菌学检查。

通气策略：与其他肺部感染的患儿类似，首选压力控制通气模式或者容量目标压力控制模式，维持潮气量（Vt）在 6~8ml/kg；呼气末正压（PEEP）应该根据患儿肺部渗出、心血管功能，以及血气分析来滴定，一般设置在 3~6cmH$_2$O；FiO_2 0.3~0.6；Ti 0.4~0.6s，维持正常的通气氧合状态。

问题 2： 治疗第 5 天，患儿感染指标好转，降钙素原降至正常水平，痰培养阴性，但是胸片仍提示心影明显增大，肺充血，除了外科手术以外，内科保守治疗还有何有效举措？

治疗第5天患儿肺部情况明显改善,肺炎控制,血气分析改善,但是治疗1周后患儿肺部啰音仍然存在,心影增大,考虑充血性心力衰竭持续存在。对于存在大量左向右分流的先心病患儿,肺部感染控制后,如果继续维持高氧饱和度,可能导致大量左向右分流,而使肺充血和心衰加重,机械通气时可考虑使患儿 SaO_2 保持在90%左右,$PaCO_2$ 维持 45mmHg 左右;若无明显酸中毒、合适的温度及无贫血的情况,控制左向右分流量,减少肺血流量,心衰也能得到一定改善。另外,对于外科手术纠治的指征,需要内科医生和心外科医生仔细评估,原则上可以在控制感染后及时手术,但需避免呼吸道病毒感染未得到充分控制或在感染高峰期手术,否则手术后极易发生急性呼吸窘迫综合征。

【专家点评】

对于左向右分流型先心病患儿,术前易发生肺部感染,同时合并充血性心力衰竭,机械通气有利于维持肺泡开放,改善通气和氧合情况,但是机械通气时需要避免过高氧合状态,以控制肺循环血流量,改善充血性心力衰竭。对大量左向右分流型先心病患儿在感染控制后可尽早手术治疗。

> 病例2:患儿女,生后45天,因"呼吸急促5天、拒奶1天"入院。入院查体:T 36.8℃,HR 175次/min,RR 69次/min,BP 62/47mmHg,SpO_2 85%~88%,头罩吸氧下 SpO_2 89%。面色轻度青紫,点头样呼吸,三凹征(+),两肺可闻及少量细湿啰音,心脏听诊未闻及明显杂音,腹部触诊软,肝脏右肋下2.5cm,脾脏未触及,四肢末梢花纹,颜面部无明显浮肿,毛细血管再充盈时间(CRT)3s。考虑患儿存在休克(代偿期),立即予气管插管、机械通气,并查找原因。机械通气 PCV 模式:FiO_2 60%、PIP 16cmH$_2$O、PEEP 6cmH$_2$O、RRset 40次/min、Ti 0.55s。急诊床旁胸片提示:心影稍增大,两肺淤血(图31-3-2)。急诊床旁心脏超声提示:完全性肺静脉异位引流(心上型,肺静脉汇总由垂直静脉经无名静脉回流至右心房,垂直静脉宽度0.2cm,流速2.3m/s),卵圆孔未闭0.4cm,轻度三尖瓣反流,反流速度为4.3m/s。

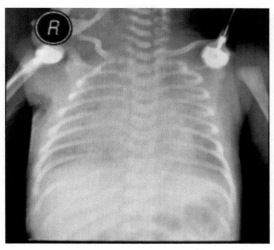

图 31-3-2 病例 2 影像学

问题1:如何纠正患儿的休克状态?有何有效的方法?机械通气在现阶段治疗的价值是什么?

完全性肺静脉异位引流(total anomalous pulmonary venous drainage,TAPVD)属于左向右分流型先心病,其严重程度取决于肺静脉回流梗阻的程度,主治医师查房考虑患儿循环衰竭状态的主要原因是肺静脉回流梗阻,此类休克的纠正切不可进行扩容,这样会造成循环进一步超负荷,同样也很难通过血管活性药物使循环改善,利尿剂的使用也仅仅可能使肺水肿轻度改善。所有内科治疗措施均无法使患儿情况得以明显改善,外科手术是当务之急。但是该患儿在手术准备中发现为 Rh 阴性罕见血型,难以在无血状态下进行 CPB 手术,此时仅能通过保守治疗尽可能维持循环状态,等待手术机会。由于患儿胸片显示两肺淤血,两肺湿啰音在机械通气后仍然存在,目前的治疗焦点是减轻肺淤血,故予以利尿剂静脉维持同时增加 PEEP 可使病情有所缓解。

问题2:对于完全性肺静脉异位引流的病例,手术前充分了解肺静脉走行对于成功手术十分重要,是否有必要进行计算机断层血管造影(computed tomography angiography,CTA)检查?

对于完全性肺静脉异位引流,CTA 评价肺静脉的走行明显优于超声心动图,有文献显示 CTA 判断肺静脉走行与手术发现的符合率达100%。但是对于肺静脉回流严重梗阻的患儿,高渗造影剂可能导致肺淤血加剧,如果 CTA 检查无法避免,则需要做好在检查后因肺水肿无法逆转而急诊手术的准备。目前有少量的病例报告显示,CTA 后肺循环充血与心功能不全呈正相关,左心室 EF

降低是 CTA 检查后肺循环充血的危险因素。

【专家点评】

对于存在肺静脉梗阻的患儿,术前状态的严重程度与肺静脉回流的梗阻程度密切相关,对于严重梗阻的患儿,尽快手术以解决肺静脉回流梗阻是重中之重。在手术前减轻循环超负荷现象,并且通过机械通气时 PEEP 的应用,尽可能维持术前内环境稳定,为手术成功赢得机会。

(二)导管依赖型先心病

动脉导管依赖型先心病,如室间隔完整型肺动脉闭锁、主动脉弓中断或左心发育不良综合征等,均属于危重复杂先天性心脏病。术前治疗的关键在于保持导管依赖的体循环或肺循环的灌注,维持 Qp/Qs 的平衡,防止容量负荷过重和心室功能不全,避免造成体循环和终末器官灌注减少。该类患儿需要在出生后短时间内急诊手术治疗,但是术前状态的调整对于术后恢复是至关重要的,如果出现呼吸做功过大、低心输出量合并代谢性酸中毒,应及时进行机械通气。

动脉导管依赖型先心病患儿的机械通气应考虑气体交换以维持合适的 SaO_2,若出现氧合过高,机械通气策略需要控制以便取得体循环和肺循环血流平衡,$SaO_2 > 90\%$ 提示肺循环血流量过多,相应体循环血流量则减少,这时需减少 FiO_2 和 Vt,维持 SaO_2 80%~85%。

> 病例 3:患儿女,出生后 12h,因"生后发现青紫 12h"入院。G_2P_2,孕 39 周,顺产,无产时窒息,生后表现青紫,给予气道清理,头罩吸氧下 SpO_2 83%~85%,为进一步诊治急诊转运来院。入院查体:反应好,哭声响亮,口唇及全身皮肤明显青紫,肺部听诊无啰音,心脏听诊杂音不明显,未吸氧 SpO_2 71%。胸片提示:心影不大,两肺血减少(图 31-3-3)。急诊床旁心脏超声提示:肺动脉闭锁(室间隔完整型),动脉导管未闭 0.2cm,卵圆孔未闭 0.35cm。患儿为导管依赖型肺循环,故予前列腺素 E1(PGE1)静脉持续泵入,剂量 5ng/(kg·min)。持续用药 30min 后患儿 SpO_2 上升至 78%~80%(未吸氧),但是用药 2h 后患儿突然发生呼吸不规则、停顿,SpO_2 降至 63%。予气管插管、机械通气,PCV 模式:FiO_2 21%、PIP 10cmH₂O、PEEP 4cmH₂O、RRset 30 次/min、Ti 0.52s。

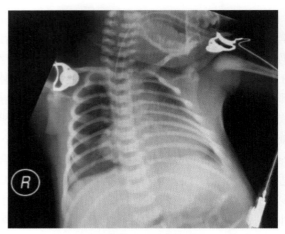

图 31-3-3　胸片

问题 1:患儿如何在获得手术纠正以前维持氧合状态? 使用 PGE1 后氧合好转又突然恶化是什么原因? 对于这类情况有何防范措施?

患儿上机后 30min 血气分析提示 pH 7.329、$PaCO_2$ 51mmHg、PaO_2 37mmHg、BE-5.1、SaO_2 65%。主治医师查房发现患儿呈现明显青紫,末梢灌注差,故增加 PGE1 剂量至 10ng/(kg·min),并医嘱密切观察氧合变化及全身灌注情况,如果患儿持续低氧则需要立即手术以挽救生命,但是在此情况下手术风险极高。

这类患儿手术前动脉导管开放是维持生命的必要条件,吸氧增加肺泡内血氧含量将导致动脉导管迅速关闭,使肺血骤然减少,缺氧、代谢性酸中毒加剧,加速死亡。该患儿目前生后仅十几小时,动脉导管在使用 PGE1 后有望重新开放,但是患儿目前情况危急,可观察的时间窗不长,要做好手术的准备。呼吸抑制是使用 PGE1 后可能出现的并发症,目前尚没有明确证据显示其剂量或者时间相关性,对于此类患儿,需要密切观察呼吸情况,如有呼吸暂停,及时气管插管和机械通气。

问题 2:患儿气管插管机械通气并调整 PGE1 至 10ng/(kg·min)后 6h 血氧饱和度上升(SpO₂ 88%~92%),但是尿量减少[1ml/(kg·h)],此时该如何处理?

对于动脉导管依赖的肺循环,体循环输出量需要兼顾体循环血流量和肺循环血流量,如果出现血氧饱和度过高,提示肺循环血流量过多,相应体循环血流量则减少,出现体循环低灌注状态,这时需减少肺血流,故降低 PGE1 剂量以减少肺血流,并再复查心脏超声,了解动脉导管血流情况。而此时的机械通气策略需要控制气体交换以便取得体循环和肺循环血流平衡,$SaO_2>90\%$ 提示体肺分流过多,肺循环超负荷,Qp/Qs>1。此时应降低 FiO_2 和 Vt,造成人为轻度通气不足,维持 SaO_2 80%~85%。如果有条件,可使用氧浓度更低的混合气体,在混合气体中加入氮气,使 FiO_2 降低到 0.17,使 Qp/Qs 暂时得到改善。更重要的是,应对患儿进行及早外科干预,不应使患儿长时间暴露在低氧的环境中。

病例 4:患儿女,出生 22 天,因"反应低下、拒奶 2 天"入院。入院查体:T 35.8℃,HR 175 次/min,RR 69 次/min,右上肢 BP 61/45mmHg,SpO_2 56%。面色苍白,呻吟,点头样呼吸,三四征(+),两肺可闻及少量细湿啰音,心脏听诊心音低钝,胸骨左缘 3~4 肋间 Ⅱ~Ⅲ/Ⅵ 收缩期杂音,四肢末梢花纹,CRT 4s。考虑患儿存在休克状态,立即予气管插管、机械通气,并查找原因。机械通气 PCV 模式:FiO_2 60%、PIP $16cmH_2O$、PEEP $6cmH_2O$、RRset 40 次/min、Ti 0.55s。急诊床旁胸片:心影稍增大,两肺血增多(图 31-3-4)。插管后动脉血气分析:pH 7.129、$PaCO_2$ 65mmHg、PaO_2 33mmHg、BE −8.1mmol/L、SaO_2 45%。即刻休克复苏,同时查找原因。

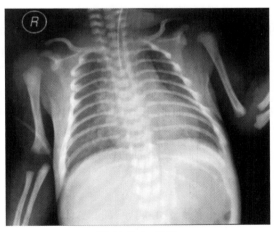

图 31-3-4　胸片

问题:该患儿的机械通气策略是什么?

主治医师进一步评估发现,患儿下肢动脉搏动减弱,足背动脉搏动无法扪及,结合目前严重循环衰竭状态,考虑可能存在严重先心病,即刻床边心脏超声检查:主动脉弓中断(A 型),动脉导管未闭 0.23cm,室间隔缺损,肺动脉高压,心肌收缩力

弥漫性减弱。患儿属于动脉导管依赖的体循环,出生后随着动脉导管逐步关闭和肺循环阻力下降,动脉导管的右向左分流量日趋减少,体循环尤其下肢的血供不足,呈现循环衰竭状态。目前内科保守治疗的目的是为急诊手术赢得术前准备的时间,在术前准备的阶段给予 PGE1、机械通气等措施,尽可能使内环境得到改善。机械通气的大原则应该是给予适当的氧浓度以改善体肺循环分流,过高的血氧饱和度表示患儿氧浓度过高,应及时下调参数,避免肺循环淤血。

【专家点评】

无论对于导管依赖性肺循环还是导管依赖性体循环患儿,机械通气虽然不能根本上改善心脏和大血管的解剖结构畸形导致的血流动力学变化,但是可以通过机械通气调整体/肺循环血流量,使体/肺循环血流达到平衡状态,并可以解决应用前列腺素 E1 产生的呼吸抑制等不良反应,在救治这类患儿时应积极进行外科干预。

（三）右向左型先心病

左右两侧心血管腔内的异常交通,右侧心血管腔内的静脉血通过异常交通分流入左侧心血管腔,大量静脉血进入体循环,可出现持续性的青紫,如法洛四联症、法洛三联症、右心室双出口和完全性大动脉转位、永存动脉干等。

此类患儿体循环血流量增多,回心血量增加,常有右心增大,肺循环血量减少,动脉血氧饱和度低,应予以吸氧以提高氧合,从而改善体/肺循环血流,必要时机械通气,应尽快手术解除畸形。

三、先心病手术后患儿机械通气的临床应用

先心病手术后应根据患儿术前状况、先心病类型、手术方式以及遵循肺保护通气策略、兼顾心肺交互关系等因素选择机械通气方式。

在针对不同疾病的不同机械通气策略前,应注意减少肺源性心脏病的发生率。近年来,不少研究发现机械通气时不当的压力设置会使肺泡过度膨胀或平台压增高,增加肺循环阻力,因而导致右心功能障碍。而并发 ARDS 的患儿,ARDS 本身的肺泡损伤及肺泡毛细血管损伤都会影响肺循环,从而加重对右心功能的影响。

因此,右心保护性机械通气策略应优先考虑:

1. 通过限制平台压和驱动压把肺应力降至

最低 对于成人,平台压建议<27cmH₂O,驱动压<18cmH₂O,而儿童没有明确的推荐意见,临床中应密切监测机械通气过程中的血流动力学变化。

2. **小潮气量** 以减少肺过度膨胀所致的肺血流阻力增加,一般6~8ml/kg。

3. **床旁滴定最佳PEEP** 维持肺泡扩张的同时不会加重右心负荷。

4. **控制PaCO₂** <48cmH₂O。

此类患儿常伴有肺动脉高压,正压通气时过高的PEEP会增加肺循环阻力,加重肺动脉高压,因此在使用PEEP时应监测患儿血流动力学、肺动脉压力变化。肺动脉高压患儿应以降低肺动脉压力为目标,尽快撤离正压通气。

(一)左向右分流型先心病手术后机械通气

病例5:患儿女,3岁,13kg,室间隔缺损、房间隔缺损、PAH。术前心导管检查提示:肺小动脉楔压(PAWP)12mmHg,肺血管阻力指数(PVRI)6.23Wood单位,吸氧后PAWP 14mmHg,PVRI 5.12Wood单位。术后当天,米力农0.5μg/(kg·min)、去甲肾上腺素0.05μg/(kg·min)静脉持续泵入,曲前列尼尔注射液静脉持续泵入20ng/(kg·min)。测得:ABP 88/62mmHg、CVP 6mmHg、PAP 24/20mmHg、SpO₂ 100%、T 36.8℃,机械通气参数:PRVC模式,FiO₂ 40%、RRset 22次/min、目标潮气量100ml、PEEP 5cmH₂O、Ti 0.68s。动脉血气分析:pH 7.459、PaCO₂ 35mmHg、PaO₂ 133mmHg、BE-2.1mmol/L、SaO₂ 99.8%。

问题1:该患儿大量左向右分流导致肺动脉压力增高,手术前心导管检查示肺血管阻力处于可手术临界范围,虽对吸氧敏感,但是此类患儿在术后早期是发生反应性PAH和肺高压危象的高危人群。对于此类患儿的机械通气该设定怎样的通气目标?

患儿目前手术后没有PAH表现,循环稳定,但考虑到患儿CPB手术可能导致血管内皮水肿,暂时性肺阻力增高,仍处于高危阶段,加强镇痛镇静,防止烦躁。

部分先心病患儿手术前存在严重PAH,随着PAH治疗手段的不断更新,部分处于临界状态的患儿得以手术,这部分患儿手术后可能出现反应性PAH及危象,最好能够持续监测肺动脉压力,并通过心脏超声了解解剖结构纠正情况。当然,PAH的治疗手段是多样的,应用选择性的肺血管扩张剂十分重要。机械通气是早期治疗策略中的一部分,通常机械通气需要维持48~72h,维持适当过度通气和良好的氧合,但不能过分追求过度通气,大潮气量可引起机械通气相关肺损伤。PEEP的应用对于改善氧合,防止肺不张的产生十分重要。术后早期机械通气中维持PaCO₂ 35mmHg(1mmHg=0.133kPa)左右,PaO₂ 90~100mmHg,pH 7.45~7.55,结合选择性肺血管扩张剂应用,可以使大部分患儿渡过术后心肌水肿高峰期和CPB相关的炎症反应期。

问题2:该患儿术后24h稳定,开始逐步降低镇静剂剂量,患儿吸痰时烦躁,肺动脉压力骤然上升,HR 156次/min、ABP 100/62mmHg、CVP 15mmHg、PAP 129/78mmHg,此时该如何调整机械通气?

此时处理的第一步是恢复原来的镇痛镇静剂量,必要时应用肌松剂,同时逐步加大曲前列尼尔剂量至50ng/(kg·min),机械通气保证充分氧合和良好的通气,排除肺不张、胸腔积液等导致肺血管阻力增加的因素,术后72h候再考虑逐步撤离呼吸机。

左向右分流型先心病是很大范畴的一组先心病,类型不同导致器质性肺血管病变的时间也不尽相同,不能单纯以年龄来区分危险因素,应该以更客观依据来判断病情。对于术前大分流量且没有肺阻力增高的患儿,如术后仍存在部分左向右分流,在机械通气时应该注意适当控制肺血流量(PBF),为避免肺血过多,轻度增高PaCO₂,氧饱和度维持在90%左右,在一定范围内可限制PBF。PEEP的设置也很重要,特别是存在心肌功能不全的患儿需要降低左室后负荷,并限制回心血量,PEEP使PVR增加的同时可以控制PBF,产生有益的效应,根据分流量大小,其参数参照左向右分流先心病术前肺炎心衰时的设置。

【专家点评】

对于大分流量先心病导致的PAH,手术后存在危险因素的患儿,其治疗要点是防止反应性PAH和肺高压危象,良好的通气管理是有效治疗的基础。

(二)先心病术后左心功能不全时的机械通气

对于左心功能不全、肺淤血的先心病,比如室间隔完整型大血管错位、完全性肺静脉异位引流、左冠状动脉起源于肺动脉、完全性房室间隔缺损,该类患儿在术后48h内病情通常较重,常处于延迟关胸状态。此时机械通气是减轻左心

前、后负荷,减轻肺渗出的重要治疗手段。下面举例说明:

> 病例 6:患儿男,生后 8 天,1.4kg,孕 33 周 $^{+3}$,完全性肺静脉异位引流(心下型),纠治术后 2 天,延迟关胸状态。肾上腺素 0.08μg/(kg·min),米力农 0.5μg/(kg·min),呋塞米 0.4mg/(kg·h)静脉持续泵入,同时用镇静镇痛药物维持。测得:ABP 75/58mmHg、CVP 10mmHg、SpO$_2$ 100%。机械通气 PCV 模式,FiO$_2$ 55%、PIP 15cmH$_2$O、PEEP 8cmH$_2$O、RRset 40 次/min、Ti 0.52s、潮气量监测 30ml。血气分析提示:pH 7.379、PaCO$_2$ 42mmHg、PaO$_2$ 83mmHg、BE−2.1mmol/L、SaO$_2$ 97.8%。胸片显示:心影大,两肺淤血(图 31-3-5)。术日经食管超声心动图显示:肺静脉回流至左心房,流速 1.3m/s,肺静脉共汇与左心房吻合口直径 0.9cm,左心房偏小。

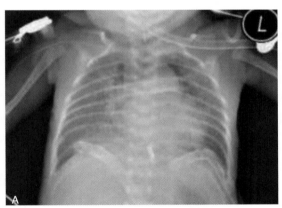

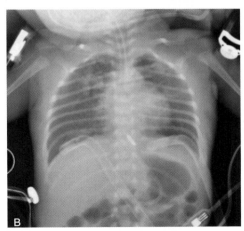

图 31-3-5　病例 6 影像学
A. 床边胸片(术后当天);B. 床边胸片(术后 1 天)。

问题 1:此时如何设定患儿的通气目标?

患儿目前循环稳定,治疗以改善左心功能,保证左心室有效前负荷,同时利尿减轻肺水肿为主,机械通气策略在早期可选择 A/C 模式(VCV、PCV、PRVC 均可),对于有肺水肿、肺出血的患儿给予中等程度的 PEEP(6~10cmH$_2$O 及以上),并加强容量管理,使肺淤血以及心肌水肿得到改善,缩短延迟关胸的时间,该患儿胸片明显肺淤血,逐步提高 PEEP 12cmH$_2$O。关胸后循环稳定 24~36h 后可改为 SIMV 模式,根据肺部体征、胸片、肺部超声或 PiCCO 提示的血管外肺水改善情况,逐步降低 PEEP,直至脱离呼吸机。

问题 2:如何调整通气策略和撤机?

该患儿通气调整后胸片如图 31-3-5。在术后 70h 2 期关胸,关胸当日一过性尿量减少,给予腹膜透析治疗,术后第 5 天停止腹膜透析,术后第 6 天逐步下调呼吸机参数至 PSV 模式,FiO$_2$ 45%、PS 8cmH$_2$O、PEEP 6cmH$_2$O,潮气量监测显示 22ml,呼吸频率 48 次/min。血气分析显示:pH 7.363、PaCO$_2$ 46mmHg、PaO$_2$ 86mmHg、BE−1.1mmol/L、SaO$_2$ 97.2%。

问题 3:该患儿循环功能趋于稳定,下一步机械通气撤离时如何评估及序贯治疗?

该类患儿术前肺静脉淤血,左心房较小,术后 24h 内在机械通气过程中左心功能不全难以察觉,但在撤离呼吸机后如出现进行性呼吸困难,两肺湿啰音明显增加,胸片提示渗出加重,肺部超声提示 B 线增多,则出现撤机相关性肺水肿。因此,在撤机前应重视多次评估,改善心脏功能,必要时撤离呼吸机后给予 CPAP 或 BiPAP 支持,并积极随访胸片、肺部超声,及时听诊发现异常。

【专家点评】

对于手术后存在左心功能不全的患儿,可能需要长时间机械通气,是呼吸机撤离失败的高危人群,需合理应用机械通气,制订撤机流程,仔细评估撤机指标,并且做好撤机后的序贯治疗。

(三)右向左分流型先心病手术后机械通气

以法洛四联症(tetralogy of Fallot,TOF)为代表的一类右心受累的先心病,还包括肺动脉闭锁(室间隔完全型)、肺动脉瓣狭窄、Ebstein 畸形等,手术前存在不同程度的右心室流出道梗阻和右心室肥厚,这类先心病术后的心功能异常以右心室功能不全为主,以 TOF 为例,阐述该范畴疾病手术后的机械通气。

病例7：患儿男，8个月，10kg。TOF根治术后当天，使用多巴胺5μg/(kg·min)，肾上腺素0.1μg/(kg·min)，去甲肾上腺素0.1μg/(kg·min)。测得：HR 178次/min、ABP 72/56mmHg、CVP 15mmHg。机械通气PCV模式，目标潮气量6~8ml/kg，RRset 25次/min、PIP 17cmH₂O、PEEP 5cmH₂O、Ti 0.66s。动脉血气分析提示：pH 7.369、PaCO₂ 42mmHg、PaO₂ 106mmHg、BE −2.1mmol/L、SaO₂ 98.8%。患儿少尿，尿量1ml/(kg·h)，故予以腹膜透析治疗。胸片显示：心影不大，肺血一般（图31-3-6）。

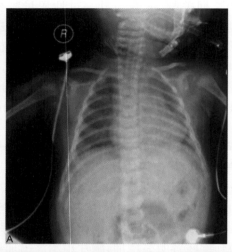

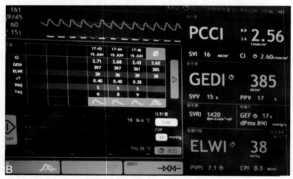

图31-3-6　胸片
A. 术后当天胸片；B. PiCCO监测图。

问题1：此患儿手术后当天需要较大剂量的正性肌力药物和血管活动药物的支持，方可勉强维持血压，需要再进行什么检查？机械通气策略如何制定？

考虑术后限制性右室生理，可进一步进行心脏超声检查，了解右心功能，间接评估右心室压力，需要精确评估右心室容量状态，启动连续心输出量监测（图31-3-6），机械通气至少需要维持2~3

天，再考虑撤离。

对于右心室增大的复杂性先天性心脏病，如法洛四联症、肺动脉闭锁合并室间隔缺损、肺动脉瓣狭窄等术后早期，由于术前右心室肥厚、术中右心室切开、术后肺动脉瓣存在反流等原因，造成术后右室限制性生理（restrictive right ventricle physiology），临床表现为低心排血量和右心衰竭，四肢末梢凉及少尿，并出现代谢性酸中毒、肝脏淤血、腹水、胸腔引流和胸膜腔渗出增加。在超声心动图上有特征性表现，包括右室舒张受限，有持续的前向性舒张期血流，需要较高容量负荷，因此在临床上会给予较多液体以保持最基本的血流动力学稳定。

机械通气有利于降低应激和心肌做功，机械通气目的为偿还氧债、减轻氧耗，因此可考虑给予较小潮气量（6~8ml/kg），并采取SIMV（PC）或SIMV（PRVC），激发患儿自主呼吸，结合降低右室后负荷、优化容量管理治疗，可满足大多数患儿术后通气。若患儿清醒且循环平稳，可将SIMV频率适当降低至12次/min或以下，增加自主呼吸的触发灵敏度，若循环仍无明显影响可选择PSV、NAVA模式。PEEP对于这些患儿并不是禁忌证，PEEP提高了功能残气量（FRC），使肺复张，并且使肺水从肺泡间隔区重新分布到顺应性更好的肺门区域，改善气体交换，降低肺血管阻力。通常3~6cmH₂O的PEEP较为合适。

问题2：患儿术后4天起循环趋于稳定，对正性肌力药物和血管活性药物的依赖程度减轻，多巴胺5μg/(kg·min)，肾上腺素0.05μg/(kg·min)，去甲肾上腺素0.03μg/(kg·min)，尿量正常。考虑逐步撤离呼吸机，撤机过程中如何评估患儿能否耐受撤机？

经胸心脏多普勒超声检查能够为心源性原因而接受机械通气的患者提供撤离呼吸机成功与否的预示指标，如反映左心室舒张功能的指标——二尖瓣多普勒E峰血流速/瓣环组织多普勒Ea波血流速比值，比收缩功能指标更有意义。成人研究显示，自主呼吸试验（spontaneous breath test，SBT）时左心室舒张功能无相应改善是撤离呼吸机失败的关键危险因素。SBT末的心排血指数、血浆NT-proBNP水平在心力衰竭患者中是有价值的撤机预示指标。该患儿在循环稳定后开始撤离呼吸机，一般选择逐步降低呼吸机频率或者改成压力支持通气，撤离过程观察4~6h，注意循环、尿量、血乳酸水平等变化情况，评估是否能够撤机。

问题 3：该患儿撤机后 30min 出现肺部湿啰音、心率增快、呼吸急促、氧合下降，考虑什么原因？如何处理？

患儿撤机后的临床表现考虑撤机相关性肺水肿（weaning-induced pulmonary edema，WIPE），文献报道，ICU 中其发生率可高达 47.6%，并可导致患者撤机失败，机械通气时间延长。近年来一些指标可用于诊断撤机相关性肺水肿，主要包括 NT-proBNP、血管外肺水（ELWI）等，肺部 B 超表现为多个检查点弥漫 B 线，部分融合。对于术后存在右室限制生理，室间隔相对左偏的患者，撤机过程中应仔细评估，动态观察各项撤机指标，特别是血管外肺水、肺部超声等，及时发现肺水肿倾向，及时干预。干预方法可根据低氧程度，病情进展速度等选择无创通气或再次气管插管。总之，撤机相关肺水肿干预宜早不宜晚。

患儿再次气管插管机械通气。机械通气时建议合理滴定 PEEP（直至肺水肿好转），通气过程中保持自主呼吸，同时加强利尿，做到液体负平衡，减轻容量负荷，减少室间隔左偏，再次机械通气 2~3 天后再次尝试撤离，撤离过程仍需仔细评估，撤离后及时无创通气序贯治疗。

【专家点评】

对于右心功能不全而言，机械通气可能带来诸多不利的血流动力学影响，但在治疗中不能一味追求早拔管，如果出现限制性右室生理等情况，机械通气是不可缺少的治疗措施，需注意保持自主呼吸，给予较小潮气量，尽可能减少机械通气的不利因素。并且不能孤立地看待右心功能不全，需考虑心室间的相互影响，治疗右心功能不全的同时，评估左心功能。

病例 8：患儿女，9 个月，7kg。TOF 姑息术（右心室流出道重建术）后当天，给予多巴胺 5μg/（kg·min）、肾上腺素 0.05μg/（kg·min）。测得：HR 158 次 /min、ABP 92/65mmHg、CVP 14mmHg。机械通气 PCV 模式，目标潮气量 6~8ml/kg、RRset 20 次 /min、PIP 17cmH$_2$O、PEEP 5cmH$_2$O、Ti 0.65s。动脉血气分析提示：pH 7.369、PaCO$_2$ 42mmHg、PaO$_2$ 66mmHg、BE−2.3mmol/L、SaO$_2$ 88.7%。

问题 1：对于右心室流出道梗阻型先心病行右室流出道重建姑息手术的患儿，如何设定合理的通气目标？

右室流出道（RVOT）重建术围手术期管理的重点是控制适宜的肺血流量，既要防止因 PBF 过多而出现充血性心力衰竭，又要防止 PBF 过少而表现明显青紫。血氧饱和度的变化在某种程度上直接反映了肺血流的状况。一般 RVOT 重建术后控制 SpO$_2$ 90% 左右。如果存在 SpO$_2$ 过高趋势时（一般不宜超过 93%），应注意调整 FiO$_2$，必要时可应用空气（FiO$_2$ 21%）机械通气；同时调整呼吸机参数，造成轻度通气不足，使 PVR 相对处于较高水平，以限制左向右分流。反之，如果患儿存在 SpO$_2$ 过低趋势时，如 SpO$_2$ 低于 80%，则调整呼吸机参数，降低 PVR 以减少右向左分流，适当增加 FiO$_2$，但不推荐超过 60%。

问题 2：术后 8h，患儿 HR 169 次 /min、ABP 80/59mmHg、CVP 15mmHg。动脉血气分析：pH 7.349、PaCO$_2$ 46mmHg、PaO$_2$ 61mmHg、BE −2.3mmol/L、SaO$_2$ 83.5%。听诊患儿两肺有大量湿啰音，心音有力，胸骨左缘可闻及较明显的收缩期杂音。胸片显示：心影增大，两肺渗出多。患儿同时出现尿量减少（近 3h），1ml/（kg·h）。此时该如何处理，机械通气如何调整？

该患儿目前临床表现考虑左向右分流增加，导致 PBF 过多而相应体循环灌注不足，故此时需要增加肺血管阻力，减少肺血流量，减少左向右分流。机械通气应增加 PEEP 水平，使肺血管阻力上升，以减少肺泡渗出，同时由于此时明显肺充血，肺顺应性减弱，应注意肺保护通气策略，控制潮气量 6ml/kg。另外注意利尿，甚至腹膜透析或者持续血液净化治疗，减轻容量负荷，也是治疗成功的关键。应积极复查肺部超声，反复评估肺通气 / 血流比情况。

另外有些患儿可能出现两侧肺血不平衡的情况，并注意呼吸机相关肺损伤（VILI）和气胸发生。对于严重肺水肿患儿，高频振荡通气（high-frequency oscillatory ventilation，HFOV）可以维持赖以生存的氧合状态。HFOV 可以通过小于无效腔量的通气为患儿提供呼吸支持，减少吸气末和呼气末的容积差，降低 VILI 发生。但是，HFOV 对血流动力学可产生明显的影响，尤其是在患者存在右心室功能不全时，所以应用 HFOV 时，必须做好充分的血流动力学监测。

【专家点评】

此类增加肺血流的姑息手术，术后治疗是一系列的综合措施，机械通气的目的是维持 Qp/Qs 的平衡，防止肺充血，达到目标血氧饱和度。但是，必须强调的肺血管床发育情况是肺血流根本决定因素，如果通过药物、机械通气等调整短期内无法达到满意的临床效果，则应该考虑其他外科手术干预。

（四）单心室生理的机械通气

单心室生理是一组特殊的血流动力学病理状态，通常这部分患儿由于一侧心室发育不良，无法进行双心室修补，故手术应分期进行，以实现生理性纠治为目的。对于不同阶段的手术病例，其机械通气策略也不同，在此以最为典型的左心发育不良综合征各期手术后的特点来举例说明：

> 病例 9：患儿男，生后 3 天，3.3kg，孕 33 周时诊断为左心发育不良综合征，生后直接转运来院，收治 CICU。生后 3 天行 Norwood Ⅰ 期手术，术后 12h，多巴胺 5μg/(kg·min) 和肾上腺素 0.08μg/(kg·min) 静脉持续泵入，延迟关胸。测得：HR 178 次 /min、ABP 72/45mmHg、CVP 11mmHg。机械通气 PCV 模式，RRset 30 次 /min、PIP 18cmH_2O、PEEP 5cmH_2O、Ti 0.55s。动脉血气分析：pH 7.459、PaCO_2 36mmHg、PaO_2 49mmHg、BE−3.3mmol/L、SaO_2 85.7%。胸片提示：心影稍大，两肺渗出增多。呋塞米 0.4mg/(kg·h) 静脉持续泵入，近 4h 尿量 1.0~1.5ml/(kg·h)。

问题：该患儿的通气目标如何设定？此时的各项指标是否达到预期目标？

患儿肺部听诊，有少量湿啰音，尿少，考虑体循环灌注相对不足，而有肺循环血流量增多表现。予以调整机械通气参数，目前潮气量 30~32ml，予下调压力至 16cmH_2O，使目标潮气量降至 22~24ml，同时增加 PEEP 至 8cmH_2O。另外予以局部氧饱和度监测，包括脑部、腹部、肾区和足部，监测组织氧饱和度情况。床旁心脏超声检查，了解 BT 分流血流情况。

Norwood Ⅰ 期术后患者病情十分复杂，变化极快，甚至会出现极速恶化。血流动力学的稳定与严格控制机械通气和气体交换存在密切关联。通常在术后 2~3 天内延迟关胸，术后即刻，首选保

持轻度低氧血症，SaO_2 65%~75%、PaO_2 35mmHg 左右。术后第 1 天或第 2 天，心室功能改善、肺阻力下降、肺血流增加，此时维持 SaO_2 75%~85% 左右。据此该患儿目前少尿、血压偏低的表现可能与肺血流相对过多有关，降低通气可以使肺血管阻力上升，从而达到肺血减少。

文献报道，在 Norwood Ⅰ 期术后通过吸入外源性二氧化碳使肺血管阻力增高，该方法虽然行之有效，但是临床上可操作性不强。一般而言，此类患者在术后早期可以通过严格镇痛镇静甚至使用肌松剂维持，以减少自主呼吸对通气的干扰，尽可能通过控制通气的方法平衡体 / 肺循环血流。如调整呼吸机参数，氧合仍不能达到要求，不应该局限于调整呼吸机，而应当及时进行心脏超声检查，排除人工管道分流过多或过少、主动脉弓残余梗阻、房室瓣反流等重要因素。

【专家点评】

Norwood Ⅰ 期、BT 分流等姑息手术方式，其产生的血流动力学效应类似于导管依赖的体 / 肺循环，机械通气管理方式也与之存在异曲同工之处，需要反复评估体循环和肺循环灌注情况。值得重视的是，此类手术通常在新生儿期进行，还需考虑本身肺血管阻力随出生后日龄增加而降低的因素。

> 病例 10：患儿男，6 个月，左心发育不良综合征，Norwood Ⅰ 期术后 6 个月，行双向腔肺吻合术 + 房室瓣整形术后 2h，多巴胺 5μg/(kg·min)。测得：HR 148 次 /min、ABP 92/65mmHg、CVP 20mmHg。机械通气 PRVC 模式，RRset 20 次 /min、PIP 16cmH_2O、PEEP 4cmH_2O、Ti 0.65s。血气分析：pH 7.359、PaCO_2 36mmHg、PaO_2 43mmHg、BE−1.3mmol/L、SaO_2 79.7%。胸片：心影稍大，右下肺片状渗出影。呋塞米 0.4mg/(kg·h) 静脉持续泵入，近 4h 尿量 2.0~2.5ml/(kg·h)。

问题：患儿通气目标如何设定？中心静脉压力（CVP）高，该如何进一步处理？

患儿 CVP 明显增高，颜面部及上半身水肿，考虑上腔静脉回流受限，首先要排除吻合口梗阻，立即行床旁心脏超声检查，经查吻合口直径 1.5cm，房室瓣轻度反流。另外胸片右下肺渗出影，追问病史，患儿术前曾有发热、咳嗽表现，考虑

存在呼吸道感染,予抗感染治疗。

患儿目前存在肺部感染和低氧血症,腔静脉回流受限与肺部感染造成肺血管阻力增高有关,在积极治疗肺炎的同时,可尝试通过机械通气改善低氧血症。由于双向腔肺吻合术患儿的肺血流主要来源于上腔静脉,脑血流(cerebral blood flow,CBF)的流量直接决定患儿肺血流的情况。以允许性高碳酸血症为目标的策略,可能造成肺血流增多,使双向腔肺吻合术后低氧血症患者的氧饱和度得以提高。因此推荐术后进行小潮气量通气(Vt 6~8ml/kg),维持 $PaCO_2$ 45~55mmHg,给予一定的压力支持(PS 6~10mmHg),并尽可能保持低的镇静程度。

【专家点评】

绝大多数双向腔肺吻合术后早期撤离呼吸机,恢复负压通气,有利于上腔静脉回流。但是当患儿存在肺静脉淤血(合并完全性肺静脉异位引流)、共同房室瓣反流或者肺部感染时是早期撤机的禁忌证。如果患儿存在持续低氧血症,应及时寻找原因,必要时行心导管检查。腔肺吻合术(Glenn)术后低氧血症可能原因:严重肺动脉发育不良、心室内混合不良、静脉侧支血管形成、通气-血流不匹配等。

> 病例 11:患儿男,2.5 岁,左心发育不良综合征行双向腔肺吻合术后 2 年,行全腔肺吻合术(Fontan)+房室瓣成型环植入术后 4h。使用多巴胺 5μg/(kg·min)、肾上腺素 0.1μg/(kg·min)。测得:HR 145bpm、ABP 92/68mmHg、CVP 19mmHg。机械通气 PRVC 模式、RRset 20 次/min、PIP 16cmH₂O、PEEP 4cmH₂O、Ti 0.75s。动脉血气分析:pH 7.356、$PaCO_2$ 38mmHg、PaO_2 63mmHg、BE-1.8mmol/L、SaO_2 84.7%。胸片:心影稍大,两肺野少量渗出。呋塞米 0.4mg/(kg·h)静脉持续泵入,近 2h 尿量 0.5~1.0ml/(kg·h)。

问题:患儿目前情况需要如何进一步评估和治疗?该患儿是否适合早期拔管?如何制订通气目标?

患儿目前少尿,需进一步查明心脏解剖情况,特别注意房室瓣功能。鉴于患儿术前房室瓣反流较为严重,本次手术中行成形环植入,且目前少尿、有早期低灌注表现,认为暂时不适合早期撤离呼吸机,目前需继续机械通气。

Fontan 术后的肺循环缺乏一个高效的血泵来驱动血流,因此应在平均气道压尽可能低的条件下来取得满意的潮气量(8~10ml/kg),保证 pH 在正常范围,$PaCO_2$ 40mmHg 左右。如果遵循了正确的筛选标准,Fontan 术后患者不存在肺血管阻力异常增高,应在清醒后早期脱离正压通气,但必须密切监测其血流动力学反应。如果患儿在短期内无法撤离正压通气,且不是体循环心室功能衰竭所致,可以尝试保留患儿自主呼吸,甚至采用 PSV 或 NAVA 模式,保持一个相对低的气道压力,有利于静脉回流。Fontan 术后 PEEP 的选择须谨慎,合理的 PEEP 有助于维持功能残气量,防止肺泡萎陷和肺不张,从而降低 PVR,同时可以提高动脉氧分压,减少因低氧血症导致的肺血管收缩。文献报道 Fontan 术后只在高 PEEP 时才会出现心排血指数(CI)下降,PEEP 3~5cmH₂O 对血流动力学影响很小。

虽然早期撤离机械通气在 Fontan 或 Glenn 术后有利于改善血流动力学,但是在某些情况下,机械通气仍必不可少,由此导致的胸压增高则不可避免。如何尽可能减少正压通气对 Fontan 或 Glenn 术后患者的不利影响,需要注意:①保持患者自主呼吸;②避免过度通气;③提供适宜的 PEEP;④保持良好的人机同步。

【专家点评】

对于单心室生理行双向腔肺吻合术的患者,早期撤机是公认的有利于血流动力学的措施,但是,对于体循环心室功能不全、房室瓣反流或存在肺静脉异位引流及肺部感染较为严重的患儿,不适宜早期撤机,需要通过合理的机械通气措施稳定病情。保留患儿自主呼吸、避免过度通气、保持良好的人机同步在单心室生理、Fontan 和 Glenn 术后机械通气中具有重要意义。近年来 NAVA 通气模式用于此类特殊血流动力学患儿术后,取得肯定的效果。先心病相关的机械通气应当注重通气目标的制订,其策略应该根据不同的病种、不同并发症的情况选择。

(朱丽敏 王 莹)

第四节　撤机性肺水肿

一、概述

各种原因可致机械通气患者撤机困难和撤机延长,撤机失败定义为自主呼吸试验(spontaneous breathing trial,SBT)失败或在拔管后48h内需重新插管,发生率达30%~40%。撤机导致的肺水肿(weaning induced pulmonary edema,WIPE)是撤机失败的重要原因之一,可延长ICU住院时间,增加病死率5%~23%。

(一)病理生理

撤机过程中由正压通气变为自主呼吸,胸腔内压力发生明显变化,对心脏前后负荷均有影响。正压通气可以增加静脉系统的压力梯度,减少右心静脉系统回流,同时减少左心室与胸腔外动脉系统的压力梯度,增加左心室收缩指数。SBT过程中或撤机后,胸腔内正压变为胸腔内负压,回心血量及心脏前负荷增加;另一方面左心室后负荷增加,左室射血分数(LVEF)降低。肺血管渗透压力相应增加,部分患者撤机过程中可见显著右心室后负荷增加,右心室增大,因为舒张期左右心室的相互影响,左心室舒张期末压力也相应增加。另外,撤机导致的呼吸做功增加,交感神经系统活动增加,肾上腺素大量释放使末梢血管收缩,血压升高,发生左室顺应性降低。以上机制影响心脏前后负荷及心脏收缩功能,患者可出现急性心衰或者慢性心衰急性加重,进一步产生肺水肿。

(二)临床表现

临床表现与心功能状态和肺水肿分期有关,主要表现为呼吸加深、加快和进行性呼吸困难,或夜间阵发性呼吸困难,严重者端坐呼吸;初期出现干咳,逐渐出现咳白色或粉红色泡沫样痰;心率增快、肺动脉第二心音可亢进;双肺底逐渐出现捻发音、细小湿啰音,甚至双肺布满湿啰音,部分患者可出现支气管痉挛和哮鸣音。

二、机械通气策略

(一)机械通气适应证(无创、有创)

原则上,凡呼吸系统不能维持正常通气,发生呼吸衰竭经常规治疗,疗效不佳且进展者,应予以机械通气。

1. **适应证**　撤机性肺水肿患者再次机械通气的适应证需考虑如下因素:

(1)呼吸骤停或即将呼吸停止:呼吸骤停如能及时气管插管机械通气对挽救患者生命有极大作用。"即将呼吸停止"判定相对困难,一般认为突然发生"叹气"样呼吸、抽泣样呼吸、呼吸节律不规则、呼吸暂停、呼吸微弱、极度烦躁难以控制、心率极慢、严重低血压等情况,预示呼吸即将停止,是紧急气管插管和机械通气适应证。

(2)急性低氧性呼吸衰竭:低氧血症可通过氧疗、无创正压和有创正压通气等纠正,但难以用氧合指标的阈值来选择何种治疗方式。但大多数严重急性低氧血症患者伴随心动过速、呼吸窘迫、意识状态改变和低血压等,可作为医师是否需要选择有创机械通气的重要指导性指标。

2. **撤机性肺水肿恢复有创正压通气标准**　①血压:收缩压升高或降低>20mmHg,舒张压改变10mmHg;②脉搏增加>20次/min;③呼吸频率增加>10次/min;④潮气量明显降低;⑤出现严重心律失常或心电图改变;⑥PaO_2<60mmHg;⑦$PaCO_2$>55mmHg;⑧pH<7.30。

3. **撤机性肺水肿建立无创正压通气标准**　①导致呼吸衰竭的问题已经解决;②能够耐受自主呼吸试验10~15min;③有强烈的咳嗽反射;④血流动力学稳定;⑤较少的气道分泌物;⑥需要较低的FiO_2胃肠道功能尚好;⑦理想的营养状态。

(二)呼吸机参数设置

初始模式选择:A/C、SIMV、PRVC+PSV、BiPAP等。一般初始参数设定:潮气量、吸入氧浓度、呼吸频率、吸气时间与常规一致。呼气末正压(PEEP):常常5~12cmH$_2$O,再根据FiO_2、胸片调整(肺部病变严重需要更高PEEP);压力支持一般给予10cmH$_2$O,通常范围是6~14cmH$_2$O;根据呼吸功调整,PS低患者呼吸做功大。平台压需<28cmH$_2$O。

（三）通气氧合目标、脏器功能监测

机械通气生理目标值：氧合目标值 $FiO_2 < 0.6$ 而 $PaO_2 \geq 60mmHg$，$SaO_2 > 90\%$，即氧合解离曲线陡直段与平坦段的交汇点，避免潜在的氧中毒和严重组织缺氧；通气目标值 $PaCO_2$ 35~45mmHg；酸碱目标值 pH 7.35~7.45。

（四）撤机流程

WIPE 撤机流程参见图 31-4-1。

1. 拔管前 SBT　并不是所有 SBT 均可用于测试是否发生 WIPE。相较于 PSV 伴或不伴 PEEP 撤机试验，T 管试验更能够诱导胸腔内压显著下降，相应地最能够显著提升肺动脉楔压（PAOP）。因此 T 管试验对诊断 WIPE 更有敏感性。但最佳撤机试验还需更多研究。

2. 若 SBT 失败，且没有发现明显的非心脏因素导致撤机失败者，需警惕 WIPE，并做相应的心肺交互作用方面的监测和血 BNP、血红蛋白（HB）和血浆蛋白浓度检测。

3. 明确诊断 WIPE 时，终止撤机过程，并给予呋塞米，甚至连续性肾脏替代治疗等治疗以达到液体负平衡。建议以床旁心脏超声、BNP、HB、血浆蛋白等指标变化指导液体管理。

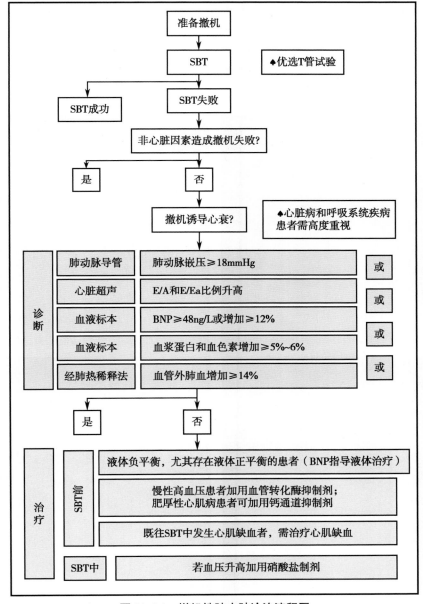

图 31-4-1　撤机性肺水肿诊治流程图

引自：DRES M，TEBOUL JL，MONNET X.Weaning the cardiac patient from mechanical ventilation.Curr Opin Crit Care，2014，20（5）：493-498.

4. 若 SBT 成功,按撤机流程完成拔管和拔管后管理。

(五)临床应用

对于易出现撤机性肺水肿患儿机械通气的特点我们来举例说明:

病例:患儿女,2 岁,16kg。"右侧臀部外侧、大腿和小腿外侧Ⅲ度烫伤后 1 天"入院。入院后因高热、心率快、中央和外周搏动弱、血压低、呼吸急促、呻吟、三凹征阳性,肺部未闻及啰音。患儿出现低血压性休克和呼吸衰竭,经抗休克和抗感染治疗,以及气管插管、机械通气等呼吸支持。经过上述治疗 3 天,患儿休克纠正,神志清,自主呼吸活跃,RR 25 次 /min,经皮血氧饱和度 99%,双肺呼吸音清晰,未闻及啰音。呼吸机参数下调(撤机前):SIMV+PSV 模式,FiO_2 0.35、PSV 18cmH_2O、PEEP 4cmH_2O、RR 10 次 /min。胸片提示:双肺纹理增多,心影不大(图 31-4-2A)。血气分析提示:pH 7.42、$PaCO_2$ 38mmHg、PaO_2 98mmHg。去甲肾上腺素逐渐下调到 0.05g/(kg·min)。入院后心电图和心脏超声检查未见异常,平均每日液体正平衡 200ml。入院后第 4 天,顺利撤机。撤机后 2h 起患儿逐渐出现呼吸频率增快,呼吸窘迫,三凹征明显,心率增快,给予面罩吸氧、布地奈德和肾上腺素交替雾化、吸痰等对症处理。入院后第 5 天查体发现双肺呼吸音粗,密集细湿啰音,吸气性凹陷明显,呼吸窘迫,HR 150 次 /min,SpO_2 98%,BP 102/60mmHg;意识淡漠,腹胀明显,胃管内见咖啡样物。胸片提示:肺水肿(图 31-4-2B)。立即给予再次气管插管,机械通气。

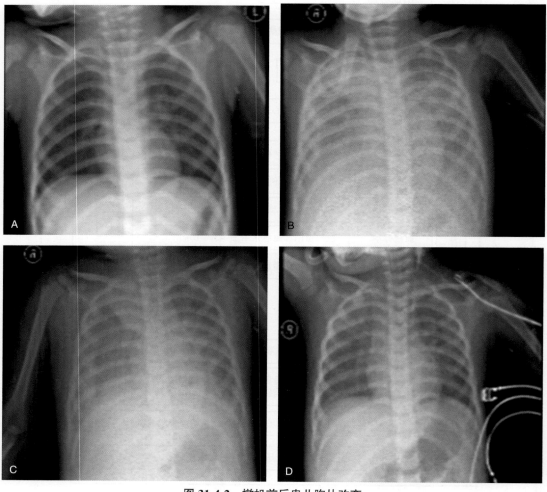

图 31-4-2　撤机前后患儿胸片改变
A. 入院第 1 天;B. 入院第 5 天;C. 入院第 6 天;D. 入院第 11 天。

问题 1：该患者出现撤机性肺水肿后，何时考虑给予正压通气？

上述患者出现明显呼吸窘迫、气促、多脏器功能损害（意识淡漠、心率增快、胃肠道出血等）等表现，此时应立即恢复有创正压通气。

问题 2：撤机性肺水肿患儿再次有创正压通气后，呼吸机参数如何设定？

给予患儿面罩球囊加压给氧、清理气道后，再次插管和机械通气，气道内吸出淡血性泡沫痰，呼吸机初始参数设定为：A/C 模式，PIP 18cmH$_2$O、PEEP 8cmH$_2$O、FiO$_2$ 0.6、Ti 0.8s、RR 30 次 /min。半小时后血气分析提示：pH 7.36、

PaCO$_2$ 35mmHg、PaO$_2$ 109mmHg。下调 FiO$_2$ 0.5。

问题 3：撤机性肺水肿患儿在再次机械通气过程中，主要进行哪些脏器功能监测？

患儿呼吸机支持中，每 3h 一次气道分泌物抽吸，患儿淡血性分泌物逐渐减少，入院后第 6 天血性分泌物消失，肺部啰音消失，少量痰鸣音，胸片提示肺部渗出明显吸收（图 31-4-2C）。每日动脉血气提示 pH、PaO$_2$、PaCO$_2$ 正常范围。入院后第 5 天心脏彩超（正常）：LVEF 65%，左右心室心房结构正常；血 CK、CK-MB、肌钙蛋白正常，血浆蛋白和白蛋白升高明显，NT-proBNP 急剧上升到 2 600ng/ml（图 31-4-3）。

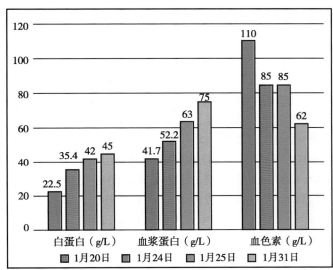
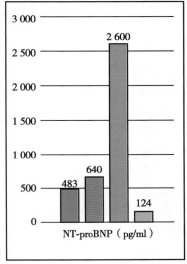

图 31-4-3　入院后 HB、HCT、ALB、TP、NT-proBNP 变化

问题 4：撤机性肺水肿患儿再次机械通气过程中，需要哪些治疗？何时可以考虑撤机？

患儿诊断撤机相关性肺水肿，再次插管机械通气后，给予上述机械通气初始参数设定，同时给予速尿 15mg，8h 一次，静脉注射，继续补充新鲜冷冻血浆和白蛋白，保持液体负平衡，创口清创并植入猪皮保护创面（图 31-4-4）、每日换药，继续抗感染治疗。随每日液体负平衡，患儿肺水肿迅速好转，呼吸机参数逐渐下调，入院后第 10 天，呼吸机参数为：PSV+PEEP 模式，PSV 10cmH$_2$O，PEEP 3cmH$_2$O，FiO$_2$ 0.3。入院第 11 天，BNP 下降到 124（图 31-4-3）。胸片提示：双肺纹理粗，心影不大（图 31-4-2D），T 管试验 1h 成功，顺利撤机。撤机后给予鼻导管吸氧，呼吸平稳。于入院后第 12 天转外院烧伤科，外院进行清创和植皮治疗，3 周后顺利出院。

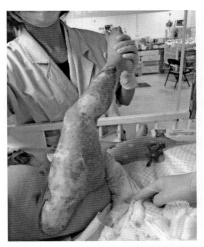

图 31-4-4　猪皮保护创面

【专家点评】

撤机过程中由正压通气转为自主呼吸，胸腔

内压力明显改变,影响心脏前负荷和心肌收缩,出现急性心衰或慢性心衰加重,进一步发生肺水肿,心功能基础差的患儿表现得更为明显。因此,撤机前应谨慎评估,对于心功能差尤其是左心功能障碍的患儿可以考虑从有创序贯至无创,缓步撤离正压通气。

三、热点聚焦

(一)发展动态

近年来 WIPE 发生越来越引起 ICU 医师重视,未来发展方向倾向于更多地使用无创方式诊断 WIPE,以及探索其发生发展机制。超声技术发展有助于实现这一目标,另外一些有意义的生化标志物也在研究中,如 C 末端内皮素原 1(CT-pro-ET-1)、人肾上腺髓体中段肽(MR-proADM)及心房钠尿肽(ANP)等。

(二)争议焦点

1. WIPE 诊断和预测

(1)Swan-Ganz 气囊漂浮导管:目前大多数研究文章使用 SBT 试验中出现临床不能耐受脱机症状并且肺动脉楔压(PAWP)≥18mmHg 作为 WIPE 诊断标准,发生率高达 52%~74%。但操作复杂,并发症多,监测结果受限多,因此,Swan-Ganz 气囊漂浮导管的临床应用明显受限。

(2)脉搏指示连续心输出量监测(pulse indicator continous cadiac output,PiCCO):PiCCO 因为创伤小、测量准确性高临床应用相对广泛。目前比重分析法测量血管外肺水(EVLW)是诊断肺水金标准,有研究证实 PiCCO 和比重分析法测得的 EVLW 相关性很好(r=0.967)。尽管 PiCCO 仍然是一种有创性检测手段,但较 PCWP 监测更为准确,受机械通气影响较小。

(3)超声心动图:现代超声技术发展使临床医师可更好地评价撤机过程中心脏功能的变化。Caille 等发现 SBT 引起的心脏功能变化包括左心室充盈压力增加、舒张功能障碍导致的 E/A 增加(E 代表二尖瓣血流舒张早期最大流速,A 代表二尖瓣血流心房收缩期最大流速)和 E 峰衰退时间(DTE)减少,LVEF 降低的患者中变化更明显。撤机失败的患者 E/A 和 E/E' 均明显升高(E/E' 是二尖瓣瓣口血流流速曲线中舒张早期左心室充盈速度与组织多普勒成像二尖瓣环舒张早期血流速度的比值),DTE 中等程度的降低。SBT 前经胸超声心动图检查发现 LVEF 降低、DTE 降低

和 E/E' 升高预示撤机失败风险大。Vignon 等发现 E/Ea ≤ 8(Ea 为二尖瓣环舒张早期运动速度峰值)预测 WIPE,具有较好的敏感性与特异性。另有一些研究发现 SBT 失败患者左心室充盈压力明显升高,但 Ait-Oufella 等研究发现成功撤机的患者也有上述变化。近期一项关于心脏舒张功能障碍与撤机失败相关性荟萃分析提示,尽管存在心脏舒张功能不全诊断标准异质性高和临床情景显著不同的限制,E/E' 升高与撤机失败相关。De Geer 等利用超声斑点追踪技术研究发现脓毒症休克患者左心室整体纵向应变值与二尖瓣瓣环舒张运动速度 E' 值呈正相关,提示其与舒张功能间的相互关系;不能耐受 T 管脱机试验的患者 E/E' 升高和斑点应力应变指标下降,但成功脱机的患者 E/E' 虽然没有发现明显改变,而斑点追踪应力应变指标却明显增加,提示斑点追踪技术能够更敏感筛选出成功脱机患者,对 ICU 患者脱机过程具有显著指导意义。总之,超声心动图具有无创、可重复、价格低廉的优势,但需注意高度依赖操作者操作水平。

(4)血液浓缩指标:WIPE 肺毛细血管静水压力升高,血管内液体向肺间质和肺泡内移动,外周血液浓缩。SBT 失败患者多有血液浓缩存在,且与 PCWP 变化相关,是简单可靠的筛选工具。Dres 等发现 HB 和血浆蛋白在 SBT 前后升高 5% 预测 WIPE 的敏感性和特异性均较高,是简单可靠的筛选 WIPE 工具。

(5)脑利尿钠肽(BNP)和 N 端脑钠肽前体(NT-proBNP):两种蛋白升高均可提示心源性因素导致撤机失败。Dres 等发现在 SBT 过程中 BNP 浓度上升 12%,诊断 WIPE 的敏感度 76%,特异度 78%。Zapata 等发现,相较呼吸衰竭导致的撤机失败及 SBT 成功的患者,WIPE 患者 BNP 和 NT-proBNP 均明显升高,阈值分别为 BNP>263ng/L、NT-proBNP>1 343ng/L(P<0.001)。但 Ait-Oufell 等研究发现合并左心功能不全的患者,即使 SBT 成功,BNP 也有显著升高。

(6)心率变异性(heart rate variability,HRV):HRV 是评价交感 - 迷走神经张力及其平衡的重要方法。Frazier 等发现 SBT 成功患者 HRV 较基础值增高,失败组明显下降,且儿茶酚胺浓度明显上升,但 HRV 预测和早期诊断 WIPE 的价值仍有待证实。

2. 撤机性肺水肿防治
对 WIPE 治疗没有太

多研究,也没有明确的建议。从逻辑上讲,WIPE治疗应基于导致撤机失败的原因而进行。

(1)利尿剂:可以减轻心脏前负荷,降低左心室舒张末期容积(left ventricular end-diastolic volume,LVEDV),从而有效预防 WIPE。一项以 BNP 指导利尿的撤机对照研究发现,研究组患者在 BNP 水平>1 200ng/L 时给予限制液体和利尿治疗,对照组仅根据医师临床经验用药(包括使用利尿剂),结果提示研究组患者使用利尿剂更多,患者液体负平衡时间越长,呼吸机时间越短。应注意避免利尿剂过度使用导致的气道分泌物干燥结痂,甚至阻塞气道,从而导致撤机失败。

(2)硝酸盐制剂,其治疗 WIPE 有 3 种药理机制:①扩张静脉系统,减少回心血量;②扩张动脉,减轻左心后负荷;③扩张冠脉,改善心肌氧供。Routsi 等研究 12 例撤机困难的慢阻肺(COPD)患者,第 1 次 SBT 失败时患者 PCWP 及收缩压均显著增高,给予硝酸盐制剂后 SBT 时 PCWP 及收缩压无明显升高,且多数成功脱机。

(3)增强心肌收缩力:正性肌力药物可增强心肌收缩力,增加心排出量,改善肺水肿。磷酸二酯酶Ⅲ抑制剂(如依诺昔酮)可改善冠心病和心脏外科术后患者 WIPE,利于撤机,但尚不清楚其正性肌力作用还是扩张体循环血管作用在起效。Ouanes-Besbes 等比较左西孟坦与多巴酚丁胺对 WIPE 患者治疗疗效,SBT 过程中两种药物均可降低 PCWP 的升高,但左西孟坦作用更强。该研究纳入的 COPD 患者 SBT 前 LVEF 值基线正常,SBT 过程中没有变化,推测左西孟坦可能通过降低心肌氧耗、改善左心室舒张功能、通过血管舒张降低右心室后负荷而起效。Meaudre 等研究证实,左西孟坦对扩张型心肌病撤机失败的患者也有一定的疗效。20 世纪 90 年代多巴酚丁胺曾在 WIPE 的治疗中被寄予希望,但随后系列研究并不支持其有效性。鉴于 WIPE 患者左心室前负荷、后负荷和左心室舒张功能变化相较于心肌收缩力变化更为明显,且与血浆儿茶酚胺水平升高相关,故目前不推荐撤机过程中使用多巴酚丁胺。

(4)无创正压通气(NIPPV),其改善急性心源性肺水肿的机制有:①胸腔内正压导致回心血量降低,左心室前负荷降低;②胸腔内正压导致左心室跨肺压减少,左心室后负荷降低;③减少呼吸肌做功,降低氧耗;④扩张塌陷的肺泡,增加肺内压和肺间质静水压,利于肺泡液和间质液回

流。目前已经发表大量不同无创正压通气方式治疗急性心源性肺水肿文献,提示 NIPPV 可以改善 WIPE 患者症状,降低再插管率。

(三)疑难问题

1. 无创超声心动图具有可重复、价格低廉的优势,但可重复性受操作者水平影响。

2. 寻找更多的有意义的生化标志物,提高诊断敏感度和特异度。

3. 增强心肌收缩力的药物作用尚存争议。

(钱 娟 王 莹)

参考文献

1. TANAI E, FRANTZ S. Pathophysiology of heart failure. Comprehensive Physiology, 2015, 6 (1): 187-214.

2. BRONICKI RA, TAYLOR M, BADEN H. Critical heart failure and shock. Pediatr Crit Care Med, 2016, 17 (8 Suppl 1): S124.

3. COSTELLO JM, MAZWI ML, MCBRIDE ME, et al. Critical care for paediatric patients with heart failure. Cardiol Young, 2015, 25 Suppl 2: 74-86.

4. WIESEN J, ORNSTEIN M, TONELLI AR, et al. State of the evidence: mechanical ventilation with PEEP in patients with cardiogenic shock. Heart, 2013, 99 (24): 1812-1817.

5. BRONICKI RA, ANAS NG. Cardiopulmonary interaction. Pediatr Crit Care Med, 2009, 10 (3): 313-322.

6. FEIHL F, BROCCARD AF. Interactions between respiration and systemic hemodynamics. Part Ⅱ: practical implications in critical care. Intensive Care Med, 2009, 35 (2): 198-205.

7. 王莹,陆国平,张育才,等,儿童脓毒性休克(感染性休克)诊治专家共识(2015 版). 中华儿科杂志, 2015, 53 (8): 579-580.

8. MENDELSON J. Emergency department management of pediatric shock. Emerg Med Clin North Am, 2018, 36 (2): 427-440.

9. BRONICKI RA, TAYLOR M, BADEN H. Critical heart failure and shock. Pediatr Crit Care Med, 2016, 17 (8): 124-130.

10. RHODES A, EVANS LE, ALHAZZANI W, et al. Surviving sepsis campaign: international guidelines for management of sepsis and septic shock: 2016. Intensive Care Med, 2017, 43 (3): 304-377.

11. CHADDA K, ANNANE D, HART N, et al. Cardiac and respiratory effects of continuous positive airway pressure and noninvasive ventilation in acute cardiac pulmonary edema. Crit Care Med, 2002, 30: 2457-2461.

12. ZAMANIAN RT, HADDAD F, DOYLE RL. Management strategies for patients with pulmonary hypertension

in the intensive care unit. Crit Care Med, 2007, 35: 2037-2050.

13. DRES M, TEBOUL JL, MONNET X. Weaning the cardiac patient from mechanical ventilation. Curr Opin Crit Care, 2014, 20: 493-498.

14. 李春香, 朱丽敏, 龚霄雷, 等. 肺部超声慧尾征对小儿完全型肺静脉异位引流术后肺淤血的评估价值. 中华胸心血管外科杂志, 2018: 239-241.

15. CULLEN S, SHORE D, REDINGTON A. Characterization of right ventricular diastolic performance after complete repair of tetralogy of Fallot. Restrictive physiology predicts slow postoperative recovery. Circulation, 1995, 91: 1782-1789.

16. GATTINONI L, CARLESSO E. Supporting hemodynamics: what should we target? What treatments should we use? Crit Care, 2013, 17 (Suppl 1): S4.

17. LEX DJ, TÓTH R, CZOBOR NR, et al. Fluid overload is associated with higher mortality and morbidity in pediatric patients undergoing cardiac surgery. Pediatr Crit Care Med, 2016, 17 (4): 307-314.

18. WILDER NS, YU S, DONOHUE JE, et al. Fluid overload is associated with late poor outcomes in neonates following cardiac surgery. Pediatr Crit Care Med, 2016, 17 (5): 420-427.

19. COURTNEY SE, DURAND DJ, ASSELIN JM, et al. High-frequency oscillatory ventilation versus conventional mechanical ventilation for very-low-birth-weight infants. N Engl J Med, 2002, 347: 643-652.

20. 朱丽敏, 徐卓明, 史珍英, 等. 高频振荡通气在婴儿先天性心脏病术后的应用. 中国实用儿科杂志, 2008, 23: 447-449.

21. VINCENT RN, STARK AR, LANG P, et al. Hemodynamic response to high-frequency ventilation in infants following cardiac surgery. Pediatrics, 1984, 73: 426-430.

22. ZHU L, XU Z, GONG X, et al. Mechanical ventilation after bidirectional superior cavopulmonary anastomosis for single-ventricle physiology: a comparison of pressure support ventilation and neurally adjusted ventilatory assist. Pediatr Cardiol, 2016, 37 (6): 1064-1071.

23. DRES M, TEBOUL JL, MONNET X. Weaning the cardiac patient from mechanical ventilation. Curr Opin Crit Care, 2014, 20 (5): 493-498.

24. DRES M, TEBOUL JL, ANGUEL N, et al. Extravascular lung water, B-type natriuretic peptide, and blood volume contraction enable diagnosis of weaning-induced pulmonary edema. Crit Care Med, 2014, 42: 1882-1889.

25. GAO F, MELODY T, DANIELS DF, et al. The impact of compliance with 6-hour and 24-hour sepsis bundles on hospital mortality in patients with severe sepsis: a prospective observational study. Crit Care, 2005, 9: R764-R770.

26. CHIEN J, LIN M, HUANG Y. Changes in B-type natriuretic peptide improve weaning outcome predicted by spontaneous breathing tria1. Crit Care Med, 2008, 36: 1421-1426.

27. CAILLE V, AMIEL JB, CHARRON C, et al. Echocardiography: a help in the weaning process. Crit Care, 2010, 14: R120.

28. VIGNON P, AITHSSAIN A, FRANCOIS B. Echocardiographic assessment of pulmonary artery occlusion pressure in ventilated patients: a transoesophageal study. Crit Care, 2008, 12: 18-22.

29. DE GEER L, ENGVALL J, OSCARSSON A, et al. Strain echocardiography in septic shock- a comparison with systolic and diastolic function parameters, cardiac biomarks and outcome. Crit Care, 2015, 19: 122.

30. ZAPATA L, VERA P, ROGLAN A, et al. B-type natriuretie peptides for prediction and diagnosis of weaning failure from cardiac origin. Intensive Care Med, 2011, 37: 477-485.

31. MEKONTSO DA, ROCHE-CAMPO F, KOUATCHET A, et al. Natriuretie peptide-driven fluid management during ventilator weaning: a randomized controlled trial. Respir Crit Care Med, 2012, 186l: 1256-1263.

32. ROUTSI C, STANOPOULOS I, ZAKYNTHINOS E, et al. Nitroglycerin can facilitate weaning of difficult-to-wean chronic obstructive pulmonary disease patients: a prospective interventional non-randomized study. Crit Care, 2010, 14: R204.

33. OUANES-BESBES L, OUANES I, DACHRAOUI F, et al. Weaning difficult-to-wean chronic obstructive pulmonary disease patients: a pilot study comparing initial hemodynamic effects of levosimendan and dobutamine. Crit Care, 2011, 26: 15-21.

第三十二章　神经系统疾病的机械通气策略

第一节　中枢性呼吸衰竭

一、概述

呼吸中枢是指在中枢神经系统内产生呼吸节律和调节呼吸运动的神经元细胞群,包括脊髓、延髓、脑桥、间脑和大脑皮层。脊髓是呼吸发射反射的初级中枢;延髓主要控制呼吸节律;脑桥下部即为长吸中枢,对吸气活动产生紧张性易化作用,使吸气延长;脑桥上部为呼吸调整中枢,对长吸中枢产生抑制作用。除此之外,呼吸运动的调节还接受来自大脑皮层及肺牵张感受器的调节。

中枢性呼吸衰竭是指脑部疾病或者药物作用对延髓、脑桥呼吸中枢造成损害,以及脊髓疾病造成脊髓运动神经元损伤而引起的呼吸衰竭,包括先天性低通气综合征及中枢损伤所致的呼吸衰竭。先天性低通气综合征是指 *PHOX2B* 基因突变导致的先天性呼吸功能控制障碍和自主神经系统缺陷为主的罕见病,主要表现为睡眠相关的低通气综合征,即排除原发性心肺疾病、代谢性疾病及神经肌肉疾病条件下,患儿清醒时通气充足,睡眠时低通气,血 $PaCO_2$ 持续上升,PaO_2 持续下降;主要依靠临床表现及基因诊断(*PHOX2B* 基因突变)。中枢性呼吸衰竭可由疾病、外伤、中毒等多种原因引起,例如颅脑外伤、颅内出血、颅内占位、重症脑炎、重症肌无力及感染性多发性神经根炎等,导致呼吸化学感受器功能降低、延髓呼吸中枢启动功能丧失或神经(膈神经)传导阻断,主要表现为呼吸节律异常、呼吸频率减慢甚至缺失,神经传导障碍,从而导致膈肌去运动而出现缺氧、二氧化碳潴留。临床上,患者可表现为呼吸停止、节律不规则、呼吸浅慢、呼吸暂停、抽泣样呼吸等。中枢性呼吸衰竭的诊断需要结合病史、症状及血气分析。

中枢性呼吸衰竭的治疗包括原发病治疗、呼吸支持、药物治疗等多方面。机械通气是其中重要的手段,主要目标是改善通气,保证氧合,提高患儿的生活质量,改善预后。

二、适应证

临床表现为呼吸节律改变、呼吸频率下降以致不能维持正常氧合等呼吸抑制表现,血气分析提示存在呼吸性酸中毒。

三、中枢性呼吸驱动功能的评价

过高过强的呼吸驱动导致呼吸做功增加将会增加患者肺损伤风险。中枢驱动过强在危重症患者中十分常见:①患者换气功能交换障碍,影响化学感受器增加呼吸驱动,当 $PaCO_2$ 升高、PaO_2 和 pH 降低都可以通过中枢和外周化学感受器来引起呼吸驱动的增加;②肺部炎症和肺部力学改变也会影响 ARDS 患者的呼吸驱动;③肺不张、肺泡塌陷也可以通过肺部的机械感受器来增加呼吸驱动;④焦虑、恐惧、疼痛会直接刺激外周神经元,来增加呼吸驱动及呼吸频率。因此在临床中,对于危重症患者需要密切评价其呼吸驱动,并给予积极控制过强的自主呼吸,防止肺损伤的加重。对于中枢性驱动过强的患者,我们除了积极处理引起高呼吸驱动的原发因素外,还应知道必要时需要加强镇静和肌松来降低呼吸驱动,降低肺损伤发生的风险。

临床中评估中枢性呼吸驱动的方式很多,可以通过观察其呼吸窘迫症状,当患者表现呼吸困难、呼吸频率异常,动用辅助呼吸肌,胸腹矛盾运动等时,均提示患者中枢性呼吸驱动增加。还可以通过测定一些呼吸生理指标如 0.1 秒口腔闭合压($P_{0.1}$)、膈肌电位(electrical activity of diaphragm,Edi)等来进行呼吸驱动评估,其中 $P_{0.1}$ 操作简单方便,临床中常用 $P_{0.1}$ 来进行评估,在呼吸机界面可以看到。相关内容可以参见第二十二章第六节。

$P_{0.1}$ 是在功能残气位(FRC)阻断气道后100ms内测量的气道压力。在呼吸肌肉运动正常的前提下,可反映患者自主呼吸的中枢驱动力。$P_{0.1}$ 来反映呼吸中枢驱动水平、神经传导和呼吸肌力量的综合指标,常用来衡量呼吸中枢驱动水平,也可作为撤机的指标,但由于受气道、肺实质阻力的影响,特异性较差。$P_{0.1}$ 作为一个机械通气常用的监测参数,在临床上大多数呼吸机上面均可以监测得到。临床中,可将呼吸机触发灵敏度调整为压力触发并且没有基础气流后,在患者有自主呼吸的前提下,呼吸机即可监测出 $P_{0.1}$ 的数值。对于区别撤机成功或失败的 $P_{0.1}$ 临界值,各研究者有所不同,成人一般为 2~4cmH_2O,但仅作为参考指标。以 $P_{0.1}<3.8cmH_2O$ 作为成功撤机的标准,准确性为 82%~90%,敏感度为 87%,特异度为 66%;$P_{0.1}>6cmH_2O$ 容易发生撤机失败。除了关注其数值大小外,临床中更加重要的一点在于 $P_{0.1}$ 反映患者呼吸中枢驱动变化及患者呼吸做功的变化,其变化的趋势可能更加有利于大家判断患者病情变化。

由于膈肌电信号由膈神经独立控制,膈肌电位(electrical activity of diaphragm,EAdi)成为评价膈肌功能最为直接的指标。同时,由于膈神经信号的发放起源于中枢,故 Edi 也可作为评价中枢性呼吸功能的间接指标(神经 - 呼吸耦联机制见图 32-1-1)。有研究报道,在能够自主呼吸的健康成人群体中,Edi peak 的范围很广

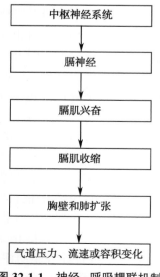

图 32-1-1　神经 - 呼吸耦联机制

(4~29μV),通常为 15μV 左右,且 92% 的受试者 Edi peak>10μV。G Emeriaud 等对 55 名机械通气患儿进行 Edi 的评估,发现患儿机械通气过程中,EAdi 峰值的平均值为 3.6μV,成功撤机离开 PICU 前,患儿 Edi 峰值的平均值为 12.6μV。

过高过强的呼吸驱动导致呼吸做功增加将会增加患者肺损伤风险。因此临床中,对于危重症患者而言需要密切评价患者的呼吸驱动,并对过强的自主呼吸给予积极控制,防止肺损伤加重。患者换气功能交换障碍时会影响化学感受器增加呼吸驱动。$PaCO_2$ 升高、PaO_2 降低、pH 降低都可以通过中枢和外周化学感受器来引起呼吸驱动的增加;肺部炎症和肺部力学改变也会影响 ARDS 患者的呼吸驱动;肺不张、肺泡塌陷也可以通过肺部的机械感受器来增加呼吸驱动;焦虑、恐惧、疼痛会直接刺激外周神经元,来增加呼吸驱动及呼吸频率。过高过强的呼吸驱动导致呼吸做功增加将会增加患者肺损伤风险,在积极处理引起高呼吸驱动的原发因素的同时,必要时我们需要加强镇静和肌松来降低呼吸驱动,降低肺损伤发生的风险。

四、中枢性呼吸衰竭的机械通气治疗

中枢性呼吸衰竭主要包括先天性低通气综合征(congenital central hypoventilation syndrome,CCHS)及中枢损伤所致的呼吸衰竭。CCHS 患儿清醒时通气充足,睡眠时低通气,血 $PaCO_2$ 持续上升,PaO_2 持续下降。CCHS 药物治疗无效,关键是改善通气障碍,呼吸支持是主要治疗手段,包括气管切开机械通气、无创单水平通气和无创双水平通气,随着儿童无创呼吸机性能的提高,目前国内外均首先推荐采用无创通气尤其是无创双水平通气进行呼吸支持。

中枢损伤所致的呼吸衰竭患者使用呼吸机辅助通气的常见原因为中枢性呼吸紊乱,其中最常见的为中枢性呼吸抑制。因此,该类患者插管上机时机原则是宜早不宜迟,对于中枢性呼吸衰竭合并急性意识障碍者应尽早完成气管插管与机械通气辅助呼吸,尤其是重型颅脑损伤病例,无需过于拘泥于血气分析结果,而是一旦出现急性意识障碍,出现呼吸节律的不规则,就应及时予以机械通气辅助。

机械通气治疗中枢性呼吸衰竭,关键在于改善脑灌注(或脑血流),在这过程中监测 pH、PaO_2、

$PaCO_2$ 和 ICP 非常重要：① pH 下降，可以引起脑血管扩张，增加脑血流，改善脑灌注；而 pH 上升，则收缩脑血管，减少脑血流；故此平衡酸碱，对脑血流、脑灌注的影响非常明显。② PaO_2 增高时，脑血管收缩，减少脑血流，而 PaO_2 下降时，脑血管扩张，脑血流减少，由此及时的气管插管、机械通气辅助通气，有利于改善脑缺氧。③ $PaCO_2$ 是临床上对脑灌注影响的重要因素，$PaCO_2$ 在 20~100mmHg 范围内，与脑血流呈线性关系，尤其当 $PaCO_2 > 40$mmHg 时，每增加 1mmHg，可以使脑血流增加 2.5%，$PaCO_2 > 44$mmHg 脑血管扩张、脑血流增加会更显著；$PaCO_2$ 在 20~40mmHg 范围，$PaCO_2$ 下降 1mmHg，脑血流减少 3%，当 $PaCO_2$ 降至 20~25mmHg 范围，脑血流减少了 40%~50%（具体生理机制见图 32-1-2）。$PaCO_2$ 对脑血流的影响最终还是通过 pH 来实现的，脑血管对 PaO_2 降低和 $PaCO_2$ 增高非常敏感，很快能反映为脑血流的变化，一旦出现病理性损伤，敏感度会成倍变化，脑血流减少会加重脑缺血，这对已经发生中枢性呼吸衰竭的患者是非常严重的威胁。

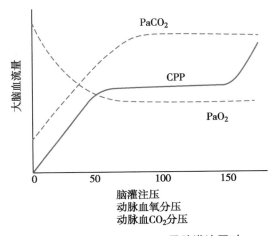

图 32-1-2　PaO_2、$PaCO_2$ 及脑灌注压对大脑血流的影响

高碳酸血症和低氧血症增加大脑血流从而增加颅内压（ICP）。正常情况下，在一个较宽范围的脑灌注压中，大脑血流量都能保相对恒定（自身调节），但是这样的关系在急性颅脑损伤患者就消失了（自身调节丧失）。

中枢损伤所致的呼吸衰竭患者初始呼吸机设置的推荐方法见图 32-1-3，这些患者初始呼吸机模式通常选用完全支持，辅助 / 控制模式（A/C）。由于这些患者神经系统需要持续控制 $PaCO_2$，

所以一开始并不适合采用压力支持通气。当呼吸情况改善，自主呼吸恢复后可采用压力支持模式。

五、中枢性呼吸衰竭的呼吸功能预后及撤机

中枢性呼吸衰竭患者呼吸功能预后往往较差。一般情况下，20% 的患者在急性通气初期可能无法撤机，但伴随规范的治疗与病情恢复，撤机成功率高，撤机时间也较短，在这些患者中，超过 91% 的人在 7 天后能够自主呼吸。然而对于中枢系统性呼吸衰竭，由于疾病损伤引起的脑干功能紊乱甚至破坏，相较非中枢性损伤患者 28 天内达到可撤机状态的比例更低，通过首次自主通气实验后拔管率也更低。

根据文献报道，中枢性疾病呼吸衰竭撤机时间平均约 8~12 天，而对于插管时 GCS 评分低于 6 分，插管时间大于 1 周以上，以及后颅窝卒中患者，拔管撤机失败的可能性较大，需要长期机械通气。长期机械通气状态（PMV）定义为每天通气机械通气 ≥ 6h，且至少通气 21 天的状态。长期机械通气会不断刺激气管、肺泡上皮细胞、肺泡巨噬细胞等组织，促进炎症因子的释放，激活炎症级联反应，从而引发全身炎症反应综合征，并且可能造成血氧比例失调，心输出量下降，组织器官低灌注等情况，对各器官造成进行性损伤，并发症与病死率非常高，大量消耗医疗资源。

呼吸机相关膈肌功能障碍（VIDD）是中枢性呼吸衰竭的常见并发症，主要由于有创通气、感染、营养不良及排痰困难等多种因素作用下诱发，容易引起脱机、拔管、脱氧困难及运动耐量下降。中枢性呼吸衰竭情况下，由于呼吸中枢失控，呼吸肌无力等状况，导致 VIDD 发生率增加。因此，对于中枢性呼吸衰竭患者，采取综合性干预措施来提高呼吸功能预后非常重要。

目前临床常采用的呼吸相关干预措施包括：NAVA 通气、膈肌起搏器训练、药物治疗、呼吸康复技术等。

1. **神经调节辅助通气**（neurally adjusted ventilatory assist，NAVA）　NAVA（图 32-1-4）是利用神经呼吸信号来控制呼吸机送气的一种新型模式，其可对患者膈肌电信号实时监测，更好地识别与配合呼吸中枢驱动，从而促进人机协调性，更有利于实现中枢性呼吸衰竭患者自主呼吸恢复与

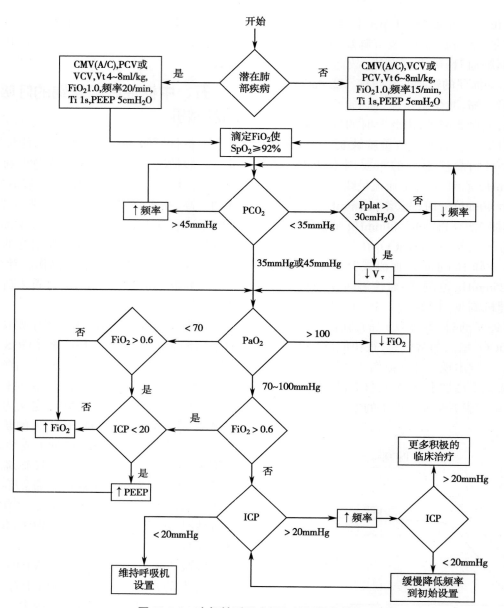

图 32-1-3　中枢性呼吸衰竭机械通通气策略

引自：DEAN R.HESS，ROBERT M.KACMAREK.机械通气精要.袁月华，主译.3 版.北京：人民卫生出版社,2016

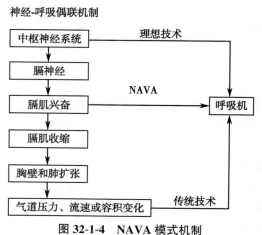

图 32-1-4　NAVA 模式机制

脱机,但对严重的呼吸中枢抑制、神经传导障碍、膈肌麻痹,不宜放置胃管的情况等有明确禁忌。

2. **膈肌起搏器**　膈肌起搏器是一种通过电刺激膈神经促进膈肌收缩,使膈肌规律有效地收缩的新技术,主要包括植入式膈肌起搏及体外膈肌起搏(图 32-1-5)。该技术可以代偿性改善呼吸困难、促进 CO_2 排出、辅助排痰、辅助脱机、拔管、脱氧。适应证包括咳痰无力,肺部感染,长期吸氧,脱机/拔管困难的防治以及顽固性呃逆,而对于气胸,活动性肺结核及佩戴心脏起搏者禁用。其在中枢性呼吸衰竭以及 VIDD 均能起到良好的康复作用。

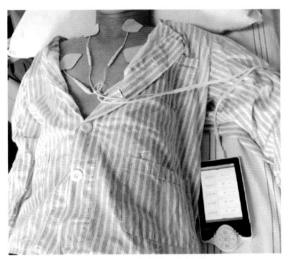

图 32-1-5　体外膈肌起搏仪

3. **药物治疗**　中枢性呼吸衰竭常用纳洛酮、洛贝林、尼可刹米作为阿片类物质的拮抗剂,纳洛酮是目前临床上使用最多的药物,首剂 $10\mu g/kg$ 静脉注射,维持剂量 $5\sim20\mu g/(kg\cdot h)$(5% 葡萄糖或 0.9% 氯化钠稀释至 $4\mu g/ml$)。氟马西尼可以拮抗苯二氮䓬类所致中枢性呼吸衰竭,单次给药 $10\mu g/kg$(最大剂量 $<200\mu g$),至少间隔 1min,可以重复给药,最大总剂量 $40\mu g/kg$;静脉维持 $2\sim10\mu g/(kg\cdot h)$,最大剂量 $<400\mu g/h$。

4. **呼吸康复技术**　充分运用呼吸康复技术及合理训练对于中枢性呼吸衰竭患者功能预后的改善非常重要,主要包括以下几个方面:①体位训练:使患者处于特殊训练体位,可增高呼吸气流流速,促进痰液清除,改善氧合和患者的血流动力学状态,但可能引起心血管变化,尤其对危重患者应严密监测。②气道廓清技术:短期内有效地清除气道分泌物,改善呼吸功能。③呼吸训练:

有一定认知功能且情绪稳定的重症患者在胸廓放松基础上,可以通过各种呼吸运动和治疗技术来重建正常的呼吸模式。包括腹式呼吸训练、抗阻呼吸训练、深呼吸训练、呼吸肌训练等多种方法和技术。④咳嗽训练:对神志清晰,依从性好,咳痰能力下降的患者,训练正确的咳嗽、排痰方法,常用的手法包括咳嗽手法协助咳嗽、物理刺激诱发咳嗽法等。⑤运动训练:在严密监测的基础上,对没有禁忌证的危重患者尽早进行运动训练,包括主动运动和被动运动。⑥对于气管切开机械通气的患者进行颈部屈伸抬举训练对撤离呼吸机有辅助作用。

中枢性呼吸衰竭患儿能否成功撤机取决于自主呼吸的恢复,其自主呼吸恢复又取决于其呼吸中枢的神经元功能恢复程度与时间,神经元功能与颅内压的降低、脑血流的恢复相关,通过监测 $PaCO_2$ 和 $ETCO_2$ 或许能有所启示,在 $48\sim72h$ 内,有条件的单位可以通过 Doppler 监测脑血流、通过整合脑电图监测脑电生理变化,以协助临床判定。此外,$P_{0.1}$ 也可作为预测成功撤机的指标之一,若 $P_{0.1}$ 低于正常值,往往提示呼吸中枢的呼吸驱动减少,将容易导致通气不足及出现高碳酸血症或低氧血症,此时需要调整镇静深度或积极处理原发因素;若 $P_{0.1}$ 高于正常值,往往提示中枢的呼吸驱动过高,将使呼吸系统处于高应激状态,呼吸肌的有效工作不能持久。因此在撤机过程可根据动态监测 $P_{0.1}$ 的变化来调节支持压力的水平,从而提高撤机成功率。

六、临床应用

临床上对中枢性呼吸衰竭患者予以机械通气,主要是保证通气、氧合,改善患者生活质量,同时完善病因检查,针对病因予以治疗。如患者完全无自主呼吸或自主呼吸微弱,需采取有创机械通气;如患者有自主呼吸或处于恢复期,可尝试无创辅助通气,监测患儿氧合、血气分析。对于需要长时间呼吸机依赖的患儿,可行气管切开、家庭呼吸机治疗等。

对于中枢性呼吸衰竭患儿机械通气时模式、参数选择,我们举例说明:

病例1:患儿男,3岁,因"呼吸困难、口唇发绀"3h入院。既往多次因"夜间呼吸困难、意识障碍"入院并接受机械通气辅助治疗。父母诉近半年来发病间隙较前明显缩短。

入院查体：T 37.1℃，HR 176 次 /min，RR 12 次 /min，BP 85/59mmHg，SaO_2 62%（未吸氧），体重 8.5kg；意识不清，儿童改良格拉斯哥评分 8 分（刺痛睁眼，2 分；刺痛屈曲回缩，4 分；呼噜声，2 分），双侧瞳孔等大等圆，直径 2mm，对光反射阳性，嘴唇微绀，呼吸不规则、浅促，三凹征阳性；双肺呼吸音粗，未闻及干湿啰音；心音有力，心律齐；腹部未及阳性体征；颈软，病理反射阴性。

急诊头颅 CT 未见明显异常；胸片显示双肺纹理略多；心脏超声未见明显异常。血气分析：PaO_2 45mmHg、$PaCO_2$ 65mmHg、pH 7.25。

问题 1：该患儿考虑什么诊断？

该患儿本次因"呼吸困难、口唇发绀 3h"入院，入院查体可见嘴唇发绀、心率增快等缺氧表现，结合血气分析，可以诊断为呼吸衰竭Ⅱ型。临床表现为呼吸节律不规则，考虑中枢性呼吸衰竭。既往多次因"夜间呼吸困难、意识障碍"入院并接受机械通气辅助治疗后好转，近日来发作频率较前增多，结合家族史（哥哥在 3 岁时夭折），需考虑先天性低通气综合征可能，需要进一步基因检测确诊。

问题 2：该患儿入院后，上级医师经过评估后决定予以气管插管机械通气，选择模式及参数时应考虑哪些注意事项？

该患儿机械通气的目标是保证恰当的呼吸频率，保证通气。对中枢性呼吸衰竭患者予以机械通气时应注意以下几点：

（1）患者自主呼吸微弱或者无自主呼吸时，选择控制通气模式（A/CMV、IPPV、PRVC），进行频率替代。

（2）患儿有一定自主呼吸时可以选用辅助通气模式（BiPAP、SIMV、PSV、VSV 等模式），进行频率补偿。

（3）患儿自主呼吸功能无法满足自身通气、氧合时，不建议单用压力支持模式，因为需要自主呼吸启动。

（4）国际上还推荐覆盖从无自主呼吸到自主呼吸较好全状态下的闭环模式 ASV、Smartcare 等模式，两种模式能够根据自主呼吸是否充足进行及时调整。

对于该患儿而言，呼吸机模式及参数如下：SIMV 模式（压力控制加压力支持）：FiO_2 30%、PIP 15cmH$_2$O、PEEP 4cmH$_2$O、RR 20 次 /min、Ti 0.6s、吸呼比 1：2、PS 10~12cmH$_2$O。

问题 3：还有哪些处理措施？应注意观察哪些方面？

对于该患儿，除呼吸机辅助通气外，还应予以适度的呼吸兴奋剂（如盐酸纳美芬）刺激呼吸，予以非限制性抗生素预防呼吸道开放后可能诱发的感染。动态观察神志、瞳孔及意识的改变，动态监测血气、血常规、降钙素原和 C 反应蛋白。予以动态脑电图监测，以确定是否已经出现缺血缺氧性脑损伤。建议家属接受基因检测（二代测序），以协助明确病因。同时要注意长期机械通气伴随的 VIDD，故应该尽量保持一定的自主呼吸，如使用 SIMV、BiPAP、PSV 等支持，并积极进行膈肌锻炼。

问题 4：何时切换为自主呼吸？

暂停镇痛镇静药物后，呼吸机监测频率＞指令频率，呼吸机指令频率＜同龄儿童呼吸频率均值；PEEP＜5cmH$_2$O；出现较强的咳嗽反射。同时血气分析显示：FiO_2＜40% 时，PaO_2＞60mmHg，$PaCO_2$＜40mmHg，可以尝试使用 SIMV 锻炼自主呼吸。通过 24~48h 锻炼后达到：FiO_2＜25%~30%、指令呼吸频率＜10 次 /min、压力支持（pressure support，PS）＜8~12cmH$_2$O、PEEP ≤3cmH$_2$O，具有较强的咳嗽反射，血气分析仍能维持（PaO_2＞60mmHg、$PaCO_2$＜40mmHg），可以切换至自主呼吸。

【专家点评】

先天性的通气综合征应劝服家属尽快接受并完成基因检测。临床应重点考虑改善通气障碍为主要治疗目标，应立即予以气管插管呼吸机辅助通气，呼吸机参数设定过程中以保障呼吸频率稳定为重中之重，如果能够通过应用呼吸兴奋剂改善症状是较合理的治疗选择，血气分析和血氧合状态的实时监测是确定临床疗效的关键。注意 VIDD 的发生，及时采用自主呼吸模式进行支持与锻炼，加强康复。今后的治疗：可以考虑通过气管切开、家庭型呼吸机应用，减少患儿因呼吸功能（低通气）障碍导致的反复缺氧发作、对中枢神经系统的发育造成不良影响，并改善生活质量。

病例 2：患儿男，5 岁，因"车祸外伤"1h 入院。患儿在街道上玩耍时被一辆时速约 48km/h 的轿车撞到头部，并被抛掷至空中，随后落在约 5m 远的地面上。入院前现场急救人员对其进行简单查体，GCS 评分为 10 分。入院后查体：T 36.5℃，HR 135 次/min，RP 25 次/min，BP 89/56mmHg，SaO_2 90%（未吸氧），体重 10kg；肺部听诊呼吸音清，气道完好，但意识情况逐渐变差，GCS 评分变为 6 分，双侧瞳孔等大等圆，直径 2mm，对光反射迟钝；遂急诊医生为其进行了气管插管。

气管插管后再次评估患儿体征：T 36.5℃，HR 52 次/min，BP 162/96mmHg，自主呼吸消失，球囊加压给氧下经皮氧饱和度为 98%，双侧瞳孔散大，对光反射消失。

问题 1：当患儿无自主呼吸时，应采用何种机械通气策略？

该患儿为重型颅脑损伤，自主呼吸消失，此时推荐 A/C 模式进行呼吸支持。建议呼吸机参数设置：吸入氧浓度（FiO_2）40%~60%，潮气量 4~8ml/kg（定容型），吸气峰压（PIP）15~25cmH_2O（定压型），吸呼比为 1:(1~1.5)，呼吸频率应根据年龄给予设定；由于该患儿无严重肺部疾病，故 PEEP 的设定为 3~5cmH_2O 即可。此外，根据患儿高颅压的情况，还可采用过度通气策略。

过度通气（hyperventilation，HV）曾是临床上针对中枢性呼吸衰竭给予机械通气的重要治疗模式之一，但对其使用仍有争议，是针对严重高颅压的暂时措施。针对儿童急性颅脑损伤，控制 $PaCO_2 \geq 35mmHg$，造成轻度低碳酸血症是比较合理的；使用肌松剂、镇痛镇静治疗时，可以维持 $PaCO_2$ 到 30~35mmHg 水平；一旦使用到 $PaCO_2 < 30mmHg$，需要对脑血流和脑氧进行监测。

问题 2：如何对中枢呼吸进行评估？

临床中评估中枢性呼吸驱动的方式很多，可以观察其呼吸窘迫症状，当患者表现呼吸困难、呼吸频率异常，动用辅助呼吸肌，胸腹矛盾运动等时，均提示患者中枢性呼吸驱动增加。还可以通过测定一些呼吸生理指标如 $P_{0.1}$、Edi 等来进行呼吸驱动评估。

问题 3：采取何种方式优化呼吸治疗策略，预防 VIDD 等相关并发症？

目前临床常采用的呼吸相关干预措施包括：NAVA 通气、膈肌起搏器训练、药物治疗、呼吸康复技术等。NAVA 有利于实现中枢性呼吸衰竭患者自主呼吸恢复与脱机；膈肌起搏器可以改善代偿性改善呼吸困难，促进 CO_2 排出、辅助排痰、辅助脱机、拔管、脱氧。在中枢性呼吸衰竭及 VIDD 均能起到良好的康复作用。药物治疗中枢性呼吸衰竭常用纳洛酮、洛贝林、尼可刹米。呼吸康复技术：充分运用呼吸康复技术及合理训练对于中枢性呼吸衰竭患者功能预后的改善非常重要，主要包括体位训练、气道廓清技术、呼吸训练、咳嗽训练、运动训练等。

问题 4：如何预测患儿能否撤机？

中枢性呼吸衰竭患儿能否成功撤机取决于自主呼吸的恢复，其自主呼吸恢复又取决于其呼吸中枢的神经元功能恢复程度与时间，神经元功能与颅内压的降低、脑血流的恢复相关，通过监测 $PaCO_2$ 和 $ETCO_2$ 或许能有所启示，在 48~72h 以内，有条件的单位可以通过 Doppler 监测脑血流、通过整合脑电图监测脑电生理变化，以协助临床判定。此外，$P_{0.1}$ 也可作为预测成功撤机的指标之一，若 $P_{0.1}$ 低于正常值，往往提示呼吸中枢的呼吸驱动减少，若 $P_{0.1}$ 高于正常值，往往提示中枢的呼吸驱动过高。

【专家点评】

对于重症医学科医生来说，管理重型颅脑创伤患儿的通气功能具有一定挑战，患儿病情变化快，病情复杂，需要医生根据实时情况做出治疗策略的调整。针对完全无自主呼吸的患者，应采用 A/C 模式进行完全控制性通气，是否采用过度通气策略需要根据患儿血气及颅内压情况综合判断。采用 NAVA 通气、膈肌起搏器训练、药物治疗、呼吸康复技术等综合干预措施可能会对预防患儿 VIDD 及改善预后产生一定益处。

（曹露露　朱晓东）

第二节 颅脑外伤

一、概述

儿童颅脑外伤很常见,可发生在任何时间、任何地点,且发生率呈上升趋势,尤其是中重度颅脑损伤。颅脑损伤可对呼吸中枢直接造成损伤,尤其是脑干损伤、弥漫性轴索损伤直接致呼吸中枢损伤;缺血缺氧、脑疝、炎症反应可加重呼吸中枢继发损伤。同时,延髓麻痹、喉返神经损伤也可导致呼吸系统受损;神经中枢损伤后的强烈应激导致神经源性肺水肿(NPE)。

颅脑损伤导致的中枢性呼吸衰竭处理上包括:①脑损伤的保护、增加灌注和避免脑疝,减少缺血缺氧的二次损伤;②如果喉返神经损伤、延髓麻痹时应重建气道即急性气管插管;③中枢性呼吸衰竭的机械通气处理;④NPE的机械通气处理;⑤颅内高压时机械通气的注意事项。本节中,我们只探讨单纯颅脑损伤患者的机械通气策略。

二、适应证

1. Glasgow评分<8分,进行性的意识障碍、昏迷、高颅压、脑疝。

2. 呼吸驱动障碍 呼吸节律改变(中枢性呼吸衰竭)。

3. 血流动力学不稳定。

4. 不能有效地保护气道 ①不能有效地自行清理气道,例如咳嗽反射消失、口咽协调障碍、呼吸肌无力;②不能保证上气道有效开放,例如分泌物堵塞、舌后坠等。

三、禁忌证

无绝对禁忌证,但对同时伴有颈椎损伤的患儿在进行气管插管和机械通气时需注意颈椎保护策略。

四、呼吸管理

伴有ICP增高的急性颅脑损伤会导致神经源性肺水肿(neurogenic pulmonary edema,NPE):临床特征性表现为气道内出现大量粉红色泡沫样分泌物,面色苍灰,血压不能维持,呼吸困难(呈三凹征),意识障碍、昏迷。临床处理原则:①尽早气管插管、机械通气辅助呼吸(IMV模式),建议呼吸机参数:吸入氧浓度(FiO₂)40%~60%、呼气末正压(PEEP)>5cmH₂O,不建议在重型颅脑损伤患者使用超过15cmH₂O的PEEP,潮气量6~8ml/kg(定容型),吸气峰压(PIP)15~25cmH₂O(定压型),吸呼比为1:(1.5~2.5),呼吸频率应根据年龄给予设定;根据病情采取高PEEP治疗和过度通气治疗策略。②控制静脉输注液体[≤2~3ml/(kg·h)],利尿(呋塞米),容量反应性试验阳性者,可考虑使用胶体补充血容量。③应用血管活性药(去乙酰毛花苷、酚妥拉明、硝酸甘油、硝普钠、米力农),维持血压和增强心功能。鉴于吗啡具有抑制呼吸中枢作用,不宜用于神经源性肺水肿,而对其他急性肺水肿仍可使用。

在过去,急性颅脑损伤的呼吸治疗还包括医源性的过度通气。过度通气是治疗外伤性脑损伤患者(TBI)高颅压(ICTH)的常用疗法。过度通气促进低碳酸血症,导致脑小动脉血管收缩,从而减少脑血流量,并在较小程度上有效减少脑血容量,暂时降低颅内压。然而,过度通气可产生严重的全身和脑的有害作用,例如呼吸机引起的肺损伤或脑缺血。因此不推荐常规使用这种疗法。相反,在特定情况下,可以是一种有效挽救生命的抢救疗法,比如:当一线治疗未能控制ICP时,在某些紧急情况下(脑疝综合征、平台波、与充血相关的颅内高压),可以在短时间的过度通气(15~30min),PaCO₂目标为30~35mmHg。同时还应注意,不要在没有氧合监测的情况下过度通气,考虑使用经颅多普勒并通过确定呼出的ETCO₂水平或动脉气体来测量CO₂水平,并且应实时监测脑氧合以避免大脑缺血性缺氧。

五、临床应用

重症颅脑损伤的患儿予以早期气管插管机械通气,保证气道开放,保证氧合PaO₂≥60mmHg;PaCO₂会影响脑血流量(cerebral blood flow,CBF),应保持在正常范围内(35~45mmHg)。PEEP设置时应兼顾机械通气对有效循环血量、心输出量及颅内压的影响，目前认为 PEEP<5cmH_2O 适合所有颅脑损伤的患者；PEEP 在 5~15cmH_2O 适合于合并有神经源性肺水肿、急性呼吸窘迫综合征的患者，同时需监测血流动力学及颅内压；不建议在重型颅脑损伤患者使用超过 15cmH_2O 的 PEEP。潮气量在 4~8ml/kg 有利于患者恢复。在肺部无病变的情况下，吸入氧浓度无需过高。在机械通气过程中，需要动态监测血气、评估生命体征。

> 病例：患儿男，8 岁，因"从 5 楼坠落 3h"入院。入院查体：昏迷，格拉斯哥评分 5 分，头面部可见多处擦伤，右侧枕部纱布覆盖中，双侧瞳孔等大等圆，直径 3mm，对光反射存在；口鼻腔可见大量分泌物；呼吸稍促，双肺呼吸音粗，未及干湿啰音；HR 78 次/min，心音有力，心律齐；腹软，未及包块，肝脾肋下未及。颈亢（+），双侧巴宾斯基征（+）。急诊查头颅 CT 示：右侧颞枕部颅骨骨折、硬膜外出血；胸腹部 CT 未见明显异常；心脏超声未见明显异常；血气分析提示：$PaCO_2$ 65mmHg、HGB 110g/l、pH 7.23。

问题 1：该患儿是否需要呼吸机辅助通气？参数如何设置？

该患儿颅脑外伤后出现意识障碍、气道开放异常（口鼻腔大量分泌物），血气分析提示呼吸性酸中毒，应立即行气管插管机械通气。机械通气模式选择时注意事项可参考本章第一节内容。对于该患儿而言，可选择 SIMV（压力控制加压力支持）模式，参数设置：FiO_2 30%、PIP 16cmH_2O、PEEP 4cmH_2O、RR 18 次/min、Ti 0.6s。

问题 2：患儿心电监护、外周动脉血压监测中，血压由 100/64mmHg 突然下降至 75/42mmHg，HR 90 次/min 上升至 120 次/min，双侧瞳孔等大等圆，对光反射存在，急查床边血气分析提示 $PaCO_2$ 41mmHg、HGB 85g/l、pH 7.30。何种原因导致了患儿病情变化？呼吸机参数应该如何调节？

该患儿血压下降、心率上升，实验室检查提示血红蛋白下降，考虑颅内出血仍在继续。颅内活动性出血导致低血容量性休克，脑组织血供减少，脑细胞因缺血缺氧导致水肿；颅内活动性出血、

脑细胞水肿均会导致颅内容积增加、颅内压上升。首先要通过止血、补液、输注红细胞悬液、血浆等来保证平均动脉压维持在合适的水平。其次，呼吸机参数调节时可适当提高 FiO_2，提高氧供；监测颅内压监测，采用降颅内压疗法使颅内压降低至 20mmHg 以下。

对于高颅压的病例及时纠正低氧、高碳酸血症、高热和 pH 很重要。高碳酸血症尤其会使脑血管扩张，故而采用过度通气降低 CO_2 成了降颅内压的一个策略。但过度通气会导致血管收缩，降低大脑血流量进而导致大脑供血不足及局部缺血，故而较多研究并不支持在 24h 内使用，脑损伤的指南均反对在早期使用过度通气疗法。过度通气仅适用于脑疝发生或在外科手术前短期使用，在实施过度通气策略时候建议使用动态 CO_2 监测模块、大脑代谢监测及颅内压监测，确保大脑有足够的灌注。对于儿童脑外伤而言，避免使用预防性的过度通气。

机械通气过程中，PEEP 对回心血量有影响。高水平的 PEEP 降低回心血量，进一步导致有效循环血量不足，平均动脉压下降。PEEP 对颅内压亦有影响。以往观点认为无 PEEP 或低水平 PEEP 可以降低颅内压，保护大脑。而现在观点认为在有足够的循环容量前提下，PEEP 不会降低颅脑灌注压，也不会升高颅内压；颅内高压患儿的 15cmH_2O 以内的 PEEP 是安全的。适当水平的 PEEP 可以有效改善氧和，可以避免肺泡坍塌。

在颅脑损伤给予机械通气治疗过程中，关键是处理因中枢系统失能所产生的通气功能障碍，因此由呼吸机提供的氧浓度无需过高。超生理需要的氧供会对神经元及其相关脑组织造成损害，加重缺血再灌注损伤，对预后产生不利影响。有研究者提出在颅脑损伤后的短期时间内可以予以较高的氧浓度，后期逐渐降低氧浓度，保证血氧饱和度在 94% 以上即可，这是基于对氧供/氧耗和血流动力学（脑灌注压）之间的平衡而采取的措施。对于该患儿而言，存在活动性出血，血红蛋白下降，携氧能力随之下降，适当提高氧浓度，保证脏器氧供。

【专家点评】

儿童颅脑外伤的发生率较高。颅脑损伤后的机械通气涉及脑干损伤的中枢性呼吸衰竭，延髓

麻痹,颅内高压和发生的神经源性肺水肿,机械通气的治疗一方面是保障呼吸功能,同时治疗上述问题,综合管理机械通气在颅脑损伤中是一门技术也是艺术,需要深厚的病理生理知识和机械通气理论基础。

（曹露露　朱晓东）

第三节　神经源性肺水肿

一、概述

神经源性肺水肿(neurogenic pulmonary edema, NPE)是指无原发性心、肺等疾病情况下由于中枢神经系统损伤引起的急性肺间质、肺泡内液体渗出导致的急性肺水肿。它通常继发于严重的中枢神经系统损伤后,包括颅脑外伤、脑出血、颅内占位及颅脑术后,也可以继发于病毒感染之后,例如:手足口病及其他病毒感染引发的重症脑干脑炎。

神经源性肺水肿发生机制目前不明,但大家一致认为NPE是一个复杂病理生理改变,而非单一因素所致。同时,肺水肿的区域涵盖肺泡或肺间质,或二者都有大量液体积聚,NPE区域的具体定位目前仍存有争议。目前更多的研究者与临床医生接受的是:内外科因素所致颅脑损伤引发交感神经过度激活,机体血流动力学运行失衡,最终表现为肺血管静水压增高、肺毛细血管渗透增加、肺血管外肺水增加,肺水肿不可避免。提示在急性中枢神经系统损伤后,形成颅内压增高或触发NPE区域神经元激活,引起神经递质分泌异常,交感神经过度激活,大量儿茶酚胺释放,使得全身血管收缩,大量血液从高阻力的体循环进入低阻力的肺循环,肺部血管静水压上升,大量液体在肺部积聚形成肺水肿,这是冲击伤理论的观点。血流动力学的急剧变化直接破坏血管-肺泡屏障结构,导致液体渗出性肺水肿。同时,交感神经兴奋后肺组织中肾上腺素能 α_1 受体呈高水平表达,而 β 受体水平则进行性下降,导致肺部毛细血管通透性增强后肺水肿,此为渗透缺陷理论。

除了中枢神经系统原发疾病特征外,NPE患者临床上主要表现为缺氧症状:呼吸急促、呼吸困难,咳粉红色或泡沫样痰,查体可见三凹征、发绀;听诊肺部可闻及湿啰音;胸部影像学提示两肺对称性的纹理增多、渗出等改变;血气分析可见 PaO_2 降低, $PaO_2/FiO_2 < 200$。临床表现分为急性型和慢性型(病理生理机制见图32-3-1)。急性型表现在神经系统受损后数分钟至数小时内发生,多数情况下为30~60min;慢性型表现在神经系统受损后12~24h内发病。NPE症状通常在出现后48~72h内消失。

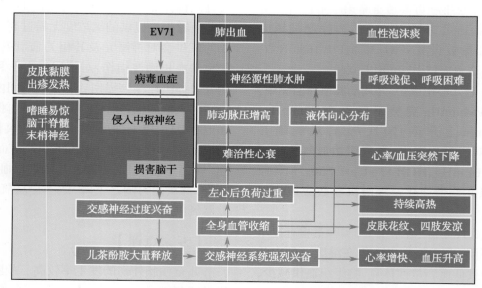

图32-3-1　NPE病理生理机制

神经源性肺水肿的治疗主要集中于两方面：治疗原发病，以降低颅内压；治疗肺水肿，纠正低氧血症。机械通气支持治疗是其中重要一环。对于 NPE 患者，应尽早予以机械通气，采取小潮气量通气，应保持一定水平的 PEEP，吸入氧浓度不可过高，$PaCO_2$ 保持在正常范围。

二、适应证

神经源性肺水肿患者应尽早予以机械通气。机械通气初期采用 A/C 模式，建议呼吸机参数设置：吸入氧浓度（FiO_2）40%~60%、潮气量 4~8ml/kg、吸呼比 1:(1~1.5)、呼吸频率应根据年龄给予设定。PEEP 设定：间质性肺水肿 6~12cmH$_2$O；<1/2 全肺泡水肿 10~14cmH$_2$O；1/2~3/4 全肺泡水肿 14~16cmH$_2$O；全肺水肿 16~20cmH$_2$O。合并高颅压时，PEEP<15cmH$_2$O 为妥。

高 PEEP 治疗策略是临床上针对神经源性肺水肿（neurogenic pulmonary edema，NPE）的重要手段，高 PEEP 治疗肺水肿一般需要 12~36h，故不要太快改变，即使撤离亦需要 12~24h 的降阶梯治疗过程；在此期间，PEEP 的设定至少应 >5cmH$_2$O，根据氧合情况、是否有持续的气道内粉红色泡沫样分泌物，逐步上调，只要能维持 PaO_2>55mmHg，不建议 PEEP>15cmH$_2$O，同时应监测胸片，注意有无气漏的发生。高 PEEP，阻碍静脉回流，具备影响颅内压的前提，但如果颅内压高于 PEEP，则提高 PEEP 不影响脑血流；高 PEEP 可以推动 $PaCO_2$ 的上升，引起颅内压的上升，此时需要寻找一个 PEEP 与 $PaCO_2$ 的平衡点，尤其在严重颅脑创伤合并 ARDS 时，滴定 PEEP、监测 $PaO_2/PaCO_2$、监测 $ETCO_2$，以获得满意的氧合状态与降低的颅内压，而 PEEP 与颅内压之间的线性关系尚未获得确切的认定。

三、临床应用

机械通气可以有效改善 NPE 患者的低氧血症。NPE 主要的病理改变是急性肺间质、肺泡内液体积聚引起的急性肺水肿，主张是小潮气量通气。一定水平的 PEEP 有利于提高肺泡内压，改善气体交换功能；有利于增加功能残气量，防止肺泡萎陷，促进肺水肿消退。PEEP 低于 15cmH$_2$O 时不会对静脉回流、颅内压、颅脑灌注压产生影响。在神经源性肺水肿患者实施机械通气时，通过设置 PEEP 及 FiO_2 使 $PaO_2 \geq$ 60mmHg，$SaO_2 \geq$ 90%，

需要时可应用血管活性药物保持平均动脉压在正常范围以确保脑灌注。$PaCO_2$ 保持在正常范围（35~45mmHg），有发生脑疝危险时可以适当短时间予以过度通气，使 $PaCO_2$ 分压维持在较低水平（32~34mmHg）。

病例：患儿男，1 岁 1 个月，因"发热伴手足部发疹 4 天，抽搐伴意识不清 2h"入院。三天前邻居小朋友诊断为"手足口病"。两天前因"手足皮疹 1 天，发热 1 天"在我院门诊就诊，予以退热、抗病毒等对症处理。病程中无咳嗽、呕吐、腹泻等不适，食欲不佳，精神差。

入院查体：T 39.5℃，RR 43 次/min，HR 165 次/min，BP 94/60mmHg，SpO_2 95%（鼻导管吸氧 2L/min）；神志不清，反应差，双侧瞳孔等大等圆，直径 2mm，对光反射迟钝。颈抵抗。呼吸急促，两肺呼吸音粗，闻及大量细湿啰音；心音力，心律齐，腹部膨胀，肝脏肋下 1cm，肠鸣音 1~2 次/min。右侧巴宾斯基征可疑阳性，左侧巴宾斯基征阳性。手足、臀部散在斑丘疹，疹间皮肤正常。急诊胸片见图 32-3-2，血气分析：PaO_2 69mmHg、$PaCO_2$ 43.7mmHg、pH 7.295、BE −5mmol/L。入院后，患儿出现口唇微绀，口吐粉红色泡沫样痰，呼吸急促，SaO_2 急剧下降至 65%，即刻予以气管插管、呼吸机辅助通气。

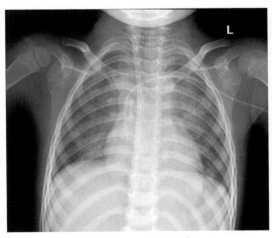

图 32-3-2　病例胸片

问题 1：该患儿的诊断是什么？呼吸机参数设定该如何处理？

该患儿有发热、手足部皮疹，有抽搐、意识障碍，脑膜刺激征阳性，有手足口病接触史，明确诊

断为：手足口病（危重症）、脑干脑炎、神经源性肺水肿。

神经源性肺水肿患儿由于换气功能障碍，可以适当提高 PEEP 水平，以保证氧合。该患儿机械通气参数及模式：模式 CMV（压力控制型），FiO_2 60%，RR 25 次/min，Ti 0.65s，吸呼比 1:1.5，PIP 20cmH$_2$O，PEEP 12cmH$_2$O。根据气管插管内分泌物的性质与量，经皮 SaO_2 监测结果，血气分析复查结果，逐步调整呼吸机参数，尤其注意 PEEP 可能需要更高的水平，如果存在高颅压，PEEP 可以逐步上调，但至 ≤ 15cmH$_2$O 为宜，同时监测心功能、出入量、$PaCO_2$，在生命体征平稳的前提下，尽可能保持液体负平衡。

问题 2：经过治疗后患儿逐渐好转，双肺湿啰音较前明显吸收，心率维持在 80~110 次/min，呼吸机模式及参数同上，外周经皮血氧饱和度突发由 96% 降至 85%，这种情况该如何处理？

经过床边确认气管插管位置、吸痰、检查呼吸机等处理后，患儿外周经皮血氧饱和度仍未恢复正常；听诊双肺呼吸音不对称，右侧呼吸音明显低于左侧，床边胸片提示右侧气胸。

经口气管插管机械通气过程中突发经皮血氧饱和度下降，需要考虑以下几个方面：

（1）气管插管移位：在各种操作过程中可能会导致气管插管滑脱，或者移入右侧支气管等。

（2）人工气道堵塞：痰液等气道分泌物、血痂等均可导致气道堵塞。

（3）气胸：机械通气过程中，随着病情变化，肺呼吸力学也发生改变，呼吸机参数如果不随之改变，会引起气压伤的产生；这种情况肺部听诊双侧呼吸音不对称，需通过床边胸片来确诊。

（4）在排除上述因素外，呼吸机本身仪器故障也会引起外周经皮血氧饱和度下降。

问题 3：经过调整呼吸机参数、胸腔闭式引流、血管活性药物使用及抗病毒等综合处理后，患儿生命体征平稳，病情持续好转，是否可以考虑撤机？

对于机械通气患儿，需要从以下几个方面来评估是否可以撤机：

（1）予以机械通气的原发疾病是否好转：对于该患儿而言，需要评估脑干脑炎的情况是否好转，神经源性肺水肿情况是否好转。

（2）自主呼吸逐渐增强，呼吸节律规整：随着病情好转，逐渐调节呼吸机模式，由 CMV 模式逐渐过渡为 SIMV 模式、PS 模式，锻炼自主呼吸功能。

（3）咳嗽反射逐渐增强：在吸痰时评估患儿咳嗽反射。

（4）感染得到有效控制，胸部影像学检查提示无新的、进展性的感染灶。

（5）血流动力学稳定：心率、血压、呼吸等在可接受的范围内。

（6）镇静剂及肌松剂逐渐减停中。

问题 4：除了机械通气治疗和相应的监测以外，应继续观察哪些指标？

除了呼吸机相关的监测以外，应该注意心血管功能的检查，包括：心电图、心肌酶谱、心脏超声等检查。注意有创血压（包括动脉压和中心静脉压）实时监测、ICOM 或 USCOM 监测，以帮助确定是否需要容量补充；注意胸片的随访，以了解肺水肿的变化和有无呼吸机相关性肺炎的产生。监测相关感染指标，如：降钙素原、CRP、呼吸道分泌物的病原学检测（应包括 EV71 的检测），预防继发感染。如果存在高颅压，脑脊液检测应慎重，至少应在完成甘露醇脱水治疗后进行，预防加重高颅压或引发脑疝。注意进出液体量的平衡，注意尿量、尿比重的监测。

【专家点评】

该患儿的诊断明确，神经源性肺水肿患儿机械通气的重点在于 PEEP 的设置，以允许性高碳酸血症换取氧合的改善；鉴于高 $PaCO_2$ 可以加重高颅压，减少脑血流，导致脑灌注压不足，因此为避免过高 $PaCO_2$，PEEP 设置 <15cmH$_2$O 为妥。针对此类患儿，既往多重视肺部的问题，其实心-肺-脑交互的问题也非常重要，呼吸机参数的调整需要考虑到这三者间的交互现状。以重症超声为手段的血流动力学诊治是危重症救治的新阶段，故此机械通气参数设置亦应考虑到二者的结合。另外，通过血浆置换可以缓解患儿体内失衡的炎症因子和儿茶酚胺类物质，从而为后续治疗开辟一个新的诊疗思路和措施。

（曹露露　朱晓东）

第四节　神经肌肉病

神经肌肉病是一组由于脊髓前角运动神经元、周围神经、神经-肌肉接头和骨骼肌受损所致的疾病，其共同表现是缓慢进展的肌无力和肌萎缩，继发性损害主要包括关节挛缩和畸形、姿势不良、呼吸功能障碍、易疲劳等。依发病原因不同，神经肌肉病可分为遗传性神经肌肉病和后天性神经肌肉病。遗传性神经肌肉病包括重症肌无力、脊髓性肌萎缩症、先天性肌无力综合征、肌营养不良症和先天性肌病等多种类型。后天性神经肌肉疾病主要包括脊髓损伤、脊髓肿瘤等。此类疾病可因不同的病变范围或疾病周期对呼吸功能造成影响，故给予合理的呼吸支持治疗是此类疾病治疗的重要内容。

一、重症肌无力

（一）概述

重症肌无力（myasthenia gravis，MG）是神经肌肉接头处的传递障碍所致的自身免疫性受体病，多发生在遗传的基础上，亦有认为与胸腺的慢性病毒感染相关。根据发病年龄和临床特征，本病主要分为以下三型：新生儿暂时性重症肌无力、新生儿先天性重症肌无力、儿童型重症肌无力。重症肌无力患儿可突然发生两种不同类型的危象：重症肌无力危象和胆碱能危象。重症肌无力危象是指因患儿本身病情加重或治疗不当引起呼吸肌无力所致的严重呼吸功能不全状态。此种危象患儿常有反复感染、低钠血症、脱水、酸中毒或不规则用药史。胆碱能危象，除有明显肌无力外，还有抗胆碱酯酶药物过量的临床表现，如面色苍白、腹泻、呕吐、高血压、心动过速、瞳孔缩小及黏膜分泌物增多等。临床上应用肌内注射依酚氯铵 1mg 做鉴别诊断，前者症状改善，后者却病情加重。

（二）适应证

1. 常用于胆碱酯酶抑制剂用量不足、感染或治疗不当引起呼吸肌无力，进而出现严重呼吸功能不全。

2. 呼吸机主要用于 MG 危象的治疗。

（三）禁忌证

无禁忌证。

（四）机械通气应用的特点

机械通气是用于发生重症肌无力危象的抢救治疗措施，一旦发生呼吸困难就应立即气管插管并进行呼吸机辅助通气治疗，并通过气管插管及时清理呼吸道分泌物。针对长期使用气管插管的病例可以考虑予以气管切开，有利于气道分泌物的清除，且通过一定时间的培训，家属是能够掌握相关气道护理技巧的。

通气模式选择及参数设置：MG 早期无肺部并发症时，肺顺应性基本正常，儿科一般选用 SIMV 模式；呼出潮气量 6~8ml/kg；频率参照同年龄段患儿正常值设置；PEEP 3~5cmH$_2$O；PIP 10~15cmH$_2$O；吸呼气时间比为 1:(1.5~2.5)；FiO$_2$ 40%~60%。早期的病例不一定存在感染等问题，其主要是外周呼吸肌无力的问题，故呼吸肌参数不宜过高。可以通过 NAVA 监测和呼吸肌逐步锻炼，逐步提高自主呼吸的频率与程度，必要时可以把 PEEP 降至 2~3cmH$_2$O，有利于触发呼吸机的压力支持模式（pressure support，PS），PS 模式 PIP 应考虑调整为压力控制（pressure control，PC）模式 PIP 的 70%~80%。避免出现 VIDD 的关键在于尽量保持一定程度的自主呼吸，即使用部分 PS，而不是全部依赖 PC。在有条件的单位，建议使用超声监测膈肌功能，通过对膈肌厚度、收缩速率和移动度的判定，来监测尚保存的膈肌功能，并配以自主呼吸锻炼，为最终撤离机械通气做好准备。

（五）临床应用

病例 1：患儿男，4 岁，因"发热、咳嗽 5 天，气急伴口唇发绀半天"急诊入院。既往史：1 岁被诊断为重症肌无力（Osserman-Ⅱb 型），此次家属有"急性上呼吸道感染"。入院查体：神志清，T 39.1℃，HR 176 次/min，RR 52 次/min，BP 95/63mmHg，SaO$_2$ 85%（未吸氧），体重 12.5kg；口周微绀，鼻翼扇动，三凹征不明显；呼吸浅促，二肺闻及中粗湿啰音；心音有力，心律齐；腹软略膨隆，双上眼睑位于 3~9 点位，双上肢肌力Ⅳ/Ⅵ级，双下肢肌力Ⅴ/Ⅵ级。胸片显示二肺渗出明显。右下肺不张；心脏超声未见明显异常。血气分析：PaO_2 55mmHg、$PaCO_2$ 75mmHg、pH 7.15、BE −1.2mmol/L。

问题 1：该患儿考虑什么诊断？首先应予以什么处理措施？

结合该患儿病史、症状体征、血气分析和影像学检查结果，首先考虑：呼吸衰竭（II 型）、肺炎、重症肌无力（Osserman-IIb 型）。针对此类以频率代偿为主的呼吸衰竭的治疗是氧疗，首先选择使用无创通气。

（1）无创通气（noninvasive mechanical ventilation，NIV）：双水平无创通气（BiPAP）是较为常用的 NIV 方式，工作原理为在吸气时相加用较大正压帮助克服气道阻力，有效减少患儿呼吸做功，而呼气时相给予较小的正压防止下呼吸道和肺泡塌陷，BiPAP 可通过呼吸道压力变化实现额外的肺泡通气，减少膈肌和辅助呼吸机做功。国内外研究已证明该方法在治疗慢性神经肌肉疾病引起的慢性呼吸衰竭有效，可避免部分重症肌无力危象患儿的插管及再插管。而持续气道正压通气（CPAP）和经鼻高流量氧疗（HFNC）是在自主呼吸条件下提供一定的压力水平或氧流量，但重症肌无力患儿外周呼吸肌的无力，有效呼吸肌做功不足，CPAP 不利于二氧化碳的排出，HFNC 所给予的压力支持不足以抵消气道阻力。

（2）无创通气的应用指征：动脉血气分析均发现异常（PaO_2<70mmHg 伴或不伴 $PaCO_2$>45mmHg）。

（3）BiPAP 参数设置：IPAP 12~15cmH$_2$O（最高可至 20）；EPAP 3~5cmH$_2$O；根据患儿的需要调节吸气流速，以避免患儿吸气窘迫；根据患儿的需要调节触发，避免误触发或无法触发；FiO_2 根据患儿的病情调节，以尽可能低的 FiO_2 达到理想氧合效果；呼吸频率，新生儿、婴儿为 30 次 /min，年长儿 20~25 次 /min；吸气时间，新生儿 0.3~0.6s，婴幼儿 0.4~0.8s，年长儿 0.8~1s。

（4）无创通气观察指标：治疗前、治疗后 2h 的心率，呼吸频率，动脉血气分析数据（pH、PaO_2、$PaCO_2$），及治疗 2 周后症状改善情况。

（5）无创通气治疗失败指征：持续使用 BiPAP 治疗 1h，但血流动力学仍无改善甚至恶化、换气 / 通气指标恶化（PaO_2<70mmHg 或 $PaCO_2$>50mmHg）；患者不能耐受和配合 BiPAP；昏迷和意识障碍。

注意对有延髓麻痹的患者，NIV 可增加误吸的风险，应当慎用。

问题 2：该患儿对无创通气治疗效果不佳，复查血气分析：PaO_2 56mmHg、$PaCO_2$ 68mmHg、pH 7.21，此时该如何处理？

此时应给予有创机械通气，以尽快改善患儿的氧合状况，减少呼吸做功。

（1）有创机械通气指征：①有明显呼吸肌无力和延髓麻痹的患儿，临床表现为呼吸减弱、矛盾呼吸、咳嗽无力或有肺不张；②昏迷和意识障碍患儿；③血气分析显示为呼吸衰竭（低氧血症或伴二氧化碳潴留）；④无创通气失败者。

（2）通气模式选择及参数设置：MG 早期无肺部并发症时，肺顺应性基本正常，儿科一般选用 SIMV 模式。呼出潮气量 6~8ml/kg；频率参照同年龄段患儿正常值设置；PEEP 3~4cmH$_2$O；PIP 16~20cmH$_2$O；吸呼气时间比 1：(1.5~2.5)；FiO_2 60%。

（3）撤机指征：当患儿矛盾呼吸明显减轻或基本消失，咳嗽较有力，吞咽功能恢复，肺部无重症感染，动脉血气分析正常，可考虑撤机。

问题 3：对于该患儿，还有哪些处理措施？应注意观察哪些方面？

对于该患儿，除呼吸机辅助通气外，去除呼吸道分泌物是关键，由于原发病引起咽喉肌无力导致咳嗽反射减弱，感染状态下呼吸道分泌物排出不畅，在肺内集聚；同时，卧床时间增加，也容易发生坠积问题。翻身、拍背、雾化、吸痰是临床上针对此类问题的有效解决方法。纤维支气管镜检查和冲洗是解决上述问题的另一个有效途径，但需要注意防护交叉感染。经常复查气道分泌物的病原学检测，以了解有无感染加重或引发呼吸机相关性肺炎的产生，同时也是调整抗生素的有效参考指标。注意观察的重点在于血气分析中的二氧化碳潴留问题，如果能通过呼气末二氧化碳实时监测，将有助于了解有效呼吸做功问题。此外，保证足够的热卡供应是重点问题之一，容易被忽视，应予以重视。

【专家点评】

该患儿原发病明确，在 MG 基础上并发感染，早期的氧疗方式选为无创通气，对患儿是有利的；如果不能改善氧合，应尽早启动有创机械通气辅助呼吸，由此可能产生呼吸机相关性肺炎，需给予严密监测,并在患者呼吸状况改善后,尽早拔除气管插管,改为无创通气治疗。气管切开有利于排出气道分泌物,对改善氧合是有益的,但后续的护理是需要加强,并需要对患儿家属进行相关的护理培训。营养支持是 MG 患者治疗的另一个重点,由于喉部神经肌肉被累及,患儿的吞咽和咳嗽反射均会减弱或消失,故给予鼻饲是可以减少误吸、提供营养和热量。

二、脊髓损伤

(一)概述

脊髓损伤(injury of spinal cord)是由于外界暴力直接或间接作用于脊柱,引起脊椎骨的骨折或累及脊髓神经节的损伤。在渡过脊髓休克期后,损伤平面以下肌张力增高,腱反射亢进,出现病理反射,运动或感觉功能的恢复程度取决于损伤的程度,部分损伤时,损伤平面以下的肢体仍有部分运动和感觉;完全损伤后,损伤平面以下肢体感觉及运动完全消失,早期的一些低位自主反射可存在。

脊髓不同节段损伤对呼吸肌的影响不同:脊髓损伤节段达 C_2 节段及以上者,膈肌功能完全丧失,肋间肌、斜角肌与腹肌失去神经支配,不能自主呼吸,需要长期进行呼吸机辅助呼吸;损伤到 $C_3 \sim C_4$ 节段者,急性期需呼吸机辅助呼吸,膈肌功能部分存在,辅助呼吸肌部分受累,极易疲劳;损伤到 $C_5 \sim C_8$ 节段者,膈肌功能基本正常,肋间肌及腹肌无力,咳嗽为无效咳嗽;损伤到 $T_1 \sim T_5$ 节段,膈肌功能正常,部分肋间肌功能保留,具有弱功能咳嗽能力;损伤到 $T_6 \sim T_{10}$ 节段,用力咳嗽能力减弱,膈肌、肋间肌和腹直肌功能基本存在,咳嗽能力尚可;损伤到 $T_{11} \sim T_{12}$ 节段,能够进行有效咳嗽,膈肌、肋间肌、腹肌功能基本存在;损伤到 L_1 节段及以下,呼吸肌功能基本正常,但会伴有功能性的下降。

(二)适应证

颈椎脊髓损伤患者致残和死亡的主要原因是呼吸衰竭。以下详述颈椎脊髓损伤的呼吸支持治疗:

1. **颈 1~2($C_1 \sim C_2$)损伤** 患者所有呼吸肌完全瘫痪,需要立刻、永久的通气支持,以维持生命。

2. **颈 2~4($C_2 \sim C_4$)损伤** 可使膈神经和其他呼吸肌支配神经麻痹,导致主要呼吸肌功能障碍,机体不能维持足够的有效通气;患者咳嗽无力,

不能有效地清除呼吸道分泌物;患者仰卧位时腹腔器官向头端移位,挤压膈肌导致膈肌运动受限而影响呼吸功能。

3. **颈膨大($C_5 \sim T_1$)损伤** 肋间神经麻痹时可出现呼吸困难,因此对 C_5 以上的损伤需要常规早期用呼吸机辅助呼吸。

针对颈 1~2 损伤,机械通气辅助呼吸模式使用控制型(CMV),早期以呼吸支持为主,这些患者的呼吸肌没有功能障碍,关键是如何驱动做功和做好长期呼吸机辅助通气的准备。无论是压力支持还是容量支持,都以维持不产生低氧血症为度,早期吸入氧浓度控制在 30%~40% 之间,频率按照生理状态即可,不要过快,以免呼吸肌过度疲劳做功;气道护理要跟上,预防呼吸机相关性肺炎是上机后非常重要的工作;保证足够的营养支持是维持呼吸肌不萎缩、维持生理功能的重要基础。

颈椎脊髓损伤($C_3 \sim T_1$)的呼吸支持治疗方法,包括上机指征、辅助通气模式、参数设置及撤机指征等与 MG 相似,可参照 MG 章节。

(三)禁忌证

无禁忌证。

(四)临床应用

病例 2:患儿男,3 岁,因"高处坠落伤 3h"急诊入院。入院查体:昏迷,T 36.8℃,HR 168 次 /min,RR 61 次 /min,BP 75/43mmHg,SaO_2 82%(未吸氧),体重 16kg;全身多处皮肤挫伤,口周微绀,鼻翼扇动;咳嗽无力,呼吸浅促,两肺闻及粗湿啰音;心音有力,心律齐;腹胀,有压痛,肝脾肋下未触及,移动性浊音阴性;双下肢活动障碍;二便潴留。脊柱CT提示:$C_4 \sim T_1$ 脊柱椎体压缩性骨折伴移位。血气分析:PaO_2 58mmHg,$PaCO_2$ 67mmHg,pH 7.21、BE −3.8mmol/L。

问题:如何判断损伤部位? 如何选择呼吸支持方式?

患儿昏迷,呼吸浅促、咳嗽无力,双下肢活动障碍,二便潴留,结合入院急诊 CT 考虑 $C_4 \sim T_1$ 脊髓损伤。

选用 SIMV 模式。参数设为:呼出潮气量 6~8ml/kg、频率 25 次 /min、PEEP 3~4cmH$_2$O、PIP 16~20cmH$_2$O、吸呼气时间比 1:2、FiO$_2$:40%,以后根据血气分析监测结果逐步调整,以维持

$SpO_2 \geqslant 93\%$。不断监测血气及 SpO_2,根据病情变化随时调整参数。同时请各专科会诊,予相应药物及手术治疗。患儿病情稳定,生命体征稳定,咳嗽较有力,肺部无重症感染,动脉血气分析正常,可考虑逐步下调参数撤机。

【专家点评】

对于脊髓损伤患儿,应尽早明确脊髓损伤的

水平位置,以帮助确定是否需要给予机械通气辅助通气、预计机械通气治疗的周期。此类患者,如果没有存在严重的肺挫伤,其换气功能基本正常,而且感染暂时不存在,主要是解决通气功能障碍。一旦长期依赖机械通气治疗,就必须考虑呼吸机相关性肺炎的危险;同时需考虑是否进行气管切开。

(邢莉莉 朱晓东)

第五节 颅脑手术后的机械通气

颅脑术后的呼吸功能障碍是患者死亡的重要原因之一,本章着重进行颅脑术后呼吸并发症及呼吸支持治疗方面的阐述。

一、不同部位颅脑手术对呼吸功能的影响

(一)后颅窝手术

后颅窝与呼吸中枢等重要结构靠近,后颅窝占位直接影响或压迫呼吸和循环中枢,使生命体征随时发生改变而直接威胁患者的生命安全。手术医师有时要求保留患者的自主呼吸,以便分离肿瘤和脑干的粘连,及早判断手术操作对呼吸中枢的影响,避免造成不可逆性损伤。

(二)脑干部位手术

脑干为生命中枢所在,过去被视为手术"禁区",多以放射治疗为主。近年来,由于显微外科的发展,脑干肿瘤日渐增多。脑干肿瘤累及迷走神经和舌咽神经核时,患者常有吞咽困难、饮水呛咳,易造成误吸或吸入性肺炎。

脑干肿瘤术后主要问题是:呼吸变慢、变浅,甚至停止,胃肠道出血,吞咽困难。延髓肿瘤患者术后常气管切开,以保障呼吸道通畅,便于排痰,降低肺部感染发生。吞咽困难者需注意防止误吸。

(三)小脑脑桥角肿瘤的手术

听神经瘤是小脑脑桥角最多见肿瘤,术中尽量减轻或避免对脑干的损伤,否则易引起术后呼吸功能改变。

(四)第四脑室肿瘤的手术

脑干周围病变如第四脑室底部肿瘤手术仍有可能误伤呼吸中枢。

二、颅脑手术后呼吸并发症

(一)呼吸道梗阻

1. 舌后坠 多发生在麻醉诱导期,也可发生在麻醉恢复期,应尽早使患者清醒,必要时用拮抗剂、口咽及鼻咽通气道。

2. 分泌物及呕吐物堵塞气道 颅脑外伤手术患者由于外伤后胃内容物滞留,极易发生反流或误吸。头面部骨折、颅底骨折、血液、脑脊液和骨折移位均可堵塞呼吸道。

3. 喉与支气管痉挛 喉痉挛是呼吸道的保护性反射,任何使咽部应激性反应增高的条件和药物均可诱发,多发生在全麻诱导期及术毕拔管清醒期。支气管痉挛是一种致命的并发症,由于支气管平滑肌过度敏感,同时气管内受到刺激(气管插管、分泌物误吸等)。任何气道梗阻及通气不足均可加重颅高压。

(二)呼吸功能改变

1. 病理性呼吸及呼吸暂停 病理性呼吸是指呼吸的频率和幅度呈现不规则的变化,如潮式呼吸、叹息性呼吸等。麻药、肌松药等均可抑制呼吸,其程度与药物剂量等相关,更与中枢病变的部位、术前呼吸功能的损伤程度有关。脑干手术直接影响呼吸中枢,特别是与呼吸调节中枢有关部位的损害。后颅窝血肿对呼吸中枢的直接压迫,术后脑水肿高颅压失代偿期,脑疝形成均可以出现病理性呼吸,呼吸过慢或呼吸停止。小脑脑桥角或延髓附近的颅内巨大肿瘤切除后,压迫解除,留有较大空间,术毕搬动患者过猛或头位变化过剧,使脑干移位,出现呼吸暂停。

2. 呼吸过快 多由于低血氧刺激呼吸中枢

反射性地加快呼吸频率,亦有病变直接波及呼吸中枢。对于颅内压增高患者,呼吸过快系代偿机制,力图通过通气形成低碳酸血症,减少脑血流量,从而起到降低颅内压的作用。因此,呼吸过快常提示脑缺氧和高颅压。应积极治疗原发病,一旦呼吸频率过快,患者有缺氧表现或慢性呼吸性碱中毒时,应考虑使用呼吸机。

3. 心肺功能障碍 心脏疾病,如冠心病、心肌梗死、风湿性心脏病、心包炎等引起的心力衰竭。肺部疾病,如肺炎、支气管哮喘、肺不张、肺水肿、肺心病等引起的换气功能障碍。但是儿科病例以肺部疾病为主,心脏疾病相对少见。

4. 急性肺水肿 颅脑损伤、脊髓损伤的患者常并发肺水肿,常见的原因与机制包括:

(1)吸入性机制:颅脑损伤后,胃内容物反流引发误吸,酸性物质直接损伤使肺毛细血管壁受损,通透性增加,肺组织水肿,通过体液因素释放炎症介质。

(2)炎症机制:通过细胞因子的释放使外周细胞聚集,特别是中性粒细胞的聚集形成微栓进入肺循环,引起肺灌注压的不均衡和肺血管阻力的增高。

(3)神经源性机制:颅脑损伤特别是在下丘脑损伤后,下丘脑缺氧或颅内压升高的刺激引起交感神经过度兴奋,血液从外周转入体循环,左心房、左心室顺应性下降,肺毛细血管楔压增高,引起肺淤血、间质水肿、出血性肺不张或透明膜形成等病理改变,最终形成肺水肿。

5. 急性呼吸窘迫综合征(ARDS) 严重创伤和重大手术后,中枢神经系统受损,引发呼吸与循环中枢紊乱,导致呼吸功能受累,这也是ARDS的主要病因之一。

三、治疗

(一)一般治疗

1. 应用止血药物 88%的开颅术后血肿发生在手术后1h内,注意患儿意识及呼吸节律、呼吸频率情况,如有异常,应急行头颅CT检查,及时清除颅内血肿。

2. 降颅内压 需根据颅内压情况使用甘露醇、呋塞米、3%浓氯化钠等脱水药物。

3. 限制液体入量 尤其是术后3天内患者及并发肺水肿或ARDS患者。

4. 监测精神情况 可适度镇静,一般维持患者镇静3~4级即可,保证能唤醒的状态。

5. 监测内环境情况 随时根据出血量来调整输液量和补充电解质,提倡经胃肠道补充液量及电解质。

6. 营养支持治疗 提倡尽快肠内营养。一旦发生"胃瘫"现象,可以启用全肠道外静脉营养。

(二)呼吸支持治疗

1. 早期气管切开的必要性 颅脑手术后患者,尤其是延髓肿瘤术后患者,常持续昏迷,咽反射减弱或消失,加上高颅压和迷走神经反射亢进所致频繁呕吐,易造成误吸。颅底骨折后血性脑脊液及口鼻腔分泌物也可造成误吸,及早气管切开是初步纠正低氧血症,防止加重肺及脑损害的重要手段。

2. 应用指征 ①病理性呼吸、呼吸过缓、呼吸暂停或呼吸过快;②动脉血氧分压<60mmHg和/或动脉血二氧化碳分压>50mmHg;③并发神经源性肺水肿;④应用抑制呼吸药物导致的呼吸衰竭;⑤氧合指数(PaO$_2$/FiO$_2$)<200mmHg。

3. 通气方式选择及参数设置 对有自主呼吸者通常采用SIMV模式,无自主呼吸者采用A/C模式;潮气量设置为4~6ml/kg,吸呼比为1:2,频率参照同年龄段患儿正常值设置;并根据肺功能的情况给予一定程度的PEEP,并发ARDS时需适当提高PEEP。在机械通气过程中应根据血气分析的结果,随时调整呼吸参数。

4. 机械通气过程中注意事项 ①积极治疗和控制肺部感染,警惕呼吸机相关性肺炎;②调节酸碱及电解质失衡,改善营养状态;③加强呼吸道管理(湿化、吸痰、雾化及支气管肺泡灌洗),使呼吸功能全面恢复,并安全撤机。

5. 撤机指征 ①神志清,循环平稳,营养状态和肌力良好。②呼吸功能明显改善,即自主呼吸增强,咳嗽有力,能自主排痰;在吸痰等暂时断开呼吸机时患者无明显的呼吸困难,无缺氧和CO$_2$潴留表现,血压、心率稳定。③血气分析在一段时间内稳定。④酸碱失衡得到纠正,水电解质平衡。

(三)临床应用

病例1:患儿男,3岁。因"颈部活动受限2个月,口齿不清1周"入院。CT:延髓、颈部髓内多发异常信号,第四脑室受压。入院后完善相关检查,全麻下保留呼吸,行"延髓背部肿瘤切除"，术后带气管插管、正压通气下入 PICU 监护治疗。入科查体：镇静带气管插管，头部伤口包扎；HR 130 次 /min，RR 20 次 /min，BP 120/70mmHg，SaO_2 99%。双瞳孔等大，直径 2mm，对光反射迟钝；二肺呼吸音清，对称，未闻及啰音。心律齐，未及杂音。腹部平软，肝脾肋下未及。生理反射对称存在，病理反射未引出，体重 15kg。血气分析：pH 7.315、PaO_2 78.5mmHg、$PaCO_2$ 42.3mmHg、BE −1mmol/L。

问题：该患儿是否需要呼吸机辅助通气？参数如何设置？

该患儿刚接受完延髓部脑肿瘤切除术，需要机械通气支持。呼吸机设置参数：SIMV 模式，FiO_2 35%，PEEP 4cmH_2O，RR 20 次 /min，PIP 17cmH_2O，PS 15cmH_2O。术后第 1 天，神志清，呼吸平稳，自主呼吸活跃，咳嗽反射存在，下调呼吸频率，后转为 CPAP/PSV，PS 10cmH_2O，生命体征平稳，血气分析正常，拔除气管插管，撤离呼吸机。

【专家点评】

该患者手术中涉及延髓部分，影响到呼吸中枢，故此术后必须使用机械通气辅助通气，根据患者的呼吸恢复情况，主要是呼吸中枢能否恢复正常工作，然后逐步撤离呼吸机。最初的呼吸机参数设定应考虑到呼吸中枢可能存在失能现象，故此予以控制通气，而后患儿的自主呼吸逐步恢复，就可以从频率、压力等方面开始逐步下调参数，将控制通气部分逐步转化为支持通气部分，等待患儿的脑功能恢复。其间注意呼吸音的监测，明确有无喘鸣的发生，预防支气管痉挛的发生，必要时监测呼吸末二氧化碳分压。这期间二个现象值得关注：患儿是否口水外流、口水量有多少、是否逐渐减少；患儿的咳嗽是否越来越多。这两个现象是表明患儿吞咽功能和咳嗽反射（控制中枢在延髓）是否恢复，如果逐步恢复，就可以协助判定患儿脑干（延髓）功能的恢复情况。此类患者的肺部情况应该是正常的，除非发生神经源性肺水肿，一旦发生，相关参数设定请参照本章第三节。FiO_2 无需设置过高，只要维持 PaO_2 ≥60mmHg 即可，高氧没有必要，而且对以后撤机造成压力，应予以避免。PEEP 无需设置过高，否则会导致

二氧化碳潴留，对脑灌注造成不良影响，引发高颅压。

病例 2：患儿男，1 岁。因"左侧肢体活动不便 2 周"入院。CT：右侧额顶叶巨大囊实性占位，中线左偏。入院后完善相关检查，全麻下行"右侧额顶皮层下肿瘤切除术"，术后带气管插管、正压通气中进入 PICU。入科查体：镇静带气管插管中，头部伤口包扎；HR 120 次 /min，RR 25 次 /min，BP 100/60mmHg，SaO_2 99%。双瞳孔等大，直径 2mm，对光反射迟钝；两肺呼吸音清，未闻及啰音；心律齐，心音有力；腹平软，肝脾肋下未及；生理反射对称存在，体重 10kg。血气分析：pH 7.355、PaO_2 72.5mmHg、$PaCO_2$ 48.3mmHg、BE−2.1mmol/L。

问题：该患者是否需要机械通气辅助呼吸？呼吸机参数该如何设置？

颅脑术后，患儿的意识状态尚未恢复正常，需要予以机械通气辅助呼吸治疗。呼吸机参数：SIMV（压力控制＋压力支持），FiO_2 30%，PEEP 4cmH_2O，RR 25 次 /min，PIP 16cmH_2O，PS 13cmH_2O。术后 6h，神志清，呼吸平稳，自主呼吸活跃，咳嗽反射存在，下调呼吸频率，后转为 CPAP/PSV，PS 10cmH_2O，生命体征平稳，血气分析正常，拔除气管内插管、撤离呼吸机。

【专家点评】

该患者在脑部占位性病变切除术后接受围手术期监护治疗，此类患者术前检查提示无肺部病变，外周呼吸肌无异常病变；且手术本身对呼吸中枢无直接影响，故术后主要关注在逐步减撤麻醉与镇痛镇静药物后意识状态是否恢复，吞咽与咳嗽反射是否恢复正常。此外，有无高颅压造成的神经源性肺水肿：巨大脑部肿瘤切除之后，颅内压的变化应该是一个动态过程：组织创伤引发组织水肿，可以造成颅内压增高；肿瘤切除造成脑实质部分的缺少，颅内压是否下降？虽然有创颅内压监测可以帮助判定，但是有创操作是否增加感染或出血风险，都是需要谨慎。脱水剂的使用可以帮助调控颅内压，建议小剂量多次使用，这样对血流动力学的影响相对较小，有利于维持脑灌注的稳定，无需担心由于 PEEP 的设置引发二氧化碳潴留而导致颅内高压。此类患者的吸入氧

浓度无需设置过高；在意识状态恢复的前提下，压力控制可以逐步改为压力支持，争取尽快撤离机械通气。

（邢莉莉　朱晓东）

参考文献

1. 许志飞, 申昆玲. 儿童低通气综合征. 中华实用儿科临床杂志, 2014, 29 (4): 251-254.
2. 葛俊文. 儿童先天性中枢性低通气综合征诊治进展. 国际儿科学杂志, 2017; 44 (12): 822-825.
3. PIQUILLOUD L, BELONCLE F, RICHARD JCM, et al. Information conveyed by electrical diaphragmatic activity during unstressed, stressed and assisted spontaneous breathing: a physiological study. Annals of intensive care, 2019, 9 (1): 89.
4. EMERIAUD G, LAROUCHE A, DUCHARME-CREVIER L, et al. Evolution of inspiratory diaphragm activity in children over the course of the PICU stay. Intensive care medicine, 2014, 40 (11): 1718-1726.
5. MALONEY MA, KUN SS, KEENS TG, et al. Congenital central hypoventilation syndrome: diagnosis and management. Expert review of respiratory medicine, 2018, 12 (4): 283-292.
6. CHITTAWATANARAT K, JAIPAKDEE W. Microbiology, resistance patterns, and risk factors of mortality in ventilator-associated bacterial pneumonia in a Northern Thai tertiary-care university based general surgical intensive care unit. Infect Drug Resist, 2014 (7): 203-210.
7. ASEHNOUNE K, ROQUILLY A, CINOTTI R. Respiratory Management in Patients with Severe Brain Injury. Critical care (London, England), 2018, 22 (1): 76.
8. ASEHNOUNE K, MROZEK S, PERRIGAULT PF, et al. A multi-faceted strategy to reduce ventilation-associated mortality in brain-injured patients. The BI-VILI project: a nationwide quality improvement project. Intensive care medicine, 2017, 43 (7): 957-970.
9. CARNEY N, TOTTEN AM, O'REILLY C, et al. Guidelines for the Management of Severe Traumatic Brain Injury, Fourth Edition. Neurosurgery, 2017, 80 (1): 6-15.
10. 谢思宁, 吴震. 神经源性肺水肿的研究现状. 临床神经外科杂志, 2018, 15 (2): 158-160.
11. SEDY J, KUNES J, ZICHA J. Pathogenetic Mechanisms of Neurogenic Pulmonary Edema. Journal of neurotrauma, 2015, 32 (15): 1135-1145.
12. LIEW WK, KANG PB. Update on juvenile myasthenia gravis. Curr Opin Pediatr, 2013, 25 (6): 694-700.
13. ALEJANDRO R, EELCO FM, WIJDICKS. BiPAP in acute respiratory failure duo to myasthenic crisis prevent intubation. Neurology, 2002, 59 (2): 1647-1649.
14. VELTMAHOS GC, TOUTOUZAS K, CHAN L, et al. Intubation after cervical spinal cord injury: to be done selectively or routinely. Am Surgy, 2003, 69 (10): 891-894.
15. TAYLOR WA, THOMAS NW. Timing of postoperative intracranial hematoma development and implications for the bset use of neurosurgical intensive care. J Neurosurg, 1995, 82: 48.

第三十三章　腹部疾病的机械通气策略

第一节　腹腔间隔室综合征及其对机械通气的影响

一、概述

腹腔间隔室综合征(abdominal compartment syndrome,ACS)是指任何原因引起的腹腔内压力(intra-abdominal pressure,IAP)急剧增高导致多器官功能障碍的临床综合征。

二、概念和危险因素

腹腔灌注压(APP)=平均动脉压(MAP)-腹内压(IAP),IAP的升高必然导致腹腔灌注压下降而脏器缺血。儿童正常IAP为5~7mmHg。2013年世界腹腔间隔室综合征学会(World Society of the Abdominal Compartment Syndrome,WSACS)提出儿童腹腔高压综合征是指持续或反复的IAP病理性升高>10mmHg,Ⅰ级IAP 10~15mmHg;Ⅱ级IAP 16~20mmHg;Ⅲ级IAP 21~25mmHg;Ⅳ级IAP>25mmHg。儿童ACS是指持续的IAP>10mmHg且伴有由于IAP升高导致新的器官功能障碍或原有器官功能损伤加重。IAH和ACS是同一病理过程的两个阶段,ACS是IAH的持续增高和发展的结果。

IAP的急剧升高可造成胃肠道、呼吸、循环、肾脏、肝脏及中枢神经系统等多器官功能障碍或衰竭,各系统的病理生理学改变如图33-1-1。

任何引起腹腔内容物增加或腹壁顺应性下降的因素均可造成IAP急性升高而发展为ACS,如急性重症胰腺炎、腹腔积液、肠梗阻、肠麻痹、腹腔内容物增加;腹部大手术、严重腹腔感染等所致腹壁顺应性下降。IAP缓慢上升的患者(如肿瘤、慢性肝硬化腹水等),因腹壁被动牵张并逐渐适应压力改变,并不发生ACS。IAH可以引起重症患儿住院时间延长,病死率增加,需引起临床医生的高度重视。

IAP的增高可导致血流动力学的损害,同时,由于把膈肌向上顶,导致正常呼吸膈肌无法向下移动,肺不能开放,即使正压通气也需要更大的压力,严重的IAP即使用更高的压力也无法打开。

三、儿童腹内压的测量方法

1. 直接测压法　需要将一传导测压装置直接放置于腹腔,连接压力传感器自动监测,该方法结果准确,但容易损伤脏器,导致腹腔感染等并发症,临床极少应用。

2. 间接测压法　通过测量膀胱内压(intra-cystic pressure,ICP)来间接测定IAP,此法是临床上最常用的方法,是测量IAP的金指标。

IAP的测量装置如图33-1-2。

四、ACS对呼吸功能和机械通气的影响

IAP的急剧升高引起膈肌上抬,肺无法顺利打开,肺容量减少,肺通气量减少;肺泡受压导致肺泡通气不全,通气无效腔量增加和二氧化碳潴留;吸气峰压升高和肺顺应性下降,通气/血流失调,导致高通气压力、低氧血症和高碳酸血症。

研究表明,当IAP>16mmHg时,肺顺应性明显下降。机械通气的重症患儿,ACS可致肺泡通气量急剧下降,造成致死性呼吸性酸中毒。对伴发急性呼吸窘迫综合征(acute respiratory distress syndrome,ARDS)的ACS患者进行机械通气,需加用呼气末正压(PEEP),这将会影响血流动力学的稳定。因而对腹胀明显、机械通气的支持力度持续增加的患儿,应常规监测IAP,警惕IAH/ACS的发生。

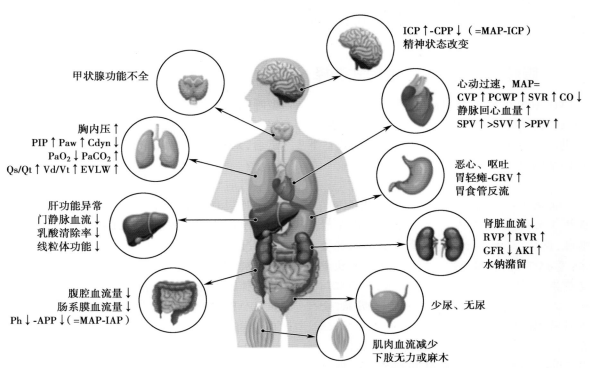

图 33-1-1　腹腔压力增加对腹腔内外重要脏器的病理生理学影响

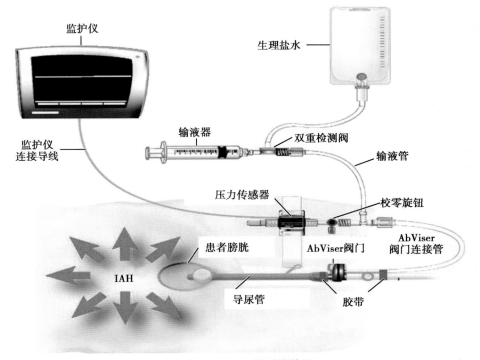

图 33-1-2　IAP 的测量装置

（楚建平　徐明均）

第二节　腹腔间隔室综合征的机械通气策略

一、腹腔间隔室综合征的模式选择

IAH/ACS 可使肺容量减少、气道阻力增高、肺的顺应性下降，导致呼吸衰竭或 ARDS，因此常需借助呼吸机辅助通气，如何选择通气模式？下面我们举例说明：

病例 1：患儿女，7 个月 8 天，因呕吐、腹胀 3 天，发热 1 天入院。近 3 天患儿频繁呕吐、腹胀，进行性加重，尿量减少。入院查体：意识不清（烦躁、嗜睡交替），全身皮肤重度黄染，大汗；口唇发绀，呼吸困难，三凹征阳性；心率 180 次/min，心律齐；腹胀明显，全腹对称，腹壁静脉显露，腹肌紧张，移动性浊音阳性，肠鸣音消失；四肢末梢冰凉，CRT 6s，BP 70/45mmHg。X 线显示膈肌上抬，膈下无游离气体。B 超显示腹腔大量积液、肠粘连，胃肠内容物增多，肝脾肿大。血常规：白细胞及中性粒细胞计数明显升高。血气：PaO_2 56mmHg、$PaCO_2$ 34.5mmHg、SpO_2 83%。诊断：脓毒症休克，腹腔间隔室综合征，I 型呼吸衰竭，肝功能障碍，肠梗阻。

问题 1：对该患者立即给予液体复苏、抗炎、禁食、胃肠减压、双鼻导吸氧，患儿尿量增多、血压上升（80/40mmHg），四肢末梢变暖，但仍有呼吸困难、腹胀进行性加重，下一步该采取什么措施？

患儿存在脓毒症休克而给予液体复苏，休克纠正后腹胀进行性加重、呼吸困难无缓解，这可能与液体复苏导致液体过负荷有关，大量液体主要是晶体液渗漏入低压的腹腔（每 100ml 晶体液中 75ml 进入组织间隙，包括腹腔尤其肠间隙），显著加重 ACS。故应在维持血压稳定的基础上减慢液体输注、使用胶体、充分镇痛镇静、腹腔穿刺引流和呼吸机辅助通气等治疗，患者腹胀减轻、呼吸困难缓解。有专家尝试采用羟乙基淀粉堵闭渗漏，采用药物抑制炎症因子，以阻断渗漏综合征的继续。

IAH/ACS 非手术处理流程如图 33-2-1。

问题 2：该患者存在腹腔间隔室综合征和 I 型呼吸衰竭，早期给予鼻导管吸氧呼吸困难无缓解，立即给予气管插管、呼吸机辅助通气以改善氧合，对于这种患儿该选取哪种模式进行通气治疗？

目前对 ACS 的机械通气模式没有统一标准，I 型呼吸衰竭多因肺部无法扩张而导致，单纯采用 CPAP、HFNC 效果不佳，临床可根据患者的具体情况采用 A/C、SIMV、PSV 模式进行呼吸支持，增加肺驱动压和 PEEP，对合并 ARDS 的患者可应用肺保护性通气策略，尽量避免使用无创模式，如 CPAP、BiPAP 等模式。以下为 ACS 采用不同通气模式的研究。

（1）SIMV 模式：Seymour 等报道，BIPAP 与 SIMV 或 A/C 模式相比，可长时间保持较高的气道压力，但会引起患者腹内压的增高，且明显高于 A/C 与 SIMV 模式，腹内压与无创正压通气治疗的压力支持水平呈正相关，适当降低无创正压通气的压力支持水平可以减少并发症的发生（无创通气更易引起胃胀气和腹胀），对存在 IAH 危险因素或已有 IAH 的患者应尽量避免使用 BiPAP 模式。

（2）SIMV-PRVC 模式：研究表明，相同的 PEEP 水平下，SIMV-PRVC 较 SIMV-VC 模式能明显改善 ACS 患者换气功能、平均气道压（Pmean）及肺静态顺应性（Cst），使气道阻力（R）明显降低，对患者呼吸系统具有明显的改善作用；同时 SIMV-PRVC 还使中心静脉压（CVP）明显下降，这可能与胸肺顺应性改善，胸腔内压减少有关。SIMV-PRVC 不仅提高了治疗的安全性和舒适性，还改善了机械通气对循环系统的不良影响，缩短了机械通气和 ICU 的住院时间，改善了全身多脏器功能，因此 SIMV-PRVC 可以作为 ACS 时的一种通气模式。

（3）PSV 模式：Santos 等研究显示，在 IAH 合并轻度 ARDS 状况下，应用 PSV 与 PCV 进行通气，两组在改善氧合；降低肺泡塌陷、肺间质水肿

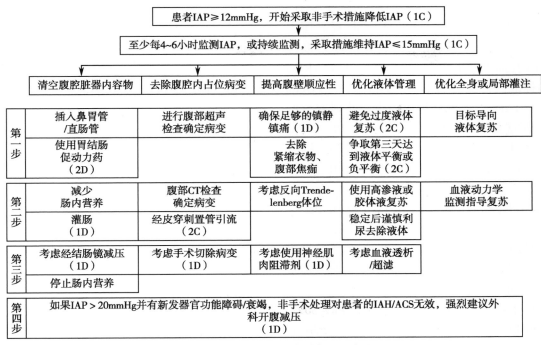

	患者IAP≥12mmHg，开始采取非手术措施降低IAP（1C）				
	至少每4~6小时监测IAP，或持续监测，采取措施维持IAP≤15mmHg（1C）				
	清空腹腔脏器内容物	去除腹腔内占位病变	提高腹壁顺应性	优化液体管理	优化全身或局部灌注
第一步	插入鼻胃管/直肠管	进行腹部超声检查确定病变	确保足够的镇静镇痛（1D）	避免过度液体复苏	目标导向液体复苏
	使用胃结肠促动力药（2D）		去除紧缩衣物、腹部焦痂	争取第三天达到液体平衡或负平衡（2C）	
第二步	减少肠内营养	腹部CT检查确定病变	考虑反向Trendelenberg体位	使用高渗液或胶体液复苏	血液动力学监测指导复苏
	灌肠（1D）	经皮穿刺置管引流（2C）		稳定后谨慎利尿去除液体	
第三步	考虑经结肠镜减压（1D）	考虑手术切除病变（1D）	考虑使用神经肌肉阻滞剂（1D）	考虑血液透析/超滤	
	停止肠内营养				
第四步	如果IAP＞20mmHg并有新发器官功能障碍/衰竭，非手术处理对患者的IAH/ACS无效，强烈建议外科开腹减压（1D）				

图 33-2-1　IAH/ACS 非手术处理流程

和弥漫性肺泡损伤；减少Ⅱ型上皮细胞的损伤、改善肺的功能和形态；增加表面活性蛋白；以上4方面 PSV 均优于 PCV。

该患儿我们应用 SIMV-PC 进行通气，初设参数：FiO₂ 50%、PIP 20cmH₂O、PEEP 6cmH₂O、RR 35 次 /min、Ti 0.7s、SpO₂ 90%。由于腹腔持续引流，腹压下降，上机后 6h 呼吸机参数逐渐下降，SpO₂ 95%，随着病情好转，呼吸功能改善，呼吸机参数逐渐下调，上机 48h 后撤机。

以上几种模式均可在 ACS 中应用，哪种模式为最佳通气方式，目前仍在探索研究中。

【专家点评】

ACS 患者应常规监测 IAP，当 IAP ≥ 12mmHg 采用非手术治疗措施降低 IAP；若出现呼吸衰竭需要机械通气，无创模式 CPAP、BiPAP、HFNC 效果不佳，A/C、SIMV、PSV 模式常被应用，对 ARDS 采用肺保护性通气策略。

二、腹腔间隔室综合征的最佳 PEEP 滴定

IAH/ACS 可使肺容量减少、气道阻力增高、肺的顺应性下降，导致呼吸衰竭或 ARDS，因此常需借助呼吸机进行通气，下面我们举例说明：

病例 2：患儿女，3 岁 5 个月，因腹痛、呕吐 2 天入院。腹部 CT 提示：胃破裂，立即急诊行胃修补术，术中补液 1 200ml，术后转入 PICU。查体：T 38.7℃、RR 40 次 /min、P 160 次 /min、BP 124/60mmHg；意识不清，呼吸急促，三凹征阳性，全身皮肤及巩膜黄染，颜面、口唇发绀，腹膨隆，腹腔引流管固定良好、通畅，肠鸣音消失，四肢末梢凉，CRT 正常。血气：PaO₂ 50mmHg、PaCO₂ 34.5mmHg、SpO₂ 80%。IAP 20mmHg；X 线显示双肺呈毛玻璃状改变；B 超显示双侧胸腔及腹腔中等量积液。诊断：胃穿孔并弥漫性腹膜炎，腹腔间隔室综合征，急性呼吸窘迫综合征。

问题 1：该患儿为腹腔间隔室综合征合并 ARDS，按 ARDS 柏林标准应给予小潮气量、高 PEEP 的肺保护性通气策略，但患者 IAP 高，高 PEEP 虽阻止肺容量的减少，但增加了胸腔内压，使腔静脉回流受阻、心输出量下降，那么 PEEP 该如何调整呢？

儿童食管压监测目前尚缺少经验和条件，对 ACS 患者如何选择最佳 PEEP 目前尚无明确答案。以下几个研究或许会给我们带来最佳 PEEP 选择的启示。

（1）根据 IAP 选择 PEEP：IAH 使胸壁压力 - 容量曲线明显变平，下拐点上移，通过提高压力水平（PEEP 和 P_{plat}）改善氧合，故有人建议最佳 PEEP=IAP，而 P_{plat} 也需要突破 30cmH$_2$O（ARDS 协作网标准认为安全的平台压）限制，采用 Delta P_{plat}（=P_{plat}-IAP）是否更合理尚需进一步研究。倪海滨等研究发现，在 IAH 状态下调高 PEEP，P_{plat} 明显升高，超过 30cmH$_2$O，但无气压伤发生，因此对 ARDS 伴 IAH 进行机械通气时，限制 P_{plat} 的策略有待进一步研究。

（2）应用跨肺压选择 PEEP：Wu 及 Beitler 等根据跨肺压选择 PEEP，维持呼气末跨肺压始终大于 0，使塌陷的肺泡复张、肺不张减轻、氧合指数及肺静态顺应性均较基础状态显著改善，为 ARDS 患者 PEEP 的选择提供了新的视角和思路。

我们对该患儿采用 PCV 模式，初设 FiO$_2$ 80%、PIP 20cmH$_2$O、PEEP 14cmH$_2$O、RR 25 次 /min、Ti 0.8s、SpO$_2$ 86%，由于限液、禁食、胃肠减压、腹腔持续引流及抗感染治疗，患儿 IAP 逐渐下降，PEEP 也逐之下调，最终腹部及肺部病变好转，呼吸机条件降至最低仍维持 SpO$_2$ 94%，于上机 1 周后撤离呼吸机。

问题 2：对于 ACS 患儿，什么时候可以考虑撤机？

对 ACS 患儿是否可以撤机，主要看原发病及肺功能的恢复情况，如达到以下标准可考虑撤机。

（1）引起 ACS 的病因得到有效控制，IAP 恢复正常，患儿一般情况良好。

（2）肺部感染控制、通气良好，气道分泌物减少，咳嗽有力，自主呼吸增强。

（3）血流动力学及内环境稳定。

（4）停止使用镇静和肌松药物。

（5）FiO$_2$ ≤ 0.4，SpO$_2$ > 90%。

（6）在 SIMV 或 PSV 辅助通气下，较低的呼吸机参数可以维持正常血气。

患儿经过禁食、胃肠减压、腹腔持续引流、充分的镇痛镇静、积极的抗感染和营养支持治疗，腹腔引流液逐渐减少，腹内压（IAP）由 20mmHg 逐渐降至正常，肺部通气改善、氧合良好，胸片好转，停止镇痛镇静药物，降低呼吸机参数，最终 FiO$_2$ ≤ 30%，PEEP 3cmH$_2$O 参数下能维持正常血气，顺利撤离呼吸机。

【专家点评】

对 ACS 进行机械通气治疗，恰当的 PEEP 设定至关重要，目前尚无统一标准，临床根据腹内压或跨肺压进行滴定，或采用超声、EIT 等动态指导肺复张，取得了一定的效果，但儿童尚需进一步研究。治疗的关键还是避免或阻滞 ACS 的发生发展，危重情况下进行腹腔开放手术。患者一旦原发病得到有效控制、肺功能恢复并达到撤机标准，应及早撤机，防止呼吸机相关并发症的发生。

（楚建平　徐明均）

参考文献

1. PEREIRA BM. Abdominal compartment syndrome and intra-abdominal hypertension. Current Opinion in Critical Care, 2019, 25 (6): 688-696.
2. THABET FC, EJIKE JC. Intra-abdominal hypertension and abdominal compartment syndrome in pediatrics. A review. Journal of Critical Care, 2017, 41 (1): 275-282.
3. REGLI A, PELOSI P, MALBRAIN M. Ventilation in patients with intra-abdominal hypertension: what every critical care physician needs to know. Ann Intensive Care, 2019, 9 (1): 52-70.
4. 伊敏，么改琦，白宇 . 腹腔内压监测在危重患者中的临床应用 [J]. 中华危重病急救医学，2014, 26 (03): 175-178.
5. VICENTE A, VIRGILIO SA, TOCALINI P, et al. Influence of intra-abdominal hypertension on the respiratory mechanics of critically ill adult patients with invasive mechanical ventilation. Revista de la Facultad de Ciencias Medicas (Cordoba, Argentina), 2020, 77 (4): 339-344.
6. JACQUES D, BENDJELID K, DUPERRET S, et al. Pulse pressure variation and stroke volume variation during increased intra-abdominal pressure: an experimental study. Crit Care, 2011, 15 (1): R33.
7. SANTOS CL, SANTOS RS, MORAES L, et al. Effects of pressure support and pressure-controlled ventilation on lung damage in a model of mild extrapulmonary acute lung injury with intra-abdominal hypertension. PLoS One, 2017, 12 (5): e178207.
8. 江利冰，张茂，马岳峰 . 腹腔高压和腹腔间隔室综合征诊疗指南 (2013 版). 中华急诊医学杂志，2013, 22 (08): 839-841.
9. SEYMOUR CW, FRAZER M, REILLY PM, et a1. Airway pressure release and biphasic intermittent positive

airway pressure ventilation: Are they ready for prime time？ J Trauma, 2007, 62 (5): 1298-1309.

10. DE KEULENAER BL, DE WAELE JJ, POWELL B, et al. What is normal intra-abdominal pressure and how is it affected by positioning, body mass and positive end-expiratory pressure？ Applied Physiology in Intensive Care Med, 2009, 35 (6): 969-976.

11. 尹江涛, 万兵, 孙志伟. 压力调整容量控制通气在腹腔间隔室综合征中的应用研究. 中国全科医学, 2016, 19 (12): 1477-1481.

12. SAMANTARAY A, HEMANTH N. Comparison of two ventilation modes in post-cardiac surgical patients. Saudi J Anaesth, 2011, 5 (2): 173-178.

13. BETENSLEY AD, KHALID I, CRAWFORD J, et al. Patient comfort during pressure support and volume controlled-continuous mandatory ventilation. Respir Care, 2008, 53 (7): 897-902.

14. SANTOS CL, SANTOS RS, MORAES L, et al. Effects of pressure support and pressure-controlled ventilation on lung damage in a model of mild extrapulmonary acute lung injury with intra-abdominal hypertension. PLoS One, 2017, 12 (5): e178-207.

15. SMIT M, KOOPMAN B, DIEPERINK W, et al. Intra-abdominal hypertension and abdominal compartment syndrome in patients admitted to the ICU. Ann Intensive Care, 2020, 10 (1): 130-142.

16. KREBS J, PELOSI P, TSAGOGIORGAS C, et al. Effects of positive end-expiratory pressure on respiratory function and hemodynamics in patients with acute respiratory failure with and without intra-abdominal hypertension: a pilot study. Crit Care, 2009, 13 (5): R160.

17. FERNANDEZ-BUSTAMANTE A, SPRUNG J, PARKER RA, et al. Individualized PEEP to optimise respiratory mechanics during abdominal surgery: a pilot randomised controlled trial. Br J Anaesth, 2020, 125 (3): 383-392.

18. 倪海滨, 李维勤, 柯路, 等. 跨肺压监测设定呼吸机参数对腹腔高压模型猪血流动力学及氧代谢的作用. 中国危重病急救医学, 2011, 23 (9): 555-558.

19. WU X, ZHENG R, ZHUANG Z. Effect of transpulmonary pressure-guided positive end-expiratory pressure titration on lung injury in pigs with acute respiratory distress syndrome. J Clin Monit Comput, 2020, 34 (1): 151-159.

20. BEITLER JR, SARGE T, BANNER-GOODSPEED VM, et al. Effect of titrating positive end-expiratory pressure (PEEP) with an esophageal pressure-guided strategy vs an empirical high PEEP-FiO_2 strategy on death and days free from mechanical ventilation among patients with acute respiratory distress syndrome: a randomized clinical trial. JAMA, 2019, 321 (9): 846-857.

第三十四章　新生儿呼吸管理

新生儿呼吸管理是新生儿科的基本技能,是抢救危重新生儿的重要方法。近年新生儿呼吸管理技术发展比较快,尤其是无创通气技术越来越多地应用于临床。早产儿呼吸管理具有许多特殊性,早产儿氧疗、无创通气、机械通气需要特别注意早产儿的特点。

第一节　新生儿呼吸系统发育与功能特点

呼吸系统的发生与发育包括结构和功能两个方面,结构的发育包括肺泡、呼吸道和肺血管,人类的肺在胚胎早期起源于前肠腹侧的囊状突起,在胚胎期和假腺期逐渐发育,形成呼吸道及气管支气管树,随着组织的生长和细胞的分化,在胎儿后期逐渐形成成熟的肺泡、气血交换屏障等。任何时期影响肺结构正常发育进程的因素,均可导致与之相关的先天畸形。

一、肺结构发育的分期

肺结构的发育分为五期,分别是胚胎期、假腺期、小管期、终末囊泡期、肺泡期,前两期为器官形成期,而后三期为分化期。

(一)胚胎期

胚胎第3~6周,主呼吸道出现,称为胚胎期。肺芽和食管之间的沟槽逐渐加深,肺芽在间叶组织间延伸,并分支形成未来的主支气管。随后,通过杈状分支,形成气道。叶支气管、段支气管及次级支气管分别于胎龄37天、42天及48天形成。

(二)假腺期

胚胎第7~15周,是主呼吸道发育到末端支气管,15~20级的呼吸道分支形成的时期,为假腺期。在此期,所有将发育为肺泡管的分支逐渐形成。胚胎9~10周时出现一些具有神经上皮小体的上皮细胞和软骨。第13周时,近端气道出现纤毛细胞、杯状细胞和基底细胞。上皮分化呈离心形,远端小管排列着未分化的细胞,而近端气道分布着分化中的细胞。上叶支气管发育早于下叶。

假腺期的早期,呼吸道周围是疏松的间叶组织,疏松的毛细血管在这些间叶组织中自由延伸。

(三)小管期

胚胎第16~25周,是腺泡发育和血管形成的时期,称为小管期。这时期是肺组织从不具有气体交换功能到有潜在交换功能的过渡期。支气管分支和呼吸性细支气管逐渐形成。该期最重要的事件是腺泡出现,潜在气血屏障的上皮分化,以及分泌表面活性物质的 II 型上皮细胞的分化。成熟的肺腺泡是由一簇呼吸道和肺泡组成,源于终末细支气管,包括2~4个呼吸性细支气管,末端带有6、7级支芽。这些囊状的分支是肺形成气体交换界面的至关重要的第一步。气道周围的间叶组织进一步血管化,并且更接近呼吸道上皮细胞。毛细血管和上皮基底膜的融合,形成了气血屏障结构。如果这一双毛细血管网不能融合,新生儿会因肺泡-毛细血管发育不良出现严重的低氧血症。直至小管期末,气血屏障面积呈指数增长,而管壁厚度减少,以此增加潜在的气体交换。

(四)终末囊泡期

胚胎第26周至足月是终末囊泡期,其特点是第二嵴引起的囊管再分化。终末囊泡是远端气道不断延长、分支和加宽的结果,最终肺泡化。肺泡化是终末囊泡随着肺泡隔、毛细血管、弹力纤维和胶原纤维的出现而发生的。第32周开始,肺泡数量剧增,至足月时,肺泡数量约为5千万至1.5亿,成人期的肺泡数量为5亿。第32周至足月生后1个月肺泡增长量最快。肺的气体体积和表面积从 25 周至足月快速增长,为新生儿气体交换和存活提供了解剖基础。

(五)肺泡期

胎儿 36 周至生后 3 岁是肺泡期,肺泡期是肺发育的最后阶段。胎儿出生时肺的发育已基本成熟,但进一步发育完善需要到 2~3 岁。肺泡表面上皮细胞分化,并形成很薄的气血屏障是肺发育成熟的形态学标志,这个过程大大增加了可用于气体交换的肺表面面积。

二、气管及支气管解剖结构与功能

气道由一系列分支管道组成,进入肺部较深处时,分支管道直径变小,而数量变多。气管分为左右主支气管,然后进入肺叶,分支为次级支气管,最终形成终端细支气管,这是最小的气道,所有这些支气管组成导气管道,将吸入的空气传导至肺部的气体交换区域 - 肺泡,由于导气管道不包含肺泡,因此不参与气体交换,因此称为解剖无效腔。末端细支气管分出呼吸性细支气管,呼吸性细支气管下级结构为肺泡管,完全衬以肺泡。发生气体交换的肺泡化区域被称为呼吸区。终末细支气管远端的肺部形成称为"腺泡"的解剖学单位。

新生儿气管及支气管特点:

1. 新生儿气管比儿童、成人的气管直径小,且更具有可塑性,在压力下更容易变形,导致气道狭窄或堵塞。

2. 新生儿呼吸窘迫时,吸气压力会导致胸腔内负压增加,可能导致胸廓外气道塌陷。

3. 新生儿气管较短,在气管插管后,容易导致气管插管移位和意外拔管。头部运动可导致气管插管移位。

三、肺泡发育与功能特点

胎儿经由胎盘进行气体交换,新生儿出生后,在第一次呼吸时,肺泡内的液体经由血管及淋巴管吸收,肺部开始承担气体交换功能。在出生时,为了保障充足的气体交换,需要具有足够的肺泡面积及与其紧密相近的血管床。

足月新生儿肺已具有呼吸功能,出生时气道分支模式已近完整,但外围的气道非常短,且包含多级导管,这些结构最终都会发育成肺泡,因此,出生时新生儿肺处于肺泡化期,肺泡化期起始于胎龄 36 周。

肺泡化是一个复杂的过程。足月儿出生时,处于肺发育的肺泡期(胎龄 36 周至 2 岁)。肺泡体积小,肺泡壁薄,易于肺泡与毛细血管进行气体交换。肺泡上皮由 I 型肺泡上皮细胞和 II 型上皮细胞组成,I 型肺泡细胞薄而扁平,覆盖肺泡表面积的 90%,I 型细胞的基膜与毛细血管内皮细胞的基膜融合形成气血屏障。II 型肺泡细胞呈立方体状,仅占肺泡表面积的 10%,II 型细胞分泌表面活性物质,内衬于肺泡表面,可以有效降低肺泡表面张力。

胎龄 36 周时,传导气道(前腺泡)周围的动脉和静脉的模式已经形成,肺能够支持呼吸。然而,肺仍在发育中,随着在气体交换表面形成,呼吸区(腺泡)内新血管形成,血管加速生长。双毛细血管网络融合,肺泡间隔变薄并且血管进一步重塑,显著增加气体交换表面积。这种内部腺泡的发育模式贯穿整个童年阶段。

出生后,血管生长与肺泡形成成比例,肺泡气体交换面积扩大。生后前 4 个月,随着肺泡的形成和增大,每单位肺部面积的肺动脉数量和毛细血管网络密度增加。在这个过程中,毛细血管床通过形成细长的血管内组织柱,在毛细血管腔内形成内皮细胞桥,最终成为正常的毛细血管网。

正常足月儿和胎龄较大的早产儿出生后能自主呼吸。因为吸入的空气具有比肺泡内气体更高的氧浓度,到达肺泡管的氧可以扩散到肺泡中,然后氧气通过气血屏障扩散到肺泡周围毛细血管中,当红血细胞沿着毛细血管流动时,氧气与血红蛋白结合,形成氧合血红蛋白。

气血屏障包括肺泡上皮细胞及基底层,肺泡壁间质,毛细血管内皮细胞及基底层,血浆和红细胞膜。正常成人,气血屏障平均宽度约为 1.5μm,气体交换非常快,屏障两侧的氧分压和二氧化碳分压相同。胎肺在分娩前不需要进行气体交换,肺部结构没有完全发育,无法独自承担气体交换功能。早产儿末端呼吸单元(肺泡囊和肺泡)发育不完全,气血屏障较厚,不能有效进行气体交换。末端呼吸单元的发育主要集中在胎儿后半期,气体交换屏障的厚度与胎龄呈负相关,因此胎龄越小的早产儿,这种结构性问题越大。

四、新生儿肺泡结构特点

1. **新生儿尤其早产儿肺泡数量少、代偿能力差、储备能力低** 出生时肺泡数量仅相当于成人的 15% 左右,85% 的肺泡形成发生在生后。足月儿肺容量约 178ml,胎龄 34 周早产儿肺容量仅 93ml,胎龄小于 28 周早产儿肺容量更小。

2. 早产儿容易出现肺表面活性物质不足 肺表面活性物质自胎龄 23~25 周开始产生,到 35 周左右肺表面活性物质能基本维持肺泡有效开放,在此之前出生的早产儿存在发生肺表面活性物质缺乏所致新生儿呼吸窘迫综合征的风险。

3. 新生儿肺泡囊结构与成人不同 新生儿肺泡没有肺泡孔(相邻肺泡之间存在的微小通道),这降低了新生儿肺泡横向循环能力,缺乏侧支气体流动通路,在出现下呼吸道阻塞时,更容易失代偿。

(陈 超)

第二节 新生儿气管插管

气管插管(intubation)是指通过导管插入气管建立人工气道的方法。危重新生儿抢救、呼吸管理、窒息复苏等情况时,须紧急气管插管,保持呼吸道通畅。新生儿尤其是早产儿气管插管比较困难,须熟练掌握操作技术。

一、适应证和禁忌证

(一) 适应证

1. 新生儿窒息复苏。
2. 抢救呼吸、心跳骤停。
3. 解除上呼吸道梗阻。
4. 呼吸衰竭,需要机械通气。
5. 呼吸道内大量分泌物需插管做气管内吸引。
6. 先天性膈疝抢救。
7. 需气管内应用药物。
8. 气管内取分泌物做微生物检查。
9. 新生儿外科手术需要辅助通气。

(二) 禁忌证

1. 气道先天畸形、喉部血管瘤等。
2. 急性喉炎、喉部严重水肿、喉部脓肿。
3. 颈部损伤。

二、操作准备

进行气管插管所需的用品及设备应放在同一急救车或同一插管盘中。每一个新生儿病房、产房、育婴室及急救室均应备有下列一整套物品:

1. 喉镜 备有额外的一套电池及灯泡。使用前装上叶片,检查电池及灯泡功能是否正常,灯泡是否旋紧,以免插入时松动或脱落。足月儿用 1 号 Miller 叶片,早产儿用 0 号、00 号 Miller 叶片。麦氏插管钳,用于经鼻气管插管。

2. 气管导管 包括内径为 2.5mm、3.0mm、3.5mm 及 4.0mm 的气管内导管。根据患儿体重选择合适的导管直径及插管深度(表 34-2-1)。

3. 复苏装置 包括复苏气囊和面罩、氧气管、湿化的氧气/空气、空氧混合器。

4. 监护设备 包括心脏、呼吸监护仪、经皮血氧饱和度监测仪。

5. 吸引装置 包括负压吸引器,各种型号吸痰管。

6. 其他 听诊器、手套、剪刀、粘胶带、无菌通管丝。

表 34-2-1 不同体重新生儿气管插管导管内径及吸痰管规格

体重 /g	导管内径 / mm	从上唇到管端距离 /cm	吸痰管规格 /Fr
<750	2.0	5	4
750~1 000	2.5	6	5
>1 000~2 000	3.0	7	6
>2 000~3 000	3.5	8	7
>3 000~4 000	4.0	9	8

三、操作方法

(一) 经口插管

新生儿更适用于经口气管插管,操作更为容易和快捷。

1. 保持放松体位,站在患儿头部,将床抬高到与眼平位。
2. 戴上手套。
3. 将患儿置于平卧位,头在中线位置,颈部轻度仰伸,在肩胛后垫一卷纱布有利于保持颈部的仰伸。

4. 柔和吸引清理咽部。

5. 根据临床情况可先用气囊及面罩通气改善患儿氧合。

6. 打开喉镜灯,左手拇指和前 3 个手指持镜,喉镜叶片背向操作者。将拇指放在喉镜叶片的末端。用右手固定患儿的头部。接通喉镜电源,左手持喉镜,夹在拇指与前两个或三个手指间,叶片朝外。有一至两个手指空闲,靠在新生儿面部提供稳定性。不论是左利手还是右利手者都只能用左手握镜。若用右手握镜则叶片的弯度会遮挡视线,声门不能暴露,套管无法插入。

7. 打开患儿口腔,用右手示指将舌头推向左侧。用右手的其余部分稳定头部,避免用叶片打开口腔。

8. 在直视下,插入喉镜,叶片沿舌面右边滑入,直到叶片顶端到达会厌谷部(舌根与会厌之间的部位)。

9. 抬起喉镜叶片以使口腔进一步打开,同时稍稍倾斜叶片顶端以抬起会厌,看到声门。若暴露不清楚,可用操作者自己的小指或在助手协助下压环状软骨。必要时可进行吸引(图 34-2-1)。

10. 右手持管,弯曲的凹面向前,直视下沿口腔右侧、叶片的外边将导管插入。

11. 当看到声道和气管,在患儿吸气时使气管内导管通过声带恰好达气管内约 2cm,或直到感觉到导管顶端通过胸骨上凹。如果导管显得太大或不容易通过,可以:①减低颈部伸张的角度;②在外部对喉轻轻施加压力;③等待自主吸气以打开声带。

12. 确定气管内导管在气管内的正确位置 ①当用急救气囊轻轻通气时,每次通气胸廓有起伏,听诊双侧肺均能听到相等呼吸音;②听不到气体进入胃部,没有胃扩张;③呼气时,有雾气凝结在套

管内壁。

13. 使用无菌管自插管内吸引。

14. 将导管固定于患儿的脸上,连接适当的机械通气装置。

15. 摄片定位,从而调整插管的位置。

(二)经鼻气管插管

经鼻气管插管适于非常躁动的患儿,口腔中有大量分泌物,很难用胶带将导管固定。应用琥珀胆碱和阿托品可使插管时间缩短,减少对全身的不良效应。

1. 用无菌气管内导管,如果用金属导芯来弯曲导管,则在鼻插管前去除金属导芯。

2. 沿着鼻咽部的自然弯曲通过鼻孔插入导管,让导管通过咽部,使其末端到达气管入口的中央,然后可借助麦氏插管钳将导管通过声门。余操作步骤同经口气管插管。经鼻气管插管深度:按体重(千克)计算,如:体重 1kg,气管插管深度为 7cm,2kg 为 8cm,3kg 为 9cm,4kg 为 10cm。

四、注意事项和并发症

(一)注意事项

1. 进行插管前应将所有物品准备好 在可能有插管需要的病人床旁应备有插管所需物品。保证导管和接头与各固定装置的连接点稳固。

2. 需紧急插管或有出血倾向时均选择经口途径 除非口部解剖结构预先排除了经口插管的可能,否则经鼻插管仅作为备用程序。

3. 选择气管插管的直径及插入深度要适宜。

4. 为尽量减轻缺氧,每次插管时间应限于20s,若一次不成功,应以气囊和面罩通气,使婴儿稳定后再尝试第二次。

5. 不要加压或用力造成创伤 避免将上颌骨作为喉镜叶片的支撑点。避免对抗阻力推进导管。

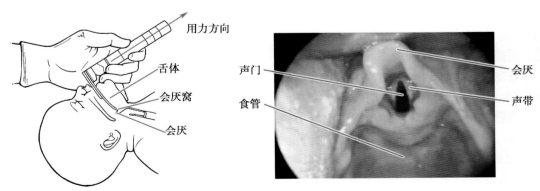

图 34-2-1 新生儿气管插管示意图

733

（二）并发症处理

1. 局部损伤　新生儿气管狭小,组织娇嫩,淋巴组织丰富,局部易损伤;鼻插管可发生鼻中隔糜烂、鼻前庭狭窄等。

2. 喉部水肿　可发生插管后声门及喉头水肿。

3. 心血管反应　气管插管会导致迷走神经反射,出现心动过缓、呼吸暂停。

4. 气漏　气管插管损伤,插管太深,会导致气漏。

5. 感染　长时间气管插管常导致感染。

6. 气道狭窄　长期气管插管可发生声门和/或声门下狭窄,声门下囊肿形成。

因此整个操作要求动作熟练、轻柔,避免多次插管,减少损伤,同时加强护理,避免意外脱管。

（陈　超）

第三节　新生儿窒息与复苏

一、概述

新生儿窒息(asphyxia)是指气体交换障碍导致的低氧血症和高碳酸血症伴代谢性酸中毒,为新生儿常见的症状,迄今仍是我国围产儿死亡和致残的重要原因之一。新生儿复苏(resuscitation)是指新生儿出生时恢复呼吸循环功能,是产房急救处理的关键技术。根据世界卫生组织统计,约有10%的新生儿在出生时需要帮助才能开始呼吸,约有1%的新生儿需要各种复苏技术才能存活。每个新生儿科和儿科医师都应熟练掌握新生儿复苏技术,使这些新生儿在出生时得以及时抢救。随着新生儿复苏技术的推广,大力开展新生儿复苏培训,在城市和发达地区,新生儿医师参与产房复苏,新生儿复苏做得比较好。但是,在农村和偏远地区的基层医院,新生儿复苏仍存在较多问题,须加强复苏培训。

二、病因和病理生理

（一）病因

凡是导致胎儿或新生儿血氧浓度降低的因素都可引起窒息,这些因素很多,可分为3类(表34-3-1),各种因素还可互为因果。

（二）病理生理

1. 呼吸变化　根据动物实验结果,窒息后呼吸循环的病理生理改变可分为4个时期(表34-3-2)。

2. 各脏器变化　窒息时机体出现潜水反射,为保证心、脑、肾上腺等重要器官的供血,血流重新分布,消化道、肺、肾、皮肤、肌肉的血管收缩,血流量减少。若缺氧持续,血压下降,代谢性酸中毒加重,心、脑等各脏器都将发生缺氧缺血性损伤,

氧自由基、炎症介质大量产生,兴奋性氨基酸释放,细胞内钙离子积聚,最后使细胞发生水肿、变性、死亡。

表 34-3-1　新生儿窒息主要病因及分类

病因分类	导致窒息的常见病因
母亲因素	妊娠相关疾病:妊娠期高血压综合征、子痫 全身性疾病:糖尿病、心血管疾病、肾脏病 其他问题:急性失血、严重贫血、吸毒、高龄初产妇
分娩因素	胎盘异常:胎盘早剥、前置胎盘 脐带血流受阻:脐带绕颈、打结 其他问题:各种手术产、急产、产程延长、头盆不称
胎儿因素	早产儿、过期产、小于胎龄儿、巨大儿、多胎 先天畸形:先天性心脏病、肺发育异常 其他问题:宫内感染、羊水或胎粪吸入

表 34-3-2　新生儿窒息呼吸变化及分期

分期	病理生理变化
原发性呼吸增强	窒息发生后1~2min,表现为呼吸加深加快
原发性呼吸暂停	表现为呼吸抑制、青紫、血流重新分布、心输出量增加、血压升高,持续1~2min
继发性呼吸增快	如缺氧持续,出现呼吸不规则、喘气、青紫加重或苍白、心率减慢、血压下降
继发性呼吸暂停	最后出现呼吸抑制,心率进一步减慢,血压明显下降,肌张力丧失

三、临床评估

（一）新生儿 Apgar 评分

Apgar 评分法是评价新生儿出生时基本状况的主要方法（表 34-3-3）。通常在生后 1min 和 5min 进行 Apgar 评分，1min 评分主要评价出生当时的状况，5min 评分提示复苏的效果及预后情况，5min 评分 ≤3 分是新生儿脑损伤的高危因素。如果 5min 评分异常，应每隔 5min 继续评分，直到正常。

（二）临床表现

窒息的本质是缺氧，胎儿缺氧时，早期表现胎动增多，胎心率增快，如缺氧持续则进入抑制期，胎心率减慢，肛门括约肌松弛，胎粪排出。新生儿娩出时皮肤青紫或苍白，呼吸浅表，心率减慢，四肢肌张力降低。窒息严重者，出现全身各脏器缺氧缺血性损伤，甚至发生多脏器功能衰竭。

1. **脑**　窒息后可发生脑损伤，主要表现形式有缺氧缺血性脑病（hypoxic ischemic encephalopathy，HIE）、脑室周围白质软化（periventricular leukomalacia，PVL）和颅内出血。

2. **心脏**　窒息后可发生缺氧缺血性心肌损害，轻者临床表现不明显，可有心率减慢。严重者出现心力衰竭、心源性休克，患儿呼吸急促、心率增快、肺部出现湿啰音、肝脏增大，常误诊为肺炎。心电图表现为 Q-T 间期离散度增大，ST 段下降，T 波低平或倒置，房室传导延长，心律失常。超声心动图表现为右心室压力明显升高，右心室射血分数下降，三尖瓣反流，心输出量下降。肌酸激酶同工酶（CK-MB）及肌钙蛋白 T 明显增高。经过适当治疗，1~2 周后这些变化多能逐渐恢复。

3. **肺**　缺氧时发生酸中毒，肺血管收缩，肺动脉压力升高，出现新生儿持续肺动脉高压（persistent pulmonary hypertension of the newborn，PPHN），右向左分流，患儿出现青紫。窒息时肺表面活性物质合成分泌障碍，活性受抑制，可发生肺水肿、肺出血，严重者可发生呼吸窘迫综合征（RDS）。

4. **肾脏**　肾脏对缺氧非常敏感，窒息后肾损伤发生率较高，可达 50%~70%，缺氧时血管紧张素活性增强，肾血管收缩血流减少，肾小球滤过率下降，肾小管重吸收功能障碍，严重者发生肾皮质或髓质细胞坏死。临床表现开始为少尿，病情进展则出现为急性肾衰竭。血、尿 α_1 和 α_2 微球蛋白升高，分别反映肾小球滤过率和肾小管功能损害，视黄醇结合蛋白（retinol-binding protein，RBP）和 N- 乙酰 -β-D 氨基葡萄糖苷酶（N-acetyl-β-D-glucosaminidase，NGA）增高反映肾小管功能损害，这些指标可早期反映肾功能损伤。如血肌酐>88μmol/L 或尿素氮>15mmol/L 可诊断为急性肾衰竭。

5. **胃肠道**　新生儿窒息时肠系膜上动脉血流明显减少，缺氧缺血使胃肠道激素分泌紊乱，促胃液素（gastrin，GS）、胃动素（motilin，MTL）和生长抑素（somatostatin，SST）明显升高。胃肠动力学紊乱，胃液 pH 降低，黏膜血管痉挛，发生充血水肿，应激性胃溃疡发生率较高，患儿常出现食欲缺乏、呕吐、胃潴留、腹胀、肠鸣音减少、呕血或便血，严重者发生坏死性小肠结肠炎（necrotizing enterocolitis，NEC），过早喂养或喂养不当可促使发生 NEC。

6. **血液**　严重窒息缺氧时常出现高凝状态，继而凝血因子消耗，可发生弥散性血管内凝血（disseminated intravascular coagulation，DIC）。

7. **代谢紊乱**　窒息缺氧时组织产生大量乳酸，易发生代谢性酸中毒，如影响呼吸，可发生高碳酸血症，出现混合性酸中毒；窒息后因应激反应血糖明显增高，6h 达高峰，随后血糖逐渐降低，发生低血糖；低钠血症和低氯血症发生率可达 40%~50%；缺氧后亦可发生低钙血症。

表 34-3-3　新生儿 Apgar 评分法

观察项目	0分	1分	2分
心率/(次·min^{-1})	无	<100	≥100
呼吸	无	微弱,不规则	规则,哭声响
肌张力	松弛	四肢略屈曲	四肢活动好
对刺激反应	无反应	有反应,如皱眉	咳嗽,哭声响
皮肤颜色	全身青紫或苍白	四肢紫躯体红	全身红

四、新生儿复苏

(一)复苏准备

1. **人员**　新生儿复苏需要团队合作,由熟练掌握复苏技术的新生儿科和产科医师、护士共同讨论复苏方案,在新生儿出生前就做好相关准备。

2. **仪器**　喉镜、气管插管、复苏囊、T-组合复苏器(T-Piece)、吸引器、吸痰管等。

3. **药物**　肾上腺素、纳洛酮、生理盐水等。

(二)复苏基本原则

采用 ABCDE 的复苏技术(表 34-3-4),其中 A(airway)和 B(breath)最为重要。在新生儿头娩出后,立即吸净口鼻、咽部的分泌物,清理呼吸道,防止吸入,保持气道通畅。杜绝在未彻底清理呼吸道之前,刺激呼吸或正压通气。要保证正常心输出量和循环功能,可适当应用药物,如肾上腺素等。

(三)复苏流程

要熟练掌握新生儿复苏流程(图 34-3-1)中的每个环节,从出生开始,一边评估一边复苏处理。

1. **第一步**　保持气道通畅(A),30s 内完成。

先快速进行 3 项最初评估:是否足月?有无呼吸或哭声?肌张力好吗?

如 3 项都回答"是",不需复苏,观察。

如 3 项有 1 项或多项回答"否",就开始复苏:①保暖;②清理呼吸道(必要时);③擦干,刺激呼吸。

评价:评估心率和呼吸。

评价结果:①有自主呼吸、心率>100 次/min、肤色红,观察;②有自主呼吸、心率>100 次/min、发绀,吸氧;③有呼吸不规则(呼吸暂停或喘息)或心率<100 次/min,进入第二步复苏。

2. **第二步**　建立呼吸(B),30s 内完成。

复苏过程中的持续评估项目是呼吸、心率和氧合状态,氧合状态通过监测右上肢的经皮血氧饱和度来反映。

如发生呼吸不规则(呼吸暂停或喘息)或心率<100 次/min,进行面罩正压人工通气。仅有青紫,则给氧。在 30s 人工正压呼吸或给氧后,再评价,如果复苏效果不理想,采用 MRSOPA 步骤纠正正压通气:调整面罩位置(mask adjustment),摆正体位(reposition),吸引口鼻(sucktion),张开口腔(open mouth),增加压力(pressure increase),替代气道(alternative airway),给予气管插管。如心率<60 次/min,进入第三步复苏。

3. **第三步**　保持循环功能(C),30s 内完成。

在进行有效人工正压通气 30s 后,如心率仍低于 60 次/min,则开始进行胸外按压支持循环功能。

再评价:在 45~60s 胸外按压(图 34-3-2)和人工正压通气后,再评价。如心率仍<60 次/min,进入第四步复苏。

4. **第四步**　药物(D)。

在继续做胸外按压和人工正压通气的同时,使用 1:10 000 肾上腺素,经气管插管给药剂量为 0.05~0.1mg/kg,经静脉给药剂量为 0.01~0.03mg/kg。如果有明确的容量丢失病史,给予生理盐水扩容,一般为每次 10ml/kg。母亲分娩前 4h 内用过全身麻醉剂的,可以考虑给予纳洛酮,剂量0.1mg/kg,静脉推注或肌内注射;但如果母亲吸毒或持续使用美沙酮者禁用纳洛酮,否则可能引起惊厥。

(四)复苏注意事项

1. **气管插管**　要熟练掌握气管插管技术,动作迅速、准确。

2. **吸氧浓度**　新生儿复苏用氧应根据需求原则,以最低氧浓度达到经皮血氧饱和度在正常范围。产房和新生儿病房应安装空氧混合器,推荐开始复苏时,吸入氧浓度选用 30%,然后参照正常健康足月儿生后不同时间的血氧饱和度调节吸入氧浓度,具体见表 34-3-5。

表 34-3-4　新生儿复苏基本原则与措施

步骤	具体措施
A(airway),保持气道通畅	清除口鼻和咽部的分泌物,清理呼吸道,保持气道通畅
B(breathing),建立有效通气	清理呼吸道后,自主呼吸较弱,可行气管插管,机械通气,建立有效通气
C(circulation),保证循环功能	保证正常心输出量和循环功能,如心率低于 60 次/min,应行胸外按压
D(drugs),适当应用药物	适当应用药物,如肾上腺素,但不能用洛贝林等呼吸中枢兴奋剂
E(evaluation),评价复苏效果	评估复苏效果和病情发展,监护患儿病情变化

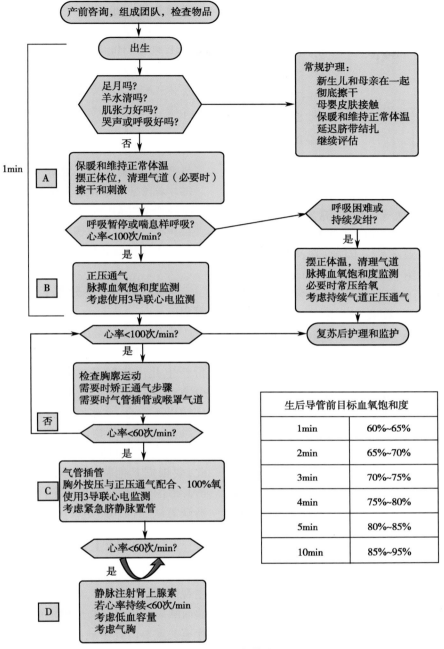

图 34-3-1　新生儿复苏流程图

生后导管前目标血氧饱和度	
1min	60%~65%
2min	65%~70%
3min	70%~75%
4min	75%~80%
5min	80%~85%
10min	85%~95%

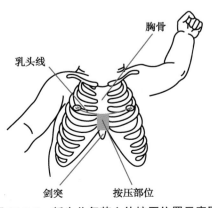

图 34-3-2　新生儿复苏心外按压位置示意图

表34-3-5 健康足月儿出生后右上肢血氧饱和度

生后时间	右上肢血氧饱和度
1min	60%~65%
2min	65%~70%
3min	70%~75%
4min	75%~80%
5min	80%~85%
10min	85%~95%

3. 正压通气的压力问题 在新生儿复苏过程中,如不注意正压通气的压力,常发生气漏。在少数基层医院新生儿复苏后气漏发生率较高,如不及时处理,会导致死亡。因此,在产房和新生儿病房应安装T-组合复苏器(T-Piece),在正压通气时要调节适当的吸气峰压(PIP)和呼气末压(PEEP),达到最佳复苏效果。

4. 复苏监护 复苏后应进行密切监护,主要监测呼吸、心率、神志、脉搏、血压、血气分析、血糖、电解质、尿量等,缺氧时间短,程度轻者,监护3~4天,病情多逐渐恢复。严重缺氧者常发生多脏器功能损害,应严密监测各脏器功能状况及内环境稳定情况,及时采取保护措施。

5. 各脏器功能损害的处理 脑缺氧缺血损伤发生惊厥时可给苯巴比妥,发生中、重度缺氧缺血性脑病者可于生后6h内尽早开展亚低温治疗。心肌缺氧常出现心率减慢,心肌收缩力差,血压低,可用多巴胺 3~5μg/(kg·min)加用多巴酚丁胺 5~10μg/(kg·min)静脉维持,如心率较快、脉搏弱要考虑是否存在血容量不足。发生急性肾功能衰竭时应注意保证有效血容量,同时应用呋塞米和多巴胺,保持水电解质平衡,严重病例可考虑腹膜透析。发生DIC时,应早期使用小剂量肝素每次 20~40U/kg,每天 3 次,皮下注射。发生代谢性酸中毒时,若通气功能正常,根据血气分析结果给5% 碳酸氢钠予以纠正,5%碳酸氢钠用量(ml)= BE 的负值 × 体重(kg)× 0.5。其他代谢紊乱如低钠血症、低血糖也应及时纠正。近年由于呼吸急救技术的提高,严重窒息患儿直接死于呼吸衰竭的病例明显下降,而死于肺外多脏器功能衰竭者并无明显下降,故应予以高度重视。

病例 1:患儿 G1P1,胎龄 37 周,阴道分娩出生,羊水Ⅲ度污染,出生体重 3 920g,脐带绕颈 2 周,Apgar 评分 1min 1 分,立即给予气管插管,正压通气,心外按压,5min 2 分,使用肾上腺素,10min 8 分。复苏后即出现气急、青紫,测 SpO₂ 82%,予吸氧后转至我院。入院查体:足月儿貌,反应较差。呼吸增快,面部青紫。HR 156 次 /min,心律齐,心音有力,未闻杂音。双肺呼吸音粗,未闻及啰音。腹部平软,肝脾肋下未及。四肢肌张力偏低。胸腹部平片:两肺透亮度增高,肺纹理增粗,右下肺斑片状渗出,提示胎粪吸入综合征。入院后立即给予 nCPAP,经皮氧饱和度基本稳定,维持在 90%~95%,入院当天晚上病情加重,无创通气不能维持血氧饱和度,改为机械通气。

问题:Apgar 评分是否能准确评价新生儿窒息?

新生儿窒息是出生后不能自主开始呼吸,而发生的缺氧及病理生理过程,Apgar 评分法是评价新生儿出生时基本状况的主要方法,Apgar 评分方法存在比较大的主观性和局限性,有时与临床结果不符合,许多因素会影响 Apgar 评分,如先天畸形、感染、药物、早产等。但是 Apgar 评分法简便实用,目前还没有其他更好的方法取代。因此,要根据其他临床表现、实验室检查(如血气分析)、影像学检查等进行综合判断,评价全身各脏器缺氧缺血损伤严重程度。

【专家点评】

足月儿窒息复苏过程中,Apgar 评分存在一定主观性,影响因素多,对于此类病例,客观评估全身缺血缺氧程度、器官功能损伤程度对于指导临床治疗至关重要。其中缺血缺氧性脑病病例,亚低温治疗实施的时间窗为 6h 以内,完善脐血血气分析,评估代谢性酸中毒 pH、BE、Lac 等,能够为亚低温的实施提供客观依据。亚低温指征的评估还包括围产期窒息病史、神经系统症状、脑电图监测等。

病例 2:患儿 G3P1,胎龄 26 周,母亲重症子痫前期,剖宫产出生,产前糖皮质激素足疗程,硫酸镁已使用,产时羊水清。预估出生体重 850g。

问题:超早产儿复苏的要点是什么?
除常规的新生儿复苏措施:初步复苏 - 正压

通气-胸外按压-肾上腺素等药物的使用等,早产儿复苏,尤其超早产儿复苏,有自己的特点。重点关注的内容还包括:①脐带延迟结扎:对于不需要立即复苏的早产儿,应当常规实施30~60s以上的脐带延迟结扎,能够有效预防早产儿贫血、减少输血,降低早产儿相关的并发症。②维持正常体温:低体温是超早产儿死亡的独立危险因素,维持正常体温,能够降低早产儿死亡率,降低颅内出血发生率等。产时维持正常体温的方法包括:保持较高的产房温度,使用加温毯,预热的辐射台,塑料薄膜覆盖等。③产时呼吸支持:对于胎龄<28周的早产儿建议产房使用CPAP、婴儿T-组合复苏器等能够提供持续气道正压的呼吸支持模式,初始吸氧浓度30%,并根据血氧饱和度适时调节吸氧浓度。

【专家点评】

超早产儿(出生胎龄<28周)、超低出生体重儿(出生体重<1 000g)产时复苏对于提高早产儿生存率,降低早产相关并发症至关重要。早产儿各器官发育不成熟,产时复苏要点和足月儿存在差异。早产儿复苏是否成功,取决于产前咨询、产时复苏流程、产房设施、团队协作等多种因素。模拟培训是提升复苏效果的重要举措。

(陈　超)

第四节　新生儿氧疗

一、概述

氧疗(oxygen therapy)是指通过吸入高于海平面空气氧浓度的氧气,纠正低氧血症,减少呼吸功,避免缺氧的方法。氧疗是抢救危重新生儿所必需的,但新生儿氧疗也会有许多不良反应和合并症,应严格规范氧疗技术。氧疗技术包括一般吸氧和特殊给氧(无创通气、有创机械通气、体外膜氧合等)。

二、适应证和禁忌证

(一)适应证

1. **各种原因导致的低氧血症**　吸空气氧时,PaO_2 < 50mmHg 或经皮血氧饱和度(SpO_2)< 90%。

2. **窒息复苏**。

3. **循环功能障碍**　心力衰竭、休克。

4. **反复呼吸暂停**　可给予间隙吸氧,不必持续吸氧,同时要针对病因治疗。

5. **贫血**　严重贫血时,血红蛋白减少,导致携氧能力下降,需要吸氧。

(二)禁忌证

动脉导管依赖的先天性心脏病。

三、操作准备

1. **氧疗装置**　包括各种规格大小的头罩、面罩、氧气管、鼻塞等。

2. **湿化加温装置**　新生儿吸氧需要比较好的湿化加温装置,湿化可以避免呼吸道干燥,加温可以减少散热,增加保暖。

3. **空氧混合器**　新生儿氧疗必须严格控制吸入氧浓度,空氧混合器可以有效调节吸入氧浓度,根据 SpO_2 随时调节。

4. **监护设备**　新生儿氧疗必须实时监测 SpO_2 及心肺功能,需要心脏、呼吸、经皮血氧饱和度监测仪。

四、操作方法

新生儿常用无创给氧方法,通常采用以下方法:

(一)头罩吸氧

头罩吸氧是新生儿最常用的吸氧方式,适用于轻度低氧血症的新生儿。头罩内的温度、湿度及 FiO_2 均可按要求调节,即按不同的氧气、空气比例调节所需的 FiO_2。加温湿化后使吸氧更为舒适,湿化可稀释气道分泌物以利于排出。头罩内空气、氧气混合气流量至少 6L/min,否则会使头罩内 CO_2 积聚浓度太高,重新吸入。头罩与颈部要保留适当空隙,头罩上面的小孔不能遮住,防止 CO_2 潴留及重复吸入。同时必须在头罩内近口、鼻处置 FiO_2 监测仪。头部不需固定能自由转动。

(二)鼻导管吸氧

鼻导管吸氧简单、方便、舒适,适用于轻度低氧血症的足月儿。一般氧流量为 0.5L/min,采用

空气氧气混合调节 FiO_2，但实际吸入 FiO_2 变化比较大。如果患儿分钟通气量较大，因吸入空气较多，FiO_2 将降低；反之如通气量较低，FiO_2 将增高。

鼻导管吸氧法分为单鼻导管、双鼻导管、鼻前庭吸氧法，有鼻塞吸氧法及双鼻孔外置开孔式导管吸氧法。操作方法是以乳胶导管置鼻前庭，导管插入鼻中约 2~3cm，加以固定。双侧鼻塞吸氧则将通于总管的乳胶双鼻塞置于鼻前庭，总管一端与空氧混合器及加温湿化器相连，接受调定氧浓度的持续气流，总管另端开放（或接调压阀，即 CPAP），持续排出呼出气，防止 CO_2 重复吸入。

（三）暖箱吸氧

是较为常用的低流量吸氧方法，适用于轻度低氧血症患儿，或作为撤氧前的过渡。以乳胶导管置于暖箱中，另一端与空氧混合器及加温湿化器相连，接受调节氧浓度的持续气流。部分暖箱带有箱式供氧设备，可调节 FiO_2，适用于早产儿。

（四）面罩吸氧

1. 简易面罩　面罩大小应以能罩住口、鼻为宜，将其置于口鼻前，两边以带子固定于头部，周围并不密闭，氧气由下端输入，可连接于湿化加温器，面罩上有排气孔，可以通气，呼气从面罩周围排出。双鼻孔与口均可吸入氧气，比较舒适。一般氧流量为 0.5~1L/min，采用空氧混合器调节 FiO_2。

2. 带储氧袋的面罩　在面罩下端部位加储氧袋，与输氧导管相连，氧气通过储氧袋输入面罩，可提供高体积分数氧气吸入，应用时要求氧流量 4~8L/min，保持氧袋呈持续半充满状态。

3. 可调式通气面罩　基本原理为在面罩下端装有一开孔的氧射流装置，利用氧射流产生的负压吸入空气以控制氧浓度。用时调节不同氧流量可达到定量的 FiO_2，例如当氧流量为 4~6L/min 时，FiO_2 可达 0.24~0.28。由于高气流速故不容易发生 CO_2 滞留，同时高流量 FiO_2 不受患儿通气变化影响。但由于流量太大，故不适用于早产儿。

五、注意事项和并发症处理

（一）注意事项

1. 严格掌握吸氧指征　尤其是早产儿，应减少氧疗机会，早产儿易发生各种合并症，如肺部感染等，需要吸氧，在早产儿管理中，要及时处理各种合并症，尽可能使患儿平稳渡过危重期，这样可以减少氧疗机会。对于频发呼吸暂停的低出生体重儿要更加密切的观察，积极去除各种继发呼吸

暂停的原因，减少呼吸暂停的发生，在处理呼吸暂停时也需观察血氧饱和度尽量避免大幅波动。

2. 严格控制吸入氧浓度　所有早产儿在氧疗过程中，必须密切监测吸入氧浓度（FiO_2）、PaO_2 或 SpO_2。在不同的呼吸支持水平，都应以最低的吸入氧浓度维持 PaO_2 50~80mmHg，SpO_2 90~95%，不宜超过 95%。在机械通气时，当患儿病情好转、血气改善后，及时降低 FiO_2。调整氧浓度应逐步进行，以免波动过大。新生儿病房应使用空氧混合器，避免吸入纯氧。

3. 缩短吸氧时间　对必须吸氧者要尽可能缩短吸氧时间，要积极治疗各种合并症，及时下调吸氧浓度，及时撤离辅助通气，使吸氧时间缩短。

4. 密切监测　氧疗时必须密切加强监护，主要包括血气、循环和呼吸系统状态；血压、心率、组织灌注状态（皮色、毛细血管再充盈时间、尿量、意识状态）。至少每 1~2h 检查一次 FiO_2，实时监测 SpO_2，如不具备氧疗监测条件，应将患儿转到具备监测条件的医院。

5. 完善加温湿化　面罩、头罩吸氧时必须加温、湿化。吸入干冷氧气会造成气道干燥，影响气管黏膜纤毛清除功能，使痰液不能排出，可造成气道黏膜炎症反应及坏死。同时头罩内湿化不能过度，一般以罩内有少量均匀轻雾状感觉即可，如罩内存在大量冷凝水提示湿化过度，若长期吸入可导致体内水潴留、气道细胞肿胀、气道阻力增加及肺表面活性物质损伤。

6. 避免局部损伤　鼻塞、面罩不能与皮肤黏膜接触压迫太紧，一般每 2h 检查 1 次，以免组织损伤及坏死。

（二）并发症处理

1. 急性肺损伤　新生儿肺发育未成熟，长时间高浓度吸氧会导致急性肺损伤，发生肺充血、水肿、渗出。

2. 慢性肺损伤　长时间吸氧（即使是较低浓度）会导致慢性肺损伤，气道和肺泡发生充血、水肿、中性粒细胞渗出、炎症因子释放、成纤维细胞增生，严重者发生支气管肺发育不良（BPD）。

3. 早产儿视网膜病　早产儿视网膜发育未成熟，长时间高浓度吸氧会增加视网膜病变（retinopathy，ROP）发生率。

因此，新生儿氧疗会有不良反应和合并症，应尽可能严格掌握氧疗指征、严格控制吸入氧浓度、密切监测血氧饱和度。尽管采取严格的合理用氧

措施,早产儿吸氧仍然是有风险的。要告知家长早产儿吸氧的风险。

（陈　超）

参考文献

1. NIKOLIĆ MZ, SUN D, RAWLINS EL. Human lung development: recent progress and new challenges. Development, 2018; 145: 163485.

2. WEIBEL ER. Lung morphometry: the link between structure and function. Cell Tissue Res, 2017, 367: 413-426.

3. 范真, 贺生. 新生儿窒息气管插管复苏术的应用解剖. 中国临床解剖学杂志, 2010, 28 (4): 388-391.

4. SHEA JE, THIO M, KAMLIN CO, et al. Video laryngoscopy to Teach Neonatal Intubation: A Randomized Trial. Pediatrics, 2015, 136 (5): 912-919.

5. AZIZ K, LEE HC, ESCOBEDO MB, et al. Part 5: Neonatal resuscitation 2020 American Heart Association guidelines for cardiopulmonary resuscitation and emergency cardiovascular care. Pediatrics, 2021, 147 (S1): S160-S190.

6. DAVIS PG, DAWSON JA. New concepts in neonatal resuscitation. Curr Opin Pediatr, 2012, 24: 147-153.

7. JAIN D, BANCALARI E. New developments in respiratory support for preterm Infants. Am J Perinatol, 2019, 36 (suppl S2): S13-S17.

8. CUMMINGS JJ, POLIN RA, AAP the Committee on Fetus and Newborn. Oxygen targeting in extremely low birth weight infants. Pediatrics, 2016, 138 (2): 20061576.

9. CUMMINGS JJ, POLIN RA, AAP the Committee on Fetus and Newborn. Noninvasive respiratory support. Pediatrics, 2016, 137 (1): e20153758.

10. JAIN D, D'UGARD C, BELLO J, et al. Hypoxemia episodes during day and night and their impact on oxygen saturation targeting in mechanically ventilated preterm infants. Neonatology, 2018, 113: 69-74.

11. WHEELER CR, SMALLWOOD CD. 2019 Year in review: neonatal respiratory support. Respir Care, 2020, 65 (5): 693-704.

第三十五章　新生儿无创通气

第一节　新生儿无创通气概述

一、概述

近年来,新生儿无创通气技术(NIV)渐成为新生儿呼吸管理的主要手段。有创机械通气可能造成多种形式的肺损伤,如压力损伤、容量损伤、炎症损伤、肺塌陷损伤等。使用无创通气,预防有创机械通气,或尽量缩短有创机械通气时间,是降低新生儿支气管肺发育不良(BPD)等相关并发症的重要手段。

二、新生儿无创通气分类

NIV 起源于持续气道正压通气(CPAP),包括双水平 CPAP、无创间歇性正压通气(NIPPV)、加温加湿的高流量鼻导管吸氧(HFNC)、无创高频振荡通气(NHFOV)等。通过无创的方式提供气道内正压,维持气道开放,维持肺内功能残气量,防止肺泡萎陷。其中 CPAP 提供恒定的气道内正压;双水平 CPAP 和 NIPPV 则通过联合 CPAP 和间歇机械通气实现无创通气;加湿加温高流量鼻导管吸氧(HFNC),流量 2~8L/min,具有清除鼻咽部通气无效腔,促进 CO_2 排出,降低吸气阻力的作用;理论上讲,无创高频振荡通气(NHFOV),具备无创及高频的双重优势,且无需同步。综上,各种 NIV 各具优势,临床使用逐渐增多。

三、适应证

(一)产房应用——早期 CPAP

与气管插管机械通气相比较,有证据表明早产儿初始呼吸支持,产房早期使用 CPAP 可以降低新生儿支气管肺发育不良(BPD)发生率及新生儿死亡率。Schmolzer 等大样本综述性研究,纳入 4 项随机对照研究,2 782 例胎龄小于 32 周的早产儿,产房早期 CPAP 与气管插管机械通气相比较,能有效降低死亡和 BPD 发生风险。2015 年更新的美国新生儿复苏指南推荐:对于有自主呼吸的呼吸窘迫新生儿,应考虑应用早期 CPAP 代替常规气管插管机械通气作为早产儿的初始呼吸支持手段。

(二)治疗原发性呼吸疾病

治疗原发性呼吸疾病,如新生儿呼吸窘迫综合征、湿肺等。

1. CPAP　和气管插管机械通气相比较,治疗原发性新生儿呼吸疾病,可有效缩短需氧时间,降低早产儿 BPD 发生率和整体死亡率。

2. NIPPV　作为超早产儿初始呼吸支持手段,和 CPAP 相比较,具备更高的呼吸支持压力,显著降低 72h 内的插管率。对于超低出生体重儿,使用 NIPPV 或 CPAP,BPD 发生率相似。

3. HFNC　对于胎龄 28~42 周的新生儿,HFNC 和 CPAP 相比,并无优势,且可能会增加插管率和呼吸支持天数。对于胎龄<28 周的早产儿,不推荐将 HFNC 用于初始呼吸支持。

4. NHFOV　小样本研究显示,NHFOV 和 CPAP 相比,治疗呼吸窘迫综合征效果更好,临床上,可以尝试 NHFOV 作为 CPAP 治疗失败的挽救方案。

(三)治疗新生儿呼吸暂停

1. CPAP 与 NIPPV　临床研究显示 CPAP 及 NIPPV 均可以提供气道正压,维持气道开放,改善气道梗阻,减少呼吸暂停。两者相比较,效果相似。

2. HFNC　在新生儿呼吸暂停中的应用,相关研究还比较少;仅有的研究显示,对于超早产儿呼吸暂停,HFNC 和 CPAP 的治疗效果相似。

3. NHFOV　小样本量前瞻性研究显示,NHFOV 可以有效减少呼吸暂停、心动过缓、低氧发作。

（四）NIV 辅助拔管

1. **CPAP**　在辅助拔管方面的应用效果已被大样本临床研究证实。CPAP 与头罩吸氧相比，显著降低超早产儿拔管失败率；使用 CPAP 有助于预防拔管后呼吸衰竭和再插管。

2. **NIPPV** 和 CPAP 相比可以有效降低超早产儿拔管失败率，显著降低再插管率。

3. **HFNC**　用于辅助拔管的效果，研究差异较大。一般认为 HFNC 的效果比 CPAP 差，但 HFNC 可降低鼻部破损风险。

4. **NHFOV**　小样本研究显示，NHFOV 可作为拔管后的呼吸支持方案。

四、禁忌证

1. **迅速恶化的呼吸衰竭，难以维持正常氧合**　通气障碍，$PaCO_2 > 60mmHg$ 且 pH<7.25，不建议选用 CPAP，可考虑尝试使用 NIPPV 和 NHFOV。

2. **特定先天畸形**　先天性膈疝、食管气管瘘、后鼻孔闭锁、腭裂、腹裂等。

3. **循环不稳定**　低血压、心室灌注不足等。

4. **临床表现**　无呼吸动力，频繁呼吸暂停，心动过缓，伴或不伴有血氧饱和度下降，不能通过无创通气改善。

5. **其他**　新生儿坏死性小肠结肠炎。

五、不良反应和处理

（一）鼻塞或鼻罩移位

鼻塞/鼻罩处于良好位置，是无创通气成功的关键，但是由于诸多因素，鼻塞/鼻罩容易发生移位。此外，口腔分泌物容易堵塞气道，导致梗阻，通过优化加温加湿及时吸引可减少阻塞的发生。

（二）气陷和 CO_2 潴留

无创通气可导致内源性 PEEP，导致气陷。发生机制与 PEEP 过高和呼吸频率过快、呼气时间不足有关。临床上可表现为低氧血症，CO_2 潴留，胸廓饱满，胸片提示肺过度扩张。严重患儿可能发生气漏综合征，心脏及大血管受压，静脉回流受阻，心脏输出量下降，导致循环不稳定。选择使用合适的 PEEP，避免过高的 PEEP（如>8cmH_2O），可以减轻气陷和 CO_2 潴留。

（三）胃肠道血流减少、腹胀

使用 CPAP 可导致胃肠道血流减少，常表现为腹胀。使用 CPAP 过程中，气体容易通过食管，进入胃肠道，出现腹胀，腹围增加，腹部可见胃肠型；腹部膨隆，压迫横膈，还可能导致呼吸困难加重。因此在使用 CPAP 时，常规留置胃管，并在喂养间歇期处于开放状态，便于排出胃肠道内气体。目前尚无研究证实 CPAP 和新生儿坏死性小肠结肠炎发生有关。

（四）局部皮肤损伤，鼻腔损伤，鼻中隔出血

长时间 CPAP 通气，压迫鼻部，可引起皮肤损伤，甚至鼻中隔出血、坏死、偏曲等，一方面影响美观，另一方面，由于皮肤完整性受损，对于超早产儿来讲，极易发生感染。选择合适型号的 CPAP 鼻塞，加强鼻部局部护理，采用人工材质隔离鼻塞和皮肤，避免皮肤直接受压，规律巡视，预防为主，一旦发生，尽量做到早期发现、及时处理。部分医疗单位将鼻塞和鼻罩交替使用，以减少损伤。该操作过程中，肺内气道正压突然下降，严重新生儿呼吸窘迫综合征患儿，病情容易加重，因此不建议交替过于频繁。

（周建国）

第二节　新生儿无创通气设备与连接

一、新生儿无创通气模式及系统结构

1. **HHHFC 系统**　包括空氧混合器、泄压阀、加温湿化器、呼吸管路、短鼻塞高流量鼻导管。

2. **CPAP/双水平 CPAP 系统**　包括 CPAP 机、湿化器、连接管道、发生器、鼻塞或鼻罩。

3. **NIPPV 系统**　包括 NIPPV 无创呼吸机/带有无创模块的有创呼吸机、湿化器、连接管道、发生器、鼻塞或鼻罩。

4. **NHFOV 系统**　包括无创高频呼吸机、湿化器、呼吸机管道、发生器和鼻塞。

5. **其他**　婴儿 T-组合复苏器，可以提供 CPAP 和 NIPPV。

二、设备连接

1. **高流量鼻导管吸氧**　可以通过无创呼吸

机的高流量模块或空氧混合器进行高流量鼻导管吸氧。连接方式见图 35-2-1。

2. CPAP/双水平 CPAP 目前市场上常用的 CPAP 机器类型较多,通过流量驱动产生气道持续正压。其详细连接方式见图 35-2-2。双水平 CPAP 和 CPAP 连接方式相似。

3. NIPPV/NHFOV 在使用专门无创呼吸机进行 NIPPV 或 NHFOV 通气时,连接方式可以和 CPAP 相同。当使用有创呼吸机的无创模块进行通气时,连接方式见图 35-2-3。

4. 婴儿 T-组合器复苏器 示意图及组成部分,见图 35-2-4。通过调节旋钮设定 PEEP 和 PIP,当封堵 PEEP 旋钮出气孔时,提供 PIP,封堵时间为 PIP 持续时间(Ti),每分钟封堵次数为 1min 内高低压转换的频率。

三、连接注意事项

为了维持稳定的气道压力,减少无创通气对鼻腔或面部的损伤;需要注意以下事项:

1. 选择合适大小的鼻塞、鼻导管或鼻罩。

2. 选择合适大小的帽子,有利于固定。

3. 定期检查鼻腔及面部,预防压疮、鼻中隔损伤等。

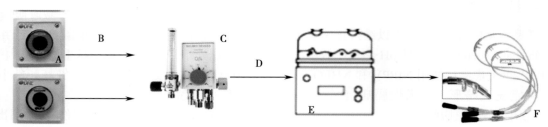

图 35-2-1 高流量鼻导管连接系统
A. 氧气及空气源;B. 气源连接管道;C. 空氧混合器或带有高流量模块的无创呼吸机;
D. 通气管道;E. 湿化器;F. 高流量鼻导管。

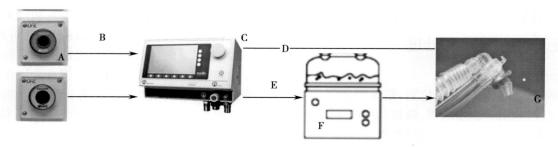

图 35-2-2 CPAP 连接系统
A. 氧气及空气源;B. 气源连接管道;C. CPAP 机器或带有 CPAP 模块的无创呼吸机;
D. 近端测压管;E. 通气管道;F. 湿化器;G. 发生器及鼻塞。

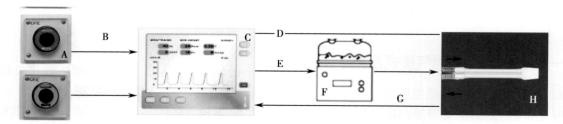

图 35-2-3 以有创呼吸机的无创模块驱动的 NIPPV 和 NHFOV 连接系统
A. 氧气及空气源;B. 气源连接管道;C. 带有无创模块的有创呼吸机;D. 近端测压管;E. 进气管道;
F. 湿化器;G. 呼气管道(± 集水杯);H. 发生器及鼻塞。

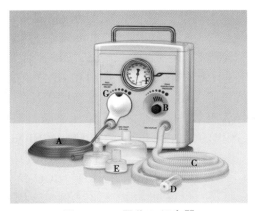

图 35-2-4　婴儿 T 组合器
A. 气源（空氧混合器）连接管道；B. PIP 旋钮；C. 连接管道；
D. PEEP 旋钮及按压孔；E. 面罩；F. 测压表；G. 泄压阀。

（周建国）

第三节　新生儿高流量鼻导管通气

高流量鼻导管通气（HFNC），作为一种无创通气形式，在国外一些医疗机构，使用率甚至超过 70%。国内新生儿重症监护病房，随着对其工作原理、临床应用范围等认识的逐渐完善，使用率有上升趋势。

一、概述

HFNC 由鼻导管吸氧逐渐演变而来。鼻导管的气流速度达到 2~8L/min 时，称为高流量。高流量可以为气道提供一个显著的正性扩张压，即可产生正压通气作用；当鼻导管吸氧流量达到 8L/min 时，正压值为 5cmH_2O。通过流量产生气道正压是 HFNC 应用的基础。但是由于高速气流可以导致呼吸道变干、变冷、分泌物增加以及鼻腔刺激等，因此需要对气流加温加湿。因此高流量鼻导管通气，常被称为加温加湿高流量鼻导管吸氧（HFNC）。HFNC 与 CPAP 相同点在于都是通过气体流量，产生气道压力；不同点在于 HFNC 无病人端（近端）测压管，因此提供的气道压力不确定，CPAP 具有近端测压管，气道压力能够检测。

高流量鼻导管的应用机制在于：① HFNC 将外界气体加温湿化，达到最适合人体的温度（37℃）和湿度，有利于气道黏膜纤毛的运动和气道分泌物的顺利排出；② HFNC 提供大量新鲜的含氧气体冲洗鼻咽部生理无效腔，有利于促进肺泡 O_2、CO_2 交换，且鼻塞特殊设计有利于呼气相 CO_2 排出；③ HFNC 可提供低水平的持续气道正压，其提供的气体流速加快，即大于或等于患者主动吸气的最大吸气流速，从而使吸气阻力和患儿呼吸功大大降低；④ HFNC 的主动加温加湿可使机体对外界气体进行温湿化所消耗的热量减少。而且 HFNC 所需设备简单，仅需调节两项参数（通气流量和吸入氧浓度），易于掌握，易于推广，相对其他通气模式，其收费也更为低廉；且不增加无创通气的常见并发症。

二、适应证

1. 早产儿呼吸暂停。
2. 早产儿和足月儿气管插管机械通气拔管后呼吸支持。
3. 应用于辅助 NCPAP 撤机。
4. 因 NCPAP 致鼻部损伤的新生儿。
5. 新生儿呼吸窘迫综合征等原发性呼吸疾病的治疗，作为次选方案。

三、禁忌证

1. 详见本章第一节。
2. 一般不用于胎龄<28 周早产儿呼吸窘迫综合征的初始治疗。

四、不良反应及处理

详见本章第一节。高流量鼻导管吸氧还需注意：高流量鼻导管吸氧与CPAP不同，无法有效监测其提供的气道正压。尽量保持口腔关闭，可以保持有效压力；此外，高流量鼻导管吸氧，同等流量，不同病人、不同型号鼻导管，产生的气道正压差异性较大。

五、临床应用

HFNC不应被视为NCPAP的一种形式或替代，而是有自己独特特点的一种无创通气模式。基于目前的证据，有文章推荐HFNC的应用方案如下：①高流量气流需加温加湿；②常用气流流速5~7L/min，流速≤4L/min时可以考虑试停（更低的流速，其有效性存疑）；③应用过程中，每12~24h评估1次，可以按每次1L/min的速度下调流速；④目前不推荐应用流速>7L/min的气流；⑤应用HFNC需要制定明确的失败指征，如吸氧浓度增高、反复呼吸暂停、呼吸性酸中毒等；⑥按照鼻腔直径大小选择合适尺度的鼻导管，允许导管周围适当漏气；⑦另外，对于胎龄<28周的早产儿，其应用需要进一步研究。

> 病例：患儿男，2天，气促、青紫3h入院。G1P1，孕30周，体重1 100g，顺产，羊水Ⅰ度，Apgar评分1min 5分、5min 7分、10min 9分，生后呼吸困难进行性加重。胸片提示：新生儿呼吸窘迫综合征。肺泡表面活性物质使用后，自主呼吸欠佳，继续予以气管插管机械通气。之后胸片好转，自主呼吸活跃，考虑拔管。

问题：极低出生体重儿新生儿呼吸窘迫综合征，经机械通气治疗，是否可以选用高流量鼻导管吸氧辅助拔管？

如果病例已达到拔管标准，如原发病好转，表现为呼吸机参数下调，血氧饱和度稳定，CO_2无潴留；且自主呼吸活跃；可以考虑拔管，继续无创通气。缩短机械通气时间，有利于降低新生儿支气管肺发育不良。对于辅助拔管，相关研

究显示，高流量鼻导管吸氧和CPAP效果相似。Collins等将胎龄<32周的气管插管机械通气早产儿，按拔管后无创通气方式随机分成HFNC治疗组和CPAP治疗组，观察两组患儿生后第1周需重新插管比例，结果表明两组之间重新插管率差异无显著性（HFNC组22% *vs.* CPAP组34%，P=0.14），而HFNC治疗组鼻损伤的发生率明显偏低（$P<0.001$）。另一项样本量较大临床研究，由8家NICU参与的多中心随机对照研究，共纳入432例>28周的早产儿，随机分为CPAP与HFNC两组，评估拔管后72h内重新插管率无显著差异（HFNC组10% *vs.* CPAP组8%，P=0.51）；HFNC组较少发生鼻损伤（$P<0.05$）。结论：对于辅助拔管，HFNC和CPAP安全性和临床效果相似。按照2019年欧洲RDS诊治指南推荐，可以使用高流量鼻导管吸氧作为CPAP的替代方案，用于辅助拔管。但如果失败，也可以考虑尝试其他无创模式如NIPPV等，部分病人可以避免再次插管。

对于早产儿呼吸疾病，如NRDS的初始治疗，不建议首选高流量鼻导管吸氧。Roberts等多中心研究，纳入564例胎龄≥28周的NRDS但尚未给予肺表面活性物质治疗的早产儿，一组给予高流量鼻导管吸氧，一组给予CPAP治疗，以72h内治疗失败为主要结局指标。治疗失败的标准包括：吸氧浓度≥0.40，pH<7.2，$PaCO_2$>60mmHg，24h内发生需要正压通气的呼吸暂停>2次，或6h内发生需要干预的呼吸暂停>6次，或需要紧急气管插管、机械通气的情况。结果显示，高流量鼻导管吸氧组治疗失败的发生率显著高于CPAP组（25.5% *vs.* 13.3%；发生率差异12.3%；95%置信区间为5.8%~18.7%；$P<0.001$）。

【专家点评】

高流量鼻导管吸氧可以作为极低出生体重儿拔管后无创通气选项。但是在用于新生儿呼吸窘迫综合征的初始治疗时，高流量鼻导管吸氧和CPAP相比较，具有明显劣势，因此临床需谨慎选择。出生胎龄小于28周的早产儿建议避免使用。

（周建国）

第四节　新生儿持续气道正压通气

一、概述

经鼻持续气道正压通气(nCPAP)是新生儿使用最广泛的一项无创通气类型,具有 40 余年的使用历史。动物研究显示,使用 CPAP 和机械通气相比,可以有效降低肺部损伤。大量临床研究也显示,在肺泡表面活性物质广泛使用的时代,早产儿出生后早期使用 CPAP,必要时使用肺泡表面活性物质,和初始选择机械通气相比较,可以有效降低早产儿死亡率和支气管肺发育不良的发生率。

CPAP 呼吸支持可以有效改善呼吸困难,其机制在于:①提供持续气道正压,维持肺泡扩张,防止肺泡塌陷;②扩张气道,稳定膈肌,稳定胸廓,降低呼吸做功;③促进规律呼吸,减少呼吸暂停;④促进肺泡表面活性物质分泌,改善通气 / 血流(V/Q)比值。

二、适应证

1. 应用于新生儿呼吸窘迫综合征等原发性呼吸疾病。

2. 早产儿呼吸暂停。

3. 早产儿和足月儿气管插管机械通气拔管后呼吸支持。

三、禁忌证

1. 详见本章第一节。

2. 一般不用于严重 CO_2 潴留病例。

四、不良反应及处理

详见第十五章。和其他无创通气模式相比;如和高流量鼻导管吸氧相比,CPAP 更容易导致鼻腔及鼻中隔损伤。

五、临床应用

产房 CPAP(early CPAP)和早期治疗性肺泡表面活性物质使用(early rescue),是当前早产儿呼吸窘迫综合征治疗的重要理念。CPAP 仅有两个参数,PEEP 和吸氧浓度,均与氧合有关。

PEEP 根据病理生理状态进行设定,一般原则:肺顺应性较差,如新生儿呼吸窘迫综合征,设定较高的 PEEP,$5\sim8cmH_2O$;顺应性较好时,则设定 $4\sim6cmH_2O$。根据症状、体征、血气及胸片进行个体化调节。CPAP 对于改善中重度 CO_2 潴留的作用较弱,必要时需要更改为其他无创通气模式,或插管机械通气。

> 病例:患儿男,产房复苏中。G1P1,孕 29 周,体重 1 000g,顺产,羊水 Ⅰ 度,Apgar 评分 1min 5 分、5min 7 分、10min 9 分。

问题:对于该病例的产房复苏,呼吸支持策略是什么?

对于极低出生体重儿,在产房复苏过程中,建议给予能够提供气道末正压的通气模式,以维持肺泡开放,且预防呼气末肺泡塌陷导致的肺损伤。建议选择使用 T- 组合复苏器,提供 PEEP $6\sim9cmH_2O$,并限制高 PIP 的使用。Morley CJ 等的 COIN 研究,将 610 例胎龄 25~28 周的早产儿,在生后 5min 内,随机分为两组,一组给予早期 CPAP,一组气管插管机械通气。结果显示 CPAP 组和插管组患儿,矫正胎龄 36 周的死亡和 BPD 联合发生率无显著差异(33.9% *vs.* 38.9%;*OR* 0.80;95% 置信区间为 0.58~1.12;*P*=0.19)。

2019 年欧洲 RDS 诊治指南推荐:在产房,针对极低出生体重儿早期使用 CPAP 呼吸支持。因此具备条件的妇产科医院,应当创造条件,在产房开展 CPAP 治疗。如果不具备条件,应当在转移至 NICU 后尽早使用 CPAP 呼吸支持。

【专家点评】

早产儿呼吸窘迫综合征的早期管理至关重要,早期 CPAP,以及早期治疗性肺泡表面活性物质使用(在 CPAP PEEP>$6cmH_2O$,吸氧浓度>30% 时尽早使用),是目前早产儿呼吸窘迫综合征早期管理的重要理念。

(周建国)

第五节　新生儿经鼻间歇正压通气

一、概述

自 1971 年 Gregory 首次成功使用持续气道正压通气（CPAP）治疗新生儿呼吸窘迫综合征（RDS）以来，经鼻 CPAP（NCPAP）作为新生儿无创通气领域的基石在临床上应用广泛。然而，研究发现部分早期使用 NCPAP 的患儿仍会出现呼吸衰竭，极低出生体重儿中 NCPAP 的失败率达 50%。为此，研究者不断探索更有效、更安全的通气策略。其中，经鼻间歇正压通气（nasal intermittent positive pressure ventilation，NIPPV）在 NCPAP 的基础上给予间歇正压通气，既保留了 NCPAP 的优势，又结合了间歇指令通气的特点，为新生儿无创通气提供了新的选择。

NIPPV 的作用机制尚不明确，可能与提高平均气道压、增加潮气量及分钟通气量、降低呼吸做功、加强胸腹呼吸运动协调性、降低二氧化碳分压等有关，尤其在同步 NIPPV 模式（synchronized nasal intermittent positive pressure ventilation，SNIPPV）中，上述生理学效应较 NCPAP 更为明显。

传统机械通气呼吸机及无创正压呼吸机均可提供 NIPPV。根据间歇正压通气变化是否与患儿自主呼吸同步，将 NIPPV 分为同步化及非同步化两种模式。多数研究利用腹部传感器探测呼吸运动信号实现 SNIPPV，虽然该装置简单，但由于易受其他活动信号干扰，对传感器的固定要求较高。此外，也可通过探测吸气气流进行流量触发，但漏气的存在及新生儿潮气量较小、呼吸频率较快的生理特点为该项技术增添了难度。神经调节辅助通气（neurally adjusted ventilatory assist，NAVA）近年来受到广泛关注，将带有灵敏探头的鼻胃管插至横膈水平，以膈神经信号进行触发，不仅能更有效地实现同步化，还能根据信号强弱提供相应的压力水平，无疑是相对较理想的触发模式，但其有创性及高昂的价格限制了该技术在临床的普及。

二、适应证

1. 应用于新生儿呼吸疾病如新生儿呼吸窘迫综合征、湿肺等的初始呼吸支持。

2. 呼吸暂停。

3. 辅助拔管。

4. CPAP 治疗失败患儿，插管前挽救方案。

三、禁忌证

详见本章第一节。

四、不良反应及处理

曾有报道称 NIPPV 可导致新生儿小脑出血及胃肠穿孔，一度限制了其临床应用，但这可能与早先使用和成人类似的面罩有关。近年来随着人机连接界面的不断优化及同步装置的出现，未再发现类似的严重不良事件。至于 NIPPV 对血流动力学的影响，Sadeghnia 等通过近红外光谱技术发现 NIPPV 组脑组织灌注水平较 NCPAP 组低，但 Chang 等并未得到类似差异，鉴于缺乏大样本临床试验，该问题需要进一步探究。NCPAP 的常见并发症同样也会出现在使用 NIPPV 的患儿中，但多项研究显示与 NCPAP 相比，NIPPV 并没有增加气胸、肺出血、坏死性小肠结肠炎、鼻损伤等风险，住院时间亦无明显不同。

五、临床应用

1. **双水平 CPAP**　原则上双水平 CPAP（biphasic CPAP，BiPAP）也是无创机械通气的一种，但所能提供的气道压力较低。双水平 CPAP 的参数如下：PEEP（低压，Plow）5~6cmH$_2$O，PIP（高压，Phigh）8~10cmH$_2$O，Ti（高压持续时间，Thigh）0.5~2s，f（高低压转换频率）10~30 次/min；

2. **NIPPV 参数**　PEEP（低压，Plow）5~8cmH$_2$O，PIP（高压，Phigh）15~25cmH$_2$O，Ti（高压持续时间，T$_{high}$）0.3~1s，f（高低压转换频率）15~40 次/min。原则上 PIP（高压，Phigh）越高，设定的 Ti 时间越短。PIP、PEEP、Ti、吸氧浓度与氧合有关，δP（PIP-PEEP）及频率可能和通气有关。

病例：患儿男，G1P1，孕 30 周，体重 1 200g，羊水 Ⅰ 度，Apgar 评分 1min 5 分、5min 7 分、

10min 9 分。因新生儿呼吸窘迫综合征，呼吸机治疗 2 天，目前 AC 模式，PIP 18cmH₂O、PEEP 5cmH₂O（监测 MAP 10cmH₂O）、FiO₂ 30%。血氧饱和度稳定，血气分析正常，胸片透亮度好转。

问题：是否可以考虑拔管？选用何种模式辅助拔管？

极低出生体重儿，缩短有创机械通气时间，选用无创通气，是新生儿肺保护性通气的重要策略，有利于降低 BPD 发生率。辅助拔管无创通气的模式包括 CPAP、高流量鼻导管吸氧、无创间歇通气等。研究表明，用于辅助拔管，无创间歇通气 NIPPV 和 CPAP 相比较，具有显著优势，减低拔管失败率。Ferguson KN 等人的综述研究，比较 NIPPV 和 CPAP 辅助拔管的作用，纳入 9 项 RCT 研究，结果显示，NIPPV 和 CPAP 相比有更低的拔管后 7 天内呼吸衰竭发生率（*RR* 0.70，95% 置信区间为 0.60~0.80），更低的 7 天内再插管率（*RR* 0.74，95% 置信区间为 0.64~0.85）。此外，也有研究比较 CPAP 和 HFNC 用于撤机后降阶梯治疗方案。Manley B 等大样本研究提示 HFNC 不劣于 CPAP。但如果 HFNC 失败，可以考虑使用 NIPPV 或 CPAP，部分病例可避免再次插管。此病例，目前有创通气的参数偏高，如果自主呼吸好，计划拔管，需要考虑能够提供更高气道压力的无创通气模式——NIPPV。

【专家点评】

NIPPV 可以提供相较于 CPAP 更高的气道压力，可以用于新生儿呼吸疾病的初始治疗、新生儿呼吸暂停、辅助拔管等。使用有创呼吸机无创模块进行 NIPPV 可以提供更高的气道压力。此外，双水平 CPAP 也能够提供 PIP（或称为 P_high），但因为最高仅为 10cmH₂O，当前研究发现，其辅助拔管作用和 CPAP 相当。

（周建国）

第六节　新生儿无创高频振荡通气

一、概述

无创高频振荡通气（noninvasive high frequency oscillatory ventilation，NHFOV）是以鼻塞、鼻罩替代气管插管将高频气流送入气道的一种新兴无创通气模式。NHFOV 是在 CPAP 基础上叠加了压力振荡功能，被学者称为超级 CPAP。最早在 CPAP 上叠加压力振荡的通气模式是水封瓶 CPAP。临床研究表明，水封瓶 CPAP 可通过水封瓶产生压力振荡促进肺泡开放和保持气道通畅，且具备较好的 CO₂ 排出功能。与水封瓶 CPAP 相比，NHFOV 通过高频呼吸机产生的压力振幅明显增强，压力振荡功能更加稳定。根据振荡发生的原理，NHFOV 可分为两种类型：①膜振荡驱动：持续偏置气流，主动呼气模式；②气流阻断驱动：非持续偏置气流，被动呼气模式。根据呼吸机的类型可分为：①具备无创高频模式的无创呼吸机；②具备无创高频模块的有创呼吸机。理论上，NHFOV 应具备类似有创 HFOV 的一些优势：①有利于 CO₂ 排出，减少 CO₂ 潴留；②小潮气量通气，减少压力伤、容量伤；③无需同步，减少了对同步功能的需求。

二、适应证

NHFOV 在 NICU 中的应用指征尚不统一，临床研究中多应用于：

1. 其他无创通气模式失败后的挽救式治疗。

2. 新生儿呼吸疾病如新生儿呼吸窘迫综合征的初始治疗。

3. 呼吸暂停。

4. 有创机械通气拔管后呼吸支持。

鉴于理论上，无创高频具有更好的 CO₂ 排出功能，可尝试应用于 CO₂ 潴留较为严重，且尚未插管的病例。

三、禁忌证

无创高频和其他无创通气模式的禁忌证相似。

四、不良反应及处理

作为一种新兴的无创通气模式，NHFOV 潜在并发症是临床十分关心的问题。与 NCPAP 相同，NHFOV 通过经鼻接口向气道施加压力达到呼吸支持的目的，因此有可能出现腹胀、鼻压伤等并发症。

欧洲调查研究结果发现腹胀、分泌物黏稠导致上气道阻塞是 NHFOV 最常见的并发症。此外 NHFOV 治疗的安全性问题主要集中在是否会引起早产儿颅内出血及气漏发生，但既往对于 NHFOV 导致的气胸和颅内出血等严重并发症均未见报道。由于以上研究纳入样本量少，且缺乏长期随访，因此在 NHFOV 被广泛应用于新生儿呼吸支持前仍需深入探讨其安全性。

五、临床应用

NHFOV 的设置参数主要包括：平均气道压（mean airway pressure，MAP）、FiO_2、吸气时间比（I∶E）、振幅和频率。不同 NICU 中心在临床应用中的参数设置差异很大。欧洲的一项调查研究结果显示，30 家应用 NHFOV 的 NICU，MAP 初始设置范围 6~12cmH$_2$O，最大范围 7~18cmH$_2$O；频率 6~13Hz，振幅 2~70cmH$_2$O。

> 病例：患儿男，G1P1，孕 30 周，体重 1 200g，羊水 Ⅰ 度，Apgar 评分 1min 5 分、5min 7 分、10min 9 分。新生儿呼吸窘迫综合征，CPAP 呼吸支持的情况下，吸痰后查血气分析提示：$PaCO_2$ 68cmH$_2$O、pH 7.18。

问题：是否可以考虑插管？

患儿存在中重度 CO_2 潴留，CPAP 对于降低 CO_2 作用较弱，在优化 PEEP 后，复查血气，如果仍存在严重 CO_2 潴留，需要更改呼吸支持模式，甚至插管机械通气。无创高频通气，具有较好的 CO_2 排出功能，对于血氧稳定，单独存在 CO_2 潴留的患儿，可以考虑使用，预防插管。

【专家点评】

无创高频通气（经鼻高频）是近年来研究的热点，研究发现无创高频通气可以用于降低 CO_2 潴留，用于新生儿呼吸窘迫综合征初始治疗、辅助拔管、呼吸暂停等。但由于研究数量仍较少，其临床应用的有效性仍不明确，在选用过程中，应当密切观察其有效性及不良反应。

（周建国）

参考文献

1. ABDEL-HADY H, SHOUMAN B, ALY H. Early weaning from CPAP to high flow nasal cannula in preterm infants is associated with prolonged oxygen requirement: a randomized controlled trial. Early Hum Dev, 2011, 87 (3): 205-208.

2. ALEXIOU S, PANITCH HB. Physiology of non-invasive respiratory support. Seminars in Fetal & Neonatal Medicine, 2016, 21 (3): 174.

3. BOTTINO R, PONTIGGIA F, RICCI C, et al. Nasal high-frequency oscillatory ventilation and CO$_2$ removal: A randomized controlled crossover trial. Pediatric pulmonology, 2018, 53: 1245-1251.

4. CHANG HY, CHENG KS, LUNG HL, et al. Hemodynamic effects of nasal intermittent positive pressure ventilation in preterm infants. Medicine, 2016, 95 (6): e2780.

5. CHEN L, WANG L, MA J, et al. Nasal high-frequency oscillatory ventilation in preterm infants with respiratory distress syndrome and ARDS after extubation: a randomized controlled trial. Chest, 2019, 155: 740-748.

6. COLLINS CL, HOLBERTON JR, BARFIELD C, et al. A randomized controlled trial to compare heated humidified high-flow nasal cannulae with nasal continuous positive airway pressure postextubation in premature infants. J Pediatr, 2013, 162 (5): 949-954.

7. CUMMINGS JJ, POLIN RA. Noninvasive respiratory suppor. Pediatrics, 2016, 137 (1): 331-338.

8. DIBLASI RM, DUPRAS D, KEARNEY C, et al. Nitric oxide delivery by neonatal noninvasive respiratory support devices. Respir Care, 2015, 60 (2): 219-230.

9. FERNANDEZ-ALVAREZ JR, GANDHI RS, et al. Heated humidified high-flow nasal cannula versus low-flow nasal cannula as weaning mode from nasal CPAP in infants ≤ 28 weeks of gestation. Eur J Pediatr, 2014, 173 (1): 93-98.

10. FINER N, CARLO W, WALSH M, et al. Early CPAP versus surfactant in extremely preterm infants. The New England Journal of Medicine, 2010, 362: 1970-1979.

11. FISCHER HS, BOHLIN K, BUHRER C, et al. Nasal high-frequency oscillation ventilation in neonates: a survey in five European countries. European journal of pediatrics, 2015, 174: 465-471.

12. GIZZI C, MONTECCHIA F, PANETTA V, et al. Is synchronised NIPPV more effective than NIPPV and NCPAP in treating apnoea of prematurity (AOP)? A randomised cross-over trial. Arch Dis Child Fetal Neonatal Ed, 2015, 100 (1): F17-23.

13. GOTERA C, DIAZ LOBATO S, PINTO T, et al. Clinical evidence on high flow oxygen therapy and active humid-

ification in adults. Rev Port Pneumol, 2013, 19 (5): 217-227.

14. GREGORY GA, KITTERMAN JA, PHIBBS RH, et al. Treatment of the idiopathic respiratory-distress syndrome with continuous positive airway pressure. New Engl J Med, 1971, 284 (24): 1333.

15. HADJ-AHMED MA, SAMSON N, NADEAU C, et al. Laryngeal muscle activity during nasal high-frequency oscillatory ventilation in nonsedated newborn lambs. Neonatology, 2015, 107 (3): 199-205.

16. HEGDE D, MONDKAR J, PANCHAL H, et al. Heated humidified high flow nasal cannula versus nasal continuous positive airway pressure as primary mode of respiratory support for respiratory distress in preterm infants. Indian Pediatr, 2016, 53 (2): 129-133.

17. 黄佳. 新生儿无创高频振荡通气的研究进展 [J]. 中国当代儿科杂志, 2017, 19 (5): 5.

18. HUANG L, MENDLER MR, WAITZ M, et al. Effects of synchronization during noninvasive intermittent mandatory ventilation in preterm infants with respiratory distress syndrome immediately after extubation. Neonatology, 2015, 108 (2): 108-114.

19. KIRPALANI H, MILLAR D, LEMYRE B, et al. A trial comparing noninvasive ventilation strategies in preterm infants. N Engl J Med, 2013, 369 (7): 611-620.

20. KRIBS A, ROLL C, GÖPEL W, et al. Nonintubated surfactant application vs conventional therapy in extremely preterm infants: a randomized clinical trial. JAMA pediatrics, 2015, 169: 723-730.

21. KUBICKA ZJ, LIMAURO J, DARNALL RA. Heated, humidified high-flow nasal cannula therapy: yet another way to deliver continuous positive airway pressure？. Pediatrics, 2008, 121 (1): 82-88.

22. KUGELMAN A, RISKIN A, SAID W, et al. A randomized pilot study comparing heated humidified high-flow nasal cannulae with NIPPV for RDS. Pediatr Pulmonol, 2015, 50 (6): 576-583.

23. LAVIZZARI A, COLNAGHI M, CIUFFINI F, et al. Heated, humidified high-flow nasal cannula vs nasal continuous positive airway pressure for respiratory distress syndrome of prematurity: a randomized clinical noninferiority trial. JAMA Pediatr, 2016: 8.

24. LEE J, KIM HS, JUNG YH, et al. Non-invasive neurally adjusted ventilatory assist in preterm infants: a randomised phase Ⅱ crossover trial. Archives of Disease in Childhood Fetal & Neonatal Edition, 2015, 100 (6): 507.

25. LEMYRE B, DAVIS PG, DE PAOLI AG, et al. Nasal intermittent positive pressure ventilation (NIPPV) versus nasal continuous positive airway pressure (NCPAP) for preterm neonates after extubation. Cochrane Database Syst Rev, 2014, 9: Cd003212.

26. LINDWALL R, BLENNOW M, SVENSSON M, et al. A pilot study of inhaled nitric oxide in preterm infants treated with nasal continuous positive airway pressure for respiratory distress syndrome. Intensive care medicine, 2005, 31: 959-964.

27. MALAKIAN A, BASHIRNEZHADKHABAZ S, ARAMESH MR, et al. Noninvasive high-frequency oscillatory ventilation versus nasal continuous positive airway pressure in preterm infants with respiratory distress syndrome: A randomized controlled trial. The journal of maternal-fetal & neonatal medicine, 2018: 1-151.

28. MANLEY B, OWEN L, DOYLE L, et al. High-flow nasal cannulae in very preterm infants after extubation. The New England journal of medicine, 2013, 369: 1425-1433.

29. MANLEY BJ, OWEN LS, DOYLE LW, et al. High-flow nasal cannulae in very preterm infants after extubation. N Engl J Med, 2013, 369 (15): 1425-1433.

30. MANLEY BJ, OWEN LS. High-flow nasal cannula: Mechanisms, evidence and recommendations. Semin Fetal Neonatal Med, 2016, 21 (3): 139-145.

31. MORETTI C, GIZZI C, MONTECCHIA F, et al. Synchronized nasal intermittent positive pressure ventilation of the newborn: technical issues and clinical results. Neonatology, 2016, 109 (4): 359.

32. MORLEY C, DAVIS P, DOYLE L, et al. Nasal CPAP or intubation at birth for very preterm infants. The New England journal of medicine, 2008, 358: 700-708.

33. MUKERJI A, DUNN M. High-frequency ventilation as a mode of noninvasive respiratory support. Clinics in perinatology, 2016, 43: 725-740.

34. OSMAN M, ELSHARKAWY A, ABDEL-HADY H. Assessment of pain during application of nasal-continuous positive airway pressure and heated, humidified high-flow nasal cannulae in preterm infants. J Perinatol, 2015, 35 (4): 263-267.

35. RAMANATHAN R, SEKAR KC, RASMUSSEN M, et al. Nasal intermittent positive pressure ventilation after surfactant treatment for respiratory distress syndrome in preterm infants <30 weeks' gestation: a randomized, controlled trial. J Perinatol, 2012, 32 (5): 336-343.

36. ROBERTS C, OWEN L, MANLEY B, et al. Nasal high-flow therapy for primary respiratory support in preterm infants. The New England journal of medicine, 2016, 375: 1142-1151.

37. SADEGHNIA A, FOROSHANI MZ, BADIEI Z. A comparative study of the effect of nasal intermittent positive pressure ventilation and nasal continuous positive airway pressure on the regional brain tissue oximetry in premature newborns weighing <1500 g. Int J

Prev Med, 2017, 8: 41.

38. SCHMOLZER GM, KUMAR M, PICHLER G, et al. Non-invasive versus invasive respiratory support in preterm infants at birth: systematic review and meta-analysis. Bmj, 2013, 347: f5980.

39. SIVIERI EM, EICHENWALD E, BAKRI SM, et al. Effect of high frequency oscillatory high flow nasal cannula on carbon dioxide clearance in a premature infant lung model: A bench study. Pediatric pulmonology, 2019, 54: 4364-4443.

40. TREVISANUTO D, GRAZZINA N, DOGLIONI N, et al. A new device for administration of continuous positive airway pressure in preterm infants: comparison with a standard nasal CPAP continuous positive airway pressure system. Intensive care medicine, 2005, 31: 859-864.

41. ULLRICH TL, CZERNIK C, BUHRER C, et al. Nasal high-frequency oscillatory ventilation impairs heated humidification: A neonatal bench study. Pediatric pulmonology, 2017, 52: 1455-1460.

42. WAITZ M, MENSE L, KIRPALANI H, et al. Nasal Intermittent Positive Pressure Ventilation for Preterm Neonates: Synchronized or Not？. Clinics in Perinatology, 2016, 43 (4): 799-816.

43. WYCKOFF MH, AZIZ K, ESCOBEDO MB, et al. Part 13: Neonatal Resuscitation: 2015 American Heart Association Guidelines Update for Cardiopulmonary Resuscitation and Emergency Cardiovascular Care. Circulation, 2015, 132 (18 Suppl 2): S543-560.

44. 杨玉兰, 吴本清, 苏锦珍, 等. 经鼻高频通气治疗新生儿呼吸窘迫综合征效果的系统评价 [J]. 中国当代儿科杂志, 2018, 20 (11): 7.

45. YODER BA, STODDARD RA, LI M, et al. Heated, humidified high-flow nasal cannula versus nasal CPAP for respiratory support in neonates. Pediatrics, 2013, 131 (5): e1482-1490.

46. ZARAMELLA P, FREATO F, GRAZZINA N, et al. Does helmet CPAP reduce cerebral blood flow and volume by comparison with Infant Flow driver CPAP in preterm neonates？ Intensive care medicine, 2006, 32: 1613-1619.

47. ZHU XW, SHI Y. Clinical settings in a preliminary study: Noninvasive high-frequency oscillatory ventilation versus nasal continuous positive airway pressure in preterm infants with moderate-severe respiratory distress syndrome. Pediatric pulmonology, 2018, 53: 389-390.

第三十六章　新生儿机械通气

第一节　新生儿机械通气特点和适应证

近年来,随着新生儿机械通气治疗的进展,包括新生儿呼吸机性能的改进、新的机械通气模式、肺保护性通气策略的使用以及有效的监护手段,显著提高了新生儿呼吸衰竭救治成功率,从而降低了新生儿死亡率。但与此同时,机械通气使用的不良预后,例如支气管肺发育不良、氧中毒、呼吸机相关肺损伤等的发生也日益增多,探索优化的机械通气策略,降低机械通气并发症成为危重新生儿,特别是极早产儿呼吸支持的焦点。

一、新生儿机械通气特点

新生儿的呼吸生理与儿童、成人有明显的差别,表现在新生儿潮气量小且潮气量因肺顺应性变化而发生波动,呼吸频率快,吸气流速慢,解剖无效腔大,同时自主呼吸相对弱,因此呼吸机的设计必须满足新生儿呼吸生理的需要。新生儿呼吸生理相关数据见表36-1-1及表36-1-2。

新生儿机械通气使用中需要特别关注以下3个问题:

1. 肺生理　早产儿肺顺应性差,时间常数(Tc)短,通常需要快的呼吸频率和短的吸气时间。同时,呼吸肌力量不足、胸廓顺应性很好导致很难实现合适的吸气流速或压力。因此新生儿对呼吸机的要求很高,需要灵敏的触发同步、吸气控制和精确的潮气量监测,不然会导致触发延迟不能触发或提前中止吸气、潮气量监测错误。

2. 不带囊套的气管插管　考虑到气道黏膜受压坏死,新生儿通常使用不带囊套的气管插管,因此气管插管周围会存在不同程度的漏气。持续气管插管周围漏气导致潮气量监测不准确,对使用容量为目标的通气模式影响很大。长期气管插管的患儿,由于反复通气的牵张,喉和气道会出现进行性扩张,气管插管周围漏气也会越来越明显。

一般在吸气时,漏气更显著。当然漏气也是时时变化的,会受到患儿体位(头部位置)的影响。

3. 潮气量监测　对于超低出生体重儿,无论使用容量控制还是容量为目标的通气模式,精确监测潮气量都至关重要。救治体重低至$400 \sim 1\,000g$的患儿,潮气量需要精准到$2 \sim 5ml$范围内。适用于成人的多款呼吸机一般在呼气端监测潮气量,考虑到管路内的压缩气体、管路的顺应性和气管插管周围漏气的影响,数值不准确,这种监测方式对于新生儿来说很不合适。

二、适应证

机械通气的目的在于改善氧合和通气功能,但同时要兼顾以下几点:①安全性,在实现最佳的气体交换的同时,将对血流动力学的不良影响、呼吸机相关的肺和脑损伤降到最低;②舒适性,减少呼吸做功和氧耗,最大程度降低呼吸机和患儿自主呼吸的不同步;③有预见性,上机伊始要充分考虑通气策略,尽可能缩短机械通气时间,降低机械通气并发症,有条件的话尽早拔管到无创通气。每个新生儿的临床情况、胎龄、体重均不同,需要个体化的评估插管指征,基于患儿病理生理状态选择合理的机械通气策略。机械通气的使用包括模式分类、目标选择、模式选择,极具科学性和艺术性。

新生儿机械通气的适应证见表36-1-3。

(一)治疗性通气的指征

符合以下任意一项者即可应用呼吸机治疗。

1. 吸入氧浓度(FiO_2)为0.6时,动脉血氧分压(PaO_2)$<50mmHg$或经皮血氧饱和度$<85\%$,无创呼吸治疗无效(有青紫型先天性心脏病除外)。

2. 动脉血二氧化碳分压($PaCO_2$)$>60 \sim 70mmHg$伴$pH<7.20 \sim 7.25$。

表 36-1-1 新生儿期足月儿肺功能正常值

项目	研究例数	平均值	标准差	范围
潮气量 /(ml·kg⁻¹)	266	4.8	1.0	2.9~7.9
呼吸频率 /(次·min⁻¹)	266	50.9	13.1	25~104
分钟通气量 /[ml·(kg·min)⁻¹]	266	232	61.4	—
动态顺应性 /[ml·(cmH₂O·kg)⁻¹]	266	1.72	0.5	0.9~3.7
总肺阻力 /[cmH₂O·(L·s)⁻¹]	266	42.5	1.6	3.1~171
呼吸功 /(G·cm)	266	11.9	7.4	1.1~52.6
呼气时间 /s	291	0.57	0.17	0.27~1.28
吸气时间 /s	291	0.51	0.10	0.28~0.87
最大呼气流速时间 / 总呼气时间	291	0.51	0.12	0.18~0.83
静态顺应性 [ml·(cmH₂O·kg)⁻¹]	289	1.25	0.41	0.43~2.07
气道阻力 /[cmH₂O·(L·s)⁻¹]	299	63.4	16.6	34.9~153.3
时间常数 /s	299	0.24	0.10	0.08~1.1
功能残气量 /(ml·kg⁻¹)	271	29.8	6.2	14.5~15.6

注：引自 MILNER AD，MARSH MJ，INGRAM DM，et al.Effects of smoking in pregnancy on neonatal lung function.Arch Dis Child Fetal and Neonatal Ed，1999，80 :8-14.

表 36-1-2 新生儿与成人呼吸功能的比较

项目	新生儿	成人
呼吸频率 /(次·min⁻¹)	30~40	12~16
吸气时间 /s	0.4~0.5	1.2~1.4
吸呼比	(1:1.5)~(1:2)	(1:2)~(1:3)
吸气流速 /(L·min⁻¹)	2~3	24
潮气量 /ml	18~24	500
潮气量 /(ml·kg⁻¹)	6~8	6~8
功能残气量 /ml	100	2 200
功能残气量 /(ml·kg⁻¹)	30	34
肺活量 /ml	120	3 500
肺活量 /(ml·kg⁻¹)	33~40	52
肺总量 /ml	200	6 000
肺总量 /(ml·kg⁻¹)	63	86
总顺应性 /(ml·cmH₂O⁻¹)	2.6~4.9	100
总顺应性 /(ml·cmH₂O⁻¹·mlFRC⁻¹)	0.04~0.06	0.04~0.07
肺顺应性 /(ml·cmH₂O⁻¹)	4.8~6.2	170~200
肺顺应性 /(ml·cmH₂O⁻¹·mlFRC⁻¹)	0.04~0.07	0.04~0.07
比气道传导性 /(ml·cmH₂O⁻¹·mlFRC⁻¹)	0.24	0.28
呼吸道水分不显性丢失 /[ml·(24h)⁻¹]	45~55	300

注：气道传导性为气道阻力倒数，1cmH₂O=0.098kPa。

表 36-1-3　机械通气的指征

分类	指征
呼吸驱动不足/无	无自主呼吸或自主呼吸弱或间歇性呼吸
	频繁(大于 6 次/h)或严重呼吸暂停需要正压通气
呼吸做功增加	三凹征阳性,气促>100 次/min
高氧需求	FiO_2>0.4~0.6,疑似 PPHN 血氧不稳定
严重呼吸性酸中毒	pH<7.2 且持续无改善,生后 3 天内 PCO_2>65mmHg,3 天后 PCO_2>70mmHg
中重度呼吸窘迫,无创通气禁忌证患儿	肠梗阻、肠穿孔、近期胃肠手术后、先天性膈疝
围手术期	麻醉剂残留效应、腹部切开、需使用肌松剂(气切后)

3. 长时间的呼吸暂停。

4. 全身麻醉患儿。

(二)支持性通气的指征

符合以下任意一项者应考虑给予机械通气治疗。

1. 动脉血气分析结果尚属正常,但循环状态不稳定,短时间内不能改善。

2. 机体内环境失衡较严重,短时间内不能纠正。

3. 呼吸困难,呼吸做功明显增加。

4. 严重的全身炎症反应综合征(SIRS)使机体外周循环灌注不足,并处于多器官功能障碍综合征(MODS)早期。

5. 频繁、间歇性的呼吸暂停,药物干预无效。

决定是否进行机械通气治疗时,还应注意以下几点:①技术开展的可行性:一般不主张在一级或条件较差的二级医院常规开展呼吸机治疗,开展机械通气的医护人员需要受过专业培训;②动态调整指征:新生儿病情变化快,不可过分依赖血气分析,应动态观察病情变化,病情出现迅速恶化的趋势,也是机械通气的指征。如早产儿反复呼吸暂停,经触觉刺激及咖啡因等药物治疗效果不佳,患儿出现心动过缓或发绀,应及时给予机械通气。

三、机械通气的禁忌证

没有绝对禁忌证。应用机械通气后可使病情加重的疾病,如肺大疱、气胸、皮下气肿等为机械通气的相对禁忌证。

(袁　琳)

第二节　新生儿常频机械通气模式与参数调节

一、新生儿常用常频呼吸机特点

随着科技的发展,市场上涌现出品种繁多的呼吸机,性能特点各异。用于新生儿的呼吸机,其性能必须适应新生儿呼吸生理特点,压力限制、时间切换、持续气流型呼吸机仍是新生儿最基本、最常用的类型。基于复杂的微处理器的呼吸机可实现有效的呼吸同步,被广泛应用于临床。每家中心可结合应用对象、救治疾病种类、对各种通气模式的需求及经济情况选购。例如一家中心主要收治极早产儿,对于最小潮气量、触发灵敏度、泄露补偿等要求就相对较高。但值得注意的是,并非高性能的呼吸机本身改善了新生儿预后,根据患儿自身情况选择最优化的机械通气模式,结合良好的呼吸机才是救治关键。

二、新生儿常频机械通气的常用模式

新生儿常频机械通气一般采用定压模式,常用模式包括:

1. **间歇指令通气**(intermittent mandatory ventilation,IMV)　呼吸机根据预设的频率对患儿进行正压通气,两次机械通气间歇,患儿可以借助呼吸机的持续气流进行自主呼吸。此模式的缺点是指令通气与患儿的呼吸不同步,可发生人机对抗。撤离呼吸机阶段可通过逐渐降低 IMV 的频率和降低吸气峰值压力(PIP)实现。

2. 同步间歇指令通气(synchronized intermittent mandatory ventilation, SIMV)　与 IMV 相似，但 SIMV 强制通气的发生与患儿的吸气同步，即在一次呼吸周期的呼气相给予可触发的窗口(触发窗)，如果患儿自主呼吸的发生在触发窗内，呼吸机给以触发提供正压通气。因此 SIMV 实际递送的强制通气可以比预设的间隙稍提前或落后。这一模式的使用要求呼吸机必须具备同步触发功能。若患儿出现呼吸暂停或自主呼吸的发生在窗口期外，呼吸机仍按预设的频率给予通气。SIMV 模式可减少人机对抗，但对两次机械通气间隙中的自主呼吸无支持。撤离呼吸机阶段也是通过逐渐降低 SIMV 的频率和降低吸气峰值压力(PIP)实现。

3. 辅助 / 控制通气(assist/control, A/C)　也称为患者触发模式(patient-triggered ventilation, PTV)或同步间歇正压通气(synchronized intermittent positive pressure ventilation, SIPPV)。将辅助通气与控制通气结合，当患儿有自主呼吸时给予辅助模式通气(A)，即根据患儿的自主呼吸的频率给以触发，机械通气的频率与自主呼吸的频率相同；若患儿无自主呼吸或自主呼吸较弱未能触发呼吸机送气，或自主呼吸的频率低于预设频率，则按预设的通气频率控制通气(C)。这一模式的使用也要求呼吸机必须具备同步触发功能。A/C 模式可以对患儿每次自主呼吸给予足够的支持，又能保证自主呼吸不稳定的患儿提供预设水平的呼吸支持，但对自主呼吸较强的患儿有产生过度通气的风险，应及时调整压力和吸气时间等。撤离呼吸机阶段不能通过降低频率，而是要逐渐降低吸气峰值压力(PIP)来撤机。

4. 压力支持通气(pressure support ventilation, PSV)　是压力限制、流量切换、患儿自主呼吸触发的通气模式。患儿吸气触发呼吸机给予正压通气，当自主吸气流速降低到峰流速的一定比例，通常是 15% 时(该比例可以调整，比例越高，吸气时间越短)，吸气中止，转为呼气。当患儿无自主呼吸时，呼吸机按照预设的后备通气模式给予正压通气。这一模式的使用也要求呼吸机必须具备同步触发功能。这个模式的优点在于可以根据患儿的需要辅助其呼吸肌活动，降低吸气做功，吸气时间由患儿自主决定。当患儿自主呼吸能力足够强时可单独使用，通常与 SIMV 模式联用，对 SIMV 两次机械通气间隙中的自主呼吸给以支持，解决由于狭窄管径、高阻力的气管插管、呼吸机管路和

呼气活瓣所导致的呼吸做功增加的问题。PSV 模式也是撤离呼吸机过程中可选用的一种模式。

5. 分钟指令性通气(minute mandatory ventilation, MMV)　根据患儿的病情预先设定目标分钟通气量，呼吸机连续监测患儿自主呼吸的分钟通气量和指令通气的分钟通气量。若自主呼吸不足以达到设定的目标分钟通气量，指令通气相应增加；若自主呼吸达到或超过设定目标分钟通气量，则指令通气停止。因此，MMV 模式下呼吸机指令通气随着患儿自主通气水平的变化而变化，但确保最低分钟通气量。这是撤离呼吸机过程中可选的一种模式，呼吸机根据患儿病情动态调整，无需临床医生实时床旁监测。此模式确定的只是预设目标分钟通气量，疾病早期使用，患儿可以以无效的小潮气量的浅快呼吸来实现，这将导致肺泡通气量不足，肺不张。

三、参数调节

1. 吸气峰压(PIP)　指一个呼吸周期内达到的最大吸气压力。定压型呼吸机应预先设置压力。PIP 的设定应考虑患儿的胎龄、体重、日龄、原发疾病严重程度及肺顺应性和气道阻力等因素。例如，对肺顺应性降低者应适度增加 PIP。PIP 超过 $30cmH_2O$，为高 PIP，使用时应慎重，防止发生气压伤、支气管肺发育不良等损伤，影响静脉回流和降低心输出量。

2. 呼气末正压(PEEP)　其作用与 CPAP 相同，呼气末保持一定的正压，使得肺泡和终末气道在呼气末维持张开，防止肺泡萎陷，恢复和维持功能残气量，稳定肺容量。新生儿呼吸窘迫综合征(RDS)和肺出血常需要相对较高的 PEEP。使用中应注意，若呼气时间过短或气道阻力高，可产生附加在调定的 PEEP 之上的内源性 PEEP，引发肺气漏。

3. 平均气道压力(MAP)　MAP 不需要直接调节，一般由呼吸机自动计算得出。MAP 是一个呼吸周期中施于气道和肺的平均压力，受到压力、频率和吸气时间的影响；MAP 值等于一个呼吸周期中压力曲线下的面积除以该周期所用的时间，其公式为：MAP=K×(PIP×Ti+PEEP×Te)/(Ti+Te)。K 为常数(正弦波为 0.5，方形波为 1.0)；Ti 为吸气时间；Te 为呼气时间。MAP 是影响氧合的主要因素，提高 PIP、PEEP、吸呼比、增加流量形成方波波形中任意一项均可使 MAP 值增大，

使 PaO_2 提高。

4. 呼吸频率（f） 呼吸频率是每分钟自主呼吸或机械通气的频率，是影响每分肺泡通气量的重要因素之一。在潮气量不变的情况下，增加频率可使每分肺泡通气量增加，$PaCO_2$ 下降。机械通气频率可按不同年龄的生理呼吸频率来设置，新生儿为 40~50 次 /min，胎龄越小，频率越高。在机械通气过程中自主呼吸频率的变化也会影响通气。当 $PaCO_2$ 增高时，可通过增大 PIP 与 PEEP 的差值（即提高 PIP 或降低 PEEP）或调快呼吸机频率来使 $PaCO_2$ 降低，反之亦然。

5. 吸气时间（Ti） 常根据患儿的疾病性质、呼吸机频率、氧合情况和时间常数等调节。新生儿机械通气中 I/E 比显得不太重要，重点是控制吸气时间。Ti 一般设在时间常数（Tc）的 3~5 倍以上，Tc 指气道开口的压力与肺泡压力达到平衡所需要的时间，等于气道阻力和肺顺应性的乘积。临床较为简便的方法是 Ti= 胎龄（周）/100，例如胎龄 30 周，Ti 设置为 0.3s。

6. 吸入氧浓度（FiO_2） 一般根据血氧监测的要求而调整。一般认为呼吸机应用时如 FiO_2 小于 0.6~0.7，其氧毒性对肺损伤的危险性小于呼吸机"容量损伤"的危险性。

7. 流速 机械通气最小的工作流速至少要大于分钟通气量的 3 倍（新生儿的分钟通气量为 0.2~1L/min），临床上常用的流速为 4~10L/min。较短的 Ti 常需要相对较大的流量。流速高则气道压力上升快，形成方波波形。流速太低时在规定的时间内不能开放气道，可导致无效腔通气。流速太大时由于气体引起湍流，尤其是在阻力较高的小管径气管插管应用时可使潮气量降低。目前多数新生儿呼吸机的流速是自动调节的，但也可以人为调节。

8. 潮气量 现有呼吸机均可自动监测潮气量。对于定容型呼吸机或定压型呼吸机设置目标潮气量时，应考虑具体的潮气量设定。潮气量的选择取决于患儿胎龄、体重、肺部病情和使用的同步触发模式。一般建议将潮气量设置为 4~6ml/kg，这种低容量策略能降低肺损伤等并发症。胎龄越小，其本身生理性无效腔和流量传感器无效腔占比高，一般选择的潮气量相对较大。会导致肺泡无效腔增加的肺部疾病，如胎粪吸入综合征、BPD 也需要相对较大的潮气量。

在机械通气过程中，根据患儿的情况、疾病的性质、血气分析变化等相应调节参数。一般情况下每次调节 1 或 2 个参数，每次参数变化的幅度不宜过大。调节原则是在保证有效通、换气功能的情况下，尽量使用较低的压力和 FiO_2，以减少气胸和氧中毒的发生。调节要点见表 36-2-1 及表 36-2-2。

四、临床应用

临床使用中，对于到底哪个模式更好，尚缺乏大规模随机对照研究提供有力证据。A/C 和 SIMV 是目前最广泛使用的模式，临床医生选择 A/C 或 SIMV 主要基于个人喜好。对于极早产儿，有限的证据显示选择对每次呼吸都给予支持的模式更好。A/C 模式相比 SIMV 模式，实际所需潮气量低且波动小，患儿气促改善，血压波动小，且更容易撤离呼吸机。尽管临床医生知道 SIMV 模式并非极早产儿最佳呼吸支持模式，但仍会选择 SIMV，特别是在撤离呼吸机阶段，认为撤机时需要同时下降频率和压力，或是简单认为 SIMV 提供较少的指令通气频率可以减少肺损伤。事实上，忽略低通气频率常常通过大潮气量实现有效通气，这比

表 36-2-1 增加氧合相关的呼吸机调节

调节对象	优点	缺点
↑ FiO_2	减少气压伤，容易调节	对 V/Q 失调无作用；在 FiO_2>60% 时对肺的直接毒性
↑ 吸气峰压（PIP）	达到肺开放压，改善 V/Q	气压伤：气漏，BPD
↑ PEEP	维持功能残气量 / 预防肺萎陷，使气道开放和呼吸规则	使肺顺应性曲线更偏向"僵硬"；阻塞静脉回流；增加呼气做功和 $PaCO_2$，增加无效腔
↑ 吸气时间（Ti）	能增加 MAP 而不增加 PIP	必须降低频率，在 PIP/PEEP 相对不变时，分钟通气量较低
↑ 流量	使递送的压力呈"方波"，使 MAP 达到最大	较大的剪切力，气压伤的机会增加；在流量较大时阻力增加
↑ 频率	使用较低的 PIP 的情况下增加 MAP	非调定 PEEP 增加

表 36-2-2 增加通气和降低 PaCO₂ 的呼吸机调节

调节对象	优点	缺点
↑频率	容易逐步调节,减少气压伤	维持同样的无效腔/潮气量比
↑吸气峰压(PIP)	更好地大气量通气,改善无效腔/潮气量比	更多的气压伤;使肺顺应性曲线更偏向"僵硬"
↑PEEP	使压力差更宽,降低无效腔,降低呼气负荷;使顺应性曲线更"陡"	降低 MAP;降低氧合;增加肺泡萎陷;对抗气道阻塞或关闭的功能减弱
↑流量	可允许较短的吸气时间和较长的呼气时间	更多的气压伤
↑呼气时间(Te)	在时间常数延长时可允许较长的时间进行被动呼气	缩短了吸气时间;减低 MAP;不利于氧合

高通气频率更有害,动物实验和临床试验均已证实了这点。也有许多临床医生认为支持每次呼吸不利于呼吸肌锻炼,这说明临床医生对于辅助通气中患儿-呼吸机互动仍不理解。如图 36-2-1 所示,同步通气中的潮气量是由患儿自主呼吸产生的胸腔内负压和呼吸机产生的正压共同作用下产生。跨肺压和患儿自身的肺顺应性决定了潮气量大小。在撤机过程中,当呼吸机 PIP 降低时,患儿呼吸做功会增加,有效锻炼呼吸肌。当 PIP 降低到仅克服气管插管阻力和呼吸机管路影响时,就可以拔管。

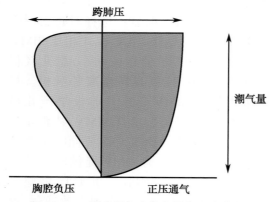

图 36-2-1 同步通气中潮气量与压力关系

病例 1:患儿男,生后 8h,因"气促、青紫 3h"入院。G1P1,孕 41 周⁺²,体重 3 950g,顺产,羊水 I 度,Apgar 评分 1min 8 分、5min 8 分、10min 9 分,胸片提示新生儿湿肺。入院后予以气管插管机械通气,A/C 模式:PIP 20cmH₂O、PEEP 5cmH₂O、Ti 0.35s、RR 40 次/min、FiO₂ 0.3。患儿气促明显,自主呼吸 80 次/min,血气分析:pH 7.43、PaCO₂ 32mmHg、PaO₂ 80mmHg、BE -5mmol/L。

问题:患儿的模式、参数选择是否合适? 是否需要调整?

A/C 模式对患儿自主呼吸有很好的支持,也能保证在自主呼吸不充足的情况下给予基本的呼吸支持。小早产儿 RDS 一般 Tc 较短,呼吸频率 50~60 次/min,预设通气频率设置在 40 次/min 比较合适。如果设置通气频率太低(如 25~30 次/min),一旦呼吸暂停发生,分钟通气明显变化,PaCO₂ 和 SpO₂ 发生巨大波动。对于足月儿来说,通气频率设置在 30~35 次/min 比较合适。该患儿设置在 40 次/min 也在合理范围。

当患儿机械通气有持续气促(呼吸频率>70 次/min)时,需要查找原因。如果临床没有明显的呼吸做功增加,要考虑"误触发",要排除呼吸机管路里的冷凝水、气管插管周围漏气等因素。如果确实是患儿的内源性因素所致,气促可能说明潮气量不足,或需要增加 PEEP 维持功能残气量。可以尝试调整患儿体位,气管插管不要压迫患儿的上牙龈(最常导致患儿不适的因素),适当调高 PEEP。需要提醒的是,并非 A/C 模式导致患儿气促,A/C 模式下都是患儿自主呼吸驱动呼吸机提供呼吸支持。该病例中若仅仅下调通气频率设置,患儿每次自主呼吸仍会获得支持,PaCO₂ 并不会升高。极早产儿合并代谢性酸中度,有时会出现中度气促并伴有 PaCO₂ 稍低。pH 呈碱性,气促事实上是对围产期事件、肾脏碳酸氢盐阈值低、生后几天内高蛋白静脉营养不耐受的代偿。有时临床医生会切换到 SIMV,觉得血气分析 PaCO₂ 升高,数值更理想,但这并不会解决根本问题,pH 才是呼吸的主要驱动因素,在自主呼吸很快的情况下 SIMV 支持力度不够,患儿呼吸做功增加,PaCO₂ 继而升高。

【专家点评】

A/C 模式是呼吸支持力度最充分的模式,适用于危重新生儿疾病早期救治。在 A/C 模式下患儿自主呼吸活跃不是更换到 SIMV 的指征,需要进一步排查有无机器或其他因素,并进一步优化参数设置。

> 病例 2:患儿男,生后 2h,因"进行性呼吸困难 2h"入院。G4P1,孕 26 周,体重 1 050g,顺产,羊水 I 度,Apgar 评分 1min 5 分、5min 7 分、10min 8 分,胸片提示:RDS。气管插管下转运来我院,入院后继续机械通气,SIMV 模式:PIP 15cmH$_2$O、PEEP 5cmH$_2$O、Ti 0.3s、RR 40 次 /min、FiO$_2$ 0.4。Vte 3.5ml。患儿仍有吸气性凹陷、呼吸困难,自主呼吸在 50~60 次 /min,血气分析:pH 7.28、PaCO$_2$ 55mmHg、PaO$_2$ 80mmHg、BE −8mmol/L。

问题:患儿目前的呼吸模式及参数是否合理? 患儿的目标潮气量应该为多少?

单独 SIMV 模式,且呼吸频率设置小于 30 次 /min 不适用于小早产儿,但适用于以呼吸暂停为指征插管的患儿或自主呼吸能产生足够潮气量的较大患儿。如果自主呼吸产生的潮气量小于 3ml/kg 或患儿持续气促,要考虑增加呼吸机频率或切换到 A/C 模式。撤离呼吸机过程中可以下调压力和频率,但不建议频率降低到 15 次 /min 以下。该患儿自主呼吸活跃,单独 SIMV 模式支持力度不够,建议切换为 A/C 模式或 SIMV+PSV 模式。

RDS 早期肺 Tc 较短,故呼吸机 Ti 可设置较短;随着 RDS 发展至 BPD,患儿的 Tc 延长,Ti 也应相应延长。RDS 患儿用较快的频率和较短的 Ti 可使 BPD 和气漏的发生相对减少。

患儿存在呼吸性酸中毒合并代谢性酸中毒,临床伴有呼吸困难表现。虽然新生儿一般常能耐受 PaCO$_2$ 55~60mmHg,但体重<1 500g 的早产儿,因呼吸性酸中毒也可引起颅内出血。计算该患儿潮气量仅为 3.3ml/kg,存在通气明显不足。建议叠加容量保证模式。推荐的目标潮气量如下:①4~6ml/kg 较为合适,>8ml/kg 容易发生容量伤。②早产儿 RDS 体重<1 000g 4.5~5ml/kg;体重>1 000g,4.0~4.5ml/kg。③胎粪吸入综合征、气体陷闭,5~6ml/kg。④周龄>2 周,6ml/kg。⑤长期机械通气(>2~3 周),5~8ml/kg。⑥先天性膈疝,4ml/kg。

【专家点评】

对于极低出生体重儿的呼吸管理,需要因人因病选择呼吸支持模式,采用容量保证通气,在保证有效通气的前提下可以降低机械通气造成的肺损伤风险。

(袁 琳)

第三节　新生儿高频机械通气模式与参数调节

高频通气(HFV)是治疗新生儿呼吸衰竭的重要手段之一。三十年来,从对 HFV 不太了解发展到将其广泛应用于临床,目前对 HFV 的应用原理、如何应用及应用的适应证都达成了共识,其已成为一种常规的通气策略。HFV 对新生儿呼吸衰竭,甚至是极低出生体重儿或超低出生体重儿低氧性呼吸衰竭均有较好的临床效果。

一、新生儿常用高频呼吸机特点

高频通气是应用小于或等于解剖无效腔的潮气量、高的通气频率(通气频率≥正常频率 4 倍以上),在较低的气道压力下进行通气的一种特殊的通气方式。高频通气主要有 4 种类型,包括高频正压通气、高频断流、高频喷射通气和高频振荡通气(HFOV 或 HFO)。高频通气的不同类型和气体交换机制的具体介绍可详见第十四章。新生儿临床采用最多的通气方式是高频振荡通气,也是本节主要介绍的内容,其主要特点包括吸气和呼气相均为主动过程。市场上有多种高频呼吸机,它们在技术、表现、功能多样性、用户友好性和价格方面各有不同。

二、适应证

HFOV 起初是作为传统常频通气失败的挽救性治疗,目前在很多国家这仍然是 HFOV 的主要适应证。HFOV 是治疗以低肺容积为特征的肺部疾病的有效手段,在合理应用优化肺容量策略后,甚至成为体外膜氧合(ECMO)的有效替代手段。挽救性 HFOV 的治疗目标是优化肺膨胀容量并维持肺开放。达到此目标是通过高效的气体混合改善气体交换,而且相比常频通气能有效减少气压伤。

下列情况可作为临床应用 HFOV 的参考:

1. 应用常频通气治疗中效果欠佳或无效的患儿,或出现并发症,表现为用高浓度氧气、高通气参数治疗后仍不能维持适当的氧分压,如重症呼吸衰竭并发持续肺动脉高压患者,建议转向 HFOV 治疗的常频通气参数见表 36-3-1。

表 36-3-1　建议转向 HFOV 治疗的常频通气参数

	超早产儿	极早产儿	足月儿
潮气量 /(ml·kg^{-1})	4.5~5.0	5.0~6.0	6.0~7.0
吸气峰压 /cmH$_2$O	22~25	24~27	25~30
呼吸频率 /(次·min^{-1})	70~80	60~70	50~60

2. 常频通气应用中,已产生气压伤或极易产生气压伤的患儿,如肺间质气肿、气胸等。

3. 一些肺顺应性严重降低的患儿可以直接使用高频通气,如早产儿 RDS。

4. 新生儿重症呼吸衰竭达到 ECMO 应用指征者,可以将高频通气作为最后的尝试。

5. 腹胀、严重的胸廓畸形,如新生儿坏死性小肠结肠炎、腹部手术后患儿。

6. 肺发育不良,如先天性膈疝。

尚无明确的循证依据指导临床何时开始 HFOV 挽救性治疗。指南的制订需要考虑不同疾病下潜在的可复张的肺容积(例如肺透明膜病相比肺发育不良)和孕周(成熟度越低的患儿肺泡无或发育不全,在较低的肺总容量和体重相关的潮气量水平下也会发生过度膨胀)。相比设定绝对的吸气峰压值作为切换 HFOV 的指征,临床使用挽救性 HFOV 时更需要考虑以下几个因素:病因、肺部疾病进程的自然阶段、对医源性损伤的易感性或耐受性、异常呼吸模式。

三、参数调节

1. **平均气道压(MAP)**　HFOV 下理想的平均气道压是保持肺充气而避免过度膨胀。平均气道压最初应该大于压力 - 容量曲线上升支的低位拐点,从而打开萎陷的肺泡。一旦肺打开,平均气

道压通常需要大幅度降低,以最低的有效扩张压力达到最佳的膨胀容量。平均气道压是控制氧合的最主要参数,用以控制通气血流比,避免肺内右向左分流。起始平均气道压设置通常比常频呼吸机时 MAP 高 2~3cmH$_2$O,并遵循下列原则:对于有气漏综合征的患儿,采用略低的 MAP(与常频呼吸机相同);若吸呼比为 1:1,可使用与常频通气模式相同的 MAP;若吸呼比为 1:2,则使用比常频通气模式高 2~3cmH$_2$O 的 MAP。

2. **吸入氧浓度(FiO$_2$)**　一般根据血氧监测的要求而调整,与常频机械通气调节相仿。

3. **振幅(ΔP)**　振幅与二氧化碳的排出有较为显著的关系。振幅从气道到肺泡单元的传递过程中逐渐衰减。不同肺泡间因顺应性不同,振幅的衰减率也不尽相同,顺应性越低,衰减率越低。振幅根据胸廓运动和 PaCO$_2$ 调节,适当的振幅是以达到胸部振动为宜,应密切监测血气分析以避免低碳酸或高碳酸血症。

4. **频率(f)**　频率测量的单位是 Hz(1Hz=60 次 /s)。高频通气时频率的增加并不能使二氧化碳的排出成比例增加,相反,在频率过高时,二氧化碳的排出会逐渐减少。通常使用范围在 10~15Hz,一般患儿体重越大或肺顺应性越好,选择的频率越低。若出生体重<1kg,常将频率设为 15Hz;1~2kg 设为 10~12Hz;>2kg 设为 10Hz。

频率选择,对振幅传输到肺泡的比例有重要的影响。频率增加时,振幅传递减少。最佳的振荡频率需要根据当时的肺部力学状态及相关疾病特征进行调整。常见的新生儿疾病中推荐的高频振荡通气频率具体见图 36-3-1。

5. **吸呼比(I:E)**　在一些呼吸机设定为吸气时间百分比。吸呼比决定了振荡压力高于(吸气)或低于(呼气)平均气道压力所需要的时间,形成正向和负向气流的类似波动,即确定每个振荡周期内正向和反向气流的持续时间。

当吸气和呼气的时间相同(I:E=1:1)时,高峰和低谷的振荡压力波形与平均气道压距离相等(方向相反)。当 I:E 比不等于 1:1 时,峰谷与平均气道压并不等距,从而确保肺膨胀和回缩时流速曲线下的面积相同,没有残余气体容积。例如 I:E 为 1:2 时,振荡波谷波形与平均气道压的距离将约为波峰与平均气道压距离的一半,但波谷负压维持时间是波峰时长的一倍(图 36-3-2)。

最初高频振荡推荐使用 I:E 为 1:2 是考虑

高频振荡通气的频率

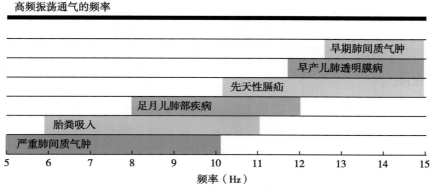

图 36-3-1　常见的新生儿疾病中推荐的高频振荡通气频率

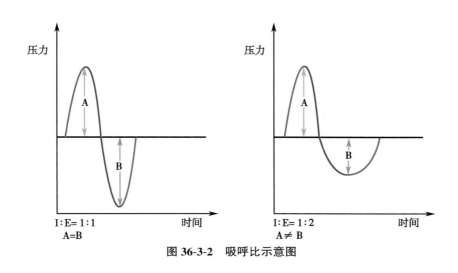

图 36-3-2　吸呼比示意图

到高的频率下潜在的气体陷闭问题。然而,气体陷闭在主动呼气情况下并不会发生。由于压力在传递过程中发生衰减,在外周肺泡的波峰和波谷之间的压力差异比在气道开口处的差异小得多,吸气和呼气阻力的差别几乎可以忽略不计。如果平均气道压足够高,肺泡可以在呼气时保持不塌陷。I∶E 可能影响气体混合的效率和产生潜在的剪切效应,但是这些尚未完全阐明。临床起始 I∶E 推荐早产儿设为 1∶2,足月儿设为 1∶1。

6. 振荡容量/潮气量　高频振荡通气可通过小于或等于解剖无效腔的潮气量达到有效通气。传递给患儿的潮气量取决于振幅、频率、吸呼比和患者呼吸系统的顺应性及阻力。临床医生通常调整呼吸机振幅来控制振荡容量,这是排出二氧化碳最关键的决定因素。参数调节对潮气量的影响,见表 36-3-2。

此外,管路的顺应性、分泌物的积累、气管插管的变化和患者的呼吸力学都会影响传递给患者的潮气量。选择顺应性较差的管路(管路尽可能

短而硬),使用较小的湿化罐(湿化罐加水至最高水位),避免管路冷凝水,使振荡容量较多送达患儿。

表 36-3-2　参数调整对潮气量的影响

参数	对潮气量的影响
振幅	振幅增高,潮气量增加
呼吸频率	呼吸频率增加,潮气量下降 呼吸频率减少,潮气量增加
吸呼比	吸呼比下降(如 I∶E 比值从 1∶1 调整值 1∶2),潮气量下降 吸呼比增加(如 I∶E 比值从 1∶2 调整值 1∶1),潮气量增加

7. 二氧化碳弥散系数(DCO₂)　DCO_2 等于 f 与 Vt^2 的乘积,在使用流量和潮气量监测时会被呼吸机测量和显示。目前还不是一个可控制的通气参数,但它是影响气体混合效率的关键变量,可增加高频通气的成功率。DCO_2 增加时,$PaCO_2$ 降低。由于 DCO_2 与频率呈线性相关,但随潮气量

761

的增加呈指数增加,通过增加潮气量提高二氧化碳的清除是效率最高的。例如,潮气量分别增加10%和20%,DCO$_2$相应增加21%和44%。

四、临床应用

均匀性的肺部疾病是HFOV的适应证。HFOV也是新生儿持续性肺高压(PPHN)的有效治疗手段,特别是继发于肺萎陷或肺实变后的PPHN。在非均匀性肺部疾病中使用HFOV尚无定论。有报道HFOV成功救治胎粪吸入和支气管肺发育不良。HFOV用于肺间质气肿(PIE)的疗效也不肯定。仅有的一个临床试验显示HFOV治疗轻度PIE有效,但对中重度PIE无益甚至可能有害。系统分析显示HFOV增加气漏的风险,在PIE中使用HFOV应慎重。

> 病例1:患儿男,生后1h,因"气促、吸气性四陷1h"收入院。G2P1,孕23周,体重650g,顺产,羊水清,产房气管插管收治NICU。

问题:HFOV是否是超早产儿RDS的首选通气模式?

HFOV具备的小潮气量和优化肺容量的优势,使其理论上可以实现有效的气体交换,尽可能避免医源性肺损伤,从而实现肺保护。然而荟萃分析显示HFOV在降低RDS早产儿支气管肺发育不良和/或死亡方面优势并不明显。导致HFOV和常频通气效果相仿的原因是多方面的,开始高频的时间和临床人员对常频和高频呼吸模式的理解和合理运用与疗效密切相关。

【专家点评】

将HFOV作为28周以下早产儿的首选通气模式,目前尚缺乏有力证据,但每家中心可以制订个性化的呼吸支持方案。

> 病例2:患儿男,1天,产前诊断先天性膈疝入院。G2P1,孕38周,体重3 200g,顺产,羊水清,产房气管插管收治NICU。选择HFOV机械通气,参数:MAP 12cmH$_2$O、振幅25cmH$_2$O、频率15Hz。患儿胸廓振动不佳,升高振幅无改善。血气分析:pH 7.24、PaCO$_2$61mmHg、PaO$_2$47mmHg。

问题1:先天性膈疝患儿优选的通气模式是什么?目前的参数设置存在什么问题?

除了早期和首选HFOV治疗的研究,其他不同临床情况下使用HFOV的对照研究相对较少,但其理论优势和在急性呼吸窘迫综合征以外的情况下成功使用HFOV的病例报道值得我们进一步研究。膈疝所致的肺发育不良是临床应用HFOV的指征。成功运用HFOV肺保护性策略使得先天性膈疝,这种复杂外科疾病存活率得以提高。HFOV可以在尽可能低的MAP条件下提供足够的通气,降低气道压力。患儿系足月儿,频率选择15Hz不合适,即使再升高振幅也无法实现有效通气。合理的初设频率是10Hz,再结合胸廓振动情况、血气分析和胸片结果调整。

问题2:降低频率至10Hz后,胸廓振动改善,复查血气分析:pH 7.34,PaCO$_2$ 45mmHg,PaO$_2$ 67mmHg,激活VG模式,Vt 1.7ml/kg。在这种情况下,如果再次出现二氧化碳潴留,应该如何调节参数?

在高频机械通气模式下,除非肺部疾病本身发生了改变,一般情况下可通过提高振幅、降低呼吸频率或提高I∶E,从而增加DCO$_2$水平来促进二氧化碳的排出。但高频模式下叠加容量保证,振荡潮气量成为固定值,呼吸机会自动决定振幅从而达到设定的振荡潮气量。在这种情况下,升高呼吸频率反而会导致DCO$_2$水平的升高和PaCO$_2$水平的下降。因此在该病例中,可以适当提高频率。

【专家点评】

高频机械通气的参数设置取决于患儿胎龄、体重和本身肺部疾病,需要根据患儿的病情变化动态调整。特别要注意的是,在叠加了容量保证模式后,频率的调整方法与常规操作有所不同。

五、HFOV的并发症及相关禁忌证和局限性

(一)并发症和副作用

1. **激惹** 通常开始使用HFOV时,患者往往变得不安。肺被动过度膨胀和过高的振幅使患者更为激惹。维持平静的自主呼吸可以增加氧合。通过调节振幅达到允许性的高碳酸血症可以帮助自主呼吸的维持。当患者不适或发生呼吸窘迫,可以考虑给予镇静。一旦高碳酸血症

缓解,肺复张完成,或患者情况好转就应该减少镇静程度。

2. 分泌物增多 合适的湿化是避免分泌物增多和阻塞气道的关键因素,应引起足够重视。即便是少量分泌物或肺表面活性物质治疗后气道残余少量的泡沫也会使 HFOV 的效果大打折扣:增加的气道阻抗(特别是气道阻力)将显著地减少振荡潮气量和 DCO_2。另外分泌物的近端振荡压力上升将引起局部组织的损伤。

3. 气管支气管坏死 由于湿化不充分或过高的平均气道压导致气管支气管损伤并进展到坏死,常常使得 HFOV 更困难。但尚无证据显示气管支气管坏死发生率在常频或高频机械通气模式下有什么不同。

4. 血流动力学 在 HFOV 时迷走神经兴奋可能导致心率轻微下降。但是过高的平均气道压可能会减少回心血量和心输出量从而导致肺血管阻力增加。临床上,患者会通过增加心率代偿减少的回心血量。注意优化血容量和心肌功能,以及调整平均气道压可以避免肺过度膨胀和肺动脉高压,从而减少以上问题的发生。胸腔内压增加可能会引起周围组织水肿。

5. 颅内出血 早期研究发现 HFOV 使用常伴有神经系统的副作用,由此引发 HFOV 可能增加颅内出血的担忧。然而近期的系统性回顾研究却表明 HFOV 与常频机械通气在颅内出血发生率方面没有明显的差异。避免颅内出血与使用合适的肺容量复张和监护参数的解读和调节密切相关。例如,HFOV 下肺已经复张,则需要及时调节呼吸机的设置如 ΔP 或潮气量(若叠加容量保证)从而避免过度通气。随着肺呼吸力学的改变,每次呼吸的潮气量变化引起的动脉二氧化碳分压的快速波动会引发颅内血流的快速变化:这种波动可以通过叠加容量保证模式避免,如果没有容量保证,则可以根据经皮二氧化碳监测随时调节振幅。

6. 过度通气 过度通气是最常见的并发症和最主要的 HFOV 失败原因。常见于阻塞性肺部疾病,如胎粪吸入综合征和肺间质气肿。根据疾病的病因和病情衍变情况选择合适的频率可有效避免这一并发症。

(二)相对禁忌证

急性肺阻塞是使用 HFOV 的唯一相对禁忌证。在胎粪吸入的早期、肺出血、呼吸道合胞病毒支气管炎和支气管肺发育不良时会出现急性的阻塞。在阻塞的情况下使用 HFOV,近端的气道容易发生气压伤,导致急性的气体交换不充分,同时由于分泌物形成的活瓣作用加剧了气体陷闭。

(三)HFOV 的局限性

若选择了适于疾病和患者的通气策略,HFOV 的成功有赖于高频呼吸机执行策略的能力,合适的呼吸机甚至可以对成人实现高频通气。但不同高频呼吸机实现高频的原理和性能各不相同,对较大的健康孩子很容易通气的某一款呼吸机可能对另一个较小患者通气相当困难。实现有效高频通气这个目标的关键是在疾病特异性的频率下达到足够的振荡容量。以容量为目标或使用叹息模式可以改进现有呼吸支持策略,帮助氧合和通气,同时减少医源性的并发症。

(袁 琳)

第四节 新生儿机械通气的监护

新生儿,尤其是早产儿,呼吸系统的发育尚不成熟,易发生呼吸衰竭,机械通气是新生儿重症呼吸衰竭常用的呼吸支持技术,但同时也可导致肺损伤、脑损伤等许多不良影响,因此对机械通气的患儿需要进行严密的监护。监护的重点主要是呼吸机的合理使用以及氧合和通气功能。提高监护的准确性、敏感性以及安全性,能及时发现危重新生儿病情变化,有效减少机械通气的不良危害,对改善新生儿的预后具有重大帮助。

一、临床表现和生命体征监护

对于有呼吸窘迫、低氧血症或呼吸衰竭的新生儿,临床表现可随疾病进展而改变,密切监护临床表现和生命体征有利于对疾病进行准确的评估。查体应仔细观察活力、心率、呼吸活动度、呼吸节律、呼吸做功,有无人机对抗、三凹征、气促呻吟、点头样呼吸、发绀等。听诊:两肺呼吸音是否清晰、对称,有无啰音、管道泄漏、气道阻塞等现象。

每一种表现或变化趋势都可能反映出多种潜在问题，例如，不对称的呼吸音可能反映气胸、肺炎、先天性膈疝、肺不张、气管导管位置不当，或可能存在人为因素等。如果患儿症状在数小时内得到改善，那么很可能是新生儿湿肺；如果症状继续恶化，并且患者是早产儿，那么更有可能是新生儿呼吸窘迫综合征（RDS）。目前可用的实验室检测或影像学都不能明确区分新生儿呼吸系统疾病的潜在病因，例如，一个早产儿胸片提示低肺容量的弥漫性低透亮度，很可能是 RDS；但也不能排除其他常见的呼吸窘迫的原因，如新生儿肺炎、TTN 和充血性心力衰竭。因此要密切监护新生儿的临床表现以及生命体征，关注疾病的发生发展过程。

二、呼吸机使用过程中的监护

1. **监测模式和参数** 呼吸机模式和参数的监测是进行机械通气后最基本的内容，随着近代技术的发展，新生儿呼吸机的监测功能越来越精确，能够更好地指导参数调节，保证机械通气的安全性。

（1）不同模式都有其各自的特点，应根据患儿的疾病状态选择合适的模式，如气胸患者更适合使用高频通气。

（2）压力监测包括气道峰压（PIP）、呼气末正压（PEEP）和平均气道压（MAP）。保证合适的 PIP 能够维持良好的通气，减少压力伤。在应用容量保证的时候，PIP 的变化能够反映肺顺应性；PEEP 是维持肺泡开放的压力，新生儿插管管径较细，气道阻力较大，因此一般情况下 PEEP≥5，合适的 PEEP 能够减少肺泡萎陷，改善氧合；MAP 是影响循环功能的主要指标，同时能够综合评估病情严重程度。

（3）适宜的潮气量能够保证良好的通气，避免过度通气和高碳酸血症，这对新生儿的预后具有重要意义。并且在设置压力不变的情况下，潮气量的变化能够反映疾病进展或提示有无分泌物。

（4）呼吸频率的监测能够反映有无气促、呼吸节律以及自主呼吸是否活跃。

（5）气道阻力和顺应性的监测能够反映疾病状态，并且指导参数调节。

（6）氧气会对新生儿产生严重的氧毒性伤，应注意密切监护氧浓度，将其控制在合理范围内。

2. **监测波形** 波形的监测使呼吸机参数调节更加精细化，也有利于评估病情变化。容量 - 时间曲线、流速 - 时间曲线、压力 - 时间曲线、压力 - 容量环、流速 - 容量环在新生儿中的监测意义与儿童类似，主要是能够发现：①呼吸不同步；②呼吸堆叠、气体陷闭和内源性 PEEP；③吸气时间和呼气时间不当；④由于肺部病变或使用肺泡表面活性物质导致的动态顺应性改变；⑤意外脱管；⑥吸气压力过高；⑦吸气流速不当；⑧触发灵敏度设置不当；⑨气管导管泄漏等。

3. **机械通气时加温加湿的监护** 由于体表面积与体重的比例更大、皮肤更薄、渗透力更强、周围空气干燥、呼吸速率更高，新生儿更加容易丢失水分和热量。气管插管时绕过了上气道的正常加湿、过滤和加热系统，因此必须提供足够的湿度和热量以防止低温、气道分泌物黏稠和气道黏膜坏死等。在动物模型中，干燥气体也与严重的肺损伤有关，在极低出生体重婴儿中，与较低吸入气体温度相比，较高的温度与较低的气胸发生率和慢性肺部疾病的严重程度有关。

4. **呼吸机报警系统** 新生儿呼吸机有广泛的警报内容，最重要的警报包括威胁生命的事件，如失去输入电源或微处理器故障。其他警报包括如果不迅速纠正可能导致危及生命的情况，如高或低气道压力、潮气量、分钟通气量、呼吸频率或不寻常的呼吸机设置。合理的报警设置能够帮助我们及时发现病情变化并作出相应处理。

三、氧合功能的监护

1. **动脉氧分压（PaO_2）** 可通过动脉穿刺或留置导管采集动脉血标本进行血气分析测定。PaO_2 是动脉血浆中物理溶解氧水平的指标，只能反映采血时的水平，不能持续监测。若无动脉置管则需要反复穿刺，不仅给患儿带来疼痛刺激，也会导致失血过多，并且动脉穿刺时患儿哭吵也会影响测定结果。动脉化毛细血管法血气分析虽便于临床工作，但其方法难以标准化，且严重低估了 PaO_2，不能用于判断氧合情况。PaO_2 可用于计算氧合指数（OI），OI 为呼吸衰竭机械通气患者评价肺换气障碍严重程度的指标。$OI=FiO_2 \times 100 \times MAP(cmH_2O)/PaO_2$。OI：<5，为正常；5~10，需要辅助通气治疗；>20，提示严重氧合障碍，需要肺表面活性物质、iNO 等治疗；>40，一般需用 ECMO 维持生命。

2. **脉搏血氧饱和度（SpO$_2$）** 其原理是依据氧合血红蛋白及还原血红蛋白的光吸收特性的不同，将监测仪的光感器放置在患儿血运充盈处，当脉搏波动时，末梢血管内容量变化，导致光吸收量不同，通过测定红外线吸收量与红光吸收量的比值，反映血液的氧合程度，计算出 SpO$_2$ 值。优点是具有无创性、准确性、实时性、可持续、操作简单，且与动脉血气的 PaO$_2$ 有较好的相关性，是 NICU 中最常用的监测技术。在新生儿，尤其是早产儿中应注意：当患儿血管床波动显著减少时，如低体温、血压过低或应用了大剂量血管收缩药物时会影响 SpO$_2$ 的准确性；另外，强光环境、碳氧或高铁血红蛋白会干扰监测值。关于早产儿用氧的目标氧饱和度存在一些争议，2019 年欧洲新生儿呼吸窘迫综合征的防治指南指出，接受氧疗的早产儿目标 SpO$_2$ 应在 90%~94%，报警值应设置为 89% 和 95%。

3. **经皮氧分压（TcPO$_2$）监测** 其原理是通过加热安置在皮肤表面的电极，局部毛细血管扩张，皮肤通透性增加，血流增加，使毛细血管动脉化，血管中气体经血管壁、组织间隙，通过皮肤逐层弥散进入电极，最终测得皮下组织的气体分压。由于早产儿皮肤薄嫩，皮下脂肪较少，皮肤通透性好，使气体更易弥散，监测数值更为准确。TcPO$_2$ 具有无创、可持续监测、操作简单等优点，可以反映组织氧合状态，并且可以准确提供患儿是否处于高氧分压状态，对于降低早产儿视网膜病和支气管肺发育不良的发病率有一定的临床意义。但在临床应用中需注意以下几点：①当皮肤灌注差，如休克、低体温时，TcPO$_2$ 下降，与 PaO$_2$ 相关性差；②需要定时更换监测部位以免局部烫伤；③需要定时测 PaO$_2$，以了解 TcPO$_2$ 的准确性。基于以上局限性，此法在临床上基本被经皮氧饱和度取代。

四、通气功能的监护

1. **动脉二氧分碳压（PaCO$_2$）** 可通过动脉穿刺或留置导管采集动脉血标本进行血气分析测定。对于临床状态比较稳定的新生儿，毛细血管血标本可代替动脉血监测二氧化碳水平。对通气功能的监测主要是二氧化碳（CO$_2$）的水平，CO$_2$ 的变化可以在很短的时间内对脑血液循环产生严重影响，PaCO$_2$ 每降低 1kPa，大脑的血流减少 18%~25%，过高和过低 PaCO$_2$ 均可导致脑损伤

的发生。新生儿为减少肺损伤，可允许 PaCO$_2$ 在 50~60mmHg。

2. **经皮二氧化碳分压（TcPCO$_2$）** 由于二氧化碳水平受呼吸影响很大且变化迅速，对接受机械通气的早产儿，最好采用可持续的 CO$_2$ 监测，避免因 CO$_2$ 过高导致的颅内出血，以及 PaCO$_2$ 水平过低导致的脑室周围白质软化，因此 TcPCO$_2$ 在 NICU 中具有较高应用价值及发展前景。其监测原理同 TcPO$_2$，一些研究证实，TcPCO$_2$ 与 PaCO$_2$ 之间有较好的相关性和一致性，体重、胎龄、氧浓度等对经皮监测与动脉血气间影响也在可接受范围内。在正常 PaCO$_2$ 时，TcPCO$_2$ 约高于血气测定值 4mmHg，但高碳酸血症时二者差异较大。监测位置的选择需避开水肿部位、大浅表静脉、皮肤表面不平坦或褶皱处、伤疤或破溃等皮肤不完整的部位。

TcPCO$_2$ 临床主要应用于：①在高频振荡通气以及其他呼吸支持中，准确地监测 CO$_2$ 水平，为机械通气参数设置、拔管时机的选择等提供指导；②早产儿撤离呼吸机的早期（72h 内），及时发现和处理高碳酸血症；③手术麻醉、围手术期管理、转运等过程。

3. **呼气末二氧化碳（EtCO$_2$）** 常用的 EtCO$_2$ 采用红外光的发射和吸收，监测 CO$_2$ 浓度。一般置于机械通气时气管插管接口处串联监测，但有增加无效腔的可能；也有通过测流监测，即通过鼻或口导管处的采样，用于非气管插管病人。局部的温度、湿度影响、新生儿呼吸频率较快，呼吸机有持续气流均会干扰测定的准确性。EtCO$_2$ 也可用于麻醉时的监测，如确认气管插管是否处于气管内；腹部手术时，膈肌的上抬降低了潮气或出现肺塌陷。有研究指出，潮气量至少 8ml 并且漏气小于 7% 时 EtCO$_2$ 的监测才有意义，因此并不适用于某些肺部疾病、分流、通气灌注不匹配或气管周围有大量泄漏的新生儿。

五、其他监测手段

1. **放射学检查** 是指导诊断和治疗新生儿肺部疾病的常用和必要的工具。临床医生必须了解常用成像工具的能力和局限性，并学会识别常见新生儿呼吸状况的影像学表现。

2. **超声技术** 已成功用于新生儿肺脏疾病的诊断和鉴别诊断，避免或减少射线暴露和损害。超声检查具有诸多优点，除无射线损害外，简单易

学、准确性与可靠性高、可在床边开展、便于动态观察,尤其适合危重症患者。

3. **支气管镜**　可用于诊断喉软化、气管软化、气管狭窄、舌后坠、声带麻痹等呼吸道异常。能够明显提高新生儿呼吸系统疾病的疗效,改善预后。

六、临床应用

病例 1:患儿男,生后气促、青紫 8h 入院。G1P1,孕 32 周$^{+3}$,体重 1 250g,顺产,羊水 I 度,Apgar 评分 1min 7 分、5min 9 分、10min 10 分。生后呼吸困难进行性加重,予以气管插管机械通气,查体气促明显,三凹征阳性,肺部无明显啰音,氧饱和度 92% 左右。呼吸机参数为 A/C 模式:PIP 17cmH$_2$O、PEEP 5cmH$_2$O、RR 40 次/min、Ti 0.35、FiO$_2$ 0.35。入院后血气:pH 7.42、PaO$_2$ 45mmHg、PaCO$_2$ 39mmHg、Lac 2.5。

问题:是否需要调节机械通气参数? 是否需要镇痛镇静缓解气促表现?

对机械通气患儿进行血气检测,如果发现异常,则需要对呼吸机进行相应的调整;如果血气正常,就必须对患儿进行查体,如果患儿在气管插管机械通气时没有呼吸急促、呼吸费力或人机对抗的表现,则继续保持对患儿生命体征的监护。如果患儿在呼吸支持下仍存在呼吸急促,可能是患儿在补偿缺乏的呼吸支持,虽然血气分析是正常的,但仍需要调整呼吸机参数从而改善呼吸状态。一旦做出了调整,需要继续对机械通气患儿进行评估,特别是在生后最初几天患有急性肺部疾病的新生儿。

结合该病例患儿的临床表现,可初步诊断为新生儿呼吸窘迫综合征,气促、三凹征等呼吸困难的表现提示患儿仍存在呼吸支持力度不够的情况,虽然血气分析结果提示通气和氧合功能正常,但可能是呼吸急促使得分钟通气量维持在正常范围,从而血二氧化碳水平正常。建议可以给患儿进行一次肺复张,观察潮气量的变化,寻找一个合适的 PEEP 水平,募集更多的肺泡开放。同时监测波形图,评估呼气时间是否充分。此时不宜进行镇痛镇静,需要保留患儿的自主呼吸,若抑制患儿的自主呼吸,可能会导致通气不足、二氧化碳滞留等情况。当患儿病情好转后,呼吸急促的表现

也会相应减轻。

【专家点评】

对于需要机械通气的新生儿来讲,查体是评估呼吸机是否提供足够支持的快速决定因素。一般情况下,气促或呼吸做功增强的患儿都应该考虑调整呼吸支持力度,而不是首先使用镇痛镇静药物。

病例 2:患儿男,体重 980g。G2P1,孕 26 周$^{+3}$,顺产,羊水清,Apgar 评分 1min 6 分、5min 8 分、10min 10 分。生后因青紫、自主呼吸欠佳予以气管插管常频机械通气,生后 6h 入院,入院后呼吸稍促,三凹征阳性,听诊肺部无明显啰音,右侧呼吸音较强,氧饱和度可维持 90% 左右。呼吸机参数为 A/C 模式:PIP 18cmH$_2$O、PEEP 6cmH$_2$O、RR 45 次/min、Ti 0.28、FiO$_2$ 0.4。

问题 1:该早产儿的呼吸管理方面目前需要哪些相关监护指标?

根据患儿情况首先进行生命体征的监护,包括心率、血压、肤色、神志状态、脉搏氧饱和度、呼吸音等;观察呼吸困难的表现和呼吸做功,评估呼吸机参数设置是否合理,实时监测潮气量、泄漏率、频率、平均压、波形图等;经皮二氧化碳分压的持续监测;由于呼吸音不对称需要及时拍胸片调整气管插管位置,以便于后续肺表面活性物质的使用。

问题 2:若胸片提示新生儿呼吸窘迫综合征,插管位置正常,监测潮气量 2.5~3.0ml,TcPCO$_2$ 为 70mmHg,增加 PIP 至 20cmH$_2$O。查血气分析:pH 7.28、PaO$_2$ 35mmHg、PaCO$_2$ 65mmHg、Lac 2.8。下一步应如何处理?

建议改高频机械通气,调节参数维持初始潮气量在 1.5~2.2ml/kg,并进行一次肺复张,观察顺应性有无改善或呼吸困难是否好转。持续监测经皮二氧化碳分压,寻找合适的潮气量,维持良好的通气和氧合。另外,需要尽早使用肺表面活性物质,并密切关注氧饱和度的变化,及时下调氧浓度和平均气道压。

【专家点评】

机械通气一旦开始后就需要进行全面彻底的临床评估,要根据患者的病情变化进行个体化的

呼吸机参数调整。仅仅依靠血气分析结果可能会使患者较长时间暴露在不理想的状态,持续动态监护措施使这种不理想状态可以在获得血气分析结果之前纠正,其中经皮二氧化碳的持续监测对于早产儿的呼吸管理至关重要。

(袁　琳　孔维玲)

第五节　新生儿机械通气的撤离

虽然机械通气是挽救新生儿生命的干预措施,但也不可避免地带来了许多相关的并发症,如何充分发挥机械通气的作用,尽早改善病情,尽早恢复患者的自主呼吸,完全脱离呼吸机,是机械通气开始、维持、撤离的整个过程都必须考虑的问题。机械通气的撤离,简称撤机,是指逐渐减少呼吸机支持的力度,同时逐渐恢复患儿的自主呼吸并代替机械通气,直至患儿完全撤离机械通气的过程。

对于新生儿,特别是早产儿,停止机械通气的过程仍是一个重大挑战,特别是现有呼吸支持模式众多更加大了撤机的难度。新生儿机械通气的撤离在很大程度上仍然是主观的,关于哪种撤离方法最恰当还没有达成共识,取决于各机构的实践经验和个人的习惯。在这一节中,我们基于一些研究的结果,进行拔管前评估,指导临床实践脱离机械通气,以及拔管后的管理。

一、呼吸机撤离时机

在新生儿机械通气的早期就要考虑到尽早降低参数直至撤机。机械通气可能导致呼吸机相关性肺损伤和过度通气,缩短机械通气时间可以降低院内感染风险,减少患儿不适和镇静需要,避免口腔厌恶的症状及由此引发的喂养困难,也能增进亲子关系和有利于发育和照护。因此,在患儿机械通气过程中,应充分意识到撤机太慢比撤机太快更危险。既往在疾病急性期给予重度镇静甚至使用肌松药物,直到所有参数都达到撤机标准才撤机的方式并不可取,目前比较推荐机械通气中叠加容量保证通气模式,通过肺力学的改变,实时降低通气压力和病人的做功。同时广泛使用的无创呼吸支持手段,也为早产儿早期撤机创造了条件。

撤机前,通常通过主观和客观的标准评估患儿是否满足撤机条件,具备以下条件可以尝试撤机:①引起呼吸衰竭的原发疾病好转;②气体交换改善;③循环功能稳定;④自主呼吸活跃;⑤影像学表现改善。

当呼吸机参数逐步降低达到一定程度,潮气量能维持在 ≤4.0ml/kg(若<700g 或生后 2 周,潮气量应在 5ml/kg),且 $FiO_2 ≤ 0.30$,可考虑撤机(表 36-5-1)。更大的新生儿可能在较高的参数下也能成功撤机。

表 36-5-1　撤机的呼吸机参数

模式	参数
SIMV	PIP ≤ 16cmH$_2$O,PEEP ≤ 6cmH$_2$O,频率 ≤ 20 次 /min,FiO$_2$ ≤ 0.30
AC/PSV	BW<1 000g:MAP ≤ 7cmH$_2$O 和 FiO$_2$ ≤ 0.30
	BW>1 000g:MAP ≤ 8cmH$_2$O 和 FiO$_2$ ≤ 0.30
HFOV	BW<1 000g:MAP ≤ 8cmH$_2$O 和 FiO$_2$ ≤ 0.30
	BW>1 000g:MAP ≤ 9cmH$_2$O 和 FiO$_2$ ≤ 0.30

各新生儿中心应根据救治患儿的类型和病种制订撤机规范,以避免医生操作间的差异。合理使用咖啡因、适当的营养支持、管理动脉导管未闭均有助于早期拔管。

二、撤机前的评估

在患儿撤机前要充分进行评估,包括血气分析结果、氧需求和机械通气参数等。预测患儿具备撤机条件的工具有很多,具体的评估指标见表 36-5-2。

表 36-5-2　撤机前评估指标

分类	指标
呼吸生理	肺力学(顺应性、阻力、潮气量等)
	肺容量(胸片、功能残气量等)
	压力 - 时间指数(呼吸肌力量)
	分钟通气测试
临床试验	自主呼吸试验
生物信号的动力学分析	心率变异率
	呼吸变化
	心肺交互作用

撤机失败的常见情况包括：镇静药物（麻醉剂或苯二氮䓬类药物）使用、多次气管插管、困难或创伤性插管、神经或神经肌肉紊乱、基因异常、气道异常（如气道狭窄等）、液体负荷过多、拔管前酸中毒（pH<7.20）、血流动力学不稳定、败血症和坏死性小肠结肠炎。

早产儿撤机失败的高危因素包括：胎龄<26周、矫正胎龄小、超低出生体重儿（<1 000g）、当前体重低、男性、脑室出血（Ⅲ和/或Ⅳ级）、动脉导管未闭导致血流动力学不稳定、拔管前未给予咖啡因、从高通气参数（高FiO_2和呼吸频率）中拔管、拔管后无创呼吸支持不足。

在新生儿机械通气中，常见的导致困难撤机的原因包括：影响血流动力学的动脉导管未闭、肺炎、支气管肺发育不良、严重水肿影响胸壁、呼吸驱动不足、颅内出血、低碳酸血症、镇静、神经肌肉疾病、膈肌功能障碍。

对撤机失败的患儿，要仔细分析原因，经对症处理仍无好转者应重新上机，待前次撤机失败原因去除，制订个性化的撤机方案，有利于最终撤机成功。

三、呼吸机的撤离

（一）撤机方法

自主呼吸试验（SBT），也被称为气管插管下CPAP试验，其原理是在拔管前测试患儿是否可以维持充分的通气和氧合。早期在拔管前让患儿在气管插管下CPAP过渡6~24h的方式并不可取，目前SBT通常在3~10min内完成。也有研究认为，在呼吸机参数低的情况下，早产儿可以直接拔管，无需进行SBT，因此应由医生充分评估论证SBT的必要性。

新生儿SBT主要分两个阶段：① 3min的CPAP；② 7min 5~8cmH₂O 的 PSV（达到潮气量 4ml/kg）。SBT耐受指标主要包括：生命体征稳定、呼吸做功没有明显增加、10min内无需增加通气支持；SBT失败标准为心率较基础水平增加20%且持续5s以上，或SpO_2下降需要增加15%的吸入氧浓度，或呼吸做功明显增加。

（二）撤机流程

撤机流程见图36-5-1。

气道内压力的维持对于早产儿十分重要，早产儿撤机时肺泡容易塌陷，在拔管时应注意以下方面：①预给氧，维持血氧饱和度95%~98%；②吸引气道和口鼻腔分泌物，保持仰卧使气道充分开放；③提前调试好拔管后的无创支持设备、准备好鼻塞/鼻罩/鼻导管和复苏抢救装置；④选择呼吸规律、清醒状态拔管；⑤拔管后必要时口鼻腔再吸引；⑥连接好鼻塞/鼻罩，初始氧浓度可稍高；⑦仔细观察拔管后的呼吸状态。

四、拔管后管理

（一）有创-无创通气序贯治疗

新生儿，尤其是极早产儿，拔管后可能无法维持足够的功能残气量，也容易发生呼吸暂停，从而导致拔管失败和再插管，因此推荐拔管后实施无创通气序贯治疗，相比较鼻导管给氧，可以显著降低拔管失败率。常用的无创呼吸支持方式有：①经鼻间歇正压通气（NIPPV）；②持续气道正压通气（CPAP）；③加温加湿经鼻高流量氧疗；④无创高频通气（NHFOV）。

研究显示，CPAP可以显著降低临床不良事件的发生，如呼吸暂停、呼吸性酸中毒等。荟萃分析表明，相比于CPAP，NIPPV的拔管成功率更高。在拔管后可以根据患儿的情况，采用NIPPV/NHFOV-CPAP-HHFC的降阶梯式呼吸支持方案。在使用无创通气时，也应注意无创通气的常见不良反应，如胃肠胀气、气胸和长期使用鼻塞、鼻罩造成的鼻中隔和面部损伤。

（二）咖啡因的使用

由于早产儿呼吸中枢发育不成熟，呼吸暂停是导致拔管失败的重要原因之一，而咖啡因的使用是早产儿呼吸管理中的重要一环。拔管前使用咖啡因可以降低拔管失败的风险。常规剂量为首剂枸橼酸咖啡因 20mg/kg，24h后开始维持剂量 5mg/(kg·d)，静脉输注或口服，1次/d，一般持续至矫正胎龄33~34周。

（三）糖皮质激素和肾上腺素的使用

新生儿拔管失败的另一大原因是拔管后急性气道水肿，表现为吸气性喘鸣和呼吸困难，常在拔管后数小时内出现并进行性加重，最终可能导致再插管。拔管前1~2h静脉给予糖皮质激素（如地塞米松）可以减轻喉头水肿的程度。如果患儿拔管后出现声音嘶哑，拔管后可以继续雾化吸入糖皮质激素或肾上腺素消除水肿。如使用后临床表现仍然没有好转，应考虑重新插管。

撤机失败的原因可能是呼吸系统本身，如呼吸中枢驱动力低、呼吸肌（尤其是膈肌）疲劳、气道异常、肺泡塌陷等；也可能是非呼吸系统，如营

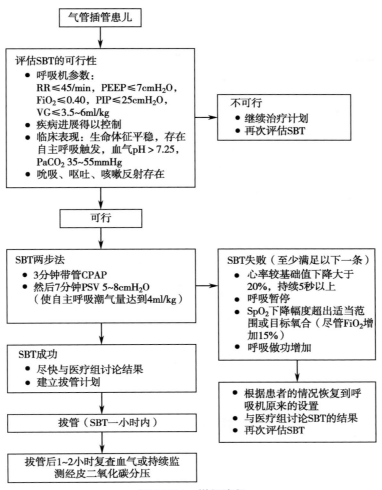

图 36-5-1　撤机流程

养不良、神经系统疾病、感染、充血性心力衰竭等。合理选择撤机后的呼吸支持方式,进行全面的评估,找出阻碍撤机的主要原因,是保证撤机成功的关键。

五、临床应用

病例 1:患儿男,G1P1,孕 37 周 $^{+2}$,体重 2 600g,羊水 Ⅱ 度,Apgar 评分 1min 6 分、5min 7 分、10min 9 分。因出生窒息、新生儿呼吸窘迫综合征,机械通气治疗 11 天,目前 AC 模式下,PIP 15cmH$_2$O、PEEP 5cmH$_2$O、FiO$_2$ 21%,监测的呼吸频率 58 次 /min,3.5mm 气管插管下呼吸机监测无泄漏。患儿血氧饱和度稳定,血气分析正常,胸片透亮度改善。

问题:是否可以考虑撤机?有哪些措施可以降低此次拔管失败风险?

根据患儿临床表现,撤机前评估标准基本达到,可以对患儿进行自主呼吸试验,评估患儿能否在拔管后维持通气和氧合功能。若 SBT 过程中,患儿生命体征无明显变化,耐受良好,则可考虑撤机拔管。由于患儿插管时间较长,且气管插管周围漏气不明显,拔管后发生急性喉头水肿的可能性较大,在拔管后要及时给予布地奈德雾化吸入治疗。若患儿出现明显上气道梗阻的临床表现,可以考虑给予肾上腺素雾化吸入治疗,但荟萃分析并没有发现其对临床结局有明确的改善。对于喉头水肿导致拔管失败的患者,在下一次拔管之前可静脉使用 0.3~0.5mg/kg 的地塞米松。

【专家点评】

对于长期机械通气的新生儿,拔管前要进行充分评估,可以进行 SBT 试验。新生儿,特别是足月儿,由于选择气管插管管径更粗,患儿易烦躁,拔管后更容易出现喘鸣等急性气道水肿症状,导致拔管失败,拔管后气道护理十分关键。

> 病例2:患儿男,新生儿,孕26周出生,体重890g,Apgar评分1min 6分、5min 7分、10min 9分。生后予气管插管机械通气,生后5h因"新生儿呼吸窘迫综合征"入院。生后第13天高频通气下,MAP 12cmH₂O、频率13Hz、振幅23cmH₂O、FiO₂ 0.3。临床操作耐受性差,呼吸机参数无法继续下调。胸片提示:双肺渗出无明显改善,可见间质性改变以及少量囊泡影;临床表现以及实验室检查均无明显感染依据。

问题:如何帮助患儿尽早撤机?

对于此类超低出生体重儿,尽可能缩短有创机械通气时间,选用无创通气,是新生儿肺保护性通气的重要策略。该患儿存在呼吸机依赖,结合肺部改变,应考虑支气管肺发育不良进展期。对于生后2周仍需要机械通气,且没有明显感染依据的患儿,可考虑使用小剂量地塞米松(DART方案)撤机。DART方案是依序给予地塞米松0.15mg/(kg·d),1次/d,共用3天;0.10mg/(kg·d),1次/d,共用3天;0.05mg/(kg·d),1次/d,共用2天;0.02mg/(kg·d),1次/d,共用2天。1个疗程剂量共0.89mg/kg。若在疗程内成功拔管,后续疗程仍需继续。此外,还需评估是否需要咖啡因、利尿剂等辅助拔管。

【专家点评】

长期机械通气对早产儿产生诸多不良影响,尽早撤离有创呼吸机是早产儿呼吸管理的重中之重。中晚期激素的应用可降低早产儿BPD发生率,但大剂量激素的使用也会增加短期和长期神经系统不良预后,需要经过慎重评估后使用。

(袁　琳　孔维玲)

第六节　新生儿机械通气的合并症及防治

新生儿在机械通气过程中容易发生各种肺部并发症,包括急性肺损伤、气漏综合征、心血管系统损伤、新生儿视网膜病变、慢性肺损伤、院内感染和脑损伤等,其中呼吸机相关性肺损伤(VILI)是最常见的肺部并发症之一。VILI可能由多种因素共同导致,如高气道峰压导致的"气压伤"、高潮气量导致肺泡过度扩张形成的"容量伤"、肺泡表面活性物质缺乏导致的"塌陷伤"、高吸氧浓度产生过量的氧自由基导致的"氧毒性伤",以及继发性细胞炎症反应增加造成的"生物伤"。目前研究发现,容量伤是形成VILI的最主要因素。不仅如此,早产儿免疫系统的不成熟又增加了感染的可能性,比如呼吸机相关性肺炎。

一、呼吸机相关性肺炎

呼吸机相关性肺炎(VAP)是机械通气的常见并发症,也是新生儿重症监护病房最主要的医院获得性感染之一。VAP不仅增加了治疗成本,延长了住院时间,也增加了患儿死亡率。成人VAP诊断的支气管镜、支气管肺泡灌洗液等很少用于新生儿,故而新生儿VAP的诊断很困难,采取必要的措施,预防VAP的发生就非常的重要。

(一)发病机制

引起呼吸机相关性肺炎的病原体可能来自外部,如:①医护人员的手;②污染的呼吸治疗设备,如呼吸机管路、湿化器、雾化器、复苏球囊等;③气管插管上形成的生物膜。也可能来自内部,如:①由于气道清除能力的下降,导致口咽部的定植菌的增加;②气道和胃分泌物的误吸。新生儿由于大多使用不带气囊的气管插管,进一步增加了上气道分泌物误吸的可能。

(二)诊断

VAP诊断的"金标准"是组织病理学和组织标本培养分离到病原体,但在临床上很难做到这一点。一般认为有创通气48h以上,撤机拔管后48h以内患者出现换气功能恶化(动脉血氧饱和度降低),吸入氧浓度增加,机械通气参数需求增加;且至少符合以下3项条件:①体温不稳定,排除其他原因所致;②血白细胞<4×10⁹/L或≥15×10⁹/L及杆状核白细胞>10%;③新出现脓痰或痰性状改变或气道分泌物增加,需增加吸痰次数;④呼吸暂停,呼吸急促,鼻翼扇动伴有吸凹或呻吟；⑤哮鸣音、水泡音或干啰音；⑥咳嗽；⑦心率<100次/min或>170次/min。连续胸部X线检查(至少2次)，至少符合以下1项条件：①新的或持续加重的肺部浸润灶；②肺部实变；③肺部新发空洞或肺大疱。

在病原学检查方面，在非直视的条件下进行取样存在很大的盲目性，敏感性虽然很高，特异性却很低。如果应用纤维支气管镜在直视下取样(如支气管肺泡灌洗液)，在一定程度上可以真实反映病变部位的病原菌，但由于新生儿气管插管更细，对纤维支气管镜的直径有更高的要求，同时更可能出现低氧的不良反应，这些取样方式很少用于新生儿。

(三)治疗

应加强全身支持治疗，选用敏感抗生素，再积极防治其他合并症及脏器功能衰竭，同时尽早撤离机械通气。减少VAP死亡率的措施有：①尽可能应用无创通气模式，最大限度地减少机械通气所造成的肺损伤，尤其是容量伤，包括降低吸气峰压、平均气道压和吸入氧浓度，并尽早撤机；②给予规范化抗感染治疗，每3天复查气道分泌物细菌培养；③合理的营养支持，除静脉营养外，尽早开始肠内微量喂养；④无菌操作，轻柔地拍背吸痰；⑤监测重要感染指标，包括血常规、CRP、PCT、胸片、体温、脉搏、呼吸、血压、血氧饱和度等。

(四)预防

成人主要通过对VAP的集束化管理来预防VAP，《中国成人医院获得性肺炎与呼吸机相关性肺炎的诊断和治疗指南(2018)》中指出了以下集束化管理建议：①尽可能选用无创呼吸支持治疗技术；②每天评估有创机械通气及气管插管的必要性，尽早脱机或拔管；③对机械通气患者尽可能避免不必要的深度镇静，确需镇静者应定期唤醒并行自主呼吸训练，每天评估镇静药使用的必要性，尽早停用；④给预期机械通气时间超过48h或72h的患者使用带有声门下分泌物吸引的气管导管；⑤气管导管气囊的管理，如充盈压应保持不低于25cmH₂O；⑥无禁忌证的患者应抬高床头30°~45°；⑦加强口腔护理，推荐采用氯己定漱口液；⑧加强呼吸机内外管道的清洁消毒，推荐每周更换1次呼吸机管道，但在有肉眼可见污渍或有故障时应及时更换；⑨在进行与气道相关的操作时应严格遵守无菌技术操作规程；⑩鼓励并协助机械通气患者早期活动，尽早开展康复训练。新生儿虽然尚没有明确的指南，但可以借鉴成人指南中许多管理措施。

手卫生几乎是每一个新生儿VAP集束化管理相关研究都会提到的内容，很多研究表明，通过加强宣教等方式提高手卫生的执行率可以有效减少VAP的发生。在减少误吸方面，可能的措施有：抬高床头15°~30°、使用俯卧位或侧卧位来减少反流误吸、加强口腔护理。同时，推荐在重新固定气管胶布，拔管前和更改患者体位前，进行气道分泌物的吸引，以此减少上气道分泌物的误吸。关于气道分泌物的吸引，《2020新生儿机械通气时气道内吸引操作指南》指出：推荐按需吸痰，而非常规吸痰，减少气道内吸引次数；推荐使用封闭式吸痰管，不但可以降低感染的风险，还可以减少吸引过程中的不良反应，如低氧、肺不张等；不推荐常规使用生理盐水稀释痰液，应仅在痰液浓稠时使用少量的生理盐水稀释(0.1ml/kg，最大剂量0.5ml)。维持呼吸治疗设备的清洁也十分重要，应及时清除管路中的冷凝水，定期更换管路。常规评估撤机，尽可能早期拔管，减少有创通气时间，是预防VAP最有效的方式。

二、支气管肺发育不良

支气管肺发育不良(BPD)是指任何氧依赖(FiO₂>0.21)超过28天的新生儿，除个体和基因易感性、感染和炎症反应、早产儿肺发育不成熟等因素外，氧中毒、气压伤和容量伤等呼吸机相关性肺损伤是造成新生儿支气管肺发育不良的重要因素。为预防BPD的发生和规范BPD的机械通气管理，可参考以下策略：

1. 出生后尽早建立并维持功能残气量　有自主呼吸的早产儿，在产房内尽早持续气道正压通气，建立并维持功能残气量，是避免气管插管、降低BPD发生率的有效措施。初始压力可设置为5~6cmH₂O(1cmH₂O=0.098kPa)。

2. 合理用氧　生后早期高氧浓度是发生BPD的独立危险因素，因此推荐出生胎龄<32周的早产儿由0.30的氧浓度开始复苏。由于重度BPD常合并肺血管病变，氧饱和度过低可促使肺血管阻力上升，加速肺动脉高压形成和进展，建议将氧饱和度维持在92%~95%。

3. 机械通气　叠加容量保证通气模式与单纯压力限制性通气相比，可显著缩短机械通气时间，减少重度脑室内出血、气胸和BPD的发生率。对于肺部病变不均一的重度BPD患儿，呼吸机参数设置宜采用大潮气量（10~12ml/kg）、长吸气时间（0.5~0.8s）和低呼吸频率（10~25 次 /min），以便克服气道阻力、减少肺不张，同时需保证足够的呼气时间，避免二氧化碳潴留。PEEP 一般设置 6~8cmH$_2$O，但肺泡募集困难和 / 或存在气管、支气管软化、二氧化碳潴留明显的患儿可能需要 10~15cmH$_2$O，甚至更高。常用的通气模式为 SIMV+PSV 或 SIMV+PSV+ 容量保证。至于 AC 模式，由于每一次触发窗内的自主呼吸都触发指令通气，且吸气时间完全固定，若患儿自主呼吸较快，则无法实现"低呼吸频率"，对于肺部改变不均一的 BPD 并非首选模式。重度 BPD 患儿在疾病慢性期，经过长时间代偿，动脉血二氧化碳分压水平较高也可维持正常血液 pH，因此 pH ≥ 7.3 的前提下，PaCO$_2$ 可以接受在 55~65mmHg。

三、气漏综合征

气漏综合征包括间质性肺气肿（interstitial pulmonary emphysema，PIE）、纵隔气肿、心包积气、皮下气肿、气腹、血管内积气和气胸。机械通气的应用使气漏的发生率明显升高，但近年来，随着肺表面活性物质的广泛应用和肺保护性通气策略的推广，其发生率有明显的降低。

（一）病因

气漏综合征是肺泡通气不均匀和气体滞留。RDS 时肺泡萎陷和 MAS 时小气道阻塞都可引起不均匀的肺泡通气，相对顺应性好的肺泡接受较多的通气，易产生非常高的跨肺压使肺泡破裂的机会增加。新生儿期，由于肺泡间缺少侧孔使通气与非通气肺泡间的气体难以均匀分布，更进一步增加了气胸的机会。

气体从破裂的肺泡漏出，进入间质，引起 PIE。PIE 发生后，跨肺压持续增高使气体沿细支气管旁或血管鞘进入纵隔，引起纵隔气肿，从纵隔进一步破入胸膜腔引起张力性气胸。PIE 和纵隔气肿可进入心包腔引起心包积气。纵隔气肿也可进入颈部引起皮下气肿，或进入后腹膜引起后腹膜积气，后者又可破入腹腔，引起气腹，再进入阴囊成为阴囊气肿。在较少的情况下，气体进入肺静脉引起空气栓塞。由于肺泡通气量的降低，萎陷侧的肺血流未经氧合，出现肺内右向左分流，使低氧进一步加重。

（二）防治

无症状和轻度气胸可保守治疗，待其自行吸收；对中重度气胸可穿刺抽气或放置胸腔引流管。对于在应用正压通气治疗时出现的气胸，因气体持续漏出引起血流动力学不稳定，常需安置引流管。对单侧 PIE 者，将体位置于气肿侧，使其休息，减少不必要的气管内吸引和球囊加压通气。

机械通气时采用肺保护性通气策略，即低潮气量通气和允许性高碳酸血症及肺表面活性物质的应用。

（1）除外高频的禁忌证外，可改为高频通气，在尽可能低的平均气道压下维持氧合。

（2）减少人机对抗：可使用患者触发的通气模式，若病人十分躁动，可考虑充分镇静，给予控制通气。

（3）若维持常频模式，尽可能降低 PIP，使动脉血气 PaO$_2$ 维持在 45~50mmHg，PaCO$_2$ 维持 <60mmHg 即可。调节 PEEP，维持功能残气量和开放气道。

以高浓度氧（如 100%）吸入，可创造肺泡与漏出气体间的氮梯度而有利于氮气排出，从而促进气肿吸收，但在早产儿有氧中毒和早产儿视网膜病变（ROP）的风险，不宜使用。

四、早产儿视网膜病变

早产儿视网膜病变（ROP）是新生儿机械通气特有的并发症之一，早产儿视网膜血管发育未成熟，在血管进一步成熟过程中，由于代谢需求增加导致局部视网膜缺氧，在各种高危因素作用下，使发育未成熟的视网膜血管收缩、阻塞，视网膜血管发育停止，导致视网膜缺氧。视网膜缺氧可继发血管生长因子大量产生，从而刺激新生血管形成，最终导致 ROP。

（一）病因

ROP 的发病因素有很多，但目前一致公认早产、低出生体重是发生 ROP 的根本原因。胎龄越小，体重越低，视网膜发育越不成熟，ROP 的发生率越高。除此之外，ROP 也与基因差异和种族、吸氧时间、吸氧浓度，动脉血氧分压波动情况，代谢性酸中毒、呼吸暂停、动脉血二氧化碳分压过低、感染等因素有关。

（二）防治

规范吸氧，尽可能降低吸氧浓度和缩短吸氧时间，减少动脉血氧分压的波动。同时也应避免发生严重的缺氧。积极治疗呼吸暂停和代谢性酸中毒，防止 PaCO$_2$ 过低造成脑血管收缩，导致视网膜血管收缩和视网膜缺血。同时对高危病例进行规范的筛查,早期发现 ROP 病变,及时进行激光或手术治疗,避免致盲。

五、其他潜在并发症

1. **肺不张**　可由气管插管过深或痰液堵塞导致,需注意呼吸道湿化,加强胸部物理治疗(翻身、拍背、吸痰等),对因治疗,必要时可进行气道冲洗或纤维支气管镜下冲洗。在痰液清理干净后,可行肺复张,以募集更多的肺泡。

2. **气道损伤**　包括长期插管导致的气管 - 支气管软化、气管炎症、声门下狭窄、肉芽肿形成、鼻中隔损伤(鼻插管患者)和坏死性气管 - 支气管炎等。机械通气期间应注意皮肤护理,尽可能减少皮肤黏膜受损,对症治疗,尽量缩短机械通气时间。

3. **喉损伤**　由于插管时间过长可能导致喉头水肿,是拔管失败的高危因素。评估拔管时,应关注患儿漏气量,若漏气量较少或无漏气量,结合病史,可考虑拔管前静推地塞米松,加强拔管后雾化治疗。

4. **气管插管相关并发症**　插管堵塞、意外拔管等。应做好气道护理及病人镇痛镇静管理。

5. **心血管系统并发症**　包括心排量降低、PDA 等。若机械通气后血压下降,应及时调整参数,滴定最佳 PEEP,避免对心脏的压迫,导致回心血量减少。

6. **IVH**　脑室内出血是新生儿期常见的疾病,早产儿危险期在生后 3~4 天,恰当的医疗与护理措施十分重要。尽可能维持较稳定的颅内压和脑血流范围,保持良好的心功能和正常的体循环,尤其在应用呼吸机、特殊药物治疗时更应注意,一般不静脉推注高渗液体。在护理方面,应动作轻柔,做好保暖,保持安静,减少干扰,避免患儿剧烈哭闹。头位保持在 15°~30°,可有效地减少新生儿颅内出血的发生。

六、临床应用

病例 1:患儿男,28 周 $^{+4}$,早产儿窒息复苏后 2h 余。G1P1,剖宫产,羊水 Ⅰ 度,Apgar 评分 1min 3 分、5min 5 分、10min 7 分,体重 1 200g。生后呼吸困难进行性加重,予以气管插管机械通气,PC 模式:PIP 18cmH$_2$O、PEEP 5cmH$_2$O(监测 MAP 为 10cmH$_2$O)、FiO$_2$ 0.3。胸

片改变符合新生儿呼吸窘迫综合征。经气管插管注入肺泡表面活性物质 240mg,2h 后,患儿呼吸困难加重,血氧饱和度下降至 85%,查体见患儿气促,呻吟,三四征明显,胸廓饱满,复查胸片后提示纵隔气肿可能。

问题:什么原因导致纵隔气肿? 应如何处理?

患儿有生后窒息复苏史,球囊正压通气可能会导致纵隔气肿,但第一张胸片并未提示纵隔气肿,故不考虑是窒息复苏所致。该患儿在使用 PS 之后,肺顺应性变好,此时若呼吸机压力调节不及时,易导致气漏综合征。

胸片提示纵隔气肿可能,可将呼吸机模式改为高频通气模式,MAP 设置在 10~12cmH$_2$O(尽可能低),维持血氧饱和度在 90%~94%。采取患侧卧位,待其自行吸收。密切监测患儿生命体征及临床表现,若呼吸困难进一步加重,纵隔气肿进展为气胸时,可考虑胸腔穿刺或安置引流管。

【专家点评】

气漏的高危因素包括出生窒息的球囊正压通气、早产儿 RDS、足月儿胎粪吸入、肺炎等,机械通气的使用也会显著增加气胸和纵隔气肿的风险,因此,对于高危患儿,使用容量保证等肺保护性通气策略可有助于减少气漏的发生。气胸发生后可根据胸部透光实验或床旁肺部超声等快速识别,及时做出相应处理,以免生命体征波动。

病例 2:患儿女,G1P1,孕 28 周 $^{+2}$,体重 1 100g。因"胎膜早破 3 天"剖宫产出,出生时羊水清,Apgar 评分 1min 5 分、5min 5 分、10min 8 分。产后立即予气管插管机械通气,并予肺表面活性物质 220mg 气管内滴注。母亲产前给予足疗程地塞米松治疗,查解脲支原体阳性。目前生后第 2 天,PC 模式:PIP 18cmH$_2$O、PEEP 6cmH$_2$O、FiO$_2$ 0.5。

问题 1:患儿目前吸氧浓度较高,下一步可采取哪些措施? 还需完善什么检查?

可测量患儿导管前(右上肢)和导管后(下肢)血氧饱和度差异,排查是否存在肺动脉高压。同时复查胸片了解 RDS 改善情况。若排除

肺动脉高压,胸片仍提示 RDS,可给予第二剂 PS(100mg/kg)。

问题 2：治疗 3 天后,患儿呼吸机参数仍无法下调,血氧饱和度波动频繁。胸片提示双肺纹理显著,渗出明显,右上肺不张。心超提示动脉导管未闭,直径 2.8mm。下一步该如何处理?

因 PDA 较大,导致肺血流增多,PEEP 应适当调高,减少左向右分流,预防肺出血。缺氧可进一步加重 PDA,须维持 SpO_2 在 90% 以上。若二氧化碳持续潴留,可调整为高频通气模式。同时加强气道护理,进行体位引流、拍背、吸痰等。

问题 3：经积极治疗后,患儿病情好转,顺利下调呼吸机参数并拔管。拔管后患儿哭声嘶哑,予以布地奈德雾化,拔管后 2h,患儿吸气性凹陷明显,出现呼吸困难,血气分析提示二氧化碳潴留。予以再次气管插管机械通气。患儿拔管前评估是否合理?

患儿临床表现、影像学表现都有所好转,呼吸机参数低,若自主呼吸试验通过,可考虑拔管。但拔管前应注意患儿漏气量,若泄漏较低或无泄漏,应考虑患儿喉头水肿的可能,足月儿可以在拔管前使用地塞米松,拔管后加强雾化,有利于降低拔管失败率。若因喉头水肿导致拔管失败,再插管时,可考虑用小一号气管导管。

【专家点评】

对于严重 NRDS 需要机械通气的患儿,生后早期应立即给予 PS 的治疗,使用 PS 后应根据临床表现、氧合情况和肺部影像检查对病情重新进行评估,若判断 NRDS 病变仍较严重或改善后又加重,可重复使用 PS,间隔时间一般为 6~12h。PDA 导致的左向右分流会使肺血流量增加,导致呼吸机参数升高,需结合心脏超声进行相应的干预,从而维持呼吸稳定,尽早撤机。患儿气管插管时间较长时易发生喉头水肿,主要表现为拔管后声音嘶哑或无法发声,出现吸气困难和二氧化碳潴留,因此拔管前需要评估漏气量,若泄漏较低应做出相应处理。

（袁　琳　孔维玲）

参考文献

1. 邵肖梅,叶鸿瑁,丘小汕.实用新生儿学.5 版.北京:人民卫生出版社,2019.

2. SWEET DG, CARNIELLI V, GREISEN G, et al. European consensus guidelines on the management of respiratory distress syndrome—2019 update. Neonatology, 2019, 115 (4): 432-450.

3. KLINGENBERG C, WHEELER KI, DAVIS PG, et al. A practical guide to neonatal volume guarantee ventilation. J Perinatology, 2011, 31 (9): 575-585.

4. EBERHARD P. The design, use, and results of transcutaneous car-bon dioxide analysis: current and future directions. Anesth-Analg, 2007, 105 (6 Suppl): S48-52.

5. COOLS F, OFFRINGA M, ASKIE LM. Elective high frequency oscillatory ventilation versus conventional ventilation for acute pulmonary dysfunction in preterm infants. Cochrane Database Syst Rev, 2015, 3: CD000104.

6. KACZKA DW, HERRMANN J, ZONNEVELD CE, et al. Multifrequency oscillatory ventilation in the premature lung: effects on gas exchange, mechanics, and ventilation distribution. Anesthesiology, 2015, 123 (6): 1394-1403.

7. WANG CS, GUO LB, CHI CJ, et al. Mechanical ventilation modes for respiratory distress syndrome in infants: a systematic review and network meta-analysis. Crit Care, 2015, 19 (1): 108.

8. KARLSSON V, SPORRE B, ÅGREN J. Transcutaneous PCO_2 monitoring in newborn infants during general anesthesia is technically feasible. Anesth Analg, 2016, 123 (4): 1004-1007.

9. SUPPORT CWA, FINER NN, WALSH MC, et al. Target ranges of oxygen saturation in extremely preterm infants. N Engl J Med, 2010, 362 (21): 1959-1969.

10. 王婷婷,富建华.经皮二氧化碳分压及氧分压监测在新生儿重症监护病房临床应用进展.中国实用儿科杂志,2017, 32 (5): 323-327.

11. OCHIAI M, KURATA H, INOUE H, et al. Transcutaneous blood gas monitoring among neonatal intensive care units in Japan. Pediatr Int, 2020, 62 (2): 169-174.

12. TAKAHASHI D, GOTO K, GOTO K. Effect of tidal volume and end tracheal tube leakage on end-tidal CO_2 in very low birth weight infants. J Perinatol, 2020, 4: 1-6.

13. MUKHOPADHYAY S, MAURER R, PUOPOLO KM. Neonatal transcutaneous carbon dioxide monitoring—effect on clinical management and outcomes. Respir Care, 2016, 61 (1): 90-97.

14. 中国医师协会新生儿科医师分会超声专业委员会.新生儿肺脏疾病超声诊断指南.中国当代儿科杂志,2019, 21 (2): 105-113.

15. GREENOUGH A, PRENDERGAST, MICHAEL. Difficult extubation in low birth weight infants., Arch Dis Child Fetal Neonatal Ed, 2007, 93 (3): F242-245.

16. BERGER J, MEHTA P, BUCHOLZ E, et al. Impact of early extubation and rein-tubation on the incidence of bronchopulmonary dysplasia in neonates. Am J Peri-

natol, 2014, 31 (12): 1063-1072.

17. VENTO G, TORTOROLO L, ZECCA E, et al. Spontaneous minute ventilation is a predictor of extubation failure in extremely-low-birth-weight infants. J Matern Fetal Neonatal Med, 2004, 15 (3): 147-154.

18. DIMITRIOU G, FOUZAS S, VERVENIOTI A, et al. Prediction of extubation outcome in preterm infants by composite extubation indices. Pediatr Crit Care Med, 2011, 12 (6): e242-e249.

19. KAMLIN CO, DAVIS PG, ARGUS B, et al. A trial of spontaneous breathing to determine the readiness for extubation in very low birth weight infants: a prospective evaluation. Arch Dis Child Fetal Neonatal Ed, 2008, 93 (4): F305-F306.

20. AL MANDHARI H, FINELLI M, CHEN S, et al. Effects of an extubation readiness test protocol at a tertiary care fully outborn neonatal intensive care unit. Can J Respir Ther, 2019, 55: 81-88.

21. DAVIES MW. Davis PG. Nebulized racemic epinephrine for extubation of newborn infants. Cochrane Database Syst Rev, 2002: CD000506.

22. DAVIS PG, LEMYRE B, DE PAOLI AG. Nasal intermittent positive pressure ventilation (NIPPV) versus nasal continuous positive airway pressure (NCPAP) for preterm neonates after extubation. Cochrane Database Syst Rev, 2001: CD003212.

23. STEER P, FLENADY V, SHEARMAN A, et al. High dose caffeine citrate for extubation of preterm infants: a randomised controlled trial. Arch Dis Child Fetal Neonatal Ed, 2004, 89 (6): F499-F503.

24. GARLAND, JS. Ventilator-Associated Pneumonia in Neonates: An Update. Neoreviews, 2014, 15 (6): e225-e235.

25. 中华医学会呼吸病学分会感染学组 . 中国成人医院获得性肺炎与呼吸机相关性肺炎诊断和治疗指南 (2018 年版). 中华结核和呼吸杂志 , 2018, 41 (4): 255-280.

26. WEBER CARLA D. Applying Adult Ventilator-associated Pneumonia Bundle Evidence to the Ventilated Neonate. Adv Neonatal Care, 2016, 16: 178-190.

27. WEINER GM. Textbook of neonatal resuscitation. 7th ed. Illinois: American Academy of Pediatrics and American Heart Association, 2016.

28. SWEET DG, CARNIELLI V, GREISEN G, et al. European consensus guidelines on the management of respiratory distress syndrome—2019 update. Neonatology, 2019, 115 (4): 432-450.

29. MOURANI PM, IVY DD, GAO D, et al. Pulmonary vascular effects of inhaled nitric oxide and oxygen tension in bronchopulmonary dysplasia. Am J Respir Crit Care Med, 2004, 170 (9): 1006-1013.

30. KLINGENBERG C, WHEELER KI, MCCALLION N, et al. Volume-targeted versus pressure-limited ventilation in neonates. Cochrane Database Syst Rev, 2017, 10: CD003666.

31. SUN Y, ZHANG HY. Ventilation strategies in transition from neonatal respiratory distress to chronic lung disease. Semin Fetal Neonatal Med, 2019, 24 (5): 101035-101041.

32. ZHANG H, FOX WW, KAROTKIN E, et al. Assisted ventilation of the neonate: an evidence-based approach to newborn respiratory care. 6th ed. Philadelphia (PA): Elsevier, 2017: 380-390.

33. NELIN LD, ABMAN SH, PANITCH HB. A physiology-based approach to the respiratory care of children with severe bronchopulmonary dysplasia. The newborn lung: neonatology questions and controversies. Philadelphia (PA): Elsevier Saunders, 2019: 363-385.

34. JENG MJ, LEE YS, TSAO PC, et al. Neonatal air leak syndrome and the role of high-frequency ventilation in its prevention. J Chin Med Assoc, 2012, 75 (11): 551-559.

35. TARNOW-MORDI W, STENSON B, KIRBY A, et al. Boost II Australia and United Kingdom Collaborative Groups. Outcomes of two trials of oxygen saturation targets in preterm infants. N Engl J Med, 2016, 374 (8): 749-760.

第三十七章　新生儿呼吸疾病的呼吸管理

呼吸系统疾病是新生儿最常见的临床问题，其中新生儿呼吸窘迫综合征和感染性肺炎仍是新生儿主要死亡原因之一，在复苏开展较好的大城市和发达地区胎粪吸入综合征发生率明显下降，但由于早产儿存活率增加，支气管肺发育不良发生率呈上升趋势，呼吸暂停和肺出血发生率也比较高。熟练掌握新生儿呼吸管理技术，积极做好新生儿呼吸疾病的呼吸管理。

第一节　新生儿呼吸窘迫综合征

一、概述

新生儿呼吸窘迫综合征（neonatal respiratory distress syndrome，RDS）为肺表面活性物质缺乏所致的两肺广泛肺泡萎陷和损伤渗出的急性呼吸衰竭，多见于早产儿和择期剖宫产新生儿，生后数小时出现进行性呼吸困难、青紫和呼吸衰竭。病理上出现肺透明膜，又称肺透明膜病（hyaline membrane disease，HMD）。早产儿 RDS 发病率约 5%~10%，胎龄越小发病率越高，择期剖宫产新生儿 RDS 发生率约 0.9%~3.7%。

二、病因和发病机制

1959 年 Avery 和 Mead 首次发现 RDS 为肺表面活性物质（pulmonary surfactant，PS）缺乏所致，PS 由肺泡 Ⅱ 型上皮细胞合成分泌，分布于肺泡表面形成单分子层，能降低肺泡表面张力，防止肺泡萎陷和肺水肿。导致 PS 缺乏的因素都可能促使发生 RDS，其中早产儿和剖宫产是 RDS 的主要病因及危险因素。

1. **早产儿**　RDS 主要发生在早产儿，因早产儿肺发育未成熟，PS 合成分泌不足。PS 量直到胎龄 35 周左右才迅速增多。因此，胎龄 <35 周的早产儿易发生 RDS，胎龄越小发生率越高。

2. **剖宫产**　正常分娩对产妇和胎儿都是一个强烈的应激反应过程，分泌和释放大量儿茶酚胺和糖皮质激素等能促使胎儿肺泡 Ⅱ 型上皮细胞分泌和释放肺表面活性物质。剖宫产（尤其是择期剖宫产）没有经过正常分娩的宫缩和应激反应，儿茶酚胺和糖皮质激素分泌释放较少，PS 分泌和释放不足。同时，剖宫产新生儿肺液转运障碍，影响 PS 功能。因此，剖宫产新生儿 RDS 发生率较高。

3. **糖尿病母亲新生儿**　母亲糖尿病如孕期血糖控制不理想，胎儿血糖增高，胰岛素分泌相应增加，胰岛素可抑制糖皮质激素，而糖皮质激素能刺激 PS 的合成分泌，因此，糖尿病母亲新生儿 PS 合成分泌受影响，即使为足月儿或巨大儿，仍可发生 RDS。

4. **围产期窒息**　缺氧、酸中毒、低灌注可导致急性肺损伤，抑制肺 Ⅱ 型上皮细胞产生 PS。

5. **重度 Rh 溶血病**　患儿胰岛细胞代偿性增生，胰岛素分泌增加抑制 PS 分泌。

6. **PS 蛋白功能缺陷**　PS 蛋白对 PS 功能至关重要，许多研究显示 PS 蛋白中的 *SP-A*、*SP-B*、*SP-C* 基因的突变或缺陷，如 *SP-A* 基因变异、*SP-B* 基因缺陷等，不能正常表达 PS 蛋白，导致 PS 功能缺陷，PS 不能发挥作用，发生 RDS。

肺表面活性物质缺乏时肺泡壁表面张力增高，肺泡逐渐萎陷，进行性肺不张，发生缺氧、酸中毒，肺小动脉痉挛，肺动脉高压，导致动脉导管和卵圆孔开放，右向左分流，缺氧加重，肺毛细血管通透性增高，血浆纤维蛋白渗出，形成肺透明膜，使缺氧酸中毒更加严重，造成恶性循环。

7. **病理变化**　RDS 患儿肺呈暗红色、质韧，在水中下沉。光镜下见广泛的肺泡萎陷，肺泡壁附一层嗜伊红的透明膜，气道上皮水肿、坏死、脱落和断裂（图 37-1-1）。电镜下肺 Ⅱ 型细胞中的板层小体成为空泡。

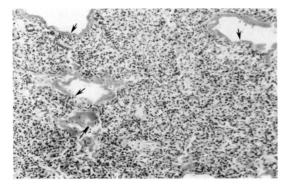

图 37-1-1　新生儿 RDS 肺病理变化（HE，×40）
大部分肺实变，肺不张，许多肺泡有伊红色肺透明膜形成（箭头所示）。

三、诊断

（一）病史和临床特点

由于病因不同，发生 RDS 新生儿的胎龄和出生体重不同，不同类型 RDS 的临床特点有所不同，以下是新生儿 RDS 的常见临床表现。

1. **早产儿 RDS**　生后 1~2h 即可出现呼吸急促，继而出现呼吸困难、呻吟、吸气相凹陷、青紫、病情呈进行性加重，至生后 6h 症状已非常明显。然后出现呼吸不规则、呼吸暂停、呼吸衰竭。查体显示两肺呼吸音减弱。血气分析 $PaCO_2$ 升高，PaO_2 下降，BE 负值增加。生后 24~48h 病情最为严重。轻型病例可仅有呼吸困难、呻吟、青紫，经无创通气治疗后可恢复。近年由于 PS 的早期使用，RDS 典型临床表现已比较少见。

2. **剖宫产新生儿 RDS**　主要见于晚期早产儿和足月儿，与剖宫产的胎龄密切相关，胎龄<39周剖宫产 RDS 发生率较高。研究显示胎龄 37 周择期剖宫产者 RDS 发生率 3.7%，38 周为 1.9%，39周以后明显减少，为 0.9%。剖宫产新生儿 RDS 起病时间差别较大，有些患儿生后 1~2h 即发生严重呼吸困难，而有些患儿生后第 1 天呼吸困难并不严重，胸片为湿肺表现，但生后第 2 天或第 3 天呼吸困难突然加重，胸片两肺呈"白肺"，发生严重呼吸衰竭。剖宫产新生儿 RDS 常合并重症持续肺动脉高压（PPHN），表现为严重低氧性呼吸衰竭。

3. **PS 蛋白缺陷 RDS**　生后数小时即发生严重呼吸困难，进行性加重，表现为重症呼吸衰竭，给 PS 治疗后短时间内（2~3h）临床表现可改善，但 5~6h 后临床表现又非常严重，依赖 PS 的治疗，最终预后较差，多于数天内死亡。

4. **并发症**　由于缺氧和酸中毒，RDS 患儿易并发持续肺动脉高压（PPHN）、肺出血等。

（二）肺影像学检查

1. **肺 X 线检查**　本病肺 X 线检查有特征性表现（图 37-1-2）。早产儿 RDS 胸片主要改变为：两肺野透亮度普遍降低、毛玻璃样（充气减少），可见均匀分布的细小颗粒（肺泡萎陷）和网状阴影（细支气管过度充气）；随着病情加重，两肺透亮度进一步降低，可见支气管充气征（支气管过度充气），延伸至肺野中外带；重症病例肺野透亮度更加降低，心缘、膈模糊，整个肺野呈"白肺"，支气管充气征更加明显，似秃叶树枝。胸廓扩张良好，横膈位置正常。

剖宫产新生儿 RDS 部分病例生后第 1 天胸片常表现为湿肺，甚至重症湿肺，肺水肿、肺野模糊，第 2、3 天出现严重 RDS，甚至"白肺"，支气管充气征通常不明显。

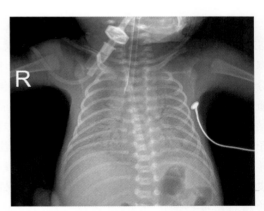

图 37-1-2　新生儿呼吸窘迫综合征肺部 X 线变化
整个肺野充气不良，肺泡塌陷，呈白肺，可见支气管充气征，肺与膈、心脏边缘界限不清。

2. **肺超声检查**　RDS 肺部超声主要表现为：①胸膜线异常：弥漫增厚、毛糙；②多个肺野显示肺泡-间质综合征（alveolar-interstitial syndrome，AIS）或"白肺"；③多个肺野 A 线消失；④胸膜下肺实变和支气管充气征。以上 4 项特征中具有 2 项以上者，可以超声诊断为 RDS。超声诊断 RDS 的灵敏度 85.8%，特异度 92.8%，阳性预测值 94.8%，阴性预测值 81.3%。超声灵敏度高于胸片，超声特异度和胸片相比，超声的阴性预测值高于胸片。

（三）鉴别诊断

1. B族溶血性链球菌感染 产前感染发生的B族链球菌（GBS）肺炎或败血症，临床表现与肺部早期肺部影像表现极似RDS，有时不容易鉴别。但该病常有产妇羊膜早破史或感染表现，抗生素治疗有效。

2. 湿肺 重症湿肺与RDS较难鉴别，湿肺生后数小时出现呼吸困难，但病程短，病情相对较轻，X线表现以肺泡、间质、叶间胸膜积液为主。肺部超声可鉴别RDS与湿肺，湿肺超声图像特征为双肺点、AIS和胸腔积液等，胸膜线异常是鉴别RDS和湿肺的首要特点，RDS胸膜线毛糙、增厚（厚度>1.45mm），湿肺胸膜线光滑。

3. 感染性肺炎 表现为呼吸困难、呻吟，但不呈进行性发展，X线表现两肺渗出，分布不均匀。

四、临床应用

早产儿出生后应密切观察呼吸变化，一旦出现呼吸困难、呻吟，先使用无创通气，并根据肺部影像和临床表现，考虑RDS，早期使用PS治疗，如病情严重，应立即气管插管，使用机械通气。

> 病例1：患儿男，因早产复苏后2h入院。G2P1，胎龄25周$^{+3}$时经阴道娩出，双绒毛膜、双羊膜囊双胎之大，羊水Ⅱ度混浊，Apgar评分1min 5分、5min 8分、10min 8分，出生体重800g。产前激素已用。生后无呼吸，气管插管加压用氧2min，自主呼吸恢复，拔管后予吸氧30s，呼吸、心率、经皮氧饱和度不能维持，再次插管，加压用氧后呼吸、心率及经皮氧饱和度好转。生后1h应用肺表面活性物质。因考虑病情危重，且为超早产儿，转入笔者医院。入院查体：反应欠佳，为早产儿外貌，呼吸浅促，吸气性凹陷阳性，前囟平软，皮肤红，双下肢可见水肿淤青，两肺呼吸音低，未及明显啰音，HR 140次/min，心律齐，心音可，未闻及杂音，腹软。入院后胸腹片两肺透亮度明显下降，肺不张，可见较明显的支气管充气征，诊断为新生儿RDS。入院第2天胸腹片两肺较前有改善。5天后胸腹X线片随访两肺病变基本吸收。入院后高频通气，参数下降后试改常频通气，稳定后撤机拔气管插管改BiPAP辅助呼吸后改普通nCPAP，停nCPAP改鼻导管吸氧。

问题1：患者生后发生呼吸困难，如何给予呼吸支持？

患儿为超早产儿生后出现呼吸困难，应早期使用无创通气治疗，在产房就开始无创通气，初始呼吸支持先使用经鼻持续气道正压通气（nCPAP），如nCPAP失败使用经鼻间隙正压通气（NIPPV）或无创高频通气（nHFV）。无创通气能使肺泡在呼气末保持正压，防止肺泡萎陷，有助于萎陷的肺泡重新张开。及时使用无创通气可减少机械通气的使用。

问题2：如何应用肺表面活性物质治疗？

初步考虑早产儿RDS，应早期给肺表面活性物质（PS）治疗。

（1）给药指征：美国儿科学会指南和欧洲新生儿RDS防治指南建议，新生儿出生后应密切观察呼吸情况，如出现呻吟、呼吸困难，先使用nCPAP，如nCPAP压力≥6cmH$_2$O，FiO$_2$>30%，可给PS治疗。

（2）给药剂量：每种PS药品各自有推荐剂量，各不相同，目前国内使用的2种PS推荐的剂量范围分别为牛肺PS每次75~100mg/kg和猪肺PS每次100~200mg/kg。给药剂量应根据病情严重程度而定，对于两肺呈"白肺"、广泛渗出等重症病例，需使用较大剂量，使用推荐剂量上限，轻症病例使用推荐剂量下限。

（3）给药次数：对轻症病例一般给1次即可，对重症病例需要多次给药，如呼吸机参数吸入氧浓度（FiO$_2$）>0.4或平均气道压（MAP）>8cmH$_2$O，应重复给药。根据国内外经验总结，严重病例需给2~3次，但一般最多给4次，间隔时间根据需要而定，一般为6~12h。

（4）给药方法：PS有2种剂型，干粉剂须冷冻保存，使用前加注射用水摇匀；混悬剂冷藏保存，使用前轻轻摇匀，勿振摇。如将药瓶置于37℃预热数分钟，有利于PS磷脂更好地均匀分散。用PS前先清理呼吸道，然后将PS经气管插管注入肺内，仰卧位给药。对轻症病例使用无创通气者，可使用微创给药方法（LISA或MIST），通过细管插入声门下进入气道给药，避免传统的气管插管。微创给药方法目的是尽可能减少气管插管所致的损伤。

问题3：如病情进展，无创通气不能维持，应采取哪些呼吸支持方法？

如使用无创通气后呼吸困难未缓解，或出

现反复呼吸暂停、PaCO₂升高、PaO₂下降，应及时改用机械通气。一般先使用常频机械通气，初调参数呼吸频率40~50次/min，吸气峰压（PIP）15~20cmH₂O，PEEP 6~7cmH₂O。如常频机械通气参数比较高，效果不理想，可改用高频机械通气，减少常频正压通气所致的肺损伤。使用机械通气病情改善者应尽早撤离机械通气，在撤离机械通气过程中使用咖啡因，可以加速撤机，减少再次气管插管和机械通气。撤机后再改用无创通气。

【专家点评】

患儿为胎龄25周超早产儿，会陆续发生早产儿各种合并症，应及时做好早产儿管理，积极防治各种合并症。

早产儿RDS产前预防：目前推荐对胎龄<34周，可能发生早产的产妇静脉或肌内注射倍他米松或地塞米松，可明显降低早产儿RDS发生率。倍他米松：每次12mg，间隔24h，一个疗程2次，肌内注射。地塞米松：每次6mg，间隔12h，一个疗程4次。一般使用1个疗程即可，必要时可使用第2个疗程。产前激素治疗的最佳时间是分娩前24h~7天给药。

> 病例2：因呼吸困难5h入院。患儿G2P2，胎龄37周，因第1胎剖宫产瘢痕子宫，预测该胎儿体重较大，而剖宫产娩出，出生体重4 350g，Apgar评分1min 3分、5min 6分、10min 7分。生后11h出现呼吸困难，并逐渐加重，吸氧不能缓解，因考虑病情危重，转入我院。入院查体：呼吸浅促，吸气性凹陷阳性，青紫，前囟平软，两肺呼吸音低，未及明显啰音，心率135次/min，心律齐，心音可，未闻及杂音，腹平软。入院后胸腹部X线片两肺

透亮度明显下降，可见支气管充气征，诊断新生儿RDS，立即给予机械通气，肺表面活性物质治疗。心脏超声显示：三尖瓣重度反流，肺动脉高压；给予iNO治疗。入院第2天胸腹部X线片两肺较前有所改善。6天后胸腹部X线片随访两肺病变基本吸收。

问题1：患儿为足月儿，为什么会发生RDS？

该患儿为择期剖宫产，没有经过自然分娩过程子宫剧烈收缩的应激反应，胎儿应激激素分泌减少，肺表面活性物质分泌减少。同时剖宫产新生儿发生湿肺，加重肺通气换气障碍，肺泡表面活性物质被稀释。这些因素导致剖宫产新生儿发生严重RDS。

问题2：剖宫产新生儿RDS呼吸支持与早产儿RDS有什么不同？

剖宫产新生儿RDS多为晚期早产儿或足月儿，病情急进展快，无创通气效果比早产儿RDS差，应尽快进行气管插管机械通气。肺表面活性物质治疗效果没有早产儿RDS显著，需要多次使用肺表面活性物质。

【专家点评】

RDS因缺氧、高碳酸血症导致酸碱、水电解质、循环功能失衡，应予以及时纠正。液体量不宜过多，以免造成肺水肿，生后第1、2天控制在60~80ml/kg，第3~5天80~100ml/kg。代谢性酸中毒可给5% NaHCO₃，所需量(ml)=BE×体重(kg)×0.5，先给半量，稀释2~3倍，静脉滴注；改善循环功能可用多巴胺3~10μg/(kg·min)。剖宫产新生儿RDS常合并严重持续肺动脉高压，应及时检查心脏超声，使用iNO治疗。

（陈　超）

第二节　新生儿胎粪吸入综合征

一、概述

胎粪吸入综合征（meconium aspiration syndrome，MAS）是由于新生儿在出生过程中吸入被胎粪污染的羊水，发生气道阻塞、肺部炎症及一系列全身病理生理变化所致的综合征。MAS多见于足月儿和过期产儿，常有胎儿窘迫、产程延长、胎盘功能不全、难产等高危分娩病史。近年由于产前预防和产房复苏技术的普及，MAS发生率已明显下降，但在基层地区，发生率和病死率仍

较高。

二、病因和发病机制

主要原因为胎儿窘迫和出生时窒息,常见于胎盘早剥、脐带脱垂、臀位产等异常分娩。胎儿因缺氧发生肠壁痉挛、肛门括约肌松弛,使胎粪排出,羊水被胎粪污染。低氧血症又刺激胎儿呼吸中枢,出现喘息样呼吸而吸入被胎粪污染的羊水。胎粪吸入主要发生在分娩过程中胎儿喘息或深吸气时。

1. **气道阻塞** 胎粪吸入使气道发生机械性阻塞,气道炎症发生充血水肿,加重气道阻塞,不完全性阻塞时胎粪呈活瓣样,发生肺气肿,严重者发生气漏。完全阻塞则发生肺不张。

2. **炎症反应** 胎粪含有脂肪酸、胆固醇、脱落细胞等,可刺激气道和肺泡发生炎症反应,胎粪吸入后24~48h炎症反应最为严重。炎症反应过程中,炎症细胞大量浸润,释放大量炎症介质,破坏气道和肺泡上皮细胞,使肺泡毛细血管通透性增加,造成肺水肿,血浆物质,如白蛋白、纤维蛋白原、蛋白溶解酶等大量渗出,2~3天后,这些物质可形成肺透明膜,加重肺损伤。同时肺血管广泛性坏死、出血、微血栓形成。

3. **肺表面活性物质被破坏** 胎粪的直接损害作用、炎症介质和血浆渗出物的抑制作用,使肺表面活性物质的合成、分泌及活性严重受损,导致肺泡萎陷和肺透明膜形成,进一步加重肺损伤。

4. **合并急性呼吸窘迫综合征(ARDS)** 由于气道和肺泡严重炎症反应、炎症介质的作用、肺表面活性物质受损伤、肺水肿、渗出等,重症胎粪吸入综合征易并发ARDS。

5. **合并持续肺动脉高压(PPHN)** 由于低氧血症、酸中毒导致肺血管痉挛,容易发生持续肺动脉高压,右向左分流,加重缺氧。

三、诊断

(一)病史和临床表现

生后即出现呼吸困难,先发生呼吸浅促,然后呼吸困难。轻者青紫不明显,48h后病情开始恢复;重者呼吸困难加重,伴呻吟、三凹征、青紫,发展至呼吸衰竭。由于肺气肿患儿胸廓隆起较明显,两肺呼吸音减低。皮肤、脐带、指/趾甲被胎粪染成黄绿色。重症患儿因严重缺氧和酸中毒,发生持续肺动脉高压,经动脉导管或卵圆孔右向左分流,青紫严重,吸氧不能改善。如病情突然恶化,呼吸困难和青紫突然加重,提示并发气胸或纵隔气肿。

(二)肺部 X 线表现

按严重程度可分为三型。轻度:主要表现为肺纹理增粗、斑点斑片状渗出影、肺气肿。中度:主要表现为肺气肿和肺泡渗出,可见颗粒状、片状、团块状、结节状阴影,渗出影密度较高,有些病例见节段性肺不张,以肺气肿为主者,肺透亮度明显增高,心影缩小。重度:两肺颗粒、斑片或团块状影更加广泛,伴严重肺气肿,发生气漏综合征,可见气胸、纵隔气肿(图37-2-1)。胸片改变常在7~10天逐渐好转,但有时会持续数周。

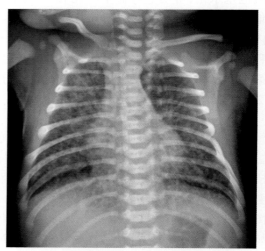

图 37-2-1 胎粪吸入综合征胸片表现
肺纹理增多增粗,肺野透亮度不均,膈面压低,
可见斑片状渗出影。

(三)血气分析

对 MAS 患者,应及时做血气分析,常表现为低氧血症、高碳酸血症和酸中毒。

四、临床应用

对羊水被胎粪污染者,应在新生儿娩出后,迅速吸净口腔、鼻咽部分泌物,必要时气管插管吸清气管内分泌物。在气道未清理之前,不行正压通气。生后应密切观察呼吸变化。

病例：患儿因窒息复苏后 1h 入院。G1P1，孕 41 周⁺¹，顺产，出生体重 4 055g，Apgar 评分 1min 7 分、5min 9 分，羊水Ⅲ度污染，生后哭声不畅，予以吸呼吸道黏液，加压吸氧等处理，仍发绀，考虑新生儿窒息、胎粪吸入综合征，转我院进一步治疗。入院查体：足月儿貌，反应差，哭声弱。颜面及四肢末端青紫，头皮广泛肿胀。HR 135 次 /min，心律齐，心音有力，未闻杂音。呼吸急促，吸气性凹陷阳性，双肺呼吸音粗，未闻及啰音。腹部平软，肝脾肋下未触及。拥抱反射、觅食反射、握持反射、吞咽反射较弱。入院后予以头罩吸氧后仍发绀，给予机械通气，多巴胺、多巴酚丁胺改善循环等治疗；心脏超声示 PPHN；给予 iNO 治疗。胸片提示：两肺广泛渗出，密度比较高，间隙可见高透亮影，提示胎粪吸入综合征。入院第 2 天胸部 X 线片两肺渗出略有吸收。心脏超显声示心影饱满，三尖瓣反流压差 61mmHg，提示 PPHN。

问题 1：早期和轻症 MAS 如何呼吸支持？

对早期和轻症 MAS 出现呼吸困难者，可先使用头罩吸氧。如 $FiO_2 > 0.3 \sim 0.4$ 时，可使用持续气道正压通气（CPAP），对阻塞性通气障碍或肺气肿患者须谨慎应用或不用 CPAP。

问题 2：重症 MAS 如何呼吸支持？

如呼吸困难比较严重，头罩吸氧或 CPAP 不能改善者，应尽早改用机械通气，对没有严重合并症者可先使用常频机械通气，呼吸机参数调节要根据病情不同个体化，如胸片以肺气肿为主或血气分析 $PaCO_2$ 较高时，则吸气峰压较低，$15 \sim 20cmH_2O$ 即可，PEEP $4 \sim 5cmH_2O$，频率宜快，有利于 CO_2 排出。如胸片以渗出、肺不张为主，可提高吸气峰压，$20 \sim 25cmH_2O$，PEEP $5 \sim 6cmH_2O$。如病情加重，合并气漏、RDS、PPHN 或常频机械通气疗效不理想，可改用高频机械通气。如机械通气和 iNO 等治疗效果不理想，可使用 ECMO 治疗。

问题 3：对 MAS 是否可以使用肺表面活性物质治疗？

研究显示，对轻中度 MAS 不需要使用肺表面活性物质治疗。对重症 MAS 使用肺表面活性物质可改善病情，但不能改变最终预后。如影像学提示肺大量渗出，出现 ARDS 表现，可考虑使用肺表面活性物质。

【专家点评】

新生儿 MAS 病情严重，常发生气漏等并发症，在呼吸支持过程中，应密切观察病情变化，关注机械通气参数，随访肺部影像，如突然发生青紫，需考虑发生气漏，及时给予胸腔引流排气。如合并严重 PPHN 发生低氧性呼吸衰竭，使用 iNO 治疗，NO 选择性扩张肺血管，降低肺动脉压力，改善 PPHN。如没有 iNO 条件，可使用西地那非，为磷酸二酯酶 5 型抑制剂，降低肺血管阻力。

（陈　超）

第三节　新生儿持续肺动脉高压

一、概述

新生儿持续肺动脉高压（persistent pulmonary hypertension of the newborn，PPHN）是指生后肺血管阻力持续性增高，肺动脉压超过体循环动脉压，使由胎儿型循环过渡至正常"成人"型循环发生障碍，而引起的心房和 / 或动脉导管水平血液的右向左分流，出现严重低氧血症等症状。PPHN 是一个由多种因素引起的综合征，多见于足月儿或晚期早产儿，北美报道发病率约为 1.9/1 000 活产新生儿。1969 年首次认识该病时，因考虑其血流动力学改变类似于胎儿循环，曾称为持续胎儿循环（persistent fetal circulation，PFC），但因生后肺动脉压持续增高，故现称为新生儿持续肺动脉高压（PPHN）。近年，早产儿肺动脉高压逐渐增多，尤其是支气管肺发育不良合并肺动脉高压，发病机制和临床特点与 PPHN 不同，有待进一步研究。

二、病因和发病机制

PPHN 的病因和危险因素较多，在美国，

PPHN 最常见的病因是胎粪吸入综合征(42%)，其次是病因未明确(27%)，其他病因为 RDS、败血症、窒息、先天性膈疝、剖宫产、母亲孕期用药和遗传因素等。

1. **缺氧**　是 PPHN 最常见的病因，包括各种原因所致的缺氧，如宫内慢性缺氧或围产期窒息、许多肺部疾病等。缺氧可致内源性 NO 合酶(eNOS)及 Ca^{2+} 敏感钾通道基因表达降低，而后者是介导肺血管扩张的重要介质。

2. **肺部疾病**　胎粪吸入综合征(MAS)和呼吸窘迫综合征(RDS)是 PPHN 的重要病因，尤其是重度 MAS 和择期剖宫产所致的足月儿 RDS，常伴有非常严重的 PPHN，病死率比较高。研究显示，剖宫产明显增加新生儿 PPHN 发生率。

3. **感染**　肺炎或败血症时，由于细菌或病毒、内毒素等引起的心脏收缩功能抑制，肺微血管血栓形成，血液黏滞度增高和肺血管痉挛等导致肺动脉高压。

4. **肺发育不良**　包括肺实质及肺血管发育不良，如先天性膈疝是 PPHN 的常见病因。肺发育不良常存在肺动脉可溶性鸟苷酸环化酶(sGC)活性降低，使血管反应性下降。

5. **母亲孕期用药**　母亲孕期使用非甾体抗炎药(NSAID)，如布洛芬、吲哚美辛和阿司匹林等，这些环氧化酶抑制剂能减少花生四烯酸的合成，使胎儿动脉导管提早关闭。胎儿动脉导管关闭，可致肺动脉结构重塑，肺动脉肌化(muscularization)，继发肺血管增生，肺血管阻力增高而导致 PPHN。但最近一个多中心研究显示，没有证据支持孕期母亲使用非类固醇类抗炎药物增加新生儿 PPHN 发生率。Jong 等荟萃分析显示，目前还不能确定母亲孕期使用抗抑郁药与新生儿 PPHN 的相关性。

6. **甲状腺功能亢进**　母亲孕期甲亢和新生儿甲亢可直接或间接影响肺血管的成熟、内源性舒血管物质的代谢、氧耗、血管平滑肌的反应性及表面活性物质的产生，导致 PPHN。

7. **遗传因素**　内源性一氧化氮(NO)在调节肺血管张力及生后循环转换中起重要作用。研究显示，氨基甲酰磷酸合成酶基因多态性与 PPHN 相关，该基因的多态性与尿素循环中间产物精氨酸和瓜氨酸水平相关。新生儿期尿素循环尚未发育完善，由于遗传因素而致的氨基甲酰磷酸合成酶功能低下，使精氨酸和瓜氨酸水平下降而影响

NO 的产生，最终导致 PPHN。

PPHN 肺血管病理变化基本包括 3 种类型：

1. **肺血管发育不全(underdevelopment)**　指气道、肺泡及相关的动脉数量减少，血管面积减小，使肺血管阻力增加。见于先天性膈疝、肺发育不良等，该类型治疗效果最差。

2. **肺血管发育不良(maldevelopment)**　指在宫内表现为平滑肌从肺泡前(pre-acinar)生长至正常无平滑肌的肺泡内(intra-acinar)动脉，而肺小动脉的数量正常。由于血管平滑肌肥厚、管腔减小，使血流受阻。慢性宫内缺氧可引起肺血管重塑(remodeling)和血管中层肌肥厚，胎儿动脉导管早期关闭(如母亲应用阿司匹林、吲哚美辛等)可继发肺血管增生，这些病人的治疗效果较差。

3. **肺血管适应不良(maladaptation)**　指肺血管阻力在生后不能迅速下降，肺小动脉数量及肌层的解剖结构正常。常由于围产期应激所致，如低氧、酸中毒、胎粪吸入、高碳酸血症、低体温等，这些病人占 PPHN 的大多数，其肺血管阻力增高是可逆的，对药物治疗常有反应。

三、诊断

1. **病史**　多为足月儿或过期产儿，也常见于晚期早产儿。常有宫内缺氧或围产期窒息病史，原发病常为胎粪吸入综合征、择期剖宫产相关的 RDS、先天性膈疝等。

2. **临床表现**　主要表现为严重青紫，一般在生后 12h 内青紫就很严重。常表现为差异性青紫：动脉导管开口前(右手)与动脉导管开口后(左手和下肢)的经皮血氧饱和度差>10%，提示患儿有 PPHN 并存在动脉导管水平的右向左分流。生后短期内可有呼吸困难，但一般气急不明显，常无呼吸暂停、三凹征或呻吟。继发于胎粪吸入综合征和 RDS 者，生后短期内呼吸困难比较严重。胸骨左缘或右下可闻及三尖瓣反流所致的心脏收缩期杂音，但体循环血压正常。

3. **动脉血气分析**　显示严重低氧血症，二氧化碳分压相对正常。

4. **胸片**　对青紫新生儿应立即摄 X 线胸片，观察肺部病变。特发性 PPHN 肺野常清晰，肺部病变不严重，血管影少，与青紫程度不相称。肺部疾病所致的 PPHN 则表现为相应的肺部 X 片特征，如严重 MAS、RDS、先天性膈疝等。约半数患

儿胸片显示心脏增大。

5. 心脏超声检查　一旦考虑 PPHN，应立即做心脏多普勒超声检查，排除先心病的存在，并能准确测定肺动脉压力。使用多普勒超声技术测定三尖瓣反流和肺动脉瓣反流压差法，推算肺动脉收缩压（PASP）和肺动脉舒张压（PARP）。检测三尖瓣反流峰值流速（VTR）及压差（$\Delta P=4\times VTR^2$），根据三尖瓣反流压差法估测 PASP，在无右室流出道梗阻和肺动脉瓣狭窄时，PASP 等于右室收缩压（RVSP），根据 $\Delta P=RVSP-$右房压（RAP），$PASP=4\times VTR^2+RAP$，当右房大小分别为正常、轻度和明显扩大时，RAP 分别为 0.667、1.33、2.0kPa。一般认为 PASP>4.0kPa 为肺动脉高压（PHN），与心导管测压值相关性较好。

（1）肺动脉高压的间接征象：如右室收缩前期与收缩期时间比值、肺动脉血流加速时间、加速时间/右室射血时间比值、肺动脉平均血流速度等，动态观察对评估 PPHN 疗效有一定意义。

（2）肺动脉高压的直接征象：可显示开放的动脉导管，根据导管水平的血流方向可确定右向左分流、双向分流、或左向右分流；测定三尖瓣反流速度，计算肺动脉压，肺动脉收缩压 $=4\times$ 反流血流速度 ^2+CVP（5mmHg），当肺动脉收缩压 ≥75% 体循环收缩压时，可诊断为肺动脉高压。

四、临床应用

对肺动脉高压需重视基础治疗，维持内环境稳定，根据血气分析结果纠正酸中毒，使 pH 维持在 7.35~7.45 即可。过去常通过碱化血液、过度通气，使血气 pH 增高达 7.45~7.55，以舒张肺血管从而达到缓解肺动脉高压，但由于碱中毒会导致脑血管收缩，脑血供减少，现在已不主张这种治疗方法。

同时维持正常血压，当有血容量丢失或因应用血管扩张剂后血压降低时，可使用 0.9%NaCl 扩容。同时可使用多巴胺 3~10μg/（kg·min）和/或多巴酚丁胺 5~10μg/（kg·min）。

病例：患儿生后 4h 因"生后气急伴青紫 3h"入院。G3P2，胎龄 37 周，因"瘢痕子宫"剖宫产出生，无胎膜早破史，羊水清、脐带、胎盘无异常，出生体重 3 950g，Apgar 评分 1min 8 分、5min 9 分。生后 1h 出现气急、青紫，测

TcSO₂ 61%，予以吸氧后急诊至我院。入院查体：足月儿貌，神志清，反应差，哭声弱。头面及四肢末端青紫，前囟平。心率 165 次/min，心律齐，心音有力，未及杂音。呼吸急促，吸气性凹陷阳性，双肺呼吸音粗，未闻及啰音。腹部平软，肝脾肋下未及。四肢肌张力偏低，拥抱反射、觅食反射、握持反射、吞咽反射较弱。胸腹部平片：两肺纹理增粗，有少许渗出，肠道充气少。心脏超声：动脉导管开放，向主动脉方向分流，三尖瓣重度反流，压差 82mmHg，诊断 PPHN。入院后立即给予高频机械通气，但经皮氧饱和度不稳定，心超提示有肺动脉高压，动脉导管开放，立即给予 iNO，流量 25ppm。同时给多巴胺、多巴酚丁胺、米力农等治疗，患儿血压不能维持，TcSO₂ 下降，加用肾上腺素。患儿经皮氧饱和度下降至 82%，加大 iNO 流量 30ppm，1h 后 TcSO₂ 升到 93%，以后经皮氧饱和度基本维持在 90%，5 天后 iNO 下调 15ppm，患儿病情逐渐改善，改为常频机械通气。7 天撤离呼吸机。

问题 1：新生儿持续肺动脉高压如何进行呼吸支持？

新生儿 PPHN 发生严重低氧血症，必须及时给予机械通气，保持良好氧合，使动脉导管开口前的 PaO_2 维持在 60~80mmHg 左右，$TcSO_2$ 维持在 90%~95%。为尽量减少肺气压伤，可允许 $PaCO_2$ 稍升高，$PaCO_2$ 40~50mmHg。如患儿无明显肺实质性疾病，呼吸机参数尽可能调低。如严重肺部疾病，调高呼吸机参数，呼吸频率可设置 40~60 次/min，吸气峰压 20~25cmH₂O 左右，呼气末正压 6~7cmH₂O，吸气时间 0.3~0.4s。如氧合改善不明显，使用高频呼吸机。

问题 2：如何使用 iNO 降低肺动脉高压？

自 20 世纪 90 年代中期开始，iNO 成为 PPHN 最有效的治疗方法。NO 是由血管内皮细胞产生和释放的血管活性物质，iNO 可激活鸟苷酸环化酶，产生环鸟苷一磷酸使肺血管平滑肌舒张。荟萃分析显示，iNO 治疗 PPHN 30~60min 后肺动脉压明显下降，血氧饱和度和动脉血氧分压显著改善，降低对氧的需求。iNO 治疗组对 ECMO 的需求减少（$OR=0.30$，95% 置信区间为 0.21~0.42）。

iNO 治疗方法：①适应证：主要用于足月儿或晚期早产儿 PPHN，如 FiO_2>60%，PaO_2<

50mmHg，SpO_2<85%，氧合指数（OI）>25，心脏超声提示心输出量正常，存在右向左分流，可以使用 iNO。②剂量：iNO 起始剂量常用 15~20ppm，一般 30~60min 起效，如效果不明显，可调高至 20~30ppm，如病情改善逐渐下调，可在 3~5 天后降至 5ppm 维持；③持续时间：一般需要持续 3~5 天，重症病例适当延长治疗时间，先天性膈疝需要用更长时间。④撤离减量方法：病情改善时，iNO 逐渐减量撤离，不可骤停，否则会导致缺氧加重、病情反跳。根据 $TcSO_2$ 和 FiO_2 监测结果调节 iNO 剂量，如 $TcSO_2$ 维持在 90%~95%，FiO_2 降至 40%~50% 时，逐渐下调 iNO 剂量，减至 10ppm 后每 6~12h 减 1ppm，直至停用。

问题 3：新生儿 iNO 治疗需注意哪些问题？

（1）iNO 是 PPHN 的首选治疗方法，然而 20%~30% PPHN 患儿对 iNO 疗效不佳，少数病例停用 iNO 后病情出现反复，iNO 的费用比较高。需要考虑这些不利因素。

（2）不良反应：iNO 剂量较大，持续时间较长，需密切注意不良反应。常见不良反应有高铁血红蛋白血症、凝血功能障碍。监测血高铁血红蛋白水平，每 12h 测定 1 次，使其水平不超过 3%；观察有无出血倾向，监测血小板和凝血功能。

问题 4：哪些药物可以治疗新生儿肺动脉高压？

如不能获得 NO，或 iNO 出现明显不良反应，可使用药物治疗，药物使肺血管平滑肌舒张，缓解肺动脉高压。但不同病因所致的 PPHN 对药物有不同的反应，扩血管药物往往不能选择性扩张肺动脉，同时还扩张体循环动脉，不良反应比较多，需注意监测体循环血压。常用药物有以下几类：

（1）西地那非：是 5 型磷酸二酯酶（PDE5）抑制剂。磷酸二酯酶能降解 cGMP，西地那非通过抑制磷酸二酯酶对 cGMP 的降解作用，从而增加 cGMP 水平，促进肺血管舒张、抑制血管平滑肌生长，可显著减少停用 iNO 引起的反跳性血管痉挛。随机盲法对照研究显示，口服西地那非组（1mg/kg，1 次 /6h）较对照组氧合显著改善，病死率显著下降。美国《新生儿药物手册》（NEOFAX）已收录该药，是目前治疗新生儿 PPHN 的常用药物，没有 iNO 的单位或对 iNO 和其他常规治疗无效时，可使用该药。剂量 1~2mg/kg，每 6~12h 1 次，口服。但新生儿使用西地那非的药代动力学及安全性需要进一步研究。

（2）米力农：是 3 型磷酸二酯酶（PDE3）抑制剂，可改善心肌收缩力、降低血管阻力。近年报道米力农治疗 PPHN，可明显改善氧合，但部分患儿出现脑室内出血，是否与药物有关还不清楚，需进一步大样本随机对照研究。

【专家点评】

对重症 PPHN 可以使用 ECMO，RCT 研究显示，ECMO 治疗 PPHN 可明显减少病死率（OR=0.14，95% 置信区间为 0.03~0.69）。Lazar 等总结 2000—2010 年 ECMO 治疗新生儿 PPHN 的 10 年经验，1 569 例新生儿 PPHN 接受 ECMO 治疗，治疗日龄（3.1 ± 0.1）天，ECMO 持续时间（6.9 ± 0.1）天。治疗前病情都非常严重，FiO_2 98.5% ± 0.2%、平均气道压力（18.3 ± 0.2）cmH_2O、PEEP（6.7 ± 0.2）cmH_2O、PIP（37.0 ± 0.6）cmH_2O、pH（7.23 ± 0.01）、PaO_2（42 ± 0.7）mmHg、$PaCO_2$（51.6 ± 0.6）mmHg。治疗结果存活率达 81%。Logistic 回归分析显示，早产儿、ECMO 治疗前 pH<7.2、$TcSO_2$<65%、ECMO 持续时间>7 天，预后较差。

（陈　超）

第四节　新生儿湿肺

一、概述

胎儿的肺内充满肺液而有助于肺发育，在生后肺泡内液体通过肺泡上皮细胞、毛细血管和淋巴系统清除。肺泡内液体清除延迟导致气体交换不足可引起呼吸窘迫称为暂时性新生儿呼吸困难（transient tachypnea of the newborn，TTN），或称为新生儿湿肺（wet lung of the newborn）。新生儿湿肺是新生儿期最常见的引起呼吸困难的病因，在胎龄 37~42 周新生儿中的发病率为 5.7‰。

二、病因和发病机制

胎龄 6 周起胎儿肺泡内皮细胞开始分泌液体,开始速度为 2ml/(kg·h),至足月时增长为 5ml/(kg·h)。肺泡内的液体是羊水的重要组成部分,对于胎儿肺发育起至关重要的作用。肺液的清除从足月妊娠前开始至产程发动到出生后结束。新生儿湿肺的病因主要有以下几方面:

1. 内皮钠离子通道基因表达减少　自然分娩前几日,肺泡内液体分泌减少,产程发动时,母体激素例如肾上腺素、糖皮质激素通过激活阿米洛利敏感的内皮钠离子通道(epithelial sodium channel,ENaC)刺激胎肺开始进行肺液重吸收。肺液清除依赖位于 II 型肺泡上皮细胞膜顶端的 ENaC 蛋白介导的钠离子被动转运。当钠离子进入 II 型肺泡上皮细胞,通过基底侧钠 - 钾(Na^+-K^+)泵主动转运至肺间质,由此产生的渗透压差允许氯离子和水分重吸收至肺循环和淋巴管。上述机制障碍是导致肺液重吸收障碍引发湿肺的主要病因。

2. 剖宫产　湿肺在剖宫产中更常见,可能是由于缺乏胸腔压迫和阴道分娩导致肺部液体吸收减少。

3. ADMA 浓度增加　非对称二甲基精氨酸(asymmetric dimethylarginine,ADMA)是一种内源性 NO 合成酶抑制剂。ADMA 浓度增加可能减少 NO 合成,导致肺血管阻力增加,肺液吸收障碍引起胎儿肺液体潴留。一项小型研究显示,与健康新生儿相比,湿肺患儿 ADMA 水平升高。

4. 病理变化　肺叶间及血管周围的液体积聚,在肺间质中导致一系列并发症。细支气管及间质周液体增多还可导致部分支气管塌陷引发通气障碍,持续低通气状态导致低氧血症、肺泡水肿、高碳酸血症和继发肺表面活性物质功能障碍。

三、诊断

1. 病史和临床表现　湿肺通常发生在生后 2h 内。呼吸急促(呼吸频率>60 次/min)是湿肺最显著的特征,通常伴有发绀和呼吸做功增加,表现为鼻翼扇动,肋间和肋下吸气性凹陷及呻吟。胸部前后直径可能增加,双肺呼吸音通常很清楚,没有湿啰音和或干啰音。轻度到中度湿肺患儿症状持续 12~24h,严重病例可能持续 72h。

2. 肺部 X 线平片　胸片表现为肺容量增加伴膈肌平坦,心影轻度增大,肺门肺血管影增强,可见肺叶间裂,可能存在少量胸腔积液及轻度肺水肿,见图 37-4-1。胸片多在 48h 左右恢复正常。

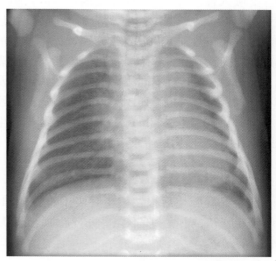

图 37-4-1　新生儿湿肺的肺部 X 线变化
肺容量增加伴膈肌平坦,轻度心影增大,
肺门肺血管影增强,心缘仍较为清晰。

3. 肺部超声　超声检查诊断湿肺准确可靠,主要超声表现为肺水肿、B 线、肺泡 - 间质综合征、双肺点、白肺、胸腔积液,见图 37-4-2。

4. 鉴别诊断　湿肺需与以下疾病鉴别:①新

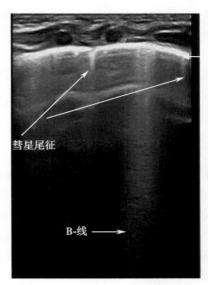

彗星尾征

B-线 →

图 37-4-2　新生儿湿肺的超声影像
图中箭头所指彗星尾征及 B 线为超声遇到肺液界面产生的反射形成的伪像,是新生儿湿肺的超声特异表现。

生儿呼吸窘迫综合征：多见于早产儿、糖尿病母亲新生儿、围产期缺氧等。临床表现为生后进行性呼吸困难、呼吸暂停、青紫，继而发生严重呼吸衰竭。胸部 X 线片表现为双肺透亮度下降、细颗粒影、支气管充气征等，治疗需要更高的呼吸支持。②吸入性肺炎：生后即呼吸困难、呻吟，但不呈进行性发展，X 线检查表现为肺气肿较明显。③新生儿感染性肺炎：宫内或分娩过程中发生的感染性肺炎，生后呼吸困难和发绀，但常有感染表现，肺部 X 线改变有不同程度的斑片状渗出影及肺不张，血常规白细胞或中性粒细胞增高，病程经过与湿肺不同，超过 24h 病情无缓解需考虑新生儿感染性肺炎，使用抗生素有效。

四、临床应用

新生儿湿肺生后很快发生呼吸困难，需及时给予呼吸支持，病情一般不会呈进行性加重，恢复较快。

> 病例：患儿因"生后呼吸急促 3h"入院。G1P1，胎龄 37 周，剖宫产出生，羊水清，脐带、胎盘无异常，出生体重 4 100g，Apgar 评分 1min 4 分、5min 8 分。生后 2h 出现气急、青紫，TcSO₂ 75%，予吸氧后转至我院。入院查体：足月儿貌，神志清，反应可。呼吸急促，吸气性凹陷阳性，头面部轻度青紫。HR 150 次 /min，心律齐，心音有力，未闻杂音。双肺呼吸音粗，未闻及啰音。腹部平软，肝脾肋下未及。四肢肌张力正常。胸腹部平片：两肺纹理增粗，有少许斑片状渗出。入院后立即给予 nCPAP，经皮氧饱和度逐渐稳定，维持在 90%~95%，入院 2 天病情逐渐改善，改为低流量鼻导管氧疗，第 3 天撤离氧疗。

问题 1：新生儿湿肺如何给予呼吸支持？

该病例为足月儿湿肺，可先通过头罩或鼻导管方式氧疗以保持氧饱和度维持 90%~95%，也可使用经鼻高流量氧疗。对早产儿湿肺，先使用经鼻持续气道正压通气（nCPAP），如 FiO_2 增加可改为经鼻间隙正压通气（NIPPV）。

问题 2：新生儿湿肺是否需要机械通气？

绝大部分湿肺使用无创通气即可维持血氧饱和度正常，不需要机械通气。仅有少数病例呼吸困难比较严重，为重症湿肺，无创通气不能维持血氧饱和度，需使用机械通气治疗。有些早产儿湿肺使用无创呼吸支持后出现反复呼吸暂停、$PaCO_2$ 升高、PaO_2 下降，需改用机械通气。

【专家点评】

择期剖宫产新生儿生后发生呼吸困难，胸片表现为湿肺，给予无创通气治疗，其中少数病例，无创通气效果不能改善病情，甚至突然加重，发生严重呼吸窘迫，胸片显示 RDS，对这些病例应立即改为机械通气，按照 RDS 治疗。

（陈 超）

第五节 新生儿感染性肺炎

一、概述

新生儿感染性肺炎（infectious pneumonia）是指病原侵入呼吸系统，发生肺部感染性炎症，可发生在产前、产时或产后，病原包括细菌、病毒、支原体、衣原体、原虫等。早产儿感染性肺炎临床表现不典型，需密切观察。长时间机械通气者容易发生肺部感染，称为呼吸机相关性肺炎（ventilator-associated pneumonia，VAP）。

二、病因与发病机制

1. **产前感染** 通过羊水或血行传播。胎膜早破 >12h，羊水即被污染，超过 24h 者几乎全部被污染，病原体由阴道上行进入宫内。孕母在孕后期发生感染，病原体经血行通过胎盘传给胎儿，发生全身感染，肺炎是全身感染的一部分。产前感染病原体常为革兰阴性杆菌、B 族溶血性链球菌（GBS）、巨细胞病毒、弓形体、解脲支原体、梅毒螺旋体等。

2. 产时感染 胎儿在娩出过程中吸入孕母阴道的分泌物,病原以革兰阴性杆菌为主。沙眼衣原体感染也可发生,但它所致的肺炎在生后数周才出现症状。

3. 出生后感染 ①接触传播:与呼吸道感染患者密切接触,先发生上呼吸道感染,再向下蔓延发生肺炎,病原以病毒为主,如呼吸道合胞病毒(RSV),但多继发细菌感染;②血行传播:新生儿脐炎、败血症、皮肤感染时,可经血行播散发生肺炎;③院内感染:吸引器、气管插管、面罩、暖箱等消毒不严,医护人员手没洗干净,室内空气不流通,暖箱湿度过高,不按时换水等,都可引起感染。常见病原为大肠埃希杆菌、鲍曼不动杆菌、肺炎克雷伯杆菌、铜绿假单胞杆菌、葡萄球菌等。

三、诊断

1. 病史和临床表现 常表现为呼吸困难、三凹征、口吐泡沫、青紫等,咳嗽较少。两肺呼吸音减弱,湿啰音常不明显,一般无发热。早产儿肺炎常表现为呼吸暂停、不哭、不吃、体温不升。产前或分娩过程中发生的B族链球菌肺炎,全身症状比较明显,呼吸困难严重,肺部X线表现呈"白肺",极似RDS,常被误诊为RDS。

使用机械通气者常发生呼吸机相关肺炎,属院内感染,病原菌耐药率高,痰多,病程迁延反复,治疗比较困难。呼吸道合胞病毒肺炎病情进展较快,两肺广泛渗出,呼吸困难比较严重。

2. 肺部X线检查 宫内和分娩过程中感染发生的肺炎,在生后第1天肺部X线表现可不明显,第2或3天才出现明显改变。X线表现以支气管肺炎为主,呈点状或斑片状渗出影,大小不等,以两下肺、心膈角、左心后区多见。部分病例表现为间质性肺炎,肺纹理增多增粗,伴肺气肿。

3. 肺部超声检查 肺炎的超声影像包括,局部胸膜线异常,初期可见肺实变灶、支气管充气征和肺泡-间质综合征表现。

4. 病原学检查 及时取咽拭子或呼吸道分泌物做病原学检查。

四、临床应用

加强护理和监护,保持呼吸道通畅,痰多者

予雾化吸入,加强吸痰。对新生儿肺炎需要密切监护,动态观察呼吸变化、监测TcSO$_2$和心肺功能。

病例:患儿因"生后气急5h"入院。G1P1,胎龄38周,阴道分娩出生,羊水清,脐带、胎盘无异常,出生体重4 200g,Apgar评分1min 3分、5min 7分。生后15h出现气急、青紫,监测TcSO$_2$85%,予吸氧后转至我院。入院查体:足月儿貌,神志清,反应较差。呼吸增快,无青紫。心率130次/min,心律齐,心音有力,未及杂音。双肺呼吸音粗,未闻及啰音。腹部平软,肝脾肋下未及。四肢肌张力正常。胸腹部平片:两肺纹理增粗,右下肺少许斑片状渗出。入院后立即给予nCPAP,经皮氧饱和度基本稳定,维持在90%~95%,入院2天病情加重,无创通气不能维持血氧饱和度,改为机械通气,胸片显示肺部大片渗出,给予头孢塞肟和青霉素等抗生素治疗。气道分泌物培养为B族链球菌(GBS)。1周后病情逐渐改善,2周后撤离氧疗。

问题1:产前感染性肺炎如何选用抗生素治疗?

新生儿感染性肺炎应及时做病原学检查,根据病原检查结果及药敏试验选用抗感染药物。产前或分娩过程中感染的肺炎,常见病原为大肠埃希菌和GBS,选择针对革兰阴性杆菌的抗生素和青霉素,青霉素对GBS感染效果比较好,迄今没有发生耐药。该例患儿选用青霉素治疗,培养结果为GBS,治疗效果比较理想。

问题2:新生儿感染性肺炎如何进行呼吸支持?

新生儿感染性肺炎出现呼吸困难者需要氧疗,足月儿可先使用头罩吸氧,使经皮血氧饱和度维持在90%~95%。头罩吸氧无效者,可使用无创通气,如nCPAP。早产儿感染性肺炎如发生呼吸困难,直接使用nCPAP。病情较重者,无创通气不能维持,需气管插管和机械通气。

(陈 超)

第六节 新生儿肺出血

一、概述

新生儿肺出血(pulmonary hemorrhage of newborn,NPH)是指肺的大量出血,至少累及2个肺叶,常发生在严重疾病的晚期。近年随着监护救治技术的发展,肺出血发生率有所下降,但肺出血病因和发病机制比较复杂,早期诊断和治疗比较困难,肺出血的病死率仍较高,尤其是早产儿,肺出血发生率和病死率都比较高。

二、病因

新生儿肺出血病因仍未完全阐明,一般与以下因素有关:

1. **缺氧** 主要为重度窒息、呼吸窘迫综合征、胎粪吸入综合征等,发生严重缺氧者,肺出血多发生在生后第1~3天,其中30%发生在第1天,75%发生在生后第4天内。

2. **感染** 原发病主要为重症败血症、感染性肺炎、坏死性小肠结肠炎等,严重病毒感染也可导致肺出血。感染所致肺出血多发生在生后1周左右,其中88%发生在出生5天后。

3. **寒冷损伤** 主要发生在寒冷损伤综合征、新生儿硬肿病、高黏滞综合征,常同时合并缺氧或感染,多见于早产儿。

4. **早产儿** 早产儿肺发育未成熟,发生缺氧、感染、低体温时更易发生肺出血,胎龄越小肺出血发生率越高,超早产儿常发生肺出血。

5. **其他** 弥散性血管内出血、凝血功能障碍、机械通气压力过高、心力衰竭、输液过快过量等也可引起肺出血,但这些病因一般都与缺氧、感染病因同时存在。

6. **病理变化** 肺外观呈深红色、肿胀。镜检可见肺泡和间质出血,但以肺泡出血为主,肺泡结构破坏,毛细血管扩张充血。新生儿肺出血的病理类型一般分为3类:点状肺出血、局灶性肺出血和弥漫性肺出血。陈克正等报道788例尸检发现新生儿肺出血中,点状肺出血占3.5%,局灶性肺出血占63.2%,弥漫性肺出血占33.3%。

三、诊断

1. **病史和临床表现** 患儿常有缺氧、感染、寒冷损伤、早产儿等基础病史,且原发病较为严重。发生肺出血时常出现以下临床表现:

(1)全身症状:突然发生面色苍白、青紫,反应差,四肢冷,呈休克状态。

(2)呼吸困难:突然发生严重呼吸困难,出现三凹征、呻吟、呼吸暂停,呼吸暂停恢复后呼吸仍不规则,经皮氧饱和度突然下降。

(3)肺部体征:肺部可闻中粗湿啰音,或湿啰音比原来增多。

(4)出血表现:约半数病例从口鼻腔流出血性液体,或气管插管内流出泡沫样血性液。常发生多部位出血,皮肤出血点或瘀斑、注射部位出血等。

2. **胸片** 一旦怀疑肺出血,应立即摄X线胸片,新生儿肺出血典型的肺部X线表现为:①两肺透亮度突发性降低,出现广泛性、斑片状、均匀无结构的密度增高影,这是肺出血演变过程中极为重要的X线征象;②肺血管瘀血影:两肺门血管影增多,呈较粗网状影;③心影轻中度增大,以左心室增大为主,严重者心胸比例>0.6;④大量肺出血时两肺透亮度严重降低,呈"白肺"(图37-6-1)。

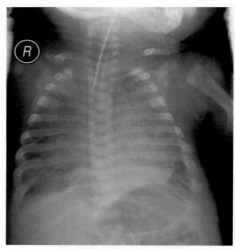

图37-6-1 新生儿肺出血X胸片表现
两肺弥漫性透亮度减低,肺门处显著,临床上发现气管插管内可吸出鲜红色血液。

3. **肺部超声检查** 发生肺出血病情非常紧急,床旁超声检查可以快速观察肺出血状况,做出初步诊断。

4. **实验室检查** 血常规白细胞一般明显增高,尤其是感染病因所致者,但也可以正常或下降。血气分析显示酸中毒,$PaCO_2$ 升高,PaO_2 下降,BE 负值增大。

一般根据原发病非常严重,临床表现明显加重,突然发生呼吸困难和呼吸不规则,口鼻腔或气管插管内出血。肺部 X 线表现两肺门密度显著增高。

但肺出血早期诊断较为困难,如看到口鼻腔流血则为时已晚。迄今尚无早期诊断的明确指标,有赖于医师的警惕性,对有严重缺氧、感染、寒冷损伤的新生儿,如出现反应差、呼吸困难、呼吸暂停、面色苍灰、酸中毒等情况,应随时警惕发生肺出血。

5. **漏诊和误诊** 仅半数病例发生口鼻腔或气管插管内流出血性液体,而另外半数病例被漏诊。陈克正等报道 788 例尸检发现新生儿肺出血中,生前临床诊断肺出血者仅 26.8%,而 73.2% 临床没有诊断肺出血,因此,新生儿肺出血漏诊率比较高。此外,有 5% 临床诊断肺出血者,实为消化道出血,而有 7% 肺出血病例被误诊为消化道出血。

6. **鉴别诊断** 有时肺出血与呼吸窘迫综合征和感染性肺炎较难鉴别。呼吸窘迫综合征的 X 线表现常为两肺毛玻璃样,广泛颗粒影,两肺透亮度逐渐降低,心影模糊,肋间隙变窄。而肺出血肺透亮度突然降低,心影增大,肋间隙增宽。感染性肺炎 X 线表现为肺纹理增多增粗,两肺淡斑片状,两下肺为主,心影不增大。而肺出血两肺呈大片高密度影,以肺门为主,涉及各叶。如不能鉴别,则应动态观察肺部 X 线表现或肺部超声检查。

四、临床应用

新生儿肺出血病死率较高,应强调预防,要加强对新生儿缺氧、低体温和感染的防治,以免发展至严重阶段。如病情加重须密切观察,早期治疗肺出血。注意保暖,对低体温者应逐渐复温,使体温保持在正常范围;及时纠正酸中毒,改善循环功能,适当控制液体量。

病例:患儿因"早产生后 2h"入院。G2P1,胎龄 27 周,阴道分娩出生,羊水清,脐带、胎盘无异常,出生体重 970g,Apgar 评分 1min 3 分、5min 6 分。生后 2h 转至我院。入院查体:早产儿貌,反应差。呼吸增快,无青紫。HR 142 次 /min,心律齐,心音有力,未闻杂音。双肺呼吸音粗,未闻及啰音。腹部平软,肝脾肋下未及。四肢肌张力低。胸腹部平片:两肺透亮度降低,可见支气管充气征。入院后立即给予 nCPAP,经皮氧饱和度基本稳定,维持在 90%~95%,入院 2 天病情加重,无创通气不能维持血氧饱和度,改为机械通气,胸片显示肺部少许渗出影。入院第 7 天患儿反应差,反复呼吸暂停,面色苍灰,气管插管内吸出较多血性液体。胸片显示:两肺大片高密度影;提示肺出血。立即调高呼吸机参数,PIP 从 18cmH_2O 调高至 25cmH_2O,PEEP 从 5cmH_2O 调至 8cmH_2O,加强抗感染治疗,稳定内环境。肺出血病情逐渐得到控制。

问题 1:对新生儿肺出血患儿如何进行呼吸管理?

正压通气和呼气末正压是治疗肺出血的关键措施,一旦发生肺出血,应立即气管插管正压机械通气,吸气峰压 20~25cmH_2O,呼气末正压(PEEP) 7~8cmH_2O,呼吸频率 40~50 次 /min,然后根据病情调节呼吸机参数。如果病情非常严重,常频机械通气效果不明显,改用高频机械通气,或直接进行高频机械通气,高频机械通气效果比常频通气好。对严重广泛肺出血,病情好转后呼吸机参数调整不能操之过急。

对缺氧或感染非常严重的病例,须密切观察临床表现,如发生呼吸困难或呼吸暂停,同时一般状况较差,应在发生肺出血之前早期进行机械通气。

问题 2:新生儿肺出血患儿是否可以使用肺表面活性物质?

研究显示,对严重肺出血两肺呈"白肺"者,给肺表面活性物质治疗能暂时缓解病情,改善血氧饱和度,不能改善预后,不建议常规使用。

问题 3:对新生儿肺出血患儿如何进行对症支持治疗?

(1)原发病治疗:积极抗感染治疗,感染是肺出血的主要原因,一般病情非常严重,应加强抗生素治疗,同时辅以免疫治疗,输注丙种球蛋白、中性粒细胞、粒细胞集落刺激因子等。

(2)改善微循环:可用多巴胺 3~7μg/(kg·min)和多巴酚丁胺 5~10μg/(kg·min),持续静脉滴注,有早期休克表现者给予 0.9%NaCl 扩容。

(3)纠正凝血功能障碍:肺出血患儿常伴有全身凝血功能障碍,对高危患儿可给小剂量肝素,每次 20~30U/kg,间隔 6~8h 1 次,皮下注射。

(4)保持正常心功能:可用多巴酚丁胺 5~10μg/(kg·min),持续静脉滴注,如发生心力衰竭用地高辛。

(5)补充血容量:对肺出血致贫血者可输新鲜血,每次 10~20ml/kg,保持红细胞比容在 0.45 以上。

(6)应用止血药:可使用巴曲酶 0.2U 加生理盐水 1ml 气管插管内滴入,同时用巴曲酶 0.5U 加生理盐水 2ml 静脉滴注,但止血药效果常不理想。

【专家点评】

该病例为超早产儿,免疫功能差,生后因 RDS 气管插管机械通气,在生后第 7 天发生肺出血,肺出血原因考虑感染。对早产儿气管插管因严格加强无菌操作,预防感染。

(陈　超)

第七节　新生儿呼吸暂停

一、概述

呼吸暂停(apnea)是指呼吸暂时停止时间>20s,并伴有心率减慢<100 次/min,或出现青紫、血氧饱和度下降。早产儿呼吸暂停发生率与胎龄密切相关,胎龄越小,发生率越高,胎龄<28 周早产儿呼吸暂停发生率达 80%~90%,极低出生体重儿呼吸暂停发生率 50%。反复呼吸暂停可致脑损伤或猝死,应及时处理。如呼吸暂停 3~15s 后又出现呼吸,不伴有心率或氧饱和度下降,称为周期性呼吸。

二、病因和发病机制

1. **原发性呼吸暂停**　为早产儿呼吸中枢发育未成熟所致,不伴其他疾病。胎龄越小发病率越高。

2. **继发性呼吸暂停**　常继发于下面的病理情况:①各种原因引起的缺氧;②各种肺部疾病;③各种感染;④中枢神经系统疾病;⑤代谢紊乱,如低血糖、低钙血症、低钠血症、酸中毒等;⑥严重贫血或红细胞增多症;⑦反射性呼吸暂停,多见于侵入性操作,如气管插管、插胃管、吸痰等,胃食管反流可引起呼吸暂停;⑧环境温度过高或过低;⑨母亲分娩时用过麻醉镇静剂。

新生儿呼吸暂停又可分为中枢性、阻塞性和混合性呼吸暂停。中枢性呼吸暂停系呼吸中枢受抑制所致,其特征是呼吸暂停期间呼吸运动停止,气道内气流停止。阻塞性呼吸暂停为上呼吸道梗阻所致,其特征是呼吸暂停期间气道内气流停止,但仍有呼吸动作。混合性呼吸暂停兼有二者的因素和特征。早产儿呼吸暂停多以混合型呼吸暂停为主。

3. **发病机制**　早产儿呼吸中枢发育未成熟,中枢化学感受器不敏感,呼吸中枢的组织结构及神经元之间的联系不完善,神经冲动传出较弱,任何细微的干扰均可发生呼吸调节障碍。新生儿呼吸系统解剖结构发育未完善,肺泡通气量、潮气量较小,肺代偿能力较差,肺牵张反射较弱,当呼吸负荷增加时,不能有效延长吸气时间。早产儿外周化学感受器发育不成熟,易出现过度抑制和亢进,缺氧或酸中毒可抑制呼吸中枢,同时降低新生儿对 CO_2 的反应性,缺氧越严重对 CO_2 的反应越差,这与成人对缺氧的反应相反。低血糖、低钠血症、低钙血症等均可抑制呼吸中枢,引起呼吸暂停。

三、诊断

1. **病史和临床表现**　原发性呼吸暂停多发生在胎龄<34 周或出生体重<1 500g 早产儿。常在生后 2~7 天开始出现,在生后数周内可反复发作。继发性呼吸暂停病情变化与原发病密切相关,伴有原发病的临床表现。呼吸暂停发作时出

现青紫、肌张力低下、心率减慢、血氧饱和度下降、血压降低，如不及时发现可致脑缺氧损伤，甚至死亡。早产儿反复呼吸暂停者视网膜病（ROP）发生率增加。

原发性呼吸暂停常合并多种并发症，只有排除各种病理情况后才能作出诊断。心肺监护仪或呼吸门控心动描计法可协助诊断。继发性呼吸暂停要进行细致的询问病史、查体、辅助检查等，查找原发病，做出病因诊断。1h 内呼吸暂停发作超过 2~3 次，为呼吸暂停反复发作。

2. **鉴别诊断**　呼吸暂停需与周期性呼吸鉴别，后者呼吸暂停 5~10s，发作时一般无青紫，不伴心率减慢，但早产儿周期性呼吸常发展为呼吸暂停。

四、临床应用

加强监护是防治早产儿呼吸暂停的重要措施，对容易发生呼吸暂停的早产儿，应 24h 心肺和经皮血氧饱和度监护，设置灵敏的报警。同时定时巡查，密切观察，及时发现呼吸暂停的发生。

1. **体温保持正常**　减少或避免不必要的操作，减少不良刺激，保持舒适安静的环境。应将患儿头部放在中线位置，颈部姿势自然，以减少上呼吸道梗阻。

2. **刺激呼吸**　一旦发现患儿发生呼吸暂停，应立即进行托背、触觉刺激、弹足底等刺激呼吸。如出现青紫，应立即气囊加压给氧。

病例：患儿因"早产生后 3h"入院。G2P1，胎龄 26 周，阴道分娩出生，羊水清，脐带、胎盘无异常，出生体重 980g，Apgar 评分 1min 4 分、5min 8 分。生后 3h 出现气急、青紫，监测 $TcSO_2$ 85%，予以吸氧后转至我院。入院查体：早产儿貌，反应较差。呼吸增快，无青紫。HR 134 次/min，心律齐，心音有力，未及杂音。双肺呼吸音粗，未闻及啰音。腹部平软，肝脾肋下未及。四肢肌张力低。入院后胸腹部平片：两肺透亮度明显降低，可见支气管充气征。入院后立即给予 nCPAP，FiO_2 0.45，经皮氧饱和度不稳定，立即气管插管机械通气，给肺表面活性物质治疗，入院 3 天病情改善，撤离呼吸机，改为 nCPAP 无创通气，入院第 7 天撤离 nCPAP。但入院第 9 天，发生反复呼吸暂停，立即给予咖啡因治疗，

呼吸暂停次数减少，但仍比较多，重新给予 nCPAP 治疗，基本没有发生呼吸暂停，维持血氧饱和度稳定。4 周后病情逐渐改善，逐渐撤离氧疗。

问题 1：早产儿呼吸暂停如何进行呼吸管理？

早产儿呼吸暂停反复发作者，应给予药物治疗，目前常用药物为枸橼酸咖啡因（caffeine citrate），是目前治疗早产儿呼吸暂停的主要药物，对呼吸中枢的刺激作用比氨茶碱更强，疗效比氨茶碱好，半衰期较长，不良反应较少，脂溶性高，透过血脑屏障快。咖啡因还能促进膈肌的收缩性，防止膈肌疲劳。研究表明早期使用咖啡因（<3 天）能减少支气管肺发育不良的发生率和改善早产儿拔管至无创通气的成功率。负荷剂量 20mg/kg（相当于咖啡因 10mg/kg），24h 后给维持量，每次 5mg/kg（相当于咖啡因 2.5mg/kg），每天 1 次，静脉滴注或口服，吸收较好，半小时达到有效血药浓度。咖啡因有效血药浓度一般在 5~25mg/L，比较稳定，如血药浓度 <50mg/L，很少出现不良反应，如 >60mg/L 可出现烦躁不安或惊厥、心动过速，少见的不良反应有胃食管反流、便秘、尿钠尿钙排泄增加等。咖啡因半衰期较长（100h），停药后 7~10 天仍可可测得一定水平的血药浓度。由于枸橼酸咖啡因疗效好，安全，使用方便，已取代氨茶碱。

问题 2：咖啡因治疗后仍发生呼吸暂停怎么办？

对频发的阻塞性或混合性呼吸暂停，药物治疗后仍然发作者，可使用无创通气，一般先使用鼻塞持续气道正压通气（nCPAP），增加功能残气量和肺容量，减少呼吸暂停的发生。nCPAP 压力一般用 5~6cmH$_2$O，吸入氧浓度（FiO_2）0.21~0.30。如 nCPAP 效果不理想，可改用鼻塞间隙正压通气（NIPPV）。

经药物和无创通气治疗后，呼吸暂停仍频繁发生者需用气管插管和机械通气，由于呼吸暂停患儿肺部疾病不严重（除肺部疾病所致的呼吸暂停外），要严格控制呼吸机参数，否则容易导致过度通气，严重者导致气漏。根据病情变化和血气分析结果调节参数。

【专家点评】

早产儿呼吸暂停除中枢神经和呼吸系统发育

未成熟外,常同时存在许多其他病理情况,在生后1~2周内常见的有:缺氧、心肺疾病、感染、低血糖症、低钙血症、低钠血症、酸中毒、中枢神经系统疾病、红细胞增多症、环境温度过高或过低、母亲分娩时用过麻醉镇静剂。2周以后常见的有:胃食管反流、继发感染、颅内出血、早产儿贫血等。对这些疾病和合并症应积极进行相应的治疗。

(陈 超)

第八节　新生儿气漏综合征

一、概述

气漏综合征(air leak syndrome)是指因肺泡损伤破裂,肺泡内气体进入其他部位导致积气,而发生的综合征。根据气体进入的部位不同分为气胸(pneumothorax)、纵隔气肿(pneumomediastinum)、肺间质气肿(pulmonary interstitial emphysema)、心包积气、气腹、皮下气肿等。气漏是新生儿严重急症,发生率比较高,需严密监护,紧急处理。

二、病因和发病机制

1. **疾病因素**　新生儿胎粪吸入综合征、呼吸窘迫综合征、先天性肺发育异常等疾病,可发生肺泡破裂,导致气漏。

2. **机械性损伤因素**　新生儿严重呼吸疾病需要较高压力的加压通气和呼吸支持,使肺泡压力过高,发生肺泡破裂,导致气漏,如气管插管、气囊加压复苏,无创通气,机械通气等。

3. **自发性因素**　无明确疾病或诱发因素,而发生气漏,如自发性气胸。

气胸是指肺泡及脏层胸膜破裂气体进入胸腔引起胸腔积气。纵隔气肿指肺泡及纵隔腔胸膜破裂气体进入纵隔腔。间质气肿指气体进入肺泡间质,心包积气指气体心包,皮下积气指气体进入皮下软组织。

三、诊断

1. **病史和临床表现**　根据积气部位不同,与气体量多少、临床类型、肺压缩程度及肺原发疾病有关。

(1)气胸:典型症状为突然发生烦躁哭吵、气促、呼吸困难、青紫,TcSO₂ 下降。肺部体征有患侧胸廓饱满、肋间隙增宽膨隆、气管及心尖搏动偏向健侧,患侧呼吸运动减弱或消失,叩诊呈浊音,

语颤减弱或消失。右侧气胸时肝浊音界下降,左侧气胸时心界叩诊不清楚。

(2)其他:①纵隔气肿:临床表现隐匿,积气量不多者一般临床症状不明显,常因合并气胸在摄胸片时发现。②肺间质气肿:常为机械通气并发症。③心包积气:可出现青紫、心率增快、血压下降、脉压减少、心音低钝等,严重者发生心脏压塞、休克。④气腹:表现为腹胀,腹部隆起。⑤皮下气肿:常发生在面部、颈部、锁骨下等,捻发音。

2. **胸部 X 线检查**　一旦怀疑气漏,应立即摄胸部 X 线片检查。气胸表现为胸腔积气,患侧胸腔透亮度增高,肺压缩,纵隔移位(图 37-8-1)。纵隔气肿表现为心脏和胸腺周围显示高透亮带,如积气位于中央,将胸腺包围或抬高,呈现大三角帆状影或蝴蝶影(图 37-8-2)。心包积气表现为心底部有气体。

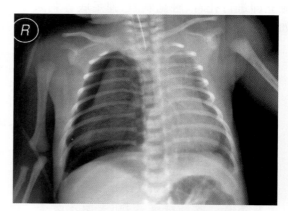

图 37-8-1　新生儿气胸 X 线片表现
左侧大量气胸,压缩肺边缘清晰。

3. **超声检查**　床旁超声可快速检查及时发现气漏,比床旁 X 线检查速度更快,肺超声检查的准确性与胸片相似,肺滑运动消失对气胸的诊断敏感性100%,特异性100%。

4. **鉴别诊断**　需与肺大疱和支气管肺囊肿鉴别,该病胸片显示呈圆形或卵圆形透亮区,一般

突然呼吸困难不明显。

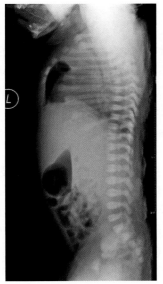

图 37-8-2　新生儿纵隔积气 X 线片表现
胸腹部侧位片,可见胸骨后透亮度增高区域为纵隔积气。

四、临床应用

对高危新生儿应密切观察病情变化和重症监护,监测 $TcSO_2$ 变化。

病例:患儿因"生后气急 2h"入院。G3P2,胎龄 38 周,阴道分娩出生,羊水胎粪污染Ⅲ度。出生体重 4 100g,Apgar 评分 1min 2 分、5min 4 分。生后即出现气急、青紫,测 $TcSO_2$ 85%,予吸氧后转至我院。入院查体:足月儿貌,神志清,反应较差。呼吸增快,面部青紫。心率 140 次/min,心律齐,心音有力,未

及杂音。双肺呼吸音粗,未闻及啰音。腹部平软,肝脾肋下未及。四肢肌张力正常。入院后胸腹部平片:两肺纹理增粗,两肺透亮度增高,右下肺斑片状渗出,诊断 MAS。入院后立即给予气管插管机械通气,PIP 26cmH₂O,经皮氧饱和度不稳定,维持在 85%~90%,入院 2 天病情加重,突然发生明显青紫,立即改为高频通气。胸片提示:右侧气胸。右肺明显压缩,立即胸外科会诊,给予胸腔穿刺,闭式引流,缺氧明显缓解。2 周后病情逐渐改善,撤离氧疗。

问题 1:新生儿气漏如何急救处理?

新生儿气漏较轻者,肺压缩小于 30%,呼吸困难不明显,可不需要胸腔闭式引流,会自行吸收。肺压缩明显,发生明显呼吸困难,青紫,应立即胸腔穿刺排气,症状较严重者进行胸腔导管闭式引流,保持引流管通畅。

问题 2:新生儿气漏如何进行呼吸管理?

新生儿气漏发生轻度呼吸困难者先给予鼻导管或头罩吸氧。如呼吸困难严重者立即气管插管机械通气,尽可能使用较低呼吸机参数,严重病例需高频机械通气。

【专家点评】

气漏是新生儿的重要急症,重在预防。积极治疗原发疾病,进行气管插管等操作时动作要规范,进行气囊加压呼吸、无创通气、机械通气时注意控制压力,机械通气参数尽可能低。

(陈 超)

第九节　先天性膈疝

一、概述

先天性膈疝(congenital diaphragmatic hernia,CDH)是指因膈肌发育缺陷,腹部脏器进入胸腔,压迫肺和心脏,发生不同程度的肺发育不良和畸形。出生后即出现呼吸困难,青紫,呼吸衰竭。是新生儿期的严重疾病和常见急症。发生率为 1/3 000 活产儿,病死率仍然比较高。

二、病因和发病机制

胚胎第 9 周时胸腹膜、横膈膜、食管背侧系膜及侧面体壁融合,形成完整的膈肌,如这种融合过程发生障碍,导致先天性膈疝,具体发病机制还不清楚。

膈疝缺损大小分为 4 级:A 级,膈肌缺损周围均有肌肉组织附着;B 级,膈肌缺损<50% 胸壁;

C级,膈肌缺损累及>50%胸壁;D级,单侧几乎全部膈肌缺损。

三、诊断

1. 产前诊断　主要依靠超声检查,如胎儿腹腔脏器疝入胸腔则可确定诊断,一般在胎龄15周即可检测到。产前超声检查发现羊水过多、纵隔偏移、腹腔内缺少胃泡等征象应进一步详细检查是否有腹腔脏器疝入胸腔。产前鉴别诊断包括先天性腺瘤样囊肿畸形、肺叶隔离征、气管或支气管闭塞等。40%~60% CDH患儿合并其他先天畸形,产前诊断还可及时发现其他先天畸形,包括心血管、泌尿生殖、神经系统畸形、染色体异常等。

2. 出生后诊断　出生时即可发生窒息、呼吸困难、青紫,发生严重呼吸衰竭。胸壁饱满、腹部平坦空虚等表现者,应高度怀疑CDH,立即摄胸片,如胸片显示胸腔内有胃泡或肠曲影,肺组织受压,心脏和纵隔移位,可明确诊断。患侧胸部呼吸运动弱、胸部叩诊浊音、听诊呼吸音消失、可听到肠鸣音,心尖搏动及气管向健侧移位等表现。CDH 80%发生在左侧,右侧占20%。

四、临床应用

对产前明确诊断为CDH的患儿出生时先插胃管,然后气囊加压给氧,如具备气管插管条件,应尽快气管插管。如不及时抢救或抢救方法不正确,如在复苏时气囊加压给氧,使气体进入胃肠道(因为患儿胃或肠道疝入胸腔),胃肠道内气体越多,对肺的压迫就越严重,尤其在复苏效果不理想时就越会增加气囊加压给氧,结果导致恶性循环,患儿常在数小时内死亡。如能做到产前诊断,在出生时就应做好相应的准备,采取正确的抢救方法,可明显提高存活率。

病例:患儿因"生后气急2h"入院。G3P1,胎龄39周,阴道分娩出生,羊水清,脐带、胎盘无异常,出生体重3 900g,Apgar评分1min 3分、5min 8分。生后即发生呼吸困难、青紫,测 $TcSO_2$ 80%,予以吸氧后转至我院。入院查体:足月儿貌,反应较差。呼吸增快,青紫。胸廓饱满,HR 156次/min,心律齐,心音有力,左侧呼吸音低,未闻及啰音。腹部平软,肝脾肋下未及。四肢肌张力正常。入院后胸腹部平

片:纵隔右移,左侧胸腔可见肠腔,左肺压缩,右肺纹理增粗,右下肺少许斑片状渗出,提示先天性左侧膈疝。入院后立即给予气管插管,高频机械通气,经皮氧饱和度不稳定,在85%~90%。心脏超声显示,室间隔缺损,三尖瓣反流,压差76mmHg。同时给予iNO,入院第4天氧合改善,外科手术治疗,病情逐渐稳定,3周后病情逐渐改善,撤离氧疗。

问题1:先天性膈疝如何进行呼吸管理?

呼吸困难较明显,并有青紫者,一般需机械通气。在手术前,机械通气的主要目的是改善缺氧,尽可能使病情稳定,创造手术条件。手术后的机械通气要根据术中肺发育状况而定,如肺压迫解除后,肺发育较好,尽可能短时间机械通气,过渡数天即可。如术中发现肺发育非常差,需要较高参数较长时间机械通气。对严重病例,常频机械通气效果不理想者,可改为高频机械通气。

问题2:先天性膈疝合并肺动脉高压有什么特点?

由于CDH患儿肺血管发育不良,肺血管阻力很高,常导致严重而顽固性的持续肺动脉高压(PPHN),发生持续性低氧血症,治疗效果比较差,病死率高。及时降低肺动脉高压是治疗CDH的关键环节,给予iNO治疗。

问题3:经高频机械通气和iNO治疗后病情仍然非常严重怎么办?

对重症CDH患儿通常需要用ECMO挽救生命。但近年来由于高频机械通气和iNO的使用,严重CDH患儿使用ECMO的概率在降低。

【专家点评】

先天性膈疝的预后主要取决于压缩肺的发育情况和肺动脉高压,如肺压缩导致严重肺发育不良,或合并顽固性肺动脉高压,病死率较高。产前发生时间与预后相关,发生越早,预后越差。发生时间大于25周的预后良好。经过呼吸支持等各种措施纠正缺氧和低灌注,控制肺动脉高压,使患儿病情基本稳定,可提高CDH患儿手术成功率。先天性膈疝常合并其他脏器先天性畸形,需要做全面检查,进行多系统评估。

(陈　超)

第十节　新生儿支气管肺发育不良

一、概述

支气管肺发育不良（bronchopulmonary dysplasia，BPD）是指生后不久发生呼吸困难，需要无创通气或机械通气，在纠正胎龄36周仍依赖氧疗，并有肺功能异常。近年，由于早产儿存活率显著提高，BPD发生率也呈增加趋势，在胎龄<32周早产儿，BPD发生率达20%~30%，胎龄<28周早产儿，BPD发生率达50%~60%，重症BPD病死率比较高，BPD已成为NICU最难解决的问题之一。

二、病因和发病机制

（一）病因和危险因素

BPD病因非常复杂，是多种因素综合作用所致，研究显示，BPD的发生主要与以下危险因素相关。

1. **早产和低出生体重**　绝大多数BPD发生在早产儿，早产儿是BPD发病的根本内在原因，胎龄越小、出生体重越低，BPD发生率越高。目前BPD主要发生在胎龄<32周早产儿，在胎龄<28周、出生体重<1 000g早产儿发生率更高。

2. **易感性和遗传倾向**　研究显示，有些早产儿更容易发生BPD，起病早，病情重，可能具有一定的易感性和遗传倾向。近年对遗传在早产儿BPD发生中的作用进行了许多研究。

3. **氧疗**　早产儿肺发育未成熟，对氧非常敏感，研究证实早产儿暴露于高浓度或长时间氧疗与肺损伤密切相关，吸入氧浓度越高、氧疗时间越长，BPD发生率越高。

4. **机械通气**　BPD与机械通气密切相关，许多证据显示，机械通气参数越高、时间越长，BPD发生率越高，机械通气是BPD的重要病因。

5. **感染**　研究显示宫内感染是BPD的重要危险因素，绒毛膜羊膜炎与BPD密切相关，宫内解脲脲原体感染容易累及肺，发生BPD，生后第一天解脲支原体培养阳性的患儿气道炎症反应增加，解脲支原体在气道持续定植与BPD的危险性增加有关。生后感染：早产儿长时间气管插管和机械通气容易合并反复肺部感染，是导致BPD的重要危险因素。生后发生败血症者也增加BPD的危险性。同时肺部反复感染不容易撤离机械通气，延长机械通气时间，进一步加重肺损伤，导致恶性循环。

6. **心肺血流动力学变化**　动脉导管未闭（patent ductus arteriosus，PDA）和室间隔缺损（ventricular septal defect，VSD）也是BPD危险因素，PDA和VSD发生左向右分流，导致肺充血水肿，肺血管损伤增生，肺动脉高压、右心室负荷加重，加重肺部炎症反应。同时，PDA和VSD分流量较大者撤离机械通气更加困难，致使长时间依赖氧疗和机械通气。许多研究显示，早产儿左向右分流量越大、持续时间越长，BPD发生率越高，病情越严重。

7. **其他因素**　此外，还有许多危险因素与早产儿BPD有关。如营养不良、小于胎龄儿（small for gestational age infant，SGA）、肾上腺功能不全等。

（二）发病机制

BPD主要发病机制是肺部长时间炎症反应。在早产儿肺发育未成熟的基础上，发生高氧肺损伤、容量伤、气压伤、感染等，导致瀑布式的继发性炎症反应，大量炎症细胞浸润，释放大量炎症介质，进一步导致肺损伤，最终发生BPD。整个过程非常复杂，是多种危险因素综合作用的结果，有许多环节尚不清楚。

1. **早产儿肺发育未成熟**　BPD主要发生在早产儿，与早产儿肺结构及生理特点密切相关。新型BPD与肺发育未成熟的关系更为密切，新型BPD主要发生在超早产儿，由于肺的解剖结构和肺功能极不成熟，出生时肺发育刚完成管道形成，容易受到氧和压力损伤等因素干扰，肺泡发育进程受阻，肺泡发育不良和肺泡数目减少。

2. 氧损伤。

3. 容量伤和气压伤。

4. 感染导致肺损伤。

5. **继发性炎症反应**　大量研究显示，继发性炎症反应导致肺损伤是发生BPD的关键环节，上述各种因素所致的肺损伤都可导致瀑布式继发性炎症反应，释放大量炎症介质。炎症介质具有广泛的生物活性，如引起炎症介质的再释放、细胞趋化作用、毛细血管通透性增加、肺血管收缩，进一步导致肺损伤。

6. 肺纤维化　炎症介质能刺激成纤维细胞增殖、分泌纤维蛋白，炎症反应后肺发生修复反应时，向纤维化方向发展，最终形成肺纤维化。

（三）病理变化

BPD 肺病理变化非常广泛，几乎累及各级支气管和肺泡。较大的支气管黏液腺大量增生，广泛或局灶性的支气管软化。小气道发生广泛的黏膜上皮细胞增生，平滑肌增生，管壁增厚，管腔狭窄。各级支气管可见广泛的炎症反应，炎症细胞浸润、水肿，气道上皮细胞坏死、脱落。间质细胞增生、纤维化。肺泡数量减少，肺泡总面积减少，发生肺气肿。肺毛细血管内皮细胞增生、通透性增高。

经典型 BPD 肺部病变非常严重，支气管结构变形和增生，代偿性肺气肿，肺纤维化非常明显（图 37-10-1）。新型 BPD 以肺泡发育进程受阻为主，肺泡发育不良，数目减少，体积增大，肺泡结构简单化，肺微血管发育不良，形态异常，肺的气道损伤或纤维化较轻。

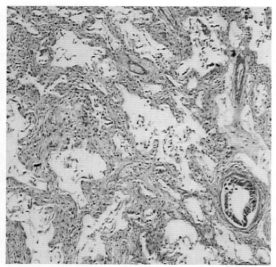

图 37-10-1　新生儿支气管肺发育不良肺病理变化（肺纤维化）

胎龄 32 周，出生体重 1 350g，机械通气后 10 天，胸片出现囊样改变，第 18 天死亡。两肺广泛纤维化，成纤维细胞增生，支气管及肺泡壁增厚，腺体增生，广泛的炎症细胞浸润。

三、诊断

1967 年 Northway 首次报道的病例名称为支气管肺发育不良，属于"经典型"或"老型"BPD，主要发生在胎龄>32 周早产儿，日龄>28 天仍依赖氧疗，肺部病变比较严重。后来，经典型 BPD 越来越少见，而被称为新型 BPD 更为常见，新型 BPD 主要发生在胎龄<32 周早产儿，到纠正胎龄 36 周仍依赖氧疗，曾称为慢性肺疾病（chronic lung disease，CLD）。2000 和 2018 年，美国儿童健康与人类发育研究院（National Institute of Child Health and Human Development，NICHD）BPD 研讨会决定，仍使用"BPD"这一名称，而不再使用"CLD"这一名称。

1. **病史和临床表现**　BPD 绝大多数发生在胎龄<32 周早产儿，生后早期发生呼吸困难需要氧疗，严重者需要机械通气，并产生依赖，反复发生肺部感染，不易控制，气道分泌物增多，呼吸困难明显，三凹征阳性，易发生 CO_2 潴留和低氧血症。部分病例并发肺动脉高压和心力衰竭。轻症病例可逐渐脱离呼吸机，以后病情逐渐恢复正常。重症病例常需要机械通气或氧疗数月，甚至数年，病死率较高，存活者生长发育和肺功能受到严重影响。

"经典型"或"老型"BPD 主要临床特点：发生在较大的早产儿，平均胎龄 34 周，生后有 RDS 等严重原发疾病，需要机械通气和高浓度氧疗，日龄超过 28 天仍依赖氧疗，肺部病变比较严重。目前，经典型 BPD 越来越少见。

2. **新型 BPD 主要临床特点**　发生在较小的早产儿，胎龄<32 周，或体重<1 500g，肺部原发疾病较轻或没有，生后不需要高浓度氧疗，但数日或数周后逐渐发生进行呼吸困难，需要提高吸入氧浓度或机械通气，到纠正胎龄 36 周仍依赖氧疗，肺部病变不是很严重。

3. **影像学检查**　1967 年放射科医师 Northway 首次描述 BPD 时主要根据肺部 X 线表现（图 37-10-2），国际上多采用 Northway 的分期法，将 BPD 胸片改变分为 4 期（表 37-10-1）。Weinstein 采用记分法将 BPD 肺 X 线改变分为 6 级（表 37-10-2）。这些是经典型 BPD 的肺部病变，现在比较少见。而新型 BPD 的肺部 X 线表现比较轻，表现为肺纹理增粗、肺气肿、肺纤维化不明显。

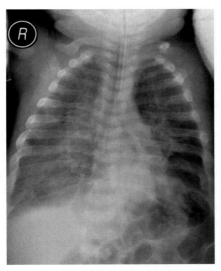

图 37-10-2　支气管肺发育不良肺部 X 线表现
经典型 BPD，肺纤维化，肺透亮度不均，
局部过度扩张，膈面压低。

此外，肺部超声检查，可观察肺部病变动态变化。对少数特殊病例可进行肺部 CT 和 MRI 检查。

表 37-10-1　BPD 肺部 X 线表现的 Northway 分期法

分期	肺部 X 线表现
Ⅰ 期	2~3 天，为 HMD 典型改变
Ⅱ 期	4~10 天，全肺明显混浊
Ⅲ 期	10~20 天，进入慢性肺病变期，有小透亮区及密度增高区
Ⅳ 期	>1 个月，广泛的索状透亮区，伴有条状密度增高影

表 37-10-2　BPD 肺部 X 线表现的 Weinstein 分级法

分级	肺部 X 线表现
1 级	轻度的不明确的混浊、模糊
2 级	有明确的线网状模糊影，中内带为主
3 级	更加粗的线网状模糊影，扩展到外带
4 级	除 3 级改变外，有非常小的但可看得出的囊状影
5 级	囊状透亮区比 4 级多，密度增高区与囊状透亮区相等
6 级	囊状透亮区比密度增高区大，肺呈囊泡样改变

4. 肺功能检查　BPD 患儿肺容量下降，肺顺应性较差，气道阻力明显增高。

5. 严重程度　如胎龄<32 周，根据纠正胎龄 36 周或出院时需要 FiO_2 分为：①轻度：不需要用氧；②中度：FiO_2<30%；③重度：$FiO_2 \geqslant$30% 或需要机械通气。如胎龄 32 周，根据生后 56 天或出院时 FiO_2 分为上述轻、中、重度。

6. 鉴别诊断　BPD 应与以下疾病鉴别：

（1）Wilson-Mikity 综合征：该病也属慢性肺病，X 线检查可见两肺蜂窝样囊性变，与 BPD 相似，但该病出生时常无呼吸困难，常在生后 2~3 周起病，没有机械通气和吸高浓度氧的病史。

（2）早产儿慢性肺功能不全（CPIP）：该病常发生在出生体重<1 000g 的早产儿，生后数天无症状，多在第 2 周后出现呼吸衰竭，X 线检查可见肺部分布不均匀的气囊肿。

四、临床应用

目前 BPD 尚无特别有效的治疗方法，应该以预防为主，尽可能减少 BPD 的发生或减轻 BPD 的严重程度。对已发生 BPD 者积极采取综合治疗措施。

病例：患儿早产生后气促 3h 入院。第 2 胎第 1 产，胎龄 27 周 [+2] 阴道娩出，羊水清，脐带及胎盘均无异常，出生体重 1 160g，Apgar 评分 1min 10 分、5min 10 分、10min 10 分，于生后 15min 出现气促，经皮氧饱和度 95%~100%，为进一步治疗转运至我院，转运途中予以面罩吸氧，经皮氧饱和度维持正常。孕期正规围产保健，分娩前已使用地塞米松。入院查体：早产儿貌，反应尚可。全身皮肤红润，手足温，口周无发绀。呼吸稍促，三凹征阴性，双肺呼吸音粗，未闻及干湿性啰音。心律齐，心音有力，未闻及病理性杂音。腹部平软，未见胃肠型及蠕动波，肝脾肋下未触及肿大，肠鸣音正常。四肢肌张力符合胎龄。觅食、吸吮、握持反射、拥抱反射未引出。入院后完善相关检查，给予保暖，使用咖啡因；呼吸道病原体检查提示支原体感染，给予口服红霉素混悬剂治疗，nCPAP 辅助呼吸；血氧仍有波动，伴呼吸暂停。患儿反复呼吸暂停不易恢复，反应差，立即给予气管插管呼吸机辅助呼吸，呼吸机参数逐步升高，3 周后肺部感染逐渐控制，撤离呼吸机，改为 nCPAP，FiO_2 0.3~0.4，病情不稳定，长时间依赖氧疗，住院 3 个月仍未撤离氧疗。胸片显示：两肺纹理显著增粗，斑片状渗出，提示 BPD。

问题1：新生儿BPD如何进行呼吸管理？

早期使用无创呼吸支持，如早产儿刚出生时发生呼吸困难，应尽可能先使用无创呼吸支持，如nCPAP、NIPPV或无创高频等，尽可能降低吸入氧浓度，密切监护血氧饱和度，使血氧饱和度保持在90%~95%。

对必须使用机械通气的早产儿，应尽可能降低呼吸机参数，缩短机械通气时间，使用咖啡因等，尽早撤离机械通气。撤离呼吸机后再改用无创通气，然后逐渐撤离无创通气，直至撤离氧疗。

问题2：新生儿BPD如何防治感染？

新生儿BPD常合并肺部感染，多为耐药菌感染，分泌物多，致使不容易撤离氧疗和机械通气。应采取严格措施预防早产儿感染，对发生肺部感染者，积极控制感染至关重要，只有肺部感染控制得比较好，才能撤离氧疗或机械通气。应经常做痰培养，有针对性地使用抗生素，同时积极进行肺部物理治疗，清除气道分泌物。

问题3：新生儿BPD如何规范使用激素？

激素具有抗炎、降低肺毛细血管通透性等作用，对BPD有一定的治疗作用。但激素不良反应较多，抑制生后早期神经系统发育，增加脑瘫发生率，应谨慎掌握激素的疗效与不良反应的利弊平衡。2012年美国儿科学会建议，采用Dart方案，对中重度BPD在生后2周仍依赖机械通气者，使用地塞米松：0.15mg/kg，每天1次，共3天；0.10mg/kg，每天1次，共3天；0.05mg/kg，每天1次，共2天；0.02mg/kg，每天1次，共2天，一个疗程剂量共0.89mg/kg。也可以局部使用激素，可减少全身不良反应。

【专家点评】

新生儿BPD是消耗性疾病，加强营养支持非常重要，良好的营养状态可增强抗病能力和机体恢复能力。BPD患儿常有肺水肿、肺间质肿胀，应适当限制液体入量，一般每天110~130ml/kg。早产儿生后早期限制液体量比较困难，可使用利尿剂，减轻肺水肿，改善肺功能，但利尿剂易引起电解质紊乱，使用小剂量口服。

（陈　超）

参考文献 ···

1. 中华医学会儿科学分会新生儿学组，《中华儿科杂志》编辑委员会. 新生儿肺动脉高压诊治专家共识. 中华儿科杂志, 2017, 55 (3): 163-168.

2. DONDA K, VIJAYAKANTHI N, DAPAAH-SIAKWAN F, et al. Trends in epidemiology and outcomes of respiratory distress syndrome in the United States. Pediatric Pulmonology, 2019, 54 (4): 405-414.

3. LI Y, ZHANG CX, ZHANG DF. Cesarean section and the risk of neonatal respiratory distress syndrome: a meta-analysis. Arch Gynecol Obstetr, 2019, 300: 503-517.

4. SWEET D, CARNIELLI V, GREISEN G, et al. European consensus guidelines on the management of RDS—2019 Update. Neonatology, 2019, 115 (4): 432-450.

5. EL SHAHED AI, DARGAVILLE PA, OHLSSON A, et al. Surfactant for meconium aspiration syndrome in term and late preterm infants. Cochrane Database Syst Rev, 2014 (12): CD002054.

6. FOSHAT M, BOROUMAND N. The Evolving Classification of Pulmonary Hypertension. Arch Pathol Lab Med, 2017, 141: 696-703.

7. STEURER MA, JELLIFFE-PAWLOWSKI LL, BAER RJ, et al. Persistent Pulmonary Hypertension of the Newborn in Late Preterm and Term Infants in California. Pediatrics, 2017, 139 (1): e20161165.

8. BABOOA N, SHI WJ, CHEN C. Factors relating caesarean section to persistent pulmonary hypertension of the newborn. World J Pediatr, 2017, 13 (6): 517-527.

9. DE BOODE WP, SINGH Y, MOLNAR Z, et al. Application of Neonatologist Performed Echocardiography in the assessment and management of persistent pulmonary hypertension of the newborn. Pediatric Research, 2018, 84: S68-S77.

10. KESHAVARZ A, KADRY H, ALOBAIDA A, et al. Newer approaches and novel drugs for inhalational therapy for pulmonary arterial hypertension. Expert Opinion on Drug Delivery, 2020, 17 (4): 439-461.

11. KELLY LE, OHLSSON A, SHAH PS. Sildenafil for pulmonary hypertension in neonates. Cochrane Database of Systematic Reviews, 2017 (8): CD005494.

12. MATALON S, BARTOSZEWSKI R, COLLAWN JF. Role of epithelial sodium channels in the regulation of lung fluid homeostasis. Am J Physiol Lung Cell Mol Physiol, 2015, 309 (11): 1229-1238.

13. ISIK DU, BAS AY, DEMIREL N, et al. Increased asymmetric dimethylarginine levels in severe transient tachypnea of the newborn. J Perinatol, 2016, 36: 459

14. LIU J, CHEN XX, LI XW, et al. Lung Ultrasonography to Diagnose Transient Tachypnea of the Newborn. Chest, 2016, 149 (5): 1269-1275.

15. KASSAB M, KHRIESAT WM, BAWADI H, et al. Furosemide for transient tachypnoea of the newborn. Cochrane Database Syst Rev, 2013: CD003064.

16. AHMAD KA, BENNETT MM, AHMAD SF, et al. Morbidity and mortality with early pulmonary haemorrhage in preterm neonates. Arch Dis Child Fetal Neonatal Ed, 2019, 104: F63-F68.

17. KUMAR VHS, LIPSHULTZ SE. Caffeine and Clinical Outcomes in Premature Neonates. Children, 2019, 6: 118-135

18. HIGGINS RD, JOBE AH, KOSO-THOMAS M, et al. Bronchopulmonary Dysplasia: Executive Summary of a Workshop. J Pediatr, 2018, 197: 300-308.

19. THÉBAUD B, GOSS KN, LAUGHON M, et al. Bronchopulmonary dysplasia. Nat Rev Dis Primers, 2019; 5 (1): 78-101.

20. GYAMFI-BANNERMAN C, THOM EA, BLACK-WELL SC, et al. NICHD Maternal-Fetal Medicine Units Network. Antenatal betamethasone for women at risk for late preterm delivery. N Engl J Med, 2016, 374 (14): 1311-1320.

第三十八章 家庭机械通气

第一节 长期机械通气和儿童家庭机械通气概述

一、概述

随着医疗水平的不断提高,呼吸机依赖长期存活患者越来越多,形成慢性危重病群体。虽然这部分群体所占的比例不到机械通气 10%,但占用 >40% 的监护室住院日,消耗大量的医疗资源。根据气管切开病例数估算长期机械通气(prolonged mechanic ventilation,PMV)患者数据,美国 1993—2002 年间 PMV 人群数量增幅超过190%。国内关于 PMV 流行病学数据较少,成人横断面研究在 55 个 ICU 发现住院病例中 PMV 比例高达 36.1%;PMV 患者家庭接受呼吸机治疗数据国内目前还是空白,但是呼吸机依赖及由此衍生的家庭机械通气等治疗模式转变,日益成为后 ICU 时代所要面临的严峻问题。

二、儿童呼吸机依赖常见病因

儿童呼吸机依赖的常见病因为神经肌肉疾病、慢性肺部疾病及上气道病变等,研究显示62.7% 长期机械通气儿童多合并慢性基础性疾病,且 43.4% 的患儿合并 2 种以上基础疾病,部分患儿在长期机械通气的同时也需要依赖其他医疗设备,包括胃管(胃造瘘)、脑室腹腔分流管、抗癫痫药物等,可见 PMV 患儿病因多为复合因素。常见病因包括:

1. 神经肌肉疾病 如脊髓性肌肉萎缩症、进行性假肥大性肌营养不良、肌强直性营养不良、脊髓侧索硬化症、急性炎症性脱髓鞘性多发性神经病、重症肌无力、脊髓灰质炎及后遗症等。

2. 下气道疾病 如支气管肺发育不良、慢性阻塞性肺疾病、囊性纤维化、肺炎并发症、肺纤维化等。

3. 上气道疾病 如皮埃尔-罗班综合征、气

管软化、声带麻痹等。

4. 中枢神经系统疾病 如小脑扁桃体下疝畸形(Arnold-Chiari malformation)、中枢神经系统损伤、脑血管疾病、中枢性呼吸衰竭、脊髓损伤等。

5. 骨骼疾病 如脊柱后侧凸、胸壁畸形、胸廓成形术等。

6. 心血管疾病 如先天性和获得性心脏病。

三、如何定义长期机械通气

PMV 目前没有统一标准,定义中对机械通气持续时间从 2~29 天不等。目前长期机械通气主要的诊断标准包括:

1. 2005 年美国呼吸治疗医学指导协会(The National Association for Medical Direction of Respiratory Care,NAMDRC)的《长期机械通气患者的管理:NAMDRC 共识会议报告》中将 PMV 定义为:需要连续使用有创或无创机械通气 ≥21 天,且每日机械通气时间 ≥6h。这是临床最常用的标准之一。

2. 2007 年欧洲呼吸学会(European Respiratory Society,ERS)按照撤机过程的时间长度和困难程度,把撤机分为 3 种:简单撤机、困难撤机和延迟撤机,其中关于延迟撤机定义为首次自主呼吸试验(spontaneous breathing trial,SBT)尝试至成功撤机 >7 天;也有较多中心采用延迟撤机来定义长期机械通气。

3. 儿童长期机械通气标准根据 2005 年美国呼吸治疗医学指导协会(The National Association for Medical Direction of Respiratory Care,NAMDRC)标准,由 Sauthier 修正以下内容:

(1)21 天连续机械通气(包括无创通气),且每天 ≥6h。

（2）机械通气撤离少于48h，归为撤离呼吸机失败，可继续按照连续机械通气计算。

（3）早产新生儿队列中，应使用矫正年龄。

（4）高流量经鼻吸氧是否应包含在PMV中，尚需共识性指南确认。

四、呼吸机依赖患儿家庭机械通气治疗

（一）国外ICU后机械通气管理发展

国外经过几十年的发展已经建立完善的社区医疗护理机构可以接纳PMV病例，如院内过渡监护病房，社区医疗共建的长期特别照护机构（long-term acute care facilities，LTACs）等，有利于降低医疗费用、减少重症医疗资源浪费，同时降低院内感染发生，使PMV患者在身体康复、心理情感支持及社会家庭属性有更好的发展，这对于儿童PMV这样一个特殊的群体意义更为重要。

以家庭为中心的机械通气管理对儿童成长更加有利，2016—2017年美国及加拿大分别公布了《儿童长期家庭有创通气管理临床循证实践指南》。从国家层面规定了儿童家庭机械通气实施的政策、实践模式、人员设备配置及部分临床操作指南，国内目前对儿童家庭机械通气的实施还在摸索阶段。

（二）以家庭为中心的机械通气管理模式

以美国儿童家庭机械通气管理模式为例（表38-1-1），国外HMV实施借助于比较完善的社区医疗体系，并与三级医院专科有紧密合作，形成以家庭医护为中心，社区医疗为网络，三级医疗为指导的有机体。

表 38-1-1　国外儿童家庭机械通气联合医疗管理模式特点

以家庭及患儿为中心
1. 由社区全科医师、儿童呼吸专科医师及涉及其他专科医师共同协作管理
2. 呼吸专科医师及其团队负责所有肺部及肺部相关问题的照护与管理
3. 社区全科医师负责初级保健相关的所有工作
4. 协作管理团队负责确定和阐明各项职责，包括全面评估，协调和管理护理相关的工作
采用有效的沟通工具用于确保综合护理计划的有效实施（电子病历、书写文档报告等）

（三）PMV过渡为HMV的时机

目前儿童PMV出院标准并没有统一的共识，主要涉及患儿病情是否稳定、家用呼吸机相关设备的硬件准备及家属或家庭照护者培训等（表38-1-2）。

表 38-1-2　家庭机械通气推荐出院标准

儿童家庭机械通气出院标准
1. 出院前必须处于病情稳定状态： （1）患儿肺部以外器官功能稳定（不需要静脉用药及心电监护） （2）呼吸机设置达到：吸入氧浓度<40%~50%；呼气末正压<10cmH_2O （3）出院前数周呼吸机设置及氧浓度无重大调整，未发生急性器官失代偿事件 （4）有稳定的自然或人工气道（气管切开） （5）家用呼吸机及相关仪器设备（监护仪、吸痰器）在医院内稳定运行数天至数周 （6）能够耐受往返医院
2. 家庭照护者（可以是患儿亲属、邻居或者专业照护者）必须掌握技能： （1）至少培训两位照护者给患儿24h照护 （2）照护者必须掌握患儿所需所有医疗护理能力（如手卫生、鼻饲、呼吸护理、CPR、呼吸机使用、对监护仪反应、护理及更换气管造口套囊能力），同时应具备识别和应对紧急事件能力，如气管导管堵塞、导管拔除及气管造口出血等 （3）照护者在患儿出院前必须能够全方面独立照顾患儿
3. 在出院之前必须安排专业家庭照护者（如护士、社区全科医师）： （1）具备儿童家庭基础照护者应具备的能力（同上） （2）持有儿童心肺复苏术资格证书，必须经有资质的专业机构培训家庭机械通气方面的技能及患儿目前所应用呼吸机的培训 （3）必须在儿童出院当天能够到家里照护儿童

续表

儿童家庭机械通气出院标准

4. 确保相关医疗设备厂商可以及时提供所需的仪器设备及技术支持:

(1)确保家庭环境及电力系统适于患儿所需的医疗设备

(2)必须提供24h的设备服务及资源,包括故障设备当日及时替换

(3)必须至少每月访视患儿1次

5. 家里和小区的环境必须安全而且允许进行日常护理,甚至当有需要时可进行紧急救护

可见,发达地区PMV患者过渡为家庭机械通气已经建设为较为完善的国家政策、医护机构、基金保险等整套的网络系统,PMV患者进行以家庭为中心机械通气治疗有完备的人力及硬件设备保障,而目前国内尚不具备完善的社区医疗体系,医疗政策及基金也并未覆盖家庭机械通气患儿。因此,探索适合国情的HMV模式及方法需要更多的医学研究、政策支持及社会关注。

(陈伟明)

第二节 家用呼吸机

一、概述

随着危重症诊疗技术的进展,许多慢性呼吸衰竭患儿如慢性肺疾病、中枢性低通气及神经肌肉疾病患儿在呼吸机的支持下得以长期存活,对于呼吸机依赖患儿来说,最理想的方式是在家中接受护理和治疗。而机械通气尤其是家庭机械通气(home mechanical ventilation,HMV),是一个高风险的呼吸支持技术。长期机械通气患儿的家庭照护与患儿的生存质量及病死率密切相关,正确有效进行家庭呼吸机的管理则是家庭照护中最为重要的部分。

二、家用呼吸机的结构与组成

呼吸机主要是由动力输入(电动或气动)、控制设计(动力传送或转换)、输出(控制阀)和报警系统四大部分组成。动力输入主要分为电动和气动两种,而家用呼吸机目前主要使用的动力方式为电动涡轮。家用呼吸机与医用呼吸机的控制设计、输出和报警系统相同,控制设计主要与控制参数(压力、容量、流量、时间)、周期参数(吸气初期、吸气期、吸气末期和呼气期)、条件参数、通气模式与子控制单元(驱动机转、控制回路)这几方面相关。输出控制阀主要有两个功能:调节送给病人的气流量和控制输出的波形,包括气动式隔膜、电磁式扬瓣/撞针阀、气动式扬阀及比例式电磁阀。

三、家用呼吸机适应证及应用时机

HMV的通气方式分为有创机械通气和无创机械通气两种。有创是指通过气管切开实施通气,无创机械通气是指使用面罩或鼻罩进行通气。无创机械通气对患者活动能力、语言沟通、吞咽功能和清理呼吸道分泌物能力的影响较小,因此,无创机械通气作为HMV的首选方式。但是并非所有的患者都适用无创机械通气方式,在患者慢性呼吸衰竭逐步加重、吞咽功能和清理呼吸道能力越来越差的情况下,还是应选择有创机械通气。总的来说,凡是由各种原因导致的进行性呼吸衰竭和因急性呼吸衰竭行机械通气后不能脱机的患者都是家用呼吸机的适用人群。儿童常见病因包括先天性神经肌肉疾病、慢性肺部病变、中枢神经系统疾病等。

HMV的应用时机尚无统一定论,美国胸内科医师协会共识提出对于病情相对稳定或进展缓慢的神经肌肉疾病、胸壁异常、中枢性或肥胖相关性低通气、睡眠呼吸暂停综合征(sleep apnea syndrome,SAS)和慢性阻塞性肺疾病成人患者。儿童目前没有确切指征,可参考成人标准。

1. 如出现以下任一情况应考虑应用无创HMV:

(1)日间二氧化碳(CO_2)潴留,二氧化碳分压(PCO_2)$\geqslant$50mmHg(1mmHg=0.133kPa),且pH在代偿范围内。

（2）轻度的日间或夜间 CO_2 潴留，PCO_2 45~50mmHg，同时伴有低通气相关症状（如晨起头痛、夜寐不安、梦魇、遗尿或白天嗜睡等）。

（3）夜间低通气或低血氧饱和度。

2. 如出现以下任一情况则应考虑有创 HMV：

（1）气道分泌物过多，经口鼻吸痰难以有效清除。

（2）吞咽功能减弱导致慢性吸入和反复肺部感染。

（3）无创 HMV 难以缓解的持续的症状性呼吸功能不全。

（4）面部发育异常无法使用面罩或鼻罩通气。

（5）因急症行有创通气治疗后无法撤离。

（6）每日机械通气支持超过 20h。

四、家用呼吸机参数设置及调整

目前市面上家用呼吸机比较常用的通气模式包括以下几种：持续气道正压（constant positive airway pressure，CPAP）、压力支持通气（pressure support，PS）、自主呼吸通气（spontaneous，S）、自主 / 时间控制通气（spontaneous/time，S/T）、时间控制通气（time，T）、双水平气道正压通气（biphasic positive airway pressure，BiPAP）、压力控制通气（pressure control，PC）、容量控制通气（volume control，VC）、平均容量保证压力支持通气（average volume assured pressure support，AVAPS）及同步间歇指令通气（synchronized intermittent mandatory ventilation，SIMV）等（表 38-2-1）。

表 38-2-1　家用呼吸机模式及特点

类型	模式	特点
有创通气模式	CPAP/PS/PC/VC/SIMV	气管切开机械通气多采用此类模式
无创通气模式	CPAP	自主呼吸过程中给予一个持续恒定的压力支持 适用于 OSAHS 和心源性肺水肿患儿
	S	可感知患儿何时吸气呼气并相应地给予适合压力支持 适用于自主呼吸强、呼吸触发能力较好的患儿
	S/T	临床应用较为广泛，自主呼吸活跃时保证自主呼吸的同步协调性，呼吸微弱时保障通气的安全性
	T	根据设置的固定频率和吸气 / 呼气时间给予适合压力支持 适用于呼吸微弱、呼吸触发能力弱的患儿
	BiPAP	患儿吸气和呼气时，分别提供 2 个不同的压力支持 适用于各种原因导致的低通气和不能耐受 CPAP 的患儿

上述几种通气模式优点在于舒适性和同步性较好，但不能维持潮气量或压力恒定、不能保证有效通气。平均容量保证压力支持（average volume assured pressure support，AVAPS）是一种双重控制通气模式，同时具有容量控制型通气和压力控制型通气模式的优点，可以根据患儿的呼吸力学特点和吸气用力变化自动调整吸气压力和流速，以最低吸气压力为患儿提供恒定潮气量，不仅能减少呼吸肌做功，避免过高的气道压，改善患儿舒适度和人机协调性，同时保证有效分钟通气量，是不同于 BiPAP、ST 的新模式。

调整呼吸机参数以满足患儿的需求是成功实施 HMV 的基础。无论是无创还是有创通气，均应在患儿出院前完成压力滴定和相关参数的设置。压力的设定要根据患儿呼吸系统的状况，如肺的顺应性、呼吸道阻力等来决定，通常压力初设值：IPAP 8~12cmH$_2$O，EPAP 4~6cmH$_2$O 或 CPAP 4~6cmH$_2$O，根据患儿的耐受情况逐渐上调或下调参数，以达到目标潮气量和分钟通气量水平。呼吸触发设置可分为流量触发、压力触发和时间触发，儿童中一般使用流量触发，因为其相对更敏感、呼吸做功损耗更少，一般流量触发设置为 0.5~2L/min，压力触发设置为 −2~−1cmH$_2$O。吸气时间及呼吸频率以儿童正常生理需求为基础，根据实际情况进行上下调节。

影响无创通气效果最关键的是气道的密

闭性,无创通气的连接界面可分为鼻塞、鼻罩(图 38-2-1)、口鼻罩(图 38-2-2)、全脸面罩、头罩和口含嘴等。如果连接界面的型号不适宜、漏气,则会影响气道压力的恒定、影响呼吸机的触发进而干扰吸气呼气压力之间的切换,影响治疗效果。尽量选择合适的连接界面同时保证其在合适的位置可以增加舒适度、避免漏气过多,从而保证无创通气的有效性。同时,应注意避免鼻梁部皮损,使用温化湿化较好的主动湿化装置,提高患儿舒适度,更好实现人机同步。

五、常见问题及处理

长期机械通气患儿在使用家用呼吸机时常会遇到一些问题,可以大致归为两大方面:二氧化碳升高和氧分压降低。$PaCO_2$ 升高或 PaO_2/SpO_2 降低的可能原因及处理如表 38-2-2。

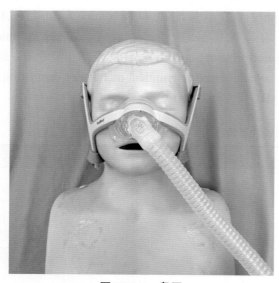

图 38-2-1　鼻罩

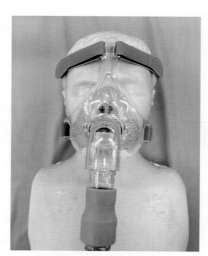

图 38-2-2　口鼻罩

表 38-2-2　家用呼吸机常见问题及处理

问题	原因	处理
漏气量过大	(1)管路连接不正确 (2)排气通道不通畅 (3)面罩及送气回路漏气过多等	重新调整面罩的位置并固定头带 换用密封效果好的面罩 经上述处理仍存在严重漏气或通气效果不好时考虑更换模式
潮气量过小	压力支持水平不够	上调 IPAP 和 EPAP
二氧化碳潴留	呼气阀排气量不足	根据情况更换呼气阀
人机不协调	(1)不能触发吸气、漏气,通气模式和参数设置不合理等 (2)呼吸明显增快	(1)采用同步触发性能好的呼吸机,滴定 PEEP,检查有无漏气,应用同步性较好的模式 (2)先用手控同步或简易人工呼吸机辅助呼吸,待病情改善后,再连接呼吸机 (3)寻找引起患儿不耐受的原因 (4)对大龄患儿,尝试进行思想教育和安抚等
气道或管路阻塞	分泌物过多	采用体位、叩击、机械性吸呼(mechanical insufflation-exsufflation,MI-E)装置及吸痰等气道廓清技术;抗感染祛痰治疗;加强雾化湿化治疗
体位不正确	仰卧位	过度肥胖者应尽可能使患者保持半卧位或俯卧位

注:原因不明或无法解决时,及时寻求工程师帮助或医院就诊。

六、常见家用呼吸机品牌介绍

随着医疗水平的提高及市场需求的扩大,越来越多的功能完备、同步性能良好、价格适宜且携带方便的家庭无创呼吸机的出现,PMV 患儿可以在家中接受机械通气治疗,这既节约了医疗资源,节省了家庭支出,又改善了患儿的生存质量。本节主要对目前常见的一些家用呼吸机进行归纳总结(表 38-2-3)。

表 38-2-3　常见呼吸机品牌介绍

品牌型号	图片	模式	基础参数范围	特点	适用病人类型
Triligy100		无创通气模式有 CPAP、S、S/T、T、PC、PC-SIMV;单管有创通气模式有 CV、AC、SIMV	潮气量:50~2 000ml IPAP:4~50cmH$_2$O EPAP:4~25cmH$_2$O	多功能生命支持呼吸机,无创呼吸机,可做单管有创呼吸机。标配 2 块可转运电池,充满电可使用 4~6h 监测参数有:呼出潮气量、分钟通气量、呼吸频率、漏气量、吸气峰值流量、吸气峰值压力、吸呼比、平均气道压	适用于体重大于 5kg 的人群
A40		CPAP、S、S/T、T、PC 模式,带有 AVAPS-AE 功能	潮气量:200~1 500ml IPAP:4~40cmH$_2$O EPAP:4~25cmH$_2$O	无创呼吸机,标配 1 块转运电池,充满电可使用 3~4h 监测参数有:呼出潮气量、分钟通气量、呼吸频率、漏气量、吸呼比、压力	适用于体重大于 10kg 的人群
BiPAP AVAPS		CPAP、S、T、S/T、PC 模式,带有 AVAPS 功能	潮气量:200~1 500ml IPAP:4~30cmH$_2$O EPAP:4~25cmH$_2$O	无创呼吸机,可监测参数有:压力、呼出潮气量、分钟通气量、呼吸频率和漏气量	适用于体重大于 18kg 的人群
BiPAP S/T30		CPAP、S、S/T	IPAP:4~30cmH$_2$O EPAP:4~25cmH$_2$O	无创呼吸机,可监测参数有:压力、呼出潮气量、分钟通气量、呼吸频率和漏气量	适用于体重大于 18kg 的人群
S9 VPAP S-ST		CPAP、S、S/T、PAC	IPAP:2~25cmH$_2$O EPAP:2~25cmH$_2$O CPAP:2~25cmH$_2$O	无创呼吸机,通过 iVAPS 模式,可轻松完成患者设置,灵活处理患者不断改变的呼吸需求。iVAPS 旨在透过自动调整压力支持而保持肺泡通气量目标。仅在需要时应用 iBR,最大程度保持自主呼吸,同时提供后备呼吸频率保障	适用于体重大于 13kg 的患者

七、日常维护及保养

呼吸机属于精密医疗设备,操作和保养需要丰富的专业知识,如果患者及其照护者未接受过系统的教育与培训,呼吸机发生故障的概率很大。因此,家用呼吸机的日常维护和保养十分重要。

1. **主机**　定期清洁,避免潮湿,保持洁净。移动时,取下湿化器的水罐,倒出湿化水,防止湿化水进入主机。

2. **过滤棉片**　过滤棉片是一次性耗材产品,不可清洗,一般使用 3 个月至半年后需要重新更换。

3. **湿化器**　使用时需加上蒸馏水,不要超过最高水位线。建议每天更换 1 次,不使用呼吸机时应保持水罐干燥。

4. **面罩**　建议每天清洗,用中性的稀释肥皂温水或婴儿用清洗液清洗(不含头带),不要浸泡,冲洗干净自然晾干,避免阳光直射。

5. **管路**　建议每天用清水清洗,冲洗干净自然晾干,避免阳光直射。

此外,医疗器械公司及医疗保健单位应建立常规回访制度,监控呼吸机使用情况并定期维修,保障患者使用安全。

(刘　盼　陈伟明)

第三节　家庭制氧机

一、概述

随着便携式供氧装置的面世和家庭用氧源的发展,一些慢性呼吸系统疾病和持续低氧血症的病人可以在家中进行氧疗。家庭氧疗一般采用制氧机(图 38-3-1),对改善病人的健康状况,提高生活质量和运动耐力有显著疗效。

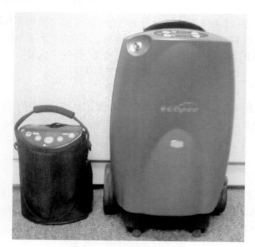

图 38-3-1　家用制氧机
图片源于 Laura M. Sterni John L. Carroll.
Caring for the Ventilator Dependent Child [M]

二、工作原理及工作流程

家用制氧机的制氧原理主要有四种:化学制剂制氧机、富氧膜制氧机、电子反应制氧机和分子筛制氧机。

目前家用制氧机多为分子筛制氧机,工作原理为分子筛物理吸附和解吸技术。制氧机内装填分子筛,加压时可将空气中氮气吸附,剩余的未被吸收的氧气被收集起来,经过净化处理后即成为高纯度的氧气。分子筛在减压时将所吸附的氮气排放回环境中,下一次加压时又可以吸附氮气并制取氧气,整个过程为周期性地动态循环过程,分子筛并不消耗(图 38-3-2)。分子筛制氧机的核心部件为分子筛桶和压缩机,制氧机辅助部件有进气过滤器系统阀控系统、储氧罐、氧浓度检测器、调压阀、流量计、湿化瓶、散热系统。

三、适用人群

制氧机属于二类医疗器械,除医疗机构使用外,小型制氧机还可以用于环境和病理情况下低氧的家庭辅助治疗,如高原缺氧、严重的呼吸系统疾病和脑血管疾病以及使用家用呼吸机的患者,但是家用制氧机不得用于生命维持或生命保障。且目前尚无证据证明吸氧对正常人有保健作用,相反,不适当的吸氧可能对人体造成伤害。

四、家庭氧疗

1. **长期家庭氧疗**(long-term oxygen therapy, LTOT)　是指每天持续吸氧 15h 以上,使 PaO_2 达到 60mmHg(1mmHg=0.133kPa) 和 / 或 $SaO_2>90\%$。其适应证为:

(1)$PaO_2 \leqslant 55mmHg$ 或 $SaO_2 \leqslant 88\%$,伴或不

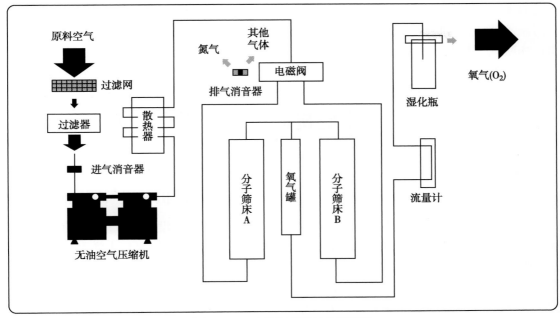

图 38-3-2　家用制氧机工作流程图

伴高碳酸血症。

（2）PaO_2 为 55~70mmHg 或 SaO_2<89%，并伴有肺动脉高压、右心衰竭或红细胞增多症（血细胞比容>0.55），以及夜间低氧血症及运动性低氧血症的慢性缺氧患者，目标是在休息、睡眠和活动中使患者的 SaO_2>90%。

2. 美国胸科协会关于儿童慢性缺氧的定义

（1）对于<1 岁患儿，持续血氧饱和度监测 1h 内，血氧饱和度<90% 的比例>5%；或者间歇监测 SpO_2 情况下，至少发生 3 次 SpO_2≤90%。

（2）对于 ≥1 岁患儿，持续 SpO_2 监测 1h 内，当 SpO_2≤93% 的比例 ≥5%；或者间歇监测 SpO_2 情况下，至少发生 3 次 SpO_2≤93%。对于此类慢性低氧血症的患儿，推荐尽早实施家庭氧疗，以改善生长发育、降低肺动脉压力、改善睡眠时间、减少睡眠期间的觉醒次数。

五、注意事项

流量是评价制氧机性能的重要指标。其定义是在该流量下，氧气浓度可达到 90%（误差 ±3%）。也就是说，一个 3L 的制氧机，当在 3L/min 时，氧浓度要达到 90%。一个 5L 的制氧机，要在 5L 流量时达到 90%，一般家用制氧机最高规格是 8L 流量。如果要连接呼吸机供氧，制氧机至少是 5L 流量，才能保证提供足够氧气，达到较好的治疗效果。因此，购买家用制氧机时，一定要根据患者需求，购买正确流量的制氧机。

此外，使用家用制氧机时，应该注意以下方面：

1. 使用制氧机时要避开明火，避免发生火灾。

2. 制氧机要放置平稳，否则会增加制氧机运转的噪声。

3. 湿化瓶中的水位不宜太高（水位以瓶体的一半为宜），否则瓶中的水易逸出或进入吸氧管。

4. 制氧机较长时间不用时，请切断电源，倒掉湿化瓶中的水，制氧机表面擦拭干净，用塑料罩罩好，置于无阳光照射的干燥处保存。

5. 用制氧机灌装氧气袋时要特别注意，氧气袋灌满后一定要先拔掉氧气袋插管后，再关闭制氧机开关，否则易造成湿化瓶的水负压反吸进入制氧机，造成制氧机故障。

六、维护与保养

为了保证使用制氧机过程中的安全性及有效性，延长制氧机的使用寿命，患者或其照护者要定期对制氧机进行维护保养。

1. **定期检查湿化水箱**　清理湿化水箱里面的污垢。这样有利于氧气的清洁。

2. **定期检查制氧机压缩机运作系统**　查看有无漏气，若发生泄漏，要及时修补，否则氧气出口的压力将无法达到需要水平，从而影响制氧和吸氧效果。

3. 定期检查空气干燥系统　检查干燥器和油水分离器,清理里面的杂质。方法是先用口向氧气出口内吹气,以加大内压力;然后再打开氧气出口阀门进行排气。反复操作几次,就可以把里面的杂质排出干净。

（刘　盼　　陈伟明）

第四节　家庭机械通气团队的建立

一、概述

近年来随着家庭护理的发展及便携式呼吸机应用,发达欧美国家部分呼吸机依赖的儿童可家庭机械通气(home mechanical ventilation,HMV);家中进行机械通气、氧疗、气管造口护理、气道廓清及其他医疗干预治疗。但是家中进行无创或有创(气管切开)长期机械通气照护也被公认为医疗条件最为复杂,护理强度最高,风险最大的诊疗项目,需要医疗、护理、康复、营养及社会工作者等多学科协作(multiple disciplinary team,MDT)。

二、家庭机械通气团队建立

目前国内并没有针对儿童家庭机械通气团队构成的共识性意见,复旦大学附属儿科医院在国内率先对 30 例 PMV 患儿院内早期干预,并对 15 例过渡为家庭机械通气患儿开设随访门诊,根据现有经验并参照国内具体情况,建议 HMV 团队构成及职责如表 38-4-1。

表 38-4-1　家庭机械通气团队建立及职责

团队成员	分工及职责
ICU 专科医生	总体负责协调 HMV 患儿院内诊疗、院外随访,呼吸治疗方案制订
ICU 专科护士	HMV 患儿院内护理、负责对家庭照护者健康宣教及培训考核,出院后门诊随访联络
呼吸治疗师	有创 / 无创呼吸、气道廓清、气管造口等呼吸管理及健康宣教等
康复治疗师	康复训练:呼吸、神经、吞咽、发音康复等
营养师	制订 HMV 患儿营养方案:包括营养制剂、营养方式实施,随访
五官科	气管造口并发症处理,造口关闭及咽喉功能评估
其他专科医师(神经科、心血管、骨科等)	根据 PMV 患儿病情处理神经科、心内科及骨科等原发及继发疾病
心理科医师	HMV 患儿及家属心理疏导及咨询
医院社工	HMV 家庭情况了解,提供社会救助、社会宣传等

国内由于社区医护资源紧缺,HMV 在家庭照看期间很难由社区全科医生及专业儿科护理人员进行护理,家庭照护者多由患儿双亲承担,患儿由医院过渡为家庭机械通气前,由 ICU 专科护士负责对患者家庭照护者进行一系列培训及考核,考核合格后才允许过渡为家庭照护,具体培训内容如表 38-4-2。

三、国外 HMV 团队情况

与国内情况不同的是,国外对于特殊保健需求儿童(children with special health care needs,CSHCN)包括 HMV 儿童,管理模式推荐医疗之家(the medical home)模式,此模式既可依托于初级社区医疗保健,也可依托于三级医疗保健(专科医院管理)或者采取初级医疗保健与三级专科医院共同管理模式。

表 38-4-2　针对 HMV 儿童家庭照护者培训目标及内容

培训项目	具体内容
肺部评估、护理	观察生命体征、氧饱和度和肤色、识别呼吸窘迫,掌握适当干预方法
家用呼吸机培训	呼吸机管路连接、使用、参数设置、报警及解除,常见故障识别及日常清洁维护
气道廓清技术	选择正确导管型号、正确的吸引压力和导管深度,掌握正确的吸痰技术;有条件者培训应用咳痰机
气道造口护理	导管日常维护、固定;导管并发症识别
喂养及药物	经口喂养或者胃肠管、胃造瘘管维护及使用
氧疗	掌握合理的用氧技术、供氧设备使用技术(如氧气罐、氧气压缩机)及用氧安全
监护及紧急情况处理	掌握脉氧仪的使用技术,如何区分真伪血氧计读数及相应的干预措施;识别紧急情况,掌握正确呼救、急救措施
心肺复苏	儿童基础生命支持(BLS)

2016 年美国儿童实践指南中推荐应用基于社区医疗护理的专科医疗共同管理模式对儿童 HMV 进行管理。此模式中将患儿和家庭成员(families caregivers)定义为医疗团队的组成部分。由于国内外医疗政策及模式的区别,国外儿童家庭机械通气团队中除国内上述人员参与外,还包括:①家庭护士(home nurse,社区医疗机构提供);②儿童游戏治疗师;③语言治疗师;④牧师;⑤家庭医疗器械提供商(医疗保险基金);⑥家庭护理机构联络员(home nursing agency representative);⑦其他可选医疗机构联络员(如亚急性专科医院、儿童护理机构等)可供病情变化时候转诊;⑧学校护理人员(school nurse)供学龄期儿童稳定后学校教育等为 HMV 儿童提供全方位照护。

国外在 HMV 儿童家庭照护期间,依托于完善的社区医疗保健体系,由社区全科医师、专业儿科护士与家庭照护者共同在家庭对患儿进行照护,这就减轻了家庭照护者的生活及精神压力并能够提高家庭医疗护理水平,减少意外事件的发生,并提高 HMV 患儿存活率及生活水平。目前国内并不能实现上述人员配置及全面保障,根据我们的经验需要由儿童专科医院 ICU 平台医生、护士与患儿亲属照护者更加紧密的协作,并开展随访门诊、网上诊疗、视频会诊、家访等多手段立体诊疗系统来保障 HMV 的诊疗。

(陈伟明)

第五节　家庭机械通气的监测

一、概述

家庭中照护机械通气的患儿是一项高风险的干预措施,尽管随着家用呼吸机及相应家用监护设备技术的提高,但是过去 20 年中,儿童家庭机械通气生存率并没有显著提高。美国宾夕法尼亚州一项儿童家庭辅助通气研究显示,自 1979 年纳入的超过 1 000 名家庭机械通气儿童中,项目中儿童均接受专业家庭护士照护,但是其死亡率仍在 18%~20%,其中 1/3 病例为原发基础疾病进展而死亡,分析其他 2/3 死亡病例的死亡原因主要为照护者准备及培训不足、照护者缺乏警惕及对紧急事件应对不当。因此对家庭机械通气患者进行科学、系统的监测就能够及早发现潜在致死性情况,及时正确应对 HMV 紧急事件,进而减少居家不良事件发生,提高儿童 HMV 生存率。

二、家庭机械通气监测内容

目前国内外没有临床共识性文件对监测家庭机械通气儿童进行规范,参考美国 ATS 2016 年《儿童家庭有创通气指南》及 2017 年加拿大《儿童家庭机械通气指南》相关意见,同时结合本中心对国内家庭机械通气儿童病例随访相关经验,整理监测内容如表 38-5-1。

表 38-5-1　儿童家庭机械通气监测

监测内容	参考范围及意义	处理
（一）设备监护		
1. 经皮氧饱和度	<94% 氧合下降	结合呼吸机潮气量、压力报警等综合判断 维持潮气量稳定，提高吸入氧流量
2. 呼气末 CO_2	过高：通气不足 过低：通气过度或脱管	增大潮气量、分钟通气量或者吸气压力 降低潮气量或检查气管造口位置
3. 心电监护仪	不推荐 HMV 应用	寻找心动过速原因，心动过缓往往是呼吸失代偿终末表现
4. 呼吸机参数	潮气量 6~8ml/kg（有创） 低压报警：管路断开或漏气 高压报警：气道分泌物增多、管路堵塞等 分钟通气量报警	通过压力及容量设置调整 检查患儿有无与呼吸机断开，管路有无漏气 气道吸引，检查管路 过低：管路断开、漏气或潮气量变小 过高：低氧血症、疼痛、发热
5. 窒息报警	患儿无自主呼吸或脱机	检查患儿自主呼吸，有无脱机
（二）症状、体征		
1. 呼吸系统	面色、呼吸增快、呼吸费力、胸廓起伏对称度、痰液性状	缺氧及通气不足均会引起呼吸窘迫 处理缺氧，观察潮气量，调整呼吸机参数
2. 循环系统	心率、脉搏、血压、CRT	注意肺部感染 早期缺氧引起心动过速，心率下降是缺氧晚期表现；处理缺氧及通气不足
3. 胃肠道	腹胀、胃潴留	无创通气引起胃肠道积气，无创鼻面罩匹配

三、家庭机械通气监测临床宣教

家庭机械通气监护培训：

1. 儿童家庭机械通气常由患儿亲属经过儿童重症医学科专科医护人员经过培训及考核后实施。

2. 住院的呼吸机依赖患儿病情稳定，家属提出家庭机械通气意愿之后，根据病情及家庭机械通气需求采购相应的硬件设备（通常包括家用呼吸机、制氧机、吸引设备、脉氧监测仪等），病房中应用家用设备进行通气并监护；

3. 家庭照护者需要经过数周家庭照护培训后才能过渡为 HMV，培训内容涉及呼吸道护理、气管造口护理、呼吸机使用、喂养及紧急事件识别及处理、儿童基础生命支持等一系列课程。

4. HMV 的监测是照护者培训重要一环，我们用病例说明：

病例：患儿女，1 岁 1 个月，体重 8.1kg。主诉：间断发热、咳嗽 1 周，气促 1 天入 PICU。入院诊断：重症肺炎，呼吸衰竭，脊髓性肌萎缩。既往治疗：患儿生后 3 个月发现不会抬头，6 个月时在我院基因诊断为 SMA1 型（*AMA1* 基因外显子 7，8 杂合缺失）。

本次入院给予无创 BiPAP 通气模式（IPAP 12cmH$_2$O、EPAP 5cmH$_2$O、RR 30 次 /min、FiO$_2$ 50%），患儿呼吸窘迫症状及低氧血症不缓解，改气管插管、有创机械通气，5 天后改为 PS 模式后予拔管，拔管后予无创 CPAP 模式但患儿又出现呼吸频率增快及费力，再次插管机械通气，患儿出现呼吸机依赖。在患儿肺部感染控制后行气管切开同时胃造瘘术，术后家属提出想回家护理的意愿，启动 PMV 团队给予家属进行出院准备，目前患儿气管造口状态（4.5mm cuff），家用呼吸机 SIMV（PC）模式（指令通气 RR 25 次 /min、PIP 10cmH$_2$O、PEEP 4cmH$_2$O、FiO$_2$ 40%）通气 5 天，不耐受长时间呼吸机断开，心电监护 HR 110 次 /min，RR 30 次 /min，SpO$_2$ 97%，患儿意识清醒，有交流，无呼吸费力表现。

问题 1：对于 SMA1 型呼吸机依赖婴幼儿病人，居家进行机械通气时，在监护上需要重点注意什么问题？

呼吸治疗师分析：由于该患儿年龄小且对有创呼吸机 24h 依赖，不耐受较长时间脱离呼吸机；家庭照护时需要不间断进行监护，通常需要至少

2 位受过培训的家属进行轮流照护。监测重点在于识别患儿呼吸状态是否稳定,需要观察患儿肤色有无发绀、呼吸频率有无增快、有无呼吸费力表现,同时建议结合经皮氧饱和度及呼吸机监测参数进行综合判断,如果出现经皮氧饱和度下降低于 94% 同时出现呼吸机报警(压力报警、分钟通气量报警等),往往提示患儿呼吸情况不稳定,可根据 DOPE(dislocation、obstruction、pulmonary、equipment)方法进行问题排查:首先检查患儿情况,查看气管切开接口与呼吸机有无断开,若排除呼吸机断开可改为复苏球囊通气并给予插管内吸引,判断管路或者插管内是否有较多分泌物;同时查看气管造口插管固定位置是否正确,在球囊通气同时检查呼吸机管路有无漏气、接口有无松动。若患儿情况仍无改善需要尽快拨打 120 就医。

国外公布的儿童家庭机械通气临床操作指南均指出,经过培训的家庭照护者 24h 不间断照护是对有创/无创呼吸机依赖儿童最好的监护,在国外,社区家庭护士会与家庭照护者共同进行照护患儿,同时有社区全科医生及专科医生的指导;而国内目前对 HMV 还未形成成熟的模式,儿童居家照护绝大多数工作由家庭成员承担。在监护设备的循证学证据上,建议应用氧饱和度与呼吸机内部监测及报警功能对患儿进行监测,但是对于呼吸机报警阈值需要结合不同患者进行调整以最小化误报警及最大化患儿安全。不推荐应用阻抗法心电监护仪监测心率及呼吸,研究认为监测氧饱和度优于心电监护,通常阻抗法监护仪容易形成伪差,且心率及呼吸常不能反映呼吸道阻塞事件,而心率下降往往是缺氧终末期表现。

问题 2:家用呼吸机每天需要如何监测?对于这个 SMA 儿童应该如何设置报警范围?主要的呼吸机报警都有什么意义?

呼吸治疗师分析:家庭机械通气照护者需要

对使用的呼吸机进行定期核查,不当的呼吸机设置会引起肺部过度充气、低氧、低通气,甚至死亡,并通过呼吸机内部监测数据对患儿状况做出判断及评估。需要对家用呼吸机进行核查的项目见表 38-5-2。

表 38-5-2 家用呼吸机核查表

项目	参数
呼吸机参数	氧浓度、设置指令呼吸频率、监测总呼吸频率、设置潮气量、测定潮气量(呼出)、吸气峰压、呼气末正压、压力支持、吸气时间
呼吸机模式	有创模式:IPPV、PC、SIMV、CPAP 无创:ST、S、T、BiPAP、nCPAP
报警设置	低压报警、高压报警、报警音量
湿化器设置	温度
机器设置	日期、时间,电池情况

呼吸机配备了对呼吸机工作时候压力、容量、管路连接、呼吸频率及电量进行安全报警。呼吸机报警最关键的是根据不同患者设定个体化报警阈值且确保报警在家中能被听见。报警阈值设定可降低误报警,同时减少因照护者对报警敏感性降低而导致的严重不良事件的发生。就本例 1 岁左右患儿而言,我们通常设定报警阈值在同年龄儿童生理指标 ±20% 左右,如 1 岁呼吸频率正常值约在 30~40 次/min,通常设定呼吸频率报警上限为 50 次/min。患儿体重 8kg 左右,根据潮气量 8ml/kg、呼吸频率 30 次/min 计算分钟通气量约为 2L/min,设定分钟通气量过高报警>2.5L/min,设定分钟通气量过低<1.5L/min。压力报警上限儿童一般设置在 25~30cmH_2O,而压力低限报警通常设置在 5~10cmH_2O。常见家用呼吸机报警项目及原因见表 38-5-3。

表 38-5-3 常见家用呼吸机报警原因

报警项目	原因	处理
分钟通气量过低	潮气量降低	检查呼吸机压力情况,检查患儿
	自主呼吸减慢或消失	检查患儿自主呼吸
	管路断开或漏气	检查管路
分钟通气量高	哭吵、疼痛、缺氧	检查患儿

续表

报警项目	原因	处理
低压报警	患儿与管路断开或漏气	检查呼吸机管路密闭,无创通气
	气管切开处漏气口腔漏气	检查患儿气切口套管及套囊,调整体位
高压报警	呼气阀故障,PEEP 阀冷凝水	咨询呼吸机工程师
	呼吸道及气切管堵塞	气道内吸引
	呼吸机回路堵塞或扭转	检查管路并调整
	患儿咳嗽或者屏气	检查患儿
窒息报警	PEEP 阀冷凝水	咨询呼吸机工程师
	患儿呼吸降低或者停止	检查患儿,复苏球囊
呼吸机管路报警	患儿与呼吸机断开	检查患儿
	管路、加湿器、面罩或气切管连接处破裂松动,冷凝水	检查呼吸机管路及冷凝水

问题 3:对于家庭机械通气的孩子,还要应用什么仪器对他进行监护?

PICU 专科护士回答:除了应用呼吸机,熟悉家用呼吸机各项参数、报警的设定及含义以外,最常用的监测设备就是经皮脉氧仪,脉氧仪的使用方便易学且可以连续监测,适于家庭应用,而且能够及时发现低氧血症发生。在应用脉氧仪时,我们要注意有一些因素可能会影响脉氧仪测定读数,如低血压低体温引起的组织低灌注,运动伪差,脉氧仪探头位置不正确、探头固定太紧或者太松,此外,指甲油或者周围环境强光也会影响脉氧仪读数,这在家庭监护中需要注意避免。另外,如果有条件,可以使用呼气末 CO_2 监测仪对患儿呼出 CO_2 进行监测以了解患儿通气情况,这样结合 SpO_2 的氧合数值,对患儿的监测更加全面。文献报道在中枢性低通气或者先天性肺部疾病进行 HMV 患者中应用呼气末 CO_2 监测更有优势。

【专家点评】

儿童家庭机械通气是一项复杂且高风险的医疗干预,特别是由家庭照护者进行照护时,目前国内外均没有就如何对这些特殊群体进行监测,降低家庭照护期间意外事件导致的死亡达成共识。但是对及家庭照护者进行良好的培训及考核一定是关键环节之一。这需要对在居家照护期间各个环节进行全面而细致的宣教,如呼吸机监测、监护设备的监测、患儿症状及体征的监测,遵循一定的流程并将这些信息有效记录整合,并且通过与专科医生不断沟通交流,使家庭照护者的监测水平得到不断提高,才能够避免 HMV 不良事件发生,提高这些患儿的生活质量。

（陈伟明）

第六节　家庭机械通气的营养支持与管理

一、概述

家庭机械通气(home mechanical ventilation,HMV)是长期机械通气(prolonged mechanical ventilation,PMV)的延伸。长期依赖家庭呼吸机的患儿数量正在稳步增长。由于活动受限、相关并发症等,这一人群的营养需求可能是独特的,需要受到更多关注。

家庭营养支持是指在专业营养支持小组的指导下,让某些病情相对平稳,需要长期或较长期依赖营养支持的特殊患儿在家中实施营养支持,以维持和改善患者的营养状况,提高生活质量,同时可以明显节省医药费用。长期机械通气患儿,其家庭营养的方式主要需要在肠内营养的范畴。

营养不良包括营养过剩和营养不足。研究显示,经气管插管的 PMV 患儿普遍存在轻到中度营养不良,因此,需要对这部分患儿进行营养风险评估和筛查与营养状况评价,制订营养支持的计划和方案,指导临床营养的具体实施过程,监测营养支持可能的并发症并提供防治对策。营养不良标准,同危重症一样,一般可采用WHO生长曲线判定患儿营养不良程度。有条件的情况下,能量代谢仪检查为监测静息能量的金标准。一般情况下,采用Schofield公式或WHO公式计算静息能量代谢,而研究表明这类患儿也常常面临喂养过度或喂养不足。

二、家庭长期机械通气营养支持的类型

不同类型的机械通气会对儿童营养供给方法产生影响。这里简单讨论机械通气对营养支持方法的影响(表38-6-1)。

表38-6-1　机械通气模式与营养途径

通气模式	对营养途径的影响
无创通气	经口和经鼻喂养常常干扰无创通气的密闭性, 可以通过调整CPAP或BiPAP设置来克服
常规机械通气	使用PEEP的正压通气会导致液体和钠潴留,限制液体摄入可阻碍提供足够的热量,家庭机械通气虽所需正压相对较小,但仍可能造成热量提供不足
神经调节辅助通气	用于感知膈神经电活动的NG管可以用作喂养管; 如果患者需要鼻-空肠喂养,可经鼻放置第二个喂养管; NAVA所需的NG管也可用于排出胃内空气

三、营养支持小组与家庭营养

20世纪70年代和80年代初,欧美发达国家诞生了营养支持小组(nutrition support team,NST)这种团队医疗模式制度,用于临床营养支持管理,以充分利用医疗资源、提高医疗质量。之后我国医疗机构也建立NST制度,在这一基础上,对于家庭机械通气的营养支持,才能够由院内延伸到家庭,进一步规范保障质量。家庭营养支持小组的组成与职责如表38-6-2。

表38-6-2　营养支持小组各成员的工作职责

NST成员	参加成员的工作职责
医师	判断患儿是否需要必要的营养治疗 决定营养治疗的适应证、治疗方案、处方 进行与营养相关必要的医疗操作 进行营养治疗相关的咨询 对NST中组员的教育和其他医师的启蒙
营养师	担任患儿的身体测量和营养评估 计算患儿的营养必需量和营养摄取量(包括经口摄入) 选择和建立合适的营养给予途径 肠内制剂的选择和制作 对患儿的营养指导
护士	接受营养治疗患儿的日常护理和心理护理 营养液的输注和营养管道的护理 并发症的监测、预防和处理

四、家庭肠内营养

家庭肠内营养(home enteral nutrition,HEN)是在专业的营养支持小组的指导下,在家庭内进行的肠内营养支持。与其他患儿一样,对于HMV患儿来说,为其提供营养支持的基本问题都是:①何时开始? ②给多少? ③采用什么途径? ④给予什么配方?

PMV在院内营养评估以及家庭照护观察及实施病例如下:

病例1：患儿女，2岁3个月。因"呼吸困难10天"呼吸机转运至我院。G3P1（第一胎为胚胎停育，第二胎为生化妊娠），孕29周$^{+4}$"臀位、胎儿窘迫、胎盘早剥"剖宫产娩出。患儿出生时有"新生儿呼吸窘迫"病史，后诊断为"支气管肺发育不良"。生长发育落后，行走不稳。全外显子基因测序 CRYAB 基因杂合变异。

入院时查体：机械通气中，T 36.6℃，P 124次/min，RR 23次/min，BP 86/54mmHg，头围45cm，身长82cm，体重10kg。神志清，体格偏瘦，皮肤温暖有弹性，口腔黏膜光滑。双肺呼吸音粗，可闻及细湿啰音；腹部软，肌力Ⅱ级，肌张力略低；肢端暖。

营养相关辅助检查：WBC 12.2×10^9/L、Plt 313×10^9/L、Lym 60%、ALT 62.9IU/L、AST 325.2IU/L、Alb 32.6g/L、Pre-Alb 135g/L、TB 7.8μmol/L、DB 6.6μmol/L、Glu 6.5mmol/L；血清 Na^+ 133mmol/L、K^+ 3.7mmol/L、Cl^- 85mmol/L。

入院诊断：重症肺炎，呼吸衰竭，支气管肺发育不良，先天性肌病。

诊疗经过：患儿入院后进行营养风险筛查 Strongkids 评分3分，鼻胃管肠内营养喂养不耐受，反复腹胀和胃潴留，予以 EN+PN 营养支持治疗，病情稳定后置入鼻-空肠管持续喂养过渡到全肠内营养，完成肠内营养目标量，采用水解蛋白配方奶持续泵入20h，700ml/d、35ml/h。住院期间气管切开，能经口喂养少量米糊，喝水呛咳。治疗3个月后肺部感染控制，鼻胃管喂养短肽配方奶120ml，1次/4h，带家用呼吸机出院。出院体重8.5kg，身长82cm。

问题1：该患儿是否适合家庭肠内营养？

开始营养支持前，必须对患儿进行营养评价，来决定营养支持的方式、方法及营养需要量。营养状况评价是一个复杂的过程，应由专业营养医师来完成。通过疾病史、饮食情况、药物史、查体、机体测量、实验室检查等资料综合进行。当然，目前还缺乏一种或一类特异的指标来准确、全面评价营养状况。

客观营养学指标包括：机体测量、血浆白蛋白、前白蛋白、外周血淋巴细胞计数等。主观营养学指标包括：体重变化，食欲、饮食量变化，有无胃肠道功能障碍或病史，器官功能状态等。营养评价应在住院时开始，动态连续进行。患儿回家后，可以通过家访、电话或网络随访，继续进行营养状态评价。体力的恢复、器官功能的改善，是最重要的营养状态改善的指标。

判断该患儿是否适合家庭肠内营养需要患儿家属和治疗小组充分沟通，必须考虑从医院顺利过渡等方面的问题，包括评估患儿病情是否稳定，当时的营养状态，家庭支持网络，进行治疗的感知和行为能力，家庭环境是否安全，患儿可能的预后和潜在的并发症，药物的来源保障等。目前我们认为该患儿在医学和躯体方面都是稳定的。因此，我们对其家属进行操作肠内营养泵、食物管理、发现并发症及其处理方面的培训，并对患儿进行了全面的评估，以确保患儿得到有效安全的家庭营养支持治疗。

问题2：采取什么措施才能保证患者平稳过渡为家庭喂养？

一旦决定患儿需要开始在家庭进行营养支持，在开始治疗前就必须制订详细的营养支持计划。该计划包括患儿、照护者、诊治医师、随访护士、营养师和家庭输注的提供商共同制订。同时还要对患儿监护人、照护者提供系统培训、教育。包括输注时间，对输注器械、工具、溶液和方案的关注，药物和营养的相互作用，准备技术和输注技术，以及患儿出现症状或输液工具出现问题时的解决方案。在实施家庭营养支持的第一周，患儿家属可能无法独立完成整个实施过程，开展线上视频方式或安排护士、营养师一起 MDT 门诊随访、监控营养支持的过程，并和患儿一起监控营养目标的完成情况，以确保治疗的准确性和依从性。另一方面，制订的营养计划必要时应根据患儿的临床状态、环境、精神状态、药物或治疗的改变需要而加以修改，以达到治疗目的。

问题3：为该患儿选择的肠内营养制剂和途径合适吗？

对 HMV 患儿来说，家庭肠内营养的实施可以通过口服营养补充，也可以通过管饲。其主要特征是是否保留正常的吞咽功能。如果患儿未经气管插管能够进行正常吞咽，则经口营养支持是安全经济的方法；若患儿无法吞咽，则必须通过管饲来给予肠内营养。

（1）口服营养补充剂（oral nutrition supplementation,ONS):是广义上肠内营养支持的一种,是指除了正常饮食外,为了达到特定的医学目的经口同时给予宏量营养素和微量营养素的补充方法。对于无法摄入足够食物和水分满足机体需要的患儿,若吞咽功能正常,具有一定消化吸收能力者可考虑给予 ONS。ONS 形式多样,可通过饮食指导增加高热量/高蛋白营养物质(如黄油、奶油、牛奶、糖)、改变进食方式、加入富含营养的饮品,以及使用专门的口服营养补充剂商品。典型的 ONS 是由三大营养物质(蛋白质、糖类、脂肪)和微营养物质(维生素、矿物质和微量元素)组成的配方营养补充剂。

(2)管饲:对于无法正常吞咽的患者,HEN 需要建立有效、可靠、舒适及并发症少的肠内营养管饲途径。首先应仔细考虑肠内营养途径的类型及部位,以增加患儿依从性与减少并发症。决定使用何种类型的肠内营养途径,需考虑患儿接受肠内营养的时间长短,胃肠功能的状况及肠内营养制剂的种类、黏稠度、容量和速度及患者的耐受性。

(3)置管方法:目前常用的肠内营养置管有以下几种:经鼻置胃、十二指肠或空肠管;手术行胃、空肠造口术;经皮内镜下胃、空肠造口术;腹腔镜下胃、空肠造口术。

(4)治疗时间的长短:鼻胃、肠管适合于短期(<4 周)使用 HEN,在家中可以进行鼻胃、肠管的插入,但有时需要通过 X 线摄片证实导管尖端位置。目前内镜下胃肠造口(PEG/PEJ)安全有效,临床应用较多,也适合于长期或终生的 HEN。国外 PEG/PEJ 有纽扣式导管,外观更佳,护理更容易。

对于该患儿来说,诊断明确,需要实施营养支持治疗,对于长期鼻胃管患儿,患儿吞咽功能异常,推荐内镜下经皮胃造口,但家属接受度不高故未能实施。

问题 4:该患儿实施家庭肠内营养的适应证是什么? 如何计算能量和蛋白质需求? 需要注意哪些事项? 如何随访?

患儿吞咽功能异常,有呛咳,没有明确好转的界限,体重下降且存在营养不良,需要进行长期营养支持及管理,故适合家庭肠内营养治疗方式。

该患儿在实施营养支持过程中应注意以下事项:

(1)患儿入院体重 10kg,身长 82cm,Schofield 计算静息能量为 752kcal,蛋白质摄入占 15%,>1.5g/(kg·L),根据患者胃肠道耐受情况逐渐增加,患儿家属应将每日管饲情况记录在案。根据患儿生长情况,避免过度喂养或喂养不足。

(2)标准型整蛋白肠内营养制剂对大多数患儿是最合适的选择,该患儿吞咽功能存在,逐步过渡至 ONS 整蛋白营养液,也可以间断应用自制的匀浆膳,以锻炼经口摄食。

患儿有营养相关问题时应随时进行线上咨询,遇到不可解决的问题,与护士约定时间进行家庭访视(视频/现场)。第 1 次家庭访视为出院后的第 1 周内,第 2 次为出院后的 1 个月内,以后每 3 个月进行 1 次访视,直至患儿恢复正常饮食后拔管。记录每次访视的时间和内容,如患儿的肝肾功能、电解质、血糖、微量元素等及营养状况(人体测量、人体成分等)。

【专家点评】

从上述病例,了解 HEN 指征、途径、营养组分及需要量、具体的实施和监测随访。营养评估和管理是改善患儿营养状况非常重要的手段,这类患儿行动相对受限,喂养不足或过度喂养会导致二氧化碳负荷增加,对呼吸力学有负面影响,HEN 的常见问题与监测处理如表 38-6-3。

表 38-6-3　HEN 常见问题与监测处理

监测项目	原因	处理
消化道并发症:		
腹泻	营养液高渗透压、输注速度太快、营养液污染、菌群失调	减量,或减速,或降低浓度
恶心、呕吐	胃肠道动力不足	
倾倒综合征	高渗营养液进入小肠	
代谢并发症:		
高血糖或低血糖	营养液中糖含量过高,或应激状态下糖耐受性下降,表现为血糖过高;糖含量不足导致低血糖	检查患儿自主呼吸
水电解质紊乱	腹泻未经恰当治疗	

续表

监测项目	原因	处理
机械性并发症：		
导管易位	测量体外导管的长度,在喂养前常规进行检查是否有易位;如发现剧烈咳嗽、呕吐等,应考虑有导管易位可能。如果使用鼻肠管的患者发生呕吐,则应及时向医师报告	
导管渗漏	需要记录清楚型号、厂家及品牌,以便于修复、更换或拔除	
	可能与经管给药或冲洗不充分有关,预防胜于治疗;	
导管阻塞	检查管路	
感染性并发症：		
胃肠造口处感染,红肿、引流液流出、坏死腹膜炎	造口后早期因造口部胃壁与前腹壁接触不紧密而产生渗漏及切开处漏气	早期严密观察

病例 2:患儿女,1 岁 1 个月,主诉"体重不增 1 个月"。6 月龄时基因诊断为 SMA1 型(*AMA1* 基因外显子 7,8 杂合缺失)。1 个月来进食缓慢,喝水呛咳。普通配方奶 600ml/d,辅食 2 顿/d,进食 1h 量少。体重不增。二便可,夜间无创呼吸机支持。目前体重 8kg,身长 75cm,头围 45cm。无创通气模式,不能坐立,皮下脂肪 0.4cm,钟型胸廓,四肢活动少,肌力 Ⅱ~Ⅲ级。

问题 1:SMA1 型患儿如何改善营养状况?随访时进行哪些评估项目?

目前 WHO 标准患儿 WFA Z <−2,HFA Z 0~1,属于中度营养不良,因吞咽困难,建议短期留置鼻胃管进行肠内营养治疗,长期仍建议经皮胃肠造口。目标热量 80~90kcal/(kg·d),蛋白质 3g/(kg·d)。目前胃肠道功能良好可添加整蛋白高能量密度配方营养液(1kcal/ml)600ml/d,添加匀浆膳 100ml/d。同时监测微量元素,尤其是对钙和维生素 D 的摄入,保持骨骼健康。同其他危重症一样,患儿机体成分分析包括人体测量、体成分分析、生物电阻抗法、双能 X 线吸光测量法(dual energy X-ray absorptiometry,DEXA)、肌肉功能测试等。此外,如有吞咽困难表现还需要进行吞咽功能的 X 线录像研究。

实验室检查如肝肾功能、白蛋白、前白蛋白、电解质、微量元素测定也是评估的一部分,对营养评估仅具有相对重要性,如营养不良患儿的所有相关化验结果均可正常。

生长发育同样是 SMA 患者 HEN 监测的重要指标。HEN 营养小组应主动定期监测、随访,指导患儿家属观察、身高变化、压疮情况、营养液和水分输注不足等问题。如前章节所述,国外经过几十年发展已经建立较为完善的医疗护理机构接纳管理 PMV,HMV 营养支持与管理也借助于比较完善的社区医疗体系,并与三级医院专科有紧密合作。目前,国内医疗资源尚不发达,对于 HMV 的随访一般通过专科门诊或 MDT 的形式进行。

问题 2:患儿发生呕吐怎么办? 吃奶时间长,有时拒绝进食,如何在家中观察照护患儿?

对于不能坐起的 SMA 患儿,为避免代谢性酸中毒,脂肪酸代谢障碍,及高血糖或低血糖,建议禁食 <6h。通常体位抬高,减慢输液速度,通过改变营养液配方等缓解呕吐,6h 内需要用含有蛋白质的低渗透配方。注意水电解质平衡和使用肠道功能调节药物预防便秘。需要进行家庭呼吸支持的患儿往往伴有吞咽困难和喂养困难,吸吮能力弱、乏力、痰鸣等情况,同时常伴有吃奶时间长,因此小年龄患儿每 3~6 个月、年长儿童最好每年由营养师进行营养评估。

【专家点评】

本例患儿为不能坐起的 SMAI 型患者,同时有吞咽困难,需要进行评估和干预。其能量物质需要基于生长发育的需求而制订。标准化的生长曲线图是追踪其生长发育的良好工具,有条件时还可以应用体成分分析工具评价恰当的生长。

总之,对 HMV 患儿来说,正确合理的计划、患儿教育及监测是改善其营养状况的关键,需要患儿与家属、医护人员、医院及社会的共同参与。

(高 萱　陈伟明)

第七节 家庭机械通气的气道护理

家庭机械通气(home mechanical ventilation, HMV)是指患者在家中或护理机构(非医院)进行的有创或无创机械通气,时间≥3个月。HMV不仅可以改善患者的呼吸状况,降低医院感染发生率,减少住院时间和医疗费用,患者还可与家人生活在一起,提高生活质量,是一种标准的终身治疗方法。为了提高家庭机械通气患者出院后的生活质量,减少并发症和意外事件的发生,患者出院前应指导家属完成家庭照护护理技能培训,其中最为关键的护理技能——家庭机械通气的气道管理。在家庭机械通气的气道管理中,体位引流技术、气管造口内吸痰技术、咳痰机和高频振荡仪的使用是整个气道管理的重点核心内容。

一、体位引流

(一)目的
体位引流是指利用改变患者的体位,依靠重力作用促使各肺叶或肺段气道分泌物的引流,促使肺部扩张。

(二)适应证
1. 气道痰液过多、过于黏稠,咳嗽无力。
2. 肺不张,肺部感染。
3. 支气管扩张、囊性肺纤维化,大量咳痰。
4. 长期卧床。

(三)禁忌证
1. 颅内压>20mmHg,头颈部损伤。
2. 活动性出血伴血流动力学不稳定。
3. 近期脊柱外伤或手术、肋骨骨折、食管手术。

(四)体位引流摆放原则
1. 病变部位在上,引流支气管开口向下。
2. 肺上叶引流可取坐位或半卧位,中下叶各肺段的引流取头低脚高位,并根据各引流部位的不同转动身体角度。
3. 每个体位可维持3~15min,每4~6h引流。
4. 身体倾斜度变化在10°~45°,超过25°效果较好,可从较小角度开始,在患者耐受的情况下逐渐增大。

5. 避免污染物引流入健侧肺。

(五)家庭内实施体位引流注意事项
1. 在实施体位引流前应该做好儿童的评估,避免喂养后实施体位引流操作,应选择儿童空腹实施体位引流,防止体位引流过程中发生胃内容物反流、窒息等情况。
2. 在体位引流过程中应嘱咐家属观察孩子的呼吸、面色情况及血氧饱和度值,如果孩子不耐受或发生血氧饱和度下降至90%,应立即停止体位引流操作。
3. 体位引流可以和拍背叩击法相结合,可以更好地松动痰液,使分泌物有效清除。
4. 可以与医生做好沟通,结合孩子的胸片情况,实施有针对性的体位引流操作。

二、造口内吸引

造口术后的气道内吸引是通过抽吸来确保和维持管道通畅的重要方法,也是家庭机械通气管理中的重要环节。

(一)目的
1. 清除气道内分泌物,保持气道通畅。
2. 保持呼吸通畅。

(二)造口内吸引要点
1. 吸痰频次应根据患儿需求而定,但是必须保证每8h抽吸1次,以确保插管不会被堵塞。
2. 抽吸深度不得超过气管造口插管底部1cm,可以使用浅吸引代替深部吸引。
3. 选择合适的吸痰管,理想的吸痰管大小为气管切开管开口的2/3。如果痰液很黏稠,可能需要调整吸痰管的大小。
4. 在吸痰前,吸引器应调节合适的负压吸引范围(压力调节范围可依据患儿年龄或者根据医生推荐使用)。
(1)<6个月压力调节至100mmHg。
(2)6个月~6岁压力调节至200mmHg。
(3)>6岁压力调节至300~400mmHg。
5. 在家庭为气管切开患儿进行造口内吸引技术时,做到"清洁抽吸"。
(1)在为孩子做抽吸前,应洗手并戴好手套。

（2）确保在使用之前导管不触碰到任何东西。

（3）为了减少感染，请尽量使用一次性套包住吸痰管。

6. 吸引操作前应充分评估患儿的缺氧耐受度，给以预氧或提高患儿的吸入氧浓度。

7. 整个吸引操作过程应少于 15s。

（三）患儿在家中的吸痰指征

1. 观察孩子的呼吸变化（尤其是孩子呼吸的速度是否比平常更快）。

2. 孩子的氧饱和度降低。

3. 孩子的呼吸急促。

4. 孩子呼吸机上测得的吸气峰压（PIP）比平常高或者测得的潮气量比平常低。

（四）吸痰前的物品准备

1. 手压式自动充气复苏气囊。

2. 脉搏血氧饱和度监测仪。

3. 吸痰机。

4. 一次性吸痰套包。

5. 无菌生理盐水气道内滴注（仅限孩子痰液黏稠或吸出痰液为血性痰时）。

（五）正确的造口内吸痰流程

正确的造口内吸痰流程如图 38-7-1。

（六）气管内吸引的观察要点

1. 如果在吸痰过程中发现分泌物的量、浓稠度和 / 或颜色有所变化，请记录下来。同时联系医生或护理人员。

2. 在吸引过程中应关注孩子的面色、呼吸、血氧饱和度的变化，如吸引过程中患儿血氧低于90%，应给以中断吸引，同时提高吸入氧浓度或者给以气囊加压给氧。

3. 如果孩子在护理过程中发生紧急情况，请拨打 120 急救电话。

三、高频振荡仪及 MI-E 使用

（一）高频振荡仪

1. **工作原理**　高频胸壁振动仪类似于机械叩击，但它的作用机制截然不同。高频振动仪由可调节强度、频率和治疗时间的空气脉冲发生器；穿戴型可充气背心 / 胸带；空气软管连接；3 部分组成。通过不同的气流速度（即呼气流速比吸气

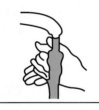
1. 清洁双手并擦干

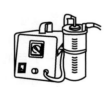
2. 正确调节负压

3. 打开一次性吸痰套包，戴好手套

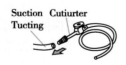
4. 将吸痰管与吸引器连接，保持吸痰管清洁

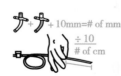
5. 测量正确的吸痰深度

6. 必要时滴注生理盐水

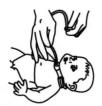
7. 将导管轻轻插入气管造口插管，达到确切的深度。拔出抽吸导管的同时，阻塞抽吸端口。每一遍应该持续5~10秒

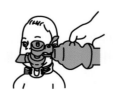
8. 在每次吸痰中间或者吸痰结束后给予患儿加压气囊给氧

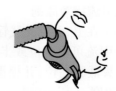
9. 连接氧气支持或者连接呼吸机设备

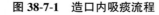

图 38-7-1　造口内吸痰流程

流速高),使黏液从外周移动到中央气道排出,降低黏液的黏度,使其更容易被移动,同时可增加纤毛运动能力,进一步加速黏液排出。

目前没有针对儿童的参数设置,根据临床经验,治疗处方建议:10、12 和 14Hz,分别进行 10min 的治疗。

2. **使用流程**　如图 38-7-2。

(二)机械性吸呼气技术

1. **工作原理**　机械性吸呼气技术(MI-E)通过增加呼吸气压力差模拟咳嗽,增加呼气流量、促

进分泌物排出。该技术适用于神经肌肉疾病患儿。使用方法为:5 个呼吸循环——正压(吸气)暂停、负压(呼气),随后进行正常的自主呼吸或辅助呼吸(避免过度通气),重复这个过程直至无痰液排出。每天可进行 3~4 次。

2. **禁忌证**　未经引流的气胸或肺大疱患儿;血流动力学不稳定;颅内压增高,近期颌面外科手术或创伤;可疑或存在活动性咯血或鼓膜破裂。

3. **参数设置**　见表 38-7-1。

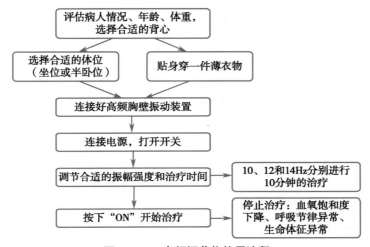

图 38-7-2　高频振荡仪使用流程

表 38-7-1　机械性吸呼气技术参数设置

界面	面罩	咬口器或人工气道
模式	自动或手动	
同步咳嗽 (Cough-Trak)	患者能触发 -ON 患者不能触发 -OFF	
吸气压力	40cmH$_2$O	20~30cmH$_2$O 人工气道最大压力 30cmH$_2$O
吸气流量	• 高流量 • 当患者吞气或气管插管内径 <4mm 时可调至中、低流量	
吸气时间	婴儿:1.0　儿童:1.5　成人:2.0	
呼气压力	−40cmH$_2$O	−30~−40cmH$_2$O
呼气时间	婴儿:1.0　儿童:1.5　成人:2.0	
暂停时间	仅当同步咳嗽 (Cough-Trak) 为 OFF 时设置婴儿:1.0　儿童:1.5　成人:2.0	

（秦　妍　陈伟明）

第八节 气管切开的家庭护理

一、概述

重症领域中,气管切开术的应用十分广泛,小儿气管切开术常被应用于中枢神经系统疾病、神经肌肉疾病、慢性呼吸系统疾病患儿。小儿气管切开术后患儿往往在较长一段时间内甚至是出院回家后仍需要保留气管切开套管,以带管进行自主呼吸或机械通气。

行气管切开术后的儿童回归家庭以后也会有较多问题,如气切并发症、家庭照护者的护理水平有限等。据文献报道,目前小儿气管切开并发症的发生率在9.8%~23.1%,气管切开患儿再入院次数为2.50~3.18次/人(1年内)。这一结果的发生除了与其自身原发病恢复情况有关外,往往与其家庭照护者的照顾能力和质量有关。因此,对气切患儿家庭进行相关居家照护知识和技能的培训至关重要。

二、气管切开造口护理

当患儿完成气管切开术后,每日至少一次的气管切开造口护理显得非常重要。

(一)气管切开护理要点

1. 患儿坐下或侧躺时,确保能够将1根小手指放置在颈部和气管造口固定带之间。

2. 始终准备两个备用气管造口插管,一个与孩子使用的尺寸相同,一个尺寸更小一点。

3. 患儿睡觉、休息或者单独一人时,使用脉氧仪监测心率和血氧。

4. 加湿 始终使用气管造口面罩或热湿交换器(HME,也称"人工鼻")等类型的加湿。

5. 每日定时检查气管造口部位是否有发红和/或疼痛的情况。

(二)造口护理物品准备

1. 无菌普通生理盐水或无菌水。

2. 棉签。

3. 气管造口分离纱布或其他敷料(造口处皮肤发生一些改变时,请咨询医生或伤口造口师,选择敷料和进行气切口护理)。

4. 手套。

5. 气管造口固定系带。

在进行气管造口部位护理和更换固定带时,应该有其他人帮忙。

(三)造口护理流程

正确的造口护理流程如图38-8-1。

(四)观察要点

如果在家里护理孩子的过程中发生以下症状,应重视以下要点:

1. 了解患儿睡眠及醒着时的正常呼吸频率(每1min的呼吸次数)。

2. 了解脉氧仪的脉搏率和氧饱和度。如果任何一个数字出现异常,致电医生。

3. 有没有呼吸困难的表现。

4. 在造口护理过程中,发现分泌物浓稠或分泌物呈绿色或黄色改变。

5. 如果患儿的血氧饱和度低于平常氧饱和度,需要我们加强关注。

6. 患儿的氧需求比以往增加。

如果孩子需要紧急救护,请立即拨打120。

三、造口并发症及观察护理

接受气管造口的儿童,在居家护理过程中会发生一系列并发症。据文献报道,目前小儿气管切开并发症的发生率在9.8%~23.1%,气管切开患儿再入院次数为2.50~3.18人/次(1年内)。气管切开术后常见远期并发症见表38-8-1。

四、气管切开家庭宣教

带管回家的气管切开患儿要面对各种各样的问题,如气管切开术后的长短期并发症、气管切开后的意外事件等各种状况给家庭带来极大的照护负担和心理压力。为了让气管切开患儿能尽早回归家庭,同时减少患儿出院后的并发症、降低患儿意外死亡率,在出院前应为患儿及家庭做好各项准备工作,以期让患儿顺利回归家庭。

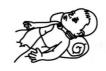

1.洗净并擦干双手　2.准备好所有物品，　3.剪一段长度合适的　4.让孩子仰卧，将卷　5.操作前戴上手套
　　　　　　　　　　并将物品放在桌子上　　气管切开固定带　　　成卷的毯子放在孩子
　　　　　　　　　　　　　　　　　　　　　　　　　　　　　　　的肩膀下面

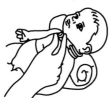

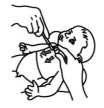
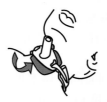

6.让另外一个人　　　7.从气管造口的一侧解开　8.使用蘸有生理盐水的棉签轻轻　9.更换纱布敷料
　将孩子的气管造口　　气管造口固定带并且移除　擦洗造口（气管造口）附近的皮肤，
　插管放置就位　　　　固定　　　　　　　　　　逐渐向气管造口靠近并且向外擦

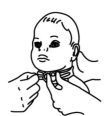
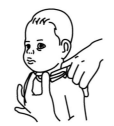
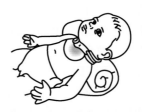

10.更换并且固定　　　11.当孩子坐下或者侧躺时，　　12.如果气管造口部位看起来发红
　尼龙搭扣固定带　　　　确保您能够将一根小手指放置在　　或有疼痛的情况，需致电医生
　　　　　　　　　　　　孩子的颈部和气管造口固定带之间

图 38-8-1　正确的造口护理流程

表 38-8-1　气管切开常见并发症及处理

并发症	常见发生原因	处理
造口堵塞	痰液黏稠 血性黏痰、结痂	合理的加温湿化 规范化的气管造口护理 定期更换气管导管
意外脱管	造口固定带固定不牢固 呼吸机管路安放不合理 儿童自行拔出	照护者经过严格培训 照护者精通造口管更换
肉芽组织	气管造口管的长期摩擦 造口处周围伤口感染	气管造口插管更换 伤口处换药（抗生素、类固醇、硝酸银） 国际伤口造口师干预
气管造口瘘	气管切开造口长期放置相关	手术介入
造口周围肉芽肿	气管切开造口长期放置相关	纤支镜介入、手术干预
声门下狭窄	气管造口管位置过高	合适的气管造口手术位置 规范化的气管造口护理
气道黏膜损伤	气管炎 气管腔内的肉芽组织引起	抗生素合理使用 合理湿化 正确吸痰操作

（一）照护者护理技能准备

研究表明,家庭护理教学应该在气管切开术之前开始。除了床旁的护理教学,还应该囊括书面的教程和视频教程。目前美国、欧洲等发达国家对照护者进行模拟教学,使用决策树和角色扮演教学,这些培训项目对于家属提高照护技能和建立信心有较大帮助。其中关键点包括:

1. 医院应为父母 / 照护者提供充分的培训,在出院前应有 2 人接受由多学科气道照护小组提供的培训。

2. 培训时间应该不被限定,取决于患儿家属的技能熟练度和家庭准备度。

3. 多学科的气管造口团队是高质量气管造口护理的关键推动者。国外许多医院和医疗中心组建造口术多学科管理小组,为气管切开患儿的家庭及照护者提供完善的教育培训。

4. 照护者在完成标准化的院内照护流程培训及考核后,患儿才被允许出院。

（二）出院前气管造口术预演

1. 目的　出院前模拟出院后的护理场景,让家属进行家庭护理演练和考核,目的为出院后家属在家庭内能自主地进行各项护理技能操作。

2. 预演内容　在病区内完成各项护理技能操作后,由主治医师评估患儿病情平稳,准备出院前 1~2 周完成护理预演。其中护理预演的内容包括:

(1) 进行床旁护理。

(2) 完成洗澡、换尿布等基础操作。

(3) 给药。

(4) 练习心肺复苏和紧急情况。

(5) 响应并排除故障。

(6) 进行造口内吸痰。

(7) 进行鼻饲喂养 / 胃造瘘喂养。

(8) 如果家里有呼吸机,会简单使用及保养呼吸机。

当预演结束,气管切开照护团队将评估照护者的整体护理技能,为患儿出院做好充分的技能准备和增加照护者的信心。在预演结束后,家属可能很快就会办理出院。护士需首先确保出院后所有设备和用品的准备到位。同时在患儿和家属离开医院之前,确保必需的家庭用品已全部送至家中,所有物品立即可用。这些考核和预演将会让气管切开的儿童能够更安全地回归家庭。

（秦　妍　陈伟明）

第九节　家庭机械通气紧急事件

一、概述

虽然家庭机械通气监护技术不断进步,但是过去 20 年儿童家庭机械通气死亡率并没有明显下降,一项纳入了 228 位家庭有创通气儿童的回顾性研究发现 5 年存活率为 80%。死亡患儿由基础疾病进展导致的死亡占 34%,意外事件导致的死亡占 49%。在意外死亡中,19% 与呼吸道事件相关,包括急性呼吸道阻塞、气管出血和气管插管意外脱落。

二、家庭机械通气紧急事件识别及处理

家庭机械通气患儿死亡的主要原因是护理人员缺乏足够的培训、不适当的应对、患儿的照护者缺乏警惕。缺乏的技能包括呼吸功能评估、气管切开护理、气管切开的吸引、气管切开导管更换、气管切开患儿的 CPR、呼吸机调节和管理、呼吸机报警的处理。德国一项有关呼吸机依赖儿童严重紧急事件的研究发现,这些患者中每年紧急事件发生率为 27%,而且大多数与呼吸道问题有关。另外家庭机械通气患儿有可能会发生呼吸机故障、其他医疗设备故障。常见家庭机械通气紧急事件如表 38-9-1。

家庭机械通气出现紧急事件时的管理对于降低患儿病死率十分重要。目前国外通过社区医疗和三级专科医院协作管理,出现紧急事件时社区医疗人员上门给予初步的诊断处理,如未能改善或病情严重,转入三级专科医院。我国目前对家庭机械通气患儿的管理主要依靠三级专科医院,患儿出院前需要对照护者进行充分的培训,掌握气管切开和呼吸机管理的相关知识,进行紧急事件的模拟培训。患儿在家中发生紧急事件时照护者给予紧急处理,并和三级专科医院保持 24h 电

话联系,如患儿情况未能改善或病情加重,紧急120送入三级专科医院。三级专科医院对该类病人设有绿色通道,可迅速给予抢救处理。

表 38-9-1　家庭机械通气紧急事件列表

紧急事件种类	识别	处理
意外脱管	确认气切管位置(如有烦躁、呼吸困难、大汗淋漓、发绀、氧饱和度下降、心率血压下降)	快速插入同型号气管切开导管
气切管堵塞	气切管内吸引阻力增加或无法插入吸痰管	充分湿化,给予充分的吸引痰液,必要时可更换插管
气管造口出血	气管造口处可见血液,气管内也可能出血	立即吸引血液,套囊充气,连接呼吸机,拨打120
管路进入液体	气管插管不慎进入液体(听诊两肺湿啰音)	迅速吸引气切管内液体,注意洗澡或游泳时气切管防护
气胸	出现胸痛、皮下气肿、烦躁、大汗淋漓、缺氧和发绀、氧饱和度下降、气胸侧胸廓膨隆、肋间隙增宽、呼吸音减弱或消失,气胸严重可出现血压下降和心率增快	紧急送至医院影像学检查和气胸穿刺治疗
呼吸道感染	发热、呼吸费力、氧饱和度下降、气道分泌物增多、分泌物变黏稠、分泌物颜色发黄、听诊两肺湿啰音	抗感染治疗,必要时需送医院治疗
呼吸机故障	呼吸机停止工作,呼吸机报警	检查呼吸机电源连接,空气和氧气接口连接,管路是否松开,积水杯是否满载。必要时换备用呼吸机。联系呼吸机厂家或主管医师处理
原发疾病恶化	原发疾病表现,如癫痫、心功能不全等	如合并癫痫,出现惊厥,家中给予抗癫痫药,控制不佳时送医院治疗;合并心功能不全,注意意识情况、尿量、末梢循环、CRT 时间、监测血压
停电	呼吸机等医疗器械停止工作	频繁停电的居家环境需要配备备用发电机

(孙立波　陈伟明)

第十节　家庭机械通气参数管理及随访

一、概况

家庭机械通气患儿的随访管理涉及多学科团队参与,随访内容根据患儿不同基础疾病各不相同,主要包括临床情况的评估:其中涉及呼吸功能及呼吸机参数调整、感染指标、心功能、骨科相关疾病(脊柱侧弯、关节挛缩)等,同时需要对家庭照护者照护技能、家用呼吸机及相关设备的持续再评估,也应对家庭机械通气患儿及家属的社会心理状态及生活质量进行评价。

2017 年加拿大儿童家庭机械通气指南中提出首次随访应在出院后 3 个月以内,之后根据患儿基础疾病情、病情是否稳定等因素决定随访频率,通常至少 6 个月需要随访 1 次。国外随访主要依靠社区医疗保健体系医护人员家访,也提供远程医疗及专科医院的门诊随访。国内的随访主要依靠门诊随访,通过远程医疗目前尚处于探索阶段。

二、家庭机械通气儿童呼吸评估

呼吸系统的评估应由呼吸治疗师及重症医学专科医生负责进行随访(有些单位为呼吸科医生

负责),评估内容包括患儿呼吸系统临床症状及体征、机械通气有效性评估、呼吸机及相关设备评估等。其中呼吸机评估还应包括下载家用呼吸机内存中报警日志,查看报警类型及频率以检查患者及家属对家庭机械通气依从性。门诊评估目标是

评估患者是否稳定或处于疾病进展期,管理患者的呼吸系统疾病,评估家用呼吸机支持力度是否足够,以及家庭照护者使用呼吸机是否正确和患者耐受性等。

HMV 呼吸系统评估具体内容如表 38-10-1。

表 38-10-1　HMV 随访呼吸系统评估及呼吸机调整

随访项目	具体内容	参数管理
(一)临床评估		
1. 呼吸频率、呼吸做功、矛盾呼吸 2. 皮肤发绀;体温,肺部体征;心率 (无创通气每 3~6 个月,有创通气每 3 个月 1 次)		存在呼吸费力临床症状需上调呼吸机参数设定:增加呼吸频率、增加吸气压力或呼气压力,提高吸入氧浓度
(二)监护评估		
1. SpO₂、EtCO₂、血气分析		举例:SMA 应用无创通气,SpO_2 下降<94%,提示需应用气道廓清工具(如咳痰机),或存在肺部感染可能;$EtCO_2$ 升高提示睡眠相关低通气,需夜间持续无创通气;若 SMA 有创通气,通气目标为 PaO_2 及 $PaCO_2$ 值正常范围,保持患者无呼吸费力
2. 多导睡眠监测 (推荐用于呼吸机参数滴定每 6~12 个月 1 次)		呼吸机参数滴定,以无创 CPAP 模式为例,压力上调 1~2cmH₂O 条件:监测期间出现气道梗阻事件、PCO_2 上升>5mmHg,打鼾,持续呼吸费力>1min,出现碎片化睡眠;若不出现呼吸暂停、无呼吸费力>30min,无打鼾则可下调压力 1~2cmH₂O 最大 CAPA 压力支持不能维持,改用 BiPAP 模式 BiPAP 滴定以正常气体交换,监测期间无呼吸相关事件出现,病人舒适为目标,可增加吸气压力、呼气压力及频率以增加支持力度
(三)检查评估		
1. 肺功能:咳嗽峰流速,最大吸气压力等(适用于神经肌肉疾病引起 HMV)		婴儿若不能配合肺功能检查,可以观察咳嗽能力间接评估呼吸肌功能
2. 气管镜评估(每 6~12 个月 1 次)		气道通畅性,气切管套囊对气管壁有无压迫;排除肉芽等并发症;检查气管切开导管与气道匹配情况,导管<气管内径 2/3 可考虑进行语言训练
3. 影像学检查:胸片、脊柱 X 线		确定有无肺部感染及范围,确定脊柱侧弯情况
(四)呼吸机评估		
1. 核对呼吸机实际参数设置 2. 无创:无创面罩、鼻罩匹配度 3. 有创:气切造口情况、通气有无漏气等		参数设置与医嘱呼吸机设置是否一致;考核家属对呼吸机的使用及对报警的处理

三、家庭机械通气的其他评估

家庭机械通气随访其他项目包括:

1. 确定 HMV 患儿有无感染征象　如气管切开皮肤感染、呼吸及相关肺部感染等,可行血常规及 CRP 等炎症指标、呼吸道标本病毒检测及培养和胸部 X 线检查以辅助诊断,文献报道金黄色葡萄球菌及绿脓假单胞菌是长期气管造口患儿最常见的定植细菌,同时应对家庭照护者强调家庭机械通气感染控制方法(如手卫生、吸痰操作等)的重要性。

2. 评价患儿心功能　长期机械通气儿童由于慢性呼吸衰竭可能出现肺动脉高压,严重者可

能出现右心衰竭,需要对 HMV 患者常规进行心功能检查。

3. 骨科相关问题　因神经肌肉疾病出现呼吸机依赖的患儿,可能并发其他骨骼问题,如脊柱侧弯、关节挛缩、髋关节发育不良等,应定期检查并根据情况给予支撑矫形或手术;同时由于运动障碍、营养不良及激素治疗等因素,HMV 患儿还可能面对病理性骨痛或骨折,应根据血钙及维生素 D 监测给予补充维生素 D 及钙元素。

4. 评估患儿营养　患儿可能面临营养不良或者营养过度,随访期间应由临床营养师对患儿制定营养支持方案。

5. 其他随访项目　包括社会工作者及心理

咨询师对患儿及其家属提供相应社会支持及心理、生活满意度评估等。

关于家庭机械通气随访目前尚没有形成统一临床操作指南，国外各中心根据患儿疾病情况、家属依从性、社区及医院医疗资源等进行随访安排。

其中呼吸功能评估及呼吸机参数管理是随访的重要项目，由于 HMV 这一特殊群体存在较为复杂的基础疾病，多学科协作随访对患儿进行全面的评估及治疗是目前更多医疗中心的选择。

（陈伟明）

第十一节　家庭机械通气国内外现状

一、家庭通气的国外发生率

家庭机械通气（home mechanical ventilation，HMV）首先是在经济发达的国家开始发展的，逐渐推广到低中收入的发展中国家。在 19 世纪 30 年代，脊髓灰质炎在全球开始蔓延，导致很多患儿因呼吸衰竭死亡。"铁肺"应运而生，改变了这一切。从 19 世纪 60 年代起，因呼吸衰竭而死亡的病例数量急剧减少。而呼吸机依赖也随之出现，成为新医疗技术发展的产物。19 世纪 80 年代起，随着第一例呼吸机依赖的儿童进入家庭治疗，儿童呼吸机依赖开始逐渐得到人们的重视。目前家庭机械通气已被广泛应用于慢性呼吸功能不全的患儿，并且儿科病例数量在不断增加。

2005 年，欧洲 Eurovent 研究调查显示，家庭机械通气的发生率约 6.6/10 万，但波动范围很大，如波兰为 0.1/10 万；瑞典为 10/10 万。其中只有 13% 行气管切开术。在加拿大的一项 HMV 发生率研究中，每 10 万名 HMV 使用者为 12.9，其中 72% 接受无创通气，18% 通过气管切开术接受有创通气。一项类似的调查显示，澳大利亚和新西兰的 HMV 最低发生率分别为 9.9/10 万和 12/10 万，其中只有 3.1% 的患者接受有创通气。

2012 年 King 使用来自美国马萨诸塞州的 Divo 及其同事的结果，不包括 OSA 患者，估计美国有 11 000 名患者接受了无创或有创通气治疗。从人口普查和中心报告中推断，使用 HMV 的发生率为每 10 万人中有 4.7~6.4 名儿童。此外，由于 HMV 改善了呼吸功能不全儿童的结局，因此儿科 HMV 的发生率在逐渐增加。

二、家庭机械通气的国内发生率

国内呼吸机依赖的儿童在不断增加，但回归家庭接受家机械通气者不多，并且相关研究很少。在中国香港地区，1997—2015 年间，儿童长期机械通气从 2 例增加到 96 例，有创机械通气占 26%。中国香港儿童数量亦增幅明显。中国内地的调查资料非常有限。2007 年北京朝阳医院首次报道了 55 家 ICU 的长期机械占需要机械通气患者的 5.2%，与美国和英国相似（美国 3%~7%；英国 4.4%）。关于儿童 PMV 研究，仅复旦大学附属儿科医院报道了一篇，2015—2017 年，共 30 例长期机械通气患儿及家属接受居家培训，15 例回归家庭，12 例接受随访，1 例因原发病加重死亡，其余 11 例均居家随访良好。

三、家庭机械通气策略的发展趋势

HMV 的流行病学研究表明，整体家庭呼吸机的使用在不断上升，但无创和有创的使用比例是不均衡的。无创通气使用者的数量增加明显，一方面与近几年提出的撤机后无创序贯治疗的呼吸机使用策略有一定关系；另一方面无创通气配合咳嗽辅助装置，降低了气管切开的发生率，降低了有创通气的比例。2016 年一项系统综述基于美国、加拿大、欧洲的研究上提出，接受家庭机械通气的病例数量不断增加，并且有越来越多的患者接受无创通气。

研究表明，对于神经肌肉疾病（例如假性肥大型肌营养不良）的儿童，或合并高碳酸血症的 HMV，使用无创正压通气与提高生存率相关。而对于小儿脊髓性肌萎缩症，无创通气和有创气管切开通气在死亡率方面是相似的。但大多数评估无创通气效果的研究为回顾性研究且纳入病例较少。研究的可靠性需要进一步证实。此外，无创正压通气的使用能延迟神经肌肉疾病患儿的并发症的发生，改善此类儿童生活质量，例如，改善神经肌肉疾病患儿睡眠质量，减少白天嗜睡，增加幸福感和独立感；还可以延缓或避免"钟型"胸廓畸形的发生等。

有创家庭机械通气的目的不是让 HMV 撤机,而是要为成长、娱乐或发育提供适当的支持。减少呼吸机支持是在改善健康状况、增强体力,以及解决呼吸衰竭根本原因情况下的自然过程。所以,呼吸机模式的选择必须符合患儿的需求,最大程度地提高患儿的舒适度。随着基础疾病的进展,有些 HMV 的呼吸机支持可能会不断增加。相对无创通气而言,有创通气的 HMV 照护要求更高。增加了气管切开的护理要求,且气管切开的并发症会较多,比如移位、堵塞、狭窄、出血等。但有创机械通气的存活率还是比较乐观的,最终死亡往往与原发病的进展有密切关系。

在世界范围内,家庭机械通气的人群数量增加显著,儿童 HMV 亦呈上升趋势,HMV 无创通气有上升趋势。但我国儿童家庭机械通气的流行病学资料数据仍缺乏大规模的调查或登记注册。

（张铮铮　陈伟明）

第十二节　家庭机械通气的治疗新进展

一、家庭机械通气的管理模式

随着家用呼吸机的诞生,长期依赖呼吸机的病人开始从住院过渡到院外护理。以家庭为中心的照护模式不仅使这部分患儿延长了生存时间,而且获得了更好的生活质量。2016 年美国胸科协会(ATS)儿科学组制定了《儿童长期家庭有创通气管理临床循证实践指南》,认可长期家庭有创机械通气治疗的可行性。指南指出,理想的家庭护理医疗模式应为社区全科医生和儿科专科医生共同管理的综合照护模式。并围绕 4 个与儿童长期家庭有创通气高度相关的临床问题进行探讨,包括家庭有创通气的医疗模式、出院前评估、家庭照护人员的培训,以及家庭所需仪器设备。2017 年加拿大胸科学会发布了《儿童家庭机械通气指南》,不仅回顾了与儿童需要长期通气相关的疾病,包括儿童慢性肺部疾病、脊髓肌肉萎缩、肌肉营养不良、脊柱侧凸、肥胖低通气综合征和中枢性低通气综合征,还探讨了其他重要主题,如气道廓清、长期机械通气的伦理,向家庭或成人中心过渡的流程,以及经济、社会相关问题。对于常见单病种的治疗推荐如下:

1. **支气管肺发育不良(bronchopulmonary dysplasia,BPD)的家庭机械通气**　目前对于 BPD 患儿的最佳呼吸机模式尚无共识,通常呼吸机参数压力支持不高,$FiO_2 < 0.4$ 的情况下可考虑出院行气管切开及家庭机械通气,并根据血气分析,经皮血氧饱和度(SpO_2)及呼气末二氧化碳($EtCO_2$)水平,制订个体化通气策略。BPD 撤机方案的报道很少,但共识性建议撤机前 $SpO_2 > 95\%$ 及良好的生长发育状况,撤机后仍需定期监测血气分析、SpO_2、$EtCO_2$ 水平,撤机期间常规筛查肺动脉高压。

2. **肺纤维化肺病的家庭机械通气**　对于肺纤维的 HMV 使用无创通气的价值仍存争议。有下列任何一项建议无创通气支持:呼吸睡眠障碍、高碳酸血症、夜间 SpO_2 下降、呼吸做功增加、运动不耐受、第 1 秒用力呼气容量(forced expiratory volume in 1 second,FEV1)$<30\%$。研究表明,对于中至重度的肺纤维化 HMV,无创通气可以改善氧合,提高气血交换,比单纯氧疗效果更佳。且使用无创通气的时机往往是在等待肺移植期间。

3. **脊肌萎缩症(SMA)的家庭机械通气**　SMA 患儿预后差,行家庭机械通气时应与家属沟通,使用或不使用通气支持。呼吸机通气模式根据个体化情况施行,确定是以治疗为主还是临终关怀为主。通气策略可根据多导睡眠监测进行调整。准备撤机的患儿建议无创通气序贯治疗,特别注意气道清理,这是 SMA 管理的关键环节。

进行性肌营养不良主要包括进行性假肥大性肌营养不良(Duchenne muscular dystrophy,DMD)和先天性肌营养不良。至少每年评估一次用力肺活量(FVC),如果 FVC$<60\%$,建议多导睡眠监测,评估睡眠呼吸障碍程度。每年需要常规评估睡眠呼吸紊乱的人群包括:婴儿起病的肌无力;类型严重的肌营养不良婴儿(5 岁以内可能进展为低通气);所有不能行走的儿童。如果没有条件做多导睡眠监测,推荐监测 SpO_2 和 $EtCO_2$ 水平。对于临床症状或呼吸睡眠障碍有

进展的患儿,应及时评估多导睡眠监测。如果日间 $PCO_2 \geqslant 45mmHg$,和／或夜间 $TcCO_2/EtCO_2$ >50mmHg 超过总睡眠时间的 1/4 并伴有临床症状,建议开始使用无创通气。对于存在睡眠呼吸紊乱的患儿(如低通气、阻塞性睡眠呼吸暂停,或中枢性睡眠呼吸暂停的患儿),即使没有临床症状,也建议使用无创通气。每天需要经口无创通气>12h 的患儿,可根据实际情况考虑气管切开或面罩持续无创通气。

4. 脊柱后侧凸的家庭机械通气　存在慢性呼吸衰竭的所有患儿均建议长期机械通气。术前肺功能与脊柱融合术后机械通气时间呈负相关。然而,对于术后是否需要延长机械通气的预测指标,是采用 FVC%,还是 FEV1%,目前尚无共识。不应仅凭肺功能检查就拒绝进行脊柱侧弯矫正手术。气管切开术对于脊柱融合手术也不是强制性的。对于神经肌肉型脊柱侧凸患者,复杂脊柱外科手术后,应在术后期间提供气道廓清技术(辅助咳痰机或机械性排痰装置)。

5. 肥胖低通气综合征的家庭机械通气　对于肥胖儿童,合并低通气是开始使用无创通气的指征。所有肥胖儿童都应该接受有关营养、锻炼的重要性,与肥胖相关的健康风险,以及生活方式与体重的重要关系的咨询。对于白天有嗜睡的肥胖患儿应及时行多导睡眠监测。肥胖低通气综合征是一个排他性诊断,应排除其他导致中枢性低通气的疾病。无创通气治疗的启动可以在门诊睡眠中心,也可以在住院部,但多导睡眠对呼吸机压力滴定的随访,建议在睡眠中心进行。

6. 先天性或继发性中枢性低通气　为了避免低氧血症或高二氧化碳血症,此类患儿需要终生呼吸通气支持。通气参数的设置目标,应维持 $EtCO_2$ 在 35~40mmHg 之间,睡眠时 SpO_2>95%。先天性中枢性低通气的儿童,应通过标准的多导睡眠监测进行呼吸压力滴定,维持 $EtCO_2$ 在 35~40mmHg 之间,睡眠时 SpO_2>95%,建议每年至少进行 1 次夜间多导睡眠监测。对于 3 岁以下患儿,每年 2 次。其他类型的中枢性低通气综合征,也应至少每年进行 1 次夜间多导睡眠监测,维持 $EtCO_2$ 在 35~40mmHg 之间,睡眠时 SpO_2>95%。呼吸机的模式(气管切开正压通气,无创通气,膈肌起搏通气)及参数根据个体化定制。

但国内对这部分儿童重视不够,也没有随访场所。这部分人大多数留滞在 PICU。但长期住院治疗不但增加医疗花费和患儿院内感染的机会,而且不利于满足患儿的家庭心理社会需求,存在生活质量差、院内感染机会增多、心理支持缺失等各种问题。

以家庭为中心的照护模式,家庭的经济负担及患儿的安全问题是该模式运作的关键。在发达国家,HMV 患儿在家中仍然享受医疗保险,但仍有约 1/4 的家庭存在经济困难,1/2 的家庭存在护理不能满足需求的情况。大多数为家庭提供护理的护士没有管理孩子呼吸道及使用呼吸机的经验。

二、家庭机械通气的管理关键环节

在过去的二十年中,尽管家庭呼吸机及监护设备取得了技术进步,但是 HMV 可避免的死亡率没有显著变化。可避免的死亡的主要原因是照护者培训不足。照护者对监护仪和呼吸机警报的反应不当,对儿童临床症状的反应不当以及缺乏适当培训的照护者。照护者的不足,加重了家庭成员的工作负担,导致家庭疲劳,照护质量下降。为了降低死亡风险,美国胸科协会(ATS)制订了气管切开术的家庭护理指南——《儿童长期家庭有创通气管理临床循证实践指南》,并已被大多数儿童医院采纳为标准。

我国没有 HMV 的管理指南,除上述提到家庭照护的问题以外,我们要实现 HMV 从医院过渡到家庭的过程,流程的设计是非常重要的。呼吸机依赖的儿童是一个多样化的群体。这些患儿有些有晚期肺部疾病,有些有运动神经元功能障碍疾病或呼吸动力缺陷,病情复杂。过渡到家庭往往需要多学科共同参与才能给患儿提供最佳的全程管理计划,包括原发疾病诊断及治疗、呼吸机模式及撤机流程及尝试、营养支持、呼吸治疗、康复、心理干预、气管切开、家用呼吸机过渡等。国外,HMV 患儿出院计划由多学科组成的出院小组参与完成,各医院间略有不同,但参与的学科基本包括这些,但不仅限于这些(表 38-12-1)。

表 38-12-1　HMV 多学科组成的出院小组

- 患者和照护者
- 医生
- 高级执业护士
- 专科护士
- 注册护士病案管理员/出院计划员
- 呼吸病案管理员/出院计划员
- 社会工作者
- 营养师
- 儿童游戏治疗师
- 呼吸治疗师
- 作业/职能治疗师
- 康复治疗师
- 语言治疗师
- 药剂师
- 家用医疗设备提供商
- 家庭护理机构人员
- 保险经理
- 学校护士
- 替代地点的代表人员(例如,亚急性专科医院,寄养家庭,熟悉儿科护理相关设施)

三、家庭机械通气疾病的基因治疗进展

值得一提的是,近年对脊肌萎缩症(spinal muscular atrophy,SMA)的基因替代疗法获得重大突破。2017 年,*NEJM* 发表了两篇有关 SMA 的治疗文章,一篇是 SMA 基因替代疗法的临床试验结果,另一篇是诺西那生钠治疗 SMA 的 Ⅲ 期临床试验结果,结果显示,73 名婴儿中,31 名(51%)取得非常明显的疗效,而对照组为 0。同时可以降低总死亡风险 67%,显示出良好的安全性。

该药以腺相关病毒 9(AAV9)为载体,穿透血脑屏障,达到治疗目的。AAV 作为最具潜力基因治疗工具表现不俗。这对于另一个最严重遗传性疾病假性肥大型肌营养不良(DMD)的基因治疗(DMD 基因巨大,递送极其困难),提供了很多可供借鉴的经验。虽然目前还无法对基因治疗的长期效果进行评估,但如果进一步的研究和试验证明了该疗法的长期可行性,基因治疗将开启一个全新的时代,因为已有众多的遗传病被明确与神经系统基因相关。

(张铮铮　陈伟明)

第十三节　儿童家庭机械通气的伦理问题与临终关怀

一、概述

随着儿童危重症诊疗技术的不断发展,许多慢性呼吸衰竭患儿在呼吸机的支持下得以长期存活。然而长期住院治疗不仅增加家庭的经济负担,也不利于患儿的身心健康和社会需求。家用呼吸机的不断普及与技术更新使得呼吸机依赖患儿离开医院回归家庭有了希望。国内由于经济条

件有限、医疗资源紧张、社会支持系统不够健全、父母恐惧等原因，家庭为中心的机械通气开展较少。相关研究也较为缺乏。是否选择居家机械通气，如何延续院内的治疗与护理还存在很多争议，存在许多伦理问题。

二、家庭机械通气伦理问题

1. 家庭机械通气是桥梁还是终点？

接受家庭机械通气治疗的患儿中，有较多是患有严重系统性疾病（例如 SMA1 或严重脑瘫）的儿童，对是否要给予这部分患者呼吸支持还没有形成明确的共识。国外有研究者建议 SMA1 患者不要采用任何形式的人工通气。有些患儿通过使用家庭机械通气进行过渡，最终脱离呼吸机。而有些患儿将永久无法脱离呼吸支持，脱离呼吸机就意味着放弃生命。在这些严重疾病中，开始做出给予维持生命的决定是非常困难的。人们希望选择采用人为延长寿命方法，同时又认为会增加患儿痛苦，从而想要选择放弃治疗，经常处于这种矛盾之中。

一项调查研究表明，104 位患儿家属（父母、祖父母、外祖父母）对 46 名 SMA1 患儿进行生活质量评价（满分为 10 分），得分为 7.8 分，而同样的量表，64 名临床医生对这些患儿生活质量的评价为 2.9 分，两者之间的结果形成鲜明的对比。值得关注的是，几乎 80% 的医生认为应由他们决定患儿是否开始长期通气，而非患者的家人。医护人员始终会思考患儿的生活质量，活着为患儿带来的益处是否大于疾病所带来的痛苦。家属们也会面对同样的问题，而专业医护人员的职责是帮助家属了解与患儿疾病有关的各个方面，以便于家属们能做出选择与决定。

许多伦理问题主要聚焦在是否实施长期机械通气。在考虑是否进行家庭机械通气时，患儿、家庭和医疗团队成员应在遵循已有的标准与规范结合本地区实际情况，充分尊重患儿、家属意愿的情况下决定。临床医护人员的责任是帮助决策者认识到：实施居家机械通气后将面临的问题与压力；未来将会带来经济压力和其他方面的挑战；应让决策者清晰地了解未来的困难与潜在风险。

2. 儿童家庭长期机械通气的伦理建议

（1）应采用共享决策模式，医护人员应告知决策者患儿真实、具体的病情，以及所有可选择的诊疗护理方案，通过达成共识的方式，协助儿童及其家庭进行决策。

（2）只要有可能，患儿应该在他 / 她希望的范围内，尽可能地参与决策。当患儿被认为有能力做决定时，最终需要得到他 / 她的同意。当患儿缺乏决定能力时，父母（或其他法定监护人）必须在以家庭为中心的护理框架内，考虑孩子的最大利益和感知的生活质量。

（3）医护人员应告知患儿及其家庭在各种情况下的所有选择，并支持他们做出符合他们目标和偏好的决定。患儿的最大利益必须始终是医护人员考虑的中心。当患儿的最大利益不明确时，医疗团队应按照家庭意愿行事。

（4）一旦确定需要实施家庭机械通气的儿童，医护人员应尽早开始制订人性化的居家照护计划。

（5）家庭机械通气在姑息治疗中发挥作用。它已经被成功地用于帮助一些生活受限的儿童，使其更加舒适，提高其生存质量。也可用于转运危重患儿回家，以便在家中有尊严地死亡。

3. 家庭机械通气患儿面临心肺复苏该如何选择？

对于家庭机械通气儿童还应讨论心肺复苏术的实施问题。心脏按压是心搏骤停时的紧急救治手段。让知情的家庭同意或放弃这些措施，需要事先签署一份书面协议，家属应了解，通常只有在由急性可逆性原因导致的心脏呼吸骤停时心肺复苏才会成功，而非致命性心搏骤停。急性恶化的原因最初可能是不清楚的，并且可能是可逆的，所以心肺复苏术在意外恶化的情况下是合适的，即使对于有严重基础疾病的患儿也是如此。因此，家庭护理人员需要学习基本的生命支持和气道管理，专业护理人员必须尝试复苏。然而，随着孩子病情的发展或恶化变得更加频繁、严重或不可逆转，积极的心肺复苏的负担可能超过任何益处。因此，对心肺复苏和其他干预措施的选择与否可能会随着时间的推移而改变。

国内的医疗保障体系与社会支持系统与国外存在着较大差别，目前针对此类儿童家庭机械通气病人的社区医疗相对匮乏，该类病人主要还是集中在三级医院，如何从住院模式过渡到居家照护模式，对于居住环境、所需设备、照护者技能培训等多个方面亟待规范。医护人员面对的挑战与伦理问题需要我们不断探索。

三、家庭机械通气临终关怀及实施

临终关怀是指为临终者提供特殊照护的医疗卫生服务,是由多学科、多层次、多方面人员组成的关怀团队,为当前医疗条件下无法治疗的临终病人及其家属提供全面照护,使其缓解病痛,维护临终病人的尊严,使其得以安宁舒适地度过人生的最后历程,并能让临终病人及家属得到精神上的抚慰和情感上的关怀的一种医疗服务。临终关怀可以有效地对儿童进行疼痛管理、精神支持及对家属的丧亲支持。家庭机械通气可用于帮助将危重儿童转移回家进行临终关怀,在那里可以充分得到心理、社会支持,从而平和地死亡。

姑息性护理是患儿及其家庭整体护理的必要组成部分。许多家庭机械通气儿童患有限制生命的疾病和/或有急性、严重恶化的危险,临终前的护理规划对这一群体是十分必要的。姑息护理通过提供心理、情感和精神支持来补充医疗导向的疗法。通过预先的护理计划,为家庭提供了预先思考他们的孩子将面临的情况,并思考最终的决定。提供此类的护理对医护人员是极大的挑战,既是对个人的挑战,也是对文化、社会、医疗系统的挑战。目前医护人员相关专业知识及培训缺乏。

考虑到家庭机械通气儿童的多样和复杂的需求,对其进行姑息性护理是一项持续的、艰巨的任务。从延长生命的治疗到姑息治疗,应该是一个连续的转变,在整个的诊疗护理中进行整合和补充。全面提供专业的姑息性护理,应采用跨学科的方法,并利用其他专业人员(例如,姑息护理专家/团队、其他亚专业医生、心理学家、社会工作者、个案管理人员、营养师、呼吸、生理学专业人员、职业治疗师,以及社区资源等)。因此,姑息治疗最终包括从对治愈或延长生命的希望到对其他重要事物的希望的转变。鉴于患儿是家庭成员,临终关怀的对象包括在患儿生前和死后提供丧亲支持的家庭成员。

家庭机械通气患儿的临床关怀问题是对我们的一个新的挑战,何时启动临终关怀、临终关怀的对象、临终关怀包含的内容等都没有明确的标准,也是我们未来研究与努力的方向。

提前进行护理计划的拟定是一个积极的、渐进的过程,内容包括:①了解诊断,如果可能的话,了解预后;②了解核心价值和目标,帮助患儿及其家属优先考虑未来的诊疗护理选择;③考虑潜在的选择及决定他们将面对的未来;④根据自己的价值观和目标,在危机发生之前做出预期的选择,从而迫使决策者做出选择。研究表明,有生命限制条件和特殊医疗需求的儿童的父母发现预先的护理计划是有益和可取的。

关于儿童家庭机械通气面临的伦理问题与如何实施临终关怀,目前国内相关的研究还十分缺乏,临床医护人员应不断探索适合我国国情的儿童家庭机械通气模式,临终关怀实施内容及标准,同时充分理解与尊重患儿及其家属的意愿,为其提供专业的诊疗护理计划、缓解病痛、提高生存质量。

(胡　静　陈伟明)

参考文献

1. LI J, ZHAN QY, WANG C. Survey of Prolonged Mechanical Ventilation in Intensive Care Units in Mainland China. Respiratory Care, 2016, 61 (9): 1224-1231.

2. SAUTHIER M, ROSE L, JOUVET P. Pediatric Prolonged Mechanical Ventilation: Considerations for Definitional Criteria. Respir Care, 2017, 62 (1): 49-53.

3. WATTERS K, O'NEILL M, ZHU H, et al. Two-year mortality, complications, and healthcare use in children with medicaid following tracheostomy. Laryngoscope, 2016, 126 (11): 2611-2617.

4. STERNI LM, COLLACO JM, BAKER CD, et al. An official American thoracic society clinical practice guideline: pediatric chronic home invasive ventilation. Am J Respir Crit Care Med, 2016, 193 (8): 16-35.

5. AMIN R, MACLUSKY I, ZIELINSKI D, et al. Pediatric home mechanical ventilation: A Canadian Thoracic Society clinical practice guideline executive summary. Canadian Journal of Respiratory Critical Care & Sleep Medicine, 2017, 1 (1): 7-36.

6. BONNICI DM, SANCTUARY T, WARREN A, et al. Prospective observational cohort study of patients with weaning failure admitted to a specialist weaning, rehabilitation and home mechanical ventilation centre. BMJ Open, 2016, 6 (3): e010025.

7. HIND M, POLKEY MI, SIMONDS AK. AJRCCM: 100-year anniversary. homeward bound: a centenary of home mechanical ventilation. American Journal of Respiratory & Critical Care Medicine, 2017, 195 (9): 1140.

8. 张丽,李培培,王莹. 家庭机械通气护理的研究进展及启示. 中国护理管理, 2018, 18 (06): 123-127.

9. YANG L, NONOYAMA M, PIZZUTI R, et al. Home

mechanical ventilation: a retrospective review of safety incidents using the World Health Organization's international patient safety event classification. Canadian Journal of Respiratory T herapy, 2016, 52 (3): 85-91.

10. HAYES D JR, WILSON KC, KRIVCHENIA K, et al. Home Oxygen Therapy for Children. An Official American Thoracic Society Clinical Practice Guideline. Am J Respir Crit Care Med, 2019, 199 (3): e5-e23.

11. 秦妍, 胡静, 陆国平, 等. 呼吸机依赖患儿家庭延续护理的实践. 中华护理杂志, 2018, 53 (5): 548-552.

12. 张铮铮, 秦妍, 陶金好, 等. 儿童长期机械通气的模式和管理. 中国小儿急救医学, 2020, 27 (06): 438-442.

13. SOBOTKA SA, GAUR DS, GOODMAN DM, et al. Pediatric patients with home mechanical ventilation: The health services landscape. Pediatr Pulmonol, 2019, 54 (1): 40-46.

14. FINKEL RS, MERCURI E, DARRAS BT, et al. Nusinersen versus Sham Control in Infantile-Onset Spinal Muscular Atrophy. N Engl J Med, 2017, 377 (18): 1723.

15. MERCURI E, FINKEL RS, MUNTONI F, et al. SMA Care Group. Diagnosis and management of spinal muscular atrophy: Part 1: Recommendations for diagnosis, rehabilitation, orthopedic and nutritional care.

Neuromuscul Disord, 2018, 28 (2): 103-115.

16. SARINA SA, SARAH A, PETER CG, et al. Long-Term Mechanical Ventilation. Clin Chest Med, 2016, 37 (4): 753-763.

17. AMADDEO A, FRAPIN A, FAUROUX B. Long-term non-invasive ventilation in children. Lancet Respir Med, 2016, 4 (12): 999-1008.

18. MARTINO P, ELISABETTA V, ALESSANDRO O, et al. Characteristics and outcomes in children on long-term mechanical ventilation: the experience of a pediatric tertiary center in Rome. Ital J Pediatr, 2020, 46 (1): 12.

19. SIMONDS AK. Home Mechanical Ventilation: An Overview. Ann Am Thorac Soc, 2016, 13 (11): 2035-2044.

20. MACINTYRE EJ, ASADI L, MCKIM DA, et al. Clinical Outcomes Associated with Home Mechanical Ventilation: A Systematic Review. Can Respir J, 2016, 2016: 6547180.

21. CHAU SK, YUNG AW, LEE SL. Long-Term Management for Ventilator-Assisted Children in Hong Kong: 2 Decades' Experience. Respir Care, 2017, 62 (1): 54-64.

22. MENDELL JR, AL-ZAIDY S, SHELL R, et al. Single-Dose Gene-Replacement Therapy for Spinal Muscular Atrophy. N Engl J Med, 2017, 377 (18): 1713-1722.

第三十九章 气道管理技术

气道湿化（airway humidification）是气道管理中重要的内容之一，是指用温化湿化器将溶液或水分散成极细微粒，以增加吸入气的温度和湿度，使气道和肺能吸入含足够水分的气体，达到湿化气道黏膜、稀释黏液、保持黏膜纤毛正常运动和廓清功能的一种物理疗法。气道湿化有助于达到最佳湿化效果，减少并发症，降低肺部感染率，促进患儿早日康复。

雾化吸入是通过专用装置使药物形成微粒悬浮于气体中，随吸入气体进入患者呼吸系统，从而起到治疗效果。雾化吸入具有起效快、局部药物浓度高、疗效好、应用方便等优点，是治疗呼吸系统相关疾病的有效方法。目前，雾化疗法已广泛应用于解除平滑肌痉挛，如支气管哮喘、细支气管炎；治疗气道慢性变应性炎症，如慢性阻塞性肺疾病（简称慢阻肺）、鼻炎；稀释痰液；以及抗呼吸道感染等方面。

气道廓清技术（airway clearance technique，ACT）是指能加速呼吸道分泌物清除，促进气道通畅的技术。健康人在黏液纤毛清除功能和咳嗽的作用下能有效地清除呼吸道分泌物。黏液纤毛清除功能下降、咳嗽无力和/或存在呼吸道分泌物过多的患儿可能无法有效清除呼吸道分泌物。既往研究发现，ACT 对囊性纤维化（cystic fibrosis，CF）、慢性化脓性肺疾病（chronic suppurative lung disease，CSLD）、支气管扩张症、神经肌肉疾病（neuromuscular disorders，NMD）患儿是非常重要的；对既往健康的急性呼吸道感染患儿，如毛细支气管炎、肺炎等，ACT 的有效性需要进一步的研究评价。ACT 种类较多，应根据患儿的基础疾病、年龄及配合程度进行个体化选择，可单个或联合使用。

第一节 气道湿化的基本原理和作用

一、概述

外界气体通过上下呼吸道进入肺部，呼吸道对吸入的气体有良好的加温、湿化及过滤的作用。上呼吸道的主要功能是调控吸入气体的温度和湿度。正常情况下，吸入的气体经鼻咽部、气管、支气管等部位的逐级加温、湿化，到达肺泡时吸入气体被加温到体温状态（37℃），相对湿度 100%，绝对湿度 44mg/L，此种状态称为 BTPS，即体温（body temperature）、大气压（atmospheric pressure）、饱和水蒸气（saturated with water vapor）。

等温饱和平面是指吸入气体温度为 37℃，相对湿度达到 100% 的界面，通常位于主支气管，但当吸入干燥、寒冷的空气或气管插管时，该平面会下移。

二、相关概念

1. **湿度（humidity）** 指某种特定气体中水蒸气的含量，这与气体的温度呈正相关。

2. **绝对湿度（absolute humidity，AH）** 在一定温度下单位容积气体中水蒸气的总量（g/m³）。

3. **相对湿度（relative humidity，RH）** 在一定温度下单位容积气体中实际水蒸气的量在饱和水蒸气量中的百分比。

4. **等温饱和状态（isothermic saturation boundary，ISB）** 相对湿度为 100% 或绝对湿度为 44mg/L。

三、吸入气体的湿化

对气体的湿化主要发生在上呼吸道，尤其是鼻腔和鼻咽部，而对气体完成 100% 的相对湿度的湿化过程主要发生在传导性上呼吸道及下呼吸道,湿化气体的水分来源于鼻腔、咽部和气管黏膜的液体。饱和湿度是指相对湿度在100%,悬浮在每升气体中水蒸气的含量与在体温37℃条件下水蒸气的含量接近44mg/L。气体在呼出时,气体通过对流将能量传递给温度相对较低的鼻黏膜,热量通过冷凝水的形式被部分保存在鼻黏膜上,以进行下一次的温化及湿化。

四、吸入气体的温化

对吸入气体的调控是指对吸入的气体进行过滤、湿化和温化。因鼻前庭的鳞状上皮细胞区域含有丰富的毛细血管和潮湿的黏膜黏液,吸入气体经过毛细血管时被加温,经过黏膜黏液层时被加湿,从而完成气体的加温加湿。健康人的数据显示,鼻黏膜的温度在吸气末最低,而在呼气末达到最高水平,吸入的气体在鼻咽部可以加温到34℃,下呼吸道对气体进行进一步的加热。吸入气体的温化程度也取决于外界温度(图39-1-1)。

五、黏液 - 纤毛层

鼻腔、气管及支气管均覆盖有黏膜,其主要为假复层柱状纤毛上皮,富含丰富的黏液腺、浆液腺及杯状细胞等,可以产生大量的黏液,使黏膜表面形成一层黏液毯,随纤毛不断移动。当长期吸入干燥的冷空气时会导致黏液 - 纤毛功能障碍,比如黏液增多及纤毛的数量或摆动功能降低,导致痰液不易排出,此时细菌易于定植(见图1-2-6)。

六、湿化的作用

1. 湿化干燥气体,防止气道干燥,清理淤积痰液。
2. 弥补因气管插管或气管切开所产生的湿度缺失。
3. 改善病人的舒适度和顺应性。
4. 治疗体温过低。
5. 治疗因吸入冷空气所致的气道痉挛。

七、湿化不足的危害

1. 影响黏液纤毛转运系统活性,导致纤毛摆动变慢。
2. 病人舒适度降低,可出现突然的吸气性呼吸困难、烦躁、发绀及脉搏氧饱和度下降等。
3. 分泌物积聚,存在细菌定植的危险。
4. 痰液变浓稠,不易被吸引出或咳出。
5. 导管内可形成痰痂,增加气道阻力,甚至有堵塞管道的风险。

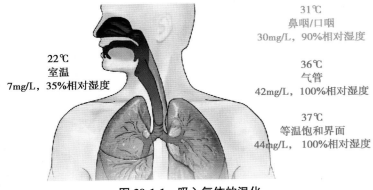

22℃
室温
7mg/L,35%相对湿度

31℃
鼻咽/口咽
30mg/L,90%相对湿度

36℃
气管
42mg/L,100%相对湿度

37℃
等温饱和界面
44mg/L,100%相对湿度

图 39-1-1 吸入气体的温化

(杜 岩 王文超 胡 静)

第二节 气道湿化的应用及效果评价

一、人工气道湿化的目标

美国呼吸治疗协会临床实践指南(2012)提出有创机械通气和无创机械通气都应进行气道湿化。人工气道湿化的目标:吸入气体的温度应维持在(33±2)℃(也有文献推荐在32~36℃),

但不超过37℃,防止呼吸道灼伤;绝对湿度在33~44mg/L之间,相对湿度接近95%~100%。人工气道一旦建立,气道湿化应尽早实施。

二、常见的气道湿化的方法

(一)加热湿化器

加热湿化器(heated humidifier,HH)是临床最常见的人工气道湿化装置,通过加热湿化罐内的无菌用水产生水蒸气与吸入气体进行混合,从而达到对吸入气体的加温加湿作用,是一种主动加温加湿过程。对需要高流量(60~100L/min)送气的患者或存在气道分泌物异常黏稠、黏液栓或有痰痂形成时通常选用HH。采用加热湿化器使吸入气体与水蒸气混合的方式主要有两种:第一种是气体从水面下通过而获得湿化,该种方式会增加气流阻力,对气管插管患者不适用;第二种是吸入的气体从水面掠过而获得湿化(临床最常见),该种方式气流阻力小且不易产生气溶胶,适合气管插管的患者使用。HH的湿化效果较好,可以保证吸入的气体的温度保持在32~37℃,相对湿度保持在95%左右。国际标准化组织对HH的规定要求,HH输出的湿度至少要达到33mg/L(相当于体温37℃时,饱和湿度44mg/L的75%);最高温度控制在40~41℃。当吸入的气体温度高于40℃或低于20℃时,均会对黏膜纤毛层产生伤害(图39-2-1)。

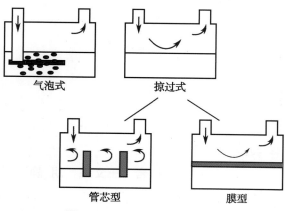

气泡式　掠过式

管芯型　膜型

图39-2-1　人工气道湿化装置

1. **MR810与MR850**　MR810型湿化器有两套加热系统,加热丝模式可以与加热呼吸回路同时使用,湿度设置到最高挡时输出到患者气道的温度为32~35℃,绝对湿度为36mg/L。MR810型湿化器操作相比于MR850型更加简单,更容易上手,临床上出现的因为使用所带来的报警的频率

也更低。MR850型湿化器在呼吸回路的吸气及呼气管内采用螺旋形分布的加热丝,控制离开水罐的气体加热到37℃,气体通过加热呼吸回路时继续加热,达到气道端温度探头的温度自动控制为40℃,经过Y管连接管温度下降3℃,当进入患者气道的温度正好是37℃,绝对湿度44mg/L,使呼吸湿化器能输送最佳湿度的气体。气体通过呼吸管路时被均匀地加热,既保持湿化系统的密闭性,又能最大限度地减少呼吸回路的冷凝水,达到了最佳的湿化效果。

在应用方面,我们推荐在可能的情况下,所有接受有创机械通气的病人均使用MR850湿化底座进行主动湿化,以保证足够的加温加湿效果。但受临床条件限制,建议新生儿及接受长期有创通气的患儿使用MR850,成人、无创通气及术后需要短期机械通气的患者可使用MR810进行加温加湿。

湿化液的加注方面,以往的湿化罐不具有自动调节给水的设计,需要医务人员定期手动补充湿化液,这种方式不但耗费人力还有感染风险,同时湿化效果也很难保证。MR290湿化底座(图39-2-2)具有独特的"双浮子"结构,可自动补充湿化液,保证湿化效果。

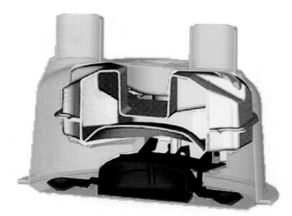

图39-2-2　自动给水湿化罐

2. **使用流程**　加热湿化器流程见图39-2-3,使用包括以下几点:

(1)把湿化水罐滑入湿化器机座并与呼吸管道连接(参考湿化水罐和呼吸管道详细操作说明)。

(2)把温度探头插头连接到湿化器机座上的蓝色插座上,直到听见咔嗒声为止。

(3)把水罐端探头和气道端探头推入呼吸管道相应的探头连接槽。确保水罐端探头正确定位

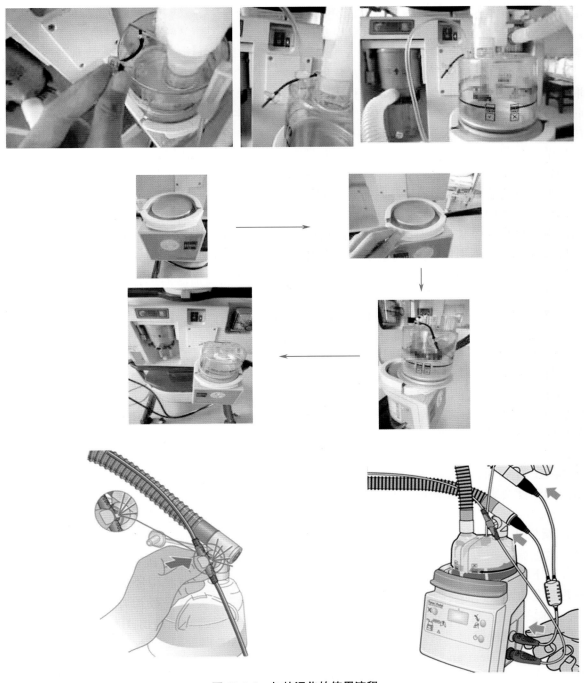

图 39-2-3　加热湿化的使用流程

在槽内并使两个探头固定在应处位置。探头线可由呼吸管道探头连接槽上的锥形夹子固定。

（4）把加热丝连接线插头连接到湿化器机座上的黄色插座上，直到听见咔嗒声为止。

（5）把加热丝连接线的另一端插头连接到呼吸管道插座上。

（6）湿化系统现在设置完毕待用。接通电源后，湿化器将被系统默认设定为有创模式。

3. 新生儿加温湿化注意事项　将输送的医疗气体调节到 37℃，并达到每升气体含有 44mg 的水蒸气的饱和状态是为新生儿气体交换提供了最佳状态。最佳状态最大程度减少了气道堵塞及能量的消耗，这就可以用于生长发育。

在传递最佳湿化过程中，加热呼吸管路的目的是最大程度地减少管路中的冷凝。NICU 的环境会使得最佳湿化很难达到。保温箱和辐射台的温暖环境会影响湿化器及管路控制湿度传递的功能。而合适的管路设置能够尽可能地减少这种影响。

（1）辐射抢救台：辐射台主要是使用从辐射光获取辐射能量来对物体加温。当获取这种辐射能量时即可将新生儿加温。在婴儿辐射台能量范围内尽可能地减少冷凝和传递最佳湿化的办法是取下不加热延长管，将管路气道端温度探头放置靠近新生儿端。

在将气道端温度探头插入管路时需要确保探头尖端位于气流中间，温度探头需要加用一层薄的防反射的保护膜覆盖住，以防止红外光热量影响温度探头。如果不用保护膜套，温度探头会受辐射能量加热而导致加热丝停止加热，管路中形成冷凝水。

（2）婴儿保温箱：各种临床和实验室进行的研究都证实在保温箱状态下使用一条未加热的延长管，并把气道端温度探头放置在保温箱外，才能达到最佳管路状态和最佳湿化状态（图 39-2-4）。但是，如果保温箱在很低的温度（30~34℃）状态下，不加热的延长管内会形成冷凝。当冷凝水很难管理时，要取下延长管，将温度探头放进保温箱并直接连接在 Y 形件上（和辐射台一样）。当保温箱温度在 34℃ 以上，而没有连接不加热延长管时，保温箱内的温度会影响气体温度，而进气端会形成冷凝水。

4. 新生儿管路使用时温度下降 当吸入气通过气道端温度探头进入不加热延长管时，气体温度开始下降。实验室进行的测试显示，保温箱周围的温度和无效腔都会造成温度下降。保温箱越热，气体热量丢失越少。

（二）热湿交换器

热湿交换器（heat and moisture exchanger, HME）又称人工鼻，是由亲水材料或亲水化合

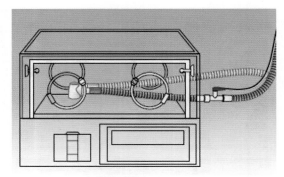

图 39-2-4　婴儿保温箱湿化罐温度探头位置

物构成。当气体呼出时，呼出气体的热量和水分被截留在 HME 中，当吸入气体时，热量和水分与再次吸入的气体混合后进入气道内，是一种被动加温加湿的过程（图 39-2-2）。研究显示，正常生理状态下，当呼出的气体离开肺部时温度在 37℃，RH 为 100%，AH 为 44mg/L；但当到达口腔或气管插管末端时，温度在 33℃，RH 为 100%，AH 为 36mg/L，经过 HME 后呼出的气体温度为 20℃，AH 为 18mg/L，被截留的水分保留在 HME 中。也有研究发现，经 HME 呼出的气体温度在 31℃ 左右，AH 为 28mg/L，这可能与温湿度的监测设备不同有关（图 39-2-3）。HME 常在运输、麻醉、带管呼吸锻炼等短时间的通气时使用。对于儿童，理想的 HME 标准定义为：①无效腔气量<50ml；②潮气量在 200~1 000ml 之间时，呼气末气体的温湿度应达到 AH>32mg/L、T>32℃、RH>95%；③重量<40g；④细菌过滤率>99.999%；⑤可连接 CO_2 监测仪。目前市面上常见的 HME 有 4 种型号，具体介绍可见表 39-2-1、表 39-2-2。美国呼吸治疗协会临床实践指南（2012）中现已明确指出，HME 不需要定期更换，但当 HME 出现明显的污染、破损或当患者的分泌物已明显堵塞时应立即更换。

表 39-2-1　常见的 HM

类型	特征
湿热交换器 （HME）	• 含一层铝，可外加纤维成分，铝可快速交换温度，并在呼气时将水汽凝结于铝层之间，吸气时再将存留的热和湿气送回，外加的纤维成分有助于湿气的保留，并减少水汽凝结在 HME 的下方 • 最简单便宜且最早被使用的被动湿化器，湿化效果最不好，不常被使用。可用在手术麻醉时，当作短时间使用的湿化器 • 在潮气容积 500~1 000ml 时提供 10~14mgH_2O/L 的湿气输出量

续表

类型	特征
湿热交换过滤器 （heat and moisture exchanging filter，HMEF）	• 比 HME 的湿化效能好 • 多加纺纱过滤材料，或增加内容物与空气接触的表面积，如增加皱褶和厚度 • 某些装置当潮气容积 500~1 000ml 时，可提供 18~28mgH$_2$O/L 的湿度
吸湿性湿热交换器 （hygroscopic heat and moisture exchanger，HHME）	• 最受欢迎的人工鼻 • 在其内部，使用一纸张或聚丙烯，再涂上吸湿性化学物质，通常是钙或氯化锂，提高湿气的保存 • 当潮气容积 500~1 000ml 时其可提供 22~34mgH$_2$O/L 的湿度
吸湿性湿热交换过滤器 （hygroscopic heat and moisture exchanging filter，HHMEF）	• HHME 加了过滤器就是 HHMEF • 可比 HHME 增加湿度 1~2mgH$_2$O/L，同时过滤器可能会增加阻力

在呼吸机的吸气和呼气端分别安装过滤器（图 39-2-5）。呼吸机自配的过滤器如 PB840 呼吸机，呼气端过滤器被加热，减少主动加热湿化时过滤器内冷凝水的产生。安装一次性过滤器时，呼气端过滤器由于主动湿化导致积水阻力增加时需及时更换。注意：有创通气呼气端过滤器需选用疏水材质产品，不要以湿热交换器代之，尤其是长期使用的患者。

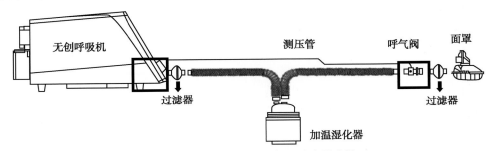

图 39-2-5　无创呼吸机出气口过滤器连接

1. 使用要点

（1）人工鼻（图 39-2-6）只是利用患者呼出气体来湿热和温化吸入气体，并不能额外提供热量和水分，对于脱水、低温和肺部疾病引起的分泌物潴留者效果欠佳。

（2）严格无菌操作，人工鼻应每 24h 更换 1 次，被痰液污染或堵塞者应及时更换。人工鼻清洁消毒后其中的氯化锂海绵将失去温化、湿化和滤过作用，故不能重复使用。

（3）使用人工鼻时应严密观察呼吸节律、频率、SpO$_2$、HR；及时听诊双肺呼吸音，定时监测PaO$_2$、PaCO$_2$，注意缺氧及窒息表现，出现异常时，应检查人工鼻是否通畅，并及时清除气道内分泌物。

（4）监测湿化效果，人工鼻内壁可见的水珠越多，证明湿气产出量高，湿化效果好。在空气流通新鲜的病房，室温维持在 22~24℃，湿度维持在 50%~60%。人工鼻可使气道温度保持在29~32℃，相对湿度达到 80%~90%，从而维持患者较好的舒适度。

（5）观察患者痰液的量和性状，如患者气道内出现大量分泌物时，应暂停人工鼻。人工鼻不适宜气道分泌物多而稀薄且咳嗽反射强烈的病人，因其气道阻力增加，对婴儿、严重肺功能不全等不能耐受通路中阻力增加者慎用。

2. 禁忌证

（1）如果需要给患者使用任何经气道吸入的药物，例如气雾喷剂，最好将 HME 从呼吸环路上拆卸下来。避免药物吸附在 HME 上。

（2）HME 的使用不建议超过 48h，如发现HME 被任何形式的液体污染，需要立即更换。

（3）分泌物多或黏稠。

（4）呼气的潮气量不足（如大的支气管胸膜瘘、气管插管套囊漏）。

（5）小潮气量通气策略管理的患者，如 ARDS（此时用主动加温加湿装置更适宜，不增加无效腔）。

（6）低体温患者（<32℃）（此时因患者本身体温过低，应考虑使用主动加温加湿装置维持体温）。

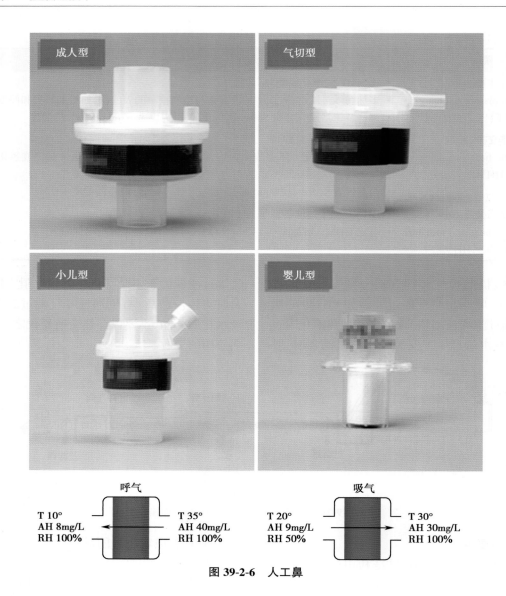

图 39-2-6　人工鼻

表 39-2-2　不同型号人工鼻

项目	成人型	小儿型	气切型	婴儿型
潮气量	150~1 000ml	50~600ml	250~1 500ml	15~50ml
内部容积	37ml	12ml	5ml	1ml
重量	36.98g	11.74g	9.19g	4.82g
顺应性	1.2ml/kPa	0.6ml/kPa	—	0.6ml/kPa
气体泄漏		≤0.1ml/min		
壳破裂强度		60~110kPa		
水分损失	VT 250ml：≤8.0mg/L		VT 750ml：≤14.9mg/L	
	VT 500ml：≤9.5mg/L		VT 1 000ml：≤16.0mg/L	
细菌过滤效率		>99.999%		
病毒滤除率		>99.999%		

（三）气道内滴注湿化

过去临床常采用气道内间歇或持续滴注的方法进行湿化，利用输液器滴注或微量泵推注。但是近年来研究显示该方法并不能对吸入的气体进行有效的湿化且会增加 VAP 发生率，现临床已经不用此种方式进行吸入气体的湿化。

三、湿化液的选择

（一）不同浓度的盐水

常用的生理盐水湿化液有 0.9% 生理盐水、0.45% 生理盐水、3% 生理盐水。研究显示，生理盐水不能稀释和溶解痰液，且对呼吸道黏膜产生刺激，引发炎症反应。NaCl 沉积在气管壁上，痰液不易咳出，甚至形成痰痂，使呼吸道功能减弱，因此目前临床上不推荐使用生理盐水滴注作为湿化方式。多项研究显示，使用 0.45% 的生理盐水

具有较好的湿化功能。0.45% 的生理盐水进入呼吸道被吸收后，更接近生理渗透压，对气道黏膜刺激降到最低，患者排痰过程更加顺利。也有研究推荐 3% 的生理盐水，因其稀释后亦接近生理渗透压，但是存在导致气道痉挛的风险。

（二）灭菌注射用水

灭菌注射用水为低渗性液体，对痰液稀释具有较好的作用。目前灭菌注射用水被广泛应用在临床机械通气患者的气道湿化。但是，也有研究显示长时间使用灭菌注射用水湿化气道可使气管、支气管的细胞水肿，并且随着湿化时间的增长细胞数目也会增多。因此，使用灭菌注射用水时应注意湿化的用量，防止呼吸道水肿，增加呼吸阻力。

各种湿化液总结归纳见表 39-2-3。

表 39-2-3　临床常见湿化液

湿化液种类	作用	适应证
生理盐水	进入呼吸道后发生浓缩，形成高渗溶液，对呼吸道黏膜产生刺激，引发炎症反应。 NaCl 沉积在气管壁上，痰液不易咳出，甚至形成痰痂，使呼吸道功能减弱	不适宜长期使用
0.45% 生理盐水	进入呼吸道被吸收后，更接近生理渗透压，对气道黏膜刺激降到最低，患者排痰过程更加顺利	适用于黏液较多不易咳出的疾病
3% 生理盐水	从黏液细胞内吸出液体与气道分泌物混合，使痰液稀释易排出	主要适用于排痰，尤其是只有少量痰液的患者
无菌注射用水	湿化较黏稠的痰液和湿润气道内细胞	主要用于气道分泌物黏稠、气道失水多及高热、脱水患者

四、湿化效果的标准

1. **湿化满意**　痰液稀薄，能顺利吸出或咳出；导管内无痰栓；听诊气管内无干啰音或大量痰鸣音；呼吸通畅；患者安静。

2. **湿化过度**　痰液过度稀薄，需不断吸引；听诊气管内痰鸣音多；患者频繁咳嗽；烦躁不安；人机对抗，可出现缺氧性发绀、脉搏及血氧饱和度下降及心律、血压的改变。

3. **湿化不足**　痰液黏稠，不易吸引出或咳出；听诊气道内有干啰音；导管内形成痰痂；患者可突然出现吸气性呼吸困难、烦躁、发绀及脉搏、血氧饱和度下降等。

五、病例

病例 1：患儿男，3 岁 8 个月，肝母细胞瘤术后转入 ICU，术前无呼吸系统基础疾病，胸片正常，听诊双肺呼吸音对称，为清音，入科时患儿为带管呼吸，HME 被动湿化，几小时后患儿出现呼吸费力表现，吸气凹陷，合并氧合下降，听诊为双肺干啰音。

问题 1：如何考虑病例 1 中患儿突然出现的恶化？

患儿术前肺部状况良好，术中也未造成呼吸系统损伤，故可排除原发性因素与手术因素。入

科时间仅有几小时,若为感染因素不太可能进展如此迅速,立即拍摄胸片,排除肺实变不张。护士进行吸痰操作后,吸引出大量黏稠痰液,气促明显减轻,考虑为由于湿化不足而导致的痰液排出困难。

问题 2:如果你是值班医生,接下来如何处理?

将 HME 换为主动型加热湿化器,加强气道湿化。经过一系列处理,患儿呼吸费力明显减轻,痰液黏稠度逐渐下降,由Ⅰ度变为Ⅱ度。

【专家点评】

开放气道(气管插管)患儿均应进行气道湿化。湿化对于预防低体温、呼吸道上皮组织的破坏、支气管痉挛、肺不张以及气道阻塞有着至关重要的作用。某些严重情况下,气道分泌物的过于黏稠,可导致气管插管阻塞。无创通气常选择 HME 方式,但需要注意湿化的疗效是否合适,同时 HME 增加气道阻力,应及时更换,一般 24h 更换 1 次。有创通气患者进行主动湿化时,建议湿度水平在 33~44mgH₂O/L 之间,Y 形接头处气体温度在 34~41℃之间,相对湿度达 100%。

> 病例 2:患儿女,4 岁 6 个月,因肺炎由 120 外院转入,救护车上无加温加湿设备,该患儿有肌无力病史,外院胸片示双肺渗出。入科时出现呼吸费力,伴有吸气凹陷,听诊双肺干啰音,护士反映痰液量少、黏稠。

问题 1:病例 2 中患儿病情出现恶化的原因是什么?

转运过程中因条件限制,可能存在湿化不足的情况,考虑到儿童气道黏膜敏感,一段时间加温加湿的不足很容易导致痰液蓄积,甚至肺不张。这种情况下迅速判断的方法就是对痰液的性状进行分级。痰液一般根据黏稠情况进行分度,可分为Ⅲ度:Ⅰ度,痰液为白色清痰或泡沫样痰,较易咳出;Ⅱ度,痰液呈白色或黄色,较黏稠,可咳出,吸痰时吸痰管内壁有痰液滞留,较易被水冲干净;Ⅲ度,痰液呈黄色黏稠状,不易咳出,吸痰时吸痰管内壁有痰液滞留,很难被水冲干净。该患儿痰液黏稠,吸痰后吸痰管内痰液附着,很难被盐水冲净,故为Ⅲ度。

问题 2:应该如何选择湿化液?

应根据患儿病情进行选择,该患儿在转运途中湿化长时间缺失,导致出现呼吸困难、氧合下降等表现,首先应使用无菌水进行机械通气的湿化,其次,如果患儿痰液黏稠并伴有排痰困难,可加用 0.45% 生理盐水进行湿化。

问题 3:后续应该对哪些指标进行动态观察以判断湿化效果?

首先,痰液黏稠度和吸引是否通畅是衡量湿化的可靠指标。①湿化满意:患儿安静,分泌物稀薄,呼吸道通畅,吸引管能顺利通过,管内没有痰栓,听诊时气管内无干鸣音或大量痰鸣音;②湿化过度:患儿烦躁不安,人机对抗,发绀症状重,分泌物过于稀薄,频繁咳嗽,需不断吸引,听诊肺部和气管内痰鸣音多;③湿化不足:患儿可突然出现呼吸困难、发绀加重、氧饱和度迅速下降等症状,分泌物黏稠,不易吸引或咳出,听诊气管内有痰鸣音。

其次,痰液黏稠度与 Ca 含量呈正相关,与痰液 pH 呈负相关,通过在同一时间段测定痰液 pH、α- 酸性糖蛋白含量和 Ca 含量的变化来观察痰液黏稠度的变化。

最后,血氧饱和度是评价机体是否缺氧的重要指标,监测血氧饱和度、血气分析可对机体的氧合及血红蛋白携氧能力进行估计,通过吸痰前后血氧饱和度的变化来评价气道湿化效果。

【专家点评】

气道湿化是儿童气道管理的重要措施,维持良好的气道湿化状态,能够降低感染与交叉感染风险,提高疾病治疗效果。目前,气道湿化缺乏完全统一的实施标准,如何针对不同情况采取科学、合理、有效的方式进行气道湿化,是促进患儿康复、减少住院并发症的关键点之一,也是临床护理工作的焦点和难点问题。

(杜　岩　王文超　胡　静)

第三节　气道雾化

雾化治疗（nebulizer therapy）主要是指气溶胶吸入疗法，是用雾化装置将药物分散成微小的雾滴或微粒，使其悬浮于气体中，并进入呼吸道及肺内达到洁净气道、湿化气道、局部治疗及全身治疗的目的。

一、影响气溶胶沉积的因素

（一）微粒的大小、形状和运动

一般直径>10μm会被鼻子或口咽滤过，沉降在鼻咽、口咽部；直径5~10μm的粒子大部分沉降在咽喉部，可达到主支气管到亚段支气管（5~6级支气管）沉降；1~5μm的粒子一般可以到达肺泡；2~5μm是传送至下呼吸道的气雾粒子理想大小（如雾化激素支气管扩张剂）；1~2μm是传送至肺实质的气雾粒子理想大小（如抗生素）；而<1μm的粒子很大部分会随着呼气而呼出体外。

（二）气道的物理特性

呼吸道的结构也是影响气溶胶沉降的重要因素。如果气道阻塞狭窄时，会减少气雾粒子的沉淀。一些气道肿物、气道畸形者（鸡胸、漏斗胸、脊柱侧弯等）、支气管肺发育不全和急性气喘的疾病，沉淀在下呼吸道的气雾会减少。因此，在急性气流阻塞时，需要给予更频繁或更高剂量的支气管扩张剂。

（三）呼吸形态

影响气溶胶沉积的呼吸形式，包括吸气流量、气流形式、呼吸频率、吸气容积、吸呼比和吸气保持。慢而深的呼吸有利于气溶胶微粒在下呼吸道和肺泡沉积。呼吸频率快且吸气容积小时，肺内沉积较少。吸气流量过快，局部易产生湍流，促使气溶胶因互相撞击沉积于大气道，导致肺内沉积量明显下降。当吸气容量恒定时，随潮气量的增加、吸气时间延长，深而慢的呼吸更有利于气溶胶的沉积。

气雾的吸入经由口腔比鼻腔恰当。患儿雾化时最好使用咬嘴，或使用面罩（但会增加气雾粒子在面部的沉积和无效腔容积）。婴儿无法适应咬嘴或者面罩，最好使用吹过式（blow-by）治疗。患儿剧烈咳嗽或不配合时、婴儿哭闹时沉降到小气道的粒子会剧烈减少。

（四）装置的不同要求

定量吸入器（metered dose inhaler，MDI）（图39-3-1）要以最慢的吸气流速才有利；干粉吸入器（dry powder inhaler，DPI）要较快的吸气流速才有利；对于配合度较差的病人，如儿童及神志不清者，可使用储物罐（spacer）以增加药物积率。

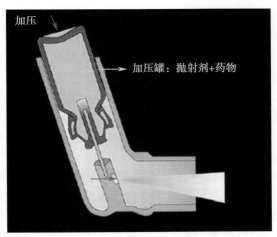

图 39-3-1　MDI 定量雾化器

加压

加压罐：抛射剂+药物

（五）雾化器的影响

1. 喷射雾化器　其产生的气溶胶颗粒的直径和释雾量取决于压缩气体的压力和流量，也取决于不同品牌型号雾化器的内部阻力等结构性参数。压缩气体的压力及流量均与释雾量呈正比，与气溶胶颗粒直径呈反比。气压越高、流量越大，喷射雾化器产生的气溶胶颗粒直径就越小，释雾量就越大。

2. 超声雾化器　其释出颗粒直径大小与超声频率呈负相关，频率越高颗粒越小。释雾量则与超声波振幅（功率）呈正相关。强度越大，释雾量越大。一般而言，超声雾化器的释雾量高于喷射雾化器，故常用于需要大的释雾量（如雾化吸入激发）的诊疗工作中。

3. 振动筛孔雾化器　产生的颗粒大小取决于筛孔的直径。

（六）其他因素

输送气体的温度越高、湿度越大，气雾粒子在通过呼吸道时,越容易吸湿而变大,从而影响粒子沉降效果。因此,一般氧气驱动雾化时氧气湿化瓶里面不加湿化水,机械通气雾化时应停止加热湿化器并且处理好冷凝水再雾化。

二、雾化器设备

雾化器可分为小容量雾化器(small volume nebulizer,SVN)、定量吸入器(metered dose inhaler,MDI)和干粉吸入器(dry powder inhaler,DPI)三大类。

(一)小容量雾化器

目前临床上常用的小容量雾化吸入装置有喷射雾化器(jet nublizer)、超声雾化器(ultrasonic wave nublizer,USN)和振动筛网雾化器(vibrating mesh technology,VMT)。

1. 喷射雾化器 喷射雾化是临床上最常用的雾化装置,其工作原理为:压缩空气(气体压缩式空气压缩雾化器)或氧气(驱动力)以高速气流通过细口喷嘴,根据文丘里效应,在喷嘴周围产生负压携带储液罐药液卷进高速气流并将其粉碎成大小不一的雾滴,其中99%以上的为2~10μm大颗粒的雾滴,通过喷嘴的拦截碰撞,落回贮液罐内,剩下的细小雾粒以一定的速度喷出,撞落的颗粒重新雾化。临床上应用喷射雾化器可对支气管扩张剂、激素、抗过敏药和抗生素等药物进行雾化吸入治疗。一般喷射雾化器的驱动气流量为6~8L/min,置于储液罐内的药液为4~6ml,对与雾化黏性高的溶液,可加大驱动气流,但最高气流不超过12L/min。

(1)SVN优点:①操作简便,临床方便实施,应用广泛;②雾化过程中不产生温度变化,不会对药物性质产生影响。缺点:①雾化粒子直径不稳定;②使用完毕需拆开,操作繁琐,有感染风险。

(2)操作要点:①协助患儿取合适体位,年长儿取坐位,病情危重或婴幼儿取侧卧位;对于可配合的年长儿首选口含式咬嘴,无法配合的幼儿选择面罩式。②将所需药液加入雾化吸入器下半部,注意药物配伍禁忌,注入药量在2~6ml之间(以雾化吸入器外侧所刻"MAX"标志为限),可见图39-3-2。③将吸氧导管一端连接至吸氧装置,另一端连接雾化吸入器底部的接口,将口含器或面罩安装到雾化吸入器上。④打开氧气开关,将氧流量调制4~6L/min(因此时气雾能达到细雾状态,利于气道的吸入,以达到最佳的疗效)(图39-3-3),或打开压缩装置开关(图39-3-4)。⑤嘱患儿紧含住口含器或将面罩罩住口鼻,缓慢地吸气、呼气,重复此步骤,直至药液全部雾化完毕。⑥操作过程中密切观察患儿病情变化(如有痰液堵塞立即给予吸痰及吸氧,患儿烦躁哭闹剧烈时暂停雾化吸入)。⑦雾化结束后,关闭流量表小开关,撤去雾化吸入器,协助患儿用清水漱口,并用纱布擦净患者口周的凝结雾液(指导有效咳嗽以利于痰液排出,危重患儿及痰液不易咳出者给予叩背或吸痰);再次检查口腔黏膜情况,清理患儿面部。⑧整理用物,打开雾化吸入器各个部件,用清水清洗。

2. 超声雾化器 工作原理是将电能转换成

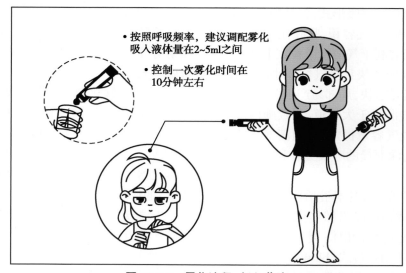

- 按照呼吸频率,建议调配雾化吸入液体积量在2~5ml之间
- 控制一次雾化时间在10分钟左右

图 39-3-2 雾化流程:加入药液

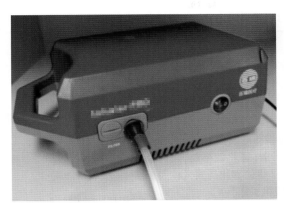

图 39-3-3 压缩气体驱动的喷射雾化

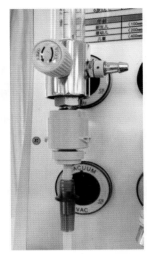

图 39-3-4 氧气驱动的喷射雾化

超声薄板的高频振动,高频振动使药液转化成气溶胶雾粒。超声雾化器产生的雾粒大小与超声波振动频率的高低呈反比:振动频率越高气溶胶颗粒越小;相反,超声波振动的强度与其气溶胶颗粒的多少呈正比,即振动越强,产生气溶胶微粒的量就越多,密度也越大。超声雾化器产生的气溶胶的微粒直径为 $3.7\sim10.5\mu m$。需要注意的是,有缺氧或低氧血症的患儿要慎用或不能长时间用,因为其产生的气溶胶密度大,吸入后气道内氧分压相对偏低。由于超声波振动时会产生大量热能,因此,可能会使蛋白质类药物变性,从而失去作用。

(1) 超声雾化器优点:出雾量大,安静无噪声,没有额外气流产生;缺点:①需要电源(多为交流电源);②破坏蛋白质;③易吸入过量水分。

(2) 操作要点:①连接雾化器主件与附件,水槽内加冷蒸馏水,至浮标浮起,水量视不同类型的雾化器而定,要求浸没雾化罐底部的透声膜;②按正确方法抽吸药液,加入生理盐水稀释至 $20\sim50ml$ 置雾化罐内摇匀,检查无漏水后,将雾化罐放入水槽,盖紧水槽盖;③携用物至床旁,核对患儿床号、姓名,协助患儿取坐位或舒适体位;④接通电源,打开电源开关(指示灯亮),预热 $3\sim5min$,调整定时开关至所需时间(一般每次 $15\sim20min$),打开雾化开关,根据需要调节雾量;⑤气雾喷出时,协助患者将口含器放入患者口中(也可用面罩),指导患者做深呼吸;⑥雾化过程中,观察记录治疗效果及反应;⑦治疗结束,取下口含器(或面罩),擦干患儿面部,协助其取舒适

卧位。

3. **振动筛孔雾化器** 振动筛孔雾化器也称滤网式雾化器,是一种近年出现的新型雾化方式,其工作原理是压电陶瓷片产生高速振动,药液穿过细小的筛孔而产生药雾的装置。筛孔的直径可决定产生药雾颗粒的大小。振动筛孔雾化器雾化效能高,残余量少($0.1\sim0.5ml$),并具有噪声小、小巧轻便等优点。

振动筛孔雾化器储药罐可位于呼吸管路上方,降低了雾化装置被管路污染的可能性,并且可以在雾化过程中随时增加药物剂量。和超声雾化器相比,振动筛孔雾化器减少了超声振动过程中产热,由此大大减少了对吸入药物的影响,是目前雾化效率最高的雾化器,但其耐久性尚未确认,可供选择的设备种类较少,限制了其在临床上的广泛应用。

(1) 振动筛孔雾化器优点:①噪声小,轻便易携带,可用电池作为移动电源;②药液置于呼吸管路上方,不被管路内的冷凝水污染;③雾化效率高,残留药量少;④能随时调整雾化吸入药物;⑤产生的雾化药液微粒大小均一不产生额外气流,不干扰呼吸机工作。缺点:①价格昂贵,使用成本高;②耐久性尚未确认。

(2) 操作要点:①连接雾化器主件与附件,并连接电源;②按正确方法抽吸药液,加入生理盐水稀释;③携用物至床旁,核对患儿床号、姓名,协助患儿取坐位或舒适体位;④接通电源,打开电源开关(指示灯亮);⑤气雾喷出时,协助患儿将口含器放入口中(也可用面罩),指导患儿做深

呼吸;⑥雾化过程中,观察记录治疗效果及反应;⑦治疗毕,取下口含器(或面罩),擦干患儿面部。

协助其取舒适卧位。

不同雾化装置的优缺点详见表39-3-1。

表 39-3-1 不同雾化吸入装置特点

类型	优点	缺点
喷射雾化器	价格便宜,使用成本低;结构简单,经久耐用;部件容易清洗消毒,临床应用广泛	有噪声;需要外接压缩气体驱动装置,易导致患儿吸气触发困难;产生的雾化药液微粒大小不均一;容易被管路中的冷凝水污染
振动筛孔雾化器	噪声小,轻便易携带,可用电池作为移动电源;药液置于呼吸管路上方,不被管路内的冷凝水污染;雾化效率高,残留药量少;能随时调整雾化吸入药物;产生的雾化药液微粒大小均一,不产生额外气流,不干扰呼吸机工作	价格昂贵,使用成本高;耐久性尚未确认
超声雾化器	出雾量大;安静无噪声;没有额外气流产生	需要电源(多为交流电源);破坏蛋白质,易吸入过量水分;目前不推荐用于药物吸入治疗,需额外加装转接装置连接呼机

(二)定量气雾吸入剂

定量气雾吸入剂(图39-3-5)是将药物与适宜的抛射剂装于具有特制阀门系统的耐压密闭容器,使用时借助抛射剂的压力将内容物呈雾滴定量喷出的制剂。由储药罐、定量装置和推动器组成。储药罐内的药物悬浮或溶解于液体推进剂(常用氟利昂或新型推进剂)中。为了避免药物凝聚,通常在混悬液中加入少量表面活性物质,而在溶液中加入助溶剂(如乙醇等)。每次用手掀动活瓣后,借助于内部压力定量喷出 100μl 药液,多数气溶胶微粒的直径为 1~5μm,在喷出口的喷射速度达 30m/s。

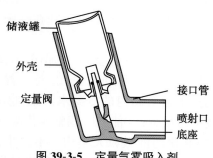

储液罐
外壳
定量阀
接口管
喷射口
底座

图 39-3-5 定量气雾吸入剂

(三)干粉吸入剂

干粉吸入剂又称粉雾剂(图39-3-6),指的是微细粒子药物单独或与载体混合,储存于胶囊、泡囊或多剂量储库中,利用患儿吸气产生的气流,作用于特别设计的干粉吸入装置,使装置产生的湍动气流来雾化和排空药物,将分散的药物递送至肺部,从而产生疗效的制剂。DPI不含抛射剂,多

为呼吸驱动,即"被动式"。DPI具有众多优势,如不含氢氟烷烃类抛射剂,避免环境污染;对于多肽和蛋白质药物,干粉的室温稳定性好且吸入的效率高,不易被微生物污染等。

三、临床常用雾化吸入药物

(一)吸入性糖皮质激素

ICS 是目前最强的气道局部抗炎药物,它通过对炎症反应所必需的细胞和分子产生影响而发挥抗炎作用。ICS 的抗炎机制可分为经典途径(基因途径)和非经典途径(非基因途径)。经典途径是指激素与胞质内的激素受体(简称胞质受体)结合,并转运进入细胞核后影响核酸的转录而发挥抗炎作用;非经典途径是指激素与细胞膜激素受体(简称膜受体)结合,在数分钟内生效;高剂量的 ICS 能够有效启动数量少、亲和力弱的膜受体快速通道。国内已上市的 ICS 为布地奈德(budesonide,BUD)和丙酸倍氯米松(beclometasone,BDP)。其他如丙酸氟替卡松、环索奈德等雾化剂型尚未在国内上市。

(二)支气管舒张剂

1. 选择性 β_2 受体激动剂 β_2 受体激动剂是临床最常用的支气管舒张剂,根据其起效时间和持续时间的不同可分为短效 β_2 受体激动剂(short-acting β_2 agonist,SABA)与长效 β_2 受体激动剂(long acting β_2 agonist,LABA)两种。目前临床上雾化吸入所用制剂主要为 SABA。SABA 制剂的共同特点是起效迅速、维持时间短,代表药物

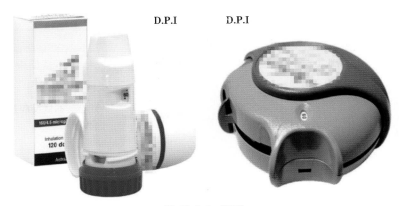

D.P.I   D.P.I

图 39-3-6 DPI

有特布他林和沙丁胺醇。有文献报道,特布他林对 β_2 受体选择性及对肥大细胞膜的稳定作用均强于沙丁胺醇。

2. 胆碱受体拮抗剂 根据起效时间和持续时间的不同可分为短效胆碱受体拮抗剂(short-acting muscarinic antagonist,SAMA)与长效胆碱受体拮抗剂(long-acting muscarinic antagonist,LAMA)两种。目前临床上的雾化吸入制剂主要为 SAMA。异丙托溴铵为常用的 SAMA 吸入制剂,该药为非选择性胆碱 M 受体拮抗剂,由于其阻断突触前膜上 M_2 受体可促使神经末梢释放乙酰胆碱,因此削弱了一部分阻断 M_3 受体所带来的支气管舒张作用。

(三)抗菌药物

临床上用于雾化吸入的抗菌药物有氨基糖苷类的阿米卡星、庆大霉素、妥布霉素;β- 内酰胺类的氨曲南、头孢他啶;黏菌素;抗真菌药物,如两性霉素等。雾化吸入抗菌药物的特点是吸入后肺部浓度高,全身不良反应少。抗菌药物雾化吸入多用于治疗长期铜绿假单胞菌感染的支气管扩张症和多重耐药菌感染的院内获得性肺炎,如呼吸机相关性肺炎(VAP)。由于目前我国尚无专供雾化吸入的抗菌药物制剂,不推荐以静脉抗菌药物制剂替代雾化制剂使用。有些静脉制剂中含有防腐剂(如酚、亚硝酸盐等),吸入后可诱发支气管哮喘(简称哮喘)的发作。

(四)祛痰药

1. N- 乙酰半胱氨酸 可降低痰的黏滞性,并使之液化而易于排出。近年来,多项研究结果提示,雾化吸入 N- 乙酰半胱氨酸可用于特发性肺纤维化的治疗,可改善患者肺功能,尤其适用于早期患者。

2. 盐酸氨溴索 可降低痰液黏稠度,增强支气管上皮纤毛运动,增加肺泡表面活性物质的分泌,使痰容易咳出。此外,还有镇咳作用。盐酸氨溴索雾化剂型在国内尚未上市。

(五)非雾化制剂

非雾化吸入制剂用于雾化吸入治疗属于超说明书用药,临床比较普遍,但存在较大的安全隐患,故不推荐以下使用:①不推荐以静脉制剂替代雾化吸入制剂使用。静脉制剂中常含有酚、亚硝酸盐等防腐剂,吸入后可诱发哮喘发作。而且非雾化吸入制剂的药物无法达到有效雾化颗粒要求,无法经呼吸道清除,可能沉积在肺部,从而增加肺部感染的发生率。②不推荐传统"呼三联"方案(地塞米松、庆大霉素、α- 糜蛋白酶)。"呼三联"药物无相应雾化吸入制剂,无充分安全性证据,且剂量、疗程及疗效均无统一规范。③不推荐雾化吸入中成药。中成药因无雾化吸入制剂,所含成分较多,安全性有效性证据不足。④因无雾化吸入剂型而不推荐使用的其他药物还包括:抗病毒药物、干扰素、低分子量肝素、氟尿嘧啶、顺铂、羟喜树碱、生物反应调节剂(如白细胞介素 -2、贝伐单抗)等。

儿童常见呼吸道疾病雾化治疗推荐药物用法详见表 39-3-2。

表 39-3-2　儿童常见呼吸道疾病雾化治疗推荐药物剂量

类型	药物	剂量	备注
ICS	布地奈德	每次 0.5~1mg，2 次 /d	不良反应：咽喉炎、口咽部念珠菌感染
SABA	沙丁胺醇	每次 2.5~5mg，3~4 次 /d	不良反应：头痛、心动过速
	特布他林	大于 20kg：5mg/ 次 小于 20kg：2.5mg/ 次	
SAMA	异丙托溴胺	250μg/ 次	不良反应：头晕、咳嗽
化痰药	乙酰半胱氨酸	每次 300mg，1~2 次 /d，持续 5~10d	
抗生素	两性霉素 B	每次 5~10mg，在灭菌注射用水中溶解至浓度 0.2%~0.3% 后使用 超声雾化吸入时浓度为 0.01%~0.02%，每次 5~10ml，每日 2~3 次	根据患儿的临床反应调整剂量机械通气雾化受管路等因素影响，会不可避免地造成呼气相时雾化药物的浪费，所以相对经口鼻雾化吸入治疗，应适当增加药物剂量与给药频率等 不建议非雾化吸入剂型的药物以雾化吸入的方式给药
	干扰素	每次 5 000kU，加入灭菌注射用水 2ml，每日 2 次，疗程控制在 10d 以内	
	多黏菌素	多黏菌素 E 甲磺酸钠：50~75mg CBA 加入 3~4ml 生理盐水中振动网孔雾化器吸入，2~3 次 /d 硫酸多黏菌素 B 25 万 ~50 万 U，溶解于 5ml 蒸馏水中，用常规装置雾化，雾化前 20min 吸入 β_2 受体激动剂，2 次 /d，推荐使用振动网孔雾化器 硫酸多黏菌素 E，吸入剂量为 25 万 ~50 万 U，2 次 /d	不良反应主要是支气管痉挛。临床对策：立即停止吸入，给予解痉平喘的药物，必要时给予抗组胺、糖皮质激素治疗。对于呼吸衰竭加重的患儿，给予必要氧疗和呼吸支持。对于过敏性休克的患儿可给予肾上腺素等血管活性药物，以保证灌注压

> 病例：患儿女，6 个月，5 天前接触感冒家属后出现咳嗽流涕症状，2 天前症状加重，并伴有呼吸费力，收入急诊，听诊双肺湿啰音，胸片显示支气管肺炎，患儿呼吸急促，烦躁不安。

问题 1：该患儿发生了什么？需要如何处理？

考虑该患儿为社区获得性肺炎，需要紧急抗炎雾化，取血液、痰液进行炎症及病原学检查，并给予抗生素，乙酰半胱氨酸雾化，如果有条件，给予呼吸支持，避免疾病进一步进展。

问题 2：根据患儿病情，雾化中需要注意什么？

患儿听诊双肺湿啰音，雾化时需要注意是否有痰液咳出并及时吸尽，避免影响雾化效率，患儿哭吵时，雾化颗粒大部分沉积于口咽部，无法作用于下气道，故可适当安抚或给予水合氯醛镇静。

【专家点评】

雾化吸入疗法可用于治疗儿童呼吸系统疾病，但是雾化吸入需要注意：①雾化治疗前，应排除痰液阻塞和肺不张等因素，以提高药物肺内沉积。②为减少感染的发生和传播，雾化器一人一用，并及时消毒，使用后冲洗、干燥。③ SVN 雾化器在呼气相容易造成气溶胶的丢失浪费，可连接延长管或使用储雾器。④ SVN 产生的气溶胶通常是冷的或高浓度的，易导致反应性气道痉挛；雾化过程中需密切观察患儿是否出现气道高反应，必要时使用支气管舒张剂。⑤使用超声雾化器时避免应用含蛋白质类的药物（如布地奈德）。⑥不推荐以静脉制剂替代雾化制剂使用。

四、机械通气雾化

雾化治疗是机械通气时常同步应用的集束

化气道管理方法之一。机械通气雾化治疗时,气溶胶从雾化装置中产生输送入呼吸机管路,并在正压的作用下输送抵达下呼吸道,整个过程受到多种复杂因素的影响,规范雾化治疗中的各个环节有利于提高雾化药物的输送效率和保障治疗效果。

（一）雾化装置的选择

1. **喷射雾化器**　机械通气时使用喷射雾化器有许多弊端,仅有约5%的剂量可以沉积于呼吸道。如果雾化器被污染,细菌随气溶胶进入则会导致下呼吸道感染。雾化器产生的持续气流在容量模式时会增加潮气量,在压力模式时则会增加气道压力。雾化器的持续气流使触发更困难,并增加呼气过滤器和流速计的阻力。这些缺点可以通过应用呼吸机自带的雾化器避免,由于其仅在吸气相输出气雾,机器自动平衡雾化器产生的多余的流量,从而避免雾化器所引起的上述缺陷。

2. **振动筛孔雾化器**　由电动控制,利用带孔的网状结构产生气溶胶,使用中药物利用率高,其残留量可以忽略不计。振动筛孔雾化器克服了喷射雾化器的增加呼吸回路中气体流速的问题。振动筛孔雾化器常接连于湿化器和呼吸机之间(图39-3-7),其工作效率比喷射雾化器高。可直接连接于呼吸机回路中,随时添加药液而无须取下,使用方便快捷,受呼吸机管路、湿化等因素的影响,连接于湿化罐进气口时药雾沉积率最高。由于雾化颗粒较细,需注意其对回路内精密仪器的影响。

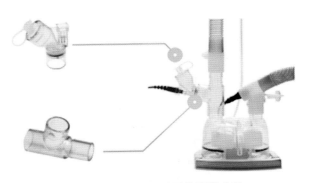

图 39-3-7　振动筛孔雾化器的安装

3. **定量吸入器**　机械通气中,使用喷射雾化器所产生的问题大多可以通过使用定量吸入器(MDI)来避免。MDI的肺部沉降率与喷射雾化器相似(5%的沉降率)。无论是MDI或喷雾器都可

以有效地用于机械通气患儿。MDI可以通过内置适配器或储雾器连接于吸气支管路Y形接管处(图39-3-8),在同样的驱动下,应用储雾器可以获得更大的肺沉降率。需要注意的是,MDI应该在吸气相驱动。

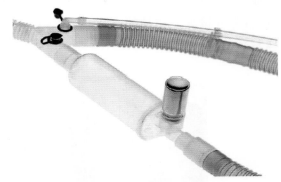

图 39-3-8　定量吸入器的安装

（二）机械通气雾化注意事项

1. 一些呼吸机品牌(如Dräger、Hamilton等)有雾化功能,进行机械通气雾化时无须进行参数的调节;但对于未配备雾化功能的呼吸机,进行雾化在必要时要调整呼吸机模式或参数,以免影响呼吸机正常工作。

2. **额外气源驱动喷射雾化器**　需适当下调呼吸机预设的容量或压力,密切观察患儿,如出现触发不良造成通气不足,需更改模式或支持力度;如采用氧气驱动,需适当下调呼吸机雾化时预设吸氧浓度(增加潮气量和吸气时间有利于气溶胶输送到下气道)。

3. **持续气溶胶雾化器**　建议关闭或下调基础气流量;关闭基础气流时,持续雾化器置于Y形接管15cm处;基础气流存在,持续雾化器置于加热湿化器进气口处;基础气流量太大降低沉积量。

4. **小容量雾化器雾化**　呼气端连接过滤器以吸附气溶胶,避免损坏机器内部精密部件;过滤器需定期检测或更换。

（三）有创/无创通气时雾化器的安装位置

1. **经鼻高流量**　推荐将雾化器连接于湿化罐的进气端,如果没有相应接口,也可连接于高流量管路与鼻塞的连接处(图39-3-9)。

2. **无创机械通气**　无创正压通气时,漏气量越大,气溶胶吸入越少。当使用带呼气阀的面罩时,小容量雾化器的气溶胶输送效率较普通面罩低,但对pMDI无明显影响。雾化器的位置也会影响气溶胶的输送效率,研究结果显示将雾化器

置于呼气阀与面罩之间,较之置于管路与呼气阀之间,可提高气溶胶输送效率(图 39-3-10)。

3. **有创机械通气**　①喷射雾化:可将雾化装置连接在呼吸机回路中,受呼吸机管路、湿化等因素的影响,推荐置于距 Y 形管 15cm 处(图 39-3-11),考虑到无效腔及呼吸阻力,未使用时需取下。使用时,若为外接气流驱动的雾化,引入等额外气流还会造成潮气量增加、触发困难等情况的发生,雾化过程中须严密监测,避免产生不良后果;而自带雾化功能的呼吸机雾化时,不需要额外气源驱动,不会造成患儿触发不良,患儿舒适度更佳。气管切开患儿脱机后需要使用小容量雾化器吸入时,宜用 T 管连接;雾化同时使用简易呼吸器辅助通气,可增加进入下呼吸道的药量。②振动筛孔雾化器:建议安装于湿化罐的进气口处(图 39-3-12),管路可发挥储存的作用,增加气溶胶

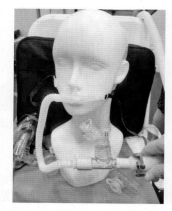
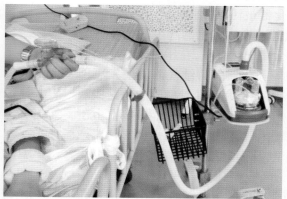

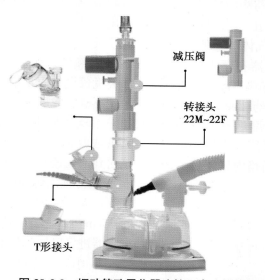

图 39-3-9　振动筛孔雾化器连接于高流量管路中

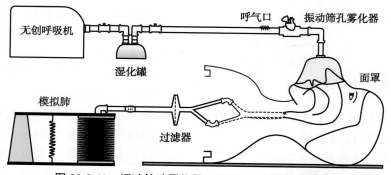

图 39-3-10　振动筛孔雾化器连接于无创呼吸机管路中

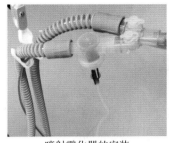
喷射雾化器的安装

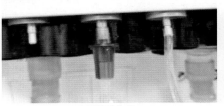
呼吸机雾化接口

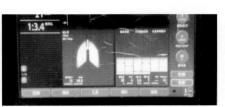
呼吸机雾化界面

图 39-3-11　呼吸机喷射雾化

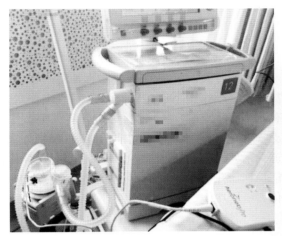

图 39-3-12　振动筛孔雾化连接

输送量。

将持续雾化器连接在吸气支管路远离人工气道处，管路可发挥储存的作用，增加气溶胶输送量。体外研究结果证实，将持续雾化器分别置于吸气支管路距 Y 形管 15cm 处、人工气道处和加热湿化器进气口处，当呼吸机未设置基础气流时，雾化器置于距 Y 形管 15cm 处，气溶胶输送量最大；当设置基础气流后，雾化器置于加热湿化器进气口处，气溶胶输送量最大。随着基础气流量增大，雾化器无论置于何处，气溶胶输送量均降低。然而，这种雾化器位置与气溶胶吸入量的相关性在临床研究中并未得到证实。

（四）影响机械通气时气溶胶输送的重要因素

1. **加热湿化**　研究结果显示，与不使用加热湿化器相比，使用加热湿化器后雾化吸入时气溶胶在肺内的沉积量下降。这可能是由于气溶胶在温暖湿润的环境中吸附水分后直径增大所致。如果为避免上述情况而关闭加热湿化器，则需要一定时间使管路完全干燥，但长时间的干燥气体吸入会造成呼吸道黏膜损伤等不良反应。权衡利弊，建议在雾化治疗时不关闭加热湿化器，可适当增加药量。

2. **人工鼻**　当使用人工鼻进行温湿化时，由于人工鼻可吸附大量气溶胶，雾化吸入时需要将人工鼻暂时取下。

3. **人工气道**　体外研究结果显示，气管切开由于径路短，雾化吸入时输送至下呼吸道的药量较气管插管多。当气管切开患儿脱机但未拔管时，如果需要使用小容量雾化器吸入，用 T 管连接与用气管切开面罩相比，药物进入下呼吸道的量更高。

4. **呼吸机管路**　呼吸机管路中往往有较多接头和弯头，呼吸机送气时容易在这些部位形成湍流，导致雾化时药物大量沉积，输送至下呼吸道的药量降低。故雾化吸入时，尽量减少呼吸机管路打折，避免使用直角弯头。

5. **呼吸机设置**　为了有效地输送气溶胶到下呼吸道，呼吸机输送的潮气量必须大于呼吸机管路和人工气道的容量。流速过快可产生涡流，涡流中的气溶胶很容易发生碰撞而形成较大的液滴，无法进入下呼吸道。因此，雾化吸入时宜设置低流量和方波送气，以及较长的吸气时间，有利于气溶胶在肺内的沉积。

6. **患儿因素**　雾化治疗前，应尽量清除痰液和肺不张等因素,以利于气溶胶在下呼吸道和肺内沉积。

五、临床应用

> 病例:患儿女,6岁,反复喘息发作2年,3天前出现进行性的喘息加重、口唇发绀,吸入支气管扩张剂无效,2h前出现意识不清,嗜睡表现,急诊行插管后转入ICU。入科后患儿气促仍明显,气道阻力高,听诊双肺广泛哮鸣音,血气结果显示呼吸性碱中毒,需要紧急解痉平喘。

问题1:该患儿发生了什么?需要如何处理?

考虑该患儿为哮喘急性发作。该患儿既往有哮喘病史,喘息、气促已进行性加重3天且吸入支气管扩张剂无效,2h前症状出现急性加重,气道严重痉挛,现在需对处理是紧急解痉平喘,保证通气。可给予布地奈德、异丙托溴铵等药物雾化吸入。

问题2:根据患儿病情,雾化中需要注意什么?

患儿呼吸形式由浅快呼吸恢复正常,呼吸窘迫表现改善,吸凹消失,听诊双肺哮鸣音明显改善,复查血气明显改善。值得注意的是,多于重症哮喘需要机械通气支持的患儿,可动态监测患儿呼吸力学指标,从而评估气道痉挛情况。

问题3:根据患儿病情,雾化器和雾化药物需要怎样选择?

患儿哮喘急性发作,需要紧急解痉平喘,可给予ICS+LABA药物解除气道痉挛,也可予沙丁胺醇快速解痉,同时避免对气道黏膜的再次刺激,对呼吸回路进行加温加湿,避免使用乙酰半胱氨酸等可能导致气道痉挛的药物。

在雾化器选择方面,推荐选择振动筛孔雾化器,该装置可直接连接于呼吸机回路中,不增加回路阻力,用后无须取下,可随时添加药物,方便进行持续雾化,保证雾化效果,最快速度起到解痉效果,保证通气。

【专家点评】

人工气道的建立改变了气溶胶输送的环境和方式。气溶胶从雾化装置中产生,在呼吸机的正压作用下通过管路和人工气道输送,最后进入下呼吸道,整个过程受到一系列复杂因素的影响。使用未配备雾化功能的呼吸机时,如需进行雾化吸入,建议选择定量吸入器、超声雾化器或振动筛孔雾化器进行雾化吸入,以免影响呼吸机的送气功能。如需使用额外气源驱动的喷射雾化器,需适当下调呼吸机预设的容量或压力;雾化过程中要密切观察患儿,如出现触发不良造成通气不足,需更改模式或支持力度,以保证有效通气量。应用持续产生气溶胶的雾化器时,建议关闭或下调基础气流量;当基础气流关闭时,建议将雾化器置于吸气支管路距Y形管15cm处;当基础气流存在时,建议将雾化器置于加热湿化器进气口处。

(杜　岩　王文超　胡　静)

第四节　气道廓清技术

一、概述

呼吸道疾病会引起气道纤毛功能的受损,影响气道分泌物的生成和黏液的流变学,干扰到咳嗽反射。分泌物聚集和滞留的气道为细菌定植和感染提供了机会,并引起炎症反应。

气道廓清技术(airway clearance technique,ACT)运用物理或机械的方式作用于气流,有助于气管、支气管的分泌物排出,或促发咳嗽使痰液排出。通过松动呼吸道内分泌物或异物,清除肺内痰液,防治肺部感染和肺不张,促进肺复张,从而改善患儿肺功能。2013年美国呼吸治疗协会临床实践指南将非药物性呼吸道廓清技术概括为以下7个方面:主动呼吸循环技术、胸部物理治疗、用力呼气技术、高频胸壁振荡、肺内叩击通气、机械性吸呼气技术及呼气末正压(表39-4-1)。而除此以外,吸痰其实也是有效同时是最常用的气道廓清技术之一。

表 39-4-1　气道廓清技术分类和定义

气道廓清技术	定义
主动呼吸循环技术（active cycle of breathing technique，ACBT）	放松呼吸→深呼吸→哈气→咳嗽
胸部物理治疗（chest physiotherapy，CPT）	针对外胸壁的治疗手段，包括叩击、振动、体位引流等单一或多个的组合方式
用力呼气技术（forced exhalation technique，FET）	指导下声门开放咳嗽技术，也称"Huff"
高频胸壁振荡（high-frequency chest wall compression，HFCWC）	患者身穿背心或马甲与设备相连，通过空气脉冲压缩胸壁
肺内叩击通气（intrapulmonary percussive ventilation，IPV）	汽动式、高频率短脉冲作用于开放的气道
机械吸呼转换技术（mechanical insufflation-exsufflation，MI-E）	机械辅助正压呼吸，然后负压应用于气道开放时
呼气正压（positive expiratory pressure，PEP）	呼气时通过对抗一定的阻力增加气道内压力，包括振荡型的 PEP 装置，如 Flutter 和 Acapella

二、吸痰

吸痰技术是临床最常用的气道廓清技术，包括口鼻腔内吸痰及气道内吸痰，气道内吸痰又包括开放式吸痰及密闭式吸痰。吸痰是目前为止清除口鼻腔及气道内痰液最有效的方法之一。

（一）吸痰指征

1. 患儿出现明显的痰鸣音或可以从人工气道观察到有痰液冒出。

2. 患儿的血氧饱和度较前降低或动脉血气中的血氧分压下降。

3. 患儿不能产生有效的咳嗽以将痰液排出。

4. 患儿出现误吸。

5. 机械通气的患儿使用容量控制模式时，气道峰压有明显增加；使用压力控制模式时，潮气量明显减少。

6. 机械通气患儿在呼吸机波形图中，如果在压力 - 时间或流速 - 时间曲线中，吸气相和呼气相同时出现锯齿形图形，排除是管路积水引起后，就说明患儿需要气管内吸痰。即便这时候没有出现高压或低潮气量报警，这种情况常出现在神经肌肉受损伤的患儿。

（二）并发症

1. 缺氧 / 低氧血症。

2. 肺不张。

3. 气管组织或支气管黏膜损伤。

4. 支气管痉挛。

5. 增加下呼吸道细菌的聚集，VAP 发生率增加。

6. 强烈的吸痰刺激可增加颅内压。

7. 高血压或低血压。

8. 心率增快甚至心律失常。

（三）监护

吸痰不是一个温和的操作程序。所以，吸痰时操作人员应要对操作过程中有可能出现的危害或并发症保持警惕，为了患儿的安全采取所有必要的防护措施和监护。

1. 呼吸音。

2. 氧饱和度　包括观察患儿的口唇颜色，监护 SpO$_2$。

3. 呼吸频率和有无呼吸困难表现　例如三凹征。

4. 血流动力学　包括脉搏、血压、心率、心电图。

5. 痰的特征　包括颜色、痰量的多少、黏稠度等。

6. 咳嗽是否有力。

7. 颅内压。

8. 呼吸机参数　例如气道峰压和平台压、潮气量、波形图等。

（四）气道内吸痰

1. **开放式吸痰**　是吸痰时护理人员需要将患儿与呼吸机断开，因此，在吸痰过程中对无菌的要求较高；具体步骤见图 39-4-1。

2. **密闭式吸痰**　是护理人员用一个无菌、封闭式的吸痰装置连接在人工气道与呼吸机之间。吸痰时,吸痰管可以直接进入人工气道而不需要将患儿与呼吸机断开。

密闭式吸痰的特点是:①吸痰时,患儿可持续得到机械通气和氧合的支持;②可以防止患儿肺泡或小气道陷闭的情况发生;③密闭式吸痰不会提高也不会降低出现 VAP 的风险;④每天更换密闭式吸痰管不会降低出现 VAP 的风险,反而增加成本。因此,对于高氧浓度和高 PEEP 需求的患儿,建议使用密闭式吸痰。

(五)深吸痰与浅吸痰

1. 深吸痰 指吸痰管的插入深度以碰到阻力时停止为准,然后在抽出吸痰管 1cm 后开始负压吸引。需要注意的是,不要试图和不应当直接通过气管内吸痰将小气道内的痰吸出。

2. 浅吸痰 是指吸痰管的插入深度以预设深度为准,通常是以人工气道的长度加上与人工气道相连接的连接管的长度为准。

美国呼吸治疗协会对于气管内吸痰的指南建议采用浅吸痰,可以防止气管黏膜的损伤。

三、用力呼气技术

用力呼气技术又称 Huff,由 1~2 次用力哈气动作组成,常采用半卧位或坐位,像通过吹雾清洁窗户或眼镜镜片一样,腹部肌肉收缩产生用力哈气(图 39-4-2)。由于哈气时胸内压力比咳嗽低,这种较小的气道挤压力更有利于痰液的清除。用力呼气技术可降低疲劳,减轻诱发支气管痉挛,提高咳嗽咳痰的有效性。还能使患儿呼吸肌放松,减少呼吸困难,提高肺容积。如图 39-4-3 所示为

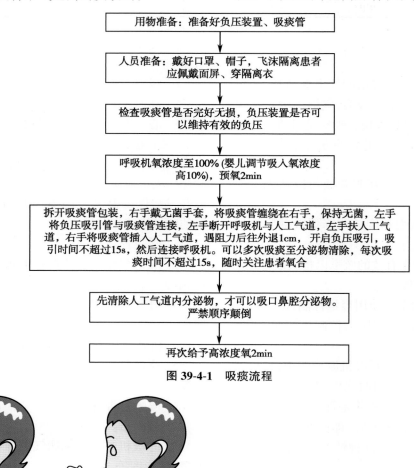

```
┌─────────────────────────────────────┐
│ 用物准备:准备好负压装置、吸痰管         │
└─────────────────────────────────────┘
                  ↓
┌─────────────────────────────────────┐
│ 人员准备:戴好口罩、帽子,飞沫隔离患者    │
│      应佩戴面屏、穿隔离衣              │
└─────────────────────────────────────┘
                  ↓
┌─────────────────────────────────────┐
│ 检查吸痰管是否完好无损,负压装置是否可    │
│      以维持有效的负压                 │
└─────────────────────────────────────┘
                  ↓
┌─────────────────────────────────────┐
│ 呼吸机氧浓度至100%(婴儿调节吸入氧浓度    │
│      高10%),预氧2min                │
└─────────────────────────────────────┘
                  ↓
┌─────────────────────────────────────┐
│ 拆开吸痰管包装,右手戴无菌手套,将吸痰管  │
│ 缠绕在右手,保持无菌,左手将负压吸引管与  │
│ 吸痰管连接,左手断开呼吸机与人工气道,左  │
│ 手扶人工气道,右手将吸痰管插入人工气道,  │
│ 遇阻力后往外退1cm,开启负压吸引,吸引时  │
│ 间不超过15s,然后连接呼吸机。可以多次吸  │
│ 痰至分泌物清除,每次吸痰时间不超过15s,  │
│ 随时关注患者氧合                      │
└─────────────────────────────────────┘
                  ↓
┌─────────────────────────────────────┐
│ 先清除人工气道内分泌物,才可以吸口鼻腔分  │
│      泌物。严禁顺序颠倒               │
└─────────────────────────────────────┘
                  ↓
┌─────────────────────────────────────┐
│ 再次给予高浓度氧2min                  │
└─────────────────────────────────────┘
```

图 39-4-1 吸痰流程

往前微倾

图 39-4-2 用力呼气技术

| 放松呼吸 | → | 2~3次哈气 | → | 放松呼吸 |

图 39-4-3 用力呼气技术循环

一个循环。

四、主动呼吸循环技术

1979年由Pryor等首次提出"主动呼吸循环技术（ACBT）"，由3个通气阶段的反复循环构成，包括呼吸控制、用力呼吸技术、胸廓扩张和呼吸肌训练。ACBT可在坐位、改良式引流体位或卧位进行，不需要特殊设备，适用于年龄较大的能配合的患儿。

具体操作使患儿站位或坐位，肩部尽量下沉、放松，平静呼吸，然后有意识地控制胸廓扩张，深吸气后缩唇呼吸3~5次（图39-4-4，达到胸廓扩张和呼吸控制的目的）—放松呼吸—深吸气后控制声门，快速无声发"哈、哈、哈"，行2~3次（气流在气道内快速震颤，形成局部剪切力以松动气道内的分泌物，促使小气道内分泌物向大气道内移动），放松呼吸，然后深吸气后用力咳嗽1~2次；再重新开始下一循环（图39-4-5）。每次训练时间约15~20min。

五、胸部物理治疗

1. **手法振动**　胸部手法振动常见的实施方式是实施者通过手腕的力量进行叩击，通过胸廓震颤使气道内的分泌物松动，从而排出体外（图39-4-6）。

用手腕叩击的具体手法是将手指并拢，手指弯曲呈杯状，利用腕部的力量，以快速频率叩拍胸部，特别是作用于需要引流的部位。注意事项：①叩拍幅度以10cm左右为宜，叩拍频率2~5次/s；②单手或双手交替叩拍，可直接或隔着不宜过厚的衣物叩拍；③重点叩拍需引流部位，沿着支气管走向由外周向中央叩拍；④叩击时要避开椎骨棘突、肩胛骨、脊柱、锁骨等位置，必要时可垫布片；⑤多与体位引流同时使用。

2. **拍痰杯**　使用拍痰杯（图39-4-7），较手法叩击更增加患儿的舒适度，而且有着不同的型号，适用于成人、儿童、婴儿，重点叩拍需引流部位并避开脊柱等位置。

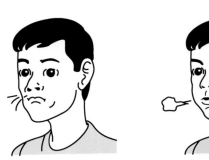

图 39-4-4　主动呼吸循环技术

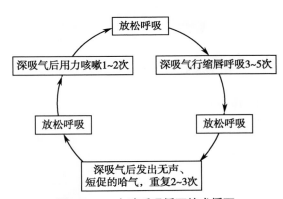

图 39-4-5　主动呼吸循环技术循环

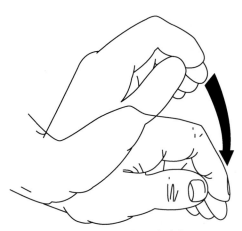

图 39-4-6　手掌排痰动作

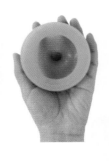
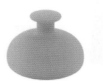

图 39-4-7　拍痰杯

当无拍痰杯时可将硅胶麻醉面罩上方连接口封掉即可当作拍痰杯使用。

3. 机械叩击　临床常见的仪器，如叩击式机械振荡排痰机等（图39-4-8），一般设置振动频率不超过30Hz，治疗时间一般10~20min，每个部位3~5min，结合体位引流。重点振动叩击需引流部位，沿着支气管走向由外周向中央叩拍，注意避开椎骨棘突、肩胛骨、脊柱、锁骨等位置，必要时可垫衣物。

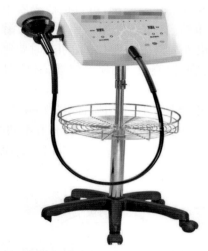

图39-4-8　叩击式机械振荡排痰机

4. 体位引流　该技术利用重力和其他气道廓清技术（例如叩击）来帮助分泌物松动排出（详细内容见本章第五节）。

六、高频胸壁振荡技术

高频胸壁振荡技术已广泛应用于临床，有学者认为高振振荡排痰已成为清除气道分泌物的标准措施。高频振荡排痰仪由1个充气背心通过两根管道与1个小型启动脉冲发生器相连接（图39-4-9）。气动脉冲发生器能快速对背心进行充气和放气，挤压和放松胸壁，使分泌物得到松解。作用于胸壁的正压产生了呼出的气体，作用于空气黏液界面的剪切力，压力释放后产生了吸气的气流，黏液的物理性状发生了改变。振动的最佳频率应与纤毛运动频率一致，但临床多使用经验性参数设置。

（一）禁忌证

1. 尚未稳定的头部和/或颈部损伤。

2. 血流动力学尚不稳定的活动性出血。

3. 心脏病、经静脉或皮下起搏器、重度营养不良。

4. 呼吸衰竭、支气管胸膜瘘、充血性心力衰竭引起的肺水肿、严重胸腔积液或积脓症、肺结核、肺栓塞等。

5. 胸、背部有伤口；皮肤有出血、感染；皮下气肿。

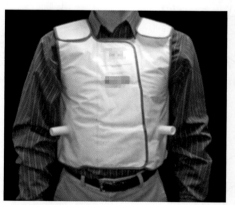

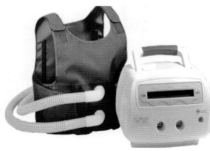

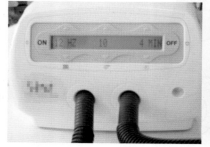

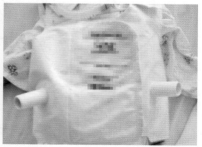

图39-4-9　机械振荡排痰机

6. 近期内接受过食管手术,外科手术遗留伤口或正在康复的组织,或最近胸部接受过植皮或皮瓣移植、高血压未控制、颅内压大于 20mmHg。

以减少反流。

3. 虽然任何体位有效,但最佳体位为半坐卧位。

（二）注意事项

1. 背心紧贴患儿腋下穿好,松紧程度以在背心不充气情况下不影响患儿深呼吸为宜,或是背心与患儿间应有一拳头的间隙;胸带背面不充气,常用于平卧位。

2. 操作在鼻饲半小时前或鼻饲 2h 后进行,

4. 治疗中、治疗后及时予以规范、有效吸痰。

5. 患者气管插管或气切导管必须可靠固定,并注意检查其余各管路的安全。

（三）参数设置

一般为经验性设置,见表 39-4-2。

表 39-4-2　高频胸壁振荡的参数设置参考

	胸带	背心
常规治疗时间	15~20min	15~20min
建议压力设置值	1~4cmH$_2$O	5~6cmH$_2$O
建议频率设置值	10~15Hz	10~15Hz
治疗频率	每天 / 每 4h	每天 / 每 4h

①治疗频率取决于患者的临床情况和对治疗的反应而定
②压力值应设定为患者可耐受的最高水平

（四）耗材特点

高频振荡排痰仪的耗材主要是背心和胸带(图 39-4-10),分为一次性消耗型和可重复消毒型。胸带背部不可充气,更适用于平卧位患者,背心前后均充气,更适用于半坐位或坐位患者。

一次性消耗型背心应该专人专用,不可消毒后更换患者使用。而重复消毒型背心可以在消毒灭菌后用于不同患者。

七、机械性吸 - 呼气技术

机械性吸 - 呼气技术是运用正负压交换引流

的工作原理,即利用专门的启动装置将一连串的脉冲气流通过导管送入气道内,最常见装置为咳痰机(图 39-4-11)。模拟自然咳嗽的生理过程,经气道应用一定正压和流量的气流,使气流达到患儿的肺叶深部,从而松动各级支气管的分泌物,同时形成足够的胸腔压,这种压差在一定负压气流的作用下,使肺部形成一个高速的气流,从而将分泌物或痰栓痰块咳出,完成一个模拟咳嗽的生理过程。

（一）禁忌证

1. **绝对禁忌证**　①活动性上消化道出血、

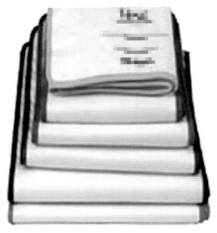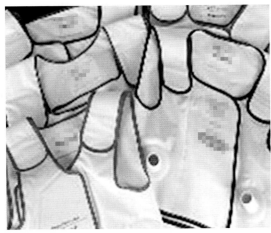

图 39-4-10　高频振荡排痰仪的背心和胸带

气胸、肺大疱；②严重的气道反应性疾病、呕吐；③近期的肺叶切除术、全肺切除术。

应休息20~30s。在治疗过程中应注意观察患者，当患者出现面色发绀，心律下降时应停止此操作；并且应注意观察患者咳痰的性状及量，及时做好记录。具体参数设置见表39-4-3。

（三）注意事项

1. 治疗应在饭前或饭后30min后进行。

2. 病人有痰时应该停止操作，及时吐痰/吸痰。

3. 操作过程中注意观察患者生命体征、血氧饱和度及患者反应。

4. 反复治疗中清除分泌物，清晰呼吸音，改善血氧饱和度，病人的反馈应确定有效性和治疗结束。

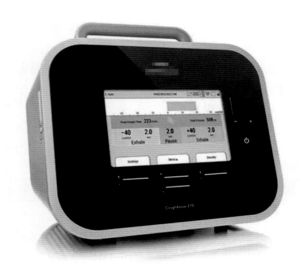

图 39-4-11　机械性吸 - 呼气装置

2. 相对禁忌证　①不可逆的气道阻塞或气道狭窄；②血流动力学不稳定，应密切监测；③拔管后出现中重度血氧饱和度下降、焦虑、呼吸急促时应用受限。

（二）参数设置

治疗过程中，根据患者自身情况设置参数，应从较低的压力开始设置，然后逐步升高到治疗压力。一般的治疗常规包括"吸气 - 呼气 - 停顿"3个过程，重复该咳嗽周期4~6次，每次间隔之间

八、呼气正压

呼气时通过对抗一定的阻力以增加气道内压力，结合振荡和呼气正压，可松动并清除气道内分泌物，同时减少气道塌陷，改善肺部通气。

（一）优缺点

该技术易于学习和掌握，花费少，便于携带，利于慢性肺病患者的长期使用，可以在外出时携带使用。呼气期正压的存在可以打开气道，防止小气道陷闭，振荡气流可使分泌物松动排出。对于急性鼻窦炎、最近口腔或面部手术或外伤患者在使用时应谨慎评估。

表 39-4-3　咳痰机参数设置（出自波士顿儿童医院）

界面	面罩	咬口器或人工气道
模式	自动或手动	
同步咳嗽（Cough-Trak）	患者能触发（ON） 患者不能触发（OFF）	
吸气压力	40cmH$_2$O	20~30cmH$_2$O 人工气道最大压力 30cmH$_2$O
吸气流量	高流量 当患者吞气或气管插管内径<4mm 时可调至中、低流量	
吸气时间	婴儿 1.0；儿童 1.5；成人 2.0	
呼气压力	−40cmH$_2$O	−40~−30cmH$_2$O
呼气时间	婴儿 1.0；儿童 1.5；成人 2.0	
暂停时间	仅当同步咳嗽（Cough-Trak）为 OFF 时设置 婴儿 1.0；儿童 1.5；成人 2.0	

（二）相关装置

1. Flutter　此装置（图39-4-12）为一个可放置一个重钢球的碗形、有角度的管形用具，碗的上方由一个有孔板盖覆盖。当患者做主动呼气进入管内时，钢球会产生10~25cmH$_2$O的呼气正压。在同时，管的角度会使钢球以约15Hz的频率前后来回振动。当此阀管能正确被使用时，其产生的振荡可下传进入气道内。患者可通过改变呼气流量来控制所产生的压力。调整用具的角度可改变振荡的频率。当装置稍微向下倾斜时，从远端气道调动痰的压力和频率就会降低；当装置稍微向上倾斜时，就会有更高的压力和频率。

操作步骤：①通过鼻子或口经呼吸器慢慢吸气，吸气量略大于潮气量，然后于吸气末屏气2~3s；②指导患者以足够的流速，抵抗轻微的阻力，用比正常稍快的速度使用腹部肌肉呼气；③循环6~10次为一个周期。这取决于患者的耐受程度。

2. Acapella　利用配重平衡塞和磁铁来产生气流振荡。通过尾部通气口的刻度盘对呼气压力和振荡频率进行调整。它可以选择为每个患者调整呼气阻力和振荡频率，并可与面罩、口罩或雾化器一起使用。气体经过吹嘴进入腔体，抖动摇杆形成激荡振动，可提供5~30Hz的振动频率，气流通过可调节阻力阀流出腔体，提供10~20cmH$_2$O的呼气阻力。与Flutter相比，Acapella（图39-4-13）可以在较低的气流和更广的PEP范围下产生更有效的振荡。

操作步骤：①调整适合患者的阻力；②嘱咐患者用鼻子或嘴通过呼吸器慢慢吸气，吸气量略大于潮气量，然后于吸气末屏气2~3s；③指导患者以足够的流速，抵抗轻微的阻力，用比正常稍快的速度使用腹部肌肉呼气；④5个循环后指导患者咳嗽1~2次。

3. Bottle PEP　Bottle PEP是一种简单和廉价的装置（图39-4-14）。它经常被称为气泡PEP，通过在水中添加液体洗涤剂和食用色素，产生的漂亮气泡对幼儿来说是诱人的，因此常用于儿科。没有认知能力、可能会吸入水的患者，以及不能坐位完成气道廓清的患儿不适用。

该装置的阻力由水封产生。内径≥10mm的管子放置在瓶子中，管子底部靠在瓶子底部，任何管道长度或流速都没有显著的PEP压力差，存在阈值阻力。而内径<8mm的管子会显著增加PEP压力。该装置产生的PEP水平一般在10~20cmH$_2$O之间，振荡频率为13~17Hz。

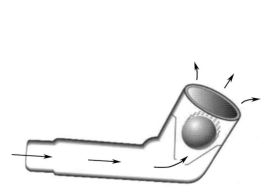

图39-4-12　Flutter装置

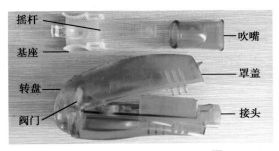

图39-4-13　Acapella装置

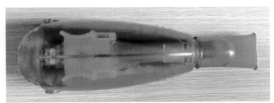

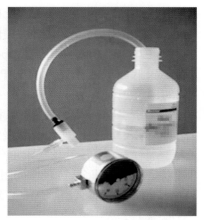
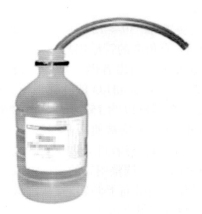

图 39-4-14 Bottle PEP 装置

增加水深将增加压力,减少呼气时的振荡。相反,减小水深将增加振荡,并降低呼气时的压力。

操作步骤:①患儿坐位,然后用鼻子吸气,吸气量应该比潮气量略大。②嘴唇在管道周围密封,呼气流量需要比正常呼气流量更大;气流和压力在水中产生气泡。不要密封瓶口,会增加压力。在呼气过程中,水可能会从瓶口流出,可以在瓶子下面放一条毛巾来接住多余的水。循环 4~6 次后指导患儿咳嗽。

九、肺内叩击通气

IPV(图 39-4-15)是在吸气时使用一个气动装置将 100~225 次/min 的脉冲气流送入呼吸道内,产生一个经呼吸道的正压,依赖于胸壁的弹性回缩力引起被动呼吸。有利于增加纤毛的清理功能。可连接口含器、面罩和人工气道。稳定的患者对 IPV 的治疗耐受性较好,可以为不能深吸气的患者提供有效的气道清除方法。每次治疗时间约 20min。

禁忌证:无绝对禁忌证。但开始治疗之前,应评估并对以下患者谨慎使用:①不能忍受呼吸功增加的患者(急性哮喘、COPD);② ICP>20mmHg;③血流动力学不稳定;④活动性咯血;⑤未经治疗的气胸;⑥已知或怀疑鼓膜破裂或其他中耳疾病;⑦最近面部、口腔或颅骨手术或外伤;⑧食管手术。

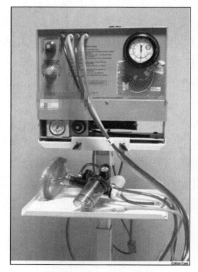

图 39-4-15 IPV 装置

从气道廓清的历史发展上看,体位引流、叩击和振动咳嗽的组合是临床最为常用的。但随着越来越多的技术被证明有效,胸部物理治疗技术是否最为有效安全已经受到质疑,因为体位引流和叩击在某些情况下对肺部的其他状态来讲治疗效果不理想甚至有害。同时也证实了使用叩击的手腕重复性动作可对操作人造成损伤。因此,针对不同患者,治疗人员应考虑不同疾病的病理生理、临床表现和不同方法的生理基础、患者的耐受程度等,为患者选择适合的方法,可以多技术组合,减少并发症,为促进长期坚持治疗。表 39-4-4 展示了不同气道廓清技术及其特点,有助于治疗人员区别选择。

表 39-4-4　不同气道廓清技术的优缺点比较

	优点	缺点	使用时间
体位引流	最常用,成本低,可与其他技术相结合加强气道廓清	单纯的体位引流效果不佳,需与其他技术(例如叩击等)结合,咳嗽反射弱的患儿效果不佳	常规时间 15min;延长治疗时间不超过 30min
手法叩击	成本低,易掌握,可与其他技术相结合	咳嗽反射弱的患儿效果不佳	单个治疗部位不超过 5min,总治疗时间 10~20min
拍痰杯	成本低,易掌握,对于患儿而言较手法叩击更舒适,不同年龄段患儿均有适合型号	咳嗽反射弱的患儿效果不佳	
机械叩击	频率与时间可设定	价格贵,咳嗽反射弱的患儿效果不佳	
用力呼气技术 ACBT	结合了肺复张和 PEP 的效果,患儿可自我管理	认知障碍的患儿、年龄小的婴儿无法配合训练	按循环完成,每次训练 15~20min
HFCWC	使用方便,舒适	需要谨慎评估排除禁忌证;机械通气患儿需要谨慎使用,警惕脱管和误触发;咳嗽反射弱的患儿需配合其他	15~20min
PEP	成本低,易掌握,结合气道正压和振荡,减少气道塌陷,患儿可自我管理	对于有认知障碍的患儿,年龄小的婴儿无法配合训练	一般进行 4~6 次循环后指导患儿咳嗽,治疗时间 15~20min
IPV	有助于降低 CO_2 潴留和改善氧合;可以为不能深吸气的患儿提供有效的气道清除方法	价格贵,应用不广泛	20min
MI-E	能用于无咳嗽反射或咳嗽反射弱的患儿	需要谨慎评估禁忌证,价格贵	4~6 次循环后吸痰,重复 4~6 次即可

十、临床应用

病例 1:患儿男,8 个月,8kg。因"咳嗽咳痰 4 天,伴发热气促 1 天"入院。患儿于 4 天前出现咳嗽,可咳出白黏痰,1 天前出现发热 37.6℃,家属自行予以退热贴降温,伴气促,门诊以"肺炎"收治入院。入院时 HR 135 次/min、RR 42 次/min、T 38℃,听诊双肺呼吸音粗,右上肺可闻及痰鸣音。心音有力,心律齐,未闻及杂音。肝、脾肋下未触及。

问题 1:入院后患儿胸片示右上肺实变,如何为患儿制订合适的廓清方案?

患儿咳痰能力正常,仅 8 个月,无法完成例如 Huff、ACBT、Flutter 等需要患儿配合的廓清方法。因此,针对该患儿的右上肺实变不张,可以采用体位引流加胸部物理治疗的方法,便于家属学习后进行家庭护理。由于患儿较小,用手法叩击时容易使脊柱等重要部位受伤,且为了增加患儿舒适度,选用婴儿型号的拍痰杯。在使用拍痰杯为患儿拍背时,尽量让患儿左侧卧位或是坐位。每天 4 次,每次 10min。

问题 2:在实施该气道廓清方案时应该注意什么?

(1)应在饭前或饭后至少 30min 后进行。

(2)使用拍痰杯时应隔着一层衣物,叩拍幅度以 10cm 左右为宜,叩拍频率 2~5 次/s,重点叩拍右上肺,沿着支气管走向由外周向中央叩拍,避开椎骨棘突、肩胛骨、脊柱、锁骨等位置。

(3)患儿咳痰时应该停止操作,及时吐痰/吸痰,警惕分泌物堵塞呼吸道。

(4)操作过程中注意观察患儿的生命体征、氧饱和度及患儿反应。

【专家点评】

在对患儿制订及实施气道廓清方案时,应该考虑到患儿的生理结构与成人的差异,不同年龄段的患儿有着不同的理解水平、依从性,应该根据患儿的意识反应、咳嗽能力等多方面因素综合考虑后有选择性地实施治疗。

> 病例2:患儿男,1岁1个月,10kg。因"四肢肌力肌张力低下1年,发热咳嗽42天"入院,外院明确诊断为SMA - Ⅰ型,反复插管机械辅助通气,外院建议行气管切开术,气管插管机械辅助通气下转入我院PICU。入院时HR 116次/min,心音有力,心律齐,未闻及杂音。肝、脾肋下未触及。有创机械通气情况下SpO$_2$ 93%,BP 95/63mmHg。参数:压力控制,RR 20次/min、FiO$_2$ 50%、PIP 12cmH$_2$O、PEEP 6cmH$_2$O、Ti 0.57s,监测潮气量可维持80ml,无人机对抗。入院后查血气示:PaO$_2$ 122mmHg、PaCO$_2$ 40mmHg。胸片示:两肺炎症。排除手术禁忌证后,患儿全麻下行气管切开术、内镜下经皮胃造瘘术,手术顺利,术后继续有创辅助通气,并锻炼使用家用呼吸机。诊断:重症肺炎,呼吸衰竭,脊髓性肌萎缩(Ⅰ型)。

问题1:该患儿是否需要气道廓清?

SMA患儿呼吸系统常见问题包括肺发育不全、咳嗽减弱、肺部感染风险增加、夜间低通气以及吞咽困难所致吸入性肺炎。正常儿童的咳嗽过程涉及声门关闭、呼吸肌收缩、肺内压升高,然后声门张开,肺内空气喷射而出。而SMA患儿由于存在呼吸肌无力导致咳嗽减弱,无法完成有效咳嗽动作,使分泌物潴留在肺部,当分泌物堵塞气道时,可致肺不张发生,增加了肺炎发生的风险。该患儿确诊为脊髓性肌萎缩(Ⅰ型),因此气道廓清对于该患儿尤为重要。

问题2:如何为该患儿选择合适的气道廓清方法?

SMA患儿的气道廓清技术主要涉及气道分泌物清除、气道分泌物松动。首先,SMA患儿存在咳嗽无力,故无法有效清除气道分泌物,致使肺部容易继发感染和引起肺不张的发生,因此,帮助SMA患儿进行有效咳嗽尤为重要。SMA患儿气道分泌物清除包括机械吸呼咳痰机和手动咳嗽辅助两种。目前,咳痰机作为SMA患儿气道分泌物清除的最基本的治疗手段已经被广泛应用于临床。研究表明,与无咳痰机的治疗相比咳痰机会产生较高的咳嗽峰流量,促进分泌物排出,提高脉搏血氧饱和度。其次,除了咳嗽辅助用于分泌物清除外,SMA患儿尚需要使气道分泌物松动以便于将其排出。

问题3:若使用机械吸呼咳痰机,该患儿的参数如何设置?

在气管切开机械辅助通气中,由于患儿年龄较小,无自主咳嗽,根据波士顿儿童医院的咳痰机参数设置参考表可设置为自动模式,同步咳嗽OFF,吸气压力较小,可选择20cmH$_2$O,呼气压力较小,可选择–30cmH$_2$O,选择中或低流量,吸气时间1s,呼气时间1s,暂停时间1s。

【专家点评】

SMA患儿咳嗽无力,无法有效清除气道分泌物,致使肺部容易继发感染和引起肺不张的发生,帮助SMA患儿清除肺部分泌物尤为重要。2018年SMA管理指南关于呼吸管理指出,对于Ⅰ型SMA患儿因其病理生理,一旦诊断明确就需配备咳痰机。

(杜俐佳 刘盼 胡静)

第五节 体 位

一、一般体位

2013年《呼吸机相关性肺炎诊断、预防和治疗指南》中提出,应抬高床头以降低VAP的发生率,尤其利于行肠内营养的患者,可以减少胃内容物的反流,但是床头抬高30°~45°患者难以耐受,也会增加护理难度。因此,对于机械通气的患儿应在保证患儿耐受、不影响医疗效果且不增加护理难度的条件下,抬高床头以提高患儿氧合,减少肠内营养患者出现反流和误吸。对于婴儿或新生儿可以采用"鸟巢式",以保持患儿处于正常体位(图39-5-1)。对于易滑下的患儿可使用三角枕以维持患儿体位(图39-5-2)。

二、体位引流

体位引流是指对分泌物的重力引流,多结合胸部物理治疗,例如气道雾化、肺部叩击等以帮助痰液排出体外。

儿童重症肺炎、ARDS、细菌感染等均容易导致气道分泌物增多、排痰能力减弱,可能引起肺不张、肺水肿、气道梗阻等。长期机械通气会造成气道纤毛运动减弱,不利于分泌物及时排出,成为撤机失败的重要原因,因此有效排痰极为重要。

(一)禁忌证

1. 颅内压>20mmHg,头颈部损伤。
2. 活动性出血伴血流动力学不稳定。
3. 近期脊柱外伤或手术、肋骨骨折、食管手术。

(二)体位引流方法

以X线胸片显示区域性阴影者采用区域引流法,引流方法如图39-5-3所示。

在引流时,可嘱患儿做间歇深呼吸后用力咳

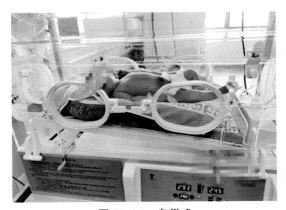

图39-5-1　鸟巢式

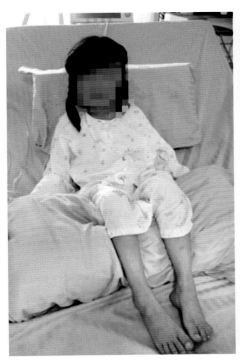
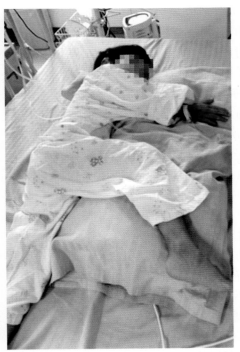

图39-5-2　三角枕用于维持特殊体位

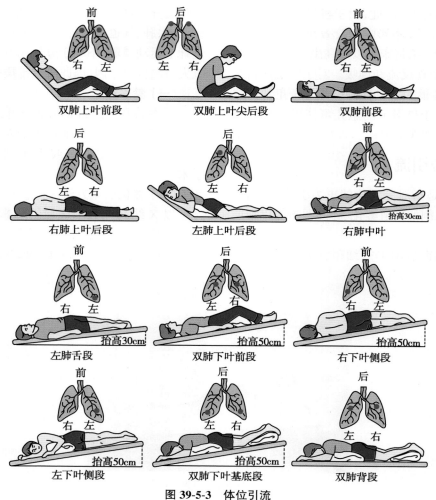

图 39-5-3　体位引流

嗽,由医护人员或家属轻拍患儿胸部或背部或使用机械振动器,使痰液松动,痰液易于排出。引流的频次及时间应根据患者 X 线检查、患儿耐受及血气报告增加或减少。

（三）特殊疾病的体位要求

颅内血液和脑脊液重力原因,头高位可使颅内压下降,所以存在颅内高压的患儿可采用头高位,但高位会使颅内灌注压下降,怀疑存在颅内灌注不足的患儿可将床头抬高 15°~30°,有利于颅内静脉回流,减轻脑水肿。

昏迷患儿取侧卧位,便于呼吸道分泌物排出,防止呕吐时窒息。

血流动力学不稳定的患儿,躯干上倾位会进一步减少静脉回流心脏,导致心输出量、血压和组织供氧不足。休克患儿的体位要求是中凹卧位,即头和躯干抬高 10°~20°,下肢抬高 20°~30°,呈 "V" 形,有利于保持气道通畅改善缺氧,又可增加回心血量及有效循环血量,同时减少双下肢

血液供应,优先保证心、脑等重要脏器的血液供应（图 39-5-4）。

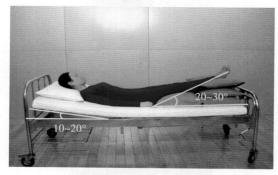

图 39-5-4　休克患者体位

头低脚高位（图 39-5-5）是一种不常用的特殊体位,常用于外科手术患者,下肢回流血液显著增多,右心负荷加重,腹内脏器及膈肌上移,胸腔容量减少,肺功能残气量减少。平卧位和头低脚高位不适合长期采用,在重症监护病房少

数情况如心肺复苏后早期、低血容量休克或颈内静脉置管时会用到,例如 Trendelenburg 体位。Trendelenburg 体位即患者处于仰卧位,并且取约45° 的头低足高位。采用这一体位的目的在于改善血压,使循环血容量得到重新分布,并且常用于腹部手术,将腹部器官推向胸部。

无卧位禁忌证的机械通气患者尽量采取半坐卧位,床头抬高 30°~45°,有利于减少 VAP 的发生。无论何种原因导致的长期卧床,其并发症如肺部感染、静脉血栓等都是常见的,其中,大约有20% 以上的长期卧床者会出现肺部感染,如不及时治疗会导致坠积性肺炎。床头抬高 30°~45°,可以使膈肌下降,胸腔扩大,潮气量增加,有利于卧床患者呼吸功能保持和恢复,使呼吸困难得到改善,预防和减少反流、吸入性肺炎的发生;对于留置胃管肠内营养的患者来说,还能够提高胃肠蠕动,减少食物反流,防止误吸发生;对于危重机械通气患者,床头抬高 30°,更是预防呼吸机相关性肺炎(VAP)的重要措施。

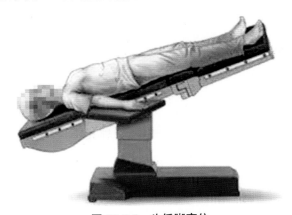

图 39-5-5　头低脚高位

三、俯卧位通气

俯卧位通气(prone position ventilation,PPV)是指在机械通气过程中协助患者采取俯卧位(prone position,PP),以改善患者氧合状态的一种治疗性的措施。2016 年的《急性呼吸窘迫综合征患者机械通气指南(试行)》指出,俯卧位通气通过体位改变增加 ARDS 患者肺组织背侧的通气,改善肺组织通气 / 血流及分流和氧合。此外,俯卧位通气还会使肺内胸腔压梯度趋于均一,改善肺组织的应力和应变分布,从而减轻 VALI 的发生。

(一)俯卧位通气的指征

仰卧位时,血流通过的重力依赖区的静水压

较高,更可能形成肺水肿。与此同时,非重力依赖区通气量最大,灌注较少。俯卧位时,血液重新分布到新的重力依赖区域,位于腹侧(胸骨侧)。血液从仰卧位时通气不良的区域流动到俯卧位时通气良好的区域,从而获得更好的 V/Q 比值。而体位改变时,部分关闭或塌陷的肺单元可以复张,灌注改善,从而改善 V/Q 比值,从而改善呼气肺容积、氧合和肺顺应性。多项研究及指南指出目前 PPV 主要用于治疗早期重度 ARDS 患者(PaO$_2$/FiO$_2$<100mmHg),尤其是 PEEP 水平>10cmH$_2$O 的患者,而随着病情进展,患者对 PPV 的反应降低。

对于俯卧位的治疗时间尚存在差异,2016 年韩国《急性呼吸窘迫综合征临床实践指南》推荐中、重度 ARDS 每日俯卧位至少持续 10h 以上。2016 年我国的《急性呼吸窘迫综合征患者机械通气指南(试行)》中建议重度 ARDS 患者联合保护性肺通气策略同时每日俯卧位需 12h 以上。儿童俯卧位通气的相关研究表明俯卧位通气时间应在 16h 以上。若患者耐受不佳,可将 16h 的治疗时间拆分为"8+8"两段完成。

一般认为,俯卧位通气可能使血流动力学紊乱,降低血压及减少心排血量。俯卧位通气的前提是稳定的循环、出入量平衡及无血管活性药的维持。但也有证据认为,俯卧位较仰卧位使血流动力学更趋向于稳态,可以增加心排血量,提高平均动脉压,减少心血管系统并发症。存在腹部问题的患者,如肝、肾功能异常及异常肥胖的患者,如果进行俯卧位通气,要严密监测腹部脏器灌注情况。

(二)禁忌证

1. 外伤后脊柱不稳定。
2. 未处理的面部外伤。
3. 存在或可疑颅内高压。
4. 严重的心律失常。
5. 休克。
6. 腹部开放伤或存在未解决的腹内高压。

(三)并发症

1. VAP。
2. 面部、角膜、骨盆、膝部压疮。
3. 心律失常。
4. 气管插管打折或脱出。
5. 非计划拔管。
6. 乳头压迫性溃疡或坏死。

7. 胫骨前缘压迫性溃疡。

8. 动静脉置管及各种导管脱落等。

虽然有些并发症在仰卧位时也会发生，但当体位发生改变时更应注意到其他一些严重的少见的并发症。

（四）俯卧位的实施方法

为保证患者安全，可适当使用镇静剂及肌松剂，俯卧位过程中加强对患者的监测。在为患者转换俯卧位时，应有 3~5 名专业的医护人员共同完成。先将患者平移至床一侧，然后将患者向床对侧翻转使患者俯卧。头偏向一侧，用头圈固定，双肩下垫软枕，骨盆下垫一大三角软枕，使腹部悬空，防止腹主动脉受压，双侧手臂向上伸直放于头两侧。整个过程保证气管导管、呼吸机管道、静脉导管及其他引流管通畅，严密监测患者的生命体征（图 39-5-6 所示流程）。

（五）俯卧位的护理

俯卧位使用存在禁忌证，同样也存在风险，还需要对效果进行评价。

1. 严密监测患者的生命体征，包括心率、呼吸、血压、SpO_2 等。当患者出现心率增快、SpO_2 降低或者血压变化时，应及时报告医生。

2. 俯卧位之前应禁食，防止反流误吸。

3. 气管导管应固定妥当，及时做好气道护理。

4. 各种管路防止扭曲、折叠，确保各路管道通畅。

5. 应加强对患者皮肤的保护，尤其是髋部、膝关节及踝关节等处，例如可以应用水胶体敷料、泡沫敷料等保护压疮高危部位。

6. 为防止颜面部水肿，可将头部适当抬高，以减少患者不适。

（六）俯卧位通气的效果评价

如果该患者无并发症发生，对俯卧位耐受良好且氧合有明显改善，动脉血气分析结果好转，复查胸片或 CT 发现肺部情况改善，呼吸机参数下调明显，呼吸力学参数改善等，均表示俯卧位通气对该患者效果明显，可继续俯卧位通气，并可以尝试延长俯卧位通气时间。

> 病例 1：患儿女，2 岁 7 个月，12kg。因"发热咳嗽 1 周，呼吸困难 1 天"入院。发热、咳嗽进行性加重，气促，吸气性凹陷明显，面色发绀，双肺可闻及粗湿啰音，HR 107 次 /min，心律齐，未闻及杂音，肝、脾肋下未触及。高流量吸氧送入 PICU，SpO_2 70%，BP 90/50mmHg，立即气管插管。初始参数：压力控制，RR 25 次 / min、FiO_2 70%、PIP 30cmH_2O、PEEP 11cmH_2O、Ti 0.62s，监测潮气量可维持 70ml。镇痛镇静下无人机对抗。插管半小时后查血气示：PaO_2 60mmHg、$PaCO_2$ 88mmHg；胸片示：两肺弥漫性渗出。诊断：重症肺炎，ARDS。

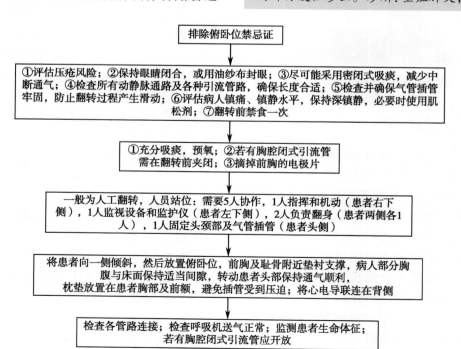

图 39-5-6　俯卧位的实施方法

问题 1： 呼吸治疗师提出可予以俯卧位通气，你认为可行吗？

该患儿 $PO_2/FiO_2=85$，诊断为重度 ARDS，PIP 30cmH$_2$O，PEEP 11cmH$_2$O 的高呼吸机参数下 PaO_2 仍不能维持，且 $PaCO_2$ 仍较高，存在俯卧位通气的指征。该患儿在镇静镇痛下无人机对抗，且血流动力学稳定，没有俯卧位禁忌证，可以予以俯卧位通气治疗。

问题 2： 该患儿俯卧位通气应持续多久？俯卧位通气治疗期间应注意哪些问题？

若该患儿对俯卧位耐受良好，每天持续时间可为 12h。不同患儿的俯卧位通气时间应该取决于患儿的耐受程度，若耐受良好可以达到 12h 以上，若耐受较不好，则可以第 1 次俯卧位时间较短，后续俯卧位通气治疗时间视耐受情况逐渐延长至每天大于 12h。在俯卧位通气过程中，应密切监测患儿心率、血压，注意镇痛镇静，避免非计划拔管、动静脉通路及各种管路脱落等不良事件发生。

问题 3： 该患儿俯卧位通气 2h 后 SpO$_2$ 90%。复查血气示 PaO$_2$ 88mmHg，PaCO$_2$ 60mmHg。呼吸机参数：压力控制，RR 25 次 /min，FiO$_2$ 60%，PIP 25cmH$_2$O，PEEP 10cmH$_2$O，Ti 0.62s，监测潮气量可维持 72ml。如何评价俯卧位通气对该患儿的效果？

患儿动脉血气分析结果明显改善，呼吸机参数下降，对俯卧位耐受良好，因此该患儿俯卧位通气效果良好。对于该患儿的俯卧位通气效果还可以对比俯卧位前后的胸片结果及呼吸力学参数如顺应性、气道阻力等有无改善。

【专家点评】

机械通气治疗中 - 重度、重度 ARDS 的患儿，俯卧位通气本质上可减轻肺不张，有助于分泌物的清除，同时可解除心脏重力对两肺下叶的压迫，因此有助于改善氧合、降低重症 ARDS 病死率。重度 ARDS 患儿对高 PaCO$_2$ 已耐受，因此允许性高碳酸血症可能是保护性通气策略不得已而为之。

病例 2：患儿女，3 个月，6kg。因"间断呕吐 1 周，呼吸困难半天伴惊厥 1 次"入院。患儿 1 周前出现呕吐，期间无发热，精神软，食欲缺乏，上午 9:00 患儿吃奶时呕吐 1 次伴呛咳，中午约 11:00 惊厥 1 次，表现为四肢小抽动，持续约 1 ~ 2min 后自行缓解，抽后出现呼吸困难，故至我院急诊治疗。入院后查体：T 38 ℃，P 140 次 /min，RR 50 次 /min，前囟隆起，心音有力，未闻及杂音，肺部可闻及粗湿啰音，肝肋下 2cm，颈有抵抗，克尼格征 (+)，布鲁辛斯基征 (+)，巴宾斯基征 (+)。血常规：WBC 20×10^9/L，N 80%，L 20%。脑脊液：外观微混，蛋白 (++)，WBC $1\ 500\times10^6$/L，N 60%，L 40%，糖 0.3mmol/L。

问题 1： 该患儿入院后行气管插管转至 ICU 继续治疗，你认为该患儿的体位应该是怎样的？

该患儿有呕吐、呛咳病史，应考虑有吸入性肺炎，插管后应床头抬高，但因患儿前囟隆起，是颅内压增高表现，床头抬高角度不应抬高，以免造成颅内灌注不足，应床头抬高约 15°~30°，既能减少 VAP 发生率，又有利于颅内静脉回流，减轻脑水肿。同时禁食胃肠减压，避免再次发生误吸。

问题 2： 护士在护理时发现，该患儿仅 3 个月，床头抬高后患儿会自行滑下，体位难保持，有什么解决办法？

对于较小患儿无法维持体位时，可以采用"鸟巢式"。用被子或布卷起来放置婴儿四周，可以有效维持婴儿体位。

【专家点评】

对于高颅压患儿，应采取适当抬高床头的体位，减少刺激，避免猛地转头、翻身等，这样既能减少高颅压对颅内灌注的影响，又能保持呼吸道通畅。对于昏迷的未能建立人工气道的患儿应保持侧卧位以保持气道开放。"鸟巢式"体位多用于新生儿，使新生儿有边界感和安全感，如今也多用于较小婴儿的体位保持。

（杜俐佳　刘　盼　胡　静）

第六节　声门下吸引

机械通气的患者在气管插管或气管切开后，人工气道的建立破坏了正常上呼吸道的功能，削弱了正常人的吞咽功能及咳嗽能力，导致上呼吸道分泌物增加，并且声门下区和气管导管气囊之间形成无效腔，上呼吸道分泌物可向下在声门下气囊上形成滞留，而滞留物是微生物良好的培养基，其含菌量可达 $10^8 \sim 10^{10}$ cfu/ml，增加 VAP 等相关并发症发生的概率。

由于吸痰管无法到达气囊上方、人体特定的生理弯曲及患者的耐受等原因，痰液在气囊上方积聚，导致分泌物无法排出。1995 年 Valles 等学者提出声门下气囊上滞留物吸引（subglottic secretion drainage，SSD）的方法来减少声门下分泌的积聚（图 39-6-1）。声门下气囊上滞留物吸引的方法包括持续声门下吸引（continuous aspiration of subglottic secretion，CASS）、间歇声门下吸引（intermittent aspiration of subglottic secretion，IASS）。大量研究显示，SSD 可以显著降低 VAP 的发生率，缩短机械通气时间和住院时间。2013 年中华医学会重症医学分会提出的 VAP 预防指南中提出，建立人工气道的患者应行声门下分泌物引流，声门下吸引的气管插管要求其内径大于 6.5mm，因此少见于儿童。

一、持续声门下吸引

持续声门下吸引是将负压吸引装置与气管导管上吸引管连接，采用恒定负压进行持续吸引。吸引负压范围在 −150∼−20mmHg 之间，其中以 −80∼−60mmHg 居多。目前国内尚未有相关指南对 CASS 进行规定，但有研究提出与 60∼80mmHg 负

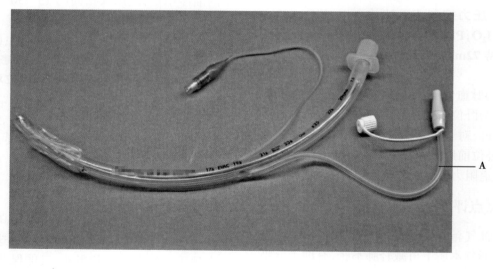

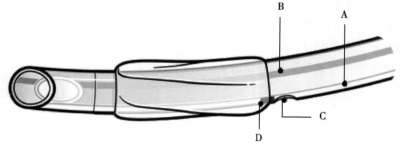

图 39-6-1　声门下吸引装置
声门下吸引装置是将负压吸引装置或空针与气管导管上吸引管连接
（A 为吸引管，B 为不透光条，C 为吸引孔，D 为气囊）。

压比较,声门下吸引采用22~24mmHg负压可降低气管插管患者VAP发生率、声门下滞留物隐血阳性率,减少呛咳、导管堵塞等并发症的发生,进而缩短住院时间。持续声门下吸引会造成对气道的损伤,轻则造成气管黏膜上皮细胞微量脱落、纤毛脱落、缺失、断裂等,重则出现大片气管黏膜上皮细胞纤毛脱落。

二、间歇声门下吸引

持续声门下吸引可以及时吸出呼吸道分泌物,但容易引起患者气道黏膜干燥、出血等不良反应,还会延长患者机械通气的时间及住ICU时间,因此有学者提出IASS的方式,保证在气道黏膜休息的基础上,可以有效预防VAP的发生。目前临床上大多推荐,即每2h间断进行声门下吸引,这样可有效减少声门下痰液等滞留物,同时降低细菌感染及VAP的发生率,显著改善患者呼吸力学指标。

IASS实施可采用10ml空针抽取或负压吸引装置。但对于IASS的压力及间歇时间国内仍未有统一规定,间歇吸引压力在-150~-45mmHg之间,常见压力为-80~-60mmHg之间,间歇时间为1~8h不等,但以2~4h居多;国外间歇声门下吸引的推荐压力为-150~-100mmHg。间歇负压吸引虽可有效预防气道黏膜的损伤,但是可能会因吸引量不足而使痰液积聚导致引流管的堵塞。当滞留物黏稠度较高时,可以进行气囊冲洗,每次冲洗前向气囊充气,使气囊压力保持在25cmH$_2$O以上,防止冲洗过程中冲洗液流入患者下呼吸道;然后自声门下引流管低压注入生理盐水约3~5ml,到声门下及气囊上方,30~60s后吸出,重复冲洗直至液体变澄清。冲洗结束后将注入气囊的气体放出,使气囊内部压力维持在20~25cmH$_2$O。

(杜俐佳　胡　静)

第七节　支气管肺泡灌洗术

一、概述

支气管肺泡灌洗术(bronchoalveolar lavage,BAL)是在纤维支气管镜基础上发展起来的一项技术。BAL是应用纤维支气管镜进行支气管肺泡灌洗,获取下呼吸道,主要是肺泡表面有效液体,进行炎症与免疫细胞及可溶性物质检查的方法。是一些下呼吸道疾病的诊断、评估及治疗的新途径。可分为诊断性灌洗和治疗性灌洗。

二、适应证

BAL可应用于各种原因(如感染性、免疫性及肿瘤性)引起的弥漫性实质性肺疾病(diffuse parenchyma lung disease,DPLD)或间质性肺疾病(interstitial lung disease,ILD)的诊断和鉴别诊断。协助排除免疫功能受损宿主机会性感染,还可为某些疾病如急性嗜酸细胞性肺炎及弥漫性肺出血的正确诊断提供线索。在某些情况下(如重症肺炎、肺蛋白沉积症),BAL可提供治疗。

三、禁忌证

BAL禁忌证即为纤维支气管镜禁忌证,无绝

对禁忌证。其相对禁忌证如下:

1. **心肺功能**　严重心肺功能减退者。
2. **严重心律失常**　心房、心室颤动及扑动,Ⅲ度房室传导阻滞者。
3. **血流动力学不稳定**　活动性大咯血者;严重的出血性疾病;凝血功能障碍;严重的肺动脉高压及可能诱发大咯血者等。
4. **一般情况**　严重营养不良,不能耐受手术者。
5. **高热**　持续高热而又急需行支气管镜术者,可将其体温降至38.5℃以下再行手术,以防高热惊厥。

四、设备与耗材

1. **设备**　主要应用纤维支气管镜、电子支气管镜或结合型支气管镜。根据操作者操作需求及已具备设备合理选择支气管镜类型及型号。
2. **吸引器**　负压吸引器。
3. **灌洗液收集器**　镀硅酮的玻璃、聚丙烯或塑料器皿等(图39-7-1)。
4. **常规药品**　灌洗液(37℃灭菌生理盐水)、2%利多卡因、内镜润滑剂等。

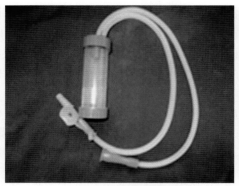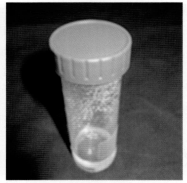

图 39-7-1　BAL 所用痰液收集器

5. 急救药物与设备　4℃生理盐水,肾上腺素,支气管舒张剂,止血药物(凝血酶、垂体后叶素等),糖皮质激素(静脉应用糖皮质激素、雾化应用布地奈德混悬液等)及利尿剂等。急救设备主要为氧气、吸引器、复苏气囊、不同型号的气管插管、脉搏血氧监护仪、除颤仪等。建议配备麻醉机或呼吸机等。

五、BAL 检查步骤

1. 术前评估及知情同意　术前常规检查血常规、凝血功能、乙型肝炎和丙型肝炎血清学指标、血型、肝肾功能、人类免疫缺陷病毒(HIV)、梅毒、胸部 X 线或胸部 CT、心电图等。完善术前评估后所有患儿都应签署知情同意书。

2. 术前准备　术前物品准备及患儿术前禁食,禁食时间据不同食物而异,常规牛奶、配方奶、淀粉类固态食物需禁食 6h,禁食超过 2h 需静脉输注含糖液体预防低血糖及脱水。

3. 麻醉与监护　BAL 检查时常使用局部表面麻醉及复合清醒镇静。给予 1% 或 2% 利多卡因喷雾或雾化吸入给药辅以静脉应用咪达唑仑或右美托咪定。术前可应用阿托品预防迷走神经相关心动过缓及减少气道分泌物,局部可应用 1~10 000 肾上腺素 1~2ml,减轻黏膜肿胀及出血。必要时可短暂使用丙泊酚增加镇静效果。BAL 时也可使用静脉复合全麻下的全身麻醉。

4. 连接纤维支气管镜及负压吸引　气管镜插入部直径 ≤3mm,用于各年龄组,3.5~4.0mm 适用于 1 岁以上各年龄段。

5. 操作步骤

(1)由患儿鼻腔或者气管插管连接管(有创机械通气患儿)轻柔进镜,将纤维支气管镜顶端紧密楔入段或亚段支气管开口处。对于灌洗最佳部位

的选择,总体原则为影像学上病变最突出的部位。对于局灶性病变患儿,常灌洗受累肺段。对于弥漫性病变者,最常灌洗右中叶或左肺上叶舌段,这些部位是患儿仰卧位时最易回收 BALF 位置。也可选择灌洗下叶的上端或前段。纤维支气管镜下支气管树图片见图 39-7-2~ 图 39-7-10。

(2)选定灌洗部位后,将支气管镜楔入亚段支气管开口,予以负压轻吸时观察到气道轻微塌陷,表明楔入位置良好。

(3)将支气管镜嵌顿于靶支气管后,经支气管镜工作孔道先后注入 37℃ 灭菌生理盐水[1ml/(kg·次),≤20ml/ 次,总量 ≤5~10ml/kg 后通过负压 100~200mmHg,选择的负压值以吸引时支气管腔不塌陷为宜],然后使用吸引器吸引获取支气管肺泡灌洗液(bronchoalveolar lavage fluid,BALF),留置于收集器中,每次灌洗液的回吸收率应该 ≥40%。

> 病例:患儿女,1 岁 8 个月。因"咳嗽、气喘 4 天"入院。4 天前患儿出现咳嗽,阵发性,有痰,稍气喘,无气促、青紫,无发热、呕吐、腹泻、抽搐、盗汗等症状,曾在当地医院给予相关药物治疗,具体用药不详,效果欠佳,遂来我院就诊,门诊拟"支气管肺炎"收入住院。患儿起病以来,精神、进食尚可,睡眠可,大便稍稀,小便正常。入院查体:T 37℃、HR 130 次 /min、RR 33 次 /min、体重 13kg。发育正常,神志清,咽红,颈软,气管居中,双肺呼吸音粗,可闻及哮鸣音、痰鸣音及细湿性啰音。心前区无隆起,无抬举样搏动,心界不扩大,心律齐,心前区未闻及病理性杂音。腹平软,肝脾未触及。入院胸片示:双肺渗出。诊断:支气管肺炎。入院后给予布地奈德雾化及相关抗生素治疗。

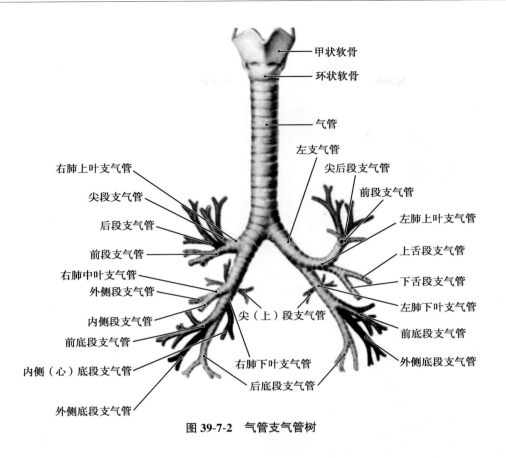

图 39-7-2　气管支气管树

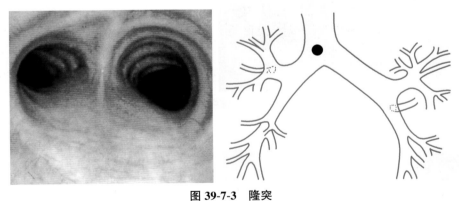

图 39-7-3　隆突

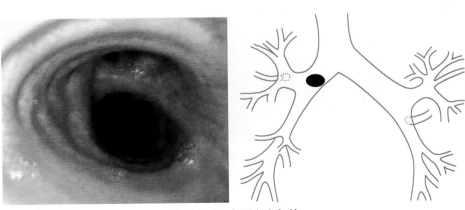

图 39-7-4　右侧主支气管

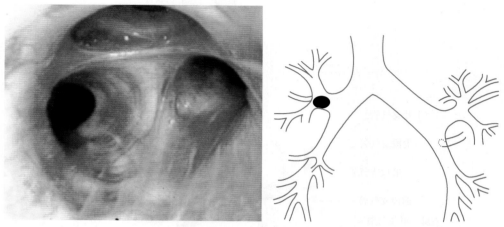

图 39-7-5 右肺上叶支气管

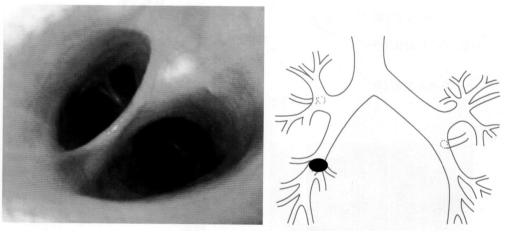

图 39-7-6 右肺中叶支气管

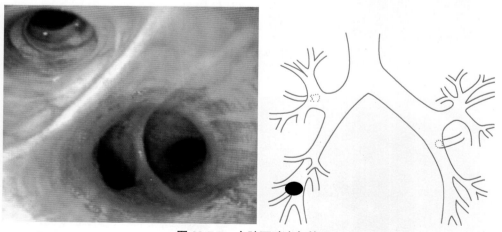

图 39-7-7 右肺下叶支气管

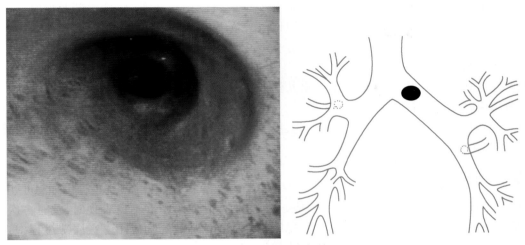

图 39-7-8　左侧主支气管

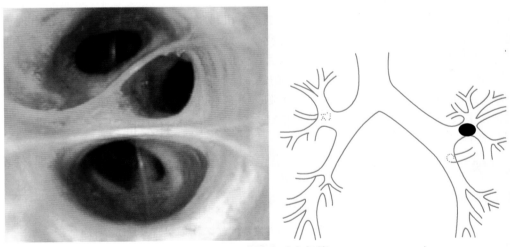

图 39-7-9　左肺上叶支气管

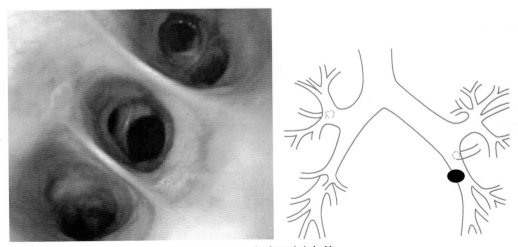

图 39-7-10　左肺下叶支气管

问题 1：该患儿入院后应采取什么体位？

患儿因肺炎入院，听诊双肺痰鸣音，双肺均有渗出，应将床头抬高 30°~45°，采取半坐卧位，可以改善患儿呼吸困难，预防和减少反流、吸入性肺炎的发生，减少 VAP 的发生率。

问题 2：床位护士将床头抬高后发现患儿经常滑下，难以保持体位，有什么解决方法吗？

可以将软枕放置于患儿腿下以支撑患儿，患儿身后放置三角枕使患儿保持半坐卧位。

【专家点评】

在摆放不同体位时，可以应用枕头、软垫、三角枕等帮助患儿保持体位，在体位摆放时警惕压疮发生，可以使用薄膜敷料、水胶体敷料、泡沫敷料等保护皮肤，在改变体位后注意患儿引流管、导尿管等管路的通畅及固定妥善。首次回收灌洗液多用于病原学检查如染色及培养，其余 BALF 混匀后离心沉渣用于细胞学分析，上清液用于生化及细胞因子分析。合格的 BALF 要求：中叶或舌叶回收量 40%~60% 以上，下叶或其他肺叶 30% 以上，无大气道分泌物，不混有血液，一般红细胞不超过 20%，上皮细胞 ≤3% 的标本合格。BAL 标本应尽快送检，之前于 4℃ 保存。

六、BAL 术中护理

护士应熟练掌握电子支气管镜检查的各个步骤，密切配合医师的各个步骤的操作。

（1）物品准备：包括局部及静脉麻醉用药、急救用药等，有创机械通气及气管切开患儿需准备延长管，协助操作医师连接支气管镜及负压装置后对镜子进行预处理，如支气管镜表面再次酒精消毒，盐酸丁卡因胶浆润滑内镜。

（2）患儿准备：确认术前禁食后，协助操作医师予以患儿镇静（方法如上）。患儿镇静后，协助调整患儿体位，患儿多为仰卧位，肩部略垫高，头部摆正。协助固定及消毒延长管端。

（3）护理配合：检查过程中如患儿出现咳嗽及体位改变等镇静不良表现时，及时再次予以局部及静脉麻醉药物应用。在灌洗过程中，协助灌洗液注入及负压吸引装置的压力调节。

（4）监护：术中时刻观察患儿生命体征，如血压、血氧饱和度及心率，如血氧波动时协助调整机械通气患儿呼吸机参数。如出现血氧饱和度持续 <90%、心率减慢、心律失常等及时告知操作医师。在支气管灌洗过程中需协助观察回收液的颜色，灌洗液性状及每次回收量，如有出血则予 1~10 000 肾上腺素止血。

七、并发症

BAL 常见并发症及临床表现、处理及预防如表 39-7-1 所示。

表 39-7-1　BAL 常见并发症的临床表现、处理及预防

并发症	临床表现	处理	预防
药物过敏	皮疹、皮肤瘙痒、胸闷、脉速而弱、面色苍白、血压降低	停药、应用肾上腺素、抗过敏药物及糖皮质激素	关注药物过敏史
缺氧或窒息	口唇稍微发绀或青灰、血氧饱和度降低	暂停操作、调整呼吸机参数及供氧力度	把控支气管镜术常见并发症
心律失常	心动过速或过缓，可能出现二联律、三联律，甚至心搏骤停	停止操作，处理心律失常	操作动作轻柔，及时解除缺氧
喉痉挛或支气管痉挛	呼吸困难、发绀、双肺广泛哮鸣音，正压通气时气道阻力急剧增高，潮气量减少，血氧饱和度下降，呼气末二氧化碳升高	调整呼吸机参数、加深麻醉、肾上腺素、糖皮质激素、支气管扩张剂	术前静脉或雾化吸入糖皮质激素和支气管舒张剂；术中充分麻醉；及时清除呼吸道分泌物
出血	因咯血量多少而已，大咯血时易引起窒息、休克甚至死亡	局部给予 4℃ 生理盐水、1~10 000 肾上腺素或凝血酶等。大量出血时，在局部和静脉使用止血药物、垂体后叶素同时立即将患儿患侧卧位，必要时气管插管保持气道、外科处理	平素鼻黏膜易出血者，经口进镜；对气道容易出血的疾病，术前做好出血预案

并发症	临床表现	处理	预防
感染、发热	大量灌洗、抗感染治疗不利、上气道病原带入下气道、免疫功能低下/不全的患儿发生率更高	依据发热的原因进行相应的处理	严格消毒流程、术中注意无菌操作
气胸、纵隔及皮下气肿	少量可自行吸收、吸氧有利于吸收。大量导致呼吸困难时需进行紧急排气	穿刺排气、必要时持续闭式引流	选择型号合适的支气管镜、操作时动作轻柔
肺部渗出增多	患儿氧合下降，呼吸机参数较前增加	检查结束后可以给予适当高PEEP促进液体吸收，肺复张以改善氧合	减少灌洗量
胸腔积液	少量可能自行吸收，无异常表现；大量则可能出现氧合下降，呼吸衰竭表现	肺部超声评估后大量胸腔积液及时穿刺引流	减少灌洗量

八、BAL 术后的注意事项

1. **术后护理** 监测患儿生命体征，警惕术后并发症的出现。关注患儿呼吸情况警惕喉痉挛等引起的呼吸窘迫，术后关注患儿咳嗽、咳痰情况，注意痰液性状，警惕出血，给予鼻导管吸氧0.5~1L/min 或高流量吸氧，心电监护。术后可雾化吸入糖皮质激素(如布地奈德混悬液 2ml/次，根据病情调整雾化次数)，必要时联合支气管舒张剂，以减少相关并发症的发生。

2. **术后注意事项** 术后 2h 禁食禁饮，2h 后可饮少量温凉水，若无呛咳则可进食温凉半流质、易消化食物。按规范的院内感染防控要求统一送内镜中心消毒纤维支气管镜，防止交叉感染。

支气管肺泡灌洗术操作流程见图 39-7-11。

九、纤维支气管镜清洗消毒

操作者应穿好隔离衣，戴好手套、口罩、帽子、面屏。

1. 纤维支气管镜使用后立即用湿纱布擦去外表污物，反复送水送气 10s。

2. 用流动水反复冲洗，用纱布反复擦洗镜身，将操作部清洗干净，用清洁毛刷彻底刷洗活检孔道，刷洗时必须两头见刷头，并洗净刷头上的污物，用气枪吹干孔道和镜身的水分。将取下的吸引器按钮和活检入口阀门用流动水刷洗干净并吹干。

3. **酶洗** 配制多酶液:1:(100~200) 配制酶液与水，混匀，用纱布反复擦洗镜身，将操作部清洗干净，用清洁毛刷彻底刷洗活检孔道，刷洗时必须两头见刷头，并洗净刷头上的污物，浸泡吸引器按钮和活检入口阀门。使用灌流器或注射器用多酶液冲洗检查通道，持续 30s。随后浸泡 10min。每洗一根镜子应更换多酶液。

4. **流动水冲洗** 用气枪吹干孔道酶液，在流动水下冲洗并擦拭镜身，用清洁毛刷彻底刷洗活检孔道，刷洗时必须两头见刷头，并洗净刷头。使用灌流器或注射器用清水冲洗检查通道，持续30s。用气枪吹干孔道和镜身的水分。将取下的吸引器按钮和活检入口阀门用流动水刷洗干净并吹干。

5. **消毒** 采用 2% 碱性戊二醛浸泡消毒。将内镜及附件置于消毒槽中，使用灌流器或注射器用戊二醛冲洗检查通道，持续 30s。完全浸泡20min，结核感染者使用后的纤维支气管镜应浸泡>45min。

6. **末洗** 更换无菌手套，向孔道内注入空气排出消毒液。在流动水下反复冲洗纤维支气管镜及其附件，用水枪冲洗孔道，用气枪吹干孔道水分，用纱布擦干镜身和附件水分。

7. **风干** 戴无菌手套，将纤维支气管镜放入风干柜，附件放入治疗碗，登记好消毒记录本。

十、全肺灌洗

1. **用物准备** 一根双腔支气管插管(图39-7-12) 或单肺封堵装置(图 39-7-13)、1 000ml生理盐水若干袋(37℃)、血气针若干、碳酸氢钠若干、超声机、纤维支气管镜。

2. **适应证**

(1)无活动性肺结核、肺大疱、心脏病或其他实质脏器疾病的各期尘肺煤工尘肺、肺尘埃沉着病、铸工尘肺、电焊工尘肺、水泥尘肺等各种无机

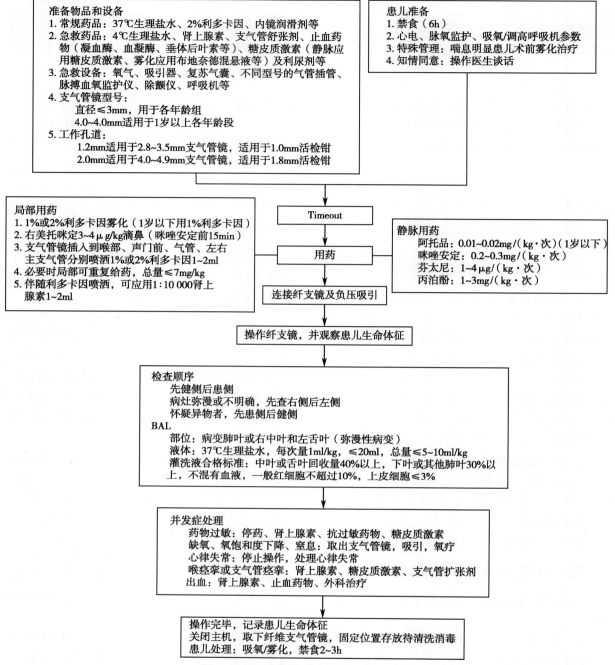

准备物品和设备
1. 常规药品：37℃生理盐水、2%利多卡因、内镜润滑剂等
2. 急救药品：4℃生理盐水、肾上腺素、支气管舒张剂、止血药物（凝血酶、血凝酶、垂体后叶素等）、糖皮质激素（静脉应用糖皮质激素、雾化应用布地奈德混悬液等）及利尿剂等
3. 急救设备：氧气、吸引器、复苏气囊、不同型号的气管插管、脉搏血氧监护仪、除颤仪、呼吸机等
4. 支气管镜型号：
　　　直径≤3mm，用于各年龄组
　　　4.0~4.0mm适用于1岁以上各年龄段
5. 工作孔道：
　　　1.2mm适用于2.8~3.5mm支气管镜，适用于1.0mm活检钳
　　　2.0mm适用于4.0~4.9mm支气管镜，适用于1.8mm活检钳

患儿准备
1. 禁食（6h）
2. 心电、脉氧监护、吸氧/调高呼吸机参数
3. 特殊管理：喘息明显患儿术前雾化治疗
4. 知情同意：操作医生谈话

局部用药
1. 1%或2%利多卡因雾化（1岁以下用1%利多卡因）
2. 右美托咪定3~4μg/kg滴鼻（咪唑安定前15min）
3. 支气管镜插入到喉部、声门前、气管、左右主支气管分别喷洒1%或2%利多卡因1~2ml
4. 必要时局部可重复给药，总量≤7mg/kg
5. 伴随利多卡因喷洒，可应用1:10 000肾上腺素1~2ml

Timeout

用药

连接纤支镜及负压吸引

静脉用药
　　阿托品：0.01~0.02mg/（kg·次）（1岁以下）
　　咪唑安定：0.2~0.3mg/（kg·次）
　　芬太尼：1~4μg/（kg·次）
　　丙泊酚：1~3mg/（kg·次）

操作纤支镜，并观察患儿生命体征

检查顺序
　　先健侧后患侧
　　病灶弥漫或不明确，先查右侧后左侧
　　怀疑异物者，先患侧后健侧
BAL
　　部位：病变肺叶或右中叶和左舌叶（弥漫性病变）
　　液体：37℃生理盐水，每次量1ml/kg，≤20ml，总量≤5~10ml/kg
　　灌洗液合格标准：中叶或舌叶回收量40%以上，下叶或其他肺叶30%以上，不混有血液，一般红细胞不超过10%，上皮细胞≤3%

并发症处理
　　药物过敏：停药、肾上腺素、抗过敏药物、糖皮质激素
　　缺氧、氧饱和度下降、窒息：取出支气管镜，吸引，氧疗
　　心律失常：停止操作，处理心律失常
　　喉痉挛或支气管痉挛：肾上腺素、糖皮质激素、支气管扩张剂
　　出血：肾上腺素、止血药物、外科治疗

操作完毕，记录患儿生命体征
　　关闭主机，取下纤维支气管镜，固定位置存放待清洗消毒
　　患儿处理：吸氧/雾化，禁食2~3h

图39-7-11　支气管肺泡灌洗术操作流程

粉尘所致的各期尘肺及肺内粉尘沉着症。

（2）肺泡蛋白沉积症。

（3）慢性非局限性化脓性支气管扩张症。

（4）慢性以痰栓阻塞为主的感染性支气管炎。

（5）吸入性肺炎（含吸入粉末或液体状异物的清除）。

（6）放射性粉尘吸入。

3. 禁忌证

（1）高龄合并老年病。

（2）合并有活动性肺结核。

（3）胸膜下直径大于2cm的肺大疱。

（4）重度肺功能低下。

（5）严重气管及支气管畸形，致使双腔支气管导管或封堵器不能就位者。

（6）合并心、脑、肝、肾等主要脏器严重疾病或功能障碍。

（7）凝血功能障碍。

（8）恶性肿瘤，或免疫功能低下。

整呼吸机参数,稳定后开始灌洗;④利用虹吸或是自然流出收集灌洗液,回收的流失量不超过200ml,灌洗应反复进行,直至洗出液完全清亮;⑤一侧肺灌洗结束后,复苏球囊手动大潮气量进行通气,进行肺复张,复张维持时间10s左右,连续进行6~8次肺复张;⑥接双肺通气半小时,复查血气稳定后再行另一侧肺灌洗。

5. 监测　灌洗过程中主要监测患儿血气、呼气末二氧化碳、血氧、心率、血压等生命体征,过程中可用超声代替胸片评估肺部情况,每小时测1次血气分析。

6. 注意事项　①反复确认双腔管位置是否正确,灌洗过程中密切观察患儿潮气量及血氧变化,若突发潮气量及血氧明显下降,及时停止灌洗重新检查插管位置,警惕并发症发生;②灌洗液一定要使用等渗生理盐水,温度不能超过37℃,也不能低于34℃,注意监测患儿体温,注意保温,维持患儿体温在正常范围内;③随时超声评估,胸水量过多应及时穿刺;④术中可选择较浅镇静,避免血压心率过低,但必须加强肌松,一旦患儿出现呛咳反应应及时静脉推注肌松剂。

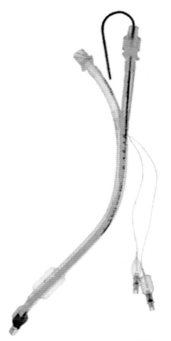

图 39-7-12　双腔支气管插管

4. 操作步骤　①放置双腔气管插管或单肺封堵装置后用纤维支气管镜定位;②双肺通气,纯氧10~15min排空肺内氮气;③进行单肺通气,观察患儿生命体征,复查血气,根据血气结果调

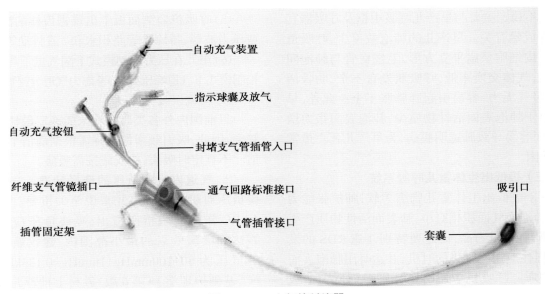

图 39-7-13　支气管封堵器

（杜俐佳　胡　静）

第八节　新生儿气道管理特点

一、呼吸系统

（一）正常新生儿呼吸系统

胎儿有微弱的呼吸运动,但呼吸处于抑制状态。出生时,由于本体感受器及皮肤温度感受器受刺激,反射性地兴奋了呼吸中枢,大多数新生儿开始时呼吸比较规则。胎儿肺泡中含有小量液体。因肺泡壁上液面的存在,第1次吸气所需胸腔负压可达 3.92kPa（29.4mmHg）,以后正常呼吸的维持则需要有足够的表面活性物质的存在。新生儿肋间肌薄弱,呼吸主要依靠膈肌的升降,若胸廓软弱,随吸气而凹陷,则通气效能低,在早产儿中能引起窒息。新生儿呼吸运动较浅表,但呼吸频率快（约 35~45 次）,故每分钟相对呼吸量不比成人低。出生前 2 周呼吸频率波动大,是新生儿的正常现象。

（二）早产儿呼吸系统

呼吸浅快不规则,约有 30%~40% 的早产儿呈现间歇性呼吸暂停及喂奶后暂时性青紫。其呼吸功能不稳定主要与早产儿呼吸中枢及呼吸器官未发育成熟有关。早产儿的肺泡数量少,呼吸道黏膜上皮细胞呈扁平立方形,毛细血管与肺泡间距较大,气体交换率低,呼吸肌发育不全,肋骨活动差,吸气无力,容易引起肺膨胀不全。此外,早产儿由于肺泡表面活性物质少,肺泡表面张力增加,因而容易导致肺透明膜病,为早产儿死亡最常见的原因。

（三）极低出生体重儿呼吸系统

由于极低出生体重儿胸廓柔软,肺扩张能力有限,肺泡换气面积相对小,肺表面活性物质产生不足,肺血管阻力高,因之要特别注意 RDS 的发生,宜抓住应用呼吸机的时机,并适时用肺泡表面活性物质。呼吸机应用时要特别考虑避免造成 BPD 的因素,即将氧浓度控制在最小范围,设定值要尽可能小,将可能由呼吸机造成的肺损伤减低到最小程度。

二、气道管理

氧疗（oxygen therapy）是呼吸治疗的重要组成部分,通过增加吸入氧浓度,提高肺泡氧分压,改善肺泡气体交换,从而提高动脉血氧分压和血氧饱和度,来保证组织的供氧,消除或减少缺氧对机体的不利影响。

（一）人工气道痰液吸引的管理

1. **最佳吸痰时机和指征**　由于吸痰过程的相关风险和对气管支气管黏膜的损伤,新生儿执行气道内吸引应基于对患儿临床状况的评估,而不应该作为机械通气时常规护理的一部分。当出现以下情况时考虑进行气道内吸引：

（1）人工气道内出现可见的分泌物或血液。

（2）双肺听诊湿啰音、痰鸣音或呼吸音降低。

（3）氧饱和度下降,或伴有二氧化碳潴留且怀疑是气道分泌物增多而引起。

（4）出现急性呼吸窘迫的表现,如呼吸频率增加、三凹征等,考虑为气道堵塞引起。

（5）呼吸机监测面板上出现锯齿样的流速和/或压力波形,排除是管路积水和/或抖动等引起。

（6）患儿在压力控制模式下潮气量下降或容量控制模式下气道峰压升高,考虑为气道分泌物引起。

（7）反流误吸。

目前国内外各类研究均未能确定最佳的吸引频率,因此,吸引频率的选择需根据病情个体化评估。不宜定时吸痰,应实施按需吸痰。

2. **气道内吸痰负压的选择标准**　合理的吸痰负压对机械通机患儿来说至关重要。2010 年 AARC 临床实践指南指出,吸痰负压应设定在能达到吸痰效果的最小范围内,建议新生儿吸痰负压为 80~100mmHg（1mmHg=0.133kPa）。我国《基础护理学》（第 6 版）教材上推荐儿童吸痰负压<300mmHg。本节对《2020 新生儿机械通气时气道内吸引操作指南》进行了归纳总结,见表 39-8-1。

表 39-8-1　《2020 新生儿机械通气时气道内吸引操作指南》建议

推荐项目	推荐意见	证据等级
吸引指征	不宜定时,应实施按需吸痰	B1
吸引禁忌证	气道内吸引无绝对禁忌证	D2
气道内吸引管型号选择	新生儿吸引管直径不应超过人工气道内径 1/2~2/3	C2
吸引前预充氧	预充氧不常规应用于吸引流程	D2
	若在吸引时出现氧饱和度下降,则立刻或在下次吸引前 30~60s 及吸引后 1min 于基础吸入氧浓度上增加 10%	B1
负压吸引压力	建议负压为 80~100mmHg	D2
吸引时间	尽可能在最短的时间内完成吸引过程	A1
	整个吸引时间限制在 10~15s 内,实施负压的时间不超过 5s	C2
重复吸引次数	最好 1~2 次完成吸引,避免超过 3 次以上重复吸引	D2
封闭式吸引	推荐使用封闭式吸引系统	B2
	推荐高氧浓度、高呼气末正压的患儿使用封闭式吸引系统	B2
	当患儿存在呼吸道传染时,建议使用封闭式吸引系统	D2
0.9% 氯化钠灌洗	不建议 0.9% 氯化钠溶液灌洗在气道内吸引时常规进行	C2
	仅在气道分泌物黏稠而常规治疗措施效果不佳时,才应注入生理盐会以促进排痰	D2
促进排痰相关措施	不推荐乙酰半胱氨酸、盐酸氨溴索、糜蛋白酶气道内灌洗协助排痰	D2
	不推荐吸引前常规进行胸部物理治疗,仅在痰液多、黏稠或出现肺不张时考虑使用,并在治疗期间稳定头部	D2
疼痛管理	建议使用"鸟巢式"减少早产儿气道内吸引操作时的疼痛	A1
吸引后监护	新生儿执行气道内吸引操作,应严密监测患儿生命体征、分泌物的性状、机械通气参数	D1
无菌操作	在整个吸引过程中,应使用无菌技术	B1
纤维支气管镜深部吸引	纤维支气管镜不宜常规应用于新生儿气道分泌物的清除,可用于常规吸痰效果不佳或有明显肺不张且高度怀疑时分泌物阻塞引起的患儿	D2

(二) 人工气道加热湿化标准

1. **最佳气道温湿度**　国外,AARC 认为有创通气患者均应行气道湿化,气道湿化在人工通气中的应用已得到广泛的重视,但最佳气道温湿度标准还未统一。美国国家标准学会(American National Standards Institute,ANSI)推荐绝对湿度 ≥30mg/L;2010 年 AARC 以绝对湿度 >30mg/L 作为气道湿化的基本要求,并且指出主动湿化时吸入气体到达 Y 接头处的绝对湿度为 33~44mg/L,温度为 34~41℃,相对湿度为 100%;被动湿化要求绝对湿度 ≥30mg/L。国内《机械通气临床应用指南》推荐不管采取何种湿化方式,均要求气管近端的温度为 37℃。相对湿度为 100%。这是最理想的状态。

2. **环境管理**　由于湿化器内的气体温度在到达入口处的过程中会受到环境温度的影响。需要正确设置环境的温湿度,对入口处的气体温度进行监测。

3. **预防感染**　做好 NICU 的消毒隔离,防止交叉感染。严格遵守无菌技术操作规程,采用规范的洗手方法;温湿度适宜,使用空气消毒设备,以减少空气中病原体对开放气道的污染。加强口腔护理,有效的口腔护理方法可以有效降低新生儿 VAP 的发生率。预防新生儿 VAP 的集束化策略见表 39-8-2。

表 39-8-2　预防新生儿 VAP 的集束化策略

预防新生儿 VAP 集束化的策略
手卫生
做呼吸道护理前后、接触呼吸管理物品以及做口腔护理前后都要做好细致的手卫生
处理冷凝水和触碰呼吸道、口腔分泌物时需要戴手套
气管插管操作
每次插管都需要使用新的无菌管道
确保插管过程中气管导管不要碰到床单或者环境中的其他物品
使用消毒过的喉镜
每次更换气管插管胶布或者更换体位时都应该由至少两位医护人员配合
吸痰操作
重新固定插管时、更换胶布时、吸痰时、更换体位时、拔管时、重新插管时都需要清理咽后壁的分泌物
应用密闭式吸痰系统
按需进行吸痰，并避免使用生理盐水稀释痰液
喂养
避免胃胀（避免推注喂养，每 4h 检查胃潴留，监测腹围）
应用相应的护理措施预防反流（体位护理）
体位
确保患儿体位是中位线，当耐受机械通气之后应给予侧卧位
保持床头尽可能抬高 15°~30°
对于胃食管反流新生儿尽可能抬高头部 30°
喂养后确保左侧卧位
口腔护理
插管后 24h 之内开始口腔护理
口腔护理的时机——1 次 /3~4h；在重新插管之前；在重置胃管之前
细菌容易增殖的区域例如舌头、口腔、唇部、气管插管及胃管都应该在做口腔护理的时候轻轻擦洗
口腔护理时应该评估口腔、舌头、唾液及气管插管、胃管的情况
应用水溶性的湿化剂或无菌水来保持的唇部和齿龈的健康，避免使用石蜡油或含有酒精成分的湿化剂
尽可能获得母亲的初乳进行口腔护理
呼吸道护理用物管理
使用单独的吸痰管、连接管等进行口腔和气道吸引
只有在密闭式系统有更换指征（例如污染时）时进行更换
每次使用完复苏囊都需要进行清洁消毒处理
保持复苏囊不要放在患儿床单位上，保持放在一个干净的、不密封的塑料袋里面
每次用完后，口腔吸引管道应该放置在清洁、不密封的塑料袋里面，不应该放在患儿暖箱里面
每 24h 更换口腔吸引管以及储存袋
用针筒吸引时应该即用即扔
每 2~4h 在更换体位前引流 1 次冷凝水
避免断开呼吸机管道进行操作，例如更换体位或者引流冷凝水的时候
如果呼吸机管道有可见的污染或机械通气功能不正常时可以考虑更换
应用双程可加热的呼吸机回路

4. **镇静在气道管理中的应用**　改善患儿的顺应性：NICU 的重症患儿中，各种病因导致的呼吸系统功能衰竭较为常见。对于机械通气患儿而言，各种导管刺激产生的不适、疼痛和疾病及对患儿的负面影响等因素，使患儿生理和精神的顺应性均较差，容易出现不同程度的紧张及恐惧等异常反应，从而引起躁动及人机对抗等症状；患儿额外呼吸肌做功增加了耗氧量，严重影响患儿的救治成功率。因此，在机械通气过程中，往往采用镇静治疗来改善患儿的顺应性。合适的镇静治

疗可以降低患儿的代谢速率，减少身体的耗氧量和需氧量，减轻各器官的代谢负担，改善预后的目的。

呼吸系统疾病是儿童特别是婴幼儿的主要死亡原因之一，随着呼吸支持技术如 CPAP、呼吸机等的应用，使得呼吸系统疾病抢救成功率明显提高，而气道管理对抢救的成功起着至关重要的作用。

（于　玲）

参考文献

1. 埃斯基纳斯. ICU 气道湿化精要. 詹庆元，李刚，主译. 北京：北京大学医学出版社，2014.
2. 王槐庭. 生理学. 3 版. 北京：人民卫生出版社，2015.
3. SHELLY M, SPENCER C. Airways: humidification and filtration functions. Humidification in the Intensive Care Unit, 2012: 11-14.
4. CERPA F, CÁCERES D, ROMERODAPUETO C, et al. Humidification on ventilated patients: heated humidifications or heat and moisture exchangers？ Open Respiratory Medicine Journal, 2015, 9: 104-111.
5. 王文超，张玉侠，顾莺，等. 气管切开术后气道湿化的护理进展. 护士进修杂志，2015, 30 (23): 2145-2148.
6. SHAWNA SL, RUBIN BK, DRESCHER GS, et al. AARC clinical practice guideline: effectiveness of non-pharmacologic airway clearance therapies in hospitalized patients. Respir Care, 2013, 58 (12): 2187-2193.
7. 王辰. 呼吸治疗教程. 北京：人民卫生出版社，2010.
8. PRYOR JA, WEBBER BA, HODSON ME. Effect of chest physiotherapy on oxygen saturation in patients with cystic fibrosis. Thorax, 1990, 45 (1): 77.
9. 邵肖梅，叶鸿瑁，丘小汕. 实用新生儿学. 5 版. 北京：人民卫生出版社，2019.
10. 张玉侠. 实用新生儿护理学手册. 北京：人民卫生出版社，2019.
11. 李小寒，尚少梅. 基础护理学. 6 版. 北京：人民卫生出版社，2017.
12. 黄益，唐军，史源，等. 2020 新生儿机械通气时气道内吸引操作指南. 中国当代儿科杂志，2020, 22 (06): 533-542.
13. 胡晓静，朱晓婷，郑如意，等. 基于证据的预防呼吸机相关性肺炎集束化策略在新生儿的临床应用. 中华新生儿科杂志，2018, 33 (05): 334-338.
14. CARTER EL, DUGUID A, ERCOLE A, et al. Strategies to prevent ventilation-associated pneumonia: the effect of cuff pressure monitoring techniques and tracheal tube type on aspiration of subglottic secretions: an in-vitro study. European Journal of Anaesthesiology, 2014, 31 (3): 166.
15. KALIL AC, METERSKY ML, KLOMPAS M, et al. Management of adults with hospital-acquired and ventilator-associated pneumonia: 2016 clinical practice guidelines by the infectious diseases society of america and the american thoracic society. Clinical Infectious Diseases, 2016, 63 (5): 575-582.

第四十章　呼吸机及相关设施管理

第一节　呼吸机消毒与保养

由于呼吸机的重要性及其结构功能的复杂性、精密性,日常的消毒和保养有着十分重要的作用,主要目的有感染控制、质量控制、提高运行效率、保证病人安全和延长使用寿命。呼吸机消毒与维护保养不仅可以延长呼吸机的使用寿命、预防不同的患者由于使用同一呼吸机导致交叉感染,还可以保证每次在紧急使用呼吸机时不会出现任何问题。呼吸机的硬件管理包括仪器的日常保养与维护及仪器硬件设备的消毒两部分。

按照与患者的连接方式分类,呼吸机分为无创呼吸机和有创呼吸机。呼吸机的基本结构包括主机、压缩机和后备电源等,呼吸机的附件主要有机械臂、湿化装置及管路等。

一、呼吸机硬件的消毒和保养

1. **空气过滤网**　空气过滤网可以过滤空气中的尘埃和微粒,保护呼吸机(图 40-1-1)。将过滤网从机器中取出,用清水洗净表面尘埃,晾干后放回原位。一般 48~72h 清洗 1 次,以防灰尘堆积造成细菌繁殖,无须常规消毒。

2. **呼出盒**　以 Servo 系列为例,呼出盒(图 40-1-2)可取下消毒,消毒方法:①用 75% 的乙醇溶液浸泡消毒 30min 即可取出,再用灭菌蒸馏水冲洗,但压力不可过大,水流速度不超过 10L/min,以免损坏其性能;自然晾干,切记勿用力甩干或烘干。②如果是特殊感染的患儿,应将呼出盒进行高压灭菌消毒,但经常性地高压灭菌可能将其使用期限缩短。

3. **湿化器**　电器加温部分和温控传感器探头金属部分。目前儿科主要使用的是 810 和 850 湿化器。湿化器包括加温基座、湿化灌、温度传感器探头等。加温部分用清洁的软湿擦布轻轻擦洗,不能用消毒液,以免影响加热功能和降低其感温的准确性。传感器属于精密元器件,消毒时尤

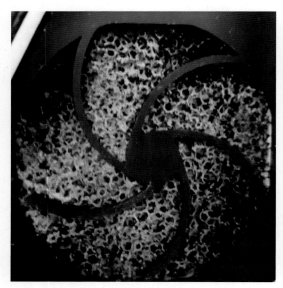
积灰空气过滤网

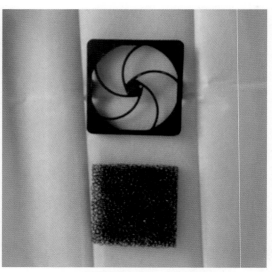
清洗后干净空气过滤网

图 40-1-1　空气过滤网

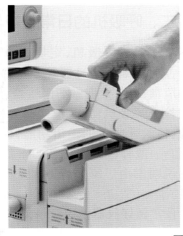
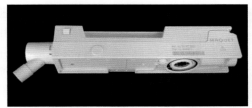

图 40-1-2　呼出盒

其需要轻柔,以免损坏。各种内置式流量、压力传感器需由厂家工程师定期清洁;外置式流量传感器极易损坏,不可自行用水冲洗或用消毒液浸泡,必须根据说明书进行清洁。

常见的流量传感器的消毒方法:

(1)Servo 系列呼吸机呼气端流量传感器:采用超声波原理来感知气流的变化,它置于呼出气体模块中,一般情况下不必对呼气封闭盒进行消毒,若需消毒,则需严格按照消毒流程进行,即拆除、浸泡(小于 35℃ 的清水或消毒剂)、干燥(自然晾干,不可吹干或用力甩干)、安装等。

(2)Evita 系列呼吸机呼气端流量传感器:放在酒精中浸泡 30min,晾干后使用。切不可用水冲洗,也不可以电吹风吹,同时避免撞击传感器,以免损坏金属丝。

(3)Galileo 呼吸机的外置式流量传感器:浸泡消毒时,将传感器前 30cm 的部分浸泡于戊二醛消毒液中,10~15min 后取出,将浸泡的部分放在清水中轻轻摇荡,去除残留的消毒液。消毒时注意防止消毒液进入测压管内,以避免使用时监测的数据存在偏差。

4. 呼吸机外壳　保持主机表面清洁,呼吸机的主机外壳和压缩泵的外壳,用清洁的软湿擦布轻轻擦净即可,每日 1 次或隔日 1 次。

5. 呼吸机管道　呼吸机管路包括管路、积水杯、湿化罐及 Y 形管等各个连接头,广义上还包括管路中的各种传感器。一般来说,管路、积水杯、湿化罐及各个连接头可常规消毒,但传感器属于精密元器件,消毒时尤其需要注意,以免损坏。

(1)一次性呼吸机管路:材质是聚氯乙烯,呼吸机管路仅在出现肉眼可见污染或功能障碍时予以更换,不影响患儿的预后效果,同时可明显降低管路更换频率,减少患儿经济负担和人力、物力资源的消耗。

(2)可重复呼吸机管路:材料是硅胶。送中心供应室统一消毒。呼吸机管路包括螺纹管、Y形接头、集水杯、管路弯头、其他湿化器等,最常用的是药物浸泡消毒法,此法无需特殊设备,适用于金属、橡胶、塑料类物品的消毒。消毒前先用清洗剂去除物品上的污物、血迹、痰痂和其他残留物,再将物品浸入配好的消毒液(一般为含氯消毒剂 500mg/L)中,根据消毒剂的使用说明浸泡。消毒时各连接部件都要断开,不能拉或折管道,管腔壁上不能留有气泡,以便充分消毒。浸泡 30min 后取出,用无菌蒸馏水冲洗干净,阴凉处晾干装进清洁袋内干燥保存备用。具体消毒流程见图 40-1-3。

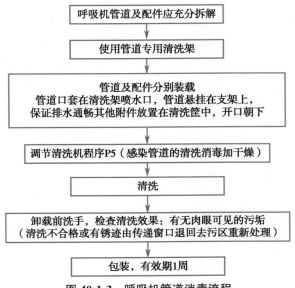

图 40-1-3　呼吸机管道消毒流程

6. 过滤器 过滤器是通过直接拦截(颗粒>1μm)、惯性冲撞(颗粒 1~0.3μm)、扩散拦截(颗粒<0.3μm)3 种过滤机制。过滤细菌与尘粒,防止呼吸回路系统内微生物的交叉污染,对患儿和医务人员的双向保护。切勿给过滤器添加水分,应每 24h 更换 1 次,被痰液污染或堵塞者应及时更换(图 40-1-4)。

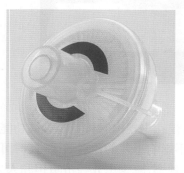

图 40-1-4 过滤器

二、呼吸机的日常维护与管理

专人保管呼吸机,定期检查、更换氧电池、活瓣、皮囊、细菌滤过器等零备件。保证各种管道的消毒备用,定期做细菌培养,处于备用状态。定期检查呼吸机功能,包括漏气检验,报警系统检验,检验呼吸机的输出功能,保证有效的功能使用。一般呼吸机工作 5 000h 后或根据呼吸机使用说明书由厂家进行 1 次全面保养及消耗品更换。

日常做好仪器使用记录,将各种维修、更换、校正记录详细备案,如记录维修的部位、误差或损坏程度、时间、更换零部件的名称、时间、数量等,以便核查。

(杨玉霞　胡　静)

第二节　呼吸机的开关机和自检

一、呼吸机的开机步骤

(一)连接呼吸机管道

呼吸机管道的连接顺序:进气口—吸气管—加热湿化器—吸气管(接患儿)呼气管道—出口。呼吸机与湿化器管道连接须正确(图 40-2-1)。

(二)连接墙式氧气源与空气源

墙式氧气源与空气源,气源压力 0.2~0.4MPa

(图 40-2-2)。如使用氧气钢瓶需更换氧气管道的接口,连接上后先打开氧气钢瓶的总开关(图 40-2-3)。氧气钢瓶需固定安放,每班观察氧气钢瓶压力,严禁瓶内气体用尽,压力小于 0.5MPa 时及时更换;氧气瓶与盛有易燃、易爆物质及氧化性气体的容器,与明火或普通电气设备的间距不应小于 10m;氧气钢瓶禁止敲击、碰撞;气瓶不得靠近热源,应防止暴晒。

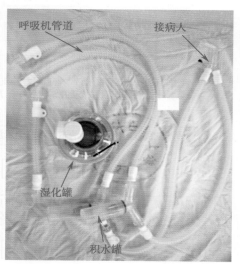

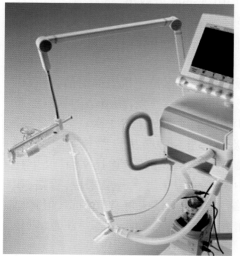

图 40-2-1 管道连接示意图

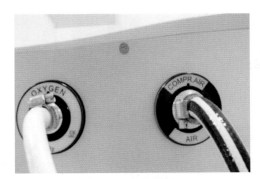

图 40-2-2　墙式氧气

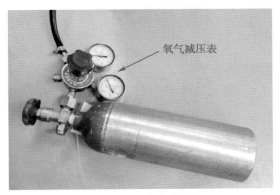

氧气减压表

图 40-2-3　氧气钢瓶

（三）连接湿化器管路

湿化器有单纯加热型及组合（电热丝）加热型湿化器。湿化器分水罐和底座两部分，水罐有一般水罐（可反复使用）及随弃式水罐，使用时均需加蒸馏水，加到刻度线（图 40-2-4），水位过高容易溢出至通气管路，水位过低会影响湿化加温效果。组合加热型湿化器在病人吸气支管路内穿入电热丝，起到辅助加温及减少管路内蒸发水积聚，该型加热器有两个设定数值，水管温度及患

儿气道近端温度。设定时一般要求患儿近端温度 35~37℃左右，水管温度比患儿近端气道温度低 2℃左右。湿化器及管路连接要正确（图 40-2-5）。

（四）连接电源（湿化器、主机）

有 2 个电源（呼吸机总电源、湿化器电源）。呼吸机自备电池作为备用电源，以 Sevro 系列呼吸机为例，最多可装 6 块电池，每块可用 50min，保证断电后的安全使用；建议通常至少使用 1 块电池作为呼吸机备用电源，呼吸机和主电源连接时，插入的电池模块自动充电。

（五）开机

打开呼吸机电源开关、湿化器开关，接模拟肺。

（六）呼吸机自检

呼吸机自检是上机前必须经过的安全监测，无法经过自检的呼吸机是不能使用的。如果自检不通过，需根据提示找出相应的问题并予以解决。

二、呼吸机的自检

将呼吸机连接至患儿之前，应在使用前检查一次，呼吸机应自动并强制性进行。使用前检查期间患儿使用的呼吸回路的容量应与通气期间使用的容量相同。当存在功能性故障时，切勿将呼吸机连接到患儿。当呼吸机处于操作状态时，切勿提起或断开呼气封闭盒；若有必要可在处于备用模式时提起封闭盒。如果在完成使用前检查后更改呼吸回路，则进行一次新的使用前检查或患儿回路测试。不同品牌呼吸机自检内容略有差异，这里以 Sevro 系列为例：

（一）呼吸机自检内容

1. 内部测试。

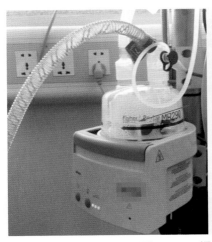

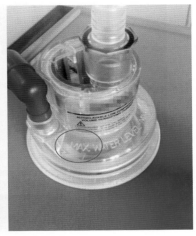

图 40-2-4　湿化器水位线

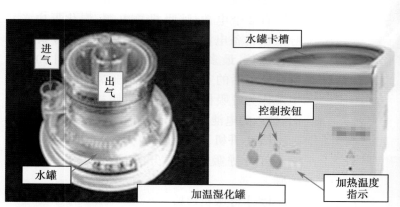

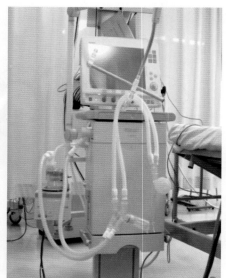

图 40-2-5 湿化器与呼吸机管路连接图

2. 气压计测试。

3. 气体供应测试。

4. 内部泄漏测试。

5. 压力传感器测试。

6. 安全阀测试。

7. O_2 传感器测试。

8. 流量传感器测试。

9. 电池切换测试。

10. 病人呼吸回路测试。

11. 报警状态测试。

（二）呼吸机自检方法

1. 启动呼吸机（图 40-2-6）。

2. 将呼吸机测试管路连接在吸入端和呼出端之间（图 40-2-7）。

3. 按照呼吸机自检程序提示进行操作，完成每项自检内容。

4. 自检通过，予以使用（图 40-2-8）。如果自检不通过，根据自检显示的故障予以处理，处理之后，重新自检。

三、呼吸机的关机步骤

1. 先进入"Standby"待机状态。

2. 关闭湿化器开关。

3. 断开湿化器电源。

4. 断开气源连接。

5. 断开呼吸机总电源。

相关关机流程见图 40-2-9。

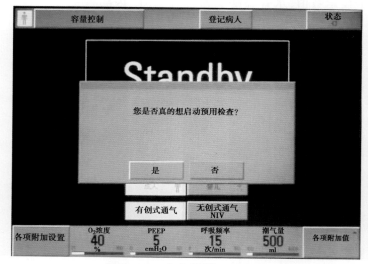

图 40-2-6 点击"是"开始自检

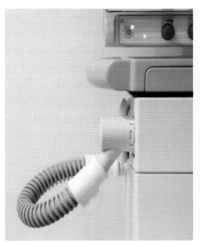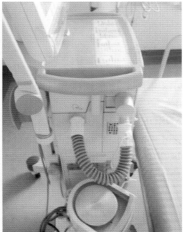

图 40-2-7　自检时管路连接

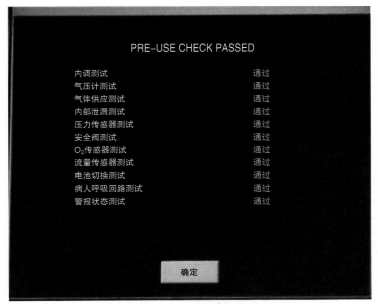

PRE-USE CHECK PASSED

内调测试	通过
气压计测试	通过
气体供应测试	通过
内部泄漏测试	通过
压力传感器测试	通过
安全阀测试	通过
O$_2$传感器测试	通过
流量传感器测试	通过
电池切换测试	通过
病人呼吸回路测试	通过
警报状态测试	通过

确定

图 40-2-8　自检通过（Sevro-i）

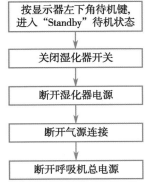

按显示器左下角待机键，
进入"Standby"待机状态

↓

关闭湿化器开关

↓

断开湿化器电源

↓

断开气源连接

↓

断开呼吸机总电源

图 40-2-9　呼吸机的关机流程

（杨玉霞　胡　静）

参考文献 ···

1. 施毅. 中国成人医院获得性肺炎与呼吸机相关性肺炎诊断和治疗指南 (2018 年版). 中华结核和呼吸杂志, 2018, 41 (4): 255-280.
2. KLOMPAS M, BRANSON R, EICHENWALD EC, et al. Strategies to prevent ventilator-associated pneumonia in acute care hospitals, 2014 update. Infect Control Hosp Epidemiol, 2014, 35 (8): 915-936.
3. LIM KP, KUO SW, KO WJ, et al. Efficacy of ventilator-associated pneumonia care bundle for prevention of ventilator-associated pneumonia in the surgical intensive care units of a medical center. J Microbiol Immunol Infect, 2015, 48 (3): 316-321.
4. 陆国平. 儿童急诊与重症医学临床技术. 上海 : 复旦大学出版社 , 2016: 401-404.
5. 余蔚旻. 浅析呼吸机的保养与维护. 中国医疗器械信息 , 2020, 26 (13): 180-182.

第四十一章 机械通气患儿的管理

第一节 机械通气患儿的数据记录

机械通气是 ICU 患者最常应用的急救技术，对机械通气患者进行实时正确的监护是极其重要的。正确有效的机械通气的记录可以规范机械通气治疗的护理观察内容和记录内容，而且对低年资护士在单独工作时起到指导作用。通过实时、客观、正确地记录呼吸机所反映的数据，可以减少护士主观判断病情，可以连续的体现患者的病情变化及治疗情况，确保患者安全的同时有助于连续性及个体化的护理。

一、呼吸机应用模块

（一）呼吸机通气模式

1. 有创呼吸机通气模式 容量控制、压力控制、PRVC、PS/CPAP、SIMV（VC）＋压力支持、SIMV（PC）＋压力支持、ASV、SPONT/CPAP 等。

2. 无创呼吸机通气模式 自主呼吸模式（S）、时间控制模式（T）、自主呼吸／时间控制自动切换模式（S/T）、持续气道正压通气模式（CPAP）、压力控制模式（PC）等。

（二）呼吸机参数

机械通气的数据记录因呼吸机类型、型号的不同而有所不同。但是监测记录的呼吸机参数大同小异，呼吸机参数的组成主要由容量、压力、流速、时间、吸氧浓度及触发灵敏度等组成（表 41-1-1）。

表 41-1-1　呼吸机参数组成

参数	设定	监测	报警
容量	潮气量、叹息	呼气潮气量	
压力	气道压力、呼气末正压	气道峰压、平均气道压	高、低气道压
流速	吸气流速、分钟通气量	流速波形	高、低分钟通气量
时间	呼吸频率、吸气时间、屏气时间	呼吸频率	呼吸频率
其他	吸氧浓度、触发灵敏度		

二、呼吸机监测模块

（一）呼吸机的监测内容

包括呼吸机各项指标数值：吸入氧浓度、吸气时间、呼吸频率、呼气潮气量、气道平均压、呼气末正压、控制压力、支持压力、流速波形等。

（二）患儿监测内容

监测患儿生命体征，听诊呼吸音、观察呼吸机与患儿的人机配合情况。按需吸痰，吸痰时选择智能模式。另外，需观察患儿血气情况，及时通知医生，医生根据患儿血气结果调节呼吸机参数。

三、报警模块

呼吸机报警模块包括：高、低气道压报警；高、低分钟通气量报警；呼吸频率报警等。报警设置如下：

（一）分钟通气量

高限为大于目标或设置分钟通气量的 10%~15%；低限为小于目标或设置分钟通气量的 10%~15%。

（二）呼吸频率

高限为大于目标或设置呼吸频率的 10%~15%；低限为小于目标或设置呼吸频率的 10%~15%。

（三）潮气量

高限为大于目标或设置潮气量的 10%~15%；低限为小于目标或设置潮气量的 10%~15%。

（四）气道峰压

高限较平均气道压高 $10cmH_2O$；低限较平均气道压低 $5\sim10cmH_2O$。

（五）低 PEEP/CPAP

较设置 PEEP 或 CPAP 低 $3\sim5cmH_2O$。

（六）FiO_2

为设置 FiO_2 上下 5%。

四、机械通气患者监护记录表单示例

近年来，随着人工智能技术和信息技术的迅速发展，将护理记录电脑终端和呼吸机相连接，护理记录单端可自动摄取和储存呼吸机数据，不再需要护士每小时记录，大大提高了护士临床工作效率和记录的准确性，提高了临床工作的质量和水平。

（一）危重护理记录单

危重护理记录单见图 41-1-1。

（二）无创呼吸机记录

无创呼吸机需记录（图 41-1-2）：吸气相正压、呼气相正压、呼吸频率、吸气时间、吸入氧流量、氧浓度等。

（三）有创常频呼吸机记录

有创常频呼吸机需记录（图 41-1-3）：通气模式、吸入氧浓度、吸气时间、呼吸频率、呼气潮气量、气道平均压、呼气末正压、控制压力、支持压力等。

国家儿童医学中心 复旦大学附属儿科医院 重症医学科 危重护理记录单　　第　　页

日期：	床号：		时间							
姓名：	住院号：	生命体征	Temp							
诊断：	术后天数：	生命体征	HR							
导管情况		生命体征	呼吸							
□气管插管　经 口/鼻		生命体征	NBP/ABP							
长度：　口径：　插管位置：		生命体征	SPO_2							
气囊（有/无）　气囊压力		生命体征	CVP/ETCO2							
呼吸机型号：			神志/面色							
□鼻氧管　□面罩　□头罩			体位/气垫床							
□胃管　□胃肠减压　□鼻肠管			通气模式							
□CVC（部位：　外露：　）		机械通气	Fio_2/Ti							
CVC评估要点：穿刺点：完好/渗血/渗液；		机械通气	VTE/呼吸频率							
管道：通畅/堵塞/无回血但通畅		机械通气	平均气道压MAP							
护理（更换敷料/更换三通）		机械通气	PEEP/PIP							
□有创动脉监测		机械通气	ΔP/振幅							
□外周留置针　□血透管			痰（色质）							
□胸腔闭式引流			镇静/疼痛							
□负压球　□负压封闭引流（VSD）		入液量	A							
□导尿管　□其他：		入液量	B							
镇静评分量表　□Ramsay		入液量	C							
疼痛评分：□Flacc量表　□ 脸谱量表		入液量	D							
□ 数字模拟量表		入液量	E							
体位与皮肤		入量累计								
□q1h翻身		出量	尿量/便							
□去枕平卧（时间：　）		出量	引流量							
□头部制动 □其他：		出量累计								
□红　□破损　□湿疹		平衡量								
□生理盐水雾化　□哮喘雾化　□雾化		护理措施								
备注		特殊治疗								
		特殊治疗								
		签名								

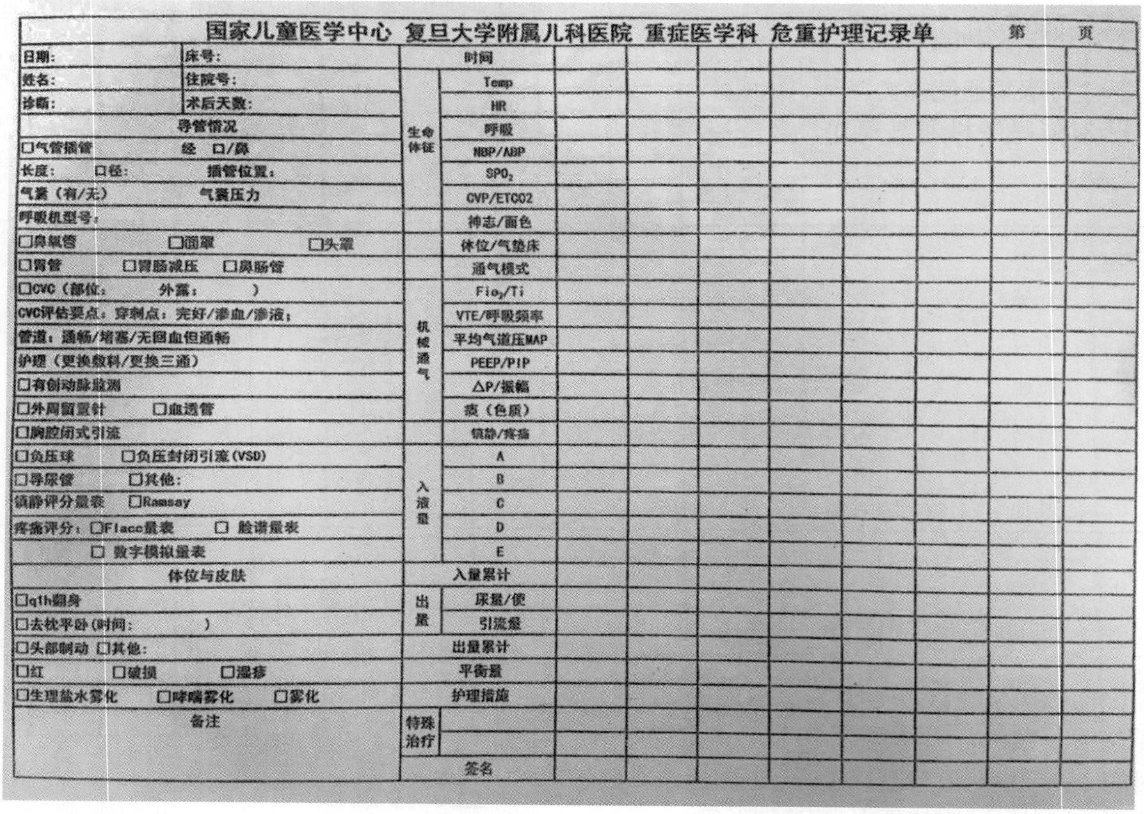

图 41-1-1　某三级儿童专科医院危重护理记录单

诊断：1. 呼吸衰竭 2. 重症肺炎 3. 发育迟滞
导管情况：①氧气管：外露 置管1天；②外周静脉置管针：- 置管1天；③胃管：胃 置管1天；

	时间	08:00	09:00	10:00	11:00	12:00	13:00	14:00	15:00	16:00	17:00
生命体征	Temp			37.2				36.7			
	HR	134	138	153	140	138	139	143	154	138	146
	呼吸	24	31	44	27	30	32	29	46	27	42
	ABP										
	NBP	110/46		92/65				99/60			
	SPO2	99	99	99	95	96	98	96	95	95	98
	CVP										
	脑压监测										
一般情况	神志	睡	清醒	清醒	清醒	清醒	睡	睡	清醒	清醒	清醒
	体位	左侧卧位	仰卧位	右侧卧位	左侧卧位	仰卧位	右侧卧位	左侧卧位	仰卧位	左侧卧位	仰卧位
	镇静评分			3				3			3
	疼痛评分			0							
呼吸监测	通气模式	空氧混合	空氧混合	空氧混合	空氧混合	空氧混合	空氧混合	空氧混合	空氧混合	空氧混合	空氧混合
	Fio2	60	60	60	60	60	60	60	60	60	60
	氧流量	8	8	8	8	8	8	8	8	8	8
	Ti										
	呼吸频率										
	VTE										
	平均气道压MAP										
	PEEP										
	PC above PEEP										
	潮气量（设定）										
	振幅										
	震动频率（Hz）										
	痰（色质）	白/粘		白/粘		白/粘		白/粘		白/粘	
入量	静脉用药	40	37.9	66.6	43.3	27	47.9	25	25	25	25
	口服鼻饲				5			30			

图 41-1-2　无创呼吸机记录

诊断：1. 急性呼吸衰竭 2. 化疗后骨髓抑制 3. 脐毒血症 4. 急性髓系白血病 5. 重症肺炎 6. 多脏器损伤
导管情况：①气管插管：经口 内置18cm 置管2天；②引流管：尿道 置管2天；③外周静脉留置针：留置管2天；④动脉置管：左桡动脉 置管2天；⑤CVC导管：右腘股沟 外露 置管2天；⑥ECMO导管：- 内置10cm 内置18cm 置管2天；⑦鼻胃管：鼻胃 置管2天；

	时间	08:00	09:00	09:30	09:45	10:00	10:15	10:30	11:00	11:15	11:30
生命体征	Temp			36.5	36.5	36.5	36.5	36.5	36.5	36.4	36.5
	HR	104	100	155	132	130	122	126	104	128	120
	呼吸	16	16	17	17	17	16	13	15	26	20
	ABP	121/83	70/55	117/86	78/63	76/61	94/74	93/70	76/56	106/67	120/79
	NBP										
	SPO2	99	99	99	99	99	99	99	99	99	99
	CVP										
	脑压监测										
一般情况	神志	镇静	镇静	镇静	镇静	镇静	镇静	镇静	镇静	镇静	镇静
	体位	左侧卧位	右侧卧位	右侧卧位	右侧卧位	仰卧位	仰卧位	仰卧位	左侧卧位	左侧卧位	左侧卧位
	镇静评分		4								
	疼痛评分		0								
呼吸监测	通气模式	PC	PC	PC	PC	PC	PC	PC	PC	PC	PC
	Fio2	50	50	50	50	50	50	50	50	50	50
	氧流量										
	Ti	1.01	1.01	1.01	1.01	1.01	1.01	1.01	1.01	1.01	1.01
	呼吸频率	17	17	17	17	17	17	17	17	17	17
	VTE	184	156	172	170	172	176	175	166	182	182
	平均气道压MAP	21	21	21	21	21	21	21	21	21	21
	PEEP	12	12	12	12	12	12	12	12	12	12
	PC above PEEP	13	13	13	13	13	13	13	13	13	13
	潮气量（设定）										
	振幅										
	震动频率（Hz）										
	痰（色质）		白/粘						白/粘		
入量	静脉用药	51.1	95.5			203.5			339.4		

图 41-1-3　有创常频呼吸机记录

(四) 有创高频呼吸机记录

有创高频呼吸机需记录(图 41-1-4)：平均气道压(mPaw)、呼吸频率(Hz)、振幅(ΔP)、吸呼时间比和 FiO_2 等。

| 诊断 | 1.先天性支气管发育不全 2.呼吸心跳骤停 3.呼吸衰竭 4.重症肺炎 |
| 导管情况 | ①气管插管：经口 内置11.5cm 置管15天；②导尿管：尿道 置管15天；③CVC导管：右腹股沟 外露 置管15天；④鼻胃管：鼻胃 置管15天； |

	时间	08:00	09:00	10:00	11:00	12:00	13:00	14:00	15:00	16:00	17:00
生命体征	Temp			37				35.8			
	HR	159	162	166	164	159	160	147	151	154	154
	呼吸	20	22	21	20	22	23	36	40	38	29
	ABP										
	NBP	92/50	100/62	94/49	97/57	91/38	96/48	95/44	104/59	94/59	100/56
	SPO2	92	92	91	90	92	90	87	92	93	90
	CVP										
	脑压监测										
一般情况	神志	镇静	镇静	镇静	镇静	镇静	镇静	镇静	镇静	镇静	镇静
	体位	右侧卧位	左侧卧位	仰卧位	右侧卧位	左侧卧位	俯卧位	俯卧位	俯卧位	俯卧位	俯卧位
	镇静评分		3				3				3
	疼痛评分		0								
呼吸监测	通气模式	HFO	HFO	HFO	HFO	HFO	HFO	HFO	HFO	HFO	HFO
	Fio2	100	100	100	100	100	100	100	100	100	100
	氧流量										
	Ti	0.33	0.33	0.33	0.33	0.33	0.33	0.33	0.33	0.33	0.33
	呼吸频率										
	VTE										
	平均气道压MAP	18.9	19.4	18.9	19.6	18.9	19.1	19.2	19.2	19.2	19.3
	PEEP										
	PC above PEEP										
	潮气量（设定）										
	振幅	71	71	70	70	71	71	70	71	70	71
	震动频率（Hz）	7.5	7.5	7.5	7.5	7.5	7.5	7.5	7.5	7.5	7.5
	痰（色质）	白/粘	白/粘			白/粘	白/粘		白/粘	白/粘	
入	静脉用药	24.9	48.9	67.4	36.4	45.8	27.5	24.3	32.5	26.1	77.0

图 41-1-4　有创高频呼吸机记录

（王文超　胡　静）

第二节　机械通气管理

机械通气是危重患儿抢救的重要措施,规范合理的机械通气护理能确保和提高机械通气的疗效,在最大程度上预防并发症的发生,缩短机械通气的时间,降低呼吸机相关肺损伤和感染的发生。

一、气管插管护理

（一）插管固定

口插管和鼻插管用胶布妥善固定,每日擦洗面部后更换胶布1次,防止脱落。若被唾液、汗液打湿,引起胶布松脱,应重新固定。每次洗脸后需观察胶布固定情况,若有松脱也应重新更换胶布。做好插管刻度标记(红色记号笔标注)和记录,每班进行评估。

（二）患儿配合

如患儿配合差,必须予以肢体约束,防止意外拔管。在给患儿变换体位时,可以用手托住管道,防止拉出。

（三）保持清洁

保持口、鼻腔清洁,用氯己定口腔护理,每天2次。

（四）气道湿化

根据新的指南要求,吸痰无须常规进行气道滴注湿化,对痰液特别黏稠的可经气道滴注适量的生理盐水湿化液(1~2ml),防止黏稠的分泌物结痂,使吸入气体湿度达到60%~70%,以维持纤毛活动的生理要求。可根据痰液分级进行湿化。

（五）评估

评估患儿的血氧饱和度、按需吸痰、吸痰前后应给予短暂的100%氧气吸入再逐渐调回原吸入浓度,吸痰动作要求快而轻柔,旋转提出,操作时间<15s。

二、管道系统的护理

1. 注意管道及积水杯于患儿头部,积水杯应置于管道最低点,防止管道内积液倒流入呼吸道。

2. 搬动患儿,切记应防止气管套管扭曲。

3. 注意管道位置随患儿体位变换,防止过伸、过曲和牵拉管道,造成松脱。可以把管道用橡皮筋等固定在患儿床旁的床单上或扶手上。

4. 出、送气管道内积水过多,增加气道阻力,应及时倾倒,保持气道通畅。倾倒时应倒在指定的容器内而不能随意倒在地上。

5. 管道安装时要注意有否破损、裂开、漏气。

6. 保持管道的密闭,每次打开各接口均需拧紧,尤其需拧紧积水杯。

三、呼吸机相关肺炎的预防及护理

相关内容参见第二十章第二节。

四、患儿观察要点

1. 观察患儿面色、心率、脉搏、呼吸、血氧饱和度。

2. 观察患儿有无憋喘和痰鸣音,并注意痰液的性质、色泽和量。

3. 观察人工气道的位置。有无滑出,管道连接是否完好,是否漏气。

4. 观察呼吸机的工作状态,有无异常报警。

5. 观察患儿有无皮下气肿、气胸、感染等并发症。

五、呼吸机硬件的护理

1. 每班需检查氧气压力及压缩气体供应是否充足,一般氧气压力表<5kPa需及时更换氧气筒;检查气体供应管道连接稳固情况。

2. 使用呼吸机时,在基本参数调节好后,参数调整应按医生指示,每班检查并做好记录。

3. 机械通气时要求进入气道内的气体温度达到37℃,相对湿度100%,美国呼吸治疗协会临床实践指南(2012)建议到达患儿吸气近端温度37~37.5℃。常用的湿化器810和850型。810型为普及型加温湿化器,不带加热导丝;850型内附加热导丝;加热导丝保证管道两端温度一致。

810型根据调节亮灯数来控制温度,与吸气流量(应>5L/min)、室温、选用管道相关。一般亮1盏灯表示湿化罐的水加温到45℃;亮2盏灯表示湿化罐的水加温到60℃;亮3盏灯表示湿化罐的水加温到70℃。一般室温下管道每1cm深度降低0.1℃,冬天更低;810型目前推荐用于无创通气;850型有无创和有创模式选择,无创自动设定37℃,有创自动设定37.5℃。

4. 根据患儿分泌物的黏稠度来调节所需的湿化程度。

5. 湿化器每天应更换无菌蒸馏水,避免结晶物沉淀损害蒸发器。注意定期检查调温器的性能。

6. 每天清洗呼吸机滤网。

7. 呼吸机充电状态下,定时检测随时备用。

8. 使用完后,机身用清水擦拭。

六、常见报警与处理

(一)气道压报警

1. **压力上升**　见于气道内阻力上升、分泌物阻塞、支气管痉挛、气胸、管道扭曲、管中水蒸气聚集。

2. **压力下降**　见于螺旋管扭曲、管路漏气。

(二)通气量报警

1. **通气量升高**　表现为患儿病情变化、呼吸次数增加、躁动和过度换气所致。

2. **通气量下降**　呼吸机管道某处漏气、气管插管与呼吸机脱离、湿化器加水后松动漏气、螺旋管内阻力大、患儿憋气。

(三)氧浓度报警

可能原因有氧气接头松脱、氧电极故障。

(王文超　胡　静)

第三节　机械通气患者的心理护理

机械通气是ICU最常使用的治疗手段,ICU患者经常会接受非常复杂的呼吸管理。在机械通气治疗的过程中,患者首先会感受到机械通气给身体上造成的不舒适的感觉,另外患者在陌生的环境中产生的分离性焦虑、恐惧、沟通障碍等负性情绪都会导致机体处于持续的应急状态,若不及时调节、控制,不仅加重患者病情,还妨碍治疗、护理工作的开展。因此,了解机械通气患者的心理特点,及时调整控制患者心态,制订有效的护理计划,对患者疾病的发展及预后是十分有意义的。

一、机械通气患者的心理特点

(一)紧张、焦虑

这是机械通气患者最常见的心理特点,调查

表明有 90%~98% 的机械通气患者存在上述心理
问题。尤其是儿童，其在陌生的环境中，缺少家属
的陪伴，易产生分离性焦虑。患儿哭吵加剧影响
治疗效果，对患儿预后也会产生一定的影响。

（二）不安全感、害怕、恐惧

儿童进入陌生环境，ICU 内各种仪器设备的
警报铃声，ICU 内随时出现的抢救、患儿对医护人
员的不信任等都可以使患儿产生不安全感。年龄
幼小的儿童可能无法感知死亡的存在，但是年龄
大的患儿可以感受到死亡的威胁从而产生恐惧，
甚至不敢入睡，唯恐在睡眠中死去。另外，呼吸机
依赖的患儿对撤机也存在恐惧感。调查表明，在
呼吸机依赖的患儿中，认为只有呼吸机才能维持
呼吸平稳，对撤机产生恐惧者占 90%。撤机失败
的患儿可能因为撤机不成功而失去信心，不敢再
次撤机。

（三）孤独、社交孤立

呼吸支持的患儿长期在呼吸机支持的状态
下，远离家属的陪伴，人工气道的建立使患儿失去
与外界进行交流的能力，面对陌生的医疗环境，患
儿极易产生孤独感。

（四）类创伤后应激综合征

机械通气的患儿会使用一定剂量的镇静药
物，有研究显示，当患儿在清醒时越熟悉周围的
环境，其拔管后获得类创伤后应激综合征（PTSD-
like symptoms）的机会则越小。

二、机械通气患者的心理评估

（一）心理评估应遵循的原则

对于儿童的心理评估应遵循发展性、客观性、
审慎、综合性及保密性原则。

1. 发展性原则 儿童是发展性个体，即便是
危重症儿童，其评估的结果也不是一成不变的，应
当用发展的眼光评估患儿。

2. 客观性原则 应采取科学的方法进行测
量，严格按照评估量表的要求进行评估。

3. 审慎原则 对进行评估及评估的结果的
使用都应持审慎的态度。心理评估的结果是建立
在评估量表的基础上，而评估量表的结果受主观
和客观的偶然影响，并非能够完全反映儿童的心
理情况。应当在全面采集患儿信息的基础上对患
儿进行全面的评估。

4. 综合性原则 对儿童心理状态的评估应
综合各个方面、涉及智力、情感、社会性、家庭、气
质等方面，不能单凭一方面而下结论。

（二）心理评估的工具

因为大多数患儿在进行机械通气时处于镇静
状态，医护人员大多会忽视对机械通气患儿的心
理评估。其主要原因是对于评估机械通气患儿心
理情况的可操作性差，医护人员对于心理评估工
具的掌握度有待提高。以下介绍两个评估儿童心
理情况的量表，以供临床参考：

**1. 儿童抑郁量表（Children's Depression
Inventory，CDI）** 用于评估儿童和少年的抑郁症
状，内容包括自责、失眠、人际关系、社会适应性等
于抑郁相关的症状，共 27 个条目，每个条目分为
0~2 级评分，总量表分为 54 分，分数越高表明抑
郁程度更严重，中文版 CDI 具有良好的信效度，
量表内部一致性为 0.85，重测信度为 0.75。

**2. Spence 儿童焦虑量表（Social Anxiety
Scale for Children，SCAC）** 用于评估儿童和少
年不同领域的焦虑症状，分为分离焦虑、社交恐
惧、强迫 - 冲动、广场恐惧、躯体伤害恐惧和广泛
性焦虑 6 个维度，共 44 个条目，其中 6 个条目是
为了减少负性反应偏差，不计分。其他每个条目
分为 0~3 级评分（0，从来没有；1，有时这样；2，经
常这样；3，总是这样）。量表总分范围为 0~114
分，焦虑程度与量表得分呈正相关。

三、机械通气患儿的心理护理措施

机械通气患儿的心理护理方法及措施见
表 41-3-1。

表 41-3-1 机械通气患儿的心理护理方法及措施

心理护理方法	具体措施
1. 增加护患沟通	（1）帮助年长的患儿通过书写汉字或拼音的方式进行交流以满足其情感或生活需求 （2）对于处于清醒状态的年幼儿可以通过给予玩具等方式满足其想要沟通的欲望 （3）在家属探视时可引导家属与患儿进行沟通交流，主要以安抚患儿为主，避免患儿情绪过于激动

续表

心理护理方法	具体措施
2. 运用身体语言	(1) 当患儿焦虑不安时,医护人员的微笑服务、关切眼神、温柔安抚,让患儿备感温暖亲切 (2) 当患儿病情恶化或呼吸机报警时,医护人员切不可惊慌失措,应从容镇定、有序地处理抢救,使患儿有安全感
3. 音乐疗法	音乐疗法可有效降低因机械通气给患儿造成的压力、抑郁、焦虑等,根据患儿喜好给其播放音乐
4. 游戏治疗法	为有效缓解患儿对 ICU 环境的紧张、焦虑感,游戏辅导员或护士可与患儿进行他喜欢的游戏
5. 转介儿童医疗辅导员(child life)	把机械通气患儿转介给儿童医疗辅导员,给患儿提供专业的心理社会支持
6. 动物辅助疗法	(1) 为减轻患儿的焦虑与孤独感,由经过培训的专业人员和经过培训的动物,例如狗、猫、兔子、羊等来进行治疗 (2) 一般治疗过程持续 15~30min,其治疗内容包括抚摸、轻拍或用各种毛刷理顺动物的毛等

我们来举例说明如何给机械通气患儿进行有效的心理护理:

> 病例:患儿男,15 岁,体重 120kg,诊断为普拉德-威利综合征(肥胖),呼吸衰竭,高血糖。因贪食、嗜睡、呼吸衰竭及高血糖入重症监护病房进行气管插管行机械通气治疗。患儿机械通气过程中,出现害怕、烦躁、恐惧、焦虑、抑郁等表现,不能有效配合医疗护理,存在气管插管吸痰困难、不能适应有创机械通气治疗。本病例中通过给患儿进行有效的心理干预,患儿情绪稳定,在一个月后顺利脱机,转入普通病房后康复出院。

问题 1:病例中如何对患儿进行心理评估?

在临床应用中我们采用多种方式对患儿进行心理评估。首先,选择心理评估工具——儿童抑郁量表(Children's Depression Inventory,CDI)(表 41-3-2)对患儿抑郁程度进行评估。指导患儿根据近 2 周的实际感觉,在最符合的条目内打勾。患儿抑郁程度评分 46 分,抑郁程度较高。采用 Spence 儿童焦虑量表(SCAC)对患儿进行焦虑程度评估,护士根据患儿情况在相应的条目上打勾,患儿焦虑程度评分 98 分,焦虑程度较高。其次,通过观察,观察到患儿经常流泪、烦躁、不想说话。另外,患儿心率偏快,110 次/min 左右;血压偏高,130/85mmHg 左右。

表 41-3-2　儿童抑郁量表(CDI)

题号	选项		
1	□ 我偶尔感到不高兴	□ 我经常感到不高兴	□ 我总是感到不高兴
2	□ 我不能解决任何问题	□ 我能解决遇到的部分问题	□ 我能解决遇到的任何问题
3	□ 我做任何事情都不会出错	□ 我做事情偶尔出错	□ 我做事情经常出错
4	□ 我做许多事情都有乐趣	□ 我做事情偶尔有乐趣	□ 我做任何事情都没有乐趣
5	□ 我的表现一直都像个坏孩子	□ 我的表现经常像个坏孩子	□ 我的表现偶尔像个坏孩子
6	□ 我偶尔担心不好事情发生	□ 我经常担心不好事情发生	□ 我总是担心不好事情发生
7	□ 我恨我自己	□ 我不喜欢我自己	□ 我喜欢我自己
8	□ 所有不好事情都是我的错	□ 许多不好的事情都是我的错	□ 仅有少数不好的事情是我的错
9	□ 我没有自杀想法	□ 我想过自杀但我不会去做	□ 我可能会自杀
10	□ 我每天都感觉想哭	□ 我经常感觉想哭	□ 我偶尔感觉想哭

续表

题号	选项		
11	□ 总是有事情干扰我	□ 经常有事情干扰我	□ 偶尔有事情干扰我
12	□ 我喜欢和别人在一起	□ 我经常不喜欢和别人在一起	□ 我总是不喜欢和别人在一起
13	□ 我遇到事情总是拿不定主意	□ 我遇到事情经常拿不定主意	□ 我遇到事情很容易拿定主意
14	□ 我长得很好看	□ 我在长相上有些不如意	□ 我长得很丑
15	□ 我总是强迫自己去做作业	□ 我经常强迫自己去做作业	□ 我很容易完成作业
16	□ 我每天晚上很难睡着觉	□ 我经常晚上睡不着觉	□ 我睡觉很好
17	□ 我偶尔感到疲倦	□ 我经常感到疲倦	□ 我总是感到疲倦
18	□ 我总是感到不想吃东西	□ 我经常感到不想吃东西	□ 我胃口很好
19	□ 我不担心身体会疼痛	□ 我经常担心身体会疼痛	□ 我总是担心身体会疼痛
20	□ 我感到不孤独	□ 我经常感到孤独	□ 我总是感到孤独
21	□ 我总是感到上学没有趣	□ 我偶尔感到上学有趣	□ 我经常感到上学有趣
22	□ 我有许多朋友	□ 我有一些朋友，但是我希望有更多朋友	□ 我没有任何朋友
23	□ 我在学校的学习还不错	□ 我的学习比以前稍差	□ 我以前很好的功课现在很差
24	□ 我永远也不会像其他孩子那样棒	□ 如果我努力，我会像其他孩子一样棒	□ 我像其他孩子一样棒
25	□ 没有人真正地爱我	□ 我不确定是否有人爱我	□ 我确定有人爱我
26	□ 别人要我做的事，我通常会做	□ 别人要我做的事，我有时做	□ 别人要我做的事，我从来不做
27	□ 我和别人相处很好	□ 我有时和别人发生矛盾	□ 我经常和别人发生矛盾

问题 2：该病例中对患儿心理干预后，如何对患儿心理情况进行评价？

心理评价方法与心理评估方法类似，评价主要关注在患儿评估中存在问题的方面。在该病例中，我们仍选择心理评估工具——儿童抑郁量表，对患儿抑郁程度进行评价，抑郁程度评分为 15分。采用 Spence 儿童焦虑量表对患儿进行焦虑程度评估，焦虑程度评分 22 分。患儿抑郁焦虑情况明显好转。观察患儿表情、动作，并倾听患儿主诉：患儿脸上露出了笑容、愿意同医护人员进行交流、无不适主诉。患儿各项生命体征平稳。

【专家点评】

对患儿的心理评估与评价要相呼应，其实心理评价就是对患儿心理状态再评估。在对患儿心理评估时我们要注意除了对患儿现存的心理问题进行评估外，也要评估患儿有无发生心理问题的风险。另外，患儿心理问题是阶段性存在的还是

反复的，临床护理中一般要对患儿心理问题反复评估和评价，可以每周一次。

四、机械通气患儿的心理护理效果评价

机械通气患儿心理护理效果的评定是一种综合性的评价，包括心理指标和生理指标。

（一）心理指标的评价方法

1. 临床观察法、询问法 如通过观察患儿的各种表情、动作，倾听患儿的主诉等评定患儿心理护理效果。

2. 借助心理学的测量工具 如焦虑和抑郁评定量表等，通过客观化的指标测量干预后患儿心理状态变化情况。

（二）生理指标评价方法

利用临床生理指标，如心率、呼吸、血压等，辅助评价机械通气患儿的心理状态变化情况。

（王文超　胡　静）

第四节 机械通气的质量持续改进

近年来,护理质量成为护理管理者关注的方向之一。护理质量是医院质量管理中最重要的部分,关注护理质量的提高是保证临床护理质量的基石。如何科学有效地提高的护理质量成为护理关注者最关心的问题。医院必须为患者提供高水平的护理服务,必须要运行行之有效的模式与方法,才能更好地强化护理质量的管理。目前,最常应用的质量管理模式与方法包括 PDCA 循环、QCC、基于循证的护理质量持续改进等。

一、质量持续改进方法

(一) PDCA 循环

PDCA 是由美国质量管理专家戴明于 1954 年提出,是根据计划(plan)、实施(do)、检查(check)和处理(act)四个阶段来进行质量管理。它分为 4 个阶段 8 个步骤、互相衔接、互相促进、呈螺旋上升的循环进程。每 1 次循环都要解决实际问题。该工作方法是质量管理最基本的方法,目前应用于医院管理的各个方面(图 41-4-1)。

(二) 品管圈

品管圈(quality control circle,QCC)是由日本石川馨博士于 1962 年所创,在持续改进企业质量中效果显著,而后被应用于医院质量管理。品管圈是指为解决工作岗位上的问题,由工作性质相近或相关的人自发组成圈(小组),针对所选定工作中的问题,本着自动、自发的精神,结合团队力量,发动群体智慧,寻求有效对策,从而优化工作流程,持续对工作流程进行改善与管理,从而提高工作质量和效率。其工作流程主要包括品管圈的组成、主题选定、计划拟定和把握现况、目标设定、要因分析、对策实施、效果确认、标化流程及成果资料整理等(图 41-4-2)。

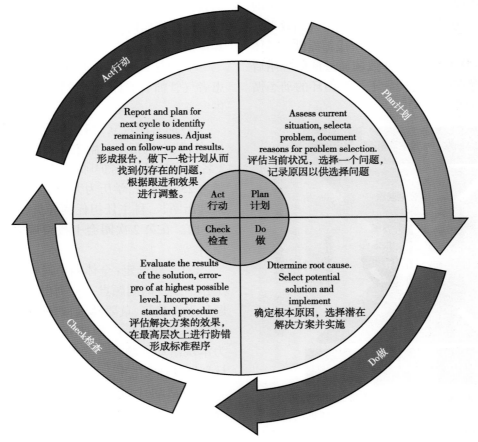

图 41-4-1 PDCA 循环

(简伟研,么莉.质控工具在护理管理中的应用.北京:人民卫生出版社.2020:166-175.)

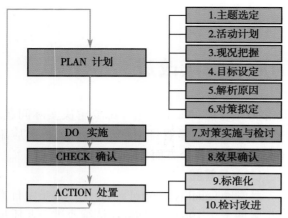

图 41-4-2　品管圈

（简伟研，么莉.质控工具在护理管理中的应用.北京：人民卫生出版社.2020:166-175.）

（三）基于证据的持续质量改进

循证卫生保健作为 21 世纪的核心指导思想，旨在强调临床实践应以最佳证据为基础。为了促进最新最佳证据及时、有效、符合伦理地应用于临床实践，2017 年复旦大学循证护理中心于 2017 年形成了"基于证据的持续质量改进模式图"，该模式以 PDCA 循环为指导，由 4 个阶段、12 个步骤构成，以流程的方式阐述了针对临床实践中的问题，从证据获取、现状审查、证据引入到效果评价的证据应用全过程。在每个阶段都提供了具体的步骤作为操作性方法，并强调通过证据应用后的评价，对存在的问题转入下一个循环的动态循证实践过程（图 41-4-3）。

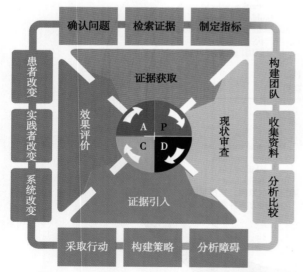

图 41-4-3　基于证据的持续质量改进模式图

（周英凤，胡雁，顾莺，朱政，邢唯杰.基于证据的持续质量改进模式图的构建［J］.中国循证医学杂志,2017,17（05）:603-606.）

二、关于机械通气的质量持续改进示例

针对机械通气的质量持续改进，最重要的环节是确定需要改进的主题，即需要确定的结局指标，例如气管插管的非计划性拔管率、呼吸机相关肺炎的发生率等。在确认相关主题的前提下，才能有的放矢，通过实施一系列的护理措施以达到质量改进的目的。以下举例说明机械通气患儿的质量持续改进。

（一）品管圈在降低 PICU 患者气管插管非计划性拔管发生率中的应用

非计划性拔管（unplanned extubation,UEX）是指患儿有意造成或任何意外所致的拔管，即非医护人员计划范畴内的拔管。UEX 是气管插管中较为严重的并发症，其发生率占所有气管插管并发症的 5.4%~ 15.5%。气管导管发生非计划性拔管可能会给患儿造成不可逆的损伤，甚至造成患儿的死亡。为降低非计划性拔管的发生率，采用品管圈方法进行持续质量改进，效果显著。

问题：为降低非计划性拔管的发生率，采用品管圈方式进行持续质量改进，效果显著。那么品管圈每步如何具体开展？降低非计划性拔管的具体措施是什么？

下面是某一医院进行的品管圈在降低 ICU 患者气管插管非计划性拔管发生率中的应用，仅供参考。

（1）品管圈成立：科室成立品管圈，共有圈员 10 名，其中包括 1 名副主任医师，1 名主治医师，2 名主管护师，4 名护师，2 名护士。小组成员年龄为 25 ～ 44 岁，学历为大专及本科。小组成员投票选出圈长，科主任担任辅导员。每月召开圈会 2~4 次。在第 2 次圈会上投票确定"救生圈"为圈名。

（2）主题选定：全体圈员通过头脑风暴法，将工作中发现的问题点一一列出，并就总结出的问题从上级政策、重要性、迫切性、圈能力 4 个评价项目，采用"5、3、1"的评分法汇总出分数最高者为本次活动主题——降低 ICU 患者气管插管非计划性拔管发生率。

（3）活动计划：以甘特图形式制订活动计划（表 41-4-1）。

（4）现状把握：3 个月时间进行现况调查，共调查气管插管患者 287 例，发生非计划性拔管 20

表 41-4-1 活动计划表

活动项目	5月			6月				7月				8月				9月				10月					11月				12月			负责人
	4	5	1	2	3	4	1	2	3	4	1	2	3	4	5	1	2	3	4	1	2	3	4	5	1	2	3	4	1	2	3	
组圈																																傅××
1. 主题选定																																王××
2. 活动计划拟定																																王××
3. 现状把握																																徐××
4. 目标设定																																张××
5. 解析																																杨××
6. 对策拟定																																夏××
7. 实施与检讨																																杨××
8. 效果确认																																马××
9. 标准化																																徐××
10. 检讨及改进																																张××
成果发表及分享																																傅××
备注	----计划线 ——实施线 开会时间:每两周周1次周二下午5点																															

例,发生率为6.97%。具体原因见图41-4-4。数据表明镇静不足、未采取有效约束、医护人员不在场、导管固定不牢、拔管延迟、体位改变未保护、呼吸机管道牵拉过紧、医疗操作失误是导致非计划拔管的原因,根据80/20原则,确定镇静不足、未采取有效约束是主要原因,因此本圈改善重点是减少"镇静不足"及"未采取有效约束"的发生。

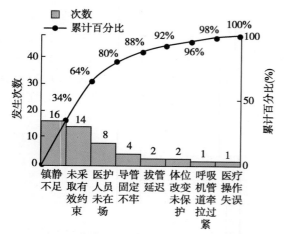

图 41-4-4　气管插管非计划性拔管发生原因的柏拉图
(黄彩云,覃红梅.品管圈在降低 ICU 患者气管插管非计划性拔管发生率中的应用.中国护理管理,2013,13(8):47-49.)

(5)目标设定:拟定圈能力为75%,按品管圈相关公式计算出目标值。目标值＝现况值－改善值＝现况值－(现况值×改善重点×圈能力)=

6.97%－(6.97%×80%×75%)＝2.79%。确定目标为将 ICU 患者气管插管非计划性拔管发生率降低至2.79%。

(6)原因分析:对 ICU 危重症患者发生非计划性拔管各种原因进行分析,从患者因素、导管因素、医护人员因素 3 个方面的各种原因进行研究、讨论,并绘制了要因分析图(图41-4-5)。对全部的末端原因进行讨论,得出镇静不足、未采取有效约束、医护人员不在场、导管固定不牢、拔管延迟、医疗操作失误是发生非计划性拔管的真正原因。

(7)制订对策并实施:降低机械通气患者非计划性拔管发生率的对策:①加强知识培训,提高护士思想认识。通过查阅文献、借鉴同行经验、专题授课等形式,加强对护士培训,培训内容包括:ICU 机械通气管路风险评估、不良事件防范措施、规范约束方法、镇静实施及评分等。成立安全小组,针对发生的 UEX 事件进行积极讨论,对存在的问题提出解决办法并采用 PDCA 循环持续改进质量。②对机械通气患者合理使用镇静药物,防止非计划性拔管事件发生。镇静的程度多以呼之能醒为宜,镇静药物应该间断使用或在按需基础上调整剂量,采取个体化给药,以达到镇静目标,最终缩短机械通气时间和 ICU 住院时间。护理人员每 2~4h 对患者的镇静程度进行 1 次评分,并根据个体化原则和患者的需要进行调节。③实施有效约束。对有拔管倾向的患者,约束带固定

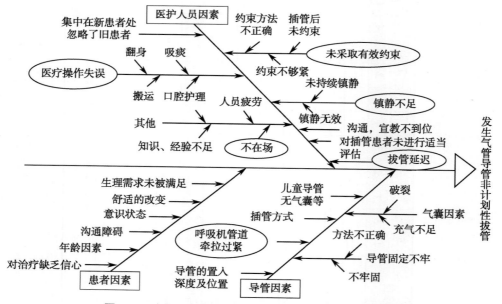

图 41-4-5　ICU 气管导非计划性拔管原因分析的鱼骨图
(黄彩云,覃红梅.品管圈在降低 ICU 患者气管插管非计划性拔管发生率中的应用.中国护理管理,2013,13(8):47-49.)

患者四肢,约束带放置位置不能离头部太近,以免其接触插管,为约束四肢的患者更换体位时注意防止其因暂时解除约束而自行拔管。在固定气管插管或行口腔护理、吸痰时,应有两人进行操作。在易发生非计划性拔管的时间段(夜班)和交接班前后加强对患者的看护,观察气管插管深度,及时发现并阻止患者的拔管行为。④每天评估,及时撤机拔管。对留置气管插管并行呼吸机辅助通气的患者,医护人员每天2次对其病情和管道进行评估,若自主呼吸实验成功,血气分析结果正常,患者咳嗽有力,予拔除气管插管。拔除气管插管后,若患者自主呼吸功能欠佳,可给予无创呼吸机辅助通气来过渡。

(8)效果评价:有形成果为,非计划性拔管发生率从活动前的6.97%降低至活动后的2.36%,差异具有统计学意义(χ^2=6.992,$P<0.01$)。无形成果为,品管圈活动前后对每1位圈员就品管手法、工作积极性、责任心、解决问题能力、自信心、沟通协调、团队凝聚力及和谐度8个内容进行评价,每项分值为0~5分。分别统计8项内容的总分,计算出平均分并与改进前比较,效果显著(图41-4-6)。

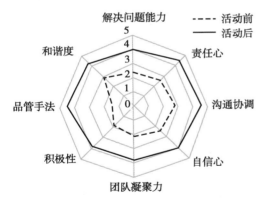

图41-4-6　无形成果雷达图

(黄彩云,覃红梅.品管圈在降低ICU患者气管插管非计划性拔管发生率中的应用.中国护理管理,2013,13(8):47-49.)

(9)标准化:修订科室预防机械通气患者非计划性拔管的护理常规及流程。

(10)检讨改进:开展品管圈活动可保证危重患儿护理安全。在护理管理中应善于利用管理工具实行标准化的管理,提高工作效益。以后应不断提高护理队伍整体素质,增强团队合作意识。

【专家点评】

根据品管圈讨论得出的护理措施是根据圈组成员通过头脑风暴分析得出的原因,有针对性地进行改进措施。而非所有品管圈的干预措施都具有推广性,这是值得注意的一个方面。

(二)预防呼吸机相关性肺炎最佳证据应用

呼吸机相关性肺炎(ventilator-associated pneumonia,VAP)是指机械通气48h后至拔管48h内出现的肺炎,是医院获得性肺炎的重要类型。VAP是机械通气过程中最常见且严重的并发症之一,患者一旦发生VAP,极易造成脱机困难,从而延长住院时间,增加住院费用,甚至导致患者的死亡。因此,我院采用基于证据的持续质量改进的方法来降低VAP的发生率,规范VAP预防的护理规范。VAP预防措施的规范率由76.62%升至92.68%。

问题1:基于证据的质量改进具体实施步骤是什么?有无循证护理实施路径图?

通过在数据库中查找相关循证文献,总结全部关于降低VAP发生率的循证文献及指南,依据FAME框架对所有证据进行讨论,转化为临床审查指标。通过对临床实际情况进行基线调查后,对障碍因素采取初步分析制订相应的改进措施。然后再根据临床审查指标进行临床审查,数据分析后再次对障碍因素进行分析,形成持续质量改进的闭环。循证护理实践路径图见图41-4-7。

问题2:VAP的预防在呼吸机患者的管理及临床护理实践中非常重要,基于证据的VAP的预防措施是什么?

基于证据的VAP的预防措施包括:①尽可能选用无创呼吸支持治疗技术;②每天评估有创机械通气及气管插管的必要性,尽早脱机或拔管;③对机械通气患者尽可能避免不必要的深度镇静,确需镇静者应定期唤醒并行自主呼吸训练,每天评估镇静药使用的必要性,尽早停用;④给预期机械通气时间超过48h或72h的患者使用带有声门下分泌物吸引的气管导管;⑤气管导管气囊的充盈压应保持不低于25cmH$_2$O;⑥无禁忌证患者应抬高床头30°~45°;⑦加强口腔护理,推荐采用氯己定漱口液;⑧加强呼吸机内外管道的清洁消毒,推荐每周更换1次呼吸机管道,但在有肉眼可见污渍或有故障时应及时更换;⑨在进行与气道相关的操作时应严格遵守无菌技术操作规程;⑩鼓励并协助机械通气患者早期活动,尽早开展康复训练。

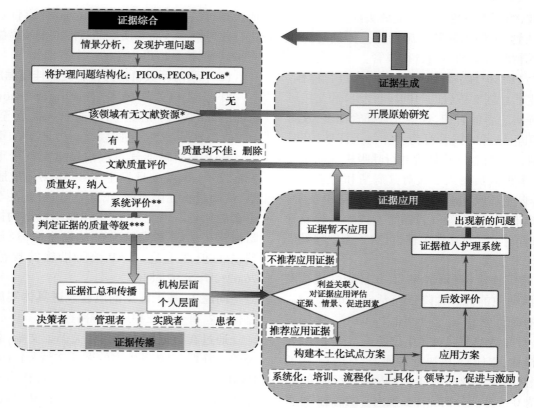

图 41-4-7　基于证据的持续质量改进路径图
（胡雁，周英凤，朱政，邢唯杰，成磊，顾艳荟，顾莺，田利，傅亮．通过循证护理实践促进护理知识转化
［J］．护士进修杂志，2015，30（11）：961-963.）

【专家点评】

基于证据的持续质量改进所提出的改进措施需要根据当地的实际情况对证据进行修减，以推进证据在临床的实施。因此，在临床实施基于证据的持续质量改进项目应遵循证据促进临床，临床补充证据的原则；在证据实施的过程中，不断提高临床护理质量，从而改善病人的临床结局。

（王文超　胡　静）

参考文献

1. 李庆印，陈永强．重症专科护理．北京：人民卫生出版社，2018.
2. 肖惠敏，姜小鹰．机械通气病人的心理特点及护理对策．护理研究，2002，16（9）：514-515.
3. 张劲松．0-6岁儿童的临床心理评估．临床儿科杂志，2014，32（1）：95-97.
4. SPENCE SH. A measure of anxiety symptoms among children. Behav Res Ther, 1998, 36 (5): 545-566.
5. KOVACS M. Rating scales to assess depression in school-aged children. Acta Paedopsychiatrica, 1981, 46 (5-6): 305-315.
6. HETLAND B, BAILEY T, PRINCEPAUL M. Animal assisted interactions to alleviate psychological symptoms in patients on mechanical ventilation. J Hosp Palliat Nurs, 2017, 19 (6): 516.
7. 夏学中．新形势下护理质量管理模式与方法进展概述．中国护理管理，2004，4（2）：39-40.
8. 周英凤，胡雁，顾艳荟，等．知识转化模式在循证实践中的应用．护理学杂志，2016，31（2）：84-87.
9. 黄彩云，覃红梅．品管圈在降低ICU患者气管插管非计划性拔管发生率中的应用．中国护理管理，2013，13（8）：47-49.
10. 胡雁，周英凤，朱政，等．通过循证护理实践，促进护理知识转化．护士进修杂志，2015，30（11）：961-963.
11. 施毅．中国成人医院获得性肺炎与呼吸机相关性肺炎诊断和治疗指南（2018年版）．中华结核和呼吸杂志，2018，41（4）：255-280.
12. KLOMPAS M, BRANSON R, EICHENWALD EC, et al. Strategies to prevent ventilator-associated pneumonia in acute care hospitals, 2014 update. Infect Control Hosp Epidemiol, 2014, 35 (8): 915-936.
13. LIM KP, KUO SW, KOW J, et al. Efficacy of ventilator-associated pneumonia care bundle for prevention of ventilator-associated pneumonia in the surgical intensive care units of a medical center. J Microbiol Immunol Infect, 2015, 48 (3): 316-321.

第四十二章　机械通气患者的康复和睡眠监测

第一节　儿童呼吸康复现状

一、概述

呼吸康复（respiratory rehabilitation）的概念是 1981 年由美国胸科协会（ATS）提出的，随后美国胸科协会（ATS）联合欧洲呼吸学会（ERS）在 1999 年、2005 年和 2013 年对呼吸康复联合声明进行了修订。2013 年声明中将呼吸康复的定义为：在详细的患者评估和个体化治疗基础上的一套多学科合作的综合干预措施，包括（但不仅限于）运动锻炼、教育和行为改变等，以期待改善其生理与心理状况，并促进长期健康增进行为。

呼吸康复的目的是通过各种非药物手段，包括运动、心理教育、疾病防治常识教育和去除病因或疾病加重诱因等，所确定的个体化综合管理措施，力求维持或提高患者的呼吸功能，减轻呼吸困难症状，提高运动耐力，改善生活质量，增加参与社会活动的能力，改善身心状态，并长期坚持健康增进行为。

呼吸康复的对象不仅包含了常见的呼吸系统疾病，如慢阻肺、间质性肺疾病、支气管扩张、囊性纤维化、支气管哮喘、肺动脉高压、肺癌；还包含了围手术期患者，如肺减容手术、肺移植术患者等；危重症及机械通气患者；以及神经肌肉病变导致的呼吸衰竭、中枢神经系统病变导致的呼吸问题，和其他系统病变导致的呼吸问题。

呼吸康复治疗原则：因人而异、结合临床、全面康复、循序渐进、持之以恒、环境适宜、警惕症状、家庭保护。

二、儿童呼吸康复

早在 1984 年 Downes 等描述了儿童呼吸康复计划及团队组成。文中提到弥漫性泛细支气管炎、呼吸窘迫综合征、先天性异常（心脏及非心脏

因素）和神经肌肉疾病需要实施呼吸康复计划。提出经过康复计划的实施，患儿的心理改善、存活率增加。Buschbacher 教授等 1995 年在儿童呼吸康复的疗效及问题一文中提出儿童呼吸康复的重要性，但是缺乏相关治疗诊断、并发症、治疗方案和疗效的研究。其临床研究中列入了弥漫性泛细支气管炎、脊髓损伤、脑瘫、气道反应性疾病、脑病、儿童肌肉萎缩症、癫痫、脑积水等患儿。

对于支气管肺发育不良（BPD）需要长期 ICU 治疗或呼吸支持的患儿，通过综合康复回归家庭，提高患儿生活质量，利于患儿生长发育。Richardson 和 Robinson 的研究中发现新生儿和儿童通过康复配合及促进家长和孩子的互动，帮助患儿回归家庭。他们的研究中 23 例患儿，13 例 BPD 均不同程度存在进食问题、养育问题、气管切开，存在窒息风险，其他如脑积水，先天性畸形等经康复治疗后均出院回家，行家庭护理。然而，对于儿科肺部疾病患者的康复指导很少。随着儿科呼吸和重症监护医学的进步，有越来越多的儿童需要康复。这些儿童的康复目标尚不完善，而且很少有循证依据的治疗策略。国内儿童呼吸康复刚起步，相关临床研究也不多。目前仅有复旦大学附属儿科医院等少数单位在开展。

儿科患者的呼吸康复具挑战性和特征性。儿童的年龄和发育水平会干扰传统的成人康复的临床实践。儿童在康复过程中需要有一个鼓励和支持的环境。孩子们有强烈愿望参与游戏、体育和其他活动的特点。这可能是儿科患者强有力的激励因素。更成功的儿童呼吸康复得益于创造性设计，如既有趣又有益的康复环境和活动游戏等。

呼吸康复对儿科患者是有益的。一般来说，儿童比成年人具有更多的康复潜力。由于肺发育持续到成年期，一些慢性肺部疾病可以随着年龄

的增长而改善。同时,即使是随着时间的推移肺功能逐渐恶化的疾病,也可以有更大的修复能力。儿科患者在生理上和情感上都非常有弹性。

儿童呼吸康复团队成员包括临床医生、呼吸治疗师、物理治疗师、职业治疗师、语言治疗师、心理治疗师等。呼吸康复内容在于根据评估实施个体化方案,如患者入院和出院时的呼吸系统状态,包括氧疗、CPAP 支持、呼吸机依赖等。

（葛慧青　李　威）

第二节　呼吸康复方案

一、气道廓清技术

气道廓清技术(airway clearance technique, ACT)及其应用的基本原理,儿童和成人是相同的,但是在生理上如气道黏液特性和气道力学具有儿童特殊病理过程,并需要考虑其重要的区别。儿科人群具有特有的疾病。回顾儿科气道廓清治疗有效性证据的主要障碍是缺乏充分的临床试验数据。儿科研究的回顾性分析表明,气道廓清治疗在囊性纤维化的常规护理中具有明确已证实的益处,并且没有明确哪种气道廓清技术明显优越,

但对于任何个体患儿来说,应选择最有可能使患儿获益的治疗。气道廓清治疗对于神经肌肉疾病和脑性瘫痪患儿的日常治疗,以及机械通气儿童肺不张有益。气道廓清治疗有利于预防新生儿拔管后肺不张。在 PICU,气道廓清治疗对于治疗儿童哮喘、细支气管炎、肺透明膜病和机械通气呼吸衰竭几乎没有益处,且对手术后预防肺不张无效。总而言之,鉴于这些结论是基于很少的临床数据,希望未来会有进一步可能改变证据权重的临床试验,来反驳当前的结论。儿童呼吸系统解剖结构和生理与成人有较大差异,详见表 42-2-1~ 表 42-2-3。

表 42-2-1　儿童呼吸系统解剖学特点

解剖方面差异	影响
婴幼儿无鼻毛	易感染,黏膜充血肿胀,使鼻腔更加狭窄或闭塞引起呼吸困难
舌头及扁桃体相对成人大	鼻式呼吸为主
腺样体 6~12 个月发育	严重的腺样体肥大为小儿阻塞性呼吸睡眠暂停的重要原因
气道最狭窄处不在声带,而是声门下区	使用双腔管困难
声门下区组织结构疏松	炎症时容易发生水肿,引起喉梗阻
气道直径较小	气道阻力增加,容易发生气道梗阻
肋骨多呈水平排列,横膈角更接近水平胸部横截面多为圆柱形	无法增加呼吸深度
肋骨主要由软骨组成	胸廓稳定差,顺应性增加
心肺的比例相对较大,可能达到 1:1	肺所占空间小,容易被压缩
膈肌等呼吸肌所含 I 型肌纤维少	呼吸肌易疲劳
肋间肌未完全发育,协调性差	胸廓稳定性差
纤毛不成熟	容易感染和造成分泌物滞留
肺泡体积小、数量少	气体交换面积减少
II 型肺泡细胞在妊娠 23~24 周开始合成和分泌表面活性物质	早产儿表面活性物质的缺乏是新生儿呼吸窘迫综合征发生的主要原因

续表

解剖方面差异	影响
侧支通气 ① Kohn 孔：连接相邻肺泡，2 岁开始发育 ② Martin 通路：连接呼吸细支气管，3 岁以后开始发育 ③ Lambert 管：将呼吸及终末细支气管与肺泡和肺泡管相连接，在 5 岁后开始发育	所以大约 5 岁前无有效旁路通气，不能通过肺泡旁路通气使塌陷的肺复张

表 42-2-2　儿童生理学特征

生理方面差异
1. 基础代谢率高，氧需求量较成人高，热量丢失多，可迅速发生低氧血症（婴儿对低氧血症反应可表现心动过缓）
2. 通气和血流方面，肺通气优先供给肺最上部区域，血流在肺底部充分
3. 易发生肺不张及分泌物潴留
4. 易发生呼吸肌疲劳及做功增加
5. 新生儿有不规律的呼吸方式和阶段性窒息
6. 患儿病情恶化及好转均快

表 42-2-3　儿童与成人相比在气道廓清治疗选择中潜在的重要生理差异

分类	生理差异
气道黏液	黏膜下腺体密度较大 更多酸性黏蛋白
呼吸力学	气道壁顺应性更高 功能残气量低 气道直径小 侧支气道较少

（一）婴儿和儿童气道廓清特征

1. 胃食管反流　胃食管反流婴儿期和儿童期多见，多为生理性。当频繁发生时则是病理性，易导致食管炎或影响生长发育，并导致呼吸道问题。呼吸道问题包括喉部水肿和／或喉痉挛、反射性支气管痉挛，但这些症状并不总是与反流的频率或数量有关。呼吸系统反流很难诊断，其在婴幼儿中的患病率尚不清楚，但这显然是婴幼儿呼吸道症状的重要病理原因，治疗病因是关键。肺康复过程中需要避免胃食管反流的加重。

2. 潜在医源性受伤风险　新生儿和早产儿胸部物理治疗需要关注潜在的创伤可能，新生儿，尤其是早产儿，并不总是有足够的肌肉骨骼支持来抵抗损伤。因此有报道，在新生儿 ICU 中 CPT 后发生神经损伤和肋骨骨折。

3. 行为问题　除了身体不成熟之外，从认知和情感的角度来看，婴儿和儿童同样是不成熟的。在婴儿期选择无需患儿合作的气道廓清疗法。随着孩子年龄的增长，则可选择使用各种技术，不但可以帮助患儿学习和了解治疗方法，同时可影响治疗师和家长、患儿的互动能力。行为治疗，特别是在门诊设置室，有助于儿童气道廓清治疗的实施和落实。

（二）气道廓清治疗在儿童呼吸系统疾病中的应用及依据

1. 急性哮喘　哮喘患者住院时由于支气管痉挛引起急性气道阻塞，其通常叠加在气道炎症、水肿和黏液分泌物引起的慢性阻塞基础上。气道阻塞导致弥漫性过度膨胀或局限性阻塞，常导致亚节段性和节段性肺不张。由于通气灌注失调可能发生低氧血症，严重的情况下，存在通气不足和 CO_2 潴留。为了评估气道廓清治疗在儿童急性哮喘中的应用，研究随机将 6~13 岁的住院儿童给予支气管扩张剂和类固醇，CPT 或不使用 CPT。结果：入院前 48h 肺功能改变，治疗组无明显改善。应该注意的是，该研究样本小，评估 CPT 对未经选择的哮喘恶化的儿童的常规应用,其结果并不能说明一组哮喘患儿的持续性分泌物引起持久性哮喘的可能性。肺不张或低氧血症的改善可能受益于气道廓清治疗。

2. 神经肌肉疾病　神经肌肉疾病的儿童胸部肌肉支持减少,所以他们往往有较低的 FRC。由于吸气肌无力、关闭声门的能力受损和 / 或呼气肌无力,往往咳嗽无效。此外,患儿常常发展为脊柱侧凸,导致气管支气管树的旋转变形,使局部通气障碍。自主呼吸运动减少可能会减少气体在肺内的重新分配,并导致依赖性肺不张。另外,这些患儿通常发生胃食管反流和吞咽功能障碍,易导致急性和慢性呼吸道并发症(表 42-2-4)。所有这些原因使患儿易继发呼吸道疾病,特别是肺炎和肺不张,以及支气管扩张。气道廓清治疗往往是常用方法,并在维持这些患儿的健康和疾病治疗中起着重要的作用。建议进行肺膨胀治疗,以增加咳嗽前吸气末肺容积,并手动辅助咳嗽增加峰值咳嗽流量。关于气道廓清治疗对儿童神经肌肉疾病的治疗效果的研究很少,但对临床治疗结果具说服力。机械性肺膨胀在提高峰值咳嗽流量方面非常有效。对 62 例神经肌肉疾病患儿进行回顾性研究,其中大多数是已经接受呼吸机辅助通气,发现其具有良好的耐受性和主观有效性。一些患儿肺炎的发生率降低、改善肺不张。最初报道了肺内振荡通气(IPV)可用以改善神经肌肉疾病患儿的肺不张和血氧饱和度。对 18 例神经肌肉疾病患儿的预防性治疗方案进行了比较,发现 IPV 减少了肺炎或支气管炎发作次数、抗生素使用天数和住院日数。在该患儿人群中提倡使用高频胸壁振荡,但未进行儿科疗效研究。

表 42-2-4　儿童呼吸道并发症的原因分析

并发症	原因
功能性残气量下降	胸肌支撑较少和正常肺萎陷
无效咳嗽	吸气性肌无力 关闭声门能力下降 呼气性肌无力
脊柱侧凸	肌肉支持减少
误吸	胃食管反流 吞咽功能障碍

3. 先天性气道异常　儿童气管支气管软化是一种常见的气道异常,是由于气道软骨支持减

少导致过度塌陷,可能是局限性或弥漫性。可合并其他如支气管肺发育不良和囊性纤维化(cysticfibrosis,CF)。气道阻塞可能发生在吸气期间(病变位于胸腔外气道)或呼气期(软化位于胸腔内气道)。在这种情况下,气道力学可以通过应用正压通气来改善。气管支气管软化通常被视为原发性异常,但也可继发于气管食管瘘、血管环、心脏畸形和其他软骨异常。另一组较小的儿童最常见完全环绕气管或支气管的软骨环,可能导致固定的阻塞和 / 或气道狭窄,并且常常抑制气道生长。先天性气道发育异常的患儿,大气道阻塞的原因包括黏液纤毛的破坏和咳嗽清除能力下降,气道廓清治疗在某些情况下是有益的,但目前尚缺乏相关研究。对于气道发育异常的儿童如果使用气道廓清治疗,应考虑 CPT(胸部物理治疗)所产生的胸膜压力升高与正压通气相反,可能导致气道塌陷和压缩的可能性,选择 EUE(如呼气正压、持续气道正压、呼气末正压)有效。

4. 新生儿肺部疾病　新生儿重症监护病房最重要的呼吸问题是:①肺透明膜病,主要由表面活性剂缺乏引起,导致肺泡塌陷或实变;②支气管肺发育不良,是肺透明膜病的医源性后遗症,包括炎症和气道阻塞,并常伴有哮喘、气管支气管软化和胃食管反流 / 误吸;③肺的先天畸形较少见。在一些临床试验中,CPT 常规应用于插管的新生儿透明膜病患者。年龄较大患儿的研究提示 CPT 可以改善分泌物清除和动脉氧合,但也有研究显示并无获益,并强调了缺氧、肋骨骨折和神经损伤的风险。CPT 在新生儿 ICU 中的另一潜在应用是在拔管新生儿中防止肺不张等并发症发生。Cochrane 协作分析评价了 4 个已发表的临床试验,并没有发现围手术期 CPT 的明显益处。拔管后肺不张发生率无明显影响,但再次插管率降低。后者的结论是较早期的研究结果。在支气管肺发育不良或先天性肺异常的儿童中没有使用气道廓清治疗的研究,并且这些病症的病理生理学提示可能 CPT 的益处有限。

5. 囊性纤维化和支气管扩张症　囊性纤维化是由跨膜调节因子基因突变引起,导致气道表面液体的盐和水含量失调。异常的气道表面液体可损害黏液纤毛清除和呼吸道抵抗感染的能力,导致慢性感染、炎症、黏液堵塞、气道阻塞加重,导致不可逆和弥漫性支气管扩张的持续循环。许多患者也有气道高反应性和气道不稳定性(支气管

软化)。气道廓清技术是 CF 儿童康复计划成功的关键组成部分,提高气道清除能力可以改善分泌物的移动、气体交换,以及肺功能,如肺总量和功能残留量。例如体位引流、叩诊、振动和胸壁振动,总称为胸部物理治疗,在 CF 患者气道清除治疗的"金标准"。非辅助设备的气道廓清技术包括:①手动辅助咳嗽,在患者吸气末声门用力关闭时,给患者上腹部辅以手动压力,辅助痰液咳出;②用力呼气技术,一次或两次用力呼气而不关闭声门,从中到低的肺容积开始,接着是放松呼吸,较单纯的咳嗽方法更有利于排出气道分泌物;③自体引流技术,将外周气道的痰液移动至中央气道,利于排出,首先小潮气量将不黏稠的分泌物移出,然后小至中等潮气量积聚中等大小的气道的痰液,最后小至大的潮气量排出中央气道的痰液。辅以辅助设备的气道廓清技术:①呼气正压技术,设置呼气正压 5~20cmH₂O(面罩)。②振动设备,包括呼出气通过 Flutter 产生的振荡;肺内振荡通气(IPV),通过咬嘴并连接雾化装置,振动频率 200~300 次 /min;高频振动背心 / 马甲实施胸壁振荡。③机械辅助排痰机,气道开放时提供 1~3s 的负压(具体参见第三十九章第四节)。

气道廓清的药理学方法已在 CF 的研究中确认其疗效。重组人脱氧核糖核酸酶通过酶切从坏死中性粒细胞释放的胞外脱氧核糖核酸来降低 CF 痰的黏度和韧度,同时降低气道炎症,减缓 CF 患者肺功能恶化,改善肺功能。对轻度到重度肺部疾病均有效且安全。

6. 毛细支气管炎　毛细支气管炎是一种急性喘息性疾病,最常见的是呼吸道合胞病毒,但也可能与其他病毒有关,是 1 岁以下儿童住院最常见的原因。这些患儿存在气道炎症和水肿,是气道狭窄和阻塞的主要原因;少数患者支气管扩张剂有效。大多数情况下,由于肺泡通气 / 血流不匹配导致低氧血症。鼻塞是这些患者呼吸做功增加的一个重要原因。毛细支气管炎术后儿童肺不张是儿童常见的术后并发症。手术后,患者可能会出现肺不张和其他呼吸问题,因为疼痛、镇痛和镇静导致咳嗽减少、呼吸活动下降、运动减少。然而,一项前瞻性随机研究中,将 19 例接受 CPT 的患者与 25 例未接受 CPT 的患者相比较,CPT 与明显更频繁和更严重的肺不张相关。ICU 患儿人工气道中机械通气易导致正常的黏液纤毛功能下降,导致气管导管顶端和气管内的分泌物积

聚。这些患儿随镇静和 / 或麻痹咳嗽受限,功能残气量(FRC)下降。气管内吸痰和 CPT 是儿童气管插管护理的传统手段。但是尚无证据证实常规使用有效,同时可能增加 CPT 相关损伤。一项临床研究指出由物理治疗师评定并实施治疗 CPT 或气管内吸痰对瘫痪、镇静、机械通气儿童的预后无任何益处,甚至 1/3 的患者出现呼吸功能恶化。然而,在 1 个随机对照试验中,比较常规 CPT、IPV 在机械通气的肺不张患儿中,CPT 组的肺不张指数不变,但在 IPV 组平均改善呼吸系统并发症。脑瘫儿童易患呼吸系统疾病,因为:①有误吸风险,由于吞咽功能障碍,有或没有胃食管反流;②脊柱侧凸的倾向,并伴有气道旋转变形导致 L 型障碍;③咳嗽受损;④上气道阻塞和阻塞性睡眠呼吸暂停综合征。对 7 例四肢瘫痪性脑瘫(其中 5 例行气管造口术)患者在儿科熟练护理机构中进行常规的高频胸壁压迫(给予背心)评估。在高频胸壁压迫之前,每年需要抗生素的肺炎总数从每年的 36 下降到 18,而由于肺炎的住院次数从 9 次减少到 3 次。

气道廓清疗法对儿童的影响不同于成人,因为气道黏液特性,气道力学,患者的大小,成熟度和脆弱性的差异。虽然没有足够的证据来确定在各种儿童条件下的气道廓清治疗的作用,现有文献的回顾表明,气道廓清治疗在 CF 的常规护理中具有明确和证实的益处。但对于患者的个体化治疗是首选。在神经肌肉疾病和脑性瘫痪患儿的日常护理中,气道廓清治疗可能是有益的,并且在机械通气治疗儿童肺不张方面可能是有益的。气道廓清治疗可能有利于预防新生儿拔管后肺不张。最后,气道廓清治疗在治疗儿童哮喘、细支气管炎或肺透明膜病或在小儿重症监护病房呼吸衰竭机械通气方面疗效甚微,对预防肺不张有效。总而言之,由于临床数据缺乏,未来进行的临床试验可能会改变证据的权重,并与目前的结论相矛盾。

7. 术后患者　术后肺不张是儿童常见的术后并发症。手术后,患者可能会出现肺不张和其他呼吸问题,因为疼痛、镇痛和镇静导致咳嗽减少、呼吸偏移减少、运动减少和抽吸。然而,在一项前瞻性随机研究中,将接受 CPT 的 19 例患者与不接受 CPT 的 25 例患者比较,CPT 与明显更频繁和更严重的肺不张相关。

8. PICU 呼吸机支持患者　机械通气患者中

的人工气道干扰正常的黏液纤毛功能,导致气管导管顶端和气管内的分泌物积聚。这些患者不能咳嗽,并且随着镇静和/或麻痹,运动减少。由于人工气道,FRC 可能减少。气管内吸痰和 CPT 是儿童气管插管护理的传统手段。然而,吸引过程中也可能导致气道损伤。在一个随机对照试验中,比较常规 CPT 到 IPV(气道内叩击)在机械通气的肺不张患儿中,CPT 组肺不张指数没有改变,但 IPV 组在平均 2.1 天后肺不张得到改善。

9. 脑性瘫痪　儿童脑性瘫痪的呼吸并发症易受呼吸系统疾病的影响,原因包括:①吞咽功能障碍,有或没有胃食管反流;②脊柱侧凸的倾向,并伴有旋转畸形,导致下叶支气管阻塞;③咳嗽障碍;④倾向性鼻咽运动不良导致上气道阻塞和阻塞性睡眠呼吸暂停综合征。对 7 例四肢瘫痪性脑瘫(其中 5 例行气管造口术)患者在儿科熟练护理机构中进行常规的高频胸壁振荡(给予背心)评估。相较高频胸壁振荡前,每年需要抗生素的肺炎总数下降 50%,而由于肺炎的住院次数从 9 减少到 3.5 天(表 42-2-5、表 42-2-6)。

表 42-2-5　各种儿科病症气道廓清获益的证据

分类	疾病名称
有益	囊性纤维化 神经肌肉疾病
较大获益	脑瘫 机械通气儿童肺不张 预防新生儿拔管后肺不张 急性哮喘 毛细支气管炎
可能获益	肺透明膜病 不伴肺不张的呼吸衰竭
无/少获益	手术后预防肺不张

表 42-2-6　常用的气道廓清方法

技术	年龄范围	优点	缺点
改良的 GAD 或 GAD	所有年龄段	适用于婴幼儿及年龄太小而不能更好配合其他更积极的技术的患儿 对于无法使用或身体虚弱无法耐受其他技术者,可作为选择的独立技术	舒适度差;耗时;易出现胃食管反流或呼吸困难的症状;特定的禁忌证或预防措施
叩击及振动	所有年龄段	同上	被动、需要助手、不适、不方便、社会限制
辅助体位引流	婴幼儿	需要最少的设备	需要帮助,对于护理人员来说需要学习,技巧难以掌握
在健身球上弹跳	婴儿到幼儿	带有娱乐性	需要设备
吹气游戏	幼儿到儿童	带有娱乐性	
吹气	幼儿到青少年	带有娱乐性	
ACBT(包括哈气)	幼儿到青少年	独立、灵活、不需要设备,可以与其他技术联合使用	

续表

技术	年龄范围	优点	缺点
Bottle PEP	幼儿到青少年	独立技术,适合儿童使用,可以成为其他形式的 PEP 治疗的过度,成本最低	需要遵循指示以避免吞咽水
自主引流	幼儿到青少年	独立技术,无需设备	掌握该技术所需的效果和反馈,包括对分泌物的听觉和振动提示的敏感度
PEP 面罩	幼儿到青少年	独立技术,可与其他 ACT 结合使用,对于气道不稳定或适应性不好的患儿有益	婴儿 PEP 需要帮助;需要个人对呼吸形式的了解;对于害怕面具的小孩,可能不适宜;成本高
Mouthpiece PEP	幼儿到青少年	独立技术,可与其他 ACT 结合使用,对于气道不稳定或适应性不好的患儿有益,可与高渗盐水雾化器联合使用,易于被年幼的儿童使用	缺乏喉舌 PEP 使用的明确证据;成本高
带雾化器的 PariPEP	幼儿到青少年	独立技术,可与其他 ACT 结合使用,对于气道不稳定或适应性不好的患儿有益	成本高
Flutter	较大儿童到青少年	独立技术	角度要求高;可能更适合于年龄较大的孩子(8 岁);成本高
Acapella	幼儿到青少年	独立技术,可与其他 ACT 结合使用,对于气道不稳定或适应性不好的患儿有益,不依赖于位置	成本高
Aerobika	幼儿到青少年	独立技术,可与雾化器配合使用	成本高
体育锻炼	幼儿到青少年	娱乐性	
HFCWO	幼儿到青少年	独立技术	重型设备,不易携带;成本高

注:GAD,重力辅助引流;ACBT,主动呼吸循环技术;PEP,呼气正压;ACT,气道廓清技术;HFCWO,高频胸壁振荡。

二、呼吸康复方案

(一)支气管哮喘

支气管哮喘是儿童主要的慢性病之一。它的特点是气道炎症。患有慢性肺部疾病的个体更易有运动耐受性的降低,这不仅由于通气限制,而且还归因于肺部疾病的全身表现。因此,病情越严重,疾病控制越少,患者的呼吸困难和疲劳程度越高。一般来说,阻塞增加气道阻力,阻碍体力消耗时的生理通气反应,并导致呼吸困难。这反过来又导致患者有更久坐的生活方式,使他们易患早期疲劳和运动不耐受。

心肺运动试验(cardiopulmonary exercise testing,CPET)是测定是否耐受运动的金标准。由于评估成本较高,很少有研究使用 CPET 作为评估儿童和青少年哮喘的方法。Villa 和同事描述了与对照组相比,中重度哮喘患者的摄氧量降低(VO_2 峰值)。同样的观察发现,哮喘组的 VO_2 降低最大。这些作者提出哮喘的严重程度可能是决定有氧能力的一个重要因素。在这些研究中观察到一些局限性,如不测量哮喘控制(可能影响患者病情的因素)、少量评估的个体,而不确定哮喘患者使用的皮质类固醇剂量。

Singh 和他的同事提出增量穿梭步行试验（incremental shuttle walking test, ISWT）是一个简单和廉价的测试。评估发现成人慢性肺疾病的 ISWT 功能降低，并与肺功能和生活质量相关。Ahmaidi 等在儿童哮喘患者中使用增量穿梭步行试验，通过与 CPET 的比较来确定其功能相关性。

囊性纤维化患者和哮喘由于久坐的生活方式、药物的长期使用和全身炎症导致外周肌力下降。哮喘儿童评估肌力和周围肌肉耐力应使用肌电图。

在哮喘儿童和青少年的肺康复计划后，一些研究在心肺状况、生活质量和减少住院人数方面有着有意义的结果。Wa Rooiji 和同事对哮喘儿童和青少年进行了体能训练的系统回顾，并得出结论，体育活动应该被推荐给这个群体，尽管因为在临床试验中的局限性，一些问题还没有被澄清。在任何研究中，没有通过具体的问卷来解决疾病的控制。炎症标志物的评估很少得到解决，也没有体育锻炼后的生活质量，因此，目前的研究旨在评估身体容量、外周肌肉功能、日常生活中的体力活动、生活质量和炎症标志物。患儿评估包括：儿童哮喘生活质量问卷（Pediatric Asthma Quality of Life Questionnaire, PAQLq）、哮喘控制问卷（Asthma Control Questionnaire, ACT/C-ACT）、肺功能（支气管扩张剂用药前后）、心肺运动测试、增量穿梭步行试验（incremental shuttle walking test, ISWT）、日常生活中的体育活动。

1. 骨骼肌功能评估　股四头肌（quadriceps femoris, QF）的最大自主等长收缩（maximum voluntary isometric contraction, MIVC）；肱二头肌（biceps brachii, BB）肌肉的 MIVC。需要患者坐在椅子上，将设备连接到负载电池，并且垂直于非优势上肢定位。QF 和 BB 的 3 个收缩的最大值将被认为是 MIVC。休息 5min 后，QF 的等长耐力测试（isometric endurance test, IET）将通过等距耐力时间在 60% 的 MIVC 评估直到耐受极限（tolerance limit, TLIM）。当产生的力下降 10% 时，等长耐力测试完成。同样的程序将用于验证 BET 的 IEET 的耐久性。所有测量都将在计算机屏幕上进行视觉反馈。呼吸困难和腿部疲劳将在测试前和测试后立即用改良的博格量表进行评估。这个测试大约需要 15min。表面肌电图（surface electromyography, SEMG）将记录在优势

的上下肢。有源双极表面电极将被定位在被评估的肌肉的腹部（RF 和 BB）中，如前面所描述的。SEMG 将用 4 通道器件记录，带通滤波器的截止频率为 20~500Hz，放大器增益为 1 000，共模抑制比>100dB。所有数据将使用 12 位模拟数字转换器采集和处理，采样频率为 2kHz。将得到的信号放大并转换成数字格式进行数据记录和分析。SEMG 信号将被划分为 1 秒窗口，并且每个窗口将计算功率谱的均方根（root mean square, RMS）和中频（medium frequency, MDF）。在 RMS 时间和 MDF 上的 5 个连续值将被平均，以获得对应于耐力时间的 0、25%、50%、75% 和 100% 的平均值。所有的 EMG 信号将被处理在 Matlab 程序 R2010B 中执行特定的例程。

2. 呼吸康复处方　频率 60min/ 次，间隔时间>24h，2 次 / 周，持续 8 周。康复内容如下：

（1）有氧训练：35min（10min 热身，20min 目标负荷，5min 恢复）。目标负荷：初始负荷 60% CPET 或 ISWT 最大负荷。逐渐增加至 80%；根据博格评分，维持呼吸困难指数 4~6 分。必要时吸氧以维持运动血氧饱和度 $SpO_2>92\%$。

（2）肌肉力量训练：股四头肌、肱二头肌和三角肌 15min。在 8 次重复的 3 组中，强度设置最大重复（repetition maximum, RM）的 40%~70%。

（3）胸部物理治疗：口含高频振荡装置使用 5min。建议每天开始前都要吸入 200μg 支气管扩张剂。

（二）肺囊性纤维化

运动训练已被证明对 CF 患者有益，改善有氧运动，减缓肺功能下降，改善生活质量，并可能延长寿命。理想的康复计划包括气道清除、耐力活动、柔韧性训练、体位训练和重量训练的组成部分。锻炼有益于辅助气道廓清的作用，并作为提高自信心、活动耐力和灵活性的一种方式；保持肌肉质量；减缓骨质疏松的进程。标准的运动处方包括模式（运动或锻炼的装置或类型）、持续时间（锻炼时间的长度）、频率（每天或每周的次数）和强度（锻炼的水平，通常是通过测量心率或氧消耗的运动水平）。运动处方举例，模式：三轮车、自行车、游泳、网球、螃蟹足球、篮球、轮椅篮球、有氧舞蹈、慢跑、跑步、步行、攀登、手推车比赛、越野滑雪、滑冰、举重、弹力带、踏步健美操、雪鞋等；频率每周 4 或 5 次。在某些情况下，个人只能进行短时间的运动（5~10min），每天增加 2~3 次，然后

增加持续时间。持续时间：逐步增加到 20~30min 连续的"有氧"活动（如之前未行训练，则需要 6~8 周才能达到这个水平）。强度：心率范围，运动耐力测试中峰值心率的 70%~85%；10~15（6~20 评分）或 3~5（在 0~10 评分）对知觉消耗量表的博格评级，呼吸困难量表为 0~1（8s 内呼吸次数为 15 次，评分为 0~4 分）。

（三）神经肌肉疾病

儿童进行性神经肌肉无力会出现逐渐进展的呼吸系统问题，常始于气道廓清受损，发展到夜间和随后的白天呼吸衰竭。包括吸气、延髓或呼气肌的虚弱会导致无法深呼吸和咳嗽。不能有效地清除气道分泌物，易使神经肌肉疾病（NMD）复发或慢性肺不张、反复肺炎，降低肺顺应性，增加气道阻力，并增加通气需求，导致呼吸泵（胸壁和呼吸肌）的能力和施加在其上的负荷之间的不平衡。当骨骼肌张力降低时，在快速眼动（REM）睡眠中出现发作性全身性弛缓。导致觉醒、阻塞性呼吸暂停和呼吸暂停、睡眠碎裂、睡眠质量差及最终结果。睡眠不足。随着吸气性肌肉无力的发生，昼夜通气不足随之发生。

虽然这一问题的进展是相当可预测的，但时机会有所不同，这取决于 NMD 的类型和患者的年龄。例如，1 个婴儿脊髓肌萎缩症 I 型（SMA I）将预期在生命的第 1 年内经历所有这些问题，而 1 个患有进行性假肥大性肌营养不良（DMD）的男孩可能不会开始有这样的困难，直到他的第 2 个十年。其他形式的 NMD 样脑性瘫痪或脊髓损伤的儿童也将遵循不同的时间进程，但在没有干预的情况下，如果他们的基础疾病导致呼吸肌无力，也会遇到类似的问题。对各种 NMDS 患儿来说是常见的：①气道廓清障碍；②呼吸肌无力对睡眠的影响；③无创通气（NIV）在改善发病率、死亡率和生活质量方面的作用。

1. 患者评估　气道廓清能力，如肺量计、最大吸气压 MIP、最大呼气压 MEP、咳嗽峰流速 PCF（PEF）；心肺代偿能力，如 6 分钟步行测试 6MWT，或心肺运动检查。

2. 康复处方

（1）气道廓清和预防肺部并发症：当 CPF>270L/min（有或无辅助下），MEP ≥60cmH$_2$O 预测患儿拔管成功，欧洲国家推荐 180L/min 为需要进一步干预的阈值。但是由于儿童和成人的呼吸系统顺应性和阻力不同，这些阈值并不适

于<12 岁的儿童。

常见的气道廓清治疗按辅助程度和治疗目的不同，分为辅助咳嗽方法，如手动辅助咳嗽、机械辅助咳嗽；松动分泌物的方法，肺内冲击通气（intrapulmonary percussive ventilation, IPV）、高频胸壁振荡（high-frequency chest-wall compression, HFCWC）、改变纤毛功能或有助于咳痰的药物。

（2）神经肌肉疾病患儿的睡眠问题：在 NMD 儿童睡眠过程中可能出现的问题包括低通气、低氧血症、中枢和阻塞性呼吸暂停和呼吸暂停、频繁觉醒、睡眠碎裂、睡眠效率降低，甚至癫痫发作。睡眠呼吸紊乱的评估详见本章第四节。

（3）呼吸支持：呼吸支持时机时，NMD 患者存在睡眠相关低氧血症或通气不足，建议提供 NIV 呼吸支持。除了睡眠或清醒时已存在低氧血症或高碳酸血症，对于在不同疾病中什么时候开始 NIV 尚未达成共识。有人建议以下情况如急性呼吸衰竭、成长发育受限、复发性肺炎或症状性昼夜高碳酸血症作为长期 NIV 的指征。多导睡眠监测呼吸暂停低通气指数>10 次 /h 或 SpO$_2$<92%4 次或 SpO$_2$ 每小时下降 4%，推荐作为开始 NIV 的指征。瑞典的一个中心调查了 352 个成人和儿童各种原因导致的 NMD 患者，机械通气开始于 268（76%）的急性疾病期间，该队列主要是成年人，没有包含<5 岁的患者。在开始 NIV 的患者中，白天嗜睡是最常见的症状，但在 SMA 儿童的亚组中，咳嗽不足是开始 NIV 最常见的原因。在开始 NIV 的患者中，高碳酸血症比低氧血症更频繁发生。

一旦开始呼吸支持，目标是恢复正常的血气。由于 NMD 患者通常没有肺部疾病，呼吸支持目标是患者呼吸室内空气，正常清醒时 PetCO$_2$（35~45mmHg）和 SpO$_2$ 95%。事实上，已经接受 NIV 支持的患者的氧合血红蛋白饱和度降低是下呼吸道功能障碍如肺不张或肺炎的早期征兆，并且是增加气道清除治疗措施的信号。

当患者需要持续呼吸支持以维持血气 PaCO$_2$ 和 PO$_2$ 稳定，并且气道保护能力下降，特别是无创通气过程中出现严重低氧血症、误吸、反复肺部感染，需要建立人工气道进行有创机械通气利于气道引流。

（四）机械通气患者

呼吸康复方案中原发病的治疗及机械通气策略的实施尤为重要，执行物理治疗时常被关注

的问题有：肺容量降低、顺应性降低、气体交换减少；气道清洁力下降、痰液潴留；呼吸做功增加；呼吸衰竭等。儿童的肺是不断发育的，所以康复治疗技术的选择，要严格掌握其注意事项及禁忌证，急性期多倾向于一些被动技术，而病情好转后可考虑加入主动技术，如适当的运动疗法及呼吸训练等，营养、心理、中医、音乐治疗技术可视患儿病情酌情应用。其中运动疗法要根据患儿年龄、性别、个人喜好，甚至受教育水平等来个体化地制订，可利用食物、小玩具等来调动其主动活动的能力，从实践中摸索经验，可达到事半功倍的作用。所有康复方案的制订及评估均需依靠团队协作，共同讨论。

特殊提到针对新生儿科机械通气患儿，主要是肺叶塌陷及分泌物潴留等问题可导致呼吸状况恶化，积极有效的评估及干预尤为重要，其中体位改变及适当的吸痰为主要的干预手段（表 42-2-7）。

表 42-2-7　以下简单罗列一些常见状况及推荐治疗措施

常见状况	推荐物理治疗措施
❖ ARDS/急性肺损伤	❖ 体位：侧卧位、俯卧位 ❖ 维持 PEEP
❖ 肺不张/肺实变/肺炎	❖ 肺不张多健侧卧位 ❖ 肺炎/肺实变时，可采取健侧在下的体位（改善通气/血流比，改善氧合） ❖ 分泌物潴留时，儿童如耐受患侧肺在上，有助于引流稀薄分泌物，从而改善侧肺通气 ❖ 如果病情允许，提倡早期活动
❖ 痰液潴留	❖ 重力辅助体位引流 ❖ 必要的湿化 ❖ 恰当地吸痰 ❖ 酌情应用辅助拍痰机 ❖ 对于神经肌肉病患儿，如有条件可使用咳痰辅助机
❖ 肺叶萎陷	❖ 体位：侧卧位，患侧肺在下（改善通气/血流比，改善氧合） ❖ 发生痰液堵塞时选择性肺泡灌洗（专人执行）
❖ 胸腔积液	❖ 体位：侧卧位，健侧肺在下（优化通气/血流比）
❖ 肺水肿	❖ 注意 PEEP
呼吸做功增加	❖ 查明原因（如支气管痉挛、疼痛、痰堵、焦虑、尿布/衣服太紧所致腹部受压等），针对病因治疗 ❖ 正确的体位 ❖ 适当的气道廓清
足月新生儿常见： ❖ 缺血缺氧性脑病 ❖ 吸入胎粪 ❖ 肺部先天性异常，如肺气肿、肺囊肿和肺腺瘤等 ❖ 先天性膈疝 ❖ 食管闭锁、气管-食管瘘 ❖ 腹裂、脐疝	❖ 规律翻身变换体位，预防进一步的肺塌陷 ❖ 有效吸痰 ❖ 如果出现无法用改变体位及吸痰解决的肺塌陷，可适当采取主动技术，治疗肺塌陷 ❖ 针对需手术患儿进行术前术后气道管理
早产新生儿常见： ❖ 呼吸窘迫综合征 （伴有肺叶塌陷和/或分泌物潴留）	❖ 规律翻身，变换体位，预防进一步的肺塌陷 ❖ 有效吸痰 ❖ 如果出现无法用改变体位及吸痰解决的肺塌陷，可适当采取主动技术，治疗肺塌陷

三、小结

在现代医疗中,机械通气应用越来越广,为临床医生提供了非常有效的呼吸支持手段,尤其是针对儿童危急重症的抢救。机械通气患儿需要进行呼吸康复治疗,同时机械通气又是呼吸康复的手段之一。儿童呼吸康复可借鉴成人经验,但绝对不能照搬,方案的制订需要基于详细而全面掌握儿童呼吸系统解剖、病理生理学知识,理解可能出现的病理过程的结局、功能异常的临床表现、可能的损伤等(本书第一章和第二章已详细阐述)。针对机械通气患儿,整体呼吸康复策略分析如下:

1. 呼吸康复团队组长应由监护病房医师或儿童呼吸专科医师担任,基本组内成员可包括物理治疗师、呼吸治疗师、药剂师、护士、心理医师、营养师等。康复方案中呼吸治疗及物理治疗为核心内容。

2. 针对儿童的康复治疗需要父母、亲属、监护人的参与,初次评估如有必要进行呼吸康复干预,同时患儿及父母、亲属、监护人有参加康复的积极要求和必要的经济条件,则纳入康复管理体系。

3. 对于机械通气患儿,专业的评估包括主观评定及客观评定,评估后明确问题所在,列出问题清单(标明日期,以便于再次评估时做比较)。

4. 团队协作制订系统的、个体化的康复策略,明确康复目标(包括近期治疗目标、必要的远期目标、患儿及家属目标)。

5. 康复计划的实施,主要是一些适用于机械通气患儿的物理治疗技术。

6. 对治疗效果的评估,针对患儿病情制定下一步康复方案,可能继续、调整、停止或重新制订。

7. 对于家庭呼吸康复患儿,必要的随访尤为重要。

(葛慧青 李 威)

第三节 呼吸康复的评估及随访

一、呼吸康复的评估

针对机械通气患儿呼吸康复评估是贯穿始终的,初步评估时要充分考虑患儿疾病类型、严重程度、社会背景、家庭情况等因素,纳入康复管理体系后,需进行专业评估。评估的目的是为了确定患儿的问题所在,准确的评估对呼吸康复方案的制定有着重要的意义。其中包括主观评定和客观评定。

(一)主观评定

1. 主诉中要获取儿童近期变化的准确信息。

2. 现病史中要关注一些症状,如发热、呼吸急促(呼吸困难)、咳嗽、咳痰、喘息、胸痛等,明确其持续时间、严重程度、方式、伴随症状等,明确患者之前接受过什么样的治疗,尤其是用药方面,特殊关注物理治疗方面措施及效果。

3. 既往史及家族史中新生儿要记录胎龄及出生时体重、Apgar评分,母亲的妊娠史、生产史等;有无基础疾病;有无过敏史;过去有无类似症状发生等。

(二)客观评定

可分为视诊、触诊、叩诊、听诊,但其与临床查体中的视、触、叩、听不完全一致,下面将详细阐述。

1. **视诊**

(1)床旁的常规观察,如患儿一般状态及意识水平、体型(是否肥胖)、体位、姿势、全身所连接仪器(如引流管、线、各种监测设备连接装置等)、体温、毛细血管再充盈时间(CRT)、心率、血压、呼吸频率、出入量、中心静脉压、肺动脉压、颅内压;气道的评估,如气道是否开放;如建立人工气道者,人工气道的类型(气管内插管、气道切开、经鼻咽或口咽插管)、通气支持的模式及通气方式等(本书前面章节已详细阐述)。

(2)胸部视诊:着重观察胸廓外形、呼吸模式(正常呼吸、呼气延长、呼吸急促、呼吸缓慢、呼吸暂停、呼吸功能不全、通气不足、换气过度、深长呼吸、潮式呼吸等)、三凹征(是呼吸窘迫儿童的重要表现)等。

(3)其他:各种监护仪器上数据(如心电、血氧、血压监护数据等);机械通气仪器上所显示参数;检查单(如血常规、CRP、PCT、痰培养等感染指标;动脉血气分析;肺功能的测定;胸部影像学资料;心电图及超声心动图等)。

2. **触诊** 皮肤温度、气管位置、胸廓扩张度、单侧胸廓的反常运动、皮下气肿、语音震颤、水肿等。

3. **叩诊** 借鉴临床叩诊,着重关注胸部叩诊体征,注意气胸、肺气肿、胸腔积液、实变等。

4. **听诊** 借鉴临床听诊,着重听呼吸音(正常呼吸音、支气管呼吸音、呼吸音强弱的改变等)、附加音(喘鸣音、干湿啰音、哮鸣音等)、其他(胸膜摩擦音、语音共振等),同时要注意意识清楚的患儿向你表达的内容。

5. **其他** 如一些外科手术、颅脑损伤等患儿要注意关注原发病等。

首次评估要比较系统,认真填写评估表单,然后给予个体化康复治疗方案,针对机械通气患儿,病情危重者随时评估,必要时调整治疗方案,填写病程记录,随病情稳定程度调整评估频次,形成治疗的循环。

二、随访

对于加入上述呼吸康复体系的患儿,有些可能是原有基础性疾病,如哮喘、支气管扩张、囊性纤维化、间质性肺疾病、肺纤维化、神经肌肉系统疾病、胸廓疾病等,有些可能因为本次疾病所致肺不张、闭塞性支气管炎,甚至出现慢性呼吸功能不全、慢性呼吸机依赖等情况,对于这些患儿,需通过团队的系统评估,给予个体化家庭呼吸康复方案,之后的随访尤为重要,不仅可以监督患儿及家属对于呼吸康复治疗的依从性,同时长期的随访还可以帮助我们了解患儿基础疾病的进展、并发症、住院率,甚至生存率及死亡率等。

随访手段多种多样,如呼吸康复门诊复诊、电话随访、布置家庭作业、微信打卡、上传视频等。可针对个体化治疗方案给予个体化随访方式,在呼吸康复出院小结上详细注明,如必须来院复查相关指标者,标明门诊复诊时间及流程;如设定运动处方者,需布置作业单,根据情况电话随访、微信打卡、上传视频等,同时要注意客观条件的限制,如交通、天气、患者家属能接受的复诊方式等。整体呼吸康复策略见表42-3-1。

表 42-3-1 整体呼吸康复策略

1. 建立康复团队
2. 初步评估→纳入康复管理体系→初次宣教→同意进入康复管理体系
3. 专业评估→明确问题所在,列出问题清单
4. 团队协作→制订系统的、个体化康复策略及明确康复目标
5. 实施康复计划
6. 治疗效果的评估→制订下一步康复方案
7. 必要的随访

临床上如何进行整体呼吸康复策略,我们举例说明(病例来源于吉林大学第一医院儿科,仅供参考):

病例:患儿男,14岁,高一,主因"间断发热16天,咳嗽伴胸痛9天"入院。既往体健,家住平房,平素喜好臂力棒训练,营养状态较好,心理健康。查体:一般状态尚可,静息血氧96%,HR 108次/min,RR 28次/min,呼吸模式正常,双肺呼吸音粗,左上肺呼吸音较对侧减弱,未闻及啰音。肺功能:VC MAX 3.21L、PEF 2.23L/s,意见:通气功能异常,存在重度阻塞和小气道功能降低;患儿吸入支气管舒张剂后,FEV1改善率49.3%,意见:支气管舒张试验阳性。肺部多排CT二期增强:①支气管炎,双肺支气管扩张伴双肺散在炎变;②左肺上叶、舌叶支气管欠通畅伴远端肺不张,不除外合并脓肿及感染性肺气囊形成;③左侧少量胸腔积液。支气管镜检查结果(评估当日):左肺上叶各段支气管黏膜充血、水肿,可见较多黏液液体,予以负压吸引清除,于左肺上叶固有段行灌洗治疗,灌洗液呈米汤样,检查诊断坏死性肺炎、支气管内膜炎症。MIP 35cmH₂O。入院后明确临床诊断重症肺炎、坏死性肺炎、支气管扩张,临床上给予积极抗感染、支气管镜介入等对症支持治疗。目前患儿仍有发热,咳嗽呈阵发性刺激性顿咳,有较多痰,不易咳出,胸痛较前有所缓解,多卧床。

问题1:患儿符合呼吸康复适应证,向其本人及家属宣教,均表示知情同意并积极配合治疗,给予纳入康复管理体系,如何评估与提供方案?

主治医生意见,首次评估:患儿咳嗽能力减弱,气道分泌物较多,影像学提示存在肺不张、自主活动耐力减弱等。本阶段康复目标:①促进痰液排出;②改善肺不张;③增加自主活动耐力。康复措施如下:

(1)指导体位引流:根据支气管镜下结果设计体位引流方案。体位:①左 B1+2 取右侧卧位,上体同床面水平呈 45°,胸前、头部分别垫起,使肩部抬高;②左 B3 取屈膝仰卧位,肩部垫起,使其向右侧倾斜 20°。每个体位 15~30min,3 次/d,配合徒手技术,如叩击、振动,观察痰液排出情况。

(2)指导主动循环呼吸技术(ACBT)及有效咳嗽。

(3)指导缩唇呼吸及腹式呼吸。

(4)鼓励下床活动。在医护人员监督及指导下进行治疗,家属积极配合,观察治疗效果。

问题 2:体位②治疗时患儿出现明显阵发性刺激性顿咳,伴有心率升高及血氧降低,无法耐受,为什么会出现这种问题?如何解决?

分析:患儿目前处于疾病急性期,临床症状较为明显,痰液较多,体位引流时痰液进入较大气道,可能会刺激咳嗽加重;相对于直立或水平体位,头朝下体位在短期内增加心室容积负荷,为了完成体循环心肌做功会增加,心率增快;以上情况导致血氧降低。

解决方案:停用体位②引流方案,鼓励患儿做缩唇呼吸以缓解阵咳后的呼吸困难,提高氧合。

病例进展 1:患儿于入院第 6 天夜间突发呼吸困难,查体:T 40.0℃,RR 36 次/min,P 120 次/min,BP 126/66mmHg。一般状态欠佳,呼吸促,三凹征(+),鼻翼扇动(+),咽充血,左上肺呼吸音弱,双肺未闻及明显干湿啰音。急查血气分析两次氧分压均小于 60mmHg,二氧化碳分压均小于 50mmHg,存在 Ⅰ 型呼吸衰竭,转入重症监护病房行呼吸机辅助通气,呼吸模式 SIMV。参数初调:FiO₂ 85%、f 25 次/min、PEEP 6cmH₂O、Vt 240ml、Ti 0.75s,启动窒息通气及 Autoflow。

问题 3:患儿病情发生变化,如何调整治疗方案?

本阶段评估注意事项:不管是在 ICU 还是普通病房,评估基本要点是相通的(详见上文阐述),评估基本要点是相通的(详见上文阐述),

要综合评估患儿气道、呼吸及循环情况,是否存在肺容量损失、痰液潴留、呼吸做功增加、呼吸衰竭等,如果存在,再评估患儿是否足够稳定去接受康复治疗。

本阶段康复目标:促进痰液排出;改善气体交换;减少呼吸做功;保护气道;复张肺部塌陷区域等。

本阶段康复措施(实施以下方案时要监测生命体征、氧饱和度及动脉血气等,根据临床治疗效果每天反复评估,及时完善及调整康复方案):①改变体位以优化氧合及 V/Q;②重力辅助体位引流并结合徒手技术,如叩拍、摇动、振动;③徒手过度通气技术;④吸痰或状态允许情况下给予支气管镜肺泡灌洗;⑤适当湿化、雾化;⑥加强营养管理。

病例进展 2:患儿入院第 12 天,入重症监护病房第 7 天,意识状态恢复,呼吸状态较前平稳,气管分泌物较少,吞咽、咳嗽反射良好。降低呼吸机呼吸频率后,患儿心率及血氧饱和度正常,达到拔除气管插管的指征。改为 CPAP 辅助通气,参数:FiO₂ 50%、PEEP 5cmH₂O、Flow 12L/min。入重症监护病房第 11 天改为鼻导管吸氧,吸入氧浓度为 29%。第 14 天停吸氧,转出重症监护病房。

在此期间调整康复措施:在上一阶段方案基础上,鼓励患儿早期下床活动;根据患儿状态重新指导缩唇呼吸、腹式呼吸、ACBT、有效咳嗽等;指导应用激励式肺量计、Acapella。

病例进展 3:患儿入院第 19 天,无发热,咳嗽较前减轻,体位引流配合叩背后可咳出白色泡沫痰,喜卧床。查体:一般状态尚可,静息血氧 95%,HR 104 次/min,RR 26 次/min,呼吸模式正常,双肺呼吸音粗,左上肺呼吸音较对侧稍减弱,未闻及啰音。复查肺功能:VC MAX 2.79L、PEF 120L/min,意见:通气功能异常,存在中度阻塞和小气道功能降低;患儿吸入支气管舒张剂后,FEV1 改善率 8%,意见:支气管舒张试验阴性。肺部多排 CT 平扫:①支气管炎,双肺支气管扩张;②双肺炎症,左肺显著,其中左肺上叶、舌叶考虑坏死性肺炎可能,对比之前 CT 片左肺下叶炎症减轻；③左侧少量胸腔积液。支气管镜检查结果：左肺上叶各段支气管黏膜充血、略水肿，有较多脓性分泌物。予以负压吸引清除，以固有段显著，可见米汤样分泌物涌出，予以灌洗治疗后较前改善。检查诊断为坏死性肺炎、支气管内膜炎症。MIP 29cmH$_2$O。

本阶段评估：患儿气道分泌物仍较多，吸气肌力量较差，自主活动少等。

本阶段康复目标：①促进痰液排出；②增加自主活动耐力。

本阶段康复措施：①继续体位引流，方案同第一阶段（体位①＋②，见问题1中回答），配合徒手技术、缩唇呼吸及腹式呼吸；②根据患儿状态重新指导ACBT、有效咳嗽等；③重新指导激励式肺量计、Acapella的使用；④每日两组吸气肌训练；⑤指导呼吸体操，从坐位到立位；⑥指导床上运动，如空中踏车、拱桥运动、拉伸起坐等；床下活动，如走路及爬楼梯等适合在院期间进行的运动方式。

患儿出院时偶有声咳，痰少，指导出院康复方案如下（交于家长）：

（1）呼吸训练：①缩唇呼吸：以鼻吸气，缩唇缓慢呼气（将嘴唇噘起像吹笛子或吹口哨一样），吸气与呼气时间之比为1:2逐渐延长至1:3或1:4，每次10~15min，2次/d。②腹式呼吸：取舒适放松体位，双手可放至腹部，或一手置于胸部，一手置于腹部，经鼻吸气，吸气时胸部不动，腹部尽量向外扩张，经口呼气，呼气时，胸部不动，腹部尽量向内收缩，可配合用双手力量挤压腹部，促进膈肌上抬。可简化理解为吸气鼓肚子，呼气瘪肚子，每次10~15min，2次/d。③个体化：吹瓶、吹气球、吹风车、吹纸条、连续数数等。④呼吸体操：穿舒适且适合运动的衣服及运动鞋，身体要自然放松，不要屏气、换气过度；由慢到快，循序渐进；注意用鼻吸气，用嘴呼气，呼气比吸气时间长约1倍；可运用缩唇呼吸和腹式呼吸结合在一起，2次/d，每次约10~15min。

第一节：颈部活动。吸气抬头，呼气回位；吸气向左转，呼气回位；吸气向右转，呼气回位。如

此反复3组。

第二节：扩胸运动。左脚向外跨一步，双手抬高重叠于胸前，吸气扩胸，呼气回位；右脚向外跨一步，双手抬高重叠于胸前，吸气扩胸，呼气回位。如此反复3组。

第三节：转身运动。吸气左脚向外跨一步，展开双臂，呼气身体向左转，吸气回位，呼气整理；吸气右脚向外跨一步，展开双臂，呼气身体向右转，吸气回位，呼气整理。如此反复5组。

第四节：旋腰运动。吸气左脚向外跨一步，双手叉腰，呼气旋转臀腰部，吸气回位，呼气整理；吸气右脚向外跨一步，双手叉腰，呼气旋转臀腰部，吸气回位，呼气整理。如此反复5组。

第五节：侧躯运动。吸气左脚向外跨一步，左手叉腰，呼气右臂贴耳侧身，吸气回位，呼气整理；吸气右脚向外跨一步，右手叉腰，呼气左臂贴耳侧身，吸气回位，呼气整理。如此反复5组。

第六节：蹲起运动。吸气左脚向外跨一步，双手抬高，呼气下蹲，吸气回位，呼气整理；吸气右脚向外跨一步，双手抬高，呼气下蹲，吸气回位，呼气整理；如此反复5组。

第七节：整理运动。放松站立，两手腹前交叉，腰部放松，两臂腹前交叉上举，抬头看手，吸气；两臂左右分开，体侧划弧，还原到预备姿势，呼气。

（2）运动处方：①运动方式：快走、爬楼梯、有氧运动操、慢跑、骑自行车、跳绳等运动项目（根据个人喜好选择）。②运动强度：目标心率为170~180次/min。③运动时间：运动前做准备活动3~5min，如腰部转体、手关节运动、踝关节运动等，逐渐增加运动速度以达到目标心率。让患儿自达到目标心率起开始计时，运动结束后做3~5min整理活动，如伸展运动、深呼吸等。每天在目标心率下锻炼20~40min。根据个人体质、以往习惯的运动项目及强度，建议从10~20min开始。④运动频率：3~5次/周。⑤其他，如床上运动：半起仰卧起坐、空中踏车、拱桥运动等（一组20个，3组/d）；空气疗法1~2次/周；加强营养。

第四节　睡　眠　监　测

一、概述

多导睡眠图监测（polysomnography monitoring, PSG）是在患者睡眠期间进行连续监测并记录多项生理数据以反映患者睡眠结构和诊断患者睡眠疾病的无创技术。目前认为，睡眠监测室中进行的整夜多导睡眠图监测是判定儿童睡眠结构和诊断儿童睡眠呼吸暂停综合征及其他睡眠疾病的金标准。

二、适应证

整夜多导睡眠图监测的主要适应证有：

1. 儿童睡眠呼吸障碍，如阻塞性睡眠呼吸暂停、中枢性睡眠呼吸暂停以及睡眠相关低通气的诊断。

2. 儿童上气道手术前评估，尤其合并有打鼾、叹气样呼吸，其他阻塞性睡眠呼吸暂停症状，其他高风险特征（如肥胖、唐氏综合征、颅面骨畸形、神经肌肉疾病、镰状细胞疾病等）的儿童。

3. 睡眠呼吸障碍患者的上气道正压滴定。

4. 评估 CPAP、口腔矫治器、减肥和上气道手术在睡眠呼吸障碍患者中的疗效。

5. 结合白天小睡试验，对疑似 1 型和 2 型发作性睡病进行评估和诊断。

三、睡眠监测技术

与成人整夜多导睡眠监测相同，儿童睡眠监测采取的生物电信号包括脑电图、眼动图、颏肌和胫骨前肌的肌电信号、心电图信号、呼吸信号等。判读患者睡眠/清醒状态及睡眠分期，需结合脑电信号、眼电信号及颏肌电信号。这些生物信号记录和数据规范，由于篇幅原因不做赘述，可参考美国睡眠医学学会（The American Academy of Sleep Medicine，AASM）发布的指南。

四、新生儿多导睡眠图的判读

新生儿睡眠分期与睡眠分期规则与成人不同，分为活跃睡眠（快速动眼期，rapid eye movement，REM 期）、安静睡眠（非快速动眼期，non-rapid eye movement sleep，NREM 期）和不确定睡眠（indeterminate sleep，IS，T 期）。婴儿睡眠分期中，一种脑电波可能对应一种以上的睡眠期，因此行为观察对婴儿睡眠分期非常重要，其判读规则如下：

1. 清醒期

（1）眼动情况：在这一帧的大部分时间内保持睁眼。

（2）行为：发出声音或主动进食。

（3）满足以下所有条件：①眼睛睁开；②快速眼球运动或阅读眼动；③稳定的颏肌电伴肌肉暴发性运动；④不规则呼吸。

（4）脑电图表现为低幅不规则波（连续的低波幅、混合频率波，期间存在明显的 δ 节律和 θ 节律，波形无明显变化）和混合波（与低幅不规则波相似，但波幅稍高、δ 波更多）（图 42-4-1）。

2. NREM 期

①闭眼但无眼动；②下颏肌电；③规则呼吸；④脑电图为交替图形（2~8s 暴发性混合波中间出现平坦的脑电波，由高幅慢波和重叠其上的尖锐低幅快波组成）和高幅慢波（连续的、不规则混合频率波，其间存在 50~100μV 的高波幅和更为明显的 δ 波），或出现睡眠纺锤波；⑤体动减少（图 42-4-2）。

3. REM 期

①颏肌电降至整个睡眠监测过程中最低水平；②闭眼，但伴有 1 次以上的快速眼球运动；③不规则呼吸；④张嘴、吮吸、抽动或扭头；⑤脑电图表现为图 42-4-3。

若满足以下条件，但无快眼动，仍然判为 R 期：①脑电图显示为低幅或高幅，不伴交替图形；②在这一帧的大部分时间中，颏肌电保持较低水平；③中间没有觉醒。

4. T 期

这一帧只满足 NREM 期判定规则中的 3 条和 REM 规则中的 2 条，或 NREM 期判定规则中的 2 条和 REM 规则中的 3 条，则判为 T 期（图 42-4-4）。

五、儿童睡眠分期

儿童的睡眠判读规则适用于出生后 2 个月及以上儿童（出生后指怀孕后至少 40 周）或受孕龄 48 周以上的儿童。

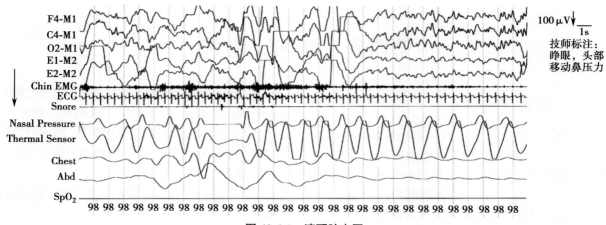

图 42-4-1 清醒脑电图

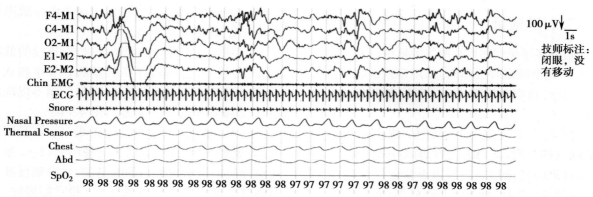

图 42-4-2 NREM 期脑电图

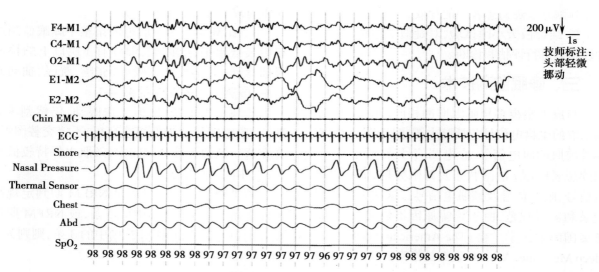

图 42-4-3 REM 期脑电图

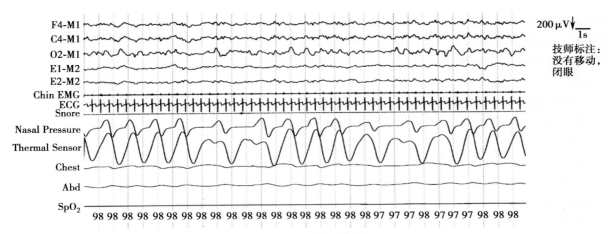

技师标注：没有移动，闭眼

图 42-4-4　T 期脑电图

1. 由于婴儿睡眠变化较大,因此存在下列 4 种可能:

(1) 如果全部 NREM 睡眠记录帧没有可识别的睡眠梭形波,K 复合波或 0.5~2.0Hz 的高振幅慢波活动,判读所有 NREM 睡眠记录帧为 N 期。

(2) 如果某些 NREM 睡眠记录帧含有睡眠梭形波或 K 复合波,这些帧判读为 N2 期。其余的 NREM 睡眠记录帧,如果慢波活动小于记录帧的 20%,判读为 N 期。

(3) 如 NREM 睡眠记录帧慢波活动大于 20%,判读为 N3 期。其余的记录帧,如果不存在 K 复合波或睡眠梭形波,判读为 N 期。

(4) 如果 NREM 发育完全,即一些记录帧含有睡眠梭形波或 K 复合波,另外一些帧含有大量的慢波活动,此时也可像较大儿童或成年人一样,将这些婴儿的 NREM 睡眠判读为 N1、N2 或 N3 期。

2. 各期的判读规则如下:

(1) 清醒期:枕区反应性 α 节律(闭眼状态下在枕区记录到的一连串 8~13Hz 正弦波)或与年龄相适应的优势后部节律(清醒放松闭目时,在枕区记录到的反应性优势脑电节律,婴儿或幼儿时期较慢,睁眼或注意力集中时减弱。最早见于出生后 3~4 月龄时,频率为 3.5~4.5Hz;5~6 月龄时,频率为 5~6Hz;3 岁时,频率为 7.5~9.5Hz;波幅通常 >50μV)占一帧的 50% 以上时,这些记录帧判读为 W 期(图 42-4-5)。

如果没有可识别的反应性 α 节律或与年龄相适应的优势后部节律,若满足下列条件之一时,也判读为 W 期:①频率为 0.5~2.0Hz 的眨眼;②阅读性眼动;③不规则共轭快速眼动伴以正常或较高的额肌电活动。

(2)N1 期:产生优势后节律者,如果后节律减弱或被低波混幅合频率取代大于一帧的 50%,判读为 N1 期。不产生优势后部节律者,开始出现下列任意现象时,即判读为 N1 期。①较 W 期背景频率减慢 ≥1~2Hz 的 4~7Hz 脑电活动;②缓慢眼动;③顶尖波(波形陡峭,持续时间 <0.5s);④节

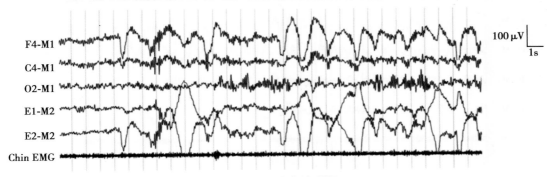

图 42-4-5　儿童清醒期

律性前 θ 活动(连续 5~7Hzθ 节律活动);⑤睡前超同步化(阵发或分散连续出现的高波幅,正弦波波幅 75~350μV,频率 3~4.5Hz);⑥弥散或枕部优势高波幅节律性 3~5Hz 活动。

(3)N2 期:如果判读帧的前半帧或前一帧的后半帧存在如下 1 或 2 项特征,判读为 N2 期开始(不符合 N3 期标准)。①1 个或多个与觉醒无关的 K 复合波;②1 个或多个睡眠梭形波。

1)N2 期睡眠持续判读规则:数帧不含 K 复合波或睡眠梭形波的低波幅混合频率脑电活动。如果此前存在:非觉醒相关性 K 复合波或睡眠梭形波,继续判读为 N2 期。图 42-4-6 为一名 5 岁男孩 N2 期的脑电图。

2)N2 期睡眠终止判读规则:出现下列事件之一,判读为 1 段 N2 期结束:①转为 W 期;②1 次觉醒,后面出现低幅混合频率脑电;③1 次大体动伴随缓慢眼动和低波幅混合频率 EEG 没有非觉醒相关性 K 复合波或睡眠梭形波;④转为 N3 期;⑤转为 R 期。

(4)N3 期:当慢波活动(波形频率为 0.5~2Hz,正负峰间的波幅>75μV)占 1 帧的 20% 以上时判读为 N3。图 42-4-7 为 1 名 5 岁男孩 N3 期的脑电图。

(5)R 期:记录帧呈现下列多种现象时判读为 R 期:①低波幅混合频率 EEG(优势频率 4~7Hz 的低波幅脑电活动);②低张力颏 EMG(基线肌张力低于其他任何睡眠期);③快速眼动(共轭、不规则、波峰陡峭的眼运动波,初始偏转达峰时间通常<500ms)。

1)R 期睡眠持续判读规则:对于符合上述 A 项判读规则的一帧或多帧 R 期,其后连续数帧无快速眼动,此时如果 EEG 持续显示为低波幅混合频率活动,没有 K 复合波或睡眠梭形波,没有觉醒,并且颏肌电张力仍低,则仍判读为 R 期。

2)说明:①睡眠梭形波通常出现在出生后 2~3 个月或稍大的婴儿 NREM 睡眠期;②K 复合波通常出现在出生后 4~6 个月或稍大的婴儿 NREM 期;③慢波活动(≥75μV,0.5~2.0Hz,典型

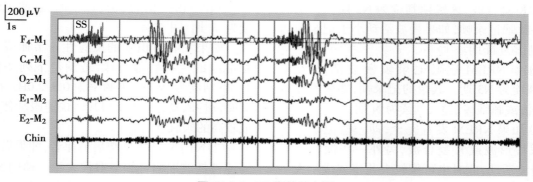

图 42-4-6　N2 期的脑电图

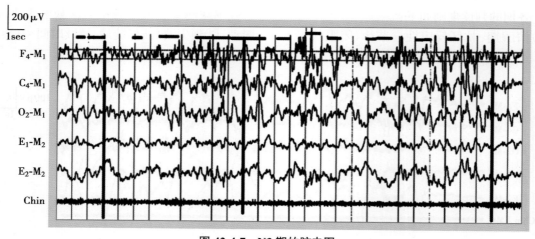

图 42-4-7　N3 期的脑电图

出现在额区)通常见于出生后 4~5 月龄;④绝大部分出生后 5~6 月龄或稍大婴儿,偶尔见于出生后 4~4.5 月龄婴儿,NREM 睡眠可判读为 N1、N2 或 N3 期;⑤与 EEG 无关事件对出生后 6 月龄或稍小婴儿 NREM 睡眠和 REM 睡眠的识别非常有帮助。这些事件发生在 REM 期的有:呼吸不规则,颏肌电强度减弱,短暂肌电活动和快速眼动;发生在 NREM 期的包括规则的呼吸,无或罕见的垂直眼动以及颏肌电活动。

(6)觉醒判读规则:在 N1、N2、N3 或 R 期睡眠中,如果出现突发脑电频率转换,包括 α、θ 和 / 或大于 16Hz 频率(但不是睡眠梭形波),持续至少 3s 的脑电波,并且此前至少有 10s 稳定的睡眠,判读为觉醒。在 REM 期判读为觉醒需要同时存在持续至少 1s 的颏肌电波幅增加。

六、儿童睡眠呼吸暂停的判定

整夜多导睡眠图检查中的呼吸监测涉及气流监测、鼾声监测、血氧饱和度监测和呼吸努力监测。

婴儿和儿童睡眠呼吸时间标准适用于年龄 <18 岁者。

1. 阻塞性呼吸暂停　①事件持续时间至少等于 2 次呼吸停止的时间长度(2 次呼吸持续时间的标准,可参比基线呼吸波形确定);②与事件前的基线呼吸信号幅度比较,全部呼吸事件中 ≥90% 的时间呼吸信号幅度下降 >90%;③整个呼吸气流减低期间伴随着持续或增强的吸气努力。

2. 混合型呼吸暂停　如果符合上述①、②条,在事件的初始部分缺少吸气努力,在事件终止前吸气努力恢复,判读为混合型呼吸暂停。

3. 中枢型呼吸暂停　整个事件中没有吸气努力,并且满足下列条件之一者判读为中枢型呼吸暂停:①事件持续 20s 以上;②事件至少持续 2 次呼吸停止的时间长度(2 次呼吸的持续时间参比基线呼吸波形确定),并且伴有觉醒、清醒或血氧饱和度下降 ≥3%;③事件至少持续两次呼吸停止的时间长度,并心率降低至 50 次 /min 以下,持续 5s 以上或心率降低至 6 次 /min 以下,持续 15s 以上(仅适用于 1 岁以下婴儿)。

4. 低通气　满足下列所有标准判读为低通气:

(1)鼻压力或替代信号与事件前基线比较波幅下降 ≥30%。

(2)从最后 1 次正常呼吸波结束开始,事件持续至少 2 次呼吸停止的时间(2 次呼吸持续时间按基线呼吸波形确定)。

(3)事件伴随觉醒、清醒或血氧饱和度下降 ≥3%。

5. 呼吸努力相关性觉醒事件　如果未达到判读为呼吸暂停或低通气,但符合下列要求,判读为呼吸努力相关性觉醒(RERA)事件:①呼吸努力增加;②出现鼾声;③呼气末 CO_2 与基线相比升高;④鼻压力波形吸气相或呼吸机流速波形扁平;⑤事件持续至少 2 次呼吸停止的时间。

6. 肺泡低通气规则　采用经皮 PCO_2 和 / 或呼气末 CO_2 传感器监测技术,整个睡眠期 >25% 的时间 CO_2 监测值升高 >50mmHg,判读为睡眠相关肺泡低通气。

7. 周期性呼吸规则　如果有 3 次持续时间大于 3s 的中枢型呼吸暂停事件,期间正常呼吸不超过 20s,判读为周期性呼吸。

（倪越男）

参考文献

1. MOLNAR GE. Pediatric Rehabilitation. 2 ed edition. Baltimore: Williams & Wilkins, 1992.

2. FILEDS AI, COBLE DH, POLLACK MM, et al. Outcome of home care for technology-dependent children: success of an independent, community-based case management model. Pediatri Pulmonol, 1991, 11: 310-317.

3. MARIANA MR, REJANE ASC, JESSYCA PRS, et al. Effects of a pulmonary rehabilitation program on physical capacity, peripheral muscle function and inflammatory markers in asthmatic children and adolescents: study protocol for a randomized controlled trial. Trials, 2015, 16: 346.

4. PANITCH HB. Airway clearance in children with neuromuscular weakness. Curr Opin Pediatr, 2006, 18 (3): 277-281.

5. AL-KATTAN K, SIMONDS A, CHUNG KF, et al. Kyphoscoliosis and bronchial torsion. Chest, 1997, 111 (4): 1134-1137.

6. MISKE LJ, HICKEY EM, KOLB SM, et al. Use of the mechanical in-exsufflator in pediatric patients with neuromuscular disease and impaired cough. Chest, 2004, 125 (4): 1406-1412.

7. FLENADY VJ, GRAY PH. Chest physiotherapy for

preventing morbidity in babies being extubated from mechanical ventilation. Cochrane Database Syst Rev, 2002, 2: CD000283.

8. HOMNICK DN. Making airway clearance successful. Paediatr Respir Rev, 2007, 8 (1): 40-45.

9. ACCURSO FJ. Early pulmonary disease in cystic fibrosis. Curr Opin Pulm Med, 1997, 3 (6): 400-403.

10. WELSH L, ROBERTS RG, KEMP JG. Fitness and physical activity in children with asthma. Sports Med, 2004, 34 (13): 861-870.

11. VILLA F, CASTRO AP, PASTORINO AC, et al. Aerobic capacity and skeletal muscle function in children with asthma. Arch Dis Child, 2011, 96 (6): 554-559.

12. LOCHTE L, ANGERMANN M, LARSSON B. Cardio-respiratory fitness of asthmatic children and validation of predicted aerobic capacity. Clin Respir J, 2009, 3 (1): 42-50.

13. LOCHTE L. Predicted aerobic capacity of asthmatic children: a research study from clinical origin. Pulm Med, 2012: 8546-8552.

14. MORAES EZ, TREVISAN ME, BALDISSEROTTO SDE V, et al. Children and adolescents with mild intermittent or mild persistent asthma: aerobic capacity between attacks. J Bras Pneumol, 2012, 38 (4): 438-444.

15. SINGH SJ, MORGAN MD, SCOTT S, et al. Development of a shuttle walking test of disability in patients with chronic airways obstruction. Thorax, 1992, 47 (12): 1019-1024.

16. MENDES FA, LUNARDI A, SILVA RA, et al. Association between maximal aerobic capacity and psychosocial factors in adults with moderate-to-severe asthma. J Asthma, 2013, 50 (6): 595-599.

17. MARIANA MR, REJANE ASC, JESSYCA PRS, et al. Effects of a pulmonary rehabilitation program on physical capacity, peripheral muscle function and inflammatory markers in asthmatic children and adolescents: study protocol for a randomized controlled trial. Reimberg Trials, 2015, 316 (3): 346

18. RAMIREZ A, DELORD V, KHIRANI S, et al. Interfaces for long-term noninvasive positive pressure ventilation in children. Intensive Care Med, 2012, 38 (4): 655-662.

19. 普赖尔，普拉萨德. 成人和儿童呼吸与心脏问题的物理治疗. 喻鹏铭，车国卫，译. 4 版. 北京：北京大学医学出版社, 2011.

20. 贝弗利·哈登，马修·昆特，玛丽安·布罗德，等. 呼吸物理治疗：值班医师手册. 刘伦旭，喻鹏铭，主译. 天津：天津科技翻译出版有限公司, 2014.

21. COLLOP NA, ANDERSON WM, BOEHLECKE B, et al. Clinical guidelines for the use of unattended portable monitors in the diagnosis of obstructive sleep apnea in adult patients. Portable monitoring task force of the american academy of sleep medicine. J Clin Sleep Med, 2007, 13 (7): 737-747.

22. KOTAGAL S, NICHOLS CD, GRIGG-DAMBERGER MM, et al. Non-respiratory indications for polysomnography and related procedures in children: an evidence-based review. Sleep, 2012, 35 (11): 1451-1466.

23. WISE MS, NICHOLS CD, GRIGG-DAMBERGER MM, et al. Executive summary of respiratory indications for polysomnography in children: an evidence-based review. Sleep, 2011, 34 (3): 389-398.

24. AURORA RN, ZAK RS, KARIPPOT A, et al. Practice parameters for the respiratory indications for polysomnography in children. Sleep, 2011, 34 (3): 379-388.

25. AURORA RN, LAMM CI, ZAK RS, et al. Practice parameters for the non-respiratory indications for polysomnography and multiple sleep latency testing for children. Sleep, 2012, 35 (11): 1467-1473.

26. ROLAND PS, ROSENFELD RM, BROOKS LJ, et al. Clinical practice guideline: Polysomnography for sleep-disordered breathing prior to tonsillectomy in children. Otolaryngol Head Neck Surg, 2011, 145 (1 Suppl): S1-15.

27. MARCUS CL, BROOKS LJ, DRAPER KA, et al. American Academy of Pediatrics. Diagnosis and management of childhood obstructive sleep apnea syndrome. Pediatrics, 2012, 130 (3): e714-755.

28. KUSHIDA CA, LITTNER MR, MORGENTHALER T, et al. Practice parameters for the indications for polysomnography and related procedures: an update for 2005. Sleep, 2005, 28 (4): 499-521.

29. GRIGG-DAMBERGER M, GOZAL D, MARCUS CL, et al. The visual scoring of sleep and arousal in infants and children. J Clin Sleep Med, 2007, 3: 201-240.

30. ENGLE WA. American Academy of Pediatrics Committee on Fetus and Newborn. Age terminology during the perinatal period. Pediatrics, 2004, 114: 1362-1364.

31. LITTNER MR, KUSHIDA C, WISE M, et al. Standards of Practice Committee of the American Academy of Sleep Medicine. Practice parameters for clinical use of the multiple sleep latency test and the maintenance of wakefulness test. Sleep, 2005, 28 (1): 113-121.

32. SANGAL RB, THOMAS L, MITLER MM. Maintenance of wakefulness test and multiple sleep latency test. Measurement of different abilities in patients with sleep disorders. Chest, 1992, 101 (4): 898-902.

33. RICHARD B, BERRY MD, RITA B, et al. The AASM manual for the scoring of sleep and associated events: rules, terminology and technical specifications. American Academy of Sleep Medicine, 2016.

第四十三章 儿童常用有创呼吸机介绍

第一节 儿科常用有创呼吸机硬件特点

一、流量控制系统

流量控制系统是呼吸机控制气体输出流量和氧气体积分数的装置。用于临床患儿救治时潮气量及氧浓度的调节，确保患儿获得临床不同救治阶段所需潮气量及氧浓度。不同品牌的呼吸机流量控制系统的结构各不相同，分为：机械气动均衡式、电磁阀组合式、比例电磁控制式和步进电动机控制式混合器。目前临床常用机型多使用比例电磁控制式或电磁阀组合式，近年来随着技术的更新，电子门控技术也被应用到流量控制系统中。

1. 电磁阀组合式 电磁阀组合控制式是由一个或多个电磁阀和气阻节流孔元件及空气混合储气装置组合而成。微处理控制器通过对压力、输出流量和氧浓度的设定，综合调节控制电磁阀的开启组合和时间，使氧气到达储气组件与空气进行混合，再通过流量控制装置向患儿通气。

2. 比例电磁控制式 比例电磁控制式一般采用与呼吸机流量阀一体化设计，该组件由高压空气氧气源输入，2个气路分别由流量传感器检测气体流量，根据设置的氧浓度，自动调节氧气支路和空气支路的比例电磁阀，从而达到所需比例的空氧混合气体。有混合器作用的比例电磁阀可分别控制氧气和空气，这种一体化混合器具有监测和控制功能，需定期校准，结合其他设定的通气参数，可实时进行响应及反馈控制，所以该组件空氧混合功能只是其作用的一部分，其他重要作用还包括控制呼吸机吸气峰流量、频率和潮气量等参数，通过伺服流量阀结合流量传感器控制混合器，整体响应和灵敏度都比其他形式高。目前Servo、Evita、PB840均采用此种模式的气流控制系统。

3. 电子门控技术 Leoni plus 呼吸机所使用的电子门控技术，对呼吸机患儿吸入的气流控制以数字电路的形式完成。呼吸机在设计结构时，预先设置好不同流量大小的孔，每个孔的流量固定。通过计算机排列组合不同大小的孔开放，来组成不同的气流量。整个气流控制过程中，没有大小的逐渐调整过程。通过打开/关闭阀门的形式，瞬间完成目标的通气流量要求（图43-1-1、图43-1-2）。机器响应速度大大提高，控制精度大幅度提升，最小潮气量可以达到世界先进的0.1ml。

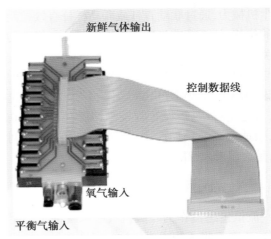

图 43-1-1 电子门控技术实物图

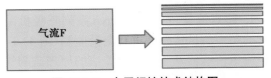

图 43-1-2 电子门控技术结构图

二、呼气阀

现代呼吸机呼气阀与呼吸机的通气配合至关重要,其关键点是通过呼气阀膜片的细微控制,实现 PEEP 的精准调节和对患儿呼气的瞬时响应。呼气阀在呼吸周期的不同时相起不同作用,呼气阀在吸气相一般保持闭合状态,并根据设定压力报警上限值实现压力切换功能;呼气相阶段,当患儿端呼气排尽后,呼气阀与吸气阀协同工作,实现流量触发功能。根据其驱动力与传送介质不同可分为射流式和电磁式 2 种。

1. 射流式呼气阀 射流式呼气阀利用喷射气流形成的压力,驱动呼气膜片阻止呼出气体的排出。当膜片两边压力达到某种平衡时,呼气阀呈全开放、全封闭和半开放(此状态产生 PEEP)3 种状态。呼吸机通过电磁阀等部件调节喷射气流形成的大小,改变 PEEP 水平。以 PB840、G5 型呼吸机为代表的吸气动态式呼气阀的出现,将呼气阀技术带入一个新高度。该呼气阀在吸气相就可被精准调节、快速响应,使呼吸机在复杂的呼吸节奏下获得精准的 PEEP 控制压力,允许患儿在高压平台上自主呼吸。

2. 电磁式呼气阀 电磁式呼气阀通过电磁阀产生机械力,通过联动直杆或联动杠杆直接控制膜片的位移,从而精准且快速地控制膜片与气道的位置关系和压力关系。对气道的施压大小可通过磁铁与活瓣(由导磁材料制成)之间的距离来实现,调节该距离就可改变 PEEP 大小。该装置响应速度快,可达毫秒级,机械行程控制精度高,可达 10μm 级,很适合高速反馈控制,可对气道压进行瞬间调整,是构建未来智能化呼吸机的重要技术之一。

三、流量传感器

流量传感器作为呼吸机气路系统的重要组成部分,负责将吸入和呼出气体的气体流量转换成电信号,完成对吸入和呼出潮气量、分钟通气量、流速的检测和显示。目前呼吸机的种类型号不同,采用的流量传感器也各不相同。常见的流量传感器包括超声式、热丝式、热膜式、压力感应式、压差式。

1. 超声流量传感器 Servo 系列呼吸机采用独有的超声流量传感器进行流量监测(图 43-1-3)。超声流量传感器基于超声时差法的原理监测气体流量。在超声流量传感器中拥有两个探头同时发射与接收超声波,两个超声波的方向不同,左边的

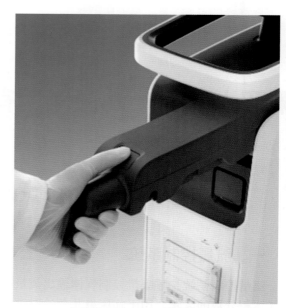

图 43-1-3 超声流量传感器

超声探头发出超声波顺着气流方向被右边的探头接收,时间为 T1;右边的超声探头发出超声波逆着气流方向被左边的超声探头接收,时间为 T2;T2~T1 得出逆流与顺流的时间差,该时间差与气体流速成对应比例关系,由此可以计算出呼出气体的流量(图 43-1-4)。

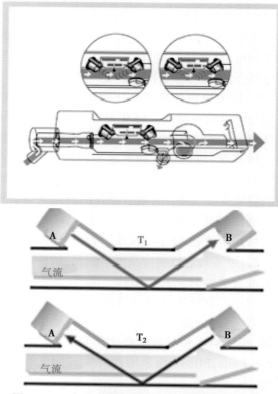

图 43-1-4 超声流量传感器气体流量计算示意图

2. 热丝式流量传感器　热丝式流量传感器的根本原理是将一根细的金属丝(在不同的温度下金属丝的电阻不同)放在被测气流中,通过电流加热金属丝,使其温度高于流体的温度,当被测气体流过热丝时,将带走热丝局部的热量,使热丝温度下降,热丝在气体中的散热量与流速有关,散热量导致热丝温度变化而引起电阻变化,流速信号即转变成电信号,经适当的信号变换和处理后测量出气体流量的大小。Evita 系列和 Babylog 系列采用的为该类流量传感器(图 43-1-5)。

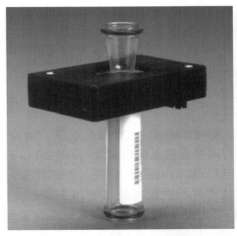

图 43-1-6　热膜式流量传感器

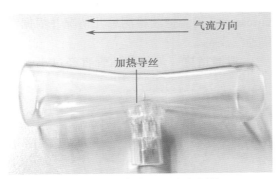

图 43-1-5　热丝式流量传感器

3. 热膜式流量传感器　热膜式流量传感器采用的工作原理与热丝式流量传感器相同,两者都是基于热平衡原理进行气体流量检测的。PB840 呼吸机的流量传感器采用的是热膜式流量传感器(图 43-1-6)。其将桥路电阻、驱动电路,运算放大和信号处理电路等制作在电路印制板上,和流量测量管组件一体组成流量传感器,输出和气体流量大小成比例的电信号,温度感应器对气体流量进行校正,使测量更精确。

4. 压力感应式流量传感器　压力感应式流量传感器利用弹性元件在外部气流作用下会产生弹性变形的特点,将电阻应变片黏贴在弹性元件外,使电阻片随之产生形变,形变后的阻值将发生变化(增大或减小),再经相应的测量电路把这一电阻变化转换为电信号(电压或电流),从而完成了将气流变换为电信号的过程。

5. 压差式流量传感器　SV800 呼吸机的流量传感器采用压差原理,是利用节流器(孔板)前后压力不同来测量气体的流量的一种方法,即文丘里原理。在一定流量范围内,通过孔板的流速与孔板前后的压差有线性关系,因此通过检测压差就可得到流体的流量。其特点是不怕水汽,灵敏度高,且可以进行清洁消毒(134℃)。

(柳宇鑫　陶金好)

第二节　儿科常用有创呼吸机特殊功能

一、Servo 系列呼吸机

1. 神经调节辅助通气模式(NAVA)　神经调节辅助通气模式是 Servo 系列呼吸机独有的通气模式,享有专利技术。使用该模式时需要通过特制的 Edi 导管与 Edi 模块来接收患儿的膈肌电信号。呼吸机将根据接收到的 Edi 信号进行处理,用于触发,切换及调节压力,最大程度减少人机不同步的情况,同时可根据患儿自身的呼吸努力程度提供最适合患儿的压力支持水平。NAVA 模式可用于有创及无创机械通气,且无论患儿是否处于机械通气状态,都可以监测患儿隔肌电信号(Edi 信号),以判断患儿的呼吸状态,可称为呼吸的生命体征监测(具体见第八章第十六节)。

2. 肺内视工具(open lung tool)　肺内视工具用于连续性地以图形显示每一次呼吸在吸气末气压、呼气末正压(PEEP)、潮气量(VT)、动态顺应

性和 CO_2 排出量(安装 CO_2 分析模块后)。能够帮助操作者判断患儿的肺泡是否开放,为操作者调整 PEEP 提供理论依据,避免操作者盲目进行 PEEP 的设定。

二、Babylog VN500 呼吸机

1. **Smartcare/PS 自动脱机软件**　Smartcare/PS 程序可协助患儿脱机拔管(图 43-2-1)。脱机计划基于临床知识库进行,研究证实使用 Smartcare/PS 脱机能够缩短机械通气时间 33% 以上,缩短脱机拔管时间 40% 以上。该软件通过监测呼吸频率、潮气量和呼气末 CO_2 3 个主要指标,来评估压力支持是否能满足患儿的需求。基于上述 3 个参数,Smartcare/PS 每 5min 对患儿的呼吸进行分类并将患儿呼吸类型归纳为 8 个诊断类别中的 1 个。这 8 个诊断类别分别是正常通气、通气不足、换气不足、中枢性换气不足、换气过度、不明原因的换气过度、气促、严重气促。依据上述结果,Smartcare/PS 将按照"适应—观察—维持"的步骤进行评估。在适应阶段,呼吸机根据患儿的实际需要减少或增加吸气压力支持水平,目标是保持患儿处于呼吸舒适区进行正常通气。在观察阶段,当呼吸机压力支持降至最低水平时,自主呼吸试验自动开启。顺利通过自主呼吸试验后,系统将会提示可以准备拔管。在维持阶段,除非拔管,Smartcare/PS 仍会持续检测患儿情况并根据需要提供通气支持。

2. **泄漏适应**　当气管插管直径过小时会导

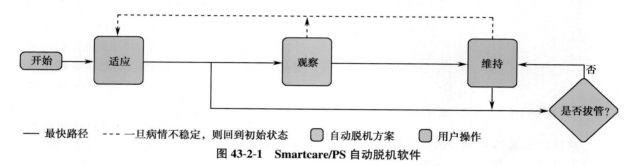

图 43-2-1　**Smartcare/PS 自动脱机软件**

致泄漏的发生,Babylog VN500 以吸入分钟通气量(MVi)与呼出分钟通气量(MVe)的不同确定平均泄漏百分比(%leak)(图 43-2-2)。采用泄漏适应功能自动调节触发及切换阈值。当发生泄漏时,会通过几次呼吸自动确定泄漏流量,在触发及切换阈值的基础上加上泄漏流量作为触发及切换的条件。若泄漏量减小时,呼吸机会根据当前泄漏流量自动下调触发及切换阈值(图 43-2-3)。

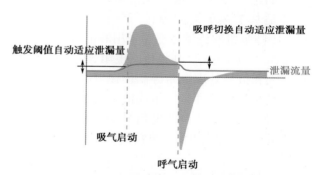

图 43-2-3　**吸呼切换自动适应泄漏量**

三、G5 呼吸机

1. **适应性支持通气**(adaptive support ventilation,ASV)**模式**　该模式为闭环通气模式。用户需设定患儿需要的目标分钟通气量,呼吸机通过近心端流速传感器监测患儿每次呼吸的呼吸力学,包括阻力、顺应性和时间常数,然后根据最小呼吸做功的原理计算出患儿在当前呼吸力学下,最佳潮气量和最佳呼吸频率的组合,最后通过自动调整吸气压力来达到最佳潮气量,通过自动调整控制频率来达到最佳呼吸频率,周而复始。因

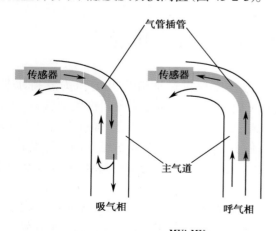

$$Leakage[\%] = \frac{MVi-MVe}{MVi}$$

图 43-2-2　**泄漏适应示意图**

此,ASV 在无自主呼吸的患儿中相当于自动调整的压力控制通气,在有自主呼吸的患儿中相当于自动调整的压力支持通气,两种通气方式自动相互转换。当患儿自主呼吸逐渐好转时,ASV 除了逐渐下降控制呼吸频率直至 0 外,还自动下降压力支持,鼓励患儿加强自主呼吸,引导患儿进入撤机阶段。在具体使用过程中,主要查看 ASV 的图形界面(图 43-2-4),根据操作者不同阶段的通气策略,使当前测量点和目标点尽量吻合或有一定距离的分离。因此,ASV 可在绝大部分患儿中全程使用,减少日常机械通气的重复性操作。主要禁忌证为各种情况的漏气和中枢驱动异常的患儿。

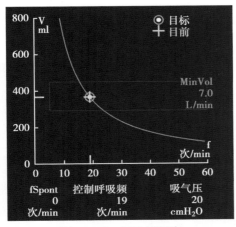

图 43-2-4　ASV 图形窗

2. **P/V 工具**　通过压力的改变、以 <9L/min 的低流速描记出压力-容量曲线的吸气支和呼气支,显示低位拐点(LIP)、高位拐点(LIP),并结合压力-流速曲线查找到肺泡关闭点(pdefl),用于评估患儿的肺是否可复张,在复张潜力高的患儿,用 P/V 工具(图 43-2-5)做控制性肺膨胀

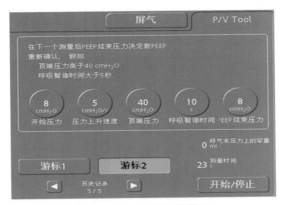

图 43-2-5　P/V 工具界面

(sustained inflation,SI),并测量出增加的肺容量以判断复张效果(图 43-2-6)。最后在复张成功的患儿,结合肺泡关闭点的测量值,设置最佳 PEEP 来维持肺复张的效果。比较传统的注射器法和恒定慢流速法,P/V 工具可以不断开呼吸机、在机械通气的患儿上操作,并且测量安全、快速、量化且重复性好。

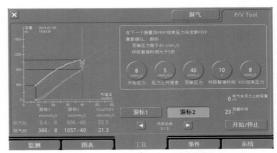

图 43-2-6　应用 P/V 工具行肺复张

3. **食管压监测**　G5 可连接其他辅助压力监测,如食管压(图 43-2-7)。除显示所有以食管压为探测点的监测参数外,还可指导调整当前通气压力和 PEEP,并结合 P/V 工具来判断最高的控制性肺膨胀压力和最佳 PEEP。

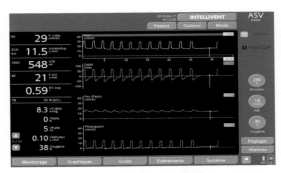

图 43-2-7　食管压监测

四、PB840 呼吸机

1. **Proportional Assist Ventilation(PAV+)通气模式**　旨在通过降低患儿在肺部机能受到影响的情况下所增加的呼吸功来优化自主呼吸患儿的呼吸同步性。PAV+ 的作用相当于一个吸气放大器,放大倍数由 % 支持设置值(% Supp)确定。PAV+ 软件每 5ms 持续监测患儿的瞬时吸气流量和瞬时肺容量,这些都是患儿吸气力度的指征。通过这些信号,加上对患儿阻力和顺应性的后续预计(每 4~10 口呼吸随机做 300ms 的吸气暂停,测定患儿的气道阻力和胸肺顺应性),通过软件可

以立即计算出患儿的吸气做功,并显示在波形区的做功条上。同时根据设定的支持 % Supp 来计算出呼吸机需要支持的压力,也就是将患儿的呼吸成比例放大。吸气需求越高,呼吸机的支持力度就越大。

2. BiLevel 通气模式　双水平气道正压通气模式,可提供两个水平的气道正压 PEEP$_{HIGH}$ 和 PEEP$_{LOW}$,无论在哪个压力水平上均允许患儿进行自主呼吸,并提供设置的压力支持力度,提高患儿舒适度,减少镇静。一种通气模式,两种通气策略。根据设置的高水平 PEEP 时间和低水平 PEEP 时间不同,BiLevel 模式可以进行 APRV 气道压力释放通气策略。将 PEEP$_{LOW}$ 的时间减少至小于 1s,尽可能延长 PEEP$_{HIGH}$ 时间,让患儿气道平均压力提高,以提高氧合。

3. VV+ 通气模式　VV+ 模式为容量目标压力调节的双重模式,在控制通气模式 A/C 中为 VC+,在 SOPNT 自主呼吸模式中为 VS。VV+ 模式可以设置目标潮气量,然后呼吸机会根据患儿的气道阻力、顺应性等自动提供相适应的压力支持力度,从而安全地保证患儿潮气量。同时,患儿的呼吸情况在时刻变化,呼吸机会根据测得的流量及阻力、顺应性等参数自动调节支持力度,临床医生不用时时刻刻待在患儿身边调节呼吸机,从而带来更好的人机同步。

五、SV800 呼吸机

1. 辅助压力监测

辅助压力监测最常见的应用是置入食管压导管,在食管中下 1/3 的部位监测气囊压力(图 43-2-8),从而获得食管压数值,来替代胸膜腔内压。肺内压减去食管压可以测算跨肺压。跨肺压是真正把肺泡打开的压力,也是构成气压伤的主要因素。临床上可以根据呼气末跨肺压来指导滴定 PEEP,从而避免肺泡塌陷。还可以根据吸气末跨肺压来指导设置压力及潮气量的应用上限。此外,食管压的波形,通常被认为是判断人机不协调的金标准。而在撤机领域,经常应用食管压摆动值和食管压压力时间乘积来判断患儿吸气努力,从而指导顺利撤机。SV800 上面开放了两个辅助压力监测口(图 43-2-9)。除了压力口一、压力口二还可用于监测胃内压。胃内压和食管压的差值就是跨膈压。对于困难撤机患儿,或怀疑有膈肌萎缩者,跨膈压的监测有指导意义。

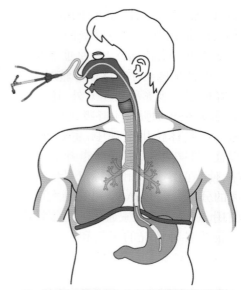

图 43-2-8　食管压附件置管位置示意图

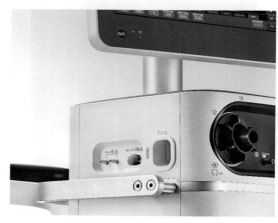

图 43-2-9　辅助压监测接口

2. 肺复张工具　把临床上常用的肺复张手法:持续性肺膨胀法(sustain inflation)整合成一个工具(图 43-2-10),在设定好复张的压力及复张的时间后,一键启动,医生可以专注观察复张期间患儿的指标变化,并在出现不良反应时可以及时终止。

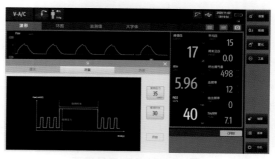

图 43-2-10　肺复张工具

3. 低流速 PV 工具 可以通过该工具绘制准静态压力 - 容量曲线，然后根据曲线上的吸气支高位、低位拐点及呼气支拐点，来指导 ARDS 患儿 PEEP 设置、安全压力容量范围等，并跟踪治疗前后肺部呼吸生理变化情况。

4. 肺牵张指数（stress index） 在容量控制、恒流速、无自主呼吸影响的情况下，压力 - 时间曲线的弧度可以反映出呼吸系统顺应性的变化。当压力波形呈直线上升，意味着压力大小合适；而压力波形呈凹面向下，提示可能存在肺部塌陷；压力波形呈凹面向上，则提示可能存在肺过度膨胀。

P-t 曲线吸气支曲线回归方程：

$$P = a \times t^b + c。$$

牵张指数（图 43-2-11）的值即为公式里的 b 值，牵张指数是描述曲线的形状，反映肺泡开放与塌陷程度的力学指标。该值 0.9~1.1 为理想区间。

5. 脱机辅助工具 当患儿病情改善可以考虑脱机时，可以进入脱机辅助工具（图 43-2-12），设置自主呼吸试验 SBT 的方式（PSV 或 CPAP 法）及时间，然后再设定好监控指标（理想体重潮气量比、自主呼吸频率、浅快呼吸指数、呼气末二氧化碳、脉氧饱和度及脉率等）。在 SBT 期间，SV800 会自动监控患儿是否处于正常状态。如果出现异常状态超过一定时间，呼吸机会智能判定发生危险，在发出提示报警的同时，自动退出 SBT 并回复到之前的通气模式，以保证患儿安全。

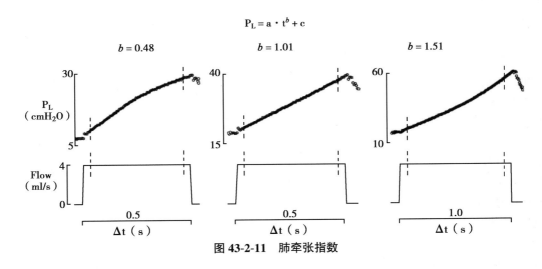

$$P_L = a \cdot t^b + c$$

$b = 0.48$ $b = 1.01$ $b = 1.51$

图 43-2-11 肺牵张指数

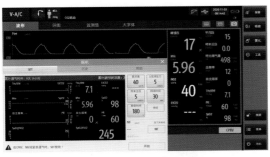

图 43-2-12 脱机辅助工具

6. 心肺复苏通气模式 心肺复苏通气模式（图 43-2-13）是一种基于 V-A/C 模式基础上的创新。在急救场合，可以快速一键启动默认参数。进入该模式后，机器自动屏蔽吸气触发灵敏度，从而避免心脏按压导致的误触发。同时，气道高压报警限自动上调到 60cmH$_2$O，兼顾了安全及有效地送气。

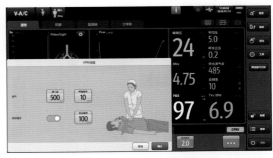

图 43-2-13 CPRV 模式界面

（柳宇鑫 陶金好）

第三节　儿科常用高频呼吸机的特点

一、概述

3100A HFOV 高频振荡呼吸机(图 43-3-1)采用振荡器技术,该设备强大的驱动力不仅保证了气流的有效递送和合理分布,而且使气体中的氧具有更高的活性分子动能,从而进一步促进氧在肺中的弥散。

目前通用的高频振荡通气操作指南大多按照 3100A 呼吸机编写,方便临床医生根据患儿具体病情制订更理想的治疗方案,保证呼吸机更好地为患儿服务。

二、硬件主要特点

3100A 患儿回路专门针对高频振动通气特点而设计(图 43-3-2)。采用双支路、Y 端测压、三球囊阀门设计。在吸气支路设置一个压力可调节的限制阀(limit valve 蓝色,常闭)用于设置回路平均压高限;呼气回路靠近 Y 端,设置一固定值泄压阀(dump valve 红色,常闭),在平均气道压超过 $50cmH_2O$ 或小于压力上限 20% 时,泄压阀开放,以建立患儿与大气的直接通道;在呼气支路末端设置一个压力可调节的控制阀(control valve 绿色,常开),该阀门与偏流流量表一起,构成一个 CPAP 系统,实现回路中平均压的控制。Y 端测压孔,连接白色测压管,用于实时监测近端压力,并计算平均压及振幅。

获益于以上结构设计特点,3100A 在临床使用时,可实现高频振荡系统与回路压力控制系统的联动安全控制机制。当平均压高于 $50cmH_2O$ 时,触发泄压阀打开,回路压力快速下降,同时振荡器子系统停振,防止患儿肺在过度膨胀状态下做 HFOV,此时呼吸机以设定的偏流做 CPAP 通气。当高压警报解除后并由医护人员按复位键确认,机器重新启动,重新获得平均压并启动振荡。当异常情况,使得近端监测到的平均压低于设定平均压高限 20% 时,触发泄压阀打开,同时振荡器子系统停振,防止患儿肺在肺泡大量萎陷情况下做 HFOV。当低压警报解除后并由医护人员按复位键确认,机器重新启动,重新获得平均压并启动振荡。

三、临床使用要点

1. **偏流**　在需要高振幅(近端 $\Delta P > 70cmH_2O$)时,偏流量应稍高,以确保患儿回路的持续清除流量大于患儿的振荡流量。如果偏流不足,患儿回路的无效腔将增加,从而使增加振幅(ΔP)的通气效率减低。如果二氧化碳潴留情况一直不变,每 15min 增加气流量 5L/min。请记住,此时平均压调节钮必须逆时针转动,以维持平均气道压不变。

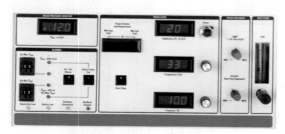

图 43-3-1　3100A 控制面板

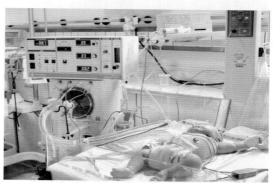

图 43-3-2　3100A 呼吸机

表 43-3-1　不同年龄偏流设置范围 单位:L/min

年龄	早产儿	足月儿	小体格婴儿	大体格婴儿
偏流设置范围	10~15	10~20	15~25	20~30

2. 频率　大多数治疗情况下,10~15Hz之间的频率对早产儿和足月儿均有效。实际应用中,患儿体重越大,启动频率就越小。小儿的频率在6~10Hz,体格越大,频率越低。

3. 吸气时间百分比　大多数治疗情况下,33%吸气时间百分比是有效的。整个治疗中的多数时间,该控制器设置会维持不变。当某些特殊情况下,吸气时间百分比逐渐增加到50%时,治疗反应会更好。

4. 平均气道压和振荡压力振幅　平均气道压的调节通过一个单转控制钮实现,该单转控制钮可改变球形阀(控制阀)的膨胀程度。该阀部分阻塞患儿回路呼气支路的偏流排出,从而使平均压力升高。平均气道压是控制氧合水平的基础。平均气道压的增加提高了肺容量和肺泡的表面积;在任何ΔP(振幅)的水平上,氧合会由于平均气道压的增加得到改善。

振荡压力振幅(ΔP)变化靠10转"功率"控制器来实现。该控制器调节移动膜密封活塞的线形发动机驱动线圈的电流强度。当活塞靠驱动线圈中的方波电流前后快速移动时,高振幅的压力波动(接近方波形状)对称性叠加在患儿回路中已形成的平均气道压水平上。

虽然3100A够在患儿回路Y形管处,即气管插管的近端产生最大峰值为90cmH$_2$O压力,但气管内并不产生如此高的压力。呼吸系统(气管插管)阻力是压力衰减的主要因素,这些高频方波同时被扭曲成几乎为三角形波形。比如,当频率15Hz,顺应性为1ml/cmH$_2$O情况下,其振荡压衰减值如表43-3-2。

表 43-3-2　振荡压衰减值

ET 管大小	2.5mm ET 管	3.5mm ET 管	4.5mm ET 管	5.5mm ET 管	6.5mm ET 管
衰减值	90%	80%	60%	47%	34%

(柳宇鑫　陶金好)

第四节　儿科常用有创呼吸机的特点

一、HAMILTON MR1 呼吸机

HAMILTON MR1呼吸机采用特殊设计和屏蔽,以便在MRI设备区域内进行患儿的通气。该型号呼吸机配有常规的一整套通气模式和监测模式。HAMILTON MR1呼吸机可跟随患儿从PICU到MRI完成检查,然后再返回PICU,从而提高护理的安全性。机载的磁场导航器TeslaSpy可持续测量背景磁场水平,在磁场水平超过呼吸机安全阈值时使用黄色和红色LED灯与声音报警发出提示。

1. 硬件主要特点　HAMILTON MR1呼吸机特有的机载磁场导航器TeslaSpy,将连续测量背景磁场水平。通过TeslaSpy导航器可以了解当前磁场是否安全,以及何时场强超过呼吸机的安全阈值。TeslaSpy导航器还包含了内置安全系统,持续检查检测系统的完整性。磁场导航器TeslaSpy设在呼吸机内。由两大组件构成:①TeslaSpy磁场传感器持续进行环境采样,即使在关闭呼吸机后,仍继续测量背景磁场;②内置安全系统持续监测磁场传感器的运行状况。呼吸机正面的4盏LED灯指示了周围磁场和TeslaSpy导航器自身的状态,如图43-4-1所示。

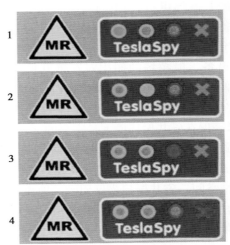

图 43-4-1　TeslaSpy LED 灯

1. 绿色LED灯,磁场处于允许范围内;2.黄色LED灯,磁场较高;3.红色LED灯,磁场过高;4.红色×LED灯,TeslaSpy导航器出现内部错误。

2. **监测原理** 磁场阈值以毫特斯拉（mT）为单位。由于不同的 MRI 设备发出不同强度的静态和脉冲磁场，而且不同 MR 环境的磁场强度也不相同，因此 HAMILTON-MR1 与 MRI 设备之间的允许距离也会发生变化。TeslaSpy 导航器将持续监测背景磁场，确保呼吸机保持在安全的运行环境中。磁场阈值如表 43-4-1 所示。

3. **报警处理** 报警处理如表 43-4-2 所示。

表 43-4-1 磁场阈值表

报警/措施	磁场范围
绿色 LED 灯，允许	≤50mT
黄色 LED 灯，太近，报警响起	50~114mT
红色 LED 灯，太近，报警响起	>114mT
红色 LED 灯，技术故障，报警响起	—

表 43-4-2 报警处理

报警	定义	所需措施
绿色 LED 灯亮起	磁场处于允许范围内	无
黄色 LED 灯亮起	中优先级 磁场较高，呼吸机过于靠近 MRI 设备	将 HAMILTON-MR1 移至离 MRI 设备较远的位置，直到绿色 LED 灯再次亮起且报警停止
任意红色 LED 灯亮起	高优先级 环形红色 LED 灯亮起，呼吸机已较长时间过于靠近 MRI 设备。磁场强度过高，呼吸机可能发生或已发生损坏，这取决于其在高强度磁场中停留的时间长短 × 形红色 LED 灯亮起，则 TeslaSpy 导航器无法正常响应。在没有正确监测的情况下，呼吸机可能受损	尽快按如下步骤顺序操作： 1. 使用备用方式为患儿通气 2. 停止呼吸机的使用 3. 由合格的技术服务人员执行呼吸机技术服务

二、SERVO-i MR 呼吸机

磁共振（MR）环境的特殊条件增加了对使用的设备及操作者的要求。强磁场要求在这种环境下只允许使用无磁性装置或含有低容量磁性物质的设备。射频场的使用对在磁共振扫描仪序列图像中电磁适应性设备的使用有很高的要求。SERVO-i MR 呼吸机所用的配件为特殊材料制成，以确保在磁共振环境下是安全的。

磁共振环境是指磁共振系统的体积在 0.50mT（5 高斯）以内，包括围绕磁共振扫描仪整个三维空间。磁共振扫描仪周围的地板上通常会被标出清晰的安全线。在应用 SERVO-i MR 呼吸机的过程中，为确保使用的安全性，应将呼吸机安置于安全线外。安全线外的磁场在房间所有高度下必须低于：①隧道扫描仪的 20mT（200高斯）；②开放扫描仪的 10mT（100 高斯）。若将 SERVO-i 放置在强磁场下，其部件可能发生故障或被持久的损坏。

在正式进行磁共振检查前，以下事项应进行检查：①进入磁共振室前，应确保呼吸机所有配件符合磁共振标准。②为保证 SERVO-i 一直位于安全线之外，应使用一根适当长度的绳索连接于 SERVO-i 呼吸机与墙之间（通过弯钩）。该绳索将限制 SERVO-i 在磁共振室内的移动。③在进行磁共振检查前，应确保 SERVO-i 呼吸机所有制动装置打开。④因在磁共振检查过程中容易产生高噪声，会使操作者听不见报警声，因此需保证呼吸机界面处于可视的监控状态。⑤在磁共振使用过程中，应使用电池供电，若使用交流电供电会导致获取图像的模糊。⑥应用呼吸机管路应长于标准长度，具体长度取决于磁共振设备的安全线范围。不可使用含金属材质的呼吸机管路。

（柳宇鑫 陶金好）

第五节　儿科常用无创呼吸机的特点

一、概述

Oxlog3000 plus（图 43-5-1）是一种有时间周期、容积控制和压力控制的急救和转运呼吸机,可以为需要指令或辅助通气的患儿提供 50ml 以上的潮气量。其既可提供有创通气,也能提供无创通气。有创通气可在转运途中为患儿提供容量控制通气（VC-CMV/VC-AC/VC-SIMV）、压力控制通气（PC-BiPAP）、自主呼吸支持（Spn-CPAP）。无创通气可通过面罩或鼻罩为可自主呼吸的患儿提供机械通气治疗。

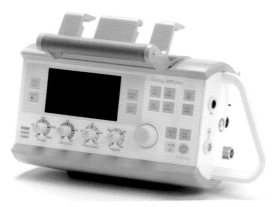

图 43-5-1　Oxlog3000 plus

二、硬件主要特点

Oxlog3000 plus 体积约为 20cm×20cm×15cm,重量约 10kg,可由一人单手提携。其后背上有一对担架挂钩,可悬挂在担架上,牢固且稳定,即使转运途中颠簸,呼吸机也不会出现频繁的管路牵拉,减少脱管的风险。以往转运呼吸机对呼吸机参数的调节比较单一,而该呼吸机拥有多样的模式,能够较好地与院内呼吸机接轨。与此同时,由于具备泄漏探测及补偿功能,使这台呼吸机也可以用于无创通气。

Oxlog3000 plus 具备一体化的二氧化碳监测,能够让你判断插管位置是否正确,通气量是否合适,从而保证通气的安全性及有效性。具备 Autoflow 功能,使用减速流量模式提供设置的潮气量,以实现最低的气道峰压。应用儿童呼吸机专用管路,可为小儿患儿提供高品质的通气,其精确的潮气量输送最小可达 50ml。

三、特殊功能

1. Autoflow　Autoflow（AF）使用减速流量模式提供设置的潮气量,以实现最低的气道峰压。Oxylog3000 plus 根据气道阻力、肺部顺应性及患儿的自主呼吸需求,确定提供设置的潮气量所需的压力。

通常情况下,选定的吸气时间 Ti 比肺部充盈时间长得多。吸气压力 Pinsp 对应于设定潮气量和肺顺应性计算的最小值。吸气流量是自动控制的,以防止气道阻力过大,导致峰压报警。对于 Autoflow,吸气流量在两次呼吸之间最多可调整 $3cmH_2O$,其最大吸气压力限制则比所设定的峰压报警低 $5cmH_2O$。

2. 手动吸气/吸气保持　手动吸气/吸气保持功能将启动新的手动呼吸,或将当前呼吸的吸气阶段最多延长 15s。该功能不可应用于 Spn-CPAP 通气模式。

3. 100% O_2　将 100% O_2 应用 3min,而不管当时设置的值是多少。短按 100% O_2 键。其指示灯将亮起 3min。3min 后,或当 100% O_2 键被再次按下时,呼吸机将以当前设置的氧浓度继续通气,该指示灯将变暗。

4. HME 补偿　在转运过程中,通常会在呼吸回路中加用 HME（湿热交换器）,其产生的温度和湿度,会影响呼吸机的流量测定。Oxylog3000 plus 可以针对 HME 进行容量补偿。该设定可在"设定"窗口,使用旋钮进行选择。

（柳宇鑫　陶金好）

参考文献 ···

1. 南智懿 . 呼吸机流量传感器原理分析 [J]. 中国医疗器械信息 , 2020, 26 (21): 174-175, 186.

2. 杨东 , 刘妙芳 , 董俊斌 . 不同类型空氧混合器在呼吸机中的作用及研究分析 [J]. 医疗卫生装备 , 2015, 36 (1): 112-115, 119.

中英文名词对照索引